JN244827

改訂第**9**版

内科学書 Vol.**6**

●総編集
南学　正臣（東京大学医学部腎臓・内分泌内科学 教授）

■血液・造血器疾患
●編集
小澤　敬也（自治医科大学名誉教授/客員教授）

■神経疾患
●編集
田中　章景（横浜市立大学神経内科学・脳卒中医学 教授）

●編集協力
塩沢　昌英（獨協医科大学 特任教授/兵庫医科大学 客員教授 ）

中山書店

《内科学書》
改訂第9版

● 総編集

南学　正臣　東京大学医学部腎臓・内分泌内科学 教授

● 部門編集　（五十音順）

伊藤　裕　慶應義塾大学医学部腎臓内分泌代謝内科 教授

大田　健　公益財団法人結核予防会 複十字病院 院長

小澤　敬也　自治医科大学名誉教授 / 客員教授

下村伊一郎　大阪大学大学院医学系研究科内分泌・代謝内科学 教授

田中　章景　横浜市立大学神経内科学・脳卒中医学 教授

千葉　勉　関西電力病院 院長

伴　信太郎　愛知医科大学特命教授 / 医学教育センター長

平井　豊博　京都大学大学院医学研究科呼吸器内科学 教授

深川　雅史　東海大学医学部内科学系腎内分泌代謝内科 教授

福田　恵一　慶應義塾大学医学部循環器内科 教授

藤田　次郎　琉球大学大学院医学研究科感染症・呼吸器・消化器内科学（第一内科）教授

三森　経世　医療法人医仁会武田総合病院 院長

持田　智　埼玉医科大学消化器内科・肝臓内科 教授

山本　和利　松前町立松前病院 病院事業管理者

● 基準値一覧 編集

山田　俊幸　自治医科大学臨床検査医学 教授

● 編集協力

塩沢　昌英　獨協医科大学 特任教授 / 兵庫医科大学 客員教授

序

　優れた医師となるためには，疾患の機序を理解し，そのうえで臨床的なエビデンスを踏まえ，診断と治療を進めることが重要です．表面的に羅列された所見や検査結果を記憶したのみの医師は，典型例には対応できても，非典型的な経過を示す患者の前では無力です．なぜ，その所見や検査結果がみられるのか，また治療がどのように効くのか，そのメカニズムまで理解した医師になってはじめて，限りない多様性を示す現実の患者に，適切に対応することができます．

　本書は，1971年の初版刊行以来，現象面の背後にある基本原理をきちんと考察することを重視し，基礎医学を踏まえた疾患の理解に重点を置きながら，臨床的基礎がしっかりと身につくよう編集されています．

　医学の進歩は日進月歩であり，医療の世界には革新的新技術が次々に導入されています．多くの臨床試験が行われ，免疫チェックポイント阻害薬をはじめ新しい薬理機序による治療薬も登場してきました．これに伴い，各学会からの診療ガイドラインも，一定期間の成果をまとめて改訂が繰り返されています．前版である第8版が刊行された2013年以降も，多くの革新的進歩があり，経験豊富な医師であっても常に知識をアップデートすることが必要です．

　今回の改訂では，前版刊行以後の新知見を盛り込むことはもちろん，項目についても見直しを行い，急激に変化している社会情勢にも合わせて内容の最適化を図っています．

　各分野の編集，編集協力，執筆の先生がたは，現在の日本のトップランナーばかりですが，その大半が本書のかなり前の版を学生時代に愛用していた世代です．私自身を含め，本書で勉強した世代の医師が，時を経て編集作業の中心的立場を担い，総力を結集して作成したものが本書の改訂第9版です．

　本書は，長年，日本の内科学の教科書の金字塔であり続けています．これまで，学生たちにとっては日常の学習や国家試験の準備のための定本として，また若手医師から経験豊かな医師に至るまで，診療現場の机上にあって知識の再確認や更なる自己研鑽に役立つ成書として愛読されてきました．この改訂第9版も伝統を受け継ぎ，格調が高く，しかも読みやすいものに仕上がっています．今また新しい息吹を放つ本書が，読者に愛用され，役立つことを心より願っております．

　　2019年6月

　　　　　　　　　　　　　　　　　　　　　編集代表　南学　正臣

内科学書　Vol.6

執筆者一覧

（執筆順）

血液・造血器疾患

伊藤　雅文	名古屋第一赤十字病院 副院長，病理部部長
中島　秀明	横浜市立大学大学院医学研究科幹細胞免疫制御内科学 主任教授
福山　朋房	東京大学医科学研究所先端医療研究センター細胞療法分野 助教
北村　俊雄	東京大学医科学研究所先端医療研究センター センター長
菅野　仁	東京女子医科大学医学部輸血・細胞プロセシング科 教授
千葉　滋	筑波大学医学医療系血液内科 教授
大森　司	自治医科大学医学部生化学講座病態生化学部門 教授
窓岩　清治	東京都済生会中央病院臨床検査医学科 部長
宮西　浩嗣	札幌医科大学医学部腫瘍内科学講座 准教授
小船　雅義	札幌医科大学医学部血液内科学 准教授
加藤　淳二	札幌医科大学医学部腫瘍内科学講座 教授
小澤　敬也	自治医科大学名誉教授/客員教授
安本　篤史	東京大学医学部附属病院検査部 助教
矢冨　裕	東京大学医学部附属病院検査部 教授
松田　晃	埼玉医科大学国際医療センター造血器腫瘍科 教授
室井　一男	自治医科大学附属病院輸血・細胞移植部 教授
照井　康仁	がん研究会有明病院血液腫瘍科 部長
木崎　昌弘	埼玉医科大学総合医療センター血液内科 教授
清井　仁	名古屋大学大学院医学系研究科病態内科学講座血液・腫瘍内科学 教授
藤原慎一郎	自治医科大学内科学講座血液学部門 講師
神田　善伸	自治医科大学附属病院・附属さいたま医療センター血液科 教授
鈴木　隆浩	北里大学医学部血液内科学 教授
井山　諭	札幌医科大学医学部血液内科学 助教
菊地　尚平	札幌医科大学医学部血液内科学 助教
臼杵　憲祐	NTT東日本関東病院血液内科 部長
中尾　眞二	金沢大学医薬保健研究域医学系血液内科 教授
西村　純一	大阪大学大学院医学系研究科血液・腫瘍内科学 講師
服部　幸夫	山口大学名誉教授，済生会山口総合病院検査部
大田　雅嗣	福島県立医科大学会津医療センター血液内科学 教授
髙久　智生	順天堂大学大学院医学研究科血液内科学 准教授
山口　博樹	日本医科大学血液内科 准教授
平林　真介	聖路加国際病院小児科 医員
真部　淳	北海道大学大学院医学研究院小児科学教室 教授
黒川　峰夫	東京大学大学院医学系研究科血液・腫瘍内科学 教授
宮﨑　泰司	長崎大学原爆後障害医療研究所血液内科学研究分野 教授
薄井　紀子	東京慈恵会医科大学腫瘍・血液内科 客員教授
麻生　範雄	埼玉医科大学国際医療センター造血器腫瘍科 診療科長，教授
猪口　孝一	日本医科大学血液内科 主任教授
伊豆津宏二	国立がん研究センター中央病院血液腫瘍科 科長
小林　幸夫	国際医療福祉大学三田病院血液内科 教授
今井　陽一	東京大学医科学研究所附属病院血液腫瘍内科 准教授
樺澤　崇允	山形大学医学部病理診断学講座 助教
山川　光徳	山形大学医学部病理診断学講座 教授
三浦偉久男	聖マリアンナ医科大学血液・腫瘍内科 教授
下田　和哉	宮崎大学医学部内科学講座消化器血液学分野 教授
杉本　由香	三重大学医学部附属病院血液・腫瘍内科 助教
片山　直之	三重大学医学部附属病院血液・腫瘍内科 教授
田中　勝	順天堂大学大学院医学研究科血液内科学 准教授
冨山　佳昭	大阪大学医学部附属病院 病院教授
野上　恵嗣	奈良県立医科大学小児科 准教授
森下英理子	金沢大学医薬保健研究域保健学系病態検査学 教授
朝倉　英策	金沢大学附属病院高密度無菌治療部 臨床教授
松本　雅則	奈良県立医科大学輸血部 教授
家子　正裕	北海道医療大学歯学部内科学分野 教授
大屋敷一馬	東京医科大学 教授

神経疾患

石	龍徳	東京医科大学医学科組織・神経解剖学分野 教授
持田	澄子	東京医科大学医学科細胞生理学分野 教授
園生	雅弘	帝京大学医学部神経内科学講座 主任教授
渡辺	宏久	藤田医科大学医学部脳神経内科学 教授
祖父江	元	名古屋大学大学院医学系研究科神経変性・認知症制御研究部 特任教授
上田	直久	横浜市立大学附属市民総合医療センター神経内科 准教授
田中	章景	横浜市立大学大学院医学研究科神経内科学・脳卒中医学 教授
野寺	裕之	金沢医科大学神経内科学 准教授
梶	龍兒	国立病院機構宇多野病院 院長
馬場	泰尚	帝京大学医学部附属溝口病院神経内科 教授/科長
青木	茂樹	順天堂大学大学院医学研究科放射線医学 教授
大久保真理子		国立精神・神経医療研究センター神経研究所疾病研究第一部 研究員
西野	一三	国立精神・神経医療研究センター神経研究所疾病研究第一部 部長
服部	直樹	豊田厚生病院副院長/医療安全管理部長/地域医療福祉連携部長/神経内科代表部長
瀧澤	俊也	東海大学医学部内科学系神経内科学 主任教授
加藤	裕司	埼玉医科大学国際医療センター脳卒中内科 准教授
棚橋	紀夫	埼玉医科大学国際医療センター脳卒中内科 教授
福武	敏夫	亀田メディカルセンター脳神経内科 部長
亀井	聡	日本大学医学部内科学系神経内科学分野 教授
山野	嘉久	聖マリアンナ医科大学大学院先端医療開発学教授/難病治療研究センター病因・病態解析部門 部門長
山田	正仁	金沢大学大学院医薬保健学総合研究科脳老化・神経病態学（脳神経内科学）教授
佐藤	克也	長崎大学大学院医歯薬学総合研究科医療科学専攻保健科学分野（神経内科学）教授
田中	惠子	新潟大学脳研究所モデル動物開発分野，福島県立医科大学多発性硬化症治療学講座特任教授
吉良	潤一	九州大学大学院医学研究院神経内科学 教授
水澤	英洋	国立精神・神経医療研究センター 理事長・総長
服部	信孝	順天堂大学医学部附属順天堂医院脳神経内科 教授
宮本	亮介	徳島大学大学院医歯薬学研究部臨床神経科学分野（神経内科）助教
向井	洋平	国立精神・神経医療研究センター病院脳神経内科
土井	宏	横浜市立大学大学院医学研究科神経内科学・脳卒中医学 准教授
齋藤	清	福島県立医科大学医学部脳神経外科 教授
藤井	正純	福島県立医科大学医学部脳神経外科 准教授
國井美紗子		横浜市立大学大学院医学研究科神経内科学・脳卒中医学 助教
卜部	貴夫	順天堂大学医学部附属浦安病院脳神経内科 教授
米田	誠	福井県立大学看護福祉学部/看護福祉学研究科 教授/学部長・研究科長
井川	正道	福井大学医学部地域高度医療推進講座/附属病院脳神経内科，遺伝診療部 講師
松永	晶子	福井大学医学部附属病院神経内科 特別研究員
藤田	信也	長岡赤十字病院副院長/神経内科 部長
細井	泰志	浜松医科大学内科学第一講座（消化器・腎臓・神経内科学分野）助教
宮嶋	裕明	浜松医科大学内科学第一講座（消化器・腎臓・神経内科学分野）教授
黒田	龍	浜松医科大学内科学第一講座（消化器・腎臓・神経内科学分野）助教
安藤	哲朗	安城更生病院神経内科 副院長
徳田	隆彦	京都府立医科大学分子脳病態解析学講座 教授
若林	俊彦	名古屋大学大学院医学系研究科脳神経外科学 教授
大岡	史治	名古屋大学大学院医学系研究科脳神経外科学 助教
下地	一彰	順天堂大学大学院医学研究科脳神経外科学講座 准教授
原	毅	順天堂大学大学院医学研究科脳神経外科学講座 助手
楠	進	近畿大学医学部脳神経内科学 主任教授
小池	春樹	名古屋大学大学院医学系研究科脳神経病態制御学神経内科学 准教授
髙嶋	博	鹿児島大学大学院医歯学総合研究科神経病学講座脳神経内科・老年病学 教授
海田	賢一	防衛医科大学校内科学講座神経・抗加齢血管内科 准教授
神崎	真実	北里大学医学部脳神経内科学 講師
森	まどか	国立精神・神経医療研究センター病院脳神経内科 医長
井上	道雄	国立精神・神経医療研究センター神経研究所疾病研究第一部 流動研究員
中森	雅之	大阪大学大学院医学系研究科神経内科学 助教
久保田	暁	東京大学大学院医学系研究科神経内科学 助教
清水	潤	東京工科大学医療保健学部理学療法学科 教授
鈴木	重明	慶應義塾大学医学部神経内科 准教授
赤松	直樹	国際医療福祉大学医学部医学科脳神経内科 教授
清水	利彦	荏原製作所藤沢事業所 産業医
鈴木	則宏	湘南慶育病院 病院長
城倉	健	横浜市立脳卒中・神経脊椎センター 副病院長
生駒	一憲	北海道大学病院リハビリテーション科 教授

内科学書　Vol.6

目次

血液・造血器疾患

1　血液・造血器の構造と機能

骨髄・リンパ組織・脾臓の構造と機能

　　　　　　　　　　　　　　　　　　伊藤雅文　2
　骨髄の構造と造血…………………………… 2
　リンパ組織の基本構築……………………… 3
　リンパ節の構造と機能……………………… 4
血球の産生・崩壊とその調節————中島秀明　5
　血球細胞の産生……………………………… 5
　造血の発生…………………………………… 5
　造血幹細胞…………………………………… 5
　血球細胞の種類……………………………… 5
　血球細胞の分化……………………………… 7
　血球産生の調節……………………………… 7
　髄外造血……………………………………… 8
　血球の崩壊…………………………………… 8
造血の分子機構————福山朋房，北村俊雄　9
　造血幹細胞・前駆細胞と骨髄微小環境
　　（ニッチ）………………………………… 9
　分化とリガンド，受容体，シグナル伝達，
　　転写制御…………………………………… 10
　エピジェネティクス，その他による分子
　　制御………………………………………… 10
赤血球の形態と機能————————菅野　仁　11
　赤血球の大きさと形態……………………… 11
　赤血球の成熟〜脱核と網赤血球…………… 11
　赤血球膜の構造と機能……………………… 11
　バンド3蛋白質の機能……………………… 13
　ヘモグロビンの生合成とその構造………… 13
　赤血球に特徴的な代謝系…………………… 14
　赤血球代謝産物によるヘモグロビン酸素
　　親和性の調節……………………………… 15
白血球の形態と機能————————千葉　滋　16
　白血球の形態………………………………… 16

白血球の機能………………………………… 19
止血機構————————————大森　司　22
　血管と止血機構……………………………… 22
　凝固制御機構………………………………… 25
　線溶とその制御……………………………… 26
血漿蛋白質————————————窓岩清治　26
　免疫グロブリン……………………………… 26
　補体…………………………………………… 27
鉄と造血ビタミンの代謝

　　————宮西浩嗣，小船雅義，加藤淳二　30
　鉄代謝………………………………………… 30
　造血ビタミンの代謝………………………… 35

2　血液疾患の診かた

　貧血の診かた………………………小澤敬也　38
　赤血球増加症の診かた……………………… 39
　白血球増加症の診かた……………………… 39
　白血球減少症の診かた……………………… 39
　リンパ節腫脹の診かた……………………… 39
　出血傾向の診かた…………………………… 40
　血栓傾向の診かた…………………………… 40

3　血液疾患の検査

血算————————————安本篤史，矢冨　裕　42
　赤血球系……………………………………… 42
　白血球系……………………………………… 43
　血小板系……………………………………… 43
末梢血液像———————————————— 44
　血液塗抹標本の作製法……………………… 44
　白血球像……………………………………… 45
　赤血球像……………………………………… 46
　血小板像……………………………………… 47
　特殊染色……………………………………… 47
骨髄検査————————————————松田　晃　48

骨髄穿刺と骨髄生検 48
異常所見 50

フローサイトメトリーと CD 分類
安本篤史, 矢冨 裕 51
フローサイトメトリーの原理 51
細胞表面マーカー検査の原理 51
CD 分類 51
細胞表面マーカー検査の臨床的意義 52

染色体検査 54

遺伝子検査 55

病理組織検査, 細胞診
伊藤雅文 57
リンパ節病理組織検査の手順 57
リンパ腫の病理学的鑑別アルゴリズム 57
骨髄組織病理学の役割 60

溶血に関する検査
安本篤史, 矢冨 裕 62
溶血の存在診断に有用な検査 62
溶血の原因診断に有用な検査 62

リンパ球機能検査 63

止血検査 64
血管・血小板系検査 64
凝固系検査 65
凝固制御因子の検査 66
線溶系検査 66

血液型と輸血
室井一男 67
赤血球抗原 67
白血球抗原 67
血小板抗原 68
血液型判定と交差適合試験 68
輸血用血液製剤とその適応 68
輸血副作用と予防対策 71

画像検査
照井康仁 73

4 血液疾患の治療

造血因子/サイトカイン療法
木崎昌弘 77

分子標的治療
清井 仁 79
分子標的治療薬の種類 79
作用機序 79
分子標的治療薬の種類と適応 (1) 抗体医薬 80
分子標的治療薬の種類と適応 (2) 低分子
化合物 84

その他の薬物療法
藤原慎一郎 86
抗癌薬 86
免疫抑制薬 88
免疫調節薬 89

鉄キレート剤 90
抗凝固薬 91
抗血小板薬 94
止血薬 95

造血幹細胞移植
神田善伸 95
造血幹細胞移植の実際 96
造血幹細胞移植の適応 98

5 赤血球系を主病変とする疾患

貧血の成因・分類・診断
鈴木隆浩 104
貧血の成因による分類 104
貧血の診断 107

ヘム合成障害による貧血
小船雅義, 井山 諭, 菊地尚平 109
鉄欠乏性貧血 109
鉄芽球性貧血 111
無トランスフェリン血症, 低トランスフェ
リン血症 112
ポルフィリン症 113

巨赤芽球性貧血
臼杵憲祐 115

再生不良性貧血
中尾眞二 120

赤芽球癆 123

骨髄異形成症候群
鈴木隆浩 124

溶血性貧血
菅野 仁 131
先天性溶血性貧血 133
赤血球膜異常症 133
赤血球酵素異常症 136
後天性溶血性貧血
西村純一 138

ヘモグロビン異常症 (異常ヘモグロビン症と
サラセミア症候群)
服部幸夫 143
異常ヘモグロビン症 143
サラセミア症候群 146

二次性貧血
大田雅嗣 150
anemia of chronic disease (ACD) 150
肝疾患による貧血 152
腎疾患による貧血 (腎性貧血) 152
内分泌疾患による貧血 152
妊娠に伴う貧血 152
低栄養に伴う貧血 152
出血性貧血 153
加齢に伴う貧血 153

6 白血球系を主病変とする疾患

白血球増加症
髙久智生 154
好中球増加症 154

好酸球増加症————————————— 154
好塩基球増加症————————————— 155
単球増加症——————————————— 155
リンパ球増加症————————————— 155
白血球減少症————————————山口博樹 155
白血球機能異常症————平林真介，真部　淳 156
慢性肉芽腫症—————————————— 157
Chédiak-Higashi 症候群（CHS）————— 157
白血球粘着異常症———————————— 158
ミエロペルオキシダーゼ欠損症————— 158
急性白血病——————————————— 158
総論——————————————黒川峰夫 158
急性骨髄性白血病————————宮﨑泰司 162
急性リンパ芽球性白血病————————— 166
細胞系統の不明瞭な急性白血病————— 169
慢性骨髄性白血病————————薄井紀子 170
慢性リンパ性白血病———————麻生範雄 177
付 hairy cell leukemia（HCL）————— 179
成人 T 細胞白血病/リンパ腫—————— 179
付 菌状息肉症———————————— 181
付 Sézary 症候群—————————— 181
その他のリンパ増殖性疾患——————— 182
付 Castleman 病（CD）——————— 182
付 IgG4 関連疾患—————————— 183
付 自己免疫性リンパ増殖症候群———— 183
伝染性単核球症—————————猪口孝一 183
壊死性リンパ節炎———————————— 185
悪性リンパ腫—————————————— 186
総論————————————伊豆津宏二 186
非 Hodgkin リンパ腫————————— 188
Hodgkin リンパ腫———————小林幸夫 192
免疫グロブリン異常———————今井陽一 196
多発性骨髄腫—————————————— 197
マクログロブリン血症—————————— 202
意義不明の単クローン性免疫グロブリン血症
—————————————————— 205
H 鎖病———————————————— 205
AL アミロイドーシス—————————— 206
その他の免疫グロブリン異常—————— 207
POEMS 症候群（Crow-Fukase 症候群，
高月病）—————————————— 207
多クローン性高ガンマグロブリン血症—— 207

7 脾・細網内皮系疾患

細網内皮系の概念とその変遷
——————樺澤崇允，山川光徳，三浦偉久男 209
脾腫，脾機能亢進症——————————— 209
組織球と樹状細胞の腫瘍————————— 210
組織球肉腫—————————————— 210
Langerhans 細胞由来腫瘍——————— 211
指状嵌入細胞肉腫—————————— 212
濾胞樹状細胞肉腫—————————— 212
不確定樹状細胞腫瘍————————— 213
血球貪食症候群————————————— 213

8 骨髄増殖性腫瘍と関連疾患

骨髄増殖性腫瘍————————下田和哉 215
真性赤血球増加症（真性多血症）
————————————杉本由香，片山直之 216
二次性赤血球増加症——————————— 218
相対的赤血球増加症——————————— 220
本態性血小板血症————————田中　勝 221
先天性（家族性）血小板増加症—————— 224
二次性（反応性）血小板増加症—————— 224
骨髄線維症——————————下田和哉 224
原発性骨髄線維症—————————— 224
二次性骨髄線維症—————————— 226

9 出血傾向と血栓傾向

総論——————————————大森　司 227
出血傾向——————————————— 227
血栓傾向——————————————— 231
血管性紫斑病——————————冨山佳昭 232
血管構造の奇形による血管性紫斑病—— 232
血管周囲結合組織の異常による血管性紫斑
病—————————————————— 232
血管炎に伴う血管性紫斑病—————— 233
血小板の異常—————————————— 233
血小板減少症———————————— 233
血小板機能異常症—————————— 236
凝固障害————————————野上恵嗣 240
先天性凝固障害——————————— 240
後天性凝固障害——————————— 243
線溶障害——————————————— 244
先天性プラスミンインヒビター（PI）欠乏症/
異常症———————————————— 244
プラスミノゲンアクチベーター（PA）過剰

症·· 244
プラスミノゲンアクチベーターインヒビタ
ー1（PAI-1）欠乏症······························ 244
後天性線溶亢進状態·································· 245
先天性血栓傾向························森下英理子 245
後天性血栓傾向··························朝倉英策 248
播種性血管内凝固症候群························· 248
血栓性微小血管症····················松本雅則 254
血栓性血小板減少性紫斑病···················· 255
溶血性尿毒症症候群··························· 257
抗リン脂質抗体症候群················家子正裕 260
ヘパリン起因性血小板減少症·················· 261

10 薬剤起因性血液障害

赤血球系に対する障害················大屋敷一馬 263
再生不良性貧血，赤芽球癆···················· 263
溶血性貧血···································· 263
巨赤芽球性貧血······························· 265
鉄芽球性貧血································· 265
白血球に対する障害·································· 266
好中球減少症································ 266
リンパ球減少症······························· 266
止血機構に対する障害······························ 266
薬剤による血小板減少症······················ 266
凝固障害···································· 267

神経疾患

1 神経の解剖と機能

中枢神経系··························石　龍徳 270
末梢神経系·· 279
神経細胞·· 280
グリア細胞·· 283
伝達のしくみ························持田澄子 284

2 神経疾患の診断学

神経疾患の病歴のとり方··············園生雅弘 288
病歴聴取の実際······························· 289
代表的症状での病歴聴取のポイント············ 291
神経疾患の診察の進め方···························· 293
意識障害の見方······························· 294
言語・高次脳機能の見方······················ 296
脳神経の見方································ 298
運動機能の見方······························· 298
自律神経障害の見方··························· 300
神経学的主要症候とその病態生理·················· 301
意識障害··································· 301
脳死······································ 302
高次脳機能障害（大脳巣症状）················ 303
脳幹障害··································· 305
脳神経障害·································· 307
運動障害··································· 310
感覚障害··································· 315
自律神経障害································ 316
錐体路症候··················渡辺宏久，祖父江元 317
錐体外路症候································ 318

神経学的検査法···································· 319
脳脊髄液検査·············上田直久，田中章景 319
電気生理学的検査·········野寺裕之，梶　龍兒 322
神経伝導および反射の検査法··············· 322
筋電図································· 324
脳波··································· 325
自律神経機能検査·········馬場泰尚，田中章景 327
head-up tilt 試験，起立試験··············· 328
24 時間血圧測定························· 329
心電図 R-R 間隔解析····················· 329
Valsalva 試験·························· 329
MIBG 心筋シンチグラフィ················ 330
発汗試験···························· 330
薬物点眼試験·························· 331
神経放射線学的検査··················青木茂樹 332
臨床病理学的検査································ 337
筋生検·················大久保真理子，西野一三 337
末梢神経生検····················服部直樹 340

3 脳・脊髄血管障害

脳血管障害総論························瀧澤俊也 343
脳血管の解剖学的特徴························· 343
脳血管障害の病態生理························· 344
脳血管障害の臨床············加藤裕司，棚橋紀夫 348
脳梗塞····································· 348
付 embolic stroke of undetermined source
（ESUS）································ 355
付 奇異性脳塞栓症························· 355
一過性脳虚血発作··························· 355

付 鎖骨下動脈盗血症候群⋯⋯⋯⋯⋯ 356
付 一過性全健忘⋯⋯⋯⋯⋯⋯⋯⋯⋯ 357
出血性脳血管障害⋯⋯⋯⋯⋯⋯⋯⋯⋯ 357
　脳出血⋯⋯⋯⋯⋯⋯⋯⋯⋯⋯⋯⋯ 358
　くも膜下出血⋯⋯⋯⋯⋯⋯⋯⋯⋯ 360
　慢性硬膜下血腫⋯⋯⋯⋯⋯⋯⋯⋯ 362
無症候性脳血管障害⋯⋯⋯⋯⋯⋯⋯⋯ 363
Willis 動脈輪閉塞症（モヤモヤ病）⋯⋯ 363
脳静脈洞血栓症⋯⋯⋯⋯⋯⋯⋯⋯⋯⋯ 364
高血圧性脳症⋯⋯⋯⋯⋯⋯⋯⋯⋯⋯⋯ 365
付 可逆性脳血管攣縮症候群⋯⋯⋯⋯ 366
脳血管性認知症⋯⋯⋯⋯⋯⋯⋯⋯⋯⋯ 366
付 Binswanger 病⋯⋯⋯⋯⋯⋯⋯⋯ 367
脳アミロイドアンギオパチーおよび遺伝子
　異常による脳血管性障害⋯⋯⋯⋯⋯ 367
脊髄血管障害⋯⋯⋯⋯⋯⋯⋯⋯福武敏夫 368
脊髄梗塞，脊髄虚血⋯⋯⋯⋯⋯⋯⋯⋯ 368
脊柱管内出血⋯⋯⋯⋯⋯⋯⋯⋯⋯⋯⋯ 370
脊髄海綿状血管腫⋯⋯⋯⋯⋯⋯⋯⋯⋯ 372
脊髄血管奇形⋯⋯⋯⋯⋯⋯⋯⋯⋯⋯⋯ 372

4 感染性・炎症性疾患

中枢神経系の感染症性疾患の特徴⋯亀井 聡 375
髄膜炎⋯⋯⋯⋯⋯⋯⋯⋯⋯⋯⋯⋯⋯⋯ 378
脳炎・脊髄炎⋯⋯⋯⋯⋯⋯⋯⋯⋯⋯⋯ 383
ウイルス性脳炎・脊髄炎⋯⋯⋯⋯⋯⋯ 383
レトロウイルス感染症⋯⋯⋯⋯山野嘉久 386
　HTLV-1 関連脊髄症⋯⋯⋯⋯⋯⋯⋯ 386
　HIV 関連神経認知障害⋯⋯⋯⋯⋯⋯ 387
遅発性ウイルス感染症とプリオン病
⋯⋯⋯⋯⋯⋯⋯⋯⋯⋯⋯⋯山田正仁 388
　亜急性硬化性全脳炎⋯⋯⋯⋯⋯⋯⋯ 388
　進行性多巣性白質脳症⋯⋯⋯⋯⋯⋯ 389
　プリオン病⋯⋯⋯⋯⋯⋯⋯⋯⋯⋯ 390
脳膿瘍⋯⋯⋯⋯⋯⋯⋯⋯⋯⋯⋯佐藤克也 392
付 脊髄硬膜外膿瘍⋯⋯⋯⋯⋯⋯⋯⋯ 393
その他の中枢神経感染症⋯⋯⋯⋯⋯⋯ 394
脳静脈洞感染症⋯⋯⋯⋯⋯⋯⋯⋯⋯⋯ 394
リケッチア症⋯⋯⋯⋯⋯⋯⋯⋯⋯⋯⋯ 395
原虫性疾患・寄生虫疾患⋯⋯⋯⋯⋯⋯ 395
その他の炎症性疾患⋯⋯⋯⋯⋯田中惠子 396
神経 Behçet 病⋯⋯⋯⋯⋯⋯⋯⋯⋯⋯ 396
サルコイドーシス⋯⋯⋯⋯⋯⋯⋯⋯⋯ 397
Reye 脳症⋯⋯⋯⋯⋯⋯⋯⋯⋯⋯⋯⋯ 399
急性小脳失調症⋯⋯⋯⋯⋯⋯⋯⋯⋯⋯ 399

オプソクローヌス・ミオクローヌス症候群
⋯⋯⋯⋯⋯⋯⋯⋯⋯⋯⋯⋯⋯⋯⋯ 400
横断性脊髄炎⋯⋯⋯⋯⋯⋯⋯⋯⋯⋯⋯ 400

5 中枢神経系脱髄疾患

多発性硬化症⋯⋯⋯⋯⋯⋯⋯⋯吉良潤一 401
急性散在性脳脊髄炎⋯⋯⋯⋯⋯⋯⋯⋯ 404
同心円硬化症（Baló 病）⋯⋯⋯⋯⋯⋯ 405
視神経脊髄炎関連疾患⋯⋯⋯⋯⋯⋯⋯ 406

6 神経変性疾患

総論⋯⋯⋯⋯⋯⋯⋯⋯⋯⋯⋯⋯水澤英洋 408
大脳の変性疾患⋯⋯⋯⋯⋯⋯⋯⋯⋯⋯ 410
Alzheimer 病⋯⋯⋯⋯⋯⋯⋯⋯⋯⋯⋯ 410
Lewy 小体型認知症⋯⋯⋯⋯⋯⋯⋯⋯ 414
行動障害型前頭側頭型認知症（Pick 病を含
む）⋯⋯⋯⋯⋯⋯⋯⋯⋯⋯⋯⋯⋯⋯ 417
進行性ミオクローヌスてんかん⋯⋯⋯ 420
付 成人ポリグルコサン小体病⋯⋯⋯ 422
大脳基底核の変性疾患⋯⋯⋯⋯⋯⋯⋯ 423
錐体外路系疾患の概念⋯⋯⋯⋯服部信孝 423
パーキンソニズムを主とする疾患⋯⋯ 424
　Parkinson 病⋯⋯⋯⋯⋯⋯⋯⋯⋯⋯ 424
　家族性 Parkinson 病⋯⋯⋯⋯⋯⋯⋯ 432
　多系統萎縮症⋯⋯⋯⋯⋯⋯⋯⋯⋯⋯ 433
　進行性核上性麻痺⋯⋯⋯⋯⋯⋯⋯⋯ 434
　純粋無動症⋯⋯⋯⋯⋯⋯⋯⋯⋯⋯⋯ 435
　大脳皮質基底核変性症⋯⋯⋯⋯⋯⋯ 435
　17 番染色体遺伝子に連鎖する家族性前頭
　　側頭型認知症パーキンソニズム⋯⋯ 436
　進行性淡蒼球変性症⋯⋯⋯⋯⋯⋯⋯ 437
異常運動を主とする疾患
⋯⋯⋯⋯⋯⋯宮本亮介，向井洋平，梶 龍兒 438
　Huntington 病⋯⋯⋯⋯⋯⋯⋯⋯⋯⋯ 438
　舞踏病疾患群⋯⋯⋯⋯⋯⋯⋯⋯⋯⋯ 438
　ジストニア⋯⋯⋯⋯⋯⋯⋯⋯⋯⋯⋯ 440
　Tourette 症⋯⋯⋯⋯⋯⋯⋯⋯⋯⋯⋯ 441
　アテトーゼ⋯⋯⋯⋯⋯⋯⋯⋯⋯⋯⋯ 442
　本態性振戦⋯⋯⋯⋯⋯⋯⋯⋯⋯⋯⋯ 442
小脳系の変性疾患⋯⋯⋯⋯⋯土井 宏，田中章景 443
脊髄小脳変性症（SCD）⋯⋯⋯⋯⋯⋯ 443
孤発性 SCD⋯⋯⋯⋯⋯⋯⋯⋯⋯⋯⋯ 443
　多系統萎縮症⋯⋯⋯⋯⋯⋯⋯⋯⋯⋯ 443
　皮質性小脳萎縮症⋯⋯⋯⋯⋯⋯⋯⋯ 446
常染色体優性遺伝性 SCD⋯⋯⋯⋯⋯⋯ 446

常染色体劣性遺伝性 SCD ……… 448
痙性対麻痺 ……… 449

運動ニューロン疾患 ——— 449
筋萎縮性側索硬化症 ……… 祖父江元 450
原発性側索硬化症 ……… 454
家族性筋萎縮性側索硬化症 ……… 455
脊髄性筋萎縮症 ……… 457
球脊髄性筋萎縮症 ……… 458
若年性一側上肢筋萎縮症（平山病）……… 460
stiff-person 症候群 ……… 田中惠子 462

神経皮膚症候群 ——— 齋藤　清，藤井正純 463
神経線維腫症 1 型（von Recklinghausen 病）
……… 463
神経線維腫症 2 型 ……… 464
結節性硬化症 ……… 465
Sturge-Weber 症候群 ……… 468
von Hippel-Lindau 病（VHL）……… 469

7　代謝性疾患

先天性脂質代謝異常 ——— 國井美紗子，田中章景 472
G_{M1} ガングリオシドーシス ……… 472
G_{M2} ガングリオシドーシス ……… 473
Niemann-Pick 病 ……… 473
Gaucher 病 ……… 474
Fabry 病 ……… 475
Krabbe 病 ……… 475
異染性白質ジストロフィー ……… 476
Farber 病 ……… 476
副腎白質ジストロフィー ……… 477
Lowe 症候群 ……… 477
アミノ酸代謝異常 ——— 477
高フェニルアラニン血症 ……… 477
瀬川病 ……… 478
メープルシロップ尿症 ……… 478
Hartnup 病 ……… 479
ホモシスチン尿症 ……… 479
遺伝性高チロシン血症 ……… 480
ムコ多糖代謝異常 ——— 480
ムコ多糖症 ……… 480
糖蛋白代謝異常症 ……… 482
プリン代謝異常 ——— 土井　宏，田中章景 483
Lesch-Nyhan 症候群 ……… 483
ポルフィリン代謝異常 ——— 484
ポルフィリン症 ……… 484
銅代謝異常 ——— 485

Wilson 病 ……… 485
Menkes 病 ……… 486
付 無セルロプラスミン血症 ……… 486

ビタミン代謝異常 ——— 卜部貴夫 488
ビタミン B_1（チアミン）欠乏症 ……… 488
ビタミン B_6（ピリドキシン）欠乏症 ……… 489
ビタミン B_{12}（コバラミン）欠乏症 ……… 490
ニコチン酸（ナイアシン）欠乏症 ……… 490
葉酸欠乏症 ……… 490
ビタミン A 欠乏症/過剰症（中毒）……… 491
ビタミン D 欠乏症/過剰症（中毒）……… 491
ビタミン E（トコフェロール）欠乏症 ……… 492
ビタミン K 欠乏症 ……… 492

8　中毒性疾患

金属中毒 ——— 米田　誠 494
鉛中毒 ……… 494
付 四エチル鉛［Pb$(C_2H_5)_4$］中毒 ……… 494
ヒ素中毒 ……… 494
マンガン中毒 ……… 495
水銀中毒 ……… 495
カドミウム中毒 ……… 495
クロム中毒 ……… 496
ベリリウム中毒 ……… 496
金属熱 ……… 496
ガス中毒 ——— 井川正道，米田　誠 496
一酸化炭素中毒 ……… 496
硫化水素中毒 ……… 497
シアン化水素中毒 ……… 497
ホスゲン中毒 ……… 497
二酸化窒素中毒 ……… 498
フッ化水素中毒 ……… 498
二酸化硫黄中毒 ……… 498
有機溶剤中毒 ——— 松永晶子，米田　誠 498
トリクロロエチレン中毒 ……… 498
n-ヘキサン中毒 ……… 498
トルエン中毒 ……… 499
二硫化炭素中毒 ……… 499
四塩化炭素中毒 ……… 499
エチレングリコール中毒 ……… 499
アクリルアミド中毒 ……… 500
アルコール中毒（エタノール中毒）——— 500
急性アルコール（エタノール）中毒 ……… 500
付 胎児性アルコール症候群 ……… 500
禁断症状・離脱症候群 ……… 500

メチルアルコール（メタノール）中毒⋯⋯⋯ 503
農薬・駆虫剤中毒━━━━━━━━━━━━━━━━━━━米田　誠 503
　有機リン剤中毒⋯⋯⋯⋯⋯⋯⋯⋯⋯⋯⋯⋯⋯⋯⋯ 503
　有機塩素剤中毒⋯⋯⋯⋯⋯⋯⋯⋯⋯⋯⋯⋯⋯⋯⋯ 504
　カーバメイト剤中毒⋯⋯⋯⋯⋯⋯⋯⋯⋯⋯⋯⋯⋯ 504
　タリウム中毒⋯⋯⋯⋯⋯⋯⋯⋯⋯⋯⋯⋯⋯⋯⋯⋯⋯ 504
　有機フッ素剤中毒⋯⋯⋯⋯⋯⋯⋯⋯⋯⋯⋯⋯⋯⋯ 504
　パラコート中毒⋯⋯⋯⋯⋯⋯⋯⋯⋯⋯⋯⋯⋯⋯⋯⋯ 504
食中毒，咬傷━━━━━━━━━━━━━━━━━━━━━━ 505
　ボツリヌス菌中毒，ボツリヌス症
　　━━━━━━━━━━━━━━井川正道，米田　誠 505
　カンピロバクター感染症⋯⋯⋯⋯⋯⋯⋯⋯⋯⋯⋯ 505
　フグ中毒⋯⋯⋯⋯⋯⋯⋯⋯⋯⋯⋯⋯⋯⋯⋯⋯⋯⋯⋯ 505
　アオブダイ中毒⋯⋯⋯⋯⋯⋯⋯⋯⋯⋯⋯⋯⋯⋯⋯⋯ 505
　付 シガテラ魚類中毒⋯⋯⋯⋯⋯⋯⋯⋯⋯⋯⋯⋯ 506
　麻痺性貝毒中毒⋯⋯⋯⋯⋯⋯⋯⋯⋯⋯⋯⋯⋯⋯⋯⋯ 506
　蛇毒（ウミヘビ，コブラ）⋯⋯⋯⋯⋯⋯⋯⋯⋯ 506
　キノコ中毒━━━━━━━━━━━藤田信也，米田　誠 506
薬物中毒━━━━━━━━━━━━━━━━━━━━━━━━ 507
　抗精神病薬━━━━━━━━━━━━━━━━━服部信孝 507
　鎮静・催眠薬⋯⋯⋯⋯⋯⋯⋯⋯⋯⋯⋯⋯⋯⋯⋯⋯⋯ 508
　抗菌薬⋯⋯⋯⋯⋯⋯⋯⋯⋯⋯⋯⋯⋯⋯⋯⋯⋯⋯⋯⋯ 508
　抗パーキンソン病薬⋯⋯⋯⋯⋯⋯⋯⋯⋯⋯⋯⋯⋯ 508
　抗癌薬━━━━━━━━━━━━━━━━━━━米田　誠 508
　キノホルム⋯⋯⋯⋯⋯⋯⋯⋯⋯⋯⋯⋯⋯⋯⋯⋯⋯⋯ 509
　β 遮断薬⋯⋯⋯⋯⋯⋯⋯⋯⋯⋯⋯⋯⋯⋯⋯⋯⋯⋯ 509
　脂質異常症（高脂血症）治療薬⋯⋯⋯⋯⋯⋯⋯ 509
　カルシウム（Ca）拮抗薬⋯⋯⋯⋯⋯⋯⋯⋯⋯⋯ 509
　制吐薬⋯⋯⋯⋯⋯⋯⋯⋯⋯⋯⋯⋯⋯⋯⋯⋯⋯⋯⋯⋯ 509
　麻薬・覚醒剤⋯⋯⋯⋯⋯⋯⋯⋯⋯⋯⋯⋯⋯⋯⋯⋯⋯ 509

9 内科的疾患に伴う神経症状

内分泌・代謝疾患━━━━━━━━細井泰志，宮嶋裕明 511
　甲状腺機能異常⋯⋯⋯⋯⋯⋯⋯⋯⋯⋯⋯⋯⋯⋯⋯ 511
　副甲状腺機能異常⋯⋯⋯⋯⋯⋯⋯⋯⋯⋯⋯⋯⋯⋯ 511
　その他の内分泌疾患⋯⋯⋯⋯⋯⋯⋯⋯⋯⋯⋯⋯⋯ 512
膠原病━━━━━━━━━━━━━━黒田　龍，宮嶋裕明 512
　CNS ループス⋯⋯⋯⋯⋯⋯⋯⋯⋯⋯⋯⋯⋯⋯⋯⋯ 512
　血管炎症候群に伴う神経障害⋯⋯⋯⋯⋯⋯⋯⋯ 512
　Sjögren 症候群に伴う神経障害⋯⋯⋯⋯⋯⋯⋯ 513
悪性腫瘍━━━━━━━━━━━━━細井泰志，宮嶋裕明 513
　悪性腫瘍の神経系浸潤，転移⋯⋯⋯⋯⋯⋯⋯⋯ 513
　悪性腫瘍に伴う電解質異常⋯⋯⋯⋯⋯⋯⋯⋯⋯ 514
　中枢神経系の日和見感染症⋯⋯⋯⋯⋯⋯⋯⋯⋯ 514
　Trousseau 症候群⋯⋯⋯⋯⋯⋯⋯⋯⋯⋯⋯⋯⋯⋯ 514

　傍腫瘍性神経症候群⋯⋯⋯⋯⋯⋯⋯⋯⋯⋯⋯⋯⋯ 515
血液疾患━━━━━━━━━━━━━黒田　龍，宮嶋裕明 516
　亜急性脊髄連合変性症⋯⋯⋯⋯⋯⋯⋯⋯⋯⋯⋯⋯ 516
　血液疾患に伴う脳梗塞⋯⋯⋯⋯⋯⋯⋯⋯⋯⋯⋯⋯ 516
　M 蛋白血症に伴う末梢神経障害⋯⋯⋯⋯⋯⋯⋯ 516
消化器疾患━━━━━━━━━━━━細井泰志，宮嶋裕明 517
　吸収不良症候群⋯⋯⋯⋯⋯⋯⋯⋯⋯⋯⋯⋯⋯⋯⋯ 517
肝・胆道・膵疾患━━━━━━━━━━━━━━━━━ 519
　肝性脳症⋯⋯⋯⋯⋯⋯⋯⋯⋯⋯⋯⋯⋯⋯⋯⋯⋯⋯⋯ 519
循環器・呼吸器疾患━━━━━━━黒田　龍，宮嶋裕明 520
　ショック状態に伴う意識障害⋯⋯⋯⋯⋯⋯⋯⋯ 520
　睡眠時無呼吸症候群に伴う脳卒中⋯⋯⋯⋯⋯⋯ 520
　低酸素脳症に伴う神経障害⋯⋯⋯⋯⋯⋯⋯⋯⋯ 521
腎・電解質━━━━━━━━━━━━━━━━━━━━━ 521
　尿毒症性脳症⋯⋯⋯⋯⋯⋯⋯⋯⋯⋯⋯⋯⋯⋯⋯⋯⋯ 521
　透析不均衡症候群⋯⋯⋯⋯⋯⋯⋯⋯⋯⋯⋯⋯⋯⋯ 521
　慢性腎臓病に伴う認知症⋯⋯⋯⋯⋯⋯⋯⋯⋯⋯ 522

10 脊髄・脊椎疾患と神経症状

頚椎症━━━━━━━━━━━━━━━━━━━安藤哲朗 523
椎間板ヘルニア⋯⋯⋯⋯⋯⋯⋯⋯⋯⋯⋯⋯⋯⋯⋯⋯ 525
脊柱靭帯骨化症⋯⋯⋯⋯⋯⋯⋯⋯⋯⋯⋯⋯⋯⋯⋯⋯ 525
腰部脊柱管狭窄症⋯⋯⋯⋯⋯⋯⋯⋯⋯⋯⋯⋯⋯⋯⋯ 526
脊髄腫瘍⋯⋯⋯⋯⋯⋯⋯⋯⋯⋯⋯⋯⋯⋯⋯⋯⋯⋯⋯⋯ 527
脊椎の炎症⋯⋯⋯⋯⋯⋯⋯⋯⋯⋯⋯⋯⋯⋯⋯⋯⋯⋯⋯ 528
脊髄空洞症⋯⋯⋯⋯⋯⋯⋯⋯⋯⋯⋯⋯⋯⋯⋯⋯⋯⋯⋯ 529

11 脳脊髄液の動態異常

脳脊髄液異常症━━━━━━━━━━━━━━━徳田隆彦 531
　脳脊髄液の生理学的な動態とその異常⋯⋯⋯ 531
　特発性正常圧水頭症⋯⋯⋯⋯⋯⋯⋯⋯⋯⋯⋯⋯⋯ 531
　特発性頭蓋内圧亢進症⋯⋯⋯⋯⋯⋯⋯⋯⋯⋯⋯⋯ 534
　脳脊髄液減少症⋯⋯⋯⋯⋯⋯⋯⋯⋯⋯⋯⋯⋯⋯⋯ 535

12 脳腫瘍・頭部外傷と神経症状

脳腫瘍━━━━━━━━━━━━━━若林俊彦，大岡史治 537
　神経膠腫⋯⋯⋯⋯⋯⋯⋯⋯⋯⋯⋯⋯⋯⋯⋯⋯⋯⋯⋯ 537
　髄膜腫⋯⋯⋯⋯⋯⋯⋯⋯⋯⋯⋯⋯⋯⋯⋯⋯⋯⋯⋯⋯ 538
　下垂体腺腫⋯⋯⋯⋯⋯⋯⋯⋯⋯⋯⋯⋯⋯⋯⋯⋯⋯⋯ 538
　神経鞘腫⋯⋯⋯⋯⋯⋯⋯⋯⋯⋯⋯⋯⋯⋯⋯⋯⋯⋯⋯ 539
　頭蓋咽頭腫⋯⋯⋯⋯⋯⋯⋯⋯⋯⋯⋯⋯⋯⋯⋯⋯⋯⋯ 539
　胚細胞腫（生殖細胞腫）⋯⋯⋯⋯⋯⋯⋯⋯⋯⋯ 540
　髄芽腫⋯⋯⋯⋯⋯⋯⋯⋯⋯⋯⋯⋯⋯⋯⋯⋯⋯⋯⋯⋯ 540
　血管芽腫⋯⋯⋯⋯⋯⋯⋯⋯⋯⋯⋯⋯⋯⋯⋯⋯⋯⋯⋯ 541
　中枢神経系原発悪性リンパ腫⋯⋯⋯⋯⋯⋯⋯⋯ 541

転移性脳腫瘍··· 542
髄膜癌腫症（癌性髄膜炎）···························· 542
頭部外傷··· 543
脳震盪··· 543
脳挫傷··· 543
頭蓋内出血（頭蓋内占拠性病変）················ 543

13 頭蓋・脊椎の先天奇形

小頭症···下地一彰 545
Apert 症候群·· 545
頭蓋骨縫合早期癒合症（狭頭症）················ 547
先天性水頭症·· 548
脊椎奇形··原 毅 549
頭蓋底陥入症··· 549
Chiari 奇形·· 550
Klippel-Feil 症候群·· 550
二分脊椎··· 551

14 末梢神経疾患（ニューロパチー）

総論···祖父江元 553
脳神経領域の末梢神経障害·····················楠 進 554
Bell 麻痺··· 554
Tolosa-Hunt 症候群··· 554
特発性三叉神経痛，片側顔面攣縮··············· 555
大後頭神経痛··· 555
Guillain-Barré 症候群··· 555
付 Fisher 症候群·· 557
慢性炎症性脱髄性多発根ニューロパチー······· 557
多巣性運動ニューロパチー······························· 558
代謝性ニューロパチー·······················小池春樹 558
遺伝性運動感覚性ニューロパチー·······髙嶋 博 559
遺伝性感覚自律神経ニューロパチー（遺伝性感
覚性ニューロパチー）····································· 561
家族性アミロイドポリニューロパチー··········· 562
傍腫瘍性ニューロパチー···················小池春樹 564
血管炎性ニューロパチー··································· 565
Crow-Fukase（POEMS）症候群······················ 567
M 蛋白血症を伴うニューロパチー·················· 568
絞扼性ニューロパチー·······················海田賢一 570
手根管症候群··· 570
肘部管症候群··· 570
外側大腿皮神経痛（錯感覚性大腿疼痛症）···· 571
足根管症候群··· 571
橈骨神経麻痺··· 571
総腓骨神経麻痺··· 572

中毒性ニューロパチー············神崎真実，海田賢一 572

15 筋疾患（ミオパチー）

総論···森 まどか 575
年代別の症候学··· 575
筋疾患で行われる検査と診断の概要············· 576
筋ジストロフィー···············大久保真理子，西野一三 577
Duchenne 型筋ジストロフィー，Becker 型
筋ジストロフィー··· 578
先天性筋ジストロフィー····································· 580
肢帯型筋ジストロフィー····································· 580
顔面肩甲上腕型筋ジストロフィー·················· 582
先天性ミオパチー···············井上道雄，西野一三 583
ネマリンミオパチー··· 585
セントラルコア病··· 585
マルチミニコア病··· 585
中心核ミオパチー··· 586
X 連鎖性ミオチュブラーミオパチー·············· 586
先天性筋線維タイプ不均等症··························· 587
筋強直症候群··中森雅之 587
筋強直性ジストロフィー····································· 587
先天性筋強直性ジストロフィー······················ 590
先天性筋強直症··· 590
炎症性ミオパチー···············久保田暁，清水 潤 591
特発性炎症性筋疾患··· 591
皮膚筋炎··· 592
免疫介在性壊死性筋症··· 593
多発筋炎··· 593
封入体筋炎··· 594
神経筋接合部疾患···鈴木重明 595
重症筋無力症··· 595
Lambert-Eaton 筋無力症候群··························· 599
代謝性ミオパチー···············久保田暁，清水 潤 601
ミトコンドリア病··· 601
進行性外眼筋麻痺··· 602
メラス（MELAS）·· 603
マーフ（MERRF）·· 603
Leigh 脳症··· 603
Leber 遺伝性視神経症··· 603
糖原病··· 604
脂質代謝異常による筋疾患······························· 605
周期性四肢麻痺··· 605
内分泌性ミオパチー··· 606
ステロイドミオパチー，Cushing 症候群····· 606
甲状腺機能低下症に伴うミオパチー·············· 606

　　甲状腺機能亢進症による筋疾患⋯⋯⋯⋯ 606
　　他の内分泌疾患に伴う筋疾患⋯⋯⋯⋯⋯ 607

16 機能性疾患

てんかん⋯⋯⋯⋯⋯⋯⋯⋯⋯⋯⋯⋯赤松直樹 608
睡眠障害⋯⋯⋯⋯⋯⋯⋯⋯⋯⋯⋯⋯⋯⋯⋯ 612
　　ナルコレプシー⋯⋯⋯⋯⋯⋯⋯⋯⋯⋯⋯ 612
　　睡眠時無呼吸症候群⋯⋯⋯⋯⋯⋯⋯⋯⋯ 613
　　REM 睡眠行動異常症⋯⋯⋯⋯⋯⋯⋯⋯ 614
頭痛⋯⋯⋯⋯⋯⋯⋯⋯⋯⋯清水利彦，鈴木則宏 615
　　頭痛の診療⋯⋯⋯⋯⋯⋯⋯⋯⋯⋯⋯⋯⋯ 615
　　片頭痛⋯⋯⋯⋯⋯⋯⋯⋯⋯⋯⋯⋯⋯⋯⋯ 616

　　緊張型頭痛⋯⋯⋯⋯⋯⋯⋯⋯⋯⋯⋯⋯⋯ 619
　　群発頭痛⋯⋯⋯⋯⋯⋯⋯⋯⋯⋯⋯⋯⋯⋯ 620
めまい⋯⋯⋯⋯⋯⋯⋯⋯⋯⋯⋯⋯⋯城倉　健 621
　　中枢性めまい⋯⋯⋯⋯⋯⋯⋯⋯⋯⋯⋯⋯ 623
　　末梢性めまい⋯⋯⋯⋯⋯⋯⋯⋯⋯⋯⋯⋯ 624

17 神経疾患のリハビリテーション

リハビリテーションの考え方⋯⋯⋯⋯生駒一憲 627
リハビリテーションの評価⋯⋯⋯⋯⋯⋯⋯ 627
神経疾患でよくみられる障害とそのリハビ
　　リテーション⋯⋯⋯⋯⋯⋯⋯⋯⋯⋯⋯ 627

索引⋯⋯⋯⋯⋯⋯⋯⋯⋯⋯⋯⋯⋯⋯⋯⋯⋯⋯⋯⋯⋯⋯⋯⋯⋯⋯⋯ 631

【本書の使い方】

■目次

タイトルに*がついている項目は，そのページには解説がなく，解説のある参照先を提示しています．

■ Learning More on the Web

本文中にあるのマークは，本書に連動したウェブ情報提供サイト"Learning More on the Web"として
　　https://www.nakayamashoten.jp/nk9/lmw/
に，書籍の記述に関連した画像，動画などがアップロードされていることを示します．

　　🔀 アップロードされているのは図版もしくは写真です．
　　▶️ アップロードされているのは動画です．

血液・造血器疾患

編集●小澤 敬也

1 血液・造血器の構造と機能 ▶ 2

2 血液疾患の診かた ▶ 38

3 血液疾患の検査 ▶ 42

4 血液疾患の治療 ▶ 77

5 赤血球系を主病変とする疾患 ▶ 104

6 白血球系を主病変とする疾患 ▶ 154

7 脾・細網内皮系疾患 ▶ 209

8 骨髄増殖性腫瘍と関連疾患 ▶ 215

9 出血傾向と血栓傾向 ▶ 227

10 薬剤起因性血液障害 ▶ 263

血液・造血器の構造と機能

骨髄・リンパ組織・脾臓の構造と機能

骨髄の構造と造血

骨髄の構造

　骨髄（bone marrow）は皮質骨から伸びる骨梁に囲まれた海綿状の空間を占め，出生後から成人における造血の場として機能する．海綿骨のどの部位でも造血がみられるが，成長（加齢）とともに，四肢末端から脂肪組織（脂肪髄）に置換される．成人では四肢骨のほとんどは脂肪髄に置換されるが，椎骨，骨盤骨，肩甲骨，肋骨，胸骨，頭蓋骨では，成人でも造血がみられる．造血が保たれる骨髄は赤色を呈するので赤色髄と呼び，脂肪に置換された脂肪髄は黄色を呈するので黄色髄と呼ばれる．組織学的には，加齢とともに皮質骨周囲から脂肪組織に置換され，造血は骨髄深部に集中する傾向がある．

骨髄の間質

　骨髄は造血細胞以外に，造血微小環境を構築する間質細胞（細網細胞，脂肪細胞，血管内皮細胞，マクロファージ，骨芽細胞，破骨細胞），線維性結合織（細網線維，膠原線維），細胞外基質から成る．栄養動脈は皮質骨を貫いて骨髄腔に達する．骨に沿って中心動脈が走り，骨髄腔の深部に向かって細動脈が分岐し，毛細血管となる．洞様毛細血管から中心洞様血管を経て静脈に灌流する．神経線維は動脈に沿って分布するが，骨髄にはリンパ管はみられない．

　洞様毛細血管は，1層の血管内皮細胞から成り，基底膜が篩状に開窓する有窓性血管である．この構造的特徴を利用して，分化した血球は骨髄外に遊走する（❶）．

骨髄細胞（造血細胞）

　骨髄では自己複製能をもつ造血幹細胞（hematopoietic stem cell：HSC）から血液細胞まで分化・成熟し，赤血球，顆粒球，血小板，リンパ球，単球が末梢血に供給される．

　HSCはニッチ（niche）と呼ばれる微小環境下に存在し，未熟性と再生産性が保たれる．骨髄におけるニッチには骨芽細胞性ニッチと血管性ニッチがある（❷）．ニッチは種々の間質細胞により，HSCの機能維持に最適な微小環境が構築されている．造血細胞は，さまざまな造血因子により分化し，成熟に従って洞様毛細血管周囲に分布する．

造血細胞比率（cellularity）

　骨髄での造血細胞が占める割合を，間質成分（脂肪細胞）との比率で表現する．年齢と骨髄の部位により違いがあり，若年者ではより高く，部位では末梢ほど低い．年齢と採取部位を勘案し，過形成髄，正形成髄，低形成髄と表記する（❸）．

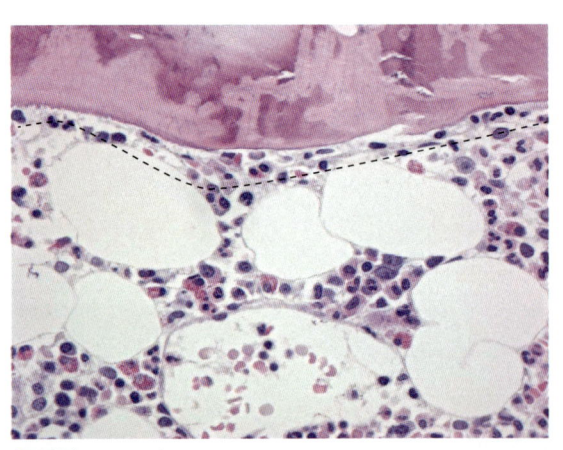

❶ 骨髄の洞様毛細血管
骨髄の洞様毛細血管（S）から，分化した血球が末梢血に流出する．洞周囲には巨核球（M）や成熟傾向を伴う骨髄細胞が分布する．HE染色，×1,000.

❷ 骨髄のニッチ
皮質骨と1層の単相の紡錘形細胞（破線）で挟まれた部位が骨髄のニッチと考えられる．HE染色，×100.

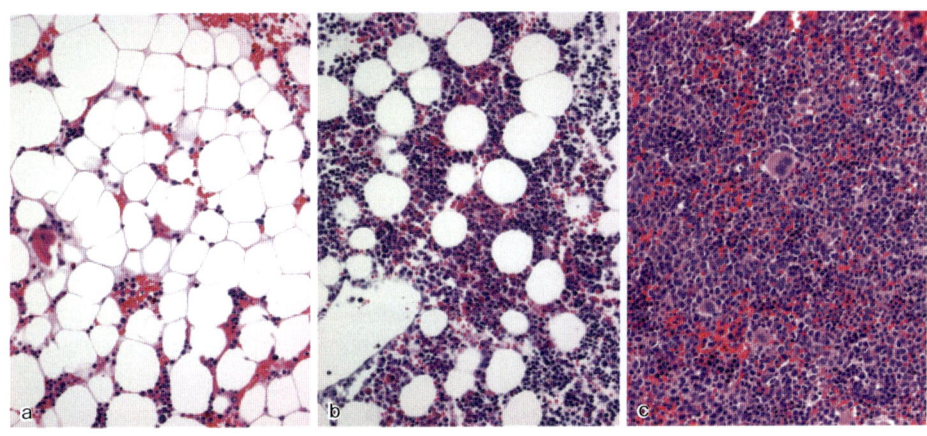

❸ 成人骨髄の骨髄細胞密度
成人骨髄の骨髄細胞密度は，低形成（a），正形成（b），過形成（c）に分類する．HE染色，×40.

赤芽球造血と血島形成

　赤芽球系前駆細胞は，エリスロポエチンにより前赤芽球から好塩基性，多染性，正染性赤芽球に分化し，脱核した後に網赤血球として洞様毛細血管から末梢血に分布する．赤芽球は，核小体が明瞭で大型類円形核をもつ少数個の前赤芽球および各分化段階の赤芽球が，鉄を供給するマクロファージを中心とし，赤芽球島と呼ばれる島状の集簇を呈する（❹）．

顆粒球造血

　顆粒球造血は，皮質骨に近い部位でより幼若な細胞が多く，深部から洞様毛細血管周囲にかけて分化型細胞が分布する．

巨核球の分布

　トロンボポエチンにより巨核球前駆細胞から，巨核

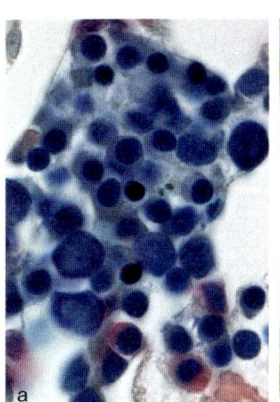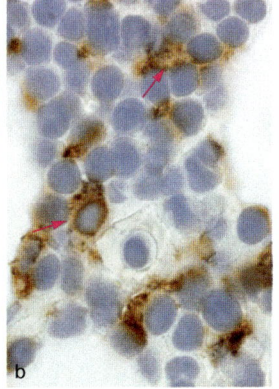

❹ 赤芽球島
a．赤芽球は島状の集簇を呈する．AS-D ギムザ染色，×1,000.
b．赤芽球島にはマクロファージ（矢印）が分布する．マクロファージ免疫染色．

芽球，巨核球へと分化・成熟する．分葉化した多核と，顆粒状で広い細胞質を有する巨細胞である．洞様毛細血管内腔に細胞質を突起状に伸ばし，血小板になる．そのため，巨核球は血管周囲に分布する傾向がみられる．

リンパ組織の基本構築

脾臓の基本構築

　脾臓（spleen）は，門脈血管系にはまり込んだ最大のリンパ装置である．リンパ節と同様なリンパ濾胞の発達した組織であるが，リンパ節と異なりリンパ管はわずかで，血管構築に特徴がある．動脈系血管が脾索結合織へと開放する開放系血管網と，脾洞へ直接流入する閉鎖血管網で構成される．静脈系血管の性格を有する脾洞内皮細胞は，littoral cell と呼ばれる管壁細胞から成り，貪食細胞形質と，内皮細胞形質をあわせもつ細胞で，特徴的マーカーとして，CD8が陽性である．
白脾髄
　白脾髄（white pulp）はリンパ装置から成り，中心動脈が貫通し，細網細胞によるタマネギ状の細網性枠組みに，主としてT細胞が収まる中心動脈周囲リンパ鞘（periarterial lymphatic sheath：PALS）と，その一端に接してリンパ濾胞が形成される（❺）．
　白脾髄リンパ濾胞は，リンパ節と同様に胚中心を伴うリンパ濾胞，マントル細胞層，濾胞辺縁帯の3層の構造から成り，明瞭な濾胞辺縁帯がリンパ節の濾胞と異なる．リンパ濾胞は，CD20[+]，CD79a[+]，CD10[+]，bcl-2[-]の濾胞性B細胞から成り，マントル細胞層はIgD[+]，CD5[+]のマントル細胞から構成される．濾胞辺縁帯は，比較的淡明で広い細胞質を有する，濾胞辺縁帯B細胞（marginal zone B-cell）から成り，IgD[-]，IgM[+]のB細胞により構成される．この領域は，B細

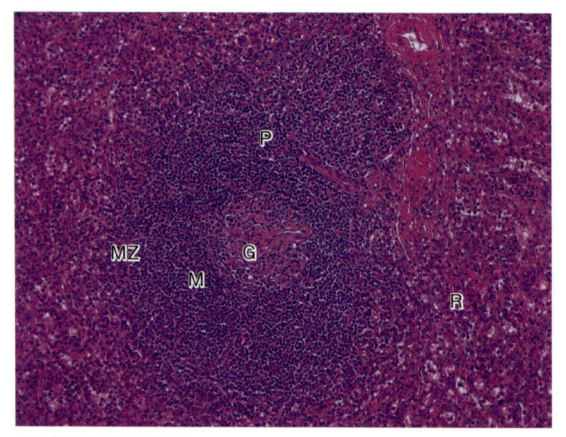

❺ 脾臓の基本構築

P：中心動脈周囲リンパ鞘（PALS），G：胚中心，M：マントル細胞層，MZ：濾胞辺縁帯，R：赤脾髄．
HE 染色，×40．

胞とマクロファージが，血中抗原に対する免疫応答に深く関与し，種々の自己免疫疾患，莢膜多糖体を伴う桿菌感染などにより反応性に拡大する．

赤脾髄

　赤脾髄（red pulp）は，静脈性血管腔である脾洞と，間隙を埋める細網組織である脾索から構成される．脾洞は長軸に平行に洞内皮細胞が配列し，その外側を線維（たが線維）がたがのように輪状にとり巻く．内皮細胞は横突起を伸ばし，相互に連絡する．横突起間は赤血球よりやや狭いすき間が開き，濾過機能に関与する．

脾臓の機能

免疫機能

　PALS に流入した T 細胞は，主として B 細胞から成る濾胞領域に抗原情報を伝達し，免疫反応を起こす．血流は濾胞辺縁帯に開放し，活性化した濾胞辺縁帯マクロファージによる免疫刺激は濾胞，PALS に伝達され，B 細胞の活性化を引き起こす．

濾過機能

　網目状の脾索には多数のマクロファージが在住し，流入するさまざまな物質を捕捉・除去する濾過機能をもつ．

血球の破壊

　細網細胞とその突起から成る脾索を血球が変形して通過する．老朽化したり，可塑性の弱い球状赤血球症の血球は，この網工を通過できず破壊され，赤血球代謝が維持される．

血球貯蔵，流量調節

　赤脾髄はスポンジ状の細網構造により血液濾過や流量調節をし，血液貯蔵の役割を果たす．

鉄代謝

　破壊された赤血球のヘム鉄はマクロファージに貪食され，造血に再利用される．

リンパ節の構造と機能

　リンパ節は，全身のリンパ管網にはまり込んだリンパ装置である．線維性被膜で被覆されたソラマメ大の充実性組織で，被膜下のリンパ洞，リンパ濾胞構造，傍皮質（濾胞間領域）から構成される（❻）．

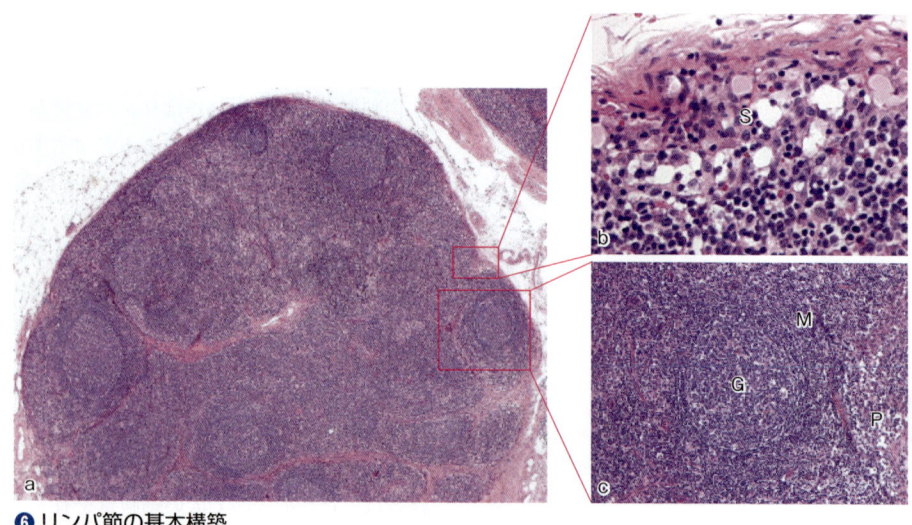

❻ リンパ節の基本構築

S：リンパ洞，G：胚中心，M：マントル細胞層，P：傍皮質．
a．HE 染色，×40．b．HE 染色，×200．c．HE 染色，×400．

被膜とリンパ洞

輸入リンパ管は被膜を貫いてリンパ洞（辺縁洞）に開放する．悪性腫瘍のリンパ行性転移はここに定着することが多い．リンパ流により運ばれる病原体などはこの部位に開放するため，豊富なマクロファージがみられ，反応性に組織球増多症を呈する．

リンパ濾胞

反応性に腫大したリンパ節では，皮質に明瞭なリンパ濾胞が観察される．胚中心とマントル細胞帯がとり囲む．胚中心は，核小体をもつ中型から大型類円形核を有する中心芽球が密に分布する暗調帯と，小型でくびれをもつ類円形核リンパ球である中心球が主体を占める明調帯から成る．胚中心を構成するリンパ球はB細胞で，CD20+，CD10+，BCL2-，BCL6+である．この細胞の腫瘍性変化である濾胞性リンパ腫では，CD20+，CD10+，BCL2+，BCL6+であることから，鑑別が可能である．

小型で均一性の高いリンパ球が胚中心をとり囲むマントル細胞帯は，CD20+，CD10-，BCL2+，BCL6-B細胞から成る．この部位のB細胞と相同の表現型をもつマントル細胞リンパ腫では，cyclin D1の過剰発現を伴う．

リンパ濾胞内にはCD3+T細胞も比較的多くみられ，濾胞ヘルパーT細胞（follicular helper T-cell）であり，CD3+，CD4+，CD8-，CD5+，CD10+，BCL2+，BCL6+，PD-1+である．血管免疫芽球性T細胞リンパ腫（angioimmunoblastic T-cell lymphoma：AITL）は，このリンパ球を母細胞とする．

傍皮質（濾胞間領域）

血管が豊富な領域で，毛細血管と静脈をつなぐ高内皮細静脈（high endothelial venule）は毛細血管後細静脈（postcapillary venule：PCV）とも呼ばれ，この領域の特徴である．T細胞が主体を占め，豊富なマクロファージ，樹状細胞が存在し，抗原提示の場である．この部位に存在するT細胞は，CD3+，CD5+，CD4，CD8で，CD8よりもCD4のほうが多い．

（伊藤雅文）

血球の産生・崩壊とその調節

血球細胞の産生

ヒトの末梢血には白血球，赤血球，血小板の3種類の細胞が存在し，それぞれ免疫，酸素運搬，止血とい

う役割を担っている．これらの細胞はすべて骨髄に存在する造血幹細胞を起源とし，ここから分化・増殖を繰り返して最終的に成熟した細胞が末梢血へ放出される．それぞれの血球には寿命があり，赤血球は約120日，血小板は約7日である．白血球には好中球，リンパ球，単球などの種類があり，それぞれで寿命は異なる．これらの喪失を補うため，成人体内では1日あたり約2,000億個の赤血球，約700億個の好中球が産生されている．

造血の発生

造血は胎生初期，卵黄嚢で始まる．この時期の造血は一次造血と呼ばれ，赤血球が主体である．それに続く二次造血は胎生中期，腎臓・大動脈に隣接したAGM（aorta-gonad-mesonephros：大動脈-生殖腺-中腎）領域に発生し，造血の場はその後胎児肝に移動，出生前後に骨髄へと移っていく．二次造血を担う造血幹細胞は，出生後一生にわたり個体の造血を支えていくことになる．

造血幹細胞 hematopoietic stem cell

造血幹細胞とは，白血球，赤血球，血小板の3系統の血球に分化することができる多分化能と，分裂に際して自らと同じ細胞をつくり出す自己複製能をあわせもつ細胞と定義される．造血幹細胞は成体では骨髄中に存在し，ゆっくりと分裂を繰り返しながら，1日数千億個にも及ぶ成熟血球を作り出している．

自己複製能は造血幹細胞を含むすべての幹細胞にとってきわめて重要な能力で，これがないと分裂に伴って造血幹細胞は失われ，結果として血球は枯渇してしまう．マウスの実験では，造血幹細胞は数十日に1回という非常にゆっくりとしたペースで分裂していると考えられている．面白いことに，生体ではすべての造血幹細胞が同じように血球産生に貢献しているわけではなく，一部の限られた造血幹細胞が分裂し，残りのほとんどは静止状態にあることが報告されている．

血球細胞の種類

末梢血には造血幹細胞から各種の前駆細胞を経て分化した成熟血球が流れている．末梢血中の成熟血球には以下のようなものがある．

赤血球 erythrocyte

赤血球は組織に酸素を供給する働きをもつ．赤血球は直径7～8μmの中央が凹んだ円盤状をしており，なかにはヘモグロビン（hemoglobin：Hb）が多量に含まれる．Hbは肺で酸素を結合し，低酸素分圧の末梢組織で酸素を放出する．ヒト体内には約20兆個の

赤血球が存在し，古くなった赤血球は肝臓，脾臓など
の網内系で処理され，1日2,000億個が新しいものに
置き換わっている．Hbは，ポルフィリン核に鉄イオ
ンをもつヘム四量体とグロビン四量体から構成され
る．グロビン四量体はα鎖と非α鎖，それぞれ2分
子ずつから成るが，発生時期によりサブユニット構成
が変化する．胎児期はα鎖とγ鎖から成る胎児ヘモグ
ロビン（HbF）が主体であるが，出生後は次第にα鎖
とβ鎖から成る成人型Hb（HbA）に置き換わっていく．

形態学的に赤芽球系の最も幼若な細胞は前赤芽球
で，好塩基性赤芽球，多染性赤芽球，正染性赤芽球と
分化し，脱核した後，網赤血球となって末梢血に放出
される．前赤芽球の前には，BFU-E（burst forming
unit-erythroid），CFU-E（colony forming unit-ery-
throid）と呼ばれる前駆細胞があり，「BFU-E → CFU-
E →前赤芽球」の順で分化していく．赤血球を増加さ
せるサイトカインとして有名なエリスロポエチン
（erythropoietin：EPO）は主にCFU-Eに作用する．
これに対してBFU-EはSCF（stem cell factor），イ
ンターロイキン3（interleukin-3：IL-3）に感受性が
高い．

白血球 leukocyte

白血球は顆粒球，リンパ球，単球の総称であり，顆
粒球はさらに好中球，好酸球，好塩基球に分類される．

好中球

好中球（neutrophil）は白血球の約45～75％を占め，
細菌や真菌などの異物を貪食してリソソームに含まれ
る酵素で殺菌・処理するのが主な作用である．末梢血
から炎症組織へと遊走し，感染防御の最前線で働く．
一次顆粒，二次顆粒，三次顆粒の3種類の顆粒をもち，
これらにはミエロペルオキシダーゼ，エラスターゼ，
ラクトフェリン，リゾチームなど，さまざまな酵素が
含まれる．好中球に働く重要なサイトカインとして顆
粒球コロニー刺激因子（granulocyte colony-stimulat-
ing factor：G-CSF）があり，骨髄系前駆細胞に作用
して好中球の分化・増殖を促すとともに，好中球に直
接働き，その機能を増強させる．好中球の遊走を刺激
する物質としては，IL-8，MIP-2（macrophage
inflammatory protein-2）などのサイトカインやケモ
カイン，ロイコトリエンB₄，細菌由来のFMLP（formyl-
methionyl-leucyl-phenylalanine）などが知られる．
化学療法などによる好中球減少時にはこのような感染
防御能が失われ，重篤な感染症を引き起こす．

リンパ球

リンパ球（lymphocyte）は直径7～18μmの単核の
細胞で，白血球の約20～40％を占める．リンパ球に
はT細胞，B細胞，NK細胞があり，免疫においてそ
れぞれ固有の役割を担っている．

T細胞

T細胞は末梢血リンパ球の約80％を占め，免疫応
答の調節や細胞傷害を介した異常細胞の除去をつかさ
どっている．T細胞の前駆細胞は骨髄で生成され，胸
腺に移動した後，正の選択（positive selection）と負
の選択（negative selection）を受ける．これにより
MHC（major histocompatibility complex）拘束性の
獲得と自己抗原反応性クローンの除去が行われる．T
細胞は，α鎖＋β鎖あるいはγ鎖＋δ鎖のヘテロ二量
体から成るT細胞受容体（TCR）を発現し，これを
介して抗原認識を行う．

T細胞にはヘルパーT細胞，細胞傷害性T細胞，制
御性T細胞などがある．ヘルパーT細胞（helper T-
cell：Th）はCD4陽性の細胞で，Th1，Th2，Th17
の3種類が存在する．Th1はインターフェロン-γ，
Th2はIL-4やIL-5，Th17はIL-17を産生し，抗体
産生を促進すると同時に各種細胞機能を亢進させる．
細胞傷害性T細胞（cytotoxic T lymphocyte：CTL）
はCD8を発現する細胞で，パーフォリンなどの細胞
傷害分子などを介して標的細胞を攻撃する．制御性T
細胞（regulatory T cell：Treg）はCD4とCD25，さ
らに転写因子のFoxp3を発現する細胞で，免疫寛容
に重要な働きをしている．

B細胞

B細胞は液性免疫の中核を担う細胞で，抗体産生を
行う．骨髄中の共通リンパ系前駆細胞からプロB細
胞（pro-B cell），プレB細胞（pre-B cell）を経て分
化した細胞は，骨髄から末梢に出て脾臓で成熟すると
される．分化に伴って免疫グロブリン遺伝子は再構成
を行い，特定の抗原に反応するB細胞受容体（BCR）
を膜表面に発現するようになる．さらに抗原刺激が加
わると形質細胞へ分化し，抗体産生を行う．

NK細胞

NK細胞（natural killer cell）は細胞傷害性リンパ
球の一つである．TCR，BCRのような抗原受容体は
発現しておらず，抗原の感作なしに標的細胞を破壊す
ることができる．表面マーカーとしてCD16，CD56
が知られている．NK細胞はアズール顆粒を有する大
型のリンパ球（large granular lymphocyte：LGL）で
あり，顆粒内のパーフォリン，グランザイムなどの細
胞傷害性因子によって標的細胞のアポトーシスを誘導
する．NK細胞表面上には，細胞傷害活性を調節する
活性化受容体やKIR（killer cell immunoglobulin-like
receptor）などの抑制性受容体を発現している．抗腫
瘍免疫などに重要な役割を果たす．

単球，マクロファージ

単球（monocyte），マクロファージ（macrophage）

は貪食能をもつ単核の大型細胞である．くびれを有する，あるいは折りたたまれたような核をもつのが特徴である．白血球の数％を占め，末梢血中の単球は組織に移行してマクロファージや樹状細胞になる．貪食，抗原提示，サイトカイン産生が主な作用である．骨髄中の顆粒球単球前駆細胞から単芽球を経て分化するが，この過程に顆粒球マクロファージコロニー刺激因子（granulocyte-macrophage colony-stimulating factor：GM-CSF）やマクロファージコロニー刺激因子（macrophage colony-stimulating factor：M-CSF）が作用する．

好酸球

好酸球（eosinophil）は好酸性顆粒を有する顆粒球の一種で，白血球の1～5％を占める．アレルギー反応に関与し，各種アレルギーや寄生虫感染で増加する．組織では皮膚，肺，消化管などに分布している．好酸性顆粒内には好酸球ペルオキシダーゼ，MBP（major basic protein：主要塩基性蛋白），ECP（eosinophil cationic protein：好酸球陽イオン性蛋白）などが含まれ，炎症部位に放出され細胞・組織傷害を引き起こす．好酸球の分化・増殖には，IL-3，GM-CSF が関与し，特に分化の最終段階には IL-5 が重要な役割を果たす．

好塩基球

好塩基球（basophil）は好塩基性顆粒を有する細胞で，末梢血では白血球の1％未満ときわめて少数である．細胞表面には IgE 受容体が存在し，結合した IgE が抗原で架橋されることで脱顆粒が起こる．顆粒内にはセロトニン，ヒスタミン，血小板活性化因子（platelet-activating factor：PAF）などのケミカルメディエーターが含まれ，脱顆粒で細胞外へ放出されることで慢性アレルギー，全身性アナフィラキシーショック，喘息，じんま疹などが引き起こされる．

肥満細胞（マスト細胞）

肥満細胞（mast cell）は，気道，腸管，鼻粘膜，皮膚などの粘膜下組織や結合組織に広く分布する細胞である．好塩基球と同じ顆粒をもち，I 型アレルギーや炎症反応に関与する．細胞表面に IgE 受容体をもち，好塩基球と同様のメカニズムで脱顆粒を起こす．

巨核球 megakaryocyte，血小板 platelet

巨核球は骨髄中に存在する直径30～150μmの巨大な多核細胞で，血小板を産生する．血小板は末梢血中に存在する直径約2μmの無核の細胞で，止血に関与する．巨核球は細胞分裂を行わず核のみが分裂するため，4倍体（4N）～64倍体（64N）の染色体をもつ．巨核球は成熟すると細胞表面から胞体突起を骨髄の類洞血管内に伸ばし，この突起が血流によりちぎれて血小板となる．巨核球の分化・成熟にはトロンボポエチン（thrombopoietin：TPO）が重要である．巨核球は，造血幹細胞から共通骨髄系前駆細胞，さらに巨核球赤芽球前駆細胞を経て分化すると考えられてきたが，最近，巨核球や血小板に特異的に分化する造血幹細胞の存在も報告されている．また巨核球は，造血幹細胞の自己複製能，多分化能を支持する機能があることも知られている．

血球細胞の分化

血球分化は，造血幹細胞を起点として多段階の運命決定を経て進行する．このような運命決定と細胞の分化・成熟には，さまざまな転写因子やサイトカインが重要な役割を果たしている（❼）．

マウス骨髄細胞の解析では，造血幹細胞（HSC）は多能性前駆細胞（MPP）を経て，共通骨髄系前駆細胞（common myeloid progenitor：CMP）と共通リンパ系前駆細胞（common lymphoid progenitor：CLP）へ分化する．CMP はさらに顆粒球単球前駆細胞（granulocyte-monocyte progenitor：GMP）と巨核球赤芽球前駆細胞（megakaryocyte-erythroid progenitor：MEP）に分かれ，GMP は顆粒球前駆細胞と単球前駆細胞に，MEP は巨核球前駆細胞と赤芽球前駆細胞に，それぞれ分化する．GMP からは好中球，好酸球，好塩基球，単球が分化し，CLP は T 細胞系前駆細胞と B 細胞系前駆細胞を経て T 細胞と B 細胞になる．

血球産生の調節

造血は主として造血微小環境とサイトカインにより調節されている．造血微小環境は，造血幹細胞や前駆細胞をとり巻く骨髄中の間質細胞が主体となり構成される．造血幹細胞を支持する微小環境をニッチ（niche）と呼び，ニッチが産生する各種サイトカイン，ケモカインや細胞表面の接着分子（VCAM-1 など）が造血幹細胞の機能調節に重要な役割を果たしている（❽）．ニッチを構成する細胞として，骨芽細胞，血管内皮細胞，間葉系前駆細胞がある．間葉系前駆細胞は血管近傍に存在し，脂肪細胞や骨芽細胞に分化する能力を有している．血管内皮細胞と間葉系前駆細胞は血管性ニッチを構成し，前者は SCF（stem cell factor）や CXCL12，後者は SCF，CXCL12，アンジオポエチン1（angiopoietin-1：Ang-1）などのサイトカイン，ケモカインを豊富に産生している．骨髄の血管系は細動脈と1層の内皮細胞から成る類洞血管から構成され，いずれも血管性ニッチとして機能する．さらに血管近傍の神経線維を覆う Schwann 細胞もニッチ細胞の一つと考えられており，TGF-β（transforming growth factor-β）を不活性化型から活性化型に変換すること

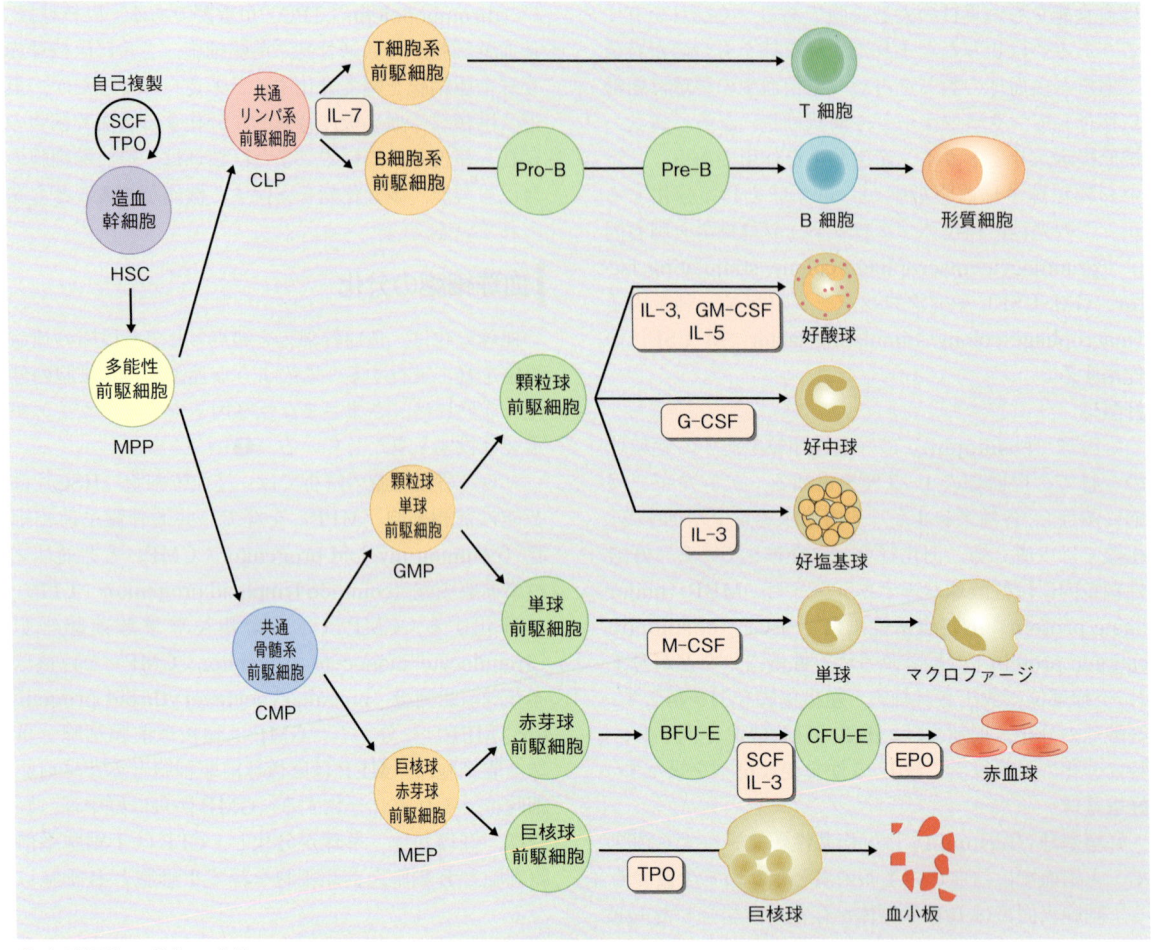

❼ 血球細胞の分化・成熟

IL：インターロイキン，GM-CSF：顆粒球マクロファージコロニー刺激因子，G-CSF：顆粒球コロニー刺激因子，M-CSF：マクロファージコロニー刺激因子，BFU-E：burst forming unit-erythroid，SCF：stem cell factor，CFU-E：colony forming unit-erythroid，EPO：エリスロポエチン，TPO：トロンボポエチン．

で造血幹細胞の静止状態維持に働いている．これら以外にも，巨核球，マクロファージなどの分化血球もニッチ細胞として機能することが知られている．

　血球分化においては，さまざまなサイトカインが重要な役割を果たしている．サイトカインは，細胞の運命決定そのものには関与せず，一定の方向に運命づけられて受容体を発現した細胞の増殖・分化を支持するものと考えられている．造血系では系列特異的なサイトカインが多く存在し，リンパ系前駆細胞に対するIL-7，好中球系に対するG-CSF，単球系に対するM-CSF，赤芽球系に対するEPO，巨核球系に対するTPO，T細胞に対するIL-2などがある．一方，造血幹細胞の自己複製にはSCF，TPOが重要である．サイトカインは前駆細胞に作用して血球産生を刺激するだけでなく，成熟細胞に対してその機能を増強したり生存を支持する作用も知られている．G-CSF，EPOは臨床応用され，それぞれ好中球減少症，腎性貧血などの治療に用いられている．

髄外造血

　線維化などで骨髄が狭小になったときや，骨髄増殖性腫瘍などで高度の細胞増殖が起こった場合，脾臓，肝臓などの骨髄外で病的造血が行われることがある．これを髄外造血と呼び，肝脾腫をきたすのが特徴である．脾臓，肝臓は発生段階で造血組織として機能しており，成体でも上述したような病的状況下では造血の場となる．

血球の崩壊

　成熟した白血球が死滅する場合はアポトーシスによることが多い．古くなった赤血球は可塑性を失い，脾臓などの網内系で処理される．血小板は止血で消費されるほか，古くなったものは網内系で破壊される．生理的な状態では血球数は産生刺激により調節されてい

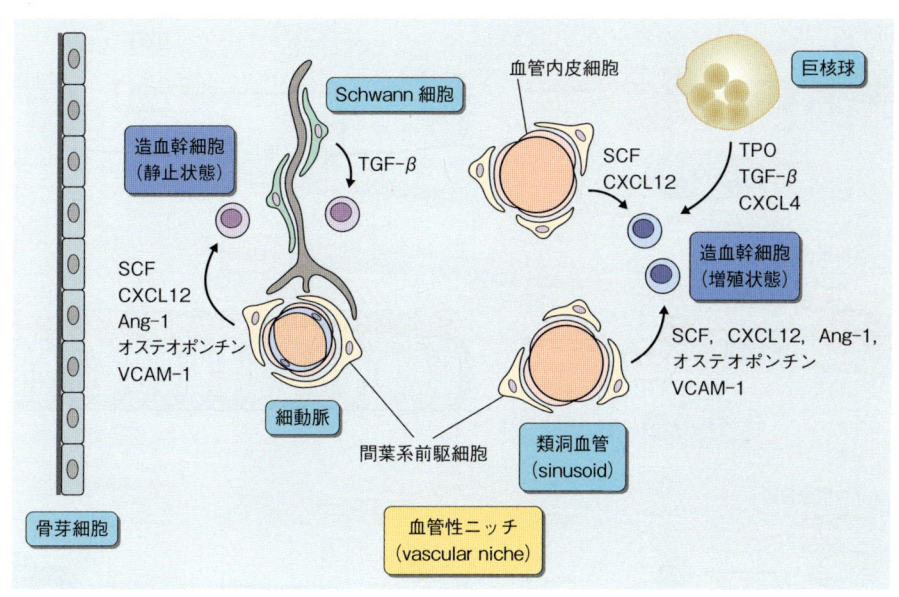

❽ 血球産生の調節

SCF：stem cell factor, Ang-1：アンジオポエチン 1, VCAM-1：vascular cell adhesion molecule-1, TGF-β：transforming growth factor-β, TPO：トロンボポエチン.

るが，病的な血球増加，血球減少は産生，崩壊のいずれの異常も原因となりうる．

（中島秀明）

造血の分子機構

造血幹細胞・前駆細胞と骨髄微小環境（ニッチ）

造血幹細胞は自己複製や分化を行い，生体内のすべての血液細胞を一生にわたって生産し続ける．造血幹細胞から各血球系統への増殖・分化モデルは，ヒトやマウスでいくつか提唱されている．造血器特異的な分子制御は，細胞周期，アポトーシス，オートファジー，エネルギー核酸代謝経路などと密接に結びついて成り立っている．

造血幹細胞・前駆細胞の増殖・分化や動態は，骨髄微小環境（ニッチ：niche）からも影響を受ける．たとえばニッチに存在する骨髄間質細胞から産生されるサイトカインの SCF（stem cell factor）や FLT3（Fmslike tyrosine kinase-3）リガンドは，造血幹細胞・前駆細胞表面の受容体型チロシンキナーゼである KIT や FLT3 に結合することにより，生存や増殖のシグナルを伝える．また，ニッチで産生されるケモカイン CXCL12（SDF-1）は，造血幹細胞・前駆細胞の CXCR4 に作用し，これらの細胞のニッチへの定着に重要である．それ以外にも，ニッチの接着因子

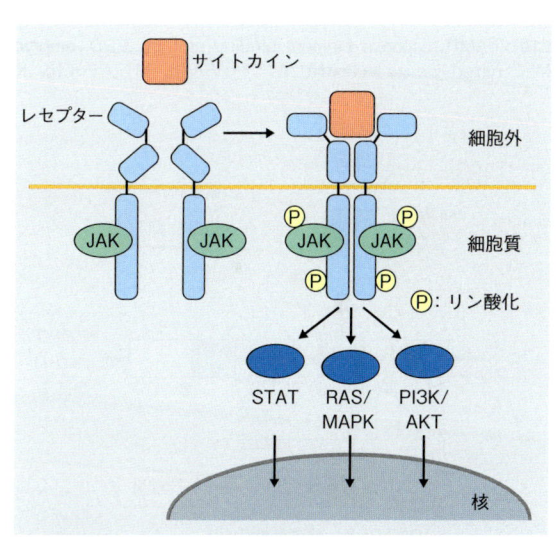

細胞	サイトカイン	レセプター
造血幹細胞・前駆細胞	SCF (KITLG)	C-Kit (KIT)
好中球系細胞	G-CSF (CSF3)	G-CSFR (CSF3R)
赤血球系細胞	EPO	EPOR
血小板系細胞	TPO (THPO)	C-MPL (MPL)

❾ サイトカインのシグナル伝達の例

JAK：Janus kinase, STAT：signal transducer and activator of transcription, RAS/MAPK：RAS/mitogen-activated protein kinase, PI3K/AKT：ホスファチジルイノシトール 3 キナーゼ／AKT.

VCAM-1（vascular cell adhesion molecule-1）と，造血幹細胞・前駆細胞のインテグリン VLA-4（very late antigen-4）との結合が，ニッチに定着するのに重要

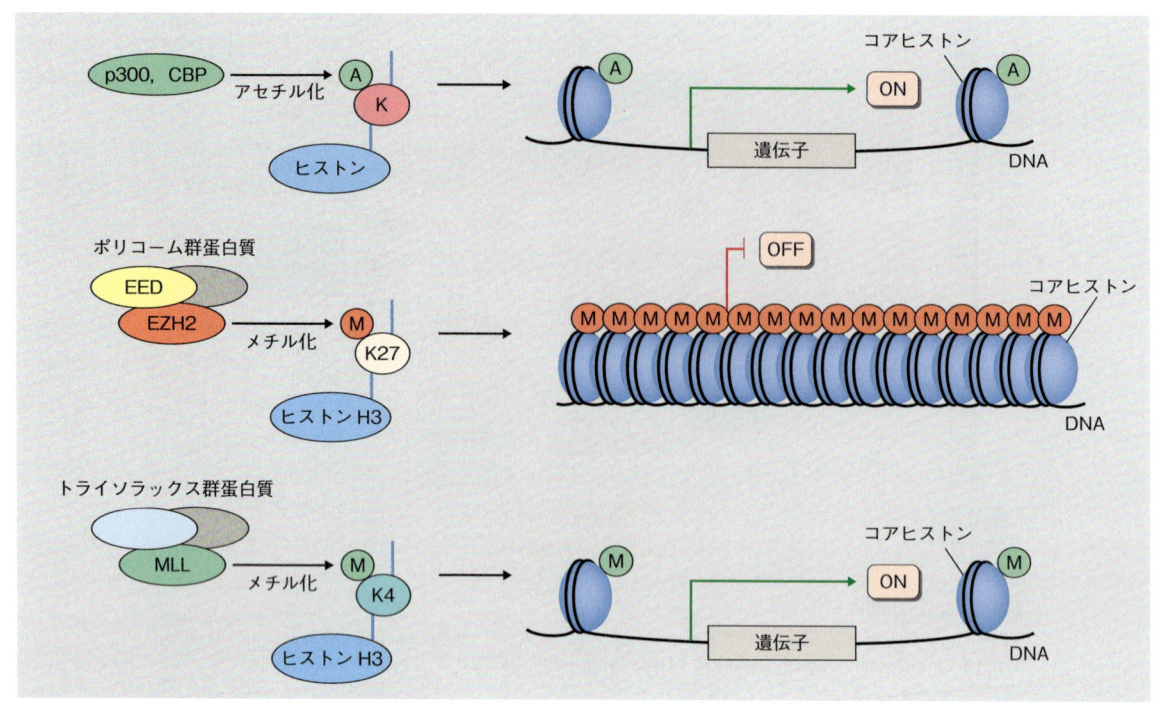

❿ ヒストンの修飾による遺伝子発現調節の例

CBP：cAMP response element-binding protein，EED：embryonic ectoderm development，EZH2：enhancer of zeste homolog 2，MLL：mixed lineage leukemia，A：アセチル化，M：メチル化，K：ヒストンのリジン残基．

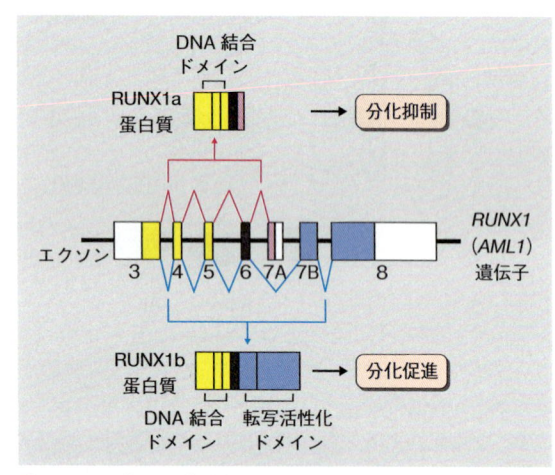

⓫ RUNX1 (AML1) 遺伝子の選択的スプライシングにより，機能が異なる蛋白質が生み出される例

とする報告もある．

分化とリガンド，受容体，シグナル伝達，転写制御

造血細胞は各血球系統や分化段階においても，さまざまなサイトカイン受容体を含む表面抗原を発現してリガンド刺激を受ける．リガンドが受容体に結合すると細胞内シグナル伝達分子が活性化され，最終的に核内の転写因子が遺伝子発現を制御する．

臨床上，血球産生に重要なサイトカインは，赤血球の産生には腎臓で産生されるエリスロポエチン（EPO），血小板には肝臓などから産生されるトロンボポエチン（TPO），好中球には骨髄間質細胞や単球などから産生される顆粒球コロニー刺激因子（G-CSF）などがある．

細胞内シグナル伝達は受容体ごとにさまざまあり，さらにおのおのにおいてクロストークもある．たとえば EPO が受容体に結合すると，JAK2/STAT5 経路が活性化される．他方で RAS/MAPK や PI3K/AKT の経路も活性化される（❾）．

造血幹細胞・前駆細胞に重要な転写因子としては GATA2，LMO2，RUNX1（AML1），MYB，B 細胞では EBF1，PAX5，T 細胞では GATA3，赤芽球・巨核球系では GATA1，ZFPM1（FOG1），単球系では IRF8，SPI1（PU.1），顆粒球系では C/EBPα，C/EBPε などがある．定常時の好中球産生には C/EBPα が，感染症などの緊急時には C/EBPβ が必要と報告されている．

エピジェネティクス，その他による分子制御

遺伝子の塩基配列の変化が起こらずに，後天的なクロマチンの修飾により遺伝子発現が制御されるエピジェネティクスの機構も重要である．たとえば遺伝子のプロモーター領域の CpG 領域がメチル化されると，

遺伝子の発現が抑制される．また，ヒストンのアセチル化，メチル化・ユビキチン化などの修飾も，遺伝子発現の調節を行う．たとえばCBPやp300はヒストンのリジンをアセチル化することにより，転写を活性化させる（⑩）．また，EZH2（ENX-1）を含むポリコーム群蛋白質は，ヒストンH3のリジン（K27）をメチル化することにより，転写を抑制する．逆にMLLを含むトライソラックス群蛋白質は，ヒストンH3のリジン（K4）をメチル化することにより，転写を活性化する．

遺伝子から転写されたmRNAは，多くのRNA結合蛋白質やnon-coding RNAであるmiRNAなどによって動態が変化する．たとえばmRNAの3′-非翻訳領域に相補的なmiRNAが結合すると，翻訳が抑制されたりmRNAが分解される．

複数のエクソンをもつほとんどの遺伝子は，異なったエクソンを利用してmRNAを生成する（⑪）．このような1つの遺伝子から複数のmRNAをつくり出す選択的スプライシングの機構は，機能が異なる多様な蛋白質の生成を可能にする．RNAスプライシングはU2AF1，SF3B1などを含むスプライソソームがその役割を担う．

（福山朋房，北村俊雄）

赤血球の形態と機能

赤血球の大きさと形態

赤血球は，酸素および二酸化炭素の輸送という機能を獲得した，高度に分化した細胞である．赤血球は飽和濃度に近いヘモグロビン（hemoglobin：Hb）を含み，直径は約7〜8μm，体積は80〜90fL，表面積は130〜140μm²で，中央部が1μmと薄く，それに対して，辺縁部は1.5〜2μmと厚くなった，中心がくぼんだ円盤状（biconcave disk shape, discocyte）を呈している．この形態は全身の毛細血管における効率的なガス交換に適している（⑫）．毛細血管の内径は4〜10μmであり，通過するためには赤血球が変形し，通過後には元の形態に戻ることができる．

赤血球の成熟〜脱核と網赤血球

赤血球は，骨髄における分化・成熟の間に核および細胞質小器官を失う．正染性赤芽球から核が失われる現象を脱核（enucleation）と呼ぶ．脱核を終えた後の赤血球には，ニューメチレンブルーなどの色素による染色（超生体染色）により，細胞質に残存したリボソームが凝集して網状構造が認められるため，網赤血球（reticulocyte）と呼ぶ（⑬）．脱核を終えた後，網赤血球は約2日間骨髄中にとどまるが，その後，末梢血中に移行し，約1〜2日間でリボソームやミトコンドリアなどの細胞小器官が生化学的にとり除かれて，成熟赤血球となる．この網赤血球から赤血球への成熟過程にはリボソームやミトコンドリアの分解のみならず，膜脂質・蛋白の除去，赤血球膜陰性荷電の増加などが起こり，このプロセスにおいて脾臓が果たす役割が大きいと考えられている．

赤血球膜の構造と機能

骨髄を出てから120日の間，赤血球は毛細血管を通過するたびに屈曲・伸展を繰り返す．すなわち，赤血

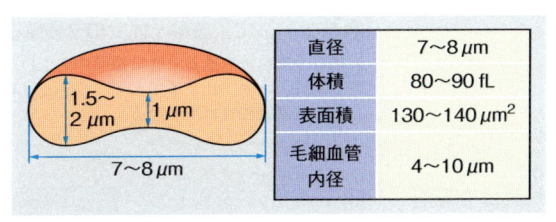

直径	7〜8μm
体積	80〜90 fL
表面積	130〜140μm²
毛細血管内径	4〜10μm

⑫ 赤血球の大きさと形態

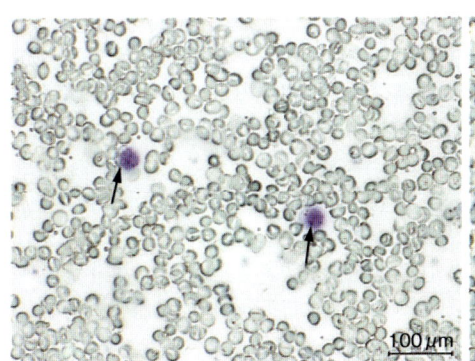
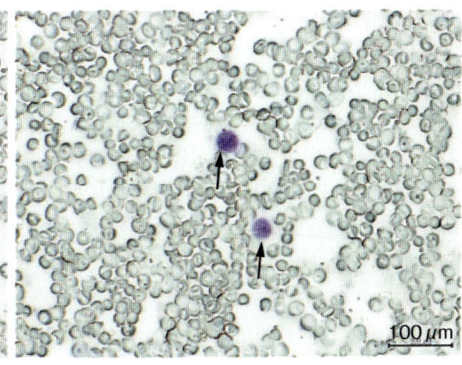

⑬ 網赤血球の検出
ブリリアントクレシルブルー染色，×100.

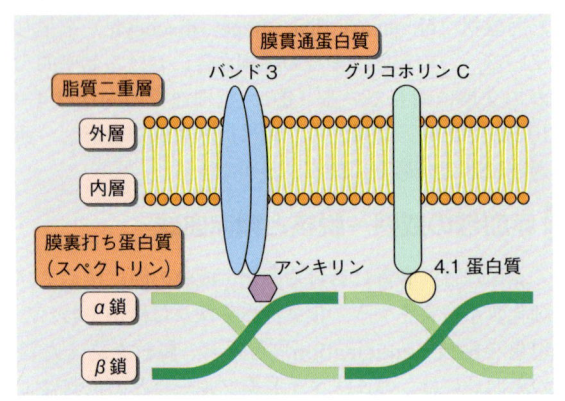

⓮ 赤血球膜を構成する3要素
（脂質二重層，膜裏打ち蛋白質，膜貫通蛋白質）

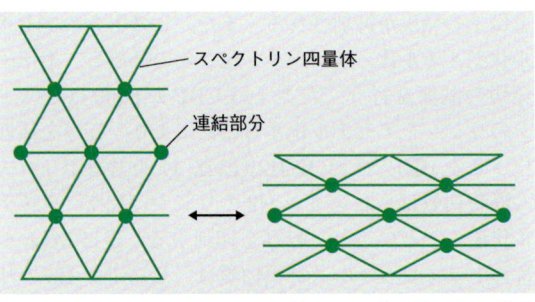

⓯ スペクトリン四量体と連結部分による膜骨格の網目構造

連結部分は 4.1 蛋白質，アデューシン，アクチンなどの複数の膜蛋白質から構成される．この網目構造により赤血球膜は伸展・屈曲など機械的ストレスに対応する膜安定性・変形能を保持している．

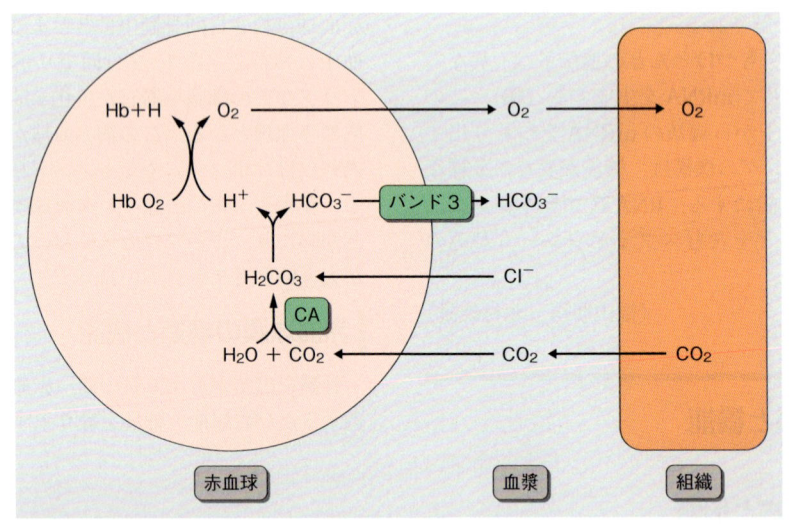

⓰ バンド3による陰イオンの交換輸送

末梢の毛細血管を通るときは血漿中の CO_2 が赤血球内に入り，炭酸脱水酵素（CA）により炭酸を生成，イオン化することで（$CO_2+H_2O \rightarrow H_2CO_3 \rightarrow H^+ + HCO_3^-$），赤血球内 pH が下がるため，酸素親和性は低くなる．

球膜は変形能（deformability）を有していて，この絶え間ない機械的ストレス（shear stress）を受けても赤血球膜がちぎれることはない．これを赤血球膜の安定性（membrane stability）と呼ぶ．これらの変形能や安定性を保つためには赤血球膜骨格（membrane cytoskeleton）が重要な役割を果たしている．

赤血球膜を構成する3つの要素は，脂質二重層，膜裏打ち蛋白質と膜貫通蛋白質である（⓮）．膜裏打ち蛋白質は脂質二重層と直接結合してはおらず，赤血球膜の内側面に存在する．膜貫通蛋白質は疎水性アミノ酸が並んだ疎水部分または脂肪酸と結合したアミノ酸を構造内に有しており，これらの部分が脂質二重層と結合している．

前述した円盤状の形態と変形能，安定性は赤血球膜蛋白質によって保たれている．膜裏打ち蛋白質は赤血球膜内側で網目構造を形成するが，主体は α スペクトリン，β スペクトリンのヘテロ二量体であり，このスペクトリン二量体はおのおのが結合して四量体を形成するとともに，4.1 蛋白質-アクチン，アデューシン-アクチンとも結合する．⓯に示す膜骨格の網目構造は，繊維状のスペクトリン四量体が 4.1 蛋白質，アデューシン，アクチンなどから成る連結部分によって構成される．

これらの膜裏打ち蛋白質の網目構造を膜に固定する役割を果たすのが，バンド3，グリコホリンCなどの膜貫通蛋白質である．膜裏打ち蛋白質と膜貫通蛋白質のつながりには，その他の蛋白質の関与も重要であり，バンド3にはアンキリン，4.1 蛋白質，4.2 蛋白質，グリコホリンCには 4.1 蛋白質，p55 などがその役割を担っている．

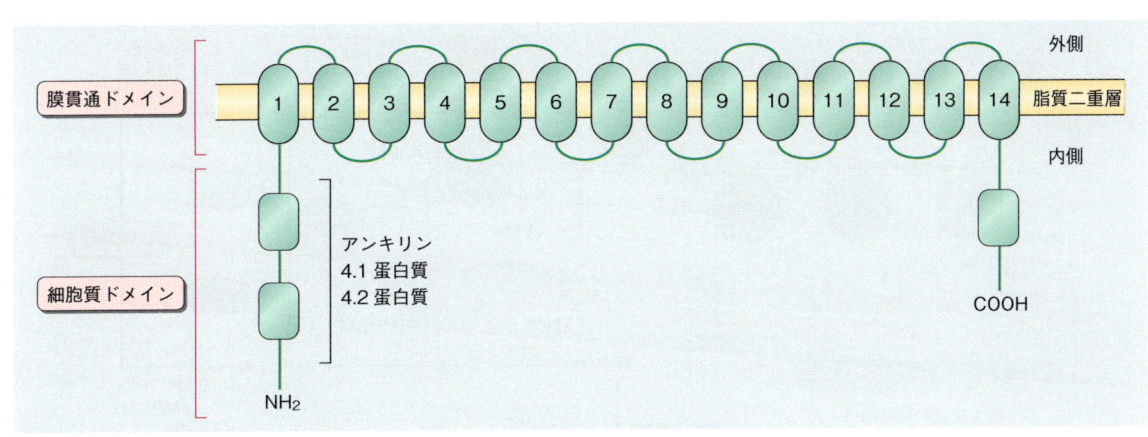

❶⓱ バンド3の構造と結合する蛋白質

バンド3蛋白質の機能

　組織における代謝の産物として発生する二酸化炭素は毛細血管内へ拡散し，赤血球内部に移行する．赤血球内で二酸化炭素は炭酸脱水酵素（carbonic anhydrase：CA）によって速やかに炭酸へ変換される．CAは赤血球内でヘモグロビンに次いで含量の多い細胞質内蛋白質である．

　炭酸は水素イオン（H^+）と重炭酸イオン（HCO_3^-）に解離する．こうして生じた重炭酸イオンは赤血球膜貫通蛋白の一つであるバンド3（anion exchanger 1：AE1）によって赤血球外に排出される（⓰）．同時に血漿中から塩素イオン（Cl^-）が赤血球内に移動する．この重炭酸イオンと塩素イオンの交換輸送の結果，赤血球内の炭酸（弱酸性）は塩酸（強酸性）に変換されて，赤血球内のpHは酸性に傾く．結果として酸素を結合したヘモグロビン（オキシヘモグロビン）から酸素が解離して組織に供給される．赤血球内では酸素イオンが酸素を解離したデオキシヘモグロビンに吸収され，赤血球内のpHは元に戻る．酸性下でオキシヘモグロビンから酸素が解離する現象はBohr効果と呼ぶが，この現象において重要な役割を果たしているのがバンド3である．

　バンド3は分子量約10万，911個のアミノ酸から構成される糖蛋白質で，赤血球膜表面に約120万コピーが発現している．バンド3のアミノ末端側は細胞質内に存在し，アンキリンとの結合部分が存在するため，赤血球膜骨格形成において重要である．同時に赤血球の細胞質蛋白質として存在するヘモグロビンや一部の解糖系酵素などとも結合することから，これらの蛋白質機能の調節に関与している（⓱）．カルボキシル末端側は赤血球膜脂質二重層を10回貫通しており，この領域が重炭酸イオンや塩素イオンなどの陰イオン交換輸送活性を担っている．

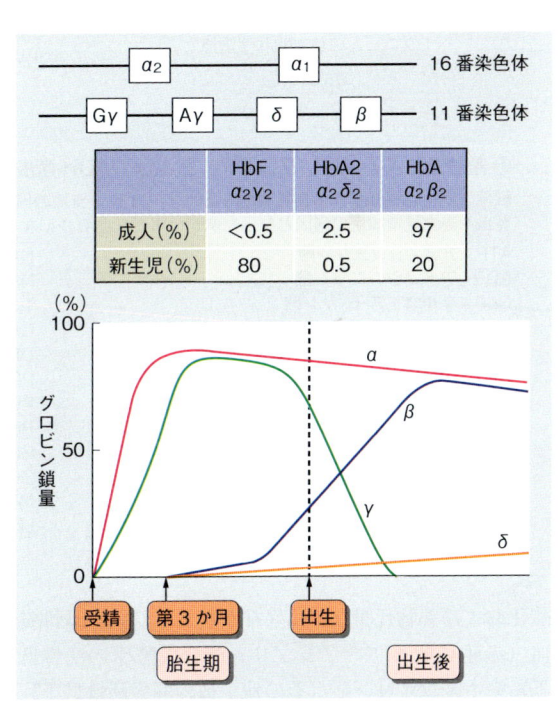

❶⓲ 胎生期造血とヘモグロビンスイッチング

ヘモグロビンの生合成とその構造

　ヘモグロビンは肺で酸素を結合して末梢組織に運搬すると同時に，末梢組織で発生した二酸化炭素を肺まで運び，体外へ排出するという，生体に不可欠な働きをもつ．ヘモグロビンは，プロトポルフィリンと鉄との化合物であるヘム（heme）と，α鎖，非α鎖が2つずつで構成されるグロビン四量体で構成される．

　ヘムは骨髄中の赤芽球，肝細胞で合成される．骨髄でつくられるヘムはヘモグロビンとなり，一方，肝臓で産生するヘムはミクロソームおよびミトコンドリアのシトクロームに利用される．したがって，ヘム合成障害が生じると，末梢組織への酸素供給，酸化的リン

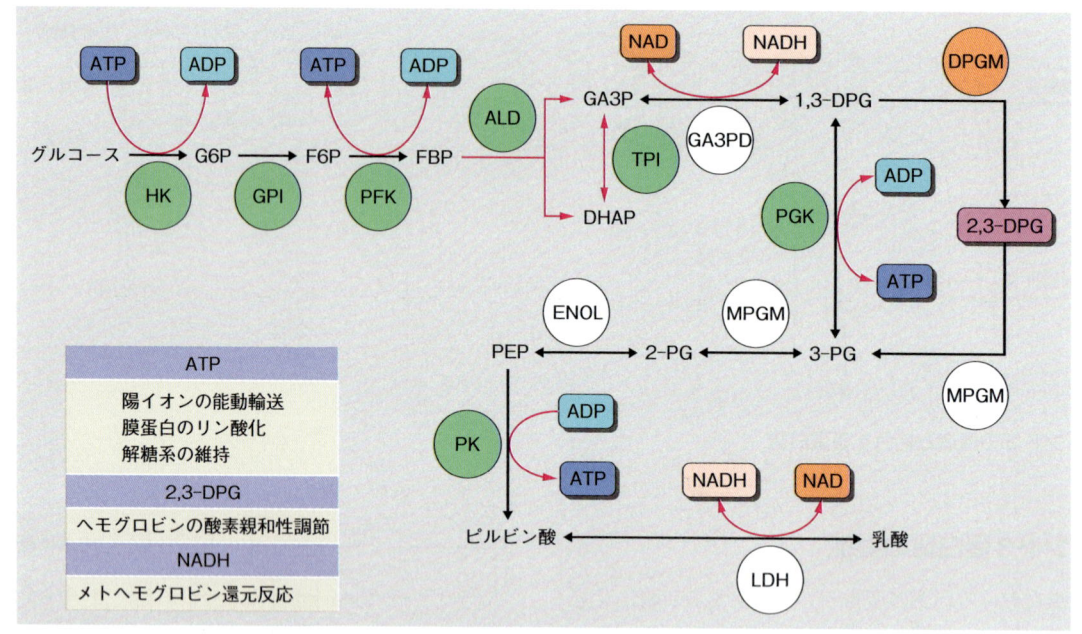

⑲ 解糖系による ATP，2,3-DPG および NADH 産生とその意義

緑地の円：活性低下が溶血性貧血をきたす．オレンジ地の円：活性低下が赤血球増加症をきたす．白地の円：活性低下が溶血性貧血や赤血球増加症の病因となった例がいまだに明らかになっていない．

ATP：アデノシン三リン酸	NAD：ニコチンアミドアデニンジヌクレオチド
ADP：アデノシン二リン酸	NADH：還元型 NAD
G6P：グルコース-6-リン酸	1,3-DPG：1,3-ジホスホグリセリン酸
F6P：フルクトース-6-リン酸	GA3PD：グリセルアルデヒド-3-リン酸脱水素酵素
FBP：フルクストース-1,6-ビスリン酸	DPGM：ジホスホグリセリン酸ムターゼ
HK：ヘキソキナーゼ	PGK：ホスホグリセリン酸キナーゼ
GPI：グルコースリン酸イソメラーゼ	PEP：ホスホエノールピルビン酸
PFK：ホスホフルクトキナーゼ	PK：ピルビン酸キナーゼ
ALD：アルドラーゼ	ENOL：エノラーゼ
GA3P：グリセルアルデヒド-3-リン酸	2-PG：2-ホスホグリセリン酸
DHAP：ジヒドロキシアセトンリン酸	MPGM：モノホスホグリセリン酸ムターゼ
TPI：トリオースリン酸イソメラーゼ	LDH：乳酸脱水素酵素

酸化および薬物代謝などに異常が起こり，鉄芽球性貧血（赤芽球型 δ-アミノレブリン酸合成酵素の活性低下）やポルフィリン症（その他 7 種の酵素活性低下）などの疾患の原因となる．

　グロビン遺伝子は α 鎖が 16 番染色体，非 α 鎖が 11 番染色体に座位があり，⑱のような順で並んでいるため，それぞれを α 様グロビン遺伝子群，β 様グロビン遺伝子群と呼ぶ．個体発生の過程で造血は胚期，胎生期および成体期の 3 つの時期があり，それぞれ造血の場所が卵黄嚢，胎児肝そして骨髄へと変化する．この過程で α 様，β 様グロビン遺伝子群のそれぞれ 1 つの遺伝子発現が活性化する．すなわち，造血の場が卵黄嚢にある胎生初期にはζ鎖とε鎖により Hb Gower（$\zeta_2\varepsilon_2$）が，造血が胎児肝に移ると HbF（$\alpha_2\gamma_2$），胎生後期以降の 30 週以降は HbA（$\alpha_2\beta_2$）に移行していく．生後約 1 年でヘモグロビン組成は HbA が 97 ％，HbA2（$\alpha_2\delta_2$）が 2 ％，HbF が 1 ％程度になる．HbF を産生する赤芽球を F 細胞と呼び，α または β 鎖グロビン遺伝子の産生低下により，α/β グロビン比がアンバランスになって発症するサラセミア（thalassemia）では，HbF や HbA2 の産生比率が上昇することが知られている．

赤血球に特徴的な代謝系

　赤血球は末梢血中で機械的，酸化的ストレスに耐えながら，約 280 km の距離を 120 日間かけてめぐり，酸素，二酸化炭素の運搬をつかさどる．この 120 日間の寿命をまっとうするために他の細胞とは異なる代謝系を保持している．

　前述の通り，赤血球はミトコンドリアをもたないため，解糖系（⑲）やアデニル酸キナーゼ反応によるアデノシン三リン酸（ATP）産生が重要である．産生する ATP は約 90 ％が Na，K-ATPase や Ca-ATPase といった赤血球膜内外の陽イオン膜輸送に用いられる．同時に，細胞膜の外に露出したホスファチジルセリン（phosphatidylserine：PS）の細胞膜内への輸送反応

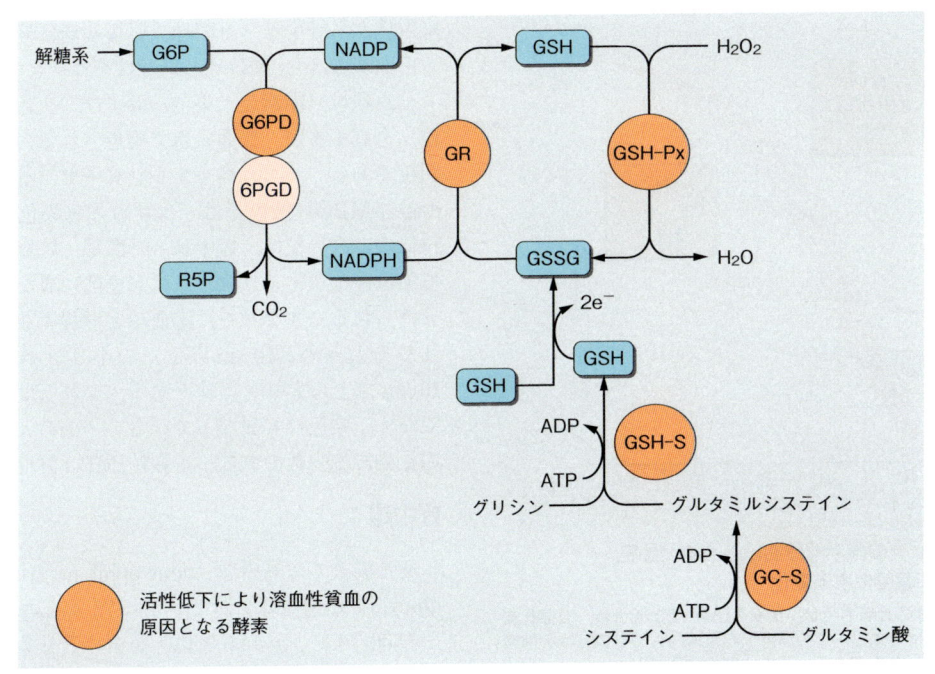

⑳ グルタチオン生合成と還元系

G6P：グルコース-6-リン酸
G6PD：グルコース-6-リン酸脱水素酵素
6PGD：6-ホスホグルコン酸脱水素酵素
NADP：ニコチンアミドアデニンジヌクレオチドリン酸
NADPH：酸化型 NADP
GR：グルタチオン還元酵素

GSH：還元型グルタチオン
GSH-Px：グルタチオンペルオキシダーゼ
R5P：リボース-5-リン酸
GSSG：酸化型グルタチオン
GSH-S：グルタチオン合成酵素
GC-S：γ グルタミルシステイン合成酵素

であるフリッパーゼ（flippase）反応，さらには解糖系やグルタチオン生合成系で利用される．

　還元型グルタチオン（GSH）は赤血球における最も重要なアンチオキシダントである．赤血球ではメトヘモグロビンから酸素分子が離脱する際に活性酸素が産生し，血管内皮細胞や周辺組織から放出される活性酸素種（reactive oxygen species：ROS）の一部は赤血球に捕捉される．これらの酸化ストレスによって生じる過酸化水素は GSH により解毒され，ヘモグロビン，赤血球膜蛋白質や酵素蛋白質を酸化から保護するのにきわめて重要な働きをしている．

　GSH は，グリシン，システイン，グルタミン酸の 3 つのアミノ酸からγグルタミルシステイン合成酵素，グルタチオン合成酵素の 2 反応を経て生合成される（⑳）．GSH は酸化されることでその機能を喪失するが，グルタチオン還元酵素（glutathione reductase：GR）反応により再利用可能になる．この GR 反応の補酵素 NADPH（nicotinamide adenine dinucleotide phosphate）は，ペントースリン酸経路（pentose phosphate pathway：PPP）により産生される．グルコース-6-リン酸脱水素酵素（glucose-6-phosphate dehydrogenase：G6PD）は，この PPP における重要な酵素である．

　赤血球分化・成熟の最終段階で脱核が起こるが，細胞質に残るリボソーム RNA は最終的にプリンまたはピリミジンリボヌクレオチドまで分解される．前者であるアデノシン一リン酸（AMP），グアノシン一リン酸（GMP）は赤血球内で再利用されるが，後者のシチジン一リン酸（CMP），ウリジン一リン酸（UMP）はピリミジン 5′-ヌクレオチダーゼ（P5N）によりヌクレオシドとリン酸に代謝してから，ヌクレオシドは細胞外に移行する．

赤血球代謝産物による ヘモグロビン酸素親和性の調節

　解糖系はミトコンドリアを失った赤血球にとって，酸化的リン酸化に代わる主要な ATP 産生代謝経路である．この解糖系の側副経路である Rapoport-Luebering 経路では，1,3-ジホスホグリセリン酸（1,3-diphosphoglycerate：1,3-DPG）を基質としてジホスホグリセリン酸ムターゼ（diphosphoglycerate mutase：DPGM）反応により，2,3-ジホスホグリセリン酸（2,3-diphosphoglycerate：2,3-DPG）が合成される．この 2,3-DPG はヘモグロビン分子に結合することで，ヘモグロビンの酸素親和性を低下させる（㉑）．全身が低酸素にさらされると，エリスロポエチン

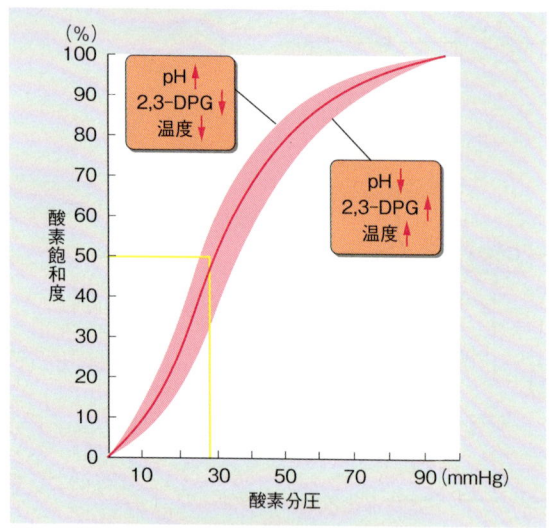

㉑ヘモグロビンの酸素解離曲線とpH，温度，2,3-DPG濃度による変化

肺胞周囲組織中の血管内では，酸素分圧が100 mmHg，二酸化炭素分圧5 mmHgであり，この環境で赤血球内ヘモグロビンの酸素飽和度はほぼ100 %である．一方，酸素分圧30 mmHg，二酸化炭素分圧40 mmHg程度の末梢組織周辺に赤血球が達した場合（黄色線），ヘモグロビンの酸素飽和度は約50 %となる．同じ酸素分圧でも活発な代謝がある組織では周辺血管内の二酸化炭素分圧が高くなり，仮に二酸化炭素分圧が80 mmHgに達するとヘモグロビンの酸素飽和度は30 %程度となり，より多くの酸素を放出することが可能となる．血漿中から二酸化炭素が赤血球内にとり込まれて生じる炭酸が炭酸脱水酵素（carbonic anhydrase）によって水素イオンと重炭酸イオンに分解されることで，赤血球内pHが低下する（酸性に傾く）．結果としてヘモグロビン酸素解離曲線は右方移動し，ヘモグロビン酸素飽和度が低下する．活発に代謝している組織周辺で赤血球からより多くの酸素が供給されるこの現象をボーア効果（Bohr effect）と呼ぶ．

（EPO）の産生が誘導されて赤血球造血が亢進するのとともに，ホスホフルクトキナーゼ（PFK），アルドラーゼ（ALD），ホスホグリセリン酸キナーゼ（PGK）などの遺伝子が活性化し，同時にグルコーストランスポーター（GLUT1，GLUT3）遺伝子も活性化することから解糖系によるATP産生が亢進する．赤血球内2,3-DPG濃度の上昇が起こることはヘモグロビンから末梢組織への酸素供給を増加させる点で重要である．

（菅野　仁）

白血球の形態と機能

白血球の形態（㉒）

正常ヒト末梢血中の血球のうち核を有する細胞が白血球である．健常成人の白血球数は3,500～9,500/μLである．普通染色（ライト染色，ライト-ギムザ染色，メイ-ギムザ染色）により光学顕微鏡下で顆粒球，単球，リンパ球の3種類に分類され，顆粒球はさらに顆粒の染色性から好中球，好酸球，好塩基球に分けられる．

白血球のうち，顆粒球と単球はそれぞれ一次顆粒（アズール顆粒，赤紫色に染色）および二次顆粒（特殊顆粒）を有するが，普通染色で染色されるのは主に二次顆粒である．ミエロペルオキシダーゼ（myeloperoxidase：MPO）染色では一次顆粒のみ染色される．顆粒球の二次顆粒は，好中球，好酸球，好塩基球で異なる染色性を示す．リンパ球は形態的に異なる2種類に分けられる．すなわち，赤血球と同程度ないしそれよりやや大きめ（10 μm以下）の小リンパ球と，直径10 μm以上の大リンパ球である．これらは大きさだけでなく，染色性も異なっている．一部の大リンパ球は赤く染まる少数のアズール顆粒（MPO陰性）を有する．

好中球

健常成人では好中球（neutrophil, neutrophilic granulocyte）が白血球のおよそ45～75 %を占める（1,500～7,500/μL）．その90 %以上を占める分葉核球（分節核好中球〈segmented neutrophil〉，多形核好中球〈polymorphonuclear neutrophil〉）と，10 %以下の桿状核球（band cell, stab cell）より成る．分葉核球，桿状核球とも直径は12～15 μm，普通染色では細胞質は淡橙色で，直径0.2～0.4 μmの細かな二次顆粒（好中性顆粒）が認められ，核は結節状に濃染される．分葉核球は最終分化を遂げた細胞で，核が文字通り分葉（核のくびれ部分の最小幅が，くびれのない部分の最大幅の1/3以下）している．多くは2～5分葉である．桿状核球は分葉核球より一段階分化段階の若い細胞であり，核は棒状ないしバナナ状（長径：短径比が3以上）で，分葉していない（くびれていても，くびれ部分の最小幅がくびれのない部分の最大幅の1/3以上）．

これらは骨髄で骨髄芽球-前骨髄球-骨髄球-後骨髄球という分化過程（模式図を㉓に示す）を経て，生理的な状態では桿状核球以上に分化したところで末梢血に流れてくる．感染症や高サイトカイン状態など病的（あるいは非生理的）状態では桿状核球の比率が高くなり，さらに後骨髄球やさらに幼若な分化段階の細胞が末梢血中に出現することもある（白血球左方移動）．

顆粒はさまざまな酵素やその他の蛋白質，多糖類，脂質などを含んでおり，これらは特殊染色（組織化学染色）により染色される．好中球で陽性となる代表的な染色は，MPO，特異的エステラーゼ（ナフトールAS-D-クロロアセテートエステラーゼ：naphthol AS-D chloroacetate esterase），アルカリホスファターゼ（alkaline phosphatase，すなわち好中球アルカリホスファターゼ〈neutrophil alkaline phosphatase：NAP〉）などの酵素染色，およびPAS染色（グリコーゲンを染色），ズダンブラックB染色（SBB，脂質を染色）

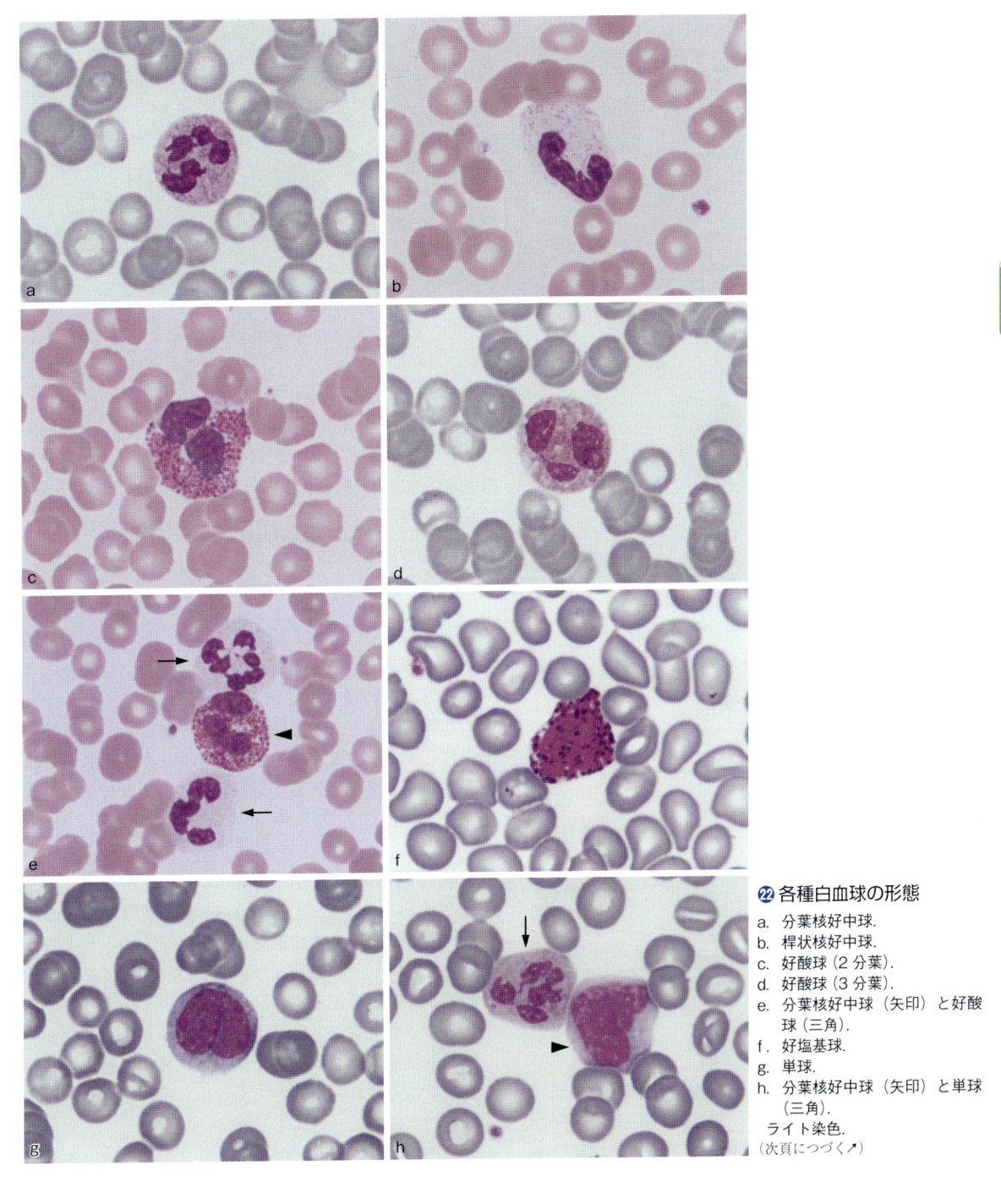

㉒ 各種白血球の形態

a. 分葉核好中球.
b. 桿状核好中球.
c. 好酸球（2分葉）.
d. 好酸球（3分葉）.
e. 分葉核好中球（矢印）と好酸球（三角）.
f. 好塩基球.
g. 単球.
h. 分葉核好中球（矢印）と単球（三角）.
　ライト染色.
（次頁につづく↗）

などである．単球の項で述べる非特異的エステラーゼは，好中球では陰性である．MPO，ナフトール AS-D-クロロアセテートエステラーゼは一次顆粒に，NAP は二次顆粒に含まれる酵素である．NAP は活性度ゼロから VI まで段階をつけ，100 個の好中球の活性の総和を NAP スコアとして表現する．正常範囲は 170〜370 程度である．感染症などでは NAP スコアが高値を，慢性骨髄性白血病の慢性期では低値を示す．

好酸球

　健常成人では好酸球（eosinophil, eosinophilic granulocyte）が白血球の 1〜3 ％を占める．骨髄で好中球同様の分化過程をたどり，末梢血には桿状核球と分葉核球が認められる．最も多いのは 2 分葉の好酸球で，4 分葉以上のものは非常に少ない．分葉した核は，好中球の分葉核に比べ丸く膨らんでいる．好酸球の直径は 13〜18 μm で，好中球より概してやや大きめであ

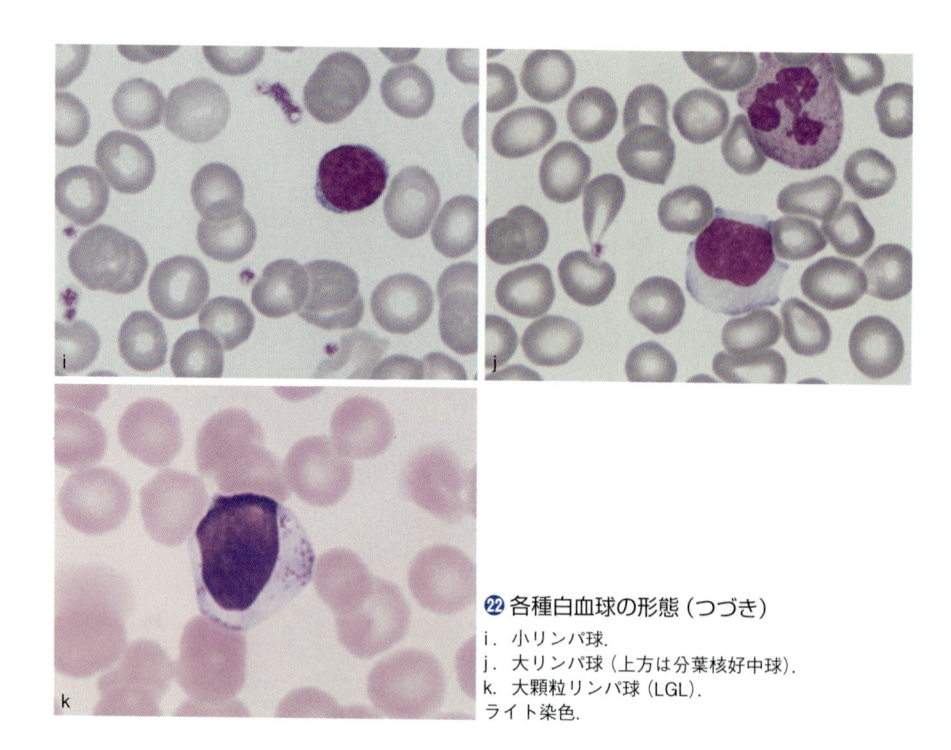

㉒ 各種白血球の形態 (つづき)
i．小リンパ球．
j．大リンパ球 (上方は分葉核好中球)．
k．大顆粒リンパ球 (LGL)．
ライト染色．

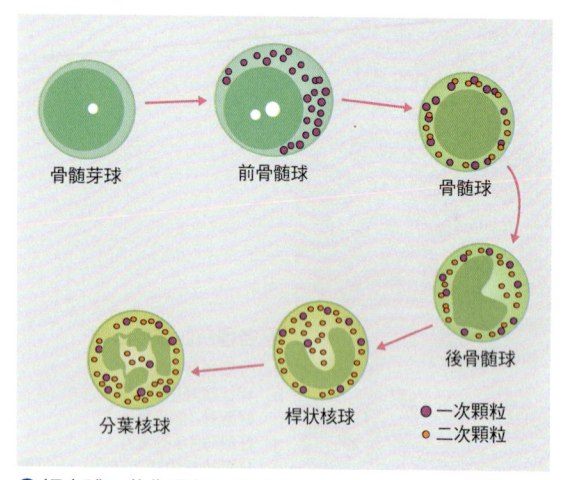

骨髄芽球 前骨髄球 骨髄球 後骨髄球 分葉核球 桿状核球

● 一次顆粒
● 二次顆粒

㉓ 好中球の分化過程の模式図

る．普通染色でピンク～橙色に染まる大きな (0.5～0.7 µm) 好酸性顆粒が細胞質に充満している．好酸性顆粒は，好中性顆粒に比べ著明に大きく，光学顕微鏡下で鑑別が容易である．顆粒がピンク～橙色に染まるのは，二次顆粒に多量に含まれる好塩基性蛋白が，酸性色素であるエオジンをとり込むためである．背景の細胞質は淡青色に染まる．

好塩基球

　健常成人では好塩基球 (basophil, basophilic granulocyte) が白血球の 1 % 未満に認められる．骨髄での分化過程は好中球や好酸球と同様である．末梢血には分葉核球が存在するが，核の輪郭が不鮮明であり分葉も判別しにくい．好塩基球の大きさは，好中球と同程度かやや小さめである．普通染色で，黒ブドウの粒のような粗大な顆粒 (1～2 µm) が，細胞質にも核の上にも均等に濃染される．顆粒にはコンドロイチン硫酸を主体とする酸性ムコ蛋白が豊富に含まれ，これが好塩基性色素で染色される．細胞質は淡褐色に染まる．

単球

　健常成人では単球 (monocyte) が白血球の 3～10 % を占める．直径 15～20 µm で末梢血白血球のなかで最も大きい．核の形態は，不完全かつ不規則な分葉形，馬蹄形，腎臓形，類円形など，多様である．骨髄標本では後骨髄球や骨髄球などと似ているところもあるが，細胞質が好中球よりやや青みがかっている，核の網状構造がより繊細であり，結節状に濃染されない，核のくびれ方が複雑である，などの相違があり，区別できる．

　MPO やナフトール AS-D-クロロアセテートエステラーゼとともに，好中球では陰性の非特異的エステラーゼ (nonspecific esterase：NSE, α-ナフチルアセテートエステラーゼ, α-ナフチルブチレートエステラーゼ) 陽性であることが重要なポイントである．さらに，単球では上記エステラーゼはすべてフッ化ナトリウム (NaF) で阻害される．この点も，ナフトール AS-D-クロロアセテートエステラーゼのみ陽性であり，かつこれが NaF で阻害されない好中球ないしその前駆細胞との重要な鑑別点である．

リンパ球

　末梢血中のリンパ球（lymphocyte）は，形態的に小リンパ球と大リンパ球とに大別される．小リンパ球は直径7〜10 μm で，細胞質が狭く核は円形ないし類円形（多少の切れ込みは認められることがある）で青紫に濃染し，核網構造ははっきりしない．大リンパ球は直径10〜18 μm で，核が偏在しクロマチン密度が小リンパ球に比べ低く，細胞質が広く，淡青色に染まる．

　リンパ球には，T細胞，B細胞，NK（natural killer）細胞の3種類が存在するが，これらを光学顕微鏡下で区別することはできない．ただし，大リンパ球の一部には構造の乏しい背景に暗赤色の顆粒（アズール顆粒，ただし MPO 染色は陰性）をもつ大顆粒リンパ球（large granular lymphocyte：LGL）があり，この多くは NK 細胞または CD8$^+$T 細胞である．

　リンパ球は，MPO，PAS，ナフトール AS-D-クロロアセテートエステラーゼのいずれも陰性である．

白血球の機能

　白血球は，生体防御を担う免疫担当細胞である．免疫には，抗原に依存せず，貪食，殺菌，殺細胞などを行う自然免疫と，抗原依存性に異物除去や標的細胞障害を担当する獲得免疫とに分けられる．両者は相互に関連し合っており相互に独立したものではないが，顆粒球，単球および NK 細胞は自然免疫を，T 細胞と B 細胞は獲得免疫を担当する．

　白血球が機能するのは主に組織内であり，末梢血は産生部位から実際に機能する組織に運ばれるための中間地帯と考えられる．特に単球は組織内で形態的に大きく変化し，マクロファージとなって機能する．白血球が血管から組織に移行するには，血管内皮をすり抜けて組織に到達する必要がある．

好中球

　皮膚や粘膜による物理的なバリアとともに，好中球は生体に侵入する微生物に対し最前線で防御の役割を果たしている．好中球は骨髄から末梢血に移動後，生理的な状態では約10時間で末梢血から消失する．末梢血から好中球が消失する主な経路は，組織内への移動である．組織内に移動した好中球は，微生物の侵入に備え待機するが，数日でアポトーシスに陥る．病原微生物が体内に侵入すると，大量の好中球が付近の毛細血管の内皮を通過して微生物に向かって運動する．微生物に出会えばこれを貪食し，消化・殺菌したうえで，自らはアポトーシスにより死滅する．

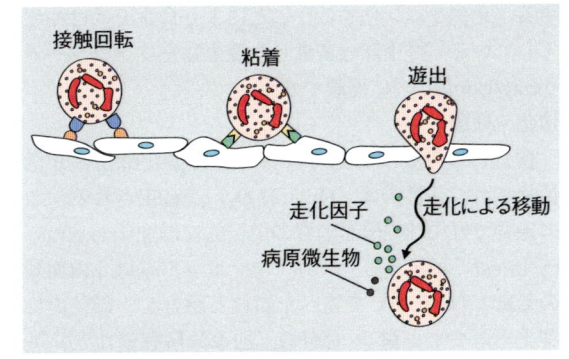

❷❹ 好中球の組織内への移行と遊走
（イラストは筆者による.）

組織内への移行と遊走

　好中球が末梢血から組織に移行する際には，まず血流の辺縁部すなわち血管内皮近傍に移動（margination）し，血管内皮の上をころがり（接触回転：tethering and rolling），停止し（粘着：firm adhesion），内皮細胞間を通過し（遊出：emigration, exudation, transmigration），組織内を遊走する（運動と走化：locomotion and chemotaxis，走化とは一方向性の移動）という過程をたどる（❷❹）．

　接触回転にはセレクチン・ファミリー（CD62 P，CD62 E，CD62 L：それぞれ P セレクチン，E セレクチン）とそのリガンド（糖鎖）との結合・解離が主役を果たす．種々のセレクチンとそのリガンドが，血管内皮細胞と好中球の表面に相補的に発現する．この間に好中球，血管内皮双方のインテグリン・ファミリー分子が活性化され，そのリガンドと強く結合する，などにより，好中球は内皮細胞上で停止し，偽足を出してアメーバ運動を行うことにより内皮細胞間を通過する．この機能発揮における代表的なインテグリン-リガンドの結合としては，好中球に発現する β_2 インテグリンである CD11 b/CD18（Mac-1）と血管内皮細胞に発現する細胞間接着分子 ICAM-1（CD54）などがあげられる．組織に移動した好中球は，感染・炎症巣で放出される菌体成分やケモカインなどの走化性因子を感知し，濃度勾配に従ってアメーバ運動を繰り返しながら遊走する．

貪食

　感染・炎症巣に到達した好中球は，①微生物の菌体成分などを結合する Toll-like receptor（TLR），②微生物に結合した補体を結合する補体レセプター（CR），③抗体がすでに産生されている場合には，微生物に結合した免疫グロブリン（IgG）の定常領域（Fcγ）を結合する Fc レセプター（FcγR）を介するシグナルを受け，微生物を包み込むようにして貪食する．この場合，補体や抗体はオプソニンと呼ばれ，微生物に結合

する（オプソニン化する）ことにより貪食を受けやすくしている．好中球は貪食した微生物をファゴソーム（phagosome）内に隔離する．

消化・殺菌

貪食により好中球内では NADPH 酸化酵素系が活性化され，活性酸素（O_2^-，H_2O_2）が産生される．この過程で好中球内酸素消費の爆発的な増加（respiratory burst）が起きる．一方，ファゴソームは「白血球の形態」（☞ p.16）で述べた顆粒と融合し，顆粒内に蓄えられていた酵素（MPO，加水分解酵素など）やラクトフェリンなどがファゴソームに流入する．活性酸素はこれ自体で，あるいは MPO と協調して，微生物の細胞膜や構成成分を変性させる．さらに加水分解酵素により微生物構成成分が消化される．好中球が微生物を貪食すると，きわめて短時間（秒単位）で殺菌が完了する．

細胞表面抗原と機能

好中球を特徴づける細胞表面抗原（それぞれは必ずしも好中球特異的ではない）として，CD11 a，b，c，CD15，CD16，CD18，CD32 などがあげられる．これらはそれぞれ，上述した好中球機能の一翼を担う．すなわち，CD11 a，b，c はそれぞれインテグリン α_L，α_M，α_X，CD18 はインテグリン β_2 であり複合体を形成して接着に関与する．CD11 b/CD18，CD11 c/CD18 は補体レセプターなどとして機能する．CD15 はセレクチンに結合する糖鎖を提示する．CD16 や CD32 は FcγR である．好中球はこのほか，TLR1 〜 TLR9，顆粒球コロニー刺激因子（G-CSF）や腫瘍壊死因子（TNF）-α など種々のサイトカインレセプター，IL-8 などのケモカインレセプターなど，多数のシグナルレセプターを細胞表面に発現している．

好酸球

好酸球も末梢血から組織への移動，炎症巣への遊走，貪食，殺菌といった能力をもつ点では，好中球と類似している．細胞表面や顆粒などに存在する蛋白質には，好中球と共通，あるいは類似するものが多い．しかし，好酸球独特の発現を示す蛋白質も多く，これらは次のような好酸球に特徴的な機能発揮に重要な役割を演ずる．すなわち，①サイトカインのなかでは特に IL-5 に対するレセプターをもち，IL-5 に反応して前駆細胞の増殖や好酸球への分化誘導が起こり，分化した好酸球の移動や機能活性化にも IL-5 が関与する，②さまざまな炎症メディエーター（種々のサイトカインやケモカインのほか，ロイコトリエンや血小板活性化因子〈PAF〉など脂質メディエーター類）を産生・放出する，③組織における生存期間が好中球に比べ長く，組織中には末梢血液中の 100 倍の好酸球が存在する

とされる．特に消化管粘膜，皮膚，肺などの組織に多く分布している，④寄生虫感染症で増加し，オプソニン化されたさまざまな寄生虫殺傷作用を有する，⑤タイプ II ヘルパーT 細胞（Th2）反応と関連が深く，Th2 反応により活性化される，などがあげられる．

一方，上記の生理機能上の特徴とは別に，①ホストの組織（細胞）傷害性が強い，②遅延性アレルギー反応に関与し，炎症巣には好酸球の強い浸潤がみられる，③喘息など，さまざまな病態と深いかかわりをもつなど，疾患にかかわる特徴も有する．

好塩基球

好塩基球も好中球や好酸球同様，末梢血から炎症巣にリクルートされる．末梢血白血球の 1 ％未満と少数であり，組織にも常在していない．好塩基球も細菌，真菌，ウイルス，寄生虫に対する生体防御に深くかかわることが次第に明らかにされているが，十分解明されていない点が多い．

一方，生理的な機能以上によく知られているのは，アレルギー反応における役割である．好塩基球は，組織常在細胞であるマスト細胞同様，顆粒内にヒスタミン，ヘパリン，脂質メディエーターなどを大量に保有する．また，高親和性 IgE レセプター（FcεR）を発現しており，FcεR に結合した IgE に二価ないし多価の抗原が結合して FcεR をクロスリンクすることで，脱顆粒によりヒスタミンをはじめとする顆粒内のメディエーターを放出する．このため，好塩基球はマスト細胞とともに，即時型アレルギー反応のメディエーターであると考えられる．

単球

単球，マクロファージ，樹状細胞

単球は末梢血に存在し，そのままの形態で組織には存在しない．組織ではマクロファージに変化する．また，単球を顆粒球マクロファージコロニー刺激因子（GM-CSF）と IL-4 などのサイトカイン存在下で培養することにより，プロフェッショナルな抗原提示細胞（ナイーブ T 細胞に対して抗原を提示する能力のある細胞）である樹状細胞に分化させることができる．ただし，生理的に末梢血中の単球が組織に移行して樹状細胞に分化するかどうかについては，明らかでない．ここではマクロファージの機能のみを取り上げる．

マクロファージによる炎症の開始機転

マクロファージは組織で長期間（少なくとも数か月間）生存する．肺胞マクロファージ，腹腔マクロファージなどと呼ばれる組織マクロファージのほか，肝臓の Kupffer 細胞などもマクロファージの一種である．これらの組織常在マクロファージは，微生物など異物の

体内への侵入を最も早く感知する役割をもつ.

　発達した TLR，補体レセプター，FcγR などを通じて微生物侵入情報を細胞内に伝え，サイトカインなど炎症のメディエーターを分泌し，これが炎症のきっかけとなる．たとえば，活性化したマクロファージが分泌する TNF-α に血管内皮細胞が反応して E セレクチンを産生し，内皮細胞表面から血管内腔に向けて発現させる．これが，「好中球」（☞ p.19）で述べた好中球の組織移行の第一歩になる．

マクロファージによる貪食・殺菌・消化・抗原提示

　マクロファージは大食細胞とも呼ばれる．微生物などのほか，さまざまな大型異物やホストの死細胞も貪食・殺菌し，消化する．ここで重要なことは，ポリペプチド鎖を適切な大きさや形に断片化・修飾し，自らの MHC（major histocompatibility complex：主要組織適合遺伝子複合体）クラス II 分子に受け渡す役割をもつことである．これにより，細胞表面でペプチド抗原を MHC クラス II 分子に乗せて T 細胞（CD4$^+$T 細胞）に提示し，抗原特異的な T 細胞の活性化を引き起こす．

リンパ球

　末梢血を流れるリンパ球は，リンパ節中の毛細血管の特殊な血管内皮のあいだを通過してリンパ節組織に移動する．リンパ節は，抗原提示細胞によって T 細胞に抗原が提示され，あるいは液性抗原を認識した B 細胞が流入し，これらのリンパ球が活性化される重要な部位である．T 細胞と B 細胞は，獲得免疫すなわち抗原特異的免疫を担い，自己と非自己を見分けて非自己のみを排除する機構を有している．

T 細胞

　T 細胞は，T 細胞レセプター（TCR）が抗原提示細胞の MHC に提示される TCR 特異的な抗原（たとえばウイルス蛋白の一部）を認識し，活性化される．いったん活性化された T 細胞は，きわめて強い増殖を示し，またさまざまなパターンのサイトカイン産生と分泌を通じて免疫反応を形づくったり，自身が細胞傷害性細胞に分化して標的細胞を殺傷したりする．免疫が消退した後，いったん活性化された T 細胞はメモリー細胞として長期間生存し，次回同じ抗原に遭遇した場合には，初回に比べ圧倒的に早く増殖し標的細胞を駆逐する．

　CD4$^+$ 細胞は，ヘルパー I 型 T 細胞（Th1 細胞），Th2 細胞，Th17 細胞などに分化し，特異的なサイトカインの分泌により Th1 反応（たとえば貪食細胞の機能増強）や Th2 反応（たとえば B 細胞の分化と抗体産生促進）などを引き起こす．

　CD8$^+$T 細胞は，細胞傷害性 T 細胞（CTL）に分化し，標的細胞（たとえばウイルス感染細胞）の MHC クラス I/抗原複合体を認識し，パーフォリンやグランザイム B などの放出，あるいは自らの細胞表面に発現する Fas リガンドを標的細胞の Fas レセプターに結合させることにより，標的細胞を殺傷する．

　CD4$^+$CD25$^+$ 細胞のなかの一部は，制御性 T 細胞（Treg）として，抗原特異的免疫反応を抑制する役割を演ずる．Treg は，自己反応性を抑制する．Treg 機能が損なわれると，自己免疫疾患の発症につながる．

B 細胞

　B 細胞は，B 細胞表面に発現される IgM が B 細胞レセプターとして特異的な抗原を認識する．これにより，B 細胞は活性化され，クラススイッチを経て IgG や IgA を大量に分泌する形質細胞に分化する．B 細胞は，外来性抗原をとり込んで T 細胞に抗原を提示する能力ももつが，このことは同一の異物に対し，T 細胞と B 細胞が協調して働くうえで重要である．

NK 細胞

　NK 細胞は T 細胞と共通の前駆細胞から分化するが，T 細胞の最大の特徴である TCR を発現せず，NK レセプターと呼ばれるレセプターを発現し，これらの分子からさまざまなシグナルを得て，細胞の殺傷を行うことを専門とする細胞である．NK レセプターには，抑制性レセプターと活性化レセプターがあり，特に抑制性レセプターに関する研究が進んでいる．抑制性レセプターは killer cell inhibitory receptor（KIR）と呼ばれ，相手方の細胞の MHC クラス I に結合すると抑制性のシグナルを伝え，NK 細胞は相手方細胞を殺傷できなくなる．したがって，通常自己の正常細胞を殺傷することはない．しかし，腫瘍細胞はしばしば MHC クラス I 分子発現が低下・消失している．このような細胞は，CTL による攻撃を受けにくい反面，NK 細胞による攻撃を受けやすい．また，NK 細胞は，同種移植後の拒絶，移植片対宿主病（GVHD），移植片対腫瘍（GVT）のいずれにも重要な役割を演ずる．

（千葉　滋）

●文献

1）浅野茂隆ほか（監）：三輪血液病学，第3版．東京：文光堂；2006.

2）Greer JP, et al：Wintrobe's Clinical Hematology, 12 th edition. Philadelphia：Lippincott Williams & Wilkins；2004.

3）平井久丸ほか（編）：血液学用語辞典，改訂3版．大阪：フジメディカル出版；2004.

血液・造血器疾患

1

血液・造血器の構造と機能

止血機構

mechanism of hemostasis

血液は血管内腔での血流を介して各臓器や組織に酸素やエネルギー源，伝達物質を運搬し，一方で各臓器で生じた不要な代謝産物を肝臓，腎臓，肺に循環している．血液の血管外への漏出（出血）によるホメオスタシスの破綻を防ぐために止血機構が存在する．初期の止血反応を担うのが血液細胞の血小板である（一次止血）．この活性化血小板上で凝固因子の反応が進行してフィブリンを形成して止血栓を強固なものとする（二次止血）．それぞれ，堤防が決壊した際の土嚢とセメントの役割と考えると理解しやすい（㉕）．この止血栓が血管内腔を塞がないよう適切な大きさに調節するのが，フィブリン血栓を溶解する線溶である（㉕）．

血管と止血機構

血管内腔の流動性を保つためには血管内皮細胞の機能がきわめて重要である．血管内皮細胞は，一酸化窒素やプロスタサイクリンなどの血小板機能抑制や血管拡張因子，線溶活性化物質である組織型プラスミノゲンアクチベーター（t-PA）を放出する．また，血管内皮細胞上に存在するヘパラン硫酸に抗凝固物質であ

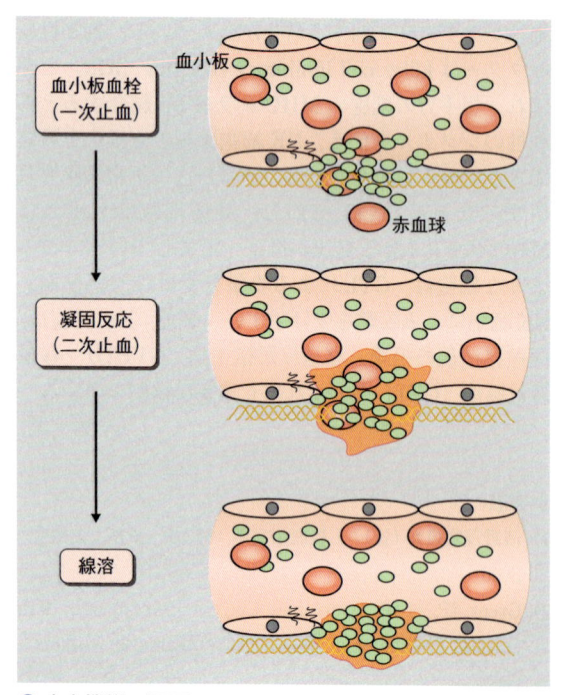

㉕ 止血機構の概要

血管壁が破綻して出血が生じると，血小板が活性化され凝集塊が生じる．これは堤防が決壊したときの土嚢の役割である．次に，血小板上で凝固反応が進行しフィブリン血栓を形成する．これが土嚢を強くするセメントの役割を担う．さらに，フィブリン血栓が血管内腔を塞がないように適切な大きさに修復するのが線溶反応である．

るアンチトロンビンが結合する．血中に生じたトロンビンはこのアンチトロンビンで中和される．トロンビンは，血管内皮細胞上のトロンボモジュリンとも結合し，プロテイン C を活性化して凝固反応にブレーキをかける．このように，血管内皮細胞は抗血栓性を制御する重要な因子である（後述）．

止血機構

血管壁が破綻して出血が生じると，局所は一転して血栓性に傾く．内皮下のコラーゲンに血小板が結合する．血小板は局所で活性化し，凝集して一次止血栓を形成する．一方で，血管内皮下の平滑筋細胞や活性化マクロファージに発現する組織因子（tissue factor：TF）から外因系凝固反応が促進し，局所に微量のトロンビンが生じる．この微量のトロンビンが局所での血小板活性化をさらに進行させ，かつ内因系凝固因子の反応を促進し，爆発的なトロンビン産生に結びつき（トロンビンバースト），局所にフィブリン血栓が形成される．

血小板血栓の形成

血管損傷部位では内皮下のコラーゲンが露出し，ここに血小板が粘着する．初期の血小板粘着には，血漿蛋白質である von Willebrand 因子（VWF）と血小板膜上の糖蛋白質である GP Ib/IX/V 複合体が重要である．VWF は非常に大きなマルチマー分子として血管内皮細胞から放出される．この超巨大 VWF マルチマーを止血に必要な適切な大きさに切断する酵素がADAMTS13 と呼ばれる VWF 切断酵素である（㉖）．ADAMTS13 の先天的欠損や自己抗体の出現が，血栓性血小板減少性紫斑病（TTP）の原因である．

VWF は流血中では折りたたまれた状態で血小板と結合することはできないが，コラーゲンと結合すると血流のずり応力によって伸展した構造となることで血小板の GP Ib/IX/V 複合体と結合する（㉖）．VWF の異常である von Willebrand 病，先天性の GP Ib/IX/V 複合体異常症である Bernard-Soulier 症候群では，この血小板の粘着反応が阻害される．

粘着した血小板は，コラーゲン受容体や局所で組織因子から生じたトロンビンによって活性化され，アデノシン二リン酸（ADP）やトロンボキサンなどの血小板活性化物質の放出によりさらに血小板活性化を増幅させる．最終的に血小板同士がフィブリノゲンを介して凝集し血小板血栓を形成する．この血小板とフィブリノゲンの結合に重要な膜蛋白質が GP IIb/IIIa である（㉗）．GP IIb/IIIa は通常は折りたたまれた不活性化の状態であるが，血小板活性化に伴って構造が変化して活性型となり，フィブリノゲンと結合すること

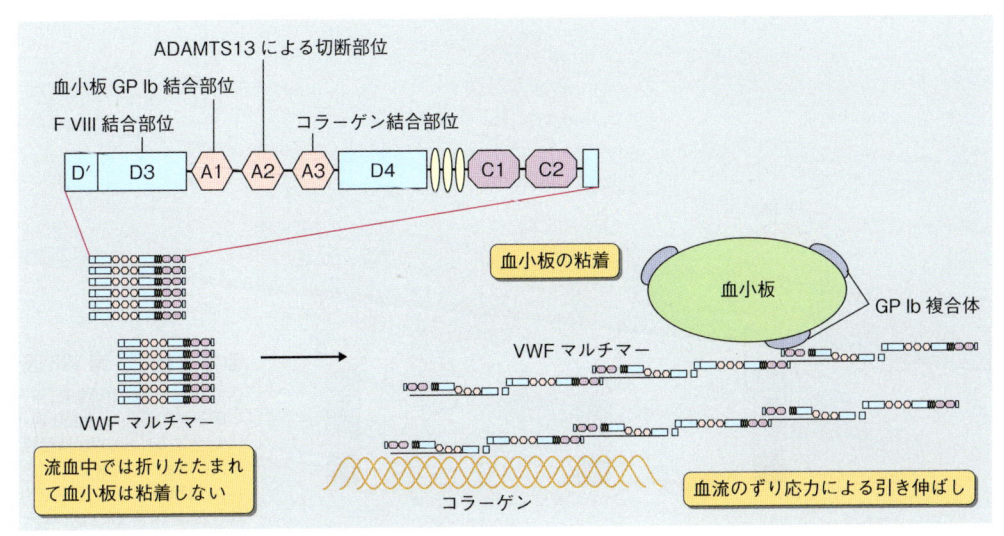

㉖ von Willebrand 因子 (VWF) の機能
VWF は血管内皮細胞から超巨大分子マルチマーとして放出され, ADAMTS13 により適切な大きさに切断される. 通常, VWF マルチマーは折りたたまれて血小板は付着しない. 血管破綻部位では, コラーゲンに付着し, 流血のずり応力で引き伸ばされ, 血小板が GP Ib 複合体を介して粘着することができる. また, VWF には血液凝固第 VIII 因子 (F VIII) と結合して安定化する作用がある. そのため VWF が低下すると F VIII も低下する.

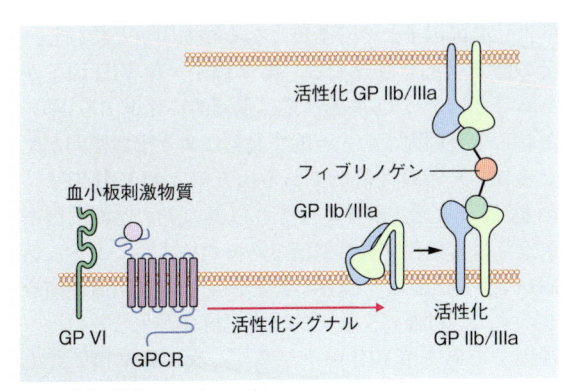

㉗ 血小板凝集のメカニズム
血小板は, 血栓形成部位に生じたさまざまな刺激物質により活性化すると血小板 GP IIb/IIIa が形態変化を引き起こし, フィブリノゲンと結合できるようになる. フィブリノゲンとの結合が, 別の血小板を結合させ, 血小板凝集が生じる.
GPCR：G 蛋白質共役受容体.

ができる (㉗). GP IIb/IIIa の遺伝的欠損・異常が血小板無力症である. 活性化血小板は, 脂質二重層で陰性荷電のあるホスファチジルセリンが細胞外に反転し, 凝固因子が凝固カスケードを進行できる足場を提供する.

凝固因子の活性化機構

凝固因子は肝臓で産生される蛋白質である. 凝固因子は血中では不活性体として, 活性をもたない状態で循環している. 多くの凝固因子は上流の活性化凝固因子によって切断・活性化される酵素であり, 活性化によりさらに下流の凝固因子を切断・活性化する.

脂溶性ビタミンであるビタミン K は, 機能的なビ

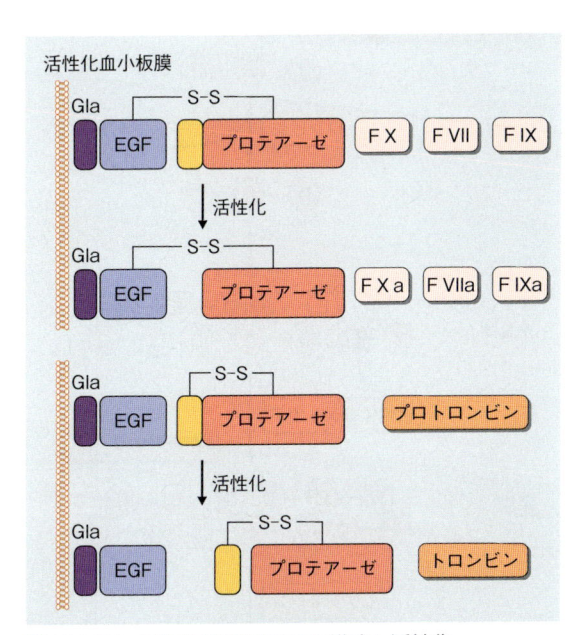

㉘ ビタミン K 依存性凝固因子の構造と活性化
ビタミン K 依存性凝固因子の構造は類似しており, Gla ドメイン, EGF ドメイン, プロテアーゼドメインから成る. Gla ドメインにビタミン K が必要である. Gla ドメインはカルシウム依存性にリン脂質に結合する部位である. 上流の活性化凝固因子により切断され, 活性型となる. トロンビンだけは活性化して, 血中に遊離することが可能である.
EGF : epidermal growth factor.

タミン K 依存性凝固因子 (プロトロンビン, 第 X 因子, 第 IX 因子, 第 VII 因子) の生合成に必須である (㉘). ビタミン K によって, ビタミン K 依存性凝固因子の N 末端 (頭) にある Gla ドメインが合成される. この Gla ドメインは, カルシウム依存性に凝固因子がリン

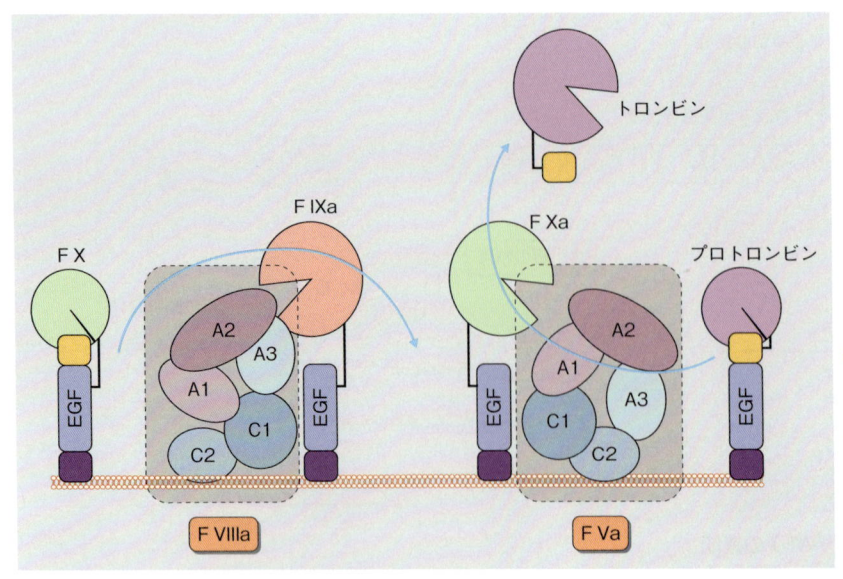

㉙ 第 V 因子，第 VIII 因子の機能
活性化した第 VIII 因子（F VIIIa），第 V 因子（F Va）は活性化血小板の膜上に結合する．F VIIIa は活性化第 IX 因子（F IXa）と第 X 因子（F X）を近づけ，効率的に F X を活性化する．活性化第 X 因子（F Xa）は F Va と結合し，プロトロンビンを効率よくトロンビンに切断する．

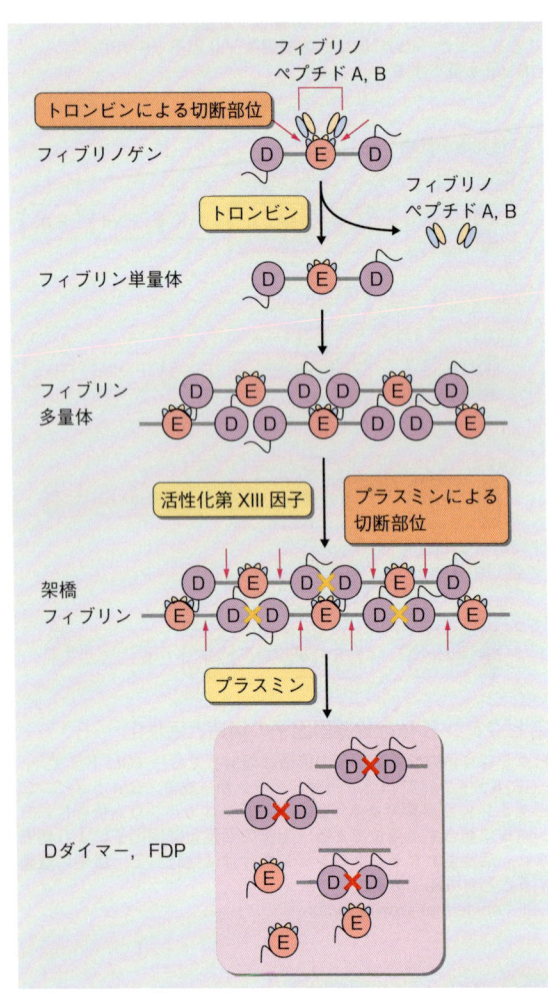

㉚ フィブリン形成のメカニズム
フィブリノゲンはトロンビンによりフィブリノペプチド A, B が遊離し，重合して多量体を形成する．このフィブリンは活性化第 XIII 因子により架橋結合されて強固なフィブリン血栓となる．プラスミンは架橋フィブリンを切断して，フィブリン分解産物（FDP，D ダイマー）を生成する．

脂質に結合するのに重要な部位である（㉘）．凝固因子のなかでも第 V 因子，第 VIII 因子は補因子であり，活性化凝固因子とその基質となる凝固因子と結合し，その酵素反応を触媒する．第 V 因子，第 VIII 因子があることによって，酵素反応は飛躍的に亢進する（㉙）．これらの凝固因子の先天的な異常により出血傾向が生じるが，X 連鎖性遺伝である血友病（第 VIII 因子，第 IX 因子欠乏）が多く，それ以外の先天性凝固因子欠乏症は常染色体劣性遺伝であるためまれである．第 XII 因子欠乏症は，検査で異常を生じても出血傾向をきたすことはない．後天的に自己抗体が生じるのは，補因子である第 VIII 因子が多く，次に第 V 因子である．補因子は大きな分子であるため，自己抗体が生じやすい．逆にビタミン K 依存性凝固因子に自己抗体が生じることはきわめてまれである．

　凝固因子の反応（カスケード）は最終的にはトロンビンが，フィブリノゲンをフィブリンにする反応である．フィブリノゲンは二量体で，それぞれが 3 つのポリペプチド鎖から成る（㉚）．中心に存在するフィブリノペプチド A, B と呼ばれる構造がトロンビンにより切断される場所であり，ここが高度の陰性荷電をもつことで，フィブリノゲンが凝集することを防いでいる（㉚）．トロンビンにより切断されると，自然と規則正しくフィブリンが長鎖を形成する．このフィブリンは脆弱であり，最終的に第 XIII 因子により架橋結合されて強固なフィブリンが形成される（㉚）．

　フィブリン血栓が生じるまでの経路は，大きく，共通系，内因系，外因系に分類される（㉛）．実際の凝固反応の進行は，活性化第 VII 因子と組織因子による外因系から始まる．しかし，活性化第 VII 因子による共通系の活性化は内因系よりもかなり効率が悪い．外

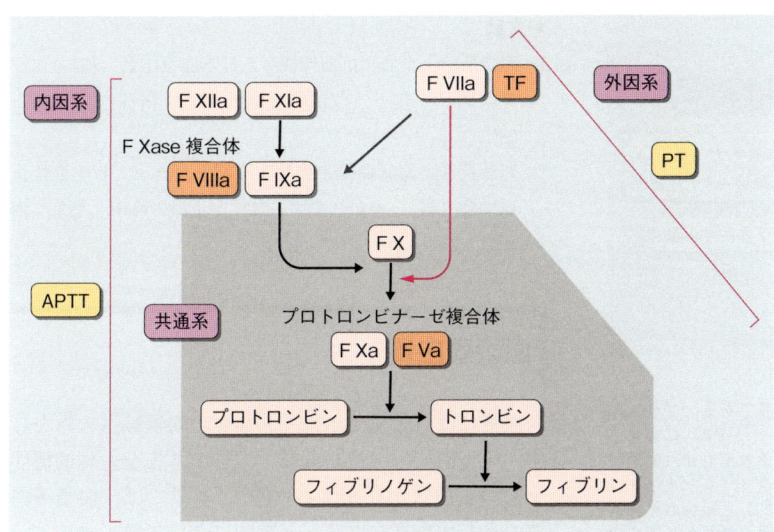

㉛ 凝固因子カスケードの概要

凝固因子カスケードは外因系から開始される．活性化血液凝固第 VII 因子（F VIIa）による血液凝固第 X 因子（F X）の活性化の効率はきわめて悪い．外因系から生じた微量のトロンビンが第 V 因子（F V）や第 VIII 因子（F VIII）をはじめとしたさまざまな凝固因子を活性化し，活性化血小板膜上を足場として，内因系のカスケードを利用して爆発的にトロンビンを産生させる．
TF：組織因子，APTT：活性化部分トロンボプラスチン時間，PT：プロトロンビン時間．

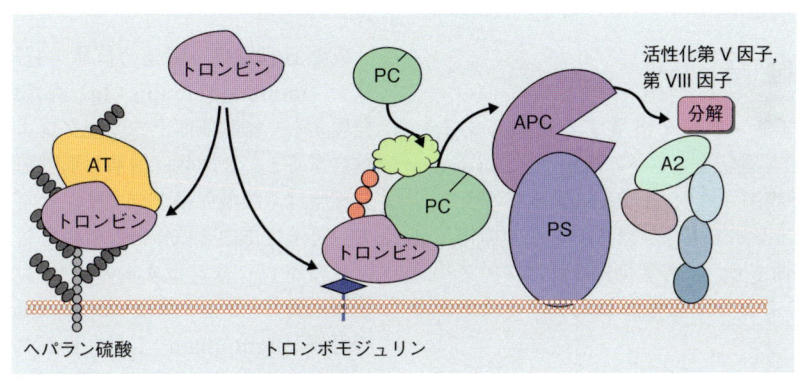

㉜ 血管内皮細胞上の抗凝固活性機構

アンチトロンビン（AT）は血管内皮細胞上のヘパラン硫酸などに結合してトロンビン活性や活性化血液凝固第 X 因子活性を阻害する．トロンビンはトロンボモジュリンとも結合して，プロテイン C（PC）を活性化し（APC），プロテイン S（PS）とともに補因子である活性化凝固第 V 因子，活性化第 VIII 因子の A2 ドメインを切断し，不活性化する．

因系凝固反応の進行に伴い，わずかなトロンビンが生じ，これが内因系凝固因子や第 V 因子を活性化させ，第 V 因子や第 VIII 因子が活性化した血小板膜上に結合し，ここで効率よく凝固反応が増幅され，凝固反応を進行させる（㉛）．検査では内因系凝固因子の反応を評価するのが活性化部分トロンボプラスチン時間（APTT）であり，外因系凝固因子はプロトロンビン時間（PT）により評価する（㉛）．両者の組み合わせにより異常となる凝固因子を推定し，特定の凝固因子活性を測定する．第 XIII 因子の異常では出血傾向を呈しても，PT や APTT が正常であることに留意する．

凝固制御機構

生体内には凝固カスケードが過度に進行しないように制御機構が存在する．主なものは，①アンチトロンビン，②トロンボモジュリン-プロテイン C/プロテイン S 系である（㉜）．これらの凝固制御機構の異常によって血栓傾向が生じる．アンチトロンビンは，トロンビンや活性化第 X 因子などの活性化凝固因子に結合して凝固因子活性を阻害する．ヘパリン類はアンチトロンビンとトロンビンや活性化第 X 因子の結合を促進する抗凝固薬である．トロンボモジュリン-プロテイン C/プロテイン S 系は，血栓形成部位で生じたトロンビンが内皮細胞上のトロンボモジュリンと結合し，この複合体がトロンビン活性を中和し，かつプロテイン C を活性化する．活性化プロテイン C は，補酵素であるプロテイン S とともに活性化凝固第 VIII 因子，第 V 因子を切断し，凝固カスケードにブレーキをかける．播種性血管内凝固症候群（DIC）に用いられるトロンボモジュリン製剤は，トロンビンの中和とともに，トロンボモジュリン-プロテイン C 系の活性化により抗凝固作用を発揮する薬剤である．

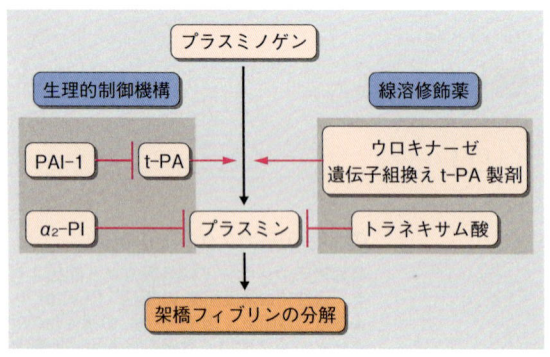

㉝ 線溶機構の概要

線溶はプラスミンによる架橋フィブリンの切断である．プラスミノゲンが組織型プラスミノゲンアクチベーター（t-PA）によりプラスミンに活性化される．t-PA，プラスミンそれぞれが，生理的抑制物質であるプラスミノゲンアクチベーターインヒビター1（PAI-1），α_2 プラスミンインヒビター（α_2-PI）と結合し不活性化される．線溶を修飾する薬剤として，血栓症治療薬としてウロキナーゼや遺伝子組換え t-PA 製剤，止血薬としてプラスミンのフィブリンへの結合を阻害するトラネキサム酸が使用されている．

線溶とその制御

　線溶とはフィブリン血栓を溶解する機構である（㉝）．生じた止血栓を適切な大きさに溶解・修復する．血管内皮細胞から放出された，t-PA によってプラスミノゲンがプラスミンとなり，プラスミンが架橋化したフィブリンを切断する．この架橋化されたフィブリンのプラスミンによる分解産物が D ダイマーである（㉚）．

　フィブリン血栓のリジン残基にプラスミノゲンが結合し局所でプラスミンが濃縮され，血栓を特異的に分解する．このリジンとプラスミノゲンの結合を阻害する薬剤が，止血剤として用いられるトラネキサム酸である．また，血栓症の治療にリコンビナントのプラスミノゲンアクチベーター（PA）が用いられる．線溶系の制御機構として，プラスミンは α_2 プラスミンインヒビター（α_2-PI），t-PA はプラスミノゲンアクチベーターインヒビター1（PAI-1）によって活性が阻害される（㉝）．また，トロンビン活性化線溶阻害因子（TAFI）も，トロンビン産生に伴う血栓を線溶阻害によって守る働きがある．敗血症では血中 PAI-1 が上昇し，これが微小血栓の不溶性につながり，予後に関連することが報告されている．

　通常では，線溶はフィブリン血栓形成に伴う二次的な反応である．しかし，急性前骨髄球性白血病（APL）に伴う DIC では，APL 細胞上にアネキシン II という蛋白質が強発現し，フィブリンが存在しなくても細胞表面上のプラスミン活性を上昇させ，フィブリノゲンをも切断するため，線溶活性が上昇した出血傾向の強い DIC を呈する．

（大森　司）

●文献
1）窓岩清治：止血・抗血栓機序．日本血液学会（編）．血液専門医テキスト，改訂第2版．東京：南江堂；2015．p.21．
2）齊藤英彦：臨床血栓止血学オーバービュー．日本血栓止血学会（編）．わかりやすい血栓と止血の臨床．東京：南江堂；2011．p.1．

血漿蛋白質

　血漿には，脂質やホルモンなどの物質輸送のみならず，免疫機能や血液凝固など，さまざまな生理的機能をもつ蛋白質が存在する（㉞）．本項では，血漿蛋白質のうち免疫グロブリンと補体について概説する．

免疫グロブリン

　成熟 B 細胞は，特定の抗原を認識する免疫グロブリン（immunoglobulin：Ig）を細胞膜受容体として発現する．細胞表面上の免疫グロブリンに特異抗原が結合すると，B 細胞は増殖し形質細胞へ分化する．形質細胞は，膜型免疫グロブリンと同一の抗原特異性をもつ可溶性蛋白を抗体として産生し分泌する．

　免疫グロブリンは4本のポリペプチド鎖から成る糖蛋白質で，2本の重鎖（heavy chain：H 鎖）と2本の軽鎖（light chain：L 鎖）がジスルフィド（S-S）結合によりつながれた Y 字構造をもつ（㉟）．H 鎖と L 鎖の可変領域（variable region）と呼ばれる部位は，アミノ酸配列に高い多様性がみられる．H 鎖と L 鎖の可変領域が一体となり，認識する抗原の特異性を決定する．この可変領域のなかでも特に高い多様性をもつ超可変領域（hypervariable region）は，相補性決定領域（complementarity-determining region：CDR）とも呼ばれ，H 鎖および L 鎖にそれぞれ3か所ずつ存在する．CDR はそれぞれ約10残基のアミノ酸から成り，おのおのが複数の部位で抗原と接触する仕組みをもつ．一方，H 鎖と L 鎖の定常領域（constant region）にはアミノ酸の多様性がほとんどみられない．免疫グロブリンは，H 鎖の定常領域の構造の違いから IgG，IgM，IgD，IgA，IgE の5つのクラスに分けられる．このうち IgG の H 鎖の定常領域は Fc（fragment crystallizable）と呼ばれ，免疫細胞や補体などに結合し免疫機能を発揮する重要な部位である．L 鎖には κ 鎖と λ 鎖の2つのアイソタイプがあるが，機能的に大きな違いはない．抗体の約60％が κ 鎖，約40％が λ 鎖をもつ．抗体の中央部分には10～60以上のアミノ酸残基から成るヒンジ領域（hinge region）があり，立体的に位置する2つの抗原決定基に抗体が同時に

結合できる柔軟性を生み出している.

　細胞膜受容体としての免疫グロブリンは，すべて単量体として機能する．一方，分泌型免疫グロブリンのうち IgM は主に五量体，IgA の多くは二量体を形成する．これらの多量体は，J lymphoid follicle chain（J鎖）と呼ばれるポリペプチドと抗体とがジスルフィド結合することにより安定化する．循環血液中での半減期は，IgG が 21〜28 日で他の免疫グロブリンが 2〜6日間である（**㊱**）．IgG の長い半減期は，代謝過程で血管内皮細胞のエンドソームに存在する新生児 Fc 受容体（neonatal Fc receptor：FcRn）に結合すること

により，リソソームによる分解から逃れ再利用されることに起因する.

■ 補体

　補体（complement）は，自然免疫を担う重要な生体防御システムである．補体は病原微生物に結合して食細胞の貪食を促すとともに（オプソニン作用），活性化過程で生じた断片がアナフィラトキシンとして食細胞を誘導し（炎症惹起作用），反応系の最終産物として膜侵襲複合体（membrane attack complex：MAC）を形成し殺菌作用を発揮する.

㉞ 主な血漿蛋白質

蛋白	分画	分子量	半減期（日）	濃度（mg/dL）
プレアルブミン	プレアルブミン	55	3〜4	22〜40
アルブミン	アルブミン	66.5	17〜23	4,100〜5,100
α_1-酸性糖蛋白	α_1	40	5.2	42〜93
α_1-アンチトリプシン		54	5〜7	94〜150
α_1-リポ蛋白（HDL）		$15\sim36\times10^4$		38〜103
Gc ビタミン D 結合蛋白	$\alpha_1\sim\alpha_2$	54		20〜55
セルロプラスミン		132	4〜7	21〜37
α_2-マクログロブリン	α_2	725		100〜250
ハプトグロビン		100〜400	2〜4	19〜170
プレβ-リポ蛋白（VLDL）		19.6×10^6		20〜300
β-リポ蛋白（LDL）	β	$2\sim3\times10^6$		65〜163
トランスフェリン		79.6	8〜12	190〜320
ヘモペキシン		57		50〜115
C3		185	3	73〜138
C4		210		11〜31
フィブリノゲン	$\beta\sim\gamma$	334	3〜5	200〜400
IgG	γ	160	21	861〜1,747
IgA		160	6	93〜393
IgM		971	5	33〜269
CRP		〜120	0.2〜0.3	〜0.14

（日本臨床検査標準協議会 基準範囲共用化委員会〈編〉：日本における主要な臨床検査項目の共用基準範囲．http://www.jccls.org/techreport/public_20190222.pdf，金井正光監：臨床検査法提要，改訂第34 版．東京：金原出版；2015．p.448 を参考に作成．）

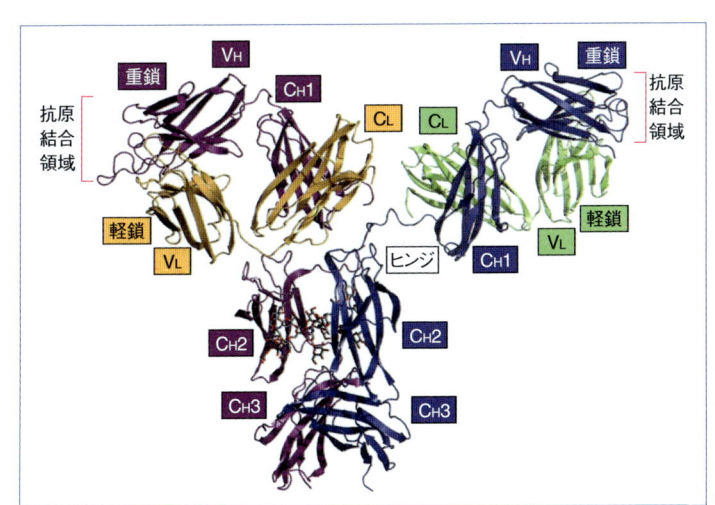

㉟ 免疫グロブリンの構造

免疫グロブリンのうち IgG1 の基本構造を示す．各領域は約 110 残基のアミノ酸から成る．CH2 には Fc受容体および補体結合部位がある．
V：可変領域，C：定常領域，H：重鎖，L：軽鎖．
(Lefranc MP：Immunoglobulin and T Cell Receptor Genes：IMGT® and the Birth and Rise of Immunoinformatics. *Front Immunol* 2014；5：22.)

クラス	サブタイプ (H鎖)	分子量	濃度 (mg/mL)	半減期 (日)	構造
IgG	IgG1(γ1) IgG2(γ2) IgG3(γ3) IgG4(γ4)	145〜170	13.5	21〜28	単量体
IgM	なし(μ)	970	1.5	5	五量体
IgA	IgA1(α1) IgA2(α2)	160	6	6	二量体
IgE	なし(ε)	200	0.05	2	単量体
IgD	なし(δ)	195	微量	3	単量体

❸❻ 免疫グロブリンの性状

IgG, IgA, IgD の重鎖には C_H1, C_H2 および C_H3 の3つの定常領域があるが，IgM と IgE はさらに C_H4 をもつ.

補体の活性化機構

補体は，抗原に結合した抗体のみならず微生物表面でも活性化される．補体を構成する因子の多くは酵素前駆体として存在し（❸❼），病原体が侵入すると一連の酵素反応がカスケード式に進行する．補体は主に3つの経路により活性化される．感染に際してまず第二経路（alternative pathway）が働き，次いでレクチン経路（lectin pathway）が誘導され，最後に古典経路（classical pathway）が活性化される．いずれの経路においても C3 の活性化とその反応物である C3b の微生物の表面への結合（初期段階）とともに，MAC の形成による病原体の破壊機構（後期段階）が誘導される（❸❽）.

第二経路

第二経路は，抗体の関与を必要とせず C3 の分解とその産物である C3b の病原体表面への結合により始動する．肝臓で産生された C3 は，チオエステル基を内包する潜在型として血中に分泌されるが，C3 tick over と呼ばれる自己切断作用により C3b を生じ，分子表面上にチオエステル基を露呈させる．大部分のチオエステル基は加水分解を受けて不活化されるが，一部が微生物表面への共有結合に利用される．微生物表面に結合した C3b はさらに B 因子と結合した後，D 因子により B 因子が切断され C3 転換酵素である C3bBb を生じる．C3bBb は C3 を次々と切断することにより第二経路の反応系を増幅させ，生じた C3bBb3b が C5 転換酵素として後期段階の反応へつなげる．

レクチン経路

レクチン経路は，血液中のマンノース結合蛋白（mannose-binding protein：MBP）やフィコリンなどのレクチンが微生物表面の多糖類と結合することが反応の開始点となる．この結合に続いて，レクチンと複合体を形成している MBP 関連セリンプロテアーゼ（MBP-associated serine protease：MASP）が活性化され，C4 と C2 を切断する．その結果，C3 転換酵素である C4b2a 複合体が形成される．生じた C4b2a 複合体による C3 の切断反応の増幅過程を経て，C5 転換酵素である C4b2a3b 複合体が形成される．

古典経路（第一経路）

古典経路は，C1 が微生物などの抗原に結合した IgG の C_H2 領域や IgM の C_H3 領域（いわゆる Fc 領域）に結合し活性化されることにより始動する．活性化 C1 が C4 を切断すると，内包されたチオエステル基が露呈され C4b が抗体や抗原表面と共有結合する.

❸ 補体とその制御機構にかかわる主な血漿蛋白質

反応経路と制御機構		蛋白質	構造	分子量	濃度（μg/mL）
前期段階	第二経路	C3	αサブユニット	110	730〜1,380
			βサブユニット	75	
		B因子	単量体	93	200〜400
		D因子	単量体	25	1〜3
	レクチン経路	MBP	三量体	32	1〜8
		フィコリン	Mフィコリン：三量体	34	－
			Lフィコリン：三量体	34	1〜7
			Hフィコリン：三量体	34	6〜83
		MASP	MASP1：二量体	90	2〜13
			MASP2：二量体	110	〜13
			MASP3：二量体	76	0.02〜1.0
	古典経路	C1	C1q：六量体	460	50〜150
			C1r：二量体	85	50
			C1s：二量体	85	50
		C4	三量体	210	110〜310
		C2	三量体	102	20
後期段階		C5	二量体	190	80〜85
		C6	単量体	110	45〜60
		C7	単量体	100	55〜90
		C8	三量体	155	55〜60
		C9	単量体	79	60
制御機構		C1 INH	単量体	104	200
		I因子	二量体	88	35
		H因子		150	480
		C4BP		570	300

I因子は C3b と C4b の切断，不活化する．C4BP は I 因子による C4b の不活化反応の補助因子（補酵素）である．
MBP：マンノース結合蛋白，MASP：MBP 関連セリンプロテアーゼ，C1 INH：C1 インヒビター，C4BP：C4 結合蛋白.

さらに C1 より C2 が切断され C4b2a 複合体が形成される．レクチン経路と同様に，生じた C3 転換酵素である C4b2a 複合体が C3 を効率よく大量に切断することにより C4b2a3b 複合体が形成され，後期段階の活性化反応へ導かれる.

後期段階

初期段階である第二経路で形成された C3bBb3b 複合体やレクチン経路および古典経路により生じた C4b2a3b 複合体は，いずれも C5 転換酵素として後期段階の活性化を担う．C5 転換酵素が C5 を切断すると，生じた C5b に C6，C7 および C8 が次々と結合し C5b-8 複合体を生じる．C5b-8 複合体は，その一部を細菌外膜などの脂質二重層に挿入するとともに，C9 の重合反応を誘導し MAC と呼ばれる C5b-9 複合体から成る膜貫通孔を形成する．C5b-9 複合体は，細胞膜チャネルとして標的細菌の外膜に水分子の流入をもたらし，効率的な細胞破壊を引き起こす.

補体の制御機構と疾患

補体は，初期段階である C3 転換酵素および C5 転換酵素の形成阻害と，後期段階における MAC の形成阻害により制御されている．古典経路において C1 の活性は主に C1 インヒビターにより調節される．C1 インヒビターはカリクレインや血液凝固第 XII 因子の中和因子でもあり，その先天性欠乏である遺伝性血管性浮腫では制御を逃れた C1 により切断された C2 の断片やブラジキニンにより血管透過性が亢進し，皮膚や粘膜に重篤な浮腫をきたす．また，membrane cofactor protein（MCP または CD46）や decay-accelerating factor（DAF または CD55），H 因子は，いずれも第二経路の Bb や古典経路の C2a が C3 転換酵素を形成する反応を競合阻害する．H 因子に対する自己抗体や先天性欠乏症は，第二経路の過剰な活性化をきたし血管内皮障害をもたらす．トロンボモジュリン（thrombomodulin）は凝固反応により生じるトロンビンと複合体を形成，thrombin-activatable fibrinolysis inhibitor（TAFI）の活性化を促進し，その carboxypeptidase R 作用により C3a や C5a を不活化する．H 因子やトロンボモジュリンの欠乏は，非定型溶血性尿毒症症候群（atypical hemolytic uremic syndrome：aHUS）の原因の一つと考えられている．また，CD59 は，後期段階における制御因子として C5b-8 から

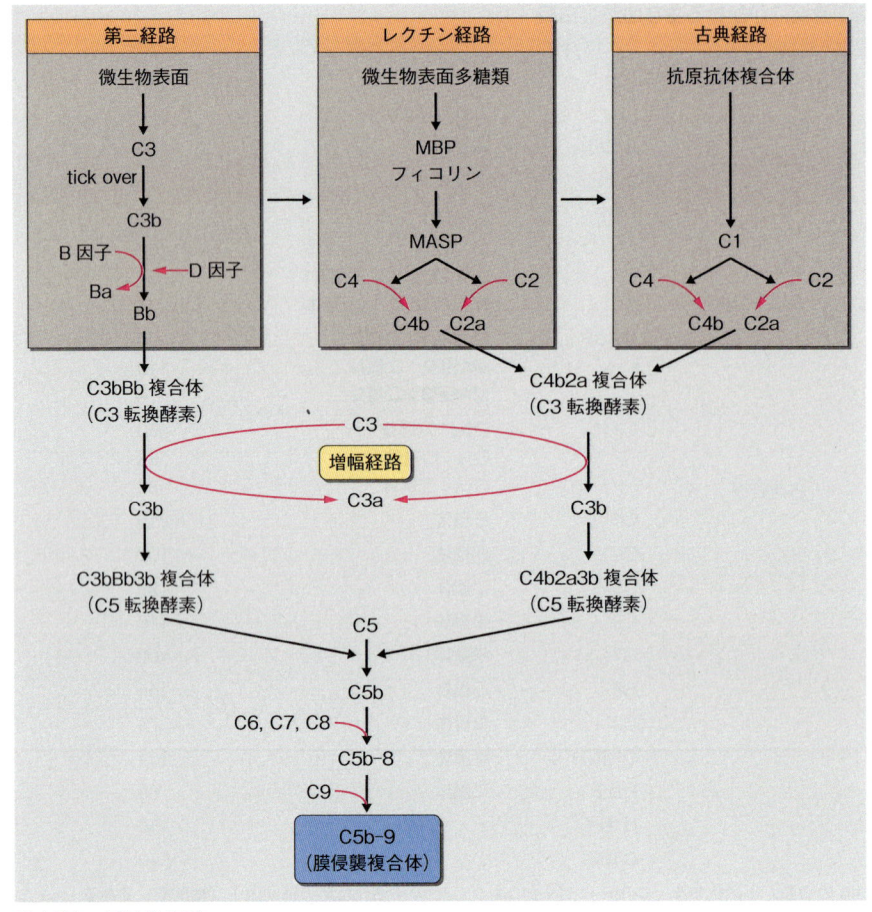

❸❽ 補体の活性化経路

補体は第二経路に続き，レクチン経路および古典経路の順に活性化される．C5転換酵素の形成までが前期経路であり，C5転換酵素の形成から細胞膜侵襲複合体までを後期経路と呼ぶ．
MASP：MBP関連セリンプロテアーゼ．

MACの形成過程でCD59自体がとり込まれることにより，膜貫通孔の形成を阻害し補体活性化の最終段階を制御する．CD59は，DAFとともにGPIアンカー（glycosylphosphatidyl-inositol anchor）型膜蛋白として赤血球や血管内皮細胞に発現する．造血幹細胞が後天性にGPIアンカー蛋白の発現を欠く発作性夜間ヘモグロビン尿症（paroxysmal nocturnal hemoglobinuria：PNH）では，DAFやCD59による補体活性化が制御できず溶血と静脈血栓症をきたす．

（窓岩清治）

●文献
1）Parham P（著），笹月健彦（監訳）：エッセンシャル免疫学，第3版（The Immune System, 4th ed）．東京：メディカル・サイエンス・インターナショナル；2016．p.29, 81．
2）Abbas AK（著），中尾篤人（監訳）：分子細胞免疫学（Cellular and Molecular Immunology, 9th ed）．東京：エルゼビア・ジャパン；2018．p.80．
3）Murphy K, et al：Janeway's Immunobiology, 9th ed. New York and London：Garland Science；2016. p.139.
4）Lefranc MP：Immunoglobulin and T Cell Receptor Genes：IMGT® and the Birth and Rise of Immunoinformatics. *Front Immunol* 2014；5：22.

鉄と造血ビタミンの代謝

鉄代謝

鉄イオンの二面性

　生物は有史以来，地球の主要構成成分の一つである鉄（Fe）をとり入れ，生命現象を営むうえで欠くことのできない元素として利用してきた．それは，本元素が遷移元素であり二価（Fe^{2+}）と三価（Fe^{3+}）の原子価状態を容易にとるため，酸化還元反応における電

子授受媒体としてきわめて好都合であるからにほかならない．また，高等動物ではヘモグロビン（hemoglobin：Hb），ミオグロビン（myoglobin：Mb）などにあって O_2 を直接配位するのに適切な構造をもっていることも重要な要因となっている．

一方，地上に O_2 が発生して以来，生物はその有害な副産物であるオキシラジカル（活性酸素）に悩まされてきたが，鉄はその生成を助長するという危険な一面ももちあわせている．この鉄の危険性は，生体内（細胞内）で鉄が利用されるべき量を超えて"むき出し"の形で存在するときに高くなる．したがって，生体はすべての鉄を蛋白に結合させることで"むき出し"の

状態を回避し，同時に必要にして最小限の量をとり入れるべく，厳密にその出納を調節している．このように鉄は必要性と毒性という二面性をもっている（**❸❾**）．

具体的には，鉄の身体へのとり込みは十二指腸で，また細胞へのとり込みは膜にあるトランスフェリン（transferrin：Tf）レセプターで調節している．また，万が一細胞内に余剰の鉄をとり込んでしまったならば，それを解毒・貯蔵する蛋白（フェリチン〈ferritin：Ft〉）が対応する仕組みになっている．つまり，生体は鉄の特性を巧妙に利用するとともにその毒性をうまく中和して，生命現象を維持してきたといえる．

人体内での鉄イオンの存在様式

人体での鉄イオンの存在様式とその機能を，一括して**❹**に示す．これによると，人体中の総鉄量は $3\sim4\,g$ で，その大部分が Hb 中にあることがわかる．

組織鉄と貯蔵鉄

鉄イオンは，細胞内ではその毒性が中和された形，つまり蛋白に結合した形で存在しているが，それらの蛋白は機能上，大きく次のように分けられる．
①生命維持に積極的な役割を担っているもの（組織鉄）
②鉄を解毒・貯蔵し，必要に応じて生命維持機能へそれを供給する役割をもつもの（貯蔵鉄）

①には細胞の呼吸反応に直接深くかかわっている一連のヘム酵素群（シトクロムオキシダーゼなど），TCA 回路などのエネルギー代謝に必須である鉄イオウ蛋白（アコニターゼなど），DNA 合成に不可欠なヘム酵素（リボヌクレアーゼレダクターゼ），異物を代謝するヘム酵素（シトクロム-P450 など）などが含ま

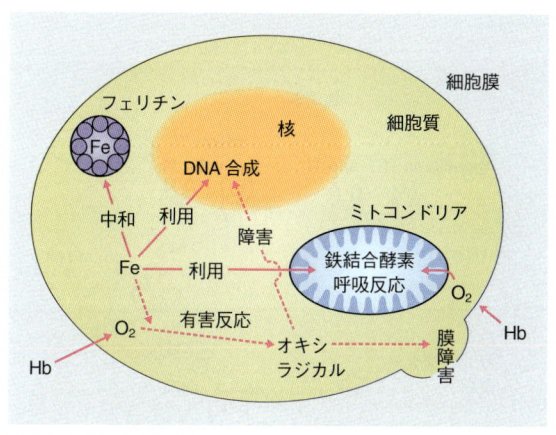

❸❾ 鉄イオンの二面性
鉄イオンは生体（細胞）内で DNA 合成や呼吸反応に利用されるが，その反面，遊離鉄が過剰になると活性酸素の産生を促進し細胞毒性を発揮する．フェリチンは鉄イオンをその分子内に格納することで，鉄の毒性を中和しているともいえる．

❹ 人体での鉄イオンの存在様式とその機能

鉄結合物	所在部位		機能	総量（g）	鉄量（g）	全鉄に対する%
シトクロム c a_3, a, c_1, b	細胞内	ミトコンドリア	呼吸（生物学的酸化，還元）	0.8	0.004	0.5
フラビン酵素				微量	微量	
アコニターゼ			エネルギー代謝（TCA 回路）	微量		
シトクロム-P450			薬物・異物代謝	微量		
ミオグロビン	組織内	細胞質	O_2 の受容	40	0.13	3〜5
カタラーゼ			活性酸素の解毒	5	0.004	0.1
RNA レダクターゼ			DNA 合成	微量	微量	
フェリチン，ヘモジデリン			鉄貯蔵，解毒，中和	3	0.7〜1.5	30
ヘモグロビン	血液中	赤血球	O_2 の運搬	650〜750	2.1〜2.5	65
トランスフェリン		血漿中	鉄イオンの運搬	10	0.004	0.1
全鉄量					3〜4 g	100 %

れる．それらの多くはミトコンドリア内に存在している．

　一方，②の代表は Ft とその会合変性体であるヘモジデリン（hemosiderin）で，いずれも細胞質中に存在する．

　このような鉄結合蛋白は，微量でありながらきわめてエッセンシャルな機能を営むものである．このために，地上に生物が発生して直ちに備わった"古い"蛋白ということが想定される．事実，Ft やヘム酵素のかなりの部分は細菌や植物にもその存在が確認されている．一方，発生学的にみて，相対的に新しい蛋白である Hb や Tf は，多細胞体として発達した高等生物で，その組織間に O_2 や鉄を運搬するために必要となったものである．

鉄イオンの変動

　ヒトでは，血中の鉄分画（Hb）がきわめて大きいために，わずかな出血でも総組織鉄に匹敵する鉄量が容易に失われることになる．しかし，そういった場合には，組織鉄は細胞の生命に直結した分画であるため，通常は Ft に結合している貯蔵鉄が動員され，喪失した鉄を補おうとする．また，何らかの理由で鉄が人体に過剰にとり込まれると，やはりこの貯蔵鉄分画が膨大し，それに対応する．したがって，貯蔵鉄は生体内で最も変動しやすい分画となっている．次いで変動しやすいのは血清鉄である．

細胞への鉄のとり込みとその調節

鉄の細胞へのとり込み

　鉄の細胞へのとり込みは，Tf とそのレセプターによって調節されている．Tf は 1 分子あたり鉄原子を 2 個結合する能力をもっている．血中では，鉄がまったく結合していない apo Tf と，鉄が N 末端または C 末端のどちらかに 1 個結合している 2 種の monoferric Tf，鉄を 2 個結合している diferric Tf の 4 種類の Tf が存在する．

　このうち，Tf レセプターに結合する能力を有しているのは diferric Tf で，apo Tf はまったくレセプターに結合せず，monoferric Tf も結合能がきわめて弱い．

　ちなみに総鉄結合能（total iron-binding capacity：TIBC）とは，これら 4 種類の鉄結合能のすべてを合計したものを指し，血清鉄（serum iron：SI）とは diferric Tf の鉄と monoferric Tf の結合している鉄を合わせたものをいう．不飽和鉄結合能（unsaturated iron-binding capacity：UIBC）とは，apo Tf と monoferric Tf のうち鉄を結合していない部分の総和に匹敵する（㊶）．

　一方，細胞膜上には 2 種類の Tf レセプター（TfR1 および TfR2）が存在し，diferric Tf が結合する．鉄欠

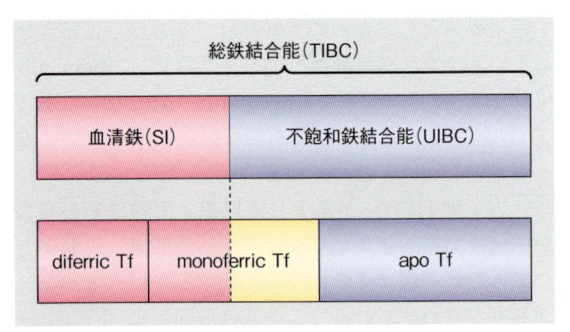

㊶ 総鉄結合能，血清鉄およびトランスフェリン（Tf）の関係

総鉄結合能（TIBC）とは diferric Tf, monoferric Tf および apo Tf の鉄結合能のすべての合計を指し，　　　で示したように血清鉄とは diferric Tf と monoferric Tf の結合している鉄を合わせたものをいう．

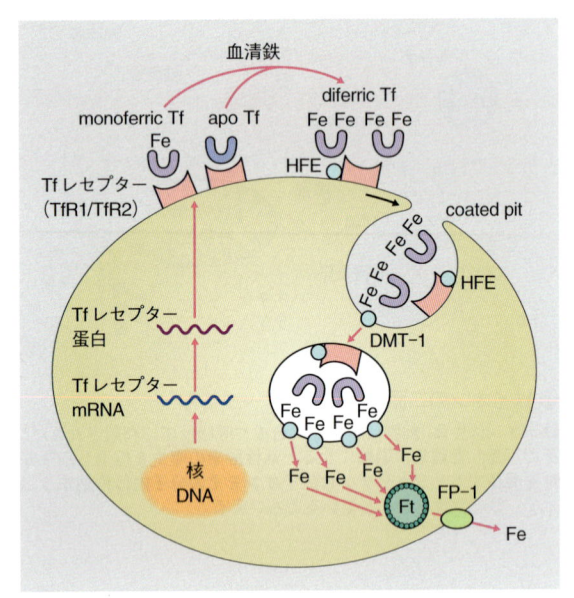

㊷ 細胞への鉄のとり込みとトランスフェリン（Tf）レセプターのリサイクリング

diferric Tf（一部 monoferric Tf）は細胞表面の Tf レセプター（TfR1 または TfR2）と結合した後に内包化され，細胞内のアシドソームへ運搬され，鉄イオンを離した後に Tf と Tf レセプターは再び細胞表面に戻り利用される．鉄イオンは DMT-1 分子を通過して細胞質内に移行し，フェリチン（Ft）分子内に格納される．また，あまりの鉄は FP-1（フェロポルチン-1）分子を介して排泄される．

乏状態では細胞膜上の TfR1 発現が亢進する．レセプターに結合した diferric Tf は直ちに細胞内へとり込まれ，アシドソーム（acidsome）で結合していた鉄が遊離し，鉄イオンは divalent metal transporter-1（DMT-1）を介して細胞質内へと移行する．鉄を遊離した Tf と Tf レセプターは再び細胞の表面に戻り再利用される（リサイクル）．また，Tf と Tf レセプターとの結合は膜蛋白 HFE によって負の調節を受けている（㊷）．この *HFE* は，もともとヘモクロマトーシ

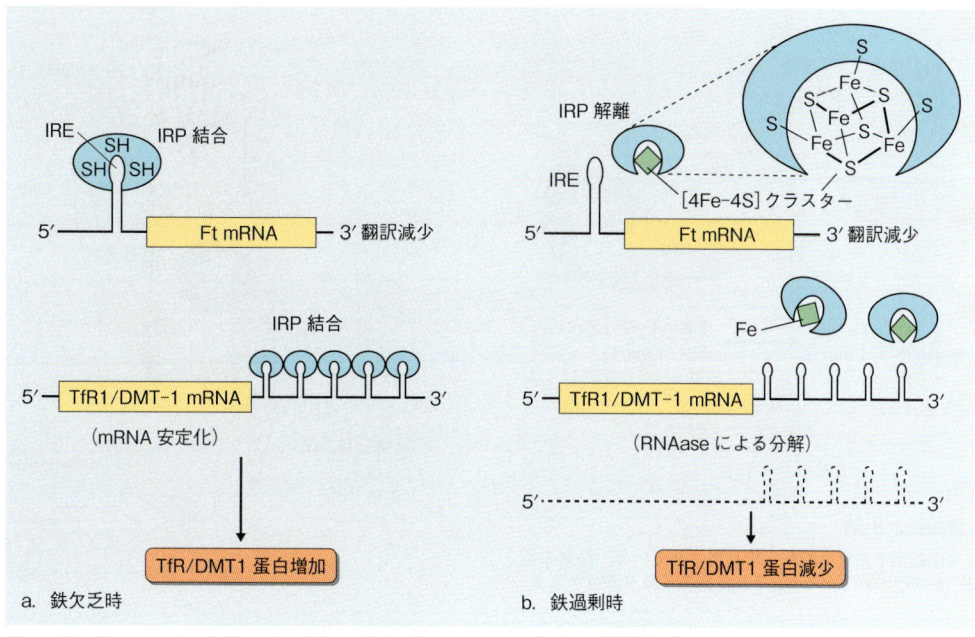

❹ トランスフェリン（Tf）レセプターおよびフェリチン（Ft）の翻訳調節
細胞内の鉄欠乏時には，IRP が Ft mRNA，Tf レセプター mRNA および DMT-1 mRNA の IRE に結合し前者の翻訳を抑制させるが，後二者の翻訳は促進される．一方，鉄過剰時には IRP は IRE より解離することでまったく逆の作用が現れる．
IRE：鉄反応エレメント，IRP：鉄調節蛋白．

ス（HFE-1 タイプ）の原因遺伝子として同定されたものであり，その変異は Tf 鉄の細胞内へとり込みを増加させる原因となる．また，詳しい機序はわかっていないが，*TfR2* の変異もヘモクロマトーシス（HFE-3 タイプ）をきたすことが報告されている．

このように，Tf は細胞の内外で何回か鉄のキャリアとして利用されるが，使い古されたものは 1 日に約 1/8～1/10 が肝で処理される．したがって，生体はその処理された分の Tf を常に補う必要があり，その合成も肝で行われる．

鉄の細胞内での調節

Tf の合成の調節は，肝の中の鉄量による．つまり，体内（肝）に鉄量が減少する（鉄欠乏状態）と，より多くの鉄を骨髄へ運搬するために Tf は増加し，逆に鉄が増加すると，骨髄へ輸送する必要がなくなるので Tf 量（TIBC）は低下する．こういった調節は *Tf* 遺伝子から mRNA への転写のレベルで行われる．

細胞へとり込まれる鉄の量は，Tf の量ばかりでなく，Tf レセプターの量によっても調節されている．Tf レセプターは Tf と複合体をつくり，細胞内で 1 日に 600 回転する（1 回に要する時間は 8～10 分）とされているが，その間に約 1/3～1/6 が死滅し，新しく合成されたレセプターによって置き換えられる．

鉄が細胞の中に過剰になると，このレセプターの合成は低下し，それ以上鉄をとり込まないようにする．

一方，鉄が欠乏するとレセプターの合成が高まり，より多くの鉄をとり込もうとする．なお，その調節機構は主に翻訳のレベルで行われている（❹）．

鉄貯蔵蛋白（Ft）の合成調節

細胞は Tf レセプターの数を調節することにより，鉄のとり込みを厳密に調節しているが，それでも何らかの機序で余分に鉄分が細胞に入ってしまった場合，それを解毒するために細胞内に備わっている蛋白，すなわち Ft が機能する．この Ft は，同時に鉄欠乏状態に陥った場合に造血の場へ鉄を供給するための貯蔵庫にもなっている．

Ft 蛋白の合成も Tf レセプターのそれと同様に鉄反応エレメント（iron responsive element：IRE）および鉄調節蛋白（iron regulatory protein：IRP）によって調節されている（❹）．その結果，鉄過剰時には Ft 蛋白が増加し，分子の中に多くの余剰鉄を収容することができる．また，鉄欠乏時には，不必要になった Ft 蛋白の合成は停止する仕組みになっている．Ft は微量ながら血中にも流出するため，その量を測定することにより間接的に貯蔵鉄量を知ることができる．

ヘム鉄の処理と細胞からの鉄の放出

前述したように，細胞内にはフェリチン鉄やミトコンドリア内でヘムに結合した鉄が存在する．また一部，

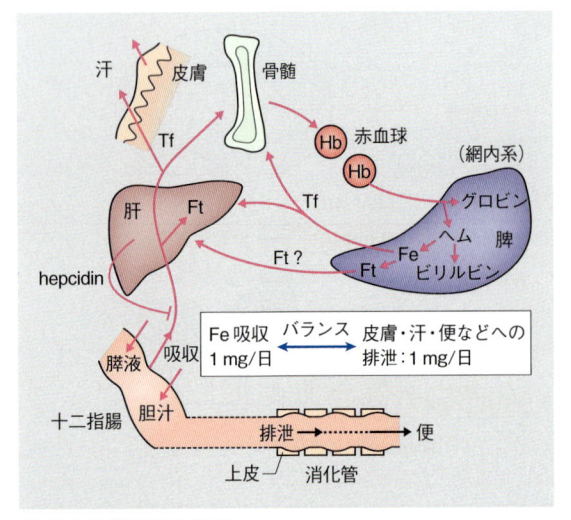

⓹ 体内の鉄輸送と出納

鉄の代謝は半閉鎖系であり，回転・再利用されている．微量の鉄分（1 mg/日）が吸収されているが，それに見合う量が排泄される．

遊離（フリー）鉄プールがあるとも考えられている．このうちヘムに結合した鉄は，その代謝・分解に伴ってフリー鉄として細胞膜上の輸送蛋白フェロポルチン-1（ferroportin-1）を介して細胞外に放出される．

人体における鉄の出納と鉄代謝

消化管における鉄の吸収

　体内への鉄のとり込みもまた厳密に行われている．ヒトでは鉄の吸収は十二指腸の上部で行われるが，健常者でその量は1日約1 mgとされている．一方，皮膚，汗，胆汁，膵液，消化管上皮などから排泄される鉄の量も1 mgでバランスがとれている（⓹）．しかし，女性では月経時の出血により鉄バランスが負となり，その分，余計に鉄を摂取しないかぎり貧血になりやすい．

　体内の総鉄量が約4 gであることを考慮すると1 mgはきわめて微量であることから，鉄の代謝は半閉鎖系であるということができる．ただし，過剰の鉄剤を投与すると吸収量は必ずしも1 mg/日とは限らず，投与量に比例してある程度の上昇を示す（吸収率は低下する）．腸管からの鉄吸収は二価鉄の形で行われるため，ビタミンCなどの還元剤を服用すると促進され，胃酸分泌が低下する状態（胃切除後や制酸薬服用時）では逆に低下する．

　一方で，鉄欠乏状態になると鉄吸収は何倍にも高まるといったように，吸収調節機構が明らかに存在する．その吸収に関与する分子群として，上皮側には鉄還元酵素である duodenal cytochrome b（Dcytb）および膜チャネルのDMT-1が，基底膜側には膜チャネルのフェロポルチン-1および鉄酸化酵素である hephaestin が関与することが示されている（⓺）．特にDMT-

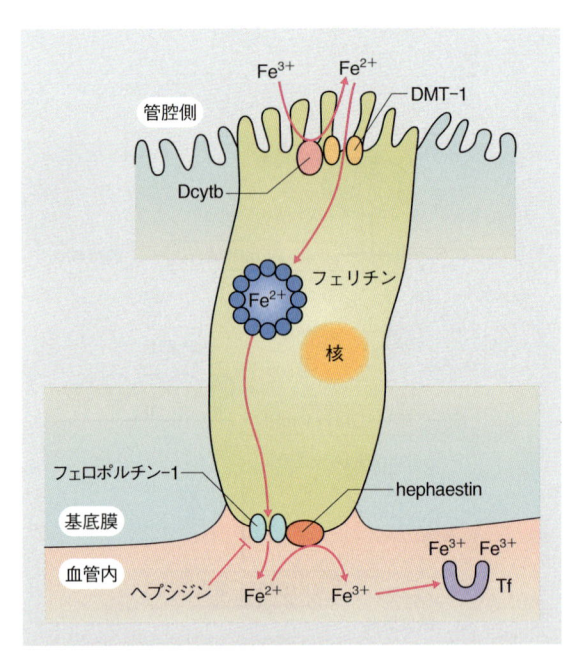

⓺ 十二指腸からの鉄吸収機構

食事中の鉄（多くはヘム鉄）は，Dcytbの還元作用でFe^{2+}の形となり，DMT-1分子内を通過し，基底膜側にあるフェロポルチン-1分子を通って血管内へ吸収される．血管内に出たFe^{2+}はhephaestinの作用によってFe^{3+}へと酸化され，Tfに結合して（血清鉄）血中に運搬される．肝由来のヘプシジンはフェロポルチン-1分子と結合し鉄吸収に抑制的に働く．

1の発現はIRPにより調節されていることが知られ，貧血になると十二指腸でこの蛋白の発現が高まり，鉄を多くとり込むように働き，鉄過剰では逆の現象がみられる．

　消化管から吸収された鉄はTfに結合し，肝を経て骨髄へ運ばれる．骨髄で造血に利用された鉄はHb鉄として末梢に出現するが，その大多数は120日の寿命をもって脾臓などの網内系で分解される．網内系ヘムから遊離した鉄は再びTfに結合して骨髄へ運ばれる．一部の鉄は網内系から肝細胞へ運搬されるが，そのキャリアについては不明な点も多く，血清FtであるとするＪ見解もある．

鉄の体内へのとり込みの調節

　肝で鉄が増加するとヘプシジン（hepcidin）というホルモン様ペプチドが合成・分泌されフェロポルチン-1に結合して鉄吸収を低下させるという負の調節機構が存在する．鉄過剰状態では，bone morphogenetic protein（BMP）6発現が増加し，SMAD1/5/8のリン酸化，SMAD4との結合を介しヘプシジンの転写活性を上昇させる．慢性炎症においては，炎症性サイトカインであるインターロイキン（IL）-6，TNF-αおよびIL-1βによりJAK2/STAT3系を介してヘプシジン転写が増強される．赤芽球から産生される growth differentiation factor 15（GDF15）やエリスロフェロン

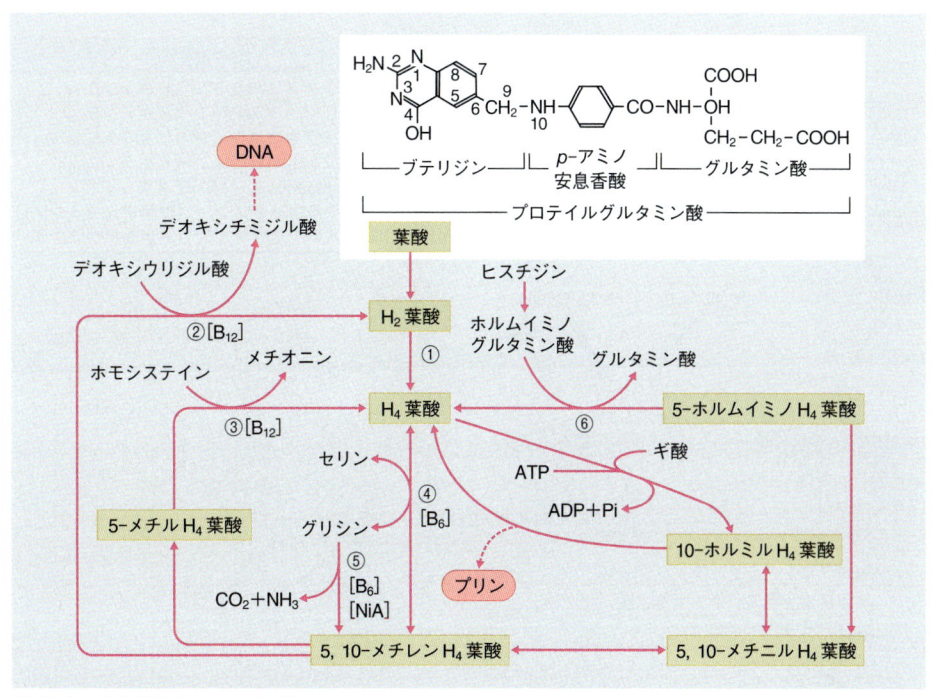

㊻ 葉酸の化学構造と主な代謝経路

葉酸の代謝はほかのビタミンに依存している部分が少なくないが，なかでもビタミン B_{12} が欠乏すると葉酸代謝の中心的位置を占めるテトラヒドロ葉酸の供給が停止するので影響は重大である．このとき葉酸は 5-メチルテトラヒドロ葉酸として"トラップ"してしまう．
①ジヒドロ葉酸還元酵素，アメトプテリン（メトトレキサート）の阻害部位，②チミジン酸合成酵素，5-フルオロウラシルの阻害部位，③ N^5-メチルテトラヒドロ葉酸-ホモシステインメチルトランスフェラーゼ（メチオニンシンターゼ），メチルコバラミン（メチル-ビタミン B_{12}）の作用部位，④セリンヒドロキシメチルトランスフェラーゼ，⑤グリシン開裂酵素，⑥グルタミン酸ホルムイミノトランスフェラーゼ．
H_2 葉酸：ジヒドロ葉酸，H_4 葉酸：テトラヒドロ葉酸，NiA：ニコチン酸．［ ］内は補酵素として働くビタミン．

（etythroferrone）はヘプシジンの転写を抑制することが知られており，サラセミアでは GDF15 の過剰産生が鉄過剰状態を惹起することが示されている．

造血ビタミンの代謝

葉酸

葉酸（folic acid）は㊻に示すような化学構造を有する．ジヒドロ葉酸は 7 位と 8 位に，テトラヒドロ葉酸は 5，6，7，8 位に水素原子が付加している．

葉酸の吸収

食物に含まれる葉酸（レバー，ホウレンソウ，ブロッコリーに多い）はポリグルタミン酸塩で，小腸上部の刷子縁に存在するコンジュガーゼ（conjugase，別名 γ-グルタミルヒドロラーゼ，活性化に Zn^{2+} が必要）により加水分解されてモノグルタミン酸塩になったのち，pH 5 〜 6 で機能する担体介在性の能動輸送系（葉酸結合蛋白および葉酸レセプター）により吸収される．

ヒトは体内で葉酸を合成できないので，食物から摂取する必要がある．食物中の葉酸の利用率は約 25 ％であるから，成人の 1 日あたりの摂取基準は男性で

$200\,\mu g$，女性で $180\,\mu g$ である．健康な成人は体内に $12 \sim 20$ mg の葉酸を保持しており，この半分が肝に存在する（葉酸 $3\,\mu g$/肝 1 g）．

葉酸の代謝（㊼）

葉酸は C_1 基（一炭素基）転移反応の補酵素および葉酸結合 C_1 置換基の酸化還元反応の基質として働いており，これによりプリン，ピリミジンが合成され，ひいては造血や細胞の複製に不可欠な核蛋白の合成が行われる．また，アミノ酸代謝にも作用する．

葉酸補酵素の相互変換反応にはビタミン B_6 やビタミン B_{12} を補酵素とするものがある（㊻の② ③ ④ ⑤）．「ビタミン B_{12} 欠乏時に反応③が障害されて葉酸補酵素系が 5-メチルテトラヒドロ葉酸でトラップされてしまい，主要な活性型であるテトラヒドロ葉酸に進めない」というのが 5-メチルテトラヒドロ葉酸トラップ仮説である．これが正しければビタミン B_{12} 欠乏時の貧血は葉酸の代謝障害そのものによることになるが，なお異論を唱える研究者もある．

アミノプテリンやアメトプテリン（メトトレキサート）は，ジヒドロ葉酸を活性型葉酸であるテトラヒドロ葉酸に還元する（①）酵素を強く阻害し，5-フルオ

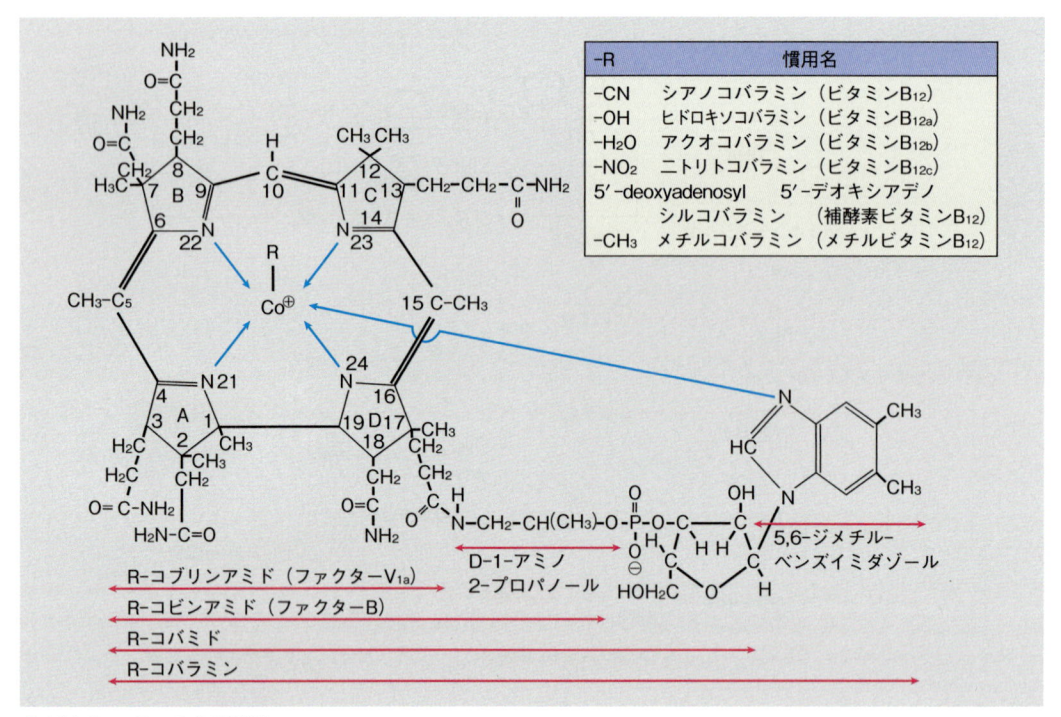

㊼ ビタミン B12 の化学構造

A～Dの4個の5員環はこの紙面と同じ面上に広がり，R基は紙面の上方に，5,6-ベンズイミダゾール基は下方に突き出ている．R基の種類は図中右上方の枠に囲んで示してあり，これらのなかで5-デオキシアデノシル基またはメチル基をもつものが補酵素型のビタミン B12 である．

(Herbert V: Vitamin B12. In：Ziegler EE, et al, editors. Present Knowledge in Nutrition. Washington DC：ILSI Press；1996. p.191.)

ロウラシルはデオキシチミジル酸合成反応（②）を阻害するので，結果的に悪性腫瘍細胞の増殖を抑制する．⑥の反応はテトラヒドロ葉酸に依存しているため，ヒスチジン投与後に尿中ホルムイミノグルタミン酸が増加することは葉酸欠乏の指標の一つとされる．

ビタミン B12

ビタミン B12 の化学構造は，㊼に示すように4個の5員環がつくる平面の中央に位置するコバルト原子からR基と5,6-ベンズイミダゾール基が上下に突き出ている．この全構造をもつコバラミンのみがヒトにおいて活性がある．

ビタミン B12 の吸収と輸送（㊽）

ビタミン B12 の吸収・輸送は結合蛋白依存である．食物中で蛋白質と結合して存在するビタミン B12（レバー，魚介類に多い）は，胃で消化酵素の作用によって食物から遊離すると唾液中のハプトコリン（haptocorrin，別名 R-binder）に結合する．次いで十二指腸で膵酵素がハプトコリンを破壊すると胃液中の内因子（intrinsic factor：IF）と結合し，回腸の IF レセプターを介して吸収される．つまり，ビタミン B12 吸収には健全な胃，膵，回腸を必要とする．

また，血中ではもう一つの結合蛋白であるトランスコバラミン（transcobalamin：TC）と結合して運搬され，ビタミン B12 要求器官に TC レセプターを経てとり込まれる．Holo TC は全身のビタミン B12 貯蓄量の約20％にすぎず，ビタミン B12 値が正常値を示しているにもかかわらずビタミン B12 欠乏状態にある症例が約半数存在する．この状態が疑われるときは，血漿ホモシステインあるいはメチルマロン酸などの二次検査が必要となる．なお，先天的 TC 欠損で重篤なビタミン B12 欠乏症を示すことが知られる．また，ビタミン B12 の腸肝循環はビタミン B12 の再吸収と体内で生成した有害なビタミン B12 同族体の排泄に重要である（同族体は IF によって吸収されない）．

ビタミン B12 の代謝

ヒトでビタミン B12 が補酵素として機能することが証明されている反応は次の2つだけである．

① メチルコバラミンを補酵素としてメチオニンシンターゼによりホモシステインからメチオニンを生成する反応（㊻の③）で，葉酸補酵素の代謝にかかわるものである．

② 5′-デオキシアデノシルコバラミンを補酵素とするメチルマロニル-CoA ムターゼによる反応で，バリンやイソロイシンからプロピオニル-CoA を経て生成したメチルマロニル-CoA は，この反応によりス

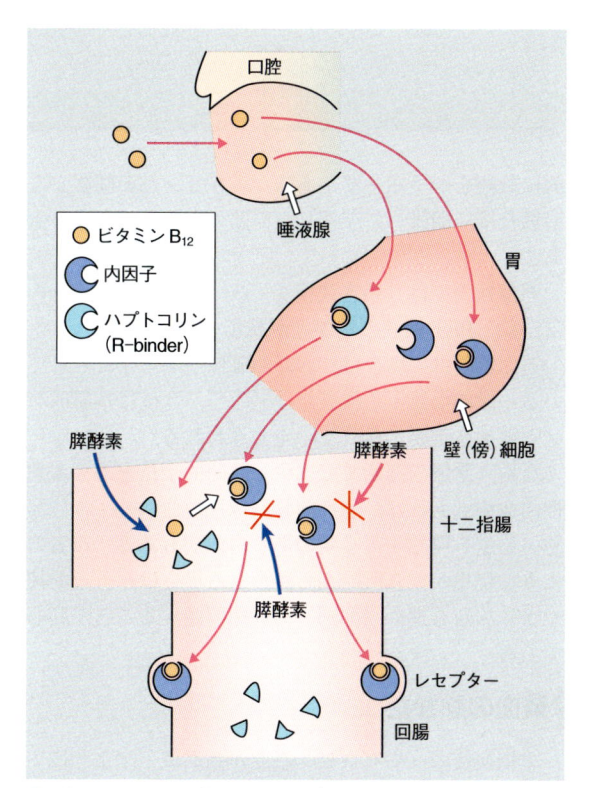

㊽ ビタミン B₁₂ 腸管吸収のモデル

食品中のビタミン B₁₂ は上部消化管で主としてハプトコリンに結合し，膵酵素によってハプトコリンが消化されると，ビタミン B₁₂ は内因子に結合して回腸の内因子レセプターに吸着され吸収される．

クシニル–CoA となって TCA 回路に入るか，ヘム合成に利用される．ビタミン B₁₂ が欠乏すると，メチルマロニル–CoA までしか進まないが，これはきわめて毒性が強いので，直ちに酸化されてメチルマロン酸として尿中に排泄される．尿中メチルマロン酸排泄がビタミン B₁₂ 欠乏の指標に利用されるのはこの理由による．

ビタミン B₁₂ の上記補酵素型への変換は組織細胞内で行われる．Co^{3+} をもったビタミン B₁₂ は細胞質内で還元されて Co^{2+} をもつビタミン B₁₂r になり，これからメチルコバラミンに向かう．ビタミン B₁₂r はミトコンドリア内に入って，さらに Co^+ の B₁₂s に還元されてから 5′–デオキシアデノシルコバラミンが生成する．これらの変換に関係する 7 種の酵素が存在し，それぞれの先天的欠損（コバラミン変異体）が知られている．

ビタミン B₁₂ の代謝における腎の役割は見逃せない．腎は多くの動物において血中からいったん原尿中に出たビタミン B₁₂ を再吸収するばかりでなく，ビタミン B₁₂ が必要量以上に供給された場合に，一時的にビタミン B₁₂ を蓄えておく貯蔵庫として働いていると考えられる．

笑気ガス（亜酸化窒素）はビタミン B₁₂ 代謝障害，特にメチルコバラミンの不活性化を引き起こすので注意を要する．

（宮西浩嗣，小船雅義，加藤淳二）

● **文献**

1) Andrews NC：Iron Deficiency and Related Disorders. In：Greer JP, et al, editors. Wintrobe's Clinical Hematology, 11th ed. Philadelphia：Lippincott Williams & Wilkins；2003. p.979.

2) Hentze MW, et al：Balancing acts：molecular control of mammalian iron metabolism. *Cell* 2004；117：285.

3) Kohgo Y, et al：Serum transferrin receptor as a new index of erythropoiesis. *Blood* 1987；70：1955.

4) Herbert V：Vitamin B₁₂. In：Ziegler EE, et al, editors. Present Knowledge in Nutrition. Washington DC：ILSI Press；1996. p.191.

5) Stabler SP：Clinical practice. Vitamin B₁₂ deficiency. *N Engl J Med* 2013；368：149.

血液・造血器疾患

1

血液・造血器の構造と機能

2 血液疾患の診かた

　血液疾患は全身性疾患であり，全身をよく診ることが基本的に大切である．そのためには，造血システムや全身の各臓器の働き，また病的状態でみられる所見などをよく理解していることが前提となる．

　臨床症状としては，貧血や発熱，出血傾向，リンパ節腫脹など，特異性の乏しいものが多く，注意深く診断を進める総合力が求められる．

　末梢血の検査所見では，赤血球系，白血球系，巨核球-血小板系，凝固線溶系に何らかの異常がみられ，それに基づくさまざまな臨床症状が出現する．疾患の種類としては，腫瘍性のものと非腫瘍性のものがあるが，貧血，白血球増加／減少，血小板減少などは両者に共通してみられることが多く，そのため臨床症状だけで診断することは難しい．なお，赤血球増加や血小板増加をきたす疾患は比較的少ないが，やはり腫瘍性（一次性）と反応性（二次性）の鑑別が重要である．

　診断を進めるうえでは，初診時の症状や所見だけでなく，発症の時期やその後の経過を知ることも重要であり，健康診断などで異常を指摘されたことがないか確認する．その他，医療面接（問診）では，既往歴や家族歴，薬剤の服用歴，化学薬品との接触，放射線被曝なども注意深く確認する．

　診察では，貧血所見や皮下出血，眼球結膜（実際は強膜）の黄疸，舌粘膜の萎縮，爪の変形，表在リンパ節腫脹とその性状，胸部の聴診所見，腹部の肝腫大や脾腫，下腿浮腫などの異常所見の有無，さらには神経系の異常所見の有無なども鑑別診断を進めるうえで重要である．

　血液検査では，血算以外に，生化学検査や血清学的検査での異常値が診断の手がかりとなる．また，血算で異常がある場合，末梢血液像の所見はきわめて重要である．白血球だけでなく，赤血球の形態に異常がないかどうか，注意深く観察する．末梢血液像で気になる所見があった場合は，骨髄検査を行う．骨髄穿刺だけでなく，なるべく骨髄生検も行うように心がける．末梢血液像や骨髄像は，検査室からのレポートを確認するだけでなく，血液内科を専門にする医師であれば，実際に自分で顕微鏡をのぞいて異常所見の有無を判断できるようになることが大切である．

　骨髄検査では，有核細胞数，巨核球数，骨髄像（特殊染色を含む）以外に，病理組織検査と，必要に応じてフローサイトメトリー検査，染色体検査，さらに遺伝子診断などを行う．

　リンパ腫が疑われる場合は，リンパ節生検で病理学的に診断をつける必要がある．表在リンパ節腫脹がない場合は，開腹して深部リンパ節の生検を行う場合もある．

　画像検査では，超音波検査，CT検査，MRI検査のほかに，PET検査の重要性が高まっている．

　造血器腫瘍の場合は，診断的価値が明らかにされている一般的な遺伝子検査だけでなく，今後は網羅的ゲノム解析も重要になっていくと思われる．

　なお，治療の開始までに少し時間的余裕をもてる急性白血病もあれば，急性前骨髄球性白血病のように緊急に治療を開始する必要のある白血病もある．後者のような疾患が検査所見から疑われる場合は，可及的速やかに診断を進め，即刻，治療を開始することが肝心である．

貧血の診かた

　末梢血液のヘモグロビン濃度が基準値下限より低下している場合に貧血と診断する．貧血は，赤血球産生の低下，赤血球崩壊の亢進（＝溶血），赤血球の喪失（出血）などによって生じる．赤血球の生理的役割は酸素を全身の組織に運ぶことであり，それが不十分になると各臓器や組織の酸素不足によるさまざまな貧血症状が出現する．ヘモグロビンが酸素の運搬体の役割を果たすことから，ヘモグロビン値が最も重要な貧血の指標となる．妊娠時の生理的貧血などのように見かけ上のもの（希釈性貧血）もある．

　貧血症状としては，労作時の動悸・息切れ，易疲労感，全身倦怠感などが出現する．ただし，貧血がゆっくりと進行してきた場合には代償作用が働くため，貧血がよほど高度にならないと症状が出にくいことに注意する．つまり，症状の出方から，基礎疾患のタイプを推定することができる．めまいの訴えは，立ちくらみ（起立性低血圧）によることが多いので注意する．

　所見としては，顔色や皮膚，爪床の色調が蒼白でないかどうか，手掌のひだの部分の赤みがなくなっていないか，また，眼瞼結膜の色調を調べる．そのような所見がある場合は，顔色が悪くなったと周囲の人に言われていないか，またいつ頃からかを確認する．頻脈や機能性の収縮期心雑音，頸部の聴診で静脈コマ音（血管性雑音）を認めることもある．心電図で虚血性変化を認めることがあるが，このような所見は貧血の改善とともに消失する．

　最も頻度の高い鉄欠乏性貧血（女性に多い）では，平均赤血球容積（mean corpuscular volume：MCV）

低値（小球性貧血）となる．その原因を探ることが重要で，偏食や慢性的な失血がないか注意する．消化管出血（腹痛，黒色便や下血），痔出血，過多月経（本人では判断できないことも多い；子宮筋腫によることが多い）などの有無が重要である．

血液検査所見で MCV 高値（大球性貧血）と LDH 増加があり，巨赤芽球性貧血が疑われる場合は，胃切除の既往（ビタミン B_{12} 欠乏），極端な偏食やアルコール過飲の有無（葉酸欠乏）などを確認する．網赤血球増加と LDH 増加，間接ビリルビン高値があり，溶血性貧血が疑われる場合は，黄疸や胆石の有無を確認する．

遺伝性のものが疑われる場合は家族歴も重要である．発作性夜間ヘモグロビン尿症を考える場合は，起床時の尿が暗赤色になることが有名であるが，常にみられる所見ではない．

貧血症状と腰背部痛を訴える高齢者では，多発性骨髄腫なども疑ってみることが重要である．

また，薬剤や化学薬品が貧血の原因となることもあるので，注意を払う必要がある．

赤血球増加症の診かた

赤ら顔をしており，飲酒をしていないのに飲んでいるようにみえる患者がいる．このような患者は赤血球増加症が疑われる．血液粘稠度が高くなるため，頭痛，耳鳴，めまいなどがみられる．

鑑別診断では，真性赤血球増加症（真性多血症）と二次性赤血球増加症の場合がある．真性赤血球増加症の場合は，白血球や血小板も増加していることが多い．後者の二次性では，低酸素血症をきたす疾患（呼吸器疾患など）や腎疾患などが基礎疾患として考えられ，エリスロポエチンが高値になっていないかを調べる必要がある．機序としては，低酸素血症に対して反応性にエリスロポエチンが産生される場合と，腫瘍性にエリスロポエチンが産生される場合がある．そのほか，全赤血球量の増加を伴わないストレス多血症は，見かけ上の相対的赤血球増加によるものである．ヘビースモーカーであることが多い．

白血球増加症の診かた

白血球数が 1 万数千/μL 程度までで，ほかに異常がない場合は，基礎疾患を認めないことが多い（慢性特発性好中球増加症）．そのような例はヘビースモーカーにみられることが多い．

一般的な白血球増加は細菌感染症によることが多いが，発熱などの感染症による症状を伴う．白血球分画では，軽度の左方移動（桿状核球や後骨髄球などのやや幼若な好中球の割合が増加する）の所見が認められ

る．

急性白血病では，発熱（腫瘍熱）を伴うことがあるが，正常好中球が減少しているため，感染症の併発による発熱の場合もある．そのほか，1〜2 か月以内に始まった貧血症状や出血傾向（血小板減少，播種性血管内凝固〈DIC〉などによる）がみられることが多い．

慢性骨髄性白血病では，最近は健康診断により白血球増加が早期に発見されるため，自覚症状のないケースが増えている．進行例では，巨脾による左上腹部膨満感がみられる（少量の食事ですぐ腹満感が出る）．また，発熱，体重減少，貧血症状，皮膚瘙痒感，消化性潰瘍の症状などがみられることがある．

末梢血の白血球分画で幼若細胞を含む各分化段階の白血球が出現している場合は，慢性骨髄性白血病以外に，類白血病反応として，癌の骨髄浸潤，重症感染症，骨髄線維症などの可能性があり，その鑑別診断を行う．

白血球減少症の診かた

白血球減少の軽度のものは特に問題ないことが多い．年 1 回の健康診断時のチェックだけでよいが，必要と判断されれば数か月ごとに経過観察を行う．病的な白血球減少症では，好中球が 500〜1,000/μL 以下になると易感染性が出現するようになる．

基礎疾患としてはさまざまなものがある．急性のものではウイルス感染によることが多いが，細菌感染症でも重症のものでは白血球が減少する．好中球が著減する無顆粒球症は，急激に発症し，高熱や咽頭痛を認める．急性白血病の場合，特に初期段階では末梢血白血球数は減少を示すことがあり，また芽球も少ないことがあるので，注意が必要である．骨髄検査を行うと骨髄内は芽球の増加が認められる．慢性の白血球減少では，再生不良性貧血や骨髄異形成症候群などを考慮する必要がある．これらの疾患では貧血や血小板減少も認め，汎血球減少を示すことが多い．

薬剤性の白血球減少では，無顆粒球症のようにまれに起こるものと，抗癌薬のように必ず起こるものがある．そのほか，放射線照射による白血球減少もある．

リンパ節腫脹の診かた

リンパ節腫脹の原因としては，腫瘍性のもの（悪性リンパ腫，癌転移など），感染症に伴うもの，その他さまざまなもの（炎症性疾患，薬剤アレルギーなど）がある．そのなかでは，悪性リンパ腫と反応性リンパ節腫脹を鑑別することが重要である．

急に腫大してきて有痛性（自発痛，圧痛）のものは急性感染症によることが多い．所属リンパ節の腫大が認められ，局所の皮膚が熱感をもち発赤していることもある．う歯，咽頭の炎症，化膿性炎症，外傷などの

有無を診察で調べる.

悪性リンパ腫の場合は, 数週から数か月の経過でゆっくりと進行し（病型により進行スピードが異なる）, 一般に無痛性である. 反応性の腫大よりやや硬く, 弾性硬である. ただし, 急速に腫大する場合は有痛性のこともある. 症状が乏しい場合は, かなり大きくなるまで放置されているケースもある. 全身症状に関して, 原因不明の38℃以上の発熱, 10％以上の体重減少（6か月間で）, 盗汗といったB症状の有無を確認する. 悪性リンパ腫が疑われる場合は, リンパ節生検が必須であり, 病理組織学的に病型診断をすることが治療方針を決めるうえで重要である. 吸引生検による検体では正確な病理診断ができないため, 悪性リンパ腫の診断には適さない.

若い女性の有痛性の頸部リンパ節腫脹は, 壊死性リンパ節炎によることが多い. しばらく経過をみていると軽快していくのが普通であり, 皮膚に切開の跡が残るリンパ節生検を慌てて行う必要はない.

固形癌の転移による場合は, 石のように硬いリンパ節を触知する. 消化器系の癌の場合のVirchow転移（左鎖骨上窩リンパ節腫脹）が有名である.

出血傾向の診かた

出血とは血液が血管外に出ることをいう. ヒトの体の中では, 血管, 血小板, 血液凝固因子による止血機構と, 線溶および凝固線溶阻止因子がバランスを保っているが, その破綻により容易に出血したり, あるいはいったん出血すると止血しにくい状態のことを出血傾向という. 出血傾向の原因としては, 血小板の減少あるいは質的異常, 凝固線溶系異常, 血管壁の異常に分けられる. 血小板あるいは血管壁に問題のある場合を一次止血異常と呼び, 凝固系に問題のある場合を二次止血異常と呼ぶ. 線溶系異常で起こる出血では, 一度は止血するものの, 数時間後に再出血がみられる（後出血）.

血小板減少は, 骨髄での産生の低下, 脾腫による血小板分布異常, 免疫異常を基礎とした網内系細胞による除去亢進などで生じる. DICが認められる場合は, 種々の基礎疾患を考える必要がある. さまざまな薬剤も血小板減少の原因となる. そのほか, EDTA（エチレンジアミン四酢酸）採血で検査を行う場合は, 偽性血小板減少症のこともあるので注意する. これは採血管の中で血小板凝集が生じ, 自動血球計数器では実際の循環血小板数よりも少なくカウントされる現象をいう（血小板の凝集塊は血小板として認識されない）. このような場合は, 塗抹標本で血小板凝集が認められる. また, 採血に手間どると血液凝固に伴い, 見かけ上の血小板減少が生じる.

二次止血異常で, 先天性凝固因子欠乏としては血友病が最も頻度が高い. 血友病A（第VIII因子欠乏症）, 血友病B（第IX因子欠乏症）のいずれもX連鎖劣性遺伝性疾患で, 主に男子に発症する. ほかの先天性凝固因子欠乏症はまれである. 後天性に凝固因子に対する中和抗体が生じ, 血友病に類似した病態をきたすことがある（後天性血友病）. また, 肝硬変による蛋白質合成障害では凝固因子の産生が低下し, 出血傾向を呈することがある.

出血傾向の臨床症状としては, 皮膚の紫斑, 歯肉出血, 鼻出血, 血尿, 過多月経, 黒色便などが出現する. 紫斑は, 大きさから点状出血と斑状出血（溢血斑）に分けられる. また, 紫斑は紅斑と異なり, 圧迫により退色しない. 血管炎をベースにした紫斑は, 丘疹状に触れる. 点状出血は, 血小板減少や血管炎（Schönlein-Henoch紫斑病など）の場合にみられる. 下腿や皮膚が擦れる部位に目立つ. 血小板が50,000/μL以下になると打撲時などに易出血性がみられるようになり, 1〜20,000/μL以下では出血傾向がはっきりしてくる. ただし, 疾患の種類により程度に差がある. たとえば, 特発性血小板減少性紫斑病や再生不良性貧血では, 同程度の血小板減少のある急性白血病に比べて出血症状が軽度である. 抗癌薬などによる治療を受けている場合は, 血管壁なども障害を受けており, より出血しやすくなっているためである. また, 凝固線溶系の異常の際にみられる紫斑は, 点状出血ではなく, 溢血斑である. 関節内出血や筋肉内出血のような深部出血は, 血友病などの凝固異常でみられる. なお, 鼻出血だけの場合は, 多くは局所的に血管が脆弱なためである（鼻中隔のKiesselbach部位）.

幼少時から出血傾向のある場合には, 血友病（男子）などの遺伝性疾患を考える. 抜歯などの際の異常出血の有無が参考になる. ただし, 遺伝性疾患でも, 成人になって出血傾向が明らかになる場合もある. 家族歴が重要であるが, 正確な情報が得られにくいこともある. 両親が血族結婚かどうかも確認する. また, 遺伝性疾患でも孤発例のことがある.

女性で四肢に紫斑がみられ, 特にほかに異常所見がない場合は, 血管壁の脆弱性による単純性紫斑のことが多い. 高齢者の手背や前腕にみられる老人性紫斑も同様のものである. 特に検査で異常を認めず, 病的意義はない.

血栓傾向の診かた

凝固線溶系や血小板の異常, 血管壁の障害, 血流のうっ滞が, 血栓形成の原因となる.

血栓塞栓症が若年に発症した場合は, 先天性疾患の凝固制御因子欠乏症を疑う. 後天性疾患では, 抗リン

脂質抗体症候群や血管炎の可能性が高い．高齢者の血栓塞栓症では，悪性腫瘍の存在も考慮する（Trousseau症候群）．

　症状は，血管閉塞が起こった臓器により異なる．四肢の動脈血栓塞栓症では疼痛と虚血による変色や冷感が出現する．下肢深部静脈血栓症では下肢の腫脹，疼痛，発赤がみられる．肺血栓塞栓症では，肺動脈主幹部の閉塞の場合，心不全やショックなどを起こして重症となる．呼吸困難，胸痛，頻脈などに注意する．た

だし，閉塞が軽度の場合は労作時の息切れのみのこともある．脳動脈の閉塞では，麻痺や知覚障害などが出現する．原因のはっきりしない腹痛や下痢では，上腸間膜静脈血栓症の可能性も考慮する．

　診断では，動脈血栓塞栓症は急性の臓器障害や虚血症状の出現で疑う．一方，静脈血栓症は徐々に血管が閉塞し，急性臓器障害が出ないこともある．凝固検査や画像診断が重要である．

（小澤敬也）

3 血液疾患の検査

血算

赤血球系

赤血球関連の指標の測定は，貧血，多血症の診断に必須の検査である．一般的に貧血の有無はヘモグロビン濃度で評価されるが，貧血の種類を鑑別することは困難であり，一般にはWintrobeの赤血球恒数を用いることで原因を推定する．

赤血球数（RBC），ヘモグロビン（血色素）濃度（Hb），ヘマトクリット値（Ht）

これらは，赤血球関連の基本的指標である．赤血球数（red blood cell count：RBC）は単位体積（1 μL）あたりの赤血球の数，ヘモグロビン（血色素）濃度（hemoglobin：Hb）は酸化Hb，還元Hbや一酸化炭素HbなどすべてのHbの総量，ヘマトクリット（hematocrit：Ht）は一定量の血液中に含まれる赤血球の容積の割合であるが，現在では自動血球計数器で測定される．基準範囲は，わが国では❶のようになる．

貧血の評価は一般的にはHbで行われるが，たとえば透析など疾患によってはHtが使用されることが多い．基準範囲では，男性が女性より高値であること，加齢により低下することは重要である．循環血漿量の影響を強く受けるため，妊娠後期では相対的に低値となり，脱水では相対的に高値になる．また，急性失血の場合はHbの低下が遅れることにも注意する．

一方，赤血球増加症（多血症）の場合は，循環血漿量の減少によるみかけの増加を除外した後，腫瘍性産生増加（真性赤血球増加症が代表で，エリスロポエチンが低下する）と代償性産生増加（二次性赤血球増加症を指し，エリスロポエチンが増加する）を鑑別する．喫煙による二次性赤血球増加症はしばしばみられ，喫煙歴を聴取することは重要である．

Wintrobeの赤血球恒数

平均赤血球容積（mean corpuscular volume：MCV），平均赤血球ヘモグロビン量（mean corpuscular hemoglobin：MCH），平均赤血球ヘモグロビン濃度（mean corpuscular hemoglobin concentration：MCHC）はWintrobeの赤血球恒数と呼ばれ，❷のように算出される（基準範囲は❶に示す）．最近の自動血球計数器では，MCVはひとつひとつの赤血球の容積を直接測定して平均値を算出している．

Wintrobeの赤血球恒数は貧血の鑑別診断にきわめて重要であり，以下のように利用される．
①小球性低色素性貧血（MCV ≦ 80 fL，MCH ≦ 27

❶ 血算の基準範囲

項目	略称	単位	基準範囲	
赤血球数	RBC	× 10⁶/μL	男性	4.35 ～ 5.55
			女性	3.86 ～ 4.92
ヘモグロビン濃度	Hb	g/dL	男性	13.7 ～ 16.8
			女性	11.6 ～ 14.8
ヘマトクリット値	Ht	%	男性	40.7 ～ 50.1
			女性	35.1 ～ 44.4
平均赤血球容積	MCV	fL	83.6 ～ 98.2	
平均赤血球ヘモグロビン量	MCH	pg	27.5 ～ 33.2	
平均赤血球ヘモグロビン濃度	MCHC	g/dL	31.7 ～ 35.3	
網赤血球	Ret	%	0.8 ～ 2.0	
白血球数	WBC	× 10³/μL	3.3 ～ 8.6	
好中球	Seg.	%	38.0 ～ 74.0	
リンパ球	Lym.	%	16.5 ～ 49.5	
単球	Mono.	%	2.0 ～ 10.0	
好酸球	Eos.	%	0.0 ～ 8.5	
好塩基球	Baso.	%	0.0 ～ 2.5	
血小板数	PLT	× 10⁴/μL	15.8 ～ 34.8	

（日本臨床検査標準化協議会の共用基準範囲を引用．ただし，白血球分画は除く．）

❷ Wintrobeの赤血球恒数

MCV (fL) = Ht (%) × 10/RBC (× 10⁶/μL)

MCH (pg) = Hb (g/dL) × 10/RBC (× 10⁶/μL)

MCHC (g/dL) = Hb (g/dL) × 100/Ht (%)

pg または MCHC ≦ 30 g/dL）：鉄欠乏性貧血，鉄芽球性貧血，サラセミアなど

②正球性正色素性貧血（MCV 81〜100 fL，MCH 28〜32 pg または MCHC 31〜36 g/dL）：再生不良性貧血，腎性貧血，溶血性貧血など

③大球性正色素性貧血（MCV ≧ 101 fL，MCH ≧ 33 pg または MCHC 31〜36 g/dL）：巨赤芽球性貧血（悪性貧血，無胃性貧血，葉酸欠乏症など），重症肝疾患（肝硬変など），アルコール多飲など

MCV は検体を長時間放置すると高値化する．また，MCV は，同一個人では，短期間では変動しない．MCHC が異常高値になるのは，出生後 4 週あたりまでと遺伝性球状赤血球症のときであり，それ以外は偽高値を考える．

網赤血球

幼若な赤血球を塩基性色素で超生体染色すると，細胞内でリボソーム RNA がミトコンドリアなどの細胞小器官を巻き込みながら凝集して線維状の網状構造物が観察されるようになる．このことから，網赤血球と呼ばれる．骨髄より放出された幼若赤血球は RNA に富むため，このように観察される．末梢血中の網赤血球を評価することで，間接的に骨髄の赤血球産生能を評価することができる．最近の自動血球計数器では，蛍光色素を用いたフローサイトメトリー法で測定することが多い．

基準範囲（**❶**）より高値であれば，溶血性貧血などの末梢血中での破壊に伴う産生亢進を考える．また，貧血治療後の回復期や大量出血後にも一過性に著増することがある．低値であれば，再生不良性貧血，赤芽球癆，抗腫瘍薬投与などの産生低下（骨髄抑制）を考える．網赤血球のパーセントは全赤血球に対する比率なので，絶対数を算出して評価することが重要である．絶対数は $4 \sim 8 \times 10^4/\mu L$ である．

白血球系

白血球数（white blood cell count：WBC）は個体差が大きく，基準範囲内であっても，生理的変動幅（個人の基準範囲）を超えれば精査が必要である．基準範囲を逸脱しても個人にとっては問題ない場合もある．白血球数は，喫煙・食事・運動直後・ストレス・寒冷曝露など生理的条件によって変動するが，特に喫煙では高値になりやすいので喫煙歴の聴取は重要である．また，新生児，1 歳未満の小児では成人と比べて高値である一方，高齢者ではやや低値である．

白血球数に異常を認めた場合は，必ず白血球分画を含め，末梢血液像の確認を行うことが重要である（**❶**）．現在は，自動血球計数器で白血球数だけでなく，白血球分画も測定可能であり，増加・減少している白血球の種類を確認することが容易となっている．ただし，異常細胞が検出された際は，血液像を直接，鏡検する必要がある（☞「末梢血液像」p.44）．

白血球増加を認める場合，白血病，骨髄増殖性腫瘍などのような腫瘍性産生増加か，感染症，組織傷害などのような反応性増加（造血の亢進と白血球プールからの動員）かを鑑別する．疾患を鑑別するうえで，顆粒球（主に好中球）あるいはリンパ球のどちらの絶対的な増加なのかを把握しておくことも大切である．

白血球減少を認める場合，産生低下・無効造血（再生不良性貧血，化学療法中，骨髄異形成症候群，巨赤芽球性貧血など），骨髄占拠病変による産生低下（急性白血病，悪性リンパ腫・癌の骨髄浸潤など），末梢での消費・破壊（重症細菌感染症，ウイルス感染症，脾機能亢進症，薬剤性顆粒球減少症など）を鑑別することが重要である．

血小板系

血小板数

基準範囲は $15.8 \sim 34.8 \times 10^4/\mu L$ である（**❶**）であるが，出血症状が出現するのは $5 \times 10^4/\mu L$ 以下であり，刺激なく容易に出血するのは $2 \times 10^4/\mu L$ 以下程度である．$1 \times 10^4/\mu L$ を下回ると，頭蓋内出血の危険性が増加するため，早急な精査と治療が必要となる．

血小板は採血直後から凝集がはじまるため，ただちに抗凝固薬 EDTA-2K（エチレンジアミン四酢酸 - 二カリウム）で処理する必要がある．試験管内で血小板が凝集してしまうと，血小板数は偽低値を示す．EDTA 依存性血小板減少症（偽性血小板減少症）は EDTA により抗体依存性に血小板凝集が起きる現象であり，顕微鏡による血液像の観察ですぐに判別が可能である（**❸**）．この場合，他の抗凝固薬（クエン酸，ヘパリン，過剰量の EDTA など）の使用や，カナマイシンやテオフィリンの添加を行い，再検査が必要となる．

血小板減少を認める場合，骨髄での産生低下か末梢での消費・破壊亢進のいずれかを鑑別する．産生低下の原因として，骨髄占拠病変（急性白血病，悪性リンパ腫・癌の骨髄浸潤など），再生不良性貧血，発作性夜間ヘモグロビン尿症，巨赤芽球性貧血，薬剤（抗癌薬など）があり，まれに先天性巨大血小板症（May-Hegglin 異常，Bernard-Soulier 症候群など），先天性無巨核球性血小板減少症などの先天性の産生不全も認める．正常血小板より容積が大きい巨大血小板は，通常の電気抵抗法に基づく自動血球計数器では血小板と認識されず，偽低値をとる可能性がある．

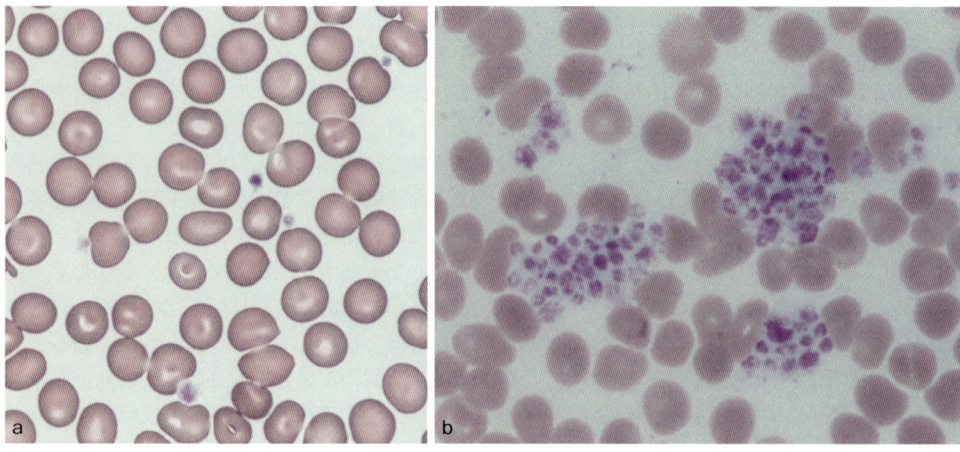

❸ EDTA依存性血小板減少症

メイ-ギムザ染色，強拡大．
a. 採血直後．
b. 採血1時間後．EDTAが存在すると血小板表面のインテグリン（接着分子）のコンフォメーションが変化し，被検者
　血漿中の抗体が反応して時間経過とともに血小板凝集塊が形成される．

末梢での消費・破壊亢進には，免疫機序（免疫性血小板減少症〈ITP〉全身性エリテマトーデス，ヘパリン依存性血小板減少症，他の薬剤など），非免疫機序（血栓性血小板減少性紫斑病〈TTP〉，溶血性尿毒症症候群〈HUS〉，播種性血管内凝固症候群〈DIC〉など），慢性肝疾患がある．ただし，TTPはVWF（von Willebrand factor）切断酵素（ADAMTS13）に対する抗体が発症に関与しており，その意味では免疫機序による．

血小板増加を認める場合は，骨髄増殖性腫瘍（特に本態性血小板血症）などの腫瘍性産生増加か，反応性産生増加（出血，摘脾術後など多くの原因がある）かを鑑別する．また，破砕赤血球により，偽高値が発生しうることも知っておくべきである．

平均血小板容積（MPV），血小板分布幅（PDW），幼若血小板比率（IPF）

平均血小板容積（mean platelet volume：MPV）と血小板分布幅（platelet distribution width：PDW）は自動血球計数器で測定されるパラメータである．MPVは血小板の大きさを示し，幼若な血小板ほど大きいため，血小板産生が亢進しているときにMPVは高値になる．PDWは血小板の大きさのばらつき度合いを示し，高値ほど大きさが不均一であることを示す．最近では，RNAが含まれる血小板分画を幼若血小板比率（immature platelet fraction：IPF）として測定可能である．血小板産生能が亢進しているときIPFは高値となる．いずれのパラメータも血小板産生能が亢進しているITPでは高値となり，低下している再生不良性貧血では低値となる．

末梢血液像

血液形態検査では，白血球形態から感染症や造血器腫瘍の可能性，赤血球形態や血小板形態から貧血や血栓症の有無，マラリアなどの感染の有無を推察することができる．それはわずかな血液から塗抹標本を作り普通染色を行った後，光学顕微鏡で観察して行われる．

血液塗抹標本の作製法

一般的な血液検査室では薄層塗抹標本が用いられ，ウェッジ法が行われる．ウェッジ法は，スライドガラスのすりガラス側に少量の血液をおき，引きガラスとスライドガラスを30°の角度で保持して，滑らすように一定速度で押し進める．塗抹が終了したら，速やかに冷風で乾燥させる（❹）．欧米では一般的に自然乾燥で行われるが，湿度の高いわが国においては，強制冷風乾燥が適していると考えられる．乾燥方法により細胞形態が変化するため，特にヘアリー細胞白血病や慢性リンパ性白血病が疑われる際は，自然乾燥での観察も推奨される．

続いて普通染色を行うが，ライト染色，ギムザ染色，ライト-ギムザ二重染色，メイグリュンワルト-ギムザ二重染色（メイ-ギムザ染色と短縮して呼ぶ）がある．血液検査室では一般的にメイ-ギムザ染色が行われる．冷風乾燥後の塗抹標本をまずメイ液で2〜5分間浸漬し，次にギムザ液で10〜15分間浸漬し，水洗後に乾燥して作製する．施設や検体によって反応時間は多少前後する．

現在では，自動塗抹標本作製装置が実用化されてお

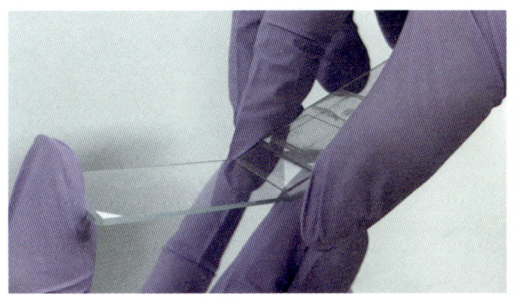

a. スライドガラスと引きガラスは 30° の角度で当て，滑らすように押し進める.

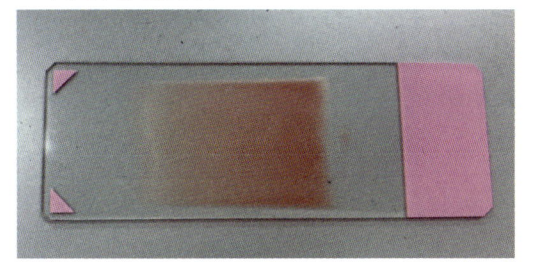

b. 引き始め（図の右側）ほど濃く，引き終わり（図の左側）ほど細胞濃度は薄く均一になる.

❹ ウェッジ法の実際

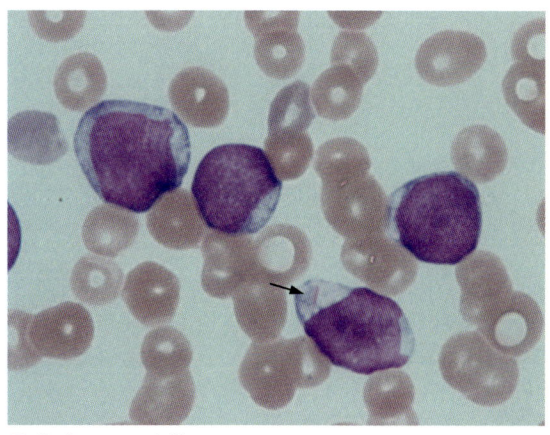

❺ 芽球，Auer小体

末梢血メイ-ギムザ染色，強拡大．核/細胞質比（N/C 比）が 70～80 % と高く，核網繊細，細胞質は好塩基性の芽球で，一部に Auer 小体を認める（矢印）.

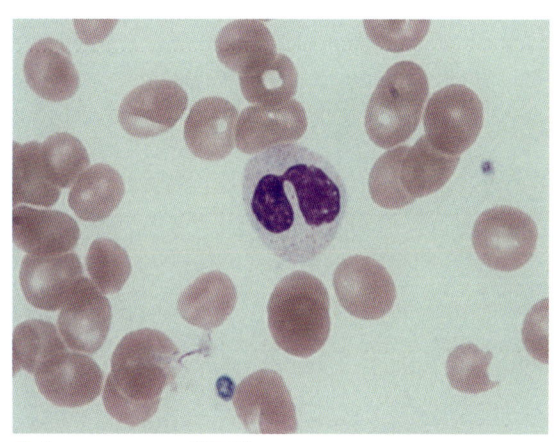

❻ 偽 Pelger-Huët核異常

末梢血メイ-ギムザ染色，強拡大．典型例は鼻眼鏡状と表現される核を示し，分葉部分の幅が 1/3 より細いのが特徴である.

り，血液検体をセットするだけで，標本の作製から染色まで完全自動化されている．比較的大きな病院では導入されている.

白血球像

最近の自動血球計数器では，白血球分画を測定可能であり，異常細胞が検出されると，警告メッセージが表示される．異常が検出された際は，塗抹標本を作製し，光学顕微鏡にて目視確認する必要がある.

各種白血球の増加・減少

末梢血中の白血球には，好中球（桿状核，分葉核），好酸球，好塩基球，単球，リンパ球があり，幼若な顆粒球（骨髄芽球，前骨髄球，骨髄球，後骨髄球），赤芽球は認められない．白血球分画はパーセントで表示されるが，絶対数で評価することが重要である．なお，顆粒球とは，顆粒を有する好中球，好酸球，好塩基球の 3 種類の総称である.

細菌性感染症の際は好中球が増加し，アレルギー疾患では好酸球が増加，ウイルス性感染症では単球やリンパ球の増加が認められることが多く，診断の補助になる．また，乳幼児はリンパ球比率が高く，6 歳を過ぎた頃から成人とほぼ同比率になる．副腎皮質ステロイドの投与により好中球が骨髄から動員され，好中球増加，白血球増加が引き起こされることは十分に認識する必要がある.

異常白血球とその意義

以下に代表的な異常白血球を略述する.

①好中球核形左方移動：好中球の桿状核球ないし，分葉の少ないもの（幼若なものが左，分化・成熟したものが右という表現）が正常より増加した状態をいう．重症感染症や炎症性疾患では，骨髄球程度まで検出され，慢性骨髄性白血病や類白血病反応では芽球を認める場合もある.

②好中球核形右方移動：5～6 分葉以上の過分葉好中球（**⚄❶**）が正常より増加した状態をいう．巨赤芽球性貧血，骨髄異形成症候群（MDS）などで認める.

③芽球の出現（**❺**）：血球の分化段階において最も幼若な細胞で，急性白血病や慢性骨髄性白血病急性転化にて認める.

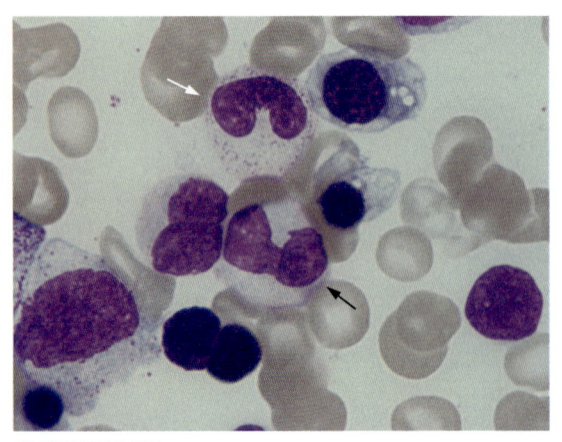

❼ 顆粒球脱顆粒

骨髄血メイ–ギムザ染色，強拡大．通常は細胞質に赤い顆粒を認める（白矢印）が，異形成のある好中球では顆粒が消失している（黒矢印）．

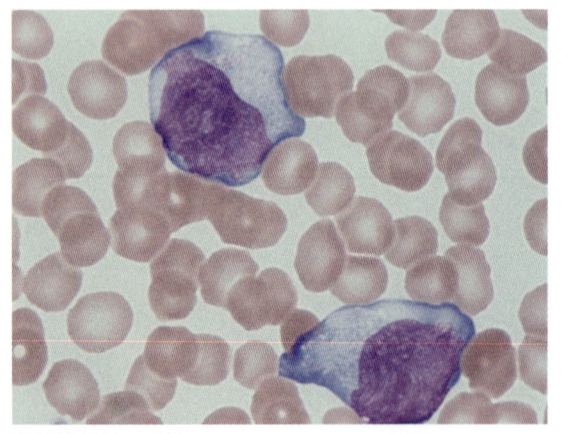

❽ 反応性リンパ球

末梢血メイ–ギムザ染色，強拡大．核／細胞質比（N/C 比）が 60〜70 % と高く，核網は粗剛，細胞質は好塩基性の反応性リンパ球を認める．一部でアズール好性顆粒を有する．

④Auer 小体（❺）：アズール色素に染まる針状構造の封入体で，アズール顆粒が病的に融合したものである．急性骨髄性白血病における診断的価値が高い．

⑤顆粒球低分葉：Pelger-Huët 核異常（先天性で機能異常なし），偽 Pelger-Huët 核異常（後天性，MDS など）に分かれる（❻）．

⑥顆粒球脱顆粒：成熟好中球の異形成で最もよくみられるのが脱顆粒で，MDS で初期からみられる（❼）．

⑦顆粒球の中毒性変化：重症感染症のときなどに，中毒性顆粒や Döhle 小体を認めることがある．Döhle 小体は細胞質が成熟不全を起こし，リボゾーム（RNA）が残留したものである．

⑧Döhle 小体様封入体（🔴❷）：May-Hegglin 異常とその類縁疾患で認める．

⑨反応性リンパ球（❽）：伝染性単核球症などのウイ

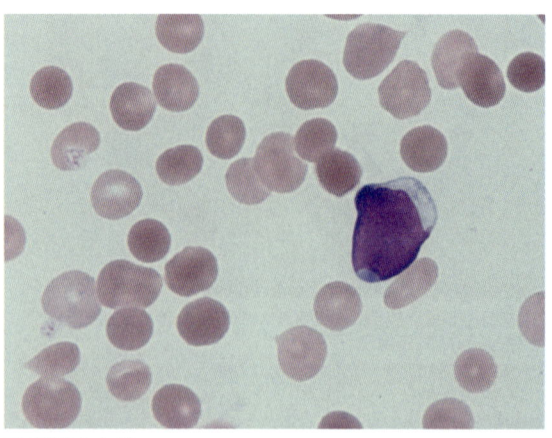

❾ 球状赤血球

末梢血メイ–ギムザ染色，強拡大．遺伝性球状赤血球症の症例で central pallor が消失している．

ルス性感染症などで認める．以前は異型リンパ球と呼ばれていたが，反応性リンパ球という名称に統一された．

⑩花細胞（flower cell）：成人 T 細胞白血病では末梢血中に花弁様の核を有するリンパ球を認め，診断に直結する特徴的な細胞である（🔴❸）．

赤血球像

大きさの異常

赤血球の大きさは，自動血球計数器で測定される MCV で表されるが，1 つ 1 つの赤血球の評価には鏡検が大切である．大きさの異なる赤血球が混在する状態を大小不同と呼び，これは赤血球分布幅として数値で評価することもできる．赤血球造血が亢進している病態で認められる．

染色性の変化

染色性は，自動血球計数器の測定項目での MCH，MCHC に当たる．正常赤血球では，赤橙色で中心の薄い部分（central pallor）は 1/3 程度であるが，鉄欠乏性貧血などの低色素性貧血では拡大する．逆に球状赤血球では消失する．また網赤血球では，好塩基性（青色）が増す．

形態の異常

奇形赤血球の評価は塗抹標本でしか行えず，貧血の鑑別診断を行うのに有用な情報を与えてくれる．以下に代表的な赤血球の形態異常を列挙する．

①球状赤血球（❾）：遺伝性球状赤血球症，自己免疫性溶血性貧血

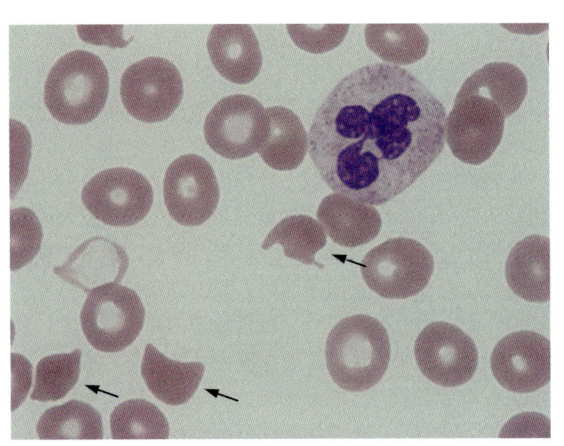

⑩ 破砕赤血球

末梢血メイ-ギムザ染色，強拡大．ヘルメット型の破砕赤血球を認める．

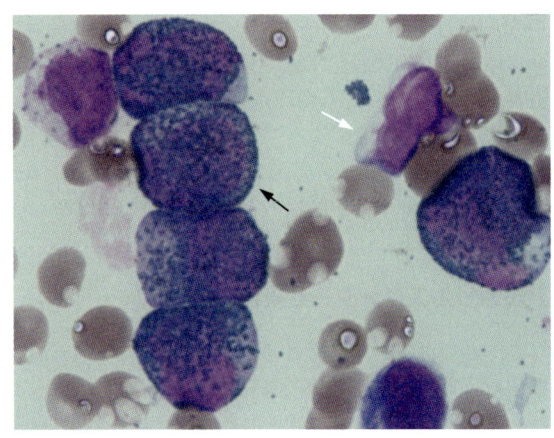

⑪ ペルオキシダーゼ染色

骨髄像（強拡大）．急性骨髄性白血病（FAB分類M2）の症例である．芽球内の顆粒が強く反応している（黒矢印）．一方，リンパ球は反応していない（白矢印）．

②楕円赤血球（🔲④）：遺伝性楕円赤血球症

③標的赤血球（🔲⑤）：サラセミア，鉄欠乏性貧血，閉塞性黄疸など

④有口赤血球：遺伝性有口赤血球症，アルコール依存症

⑤鎌状赤血球（🔲⑥）：鎌状赤血球症

⑥破砕赤血球（⑩）：血栓性微小血管障害（TMA），DIC，人工弁など

⑦涙滴赤血球（🔲⑦）：骨髄線維症

⑧有棘赤血球：先天性 β リポ蛋白欠損症

⑨イガグリ状赤血球（burr cell）：尿毒症

⑩拍車赤血球（spur cell）：肝硬変

赤血球内構造物

正常赤血球内には構造物を認めないため，認めた際は以下のような診断的価値がある．

①赤芽球（有核赤血球）（🔲⑦）：正常骨髄構築の破壊，反応性の産生亢進などで認める．

② Howell-Jolly 小体：摘脾後，巨赤芽球性貧血，MDS などで認める．

③好塩基性斑点：鉛中毒，赤血球酵素異常症などで認める．

④ Pappenheimer 小体：鉄顆粒が本態であり，鉄芽球性貧血や摘脾後に認めることが多い．

⑤マラリア原虫：ギムザ染色の際，一般的には pH 6.4 程度の酸性の緩衝液を用いるが，原虫の形態観察には pH 7.2 の緩衝液を用いるのが適当である．マラリア診断には重要な所見となる．

その他

骨髄腫，マクログロブリン血症において認める連銭形成，自己免疫性溶血性貧血や寒冷凝集素症において認める赤血球凝集像も診断的価値がある．

血小板像

血小板の直径は 2～3μm であり，4～7μm は大型血小板，8μm 以上の大きさのものを巨大血小板と呼ぶが，病的意義があるのは巨大血小板である．May-Hegglin 異常を含む MYH9 異常症，Bernard-Soulier 症候群では，巨大血小板を認める（🔲②）．一方，2μm 未満の小型血小板は，Wiskott-Aldrich 症候群で典型的にみられる．

特殊染色

末梢血・骨髄の塗抹標本は，普通染色にて観察を行い，症例に応じて，以下の特殊染色を行う．

ペルオキシダーゼ染色（⑪）

ペルオキシダーゼは過酸化水素による電子供与体の酸化を触媒する酵素である．ペルオキシダーゼ活性は好中球，好酸球で強く発現し，単球では弱い．リンパ球系，赤芽球系，巨核球・血小板系では発現しておらず，骨髄系細胞とリンパ系細胞の鑑別に用いられる．臨床的には，光顕ミエロペルオキシダーゼ陽性の芽球が 3 ％以上であれば，急性骨髄性白血病（AML），3 ％未満であれば，急性リンパ性白血病（ALL）に分類される．ただし，AML であっても FAB 分類の M0，M5a, M7 は 3 ％未満であるので注意する．

エステラーゼ染色（🔲⑧）

エステラーゼは，各種エステルを加水分解する酵素であるが，非特異的エステラーゼ（基質：α-ナフチルブチレート）と特異的エステラーゼ（基質：ナフトー

ル AS-D-クロロアセテート）とに分けられる．前者は，単球系細胞や細網細胞で強く染色され，フッ化 Na で阻害される．後者は，好中球系細胞で強く染色される．この両者の二重染色によって骨髄系，単球系細胞を鑑別する．また，α-ナフチルアセテートが陽性で，α-ナフチルブチレートが陰性のときは，巨核球系細胞を考える必要がある．

アルカリホスファターゼ染色（図⑨）

アルカリホスファターゼは，好中球の二次顆粒に含まれる酵素であり，ほかの血液細胞には含まれていない．この酵素活性は好中球造血能の変化に鋭敏に反応する．CML 慢性期，発作性夜間ヘモグロビン尿症などにおける発現低下がよく知られている．MDS でも低下することがある．一方，類白血病反応をはじめ多くの病態で上昇しうる．また，CML でも急性転化を起こすと上昇する．好中球アルカリホスファターゼ（NAP）スコアは，成熟好中球の成熟度を示し，NAP 活性の定量化として用いられる．

PAS 染色（図⑩）

PAS（periodic acid-Schiff）染色は，組織中の多糖類（グリコーゲン，糖蛋白質，糖脂質など）の存在の証明に用いる．塗抹標本では血液細胞により反応が異なり，白血病診断の一助として用いられている．正常赤芽球は陰性であるが，赤白血病（FAB 分類 M6）の赤芽球は陽性となり，巨赤芽球性貧血との鑑別に有用である．ALL でも補助診断として用いられるが，細胞表面マーカーなどの有用な検査の出現とともに，特異性の低い本検査はその意義を失いつつある．

鉄染色（図⑪）

血球内の非ヘモグロビン鉄を染めるものであり，貧血・骨髄異形成症候群の鑑別診断，貯蔵鉄量の推測に有用である．

（安本篤史，矢冨　裕）

骨髄検査
bone marrow examination

概要

骨髄検査は造血の状態（造血細胞の数，分化状態，異常血球の有無），骨髄の線維化，異常細胞の浸潤の評価を目的として行われることが多い．骨髄液中の細胞像は，末梢血球数の異常（減少，増加）や異常血球（芽球，異型血球）が認められる場合の原因究明や造血器疾患の診断・病態評価などに有用である．そのほかでは，悪性リンパ腫の病期診断，固形癌の骨髄転移の診断に行われることがほとんどであるが，先天性代謝異常症（Gaucher 病など）の診断や骨髄液細菌培養（粟粒結核など）を目的として行われることもある．

骨髄検査には骨髄穿刺と骨髄生検があり，目的と病態に応じて選択する．骨髄穿刺と骨髄生検はそれぞれの長短所を補完し合うため，可能であれば両方の検査を同時に行うことが望ましい．凝固異常症例には原則禁忌だが，白血病を疑う播種性血管内凝固（DIC）併存例では，臨床的には診断を優先させるため検査を実施することが多い．血小板減少症の場合は，検査後の止血に留意することで検査は可能である．穿刺部位に炎症，腫瘍，骨折などが存在する場合も禁忌とされる．骨髄穿刺の穿刺部位は，腸骨（上後腸骨棘，上前腸骨棘），胸骨（第2肋間）があるが，第一選択は安全面に配慮して腸骨とされている（「成人に対する骨髄穿刺の穿刺部位に関する注意」〈日本血液学会，2009〉）．胸骨には，高齢者でも造血細胞が保たれている利点がある．骨髄検査により多くの情報を得ることができるが，すべての血液疾患の診断に骨髄検査が必須というわけではない．鉄欠乏性貧血，腎性貧血，肝硬変などで説明可能な貧血も，骨髄検査は通常行われない．DIC，薬剤の副作用などが明らかな場合の血小板減少も骨髄検査は行われない．異型リンパ球（反応性リンパ球）の存在も，それのみでは適応とはならない．検査に際しては，麻酔薬のアレルギー歴や血友病などの凝固異常の有無などを確認しておく．骨髄検査の必要性，方法，合併症（麻酔薬によるアレルギー，出血，感染，骨折，疼痛，周辺臓器の損傷など）を説明し文書で同意を得る．やむを得ず胸骨での穿刺を選択する際は，その理由と大血管・心臓損傷リスクを説明する．

骨髄穿刺と骨髄生検

骨髄穿刺

骨髄穿刺針を用いて骨髄液を吸引する．塗抹標本作製により，骨髄像の評価や個々の細胞形態の観察が可能となる．まず，骨髄塗抹標本が骨髄像を反映しているかどうかを判定する．塗抹標本中に細胞集塊像（particle）があり，赤芽球，巨核球が認められれば骨髄は採取されたと判定できる．通常，各分類の百分率（ミエログラム）を算定する．⑫に，健常成人の正常骨髄像を示す．少数の異常細胞の同定が重要となる場合もある．癌の骨髄転移や悪性リンパ腫の骨髄浸潤が疑われる患者では，腫瘍細胞の集塊（cluster）が標本の辺縁や引き終わりに認められることも多いので，注意を要する．わが国では，採取した骨髄血で有核細胞

⑫ 健常成人骨髄像

	平均 (%)	95 %信頼区間 (%)
好中球（小計）	53.6	33.6 〜 73.6
骨髄芽球	0.9	0.1 〜 1.7
前骨髄球	3.3	1.9 〜 4.7
骨髄球	12.7	8.5 〜 16.9
後骨髄球	15.9	7.1 〜 24.7
桿状核球	12.4	9.4 〜 15.4
分節核球	7.4	3.8 〜 11.0
好酸球	3.1	1.1 〜 5.2
好塩基球，マスト細胞	＜0.1	―
赤芽球系（小計）	25.6	15.0 〜 36.2
前赤芽球	0.6	0.1 〜 1.1
好塩基性赤芽球	1.4	0.4 〜 2.4
多染性赤芽球	21.6	13.1 〜 30.1
正染性赤芽球	2.0	0.3 〜 3.7
リンパ球	16.2	8.6 〜 23.8
形質細胞	1.3	0 〜 3.5
単球	0.3	0 〜 0.6
巨核球	＜ 0.1	―
細網細胞（マクロファージ）	0.3	0 〜 0.8
M/E 比（G/E 比）	2.3	1.1 〜 3.5

(Wintrobe's Clinical Hematology, 13th edition. Philadelphia : Lippincott Williams & Wilkins；2013. p.13.)

数と巨核球数を算定することが多い．しかし，骨髄穿刺では多かれ少なかれ末梢血の混入は避けられない．また，凝固しやすいため細胞数の算定は不正確になりやすい．骨髄細胞密度や巨核球数の把握に関しては，有核細胞数と巨核球数の算定は病理組織標本の観察に劣る．骨髄液でクロット標本を作製することにより，病理組織学的検査も可能であるが，骨髄生検での評価には劣る．

　採取した骨髄液を用いて，細胞表面抗原解析検査，染色体検査，FISH 検査，遺伝子検査などの解析を行うことができる．その場合は，最初に塗抹標本のための検体を採取し，次いで他の検査のための検体を採取する．

方法

1. 上後腸骨稜を確認し，穿刺点にマーキングする．
2. 皮膚表面をイソジン®で消毒する．
3. ガウン，滅菌手袋を着用し，穿刺部に滅菌ドレープ（穴あきタイプ）をかける．
4. 皮膚，皮下組織，骨膜に順次麻酔をする．この際に，局所麻酔穿刺針で皮膚から骨までの距離を把握する．
5. 骨髄穿刺針（小宮式骨髄穿刺針，ディスポーザブル針）は，骨までの距離に数 mm 程度を加えた位置にストッパーをセットし，穿刺部に垂直に刺入

する．針先端部が骨に達したら，キリで穴をあけるような要領で左右に穿刺針を回転させ押し進める．穿刺針が骨髄腔内に達すると抵抗感がなくなる．穿刺針が骨髄腔内まで進むと穿刺針は自立するので，穿刺針の自立は骨髄腔内に達したことの確認になる（骨髄穿刺針は，従来は小宮式などが用いられてきたが，ディスポーザブル針が一般的になってきている．ディスポーザブル針は切れ味が鋭いため，力の加減に注意する）．

6. 内針を抜き，抗凝固薬が入っていない 5 mL シリンジを装着し，骨髄液 0.3 mL 程度を一気に吸引し採取する（末梢血の混入を避けるために素早く吸引する）．あらかじめ，患者には一瞬の疼痛が生じる旨を説明しておき，吸引のタイミングを患者に伝える．初回の検体の一部は，骨髄有核細胞数，巨核球数などの細胞数算定用に抗凝固薬入りスピッツに分注する．残りは時計皿へ移し，ベッドサイドで速やかに塗抹標本を作製する．塗抹標本は速やかに冷風ドライヤーなどで風乾固定する（質のよい塗抹標本を作製するためには，標本を十分に乾燥させてから染色を行う必要がある）．骨髄液は凝固しやすいため，塗抹標本作製までは速やかに行わなければならない（可能であれば，塗抹標本作製を臨床検査技師や他の医師に依頼するのが望ましい）．骨髄小片で圧挫（押しつぶし）標本を作製することもある．時計皿に残った凝固した骨髄液は，濾紙ですくいとりホルマリンで固定する（クロット標本の作製に用いる）．
7. 細胞表面抗原解析検査や染色体検査，遺伝子検査などに検体を提出する場合は，別にヘパリン加 5 mL シリンジを装着し，続けて骨髄液を吸引する．
8. 穿刺針を引き抜き，穿刺部をしばらく用手的に圧迫する．皮膚消毒後，ガーゼで保護する．腸骨穿刺の場合は自身の体重で圧迫止血を図る(仰臥位)．胸骨穿刺の場合は穿刺部に砂嚢（1 kg）を載せて圧迫する．安静時間は 30 分から 1 時間程度でよいが，病状に応じる．安静後，止血を確認する．
9. 骨髄液吸引不能（dry tap）の際は，穿刺部位を変更し再度吸引を試みる．吸引不能の場合は，骨髄生検を考慮する．

骨髄生検

　骨髄生検針を用いて骨皮質や骨梁を含む骨髄組織片を採取する．骨髄生検は骨髄細胞密度や造血細胞の分布パターン，造血組織の構成要素（線維化や膠様変性の有無，非造血細胞の集簇の有無）の評価に適する．異常細胞の骨髄浸潤は穿刺検査のみでは確認が難しく，骨髄生検により評価が可能となることも多い．骨

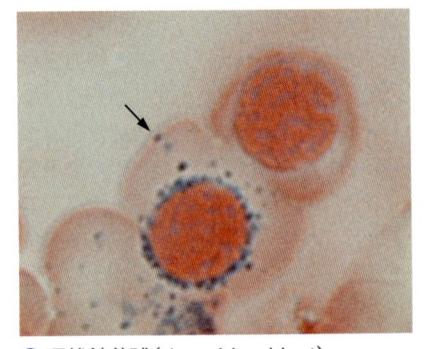

⓭ 環状鉄芽球（ring sideroblast）
環状鉄芽球の定義は，核周囲に全周の1/3以上
にわたって，5個以上の鉄顆粒がみられる場合
とされる．鉄染色．

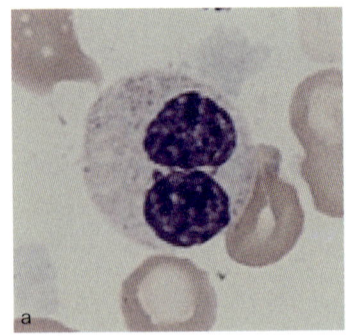

⓮ 顆粒球系の異形成
メイ-ギムザ染色．
a. 偽Pelger核異常（pseudo Pelger-Huët anomaly）．典型的には，偽Pelger核異常は鼻眼鏡状と表現される核を示す．
b. 無（低）顆粒（agranular neutrophils/hypogranular neutrophils）．細胞質顆粒が完全に消失した場合を無顆粒，8割以上（もしくは2/3以上）減少した場合を低顆粒とされる．

髄線維症，癌の骨髄浸潤などでdry tapの場合には骨髄生検が必要となる．そのほか，骨髄増殖性腫瘍の診断，悪性リンパ腫の骨髄浸潤の有無の評価，肉芽腫形成疾患の診断にも骨髄生検は適する．免疫組織化学的染色を用いた評価も可能である．検査部位は腸骨で行う（胸骨で骨髄生検は行わない）．

<u>方法</u>
1〜4．（骨髄穿刺の方法と同様）．
5. 穿刺部に垂直に注意深く骨髄生検針を刺入する．その際，術者の人差し指をストッパーの代わりとする．針先端部が骨に達したら，左右に回転させつつ生検針を押し進める．
6. 生検針が自立したならば閉鎖針（内針）を抜く（生検針は中空となる）．外筒を回転させながらさらに2cm程度押し進める．次に，外筒を約5mm戻し，刺入部を基点に円を描くように外筒を回転させる（外筒内の組織片が切断される）．外筒の角度をわずかに変えて，もう一度約5mm押し進める．緩やかに回転させながら外筒を抜去する．
7. 付属のプローブを外筒先端側から挿入し，採取した組織片を挫滅しないように押し出す．組織片をホルマリンで固定する（生検標本の作製に用いる）．必要に応じ，組織片でスタンプ標本も作製する．
8. （骨髄穿刺の方法と同様）．

▎異常所見

赤芽球系

赤芽球の増生を認める場合がある．巨赤芽球性貧血では，骨髄に巨赤芽球性変化を伴う赤芽球過形成が認められる．巨赤芽球性貧血の赤芽球は，ヘモグロビン合成に伴い細胞質が成熟傾向にあるも，核クロマチンの凝縮が不十分で核網構造が幼若な様相にとどまる（核-細胞質解離）．末梢血に過分葉好中球，卵円形の大赤血球があり，血清LDH値の上昇，血清ビリルビン値の上昇，血清ビタミンB_{12}値あるいは血清葉酸値の低下があれば，巨赤芽球性貧血の診断に骨髄穿刺は必須でない．溶血性貧血も骨髄で赤芽球増加をみるが，診断に骨髄穿刺は一般には必要でない．真性赤血球増加症は赤芽球の増生に加えて，3血球系の過形成像を呈する．赤芽球癆では，赤芽球系が選択的に減少する．再生不良性貧血では，赤芽球系のみならず，3系統の低形成を認める．

骨髄異形成症候群（MDS）では，赤芽球に種々の異形成が認められる．環状鉄芽球（ring sideroblast）はMDSに対する診断的特異度が高い（⓭）．

白血球系

白血球系細胞の増加をみる場合，反応性か腫瘍性かを鑑別することが重要である．反応性の増加の代表は，感染症の場合である．感染症の骨髄では，顆粒球系の細胞が増加して，顆粒球系細胞と赤芽球系細胞の比率（myeloid series/erythroid series ratio：M/E比）は高くなるが，感染症が原因として明らかな場合，骨髄穿刺は必要でない．慢性期の慢性骨髄性白血病（CML）では，各成熟段階の顆粒球系の細胞が著増し，M/E比は高くなり，好塩基球系，好酸球系の細胞も増加する．無顆粒球症では，発症時では顆粒球系細胞が選択的に著明に減少する．

MDSでは，顆粒球系に種々の異形成が認められる．顆粒球系の異形成では，偽Pelger核異常（pseudo Pelger-Huët anomaly，⓮a）と無（低）顆粒（agranular neutrophils/hypogranular neutrophils，⓮b）が代表であり，MDSに対する診断的特異度が高い．

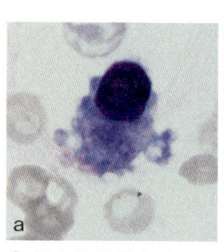
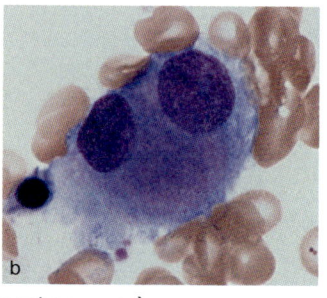

⑮ 微小巨核球（micromegakaryocyte）

メイ-ギムザ染色.
a. 単核
b. 2核. 細胞のサイズは前骨髄球と同等もしくはそれ以下であり，時に2核もある（2核の微小巨核球のサイズは単核の2倍またはそれ以下である）.

巨核球系

　巨核球は基本的に大きい細胞なので，弱拡大で鏡検する．標本の引き始めや引き終わり，辺縁に集まることが多い．血小板減少症の場合，産生低下によるのか，破壊・捕捉の亢進によるのかを鑑別するためには骨髄の巨核球数の増減を確認することが重要となる．血小板減少の原因が，骨髄での産生低下の場合では骨髄巨核球は減少する．末梢での破壊・捕捉の亢進による血小板減少では，骨髄の巨核球の減少はない．したがって，末梢での破壊亢進である免疫性血小板減少性紫斑病（ITP）では巨核球の減少はない．

　MDSでは，巨核球に種々の異形成が認められる．微小巨核球（micromegakaryocyte，⑮）はMDSに対する診断的特異度が高い．多核巨核球（multinucleated megakaryocytes）は，核は2核以上で，細胞のサイズは正常大であると定義される．

その他

　多発性骨髄腫では，異型性を有する形質細胞が増加する．骨髄癌腫症では骨髄標本に癌細胞の転移巣を認める場合がある．血球貪食症候群ではマクロファージによる血球貪食像がみられる．原発性骨髄線維症では，骨髄穿刺はdry tapであることが多く，しばしば生検が必要になる．生検では，広範な線維化（細網線維の増生と膠原線維の増生）を伴う異型巨核球の増殖，骨硬化を認める．

（松田　晃）

フローサイトメトリーとCD分類

フローサイトメトリーの原理

　フローサイトメトリー（FCM）法は，細胞浮遊液を流路系で一列にして，細胞1個1個にレーザー光を照射して生じる散乱光と蛍光輝度を検出する方法で，前方散乱光（forward scatter：FSC）と側方散乱光（side scatter：SSC）の2種類のパラメータで分類する．FSCは細胞の大きさを，SSCは細胞内構造の複雑さを反映し，1パラメータのグラフをヒストグラム，2パラメータのグラフをスキャッタグラムと呼ぶ．SSCとFSCをそれぞれ縦軸と横軸に表示した二次元のスキャッタグラム上で，顆粒球，単球，リンパ球を区別することができる（⑯a b）.

　蛍光とは，ある波長の光エネルギーを吸収して励起状態になった分子が減衰して基底状態に戻る際，放出される光のことで，用いる蛍光色素（FITC〈fluorescein isothiocyanate〉，PE〈phycoerythrin〉，APC〈allophycocyanin〉など）によってその波長が異なる．細胞から放出された光学的信号を各検出器で検出し，データ変換されてスキャッタグラム上に表示される．この蛍光強度とFSC，SSCを組み合わせることで，白血病や発作性夜間ヘモグロビン尿症などの血液疾患の診断だけでなく，CD4絶対数（T細胞）やCD34絶対数（造血幹細胞）の算出にも応用されている．

細胞表面マーカー検査の原理

　細胞表面マーカー検査とは，細胞膜表面に存在する蛋白質，糖蛋白，糖脂質などの抗原にモノクローナル抗体を反応させて検出する方法であるが，現在では細胞質内抗原の発現も検出可能である．解析に用いるモノクローナル抗体は蛍光標識されており，FITC（緑），PE（橙），APC（赤）などがある．1つの色を用いたシングルカラー解析よりも複数の色を用いたマルチカラー解析が主流であり，一般的には2カラーや3カラーを用いるが，急性リンパ性白血病の微小残存病変の検出には，6カラーや10カラーが有用とされている．

CD分類

　CD（cluster of differentiation）分類とは，主にヒト血液細胞の表面抗原に結合するモノクローナル抗体の国際分類のことで，CD番号で整理されている．ところが，異なるモノクローナル抗体であっても同じ表面抗原に結合することがあるため，現在では同じ表面抗原を認識する抗体群を同じ番号と記号で統一している（CD11a，CD11bとCD11cなど）．当初は白血球

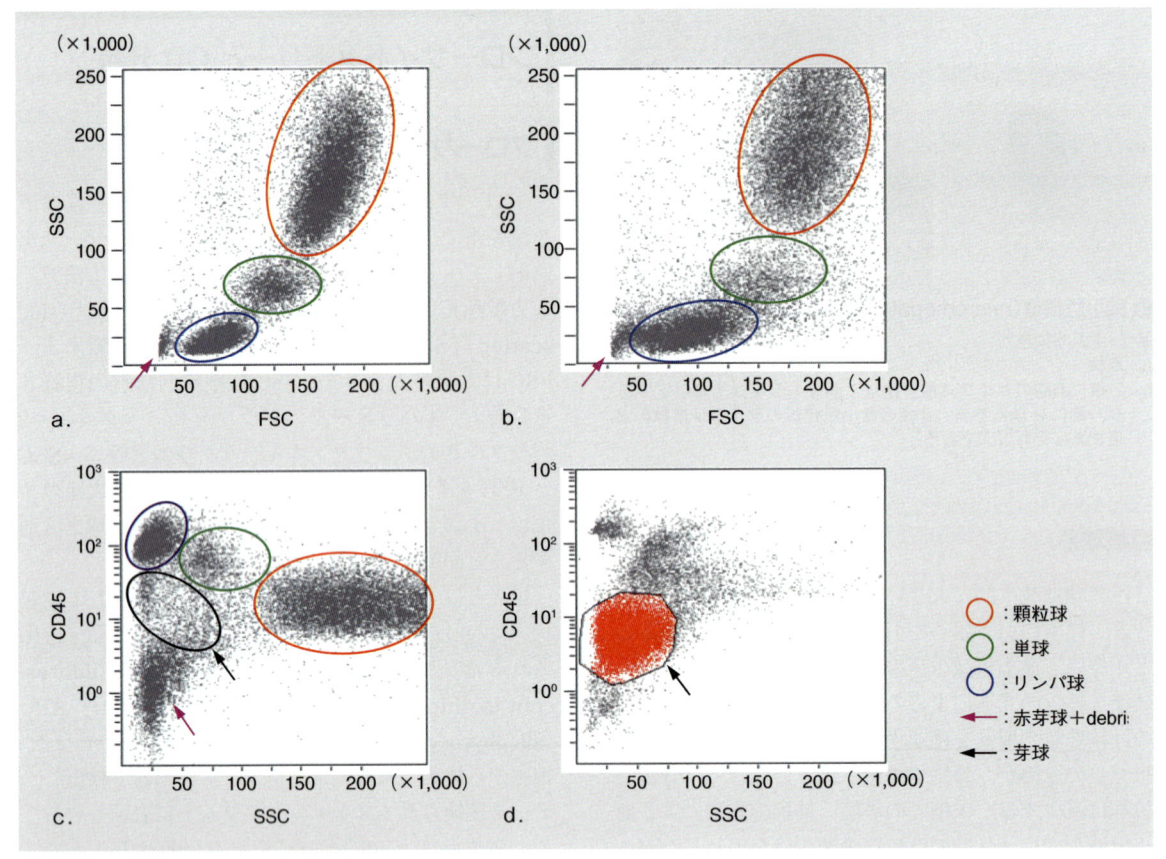

⓰ 末梢血・骨髄のスキャッタグラム

a. 健常人末梢血の FSC/SSC スキャッタグラム
b. 正常な骨髄の FSC/SSC スキャッタグラム
c. 正常な骨髄の CD45/SSC スキャッタグラム
d. 急性骨髄性白血病（FAB 分類：AML-M1）の CD45/SSC スキャッタグラム
FSC，SSC はリニアスケール，CD45 などの蛍光はログスケールで表現される.

とその前駆細胞の表面抗原に限定されていたが，現在では血小板，赤血球，血管内皮細胞に加えて，細胞内抗原にも適応されている.

細胞表面マーカー検査の臨床的意義 ⓦ

造血器腫瘍の診断（図⓰❶ ❷）

　造血器腫瘍の診断・分類は，1975 年に発表された FAB 分類（French-American-British classification）による形態学中心の分類が用いられ，その臨床的有用性は広く認められてきた．しかし，この分類は細胞表面マーカーや遺伝学的検査が加味されておらず，現在は WHO 分類が主流になってきている．WHO 分類は，FAB 分類をもとにした形態学的診断のみならず，細胞表面マーカー検査および染色体/遺伝子検査による分子遺伝学的観点で分類している.

　造血器腫瘍・細胞表面マーカー検査では，急性/慢性白血病，悪性リンパ腫，多発性骨髄腫などの診断の

⓱ 造血器腫瘍の診断・分類に有用なモノクローナル抗体

細胞系統	モノクローナル抗体名
急性白血病	
造血幹細胞	CD34，CD117，CD45（白血球共通抗原）
前駆細胞	CD117，HLA-DR，TdT
単球系	CD11b，CD11c，CD14，CD64，CD36
赤白血病	CD235a（glycophorin A），CD36，CD71
巨核球系（血小板）	CD41，CD61，CD42b，CD36
B 細胞系	CD10，CD19，CD20，細胞内 CD22，細胞内 CD79a
T 細胞系	CD2，CD3，細胞内 CD3，CD4，CD5，CD7，CD8
NK 細胞	CD16，CD56，CD57
慢性リンパ性白血病，多発性骨髄腫，悪性リンパ腫	
B 細胞系	CD5，CD10，CD19，CD20，CD23，細胞表面免疫グロブリン（κ/λ）
T 細胞系	CD2，CD3，CD4，CD5，CD7，CD8
形質細胞	CD38，CD138

図中凡例：
○：顆粒球
○：単球
○：リンパ球
←：赤芽球＋debris
←：芽球

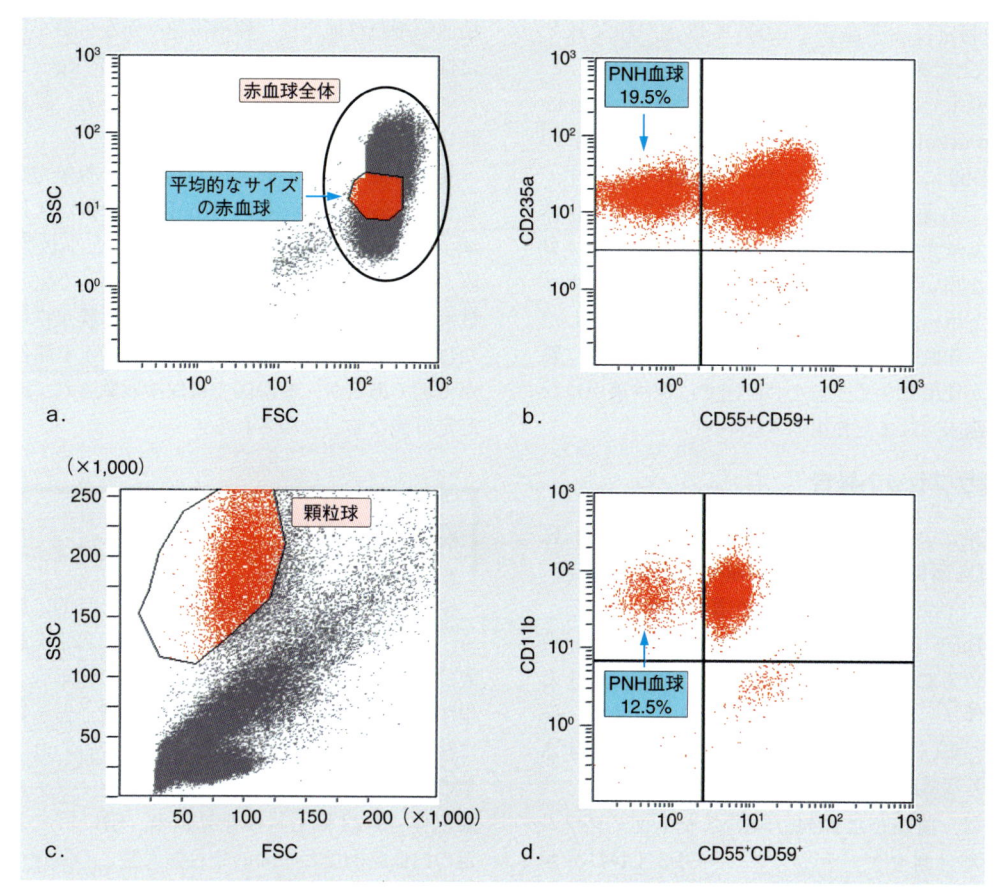

⓲ 高感度 PNH 血球測定の実際

a. 赤血球を指標とした FSC/SSC スキャッタグラム（ログスケール）．全体ではなく，平均的なサイズの赤血球をゲートする．
b. 赤血球マーカーである CD235a 陽性かつ CD55・CD59 陰性が PNH 血球である．
c. 顆粒球を指標とした FSC/SSC スキャッタグラム（リニアスケール）．顆粒球全体をゲートする．
d. 顆粒球マーカーである CD11b 陽性かつ CD55・CD59 陰性が PNH 血球である．
PNH：paroxysmal nocturnal hemogrobinuria（発作性夜間ヘモグロビン尿症）．

ために，解析パネルの組み合わせを十分に検討する必要がある（⓱）．また，最も重要なことの一つは，目的の細胞集団を選び出して，その細胞のみのヒストグラムを作成するゲーティングである．腫瘍細胞の分布位置は症例により異なるので，正確な解析のために腫瘍細胞だけを適切にゲーティングすることは必須である．たとえば骨髄血の場合，FSC/SSC スキャッタグラムでは赤芽球とリンパ球に白血病細胞分画が重なってしまうため，白血球共通抗原の CD45 を用いた CD45/SSC ゲーティング法が有用である（⓰c d）．これは赤芽球が CD45 陰性で，成熟リンパ球と単球は CD45 強陽性，芽球が CD45 弱陽性を利用して芽球を区別する方法である．ただし，悪性リンパ腫などでは，成熟リンパ球と同様に CD45 強陽性となるため注意が必要である．また，骨髄腫細胞の解析には CD38（形質細胞，骨髄腫細胞で強陽性）ゲーティング法が有用である．

発作性夜間ヘモグロビン尿症の診断

発作性夜間ヘモグロビン尿症（paroxysmal nocturnal hemogrobinuria：PNH）は後天性溶血性貧血の一つで，細胞膜にある GPI（glycosyl-phosphatidyl-inositol）蛋白の発現が欠損する疾患である．PNH の確定診断には FCM 法による GPI 膜蛋白の欠損細胞比率を検出することが必要である．GPI 膜蛋白は 20 数種類同定されているが，CD55，CD59 の欠損が臨床的に重要であり，FCM 法でこれらの欠損を証明する．

以前は CD55 と CD59 が同時に欠損する赤血球および顆粒球がともに 3 ％以上（カットオフ 1 ％以上）存在することが診断基準であったが，現在では同じ蛍光色素で標識された CD55，CD59 を同時に用いる高感度 PNH 血球検査が主流になっている（⓲）．CD55，CD59 がともに欠損している血液細胞を PNH 型血球と呼び，健常人では 0.003 ％未満である．PNH 型血

球陽性の判定は，赤血球で 0.005％以上，顆粒球で 0.003％以上とである。

近年，欧米では FLAER（fluorescent-labeled inactive toxin aerolysin）法が行われている。従来の CD55，CD59 に対するモノクローナル抗体を用いず，細胞膜上で共通に利用されている GPI アンカー自体に結合する蛍光バクテリア蛋白（遺伝子組換えアエロリジン）を用いる。1種類の抗体より複数の抗体カクテルにして用いたほうが高感度になることを利用した方法だが，赤血球の凝集や溶血を引き起こすため，顆粒球にしか使用できず，またわが国では保険適用はないので実臨床ではまだ使用できない。

リンパ球サブセット検査

HIV 感染による後天性免疫不全症候群（AIDS）における CD4 陽性細胞絶対数は診断や重症度の判定，治療方針，治療薬剤の選択に必須の項目である。Epstein-Barr（EB）ウイルス感染による CD8 陽性単核球症における CD8 陽性細胞の増加とそれらに関する球解析は悪性リンパ腫との鑑別に有用である。また，肺胞洗浄液を用いて，T 細胞の CD4/CD8 比を評価することにより病態の鑑別にも役立つ（⑲）。

実際には，前述した CD45/SSC スキャッタグラムでリンパ球分画をゲーティングし，$CD3^+CD4^+$ 分画と $CD3^+CD8^+$ 分画を測定して，CD4/CD8 比を算出する（図❷，❸）。CD4 陽性細胞絶対数は，既知濃度ビーズとの同時測定により，$CD4^+CD3^+CD8^-$ 分画の絶対数を算出する。CD4 陽性細胞絶対数の基準値は，700～1,300/μL である。

その他

CD34 は造血幹細胞の代表的な細胞表面抗原で，白血病治療で行われる造血幹細胞移植において，CD34 血球治療数の測定は必須である。精密に測定できる技術はモノクローナル抗体を用いた FCM 法だけである。末

精血幹細胞移植では，移植後速やかな生着を得るためには，一般に CD34 陽性細胞数 2×10^6/kg（レシピエント体重）以上が必要とされているため，幹細胞採取時に CD34 絶対数を測定する。

先天性血小板機能異常症である血小板無力症は血小板膜糖蛋白である血小板 glycoprotein（GP）IIb-IIIa 複合体または IX/V 複合体が欠損または減少することでも生じる出血性疾患である。それぞれ確定診断には膜蛋白の欠損または減少を証明する必要があり，FCM で簡便に診断が可能であるが，わが国では保険収載されておらず，測定可能な施設は限られる。

染色体検査

染色体検査は，染色体異常の検出を目的に施行される。染色体異常には，個体自体に先天異常を起こす構成的染色体異常と，癌細胞などに一部の体細胞のみに出現する一時的染色体異常とがある。造血器腫瘍では主に後者の染色体異常を検出する目的で行われる。1960 年の慢性骨髄性白血病患者におけるフィラデルフィア染色体（9:22 転座）の発見以来，⑳に示すように特定の白血病病型と特異的染色体異常との関連研究が次々と明らかになり，最新の造血器腫瘍の WHO 分類第 4 版（2016）において，染色体検査は重要視されている。染色体検査は診断だけでなく，白血病の治療効果判定や予後予測においても重要である。染色体検査は分染法と FISH（fluorescence in situ hybridization）法に大別される。

分染法

染色体の観察可能な分裂中期細胞を得るために細胞培養を行い，染色後，光学顕微鏡下で染色体数，バンドパターンの観察を行う。最も一般的に行われる分染法が G 分染法で，トリプシン処理後にギムザ（Giemsa）染色を行う。G 分染法では鮮明でコントラストのよいバンドパターンが得られるため，特に転座などの構造異常をもつ染色体の切断点の同定や数的異常の検索に最適な方法である。まずは G 分染法が行われ，必要に応じて異なる分染法（Q 分染法，R 分染法，C 分染法など）や FISH 法が行われる。

㉑は慢性骨髄性白血病患者の G 分染法の結果である。ヒト染色体は，1～22 番の 22 対の常染色体と，2 本の性染色体（X，Y）の計 46 本からなり，対になる染色体は同じ長さである。性染色体 X，Y が 1 本ずつあることから男性である。t(9:22)（q34:q11.2）とは，9 番染色体の 9q34 と 22 番染色体の 22q11.2 の座位で

⑲ CD4/CD8比による鑑別疾患

	末梢血	肺胞洗浄液
CD4/CD8 比増加	成人 T 細胞白血病 膠原病 急性 GVHD 急性臓器移植拒絶反応	サルコイドーシス 肺結核
CD4/CD8 比低下	後天性免疫不全症候群（AIDS） 伝染性単核球症	肺好酸球性肉芽腫症 過敏性肺臓炎 膠原病肺，BOOP （器質化肺炎に伴う 細気管支炎） 喫煙者

GVHD：graft versus host disease（移植片対宿主病）
BOOP：bronchiolitis obliterans organizing pneumonia

⑳ 造血器腫瘍の主な染色体異常と関連遺伝子

造血器腫瘍		染色体異常	関連遺伝子
急性骨髄性白血病	*RUNX1-RUNX1T1* を伴う AML	t（8;21）（q22;q22）	*RUNX1-RUNX1T1*
	CBFB-MYH11 を伴う AML	inv（16）（p13.1q22）または t（16;16）（p13.1;q22）	*CBFB-MYH11*
	PML-RARA を伴う APL	t（15;17）（q22;q12）	*PML-RARA*
	MLLT3-KMT2A を伴う AML	t（9;11）（p22;q23）	*MLLT3-KMT2A*
急性リンパ性白血病	*BCR-ABL1* を伴う B-ALL/LBL	t（9;22）（q34;q11.2）	*BCR-ABL1*
	KMT2A 遺伝子再構成を伴う B-ALL/LBL	11q23 を含む転座	*KMT2A*
慢性骨髄性白血病		t（9;22）（q34;q11）	*BCR-ABL1*
悪性リンパ腫	びまん性大細胞型 B 細胞リンパ腫	3q27 を含む転座	*BCL6*
	濾胞性リンパ腫	t（14;18）（q32;q21）	*IGH-BCL2*
	Burkitt リンパ腫	t（8;14）（q24;q32）	*MYC-IGH*
	マントル細胞リンパ腫	t（11;14）（q13;q32）	*IGH-CCND1*
多発性骨髄腫		17p13 欠失	*TP53*

AML：急性骨髄性白血病，APL：急性前骨髄球性白血病，ALL/LBL：急性リンパ芽球性白血病 / リンパ腫.

血液・造血器疾患

3

血液疾患の検査

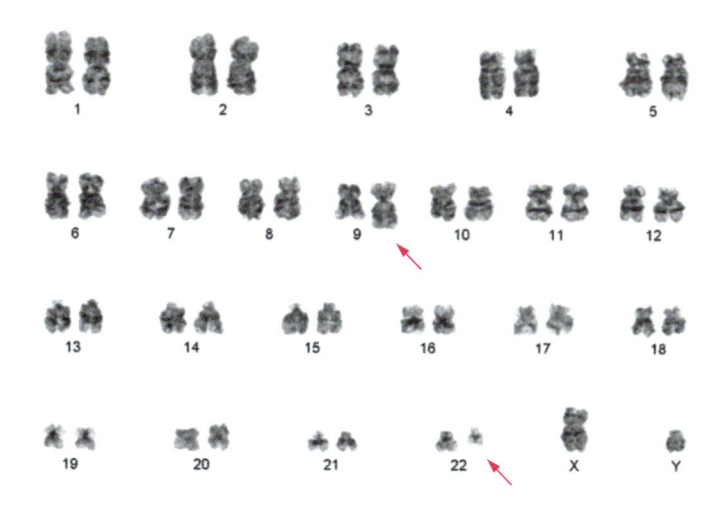

㉑ 染色体分析（G 分染法）

慢性骨髄性白血病の男性症例．9 番と 22 番の染色体の組み換えが起こり，フィラデルフィア染色体（22 番染色体変異）を認める．

切断され，テロメア側で相互に入れ替わったことを意味する．t は相互転座を，括弧内の数字は染色体番号と転座点の位置を示している．

FISH 法

FISH は，蛍光 *in situ* ハイブリダイゼーションの略語で，特定の遺伝子座を染色体上もしくは間期核上で検出する方法である．FISH 法は，特定の遺伝子座の DNA を酵素反応により蛍光標識したプローブを用いて行われる．DNA は 2 重鎖構造で，相補的に水素結合しているが，熱変性で容易に 1 本鎖となる．1 本鎖になった染色体や間期核の中の DNA とプローブ DNA を混ぜておき，徐々に温度を下げると目的の DNA とプローブ DNA が結合する（ハイブリダイゼーションと呼ぶ）．これは DNA が相補的で，切れても

すぐに元の 2 重鎖に戻ろうとする性質を利用している．

FISH 法は，非常に多くのプローブが市販されており，汎用性がある．⑳に示すような病型特異的染色体異常を有する造血器腫瘍において遺伝子異常を検出し，診断や治療に応用されている．慢性骨髄性白血病患者の FISH 法の実例を㉒に示す．

遺伝子検査

悪性腫瘍は，正常細胞の遺伝子が障害を受けることにより発生する．障害を受ける遺伝子の種類として，細胞増殖などに関与する癌遺伝子の活性化や，逆に細胞増殖を抑制する癌抑制遺伝子の不活化などがある．また，遺伝子変異の種類も突然変異だけでなく，

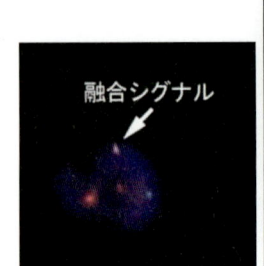
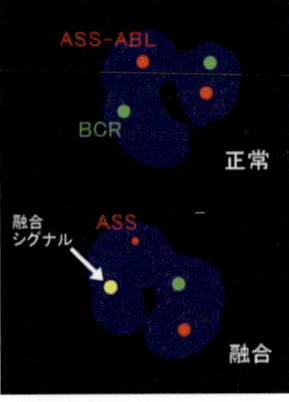

a. 慢性骨髄性白血病　　b. 検出パターン

㉒ FISH 法

慢性骨髄性白血病の患者．9番染色体上 *ABL1* 遺伝子に赤の蛍光プローブを，22番染色体上 *BCR* 遺伝子に緑の蛍光プローブを結合させると，*BCR-ABL1* 融合遺伝子は黄色の融合シグナルとして検出される．標識した蛍光色素が見やすいように核を DAPI（青）にて染色して，蛍光顕微鏡で観察し，融合シグナルをもつ細胞をカウントして陽性率を算出する．

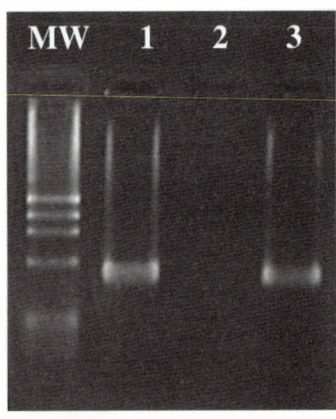

MW：分子量マーカー
1：陽性コントロール
2：陰性コントロール
3：患者検体

㉓ PCR 法

慢性骨髄性白血病の患者．分子量マーカーが示す 210 kDa の位置に融合遺伝子 major *BCR-ABL* mRNA のバンドを認める．

DNA メチル化などのエピジェネティック変異もあり，それらが蓄積した結果，悪性腫瘍は発生する．このような悪性腫瘍の発生メカニズムの解明の研究の過程で，多くの腫瘍関連遺伝子検査が確立された．特に，造血器腫瘍関連の遺伝子検査は，他の腫瘍関連遺伝子検査に比し，臨床的意義が確立している．

　造血器腫瘍に対する遺伝子検査は，転座型白血病で生じる融合遺伝子を検出する検査と，悪性リンパ腫でみられる免疫グロブリン遺伝子や T 細胞受容体遺伝子の再構成を検出する検査が一般的に行われる．近年，急性骨髄性白血病で染色体検査が正常核型の症例においては，*FLT3*，*NPM1*，*CEBPA* 遺伝子変異の有無で長期予後が異なる可能性が示唆されており，初発時に解析を行うことが推奨されているが，保険収載されておらず，臨床研究などで行われているのが現状である．遺伝子異常の同定は，診断や予後予測において重要であり，より高感度な検出が求められる．造血器腫瘍の診断に関連した遺伝子異常を㉑に示す．

　急性白血病の初発診断時には体内に 10^{12} 個程度の白血病細胞が存在するといわれる．治療により，血算の値が基準範囲となり，形態学的に骨髄中の芽球が 5% 未満，他の臓器への浸潤も消失すると血液（形態）学的完全寛解とされる．しかし，この状態でも，10^9 程度の白血病細胞は残っており，追加治療をしないと残存している白血病細胞は増殖し，再発する可能性がある．白血病遺伝子検査の導入により，従来からの光学顕微鏡による観察では検出困難な 10^9 個以下の白血病細胞の検出，すなわち微小残存病変（minimal residual disease：MRD）の検出が可能となった．そ

の感度は，血液形態学的検査が 10^{-2}（10^2 個に1個），FISH による解析は $10^{-2} \sim 10^{-3}$ に対して，遺伝子検査（polymerase chain reaction：PCR）では $10^{-5} \sim 10^{-6}$ と高感度で検出しうる．遺伝子検査で陰性であれば，白血病細胞は 10^6 個以下であり，これを分子生物学的完全寛解という．

　造血器腫瘍に対する遺伝子検査の方法は，reverse transcription（RT）-PCR 法，リアルタイム PCR 法，サザンブロット法が主に行われている．以下にその特徴について述べる．

RT-PCR 法

　造血器腫瘍の融合遺伝子の検出には，簡便性や検出感度から RT-nested-PCR 法が行われる．RT-PCR 法は検体から RNA を抽出し，逆転写酵素により cDNA とした後，目的の融合遺伝子を挟み込むプライマーを用いて PCR を行い，得られた PCR 増幅産物をアガロースゲル電気泳動で確認する検査である．2セットのプライマーを用い，2回 PCR を行う方法を RT-nested-PCR 法と呼び，より高感度に検出ができる．慢性骨髄性白血病（CML）の症例でみられる融合遺伝子 major *BCR-ABL* mRNA を㉓に示す．

リアルタイム PCR 法

　PCR 増幅に用いる装置（サーマルサイクラー）と蛍光検出器が一体化した装置を用いて，PCR 増幅産物の増加をリアルタイムに検出，解析する検査である．目的とする融合遺伝子の発現量（コピー数）を測定後，すべての細胞に発現している内在性コントロールによって補正して定量化し，コピー/µgRNA で表される．内在性コントロールには *ABL1* 遺伝子，*GAPDH* 遺伝

子，*β*-アクチン遺伝子などが用いられる．リアルタイム PCR は，RT-PCR 法と比べて，正確な定量ができること，電気泳動が不要のため迅速かつ簡便に解析ができることなどの利点がある．近年，MRD 量とそれに基づいた治療の層別化が明らかになり，遺伝子レベルでの MRD 定量化の有用性は確立している．特に CML ではチロシンキナーゼ阻害薬の治療効果判定として，3 か月ごとに達成すべき数値目標が示されており，モニタリングに基づいた治療が強く推奨されている．

サザンブロット法

サザンブロット法はリンパ性白血病や悪性リンパ腫などのリンパ系腫瘍のモノクローナルなリンパ球の増殖を確認する目的で行われ，免疫グロブリン遺伝子や T 細胞受容体遺伝子の再構成を検出する．B 細胞性リンパ系腫瘍では *IgH* 鎖 J_H 遺伝子再構成，T 細胞性リンパ系腫瘍では *TCRγ* 鎖遺伝子再構成などが検出される．本検査は，残念ながら感度が悪いため陰性であってもリンパ系腫瘍を否定することはできないが，特異度は高いため陽性のときの診断的価値は高い．前述の PCR 法でもこれらの遺伝子再構成を検出することは可能で感度も高いが，偽陽性が問題となる．悪性腫瘍の診断における偽陽性は容認できないため，リンパ系腫瘍の診断にはサザンブロット法が用いられることが多い．

（安本篤史，矢冨　裕）

病理組織検査，細胞診

リンパ節病理組織検査の手順

リンパ節生検

リンパ節病変の確定診断には何らかの病理学的アプローチが必要である．転移性腫瘍，感染症などでは，しばしば病変が限局性であり，リンパ節全体の組織学的評価が重要である．全身リンパ節腫大の場合は，できるだけ大きく腫大したリンパ節を採取することが望ましい．採取するリンパ節は，鼠径や腋窩リンパ節は組織学的評価は難しいことが多く，可能であれば他の部位が望ましい．生検採取が容易な表在性リンパ節の腫大がなく，傍大動脈や縦隔など体幹深部で，アプローチが容易でない場合には，内視鏡下や CT ガイド下針生検で微小な検体のみ採取可能な場合がある．その場合には，組織病理診断のみならず，細胞学的検査，遺伝子検査などを行い，総合的な評価が必要である．

生検検体処理

採取されたリンパ節は，検査目的に応じた処理が必要である．組織検査に提出する部分は最大割面が必要で，速やかにホルマリン固定（10 ％ホルマリン溶液）する．その他の部位は，細胞学的検討，染色体分析，遺伝子検索などに用いるが，原則として清潔（無菌）操作が必要で，ドラフト（チャンバー）内などでの処理が望ましい（**㉔**）．

針生検などの微小検体は，病理組織診断を優先する．ホルマリン固定パラフィン標本でも免疫染色による表現型，遺伝子検索など応用が可能であり，微小な検体を無理に通常組織検査以外の細胞学的検査や遺伝子検査に分割することは，避けるのが望ましい．

病理組織検査

ホルマリン固定された検体は標本作製され，病理医は臨床医から提出された臨床情報をもとに診断を進める．必要十分な臨床情報の提供が，より精度の高い診断につながる．リンパ腫では病理組織診断や表面形質で治療方針が決定されるため，カンファレンスなどで緊密な情報交換が望ましい．

細胞学的検査

細胞の形態診断と，フローサイトメトリー法（FCM）による細胞表面形質の検索がある．細胞の形態診断は，リンパ節の捺印（スタンプ）細胞診断と穿刺吸引細胞診断がある．前者は補助的な意味が強いが，後者はびまん性リンパ腫では有用な診断手技である．細胞形態が多彩な T 細胞性リンパ腫や Hodgkin リンパ腫では，確定診断は困難な場合が多い．転移性腫瘍では，細胞診断で転移が認められた場合には，生検を回避できる場合も多い．

リンパ腫の病理学的鑑別アルゴリズム

リンパ腫は，Hodgkin 細胞の有無により Hodgkin

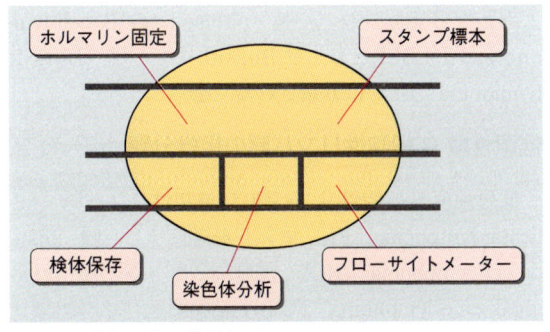

㉔ リンパ節組織の検体処理

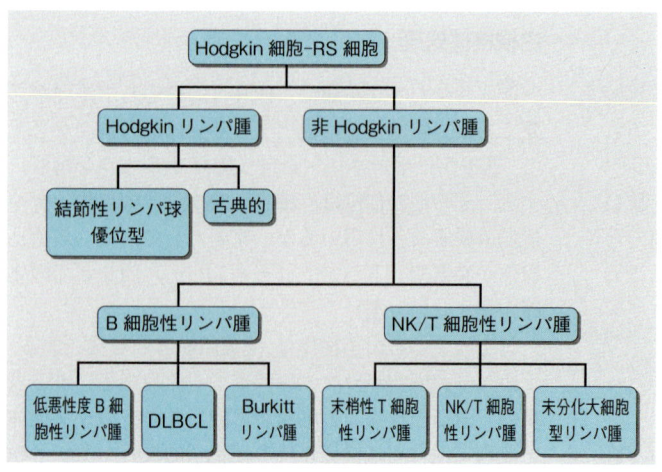

㉕ リンパ腫の病理学的鑑別アルゴリズム

CLL/SLL

増殖中心

CD5+, CD23+, CD20+, CD79a+, bcl2+, bcl6−, CD3−, CD10+

マントル細胞リンパ腫

胚中心

CD5+, CD23+, CD20+, CD79a+, bcl2+, bcl6−, CD3−, CD10−, cyclin D1+, SOX11+

濾胞性リンパ腫

CD5−, CD23−, CD20+, CD79a+, CD10+, bcl2+, bcl6+, CD3−

㉗ 低悪性度 B 細胞性リンパ腫の増殖パターン

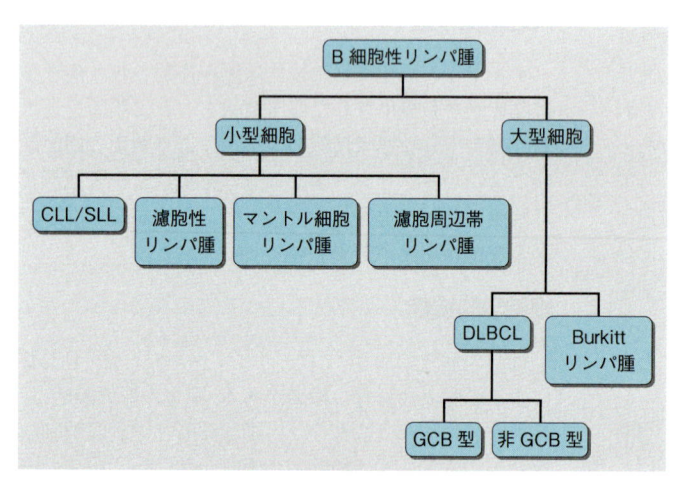

㉖ B 細胞性リンパ腫の病理学的鑑別アルゴリズム

リンパ腫と非 Hodgkin リンパ腫に分けられる．非 Hodgkin リンパ腫は B 細胞起源と NK/T 細胞起源に大きく分けられる（㉕）．

B 細胞性リンパ腫

　B 細胞性リンパ腫は小型腫瘍細胞の増生からなる低悪性度群と，びまん性に大型細胞の増生するびまん性大細胞型 B 細胞性リンパ腫（diffuse large B–cell lymphoma：DLBCL）および Burkitt リンパ腫（Burkitt lymphoma：BL）に分類される（㉖）．

低悪性度 B 細胞性リンパ腫の組織分類

　低悪性度 B 細胞性リンパ腫は，濾胞性リンパ腫（follicular lymphoma：FL），マントル細胞リンパ腫（mantle cell lymphoma：MCL），濾胞周辺帯リンパ腫（marginal zone lymphoma：MZL）/ 粘膜関連リンパ組織リンパ腫（mucosa–associated lymphoid tissue lympho-

ma：MALT），慢性 B 細胞白血病（B–cell chronic lymphocytic leukemia：B–CLL），リンパ形質細胞性リンパ腫（lymphoplasmacytic lymphoma：LPL），脾臓リンパ腫である脾辺縁帯リンパ腫（splenic marginal zone lymphoma：SMZL），有毛細胞白血病（hairy cell leukemia：HCL），脾 B 細胞リンパ腫・白血病などが含まれる．それぞれ特徴的組織像を呈し，マーカー発現，染色体異常などにより組織学的に分類される（㉗）．

びまん性大細胞型 B 細胞性リンパ腫の組織分類

　びまん性大細胞型 B 細胞性リンパ腫（DLBCL）は，非 Hodgkin リンパ腫の 30〜40 ％を占める．DLBCL はさまざまな疾患単位やその亜型の集合体であり，一部は独立した項目に分類されるが多くは DLBCL–NOS として一括分類される．遺伝子プロファイリング解析で，DLBCL は胚中心細胞型（germinal center

B-cell type：GCB 型）と活性化 B 細胞型（activated B-cell type：ABC 型）に分けられ，治療反応性や予後に違いがある．免疫染色で，この両者を分ける方法（Hans 分類）が示され，DLBCL は GCB 型と ABC 型に近似した非 GCB 型に分ける方法が用いられる（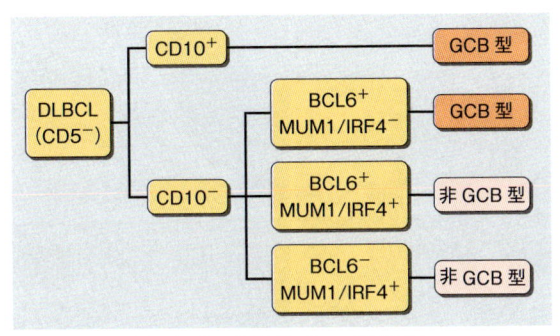❷❽）.

T 細胞性リンパ腫

T 細胞性リンパ腫は，形態的に小型から大型，未分化大細胞まで多彩で，免疫表現形質，遺伝子型も多様である．起源細胞，発症メカニズム，部位特異性などからいくつかの独立した疾患単位が設定されている.

NK/T 細胞性リンパ腫の組織分類アルゴリズム

細胞質 CD3 発現を共通とする NK/T 細胞は，芽球形態と TdT 発現の有無で，前駆細胞型と末梢細胞型

❷❽ びまん性大細胞型 B 細胞性リンパ腫の Hans 分類

に分けられる．細胞膜 CD3 発現の有無で T 細胞型と NK 細胞型に分類する．T 細胞型は細胞質の細胞傷害性因子（TIA-1 など）の有無で，細胞傷害性 T 細胞型と非細胞傷害型に分ける（❷❾）.

それぞれのタイプは特徴的組織像を呈し，腫瘍細胞のマーカーパターンから確定する．B 細胞性リンパ腫に比べ組織像が複雑で，病理診断が難しい場合が多い．組織像だけでなく，細胞マーカーの免疫染色，フローサイトメトリー，遺伝子検索，EBV や HTLV-1 の関与などを，臨床所見と対比させ総合的に評価することが重要である.

Hodgkin リンパ腫の鑑別

Hodgkin リンパ腫は診断価値を有する Hodgkin 細胞，Reed-Sternberg 細胞の出現する古典型と，CD30 陽性の定型的細胞が出現しない結節性リンパ球優位型に分類される．古典型はラクナ細胞を伴う結節硬化型と，Hodgkin 細胞を主体とする大型異型細胞が多い混合細胞型に分類される．いずれも小型リンパ球が減少し，大型細胞の頻度が高くなるリンパ球減少型に進行する．免疫組織学的に，大型異型細胞は CD30 の発現がみられ，CD3 陽性小型 T 細胞がロゼット様にとり囲む所見を認める.

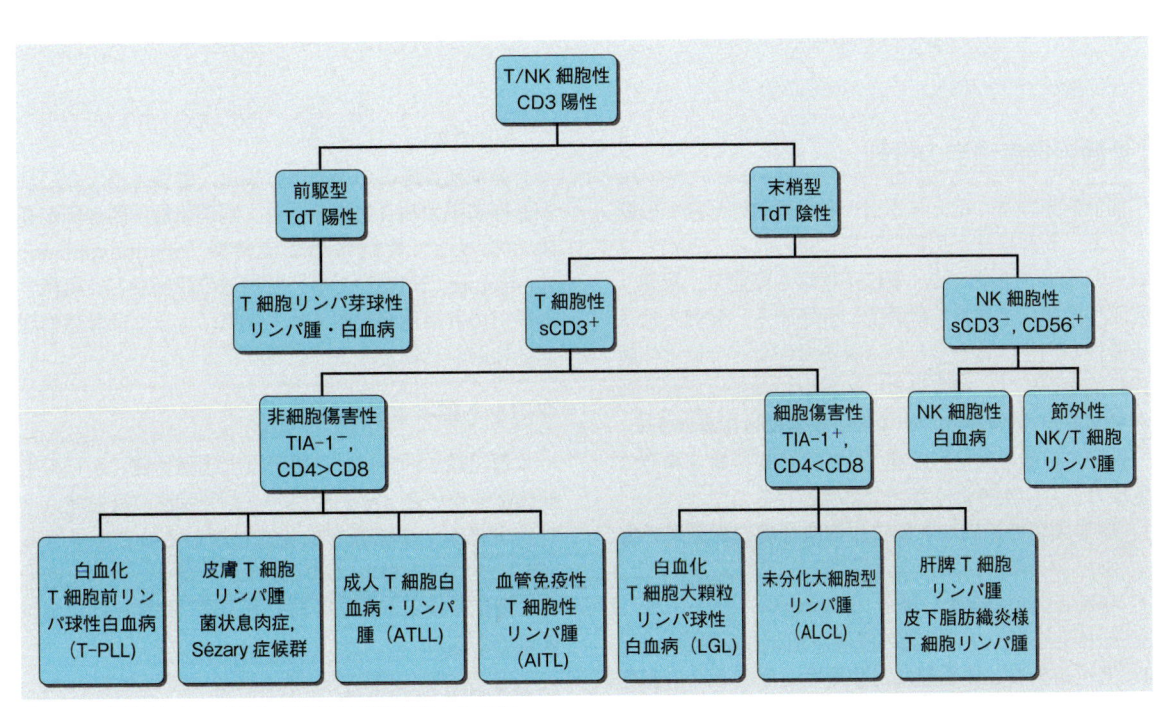

❷❾ NK/T 細胞性リンパ腫の病理学的鑑別アルゴリズム

（日本リンパ網内系学会編：若手医師のためのリンパ腫セミナー──エキスパートによる講義録．東京：南江堂；2012. p.61 をもとに作成.）

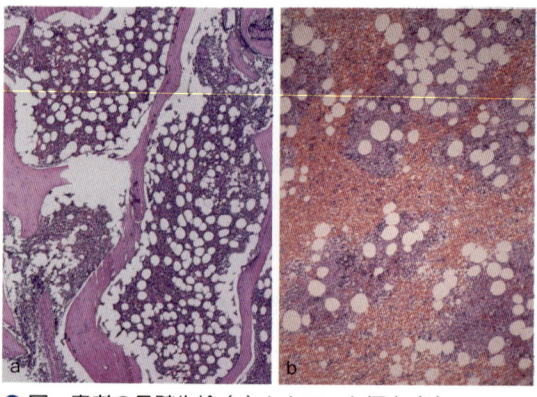
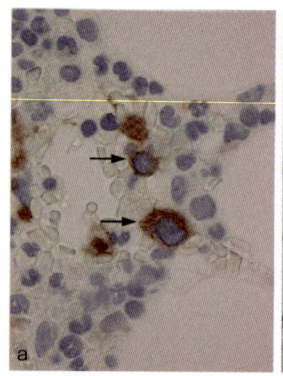
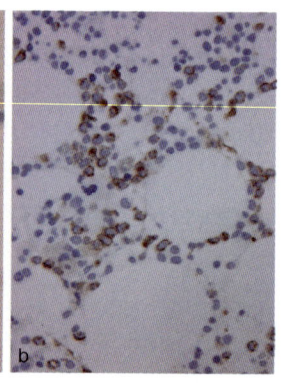

㉚ 同一患者の骨髄生検 (a) とクロット標本 (b)
ほぼ正常の骨髄であるが，いずれの造血細胞比率もほぼ同等で，形態的な違いは少ない．HE 染色，×4.

㉛ 骨髄免疫染色
a. 血小板抗体を用いると，巨核球の細胞質の乏しい小型細胞（矢印）も同定可能である．×1,000.
b. 芽球を特異抗体（CD34）で免疫染色すると，出現頻度や分布様式の確認ができる．×200.

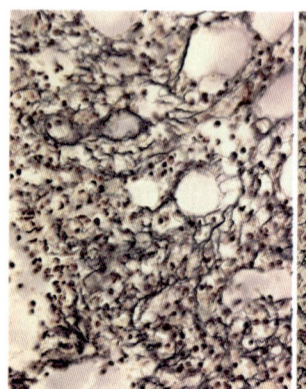
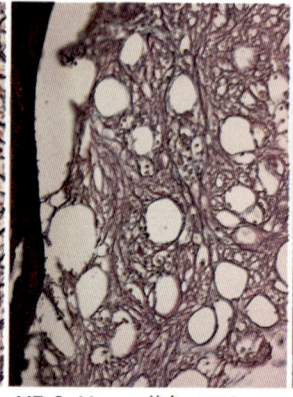
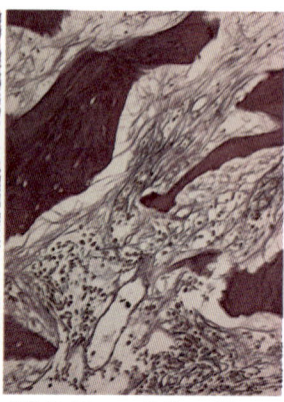

MF-0. Masson 染色，×100.　　MF-1. Masson 染色，×100.　　MF-2. Masson 染色，×40.　　MF-3. Masson 染色，×40.

㉜ 骨髄線維化の Grade 分類（WHO）

骨髄組織病理学の役割

　血液疾患の多くは，末梢血や骨髄細胞の形態で診断される．新鮮検体が比較的容易に得られることからフローサイトメトリー法，遺伝子検索も可能で，形態，表現型，遺伝子異常を総合的に評価する．骨髄生検は侵襲性が高く，骨を含むため脱灰操作などで標本作製に時間がかかる．免疫染色で表現型の確認は比較的容易であるが，固定検体での遺伝子検索には限界がある．

　骨髄の組織学的検討は細胞学的評価が困難な場合に重要であり，次のような場合に行われる．

1. 低形成髄で正確な骨髄造血細胞密度の評価が必要な場合
2. 穿刺吸引ができない場合（dry tap）
3. 転移性腫瘍やリンパ腫の浸潤が疑われる場合
4. 粟粒結核などの骨髄に肉芽腫性炎症をきたす疾患の診断
5. アミロイドなどの間質沈着や脂肪細胞の膠様変性などの変化

　骨髄増殖性腫瘍の WHO 分類は，骨髄生検での評価が診断基準大項目に加えられ，病理組織学的評価が必須となった．骨髄異形成症候群（myelodysplastic syndromes：MDS）でも，巨核球の評価などに組織学的検討の有用性が記載され，疾患によっては骨髄病理学的検討が必要となる．

クロット標本と生検標本

　病理組織学的評価は，腸骨（上後腸骨棘）からの生検検体を用いる．穿刺吸引された骨髄液の凝血塊（クロット標本）を組織学的検討に用いることもできる（㉚）．クロット標本は脱灰操作が不要なため，免疫染色や遺伝子検索がより容易であるが，線維化は評価が困難である．

組織染色と免疫染色

　血液細胞検査ではギムザ染色を用いるが，組織検査

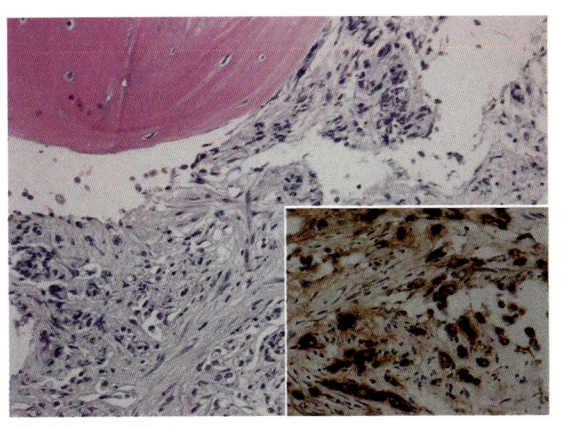

㉝ 乳癌の骨髄転移

線維化を伴う造骨性変化を認め，異型細胞は上皮細胞マーカー（右下図）が陽性である．HE 染色，×40．右下図：サイトケラチン，×200．

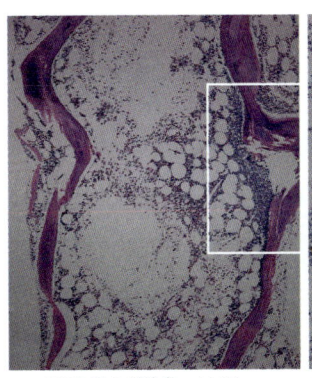
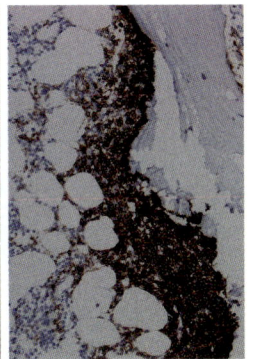

a. ASD ギムザ染色，×40． b. CD20 免疫染色，×100．

㉞ 濾胞性リンパ腫の骨髄浸潤

低悪性度 B 細胞性リンパ腫の骨髄浸潤は，皮質骨に沿ってみられる特徴を有する．腫瘍細胞は B 細胞マーカー（CD20）が陽性である．b は a の囲み部分の拡大．

は HE 染色が一般的で，染色の違いから細胞の識別が容易ではない．酵素組織化学染色や免疫染色を加えることで，細胞の分類が可能になる．免疫染色は，特に巨核球や芽球の識別に有用である（㉛）．組織評価は病変の分布や局在性を明らかにすることができる．リンパ腫の浸潤では，集簇性や分布様式が診断に重要であり，免疫染色を加えて評価する．

線維化の評価

骨髄線維化は生検標本で行い，鍍銀染色で評価が一般的であるが，WHO 分類では Masson 染色で膠原線維を評価する方法も提示されている．線維化の進展は細網線維（鍍銀線維）の増加に膠原線維増生が加わり，骨硬化に連続する．WHO 分類では，線維化のないMF-0 から骨硬化を伴う MF-3 までの 4 段階に分類している（㉜）．

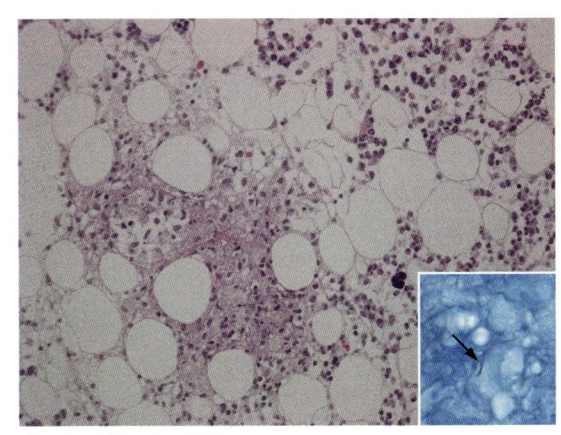

㉟ 粟粒結核の骨髄所見

散在性に粟粒大の類上皮肉芽腫形成を認め，抗酸菌染色（右下図）で陽性桿菌（矢印）が確認できれば，確定診断が可能である．HE 染色，×200．右下図：チール–ニールセン染色，×1,000．

造血不全の評価

低形成骨髄病変では，末梢血の混入のない生検標本での細胞密度の評価が重要である．栄養障害性造血不全などでは，脂肪髄に高度な膠様変性を伴う場合が多く，組織学的評価が役に立つ場合がある．

転移性腫瘍，リンパ腫の診断

転移性腫瘍は溶骨性変化を伴う場合が多いが，乳癌や前立腺癌の転移などでは化骨形成，線維化の亢進する造骨性変化を伴う場合がある（㉝）．

リンパ腫は小型で異型の弱い腫瘍細胞からなる低悪性度リンパ腫の骨髄浸潤は，浸潤パターンと免疫染色による細胞形質の評価が重要である．低悪性度 B 細胞性リンパ腫では，皮質骨に沿った増殖が特徴的である（㉞）．正常では皮質骨近傍は T 細胞が増加する部分であり，B 細胞の集簇はより腫瘍性を示唆する．

感染症の診断

肺病変などから粟粒結核が疑われる場合，診断目的で骨髄検査が実施される．骨髄では，非特異的に肉芽腫形成がみられる場合があり，結核の診断には抗酸菌染色による抗酸菌の確認が重要である（㉟）．しかし，粟粒結核の肉芽腫で結核菌が同定できる頻度は高くない．粟粒結核における骨髄の肉芽腫は，比較的小型で出現頻度が高い特徴があり，臨床像やその他の変化をあわせて総合的に評価することが重要である．

（伊藤雅文）

㊱ 溶血性貧血の診断基準

1. 臨床所見として，通常，貧血と黄疸を認め，しばしば脾腫を触知する．ヘモグロビン尿や胆石を伴うことがある．

2. 以下の検査所見がみられる．
   1) ヘモグロビン濃度低下
   2) 網赤血球増加
   3) 血清間接ビリルビン値上昇
   4) 尿中・便中ウロビリン体増加*
   5) 血清ハプトグロビン値低下
   6) 骨髄赤芽球増加

3. 貧血と黄疸を伴うが，溶血を主因としない他の疾患（巨赤芽球性貧血，骨髄異形成症候群，赤白血病，congenital dyserythropoietic anemia，肝胆道疾患，体質性黄疸など）を除外する．

4. 1，2によって溶血性貧血を疑い，3によって他疾患を除外し，診断の確実性を増す．しかし，溶血性貧血の診断だけでは不十分であり，特異性の高い検査によって病型を確定する．

*ウロビリン体とは，無色のウロビリノゲンと，これが体外で酸化された褐色のウロビリンを合わせた総称である．
（厚生労働省 特発性造血障害に関する調査研究班〈平成16年度改訂版〉．）

溶血に関する検査

溶血とは，何らかの原因により赤血球の破壊亢進が起こることである．古くなった赤血球は脾臓に代表される網内系で破壊されるが，網内系にとり込まれる赤血球が増加することで起きる血管外溶血と，循環血液中での破壊が亢進することで起きる血管内溶血とに分かれる．赤血球寿命は約120日間であるが，溶血を起こす疾患では100日以下に短縮している．

溶血の存在診断に有用な検査

溶血の診断に特異的な検査はなく，さまざまな検査を組み合わせて診断する．溶血が進行すると貧血になるが，それに伴い，網赤血球の増加，間接ビリルビン優位の総ビリルビン値の上昇，乳酸脱水素酵素（LDH）高値，血清ハプトグロビン低値などの所見を認める（㊱）．

溶血が進行するとヘモグロビン（Hb）濃度の低下がみられるが，骨髄では代償的に赤血球産生が亢進し，末梢血中の網赤血球が増加する．加えて骨髄中では赤芽球系細胞比率の増加を認める．

溶血により赤血球から血中に放出されたHbは，ハプトグロビンに結合した後，網内系にとり込まれて代謝される．つまり，溶血により大量のHbが血中に放出されると血中のハプトグロビンは低下する．また，Hb代謝産物であるビリルビンの増加を認めるが，間接ビリルビン優位である．赤血球細胞内酵素が溶血に

より逸脱するため，AST，LDHが増加するが，特に後者の増加が顕著である．LDHアイソザイムは，赤血球内LDHを反映して1，2型が主である．

ビリルビンは肝より腸管に排泄されウロビリノゲンとなり，この一部は吸収され腸-肝循環を形成する．このウロビリノゲンの一部は尿中に排出されるため，強い溶血の際には尿中ウロビリノゲンが増加する．

溶血性貧血では赤血球寿命が短縮しているため，その直接的証明のため，放射性クロム（^{51}Cr）で標識した赤血球を用いた赤血球寿命検査がある．しかし，患者の放射線被曝の問題や特殊な設備を要することもあり，その有用性は低い．

溶血の原因診断に有用な検査

溶血性貧血の診断がついてもその原因により，その治療法は大きく異なる．溶血が確認できれば速やかに特異的な検査によって原因を究明する必要がある．

赤血球形態

赤血球は末梢の径の小さい毛細血管でも自由に通過するために，核をもたず，高度の変形能を有している．赤血球の細胞膜，細胞内酵素，Hbなどに異常があると，形態異常や変形能の低下が起き，溶血やチアノーゼの原因となることがある．正常赤血球は中央がくびれた円盤状の細胞であるが，膜骨格の異常があると球状や楕円状になることがあり（☞「赤血球像」p.46），赤血球寿命が低下する．また，Hb異常で溶血性貧血が発症することは，典型的には鎌状赤血球の症例でみられるが，東洋人には認めない．破砕赤血球の出現は，血管内での破壊亢進による後天性溶血性貧血を示すものである．このように，溶血性貧血を認めた際は，奇形赤血球の存在を確認するために，まず末梢血塗抹標本を観察することは重要である．

Coombs試験

溶血性貧血の原因で最も多いのは，抗体が関与する免疫性溶血性貧血である．Coombs試験は，この免疫性溶血性貧血の診断に重要な検査である．

Coombs試験には，患者赤血球膜表面に結合した抗体を検出する直接Coombs試験と，患者血清中に遊離した抗体を検出する間接Coombs試験とがある．抗赤血球抗体には自己抗体と同種抗体があり，自己抗体の検出には主に直接Coombs試験を行い，同種抗体の検出には間接Coombs試験を行う．免疫性溶血性貧血には，温式自己免疫性溶血性貧血のほか，冷式自己免疫性溶血性貧血，薬剤性，寒冷凝集素症などがあり，これらの疾患で直接Coombs試験は陽性となる．間接Coombs試験は血液型不適合妊娠や血液型

不適合輸血などの輸血関連検査に限定される.

　赤血球膜上に一定量以上の自己抗体や補体が結合する場合，直接 Coombs 試薬を加えることで赤血球の凝集が惹起され，陽性と判定される．ただし，結合している自己抗体が少ない場合や，低親和性抗赤血球抗体の場合，偽陰性となる可能性があることにも注意する.

赤血球浸透圧抵抗試験

　球状赤血球症や楕円赤血球症などの赤血球形態異常を認める場合，赤血球浸透圧抵抗試験が行われる．赤血球は低張食塩水中では膨化して溶血するため，それを利用してさまざまな濃度の低張食塩水で行い，赤血球膜の脆弱性を判定する．新鮮血を用いると，軽度の抵抗減弱では溶血しないことがあるため，無菌的に37℃，24 時間インキュベーションした赤血球を用いると感度が上がる．ただし，24 時間おいた赤血球では，健常赤血球でも溶血してしまうことがあるため，両方の血液で行うことが推奨される.

ショ糖溶血試験，Ham 試験（発作性夜間ヘモグロビン尿症〈PNH〉の診断のための検査）

　GPI 結合型膜蛋白の欠損のために補体感受性が高まった PNH 血球を選択的に溶血させて検出する検査である．ショ糖溶血試験では，等張ショ糖溶液中での患者血球の溶血を評価し，Ham 試験では，弱酸性の健常者新鮮血清での患者血球の溶血を評価するものである．PNH の診断には，フローサイトメトリー法による CD55/CD59 の評価が有用であり，これらの検査は行われなくなっている.

先天性溶血性貧血の検査

　先天性溶血性貧血は，原因によって赤血球膜異常，赤血球ヘモグロビン異常，赤血球酵素異常に分けられる．赤血球膜異常は「赤血球の形態と機能」（☞ p.11）で述べたように赤血球形態の観察が重要である.

　赤血球ヘモグロビン異常は鎌状赤血球症やサラセミアがあり，ヘモグロビンを構成するグロビン鎖（α 鎖と非 α 鎖〈β，γ，δ〉）のアミノ酸配列や四量体形成などに異常を生じたものである．サラセミアには α 鎖が産生できない α サラセミアと β 鎖が産生できない β サラセミアがあり，地中海沿岸に多いが，わが国でもその患者は少なくない．その正確な解析には特定の専門研究施設に依頼する必要がある.

　赤血球酵素異常では赤血球機能を保つうえで重要な酵素の質的ないし量的な異常により溶血性貧血をきたす．特にわが国で頻度が高いのは，ピルビン酸キナーゼ（PK）とグルコース−6−リン酸脱水素酵素（G6PD）

の異常症である．これらの確定診断のために，当該酵素の赤血球酵素活性を直接測定することが有用であるが，専門研究施設に依頼する場合がほとんどである.

リンパ球機能検査

　種々の免疫異常による病態などにおいて，血液中のリンパ球の機能の検索が必要になる．リンパ球系細胞は，胸腺由来の細胞性免疫を司る T 細胞，形質細胞に分化し，免疫グロブリンを産生して液性免疫の主要な役割を果たす B 細胞，感作なしで MHC（主要組織適合遺伝子複合体）非拘束性にウイルス感染細胞や腫瘍細胞を非特異的に傷害するナチュラルキラー（NK）細胞がある．これらの機能を解析することがリンパ球機能検査である.

　現在，リンパ球機能検査の中心はフローサイトメトリー法で，各リンパ球は表面抗原（CD 番号）によって大まかに区別することができる．たとえば，ヘルパーT 細胞は CD4，キラーT 細胞は CD8，B 細胞は CD19や CD20，NK 細胞は CD56 である．（☞「フローサイトメトリーと CD 分類」p.51）

　ほかのリンパ球機能検査として，リンパ球幼若化試験，薬剤リンパ球刺激試験（drug-induced lymphocyte stimulation test : DLST），リンパ球混合培養試験，NK 細胞活性，LAK 活性が行われる.

リンパ球幼若化試験

　非特異的刺激物質マイトジェンを加えて培養すると，リンパ球が幼若化する現象を利用した試験である．放射性同位元素 ^{3}H−チミジンの細胞内とり込み量から合成された DNA 量を測定して，細胞の機能不全の有無を調べる検査である．分離したリンパ球を用いてリンパ球のみの機能を測定する方法と，全血のまま用いて生体内に近い状態で測定する方法とがある.

　用いるマイトジェンによって調べられるリンパ球が異なるため，目的に応じて使い分ける．PHA（フィトヘマグルチニン）は CD4 陽性細胞，ConA（コンカナバリン A）は CD8 陽性細胞を強く活性させる．また，LPS（リポ多糖体）や SAC（黄色ブドウ球菌）は B 細胞を活性化し，PWM（ポークウィードマイトジェン）は T 細胞および B 細胞を同時に刺激活性化する.

薬剤リンパ球刺激試験（DLST）

　薬剤アレルギーのうち，細胞性免疫に起因する IV 型アレルギーの機序による肝障害や造血障害に，特定の薬剤が関与しているかどうかを調べる検査である．薬剤アレルギー患者では，ある薬剤を異物として認識

する感作リンパ球が存在するため，同種類の薬剤をマイトジェンとして作用し，³H-チミジンとり込み測定法を用いて活性化の有無を評価する．

リンパ球混合培養試験

臓器移植のドナーとレシピエントの適合性（HLA-D 領域）診断に用いられる検査である．ドナーとレシピエントのリンパ球を混合培養すると，異なる HLA-D 領域抗原をもつリンパ球の場合，非自己と認識し幼若化反応が誘導される．³H-チミジンとり込み測定法を用いて活性化の有無を評価する．どちらのリンパ球で幼若化が起きるのかをみるために，一方のリンパ球を X 線照射処理で DNA 合成を抑えて行う．

NK 細胞活性

NK 細胞は末梢血中に存在するほか，脾，扁桃，肝，炎症時の腹水，胸水，間接滑液中に存在する大型で顆粒を有するリンパ球である．末梢血からリンパ球を分離し，⁵¹Cr-標的細胞を加えて培養し，NK 細胞の細胞傷害により遊離する ⁵¹Cr を測定し，NK 細胞活性とする．

LAK 活性

LAK（lymphokine-activated killer）細胞は NK 細胞や細胞傷害性 T 細胞などと同様に細胞傷害性活性を有する．LAK 細胞は，IL-2 でのみ活性化され，特異的に細胞を傷害するため，LAK 活性を測定することで細胞性免疫能を知ることができる．LAK 活性は末梢血からリンパ球を分離し，IL-2 と培養して LAK 細胞を誘導し，遊離した ⁵¹Cr を測定する．

止血検査

止血検査を理解するためには，生理的止血機序を理解することが重要である．血管が損傷すると，血管壁が反応性に収縮し，損傷部位に血小板が粘着，凝集して一次止血栓を形成する．同時に血液凝固反応による強固な二次止血栓がそれを補強して止血に至る．過剰な止血栓は血管を閉塞させ，末梢組織が虚血となるため，線維素溶解系（線溶系）の働きによりフィブリンが分解される．最終的には血管内皮細胞の増殖，再生によって損傷部位は修復される．

血管，血小板，凝固，線溶の4つの要素のどれかが破綻すると出血症状が出現するため，出血傾向のある患者の診療では，4つの要素のどこに異常があるのかを明確にすることが，適切な治療を提供するうえで必要不可欠である．

血管・血小板系検査

一次止血能をみる検査であるが，特に血小板の異常が反映される．血小板機能に影響を与える薬剤は数多くあり，市販薬でも血小板機能を低下させる薬剤は多い．検査前の内服薬の聴取は十分に行い，結果の解釈にも注意する．特に非ステロイド性抗炎症薬は使用頻度も高いため注意する．

出血時間

出血時間は，一次止血能を総合的に把握できる最も簡便な止血検査である．わが国で普及している Duke 法は，耳朶をランセットないしメスで幅3 mm，深さ2 mm の傷をつけ，止血されるまでの時間を測定する方法である．5分以内が正常で，患者の皮膚の状態や施行者の穿刺方法にも左右されるため，感度・再現性は決してよくはない．Duke 法を改良した Ivy 法は，マンシェットで 40 mmHg の圧で上腕を圧した後，前腕屈側にランセットで切創を作る方法であるが，わが国では普及していない．

血小板停滞率（粘着能）検査

血小板の血管内皮下コラーゲンへの粘着は，止血機構の一番最初に起こる重要な反応である．この検査は，コラーゲンビーズ（以前はガラスビーズ）カラムに全血を一定の速度で通過させて，その前後の血小板数を測定し，コラーゲンビーズに粘着した血小板の割合を算出する．この検査では，血小板凝集も併せて測り込んでいるため，血小板停滞率と呼ばれている．通過させる速度が速いと粘着する血小板は少なくなるため，基準値は各施設により異なり，標準化が困難な検査である．

血小板凝集能検査

一次止血能に異常を認め，血小板数に異常を認めない場合，血小板機能異常症を疑い，血小板停滞率や血小板凝集能検査を行う．血小板凝集能検査は，多血小板血漿を用い，血小板凝集惹起物質を添加することで，血小板凝集塊の形成の程度を，光透過度の変化として検出する検査である（**37**）．

血小板凝集惹起物質として，一般的にはアデノシン二リン酸（ADP），コラーゲン，リストセチンが用いられる．特に先天性血小板機能異常症においては，特異的な結果が得られ，その診断には必須である（**38**）．後天性血小板機能異常症の場合は，健常者コントロールと比較して判定することが望ましく，薬剤性血小板機能低下症などの場合は，薬剤投与の前後で比較できれば望ましい．

凝固系検査

二次止血能に異常を認める場合，凝固系の異常を疑い，凝固検査を行う．凝固検査はスクリーニングとしてプロトロンビン時間（prothrombin time：PT），活性化部分トロンボプラスチン時間（activated partial thromboplastin time：APTT），フィブリノゲン（fibrinogen：Fbg）が行われる．

プロトロンビン時間（PT）

PT は外因系凝固因子の第 VII 因子および共通系凝固因子の第 V，X 因子，プロトロンビン（第 II 因子）を総合的に評価する検査である．各凝固因子およびフィブリノゲンの量的・質的異常があれば延長する．PT は，血漿に組織トロンボプラスチンと Ca イオンを添加して凝固するまでの時間を測定する．結果は，秒数，PT 活性（％），PT 比，INR（国際標準比）で表され，基準範囲は，10 ～ 13 秒，80 ～ 120 ％，PT 比および INR 0.85 ～ 1.15 程度であるが，試薬や機器により異なる．

活性化部分トロンボプラスチン時間（APTT）

APTT は内因系凝固因子の第 VIII，IX，XI，XII 因子と高分子キニノゲン，血漿プレカリクレイン，共通系凝固因子の第 II，V，X 因子を総合的に評価する検査である．PT と同様に各凝固因子の異常により延長するほか，抗リン脂質抗体の存在下では，試験管内のリン脂質が阻害されて，APTT は延長する．APTT は，血漿に接触因子活性化剤とリン脂質を含む APTT 試薬を添加し，一定時間加温し，Ca イオンを添加して凝固するまでの時間を測定する．基準範囲は 26 ～ 36 秒程度であるが，試薬や機器により異なる．

フィブリノゲン

血漿蛋白であるフィブリノゲンは血液凝固第 I 因子であり，血液凝固の最終段階でトロンビンの酵素作用

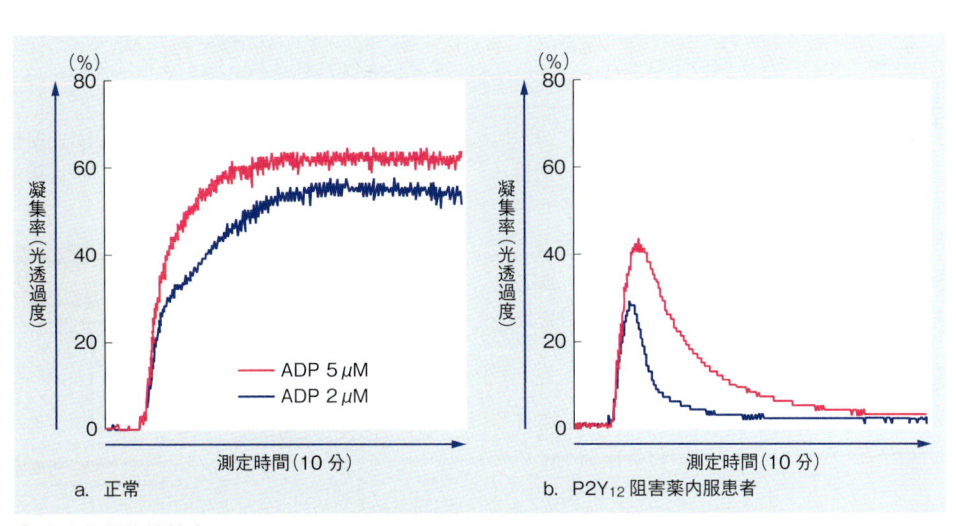

a. 正常 　　　b. P2Y₁₂ 阻害薬内服患者

㊲ 血小板凝集能検査

ADP（アデノシンニリン酸）はオートクライン的に血小板活性化を増幅させる．チエノピリジン系薬剤などの ADP 受容体（P2Y₁₂）阻害薬内服患者では，ADP 刺激による血小板凝集反応が強く抑制される．

㊳ 疾患別，血小板凝集能検査パターン

疾患名		血小板凝集惹起物質			
		ADP（一次）	ADP（二次）	コラーゲン	リストセチン
血小板無力症		欠如	欠如	欠如	
Bernard-Soulier 症候群					欠如
コラーゲン不応症				欠如	
血小板放出機構異常症			欠如	低下	正常～低下
von Willebrand 病	タイプ 2B 以外				欠如～低下
	タイプ B				亢進
	血小板型				亢進
薬剤性	アスピリン			低下～欠如	
	P2Y₁₂ 阻害薬	低下～欠如			

により切断されフィブリンを形成する．フィブリノゲン量の測定法は一般的にトロンビン時間法（Clauss法）が行われ，血漿に過剰量のトロンビンを添加して凝固するまでの時間を測定し，検量線を用いてフィブリノゲン量を算出する．ほかに塩析法や免疫比濁法があるが，基準範囲が異なるので注意する．トロンビン時間法の基準範囲は 150 ～ 400 mg/dL 程度である．

凝固因子活性検査

凝固スクリーニング検査で欠乏が疑われる凝固因子をある程度絞り込み，必要に応じて，各凝固因子活性の定量を行う．その測定法は，たとえば第 VIII 因子活性の場合，第 VIII 因子欠乏血漿と検体とを混合し，APTT 試薬を用いて凝固時間を測定することで，検体に含まれる第 VIII 因子の量に応じて APTT は延長し，検量線からその活性を定量する．外因系凝固因子と共通系凝固因子は同様にして行うが，PT 試薬を用いて凝固時間を測定する．これを凝固一段法と呼ぶ．近年，凝固因子に特異的な発色合成基質を用いた方法が用いられるようになり，第 VIII 因子の合成基質法は保険収載もされ，今後，その普及が期待される．

凝固系分子マーカー

健常人には微量にしか存在しないが，凝固系の活性化亢進に伴い血漿中に増加してくる物質を分子マーカーと呼び，血栓性疾患の早期診断や病態の把握など臨床上，きわめて有用な情報を与えてくれる．2017年に公表された播種性血管内凝固（DIC）症候群診断基準においても分子マーカーの測定は重要視されている．現在，測定されている凝固系分子マーカーとして，トロンビン–アンチトロンビン複合体（TAT），可溶性フィブリン（SF），フィブリンモノマー複合体（FMC），プロトロンビンフラグメント 1+2（F_{1+2}）などがあり，それぞれ異なる項目であるが，いずれも凝固系の活性化において重要な血中トロンビン濃度を間接的に検出している（❸❾）．

凝固制御因子の検査

生理的血液凝固制御因子として，アンチトロンビン（antithrombin：AT），プロテイン C（protein C：PC），プロテイン S（PS）のほか，TFPI（tissue factor pathway inhibitor）が知られている．AT はトロンビンをはじめとした各種セリンプロテアーゼ活性を抑制し，PC・PS は補酵素である第 V，VIII 因子活性を，TFPI は第 VII 因子活性を抑制する．臨床現場では，AT 活性，PC 活性 / 抗原，PS 活性 / 抗原が測定され，免疫学的手法を用いた抗原量の測定や発色合成基質を用いた活性の測定が行われている．

AT は先天性 AT 欠乏症のほか，DIC，肝疾患などで低値をとる．PS は妊娠中・経口避妊薬服用中に低値となるため，その結果の解釈には十分に注意する．先天性 AT，PC，PS 欠乏症は血栓症の原因となる以外にも，不育症の原因にもなるため産科領域でよく測定される．

線溶系検査

フィブリン形成時に凝固活性化と同時に起きる線溶活性化により産生されるプラスミンによって，フィブリンが溶解される現象を二次線溶と呼ぶ．一方，腫瘍細胞や内皮細胞から線溶活性物質が放出され，凝固活性化なしに線溶活性化が起きて，フィブリノゲンが溶解される現象は一次線溶と呼ばれる．一般的な線溶機構は，二次線溶が主であり，これらは異なる病態であるので区別する必要がある．

フィブリン / フィブリノゲン分解産物（FDP）

フィブリン / フィブリノゲン分解産物（fibrin/fibrinogen degradation products：FDP）は，プラスミンにより分解されるフィブリノゲン，フィブリンの分解産物を総称するもので，生体内における線溶現象の発生を把握することができる．DIC，血栓症，ほかの線溶亢進状態の際に高値となる．一次線溶と二次線

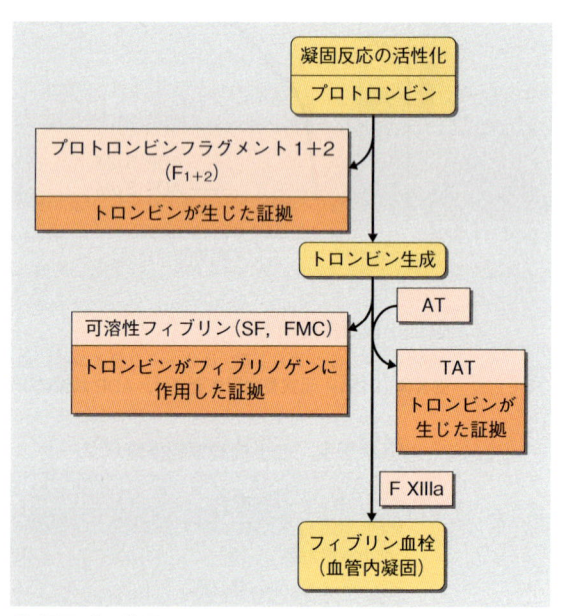

❸❾ 凝固系の分子マーカー
凝固反応の活性化が起こると，血中でトロンビンが産生されるが，このとき，プロトロンビンの N 末端から遊離されるペプチドが F_{1+2} である．血中トロンビンは速やかに AT と 1：1 の複合体（TAT）を形成し，凝固活性は失活する．血中トロンビンがフィブリノゲンに作用すると SF や FMC が生成される．
AT：アンチトロンビン，TAT：トロンビン–アンチトロンビン複合体，SF：可溶性フィブリン，FMC：フィブリンモノマー複合体，F XIIIa：活性化第 XIII 因子．

溶の総和をみていると考えられている.

D ダイマー

D ダイマーは, 血液凝固第 XIII 因子により架橋化されたフィブリンのプラスミンによる分解産物であり, 二次線溶を反映する検査として普及している. 理論的には, FDP は, プラスミンによるフィブリノゲンおよびフィブリン分解産物の総称で, 多くの亜分画が存在し, D ダイマーも亜分画の一つである. つまり, FDP と D ダイマーを測定し, 両者が高値のときは二次線溶を, D ダイマーに比して FDP が高値のときは一次線溶の関与を考える.

プラスミン・α₂ プラスミンインヒビター複合体 (PIC)

プラスミンは線溶系において中心的な役割を担っているが, 血中では直ちに α_2 プラスミンインヒビター (α_2PI) と複合体を形成して不活化される. PIC 高値は線溶の病的亢進状態を反映すると考えられる.

(安本篤史, 矢冨 裕)

血液型と輸血

血液製剤 (輸血用血液製剤と血漿分画製剤) は, 血液成分の欠乏あるいは機能不全により臨床上問題となる症状を認めるとき, その成分を補充し症状の軽減を図るため投与する (補充療法). 厚生労働省の定めた『血液製剤の使用指針』(2017〈平成 29〉年 3 月) に従う. 医療者は, 輸血療法に関連する法律や通知に従い適正輸血を行う (⑩). 輸血療法は, 血液型同型の輸血用血液製剤を投与することが原則であるが, 緊急時などで血液型が確定できない場合には, O 型赤血球濃厚液, AB 型血小板濃厚液, AB 型新鮮凍結血漿を投与する.

赤血球抗原

ヒト赤血球表面には 300 種以上の赤血球抗原が存在する.

ABO 抗原

ABO 血液型抗原は, 糖鎖抗原である. A 抗原と B 抗原は, H (O) 抗原に糖鎖が付加され合成される. A 抗原と B 抗原にそれぞれ対応しない IgM 型の抗 B 抗体と抗 A 抗体が生後自然に産生され, 自然抗体と呼ばれる (⑪). A 抗原と B 抗原は, 血管内皮細胞や腺上皮細胞にも発現しているため, ABO 血液型不適合臓器移植時の拒絶に関与する. 分泌型のヒトは, 唾液や精液に A 抗原や B 抗原を分泌するため, 法医学領域で個人識別に利用される.

Rh 抗原

Rh 抗原は, D 抗原, Cc 抗原, Ee 抗原から構成される. D 抗原を有する場合 Rh 陽性, 有さない場合を Rh 陰性という. Rh 陰性女性が, 妊娠や輸血によって D 抗原で感作され抗 D 抗体を産生すると, 次回の妊娠時, 新生児溶血性疾患 (hemolytic disease of the newborn) を起こす.

その他の赤血球抗原

MNS, Lewis, Duffy, Kidd, Diego, Kell, Jr[a] などの血液型抗原が知られている. Lewis 抗原は, 赤血球で合成された抗原ではなく, ほかの組織で合成された可溶性の Lewis 抗原が赤血球膜に吸着されたものである.

白血球抗原

白血球抗原には, HLA (human leukocyte antigen) と顆粒球抗原などがある.

HLA

HLA は, クラス I〜III に分類される. 自己と非自己の識別に関与する. 造血幹細胞移植では, HLA が一致しない場合, 移植片の拒絶や移植片対宿主病 (graft-versus-host disease : GVHD) が起こる.

顆粒球抗原

顆粒球 (好中球) は, HLA クラス I や顆粒球特異抗原 (human neutrophil antigen : HNA) などを発現している. HNA は, 自己免疫性好中球減少症 (autoimmune neutropenia), 非溶血輸血副作用 (non-

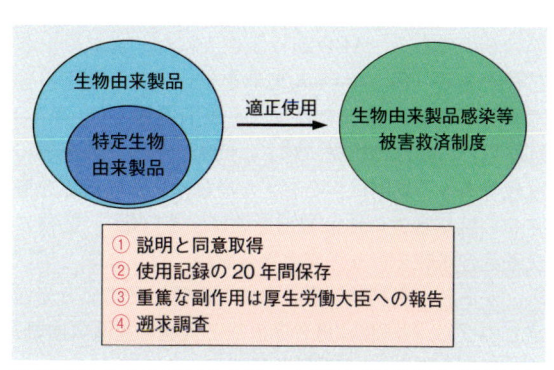

⑩ **特定生物由来製品と生物由来製品感染等被害救済制度**
特定生物由来製品 (特生物) には, 輸血用血液製剤と血漿分画製剤が含まれる. 医療者は図の①〜④を遵守する. 特生物を適正使用したにもかかわらず, それらの製品で感染などによる疾病, 障害および死亡した場合には, 生物由来製品感染等被害救済制度に申請し, 要件が満たせば救済措置を受けることができる.

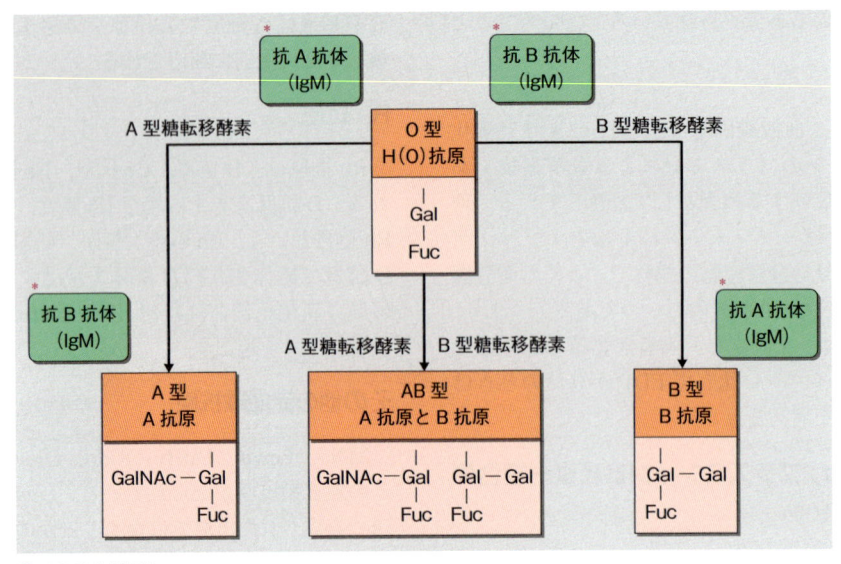

㊶ ABO血液型

O型（H型）抗原から，糖転移酵素によってA型抗原とB型抗原が作られる．
Gal：ガラクトース，Fuc：フコース，GalNAc：Nアセチルガラクトサミン．
＊O型，A型，B型の血清には，それぞれIgM型の抗A抗体と抗B抗体，抗B抗体，抗A抗体が存在する．

hemolytic transfusion reactions），輸血関連急性肺障害（transfusion-related acute lung injury：TRALI）などの原因となる．

血小板抗原

　血小板には，HLAクラスI，ABO抗原，血小板特異抗原（human platelet antigen：HPA）が存在する．抗HLA抗体や抗HPA抗体は，血小板輸血不応（platelet transfusion refractoriness：PTR）の原因となる．

血液型判定と交差適合試験

　輸血に必要な検査は，ABO血液型とRh（D）血液型検査，不規則抗体スクリーニング検査，交差適合試験の3つである．ABO血液型検査には，表試験と裏試験がある（㊷）．パネル血球を用いて，不規則抗体スクリーニング検査を行う．不規則抗体とは，ABO抗原以外の赤血球抗原に対する抗体である．臨床的に意義のある不規則抗体を有する場合は，その抗原を有さない抗原陰性の血液製剤を準備する（㊸）．最後に交差適合試験を行う．交差適合試験には主試験と副試験とがあり，主試験は患者血清（血漿）と供血者赤血球との反応，副試験は患者赤血球と供血者血清（血漿）との反応を調べる．両試験陰性の場合が適合となるが，緊急時の場合，主試験が陰性であれば副試験陽性であっても許される．

輸血用血液製剤とその適応

輸血用血液製剤の安全対策と製剤一覧（㊹）

　輸血用血液製剤は，血液型検査（ABO，Rh〈D〉血液型，不規則抗体スクリーニング検査），感染症の血清学的検査（梅毒，B型・C型肝炎ウイルス〈HBV，HCV〉，ヒト免疫不全ウイルス〈HIV〉，ヒトT細胞白血病ウイルスI型〈HTLV-I〉，ヒトパルボウイルスB19），HBV，HCV，HIVに対する核酸増幅検査（nucleic acid amplification test：NAT）が行われる．皮膚細菌の混入を防ぐため，採血直後の血液は除去される（初流血除去）．すべての輸血用血液製剤は，混入する白血球の低減化（leukocytes reduced：LR）が行われる．輸血後GVHDを予防するため，新鮮凍結血漿を除くすべての輸血用血液製剤に15以上50 Gyを越えない範囲の放射線照射が行われる．

赤血球濃厚液（赤血球液-LR「日赤」：RBC-LR）

　赤血球濃厚液（red blood cells：RBC）は，血液保存液（citrate phosphate dextrose：CPD液）56 mLを混合した血液400 mLから白血球および血漿の大部分を除去した赤血球層に赤血球保存用添加液（mannitol adenine phosphate：MAP液）を約92 mL混和したものである（2単位製剤，RBC-LR-2，約280 mL）．組織や臓器へ十分な酸素を供給する目的で使用する．循環血液量を維持する目的もある．投与に当たり『血液製剤の使用指針』に従う（㊺）．成人に対しては，通

㊷ ABO 抗原と抗 A 抗体，抗 B 抗体の関係

血液型	表試験		裏試験		
	抗 A 抗体	抗 B 抗体	A 型 血球	B 型 血球	O 型 血球*
A	+	−	−	+	−
B	−	+	+	−	−
AB	+	+	−	−	−
O	−	−	+	+	−
Oh*	−	−	+	+	+

生理食塩水に被検者の赤血球を浮遊させた 5 ％赤血球浮遊液に，抗 A（青色に着色），抗 B（黄色に着色）抗体を 1 滴加えて凝集の有無をみる表試験と，標準 A 型血球，B 型血球，O 型血球の 5 ％の赤血球浮遊液と被検者血清（または血漿）1 滴を混合して凝集の有無をみる裏試験を行い，ABO 血液型を判定する．
*Oh 型はボンベイ型と呼ばれ，H（O）抗原を欠損している．抗 A 抗体，抗 B 抗体に加え抗 H 抗体を有するため，裏試験で O 型血球を凝集する．

常 2 単位製剤の RBC-LR を投与する．

洗浄赤血球（洗浄赤血球液 -LR「日赤」：WRC-LR）

血液 400 mL から白血球および血漿の大部分を除去した後，生理食塩水で洗浄した赤血球層に生理食塩水を約 90 mL 加えた製剤である（2 単位製剤，WRC-LR-2）．発熱反応やアレルギー反応を繰り返し起こす場合，アナフィラキシー（様）反応を起こした場合，本製剤が適応となる．

解凍赤血球（解凍赤血球液-LR「日赤」：FTRC-LR）

血液 400 mL から白血球および血漿の大部分を除去した赤血球層に凍害保護液を加えて凍結保存したものを解凍後，凍害保護液を洗浄除去し，MAP 液を約 92 mL 混和したものである（2 単位製剤，FTRC-LR-2）．まれな血液型への輸血に用いる．

合成血液（合成血液 -LR「日赤」：BET-LR）

血液 400 mL に由来する O 型の赤血球層を洗浄し，AB 型の血漿を約 120 mL 加えた製剤（2 単位製剤，BET-LR-2）．主に，ABO 血液型不適合による新生児溶血性黄疸の交換輸血に用いる．

血小板濃厚液（濃厚血小板 -LR「日赤」：PC-LR）

血小板濃厚液（platelet concentrate：PC）は，成分採血で採取した血小板を血漿に浮遊させた製剤で，1，2，5，10，15，20 単位製剤がある．血小板の減少またはその機能低下による出血時に止血を図るためと血小板減少時の出血を予防するために投与する（㊻）．通常，成人には 10 単位製剤（PC-LR-10，約 200 mL，2.0×10^{11} 個以上の血小板を含む）を投与する．血小板輸血不応には補正血小板増加数（corrected count increment：CCI）を用いて評価し，原因を検索する（㊼）．

HLA 適合血小板濃厚液（濃厚血小板 HLA-LR「日赤」：PC-HLA-LR）

㊸ 不規則抗体一覧

血液型	抗原		不規則抗体		赤血球濃厚液の選択
	種類	陰性頻度(%)	不規則抗体名	臨床的意義	
Rh	D	0.5	抗 D	あり	抗原陰性
	C	12	抗 C	あり	抗原陰性
	c	44	抗 c	あり	抗原陰性
	E	50	抗 E	あり	抗原陰性
	e	9	抗 e	あり	抗原陰性
Duffy	Fya	1	抗 Fya	あり	抗原陰性
	Fyb	80	抗 Fyb	あり	抗原陰性
Kidd	Jka	27	抗 JKa	あり	抗原陰性
	JKb	23	抗 JKb	あり	抗原陰性
Diego	Dia	90	抗 Dia	あり	抗原陰性
	Dib	0.2	抗 Dib	あり	抗原陰性
MNS	M	22	抗 M「ITA 陽性」	あり	抗原陰性
			抗 M「ITA 陰性」	なし	選択の必要なし
	N	28	抗 N	なし	選択の必要なし
	S	89	抗 S	あり	抗原陰性
	s	0.3	抗 s	あり	抗原陰性
Lewis	Lea	78	抗 Lea「ITA 陽性」	あり	抗原陰性
			抗 Lea「ITA 陰性」	なし	選択の必要なし
	Leb	32	抗 Leb	なし	選択の必要なし
P1PK	P1	65	抗 P1	なし	選択の必要なし
Xg	Xga	20	抗 Xga	なし	選択の必要なし
JR	Jra	0.05	抗 Jra	あり	抗原陰性が望ましい

IAT：indirect anti-globulin test（間接グロブリン試験）．
（日本赤十字社：不規則抗体の臨床的意義と抗原陰性血の選択について．輸血情報 1511-145．）

血小板減少症を伴う疾患で，抗 HLA 抗体を有するため通常の血小板濃厚液では効果がみられない場合が適応となる．

洗浄血小板（洗浄血小板 HLA-LR「日赤」：WPC-HLA-LR）

成分採血により白血球の大部分を除去して採取した血小板濃厚液を，血小板保存液で洗浄し血漿の大部分を除去した後，同液に浮遊させた製剤である．種々の薬剤の前投与の処置などで予防できない副作用が 2 回以上観察された場合，アナフィラキシーショックなどの重篤な副作用が 1 回でも観察された場合などが適応となる．

新鮮凍結血漿（新鮮凍結血漿-LR「日赤」：FFP-LR）

❹❹ 輸血用血液製剤一覧

	販売名	略字	保存温度	有効期限
全血採血由来製剤	照射赤血球液 -LR「日赤」	Ir-RBC-LR	2〜6℃	採血後 21 日間
	照射洗浄赤血球 -LR「日赤」	Ir-WRC-LR	2〜6℃	製造後 48 時間
	照射合成血 -LR「日赤」	Ir-BET-LR	2〜6℃	製造後 48 時間
	照射解凍赤血球 -LR「日赤」	Ir-FTRC-LR	2〜6℃	製造後 4 日間
	新鮮凍結血漿 -LR「日赤」	FFP-LR	−20℃以下	採血後 1 年間
成分採血由来製剤	照射濃厚血小板 -LR「日赤」	Ir-PC-LR	20〜24℃（要：振とう）	採血後 4 日間
	照射濃厚血小板 HLA-LR「日赤」	Ir-PC-HLA-LR	20〜24℃（要：振とう）	採血後 4 日間
	照射洗浄血小板 -LR「日赤」	Ir-WPC-LR	20〜24℃（要：振とう）	採血後 4 日間
	照射洗浄血小板 HLA-LR「日赤」	Ir-WPC-HLA-LR	20〜24℃（要：振とう）	製造後 48 時間
	新鮮凍結血漿 -LR「日赤」	FFP-LR	−20℃以下	採血後 1 年間

全血採血由来製剤の赤血球濃厚液には 200 mL 採血由来の 1 単位製剤と 400 mL 採血由来の 2 単位製剤が，成分採血由来製剤の血小板濃厚液には 1，2，5，10，15，20 単位製剤が，新鮮凍結血漿には血液 200 mL に由来する FFP-LR 120，血液 400 mL に由来する FFP-LR 240，成分採血に由来する FFP-LR 480 がある．
Ir：irradiated（放射線照射），RBC：red blood cells，LR：leukocytes reduced，WRC：washed red blood cells，BET：blood for exchanged transfusion，FTRC：frozen thawed red blood cells，FFP：fresh frozen plasma，PC：platelet concentrate.

❹❺ 貧血に対する赤血球濃厚液の適応

	トリガー値（輸血開始時の Hb 値）	対象	推奨度とエビデンスの強さ
急性貧血に対する適応	10 g/dL	冠動脈などの心疾患，肺機能障害，脳循環障害のある術中投与	―
	9〜10 g/dL	人工心肺を使用する手術による貧血	1B
	8〜10 g/dL	心疾患を有する手術に伴う貧血	2C
	7 g/dL	上部消化器管出血における急性貧血	1A
		敗血症患者の貧血	1A
慢性貧血に対する適応	7〜8 g/dL	造血器腫瘍に対する化学療法，造血幹細胞移植治療などによる貧血	2C
		固形癌化学療法などによる貧血	―
	6〜7 g/dL	再生不良性貧血，骨髄異形成症候群などによる貧血	―

血液製剤の使用指針では，推奨の強さは「1」強く推奨すると「2」推奨するの 2 通りで示され，エビデンスの強さは「A」強い，「B」中，「C」弱，「D」最弱 で示される．
（「血液製剤の使用指針」の改定について〈平成 29 年 3 月 31 日付，薬生発 0331 第 15 号，厚生労働省医薬・生活衛生局長〉.）

❹❻ 血小板減少に対する血小板濃厚液の適応

トリガー値（輸血開始時の血小板数（/μL）	外科的，一般的	推奨度とエビデンスの強さ	血液・腫瘍内科的	推奨度とエビデンスの強さ
10 万	局所での止血が困難な特殊な領域の手術	―	急性前骨髄球性白血病	―
	外傷性頭蓋内出血	2D		
5〜10 万	複雑な心臓大血管手術で，長時間の人工心肺使用例，低体温体外循環を用いた手術	―		
5 万	血小板減少による重篤な活動性出血	2D		
	術前・周術期	2D		
	腰椎穿刺	2D		
	播種性血管内凝固（DIC）	―		
2 万	中心静脈カテーテル挿入	2D		
1 万	抜歯	―	造血器腫瘍	2C
			造血幹細胞移植（自家，同種）	2C
			固形癌に対する化学療法	2C
0.5 万			再生不良性貧血，骨髄異形成症候群	2D

血液製剤の使用指針では，推奨の強さは「1」強く推奨すると「2」推奨するの 2 通りで示され，エビデンスの強さは「A」強い，「B」中，「C」弱，「D」最弱で示される．
（「血液製剤の使用指針」の改定について〈平成 29 年 3 月 31 日付，薬生発 0331 第 15 号，厚生労働省医薬・生活衛生局長〉.）

本剤は，CPD 液を 56 mL 混合した血液 400 mL から白血球の大部分を除去し分離した新鮮な血漿を凍結したものである（FFP-LR 240）．凍結前の約 80% 以上の凝固因子活性が保たれている．欠乏した凝固因子または血漿因子を補充し病態の改善を目的として投与する（❹）．

輸血副作用と予防対策

輸血副作用には，輸血開始後早期に起きるもの，より遅れて起きるもの，溶血性，非溶血性，感染症などに分けられる（❹）．

溶血性副作用

免疫学的原因の溶血性副作用（hemolytic transfusion reactions）は，急性と遅発性に分けられる．前者は，交差適合試験の主試験陽性の ABO 不適合輸血で起こる．血管内溶血を起こし死亡することがある．後者は，不規則抗体によって起こる血管外溶血である．

発熱性副作用

輸血に関連して起こる発熱（体温 38℃ 以上または輸血前より 1℃ 以上の体温上昇）である．悪寒，戦慄，頭痛，悪心などを伴う場合がある．輸血用血液製剤に含まれている抗体，抗原，サイトカイン，アレルゲンなどが原因となる．急性溶血性副作用や細菌感染との鑑別を要する．

アレルギー反応

輸血によって起こるじんま疹，発赤，瘙痒感，顔面紅潮などのアレルギー反応から血圧低下を伴うアナフィラキシーショックまで含まれる．日常診療で最も高頻度に遭遇する輸血副作用で，血小板濃厚液で多く起きる．アナフィラキシーショックは，血漿蛋白（IgA やハプトグロビン）欠損患者で，過去の輸血などによって当該蛋白に対する抗体が産生されて起きる場合がある．洗浄赤血球液と洗浄血小板が適応となる．

輸血関連急性肺障害（TRALI）

TRALI は，呼吸困難，低酸素血症，両側肺野の浸潤影を伴う非心原性の肺水腫（肺障害）である（❺）．他の原因による肺障害を除外する．原因として血液製剤中の抗 HLA 抗体，抗 HNA 抗体，活性脂質の関与が示唆されている．

輸血関連循環過負荷（TACO）

輸血関連循環過負荷（transfusion associated circulatory overload：TACO）は輸血後 6 時間以内に起き

❹ 血小板輸血不応の原因と対策

1. 免疫学的機序

抗 HLA 抗体 ⟶ HLA 適合血小板
抗 HPA 抗体 ⟶ HPA 適合血小板の供給はない

2. 非免疫学的機序

発熱，感染症，敗血症，播種性血管内凝固（DIC）症候群，脾腫，薬剤（アムホテリシン B，抗菌薬）など ⟶ 原因を除去

血小板輸血不応の定義：輸血 1 時間後の補正血小板増加数（corrected count increment：CCI）が 7,500/μL 未満，あるいは 24 時間後の CCI が 4,500/μL 未満の場合．
CCI（/μL）＝輸血血小板増加数（/μL）×体表面積（m²）÷輸血血小板総数（×10¹¹）

❹ 新鮮凍結血漿の適応

	対象	条件，状態	推奨度とエビデンスの強さ
1 凝固因子の補充	a) 複合型凝固障害		
	i. 肝障害	肝障害により複数の凝固因子活性が低下し，出血傾向のある場合	2C
	ii. L-アスパラギナーゼ投与関連	諸因子を同時に補給するため	―
	iii. 播種性血管内凝固（DIC）	アンチトロンビン製剤，蛋白分解酵素阻害薬の投与を前提として	―
	iv. 大量輸血時	希釈性凝固障害による止血困難が起こる場合	2C
		新鮮凍結血漿/赤血球液の比率（単位当たり）を 1/1～2.5	2C
		産科危機的出血や外傷性出血性ショック	―
	b) 濃縮製剤のない凝固因子欠乏症	出血症状あり，観血的処置を行う場合	―
	c) クマリン系薬剤（ワルファリンなど）効果の緊急補正	プロトロンビン複合体製剤が直ちに使用できない場合	―
2 血漿因子の補充	a) 血栓性血小板減少性紫斑病（TTP）	血漿交換療法	1B
	b) 先天性 TTP	新鮮凍結血漿の単独投与で十分な効果あり	―
	c) 後天性溶血性尿毒症症候群（HUS）	血漿交換療法は必ずしも有効でない	―

血液製剤の使用指針では，推奨の強さは「1」強く推奨すると「2」推奨するの 2 通りで示され，エビデンスの強さは「A」強い，「B」中，「C」弱，「D」最弱 で示される．
投与前に PT，APTT，フィブリノゲン値を測定するが，＜PT＞（i）INR 2.0 以上，または（ii）30% 以下，＜APTT＞（i）各医療機関における基準の上限の 2 倍以上，または（ii）25% 以下，＜フィブリノゲン値＞>150 mg/dL 以下が投与開始の目安となる．
（「血液製剤の使用指針」の改定について〈平成 29 年 3 月 31 日付，薬生発 0331 第 15 号，厚生労働省医薬・生活衛生局長〉.）

❹ 輸血副作用

1	溶血性副作用	免疫学的	急性溶血性副作用（主に ABO 不適合輸血，医療事故） 遅発性溶血性副作用（不規則抗体が原因，予防困難）
		非免疫学的	赤血球濃厚液への加圧，過温，薬剤の混注，細菌汚染など
2	非溶血性副作用	発熱	輸血中または輸血後数時間以内の発熱（体温 38℃以上または輸血前より 1℃以上の体温上昇）
		アレルギー反応	蕁麻疹などのアレルギー反応からアナフィラキシーショックまで含まれる．
		TRALI	輸血開始後 6 時間以内に起きる急性非心原性肺水腫，心不全の徴候はない．
		TACO	輸血開始後 6 時間以内に起きる呼吸不全を伴う心不全．
		輸血後 GVHD	ドナーの T リンパ球の生着によって起こる．輸血用血液製剤への放射線照射が行われるため，近年発症はない．
		輸血後鉄過剰症	『輸血後鉄過剰症の診療ガイド』に従い鉄キレート剤を投与する．
3	感染症	ウイルス	個別 NAT 検査導入後，HCV と HIV の発症はないが HBV 発症例はある．HEV の発症が年間数件あるため，HEV NAT 導入が議論されている．
		細菌	血小板濃厚液は常温付近で保存されるため最も起こりやすい．皮膚常在菌，口腔，咽頭，消化管の細菌．
		その他	わが国で確認された他のウイルスには，HTLV-I，ヒトパルボウイルス B19，HAV，CMV などがある．

TRALI：輸血関連急性肺障害，TACO：輸血関連循環過負荷，HBV：B 型肝炎ウイルス，HCV：C 型肝炎ウイルス，HEV：E 型肝炎ウイルス，HAV：A 型肝炎ウイルス，HIV：ヒト免疫不全ウイルス，HTLV-I：ヒト T 細胞白血病ウイルス 1 型，CMV：サイトメガロウイルス，NAT：核酸増幅検査

❺ 輸血関連急性肺障害（TRALI）の診断基準

1. 輸血関連急性肺障害	a. 急性肺障害 　i. 急性発症 　ii. 低酸素血症 　　$PaO_2/FiO_2 \leqq 300$ または $SpO_2 < 90\%$（room air） 　　またはその他の低酸素血症の臨床症状 　iii. 胸部正面 X 線上両側肺野の浸潤影 　iv. 左房圧上昇（循環過負荷）の証拠なし b. 輸血以前に急性肺障害なし c. 輸血中もしくは輸血後 6 時間以内に発症 d. 時間的に関係のある輸血以外の急性肺障害の危険因子* なし
2. 輸血関連急性肺障害の可能性（possible）	a〜c は上記の診断基準と同じ d. 時間的に関係のある輸血以外の急性肺障害の危険因子* あり

*急性肺障害の危険因子：
（1）直接的肺障害：誤嚥，肺炎，有害物吸入，肺挫傷，溺水
（2）間接的肺障害：重症敗血症，ショック，多発性外傷，熱傷，急性膵炎，心肺バイパス，薬物過剰投与
（『日本赤十字社 医薬品情報』http://www.jrc.or.jp/mr/）

❺ 輸血関連循環過負荷（TACO）の診断基準

下記項目のうち 4 つ必要
a. 急性呼吸不全
b. 頻脈
c. 血圧上昇
d. 胸部 X 線上急性肺水腫もしくは肺水腫の悪化
e. 水分バランスの超過

輸血終了後 6 時間以内の発症．BNP（brain natriuretic peptide）の上昇は TACO の診断の補助となる．
（『日本赤十字社 医薬品情報』http://www.jrc.or.jp/mr/）

る呼吸不全を伴う心不全である（❺）．輸血用血液製剤の容量負荷や速度負荷が原因である．心，腎，肺機能の低下などがある患者への輸血では TACO 発症に注意する．TRALI との鑑別を要する．

輸血後移植片対宿主病

　輸血後移植片対宿主病（post-transfusion graft-versus-host disease：PTGVHD）は，輸血用血液製剤中の T 細胞が生着し，患者の体組織を攻撃・傷害することによって起きる病態で，輸血後，発熱，紅斑，肝障害，下痢，下血，汎血球減少症が生じ致死的経過をたどる（❺）．現在では，輸血用血液製剤に放射線照射が行われリンパ球が不活化されているため，PTGVHD の発症はない．

輸血後鉄過剰症

　2 単位の RBC-LR には約 200 mg の鉄が含まれている．1 日の鉄の吸収と排泄は約 1 mg なので，輸血によって体内に鉄が沈着する．沈着した鉄は，肝臓，心臓，内分泌器官など傷害する．『輸血後鉄過剰症の診療ガイド』に従い鉄キレート剤を投与する．

輸血後感染症

　2014 年 8 月から HBV，HCV，HIV の個別 NAT 検査が導入され，以後の HCV と HIV の感染はなく，HBV の発症は数例である．輸血を介する E 型肝炎（HEV）は年間数件起きているので，HEV の個別 NAT 検査導入が議論されている．最近，血小板濃厚液への細菌混入による死亡事例が報告された．グラム陰性桿菌の菌血症を有する無症候性ドナーの採血が原因と考えられている．

（室井一男）

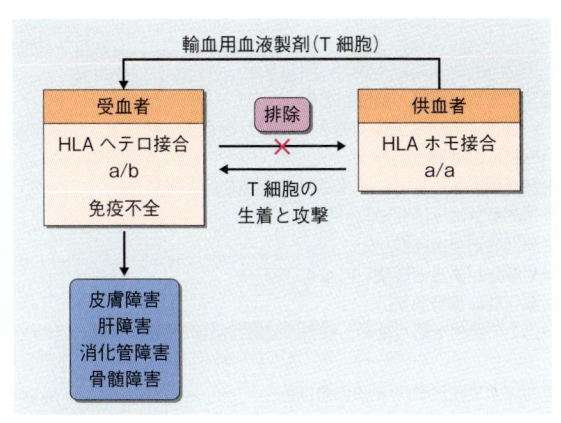

52 輸血後 GVHD

輸血用血液製剤に含まれる T 細胞が受血者（患者）に生着し、受血者の皮膚、肝臓、消化管、骨髄を障害する。新鮮凍結血漿は、凍結・解凍の過程でリンパ球が破壊されるため、輸血後 GVHD を発症しない。

● 文献

1）日本輸血・細胞治療学会認定医制度審議会カリキュラム委員会（編）：新版日本輸血・細胞治療学会認定医制度指定カリキュラム。東京：日本輸血・細胞治療学会・杏林舎；2012.

2）「血液製剤の使用指針」の改定について（平成 29 年 3 月 31 日付、薬生発 0331 第 15 号、厚生労働省医薬・生活衛生局長）。

3）『日本赤十字社 医薬品情報』http://www.jrc.or.jp/mr/

画像検査

　血液疾患の画像検査には、単純 X 線検査、超音波検査、CT 検査、MRI 検査があり、さらに、PET（positron emission tomography）検査および PET/CT 検査などの核医学検査がある。それぞれの画像検査には長所と短所があるので、疾患の特徴にあわせた画像検査を組み合わせて必要な情報を得る必要がある（**53**）。血液疾患は全身の病気であるので、さまざまな臓器に対して適切な検査を計画する。

単純 X 線検査

　単純 X 線検査は検診や一般臨床で簡便に施設を問わずにできる検査で、コスト的に安価である。一方で描写できない角度や部位があり、特異性に欠ける。また、早期病勢検出には向かず、治療効果判定には難しい。胸部 X 線検査では、肺野病変や縦隔および肺門リンパ節腫大が描出され、悪性リンパ腫などが鑑別疾患となる（**54** a）。腹部 X 線検査では肝腫大や脾腫を診断することができる。多発性骨髄腫では全身骨 X 線検査で、骨融解像や骨量減少が重要で、頭蓋骨など

に打ち抜き像（punched-out lesion）がみられる（**55 56**）。

超音波検査

　超音波検査はベッドサイドでもできる簡便な検査で、リンパ節、甲状腺、乳腺、肝臓、脾臓などの実質臓器の異常を発見することに有用である。悪性リンパ腫のリンパ節腫大では、内部エコーレベルは均一な低エコーを示し、楕円から球形を示すことが多く、リンパ節門に変形や偏位を認める。また、ドプラエコーでは、リンパ節門から流入する血流だけでなくリンパ節辺縁から流入する血流も認められる。また、超音波検査は画像を得るだけでなく、超音波装置を用いた組織採取（超音波ガイド下生検）にも有用である。

CT 検査

　CT 検査は血液疾患において最も利用される検査で、造影 CT 検査が望ましい。ただし、腎障害の合併、マクログロブリン血症患者や多発性骨髄腫患者では原則禁忌となる。悪性リンパ腫ではリンパ節病変の広がりや節外病変の有無をみることで病期診断（Ann Arbor 分類）が可能となる（**54** b）。単純 CT 検査による多発性骨髄腫の腫瘍性病変は骨融解像として検出される。造影 CT 検査による組織採取（CT ガイド下生検）は非観血的施術として有用である。また、3D 描写が可能で、微小病変も検出でき、撮影時間が短い。軟部組織の描写にも優れている。放射線療法のプランニングに用いることができる。

MRI 検査

　放射線曝露のない MRI 検査は、T1 強調像、T2 強調像、造影後 T1 強調像、拡散強調像により病変を映し出す。微小病変も検出でき、正常髄との差別化が可視化できるうえ、軟部組織、神経細胞、脊髄の病変描写に優れている。悪性リンパ腫や多発性骨髄腫の病変、特に脳内病変や脊椎病変などが疑われる場合に MRI は有用である（**57 58**）。

核医学検査

　ガリウムシンチグラフィに代わり、現在では ^{18}FDG を用いた PET（positron emission tomography using 2-deoxy-2-[^{18}F] fluoro-D-glucose：^{18}FDG-PET）が悪性リンパ腫の病期診断や治療効果評価に用いられている。PET 検査では、画像で計測される放射線濃度を投与量と体重で補正した定量値である SUV（standardized uptake value）値として病変への ^{18}FDG の集積の程度を表示し、特に最大値を SUV_{max} と表現する。悪性リンパ腫では、病変部位での ^{18}FDG の集積が上昇しているので SUV_{max} 値も高く、全身が撮影可能で

㊸ 血液疾患における画像診断の比較

	利点	欠点
単純 X 線	簡便である 施設を問わず検査ができる コスト的に安い	描写できない角度，部位がある 10～20%は検出できない部位，症例がある 特異性に欠ける 全身を撮影するには，20枚以上の画像が必要である 早期病勢検出には向いていない 治療効果判定には難しい
超音波	簡便である 施設を問わず検査ができる コスト的に安い 被曝しない	骨や空気があると観察しにくくなる 観察可能な視野が狭い 見逃しの発生を防ぐため，検者の知識と経験が必要になる
CT	3D 描写が可能である 微小病変も検出できる 撮影時間が短い 軟部組織の描写に優れている 生検を行うことができる 放射線療法のプランニングに用いることができる	放射線被曝量が単純 X 線の倍以上 単純 X 線と比較し費用が高い 一度に全身の検索を行うことはできない
MRI	微小病変も検出できる 正常髄との差別化が可視化できる 軟部組織，神経細胞，脊髄の病変描写に優れる	撮影時間が長い 施設によっては検査できない 単純 X 線と比較し費用が高い 一度に全身の検索は行えない
PET	全身を一度にチェックできる 感度が一番優れている 骨溶解病変は検出できない	費用が一番高い 放射線被曝量が一番多い 偽陽性の比率が高い

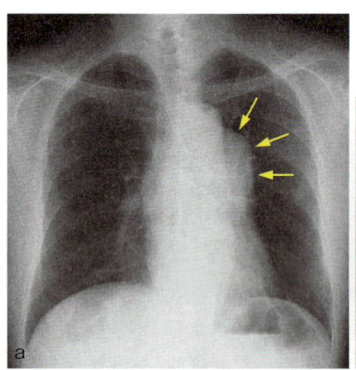
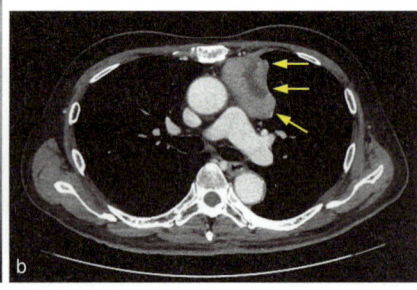

㊵ びまん性大細胞型 B 細胞リンパ腫（68歳，男性）

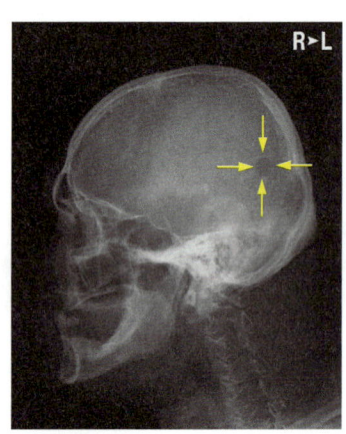

㊶ 多発性骨髄腫（77歳，男性）

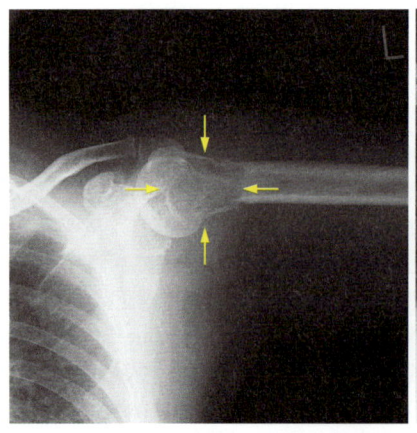
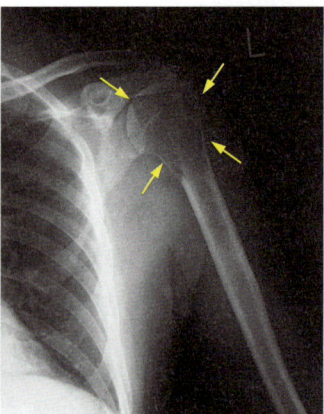

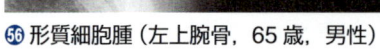

㊷ 形質細胞腫（左上腕骨，65歳，男性）

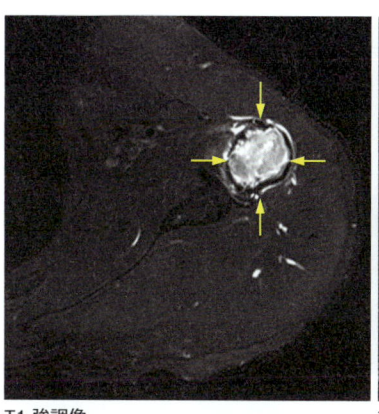
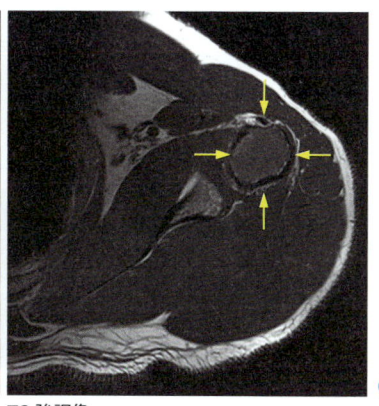

T1 強調像

T2 強調像

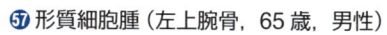

❺❼ 形質細胞腫（左上腕骨，65 歳，男性）

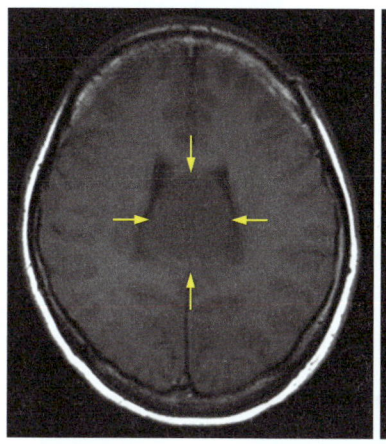
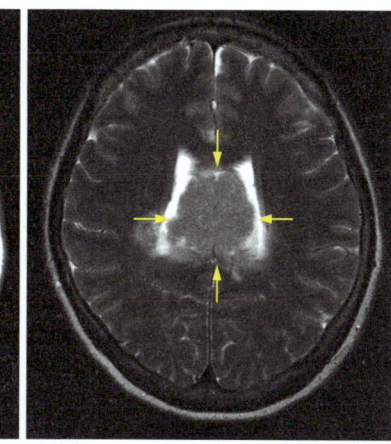

T1 強調像

T2 強調像

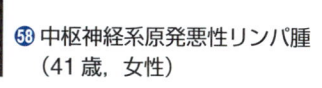

❺❽ 中枢神経系原発悪性リンパ腫
（41 歳，女性）

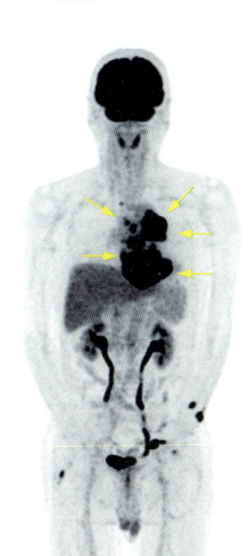
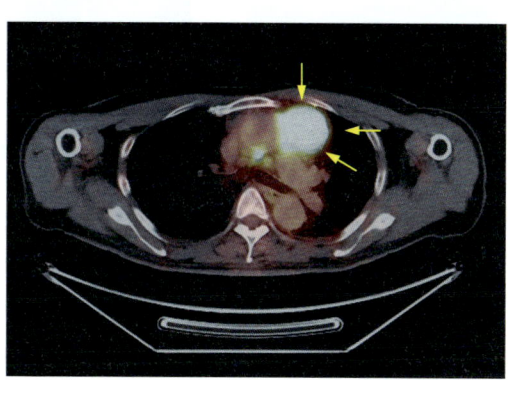

❺❾ びまん性大細胞型 B 細胞リンパ腫（68 歳，男性）

76

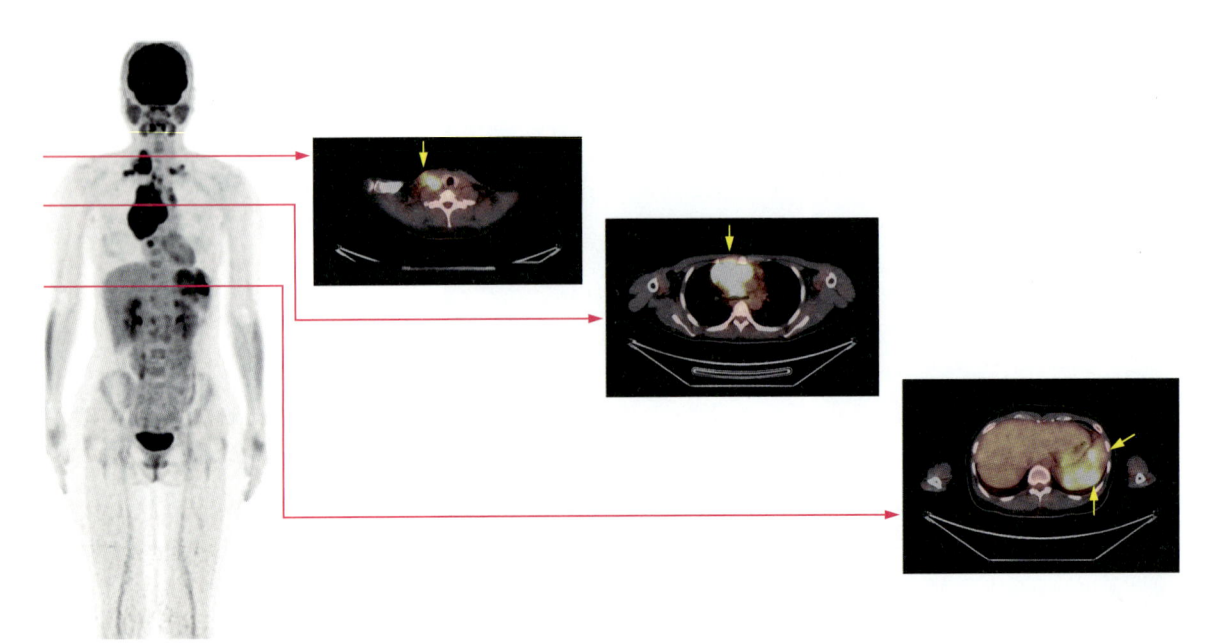

❻⓿ Hodgkin リンパ腫（25 歳，女性）

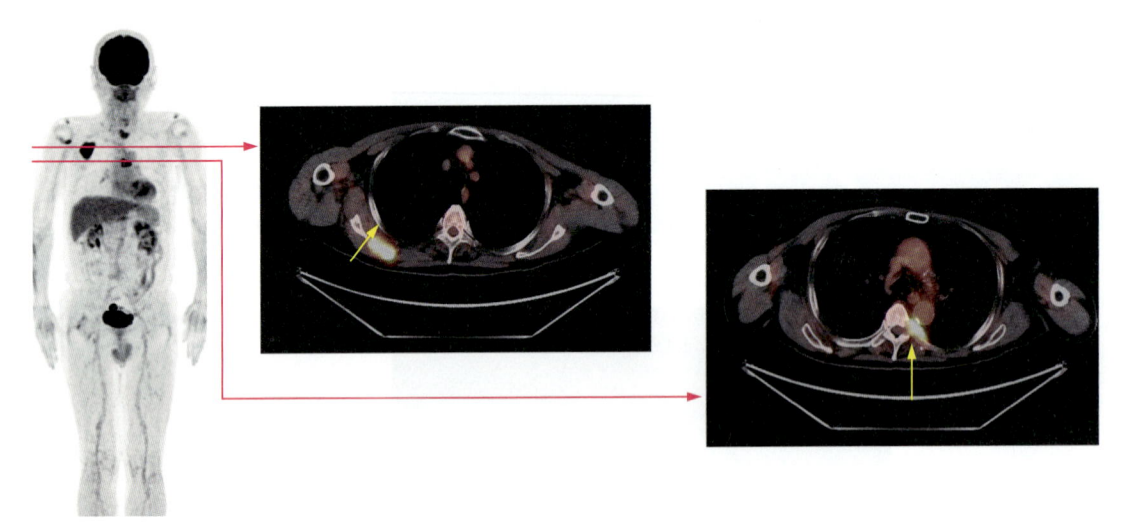

❻❶ 多発性骨髄腫（77 歳，男性）

あるため，病期診断や治療効果評価に適している．ただし，組織型によって ^{18}FDG のとり込みの程度に相違がある．びまん性大細胞型 B 細胞リンパ腫（❺❾），NK/T 細胞リンパ腫，Hodgkin リンパ腫（❻⓿），Burkitt リンパ腫などの高悪性度リンパ腫では高集積を示し，濾胞性リンパ腫やマントル細胞リンパ腫では高集積あるいは低集積となる．MALT リンパ腫や T 細胞リンパ腫では低集積あるいは陰性となることが多い．PET-CT 検査で ^{18}FDG の集積部位と CT 画像の腫瘤像の重ね合わせ像として観察可能である．PET-CT 検査での悪性リンパ腫の効果判定基準に Lugano 分類の 5 ポイントスコアがある．①集積を認めない

（バックグランド以下），②縦隔以下の集積，③縦隔を越えるが肝臓以下の集積，④肝臓より高い集積，⑤肝臓より著明に高い集積 and/or 新病変の Lugano 5 ポイントスコアを用いて，Complete Metabolic Response（スコア 1, 2, 3），Partial Metabolic Response（スコア 4, 5）で集積低下，No Metabolic Response（スコア 4, 5）で集積同等，Progressive Metabolic Disease（スコア 4, 5）で集積増強と効果判定する．多発性骨髄腫では，^{18}FDG の集積とともに CT 画像での骨融解を伴う腫瘤影として描出される（❻❶）．

（照井康仁）

4 血液疾患の治療

造血因子/サイトカイン療法

hematopoietic growth factor/cytokine therapy

概念

- 造血因子は免疫担当細胞や骨髄間質細胞から産生されるサイトカインであり，血液細胞の生存や増殖に必須であり，造血刺激作用を有する．
- 主な造血因子の遺伝子はすでにクローニングされており，遺伝子組換えの技術の進歩により臨床応用も進んでいる．
- 血球の増殖・分化の比較的後期の段階で作用する造血因子であるエリスロポエチン（erythropoietin：EPO）や顆粒球コロニー刺激因子（granulocyte-colony stimulating factor：G-CSF）は，貧血や好中球減少患者に対して臨床応用されている．
- 赤血球造血刺激因子製剤（erythropoiesis stimulating agent：ESA）として遺伝子組換えヒトエリスロポエチン（rHuEPO）製剤のエポエチンアルファやエポエチンベータに加えて，最近では持続型のダルベポエチンアルファやエポエチンベータペゴル（continuous erythropoietin receptor activator：CERA）がある．これらの ESA は腎性貧血に保険承認されている．ダルベポエチンアルファは骨髄異形成症候群（myelodysplastic syndrome：MDS）に伴う貧血に適応となっている．
- G-CSF は造血前駆細胞の増殖と分化を促進し，好中球を増加させるとともに好中球機能を亢進させる．MDS や再生不良性貧血などの骨髄不全症や抗癌薬投与時の好中球減少症に対して用いられる．また，末梢血幹細胞移植（PBSCT）に際しての造血幹細胞の動員にも使用される．
- 巨核球，血小板に作用するトロンボポエチン（thrombopoietin：TPO）については，サイトカインそのものではないが，同等の生物学的な効果を有する TPO 受容体作動薬が臨床応用されている．

適応・方法

エリスロポエチン（EPO）

　EPO は腎臓の傍尿細管間質細胞から組織中の酸素分圧に応じて産生される．*EPO* 遺伝子は，転写因子 hypoxia inducible factor（HIF）-1 により調節を受ける低酸素応答遺伝子である．酸素濃度の低い高地生活

者や貧血患者では EPO 産生が亢進し，赤血球産生を調整している．

腎性貧血

　腎不全に伴う貧血では EPO の産生が低下しているので，EPO による治療が期待される．rHuEPO の血中半減期は静脈注射の場合 4～9 時間，皮下注射の場合 24 時間である．適応はヘマトクリット（Ht）30 % 以下の貧血で，貧血に伴う日常生活に支障をきたすクレアチニン 2 mg/dL 以上の腎不全である．

透析腎不全患者における EPO の使用法

① EPO 1,500 単位を週 3 回，4 週間使用する．反応がなければ 3,000 単位を週 3 回，4 週間使用する．
② 維持量は上記使用量の 1/2～2/3 量を週 2～3 回投与する．
③ 血清鉄飽和度，フェリチン値に注意して鉄を適宜補充し，血圧および食事管理に注意することが重要である．

MDS，再生不良性貧血に対する EPO による治療

　低リスク MDS の貧血に対して，EPO 単独では 20～30 % の症例で貧血の改善が認められると報告され，さらに EPO と G-CSF の併用で約 40 % の症例で貧血の改善が認められ，生存率も延長すると報告されている．わが国では，持続型 ESA であるダルベポエチンアルファが MDS に伴う貧血に保険承認されている．

　ダルベポエチンアルファは，rHuEPO のアミノ酸配列の一部を改変し新たな糖鎖を導入することで血中半減期を延長させ，持続的な赤血球増加作用を発揮する新規 EPO 製剤である．

　ダルベポエチンアルファは，MDS に対して投与前血清 EPO 濃度が低い（500 mU/mL 以下）症例で，かつ赤血球輸血量の少ない症例に有効性が高いことが報告されている．低リスク MDS のなかでこのような症例の赤血球輸血の回避や輸血依存の軽減に有効と考えられる．

　再生不良性貧血に対しては，一部の症例で EPO 製剤が赤血球輸血の頻度を減らす効果があることが示されているが保険適用はない．

G-CSF

　G-CSF は骨髄系の造血前駆細胞の増殖・分化を促進するとともに，貪食能，遊走能，殺菌能などの成熟好中球の機能を亢進させる．G-CSF 製剤を連日投与すると造血組織における幹細胞および前駆細胞プールを増大し，骨髄は好中球系過形成となる．末梢血では

著明な好中球増加を認める．また，G-CSF は造血幹細胞を骨髄より末梢循環へ動員する作用も有するため，種々の原因による好中球減少に対して臨床応用されている．

好中球減少に対する G-CSF 製剤

抗癌薬による化学療法後の好中球減少に対して G-CSF 製剤を投与することで，好中球減少期間の短縮，感染症合併の低下，入院期間の短縮，抗菌薬使用量の減少，化学療法の dose-intensity の維持が得られる．しかしながら，G-CSF 製剤の使用により死亡率の低下，生存期間の改善が得られるかなどについては明らかでない．

好中球減少時の発熱を総称して発熱性好中球減少症（febrile neutropenia：FN）と呼ぶ．好中球数 $100/\mu L$ 以下で肺炎，膿瘍，多臓器不全などを伴う患者への G-CSF 製剤の使用は考慮してもよいが，FN において抗菌薬に G-CSF 製剤を併用することで患者の QOL の改善や死亡率低下の成績はこれまで得られていない．

造血幹細胞移植においても G-CSF 製剤により好中球減少期間，入院期間，抗菌薬投与期間の短縮や感染症発症頻度の低下は得られるが，死亡率の低下，原病の治療効果，生存期間の延長などに関しては明らかでない．

急性骨髄性白血病（acute myelogenous leukemia：AML）に対しては，55 歳以上の症例で化学療法終了後や地固め療法後，急性リンパ性白血病（acute lymphocytic leukemia：ALL）では初回寛解導入療法後での好中球減少に対しての G-CSF 製剤の使用は推奨されている．

最近，G-CSF の N 末端にポリエチレングリコールを共有結合させた持続型 G-CSF 製剤（ペグフィルグラスチム）が開発され，血中半減期が長いために，癌化学療法の 1 サイクルに 1 回の投与が可能である製剤が臨床応用されている．

骨髄不全症に対する G-CSF

わが国では，MDS や再生不良性貧血に伴う好中球減少に対する G-CSF の使用は保険承認されている．ただし，好中球数の改善効果は期待できるが，生存率の改善や感染症の軽減に対する効果については明確ではない．染色体異常モノソミー 7 を有する MDS では，G-CSF の使用により AML への移行を促進するとの報告もあり，AML や MDS 症例に使用する場合は芽球の増加に注意しつつ慎重に投与すべきである．骨髄不全症に対しての G-CSF の長期投与は推奨されておらず，G-CSF の使用は感染症の合併時にとどめるべきと考えられる．

再生不良性貧血に対する免疫抑制療法を施行する際に，シクロスポリン，抗胸腺細胞グロブリン（ATG）

に G-CSF を併用することによる明らかな有用性は示されていない．しかし，わが国の臨床試験では，ATG/シクロスポリンに G-CSF を併用することで，6 か月時点での奏効率が高く，再発率も低いことが示されている．

末梢への造血幹細胞の動員

造血幹細胞は末梢血中には存在しないが，化学療法からの回復時や G-CSF 投与により末梢血に動員することができる．これを血液成分分離装置により採取することで末梢血幹細胞移植（PBSCT）が可能となった．自家 PBSCT の場合は化学療法後，骨髄抑制をきたす前から G-CSF を皮下注射し回復期に採取する．健常者ドナーから採取する同種 PBSCT では，連日 4～5 日間 G-CSF を皮下注射し，血液成分分離装置にて単核球を採取する．単核球中の CD34$^+$ 細胞として 2×10^6 個 /kg（患者体重）以上を採取して使用する．

副作用・問題点

G-CSF 製剤投与時の副作用としては骨痛，関節痛，筋肉痛，発熱，肝障害などがみられる．重篤なものとしては，間質性肺炎やショックなどがある．AML や MDS に使用した場合は芽球増加に注意する．特に悪性リンパ腫の化学療法後に使用した場合の間質性肺炎には注意する．PBSCT のための健常者ドナーからの幹細胞採取に際しては G-CSF 製剤投与により骨痛や全身倦怠感のほかに，まれではあるが脾破裂，心筋梗塞などが報告されている．

トロンボポエチン（TPO）

TPO は巨核球系前駆細胞に作用し，その増殖，生存，成熟を促進する．また，血小板にも作用し機能を亢進させる．さらに，TPO は造血幹細胞の自己複製能の維持にも必要である．TPO の約 50 ％は肝臓で産生され，腎臓や骨髄間質細胞などからも産生される．TPO の血中レベルは，TPO が巨核球や血小板に存在する受容体に結合し，クリアランスされることにより調節されるため，血中 TPO レベルと血小板数は逆相関する．

TPO 受容体作動薬

TPO 製剤は，遺伝子組換え TPO が開発されたが，臨床試験において中和抗体により血小板減少をきたした症例がみられたことなどから，開発は中断された．その後，TPO 受容体と結合して血小板増加作用を有する TPO 受容体作動薬として低分子化合物（ロミプロスチムとエルトロンボパグ）が開発され，特発性血小板減少性紫斑病（idiopathic thrombocytopenic purpura：ITP）に対して使用されている．さらに，エルトロンボパグは再生不良性貧血による血小板減少に対しても保険承認されている．

（木崎昌弘）

●文献
1) 荒井俊也ほか（編）：特発性造血障害疾患の診療の参照ガイド. 平成28年度改訂版.
http://zoketsushogaihan.com/download.html
2) 日本癌治療学会（編）：G-CSF適正使用ガイドライン2013年版 Ver.4. 東京：金原出版；2013.

分子標的治療
molecular targeted therapy

概念

● 分子標的治療は，特定の分子を標的とした薬剤（分子標的薬）を用いた治療法のことをいう.
● 癌薬物療法においては，従来の細胞毒性を有する抗癌薬による治療法と区別して，癌細胞に発現している正常あるいは異常分子を標的とした薬剤を用いた治療法として用いられている.
● しかし，従来の抗癌薬も核酸や細胞周期にかかわる分子など，何らかの分子を標的として抗腫瘍効果を発揮しているため，分子標的薬は開発時点から特定の分子を標的とすることによって治療効果を得ることを目的として開発された薬剤の総称として用いられている.

分子標的治療薬の種類

現在実用化されている分子標的薬は，抗体医薬と低分子化合物とに大別することができる.

抗体医薬

癌細胞や血液細胞表面に発現する分子をマウスに免疫することによって，多くのマウスモノクローナル抗体が作製されたが，マウス抗体は免疫原性が強いため，ヒトに投与した場合には抗体に対する抗体（human anti-mouse antibody：HAMA）の出現やアレルギー反応が強く出ることなどから臨床応用には至らず，遺伝子工学的手法によるマウス-ヒトキメラ抗体やヒト化抗体への改変が可能となって臨床実用が可能となった.

マウス-ヒトキメラ抗体は，抗体の可変領域はマウス由来のままであるが，定常領域はヒト由来に改変されたもので66％がヒト由来である（一般名の語尾は-ximabと表記される）.

ヒト化抗体は，可変領域のうち相補性決定領域（complementarity determining region：CDR）のみがマウス由来で，その他のフレームワーク領域はヒト由来に改変されたもので90％がヒト由来である（一般名の語尾は-zumabと表記される）.

マウス由来抗体成分をヒト由来に改変することにより，免疫原性の低下が得られ一般臨床での使用が可能となったが，キメラ抗体に対する抗体（human anti-chimeric antibody：HACA）やヒト抗体に対する抗体（HAHA）が出現する可能性があることに留意する.

近年ではヒト抗体遺伝子を導入したトランスジェニックマウスを用いて作製した完全ヒト抗体（一般名の語尾は-umabと表記される）も実用化されている.

低分子化合物

抗体医薬品は標的分子に対する特異性がきわめて高いという特徴をもつが，細胞内分子を標的とすることができない欠点がある.

低分子化合物は細胞内にも到達可能であり，従来の医薬品のほとんどは低分子化合物であり，核酸医薬や抗体医薬品と区別する意味で用いられることもある.

標的とする分子は腫瘍特異的なものに限らないが，癌の発症・進展に関与する受容体，シグナル伝達分子，血管新生，プロテアソーム蛋白分解系，転写・エピゲノム制御分子などを標的とした抗癌薬の開発が進められている.

当初，分子標的療法薬として開発されたものではない医薬品が，後に標的分子が明らかにされたものとして，全トランス型レチノイン酸（ATRA）（トレチノイン），アザシチジンなどがある.

作用機序

抗体医薬

抗体が細胞傷害活性を示す機序として，抗体依存性細胞傷害（antibody-dependent cellular cytotoxicity：ADCC）活性と補体依存性細胞傷害（complement-dependent cytotoxicity：CDC）活性がある（❶）. 抗体結合による直接的なアポトーシス誘導機構の存在も報告されている.

ADCC活性は，抗体が標的細胞の抗原に結合すると，マクロファージやNK細胞などのエフェクター細胞上のFc受容体が抗体に結合し殺細胞効果を発揮することをいう.

ADCC活性にはFc領域に結合している糖鎖が必要であり，糖鎖の変化によってもADCC活性は影響を受ける. IgGサブクラスによってもADCC活性に差が認められ，ヒト抗体においてはIgG1タイプが最も強いADCC活性を有する.

CDC活性は，抗体が標的細胞の抗原に結合すると補体系が活性化され細胞をアポトーシスに導く細胞傷害活性である.

抗腫瘍効果を高めるために，アイソトープや細胞傷

血液・造血器疾患

4 血液疾患の治療

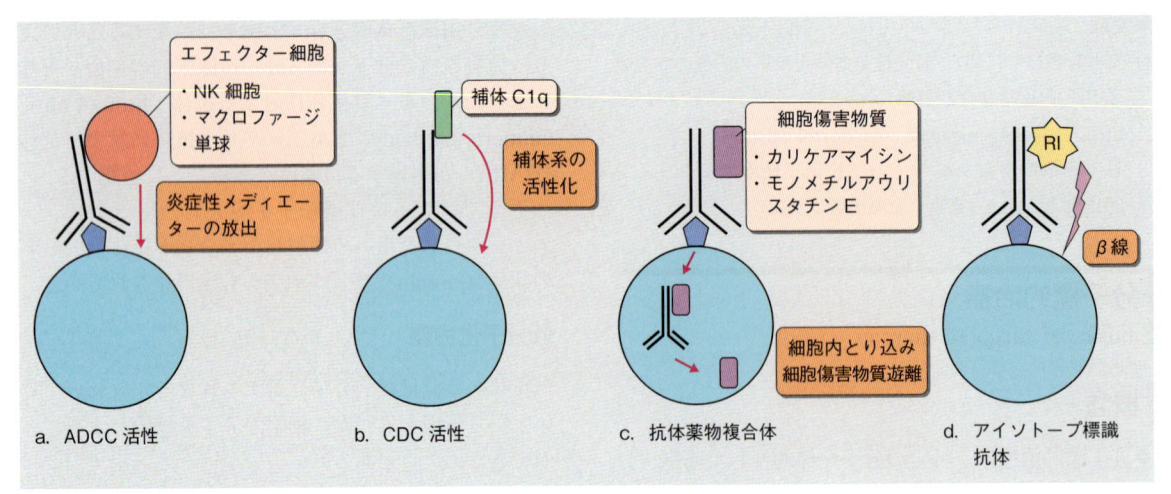

a. ADCC 活性　　　b. CDC 活性　　　c. 抗体薬物複合体　　　d. アイソトープ標識抗体

❶ 抗体医薬の作用機序

a. 抗体依存性細胞傷害（ADCC）活性：抗体が標的細胞の抗原に結合すると，マクロファージや NK 細胞などのエフェクター細胞が Fc 受容体を介して抗体に結合し，炎症性メディエーターを放出することにより殺細胞効果を発揮する．
b. 補体依存性細胞傷害（CDC）活性：抗体が標的細胞の抗原に結合すると補体系が活性化され，細胞をアポトーシスに導く．
c. 抗体薬物複合体：抗腫瘍効果を高めるために細胞傷害活性を有する薬物を結合させた抗体薬物複合体では，抗原に結合した抗体複合体は細胞内にとり込まれ，細胞傷害物質が細胞内で遊離し，殺細胞効果を発揮する．
d. アイソトープ標識抗体：アイソトープを結合させた抗体が細胞と結合すると，アイソトープからのβ線による殺細胞効果が発揮される．

害活性を有する薬物を結合させた抗体薬物複合体も実用化されている．

低分子化合物

　チロシンキナーゼなどの酵素は，その活性を得るために ATP（アデノシン三リン酸）の結合を必要とする．キナーゼ阻害薬は，ATP 結合部位に競合的に結合することによりキナーゼ活性を阻害し，細胞死を誘導する．

　ATP 結合部位をとり巻く立体構造（ATP 結合ポケット）はキナーゼ特異的なために，阻害薬の特異性を得ることができる．しかし，ATP 結合ポケットの立体構造は不活性化状態と活性化状態では異なるため，いずれの状態においても結合可能な阻害薬（Type 1 阻害薬と呼ばれる）と不活性化状態時にのみ結合可能な阻害薬（Type 2 阻害薬と呼ばれる）が存在する（❷）．

　これまでに多くの分子標的薬が臨床応用されている．❸❹に 2019 年 4 月時点で，日本において造血器腫瘍・疾患に対して保険承認されている分子標的治療薬を記載した．

　すでに米国食品医薬品局（FDA）で認可され，日本においても臨床試験が進行，あるいは終了している薬剤もあり，今後日本における承認薬も増えることが予想される．

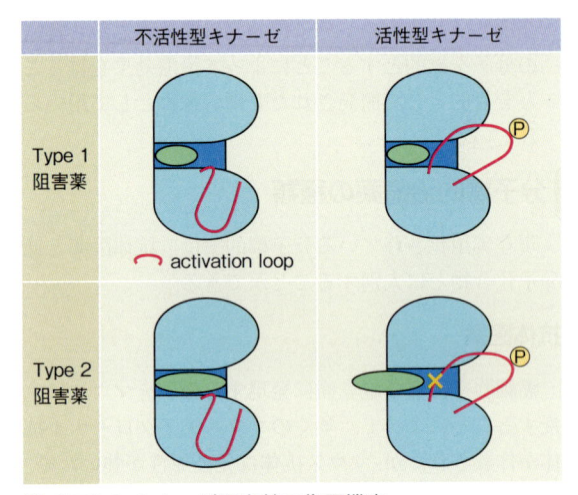

❷ チロシンキナーゼ阻害薬の作用機序

キナーゼ阻害薬は，ATP 結合ポケットに ATP と競合的に結合することにより，その酵素活性を阻害する．活性化状態（リン酸化状態）によってキナーゼの activation loop の立体構造は変化する．Type 1 阻害薬は活性化状態，不活性化状態のいずれにおいても結合可能であるが，Type 2 阻害薬は，不活性化状態のときのみに結合可能である．また，ATP 結合ポケット周囲のアミノ酸残基の変異によっても activation loop の立体構造が変化し，阻害薬の結合がブロックされる場合もある．このような変異を阻害剤耐性変異という．
P：リン酸．

分子標的治療薬の種類と適応（1）抗体医薬

抗 CD20 抗体

　CD20 は成熟 B 細胞に発現する分子で，抗 CD20 抗

❸ 造血器腫瘍に対して適応のある抗体医薬品

薬剤名	抗体タイプ	標的分子	適応疾患
リツキシマブ	ヒト-マウスキメラ抗体	CD20	CD20 陽性の B 細胞性非 Hodgkin リンパ腫 免疫抑制状態下の CD20 陽性の B 細胞性リンパ増殖性疾患 Wegener 肉芽腫症 顕微鏡的多発血管炎 難治性のネフローゼ症候群 慢性特発性血小板減少性紫斑病 ABO 血液型不適合腎移植，肝移植における抗体関連型拒絶反応の抑制
⁹⁰Yイブリツモマブチウキセタン	アイソトープ（⁹⁰Y）結合抗体	CD20	CD20 陽性の再発または難治性の低悪性度 B 細胞性非 Hodgkin リンパ腫 マントル細胞リンパ腫
オビヌツズマブ	ヒト化抗体	CD20	CD20 陽性の濾胞性リンパ腫
オファツムマブ	ヒト抗体	CD20	再発または難治性の CD20 陽性の慢性リンパ性白血病
アレムツズマブ	ヒト化抗体	CD52	再発または難治性の慢性リンパ性白血病
ブレンツキシマブベドチン	抗体-薬物（MMAE）複合体	CD30	再発または難治性の CD30 陽性の Hodgkin リンパ腫 未分化大細胞型リンパ腫
モガムリズマブ	ヒト化抗体	CCR4	CCR4 陽性の成人 T 細胞白血病・リンパ腫 再発または難治性の CCR4 陽性の末梢性 T 細胞リンパ腫 皮膚 T 細胞リンパ腫
ゲムツズマブ オゾガマイシン	抗体-薬物（カリケアマイシン）複合体	CD33	再発または難治性の CD33 陽性の急性骨髄性白血病
イノツズマブ オゾガマイシン	抗体-薬物（カリケアマイシン）複合体	CD22	再発または難治性の CD22 陽性の急性リンパ性白血病
エロツズマブ	ヒト化抗体	SLAMF7	再発または難治性の多発性骨髄腫
ダラツムマブ	ヒト抗体	CD38	再発または難治性の多発性骨髄腫
ニボルマブ	ヒト抗体	PD-1	根治切除不能な悪性黒色腫 切除不能な進行・再発の非小細胞肺癌 根治切除不能または転移性の腎細胞癌 再発または難治性の古典的 Hodgkin リンパ腫 再発または遠隔転移を有する頭頸部癌
ペムブロリズマブ	ヒト化抗体	PD-1	根治切除不能な悪性黒色腫 PD-L1 陽性の切除不能な進行・再発の非小細胞肺癌 再発または難治性の古典的 Hodgkin リンパ腫 癌化学療法後に増悪した根治切除不能な尿路上皮癌
ブリナツモマブ	二重特異性抗体	CD19, CD3	再発または難治性の B 細胞性急性リンパ性白血病

MMAE：モノメチルアウリスタチン E，SLAMF7：signaling lymphocyte activation molecule family member 7，PD-1：programmed cell death-1.

体は B 細胞腫瘍のみならず，自己免疫性疾患などへも応用されている．

リツキシマブ

リツキシマブはマウス抗 CD20 抗体の可変部領域とヒト IgG1 の定常領域から成るヒト-マウスキメラ抗体で，CD20 陽性の B 細胞性非 Hodgkin リンパ腫に対して承認された．ADCC 活性と CDC 活性により抗腫瘍効果を発揮するが，直接的な増殖抑制，アポトーシス誘導効果もあるとされている．

高齢者びまん性大細胞型 B 細胞リンパ腫（DLBCL）を対象とした CHOP 療法とリツキシマブ併用 CHOP（R-CHOP）療法の無作為化比較試験により R-CHOP療法の有用性が初めて報告されて以降，複数の臨床試験によってリツキシマブ併用化学療法は進行期 DLBCL，濾胞性リンパ腫に対する標準的治療法として確立している．

リツキシマブの適応は拡大され，CD20 陽性の B 細胞性非 Hodgkin リンパ腫，免疫抑制状態下の CD20 陽性の B 細胞性リンパ増殖性疾患，Wegener 肉芽腫症，顕微鏡的多発血管炎，難治性のネフローゼ症候群（頻回再発型あるいはステロイド依存性を示す場合），慢性特発性血小板減少性紫斑病，ABO 血液型不適合腎移植および肝移植における抗体関連型拒絶反応の抑制に対して適応がある．

血液・造血器疾患

4

血液疾患の治療

❹ 造血器腫瘍に対して適応のある標的医薬品（低分子化合物）

薬剤名	投与法	標的分子	適応疾患
イマチニブ	経口	ABL	慢性骨髄性白血病 KIT（CD117）陽性消化管間質腫瘍 Ph 染色体陽性急性リンパ性白血病 FIP1L1-PDGFRα 陽性の好酸球増多症候群と慢性好酸球性白血病
ニロチニブ	経口	ABL	慢性期または移行期慢性骨髄性白血病
ダサチニブ	経口	ABL	慢性骨髄性白血病 再発または難治性の Ph 染色体陽性急性リンパ性白血病
ボスチニブ	経口	ABL	前治療薬に抵抗性または不耐容の慢性骨髄性白血病
ポナチニブ	経口	ABL	前治療薬に抵抗性または不耐容の慢性骨髄性白血病 再発または難治性の Ph 染色体陽性急性リンパ性白血病
ルキソリチニブ	経口	JAK2	骨髄線維症 既存治療が効果不十分または不適当な場合の真性多血症
イブルチニブ	経口	BTK	慢性リンパ性白血病 再発または難治性のマントル細胞リンパ腫
ギルテリチニブ	経口	FLT3	再発または難治性の *FLT3* 遺伝子変異陽性の急性骨髄性白血病
ボルテゾミブ	皮下注射/点滴静注	プロテアソーム	多発性骨髄腫 マントル細胞リンパ腫
カルフィルゾミブ	点滴静注	プロテアソーム	再発または難治性の多発性骨髄腫
イキサゾミブ	経口	プロテアソーム	再発または難治性の多発性骨髄腫
アザシチジン	皮下注射/点滴静注	DNMT	骨髄異形成症候群
ボリノスタット	経口	HDAC	皮膚 T 細胞リンパ腫
パノビノスタット	経口	HDAC	再発または難治性の多発性骨髄腫
ロミデプシン	点滴静注	HDAC	再発または難治性の末梢性 T 細胞リンパ腫

JAK2：ヤヌスキナーゼ2，BTK：ブルトン型チロシンキナーゼ，DNMT：DNA メチル化酵素，HDAC：ヒストン脱アセチル化酵素.

90Y イブリツモマブチウキセタン

90Y イブリツモマブチウキセタンは，抗 CD20 マウスモノクローナル抗体にキレート剤であるチウキセタンを介して 90Y（イットリウム-90）が結合している．90Y から放出される β 線によって抗腫瘍効果を発揮する．

CD20 陽性の再発または難治性の低悪性度 B 細胞性非 Hodgkin リンパ腫，マントル細胞リンパ腫に対して適応がある．

オビヌツズマブ

オビヌツズマブはマウス抗ヒト CD20 モノクローナル抗体 B-Ly1 をヒト化し，さらに Fab 領域のフレキシビリティに関与するエルボーヒンジ部並びに糖鎖を改変して作製されたヒト化抗 CD20 モノクローナル抗体である．ADCC 活性に加えて，抗体依存性細胞貪食（antibody-dependent cell-mediated phagocytosis：ADCP）活性のほか，直接的な細胞死の誘導活性などを有し，腫瘍の増殖を抑制すると考えられている．

CD20 陽性の濾胞性リンパ腫に対して適応がある．

オファツムマブ

オファツムマブは第二世代の抗 CD20 抗体医薬品で，完全ヒト IgG1 型モノクローナル抗体である．

オファツムマブの CD20 分子における結合エピトープはリツキシマブと異なり，CD20 の細胞外小ループおよび大ループに特異的に結合する．ADCC 活性に重要な抗原結合能はリツキシマブよりも強く，また，より細胞膜に近い部分で結合するため CDC 活性が強いとされている．

再発または難治性の CD20 陽性の慢性リンパ性白血病（CLL）に対して適応がある．

抗 CD52 抗体（アレムツズマブ）

アレムツズマブは，抗 CD52 IgG1 型ヒト化モノクローナル抗体である．CD52 抗原は慢性リンパ性白血病（CLL）細胞に加えて，B 細胞，T 細胞，単球，マクロファージ，NK 細胞に発現している．

慢性リンパ性白血病細胞表面の CD52 抗原に結合し，ADCC 活性と CDC 活性を介して細胞溶解を起こすと考えられている．

再発または難治性の慢性リンパ性白血病に対して適応がある．

抗 CD30 抗体（ブレンツキシマブベドチン）

ブレンツキシマブベドチンは，抗 CD30 IgG1 型キメラ抗体と細胞傷害活性を有するモノメチルアウリスタチン E（MMAE）を結合させた抗体薬物複合体で

ある.

ブレンツキシマブベドチンは CD30 発現細胞に結合した後，細胞内にとり込まれ，蛋白質分解反応によって MMAE が遊離する．遊離した MMAE がチューブリンに結合することにより，微小管形成が阻害され，細胞周期の停止とアポトーシスを誘導し，抗腫瘍効果を示す.

再発または難治性の CD30 陽性の Hodgkin リンパ腫（HL），未分化大細胞型リンパ腫（ALCL）に適応がある.

抗 CCR4 抗体（モガムリズマブ）

モガムリズマブは抗 CCR4 IgG1 型ヒト化モノクローナル抗体で，Fc 領域に結合する N-グリコシド結合複合型糖鎖還元末端の N-アセチルグルコサミンへのフコースの付加修飾を除去することにより ADCC 活性の増強が図られている.

CCR4 陽性の成人 T 細胞白血病・リンパ腫（ATLL），再発または難治性の CCR4 陽性の末梢性 T 細胞リンパ腫（PTCL）と皮膚 T 細胞リンパ腫（CTCL）に適応がある.

抗 CD33 抗体（ゲムツズマブ オゾガマイシン）

ゲムツズマブオゾガマイシンは，抗 CD33 IgG4 型ヒト化モノクローナル抗体と抗腫瘍性抗生物質である γ-カリケアマイシンを 2 種のリンカーを介して化学的に結合させた抗体薬物複合体である．細胞表面の CD33 抗原と抗体が結合すると，細胞内にとり込まれ，リソソーム内で加水分解を受けることによりカリケアマイシンが遊離し殺細胞効果が示される.

再発または難治性の CD33 陽性の急性骨髄性白血病（AML）に対して単剤での使用においてのみ承認されている.

抗 CD22 抗体（イノツズマブ オゾガマイシン）

イノツズマブ オゾガマイシンは，抗 CD22 IgG4 型ヒト化モノクローナル抗体と γ-カリケアマイシンの抗体薬物複合体である．ゲムツズマブ オゾガマイシンと同様に，CD22 抗原を発現した白血病細胞に結合し細胞内にとり込まれた後に，加水分解を受けて生じた N-アセチル-γ-カリケアマイシン ジメチルヒドラジドのジスルフィド結合が還元的に開裂され活性体となり，DNA 二本鎖を切断することにより腫瘍増殖抑制作用を示すと考えられている.

再発または難治性の CD22 陽性の急性リンパ性白血病に対して適応がある.

抗 SLAMF7 抗体（エロツズマブ）

エロツズマブは signaling lymphocyte activation molecule family member 7（SLAMF7）に結合するヒト化 IgG1 型モノクローナル抗体である.

エロツズマブは，多発性骨髄腫細胞に高発現している SLAMF7 に結合し ADCC 活性を誘導する．NK 細胞に発現する SLAMF7 との結合により NK 細胞を直接活性化する作用も有する.

再発または難治性の多発性骨髄腫に対してレナリドミドおよびデキサメタゾンとの併用療法薬として承認されている.

抗 CD38 抗体（ダラツムマブ）

ダラツムマブは抗 CD38 ヒト IgG1 型モノクローナル抗体である.

ダラツムマブはヒト CD38 に結合し，CDC 活性，ADCC 活性，抗体依存性細胞貪食（ADCP）活性などにより，腫瘍の増殖を抑制すると考えられている.

再発または難治性の多発性骨髄腫に対して適応がある.

抗 PD-1 抗体（ニボルマブ，ペムブロリズマブ）

programmed cell death-1（PD-1）は活性化した T 細胞などに発現する免疫抑制性補助シグナル受容体である．リガンド（PD-L1，PD-L2）との結合は，抗原受容体刺激を抑制し不適切な免疫応答を制御する（免疫チェックポイント）機構に関与している.

癌細胞においても，免疫チェックポイント機構の存在が免疫逃避機構に強く関係していることが明らかにされたことから，PD-1 に対する抗体医薬の臨床開発が行われ，多くの癌に対して臨床応用されている.

免疫チェックポイント阻害薬投与時には，免疫関連有害事象（immune-related adverse event：irAE）の発症に注意することが必要である．重篤な irAE として重症筋無力症，心筋炎，劇症 1 型糖尿病，免疫性血小板減少症などがある.

現在，抗 PD-1 抗体としてニボルマブとペムブロリズマブが臨床応用されている．ニボルマブはヒト PD-1 に対する遺伝子組換えヒト IgG4 型モノクローナル抗体であり，ペムブロリズマブはヒト PD-1 に対する遺伝子組換えヒト化モノクローナル抗体である．ともに，PD-1 とそのリガンドである PD-L1 および PD-L2 との結合を阻害し，癌抗原特異的な T 細胞の増殖，活性化および細胞傷害活性の増強などにより，腫瘍増殖を抑制すると考えられている.

ニボルマブは，根治切除不能な悪性黒色腫，切除不能な進行・再発の非小細胞肺癌，根治切除不能または

転移性の腎細胞癌，再発または難治性の古典的 Hodg-kin リンパ腫，再発または遠隔転移を有する頭頸部癌などに対して適応がある．

ペムブロリズマブは，根治切除不能な悪性黒色腫，PD-L1 陽性の切除不能な進行・再発の非小細胞肺癌，再発または難治性の古典的 Hodgkin リンパ腫，癌化学療法後に増悪した根治切除不能な尿路上皮癌などに対して適応がある．

抗 CD19, CD3 二重特異性抗体（ブリナツモマブ）

ブリナツモマブは，CD3 および CD19 に対する 2 種のマウスモノクローナル抗体の可変領域を，リンカーを介して結合させた遺伝子組換え蛋白であり，BiTE® 抗体とも呼ばれる．ブリナツモマブは，T 細胞の細胞膜上に発現する CD3 と B 細胞性腫瘍の細胞膜上に発現する CD19 に結合し，架橋することにより T 細胞を活性化し，CD19 陽性の腫瘍細胞を傷害すると考えられている．

BiTE® 抗体は，T 細胞と腫瘍細胞が架橋するように設計された組換え抗体であり，患者自身の免疫システムを用いて腫瘍細胞を傷害する新規の癌免疫技術である．片方の抗体を変えることによって，さまざまな腫瘍細胞の抗原を標的とすることが可能であると考えられている．

けいれん発作，意識障害等の神経学的事象や infusion reaction を含むサイトカイン放出症候群などが重大な副作用として知られている．

再発または難治性の B 細胞性急性リンパ性白血病に対して適応がある．

分子標的治療薬の種類と適応（2）低分子化合物

ABL 阻害薬

慢性骨髄性白血病（CML）や一部の急性リンパ性白血病（ALL）に認められるフィラデルフィア（Ph）染色体の遺伝子産物である BCR-ABL キメラ蛋白を標的とした阻害薬として，最初にイマチニブが開発された．

治療効果の増強や副作用の軽減などを目指して第二世代の ABL 阻害薬ニロチニブ，ダサチニブ，ボスチニブが実用化された．

第一世代，第二世代阻害薬においても阻害活性が得られなかった，T315I 変異 BCR-ABL に対しても阻害活性を有する第三世代の阻害薬ポナチニブが開発された．

現在 5 種類の阻害薬が実用化されているが，それぞれの副作用や耐性変異に対する阻害活性プロフィール

に従って選択する必要がある．

イマチニブ

イマチニブは慢性期 CML に対して，それまでの標準的化学療法であったシタラビン＋インターフェロン療法の治療成績を格段に上回る細胞遺伝学的効果と生存率の向上を示し，慢性期 CML の標準的初回治療薬となるとともに，癌治療における分子標的治療の有効性と妥当性を証明した化合物である．

KIT，PDGFR（血小板由来増殖因子受容体）に対しても阻害活性があり，CML に加えて KIT（CD117）陽性消化管間質腫瘍，Ph 染色体陽性 ALL，FIP1L1-PDGFRα 陽性の好酸球増多症候群と慢性好酸球性白血病に対して適応がある．

ニロチニブ

ニロチニブは ABL キナーゼに対する阻害活性と選択性を高める目的で開発された．KIT，PDGFR に対してイマチニブと同等の阻害活性を有するが，ABL に対する阻害活性は約 30 倍高められ，T315I 変異を除くイマチニブ耐性変異に対しても阻害活性をもつ．

慢性期または移行期 CML に対して適応がある．

ダサチニブ

ダサチニブは，ABL に加えて，SRC ファミリーキナーゼ（SFK），KIT，PDGFR，EPHA2 受容体キナーゼに対する強い阻害活性を有するマルチキナーゼ阻害薬である．T315I 変異を除くイマチニブ耐性変異に対しても阻害活性をもつ．

CML および再発または難治性の Ph 染色体陽性 ALL に対して適応がある．

ボスチニブ

ボスチニブは SFK と ABL キナーゼに対する阻害活性を有する薬剤であるが，KIT，PDGFR に対する阻害活性はきわめて弱い．T315I 変異に対しての阻害活性は認めない．

前治療薬に抵抗性または不耐容の CML に対して適応がある．

ポナチニブ

ポナチニブは T315I 変異に対しても阻害活性を有する初めて臨床応用された ABL 阻害薬である．

前治療薬に抵抗性または不耐容の CML および再発または難治性の Ph 染色体陽性 ALL に対して適応がある．

JAK2 阻害薬（ルキソリチニブ）

ルキソリチニブは JAK1/2 に対する選択的阻害薬である．

骨髄増殖性腫瘍において JAK2（V617F）変異が高頻度で認められる．変異 JAK2 分子は恒常的に活性化し，主に JAK/STAT 経路の活性化により細胞増殖促

進機構に関与している.

骨髄線維症および既存治療が効果不十分または不適当な場合の真性多血症に対して適応がある.

BTK（ブルトン型チロシンキナーゼ）阻害薬（イブルチニブ）

イブルチニブはBTK活性部位のシステイン残基（Cys-481）に共有結合して酵素活性を持続的に阻害する化合物である.

BTKは, B細胞の活性化に関与するB細胞受容体（BCR）からのシグナル伝達やB細胞の遊走や組織へのホーミングに関与するケモカイン受容体（CXCR4およびCXCR5など）からのシグナル伝達に関与しており, その活性阻害によって, 細胞増殖阻害や接着・遊走阻害を招き細胞死を導くと考えられている.

慢性リンパ性白血病と再発または難治性のマントル細胞リンパ腫に対して適応がある.

FLT3阻害薬（ギルテリチニブ）

ギルテリチニブは, FLT3（FMS-like tyrosine kinase 3）を主としたチロシンキナーゼ阻害薬であり, FLT3を介したシグナル伝達を阻害することにより, *FLT3*遺伝子変異を有する白血病細胞の増殖を抑制する.

*FLT3*遺伝子変異は, 急性骨髄性白血病の約30%に認められる最も高頻度な遺伝子変異で, 予後不良因子である. *FLT3*遺伝子変異は, 主として傍膜貫通領域の一部の配列が繰り返される internal tandem duplication（ITD）変異とキナーゼ領域（tyrosine kinase domain：TKD）のD835およびI836残基の点突然変異または欠失変異（TKD変異）が知られている. TKD変異は, activation loop の構造変化を伴うことから, ITD変異とTKD変異の両者に阻害活性をもつType 1阻害薬と, ITD変異に対してのみ阻害活性を有するType 2阻害薬ともに臨床開発が進められている（❷）. ギルテリチニブはType 1 FLT3阻害薬であるが, Type 2 FLT3阻害薬の臨床開発も進められている.

再発または難治性の*FLT3*遺伝子変異陽性の急性骨髄性白血病に対して, 単剤としての使用において適応がある.

プロテアソーム阻害薬

プロテアソームは細胞内に存在する蛋白質の分解を行う酵素複合体で, ユビキチン修飾を受けた蛋白質を特異的に分解することにより, 細胞周期, 転写制御, アポトーシス, 免疫応答, シグナル伝達などの細胞内のさまざまな機能制御に関与している.

プロテアソーム阻害薬は, 蛋白質の分解を阻害することにより, 細胞内での有害蛋白質の蓄積を招き, 細胞死を誘導する.

癌細胞においてはプロテアソーム活性が比較的高いことから, 治療標的として阻害薬開発が行われ, ボルテゾミブ, カルフィルゾミブ, イキサゾミブが承認されている.

ボルテゾミブ

ボルテゾミブは多発性骨髄腫とマントル細胞リンパ腫, 原発性マクログロブリン血症およびリンパ形質細胞リンパ腫に対して適応がある.

当初, 点滴静注剤として承認されたが, 皮下注射での投与も承認され, 副作用の一つである末梢神経障害の軽減につながるとされている.

カルフィルゾミブ

カルフィルゾミブは, ほかのプロテアーゼに対する阻害活性が低いことから, 神経障害などの有害事象が少ないと報告されている.

再発または難治性の多発性骨髄腫に対して適応がある.

イキサゾミブ

イキサゾミブはほかのプロテアソーム阻害薬と異なり, 経口薬であることが特徴である.

レナリドミドおよびデキサメタゾンとの併用により, 再発または難治性の多発性骨髄腫に対して適応がある.

DNAメチル化酵素（DNMT）阻害薬（アザシチジン）

アザシチジンはシチジンのピリミジン環5位の炭素原子を窒素原子に変換したヌクレオシドアナログで抗癌薬として開発されたが, DNAメチル化を阻害し細胞分化を誘導することや, 癌とDNAメチル化との関連性が示唆されるに伴い, 骨髄異形成症候群（MDS）に対する治療薬として再評価された. 臨床第III相試験により高リスクMDS症例に対して延命効果が示された.

MDSに対して承認されている. この際のMDSについてはFAB分類, WHO分類の規定がされていないことから, 一般的には骨髄中の芽球割合が30%未満のMDSに対して使用される.

ヒストン脱アセチル化酵素（HDAC）阻害薬

HDACは, アセチル化されたヒストン蛋白質からアセチル基を除去してクロマチン構造を形成させることで遺伝子の転写を抑制する作用を示す. ヒトでは18種類のHDACが同定されており, 配列の相同性などにより4つのクラスに分類される.

血液・造血器疾患

4 血液疾患の治療

ヒストンのアセチル化は，癌細胞の発生・進展にかかわる遺伝子の発現に影響している．HDACを阻害すると，遺伝子の発現に影響するヒストンのアセチル化が亢進して，癌抑制遺伝子など増殖抑制やアポトーシス誘導に作用する遺伝子の発現を亢進することによって抗腫瘍効果を発揮することから，多くのHDAC阻害薬の開発が進められている．

ボリノスタット

ボリノスタットは，クラスI（HDAC1, 2, 3）およびクラスII（HDAC6）のHDACを阻害する．

皮膚T細胞リンパ腫に対して適応がある．

パノビノスタット

パノビノスタットは，クラスI（HADC1, 3），クラスII（HADC5, 6, 9, 10），クラスIV（HADC11）のHDACを阻害する．

ボルテゾミブおよびデキサメタゾンとの併用により，再発または難治性の多発性骨髄腫に対して適応がある．

ロミデプシン

ロミデプシンは，クラスI（HDAC1, 2, 3, 8）のHDACを阻害する．

再発または難治性の末梢性T細胞リンパ腫に対して承認されている．

（清井　仁）

●文献
1) Larson R：Is there a best TKI for chronic phase CML? *Hematology Am Soc Hematol Educ Program* 2015；2015：250.
2) Sehn LH：Novel agents in follicular lymphoma：choosing the best target. *Hematology Am Soc Hematol Educ Program* 2016；2016：284.
3) Kumar S：Emerging options in multiple myeloma：targeted, immune, and epigenetic therapies. *Hematology Am Soc Hematol Educ Program* 2017；2017：518.

その他の薬物療法

抗癌薬

抗癌薬の有効性は癌腫により異なる．白血病や悪性リンパ腫などの造血器腫瘍は抗癌薬により治癒が期待できる数少ない癌腫である．造血器腫瘍に対する治療は，total cell kill theory（全細胞根絶療法理論）により，体内の腫瘍細胞を根絶させることを目標としている．急性白血病の発症時には体内に10^{12}個以上の白血病細胞が存在すると推測される．最初に行われる抗癌薬治療（寛解導入療法）は，完全寛解（白血病細胞5％以下）を目指した治療である．完全寛解に達しても体内には10^8〜10^9個の白血病細胞が残存していると考えられ，さらに寛解後療法（地固め療法，維持療法，造血幹細胞移植）が行われる．腫瘍の再発や再燃を認めた場合には救援化学療法が行われる（☞「急性白血病」p.158参照）．

造血器腫瘍の治療に主に使用される抗癌薬を❺に示す．抗癌薬の単剤としての効果は限定的であり，通常は多剤併用により治療が行われる．近年，分子標的治療薬および抗体薬との併用が標準治療として行われている．

アルキル化薬

DNAや蛋白にアルキル基を導入（アルキル化）し，DNA塩基間に架橋形成をすることでDNA複製を阻害する．シクロホスファミド（エンドキサン®）やイホスファミド（イホマイド®）により出血性膀胱炎が生じることがあり，十分な補液やメスナ（ウロミテキサン®）（原因となる尿中代謝物を無害化する）の使用により予防する．メルファラン（アルケラン®）による粘膜傷害があり，口内炎予防に口腔内冷却療法（クライオセラピー）が行われる．

代謝拮抗薬

核酸の合成過程の代謝物と構造が類似し，核酸の合成経路にとり込まれ核酸代謝を阻害する．細胞周期のS期（DNA合成期）に特異的に作用する．メトトレキサート（メソトレキセート®）による腎毒性や粘膜毒性を軽減させるため，活性型葉酸アナログであるホリナートカルシウム（ロイコボリン®）を投与する（ロイコボリンレスキュー）．

抗腫瘍性抗生物質

DNA合成阻害やDNA切断による抗腫瘍活性を示す抗生物質（微生物により産生されたもの）である．アントラサイクリン系薬剤は蓄積による心毒性がみられ，総投与量に注意が必要である．ブレオマイシン（ブレオ®）には肺毒性があり，間質性肺炎や肺線維症を合併することがある．

微小管阻害薬

細胞分裂の際に重要な働きをする微小管に作用し，微小管の重合形成を阻害し細胞分裂を停止させる．細胞周期のM期（分裂期）に特異的に作用する．ビンカアルカロイドの毒性として，末梢神経障害や便秘，麻痺性イレウスなどがみられる．

❺ 血液・造血器疾患に用いられる抗癌薬

分類		一般名（略語）	商品名
アルキル化薬			
	マスタード類	シクロホスファミド（CPA）	エンドキサン®
		イホスファミド（IFM）	イホマイド®
		ブスルファン（BUS）	マブリン®, ブスルフェクス®
		メルファラン（L-PAM）	アルケラン®
		ベンダムスチン	トレアキシン®
	ニトロソウレア類	ラニムスチン（MCNU）	サイメリン®
代謝拮抗薬			
	葉酸拮抗薬	メトトレキサート（MTX）	メソトレキセート®
		プララトレキサート	ジフォルタ®
	ピリミジン拮抗薬	シタラビン（Ara-C）	キロサイド®
		ゲムシタビン（GEM）	ジェムザール®
	プリン拮抗薬	フルダラビン（FLU）	フルダラ®
		ネララビン（NEL）	アラノンジー®
		クロファラビン（CLO）	エボルトラ®
		メルカプトプリン（6-MP）	ロイケリン®
	その他	フォロデシン	ムンデシン®
		ヒドロキシカルバミド（HU）	ハイドレア®
		アナグレリド	アグリリン®

分類		一般名（略語）	商品名
抗腫瘍性抗生物質			
	アントラサイクリン系	ドキソルビシン（DXR）	アドリアシン®
		ダウノルビシン（DNR）	ダウノマイシン®
		イダルビシン（IDA）	イダマイシン®
		ミトキサントロン（MIT）	ノバントロン®
		アクラルビシン（ACR）	アクラシノン®
	アントラサイクリン系以外	ブレオマイシン（BLM）	ブレオ®
微小管阻害薬			
	ビンカアルカロイド	ビンクリスチン（VCR）	オンコビン®
		ビンブラスチン（VLB）	エクザール®
		ビンデシン（VDS）	フィルデシン®
	白金製剤	シスプラチン（CDDP）	ランダ®
		カルボプラチン（CBDCA）	パラプラチン®
	トポイソメラーゼⅡ阻害薬	エトポシド（VP-16）	ベプシド®
	その他	L-アスパラギナーゼ（L-ASP）	ロイナーゼ®

白金製剤

DNA 単鎖内あるいは二本鎖間に架橋形成をすることで DNA 合成を阻害する．代表的な薬剤であるシスプラチンは腎毒性が生じやすく，十分な補液などにて予防が必要である．腎毒性を軽減した薬剤としてカルボプラチンがあるが，血液毒性が生じやすい．

トポイソメラーゼ阻害薬

トポイソメラーゼは，転写や複製の際に DNA 鎖を切断し再結合を行う酵素である．トポイソメラーゼⅠ（DNA の1本鎖のみを切断する）阻害薬とトポイソメラーゼⅡ（DNA の2本鎖を切断する）阻害薬がある．

L-アスパラギナーゼ

腫瘍細胞ではアスパラギン合成酵素が低下しており，蛋白合成にアスパラギンを必須としている．本剤はアスパラギンを分解することでアスパラギンの枯渇状態を起こし，腫瘍細胞の蛋白合成を阻害する．アレルギー反応，肝障害，凝固因子欠乏，脂質異常症（高脂血症），膵炎などの副作用がみられる．

❻ 注射抗癌薬の催吐性リスク分類

分類	薬剤
高度（催吐性）リスク high emetic risk （催吐頻度＞90％）	シクロホスファミド（≧1,500 mg/m²） シスプラチン ダカルバジン
中等度（催吐性）リスク moderate emetic risk （催吐頻度 30～90％）	アクチノマイシン D イダルビシン イホスファミド カルボプラチン シタラビン（＞200 mg/m²） ダウノルビシン ドキソルビシン ベンダムスチン メトトレキサート（≧250 mg/m²）
軽度（催吐性）リスク low emetic risk （催吐頻度 10～30％）	エトポシド ゲムシタビン シタラビン（100～200 mg/m²） ミトキサントロン
最小度（催吐性）リスク minimal emetic risk （催吐頻度＜10％）	L-アスパラギナーゼ ビンクリスチン フルダラビン

（日本癌治療学会：がん診療ガイドライン．制吐療法より抜粋．）

副作用

抗癌薬に共通した副作用として悪心・嘔吐がある．

❼ 注射抗癌薬に対する制吐療法

高度催吐性リスク

経過日	1 (抗癌薬投与前)	2	3	4	5
アプレピタント(mg)	125	80	80		
5-HT$_3$ 受容体拮抗薬	○				
デキサメタゾン(mg)	9.9	8	8	8	8

中等度催吐性リスク

経過日		1 (抗癌薬投与前)	2	3	4	5
5-HT$_3$ 受容体拮抗薬		○				
デキサメタゾン(mg)		9.9 (6.6)*	8	8	8	
オプション**	アプレピタント(mg)	125	80	80		
	5-HT$_3$ 受容体拮抗薬	○				
	デキサメタゾン(mg)	4.95 (3.3)*	4	4	4	

* (　) 内は代替用量.
** カルボプラチン, イホスファミド, メトトレキサートなどを投与する場合にはアプレピタント
を併用しデキサメタゾンを減量する.

抗癌薬により催吐リスクが異なり (❻), リスクに応じてセロトニン (5-HT$_3$) 受容体拮抗薬, ニューロキニン1受容体拮抗薬 (アプレピタント〈イメンド®〉), ステロイドを用いて予防する (❼).

　血液・造血器疾患では抗癌薬による血液毒性が生じやすい. 好中球減少時に発熱を伴う場合, 発熱性好中球減少症 (febrile neutropenia：FN) と呼ばれ, 重症化することが多く, 速やかに経験的治療 (empiric therapy) を開始する (❽). FN の予防としてニューキノロン系抗菌薬や顆粒球コロニー刺激因子 (G-CSF) を投与する.

　B型肝炎の既感染例においては, 抗癌薬により再活性化から劇症化するリスクがあり, HBV DNA のモニタリングや抗ウイルス薬の投与を行う (❾). 腫瘍が急激に死滅することで, 高カリウム血症, 高尿酸血症, 急性腎障害を呈する腫瘍崩壊症候群 (tumor lysis syndrome：TLS) が生じることがある. TLS のリスクに応じて, 補液, 尿酸合成阻害薬, 尿酸分解酵素 (ラスブリカーゼ) を使用する.

　抗癌薬の血管外漏出は皮膚の壊死や潰瘍をきたす. 血管確保が困難な場合, 中心静脈カテーテルや CV ポートを挿入する. アントラサイクリン系抗癌薬の血管外漏出による組織傷害を抑制する治療薬にデクスラゾキサンがある.

　抗癌薬により性腺に対する影響は異なる. 挙児希望の場合, 妊孕性温存の方法として, 女性患者では受精

卵・卵子凍結保存, ゴナドトロピン放出ホルモン (GnRH) アゴニスト投与, 男性では精子保存がある.

免疫抑制薬

　体内で過剰に生じている異常な免疫反応を抑える薬剤である. 血液・造血器疾患では, 免疫学的機序が原因と考えられる造血不全症 (再生不良性貧血, 赤芽球癆, 骨髄異形成症候群), 同種造血幹細胞移植後の GVHD (移植片対宿主病), 自己免疫疾患 (自己免疫性溶血性貧血, 特発性血小板減少症) などに対して使用される (❿).

カルシニューリン阻害薬

シクロスポリン (CsA), タクロリムス (TAC)

　カルシニューリンは, 活性化すると T 細胞特異的転写因子を脱リン酸化し, 核内への移行を促進し, その結果として, IL-2 などのサイトカインの発現を誘導して T 細胞の活性化を起こす. カルシニューリン阻害薬は, 標的蛋白 (シクロスポリンはシクロフィリン A と, タクロリムスは FK-binding protein 12) に結合し, この蛋白複合体がカルシニューリンを阻害する. 免疫抑制作用については, シクロスポリンよりもタクロリムスのほうが作用は強いとされている. GVHD の予防においては両薬剤とも効果は同等との報告もある.

　カルシニューリン阻害薬の副作用として, 腎障害,

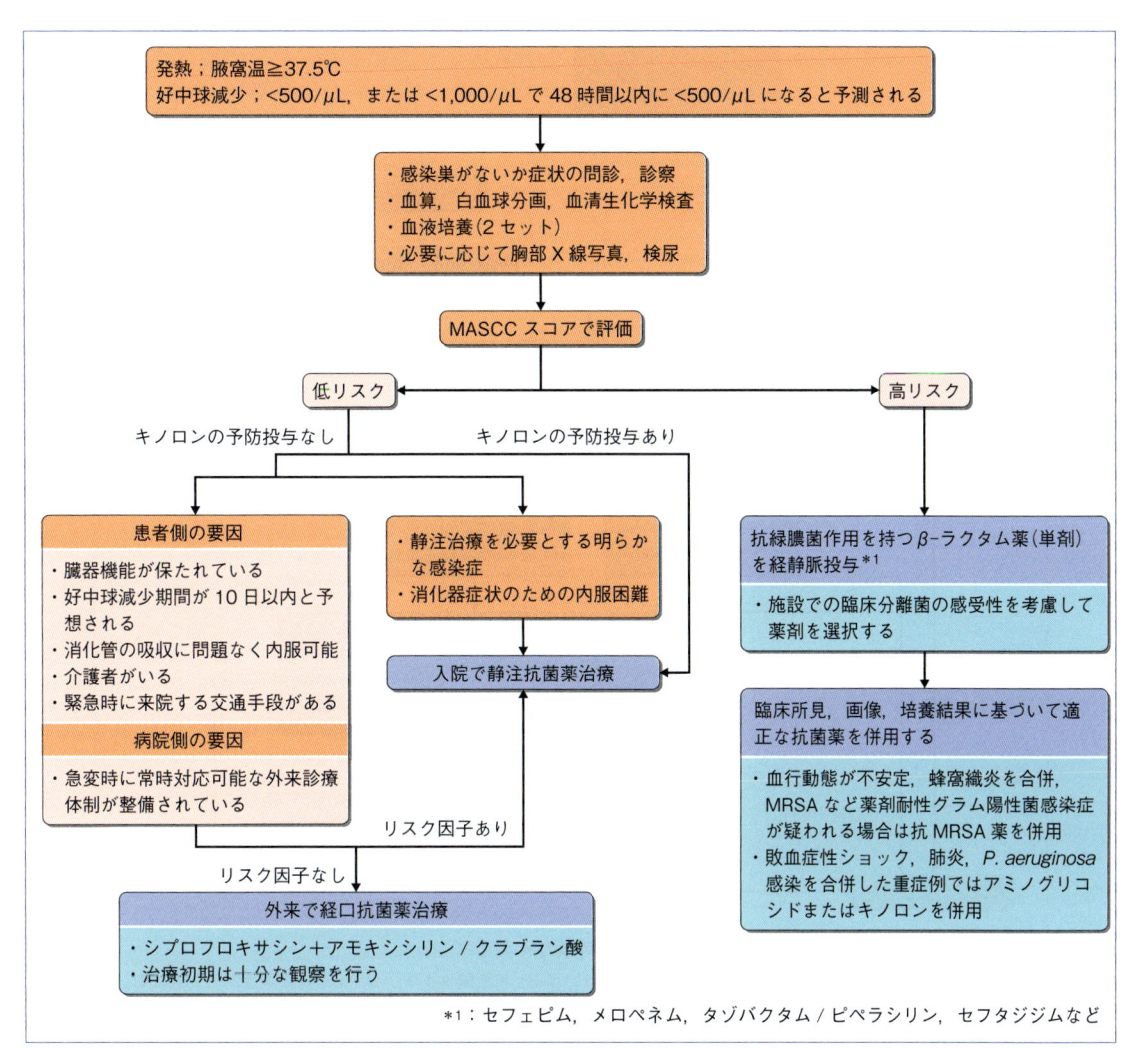

❽ 発熱性好中球減少症（FN）患者に対する初期治療（経験的治療）

MASCC：Multinational Association for Supportive Care in Cancer scoring system.
（日本臨床腫瘍学会〈編〉：発熱性好中球減少症〈FN〉診療ガイドライン．改訂第2版．東京：南江堂；2017．）

浮腫，肝障害，中枢神経障害，低マグネシウム血症などがある．治療域と安全域が狭いため血中濃度のモニタリングが必要である．肝薬物代謝酵素シトクロムP450（CYP3A）により代謝され，同酵素に影響を与えるもの（アゾール系抗真菌薬，抗てんかん薬，抗結核薬，グレープフルーツなど）との相互作用に注意を要する．タクロリムスには1日1回投与可能な徐放製剤があり，服薬アドヒアランスの向上につながる．

抗胸腺細胞グロブリン

antithymocyte globulin（ATG）

抗ヒト胸腺細胞ウサギ免疫グロブリン（サイモグロブリン®）

ヒト胸腺細胞をウサギに免疫をすることにより得られたポリクローナル抗体である．幅広いT細胞表面抗原に高い親和性を示し，これらの抗原に結合することでアポトーシス，補体活性化が誘導され，主にT細胞の傷害作用を引き起こす（⓫）．

ATGを投与する際にはアナフィラキシーショック，発熱，悪心，頭痛などが生じる可能性があり，あらかじめ副腎皮質ステロイドなどによる予防が必要である．投与1〜2週間後に血清病（発熱，発疹，関節痛，瘙痒など）が生じることがある．免疫抑制によりEBV関連リンパ増殖性疾患が発症することがあり，リツキシマブによる治療が試みられている．

免疫調節薬

immunomodulatory drugs（IMiDs）

免疫調節など，さまざまな作用機序を介して抗腫瘍効果と免疫調節作用を示す薬剤である．サリドマイド

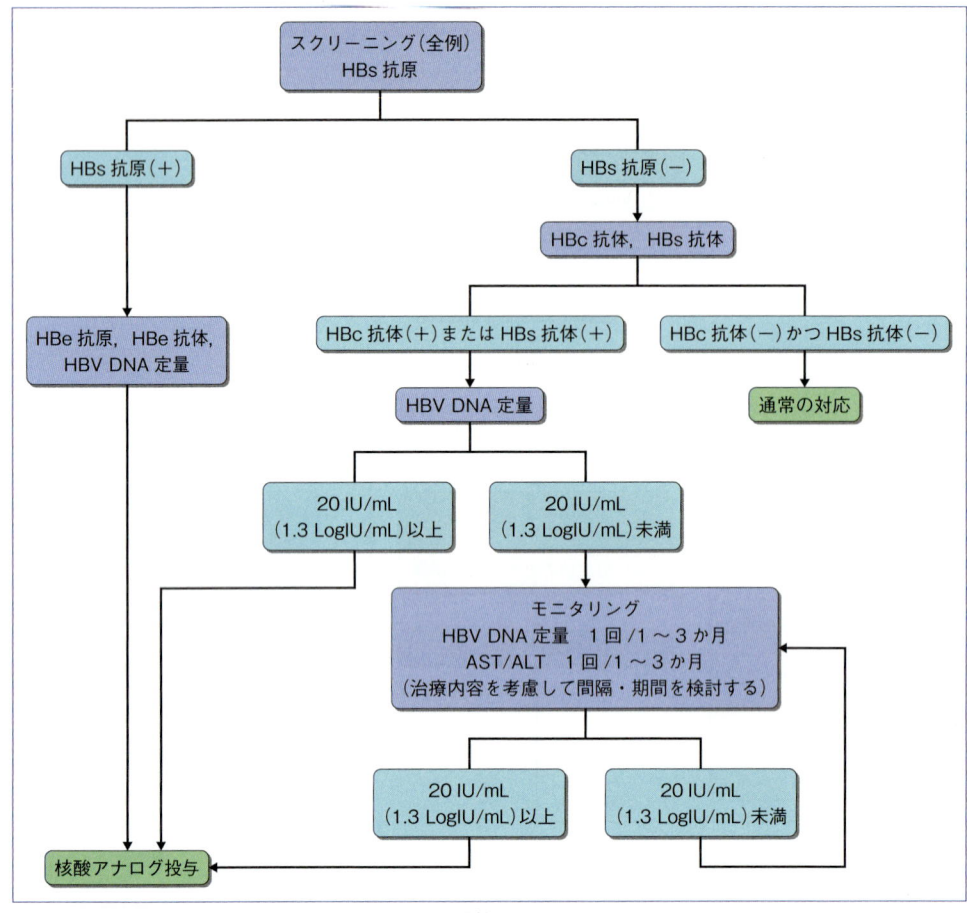

❾ 免疫抑制・化学療法により発症するB型肝炎対策ガイドライン
血液悪性疾患に対する強力な化学療法中あるいは終了後に，HBs 抗原陽性あるいは HBs 抗原陰性例の一部において
HBV 再活性化により B 型肝炎が発症し，その中には劇症化する症例があり，注意が必要である．
核酸アナログ：エンテカビル，テノホビル．
（日本肝臓学会肝炎診療ガイドライン作成委員会〈編〉：B 型肝炎治療ガイドライン．第 3 版．2017．p.127．）

およびその誘導体であるレナリドミドおよびポマリド
ミドの 3 種類が使用可能である（⓬）．

　多発性骨髄腫に対しては標準的な治療薬であり，骨
髄異形成症候群の亜型である 5q-症候群では血球改善
効果を示し，成人 T 細胞白血病・リンパ腫やほかの
造血器腫瘍にも有効性が報告されている．

　IMiDs が結合する標的蛋白質としてセレブロン
（cereblon：CRBN）が同定され，作用機構の解明が
進んでいる．サリドマイドは眠気や末梢神経障害，レ
ナリドミドやポマリドミドは血液毒性に注意が必要で
ある．IMiDs 使用においては血栓症のリスクがあり
血栓予防が行われる．また，いずれも催奇形性を有し
ており，適切な安全管理手順に従う必要がある．

▌鉄キレート剤

　ヒトの 1 日の鉄排泄量は約 1 mg であるが，赤血球
輸血製剤には 1 単位あたり 100 mg の鉄が含まれてい

る．頻回の赤血球輸血は鉄過剰症を引き起こす．鉄過
剰症の影響を受けやすい臓器は皮膚，肝臓，心臓，内
分泌線などであり，色素沈着，肝硬変，心不全，糖尿
病，下垂体機能低下症が生じる．鉄キレート剤は，鉄
過剰症の予防あるいは治療のために使用される．鉄キ
レート剤には，注射剤のデフェロキサミンと経口薬の
デフェラシロクスがある．デフェラシロクスは半減期
が長く 1 日 1 回投与が可能であり主に用いられてい
る．

　鉄過剰症の評価には血清フェリチン値を用いる．
フェリチン値により投与量や期間を検討する（⓭）．
デフェラシロクスによる副作用として，腎障害，消化
管障害（悪心，下痢），皮疹，肝障害などを認める．

⓾ 血液・造血器疾患に用いられる免疫抑制薬

分類	一般名（略語）	商品名	作用機序	対象疾患
カルシニューリン阻害薬	シクロスポリン（CsA）	ネオーラル®	T 細胞活性抑制	GVHD，再生不良性貧血，赤芽球癆，MDS，ITP，AIHA
	タクロリムス（TAC）	プログラフ®，グラセプター®	T 細胞活性抑制	GVHD
生物学的製剤 抗胸腺細胞グロブリン（ATG）	抗ヒト胸腺細胞ウサギ免疫グロブリン	サイモグロブリン®	T 細胞除去	再生不良性貧血，GVHD
抗 T リンパ球グロブリン（ATG）	抗ヒト T リンパ球ウサギ免疫グロブリン	ゼットブリン®	T 細胞除去	再生不良性貧血
抗 CD52 抗体	アレムツズマブ	マブキャンパス®	T・B 細胞除去	GVHD
抗 TNF-α抗体	インフリキシマブ	レミケード®	TNF-α阻害	GVHD
抗 CD20 抗体	リツキシマブ	リツキサン®	B 細胞除去	ITP，AIHA，GVHD
代謝拮抗薬	メトトレキサート（MTX）	メソトレキセート®	リンパ球の増殖・分化抑制	GVHD
	ミコフェノール酸モフェチル（MMF）	セルセプト®	リンパ球の増殖・分化抑制	GVHD
アルキル化薬	シクロホスファミド（CPA）	エンドキサン®	リンパ球の増殖・分化抑制	ITP，AIHA，GVHD
JAK（ヤヌスキナーゼ）阻害薬	ルキソリチニブ	ジャカビ®	JAK 阻害	GVHD
間葉系幹細胞（MSC）	ヒト（同種）骨髄由来間葉系幹細胞	テムセル®	免疫調節	GVHD

GVHD：移植片対宿主病，MDS：骨髄異形成症候群，ITP：特発性血小板減少性紫斑病，AIHA：自己免疫性溶血性貧血.

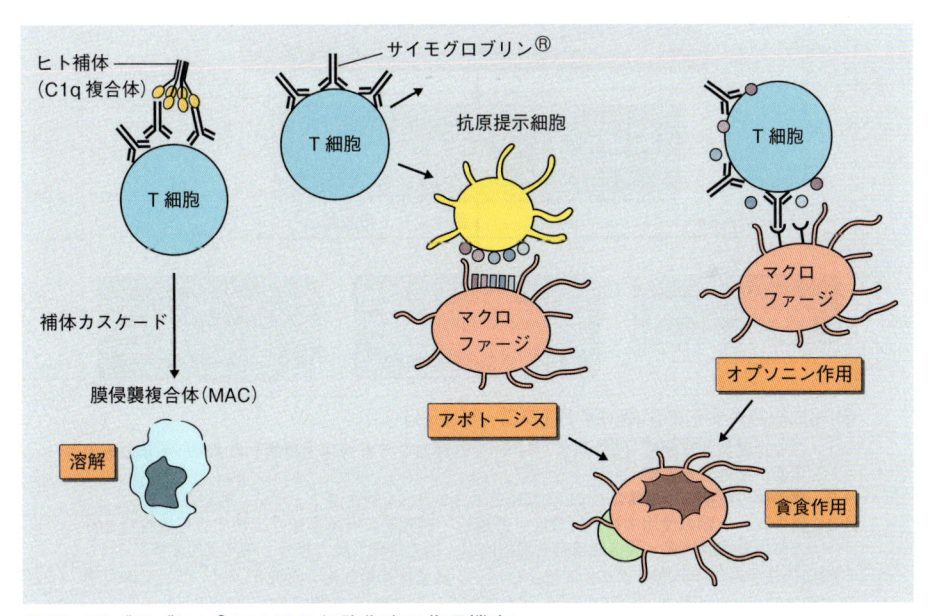

⓫ サイモグロブリン® による T 細胞傷害の作用機序

サイモグロブリン® は，T 細胞表面抗原（CD2，CD3，CD4，CD5，CD7，CD8，CD25，TCRαβ）ならびに白血球表面抗原（CD11a）に高い親和性を示すポリクローナル抗体であり，これらの抗原に結合し，主に T 細胞の傷害作用を引き起こすと考えられている.

MAC：membrane attack complex.

（Genestier L, et al. Blood 1998；91：2360. Préville X, et al. Transplantation 2001；71：460 を参考に作成.）

抗凝固薬

ヘパリン類

　アンチトロンビン（AT）の構造を変化させて活性を高め，トロンビンや活性型第 X 因子（Xa）を阻害することで抗凝固活性を発揮する（⓮）．播種性血管内凝固（DIC）や深部静脈血栓症などのさまざまな血栓性疾患に使用されている.

　ヘパリン類には，未分画ヘパリン，低分子ヘパリン，

⓬ 免疫調節薬（IMiDs）の構造および薬理作用

	サリドマイド	レナリドミド	ポマリドミド
構造	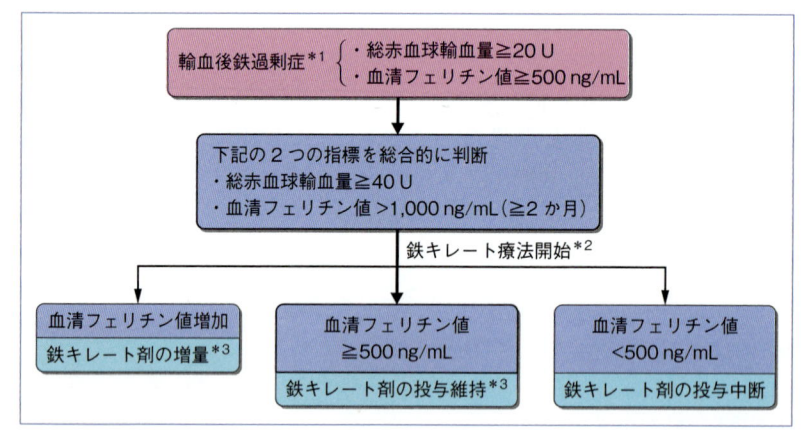		
免疫調節作用 T細胞刺激	+	++++	+++++
Treg細胞抑制	−	+	+
NK細胞活性	+	++++	+++++
ADCC活性	−	++++	++++
抗腫瘍効果 直接的抗腫瘍効果	+	+++	++++
血管新生抑制	++++	++	++
接着因子発現抑制	+	++++	+++++

ADCC：抗体依存性細胞傷害.

⓭ 輸血後鉄過剰症の診療ガイド（フローチャート）

＊1：赤血球輸血依存状態（≧2単位/月の赤血球輸血を6か月以上持続）にあり，1年以上の
　　　余命が期待できる例.
＊2：鉄の体内蓄積量の指標として，少なくとも3か月に1回血清フェリチン値を測定すること.
＊3：鉄キレート剤の使用中は，腎機能・肝機能・感覚器に有害事象が出現する可能性がある
　　　ため，腎機能検査・肝機能検査を定期的に，視力検査・聴力検査を毎年実施すること.
（「輸血後鉄過剰症の診療ガイド」策定メンバー：輸血後鉄過剰症の診療ガイド. 厚生労働科学
研究費補助金難治性疾患克服研究事業 特発性造血障害に関する調査研究〈平成20年度〉.）

ヘパリノイドがあるが，抗Xa/トロンビン活性比や血中半減期に違いがみられる．未分画ヘパリンは半減期が短く持続投与が必要であり，活性化部分トロンボプラスチン時間（APTT）を正常の1.5〜2.5倍程度に延長させる方法が推奨されている．低分子ヘパリンやヘパリノイドは，未分画ヘパリンよりも抗Xa/トロンビン活性比が高く（抗トロンビン作用が弱くなり）出血の副作用が少ない（⓯）．ヘパリン類はAT活性が低下した状態では十分な効果が期待できないためAT製剤を併用する．血小板減少や血栓症を認めるヘパリン起因性血小板減少症（HIT）には注意する必要がある．ヘパリンの中和薬としてはプロタミン硫酸塩が使用される．

ワルファリン

　ビタミンK依存性の血液凝固第II，VII，IX，X因子の産生を抑制して抗凝固作用を発揮する薬剤である（⓰）．半世紀にわたり経口抗凝固薬として心房細動における塞栓症や深部静脈血栓症の発症予防に使用されてきた．出血性副作用を防ぐためプロトロンビン時

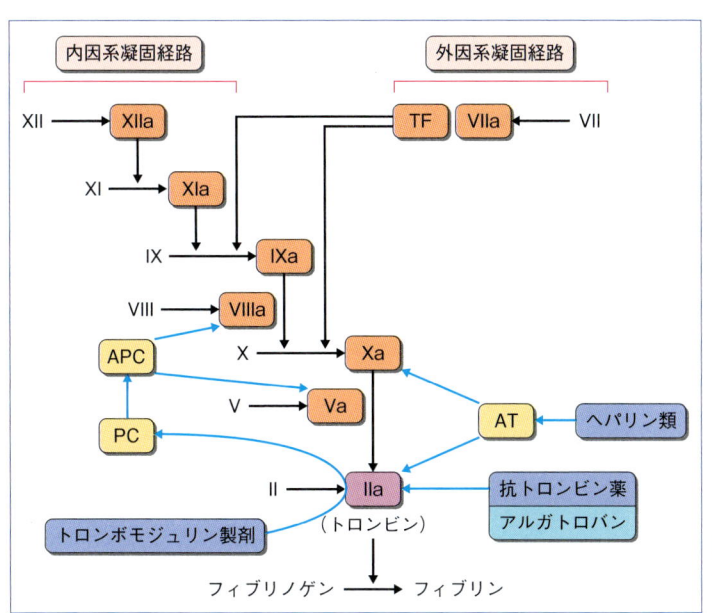

❶❹ 抗凝固薬（注射薬）の作用機序

TF：組織因子，PC：プロテイン C，APC：活性型プロテイン C，AT：アンチトロンビン．

❶❺ 主な抗凝固薬

分類			一般名	商品名	作用機序	阻害対象
注射薬	抗トロンビン薬		アルガトロバン	ノバスタン®	トロンビン阻害	トロンビン
	血液製剤		アンチトロンビン III	ノイアート®，ノンスロン®	AT 補充	トロンビン
	ヘパリン類	未分画ヘパリン	ヘパリン	ヘパリン®	AT 活性化	Xa/トロンビン活性比　1：1
		低分子ヘパリン	ダルテパリン エノキサパリン	フラグミン® クレキサン®	AT 活性化	Xa/トロンビン活性比 2〜5：1
			ダナパロイド	オルガラン®	AT 活性化	Xa/トロンビン活性比 22：1
	合成 Xa 阻害薬		フォンダパリヌクス	アリクストラ®	（AT 依存）Xa 阻害	Xa
	トロンボモジュリン製剤		トロンボモデュリンアルファ	リコモジュリン®	プロテイン C 活性化	Va，VIIIa
内服薬	クマリン系		ワルファリン	ワーファリン®	ビタミン K 依存性凝固因子合成阻害	II，VII，IX，X
	DOAC	トロンビン直接阻害薬	ダビガトラン	プラザキサ®	トロンビン阻害	トロンビン
		経口直接 Xa 阻害薬	リバーロキサバン	イグザレルト®	Xa 阻害	Xa
			アピキサバン	エリキュース®	Xa 阻害	Xa
			エドキサバン	リクシアナ®	Xa 阻害	Xa

AT：アンチトロンビン，DOAC：直接経口抗凝固薬．

間・国際標準比（PT-INR）によるモニタリングが必要である．凝固因子を直接に阻害しないため効果発現には時間を要する．ビタミン K を多く含む食物（納豆，青汁）の制限を要し，抗菌薬などの薬剤の影響を受けやすい．過剰投与や出血に対してはビタミン K 製剤を使用する．出血傾向を速やかに抑制する必要がある場合，プロトロンビン複合体製剤（第 II，VII，IX，X 因子およびプロテイン C，S を含む）が使用される．

直接経口抗凝固薬

direct oral anticoagulants（DOAC）

　トロンビンまたは Xa を直接阻害して抗凝固作用を発揮する（❶❻）．ワルファリン同様に静脈血栓症の予防に使用される．トロンビンを直接阻害するトロンビン阻害薬（ダビガトラン）と，Xa を直接阻害してトロンビン生成を間接的に抑制する Xa 阻害薬（リバーロキサバン，アピキサバン，エドキサバン）がある（❶❺）．ワルファリンの問題点を解決するために開発されてきた薬剤で，薬効の個人差，食物や薬剤相互作用が少な

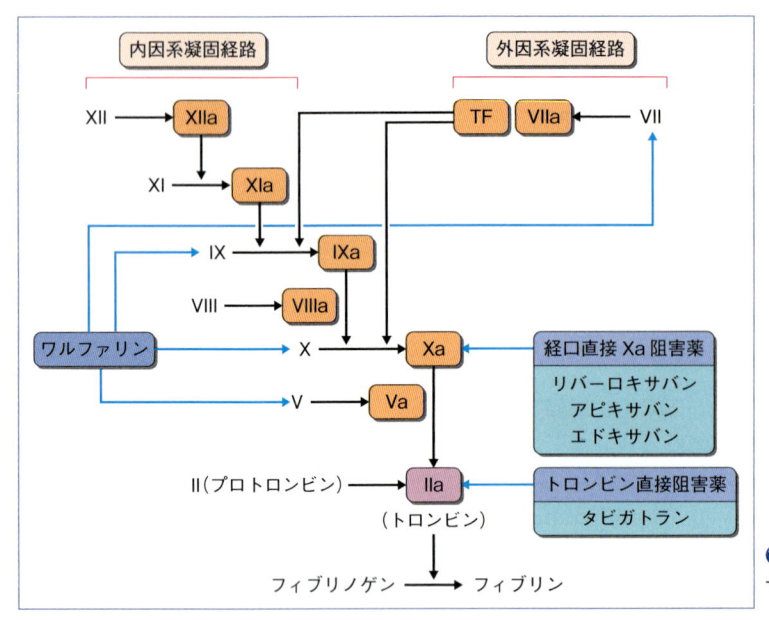

⑯ 抗凝固薬（内服薬）の作用機序
TF：組織因子.

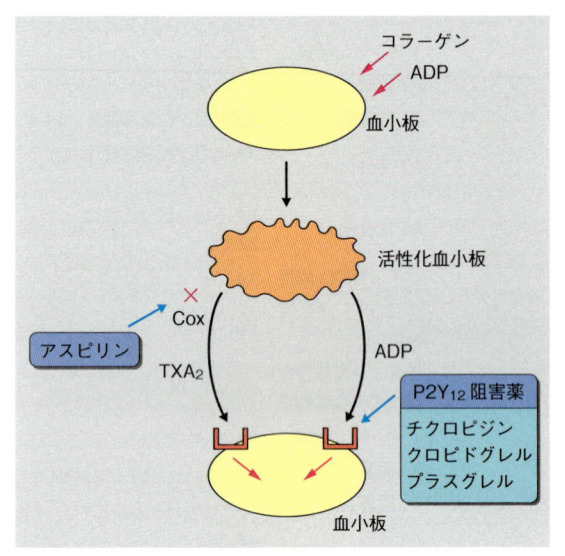

⑰ 抗血小板薬の作用機序
ADP：アデノシンニリン酸，COX：シクロオキシゲナーゼ，
TXA_2：トロンボキサン A_2.

く，効果発現は速やかである．効果はワルファリンと同等であるが，出血（頭蓋内出血）が少ないことが特徴である．モニタリングは不要であり用量調節の必要がない．高齢者や腎機能障害者では出血リスクが高くなり注意を要する．ダビガトランに対しては特異的中和薬であるイダルシズマブがあるが，Xa 阻害薬に対する中和薬はない．

トロンボモジュリン製剤

トロンボモジュリンは，血管内皮に存在し，トロン

ビンとの結合による抗トロンビン活性やトロンビン-トロンボモジュリン複合体によるプロテイン C の活性化により抗凝固作用を発揮している．トロンボモジュリン製剤は，トロンボモジュリンの細胞外領域を人工的に作製した薬剤で DIC の治療に用いられている．生体内に発生したトロンビンに応じて抗凝固作用が発揮される（⑭）．血中半減期が長く，1 日 1 回の 30 分の点滴静注にて効果が期待できる．

抗血小板薬

抗血小板薬は血小板機能を抑制することで血栓性疾患（主に脳梗塞や心筋梗塞などの動脈血栓症）の予防や治療に使用されている．血小板は血管損傷部位に粘着し活性化され，血小板からのサイトカインの放出により凝集が生じ血小板血栓（一次血栓）が形成される．抗血小板薬は，放出反応を介した血小板活性化を抑制する薬剤が主である（⑰）．

アスピリン

血小板の活性化因子の一つとしてトロンボキサン A_2（TXA_2）があり，アラキドン酸からシクロオキシゲナーゼ（COX）により生成される．アスピリンは，COX を阻害して TXA_2 生成を抑制することで血小板の活性化を抑制する．少量投与により選択的に TXA_2 を抑制することができる．安価であり費用対効果に優れる．

P2Y12 阻害薬（チエノピリジン系薬剤）

アデノシンニリン酸（ADP）も血小板活性化因子の一つであり，ADP が受容体である $P2Y_{12}$ 受容体に

結合すると cAMP の低下を介して血小板の活性化が生じる。チエノピリジン系薬剤は P2Y$_{12}$ 受容体への ADP の結合を阻害し血小板の活性化を抑制する。第一世代のチクロピジン（パナルジン®）は副作用発生頻度が高く，第二世代のクロピドグレル（プラビックス®）が主に使用されていたが，効果発現が早く個人差が少ない第三世代のプラスグレル（エフィエント®）が使用可能となっている。虚血性心疾患への経皮的冠動脈インターベンション後のステント血栓症予防のためにアスピリンと P2Y$_{12}$ 阻害薬の併用投与（dual antiplatelet therapy：DAPT）が標準的治療である。

止血薬

血小板や凝固因子の不足による出血症状の改善や予防を目的として，濃厚血小板製剤，新鮮凍結血漿，凝固因子製剤（第 VII 因子製剤，第 VIII 因子製剤，第 IX 因子製剤，第 XIII 因子製剤，フィブリノゲン製剤）が用いられる。線溶亢進による出血に対して抗プラスミン薬（トラネキサム酸），毛細血管抵抗性の減弱および透過性の亢進による紫斑や出血傾向に対して血管強化薬（カルバゾクロム）が用いられる。

第 VIII 因子製剤，第 IX 因子製剤

血友病 A および血友病 B における補充療法に用いられる。定期補充療法では，血友病 A では週 3 回，血友病 B では週 2 回の経静脈投与を必要としていた。近年では，ポリエチレングリコール（polyethylene glycol：PEG）を付加する方法やグロブリン Fc 領域との遺伝子融合を作製する方法にて半減期を延長させた第 VIII 因子製剤および第 IX 因子製剤が登場している。半減期延長型製剤により定期投与の回数を減少させることが可能になった。補充療法の反復投与により各因子製剤に対する抗体（インヒビター）が生じることがある。インヒビターが出現すると，補充療法の止血効果が著しく減弱する。第 VIII 因子製剤には von Willebrand 因子を含有した製剤もあり von Willebrand 病の治療にも用いられる。

バイパス止血製剤

インヒビター保有先天性血友病患者や後天性血友病患者において，急性出血時の止血療法として，インヒビターにより失活している第 VIII 因子あるいは第 IX 因子を迂回（バイパス）して止血させるバイパス止血療法がある。バイパス止血療法には，活性型遺伝子組換え第 VII 因子製剤，活性型プロトロンビン複合体製剤（第 II，VII，IX，X 因子およびおのおのの活性型を含む），活性型第 VII 因子 / 第 X 因子複合体製剤が用いられる。

第 VIII 因子機能代替製剤

活性型第 VIII 因子は，活性型第 IX 因子と第 X 因子を結合させ第 X 因子を活性化させる。二重特異性抗体（バイスペシフィック抗体）であるエミシズマブは，活性型第 IX 因子と第 X 因子に結合し，活性型第 VIII 因子の機能を代替する画期的な血友病 A 治療薬である。週 1 回の皮下投与が可能であり，第 VIII 因子インヒビターを保有する患者にも使用可能である。

（藤原慎一郎）

造血幹細胞移植
hematopoietic stem cell transplantation

造血幹細胞移植とは

白血病やリンパ腫などの造血器腫瘍は一般に抗癌薬への感受性が高く，その投与量を高めるほど強い抗腫瘍効果が期待できる。しかし，放射線照射や抗癌薬は投与線量/投与量を増加させていくと，ある一定の投与量（最大耐用量〈maximum tolerated dose：MTD〉）を超えた時点で何らかの毒性のために（用量制限毒性〈dose limiting toxicity：DLT〉）それ以上の増量が不可能となる。多くの抗癌薬の DLT は骨髄抑制である。そこで，抗腫瘍効果を高めるために MTD を上回る大量の抗癌薬や全身放射線照射を用いた強力な治療（移植前処置）を行って，患者骨髄とともに悪性腫瘍を壊滅に導き，その後にドナー由来（同種）の，あるいはあらかじめ凍結保存しておいた患者自身（自家）の造血幹細胞を輸注することによって造血能を補う治療法が開発された。これが造血幹細胞移植である。造血幹細胞とは白血球，赤血球，血小板のすべての血液細胞に分化する能力と，自己複製能力を有する細胞である。通常は骨髄内に存在するが，化学療法後の骨髄回復期や顆粒球コロニー刺激因子投与後に末梢血中に動員されること，臍帯血中にも含まれていることが判明した。そのため，造血幹細胞移植は造血幹細胞の採取方法によって骨髄移植（bone marrow transplantation：BMT），末梢血幹細胞移植（peripheral blood stem cell transplantation：PBSCT），臍帯血移植（cord blood transplantation：CBT）に分類される。

自家移植と同種移植の優劣については，自家移植の場合は採取した移植片に腫瘍細胞が混入する可能性があること，同種移植ではドナー由来の免疫担当細胞による抗腫瘍効果（graft-versus-leukemia〈GVL〉効果）が得られる場合があることから，抗腫瘍効果としては同種移植が優れている。しかし，同種移植後は移植片対宿主病（graft-versus-host disease：GVHD）や感

血液・造血器疾患

4

血液疾患の治療

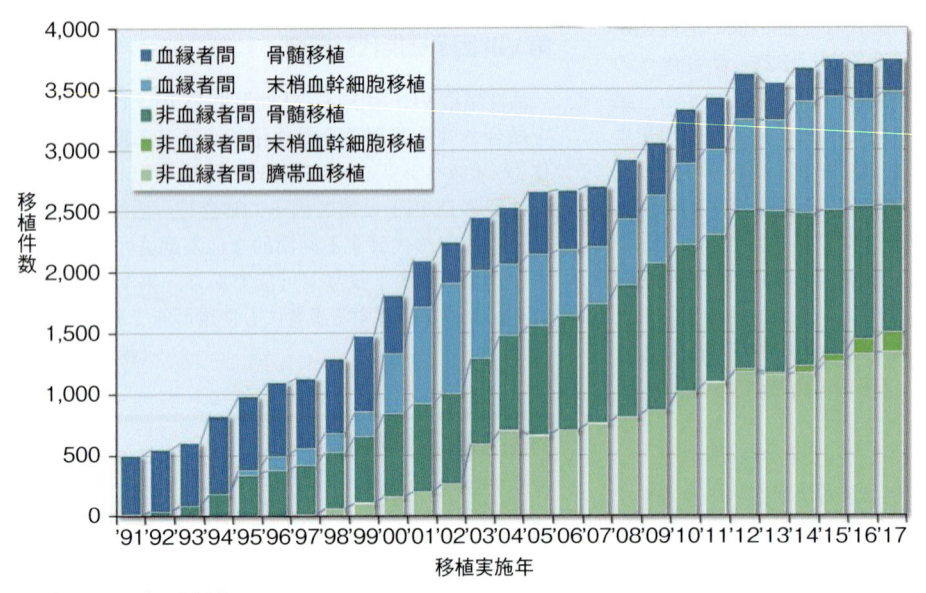

a. 移植種類別（同種移植）

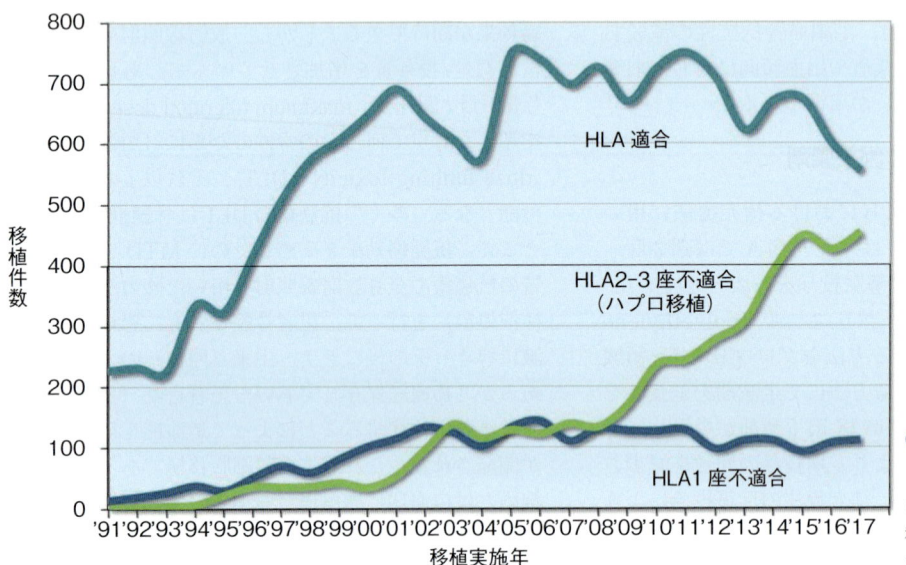

b. HLA 適合度別（同種移植，血縁者間）

⑱ 造血幹細胞移植件数の
年次推移
（一般社団法人日本造血細胞
移植データセンター 2018 年
度日本における造血幹細胞
移植の実績.）

染症などによる移植関連死亡率が高くなる．すなわち，自家移植と同種移植の選択は，同種移植による抗腫瘍効果の増強と合併症や移植関連死亡率の増加のバランスを考えて，疾患や病期などに応じて選択しなければならない．一般的には白血病，骨髄異形成症候群，再生不良性貧血では同種移植が，悪性リンパ腫，多発性骨髄腫では自家移植が，より多く行われている．

同種移植のドナーとしてはヒト白血球抗原（human leukocyte antigen：HLA）が適合する血縁者が理想であるが，少子化が進む先進国では HLA 適合血縁者がみつかる確率は 30 ％以下である．しかし，日本骨髄バンクを介した非血縁者間移植は遺伝子レベルで

HLA が適合していれば HLA 適合血縁者間移植と遜色のない治療成績が得られる．また，抗ヒト胸腺細胞抗体や移植後シクロホスファミドの投与などによる GVHD 予防法が普及したことで HLA 不適合血縁者間移植の実施数が増加している．わが国では非血縁者間臍帯血移植も数多く行われている．しかし，これらの代替ドナーからの移植については，一般的に HLA 適合血縁者間移植よりも移植関連死亡率が高まるため，移植適応は慎重に考えなくてはならない（⑱⑲）．

■造血幹細胞移植の実際

造血幹細胞移植は移植前処置，幹細胞輸注，合併症

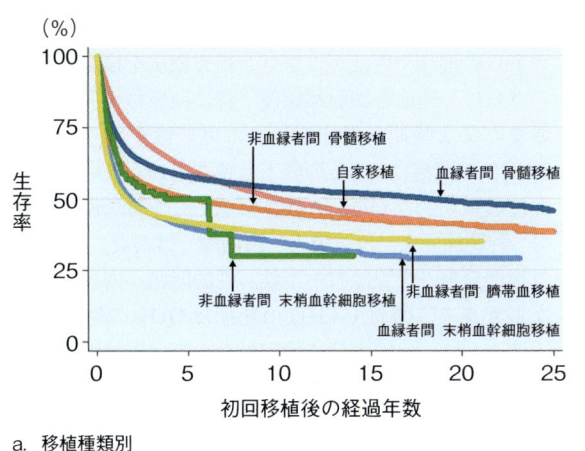

a. 移植種類別

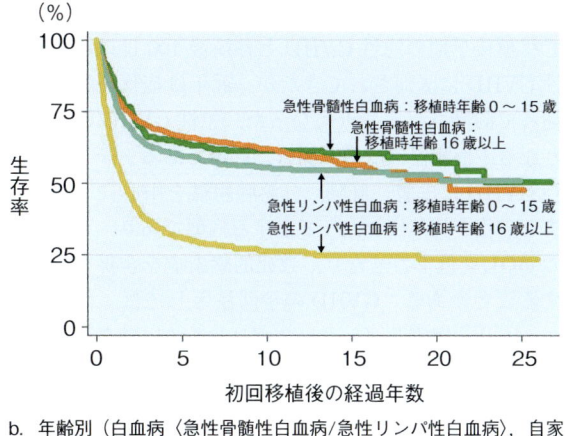

b. 年齢別（白血病〈急性骨髄性白血病/急性リンパ性白血病〉，自家移植）

⑲ 移植後の成績（1991 年〜 2017 年に移植された登録例の生存率，初回移植）

（一般社団法人日本造血細胞移植データセンター 2018 年度日本における造血幹細胞移植の実績．）

（Koreth J, et al：Allogeneic stem cell transplantation for acute myeloid leukemia in first complete remission：systematic review and meta-analysis of prospective clinical trials. *JAMA* 2009；301：2349.）

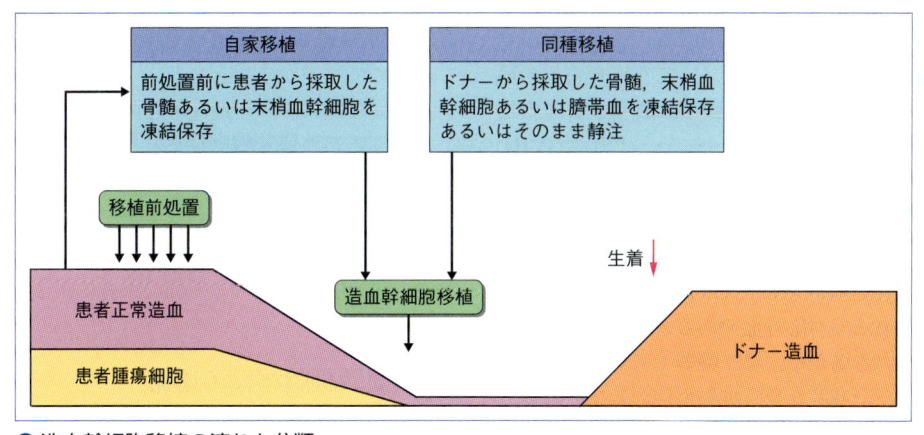

⑳ 造血幹細胞移植の流れと分類

（神田善伸：造血幹細胞移植診療実践マニュアル．東京：南江堂；2015．Gupta V, et al：Allogeneic, but not autologous, hematopoietic cell transplantation improves survival only among younger adults with acute lymphoblastic leukemia in first remission：an individual patient data meta-analysis. *Blood* 2013；121：339.）

対策の順に行われる（⑳）．

　造血幹細胞移植の移植前処置の目的は，悪性腫瘍を根絶させることと，（同種移植においては）ドナー造血細胞が拒絶されないようにホストの免疫を抑制することであり，大量抗癌薬や全身放射線照射（total body irradiation：TBI）を用いて行われる．最も標準的に用いられている前処置法は大量シクロホスファミドと TBI の組み合わせ（CY–TBI）と，ブスルファン（BU）と CY の組み合わせ（BU–CY）である．一方，高齢者や臓器障害を有する患者には移植前処置の強度を弱めた前処置（reduced-intensity conditioning：RIC）による RIST（reduced-intensity stem cell transplantation，ミニ移植とも呼ばれる）が行われている．多くの場合，免疫抑制効果の強いフルダラビンにアル

キル化薬を加えた前処置が行われる．また，再生不良性貧血などの非腫瘍性疾患に対する同種移植では，抗腫瘍効果を求める必要はなく，ドナー造血幹細胞を生着させるために患者の免疫力を抑制することが前処置の目的となるので，やはり CY やフルダラビンなどの免疫抑制力の強い抗癌薬が用いられる．移植前処置は骨髄抑制や粘膜障害に加えて，不可逆性の心筋障害，肝障害である VOD/SOS（VOD：veno occlusive disease〈肝中心静脈閉塞症〉，SOS：sinusoidal obstruction syndrome〈類洞閉塞症候群〉）などを生じることがあるので，移植前の臓器機能評価に基づいて適切に前処置を選択することが重要である．

　同種移植の最大の合併症は GVHD，すなわち，ドナー由来の免疫細胞（主に T 細胞）が宿主を異物と

みなして生じる免疫反応である．発症する時期によって移植後早期の急性 GVHD と移植後 100 日以降の慢性 GVHD に区別されてきたが，近年は症状の特徴に従って診断されるようになった．急性 GVHD の標的となる主な臓器は皮膚，腸管，肝臓である．一方，慢性 GVHD は皮膚，肝臓，分泌腺組織を中心にさまざまな症状を長年にわたって呈する病態であり，移植後の QOL を低下させたり，致死的感染症を合併したりすることがある．GVHD の予防法としては，カルシニューリン阻害薬（シクロスポリンあるいはタクロリムス）にメトトレキサートを併用する方法が標準的に行われている．

急性 GVHD の重症度は皮疹の広がり，下痢の量，ビリルビンの上昇によって定義されている．Grade II 以上の急性 GVHD を発症した場合にはステロイドの全身投与による治療を開始するが，皮膚に限局した Grade II の急性 GVHD はステロイドの外用のみで経過を観察することもある．ステロイド抵抗性の急性 GVHD の予後はきわめて不良である．

慢性 GVHD の診断については，他の検査や他の臓器の病変がなくとも慢性 GVHD と診断できるような特徴的な徴候が存在する場合，あるいは急性 GVHD では認められないような症状だが他の検査や他の臓器の病変を必要とする徴候を病理学的に裏づけできた場合に慢性 GVHD と診断する．慢性 GVHD の治療は，限局した軽い症状のみの慢性 GVHD はステロイド外用などの局所療法で対応可能であるが，多くの臓器に障害を生じている場合や，単一臓器でも重篤な障害を有する場合は，全身的な免疫抑制療法の適応となる．

また，同種移植患者の死因としては感染症も多い．同種移植後は，早期の好中球減少期間および粘膜障害の時期を乗り越えた後にも，急性 GVHD の発症による細胞性免疫の回復遷延，ステロイドの投与による好中球・単球・マクロファージなどの貪食能低下，慢性 GVHD の発症に伴う液性免疫の回復遷延などのさまざまな感染症発症危険因子が続発する．移植後早期の好中球減少期間は抗菌薬と抗真菌薬の予防投与，さらに，単純ヘルペスウイルス感染症の予防のためにアシクロビルも予防的に投与する．好中球減少中の発熱に対しては広域スペクトラムの静注抗菌薬を開始する．好中球の生着を確認したら ST 合剤によるニューモシスチス肺炎の予防を開始し，サイトメガロウイルス抗原血症を週に 1 回モニターしながら適宜ガンシクロビルを投与する．GVHD に対するステロイドの投与はウイルス感染症や真菌感染症（特にアスペルギルス症）の発症頻度を増加させるため，アスペルギルスなどの糸状菌に対する対策も重要となる．慢性 GVHD 合併患者では液性免疫低下（IgG 400 mg/dL 以下な

ど）に対して予防的抗菌薬（特に莢膜被包菌を標的とする）の投与や免疫グロブリン補充療法を検討する．

さらに，造血幹細胞移植後（特に同種移植後）にはさまざまな晩期合併症を生じる可能性があり，慢性 GVHD の発症は QOL の低下と強く関連している．移植後の長期的な QOL に影響を与える晩期合併症として，骨関節障害，角結膜炎・白内障，口内炎，肝障害，二次性発癌，性腺障害・不妊，性的問題，内分泌障害などがあり，慢性 GVHD の発症は QOL の低下と強く関連している．内分泌障害のなかでは甲状腺異常，特に甲状腺機能低下症が多い．二次性発癌は口腔，肝臓，脳・中枢神経，甲状腺，骨，軟部組織，皮膚黒色腫などが一般人口よりも多く，移植直後の 5 年間は一般人口の 1.3〜1.6 倍にとどまっていたが，10 年を過ぎると 4.6 倍に上昇した．不妊の問題に対しては，精子，受精卵，あるいは未受精卵の凍結保存，卵巣を遮蔽した TBI などが試みられている．

これらの数多くの合併症を乗り越え，そして移植後 3〜5 年経過して原疾患の再発がないことを確認して，はじめて移植が成功したということができる．再発は移植が失敗に終わる最大の理由の一つであり，特に非寛解期の造血器腫瘍に対する移植後に再発が多い．移植後の再発に対しては，GVL 効果を期待して免疫抑制薬を急速に中止したり，ドナーリンパ球を輸注したりすることが試みられているが，その効果は限定的である．再移植によって一部の患者に根治が得られている．

造血幹細胞移植の適応

造血幹細胞移植は，治療に伴う毒性や，ある確率で生じる治療関連死亡を前提としたうえで，強力な抗腫瘍効果を得ることによって最終的な生存率を改善しようという治療である．したがって，その適応は綿密な予後予測に基づいて慎重に判断されなければならない．特に同種移植によってもたらされる治療関連死亡の増加と再発の減少は，化学療法と比較した場合に生存曲線が途中で交わるという現象をしばしばもたらす．すなわち，短期的な予後を考えるのであれば移植を行うべきではないが，長期的な予後を望むのであれば移植が勧められるという状況がある．長期生存者の QOL も同種移植と化学療法を比較すると同種移植患者で劣ることが多い．したがって，本項では各疾患について予後因子から考えた一般的な移植適応を羅列するが，実際の適応は個々の患者，家族の人生観などを重視し，十分な情報を共有して話し合いながら決定すべきである．

㉑ 第一寛解期 AML において「ドナーあり群」と「ドナーなし群」を比較した臨床試験のメタアナリシス

a. 無再発生存率

	ドナーあり群の症例数	ドナーなし群の症例数	臨床試験の数	ハザード比（95%信頼区間）
good-risk AML	188	359	10	1.06（0.80−1.42）
intermediate-risk AML	864	1635	14	0.76（0.68−0.85）
poor-risk AML	226	366	14	0.69（0.57−0.84）

test for heterogeneity：χ^2=6.09, p=0.049, I^2=67.2%

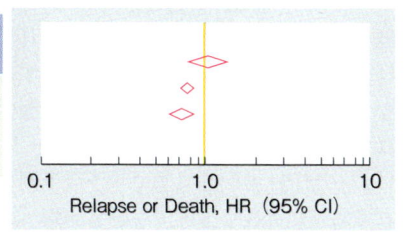

b. 全生存率

	ドナーあり群の症例数	ドナーなし群の症例数	臨床試験の数	ハザード比（95%信頼区間）
good-risk AML	188	359	10	1.07（0.83−1.38）
intermediate-risk AML	864	1635	14	0.83（0.74−0.93）
poor-risk AML	226	366	14	0.73（0.59−0.90）

test for heterogeneity：χ^2=5.29, p=0.07, I^2=62.2%

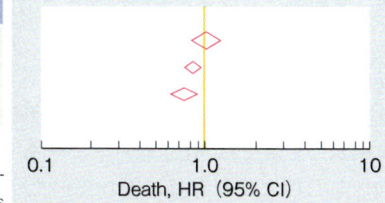

(Koreth J, et al：High-dose therapy with single autologous transplantation versus chemotherapy for newly diagnosed multiple myeloma：A systematic review and meta-analysis of randomized controlled trials. *Biol Blood Marrow Transplant* 2007；13：183.)

急性骨髄性白血病
acute myelogenous leukemia（AML）

予後予測因子

AML の予後予測因子として最も重要なのは染色体核型である．t(8;21)，inv(16)/t(16;16) などの core binding factor（CBF）関連染色体異常が予後良好群，del(5q)/−5，−7/del(7q)，3q 異常，t(6;9)，t(9;22)，複雑型染色体異常が予後不良群，正常核型，＋8 などが予後中間群とされている．さらに，正常染色体群のなかでも，*FLT3* 遺伝子の傍膜貫通領域の一部が重複している変異（FLT3-ITD）は予後不良であるが，*C/EBPA* 遺伝子の両アリルの変異は予後良好因子であるとされており，また，*NPM1* 遺伝子変異は *FLT3* 遺伝子異常を伴わなければ予後良好と考えられている．

第一寛解期における造血幹細胞移植の適応

第一寛解期の急性白血病に対する移植適応は，HLA 適合同胞ドナーがいる患者を同種移植群に，ドナーがいない患者を自家骨髄移植群と化学療法群に無作為に割りつける（genetic randomization）というデザインの臨床試験によって検討されてきた．複数の臨床試験のメタアナリシスにおいて，予後良好群は HLA 適合同胞ドナーが存在しても生存の改善にはつながらなかったが，予後不良群と中間群では HLA 適合同胞ドナーがいた群の全生存率が有意に優れていた（㉑）[1]．そのため，中間群あるいは予後不良群の第一寛解期 AML においては HLA 適合同胞や HLA 適合非血縁ドナーがいる場合には積極的に同種移植を勧めてよいと考えられる．

再発後の造血幹細胞移植の適応

寛解到達後に一度でも再発を経験した症例は，長期の寛解期の後に再発した症例を除くと，通常の化学療法や自家移植で治癒する確率はきわめて低く，同種移植の適応と考えてよい．ただし，第一寛解維持期間，染色体異常，年齢，移植の既往などの因子から予測される予後が良好な群では，自家移植でも長期生存の可能性が期待できる．非寛解期 AML においては同種移植が唯一の長期無病生存が期待できる治療法であるが，その確率は決して高くはない．

急性前骨髄球性白血病
acute promyelocytic leukemia（APL）

造血幹細胞移植の適応

全トランスレチノイン酸と化学療法を併用した治療で寛解に到達した症例については高い確率での長期無病生存が得られるため，第一寛解期の造血幹細胞移植は行われず，再発後の第二寛解期が造血幹細胞移植の適応となる．RT-PCR（reverse trancriptase PCR：逆転写 PCR）で微小残存病変（minimal residual disease：MRD）陰性の第二寛解が得られたら，自家移植を選択するのが妥当であるが，MRD 陽性の場合は同種移植を検討する．

急性リンパ性白血病
acute lymphoblastic leukemia（ALL）

予後予測因子

ALL の予後因子として，年齢，初診時白血球数（B 細胞性で＞30,000/μL，T 細胞性で＞100,000/μL），予後不良の染色体異常，寛解到達までの期間（＞4 週間）

などが報告されている．染色体異常としては，フィラデルフィア（Ph）染色体以外にも，t(4;11)，複雑核型などが予後不良であることが知られている．小児では治療開始時のプレドニゾロンに対する反応性が強力な予後因子であり，最近は成人の治療戦略に組み込まれていることが多い．PCRやフローサイトメトリーによるMRDの評価に基づく予後予測の有用性も示されており，今後は国内でも日常診療への応用が期待される．

第一寛解期における造血幹細胞移植の適応

第一寛解期のALLについても，AMLと同様にgenetic randomizationの臨床試験が行われてきた．これらの臨床試験を統合したメタアナリシスでは，35歳未満の患者ではHLA適合ドナーあり群の生存はドナーなし群よりも有意に優れていたが，35歳以上の患者では移植関連死亡の増加のために生存の改善は観察されなかった[2]．疾患リスク分類はドナーあり群とドナーなし群の比較に大きな影響を与えなかった．自家移植は化学療法と比較して生存率が低下する傾向がみられた．しかし，わが国の日常診療においては35歳以上の移植で移植関連死亡が著しく増加するとは考えられていないため，成人の第一寛解期ALLに対しては，HLA適合同胞あるいはHLA適合非血縁ドナーがいる場合には積極的に同種移植を検討してもよいと考えられている．ただし，今後はMRDのモニタリングによる詳細な移植適応の検討や，小児科プロトコールの応用による化学療法の治療成績の改善によって，移植適応は変化することが予想される．

再発後の造血幹細胞移植の適応

第二寛解期のALLに対する同種移植の成績は30％前後であり，通常の化学療法では根治は期待できないことを考えると，同種移植の適応に問題はない．非寛解期ALLは，非寛解期AMLと同様に同種移植が唯一の根治的治療法であるが，その根治確率は決して高くはない．

フィラデルフィア（Ph）染色体陽性ALLの治療

Ph染色体陽性ALLについては化学療法の成績が著しく不良であるため，非血縁者間移植を含めて，寛解導入後早期の同種移植が推奨されていた．チロシンキナーゼ阻害薬の導入によって化学療法の成績は著しく向上しているが，長期予後についてはまだ明らかになっていない点も多く，現時点ではチロシンキナーゼ阻害薬併用化学療法によって寛解を得たら早期に同種移植を行うことが推奨されている．

骨髄異形成症候群
myelodysplastic syndrome（MDS）

予後予測因子

MDSの予後予測分類として最も広く用いられてきたのは，骨髄中の芽球，染色体分析，血球減少に基づいて分類するInternational Prognostic Scoring System（IPSS）である．IPSSでInt-2のMDSの生存期間の中央値は60歳以下で2年強，60歳を超えると1年程度であり，HighのMDSではいずれも1年未満となる．Highでは白血化してから死亡する患者が半数であるのに対し，Int-2では2/3が白血化する前に死亡する．その後，複数の新規予後予測モデルが提唱されているが，移植適応を判断するためのデータはまだ乏しい．

造血幹細胞移植の適応

移植適応，あるいは移植を行うべき時期については，International MDS Risk Analysis Workshop（IMRAW）の非移植群MDS症例（60歳以下のみ．CMML〈chronic myelomonocytic leukemia：慢性骨髄単球性白血病〉を除く）とIBMTR（International Bone Marrow Transplant Registry）に登録された移植症例とFHCRC（Fred Hutchinson Cancer Reseach Center）で行われた移植症例を用いて，①診断直後に移植を行う，②AMLに進行したら移植を行う，③診断後ある一定の時点（2，4，6，8年後）で移植を行う，の3つの治療戦略の妥当性について検討された判断分析（decision analysis）の結果が参考となる．IPSS LowあるいはInt-1では，待機的にAMLに進展する直前に移植を行うほうが，診断時にすぐに移植を行うよりもより長い生存期間が期待できることが示された．一方，Int-2あるいはHighにおいては診断直後に移植を行うことによって，最も長い生存期間が期待できることが示された．60～70歳の患者を対象とした臨床決断分析でも同様にInt-2あるいはHighに対してはミニ移植を行うことで生存期間，QOLで補正した生存期間ともに延長することが示された．ただし，LowあるいはInt-1の症例でも，高度な血球減少（高度な好中球減少や再生不良性貧血の重症以上に相当する血球減少など）を伴う若年者に対しては同種移植を検討する価値がある．

慢性骨髄性白血病
chronic myelogenous leukemia（CML）

予後予測因子

CMLの予後予測モデルとして広く用いられているのはSokalスコアである．年齢（年），脾腫（季肋下，cm），末梢血芽球比率（％），血小板数（$\times 10^9/\mu L$）

の4つの因子の値を用いてスコアを計算する. 主にブスルファンが用いられていた時代の症例を解析した予後予測モデルであるが, チロシンキナーゼ阻害薬投与後の治療反応とも相関することが示されている.

初発慢性期の造血幹細胞移植の適応

チロシンキナーゼ阻害薬による治療の優れた成績から, 初発の慢性期 CML 患者に対する初期治療として造血幹細胞移植は行われない. 複数のチロシンキナーゼ阻害薬による投与を行っても十分な効果が得られない場合（急性転化のリスクが高いと考えられる場合）に限って同種移植を検討する.

急性転化期における移植成績

急性転化後の予後はきわめて不良であり, 同種移植を考慮する必要がある. しかし, 腫瘍のコントロールがつかない状況での移植の予後は不良である.

びまん性大細胞型 B 細胞性リンパ腫
diffuse large B-cell lymphoma（DLBCL）

予後予測因子

DLBCL を含む aggressive NHL（non-Hodgkin lymphoma）の予後予測モデルとして最も広く用いられているのは International Prognostic Index（IPI）である. 特に移植適応が検討されるような 60 歳以下の症例については, LDH（正常上限を超過）, PS（2 以上）, Stage III 以上の3つの予後不良因子のうち, 該当する因子の数によって, 0 個が low（L）, 1 個が low-intermediate（LI）, 2 個が high-intermediate（HI）, 3 個が high（H）というように分類すると, 5 年生存率は順に 83 %, 69 %, 46 %, 32 %であった. その後, リツキシマブ導入後のデータを用いた予後予測モデルがいくつか提唱されているが IPI にとって代わるには至っていない.

第一寛解期の造血幹細胞移植の適応

I, II 期の限局期症例は薬物療法（±放射線照射）で良好な成績が得られるため, 初期治療としての自家移植の適応はない. 予後不良群の DLBCL の移植適応についての近年の臨床試験としては, 65 歳以下の AA-IPI で HI/H の aggressive NHL を対象として, CHOP 療法（2003 年からは CD20 陽性症例に対しては R-CHOP 療法）を5コース行い, 奏効が得られた症例をさらに3コースの化学療法を追加する群と1コース追加後に自家移植による地固め療法を行う群に割りつける試験が行われた. その結果, 無増悪生存期間は自家移植群で有意に優れていたが, 生存率には有意差はみられなかった. したがって, 初発 DLBCL に対する地固め療法としての自家移植は標準的な治療法とはいえない.

化学療法感受性再発に対する自家移植の適応

再発 aggressive NHL に対して救援化学療法として DHAP 療法を2コース行い, 治療効果が得られた群を自家骨髄移植施行群と, DHAP 4 コース追加群に無作為に割りつける臨床試験（Parma 試験）が行われた. 5 年無イベント生存率, 5 年生存率ともに自家移植群が有意に優れていることが示され, aggressive NHL の化学療法感受性再発に対しては, 自家造血幹細胞移植が標準治療として行われるようになった.

aggressive NHL に対する同種移植

EBMT が行った matched-pair 解析による同種移植と自家移植の比較は, 対象患者のほとんどが aggressive NHL の症例であるが, 観察期間の中央値 48 か月で無増悪生存率は 49 % vs. 46 %と差を認めていない. EBMT（European Group for Blood and Marrow Transplantation）の近年の病理組織型別の詳細な解析においても, aggressive NHL に対する同種移植による再発率の減少は示されたが, 生存率に関する有用性は示されなかった. 以上の結果から, DLBCL に対する同種移植の適応は, 自家移植後の再発症例や, 自家移植では根治が期待できない化学療法抵抗性症例に限定される.

濾胞性リンパ腫 follicular lymphoma（FL）

予後予測因子

FL に特化した予後予測モデル（follicular lymphoma international prognostic index：FLIPI）が用いられている. 年齢（60 歳以上）, Stage III 以上, LDH（正常上限を超過）, Hb（12 g/dL 以下）, 節外病変5か所以上の5つの予後不良因子を用いて 0～1 個が low（L）, 2 個が intermediate（I）, 3 個以上が high（H）と分類することによって, 生存期間を予測できることが示された. リツキシマブ導入後の新たなモデルとして FLIPI2 も提唱されている.

第一寛解期の造血幹細胞移植の適応

GLSG（Die Deutsche Studiengruppe für niedrigmaligne Lymphome）や GOELAMS（The Groupe Ouest-Est d'Etude des Leucémies Aigües et autres Maladies du Sang）が行った第一寛解期 FL に対する自家移植の無作為割付比較試験では, 自家移植群において無増悪生存期間, 無イベント生存率が有意に上回ることが示されたが, 自家移植群で AML/MDS を中心とした二次性発癌が増加したため生存率の改善には至っていない. また, リツキシマブの導入後の GLSG による CHOP 療法と R-CHOP 療法の比較試験では, 部分寛解（PR）あるいは完全寛解（CR）が得られた症例を, さらに自家移植群とインターフェロンによる維持療法群に無作為に割りつけて比較したが, 初期治療として

R-CHOP療法が行われた群では，自家移植による治療効果維持期間の改善は認められなかった．これらの結果から，第一寛解期 FL に対する自家移植は推奨されない．

再発あるいは治療抵抗性例に対する自家移植の適応

再発 FL に対する自家移植の有用性を評価し無作為割付比較試験（CUP 試験）では，パージングを行うことの効果は示されなかったが，化学療法群と自家移植群の比較では，無増悪生存率，生存率のいずれも自家移植群が有意に優れていた．ただし，その後のリツキシマブの導入や救援療法の選択肢の増加によって，非移植群の生存率が改善しており，初回再発期に自家移植を行うべきかどうかは疑問である．

FL に対する同種移植

IBMTR と ABMTR（Autologous Blood and Marrow Transplant Registry）の解析では，FL に対する同種移植とパージングを行った自家移植とパージングを行わない自家移植を比較したところ，5 年再発率は 21 %，43 %，58 % と同種移植で最も低かったが，5 年治療関連死亡率が 30 %，14 %，8 % と同種移植後に最も高く，そのため 5 年生存率が 51 %，62 %，55 % と同種移植による生存率の改善は示されていない．しかし，自家移植後の生存曲線が移植後 5 年の時点でも低下し続けているのに対して，同種移植後の生存曲線はプラトーに近づきつつあり，長期的な生存率は同種移植群が上まわる可能性が高い．現時点では FL に対する自家移植と同種移植の優劣は明らかではないが，化学療法感受性の低い症例には同種移植が優先される．

Hodgkin リンパ腫

予後予測因子

限局期（Stage IA，IB，IIA）の Hodgkin リンパ腫の予後不良因子としては，年齢，組織型，赤沈，巨大縦隔腫瘍，リンパ節領域数などが知られており，これらの因子を一つでも有する場合は予後不良群に分類される．進行期 Hodgkin リンパ腫では，血清アルブミンが 4 g/dL 未満，ヘモグロビンが 10.5 g/dL 未満，男性，年齢 45 歳以上，Stage IV，WBC 15,000/μL 以上，リンパ球減少（600/μL 未満，あるいは白血球中の 8 % 未満）の 7 因子によって，病状進行までの期間や生存率を予測できることが示されている．

Hodgkin リンパ腫に対する自家移植の適応

Hodgkin リンパ腫は化学療法，放射線療法で高率に治癒が得られるため，第一寛解期での造血幹細胞移植は行われず，初回治療抵抗例や再発例を対象として試みられている．以前は早期再発のみが自家移植の適応とされていたが，その後の研究では寛解後 1 年以上

経過してからの再発症例においても，自家移植を行うことで治療の失敗のない生存率が向上することが示され（ただし全生存率が改善するかは不明），化学療法感受性再発例に対して幅広く自家移植が行われている．

多発性骨髄腫 multiple myeloma（MM）

予後予測因子

1975 年に発表された Durie and Salmon 分類が長く用いられてきたが，2005 年に客観的指標である β_2-ミクログロブリンとアルブミンの組み合わせによって予後予測分類を可能とする予後予測モデル（International Staging System）が発表された．近年は染色体異常や血清 LDH を組み込んだ Revised ISS も提唱されている．

初発症例に対する造血幹細胞移植の適応

自家移植と通常の薬物療法を比較した無作為割付比較試験の多くは新規治療薬導入前のものであるが，これらを統合したメタアナリシスでは無増悪生存率は改善するものの，生存率については有意な改善は認められていない[3]．すなわち自家移植の主要な目的は無増悪生存率の延長による QOL の改善ということになる．新規治療薬登場以降の無作為割付比較試験においても自家移植による無増悪生存率の改善が示されており，現時点においても若年骨髄腫患者の初期治療として自家移植は標準療法に位置づけられている．

多発性骨髄腫に対する同種移植

未治療多発性骨髄腫に対して，1 回目の自家移植の後に，HLA 適合同胞がいる場合にはミニ移植を，いない場合には 2 回目の自家移植を行うという無作為割付比較試験で同種移植の有用性が検証された．一部の臨床試験では HLA 適合ドナーあり群の生存率，無イベント生存率が有意に優れていたが，他の研究では再現されていないため，現時点では多発性骨髄腫に対する初期治療における同種移植の位置づけはいまだに明らかではない．一方，進行期における同種移植は移植関連死亡率が高いだけでなく，根治が得られる可能性もほとんどない．

再生不良性貧血 aplastic anemia（AA）

再生不良性貧血に対する同種造血幹細胞移植の適応

Stage 3〜5 の再生不良性貧血に対しては，初期治療として造血幹細胞移植と免疫抑制療法の選択肢が考えられるが，これらの優劣は年齢と好中球数によって大きく左右される．年齢が高いほど同種移植の合併症が重篤化しやすいため，同種移植は不利となる．一方，好中球数が少ないほど，造血回復までに長期間を要する免疫抑制療法が不利となる．臨床試験によって裏づけられたデータではないが，40 歳未満の重症症例に

対しては早期に同種移植を推奨するガイドラインが多
い．しかし，その判断も好中球数を含めて検討すべき
であろう．前述したように，好中球が維持されている
ほど，また，年齢が高いほど，免疫抑制療法が優先さ
れる．また，早期移植が望ましい場合でもHLA適合
同胞がいない場合は非血縁者間骨髄移植までのコー
ディネート期間に免疫抑制療法を実施する．なお，初
発時好中球数がほぼ0/μLの劇症型若年症例はHLA
不適合移植や臍帯血移植を含めて早期の同種移植を検
討する．

（神田善伸）

●**文献**

1）Koreth J, et al：Allogeneic stem cell transplantation for acute myeloid leukemia in first complete remission：systematic review and meta-analysis of prospective clinical trials. *JAMA* 2009；301：2349.

2）Gupta V, et al：Allogeneic, but not autologous, hematopoietic cell transplantation improves survival only among younger adults with acute lymphoblastic leukemia in first remission：an individual patient data meta-analysis. *Blood* 2013；121：339.

3）Koreth J, et al：High-dose therapy with single autologous transplantation versus chemotherapy for newly diagnosed multiple myeloma：A systematic review and meta-analysis of randomized controlled trials. *Biol Blood Marrow Transplant* 2007；13：183.

血液・造血器疾患

4

血液疾患の治療

5 赤血球系を主病変とする疾患

貧血の成因・分類・診断

定義

貧血（anemia）は末梢血の赤血球成分が減少した状態を指し，末梢血中の赤血球数，ヘモグロビン（Hb）濃度，ヘマトクリット（Ht）値の低下で定義される．これらの数値は連動して増減することが多いが，時に解離が生じるため，実際の診療現場では Hb 濃度を第一の指標として判断するのが一般的である．標準参考値は年齢，性別，人種によって異なり，貧血の診断基準値は国や作成団体によって微妙に異なるが，WHO基準では成人男性で 13.0 g/dL，女性では 12.0 g/dL以下とされ，この基準が広く用いられている（❶）．

なお，Hb 値は血漿量の影響を受けるため，脱水や体液過剰によって見かけ上変動することに注意する．また，出血直後では赤血球，血漿が同程度失われており，Hb 値が基準値内を示す場合があることにも注意が必要である．

貧血の成因による分類

貧血は Hb 低下を示す症候名であり，必ず原因疾患が存在する．造血細胞の異常によって起こる貧血を原発性貧血（primary anemia），それ以外の原因で発生するものを二次性貧血，続発性貧血（secondary anemia）と呼ぶことがある．

赤血球は骨髄における赤芽球分化により産生されるが，赤血球への分化は造血細胞自体の要因，成熟に必要な造血支持環境の要因（エリスロポエチン〈erythropoietin：EPO〉や造血ミネラル・ビタミンなど）によって制御されるため，これらの異常は貧血の原因となる．また，赤血球の破壊や喪失も貧血の大きな原因である．

したがって，貧血の原因は①赤血球産生の低下，②

❶ ヘモグロビン濃度による貧血の基準（WHO）

ヘモグロビン（g/dL）	対象者
11.0 以下	6 か月以上 5 歳未満
11.5 以下	5 歳以上 12 歳未満
12.0 以下	12 歳以上 15 歳未満
12.0 以下	15 歳以上の女性（妊婦を除く）
11.0 以下	妊婦
13.0 以下	15 歳以上の男性

赤血球破壊の亢進（溶血），③赤血球の喪失（出血）に分けて考えると理解しやすい（❷）．

赤血球産生の低下

産生低下をきたす病態は，①造血細胞自体の異常，②造血環境の異常，③造血に必要な各種因子の異常，④その他の 4 種に大別される．

造血細胞自体の異常

白血病や骨髄異形成症候群（myelodysplastic syndrome：MDS）などの腫瘍性分化障害疾患，サラセミア（thalassemia）や鉄芽球性貧血（sideroblastic anemia）などの遺伝性 Hb 合成障害による貧血が代表的である．

白血病や MDS では異常クローン増加のために正常造血が抑制されており，さらに異常クローン自体が分化障害を呈するため貧血を呈する．

サラセミアではグロビン合成障害により α 鎖，β 鎖の生合成不均衡を生じることから無効造血をきたし，貧血が認められる．赤血球数は通常正常～増加しており，赤血球数と Hb に解離がみられるのが特徴である．遺伝性鉄芽球性貧血はアミノレブリン酸合成酵素（aminolevulinic acid synthase：ALAS）異常など，ヘム合成経路の異常により Hb が低下して発症する．一般に Hb 合成障害による貧血では小球性を呈する（ただし，遺伝性鉄芽球性貧血では正球性と小球性赤血球が混在する）．

造血環境の異常

固形癌の骨髄浸潤や多発性骨髄腫では骨髄微小環境が障害されて造血能が低下し，貧血をきたす．癌の骨髄浸潤では，末梢血に赤芽球や未熟な白血球が出現することがある（白赤芽球症〈leukoerythroblastosis〉）．また，自己免疫による未分化造血細胞の傷害も貧血の原因であり，標的が造血幹細胞であれば再生不良性貧血（aplastic anemia），赤芽球であれば特発性赤芽球癆（pure red cell aplasia：PRCA）を発症する．これらはいずれも細胞性免疫の異常と考えられており，シクロスポリンが有効である．

造血に必要な各種因子の異常

赤芽球の分化にはさまざまなミネラル，ビタミン，サイトカインが必要である．

鉄はヘム合成に必須のミネラルであり，不足すると鉄欠乏性貧血をきたす．絶対量の不足のほか，慢性炎症など鉄の利用障害でも同様の貧血をきたし，慢性疾患に伴う貧血（anemia of chronic disorder：ACD）と

❷ 貧血の病態による分類

1．赤血球産生の低下	**1）造血細胞自体の異常** 白血病（異常細胞による分化異常，正常細胞の抑制） 骨髄異形成症候群（異常細胞による分化異常・正常細胞の抑制） サラセミア（ヘモグロビン合成の異常） 遺伝性鉄芽球性貧血（ヘモグロビン合成の異常） 無トランスフェリン血症
	2）造血環境の異常 再生不良性貧血（自己免疫による造血幹細胞の障害） 特発性赤芽球癆（自己免疫による赤芽球の障害） 自己免疫性疾患合併血球減少症（自己免疫による造血細胞の傷害） 多発性骨髄腫（骨髄占拠，骨髄微小環境の異常） 固形癌の骨髄浸潤（骨髄占拠，骨髄微小環境の異常）
	3）造血に必要な各種因子の異常 鉄欠乏性貧血（鉄）→鉄欠乏の原因を精査する 慢性疾患に伴う貧血（鉄利用障害） ビタミン B_{12} 欠乏性貧血（悪性貧血，胃切除後貧血，摂取不良） 葉酸欠乏性貧血（葉酸） 亜鉛欠乏性貧血（亜鉛） 腎性貧血（エリスロポエチン）
	4）その他 甲状腺機能異常症 肝障害 アルコール多飲 低栄養
2．赤血球破壊の亢進（溶血）	**1）赤血球自体の異常** 遺伝性球状赤血球症（膜異常による破壊） 鎌状赤血球症（ヘモグロビン異常による溶血） サラセミア（ヘモグロビン異常による溶血） 赤血球酵素異常症（G6PD 欠損症，PK 欠損症） 発作性夜間ヘモグロビン尿症（GPI アンカー蛋白欠損による補体感受性亢進で溶血）
	2）自己免疫や薬剤による破壊 温式自己免疫性溶血性貧血（温式 IgG 抗体） 寒冷凝集素症（冷式 IgM 抗体） 発作性寒冷ヘモグロビン尿症（冷式 IgG 抗体） 新生児溶血性貧血（胎盤を通過した母体由来の抗赤血球抗体） 薬剤性溶血性貧血（薬剤の直接作用あるいは自己免疫機序を介して溶血）
	3）機械的刺激による破壊 大血管の異常 　人工弁，心臓弁膜症（狭窄弁），大動脈狭窄症，大動脈瘤，人工血管など 微小血管の異常 　血栓性血小板減少性紫斑病（TTP） 　溶血性尿毒症症候群（HUS） 　血管炎症候群 体外からの外力 　行軍ヘモグロビン尿症
	4）脾腫（門脈圧亢進症，Gaucher 病など）
3．赤血球の喪失（出血）	外傷 消化管出血 性器出血 肉眼的血尿 瀉血

GP6D：グルコース-6-リン酸脱水素酵素，PK：ピルビン酸キナーゼ，GPI：グリコシルホスファチジルイノシトール．

血液・造血器疾患

5

赤血球系を主病変とする疾患

呼ばれる．ACD ではフェリチン低下が認められない（むしろ増加することも多い）のが鉄欠乏性貧血との鑑別ポイントである．なお，鉄欠乏性貧血の場合，消化管出血や性器出血など鉄欠乏の原因精査を行っておく必要がある．

亜鉛は生体内のさまざまな酵素活性に必要な金属であり，その欠乏は赤芽球分化を障害し，貧血の原因となる．銅もセルロプラスミンを介して鉄代謝に関与しており，銅欠乏は Fe^{3+} を低下させることによってトランスフェリン結合鉄を減少させ，鉄欠乏と同様の貧血をきたすと考えられている．

ビタミン B_{12} や葉酸は核酸合成に必要な因子（補酵素）であり，その欠乏は DNA 合成障害を介して赤芽球の増殖・分化を抑制し，貧血の原因となる．これらの欠乏では，細胞核の成熟が細胞質の成熟より遅れるため，核が大型で未成熟のまま残り，特徴的な巨赤芽球性変化（megaloblastic change）を呈する．分化途中の細胞死も亢進するため LDH の増加，ハプトグロビン低値など無効造血所見を認めることが多い．また，DNA 合成障害は赤芽球だけでなく全血球に影響するため，貧血だけでなく汎血球減少をきたす．

ビタミン B_{12} は胃の壁細胞から分泌される内因子と結合して腸管から吸収される．このため，ビタミン B_{12} の欠乏原因としては，食事摂取の低下（高齢者に多い），吸収障害，胃切除に伴う内因子欠乏，胃壁細胞からの内因子分泌低下（多くは抗内因子，抗壁抗体による自己免疫機序）などがあげられる．壁細胞からの内因子分泌低下に伴う巨赤芽球性貧血（megaloblastic anemia）は悪性貧血（pernicious anemia）と呼ばれ，萎縮性胃炎を母体とした胃癌の発生にも注意する必要がある．

赤血球造血に必要なサイトカインとしては，EPO が重要である．EPO は腎臓において産生されるが，慢性腎疾患によって赤血球減少に対する EPO 産生反応が減弱すると，骨髄における赤芽球産生が十分に行われず，腎性貧血となる．腎性貧血の場合，本来増加すべき EPO が十分に増加しないことが発症に関係しており，多くの症例で血中 EPO 値は正常範囲内〜軽度増加にとどまることに注意が必要である．

その他

甲状腺機能異常症やアルコール多飲，低栄養によっても造血が障害され，貧血を認めることがある．アルコール多飲の場合は，葉酸欠乏が同時に認められる場合もある．

赤血球破壊の亢進（溶血）

何らかの原因によって，赤血球が正常の寿命に達する前に破壊されることを溶血（hemolysis）と呼ぶ．

溶血をきたす病態は，①赤血球自体の異常，②自己免疫や薬剤による破壊，③機械的刺激による破壊，④脾腫の 4 種に大別される．

赤血球自体の異常

赤血球膜の異常，Hb の異常，代謝酵素異常症による溶血に大別される．

赤血球膜は細胞骨格関連蛋白質に裏打ちされた脂質二重層から成るが，これらの構成要素に異常が生じると，細胞膜が本来の安定性を発揮できなくなり，溶血に至る場合がある．

膜異常症としては，遺伝性球状赤血球症（hereditary spherocytosis：HS）とその関連疾患が代表的である．HS では裏打ち蛋白の異常により赤血球の球状化，変形能の低下が進行する．その結果，脾臓通過時に網内系細胞に捕食され溶血をきたす．HS では赤血球は小型・球状となるため単位体積あたりの赤血球数が増加し，計算上，平均赤血球 Hb 濃度（mean corpuscular hemoglobin concentration：MCHC）が高値となるため，「高色素性」貧血を呈するのが特徴である．

また，発作性夜間ヘモグロビン尿症（paroxysmal nocturnal hemoglobinuria：PNH）では，造血幹細胞において後天的に *PIG-A* 遺伝子の変異が認められる．*PIG-A* 遺伝子産物はグリコシルホスファチジルイノシトール（glycosylphosphatidylinositol：GPI）合成酵素の一つであり，PNH では GPI の合成が不可能になることにより，細胞膜上で GPI に結合して存在する多数の蛋白質（GPI アンカー蛋白）の発現が欠損する．補体防御因子である CD55 と CD59 は GPI アンカー蛋白であるが，PNH ではこれらが欠損するために，赤血球の補体制御能が消失し，補体の攻撃を受けることで特徴的な血管内溶血をきたす．

鎌状赤血球症ではグロビン遺伝子の先天的変異により HbS（sick cell hemoglobin）が生成される．HbS は酸素分圧低下時にゲル化し，赤血球は鎌状に変化して血管外溶血を引き起こす．サラセミアでも同様にヘモグロビン変性による溶血が認められる．

酵素異常症としては，グルコース-6-リン酸脱水素酵素（glucose-6-phosphate dehydrogenase：G6PD）欠損症が代表的である．ヘキソース-リン酸経路にかかわる G6PD 異常により NADPH（還元型ニコチンアミドアデニンジヌクレオチドリン酸）が不足し，赤血球膜の酸化耐性が低下する．これにより感染症や薬剤などによるストレスで赤血球膜の酸化が進行し，急激に血管内溶血をきたす．変性 Hb による Heinz 小体が特徴である．その他，ピルビン酸キナーゼ（pyruvate kinase：PK）欠損症では，アデノシン三リン酸（ATP）産生の低下により赤血球膜が維持できなくなり，溶血をきたす．

❸ 貧血の臨床症状・臨床所見

Hb低下に伴う所見	顔色不良 / 眼瞼結膜の蒼白　など
組織の酸素欠乏に伴う所見	易疲労感 / 倦怠感、脱力感 / 頭痛 / めまい / 耳鳴 / 狭心痛　など
代償性生体反応に伴う所見	動悸 / 頻脈 / 心拡大 / 頸静脈コマ音 / 収縮期心雑音　など

貧血は臨床症状で疑われ、血液検査で確定する。

貧血の診断

■臨床症状 ❸

●自覚症状

Hb低下に伴う組織の低酸素症状（易疲労感、めまい、頭痛など）と低酸素を代償する生体反応による症状（動悸、頻脈など）が認められる。しかし、Hbが相当低下しても症状を自覚しにくいことがある。その場合は、階段昇降時の息切れなど日常生活に基づいた症状を問診するとよい。

●他覚所見

Hb低下に共通した他覚所見としては、眼瞼結膜の蒼白が代表的である。そして症例によっては心拡大、心雑音、頸静脈コマ音、浮腫など循環器系への負担を示す所見が認められる。その他、鉄欠乏性貧血ではさじ状爪、悪性貧血では舌炎、溶血性貧血では黄疸など、おのおのの基礎疾患に特徴的な所見が認められる。

■検査所見

Hb値の低下で診断される。通常はHb、Ht、赤血球数すべてが低下するが、サラセミアでは赤血球は低下しても赤血球数は増加することが多く、平均赤血球容積（MCV）（fL）/赤血球数（百万/μL）≧13はサラセミアを疑うこの指標とされている（Mentzer index、thalassemia index）。サラセミアでは特徴的な標的赤血球（target cell）も認められる。その他、鉄欠乏性貧血ではフェリチン値の低下、溶血性貧血ではLDHや間接ビリルビンの増加、ハプトグロビンの低下など各疾患に特徴的な所見が認められる。

■貧血疾患の鑑別

貧血は❷で示す数多くの疾患で認められるが、その

自己免疫や薬剤による破壊

自己免疫性溶血性貧血（autoimmune hemolytic anemia：AIHA）では、成熟赤血球に対する自己抗体による溶血が認められる。37℃付近で自己抗体が最大活性をもつ温式溶血性貧血（単にAIHAと呼ばれることが多い）、16℃など寒冷域で活性をもつ寒冷凝集素症（cold agglutinin disease：CAD）、発作性寒冷ヘモグロビン尿症（paroxysmal cold hemoglobinuria：PCH）に分類される。AIHAは温式IgG抗体、CADでは冷式IgM抗体、PCHでは冷式IgG抗体（Donath-Landsteiner抗体）が認められる。いずれの疾患でも直接Coombs試験は陽性であり、CADでは寒冷凝集素が陽性となる。その他、免疫学的機序が関係するものとして、不適合輸血によるものや新生児溶血性貧血が知られている。

薬剤による溶血性貧血は、免疫機序を介したものと、薬剤による赤血球の直接障害によるものに分けられる。前者の例としては抗結核薬、ペニシリン・セフェム系薬剤、メチルドパなどがあげられ、直接Coombs試験は陽性となる。後者では、フェナセチンや鉛中毒が代表的である。

●機械的刺激による破壊

物理的・機械的刺激によって血管内で赤血球が破壊される病態であり、赤血球破壊症候群ともいわれる。ヘルメット型などの破砕赤血球が認められる。三日月型、ヘルメット型などの破砕赤血球が認められる。心臓弁膜症や人工弁、人工血管などが大血管の異常に伴うもので、血栓性血小板減少性紫斑病（thrombotic thrombocytopenic purpura：TTP）、溶血性尿毒症症候群（hemolytic uremic syndrome：HUS）など微小血管内溶血によるもの（微小血管性溶血性貧血〈microangiopathic hemolytic anemia：MHA〉、血栓性微小血管障害症〈thrombotic microangiopathy：TMA〉）がある。その他、体外からの外力に起因する行軍ヘモグロビン尿症でも赤血球破壊が認められる。

●脾腫

脾臓は血球の処理にかかわる臓器であり、老化した赤血球や変形能、形態異常をきたした赤血球は脾臓内マクロファージに貪食され破壊される。脾腫が存在すると血球は脾臓通過に時間を要するため破壊されやすくなり、貧血をきたす（血小板も減少することが多い）。この状態は脾機能亢進症と呼ばれ、門脈圧亢進症（肝硬変など）やGaucher病などで認められる。

赤血球の喪失（出血）

出血は貧血の重要な原因である。消化管出血や性器出血の頻度が高い。長期間にわたる慢性出血は最終的に鉄欠乏性貧血をきたす。

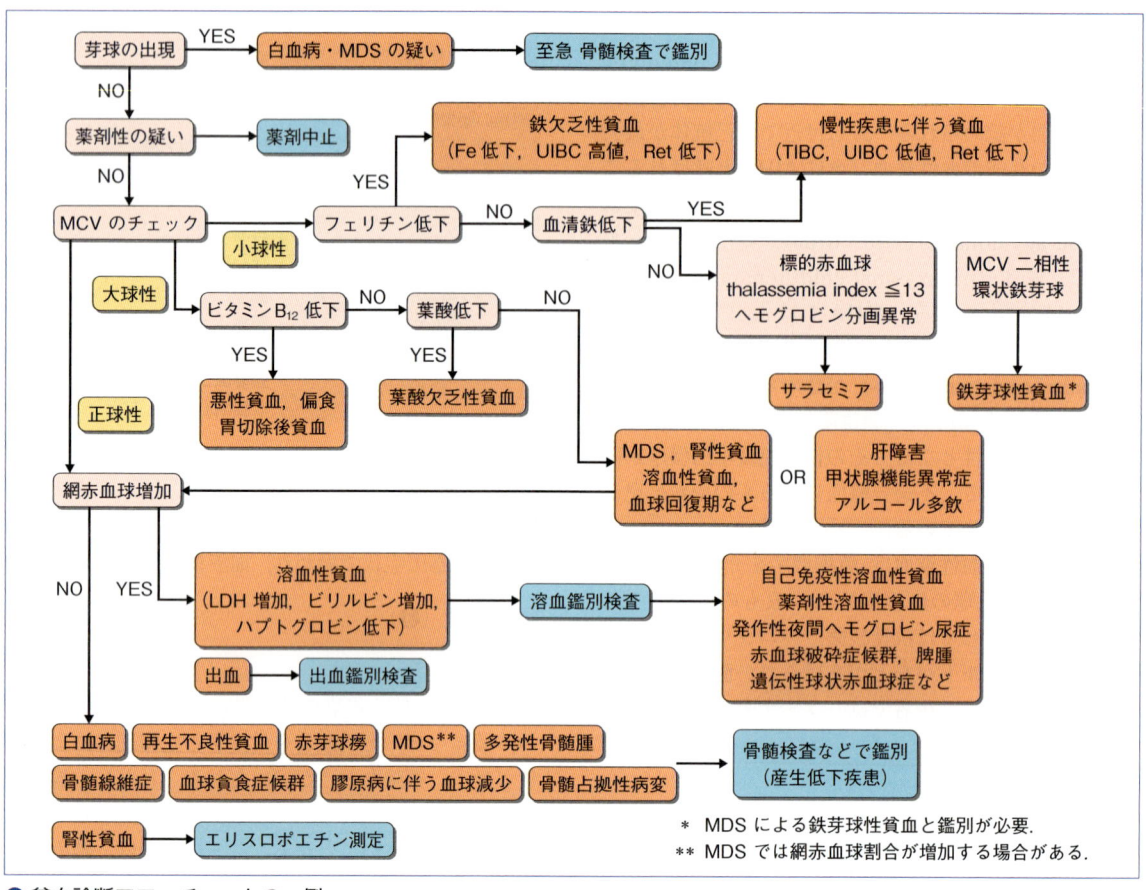

❹ 貧血診断フローチャートの一例

貧血を鑑別する際は，平均赤血球容積（MCV）と網赤血球数（Ret）を手がかりに診断を進めるとわかりやすい．図にあげた手順はその一例である．

TIBC：総鉄結合能，UIBC：不飽和鉄結合能，MDS：骨髄異形成症候群．

❺ 貧血の診断に有用な検査

一次スクリーニング	血算 　白血球数，血液像（白血球像，赤血球像），赤血球数，ヘモグロビン，ヘマトクリット，赤血球恒数（MCV，MCH，MCHC），網赤血球数，血小板数 一般生化学 　AST, ALT, LDH, T.Bil, D.Bil, BUN, Cr, TP, Alb, Fe, UIBC, フェリチン, CRP 検尿・沈渣（血尿やヘモグロビン尿の有無，腎疾患の有無）
疾患特異的追加検査 （必要に応じて行う）	ビタミン B₁₂, 葉酸（大球性貧血が認められる場合） LDH アイソザイム，ハプトグロビン，Coombs 試験（溶血を疑う場合） 抗核抗体，抗 DNA 抗体など（自己免疫性疾患を疑う場合） エリスロポエチン（腎性貧血を疑う場合） 蛋白分画（多発性骨髄腫を疑う場合） 腹部超音波検査，CT など画像検査（肝脾腫，リンパ節腫大などを疑う場合） ヘモグロビン分画検査（サラセミア，ヘモグロビン異常症を疑う場合） 凝固系検査（PT, APTT, フィブリノゲン, FDP, D ダイマーなど：赤血球破砕や他の造血器疾患に伴う凝固異常の確認） 骨髄検査（骨髄穿刺吸引，骨髄生検）

MCV：平均赤血球容積，MCH：平均赤血球ヘモグロビン量，MCHC：平均赤血球ヘモグロビン濃度，AST：アスパラギン酸アミノ基転移酵素，ALT：アラニンアミノ基転移酵素，LDH：乳酸脱水素酵素，T.Bil：総ビリルビン，D.Bil：直接型ビリルビン，BUN：血中尿素窒素，Cr：クレアチニン，TP：総蛋白，Alb：アルブミン，Fe：フェリチン，UIBC：不飽和鉄結合能，CRP：C 反応性蛋白質，PT：プロトロンビン時間，APTT：活性化部分トロンボプラスチン時間，FDP：フィブリン・フィブリノゲン分解産物．

鑑別には，MCVと網赤血球の増減が有用である．診断の流れの一例を❹に，スクリーニングに有用な検査を❺に示す．

白血球，血小板異常の有無

赤血球だけでなく他血球にも異常が認められる場合は，何らかの造血器疾患である可能性が高い．白血球像（目視による確認）を確認し，芽球や異常血球の有無を検索する必要がある．これらの異常血球が出現している場合は，白血病やMDSなどの可能性を考慮し，早期に骨髄検査を行って診断を確定する．

MCVの評価

MCVの評価で，ある程度基礎疾患を絞り込むことができる．

① MCV低値（小球性貧血）

鉄欠乏性貧血をはじめとするHb合成障害が疑われ，まず鉄関連検査を行う．血清フェリチン値が低値の場合は，鉄欠乏性貧血と診断される．フェリチン値の低下が認められず血清鉄が低下している場合には，炎症や腫瘍など慢性疾患に伴う貧血（ACD）が考えられる．それ以外の場合には，サラセミアを鑑別していく．遺伝性鉄芽球性貧血も鑑別となるが，わが国ではまれである．

② MCV高値（大球性貧血）

ビタミン B_{12} や葉酸値を確認し，低値であればそれぞれの欠乏症と診断される．ビタミン B_{12} 欠乏の場合，MCVは120 fL以上の高値になることが多い．それ以外の症例ではMDS，溶血性貧血，再生不良性貧血などが鑑別疾患となるが，典型例では正球性貧血である疾患でもMCV 110 fL程度の軽度大球性貧血を呈することはしばしば経験されるため，ビタミン B_{12} や葉酸欠乏のない大球性貧血では正球性貧血と同様の疾患を鑑別する必要がある．その他，肝障害や甲状腺機能低下，アルコール多飲による貧血も大球性貧血をきたす．

③ MCV正常範囲内（正球性貧血）

正球性貧血の場合は，再生不良性貧血，赤芽球癆，多発性骨髄腫，腎性貧血などさまざまな疾患が鑑別にあげられる．この場合，網赤血球数による評価が必要である．

網赤血球数の評価

網赤血球数は骨髄における赤芽球造血を反映する．網赤血球数は通常百分率（％）あるいは千分率（‰）で表されるが，本来は $1\,\mu L$ あたりの絶対数で判断されるべきものである．ただ，絶対数は赤血球数に網赤血球割合を乗じて計算されるため正常範囲内でもばらつきが大きく，実際には割合と絶対数双方を考慮し，Hb値との関係で増減を判断することになる．標準値は施設や検査機関によって微妙に異なり明確に定義できないが，割合では0.5〜2.0％程度，絶対数は赤血球数が正常の場合，約5万〜10万程度が標準参考値と考えられる．

貧血にもかかわらず網赤血球数が増加している場合は，骨髄の赤芽球造血は保たれていることを意味しており，溶血あるいは出血に伴う代償性造血亢進が疑われる．一方，貧血があるにもかかわらず網赤血球増加が認められない場合は，骨髄での産生低下が考えられる．

出血を疑う場合は，便潜血検査など出血源の精査，溶血を疑う場合は，LDHや間接ビリルビン，ハプトグロビン測定，Coombs試験などを行う．一方，産生低下が疑われる場合は，腎性貧血を疑う場合を除いて，多くの症例で骨髄検査が必要である．なお，MDSでは網赤血球割合の増加がしばしば認められ，無効造血を反映してLDH高値，ハプトグロビン低値になることがあるため，溶血性貧血との鑑別には注意を要する．

（鈴木隆浩）

ヘム合成障害による貧血

鉄欠乏性貧血 iron deficiency anemia（IDA）

概念

● ヘムの構成成分である鉄イオンが体内で不足することにより，ヘモグロビンの合成が低下した状態を鉄欠乏性貧血と呼ぶ．

● 鉄イオンの不足は摂取不足，需要増大あるいは過剰喪失によって引き起こされるものであり，体内での分布異常により鉄がヘモグロビン合成に供給されないような状態は，鉄欠乏性貧血とは区別される．

病態生理

鉄欠乏性貧血（鉄欠乏状態）は，鉄の供給量，需要量，喪失量のバランスが負に傾くことによって生じる．大部分は，消化管あるいは婦人科領域からの慢性出血で占められる．このほか，鉄含有量の少ない食物を摂る（偏食），消化管における鉄の吸収に障害があるなど供給の不足，あるいは思春期に急激な成長をする，妊娠に伴う胎児への鉄補充量が高まるなど需要量の増大，さらには出血が慢性に持続するなど喪失量の増加のいずれかの要因が単独であるいは複数で関与することにより，鉄欠乏状態が惹起される．

鉄欠乏性貧血では，貧血の自覚症状が乏しくても，鉄欠乏に伴う組織・細胞障害による特有な症状を呈することがあるので，貧血のみならず鉄欠乏に伴う症候に習熟する必要がある．

臨床症状・診断

鉄欠乏性貧血では，貧血症状としての動悸，息切れ，

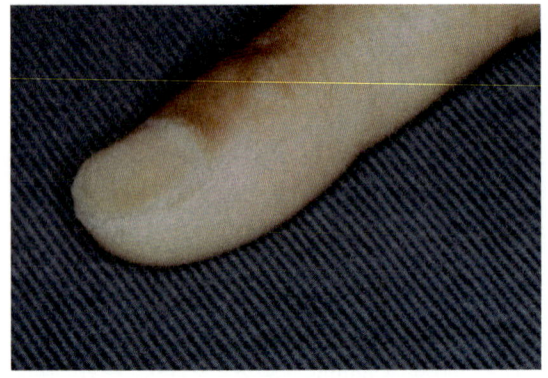

❻ 鉄欠乏性貧血にみられる spoon nail 変形

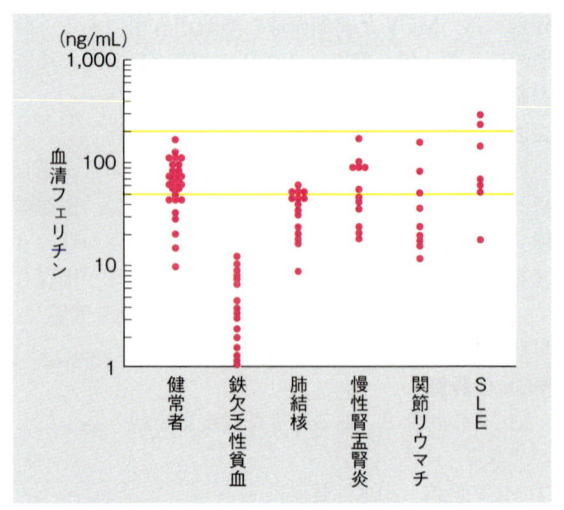

❼ 鉄欠乏性貧血および慢性炎症性疾患における
　血清フェリチン値

黄色線：基準値.

（新津洋司郎ほか：鉄欠乏性貧血. 三輪血液病学. 東京：文光堂；
2006. p.1000 より改変.）

顔面蒼白のほか，組織鉄欠乏による爪の変形・さじ状爪（spoon nail，❻），舌がしみる感覚，舌乳頭萎縮，咽頭違和感，嚥下困難などの症状および病態が認められることもある．また，氷や土を好むといった異食症を発症することがある．このほか，鉄欠乏がレストレスレッグス症候群（restless legs syndrome：RLS）の病態と密接に関連することが知られてきた．RLS は，安静時に「下肢の不快感を伴い，下肢を動かしたいという強い欲求を生じる」ことを主症状とし，鉄欠乏が改善されると，RLS の症状が改善・消失することがある．

　鉄欠乏性貧血の診断は，小球性低色素性貧血のほかに，血清鉄低下，総鉄結合能（TIBC）増加（360 μg/dL 以上），血清フェリチン値低下（12 ng/mL 未満）を確認することでなされる（❼）．ほかの貧血性疾患との合併が疑われる複雑な症例では，ほかの検査データを組み合わせて総合的に診断する必要がある．

治療方針

　治療の原則は，貧血を改善させるのみならず，原因疾患を治すことにある．原因疾患のスクリーニング検査を行うとともに，鉄剤を投与する．鉄剤の投与法としては経口と静脈内があるが，特別の理由がなければ経口投与のみで十分治療可能である．また，患者は長期の慢性貧血状態に慣れていることが多く，急性失血による場合を除いて輸血は行わない．

経口鉄治療

　経口鉄剤としては以前から硫酸第一鉄が用いられてきた．現在では，副作用を軽減するため徐放錠がつくられている．また，クエン酸第一鉄ナトリウム，フマル酸第一鉄などがある．鉄剤は低い pH でよく溶解され，胃酸の作用で還元されて 2 価鉄イオンとなり吸収される．

　治療効果は検査値上，まず血清鉄の上昇がみられるのに続き，網赤血球の急激な増加が7〜10日後に起こり，次いでヘモグロビンの上昇となって現れる．ヘ

グロビンの回復後，血清フェリチンが正常値に達するまで投与を続ける．鉄剤の内服でヘモグロビンの増加がみられない場合は，①投与された鉄剤を上回る鉄の損失がある場合，②消化管から鉄が吸収されない場合などを考慮する必要がある．このような場合には静注鉄剤による治療を考慮する．最近，鉄の内服が奏効しないにもかかわらず静注鉄剤に反応する鉄剤不応性鉄欠乏性貧血の存在が明らかになった．先天性のものと後天性のものがあり，*Helicobacter pylori* による萎縮性胃炎と無酸症が鉄欠乏を起こすことが示唆されたほか，*TMPRSS6* 遺伝子変異（Matriptase-2 蛋白異常）によるものが明らかとされている．

静注療法

　静注鉄剤は，コロイド状に剤型が工夫されており，容易に"裸"の鉄イオンとして作用しないようになっている．しかし，それでも高濃度の鉄を投与することになるので，静注は可能な限り緩徐に行わなければならない．

　静脈内投与を開始するにあたっては鉄過剰に陥らないよう，まず総鉄投与量を必ず計算する．必要鉄量を算出するのに，いくつかの計算式が提唱されており，以下，いくつかの例を示す．

　　例1：総鉄投与量(mg) = (16 − Hb)/100 × 体重 kg × 65 × 3.4

　　例2：総鉄投与量(mg) = [2.2(16 − Hb) + 10] × 体重 kg

　　例3：総鉄投与量(mg) = (15 − Hb) × 体重 kg × 3

　　Hb：治療前患者ヘモグロビン値，1 g の Hb は鉄

3.4 mg に相当。

この他、体重による早見グラフがあるが、いずれを用いてもよい。

静注鉄剤の希釈液は、10〜20％ブドウ糖を用いて希釈して投与するのが原則である。静注鉄剤は、アレルギーやアナフィラキシーショックなどの副作用が懸念されてきたが、適正に希釈して投与することにより、副作用の発現頻度は軽減する。

■鉄芽球性貧血 sideroblastic anemia

概念・定義

● 鉄芽球性貧血は、骨髄における環状鉄芽球（ring sideroblast）の出現を特徴とする貧血であり、環状鉄芽球はミトコンドリアへの鉄の異常蓄積により形成される。

● 鉄芽球性貧血は、遺伝性鉄芽球性貧血と、アルコール性薬剤による二次性鉄芽球性貧血および骨髄異形成症候群（MDS）から成る後天性鉄芽球性貧血に大別される ❽。

● 遺伝性鉄芽球性貧血の原因遺伝子は、赤血球におけるヘム合成の初発酵素である赤血球型アミノレブリン酸合成酵素（5-aminolevulinate synthase：ALAS2）の変異により発症する例がほとんどである。最近、ミトコンドリアの機能維持に関与する複数の遺伝子変異が同定されてきた。

● MDSの環状鉄芽球の形成には、RNAスプライシング異常がかかわるとする知見が報告されている。

病因・病態生理

遺伝性鉄芽球性貧血の発症頻度はきわめてまれで、詳細な疫学データはない。わが国で行われた実態調査の結果、変異遺伝子が確定した遺伝性鉄芽球性貧血の大多数はALAS2遺伝子の変異によるX連鎖性鉄芽球性貧血（X-linked sideroblastic anemia：XLSA）であり、それに続き、ミトコンドリアDNA異常に伴うPearson marrow pancreas症候群（PMPS）、ミトコンドリア内膜のグリシン輸送にかかわるSLC25A38遺伝子変異が同定された。このほか、鉄-硫黄クラスター合成・輸送にかかわる遺伝子変異、ミトコンドリア

tRNA関連遺伝子など複数の遺伝子の変異が報告されている。

後天性鉄芽球性貧血は、抗結核薬などによる薬剤性、鉛中毒、銅欠乏、アルコール性および低リン性などビタミンB6欠乏に続発する二次性鉄芽球性貧血がある。ビタミンB6はALAS2の補酵素であるため、その欠乏により、ALAS2活性が低下し鉄芽球性貧血の発症に至る。このほか、血球に形態異形成が認められる場合や染色体異常が認められる場合、もしくはSF3B1（splicing factor 3B subunit 1）遺伝子の変異を認める場合は、MDSを疑う必要がある。MDSにおける鉄芽球性貧血の詳細は他項を参照（☞骨髄異形成症候群_p.125.）。

鑑別診断

遺伝性鉄芽球性貧血では、貧血の程度は、病型により異なり軽度〜中等度まで認められる ❾。原因遺伝子が同一であっても、変異の部位によって重症度は異なる。XLSAでは小球性低色素性貧血を示し、全身の鉄過剰状態を呈する。SLC25A38遺伝子変異による遺伝性鉄芽球性貧血では、常染色体劣性遺伝を示し、高度の小球性貧血と鉄過剰を呈する。XLSAと類似した臨床症状および検査データを示すため、確定診断には遺伝子検査が必要である。PMPSでは、正球性から大球性貧血を呈し、好中球減少および血小板減少を伴うことがある。造血異常のみならず代謝性アシドーシス、運動失調（ataxia）および膵外分泌不全を併発するため予後不良である。また、欧米から、鉄-硫黄クラスターの合成にかかわるGLRX5およびABCB7を含めた遺伝子異常の報告がなされているが、いずれもミトコンドリアの機能障害の結果、ミトコンドリアに鉄沈着が生じると考えられている。そのほか、わが国では原因遺伝子が特定されない鉄芽球性貧血患者が2割ほど認められることから、既報の遺伝子以外にも原因となる遺伝子が存在すると考えられる。

検査所見

XLSAおよびSLC25A38遺伝子変異による鉄芽球性貧血では、貧血が主な症候を呈し、小球性貧血となり、血清フェリチンが増加する。鉄過剰症が続発する結果、造血組織以外の臓器障害（運動失調、代謝性アシドーシス、膵外分泌不全、インスリン依存性糖尿病、聴力障害など、❾）、小球性〜大球性貧血まで多様である。

予後・治療

遺伝性鉄芽球性貧血の自然歴や予後に関しては、きわめてまれな疾患であるため不明である。その原因遺伝子のみならず、遺伝子変異の部位ごとに予後が異なる。XLSAでは半分以上の症例で、ピリドキシン（ビタミンB6）に反応す

❽ 鉄芽球性貧血の分類

遺伝性鉄芽球性貧血	変異遺伝子	ALAS2, PMP2, SLC25A38, その他
後天性鉄芽球性貧血	薬剤性、中毒性	抗結核薬、鉛中毒、銅欠乏など
	アルコール性	ヘム合成阻害障害、ビタミンB6欠乏
	環状鉄芽球を伴う骨髄異形成症候群	環状鉄芽球15％以上、SF3B1変異がある場合5％以上

SF3B1：splicing factor 3b subunit 1.

❾ 遺伝性鉄芽球性貧血の原因遺伝子と症候

疾患	原因遺伝子	遺伝形式	貧血のタイプ	合併症
XLSA（SA1）	ALAS2	X連鎖劣性	小球性貧血*	鉄過剰症
SA2	SLC25A38	常染色体劣性	小球性貧血	鉄過剰症
SA3	GLRX5	常染色体劣性	小球性貧血	鉄過剰症
SA4	HSPA9	常染色体劣性	小球性貧血	鉄過剰症
XLSA/A	ABCB7	X連鎖劣性	小球性貧血	失調症状
PMPS	mtDNA	母系/孤発例	大球性貧血	代謝性アシドーシス，膵外分泌不全，腎不全
TRMA	SLC19A2	常染色体劣性	正〜大球性貧血	糖尿病，聴力障害，難聴，心奇形
MLASA1	PUS1	常染色体劣性	正〜大球性貧血	乳酸アシドーシス，筋症，心筋症
MLASA2	YARS2	常染色体劣性	正〜大球性貧血	乳酸アシドーシス，筋症，心筋症
SIFD	TRNT1	常染色体劣性	小球性貧血	鉄過剰症，難聴，発熱，心筋症，発達障害
N/A	NDUFB11	X連鎖劣性	正球性貧血	乳酸アシドーシス

*女性患者の一部に大球性変化を示すデータがある.
XLSA：X連鎖性鉄芽球性貧血
SA：鉄芽球性貧血
XLSA/A：運動失調を伴うXLSA
PMPS：Pearson marrow pancreas 症候群
TRMA：チアミン反応性巨赤芽球性貧血
MLASA：myopathy, lactic acidosis, and sideroblastic anemia

SIFD：sideroblastic anemia, B-cell immunodeficiency, periodic fevers. and developmental delay
N/A：not available
（Furuyama K, et al：Iron metabolism in erythroid cells and patients with congenital sideroblastic anemia. *Int J Hematol* 2018；107：44 をもとに作成.）

ることが知られているが，その反応性はXLSAにおける遺伝子部位によって異なる．チアミン反応性巨赤芽球性貧血（thiamine-responsive megaloblastic anemia：TRMA）ではビタミンB_1投与に反応を示す．そのほかの病型では特異的な薬物療法がないため，貧血に対する輸血や，輸血後鉄過剰症に対する鉄キレート療法を行う．XLSAおよびSIFD（sideroblastic anemia, B-cell immunodeficiency, periodic fevers, and developmental delay）などの遺伝性鉄芽球性貧血に対して造血幹細胞移植を行ったとする数例の報告があるが，今後，前処置などを含め総合的な検討が必要と考えられる.

無トランスフェリン血症 atransferrinemia, 低トランスフェリン血症 hypotransferrinemia

概念

- 血清トランスフェリンが高度に低下した病態であり，先天性および後天性の成因がある.
- 無トランスフェリン血症といっても，トランスフェリンの完全な欠損は致死的な要因であるため，微量ながら血清トランスフェリンが存在している．したがって，本症は低トランスフェリン血症と呼称されることもある.

病態生理

血清トランスフェリンは，腸管あるいは末梢組織から骨髄へ鉄を運搬する蛋白である．したがって，血清トランスフェリンが高度に欠乏すると，赤芽球に鉄が運搬されずヘモグロビン合成が妨げられ，鉄欠乏性貧血の像を呈する．一方で，鉄吸収はむしろ亢進してい

るために，諸臓器に過剰の鉄沈着を起こし，ヘモジデローシスやヘモクロマトーシスを発症する．トランスフェリンの欠乏は後天性では，肝臓での合成低下，腎臓や腸管からの喪失過剰，血清から炎症巣への移行などの病態で引き起こされる.

病因

遺伝性の無トランスフェリン血症は，まれな疾患であり，1961年Heilmeyerが報告して以来，約20例の報告があるにすぎない．本症は，通常乳幼児期に発症し，鉄剤不応性の低色素性貧血を呈する．常染色体劣性の遺伝形式をとるとされているが，症例によっては遺伝形式が不明な場合もある．遺伝子解析の結果，c.1504 G＞T，c.1429 G＞C，c.394 G＞Tなどのさまざまな変異が報告された．このほか，2種以上のヘテロ接合体変異を2つのアレルに有する症例やイントロン塩基置換の報告もある．末梢血は不応性の小球性低色素性貧血の像を呈する．血清鉄は$10〜60 \mu g/dL$と低下し，鉄欠乏性貧血とは異なり，TIBCでは$20〜70 \mu g/dL$と著減する．血清トランスフェリンを定量すると高度に減少している．骨髄は赤芽球過形成で，鉄芽球の減少をみる．腸管からの鉄吸収は亢進している．血清フェリチンは組織内鉄の増加を反映し上昇する.

治療

先天性無トランスフェリン血症においては，トランスフェリン製剤を補充することが最も有効な治療法である．通常，輸注したトランスフェリンは1週間程度の寿命しかないが，貧血に対する効果は数か月続く．最低維持すべき血中トランスフェリン値としては，15

～30 mg/dL を目安として輸注を繰り返す．この値は正常の血中トランスフェリン値の 1/10 以下であるが，それでも特別な症状はみられなくなる．後天性無トランスフェリン血症では，原疾患に対する治療を行うことが原則である．

ポルフィリン症 porphyria

概念

- ●ポルフィリン症は，ポルフィリンまたはその前駆物質が蓄積され大量に排泄する疾患である．
- ●先天性にヘム合成経路の酵素欠損によって発症するほか，血液疾患（鉄過剰症），感染症（HIV 感染症，C 型肝炎），および中毒（アルコール，ベンゼン，鉛）など後天的に生ずる場合もある．
- ●ヘム合成早期の前駆物質 δ-アミノレブリン酸（ALA）あるいはポルホビリノゲン（porphobilinogen：PBG）の蓄積は，神経症状を発症させ，腹痛，神経ニューロパチーを含む急性発症を伴う．
- ●ヘム代謝経路の後半に位置する基質の蓄積は，皮膚病変を起こし，特に光線過敏症が特徴である．神経学的症状と皮膚症状の両方がみられる病型もある．

疾患分類

先天性ポルフィリン症は，ヘム生合成系にかかわる8 種の酵素欠損によることが知られているが（❿），ウロポルフィリノゲン脱炭酸酵素では，その異常のタイプにより，晩発性皮膚ポルフィリン症（porphyria

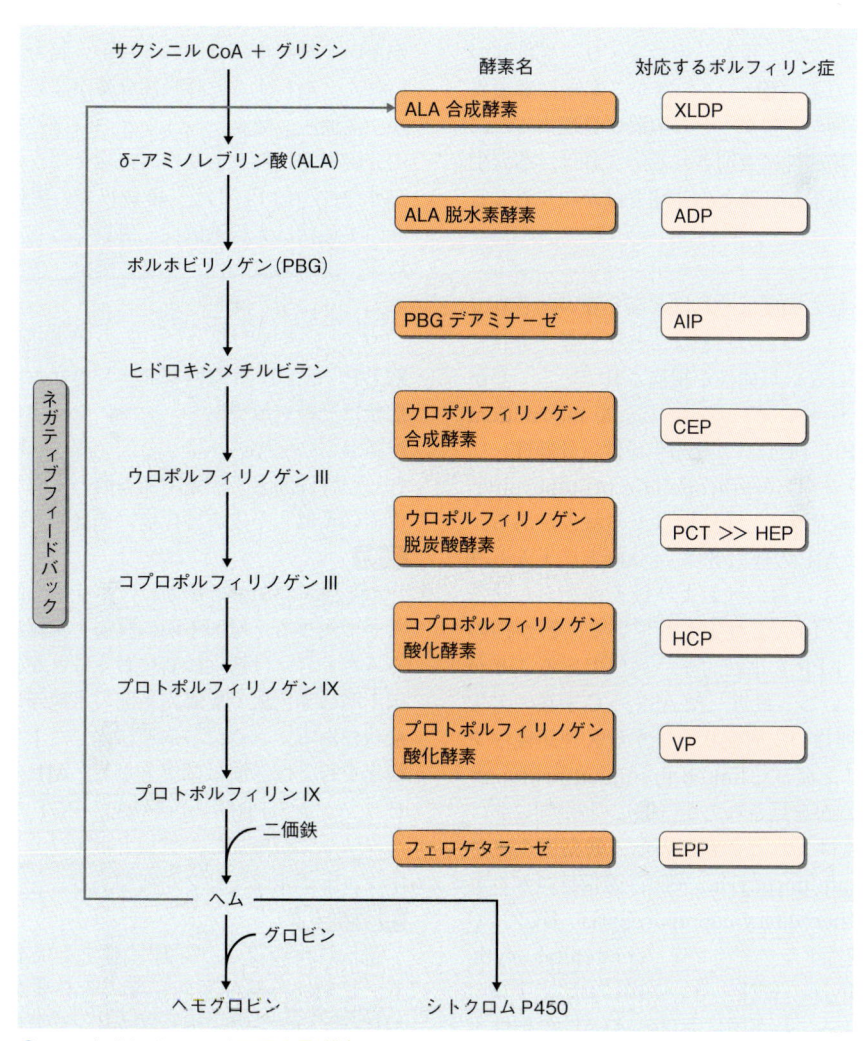

❿ヘム合成経路および関連するポルフィリン症

XLDP：X 連鎖優性プロトポルフィリン症
ADP：ALAD 欠損性ポルフィリン症
AIP：急性間欠性ポルフィリン症
CEP：先天性骨髄性ポルフィリン症
PCT：晩発性皮膚ポルフィリン症
HEP：肝赤芽球性ポルフィリン症

HCP：遺伝性コプロポルフィリン症
VP：異型ポルフィリン症
EPP：赤芽球性急性プロトポルフィリン症．
（Bissell DM, et al：Porphyria. *N Engl J Med* 2017：377：862 をもとに作成．）

⓫ ポルフィリン症の分類と遺伝形式

発症形式	代謝産物蓄積部位	病名	原因遺伝子	遺伝形式
急性型（神経症状）	肝性	ALAD 欠損性ポルフィリン症（ADP）	ALA 脱水素酵素	劣性
	肝性	急性間欠性ポルフィリン症（AIP）	ポルホビリノゲン（PBG）デアミナーゼ	優性
	肝性	遺伝性コプロポルフィリン症（HCP）	コプロポルフィリノゲン酸化酵素	優性
	肝性	異型ポルフィリン症（VP）	プロトポルフィリノゲン酸化酵素	優性
非急性型（皮膚症状）	肝性	晩発性皮膚ポルフィリン症（PCT）	ウロポルフィリノゲン脱炭酸酵素	優性
	肝赤芽球性	肝赤芽球性ポルフィリン症（HEP）	ウロポルフィリノゲン脱炭酸酵素	劣性
	赤芽球性	先天性骨髄性ポルフィリン症（CEP）	ウロポルフィリノゲン合成酵素	劣性
	赤芽球性	赤芽球性プロトポルフィリン症（EPP）	フェロケラターゼ	優性
	赤芽球性	X 連鎖優性プロトポルフィリン症（XLDP）	ALA 合成酵素	X 連鎖優性

cutanea tarda：PCT）および肝赤芽球性ポルフィリン症（hepatoerythropoietic porphyria：HEP）の2病型が発症する．このため，現在，ポルフィリン症は9つの病型に分類される（⓫）．このほか，本症は酵素異常による代謝産物の蓄積が，どの臓器に発現するかによって肝性と赤芽球性に大別される．これは，ヘム生合成系酵素の発現量が肝臓と赤芽球ではかなり異なることによる．

［頻度・疫学］

ポルフィリン症の頻度はそれほど高くないとされてきたが，最近，いくつかの病型はこれまで考えられてきたほどまれではない可能性が指摘されている．わが国では急性間欠性ポルフィリン症（acute intermittent porphyria：AIP），PCT および赤芽球性（骨髄性）プロトポルフィリン症（erythropoietic protoporphyria：EPP）が比較的多く，400 例以上の報告がある．欧米においては AIP の保因者は，2,000 人に 1 人とされ，PCT の有病率は遺伝性および後天性をあわせると，10 万人に 5～10 人と推定されている．わが国の疫学調査では，EPP も比較的多い病型であることが明らかとされている．最近，ALAS2 の C 末端の欠失により EPP と同様の皮膚症状を呈する X 連鎖優性プロトポルフィリン症（X-linked dominant protoporphyria：XLDP）が発見されたが（⓾），わが国における XLDP の頻度はまれとされている．異型ポルフィリン症（variegate porphyria：VP），遺伝性コプロポルフィリン症（hereditary coproporphyria：HCP）および先天性骨髄性ポルフィリン症（congenital erythropoietic porphyria：CEP）もわが国において少ないながら認められる．わが国における ALAD 欠損性ポルフィリン症（ALAD-deficiency porphyria：ADP）および HEP の報告例は数症例とまれである．

［臨床症状・病態生理］

急性型の代表的な病型である AIP は，18～45 歳時に好発し女性に多い．その主症状は，腹部症状，神経症状，精神症状が三大症状である．症状は 2～3 日の間に急性増悪する．腹部症状は腹痛，嘔吐および便秘が多い．神経症状は強い疲労感，脱力，しびれ感，けいれん，進行すると呼吸筋麻痺が認められる．このほか，高血圧，頻脈，発汗などの自律神経症状，種々の内分泌異常に低ナトリウム血症を伴うことがある．

非急性型の PCT は，40 歳以上の男性に好発する．その主症状は光線過敏性皮膚炎であり，痛みのない水疱疹，皮膚の脆弱性，皮膚の瘢痕，多毛症などを呈する．

プロトポルフィリン症の両病型（EPP および XLDP）は，1～3 歳時に発症し男女差はない．その主症状は光線過敏であり，急激に発症する皮膚の痛み，浮腫および瘙痒感を呈する．光線への曝露を繰り返すと，口唇周囲および指関節周囲の皮膚肥厚を呈し，強皮症に類似した皮膚硬化症に進展する．

［診断］

ポルフィリン症の診断は，本症を念頭におけるかどうかで決まる．原因不明の腹痛，神経症状，皮膚症状をみたときには鑑別診断におくことが必要である．原因不明の赤色尿や皮膚露光部の水疱疹は特徴的な臨床症状である．さらに各病型に応じたポルフィリン体の検出を行えば診断は確実となる．AIP では尿中ポルホビリノゲン（PBG）が著増し，PCT では尿中ウロポルフィリンが増加し，プロトポルフィリン症では，血中プロトポルフィリンが増加する．

［予防・治療］

遺伝性ポルフィリン症に対する根本的な治療はなく，日頃から発症予防に努める必要がある．まず，AIP などの急性型のポルフィリン症では，十分なカロリー摂取を常に心がけ，発症誘因を回避することが必要である．代表的誘因として①バルビツール酸系などの薬物摂取，②月経前期，妊娠，分娩，③ストレス，飢餓，発熱などが知られている．

一方，PCT など皮膚症状の強い病型では日光を避

けることが第一である．発症後には補液，制吐薬，鎮痛薬および抗けいれん薬を適時使用する．ヘムアルギネート製剤が病状改善に有効であることが知られている．

（小船雅義，井山　諭，菊地尚平）

●文献

1) 新津洋司郎ほか：鉄欠乏性貧血．浅野茂隆ほか（監）．三輪血液病学．東京：文光堂；2006．p.1000.

2) 藤原　亨ほか：鉄欠乏性貧血の診断・診断基準．日本鉄バイオサイエンス学会治療指針作成委員会（編）．鉄剤の適正使用による貧血治療指針，改訂第3版．札幌：響文社；2015.

3) Camaschella C：Iron-deficiency anemia. *N Engl J Med* 2015；372：1832.

4) Furuyama K, et al：Iron metabolism in erythroid cells and patients with congenital sideroblastic anemia. *Int J Hematol* 2018；107：44.

5) Bissell DM, et al：Porphyria. *N Engl J Med* 2017；377：862.

巨赤芽球性貧血 megaloblastic anemia

概念・定義

●巨赤芽球性貧血とは，巨赤芽球の出現を特徴とするDNA合成の障害による造血障害をいう．

●ビタミンB_{12}や葉酸はDNA合成に必要であり（⑫），ビタミンB_{12}あるいは葉酸の欠乏はDNA合成の障害をきたすが，RNAや蛋白質の合成は障害されない．その結果，細胞核の成熟は障害されるが，細胞質の分化・成熟は障害されず，核は未熟であるのに対して細胞質は成熟傾向を示す赤芽球が骨髄中に出現する（核–細胞質の成熟の非同時性）．このような赤芽球を巨赤芽球という．

●DNA合成障害のために骨髄における造血の早期に細胞が崩壊し（無効造血），貧血などの血球減少を生じる．末梢血は大球性貧血を呈する．

病因

巨赤芽球性貧血の病因は，①ビタミンB_{12}欠乏，②葉酸欠乏，③先天的および後天的なプリン・ピリミジン体の合成異常の3つに大別される（⑬）．悪性貧血（pernicious anemia）は，自己免疫的な機序のビタミンB_{12}欠乏による巨赤芽球性貧血のことをいい，その悪性という名称はかつて有効な治療法が確立するまで致死的であったことに由来するが，現代では生命予後は良好である．

病態生理

正常では，食事中に含まれるビタミンB_{12}は蛋白と結合しており，胃液の酸によって遊離し，ハプトコリン（haptocorrin；トランスコバラミン〈transcobalamin；TC〉I，Rバインダーともいう）と結合する．

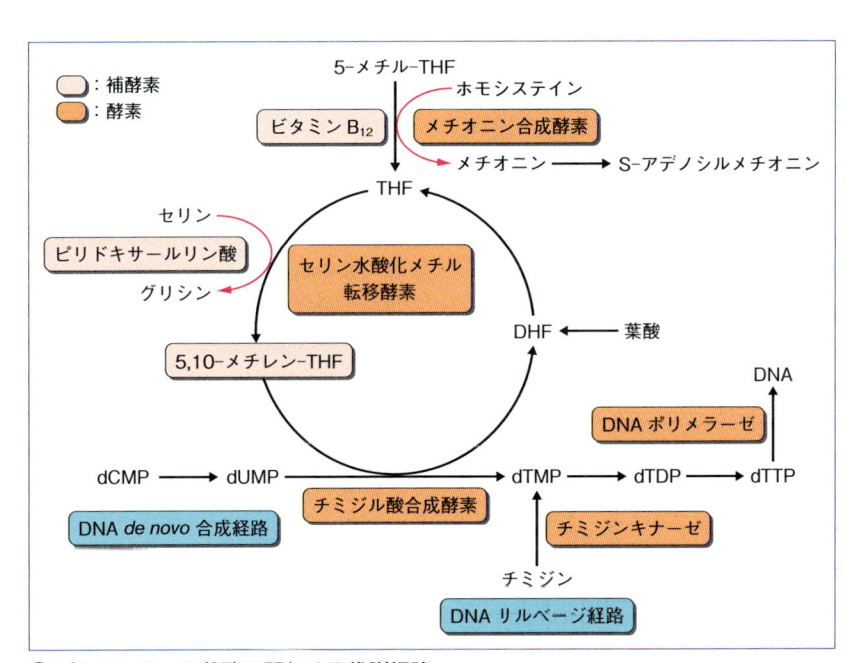

⑫ ビタミンB_{12}と葉酸の関与する代謝経路

THF：tetrahydrofolate（テトラヒドロ葉酸），DHF：dihydrofolate（ジヒドロ葉酸），dCMP：deoxycytidine monophosphate，dUMP：deoxyuridine monophosphate，dTMP：deoxythymidine monophosphate，dTDP：deoxythymidine 5'-diphosphate，dTTP：deoxythymidine 5'-triphosphate.

⓭ 巨赤芽球性貧血の原因

1. ビタミン B12 欠乏	摂取不足		極端な菜食主義, 慢性アルコール中毒
	吸収障害	胃に原因	悪性貧血 胃全摘 Zollinger-Ellison 症候群
		小腸に原因	回腸末端の病変:回腸切除, Crohn 病, 吸収不良症候群 盲係蹄症候群(blind loop syndrome) 広節裂頭条虫症
		膵機能不全	
2. 葉酸欠乏	摂取不足		偏食, 慢性アルコール中毒
	需要増大		妊娠, 溶血性貧血, 悪性腫瘍, 剥脱性皮膚炎
	吸収障害		盲係蹄症候群や吸収不良症候群, 薬剤(経口避妊薬, 抗けいれん薬)
3. 先天的および後天的なプリン・ピリミジン体の合成異常	先天性異常		Imerslund-Gräsbeck 症候群, メチルマロン酸尿症, Lesch-Nyhan 症候群
	薬剤性		代謝拮抗薬, 抗ウイルス薬 笑気ガス
	原因不明		先天性赤血球異形成貧血, 骨髄異形成症候群, 赤白血病

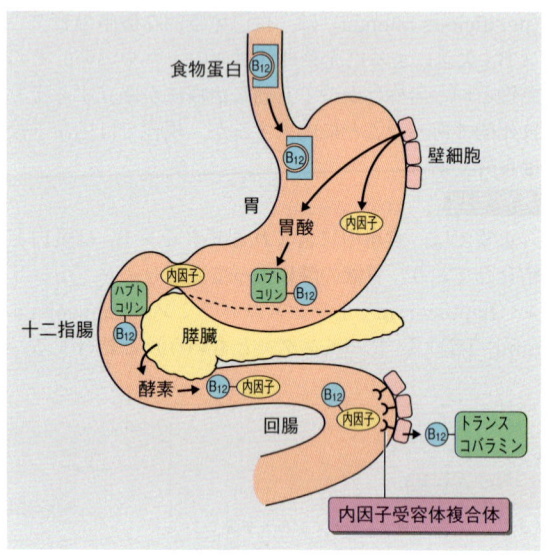

⓮ ビタミン B12 の吸収の経路

食物中のビタミン B12 は蛋白質と結合しており, 胃酸下で解離してハプトコリンに結合する. 十二指腸で膵液の蛋白分解酵素によってハプトコリンが分解されてビタミン B12 は胃の壁細胞から分泌された内因子と結合する. 回腸の粘膜上皮の細胞表面にあるキュビリンと amnionless から成る内因子受容体複合体と結合して吸収される. 吸収されたビタミン B12 はトランスコバラミン II と結合して血中を流れ, 細胞内にとり込まれる.

胃の酸性環境下では内因子よりもハプトコリンのほうが親和性が強く結合が優位であるが, 十二指腸に移行すると膵酵素によってハプトコリンが分解されて, ビタミン B12 は胃の壁細胞から分泌される内因子と結合する. 回腸末端にあるビタミン B12-内因子複合体に対する受容体はキュビリン(cubilin), amnionless など複数の分子から構成される複合体で, これを介して吸収される(⓮). また, 1~5%のビタミン B12 は受動的拡散によって吸収される. 吸収されたのち, 血液中のビタミン B12 は TC II と結合して全身に運ばれて, 細胞膜にある TC II の受容体を介して細胞内にとり込まれる.

ビタミン B12 欠乏

悪性貧血では, 抗内因子抗体や胃酸分泌を担うプロトンポンプの H^+/K^+-ATPase を認識する抗胃壁細胞抗体などの自己抗体を認め, 自己免疫機序によって発症すると考えられている. これらによって, ビタミン B12 と内因子の結合阻害, 壁細胞の破壊, 胃粘膜の萎縮(萎縮性胃炎〈A型胃炎〉)が起こることで, 胃内の低酸・無酸状態に起因する食物からのビタミン B12 の遊離不全, 内因子の分泌不全などによってビタミン B12 の吸収が障害される.

ビタミン B12 は動物性食品に主に含まれ, 日本人の1日の平均摂取量が $7\,\mu g$ であるのに対して, 1日の消費量は約 $2.5\,\mu g$ である. 極端な菜食主義者や栄養失調以外ではビタミン B12 欠乏はまれである. 慢性アルコール中毒患者におけるビタミン B12 摂取不足は, 食事を十分に摂取しないことによる.

ビタミン B12 は主に肝臓に約 $3\sim5\,mg$ が貯蔵されている. 胃全摘後には内因子が欠乏してビタミン B12 が吸収されず, 欠乏症となる. 胃全摘の5年後頃に貯蔵量が欠乏するようになり巨赤芽球性貧血を発症することが多い.

ビタミン B12 の吸収部位である回腸末端の病変による巨赤芽球性貧血には, 回腸切除症例や Crohn 病, 吸収不良症候群などがある. 盲係蹄症候群(blind loop syndrome)では, 腸管内細菌叢の異常増殖によってビタミン B12 の吸収が競合的に阻害されるためにビタミン B12 欠乏をきたす. 広節裂頭条虫症では, 虫体によるビタミン B12 の吸着によってビタミン B12 欠乏が起こる.

遺伝性の若年性巨赤芽球性貧血の Imerslund-Gräsbeck 症候群は，ビタミン B_{12}-内因子複合体に対する受容体複合体の構成分子のキュビリン，amnionless などの遺伝子の両アレルの変異によるビタミン B_{12} の吸収障害である．また，内因子の遺伝子の両アレルの変異ではビタミン B_{12} 欠乏となる．

葉酸欠乏

食物中に含まれる葉酸は，空腸粘膜上皮の刷子縁の脱抱合酵素コンジュガーゼ（conjugase）によってポリグルタミン酸型からモノグルタミン酸型になり，小腸上部から容易に吸収されて血中に移行する．吸収された葉酸は 5-メチルテトラヒドロ葉酸（5-methyltetrahydrofolate：5-メチル-THF）の形で全身に運ばれる．経口避妊薬やフェニトインやプリミドンなどの抗けいれん薬はコンジュガーゼの阻害によって葉酸の吸収を障害し，葉酸欠乏をきたす．

葉酸は緑色野菜やレバーなどの動物性食品に多く含まれ，加熱処理によって急速に分解消失する．そのため，加熱処理した料理に偏った食事では葉酸不足となる．約 5～10 mg が体内に貯蔵されている．1 日の必要量は約 50～100 μg であり，日本人の 1 日あたりの平均摂取量は約 300 μg であり，摂取不足による欠乏症はまれであるが，旺盛な発育，妊娠，炎症，悪性疾患などで需要が増えると欠乏に陥りやすい．また，ビタミン B_{12} に比べて葉酸は貯蔵量に対する 1 日の必要量が多いため，供給がなくなると数か月で葉酸欠乏となる．葉酸摂取不足による巨赤芽球性貧血の原因には，偏食や慢性アルコール中毒がある．慢性アルコール中毒患者では，食事を十分に摂取しないことが多いために不足する．葉酸吸収障害の原因となる盲係蹄症候群や吸収不良症候群では，葉酸欠乏とともにビタミン B_{12} やほかの栄養素も欠乏する．

ビタミン B_{12} と葉酸の相互作用

細胞内で，ビタミン B_{12} はメチオニン合成酵素の補酵素として働き，5-メチル-THF を活性葉酸である THF に変換する．THF はプリン，ピリミジン塩基の合成に用いられる．ビタミン B_{12} あるいは葉酸の欠乏は DNA 合成を障害する．また，ビタミン B_{12} は，ミトコンドリアにおいてメチルマロニル CoA ムターゼの補酵素としてメチルマロニル CoA をスクシニル CoA に変換する反応に関与する．合成されたスクシニル CoA は TCA 回路で利用される．

先天的および後天的なプリン・ピリミジン体の合成異常

メチルマロン酸尿症などの先天異常などでは，細胞内での補酵素型ビタミン B_{12} への転換障害によるビタミン B_{12} の利用障害によって巨赤芽球性貧血をきたす．Lesch-Nyhan 症候群はヒポキサンチン・グアニンホスホリボシルトランスフェラーゼ欠損症であり，

DNA 合成障害による巨赤芽球性貧血を呈し，高尿酸血症，自傷行為が特徴である．そのほかに巨赤芽球性貧血を呈するものに，オロト酸尿症や，家族性のチアミン反応性巨赤芽球性貧血症候群，後天性の骨髄異形成症候群などがある．

メトトレキサートなどの葉酸拮抗薬，6-メルカプトプリンなどのプリン拮抗薬，5-フルオロウラシルなどのピリミジン拮抗薬は DNA 合成障害をきたして血液細胞の巨赤芽球性変化をきたす（❻）．笑気ガスは，ビタミン B_{12} を酸化してメチオニン合成酵素を非可逆的に不活性化して巨赤芽球性貧血を引き起こし，ビタミン B_{12} の血中濃度は正常であることが多い．

疫学

巨赤芽球性貧血のなかで，ビタミン B_{12} 欠乏の頻度が葉酸欠乏よりもはるかに多い．日本の調査研究では，悪性貧血 61 %，胃切除後ビタミン B_{12} 欠乏 34 %，その他のビタミン B_{12} 欠乏 2 %，葉酸欠乏 2 %と報告されている．悪性貧血の発症頻度は北欧・米国白人に多く，10 万人あたりの年間発症率は北欧・米国白人の 10～50 人に対して日本を含むアジアでは 1～5 人である．発症は高齢者に多く，発症のピークは 65 歳である．

臨床症状

動悸，息切れ，全身倦怠感，めまい，頭痛などの貧血の一般的な症状以外に，巨赤芽球性貧血に特徴的な症状として，骨髄内溶血を反映する皮膚の軽度黄疸がみられることがある．また，舌の発赤，乳頭萎縮，疼痛がみられることがあり，Hunter 舌炎と呼ばれる（❻）．萎縮性胃炎に伴う消化器症状などを合併する．年齢に不相応な白髪がみられることもある．

ビタミン B_{12} 欠乏では，脊髄の後索と側索の脱髄（亜急性連合性脊髄変性症）がみられ，指趾のしびれ感，異常感覚，感覚鈍磨が上行し，位置覚および振動覚の減弱などの深部感覚障害，腱反射の減弱，時に亢進，病的反射，歩行障害がみられることがあり，Romberg 徴候が陽性となる．これらの神経症状は，診断時に約 30 %の症例で認められる．高齢者では認知症，抑うつなどの精神症状を呈することがある．脾臓の軽度腫大を認め，悪性貧血の 20～30 %で触知する．悪性貧血では，他の種々の臓器特異性自己抗体，さらには他の自己免疫疾患の合併がしばしばみられ，なかでも最も多いものは慢性甲状腺炎で頻度は 3～30 %と報告されている．なお，悪性貧血では胃癌発症の危険率が 2～3 倍に上昇するとされており，胃癌は注意すべき合併症である．

なお，亜急性連合性脊髄変性症は，ビタミン B_{12} 欠乏の巨赤芽球性貧血に特徴的なものであり，葉酸欠乏では神経症状は通常みられない．

❶⑤ 巨赤芽球性貧血の原因薬剤

葉酸拮抗薬	メトトレキサート	抗癌薬/免疫抑制薬
	ペメトレキセド	抗癌薬
	トリメトプリム	抗菌薬
	サラゾスルファピリジン	炎症性腸疾患治療薬
	トリアムテレン	利尿薬
プリンアナログ	6-メルカプトプリン	抗癌薬
	アザチオプリン	免疫抑制薬
	アシクロビル	抗ウイルス薬
ピリミジンアナログ	5-フルオロウラシル	抗癌薬
	ジドブジン	抗ウイルス薬
リボヌクレオチド還元酵素阻害薬	ヒドロキシカルバミド	抗癌薬
	シタラビン	抗癌薬
葉酸の吸収抑制	フェニトイン	抗けいれん薬
	フェノバルビタール	抗けいれん薬
	プリミドン	抗けいれん薬
	カルバマゼピン	抗けいれん薬
	卵胞ホルモン・黄体ホルモン合剤	経口避妊薬
	サイクロセリン	抗結核薬
ビタミン B_{12} 吸収障害（長期投与で）	オメプラゾール	プロトンポンプ阻害薬
	ランソプラゾール	プロトンポンプ阻害薬
その他	笑気ガス	麻酔薬
	パラアミノサリチル酸	抗結核薬
	メトホルミン	糖尿病治療薬
	コルヒチン	痛風発作治療薬
	三酸化ヒ素	抗癌薬

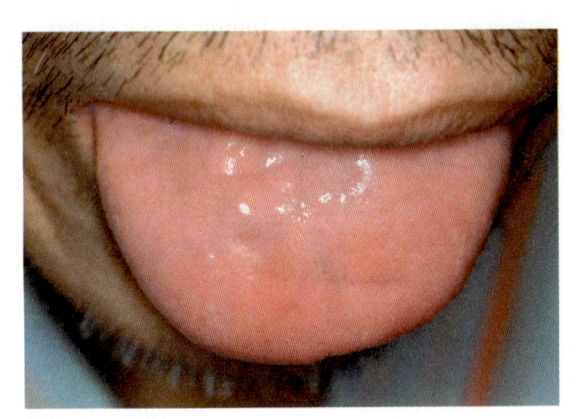

❶⑥ Hunter 舌炎

検査

　大球性貧血を呈し，平均赤血球容積（MCV）値が120 fL 以上であることが多い．赤血球に Howell-Jolly 小体や Cabot 環状体を認める．無効造血のために，進行例では白血球と血小板の減少を伴った汎血球減少を認める．5 分葉以上の好中球が 6％以上を占める，または 6 分葉以上の好中球を 1％以上認めることを過分葉好中球というが，その過分葉好中球や，巨大桿状核好中球が認められる．骨髄での無効造血を反映して，間接型優位の血清ビリルビン値の上昇，LDH の増加（アイソザイムでは LDH1＞LDH2），ハプトグロビンの低下などの溶血所見がみられるが，網赤血球数は増加せず，むしろ減少していることが多い．顆粒球系の無効造血を反映して，リゾチーム値の上昇がみられる．骨髄は過形成であり，赤芽球の増加がみられる．赤芽球は大きく，核は未熟であるのに対して細胞質は成熟傾向を示し（核-細胞質の成熟の非同時性），巨赤芽球と呼ばれる（❶⑦a）．巨大後骨髄球（❶⑦b）や核の過分葉の好中球も認められる．巨核球の変化は少ない．

　メチオニン合成酵素の活性低下によって，その基質であるホモシステインの血中濃度が上昇する．ビタミン B_{12} 欠乏ではメチルマロニル CoA ムターゼの活性低下によってその基質のメチルマロン酸の尿中の濃度が上昇し，ビタミン B_{12} 欠乏に特異的である．ビタミン B_{12} 欠乏では血清ビタミン B_{12} 値の低下を認め，葉酸欠乏では葉酸レベルの低下を認める．

　悪性貧血では抗内因子抗体，抗胃壁細胞抗体がみられる．抗内因子抗体は特異性が高く，特異度 90％以

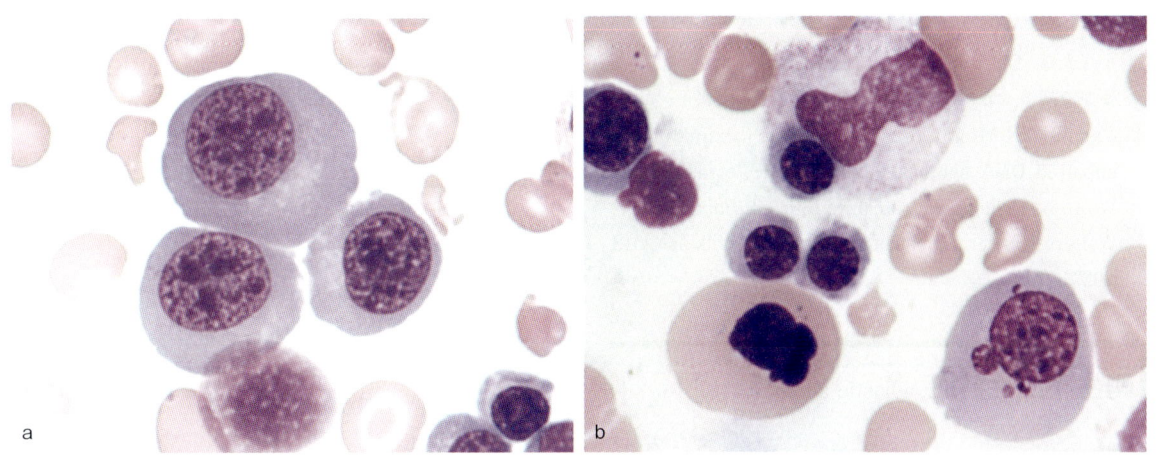

⓱ 巨赤芽球性貧血における巨赤芽球（a）と巨大後骨髄球（b）
メイ−ギムザ染色，×1,000.

上であるが感度は 50 ％程度であり，抗胃壁細胞抗体は感度が高く 90 ％であるが，特異度は 50 ％程度でほかの萎縮性胃炎でも陽性になることがあり，特異性に乏しい．

診断

大球性貧血で LDH 高値，間接型優位のビリルビン高値があるが，溶血性貧血とは異なり網赤血球の増加はなく，骨髄検査で巨赤芽球を認める．輸血やビタミン剤などが投与されると，ビタミン B₁₂ 欠乏と葉酸欠乏の場合には赤芽球の形態異常が消失するので注意が必要である．

ビタミン B₁₂ 欠乏と葉酸欠乏は，血清のビタミン B₁₂ あるいは葉酸の値の低下から診断できる．それぞれの鑑別が困難な場合には，補充をして 5〜10 日後の網赤血球の増加の反応をみてもよい．その場合には，まずビタミン B₁₂ の投与を行い，反応があればビタミン B₁₂ 欠乏症と診断できる．反応がなれければ葉酸を投与する．ビタミン B₁₂ 欠乏に葉酸を投与すると反応がみられるので注意が必要である．ただし，その場合には神経所見の改善はみられない．

悪性貧血は，胃内視鏡検査で萎縮性胃炎を認め，内因子に対する自己抗体を検出することから診断する．Schilling テストは，^{57}Co 標識ビタミン B₁₂ を内服させた後に非放射性ビタミン B₁₂ を筋注し，尿中に排泄される ^{57}Co 標識ビタミン B₁₂ を測定することによって悪性貧血を診断する方法である．悪性貧血では尿中排泄量の低下がみられる．現在では，血清ビタミン B₁₂ の定量と抗内因子抗体検査ができるので，この検査は日本では行われていない．

治療

ビタミン B₁₂ 欠乏症におけるビタミン B₁₂ の補給は，非経口投与を原則とする．ビタミン B₁₂ 1,000 μg

を 1 週間連日投与し，その後，計 20 回まで，あるいは貧血が改善するまで 1〜2 週間に 1 度投与する．その後は維持療法として 2〜3 か月に 1 度投与を続ける．初期治療後，3 か月に 1 度のビタミン B₁₂ 1,000 μg の投与を維持療法として生涯継続する．通常，血液所見は 1 か月ほどで正常化する．舌炎や消化器症状，精神症状はビタミン B₁₂ の投与開始から比較的早期に改善するが，神経症状の改善はゆっくりで数か月を要し，長期間経過した症状は完全には消失せずに残存することがある．造血回復とともに鉄欠乏状態が顕在化して貧血が十分に改善せず，鉄剤の投与を必要とすることがある．最近では，高用量のビタミン B₁₂ の経口投与でもビタミン B₁₂ の受動的拡散による吸収によって同等の効果がみられるとの報告がある．

葉酸の吸収は吸収障害がなければ非常に良好であるため，5 mg 程度の少量の連日の経口投与で効果がある．妊婦，溶血性貧血患者，抗けいれん薬服用者などでは予防的投与も考慮する．葉酸欠乏では通常，葉酸を経口投与し，食事療法が重要である．経口摂取ができない場合には，葉酸を非経口投与する．食事療法では，加熱していない緑色野菜（葉酸は加熱処理によって壊される）を十分に摂取するように指導する．

ビタミン B₁₂ と葉酸は水溶性であり，大量に投与しても速やかに尿中に排泄されるために，過剰投与などによる副作用はあまり問題にならない．

盲係蹄症候群によるビタミン B₁₂ 欠乏症では，抗菌薬によって細菌の異常増殖を抑制する．効果がみられないときにはビタミン B₁₂ 補充療法を行う．広節裂頭条虫が原因の際には，駆虫を行う．

（臼杵憲祐）

● 文献
1) 小峰光博：DNA 合成による貧血．浅野茂隆ほか（監）．三輪血液病学．第3版．東京：文光堂；2006．p.974.
2) Carmel R：Megaloblastic anemias：disorders of impaired DNA synthesis. In：Greer JP, et al, editors. Wintrobe's clinical hematology. 13th ed. Philadelphia：Wolters Kluwer/Lippincott Williams & Wilkins；2013. p.927.

再生不良性貧血 aplastic anemia

概念

● 再生不良性貧血は，末梢血でのすべての血球の減少（汎血球減少）と骨髄の細胞密度の低下（低形成）を特徴とする症候群である．

● 同じ徴候を示す疾患群から，概念のより明確な他の疾患を除外することによって初めて診断することができる．

歴史

1888年にEhrlichが，汎血球減少と子宮出血のため死亡した21歳の女性を剖検したところ，大腿骨の骨髄が脂肪化していたことから，彼はこの疾患をaplastische Anämieと命名した．国際的にはこのaplastic anemia（無形成性貧血）が疾患名として定着している．わが国では，その後，別の研究者が提唱したaregenerative Anämieの邦訳が採用され，再生不良性貧血と呼ばれている．

栄養素を補充すれば改善する鉄欠乏性貧血や悪性貧血などとは異なり，血液細胞が再生しにくいという意味でつけられた「再生不良性貧血」は，かつては適切な病名であった．しかし，治療方法が進歩した現在では，再生不良性貧血の骨髄が必ずしも「再生が不良」とはいえないので，この病名は現実に即さなくなってきている．

病因

成因によってFanconi貧血，dyskeratosis congenita（先天性角化異常症）などの先天性と後天性に分けられる（⓲）．Fanconi貧血は常染色体劣性遺伝で，通常は5〜8歳までに発症する．汎血球減少に加えて皮膚の色素沈着，骨格系の奇形，低身長，性腺機能不全などと悪性腫瘍の発症が特徴であり，通常は14歳までに発症する．マイトマイシンを用いた染色体脆弱性試験によって診断されるが，*FANC*遺伝子変異の検出によって初めて診断される例もある．

後天性の再生不良性貧血には原因不明の一次性と，クロラムフェニコールをはじめとするさまざまな薬剤や放射線被曝，ベンゼン曝露などによる二次性がある．

⓲ 再生不良性貧血の病型分類

I. 先天性	1. Fanconi 貧血
	2. dyskeratosis congenita
	3. その他
II. 後天性	1. 一次性（特発性）
	2. 二次性
	a. 薬剤
	b. 化学物質
	c. 放射線
	d. 妊娠
	3. 特殊型
	a. 肝炎関連再生不良性貧血
	b. 再生不良性貧血-発作性夜間ヘモグロビン尿症（PNH）症候群

一次性（特発性）再生不良性貧血は何らかのウイルスや環境因子が引き金になって起こると考えられている．わが国では大部分（90 %）が特発性である．

特殊型のうち肝炎関連再生不良性貧血は，A型，B型，C型などの既知のウイルス以外の原因による急性肝炎発症後1〜3か月で発症する．若年の男性に比較的多く重症化しやすいが，免疫抑制療法に対する反応性は特発性再生不良性貧血と変わらない．再生不良性貧血-発作性夜間ヘモグロビン尿症（paroxysmal nocturnal hemoglobinuria：PNH）症候群は，臨床的には再生不良性貧血でありながら，末梢血中にグリコシルホスファチジルイノシトール（GPI）-アンカー膜蛋白の欠失した血球が増加しており，溶血を伴う状態を指す．そのなかには，発症時から再生不良性貧血-PNH症候群状態のもの（骨髄不全型のPNH）と，再生不良性貧血と診断された後，長期間を経てPNHに移行するものの2種類がある．

血球減少の程度によって再生不良性貧血は⓳のように重症度が5段階に分けられている．

病態生理

造血幹細胞が減少する機序として，免疫学的機序による造血幹細胞の傷害と造血幹細胞自身の質的異常の2つが考えられている．

免疫学的機序による造血の抑制は，以下のものがある．

①一卵性双生児の健常ドナーから移植前処置なしに骨髄を移植された再生不良性貧血患者では，約半数にしか造血の回復が起こらないが，免疫抑制的な移植前処置後に再度骨髄を移植すると，ほとんどの例に回復がみられる．

②抗胸腺細胞グロブリン（antithymocyte globulin：ATG）やシクロスポリンなどによる免疫抑制療法が再生不良性貧血患者の約60 %に奏効する．

③再生不良性貧血のかかりやすさと特定のHLA-DR抗原（DR15）とのあいだに相関がみられる．

④6番染色体短腕の片親性二倍体のため特定のHLA
　クラスI抗原を欠失した白血球が末梢血中に検出
　される.

　これらのほかに，骨髄において抗原特異的なT細
胞の増殖がみられる，造血幹細胞が高発現している蛋
白に特異的な自己抗体が再生不良性貧血患者血清中に
高率に検出される，などの免疫学的機序を示唆する間
接的な証拠が得られつつある.しかし，免疫反応の標
的となる自己抗原はまだ同定されていない.

　一方，造血幹細胞の質的異常は，以下のことなどか
ら推測されている.

①再生不良性貧血と診断された患者のなかに，細胞形
　態に異常がないにもかかわらず染色体異常が検出
　される例や，後に骨髄異形成症候群（myelodysplas-
　tic syndrome：MDS），急性骨髄性白血病に移行す
　る例がある.
②Fanconi貧血や，テロメラーゼ関連遺伝子異常によ
　る骨髄不全のように，特定の遺伝子異常によって起
　こる再生不良性貧血がある.

病理

　腸骨からの骨髄生検では細胞成分の占める割合が全
体の30％以下に減少し，重症例では完全に脂肪髄化
する（⑳）.ただし，Stage 1～3の患者では細胞成分
の多い部分が残存していることが多い.

疫学

　わが国の患者数は約11,000人で，年間新患者発生
数は100万人あたり8.2人と，欧米諸国に比べ2～3
倍高い.罹患率の性比（女/男）は1.16であり，男女
とも10～20歳代と70～80歳代にピークがある.

臨床症状

　息切れ，動悸，めまいなどの貧血症状と，皮下出血
斑，歯肉出血，鼻出血などの出血傾向がみられる.好
中球減少の強い例では発熱がみられる.軽症・中等症
例や，貧血の進行が遅い重症例では無症状のこともあ
る.

　他覚症状として顔面蒼白，貧血様の眼瞼結膜，皮下
出血，歯肉出血などがみられる.

検査

末梢血所見

　通常は赤血球，白血球，血小板のすべてが減少する.

⑲ 再生不良性貧血の重症度基準（2017年度改訂）

Stage 1	軽症	下記以外で輸血を必要としない
Stage 2	中等症 a b	以下の2項目以上を満たす 赤血球輸血を必要としない 赤血球輸血を必要とするが，その頻度 は毎月2単位未満 網赤血球　　　60,000/μL 未満 好中球　　　　1,000/μL 未満 血小板　　　50,000/μL 未満
Stage 3	やや重症	以下の2項目以上を満たし，毎月2単位 以上の赤血球輸血を必要とする 網赤血球　　　60,000/μL 未満 好中球　　　　1,000/μL 未満 血小板　　　50,000/μL 未満
Stage 4	重症	以下の2項目以上を満たす 網赤血球　　　40,000/μL 未満 好中球　　　　　500/μL 未満 血小板　　　20,000/μL 未満
Stage 5	最重症	好中球 200/μL 未満に加えて，以下の 1項目以上を満たす 網赤血球　　　20,000/μL 未満 血小板　　　20,000/μL 未満

（再生不良性貧血の診断基準と診療の参照ガイド作成のための
ワーキンググループ：再生不良性貧血診療の参照ガイド2018年
改訂.厚生労働科学研究費補助金 難治性疾患政策研究事業特発性
造血障害に関する調査研究班；2018.）

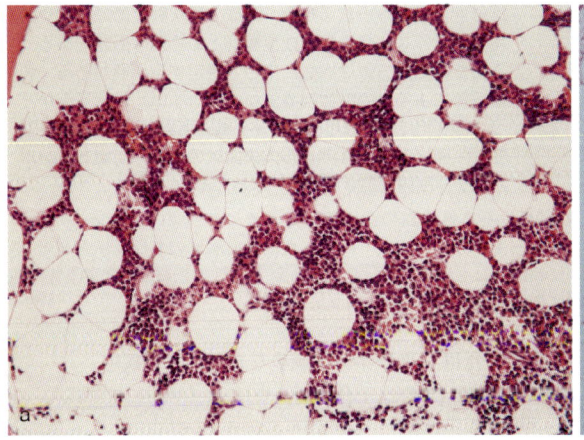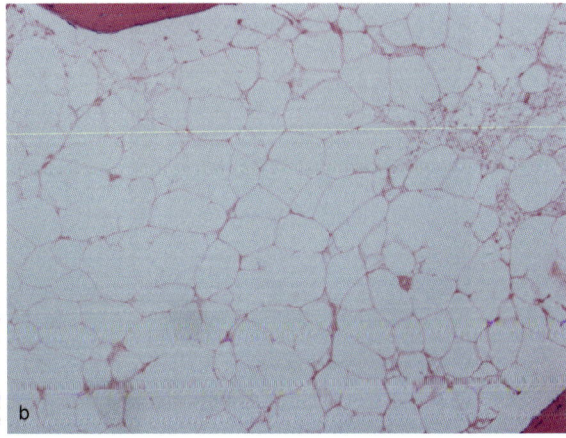

⑳ 健常者と再生不良性貧血患者の骨髄生検像
健常者（a）でみられる骨梁間の細胞が再生不良性貧血患者（b）では消失し，脂肪に置換されている.

重症度の低い例では貧血と血小板減少だけしか認めないこともある．貧血は正球性正色素性または大球性を示し，網赤血球の増加を伴わない．白血球の減少は顆粒球減少が主体である．

骨髄穿刺所見

有核細胞数の減少，特に幼若顆粒球・赤芽球・巨核球の著しい減少がみられる．赤芽球が残存している場合には異形成を認めることが多い．染色体は原則として正常であるが，病的意義の明らかでない染色体異常を少数認めることがある．

骨髄MRI

重症例の胸腰椎をMRIで検索するとSTIR法では均一な低信号となり，T1強調画像では高信号を示す（㉑）．Stage 3より重症度の低い例の胸腰椎画像は，残存する造血巣のため不均一なパターンを示す．

フローサイトメトリーによるCD55・CD59陰性血球の検出

decay accelerating factor（DAF，CD55），homologous restriction factor（HRF，CD59）などのGPI-アンカー膜蛋白の欠失した血球の有無を，感度の高いフローサイトメトリーを用いて検索すると，明らかな溶血を伴わない再生不良性貧血患者の約半数に少数のCD55・CD59陰性血球が検出される．このようなPNH形質の血球陽性例は陰性例に比べて免疫抑制療法が効きやすく，また予後もよいことが知られている．

診断・鑑別診断

わが国で使用されている診断基準を㉒，鑑別が必要な疾患を㉓に示す．

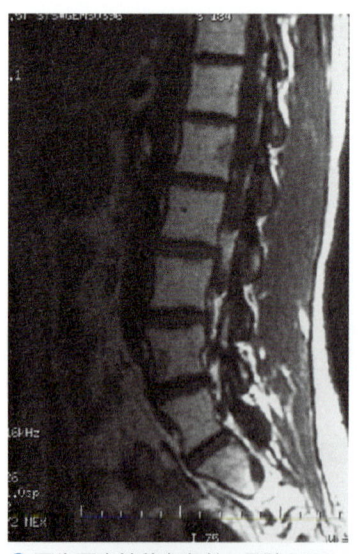

㉑ 再生不良性貧血患者の骨髄MRI T1強調画像

黒っぽくみえる一部の造血巣を除いてほぼ全体が脂肪髄化している．

再生不良性貧血との鑑別が特に問題となるのは，MDS（2008年分類）のなかでも芽球の割合が少ないrefractory cytopenia with unilineage dysplasia（RCUD）や，refractory cytopenia with multilineage dysplasia（RCMD）である．非重症の再生不良性貧血と，形態異常の程度が軽いRCUDとRCMDは診断の定義が重複しているため，これらを厳密に分けることは不可能である．疾患の概念は，再生不良性貧血は「免疫抑制療法が効きやすい良性の骨髄不全」，骨髄異形成症候群は「白血病に移行するリスクが高い非良性

㉒ 再生不良性貧血の診断基準（2016年度改訂）

1. 臨床所見として，貧血，出血傾向，ときに発熱を認める

2. 以下の3項目のうち，少なくとも二つを満たす
   ①ヘモグロビン濃度；10.0 g/dL未満　②好中球；1,500/μL未満　③血小板；10万/μL未満

3. 汎血球減少の原因となる他の疾患を認めない．汎血球減少をきたすことの多い他の疾患には，白血病，骨髄異形成症候群，骨髄線維症，発作性夜間ヘモグロビン尿症，巨赤芽球性貧血，癌の骨髄転移，悪性リンパ腫，多発性骨髄腫，脾機能亢進症（肝硬変，門脈圧亢進症など），全身性エリテマトーデス，血球貪食症候群，感染症などが含まれる

4. 以下の検査所見が加われば診断の確実性が増す
   1）網赤血球や未熟血小板割合の増加がない
   2）骨髄穿刺所見（クロット標本を含む）は，重症例では有核細胞の減少がある．非重症例では，穿刺部位によっては有核細胞の減少がないこともあるが，巨核球は減少している．細胞が残存している場合，赤芽球にはしばしば異形成があるが，顆粒球の異形成は顕著ではない
   3）骨髄生検所見で造血細胞割合の減少がある
   4）血清鉄値の上昇と不飽和鉄結合能の低下がある
   5）胸腰椎体のMRIで造血組織の減少と脂肪組織の増加を示す所見がある
   6）発作性夜間ヘモグロビン尿症形質の血球が検出される

5. 診断に際しては，1.，2.によって再生不良性貧血を疑い，3.によって他の疾患を除外し，4.によって診断をさらに確実なものとする．再生不良性貧血の診断は基本的に他疾患の除外による．ただし，非重症例では骨髄細胞にしばしば形態異常がみられるため，芽球・環状鉄芽球の増加や染色体異常がない骨髄異形成症候群との鑑別は困難である．このため治療方針は病態に応じて決定する必要がある．免疫病態による（免疫抑制療法がききやすい）骨髄不全かどうかの判定に有用な可能性がある検査所見として，PNH型血球・HLAクラスⅠアレル欠失血球の増加，血漿トロンボポエチン高値（320 ng/mL）などがある

（再生不良性貧血の診断基準と診療の参照ガイド作成のためのワーキンググループ：再生不良性貧血診療の参照ガイド 2018年改訂．厚生労働科学研究費補助金 難治性疾患政策研究事業特発性造血障害に関する調査研究班；2018.）

㉓ 2または3血球系統の減少をきたしうる疾患

再生不良性貧血
骨髄異形成症候群
骨髄不全型の発作性夜間ヘモグロビン尿症
巨赤芽球性貧血

の骨髄不全」とされているので，巨核球の減少や，PNH形質の血球，HLAクラスI抗原欠失血球の増加などの免疫病態を疑わせる所見がみられる場合は再生不良性貧血と診断する．PNH形質血球の増加がみられる骨髄不全のうち，網赤血球の増加（10万/μL以上），LDHの著増（500 IU/L以上），間接ビリルビンの上昇，ヘモグロビン尿などの溶血所見がみられる場合には骨髄不全型PNHと診断する．骨髄生検上細網線維の増加や，血清可溶性IL-2受容体値の著増などがみられる場合はhairy cell leukemiaを疑う．

治療

Stage 1，2a に対する治療

　血小板減少（10万/μL未満）を認める場合は，少量のシクロスポリンを短期間投与して反応がみられるかどうかを観察する．無効であった場合は，トロンボポエチン受容体作動薬（thrombopoietin receptor agonist：TPO-RA）のエルトロンボパグか蛋白同化ステロイドのメテノロンを投与する．TPO-RAは造血幹細胞に直接作用して増殖を促すと考えられている．蛋白同化ステロイドには免疫抑制作用のほかに，造血幹細胞のテロメラーゼ活性を上昇させ，増殖を促す作用があるとされている．

Stage 2b 以上の輸血依存例に対する治療

　ウサギATG（サイモグロブリン® 2.5〜3.75 mg/kg/日，5日間点滴），シクロスポリン，TPO-RAの併用療法か，40歳未満でHLA一致同胞を有する例に対しては同種骨髄移植を行う．ATGは，ヒト胸腺細胞でウサギを免疫することによってつくられた免疫グロブリン製剤である．造血幹細胞を抑制するT細胞を排除することによって造血を回復させると考えられている．シクロスポリンとの併用により約60％が輸血不要となるまで改善する．TPO-RAを併用することによってこの効果が増強される．成人再生不良性貧血に対する非血縁者間骨髄移植後の長期生存率は70％前後であるため，適応は免疫抑制療法の無効例に限られる．

　これらの治療が無効であるか，骨髄移植が行えない場合には，輸血による鉄過剰症を予防・治療するため経口鉄キレート剤のデフェラシロクスを投与する．

経過・予後

　かつては重症例の50％が半年以内に死亡するとされていた．最近では血小板輸血，抗菌薬，顆粒球コロニー刺激因子（G-CSF），TPO-RAなどの支持療法が進歩し，免疫抑制療法や骨髄移植が発症後早期に行われるようになったため，多くが輸血不要となるまで改善し，9割以上が長期生存するようになっている．

　一部の重症例や，発症後長期間を経過した例は免疫抑制療法によっても改善せず，定期的な赤血球輸血・

血小板輸血を必要とする．近年利用できるようになったTPO-RAによって，このような治療抵抗例の約50％に血球数の回復が得られるようになった．

　赤血球輸血が40単位を超えると糖尿病，心不全，肝障害などの鉄過剰症による症状が現れる．最近では，血清フェリチン値（1,000 ng/mL以上）や輸血回数を指標として，デフェラシロクスによる鉄キレート療法が行われるようになったため，輸血依存例の予後は大幅に改善されている．

　一方，免疫抑制療法により改善した長期生存例の約5％がMDS，その一部が急性骨髄性白血病に移行し，5〜10％がPNHに移行する．TPO-RAは正常造血幹細胞だけでなく，染色体異常をもつ異常幹細胞をも刺激して増殖させる可能性があるため，投与例に対しては慎重な経過観察が必要である．

赤芽球癆　pure red cell aplasia

概念
● 赤芽球癆は赤血球造血が選択的に抑制された結果，高度の貧血を呈する疾患である．
● 病態や経過によって❷のように分類される．

病因

　先天性赤芽球癆（Diamond-Blackfan貧血）は乳幼児に発症する．多くは散発例であるが，10〜25％は常染色体優性または劣性の遺伝性である．全体の約40％に頭部，上肢，母指，泌尿生殖器などの奇形を認める．遺伝性のDiamond-Blackfan貧血の1/4では，19番染色体長腕に位置するリボソーム蛋白S19遺伝子に高頻度に変異が検出される．近年ではRPS24，RPS17などのその他のリボソーム蛋白遺伝子も同定されていることから，リボソームの機能異常によって生じる翻訳の異常がこの貧血の主なメカニズムと考えられている．

　急性型二次性のうち溶血性貧血のaplastic crisisは，伝染性紅斑（りんご病）の原因ウイルスであるヒトパルボウイルスB19が赤血球系造血前駆細胞に感染することによって発症する．薬剤性には抗てんかん薬，抗菌薬，抗炎症薬，降圧薬などが原因として報告されている．急性型では，ウイルス感染が終息した後や被疑薬中止後1か月以内に網赤血球数が回復する．

　慢性赤芽球癆では胸腺腫を合併する例があること，T細胞型の大顆粒リンパ球性白血病（large granular lymphocyte leukemia：LGLL）に合併しやすいこと，免疫抑制療法によって赤血球造血が回復する例が多いことなどから，免疫学的機序による赤血球系造血前駆細胞の抑制が発症のメカニズムと考えられている．た

㉔ 赤芽球癆の分類

I. 急性	1. 溶血性貧血の aplastic crisis
	2. 薬物起因性
	3. ウイルス感染（肝炎，EB ウイルスなど）
II. 慢性	1. 先天性
	Diamond-Blackfan 貧血
	2. 後天性
	a. 特発性
	b. 続発性
	・薬物または化学薬品
	・胸腺腫
	・SLE，RA などの自己免疫疾患
	・悪性リンパ腫，CLL などのリンパ増殖性疾患
	・large granular lymphocyte leukemia（LGLL）
	・骨髄異形成症候群
	・骨髄増殖性疾患
	・妊娠
	・ABO 不適合造血幹細胞移植後
	・エリスロポエチン（EPO）投与後の内因性 EPO 抗体

SLE：全身性エリテマトーデス，RA：関節リウマチ，CLL：慢性リンパ性白血病．

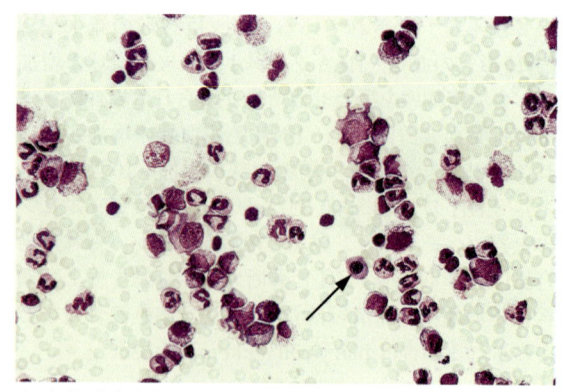

㉕ 赤芽球癆患者の骨髄塗抹標本像
全視野中，赤芽球は矢印で示す 1 個しかみられない．

だし，αβ 型 T 細胞，γδ 型 T 細胞，NK 細胞などのうち，どの細胞がこの前駆細胞を主に傷害しているかはよくわかっていない．

臨床症状

顔色不良，息切れ，動悸などの貧血症状を認める．

検査

末梢血所見

正球性正色素性と網赤血球の著減がみられる．白血球数と血小板数は正常である．LGLL に合併する例では，大きなアズール顆粒をもつ顆粒リンパ球の増加がみられる．

骨髄穿刺所見

赤芽球が著減（10,000/μL 以下）するか，あるいは消失している（㉕）．骨髄細胞に異形成や染色体異常がみられる場合には骨髄異形成症候群に続発する赤芽球癆が疑われる．

胸部 X 線，胸部 CT

成人慢性赤芽球癆の約 15 ％に胸腺腫がみられる．

免疫学的検査

抗核抗体，抗 DNA 抗体，リウマチ因子などが陽性の例がある．LGLL を伴う例では CD8 や CD56 の陽性細胞が増加している．

診断

網赤血球がほとんど存在しない貧血があり，白血球数や血小板数が正常な場合には本疾患を疑う．骨髄穿刺で赤芽球の著減がみられれば診断が確定する．

治療

胸腺腫を認める例では摘出術により 1/3 で改善が得られるとされていたが，実際には胸腺摘出後も免疫抑制療法を必要とする例が多い．胸腺腫のない例に対してはシクロスポリンの単独またはプレドニゾロンとの併用療法を行う．70～80 ％で寛解が得られる．LGLL に併発する例にはシクロホスファミドが奏効しやすい．

Diamond-Blackfan 貧血の約 80 ％は副腎皮質ステロイドに反応して改善する．シクロスポリンや蛋白同化ステロイドが奏効する例もある．

予後

急性型は自然に治癒することが多い．慢性型の予後はシクロスポリンによって著明に改善しているが，薬剤を中止できる例はまれである．

（中尾眞二）

● **文献**

1) 再生不良性貧血の診断基準と診療の参照ガイド作成のためのワーキンググループ：再生不良性貧血診療の参照ガイド 2018 年改訂．厚生労働科学研究費補助金 難治性疾患政策研究事業 特発性造血障害に関する調査研究班；2018．http://zoketsushogaihan.com/download.html

2) 赤芽球癆診療の参照ガイド平成 28 年度改訂版ワーキンググループ：赤芽球癆診療の参照ガイド．改訂第 5 版．厚生労働科学研究費補助金 難治性疾患等政策研究事業 特発性造血障害に関する調査研究班；2017．http://zoketsushogaihan.com/download.html

骨髄異形成症候群
myelodysplastic syndrome（MDS）

概念

● 骨髄異形成（像），染色体異常，芽球増加と難治性血球減少を特徴とする，骨髄不全症の一病態である．

● 造血幹細胞レベルの未分化造血細胞に発生した遺伝

子変異による骨髄性腫瘍である．異常クローンは分化障害のため分化途中でアポトーシスをきたし（無効造血），正常造血の抑制と相まって血球減少をきたす．

● 異常クローンは成熟血球まで分化できた場合でも，血球機能に異常を認めることが多い（易感染性など）．また，大部分の症例で細胞の形質異常を認める（異形成〈dysplasia〉）．

● 中高年に多く，最近増加傾向にある．

● 経過中に白血病に移行するリスクが高い．

● 原因となる遺伝子変異はさまざまであり，症例によって病態は異なる．遺伝子変異を引き起こす因子として加齢，癌化学療法，放射線治療などがあげられる．

● 根治療法は造血幹細胞移植のみであり，化学療法だけでは治癒が期待できない．

病因・病態生理

骨髄異形成症候群（MDS）は，未分化造血細胞に発生した遺伝子変異による骨髄性腫瘍である．その点では急性骨髄性白血病（acute myelogenous leukemia：AML）と同様だが，MDSでは異常細胞（骨髄芽球）の増加が見かけ上穏やかで経過も緩徐であることが多く，AMLとは明らかに臨床像が異なる．この病態差は，もとになる遺伝子変異の差異が原因と想定されている．

MDSでは約半数の症例に染色体異常が認められ，8トリソミー，7モノソミー，del(5q)などが知られている（㉖）．白血病と異なり相互転座は少なく，染色体の異数性や欠失が多い．これらの症例では，異常染色体上に原因遺伝子があると想定される．

最近の研究で，エピジェネティック関連遺伝子（*TET2*，*DMNT3A*．*ASXL1*，*IDH1/2* など：DNAやヒストンのメチル化に関係する）やRNAスプライシ

ング関連遺伝子（*SF3B1*，*SRSF2* など），リボソーム構成分子（*RPS14*）など，従来想定されていなかった遺伝子変異が次々に判明し，蛋白質発現の調節異常がMDSの発症原因の一つであることが明らかとなった．

また，健康な人でも加齢に伴って *TET2*，*DNMT3A*，*ASXL1* などの変異クローンをもつ人口が増加することが明らかとなり（clonal hematopoiesis of indeterminate potential：CHIP），MDSもCHIPを母体として発症する可能性が指摘されている．また，癌化学療法や放射線治療後の発症も知られており，これらは治療関連MDS（therapy-related MDS）と呼ばれる．

MDSの異常クローンは徐々に骨髄内で増加し，優勢となる．そして経過とともに遺伝子変異が蓄積され，最終的にはAMLへと進行する（MDS overt leukemia）．したがって，MDSは正常と白血病の間に位置する「くすぶり型骨髄性腫瘍」とも表現できる（㉗）．

異常クローン増加を反映して骨髄内は正形成～過形成になることが多い．しかし，無効造血のために，末梢血の成熟血球は減少する．骨髄内では細胞の異形成像や骨髄芽球の増加が認められる．MDSでは徐々に骨髄芽球が増加し白血病に移行する．白血病との境界は芽球割合20％と定義されている．

5q31単独欠失を有するMDS（7番以外の付加染色体異常1つまで含む）は5q－症候群[isolated del(5q)]と呼ばれ，著明な貧血をきたすが血小板減少は認められず，骨髄では特徴的な低分葉微小巨核球（micromegakaryocyte）が認められる．女性に多く，欧米人に比較的多くみられるものの，日本では頻度が少ない．レナリドミドが有効であり，比較的予後はよい．欠失部位にある casein kinase 1α 遺伝子（*CSNK1A1*）や*RPS14*，*miR145* などの欠落が発症因子とされる．

疫学

日本における年齢調整年発症率は，10万人あたり男性2.5人，女性1.2人であり，男性に多い．小児や若年者にも存在するが，中高年での発症が圧倒的に多く，60歳を超えると発症率が急速に増加する（㉘）．del(5q)型MDSは欧米に比較的多いが，日本では少ない．高齢化や診断機会の増加を背景に，患者数は増加傾向にある．

臨床症状

血球減少と血球機能の低下に伴う症状が主体である．貧血による労作時息切れ，白血球減少に伴う易感染性，血小板減少による出血傾向などが認められるが，無症状であり健診で指摘されることも多い．免疫異常を背景として，発熱と皮疹を伴う Sweet 病や Behçet 病を合併することもある．

㉖ MDSが推測される特徴的な染色体異常

+8*	del(20q)*	−Y*
−7 or del(7q)	del(5q)	i(17q) or t(17p)
−13 or del(13q)	del(11q)	del(12p) or t(12p)
del(9q)	idic(X)(q13)	
t(11;16)(q23.3; p13.3)	t(3;21)(q26.2; q22.1)	t(1;3)(p36.3;q21.2)
t(2;11)(p21;q23.3)	inv(3)(q21.3; q26.2)/t(3;3) (q21.3;q26.2)	t(6;9)(p23;p34.1)

*これらの異常はMDS以外の病態でも認められることがあるため，単独ではMDSと診断できない．形態学的異常の存在が診断に必須である．

＊印以外の染色体異常は，それだけでMDSと診断できる（形態学的異常は必須ではない）．

血液・造血器疾患 5 赤血球系を主病変とする疾患

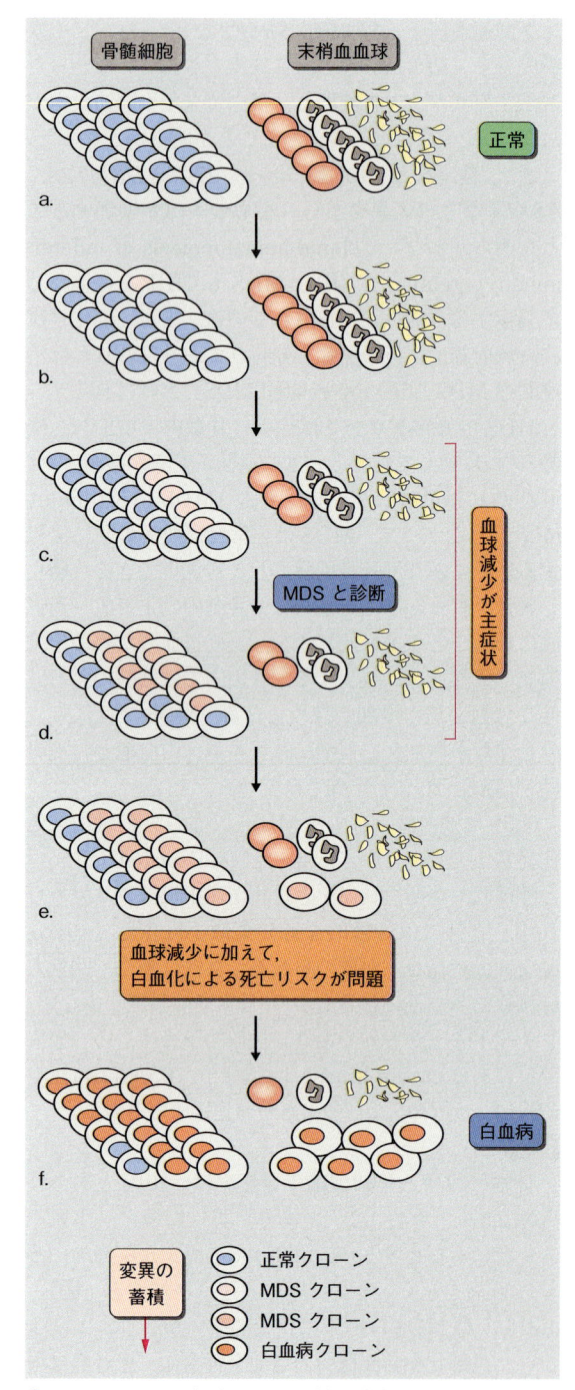

㉗ MDS において想定される病態の進行

a は正常状態. 正常細胞に最初の突然変異が発生し, 異常クローンが誕生する (b). 当初は異常クローンの増殖は穏やかであり, 血球減少など臨床症状は目立たない. しかし, 異常クローンが増加すると徐々に末梢血血球減少が認められるようになる (c). 時間経過とともに異常クローンに変異が蓄積し, 悪性度が増悪, 末梢血血球もさらに減少する (d). 悪性度が増すとともに, 末梢血に異常細胞 (芽球) が出現するようになる (e). 最終的に白血病へと進行する (f).
患者の大部分は c〜e の時期に血球減少などを主訴に医療機関を受診し, MDS と診断される.
骨髄内の芽球が 20 % を超過すると, 定義上白血病と診断される (f). b の状態では血液学的に異常は認められず健常と判断されるが, この状態の一部は clonal hematopoiesis of indeterminate potential (CHIP) に相当すると考えられる.
c や d の段階では, 異常細胞の悪性度は軽度〜中等度程度であり, 血球減少が主症状となる. 予後は比較的良好であり, 低リスク MDS と呼ばれる. 一方, e の段階になると, 異常クローンは白血病目前の高悪性度となり, 血球減少に加えて白血化による死亡リスクがきわめて高い. この段階は高悪性度 MDS と呼ばれる.

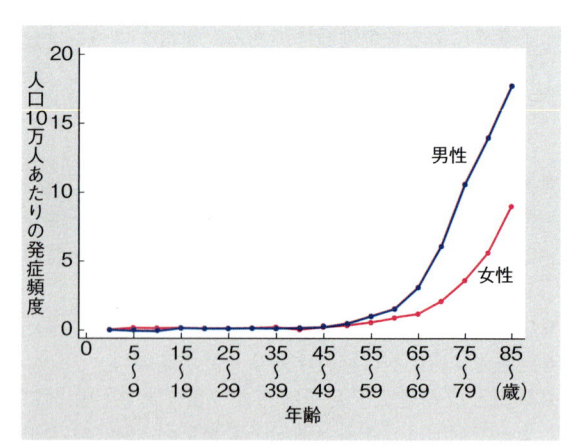

㉘ 日本における MDS の発症頻度

MDS の発症は男性に多く, 60 歳を超えると急速に発症頻度が増加する. 若年者の発症は比較的まれである.
(Chihara D, et al: Incidence of myelodysplastic syndrome in Japan. *J Epidemiol* 2014; 24: 469.)

【検査】

末梢血血液検査

　1〜3 系統の血球減少を認め, 貧血では正球性〜大球性を呈する. 網赤血球絶対数は減少することが多いが, 網赤血球割合は正常〜増加の場合もあるため注意が必要である. 脱顆粒・乏顆粒好中球や低分葉好中球 (偽 Pelger–Huët 核異常) などの好中球形成異常は, 骨髄より末梢血のほうが確認しやすい.

生化学検査

　MDS に特異的な生化学検査所見はないが, 無効造血や腫瘍増加を反映して LDH や間接ビリルビンの増加, ハプトグロビンの低下を認めることがある.

骨髄検査

　MDS の診断には必須である. 通常, 骨髄は正形成〜過形成であり, 芽球増加や血球の形態異常を認める. 特に微小巨核球や脱顆粒・乏顆粒好中球, 低分葉好中球 (偽 Pelger–Huët 核異常), 環状鉄芽球 (ring sideroblast) は診断的価値が高い (㉙). 巨赤芽球様変化 (megaloblastoid change) もしばしば認められるが,

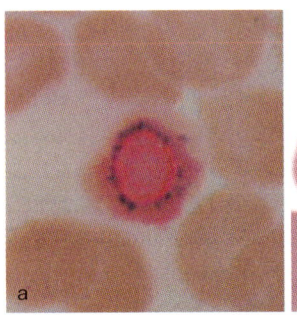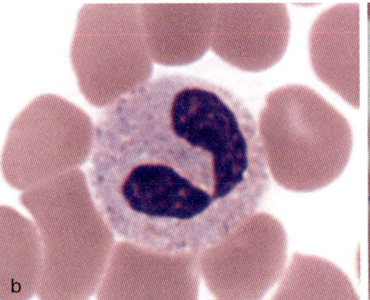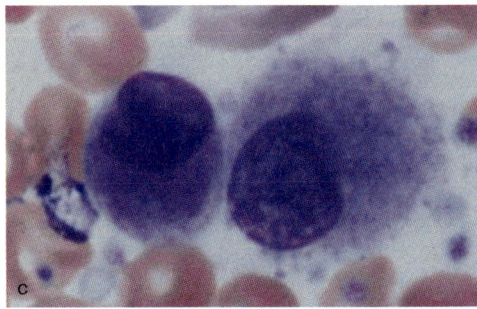

㉙ MDS で認められる代表的な異形成像

a. 環状鉄芽球, 鉄染色.　b. 低分葉好中球 (偽 Pelger-Huët 核異常), メイ-ギムザ染色.　c. 小型巨核球, メイ-ギムザ染色.

㉚ MDS の診断基準

I. 臨床所見として, 慢性貧血を主とするが, 時に出血傾向, 発熱を認める. 症状を欠くこともある

II. 末梢血で, 1 血球系以上の持続的な血球減少を認める. 不応性貧血 (MDS) 診断の際の血球減少とは, 成人でヘモグロビン濃度 13 g/dL 未満 (男性) または 12 g/dL 未満 (女性), 好中球数 1,800/μL 未満, 血小板数 15 万/μL 未満を指す. 特に 1 系統のみで軽度の血球減少 (10 g/dL＜Hb＜13 g/dL〈男性〉, 10 g/dL＜Hb＜12 g/dL〈女性〉, 1,500/μL＜好中球数＜1,800/μL, 10 万/μL ＜血小板数＜15 万/μL) の場合には, これが MDS に由来するかどうかを慎重に判断する必要がある

III. 骨髄は正ないし過形成のことが多いが, 低形成のこともある

A. WHO 分類における必須基準
①末梢血と骨髄の芽球比率が 20 ％未満である
②血球減少や異形成の原因となる他の造血器あるいは非造血器疾患 (㉛) が除外できる
③末梢血の単球数が 1,000/μL 未満である
④t(8;21), t(15;17), inv(16), t(16;16) の染色体異常を認めない

B. 決定的基準
①骨髄塗抹標本において, 1 系統以上の血球系で異形成が 10 ％以上である
②分染法あるいは FISH 検査で MDS が推測される染色体異常 (㉖) を認める

C. 補助基準
① MDS で認められる遺伝子異常が証明できる (例：TET2, DNMT3A, ASXL1, SF3B1, TP53 遺伝子変異など)
②網羅的ゲノム解析でゲノム変異が証明できる
③フローサイトメトリーで異常な形質を有する骨髄系細胞が証明できる.

I〜III によって MDS を疑う. A の必須基準すべてと B の決定的基準のいずれかを満たした場合に MDS の診断が確定する. A の必須基準をすべて満たすが, B の決定的基準を満たさず MDS と確定できない場合, あるいは典型的臨床像 (たとえば輸血依存性の大球性貧血など) である場合は, 可能であれば C の補助基準を適用する. 補助基準は MDS, あるいは MDS の疑いであることを示す根拠となる. 補助基準の検査ができない場合や疑診例は経過観察をし, 適切な観察期間 (通常 6 か月) での検査を行う.

なお, ヘモグロビン濃度は高齢者の場合は男性 12 g/dL, 女性 11 g/dL 程度まで病的意義が明らかでないことがある. また, 好中球数には人種差があり, 日本人の健常者では 1,800/μL 未満が相当数観察され, 1,500/μL (程度) までは病的意義が明らかとはいえない可能性がある. さらに, 血小板も 10 万/μL (程度) までは病的意義が明らかでないことがある.

(骨髄異形成症候群の診断基準と診療の参照ガイド改訂版作成のためのワーキンググループ：骨髄異形成症候群診療の参照ガイド 平成 28 年度改訂版. 厚生労働科学研究費補助金 難治性疾患等政策研究事業特発性造血障害に関する調査研究斑. 2017 をもとに作成.)

特異性は低い. 染色体分析も診断には必須であり, +8, -7/7q-, 5q- などの異常が認められる (㉖). その他, 細胞表面抗原検査も補助検査として行われる.

MDS では時に低形成骨髄を呈する場合があり, その場合は再生不良性貧血との異同が問題となる.

その他の検査

異常クローン定量の補助検査として, 末梢血, 骨髄白血球 WT1 mRNA 定量検査が行われる.

【診断】

㉚にわが国の診断基準を示すが, 基本的には, ①1 系統以上の血球減少, および②1 系統以上の異形成・MDS が推測される染色体異常・骨髄芽球 5〜19 ％の

いずれか, を満たした場合に診断される. 鑑別診断として, 血球減少をきたす他疾患の否定が必要である (㉛).

異形成の判断には定量基準が設けられており, 異形成細胞が対象血球の 10 ％以上である場合を陽性とする. 10 ％未満の場合は原則として異形成と判定することはできず, 血球減少はあるものの異形成が有意と判定されない症例は, 意義不明の血球減少症 (idiopathic cytopenia of undetermined significance：ICUS) と診断される.

骨髄低形成の場合は再生不良性貧血との異同が問題となるが, その場合でも②の基準が当てはまれば

㉛ MDS と鑑別すべき疾患と病態

巨赤芽球性貧血（ビタミン B_{12}／葉酸欠乏）

血清エリスロポエチン欠乏

薬剤性血球減少症（薬剤起因性血液障害）

慢性肝疾患，肝硬変

脾機能亢進症（例：門脈圧亢進症，Gaucher 病）

アルコール過剰摂取

重金属曝露（例：鉛，ヒ素）

銅欠乏

低栄養（膠様髄）

HIV 感染

anemia of chronic disorders（感染，炎症，癌）

まれな貧血性疾患（例：congenital dyserythropoietic anemia）

自己免疫性血球減少症（例：特発性血小板減少性紫斑病，全身性エリテマトーデス）

血球貪食症候群

感染症

癌の骨髄転移

白血病（例：急性骨髄性白血病）

骨髄増殖性腫瘍（例：原発性骨髄線維症）

再生不良性貧血

発作性夜間ヘモグロビン尿症

idiopathic cytopenia of undetermined significance（ICUS）

大顆粒リンパ性白血病

悪性リンパ腫

多発性骨髄腫

（骨髄異形成症候群の診断基準と診療の参照ガイド改訂版作成のためのワーキンググループ：骨髄異形成症候群診療の参照ガイド 平成 28 年度改訂版．厚生労働科学研究費補助金 難治性疾患等政策研究事業特発性造血障害に関する調査研究斑．2017．）

MDS と診断される（ただし，異形成が赤血球 1 系統のみで軽度にとどまる場合は再生不良性貧血と診断される）．

MDS と診断されれば，WHO（第 4 版 2017 年改訂）MDS 分類に従い病型を分類する（㉜）．WHO 病型は主に血球減少・異形成の系統数，末梢血・骨髄芽球割合，環状鉄芽球の有無，染色体異常をもとに決定される．

また，診断時にはリスク層別化を行い，予後リスクの判定を行う．さまざまな予後分類が提唱されているが，国際予後スコアリングシステム（International Prognostic Scoring System：IPSS）および改訂 IPSS（revised IPSS：IPSS-R）を用いるのが一般的である（㉝）．

治療・予後

MDS は症例ごとの病態差が大きく，予後や治療反応性が異なるが，IPSS あるいは IPSS-R によるリスク判断に基づいて病態や予後を把握し，治療方針を決定する．

IPSS の Low/Intermediate-1 あるいは IPSS-R の Very Low〜Intermediate は低リスク MDS と呼ばれ，多くの症例で芽球増加は軽度であり，血球減少や機能障害など骨髄不全症状が問題となる．白血化リスクは比較的低く，予後も比較的良好である．一方，IPSS の Intermediate-2/High，あるいは IPSS-R の High/Very High は，高リスク MDS と呼ばれ，大部分の症例で芽球増加や予後不良染色体異常が認められ，白血化リスクがきわめて高く，予後は不良である．IPSS-R 高リスク症例の生存期間中央値は 0.8〜1.6 年，25 ％白血病移行期間は 0.7〜1.4 年であり，早期の治療介入が必要とされる（㉞）．

MDS は化学療法だけでは根治困難であり，治癒を目指すことのできる治療は同種造血幹細胞移植のみである．しかし，造血幹細胞移植では治療関連死亡率も無視できないため，その適応は疾患予後（リスク）との関連で決定される（後述）．

低リスク MDS（lower-risk MDS，㉟）

臨床的に血球減少が問題となる場合に治療適応となる．低リスク症例では骨髄不全による諸症状が問題となるため，基本的には造血刺激，分化促進効果をもつ薬剤を選択する．

血中エリスロポエチン（erythropoietin：EPO）濃度が比較的低値（EPO＜500 IU/L）の場合にはダルベポエチンアルファ，del(5q) を伴う場合はレナリドミドを使用し，それ以外あるいはこれらの治療が無効の症例では，免疫抑制薬（抗胸腺細胞グロブリン〈ATG〉やシクロスポリン：ただし MDS では保険診療未承認）やアザシチジン（AzaC）が検討される．しかし，AzaC は低リスク症例において予後延長効果が証明されているわけではないため，血球数の増加など生活の質（QOL）の改善を目的に使用すべきとされる．その他，蛋白同化ホルモンが投与される場合もある（保険未承認であるが，運用上保険査定外）．

造血幹細胞移植は，低リスク症例では移植関連合併症リスクのほうが高く，原則として推奨されない（☞「造血幹細胞移植」p.95）．上記の薬物治療に反応せず，血球減少が高度で血液補充療法依存性あるいは重症感染症・出血ハイリスクの場合に考慮される．

高リスク MDS（higher-risk MDS，㉞）

腫瘍化病態が進行しており，白血化による死亡リスクが高い．このため，高リスク MDS では抗腫瘍療法の施行が原則であり，可能な症例では唯一の根治療法である同種造血幹細胞移植を行う．幹細胞移植を行わない（行うことができない）症例では化学療法を選択する．

化学療法剤としては，予後延長効果が確認された唯一の薬剤である AzaC を用いるのが標準であり，従来型の化学療法（シタラビンやアントラサイクリン系薬剤を用いた多剤併用強力化学療法や少量化学療法）は，AzaC に不応・不耐の場合に考慮される．AzaC は

㉜ WHO（第4版2017年改訂）MDS分類

病　型	異形成系統数	血球減少系統数[*1]	環状鉄芽球	骨髄（BM）・末梢血（PB）の芽球	従来型検査による染色体異常
MDS with single lineage dysplasia（MDS-SLD） 単一血球系統の異形成を伴うMDS	1	1または2	<15%/<5%[*2]	BM<5%，PB<1% Auer小体（−）	問わず [isolated del(5q)以外]
MDS with multilineage dysplasia（MDS-MLD） 多血球系異形成を伴うMDS	2または3	1〜3	<15%/<5%[*2]	BM<5%，PB<1% Auer小体（−）	問わず [isolated del(5q)以外]
MDS with ring sideroblasts（MDS-RS） 環状鉄芽球を伴うMDS					
MDS-RS and single lineage dysplasia（MDS-RS-SLD） 　単一血球系統の異形成と環状鉄芽球を伴うMDS	1	1または2	≧15%/≧5%[*2]	BM<5%，PB<1% Auer小体（−）	問わず [isolated del(5q)以外]
MDS-RS and multilineage dysplasia（MDS-RS-MLD） 　多血球系異形成と環状鉄芽球を伴うMDS	2または3	1〜3	≧15%/≧5%[*2]	BM<5%，PB<1% Auer小体（−）	問わず [isolated del(5q)以外]
MDS with isolated del（5q） 5番染色体長腕の単独欠失を伴うMDS	1〜3	1または2	なし または 問わず	BM<5%，PB<1% Auer小体（−）	del(5q)のみ または −7 or del(7q)以外の付加異常1種
MDS with excess blasts（MDS-EB） 芽球増加を伴うMDS					
MDS-EB-1	0〜3	1〜3	なし または 問わず	BM 5〜9% または PB 2〜4% Auer小体（−）	問わず
MDS-EB-2	0〜3	1〜3	なし または 問わず	BM 10〜19%または PB 5〜19%または Auer小体（＋）	問わず
MDS, unclassifiable（MDS-U） 分類不能型MDS					
with 1% blood blasts 　芽球1%	1〜3	1〜3	なし または 問わず	BM<5%，PB=1%[*3] Auer小体（−）	問わず
with single lineage dysplasia and pancytopenia 　SLDおよび汎血球減少	1	3	なし または 問わず	BM<5%，PB<1% Auer小体（−）	問わず
based on defining cytogenetic abnormality 　細胞遺伝学的異常の定義に基づいたもの	0	1〜3	<15%[*4]	BM<5%，PB<1% Auer小体（−）	MDS特異的異常
Refractory cytopenias of childhood 小児期の難治性細胞減少症	1〜3	1〜3	なし	BM<5%，PB<2%	問わず

[*1] 血球減少は，ヘモグロビン<10 g/dL，血小板数<10万/μL，好中球数<1,800/μL で定義される．まれにMDSはこれらの基準を満たさない程度の軽度貧血・血小板減少で発症することがある．末梢血単球は1,000/μL 未満であることを確認すること．
[*2] SF3B1変異が認められる場合．
[*3] 芽球1% は少なくとも2回別の機会に確認されることが必要．
[*4] 環状鉄芽球が15% 以上である場合は，赤芽球系異形成陽性となるためMDS-RS-SLDに分類される．

DNAのメチル化異常を解除し，不活性化された癌抑制遺伝子の働きを回復させることを目的に使用されるが，詳細な効果発現機序は不明である．

支持療法

MDSでは難治性の血球減少が認められる．貧血や血小板減少に対して適宜輸血を行う．好中球減少に対して，顆粒球コロニー刺激因子（granulocyte-colony stimulating factor：G-CSF）の好中球数を増やすため

だけの使用は推奨されない．G-CSFの使用は重症感染症時など生命にかかわる病態の際に考慮され，漫然とした使用は避けるべきとされる．また，G-CSFには芽球増加を誘発するリスクもあることに注意する．

赤血球輸血による輸血後鉄過剰症に対しては，デフェラシロクスによる鉄キレート療法を行う．鉄過剰症は肝障害，心筋障害，内分泌障害の原因となるが，低リスクMDSでは十分なキレート療法による予後改

㉝ 改訂国際予後スコアリングシステム（IPSS-R）

点数	0	0.5	1	1.5	2	3	4
染色体異常	Very Good		Good		Intermediate	Poor	Very Poor
骨髄芽球（%）	≦2		>2〜<5		5〜10	>10	
Hb（g/dL）	≧10		8〜<10	<8			
血小板（万/μL）	≧10	5〜<10	<5				
好中球（/μL）	≧800	<800					

合計スコア	≦1.5 (0〜1.5)	>1.5〜3 (2〜3)	>3〜4.5 (3.5〜4.5)	>4.5〜6 (5〜6)	>6 (7〜10)
リスク	Very Low	Low	Intermediate	High	Very High
生存中央期間（年）	8.8	5.3	3.0	1.6	0.8
25%白血病移行期間（年）	NR	10.8	3.2	1.4	0.73

IPSS-R における染色体異常

		染色体異常 （左数字は異常染色体数）	生存期間中央値 （年）	25%白血病 移行期間（年）
Very Good	1	−Y, del(11q)	5.4	NR
Good	0	正常	4.8	9.4
	1	del(5q), del(12p), del(20q)		
	2	double including del(5q)		
Intermediate	1	del(7q), +8, +19, i(17q)	2.7	2.5
	2	any other single any other double		
Poor	1	−7, inv(3)/t(3q)/del(3q)	1.5	1.7
	2	double including −7/del(7q)		
	3	複雑核型（3個以上）		
Very Poor	≧4	複雑核型（3個より多いもの）	0.7	0.7

NR：到達せず.

（Greenberg PL et al：Reviced international prognostic scoring system for myelodysplastic syndrome. *Blood* 2012；120：2454 をもとに作成.）

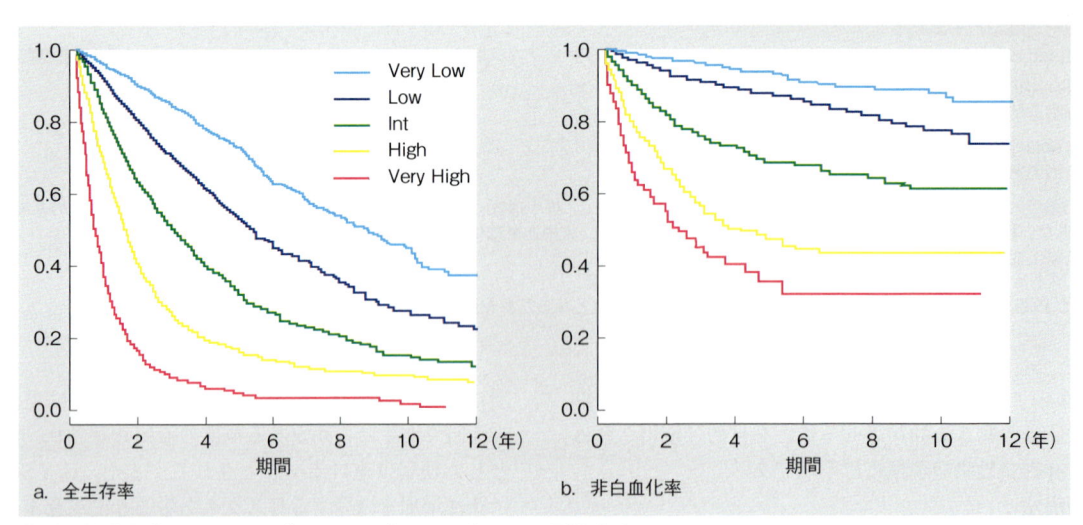

a. 全生存率　　　　b. 非白血化率

㉞ 改訂国際予後スコアリングシステム（IPSS-R）リスク別生存率

IPSS-R 各リスクカテゴリーにおける，全生存率（a）と非白血化率（b）．High と Very High では白血化リスクが高く，予後も不良であることがわかる．

（Greenberg PL et al：Reviced international prognostic scoring system for myelodysplastic syndrome. *Blood* 2012；120：2454 をもとに作成.）

㉟ MDS における治療（2019 年 3 月現在）

	低リスク	高リスク
①サイトカイン（DPO，G-CSF）	S or CO*1	－
②蛋白同化ホルモン（酢酸メテノロン）	CO	－
③免疫抑制療法（CsA，ATG）	#CO*2	－
④レナリドミド	S［del（5q）症例のみ］	CO*5
⑤メチル化阻害薬（AzaC）	CO*3	S*6
⑥従来型化学療法（従来型抗癌薬）	－	CO
⑦造血幹細胞移植	CO*4	S*7
⑧支持療法（輸血・鉄キレート療法）	S	S（キレート療法は CO*8）

DPO：ダルベポエチンアルファ，G-CSF：顆粒球コロニー刺激因子，CsA：シクロスポリン A，ATG：抗胸腺細胞グロブリン，AzaC：アザシチジン，S（standard）：標準的治療，CO（clinical option）：検討可能，＃：本邦保険未承認．
*1 EPO＜500 IU/L の症例や輸血量の少ない貧血症例では DPO の効果が期待される．G-CSF は感染症合併時など好中球減少を早急に是正すべきときに使用を考慮する．
*2 低形成 MDS，60 歳以下の若年者，巨核球・赤芽球低形成症例，HLA-DR15 をもつ症例，微少 PNH クローン陽性症例，del（13q）を伴う MDS-U 症例などで使用が考慮される．
*3 予後延長を目的とする使用は推奨されない．輸血低減や生活の質の改善目的に使用すべきである．
*4 病勢の進行が認められるまで移植は待機とし，血球減少が高度で血液補充療法依存性あるいは重症感染症・出血ハイリスクの症例で，ほかの保存的治療法無効の場合に同種移植を考慮する．
*5 AzaC 不応の del（5q）症例では試みてもよい．
*6 化学療法を行う場合は，第一選択薬として考慮する．
*7 施行可能な症例では，基本的に早期移植を考慮する．
*8 鉄キレート療法は高リスク MDS に対して予後延長効果は示されていないため，造血幹細胞移植予定のない症例に対して積極的な使用は推奨されない．

善が報告されている．高リスク症例では予後改善効果は証明されていないが，高フェリチン血症は造血幹細胞移植後の予後増悪因子の一つであるため，移植を予定している患者では，キレート療法の適応と考えられている．

（鈴木隆浩）

●文献

1) Swerdlow SH, et al, editors：WHO classification of tumours of haematopoietic and lymphoid tissues, revised 4th ed. Lyon：IARC Press；2017.
2) NCCN：NCCN Clinical Practice Guidelines in Oncology. Myelodysplastic syndromes. Version 1. 2018. https://www.nccn.org/
3) 骨髄異形成症候群の診断基準と診療の参照ガイド改訂版作成のためのワーキンググループ：骨髄異形成症候群診療の参照ガイド 平成 28 年度改訂版．厚生労働科学研究費補助金 難治性疾患等政策研究事業特発性造血障害に関する調査研究斑．2017.
http://zoketsushogaihan.com/download.html
4) 朝長万左男ほか（編）．不応性貧血（骨髄異形成症候群）の形態学的診断基準作成のためのワーキンググループ：不応性貧血（骨髄異形成症候群）の形態学的異形成に基づく診断確度区分と形態診断アトラス．厚生労働科学研究費補助金難治性疾患克服研究事業 特発性造血障害に関する調査研究（平成 19 年度）．
http://www.nanbyou.or.jp/pdf/mds.pdf

溶血性貧血
hemolytic anemia

概念

● 赤血球寿命が短縮し，代償的な赤血球造血亢進をきたした状態を溶血（hemolysis）と呼び，代償的な赤血球造血亢進によっても血液中のヘモグロビン（Hb）濃度が基準値を保てなくなった状態を溶血性貧血と呼ぶ．

● ㊱に代償性溶血状態と溶血性貧血の違いを示す．仮に赤血球寿命が正常の 1/4 に短縮しても，骨髄において 4 倍の赤血球を産生できれば，代償的溶血状態となり，貧血は認めない．

● 臨床的に労作時息切れや全身倦怠感などの貧血症状がなくても，家族や友人などに黄疸を指摘されたり，健康診断で血清乳酸脱水素酵素（lactate dehydrogenase：LDH）や間接ビリルビン（indirect bilirubin：i-Bil）値の上昇で気づかれたりする場合もある．また，耐糖能異常が指摘されて糖尿病の治療が開始された患者に対して，血糖コントロール目的で測定したグリコヘモグロビン A1c（HbA1c）が異常低値を示すことで気づかれる例もある．Hb が非酵素的に糖化を受けることで赤血球内に増加する HbA1c は，赤血球寿命が短くなれば相対的に低い値を示す．重要なことは Hb 低下がごくわずかであっても背景に赤血球寿命の短縮があることを見逃さないことである．

臨床所見（㊲）

㊲に溶血性貧血患者の臨床所見をあげる．慢性貧血による症状に黄疸を伴う場合が多いが，血清総ビリルビン値が 2〜3 mg/dL であっても肉眼的に黄疸が目立たない場合もある．脾腫も溶血性貧血の三主徴の一つであるが，触診で脾腫を検知できないこともあるので，必ず腹部エコー検査や CT 検査などの画像で確認する

溶血性貧血の臨床検査所見を㊳に示す．赤血球寿命の短縮を直接証明するために，以前は ^{51}Cr を用いた標識赤血球の半減期，さらにフェロキネティクス，すなわち放射性標識鉄（^{59}Fe）を血清鉄のトレーサーとして用いることによる赤血球産生能の計測が行われて

㊱ 代償性溶血と溶血性貧血

	Hb 濃度 （g/dL）	血液中 Hb（g）	赤血球寿命 （日）	Hb 産生量 （g/日）
正常	15	600	120	5
代償性溶血	15	600	15	40
溶血性貧血	10	400	10	40

㊲ 溶血性貧血の臨床所見

Hb 濃度低下による症状	動悸，息切れ，倦怠感
赤血球崩壊亢進所見	黄疸，脾腫
赤血球造血亢進所見	骨 X 線像の変化（頭蓋骨板間層増大）

㊳ 赤血球崩壊・造血の亢進を示す臨床検査所見

赤血球崩壊の亢進	ヘム崩壊の亢進 　　血清間接ビリルビン上昇 　　尿中ウロビリノゲン排泄亢進 血清 LDH の上昇（1 型アイソザイム） 血清ハプトグロビンの低下 HbA1c の低下（グリコアルブミンは正常） 血管内溶血の徴候 　　ヘモグロビン尿 　　尿中ヘモジデリン
赤血球造血の亢進	網赤血球数の増加（reticulocytosis） 骨髄赤芽球過形成（erythroid hyperplasia）

㊴ 溶血性貧血の分類

先天性（遺伝性）溶血性貧血	1）赤血球膜の異常 　　遺伝性球状赤血球症（HS） 　　遺伝性楕円赤血球症（HE） 　　遺伝性有口赤血球症（HSt）など 2）赤血球酵素異常症 　　グルコース-6-リン酸脱水素酵素（G6PD）異常症，ピルビン酸キナーゼ（PK）異常症，ピリミジン 5′-ヌクレオチダーゼ（P5N）異常症など 3）ヘモグロビンの異常 　　不安定ヘモグロビン症 　　鎌状赤血球症 　　サラセミア
後天性溶血性貧血	1）自己免疫性溶血性貧血（AIHA） 　　温式抗体による AIHA，寒冷凝集素症，発作性寒冷ヘモグロビン尿症など 2）発作性夜間ヘモグロビン尿症（PNH） 3）血栓性血小板減少性紫斑病（TTP） 4）溶血性尿毒症症候群（HUS） 　　下痢関連，薬剤性，非典型

㊵ 血管内溶血と血管外溶血

血管外溶血（extravascular hemolysis）	脾臓，肝臓，骨髄，リンパ節におけるマクロファージによる赤血球の認識，貪食 生理的：加齢赤血球の崩壊 病的：温式 AIHA，遺伝性球状赤血球症（HS），サラセミア，ピルビン酸キナーゼ異常症など
血管内溶血（intravascular hemolysis）	末梢血管内における免疫学的・生化学的・機械的機序による赤血球膜の傷害による崩壊 病的：PNH，HUS，TTP，G6PD 異常症（急性溶血発作），冷式 AIHA，血液型不適合赤血球輸血，マラリア，重症熱傷など

いたが，現在ではほとんど用いられることがなくなった．

　代償的な赤血球造血亢進を反映して網赤血球数の増加を認める．網赤血球の実数よりも，成熟赤血球に対する比率（%）で表現したほうが代償性赤血球造血亢進の判定が容易である．赤血球恒数では網赤血球比率の増加を反映して，しばしば平均赤血球容積（MCV）は大きくなる．遺伝性球状赤血球症（hereditary spherocytosis：HS）や脱水型遺伝性有口赤血球症（dehydrated hereditary stomatocytosis：DHSt），遺伝性乾燥赤血球症（hereditary xerocytosis：HX）では平均赤血球 Hb 濃度（MCHC）高値が特徴的であるが，必ず後述の特殊検査による確定診断が必要である．

　溶血性貧血の診断には侵襲性を鑑み，必ずしも骨髄検査を必須としないが，骨髄異形成症候群や先天性赤血球形成異常性貧血（congenital dyserythropoietic anemia：CDA）などとの鑑別診断のために必要となる場合がある．

成因による分類 （㊴）

　赤血球寿命の短縮を生じる病因としては，赤血球自体の機能や構造の異常によるもの，赤血球をとり巻く環境の異常によるものに大別できる．前者には赤血球膜，赤血球酵素および Hb の先天的な異常による単一遺伝子病が含まれる．後者には赤血球に対する自己抗体の産生あるいは赤血球膜の補体感受性の亢進によるものや，心臓弁および血管壁の異常による機械的溶血が含まれ，主として後天性溶血性貧血が分類される．後天性溶血性貧血は，自己免疫疾患や悪性腫瘍に続発するケースが少なくないことに留意すべきである．また，後天性溶血性貧血の一型である発作性夜間ヘモグロビン尿症（paroxysmal nocturnal hemoglobinuria：PNH）は，骨髄造血幹細胞に生じた体細胞変異によって発症する赤血球膜糖脂質合成障害が原因であり，赤血球自体の異常で生じる．

　赤血球の早期破壊が生じる場所の違いにより，血管外溶血（extravascular hemolysis）または血管内溶血（intravascular hemolysis）に分類する（㊵）．臨床所見，検査データから血管内，血管外のどちらが溶血の場になっているかを明らかにすることは，病型を診断して適切な治療を実施するためにきわめて重要である．

❹① 溶血性貧血の診断基準

1. 臨床所見として，通常，貧血と黄疸を認め，しばしば脾腫を触知する．ヘモグロビン尿や胆石を伴うことがある
2. 以下の検査所見がみられる
   1) ヘモグロビン濃度低下
   2) 網赤血球増加
   3) 血清間接ビリルビン値上昇
   4) 尿中・便中ウロビリン体増加
   5) 血清ハプトグロビン値低下
   6) 骨髄赤芽球増加
3. 貧血と黄疸を伴うが，溶血を主因としない他の疾患（巨赤芽球性貧血，骨髄異形成症候群，赤白血病，congenital dyserythropoietic anemia，肝胆道疾患，体質性黄疸など）を除外する
4. 1. と 2. によって溶血性貧血を疑い，3. によって他疾患を除外し，診断の確実性を増す
   しかし，溶血性貧血の診断だけでは不十分であり，特異性の高い検査により病型を確定する

(厚生労働省 特発性造血障害に関する調査研究班．平成 16 年度改訂.)

診断・治療

❹①に溶血性貧血の診断基準を示す．溶血性貧血の病型診断に用いる検査項目は主として先天性溶血性貧血の鑑別診断に必要であるが，HbF（胎児性ヘモグロビン）および HbA2（ヘモグロビン A2）測定以外の項目は健康保険未収載であり，それぞれ専門施設へのコンサルテーションが必要である．

慢性の溶血性貧血では，骨髄における赤血球造血を亢進するために DNA 合成過程における葉酸の需要が高まる．したがって，葉酸の補充が必要である．

Hb 値が 7 g/dL を下回り，労作時呼吸困難などの貧血症状が現れる場合には赤血球輸血を考慮する．先天性溶血性貧血では赤血球輸血の効果はあるが，自己免疫性溶血性貧血（autoimmune hemolytic anemia：AIHA）では自己抗体が同種赤血球に反応する場合が多く，輸血の効果は期待できない．PNH では通常の赤血球液中の血漿成分が補体を含んでおり，溶血発作を誘発する可能性がある．そのため，洗浄赤血球を用いることが望ましい．頻回輸血による輸血後鉄過剰症に対しては，鉄キレート剤の投与が必要であり，現在経口鉄キレート剤が使用できる．

先天性溶血性貧血 congenital hemolytic anemia

先天性溶血性貧血は赤血球膜，赤血球酵素およびヘモグロビン（Hb）の異常によって発症する疾患である．親から体質を受け継いで発症する場合と，生殖細胞系列の突然変異によって発症する場合があるため，「遺伝性」というより「先天性」と呼ぶほうが適切である．

❹②に先天性溶血性貧血を疑うべき症例の特徴を示す．新生児期，生後 7〜9 週まで赤血球数および Hb

❹② 先天性溶血性貧血を疑うべき症例の特徴

重症新生児黄疸に対して交換輸血を要した例
新生児期に赤血球輸血を要した例
生後 4〜5 週における貧血の存在
　Hb 8〜9 g/dL 以下，網赤血球 4〜5 ％以上
　生下時体重 1,500 g 以下では Hb 6〜7 g/dL 以下
免疫学的・機械的機序による溶血が否定される慢性溶血性貧血例
母ないし母方の祖父母が東南〜西アジア，地中海周辺，アフリカ，南米などの出身例

は減少するが，この現象は新生児の赤血球寿命が成人の 1/2 程度であり，エリスロポエチン産生の急激な低下によって代償性赤血球造血が起こりにくいことによる．生理的な赤血球造血低下は未熟児でさらに強く，出生時体重が 1,000 g 未満の児では，生後 8 週における Hb は 8 g/dL 程度である．また，新生児期には有口赤血球，奇形赤血球などの赤血球形態異常を伴うことが多い．成人例では，免疫学的・機械的機序による溶血が否定される慢性溶血や，母が外国出身で感染や薬剤による溶血発作で発症した例などがあげられる．

赤血球膜異常症

遺伝性球状赤血球症（hereditary spherocytosis：HS）
概念

● 遺伝性球状赤血球症（HS）は先天性溶血性貧血のなかで最も頻度が高く，全体の約 70 ％を占める疾患である．常染色体優性遺伝もしくは両親のどちらかの配偶子形成における突然変異による疾患である．両親から異なる原因遺伝子変異を受け継いで発症する例もある．

● 典型例では末梢血中に小型球状赤血球（micro-spherocyte）が出現することが特徴であるが，重症例では破砕・奇形赤血球が目立ち，球状赤血球がほとんど認められない例もある．

病態生理

HS の原因遺伝子は❹③の通り，アンキリン（ANK1），α または β-スペクトリン（SPTA1，SPTB），バンド 3（SLC4A1）や 4.2 蛋白質（EPB42）など，少なくとも 5 種類ある．「赤血球の形態と機能」（☞ p.11）で記したように，赤血球膜の裏打ち蛋白質である α または β-スペクトリンによる網目構造は，膜貫通蛋白質であるバンド 3 やグリコホリン C とアンカー蛋白質のアンキリンや 4.1 蛋白質を介して結合して安定な構造を保っている．HS による溶血のメカニズムは，上にあげたような膜蛋白質の構造変異により膜の安定性が損なわれ，網内系で部分的に膜がとり除かれて膜表面積が小さくなることによる．網内系における膜の喪失を conditioning と呼ぶ．小型球状赤血球は変形能を失う

㊸ 赤血球膜蛋白質異常による代表的な溶血性貧血

膜蛋白質	遺伝子	疾患
アンキリン	*ANK1*	HS
バンド3	*SLC4A1*	HS
β-スペクトリン	*SPTB*	HS, HE, HPP
α-スペクトリン	*SPTA1*	HS, HE, HPP
4.2 蛋白質	*EPB42*	HS
4.1 蛋白質	*EPB41*	HE
グリコホリンC	*GPC*	HE
カルシウム透過性イオンチャネル	*PIEZO1*	DHSt
カルシウム活性化チャネル	*KCNN4*	DHSt

HS：遺伝性球状赤血球症，HE：遺伝性楕円赤血球症，HPP：遺伝性熱変形赤血球症，DHSt：脱水型遺伝性有口赤血球症.

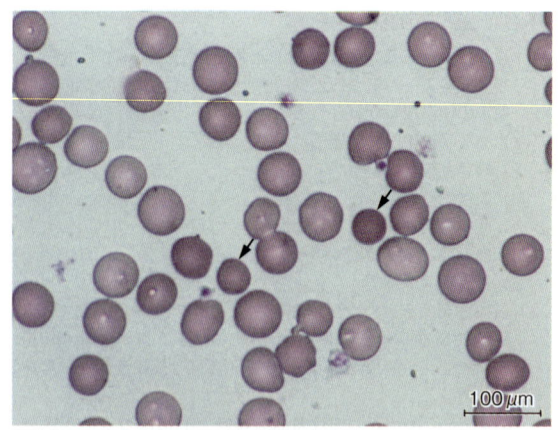

㊹ 遺伝性球状赤血球症に認められる小型球状赤血球

ため，毛細血管や脾臓内のマクロファージに貪食されるが，マクロファージによる認識のメカニズムはいまだ明らかになっていない.

臨床症状

貧血，黄疸で気づかれ，身体所見または画像診断により脾腫や胆嚢結石症が指摘される. 貧血の程度は症例ごとに異なる. 網赤血球増加を伴う高ビリルビン血症，低ハプトグロビン血症などの慢性溶血所見を呈するが，代償性赤血球造血亢進により貧血を認めない軽症例から輸血依存性の重症溶血性貧血まで存在する. 黄疸は間欠的で，感染により増強する. 半数以上の症例で脾腫を呈するが，貧血の重症度とは相関しない. パルボウイルス B19 感染により急性赤芽球癆（acute red cell aplasia），無形成発作（aplastic crisis）を起こす. その他，感染や薬剤による溶血発作（hemolytic crisis）で貧血が重症化する.

診断

Hb 低下，網赤血球増加，間接ビリルビン上昇，ハプトグロビン低下という慢性溶血所見を明らかにする. 赤血球形態で特徴的な小型球状赤血球を観察する（㊹）. 骨髄検査は必須ではないが，赤芽球系過形成像（erythroid hyperplasia）を認める. 本症では赤血球浸透圧脆弱性（osmotic fragility：OF）の亢進を認める. 赤血球を等張液から低張液に浮遊させた際の溶血の程度を定量的に測定する Parpart 法が従来用いられていたが，現在ではフローサイトメーターを用いた定量的な OF の測定（FCM-OF）や，赤血球膜バンド3分子に特異的に結合する蛍光色素 eosin 5′-maleimide（EMA）を用いた赤血球膜表面積の定量検査による診断が推奨されている.

㊸に示したように HS の原因となりうる赤血球膜蛋白質遺伝子は5種類あり，HS の表現型を説明する遺伝子変異はきわめて多彩である. 先天性溶血性貧血の輸血依存例では輸血による正常赤血球の影響で OF の

検討や EMA 結合能などの検査が困難であり，遺伝子検査が有用である. 発端者の遺伝子変異が確定している場合，同胞に対する出生前診断が可能になり，胎児期，新生児期における貧血のマネジメント上，臨床的に重要な情報となりうる.

治療

脾摘術が Hb 値を上げることは明らかであるので，Hb 濃度が 8 g/dL 以下の重症例は脾摘術を考慮する. 脾摘による重症感染症，血小板数増加による血栓症などが起こりうることに留意し，慎重に適応を決める必要がある. 後述のように，先天性溶血性貧血のなかには脾摘が無効あるいは脾摘により重症の血栓症を惹起しうる脱水型遺伝性有口赤血球症などの病型があるため，必ず上記の特殊検査にて HS であることを確定すべきである.

遺伝性楕円赤血球症（hereditary elliptocytosis：HE）

概念

● 遺伝性楕円赤血球症（HE）は α-スペクトリン，4.1 蛋白質，β-スペクトリンあるいはグリコホリンC 遺伝子の変異によって生じる，赤血球膜異常による先天性溶血性貧血で2番目に頻度が高い疾患である. 原因となる遺伝子変異は α-スペクトリン異常によるものが多い.

病態生理

HE を発症する遺伝子異常が片方のアレルにのみ存在する場合は無症状から軽症の慢性溶血性貧血を呈し，この場合，常染色体優性遺伝性疾患ということができる. スペクトリン（α・β）の self-association 障害が主因で発症する.

臨床症状

HE は新生児期に重症・遷延性黄疸として発症し，気づかれるケースが多い. 生後 6〜12 か月を経過すると 75 ％以上の例では溶血性貧血はほとんど認められなくなるが，その後も赤血球の半数以上が楕円形の形

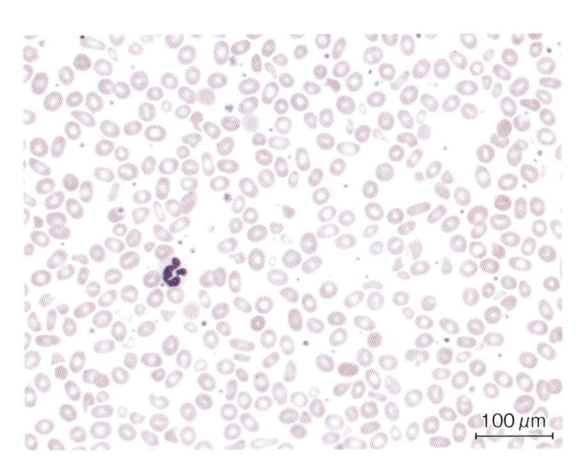

❹❺ 遺伝性熱変形赤血球症の赤血球形態

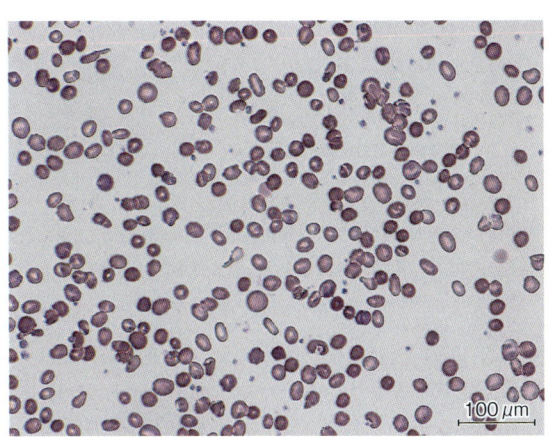

❹❻ 奇形赤血球，破砕赤血球が目立つ遺伝性球状赤血球症の赤血球形態

態異常を呈する．こういう症例では，HE を発症する遺伝子異常が片方のアレルにのみ存在する場合が多く，この場合，次世代には常染色体優性遺伝形式で伝わる．

　一方，α-スペクトリン遺伝子異常を両アレルに有し，楕円赤血球のほかに奇形赤血球や破砕赤血球を認め，重症の慢性溶血性貧血を呈する場合，遺伝性熱変形赤血球症（hereditary pyropoikilocytosis：HPP）となる（❹❺）．HPP は両親のどちらかから HE の遺伝子変異，もう片方から α-スペクトリン発現量の減少をきたす多型 α^{LELY}（LELY：low expression, Lyon）を遺伝する場合がほとんどである．小児期から赤血球輸血を必要とする中等症から重症の慢性溶血性貧血を呈する．

診断

　特徴的な赤血球形態異常を伴う溶血性貧血所見によって診断される．破砕赤血球や奇形赤血球を伴う重症の慢性溶血性貧血は，上記の HPP，重症の HS（❹❻）あるいは裂脳症や孔脳症などの中枢神経系の先天異常を伴う場合は先天性 IV 型コラーゲン異常症（COL4A1 変異）などを鑑別する必要があり，診断確定には遺伝子検査が必要となるケースが多い．

治療

　慢性溶血性貧血の重症例には，HS と同様に脾摘術が適応になる．

遺伝性有口赤血球症，遺伝性口唇赤血球症（hereditary stomatocytosis：HSt）

概念

●赤血球形態観察で，特有な有口赤血球を示す疾患であり，HS の場合と同様，突然変異で発症する de novo 例と，どちらかの親から遺伝する常染色体優性遺伝の例がある．赤血球は中がくぼんだ円盤状ではなく，カップまたはボウル状でスリットを伴い，

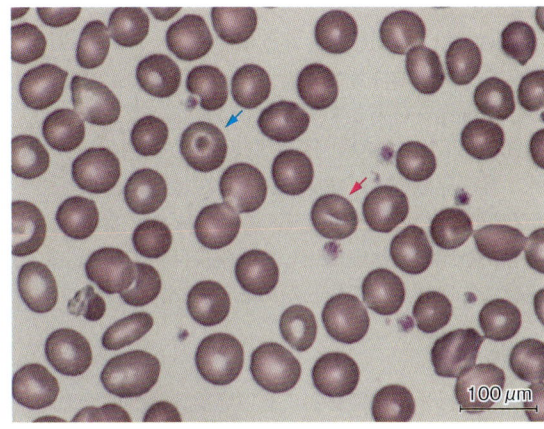

❹❼ 脱水型遺伝性有口赤血球症に認められる脱水型有口赤血球（赤矢印），標的赤血球（青矢印）

口唇のように観察される（❹❼）．

●遺伝性有口赤血球症（HSt）の病因は赤血球膜内外の陽イオン透過性異常にあり，結果として赤血球容積が増大する場合を水分過剰型（overhydrated stomatocytosis），減少する場合を脱水型（dehydrated stomatocytosis）あるいは乾燥赤血球症（xerocytosis）と呼ぶ．頻度的には脱水型が多く，最近では HS に次いで頻度の高い赤血球膜異常症と考えられている．

病態生理

　脱水型遺伝性有口赤血球症（dehydrated hereditary stomatocytosis：DHSt）あるいは遺伝性乾燥赤血球症（hereditary xerocytosis：HX）の病因は，赤血球膜陽イオンチャネル蛋白遺伝子の機能獲得型変異による．現在までに明らかになっている原因遺伝子には，カルシウム透過性イオンチャネル（PIEZO1）とカルシウム活性化チャネル（KCNN4）の 2 種類がある．前者は赤血球の機械的な伸展刺激によって細胞内へのカルシウムイオン透過性を高めるメカニズムをつかさどっ

❽ 赤血球代謝の特徴

1) 成熟赤血球は核・ミトコンドリアをもたない
   解糖系による ATP 産生
2) 酸化ストレスからの防御機構
   グルタチオン生合成および還元反応
   ペントースリン酸経路による NADPH の産生
3) 脱核後に不要となるリボソーム RNA の処理
   再利用できないピリミジンヌクレオチド処理

上記のいずれかに障害がある場合, 赤血球寿命は短縮する

ている. 一方, 後者は細胞内カルシウム濃度上昇によって活性化されるカリウムチャネルであり, 赤血球内からカリウムイオンが細胞外へ漏出すると, 細胞容量の減少が起きて最終的に微小胞が遊離することで赤血球は変形能を失う.

臨床症状

胎児水腫, 胎児腹水を伴う例が多い. 成人期以降は軽症の慢性溶血性貧血で気づかれる. DHSt (HX) は赤血球輸血を必要とするような貧血をきたさないが, 無効造血による鉄過剰症の原因となり, 原因不明の肝・腎機能障害, 耐糖能異常, 性腺機能不全（不妊）などで発症する場合がある. 2 型糖尿病と診断された患者が空腹時血糖値に比して異常に低い HbA1c 値で, 背景に赤血球寿命の短縮があることを指摘されて診断に至る例がある.

診断

軽症の慢性溶血性貧血に有口赤血球, 標的赤血球, 棘状赤血球などを伴う場合に, 赤血球浸透圧抵抗の増大（脆弱性の低下）を証明する. 赤血球内外の陽イオン透過度の測定, エクタサイトメーターによる赤血球変形能の低下の証明が役立つが, 一般的ではなく, 確定診断は原因遺伝子変異の同定による.

治療

DHSt (HX) と診断した症例には決して脾摘を行ってはならない. *PIEZO1* 変異例では脾摘後に重症静脈血栓症, 門脈血栓症を併発する. 葉酸補充, 赤血球輸血など, 一般の溶血性貧血と同様の治療を行う. 上述のように, 赤血球輸血によらないヘモクロマトーシスを発症することが多いので, 鉄制限食および鉄キレート剤の投与が必要である.

赤血球酵素異常症 erythroenzymopathy

赤血球酵素異常による先天性溶血性貧血は, ❽に掲げたような赤血球寿命維持に重要な代謝系の障害によって起こる疾患群である. 現在までに解糖系, ペントースリン酸経路, ヌクレオチド代謝系, グルタチオン生合成・還元系などの 16 酵素の異常による先天性溶血性貧血が知られていて, すべて稀少疾患である（❾）. わが国ではグルコース-6-リン酸水素酵素

❾ 赤血球酵素異常症の原因酵素と遺伝形式

	酵素名（アイソザイム）	遺伝形式
解糖系	ヘキソキナーゼ（I 型）	AR
	グルコースリン酸イソメラーゼ	AR
	ホスホフルクトキナーゼ（M 型）	AR
	アルドラーゼ（A 型）	AR
	三炭糖リン酸イソメラーゼ	AR
	ホスホグリセリン酸キナーゼ（1 型）	XR
	ピルビン酸キナーゼ（R 型）	AR
ペントースリン酸経路	グルコース-6-リン酸脱水素酵素	XR
	6-ホスホグルコン酸脱水素酵素	AR
ヌクレオチド代謝系	アデニル酸キナーゼ	AR
	アデノシンデアミナーゼ	AD/XR
	ピリミジン 5′-ヌクレオチダーゼ(I 型)	AR
グルタチオン生合成・代謝系	γ-グルタミルシステイン合成酵素	AR
	グルタチオン合成酵素	AR
	グルタチオン還元酵素	AR
	グルタチオンペルオキシダーゼ	AR

*アデノシンデアミナーゼのみ過剰産生が溶血性貧血を引き起こす. アデノシンデアミナーゼ過剰産生症の遺伝様式は海外例では AD, 日本人症例では XR である.
AR：常染色体劣性, AD：常染色体優性, XR：X 連鎖劣性.

❺⓪ 解糖系酵素異常による溶血性貧血以外の疾患

ヘキソキナーゼ（HK） I 型, II 型, III 型, IV 型	I 型は溶血性貧血, IV 型は糖尿病（MODY）
ホスホフルクトキナーゼ（PFK） M 型, L 型, P 型	M 型は糖原病 VII 型（垂井病） 筋肉症状が主体だが溶血性貧血も伴う
ホスホグリセリン酸キナーゼ（PGK） 1 型, 2 型	1 型は神経・筋症状を伴う溶血性貧血

MODY：若年発症成人型糖尿病.

（G6PD）, ピルビン酸キナーゼ（PK）, ピリミジン 5′-ヌクレオチダーゼ（P5N-I）およびグルコースリン酸イソメラーゼ（GPI）, 以上 4 種類の酵素異常症が比較的多い. 病因は赤血球内の酵素分子の質的な異常によるもので, 完全欠損例は胎生致死となるため,「欠損」ではなく「異常症」と呼ぶ. 解糖系酵素異常のなかには, 筋肉, 中枢神経系に発現するアイソザイム遺伝子の変異例もあり, 筋症状や神経症状によって発症する例もあることに注意が必要である（❺⓪）.

グルコース-6-リン酸脱水素酵素異常症（glucose-6-phosphate dehydrogenase 〈G6PD〉 deficiency）

概念

● 母親から異常な遺伝子を受け継いだ男児が発症する X 連鎖劣性遺伝性疾患である. 女性のヘテロ接合体は, X 染色体のランダム不活性化により残存活性はさまざまであり, 10 ％の症例は男性のヘミ接合体と同じレベルまで活性低下をきたすため溶血性貧血

⑤ G6PD 異常症患者に急性溶血発作を誘発しうる薬剤

薬剤の種類	予測される溶血
抗マラリア薬	ダプソン（ジアフェニルスルホン）
	プリマキン
	メチレンブルー
鎮痛解熱薬	フェナゾピリジン
抗菌薬	コトリモキサゾール（ST 合剤）
	スルファジアジン
	キノロン系（ナリジクス酸，シプロフロキサシン，オフロキサシン）
その他	ラスブリカーゼ
	トルイジンブルー

（Luzzatto L, et al：G6PD deficiency：a classic example of pharmacogenetics with on-going clinical implications. *Br J Haematol* 2014：164：469.）

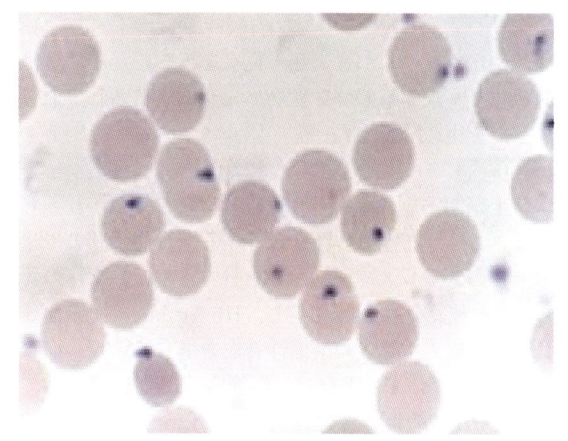

⑤ Heinz 小体

を発症する.
● ヘテロ接合体の赤血球はマラリアに耐性をもつために患者・保因者が多く，アフリカ，地中海沿岸，西〜東南アジア，中南米などを中心に全世界での G6PD 異常症の頻度は 4.9 %，3 億 3,000 万人が罹患していることが明らかになっている．近年，国際結婚が増加していることを反映して，上記の地域出身の女性保因者が日本人男性と結婚し，生まれる児が G6PD 異常症を発症する例が増えている.

【病態生理】

G6PD はペントースリン酸経路の最初の反応を触媒する酵素であり，ニコチンアミドアデニンジヌクレオチドリン酸（NADP）を NADPH に還元する．この NADPH はグルタチオン還元酵素の補酵素であり，酸化型グルタチオンの還元反応に欠くことができない．G6PD 活性の低下は，赤血球内還元型グルタチオン（GSH）濃度の低下を招き，結果として赤血球内の蛋白質，脂質の過酸化によって赤血球寿命の短縮をきたす.

【臨床症状】

変異酵素の性質により臨床症状は無症状から薬剤・感染誘発性急性溶血発作例，最重症型は慢性溶血性貧血を呈する．溶血発作の原因となる薬剤として，エビデンスが確立しているものを⑤に示す．食物としては，ソラマメ（fava bean）摂取後数日で発症する急性溶血発作（favism）が有名である．外国人例はほぼ半数が慢性溶血性貧血を認めないのに対して，日本人症例約 80 %に慢性溶血性貧血を呈する．また，パルボウイルス B19 による無形成発作での死亡例は国内でも散見される．肝臓における G6PD 活性低下によって新生児期に早発黄疸を認める．好中球 G6PD 活性低下を伴う場合，まれに好中球機能低下により慢性肉芽腫症を呈する例もある．薬理遺伝学マーカーとしての G6PD 遺伝子多型も注目されており，薬剤性の高ビリ

ルビン血症のリスク因子の一つと考えられている.

【診断】

赤血球形態に異常を認めない慢性溶血性貧血例，あるいは感染や薬剤による急性溶血性貧血例で，免疫学的機序による溶血性貧血が否定された場合，G6PD 異常症や不安定ヘモグロビン症を考える．これらの疾患では末梢血塗抹標本で Hb の変性による Heinz 小体を認める（⑤）．診断は，赤血球 G6PD 活性の低下および赤血球還元型グルタチオン濃度の低下を証明する．遺伝子検査による G6PD 遺伝子変異の同定が確定診断となる.

【治療】

慢性溶血性貧血に対しては葉酸の補充，重症例には赤血球輸血を行う．急性溶血発作を避けるため，ハイリスク薬剤のリストを提示して予防に留意する．G6PD 異常症の溶血は血管外・内の両方の要素があり，脾摘術は一般には考慮しないが，慢性溶血性貧血の重症例に対してはデメリットを考慮したうえで実施するケースもある．無形成発作例には，赤血球輸血をためらわず実施する.

ピルビン酸キナーゼ異常症（pyruvate kinase〈PK〉deficiency）

【概念】

● 解糖系酵素異常による先天性溶血性貧血の原因として最も頻度が高く，肝臓/赤血球型 PK 遺伝子（*PKLR*）の変異を両親から受け継いだホモ接合体か複合ヘテロ接合体が発症する．常染色体劣性遺伝性疾患である．ヘテロ接合体も新生児期重症黄疸をきたす例がある．重症例は子宮内胎児死亡，あるいは無効造血を伴うため二次性鉄過剰症の原因となる.

【病態生理】

赤血球は ATP 産生を解糖系に依存しており，PK 異常症は赤血球内 ATP 濃度の低下により，ATP 依存性

ナトリウム/カリウムポンプの機能障害によって，赤血球からカリウムが喪失し，脱水を起こした赤血球は棘状化し，網内系でマクロファージに貪食され，血管外溶血を生じる．

臨床症状

新生児期重症黄疸，慢性貧血と黄疸で気づかれ，経過とともに胆石症，脾腫を合併する．貧血は感染や過労などのストレスで増強する．日本人 PK 異常症の約1/3 は血族結婚により発症し，Hb 8 g/dL，網赤血球数 7 ％程度の中等度の溶血性貧血を呈していた．血管外溶血のため，PNH などの血管内溶血疾患に比して血清 LDH 値の上昇は軽度（400 U/L 台）であり，一部の症例は明らかな鉄過剰症を発症する．

診断

診断は赤血球 PK 活性の測定による．白血球と血小板には異なる構造遺伝子由来の M_2 型アイソザイムが発現しており，白血球 1 個あたりの活性が赤血球の 300 倍にも達するため，全血液から血漿，白血球，血小板をとり除き，赤血球特異的アイソザイム活性を測定することで診断する．輸血依存性の重症例には，直接 *PKLR* 遺伝子検査を実施する場合もある．

治療

前述の通り，PK 異常症の溶血の場は網内系であるため，遺伝性球状赤血球症と同様に Hb 8 g/dL を維持できない輸血依存例では脾摘術の適応を考える．最重症例に対する根治療法として造血幹細胞移植術が実施される場合もある．変異酵素に結合して活性を高める薬物治療が現在開発中である．

その他の赤血球酵素異常症

G6PD 異常症，PK 異常症に次いで頻度の高い赤血球酵素異常症は，ピリミジン 5′-ヌクレオチダーゼ（P5N-I）異常症である．「赤血球の形態と機能」（☞ p.11）に記したように，脱核後網赤血球に残存したリボソーム RNA の処理によって赤血球内に生じたプリンヌクレオチドは再利用可能だが，ピリミジンヌクレオチドであるウリジン一リン酸（UMP），シチジン一リン酸（CMP）は P5N-I による脱リン酸化反応を経てヌクレオシドに変換後，赤血球外に排出される．P5N-I 活性低下は赤血球内にピリミジンヌクレオチドの蓄積をきたし，解糖系が阻害されて溶血に至る．

P5N-I 異常症とほぼ同じ頻度で診断されるのが，解糖系酵素グルコースリン酸イソメラーゼ（GPI）異常症である．GPI は解糖系の初発段階であるヘキソキナーゼ反応によって生じたグルコース-6-リン酸（G6P）をフルクトース-6-リン酸（F6P）に変換する反応を触媒するとともに，ペントースリン酸経路の一部として，F6P から G6P への反応も触媒する．したがって，赤血球 GPI 活性低下によって起こる先天性

溶血性貧血は解糖系障害による慢性溶血性貧血とペントースリン酸経路障害による急性溶血発作の両方をきたしうる点で，G6PD 異常症に類似した臨床像を呈する．

（菅野　仁）

後天性溶血性貧血 acquired hemolytic anemia

免疫性溶血性貧血

immune hemolytic anemias（IHA）

概念

● 抗体や補体が介在する溶血性貧血を免疫性溶血性貧血（IHA）と呼ぶ．赤血球膜上の抗原に反応する自己抗体により赤血球が傷害され，血管外または血管内溶血をきたす．自己抗体による自己免疫性溶血性貧血（autoimmune hemolytic anemia：AIHA），薬剤起因性溶血性貧血，同種抗体による新生児溶血などが含まれる．

● 溶血性貧血の半数を占める AIHA は，赤血球と結合する自己抗体の至適作用温度によって温式（37℃）と冷式（4℃）に，また原因不明の特発性と基礎疾患が明らかな続発性に分類される．温式 AIHA を狭義の AIHA，冷式も合わせて広義の AIHA とも呼ぶ．温式 AIHA は AIHA の 9 割を占める．いずれも直接抗グロブリン（Coombs）試験によって，赤血球上の抗体あるいは補体成分が検出される．㊾㊿に IHA の主な病型の特徴を示す．

温式自己抗体による自己免疫性溶血性貧血（狭義の自己免疫性溶血性貧血）

病態生理

温式 AIHA の自己抗体は IgG（IgG1 が多い）で，多クローン性を示す．IgG 抗体を結合した赤血球は，貪食細胞の IgG Fc 受容体によって識別され，貪食により崩壊する（血管外溶血）．貪食細胞の Fc 受容体は，IgG1 と IgG3 に対するもので，IgG2 と IgG4 には活性を示さない．貪食細胞は補体 C3b に対する受容体ももつ．IgG の補体活性化能は IgG3 が最も強く，次いで IgG1，IgG2 はわずかで IgG4 にはない．赤血球表面で補体が活性化されると C3b が沈着し，C3b 受容体を介して貪食が著しく促進される．溶血には，リンパ球や単球による抗体依存性細胞傷害（antibody-dependent cell-mediated cytotoxicity：ADCC）機序も関与する．

臨床症状

小児～若年で感染症に続発する場合は，急性の経過をとり，3～6 か月で軽快することが多い．ほかの多くは慢性の経過をとり，再燃を繰り返す．温式 AIHA と特発性血小板減少性紫斑病（idiopathic thrombocytopenic purpura：ITP）を合併する病態を Evans 症候群と呼ぶ．特発性 AIHA の直接 Coombs 試験陰転化

率は5年で約50％，生存率は約80％と比較的良好であるが，高齢者の予後は不良である．続発性AIHAの予後は，基礎疾患に依存する．

【診断】

臨床所見（貧血，黄疸，脾腫）と検査所見（血清間接ビリルビン値増加，尿ウロビリノゲン増加，網赤血球増加，血清LDH値高値，血清ハプトグロビン値低下）などから溶血性貧血を疑えば，直接Coombs試験により診断を確定する．寒冷凝集素価とDonath-

Landsteiner（DL）試験で冷式AIHAを鑑別・除外し，病歴から薬剤起因性を除外する．IgG抗体が結合していても少量であると，通常のCoombs試験では検出されない場合がある（Coombs陰性AIHA）が，結合抗体量を定量することで診断に至る．

【治療】

特発性AIHAには副腎皮質ステロイドが第一選択であり，有効率は80％以上である．初期治療には十分量（プレドニゾロン換算1mg/kg/日）を投与し，溶

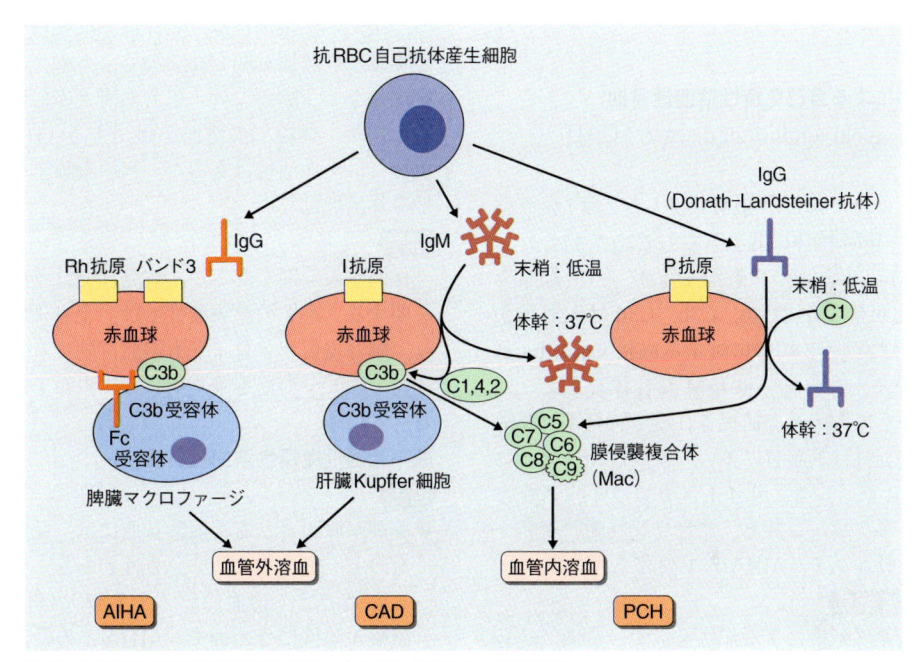

❺❸ 広義の自己免疫性溶血性貧血（AIHA）における溶血機序

CAD：寒冷凝集素症，PCH：発作性寒冷ヘモグロビン尿症．

❺❹ 免疫性溶血性貧血（IHA）の病型比較

	自己免疫性			薬剤性		
	温式自己免疫性溶血性貧血（AIHA）	冷式自己免疫性溶血性貧血		薬剤吸着型（ペニシリン型，ハプテン型）	薬剤依存性抗体型（スチボフェン型，キニジン型）	自己抗体産生型（αメチルドパ型）
		寒冷凝集素症（CAD）	発作性寒冷ヘモグロビン尿症（PCH）			
抗体・認識抗原	温式IgGまれにIgA，IgM/Rh蛋白，バンド3蛋白，グリコホリンなど	冷式IgM（寒冷凝集素）/I血型（90％），i血型	IgG（二相性溶血素，DL抗体）/P血型	薬剤 赤血球 IgG抗体	薬剤 補体 赤血球 IgM抗体 免疫複合	赤血球 IgG抗体 免疫反応に薬剤は関与しない
溶血型	血管外	血管内/血管外	血管内	血管外	血管内	血管外
原因・基礎疾患	特発性 続発性（リンパ増殖性疾患，膠原病）	特発性 続発性（リンパ増殖性疾患，感染症）	特発性 続発性（感染症）	ペニシリン，セファロスポリン	スチボフェン，キニジン，アミノピリン，イソニアジド，リファンピシン	αメチルドパ，プロカインアミド

血液・造血器疾患

5 赤血球系を主病変とする疾患

血の鎮静化の後，漸減し 10 mg/日以下の維持量を目指す．長期の経過観察を要し，溶血所見ならびに Coombs 試験が陰性になれば中止を試みるが，成功例は 2 割にとどまる．一部の症例では溶血の再燃を反復するが，副腎皮質ステロイドを増量して再鎮静化を図る．ステロイド不応となったり，維持量を 15 mg/日以下に減量できない場合や，副作用や合併症で不耐容の場合は，摘脾術や免疫抑制薬（アザチオプリン，シクロホスファミド）を考慮する．続発性の場合は，基礎疾患治療が必須であるが，溶血症状に対しては特発性に準じる．抗 CD20 モノクローナル抗体（リツキシマブ）が，難治例に対する新規治療法として期待される．

冷式自己抗体による自己免疫性溶血性貧血

寒冷凝集素症（cold agglutinin disease：CAD）

病態生理

寒冷凝集素はほとんどが IgM で，I または i 血液型特異性を示す．IgM 抗体は低温下でも C1q を結合し，再加温で IgM は赤血球から遊離するが，古典経路を介した活性化が起こり，C4b，C3b，C3d は赤血球から遊離しないため，これらに対する直接 Coombs 試験が陽性となる．貪食細胞は IgM 受容体をもたないが，C3b を介して網内系で捕捉される．特発性は高齢者に多く，続発性は若年者に多い．続発性にはマイコプラズマ，EB ウイルス，サイトメガロウイルスなどの感染に伴う多クローン性と，悪性リンパ腫に続発する単クローン性がある．AIHA の 1 割弱を占める．

臨床症状・検査所見

溶血と末梢循環障害による症状を示す．感染に続発する寒冷凝集素症（CAD）は，比較的急激に発症し，ヘモグロビン尿や高度な貧血を伴う．特発性慢性 CAD の発症は潜行性が多く慢性溶血が持続するが，寒冷曝露による溶血発作を認める．循環障害の症状としては，四肢のチアノーゼ，Raynaud 現象，感覚障害などがある．脾腫はあっても軽度である．抗凝固薬共存下でも赤血球凝集を認めるので，加温後に検査を実施する必要がある．凝集活性と溶血活性は必ずしも相関しない．

治療

急性型では全身の徹底した保温による溶血抑制が必要である．赤血球輸血や点滴に際し，加温器を使用する．副腎皮質ステロイドも使用されるが，効果は不確実である．慢性型では生活環境の温度管理が重要で，転地療養も選択肢となる．慢性特発性は長期の経過をとるが，それ以外は急性経過をとり軽快する．

発作性寒冷ヘモグロビン尿症（paroxysmal cold hemoglobinuria：PCH）

病態生理

発作性寒冷ヘモグロビン尿症（PCH）の原因となる自己抗体は，P 血液型特異性を示す補体結合性 IgG（DL）抗体である．4℃で赤血球に結合し補体 C1 を活性化し，37℃で補体介在性血管内溶血をきたす（二層性溶血）．AIHA の 1～3 ％と，発症頻度は低い．

臨床症状・検査所見

梅毒性の定型例では，寒冷曝露が溶血発作の誘因となり，発作性反復性の血管内溶血とヘモグロビン尿をきたすが，近年ほとんどみられなくなり，小児の感染後性とごくわずかに成人の特発性を認めるのみである．小児の感染後性は，発作性や反復性を認めず，寒冷曝露との関連も明らかでなく，ヘモグロビン尿も必発ではない．診断には，患者血清と赤血球を低温で混合した後，体温での溶血を確認する（DL 試験）．DL 抗体には溶血活性はあるが，寒冷凝集素のような赤血球凝集活性はない．

治療

保温が大原則であるが，続発性では基礎疾患の治療を要する．小児の感染後性では，全身管理が必要となり，副腎皮質ステロイドも溶血抑制に有効である．発症時の激しい溶血を乗り切れば，生命予後は良好である．

薬剤起因性免疫性溶血性貧血

概念

● 薬剤が原因となる溶血性貧血には，免疫機序によるものと，そうでない非免疫性がある．免疫機序によるものでは，溶血に伴ってしばしば直接 Coombs 試験が陽性になるので，AIHA との鑑別が必要になる．免疫機序によって，①薬剤吸着型，②薬剤依存性抗体型，③自己抗体産生型の 3 型に分類されるが，その区別は必ずしも明確ではなく，相互に重複することも多い．

病態生理

1. 薬剤吸着型（ペニシリン型，ハプテン型）

薬剤が赤血球膜に吸着しハプテンとして働き，赤血球-ハプテン複合体に対する IgG 抗体が産生される．産生抗体は赤血球に結合し，網内系で処理される（血管外溶血）．間接 Coombs 試験は陰性であるが，原因薬剤付着の患者赤血球を用いると陽性になる．原因薬剤はペニシリン，セファロスポリンに代表される．

2. 薬剤依存性抗体型（スチボフェン型，キニジン型）

薬剤とそれに対する抗体（主に IgM）が免疫複合体を形成し，赤血球膜の C3b 受容体と結合し，さらに補体が活性化されて血管内溶血をきたす．Coombs 試験は，抗補体血清を用いると陽性になる．住血吸虫症薬のスチボフェンが有名であるが，ほかにキニジン，アミノピリン，イソニアジド，リファンピシンがある．

血液・造血器疾患

5 赤血球系を主病変とする疾患

3. 自己抗体産生型（αメチルドパ型）

機序は不明ながら，薬剤によって赤血球に対する自己抗体（Rh血液型抗原に対するものが多い）が産生され，温式AIHAと同様の病態により血管外溶血をきたす．降圧薬のαメチルドパに代表されるが，使用頻度の減少に伴い少なくなった．

臨床症状・検査所見

溶血性貧血の症状を認めるが，血管内溶血（免疫複合体型）のほうが，急性で症状も強い．診断は，薬剤使用歴，溶血症状，Coombs試験などから行うが，病型によっては間接Coombs試験に注意が必要である．

治療

薬剤の中止により，予後は良好である．薬剤依存性抗体型の激烈な溶血には副腎皮質ステロイドは無効であるが，ほかの2型には有効である．

同種免疫抗体による溶血性貧血

概念

血液型不適合輸血については他項（☞「血液型と輸血」p.67）に譲り，ここでは新生児溶血性貧血について解説する．
- 母親と胎児の血液型が異なると，母体が感作され胎児の血液型抗原に対する同種抗体が出現し，これが胎盤を通過して胎児に移行することにより発症する溶血性貧血である．
- 抗ABO血液型抗体は頻度は高いものの，ほとんどはIgMであり胎盤を通過しないため重症化することはまれである．産生抗体がIgGで，抗原性の強いRhD抗原に対する溶血性貧血が臨床上問題となる．

病態生理

Rh（−）の母親がRh（＋）の胎児を妊娠した場合，胎児の血液が妊娠中あるいは出産の際，母体に流入し母体を感作し，RhD抗体が出現する．同じ母親がRh（＋）の胎児を再び妊娠した場合，産生されているIgG抗体が胎児に移行し，溶血性貧血を発症する．胎児赤血球による母体感作は主に胎盤出血，分娩時出血，産科的処置による．

臨床症状・検査所見

溶血に伴い増加するビリルビンは母体側で処理可能なため胎児障害を軽減できるが，出産後は新生児黄疸が増悪し，血中ビリルビンが高濃度（20 mg/dL以上）になると，核黄疸など脳障害を発症する．代償性髄外造血により肝脾腫を呈し，赤芽球が末梢血に多数出現する（胎児赤芽球症）．肝障害や門脈圧亢進により腹水，胸水，全身性浮腫を発症し，死に至ることがある（胎児水腫）．先天性溶血性貧血との鑑別を要するが，母体血中の同種抗体の証明と臍帯血のCoombs試験陽性から診断は比較的容易である．

治療

胎児輸血，交換輸血，光線療法，免疫グロブリン大量療法などを行うが，感作予防として母体に対して，妊娠中から分娩時にかけて抗RhD抗体陽性免疫グロブリン製剤を投与し，母体の感作を防ぐのが効果的である．

発作性夜間ヘモグロビン尿症 paroxysmal nocturnal hemoglobinuria（PNH）

概念
- 発作性夜間ヘモグロビン尿症（PNH）は，*PIGA*遺伝子に後天的な変異をもつ造血幹細胞がクローン性に拡大した結果，補体介在性の血管内溶血を主徴とする造血幹細胞疾患である．
- 再生不良性貧血（aplastic anemia：AA）を代表とする後天性骨髄不全疾患としばしば合併・相互移行する．
- 血栓症はわが国の例では比較的まれではあるが，PNHに特徴的な合併症である．
- 臨床的PNHは，溶血所見の目立つ古典型，AA-PNH症候群に代表される骨髄不全型とその混合型に分類されるが，溶血所見の明らかでないPNH型血球陽性の骨髄不全症は，臨床的PNHとは区別する．

病態生理

*PIGA*遺伝子はグリコシルホスファチジルイノシトール（GPI）アンカー合成の初期段階に必要な酵素であり，PNH型血球ではGPIアンカー型蛋白（GPI-AP）の発現低下，あるいは欠損をきたす．補体制御因子であるCD55（decay accelerating factor：DAF）やCD59（membrane inhibitor of reactive lysis：MIRL）もGPI-APに分類され，感染などを契機に補体が活性化すると，PNH型赤血球は補体の攻撃を受けて血管内溶血をきたす．PNHクローンの拡大機序については，AAでみられるような免疫学的攻撃のもと，GPI陰性のPNH型血球はこの攻撃から逃れることで相対的に増加し，さらに良性腫瘍的増殖能を付与するような付加的変異をきたし，クローン拡大につながるという多段階機序が提唱されている．

臨床症状・検査所見

血管内溶血とヘモグロビン尿，血栓症，造血不全を三大徴候とするが，それぞれの徴候の程度と全体のバランスは症例ごとにさまざまである．典型的なヘモグロビン尿を呈する症例は1/4〜1/3にすぎない．三大徴候以外にも，嚥下痛，嚥下困難，腹痛などの消化器症状，男性機能不全，肺高血圧など特徴的な症状を呈する．溶血により血漿中に放出された遊離ヘモグロビンが，平滑筋弛緩作用や血小板凝集抑制作用をもつ一酸化窒素（NO）を強力に吸着し，NOの作用を急激

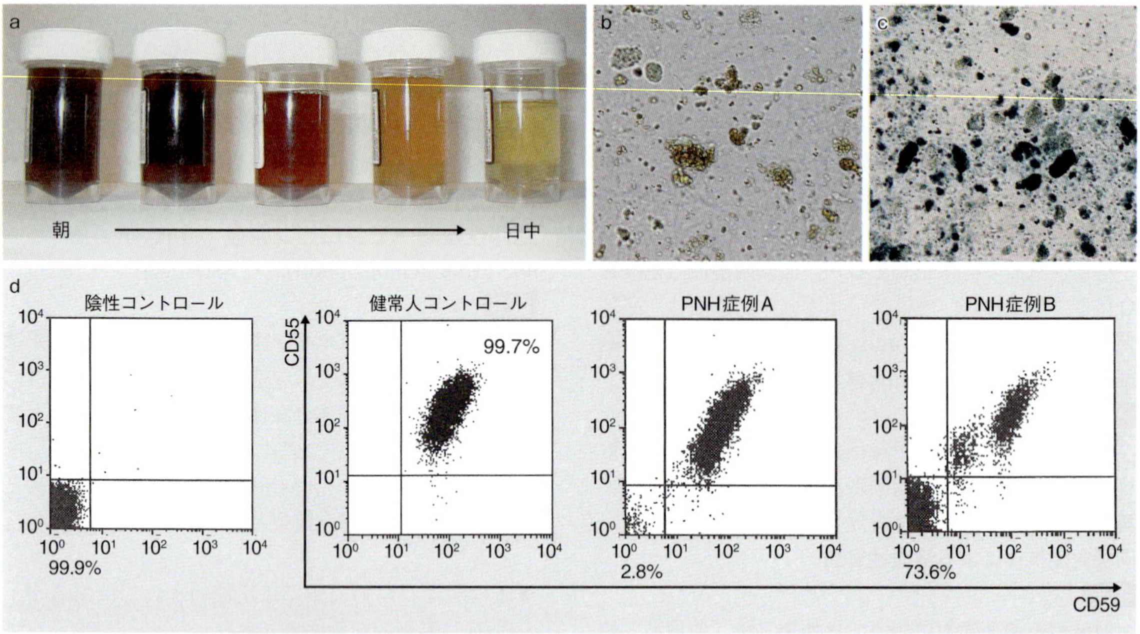

(55) 発作性夜間ヘモグロビン尿症（PNH）の診断に有用な検査

a. 典型的な肉眼的ヘモグロビン尿. 早朝尿はコーラ色であるが, 日中にかけて透明になる. 典型的なヘモグロビン尿を呈する患者は 1/4～1/3 である.

b, c. 尿沈渣にみられるヘモジデリン顆粒. b. 無染色, 400 倍. 視野一面にみられる黄褐色のヘモジデリン顆粒. c. ベルリンブルー染色, 200 倍. 黄褐色のヘモジデリン顆粒は, ベルリンブルー染色では青色に染まる. 写真中の青い顆粒の塊は, ヘモジデリン顆粒を貪食したマクロファージ.（写真提供：大阪大学医学部附属病院中央検査部 堀田真希先生）

d. フローサイトメトリーを用いた PNH 赤血球の検出. PNH 患者では 1～99 % の割合で GPI アンカー型蛋白（CD55, CD59）陰性の PNH 型血球を検出する.（提供協力：BML）

に阻害するためであると理解される.

血球減少を示すことが多いが, 赤血球ではその代償として網赤血球増加, 骨髄では赤芽球過形成を示す. 溶血所見として, 血清間接ビリルビン値上昇, LDH 値上昇, ハプトグロビン値低下を認める. また, 尿上清のヘモグロビン陽性（ヘモグロビン尿, (55) a）, 尿沈渣のヘモジデリン顆粒陽性（(55) b c）は血管内溶血の直接的証拠となる. GPI-AP 発現低下所見としての好中球アルカリホスファターゼスコア低下や赤血球アセチルコリンエステラーゼ低下, 補体感受性赤血球の証明としての Ham（酸性化血清溶血）試験陽性や砂糖水試験陽性が汎用されてきたが, フローサイトメトリー（FCM）による GPI-AP 欠損血球（PNH 型赤血球）の検出が確実な診断法である（(55) d）.

診断

臨床所見, 検査所見から PNH を疑い, FCM により PNH 型赤血球を検出する. PNH 型赤血球（III 型）が 1 %以上で, 血清 LDH 値が正常上限の 1.5 倍以上であれば, 臨床的 PNH と診断できる.

治療

PNH の根治療法は造血幹細胞移植であるが, 致死的な血栓症や重症の造血不全など三大症状の最重症例に限られる. 治療の中心は, 主に三大徴候に対する対症療法であるが, 抗補体 C5 抗体であるエクリズマブが開発され, 顕著な溶血抑制効果に加え, 血栓症発症リスクの軽減, 溶血に伴う平滑筋攣縮関連症状（嚥下困難, 男性機能不全, 肺高血圧など）の改善など, さまざまな効果が示されている. QOL（quality of life）, 生命予後も劇的に改善し, 妊娠・出産も検討可能となったが, 髄膜炎菌感染症に対する対策が重要である. 溶血に対するステロイド治療については, 賛否両論ある. 貧血に対する輸血は, これまで洗浄赤血球が推奨されてきたが, 赤血球濃厚液（RCC）を用いても大きな問題はない. 溶血発作時には, ハプトグロビン, 補液などにより全身状態の改善と腎保護を図り, 感染などの誘因除去のための治療を行う. 血栓症の急性期にはヘパリンによる抗血栓療法を行う. 血栓予防にはワルファリンを用いる. 骨髄不全に対しては, おおむね再生不良性貧血の治療方針に準じる.

赤血球破砕症候群

red cell fragmentation syndrome（RCFS）

概念

- 心血管内を循環している赤血球が物理的, 機械的刺激により破壊され, 破砕赤血球（red cell fragment, schistocyte, (56)）が形成される病態を赤血球破砕症

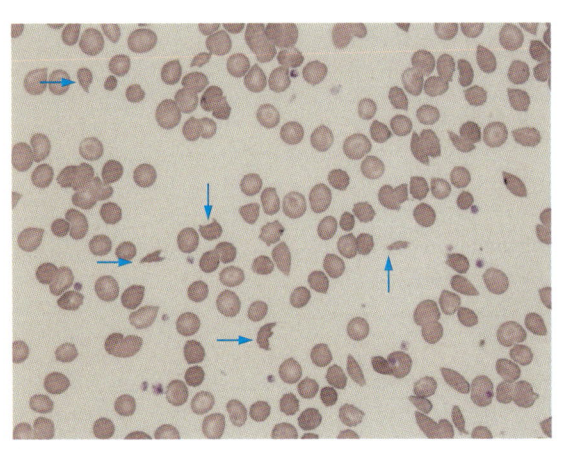

㊱末梢血破砕赤血球

矢印に示すような変形赤血球（断片化，三日月型，ヘルメット型など）を認める．メイ–ギムザ染色，×100．

候群（RCFS）と呼ぶ．RCFS は，原因となる基礎病態の臨床的徴候の一つであり，それ自体が独立した疾患ではない．

病態生理

1. 心臓，大血管の異常に起因するもの（約2割）

弁膜症，人工弁，人工血管，大動脈狭窄症，動静脈シャントなどにより，大血管血流に乱れが生じ，赤血球が局所で機械的ストレスにより溶血をきたす．

2. 小血管，微小血管の異常に起因するもの（約8割）

微小血管内部での血栓形成などにより，通過する赤血球が傷害を受け，破壊される．

①血栓性血小板減少性紫斑病（thrombotic thrombocytopenic purpura：TTP）：全身性血栓形成による血小板減少と溶血，精神神経症状を三徴とし，腎障害をきたす．von Willebrand 因子の分解酵素（ADAMTS13）活性の低下が病因に関与している．

②溶血性尿毒症症候群（hemolytic uremic syndrome：HUS）：小児に多く，大腸菌（特にO-157）などの感染を契機に，主に腎臓の糸球体に微小血栓が形成され，急速に腎機能障害が進行する．

③播種性血管内凝固（disseminated intravascular coagulation：DIC）症候群：急性白血病，敗血症，癌の全身転移等の際に全身の微小血管内に血栓を生じ，赤血球が破壊される．

④行軍ヘモグロビン尿症（march hemoglobinuria）：長時間の行軍，マラソン，空手や剣道など，体の一部を硬い表面に反復して叩打する運動後に，ヘモグロビン尿を認める．破砕赤血球を検出することはまれで，貧血も軽度である．

⑤その他：骨髄移植後血栓性微小血管症（thrombotic microangiopathy：TMA），血管腫などがある．

診断

溶血所見，特に血管内溶血所見（血中遊離ヘモグロビン，ヘモグロビン尿，ヘモジデリン尿）に加えて，破砕赤血球を確認することで診断する．

治療

ほとんどの症例で基礎疾患が存在するので，基礎疾患の治療が優先され，基礎疾患の病態改善が可能であれば，溶血などの改善も伴ってくる．TTP の予後は，血漿交換の普及により改善した．HUS に対する血漿交換の有効性は低く，慢性腎障害により血液透析が必要になることが少なくないが，生命予後は良好である．

（西村純一）

●文献

1) Lechner K, et al：How I treat autoimmune hemolytic anemias in adults. *Blood* 2010；116：1831.
2) Brodsky RA：Complement in hemolytic anemia. *Blood* 2015；126：2459.
3) Parker C, et al：Diagnosis and management of paroxysmal nocturnal hemoglobinuria. *Blood* 2005；106：3699.

ヘモグロビン異常症（異常ヘモグロビン症とサラセミア症候群）

hemoglobinopathy（abnormal hemoglobin and thalassemia syndrome）

ヘモグロビン（Hb）異常症には，"異常 Hb 症"と"サラセミア症候群"があり，前者はグロビンの構造遺伝子に，後者はその発現にかかわる塩基に変異（欠損を含む）が認められる．成人の Hb は α，β グロビンの2分子ずつから成る四量体であるが，胎芽期，胎生期には α，β の代わりにζ，ε，$^G\gamma$，$^A\gamma$ グロビンが産生されている．個体発生に伴い発現が「スイッチング」される（㊲）．

異常ヘモグロビン症 abnormal hemoglobin

歴史

鎌状赤血球貧血症（SCA）に端を発した異常 Hb 症は，1949年 Pauling らが電気泳動上，陰極側に移動する異常バンドを発見したことにより「分子病（molecular disease）」の概念のきっかけとなった．日本では1963年，山口県立医科大学（現・山口大学医学部）の宮地らにより岩手県地方の黒血症が Hb M-Iwate であることがグロビンペプチドの分析で明らかになった．その後，数多くの異常 Hb 症の分子異常が明らかにされている．

発症機序

異常 Hb は，1997年時点で世界中でおよそ750種，

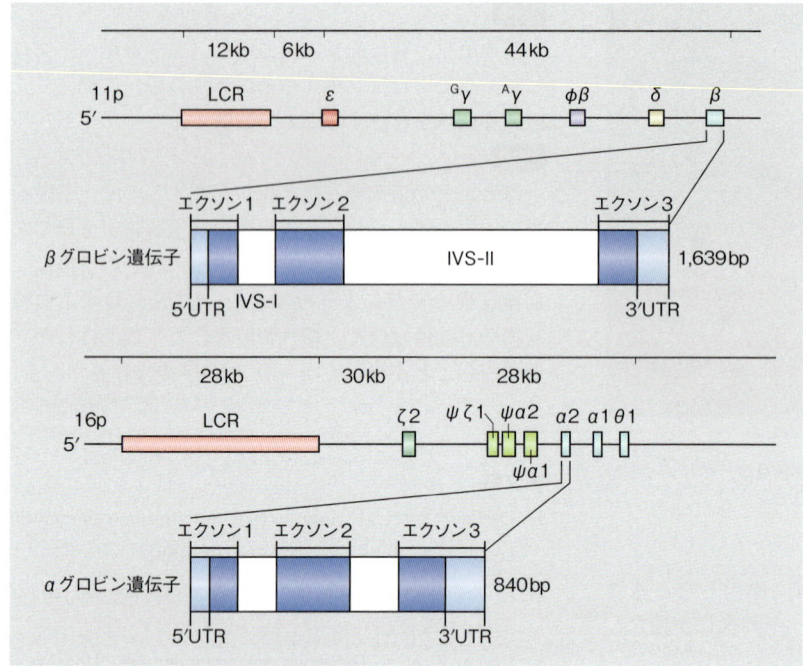

❺❼ α，βグロビン遺伝子

α，βグロビン遺伝子は，それぞれ16番，11番染色体の短腕に存在する．成人では，Hb A（$\alpha_2\,\beta_2$）が95％を占めている．ともに3個のエクソンと2個のイントロン（□）から成る．
LCR：locus control region，IVS：intervening sequence，5′，3′UTR：5′，3′ 非翻訳領域，■：CDS（cording sequence：コーディング領域）．

❺❽ 日本でみられる主な異常 Hb（一部のみ）

1. 無症候性（安定型：69 %）

Hb Ryadh	β鎖 120 Lys–Asn	140
Hb Takamatsu	β鎖 120 Lys–Gln	90
Hb Ube–2	α鎖 68 Asn–Asp	84
Hb Hamadan	β鎖 56 Gly–Arg	77
Hb Hikari	β鎖 61Lys–Asn	75
Hb Hoshida	β鎖 43 Glu–Gln	56
Hb G–Szuhu	β鎖 80 Asn–Lys	29

上位7種：37.3 %

2. 鎌状赤血球症（ヘテロ接合型保因者：0.3 %）

　Hb S　　　　　　β鎖 6 Glu → Val

3. 溶血性貧血（不安定 Hb 症：17.9 %）

　Hb Köln　　　　β鎖 98 Asn → Asp
　Hb Hirosaki　　α鎖 43 Phe → Leu

4. サラセミア様（2.5 %）

　Hb E　　　　　 β鎖 26 Glu → Lys
　Hb Gunma　　　β鎖 127/128 3 塩基欠失 Gln/
　　　　　　　　 Ala → Pro

5. 赤血球増加症（高酸素親和性 Hb 症：10.2 %）

　Hb J–Cape Town α鎖 92 Arg → Gln

6. チアノーゼ（3.8 %）

　低酸素親和性 Hb 症
　Hb Kansas　　　β鎖 102 Asn → Thr
　メト Hb M 症（Hb M：3.7 %）
　Hb M Iwate　　　α鎖 87 His → Tyr
　Hb M Saskatoon β鎖 63 His → Tyr

%：日本人の全異常 Hb 1,477 例のうちの頻度．日本人の異常 Hb 症の 40 % 近くは，無症候性の 7 種類のうちのどれかである．

日本で 208 種（2000 年時点）の変異型が見出されている．これらの変異の大部分は単一のアミノ酸残基置換であるが，1 ないし数個の残基欠失，挿入・付加（ペ

プチド鎖の延長），融合ペプチド鎖なども含まれる．

　日本では 3,000 人に 1 人の頻度でみられる．その多く（69 %）は無症候性で，HbA1c の測定中に異常プロフィールとして偶然に発見されるものが多い．症例の 31 % は症候性で，それは，①鎌状赤血球貧血症（0.3 %），②不安定 Hb 症（17.9 %），③サラセミア様症状（2.5 %），④高酸素親和性あるいは赤血球増加症（10.2 %），⑤チアノーゼ（Hb M 症あるいは低酸素親和性）（3.8 %）の割合である．日本でみられる主なものを❺❽に示す．以下に症候性の異常 Hb 症について述べる．

鎌状赤血球貧血症（β^S/β^S）sickle cell anemia（SCA）

【概念】

● 鎌状赤血球貧血症（SCA）は，Hb S（β^S）のホモ接合体で，これは血液酸素分圧の低下（静脈血）に伴って赤血球内で重合・不溶化し，赤血球に Hb S の鎌状の張り出しができる．その結果，赤血球が鎌状を呈することに由来する．これが血管閉塞を諸所で起こし，また溶血も引き起こす．

● 先天性疾患としては全世界では，G6PD 異常症，サラセミアとならんで，最も頻度の高いものの一つであるが，日本では多発地域からの移入者にみられる．

【病態生理】

　脱酸素化されると Hb S は重合して，赤血球は鎌状に変形するとともに柔軟性を失い，細小血管を閉塞して主要臓器に多発性梗塞を起こす（❺❾）．

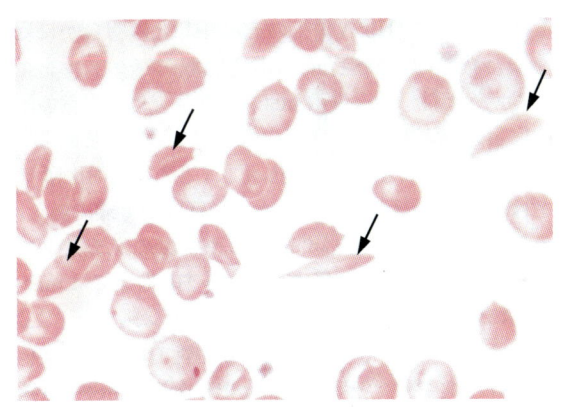

❺❾ 鎌状赤血球貧血の末梢血像
Hb S が重合化して不溶化し，赤血球の膜を突っ張り出した結果，赤血球が一見「鎌状化」してみえる．これが鎌状赤血球である．ライト染色，×1,000.

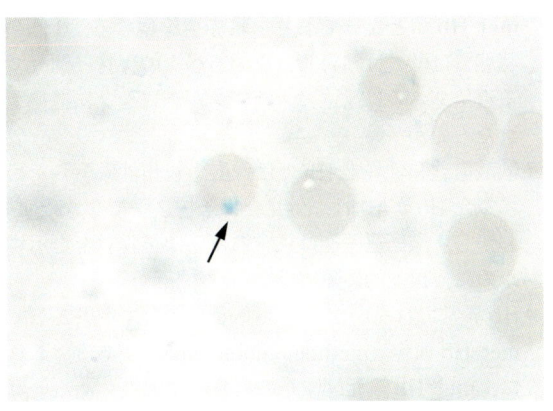

❻⓿ Heinz 小体
ブリリアントグリーンによる超生体染色（×1,000）で，青緑色に Heinz 小体が染め出されている（矢印）．変性した Hb が赤血球膜に結合したものである．溶血の原因となる．

臨床症状

症状は原則として Hb S のホモ接合体（β^S/β^S）に限られる．貧血症状は生後 1 年頃から明らかになり，全身性の梗塞発症（infarction crisis）により，激痛と発熱を伴う激しい急性発症を起こす．度重なる梗塞発作により，脾臓は現実的には摘脾状態（autosplenectomy）となる．保因者（ヘテロ接合体，β^S/β^A）の赤血球では，共存する正常 Hb A（約 60 %）が Hb S（約 40 %）の凝集を阻止するために，通常はこの発作は起こらない．しかし，高山，航空機，潜水などの酸素分圧が著しく低下（20 mmHg 以下）した特殊環境では発症する．

診断

特徴的な症候とともに，赤血球鎌状化試験（sickling test，全血に次亜硫酸ナトリウムを加え，スライドグラス上でカバーグラスをかけて静置すると鎌状に変形する）により診断する．患者の両親は，ともに正常 Hb A と異常 Hb S の保因者（β^S/β^A）である．

治療

β^S 遺伝子以外に，Hb F を増加させる別の遺伝子の変異（hereditary persistence of hemoglobin F：HPFH）が合併すると，増加した Hb F が鎌状化を抑制し，症状が軽減化されることがよく知られていた．これを利用して，Hb F 増加作用を有するヒドロキシカルバミドの投与により，症状の軽減化が図られている．しかし，これは細胞毒性があるので，ヒドロキシカルバミドに代わる薬剤が開発されつつある．完治は骨髄移植で達成されるが，移植に伴うリスクや管理を背負うことにもなる．

不安定ヘモグロビン症 unstable hemoglobin

概念

●不安定ヘモグロビン症では，アミノ酸置換により Hb 分子が著しく不安定になる．それは赤血球内で容易に変性，沈殿し Heinz 小体と呼ばれる封入体を形成する（❻⓿）．その結果，封入体をもつ赤血球は脾臓や骨髄などで捕捉・破壊され，溶血症状を呈する（血管外溶血）．

臨床症状

本症の所見には，軽症から重症まで，種々の程度の溶血性貧血がある．家族性が多く，薬剤の作用や摘脾後に末梢赤血球の Heinz 小体形成が顕著になる．患者の Hb 溶液を 50℃に加熱するか，イソプロパノールを作用させると，一部の Hb が沈殿する．日本では Hb Köln が最も多く，その大部分が突然変異（*de novo* 変異）による．特に溶血の著しいものは子孫を残すまでに至らないせいか，このように *de novo* 変異が多い．Hb Gunma のように高度に不安定な Hb は，合成後に間もなく変性，分解されてしまうため，末梢赤血球中に異常 Hb が証明されない．このため，臨床所見は後述のサラセミア症候群とよく似ている．

治療

酸化作用をもつ薬剤（サルファ剤など）が溶血発作を起こすことが多いので，その使用を避ける．また，高度の貧血に対しては輸血を行う．摘脾を行っても，遺伝性球状赤血球症（hereditary spherocytosis）のように著明な改善は得られないことが多く，摘脾の是非は否定的な傾向にある．特に 5 歳以前での摘脾は敗血症を起こす可能性があり，禁忌である．

メトヘモグロビン血症（チアノーゼを呈する異常ヘモグロビン症）methemoglobinemia

概念

●Hb M 症や低酸素親和性異常 Hb（Hb Kansas など）により，臨床的にチアノーゼを呈するものをいう．
●Hb M 症ではグロビンのアミノ酸置換によりヘム鉄が生理的状態の 2 価から 3 価の状態に酸化された

met-Hb 型となっており，暗赤色を呈する．3価の状態では酸素は結合しえない．ヘムの保持に関与する近位あるいは遠位ヒスチジンがチロシンに置換されたものが多い．

● 低酸素親和性異常 Hb では，酸素親和性低下のために還元 Hb が増加し，外見ではチアノーゼをきたす．しかし，酸素運搬能は正常あるいは正常以上を示すために，機能的に障害はない．

● Hb 異常ではないがチアノーゼをきたす疾患として met-Hb 血症（methemoglobinemia）がある．これは，met-Hb 還元酵素系の異常（先天性）あるいは大量の酸化剤に曝露されたとき（後天性）に生じる．鑑別診断として重要である．

［臨床症状］

心・循環器系および呼吸器系の症状はみられないのにチアノーゼがみられる．多くは無症状であるが，同時に不安定で貧血症状を伴う場合もある（Hb M Saskatoon や Hb M Hyde Park など）．

［診断・鑑別診断］

チアノーゼの多くは，還元 Hb 濃度の増加に基づく呼吸・循環器系疾患でみられる．それらが存在しなかったら，まれな低酸素親和性異常 Hb，Hb M 症，met-Hb 症の存在を考える．低酸素親和性 Hb に基づくチアノーゼは，血液（赤血球または溶血液）の酸素解離曲線の右方移動（P_{50}値の増加）から診断される（61）．Hb M 症では，フェリシアン化カリウムを用い

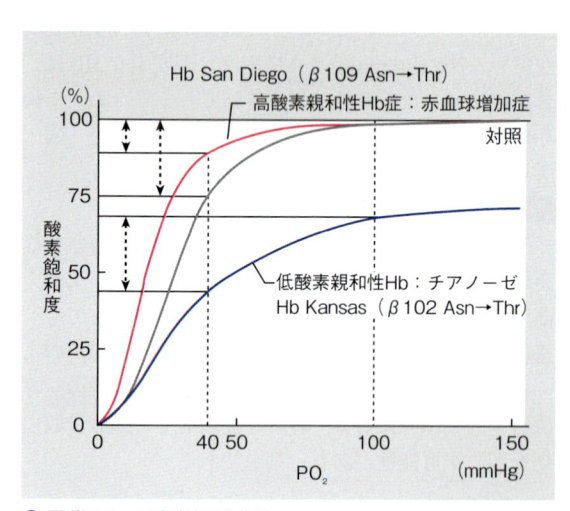

61 異常 Hb の酸素解離曲線

X軸が酸素分圧，Y軸が酸素飽和度である．酸素飽和度が50％のときの酸素分圧を P_{50} と定義する．P_{50} が小さいのは酸素親和性が高い Hb，大きいのは酸素親和性が低い Hb である．
高酸素親和性の Hb（ここでは Hb San Diego）は，酸素分圧の低い末梢（たとえば40 mmHg）でも酸素を解離しにくい．したがって，赤血球増加症をきたす．逆に，低酸素親和性 Hb（ここでは Hb Kansas）は肺（100 mmHg）でも十分に酸素で飽和されないが，末梢ではより酸素を多く放す．したがって，組織での酸素放出は低親和性 Hb が優れているが，チアノーゼをきたす．

て酸化すると，Hb A 由来の met-Hb とは明らかに異なった特徴的な酸性 met-Hb の吸収スペクトルを呈する．先天性，後天性の met-Hb 血症では，過量の酸化作用を有する薬剤の服用や先天的な酵素異常によって，正常の Hb A が met-Hb 化して生じる．Hb M 症とは met 型の吸収スペクトルでの鑑別が可能である．さらに鑑別として，ビタミン C や少量のメチレンブルー溶液と混和して静置すると met-Hb 血症では met-Hb A は還元されてオキシ型となるが，Hb M 症では変化はない．Hb M 症や低酸素親和性 Hb 症は常染色体優性であるが，先天性の met-Hb 血症（met-Hb 還元酵素欠損症）は劣性で，近親結婚であることが多い．

［治療］

特別な治療の必要はない．

赤血球増加症をきたす異常ヘモグロビン症

［概念］

● 高酸素親和性異常 Hb は，末梢組織で必要な酸素を解離・放出しないため，組織は酸素不足に陥り，赤血球増加症を起こす．

［臨床症状］

赤血球増加症のために顔面および皮膚の紅潮がみられる．また，血液粘性の増強により，狭心症，頭痛や脳梗塞を伴うことがある．

［診断・治療］

赤血球浮遊液，溶血液での酸素解離曲線が左方移動し（つまり P_{50} の低下），酸素親和性の上昇が証明される（61）．代償機構としての赤血球増加症なので瀉血は原則として行わないが，それも患者の状態に合わせて判断する．患者は血液酸素運搬能の予備力が低下しているので，運動や登山に際して注意しなければならない．

■ サラセミア症候群 thalassemia syndrome

［概念］

● サラセミアは Hb を構成するグロビンの生成不均衡に由来する，重症の先天性溶血性貧血で，低色素性小球性貧血，無効造血とともに，脾腫，赤芽球過形成による特有の骨変化と成長障害などを合併する．

● この疾患は地中海沿岸地域に多発するところから，サラセミア（地中海性貧血）と呼ばれている．

［発症機序］

Hb を構成する α グロビン鎖，非 α グロビン鎖（ε，γ，δ，β）は，それぞれ独立した遺伝子によって規定されている（57）．グロビン遺伝子の各所に，プロモーター（転写調節）配列やスプライス（編集），プロセス（処理）過程で重要な役を果たす認識配列がある．それらの領域に変異（DNA 塩基配列の変化）が起こ

ると，そのグロビン遺伝子の機能が障害され，正常では互いに過不足なく均衡をとって合成されているα鎖（胚期にはζ鎖）と非α鎖との合成に不均衡が起こる．血中ではα鎖2本と非α鎖2本が四量体という形でHb分子を構成するので，その結果，血球中のHb量が減少し，小球性赤血球（あるいは小球性貧血）となる．また，正常に産生された相手側サブユニットは相対的過剰となり遊離のα鎖やHb H（β鎖四量体），Hb Bart's（γ鎖四量体）のように単一なグロビン鎖のHbができる．これらは不安定で変性しやすく，容易に赤芽球内で凝集，沈殿し，溶血性貧血をもたらす（62）．一方，骨髄では赤芽球系の造血が亢進するが，無効造血（ineffective erythropoiesis）となる．これがサラセミアである．α，β鎖の合成不全をそれぞれα，βサラセミアと称す．日本ではβサラセミアが1,000人に1人，αサラセミアはそれよりやや低頻度と考えられる．

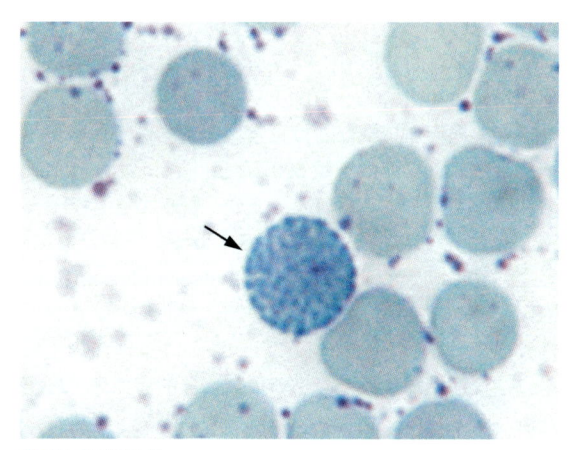

62 Hb H 封入体

ゴルフ玉様の赤血球内封入体が，ブリリアントクリシルブルー（BCB）による超生体染色（×1,000）で青く染め出されている（矢印）．これは BCB によって Hb H が変性し，赤血球膜に沈殿，結合したものである．

臨床症状

サラセミアは臨床的に，重症型（major），軽症型（minor），そしてその中間の中間型（intermedia）に分けられている．重症型は重篤な溶血性貧血のために，骨格異常，成長障害をきたす．それを防ぐために定期的輸血と輸血に伴う鉄過剰症の治療（鉄キレート療法）を必要とする．中間型では溶血症状は常時存在するが，輸血は不必要なことが多い．軽症型はほとんど無症候性である．しかし，サラセミアに共通する非鉄欠乏性の小球性赤血球症は必ず認められる（63）．したがって，サラセミアでは"小球性赤血球症"は常染色体優性，"溶血症状"は常染色体劣性の形質とみなせる．日本でみられるサラセミアの大部分は軽症型であり，数%が中間型である（64）．

βサラセミア β-thalassemia

病因

βサラセミアの原因（変異）は，βグロビンの発現を低下させる変異，つまりプロモーター，開始コドン，スプライシング，フレームシフトをきたす変異，ナンセンス変異，および遺伝子の欠失で生じる（57）．わが国だけでも，すでに35種が見出されている（65）．非α鎖は個体発生の過程で胚期にはε鎖，胎生期にはγ鎖である．出生とともにそれが消失して代わりにβ鎖（98%）とδ鎖（2%）が現れ，それぞれHb A，Hb A$_2$を作る．したがって，βサラセミア患者は正常に出生し，出生後からβサラセミアを発症する．

臨床症状

βグロビンがまったく産生されないβ^{0}サラセミア染色体といくぶんか産生されるβ$^+$サラセミア染色体がある．重症型はβ^{0}サラセミアのホモ接合体あるいは複合ヘテロ接合体，中間型はβ$^+$/β$^+$，軽症型はβ^{0}あるいはβ$^+$のヘテロ接合体である（63）．βサラセミアの主徴として，Hbの合成障害による"低色素性小

63 臨床的重症度によるサラセミアの分類と遺伝子型

臨床型	所見	βサラセミア	αサラセミア
asymptomatic 無症候性	正常		α$^+$/α^N（−α/αα）
minor 軽症型	小球性赤血球症	β^0/β^N, β$^+$/β^N	α^0/α^N（−−/αα），α$^+$/α$^+$ （−α/−α）
intermedia 中間型	溶血性貧血 （定期的輸血）	β$^+$/β$^+$	α$^+$/α^0（−α/−−）（Hb H 病）
major 重症型	小球性赤血球症 重症の溶血性貧血 定期的輸血	β^0/β^0, β^0/β$^+$	
hydrops fetalis 浸軟児	自然流産		α^{0}α^0（−−/−−）

α^N，β^N：正常アレル．

❻ 日本でみられるサラセミアの遺伝子型の頻度

タイプ	臨床的重症度	n	%
1. βサラセミア			
Hb E	無症候性	30	3.0
β^0	軽症型	473	48.0
β^+	軽症型	78	7.9
$\delta\beta$	軽症型	10	1.0
$\varepsilon\gamma\delta\beta$	軽症型	33	3.3
Hb E/Hb E	軽症型	7	0.7
β^+/β^+	中間型	14	1.4
β^0/β^0	重症型	2	0.2
2. αサラセミア			
$-\alpha/\alpha\alpha$	無症候性	46	4.7
$\alpha^T\alpha/\alpha\alpha$	無症候性	6	0.6
$-\alpha/-\alpha$	軽症型	16	1.6
$--/\alpha\alpha$	軽症型	206	20.9
$-\alpha/--$	中間型	32	3.2
$--/\alpha^T\alpha$	中間型（〜重症型）	5	0.5
3. βサラセミアの複合ヘテロ接合体			
$(\delta\beta)^+/\beta^+$	中間型〜重症型	1	0.1
Hb E/β^0	重症型	12	1.2
4. αサラセミアとβサラセミアの複合ヘテロ接合体			
Hb E/Hb H	中間型〜重症型	6	0.6
Hb E/α^T	軽症型	3	0.3
Hb E/abnHb	種々	3	0.3
計		983	

日本では，β^0，β^+サラセミアのヘテロ接合体，およびα^0サラセミアのヘテロ接合体（$--/\alpha\alpha$）が圧倒的に多い．$\varepsilon\gamma\delta\beta$サラセミアや溶血をきたす$\beta^+$サラセミアのホモ接合体（$\beta^+/\beta^+$）が少数みられることも特徴的である．

球性貧血”（軽症型，中間型，重症型），グロビン鎖の不均衡合成に基づく“溶血症状”（重症型，中間型），無効造血の著明な亢進による骨髄増殖性変化と“骨の変形，破壊”（重症型）がみられる．

　重症型βサラセミア（ホモ接合体あるいは複合ヘテロ接合体）のなかに症状が典型例に比べていくぶん軽いものがみられる．これらは頻回の輸血を必要としないという点で重症サラセミアと異なり，中間型サラセミア（thalassemia intermedia）という．軽症型βサラセミアでは身体症状が比較的軽く，軽度あるいは中等度の低色素性貧血が唯一の症状であることが多い．しかし，妊娠時や胆石症，感染症，葉酸欠乏症，鉄過剰症などが合併すると，貧血，溶血症状が増悪しやすい．低色素性貧血という点では，サラセミアと鉄欠乏性貧血との鑑別が大切である（サラセミアでは血清鉄は低下せず，不飽和鉄結合能は増加しない）．

【検査】

　末梢血 Hb 濃度は，重症型βサラセミアでは2〜3 g/dL 以下，中間型では 4〜8 g/dL，軽症型では 9〜

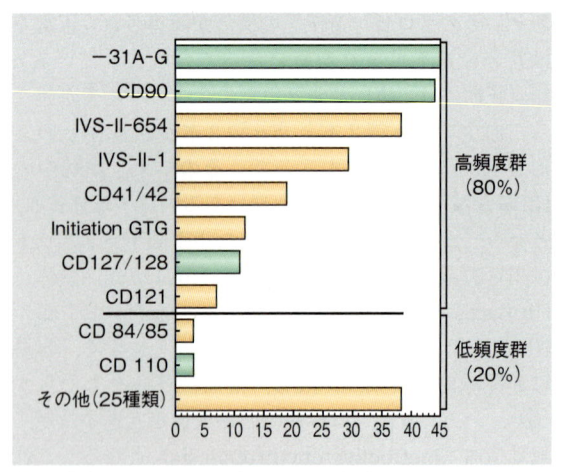

❻ 日本人βサラセミア変異とその頻度

日本人でみられるβサラセミア変異とその頻度を示す．8種類が症例の80％を占めていることがわかる．■は日本人にのみみられる変異，■は外国人にもみられる変異である．前者は日本での中立的変異，後者は海外から流入した可能性が高い．−31 A-G はβ^+サラセミアである．

14 g/dL の範囲である．軽症型βサラセミアでは溶血症状はほとんどなく，Hb 濃度，赤血球数，ヘマトクリット，網赤血球数などは正常値を示す例が多いが，その半数以上で赤血球数 600 万/μL 以上を示す赤血球増加症がしばしばみられる．また，軽症型βサラセミアでも，小赤血球症が例外なくみられる．そのために，軽症型β（α）サラセミアでは Mentzer index（MCV/RBC）が 13 以下（基準値 16〜25）であるが，鉄欠乏性貧血では 13 以上であることが多い．末梢血染色標本には軽症型では低色素性赤血球，標的赤血球，好塩基斑点がみられ，重症化するほど大小不同，多染性，奇形赤血球などが著しくなる（❻）．骨髄は溶血を伴うとき，つまり中間型，重症型では赤芽球過形成像，鉄代謝は無効造血を示す．

【治療】

　重症ないしは中間型サラセミアには，保存的に定期的輸血が行われる．特に重症型では小児期から輸血が頻回に及ぶので鉄キレート療法が欠かせない．軽症型βサラセミアは特別の治療を必要としないが，時に起こる前述の合併症に注意する．鉄欠乏性貧血のないサラセミア患者に鉄剤を与えることは禁忌である．

αサラセミア α-thalassemia

【病因】

　αグロビン遺伝子は同一の染色体上に隣接して2個存在する（❻）．そして，大部分のαサラセミアはこの遺伝子の欠失によって発生する．したがって，αサラセミア遺伝子には，2座位ともに欠失するα^0サラセミア染色体（遺伝子型：$--/$）と1座位のみが欠

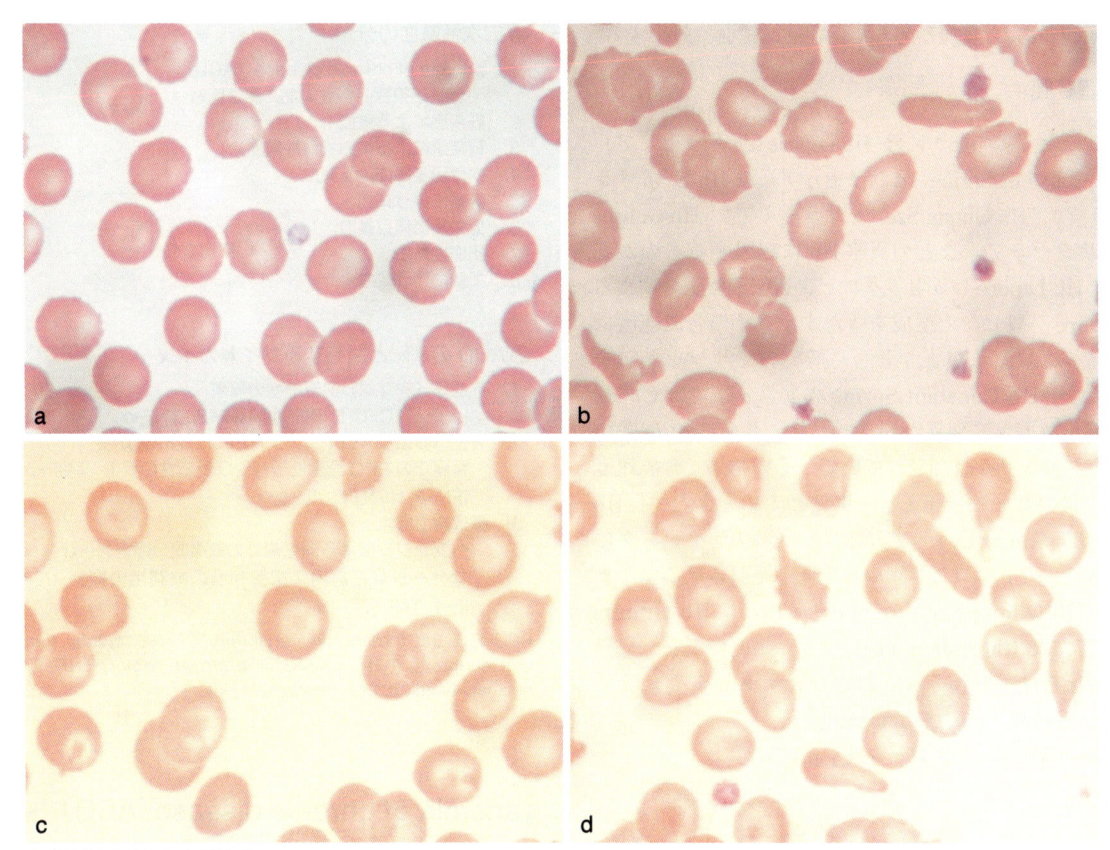

❻ サラセミアの末梢血像

a. 正常，b. 鉄欠乏性貧血，c. αサラセミア，d. βサラセミア（やや重症）.
αサラセミアとβサラセミアはスメア上では鑑別できない．ともに，標的細胞が目立つが，粒がそろっている（c，d）．臨床的に重篤化すると，奇形赤血球症が目立つようになる（d）．鉄欠乏性貧血では一般に大小不同，奇形赤血球がサラセミアより著しい（b）．
ライト染色，×1,000.

失する α+サラセミア染色体が存在する（－α/）．正常で4個存在するαグロビン遺伝子のうち，1個欠失（無症候性保因者，－α/αα），2個欠失（軽症型，－－/αα，－α/－α），3個欠失（中間型，－α/－－），4個欠失（死産，－－/－－）するαサラセミアが存在し，欠失数が多いほど臨床症状は重くなる（❻）．日本人では，1個欠失が600～800人に1人で最も多く，2個欠失（特に－－/αα）が症候性（小球性赤血球症）のαサラセミアとしては最も多い．3個欠失のHb H病が時にみられる．Hb H病患者はα+サラセミアとα⁰サラセミア遺伝子の複合ヘテロ接合であるので，小球性赤血球症を示さない無症候性のα+サラセミアがその出現の背景になっていることに注意する．少数であるが非欠失型が知られている（αTα/）.

臨床症状

最近の国際化を反映して東南アジア人の流入が増えている．それに伴い症候性のαサラセミアが増えてきており，わが国でも最近ホモ接合型α⁰サラセミアの症例（死産）が確認されている．Hb H病は中間型サラセミアの症候を示し，種々の程度に低色素性貧血，

溶血症状，脾腫を起こす．

診断

Hb H病では，ブリリアントクリシルブルー（BCB）による超生体染色法で，末梢赤血球に大小さまざまのHb H封入体が証明される（❻）．その頻度が2個欠失（－－/αα）では数万の赤血球に1個，Hb H病（－α/－－）では数個の赤血球に1個である．Hb H病の場合，溶血液の電気泳動法でわずかなHb H（β4），時に少量のHb Bart's（γ4）が検出される．Hb HはHPLC（高速液体クロマトグラフィ）によるHbA1c測定の溶出像でも，認められることが多い．α+サラセミアの無症候性保因者（－α/αα）の診断は難しいが，MCVが正常下限値付近である症例が少なくない．

治療

2個欠失の軽症型は，治療は不要である．Hb H病に対する治療は，非欠失型のα+サラセミア（αTα/）との組み合わせ（－－/αTα）や妊娠時などを除き，輸血が必要になることはほとんどない．非欠失型のα+サラセミア（αTα/：Hb Constant Spring など）との組み合わせの症例（αcsα/－－）では，貧血が高度にな

る傾向がある．貧血に応じて保存的に輸血で対応する．

構造変異

サラセミアのなかには，Hb Lepore（$\delta\beta$ サラセミア），Hb Constant Spring（α サラセミア）や Hb E（β サラセミア），Hb Quong Sze（α サラセミア），Hb Gunma（β サラセミア）などの異常 Hb に起因するものがある．Hb Lepore は δ と β グロビン遺伝子の融合による Lepore グロビンの生成をきたすが，その合成速度は正常 β グロビン鎖より著しく低いのでサラセミアをきたす．Hb Constant Spring の異常 α 鎖では C 末端の終止コドンに変異が起きており，さらに 31 残基のアミノ酸配列が付加されている．その結果，合成速度は正常の数％に低下し，α サラセミアをきたす．Hb E（β26 Glu → Lys）は βmRNA のスプライシングの異常により β グロビン鎖の合成低下を引き起こす．また，Hb Quong Sze（α125Leu → Pro），Hb Gunma（β127/128 Gln・Ala → Pro）など，高度に不安定な異常 Hb では，それぞれ α および β サラセミアを表す（thalassemic hemoglobinopathy）．（☞「不安定ヘモグロビン症」p.145）．

（服部幸夫）

●文献
1) Steinberg MH, et al, editors：Disorders of Hemoglobin：Genetics, Pathophysiology and Clinical Management, 2nd ed. Cambridge：Cambridge University Press；2009.
2) Weatherall DJ, et al, editors：The Thalassemia Syndromes, 4th ed. Oxford：Blackwell Science；2001.
3) 服部幸夫ほか：異常ヘモグロビン血症およびサラセミア．本邦臨床統計集（1）．日本臨牀 2001；59（増刊号 7）：437.
4) 服部幸夫：ヘモグロビン異常による溶血性貧血．浅野茂隆ほか（監）．三輪血液学．東京：文光堂；2006. p.1151.

二次性貧血 secondary anemia

二次性貧血とは血液疾患以外の何らかの全身性疾患が原因で生じる貧血の総称である（⑥）．慢性感染症，慢性炎症，悪性腫瘍による貧血を病態の共通性から anemia of chronic disease（ACD）というが，anemia of chronic inflammation（ACI）とも呼ばれている．二次性貧血ではヘモグロビン（Hb）濃度はおおむね 8～11 g/dL の軽度から中等度の貧血であり，原疾患の治療により貧血の改善をみる場合が多い．

---

⑥ 二次性貧血の分類

1. anemia of chronic disease（ACD）
   慢性感染症，慢性炎症，悪性腫瘍
2. 肝疾患による貧血
3. 腎疾患による貧血（腎性貧血）
4. 内分泌疾患による貧血
5. 妊娠に伴う貧血
6. 低栄養に伴う貧血
7. 出血性貧血
8. 加齢に伴う貧血

⑥ ACD の病態と関与するサイトカイン

1. 赤血球（赤芽球）前駆細胞の障害
   BFU-E，CFU-E の抑制：TGF-β，TNF-α，IL-1，IFN-α
2. 骨髄へのエリスロポエチン（EPO）の供給障害
   腎臓での EPO 産生低下，EPO 反応性の低下：TNF-α，IFN-β，IFN-γ，IL-1
3. 鉄代謝の異常
   ヘプシジンによる消化管での鉄吸収の障害およびマクロファージなど網内系細胞からの鉄利用の抑制：IL-6，IL-1，TNF

BFU-E：burst forming unit erythroid, CFU-E：colony forming unit erythroid, TGF：transforming growth factor, TNF：tumor necrosis factor, IL：interleukin, IFN：interferon.

anemia of chronic disease（ACD）

病因・病態生理

ACD の病態には，①赤血球系前駆細胞の増殖・分化の抑制，②エリスロポエチン（EPO）産生の抑制，③ヘプシジンを介した鉄代謝の異常，が複雑にからみあっている（⑥）．

慢性炎症状態では IL-1，TNF-α，IFN-γ などの炎症性サイトカイン産生が亢進し，直接的に赤血球系造血を抑制する．また炎症性サイトカインは EPO 産生を抑制し，血中 EPO 濃度の低下が EPO 依存性の造血を抑制する．さらに IL-6 などの炎症性サイトカインは肝臓で産生されるヘプシジン（hepcidin）の産生を促す．このヘプシジンは鉄代謝の重要な調整因子であり，腸上皮細胞やマクロファージの鉄の輸送蛋白であるフェロポルチン（ferroportin）と結合することでフェロポルチンの分解を促進する．その結果，細網内皮（網内）系からの血中への鉄放出が抑制される．また腸管上皮細胞からの鉄の放出が抑制され消化管からの鉄吸収が抑制される．これらの機序により貯蔵鉄が増加するにもかかわらず血清鉄は減少し，赤血球造血に必要な鉄が骨髄で利用できないことになる（⑥）．（☞「鉄と造血ビタミンの代謝」p.30）

臨床症状

一般に貧血は軽度であり症状は出現しない場合が多いが，基礎疾患により中等度から高度となる場合には貧血に付随する症状がみられる．

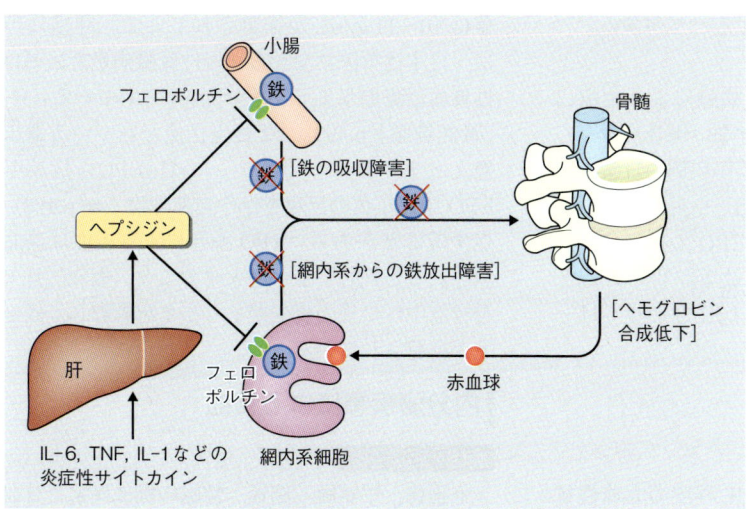

⑥⑨ ACDにおける鉄動態の変化

⑦⓪ ACD と鉄欠乏性貧血の鑑別

	血清鉄	総鉄結合能	フェリチン
ACD	↓〜→	↓〜→	→〜↑ *
鉄欠乏性貧血	↓〜↓↓	↑	↓〜↓↓

*悪性腫瘍ではさまざまな値をとる.

検査・鑑別診断

　通常，正球性貧血がみられるが，時に鉄欠乏性貧血が合併する場合，小球性貧血を呈する．血清鉄が減少するため鉄欠乏性貧血との鑑別が必要であるが，ACD では上述のように貯蔵鉄の再利用障害があり，貯蔵鉄を反映する血清フェリチン値は正常ないし増加する．このため，肝臓でのトランスフェリン（Tf）合成の低下がみられ，Tf と結合しうる総鉄量すなわち総鉄結合能（TIBC）は低下を示す（⑦⓪）．血清鉄，TIBC がともに低下し，鉄飽和率（血清鉄/TIBC×100）が 15 ％未満の場合は慢性炎症に鉄欠乏が合併している可能性がある．白血球数，血小板数は基礎疾患により変動する．

慢性感染症による貧血

病因・病態生理

　慢性感染症のみならず急性・亜急性感染症でも ACD を呈する．貧血をきたしやすいものとして，肺結核，慢性腎盂腎炎，敗血症，肝胆道系感染症，亜急性細菌性心内膜炎などがあげられる．また深在性真菌症でも起こりうる．パルボウイルス，サイトメガロウイルスによる感染では赤血球造血が抑制される．O-157 感染などによる溶血性尿毒症症候群では赤血球寿命の短縮がみられる．

慢性炎症による貧血

病因・病態生理

　膠原病による ACD が大部分である．関節リウマチ（RA），全身性エリテマトーデス（SLE）では高頻度に貧血を認める．全身性強皮症，多発性筋炎，皮膚筋炎，多発性動脈周囲炎，混合性結合組織病でも貧血がみられることがある．

　SLE では多彩な自己抗体の産生がみられるが，抗赤血球抗体による溶血性貧血の合併があり貧血の要因となりうる．RA 治療に適応となった抗 IL-6 受容体抗体であるトシリズマブが炎症性サイトカインを抑制することで ACD を改善させることが明らかになっている．

　これらの疾患の治療で用いられるステロイド，非ステロイド系消炎鎮痛薬による消化管出血を原因とする貧血に注意する必要がある．また RA で多用されるメトトレキサート（MTX）による葉酸欠乏，MTX や金製剤による骨髄抑制にも留意すべきである．さらにステロイド，免疫抑制薬を用いることでサイトメガロウイルス感染を引き起こしやすく，骨髄抑制の原因となる．なお，MTX 内服により MTX 関連リンパ増殖性疾患を引き起こすことがある．

悪性腫瘍による貧血

病因・病態生理

　悪性腫瘍による貧血の機序として，①疾患による ACD の要因のほか，②癌の骨髄浸潤による造血抑制，化学療法薬・放射線治療による骨髄抑制，鉄，葉酸，ビタミン B_{12} などの栄養障害の結果生じる赤血球の産生低下，③癌病変部位からの出血による赤血球の喪失，鉄欠乏，④悪性腫瘍に合併する溶血性貧血による赤血球寿命の短縮，があげられる．高齢者でみられる二次

性貧血では悪性腫瘍が背景に存在することが多い.

治療

原疾患の治療が優先されるが, 病態により治療によっても貧血の改善効果が期待できない場合も少なくない. 赤血球輸血による貧血の改善が症例の日常生活の活動性 (performance status : PS) や生命予後の改善につながるとされている. また EPO の投与により貧血の改善, 生活の質 (QOL) の改善が得られるとされているが, 現時点でわが国では EPO の投与は一般的ではない.

肝疾患による貧血

病因・病態生理

慢性肝疾患では Hb 値 9〜10 g/dL 程度の大球性貧血ないし正球性貧血を呈することが多い. 貧血の原因として脾機能亢進, 出血, 葉酸欠乏をはじめとする栄養障害, 溶血などがあげられる. 肝硬変では脾機能亢進により汎血球減少の傾向が認められる. 赤血球膜脂質構造に変化が生じ, 標的赤血球 (target cell), 大型の菲薄赤血球 (thin macrocyte) などの形態異常を生じる. アルコール性肝障害では低栄養, 特に葉酸欠乏による巨赤芽球性貧血を合併しやすい. 脂肪肝を伴うアルコール依存症患者で溶血を生じることがあり Zieve 症候群と呼ばれている. 貧血の改善は肝疾患の治療に依存する.

腎疾患による貧血（腎性貧血）

病因・病態生理

慢性腎臓病 (chronic kidney disease : CKD) の進行により発症する貧血は腎臓での EPO の産生低下による赤血球産生障害によるものである. このほかに赤血球寿命の短縮による溶血, 併存する鉄欠乏, 葉酸欠乏, ビタミン B_{12} 欠乏, 出血などが関与している.

検査所見

正球性正色素性貧血で網赤血球の相対的な減少がみられる. 糸球体濾過量がヘマトクリット値と相関し, 貧血の程度は腎不全の重症度に比例する. 腎不全が進行すると有棘赤血球 (acanthocyte, burr cell) や破砕赤血球 (red cell fragment, schistocyte) がみられることがある.

治療

赤血球造血刺激因子製剤 (erythropoiesis stimulating agent : ESA) である EPO の補充が原則である. 腎性貧血においては, 貧血の進行が CKD の悪化を促進することが示されているので, 早期から EPO の投与が勧められている. 投与開始基準は, 腎性貧血と診断され複数回の検査で Hb 値 10 g/dL 未満となった時点とし, 血液透析患者に対する ESA 療法の目標 Hb

値は 10〜11 g/dL が推奨されている. 詳細については, 日本透析医学会から「慢性腎臓病患者における腎性貧血治療のガイドライン」が示されている (☞ Vol.3「腎性貧血」p.499). なお現在使われている遺伝子組換えヒトエリスロポエチン (rHuEPO) 投与中に抗 EPO 中和抗体の出現を伴う赤芽球癆 (☞ p.123) が発症することがある. EPO 投与により赤血球造血が刺激されると鉄必要量が増大すること (機能的鉄欠乏), 透析液中への鉄の喪失があることを考慮し, 鉄剤の補充が推奨されている.

内分泌疾患による貧血

病因・病態生理

下垂体, 甲状腺, 副腎, 性腺の機能異常で貧血が認められることがあるが, 貧血の進行は緩やかである. 下垂体機能低下症では造血機能に障害をきたすことで血球減少がみられる. 甲状腺機能低下症では酸素消費の低下による EPO 産生低下が貧血の原因であると考えられている. 慢性甲状腺炎 (橋本病) と悪性貧血との合併がみられることがあり, 両者の自己免疫的機序の関与が示唆される. また鉄欠乏, 葉酸吸収不良を呈することもある. 副腎皮質ステロイドが EPO 産生, 赤芽球産生に関与していることから, 副腎皮質機能低下症では軽度の貧血を伴うことがある.

妊娠に伴う貧血

病因・病態生理

妊娠中にみられる鉄や葉酸の需要亢進により鉄欠乏性貧血や葉酸欠乏がみられる. 妊娠中は鉄の需要が非妊娠時に比べ約 3 倍に増加する. また, 妊娠末期までに 1,000〜1,500 mL の循環血液量が増大し, 血漿の増加により希釈性の生理的妊娠貧血が生じる. 血漿量は妊娠後期 32〜36 週頃に最大となる. 血液の希釈によって生じるヘマトクリットの低下は子宮胎盤系の血流量を増やし胎児の発育を促進させること, 血液の希釈が胎盤や静脈系の血栓形成を予防していることを考慮すると鉄欠乏状態であっても妊娠中期・後期で Hb 濃度が 11 g/dL 程度であれば鉄剤の補充は不要である. 食事指導を実施し, 症状をみながら Hb 濃度 9〜10 g/dL を下回るようであれば鉄剤の補充を行う.

低栄養に伴う貧血

病因・病態生理

一義的には食事摂取の低下, 偏食に起因し, 鉄, ビタミン B_{12}, 葉酸などの欠乏状態が引き起こされ貧血を呈する. 特に高齢者で食事摂取が不十分な場合, 銅, 亜鉛などの微量元素も欠乏し貧血の進展に関与する. アルコールの過剰摂取では葉酸欠乏になる.

出血性貧血

病因・病態生理

　上部消化管，下部消化管からの大量出血，臓器破裂，大動脈瘤破裂，外傷など急性出血に際してみられるもの，慢性的に経過する消化管出血，婦人科的疾患，泌尿器疾患，骨折等による慢性出血によるものがある．先天性，後天性凝固因子欠乏による慢性出血も場合によっては無視できない場合がある．

治療

　いずれも原疾患に対する適切な処置，治療が必要である．急性出血では循環血液量の約30％が失われると急性循環不全に陥り生命の危険をきたす．必要に応じて濃厚赤血球輸血を行うが，循環血液量以上の出血がある場合は新鮮凍結血漿や血小板濃厚液の補充も考慮する．

加齢に伴う貧血

病因・病態生理

　健常高齢者でも加齢に伴い Hb が低下する．貧血の原因を検索しても原因を特定できず，Hb 値 9〜11 g/dL 程度の軽度から中等度の正色素性貧血が長期にわたり持続する．経過を通して Hb 値に大きな変化がない場合，加齢に伴う貧血あるいは unexplained anemia と呼んでいる．生理的加齢変化からみた要因として，①EPO に対する反応性の低下，②加齢に伴う炎症性サイトカインの上昇による赤血球造血の抑制，③アンドロゲンの低下による赤血球造血の低下，④造血幹細胞の自己複製・増殖能の低下，が考えられている．

（大田雅嗣）

●文献

1) Ganz T：Anemia of chronic disease. In：Kaushansky K, et al, editors. Williams Hematology, 9th ed. New York：McGraw-Hill；2015. p.549.
2) 臼杵憲祐：anemia of chronic disease（ACD）. 金倉　譲（総編集）：新戦略による貧血治療. 東京：中山書店；2014. p.264.

血液・造血器疾患

5

赤血球系を主病変とする疾患

白血球増加症 leukocytosis

　末梢血の白血球数は好中球，好酸球，好塩基球，リンパ球，単球の総計である．白血球は骨髄のみならずさまざまな組織内，さらには血管壁などにもプールされており，末梢血の白血球は体内に存在する白血球の一部であることを認識する必要がある．

　正常値は日本人ではおよそ4,000〜10,000/μLであるものの，個人差がかなり大きいため経時的に推移をみることは重要である．成人における白血球増加症は一般的に白血球の絶対数＞10,000/μL以上とされる．

　白血球増加の機序としては反応性増加と腫瘍性増加を見きわめる必要がある．

　絶対数のみならず，どの白血球（分画）が増加しているかという点も重要である．最も頻度が高いのは好中球増加であり，好酸球・好塩基球のみの増加はまれである．

　30,000/μL以上であれば，まずは白血病を疑う．芽球の増加については，「急性白血病」（p.158）を参照されたい．

好中球増加症

概念

　一般的に好中球が7,500/μL以上をさす．

病因

❶に主な原因を示す．

感染症

　細菌・真菌感染症による好中球増加は生体防御反応に基づくものが多く，刺激によりIL-1や顆粒球コロニー刺激因子（granulocyte-colony stimulating factor：G-CSF）が産生され，急性の場合は核の左方移動を伴う．重篤な感染症の場合は好中球減少を示すこともある．ウイルス感染症では好中球増加はあっても軽度であり，好中球減少を示す場合もある．

外的刺激

　運動や食事などによるわずかな血流の変化によっても，血管壁に貯留されていた好中球が末梢に動員され増加する．

薬剤

　G-CSF製剤投与のみならず，薬剤の投与によりG-CSF産生が促進（リチウム製剤）される場合，さらには好中球が細胞膜上に受容体をもつ（アドレナリン）場合などに好中球が反応性に増加する．

　このほかに副腎皮質ステロイド投与時には，脾臓・肝臓などの組織プールもしくは血管壁などの辺縁プールから好中球が末梢血に動員されるため増加する．

悪性腫瘍

　G-CSF産生腫瘍により好中球増加を示すことがある．肺癌が多いが，ほかの悪性腫瘍でも報告されている．悪性腫瘍の骨髄転移により，好中球の著明な増加および末梢血への幼若芽球や赤芽球・奇形赤血球の出現を認める場合を類白血病反応という．

診断

　好中球を含む白血球増加の場合，原因は多岐にわたるため白血球分画および赤血球や血小板の減少の有無，さらには検鏡による形態異常の確認が重要である．

好酸球増加症

概念

　好中球数が500/μL以上の場合，好酸球増加症とされる．反応性と腫瘍性に分けられる．

病因

❷に好酸球増加の主な原因を示す．

アレルギー性疾患，薬剤

　各種アレルギー性疾患で好酸球増加がみられるが，薬剤性の頻度が最も高い．

寄生虫

　組織に侵入する寄生虫では，ほぼすべてで抗酸球増加が誘発される可能性がある．通常は組織非侵入性の寄生虫の場合，抗酸球増加は認めない．

原発性

　hypereosinophilic syndrome（HES）は好酸球増加の原因となる疾患を認めず，1,500/μL以上の末梢血

❶ 好中球増加の原因

感染症	全身性もしくは局所の細菌・真菌感染症
組織の損傷	外傷，手術，骨折，熱傷，脳梗塞，心筋梗塞
薬剤	G-CSF，ステロイド，アドレナリン，リチウム
代謝異常・内分泌疾患	褐色細胞腫，Cushing症候群，糖尿病性ケトアシドーシス，尿毒症，甲状腺クリーゼ
悪性腫瘍	G-CSF産生腫瘍（肺癌，その他），骨髄増殖性腫瘍
その他	喫煙，肥満，妊娠，月経，出産，溶血，急性出血

❷ 好酸球増加の原因

アレルギー疾患	気管支喘息，アトピー性皮膚炎，アレルギー性鼻炎，じんま疹，薬剤
感染症	回虫・条虫など組織侵入性の寄生虫，結核，梅毒
自己免疫疾患	多発動脈炎，関節リウマチ，皮膚筋炎，強皮症，SLE，サルコイドーシス，類天疱瘡
腫瘍性	肉芽腫症，癌，肉腫，Hodgkin リンパ腫，慢性骨髄性白血病
内分泌疾患	Addison 病，甲状腺機能亢進症
消化器疾患	潰瘍性大腸炎，炎症性腸疾患，好酸球性胃腸炎
皮膚疾患	尋常性天疱瘡，湿疹，乾癬，紅皮症
呼吸器疾患	じん肺症，珪肺症，過敏性肺臓炎
その他	悪性貧血，ネフローゼ症候群，血清病
原発性	HES，慢性好酸球性白血病，好酸球やその他の PDGFA，PDGFB や FGFR1 異常を伴う骨髄球系腫瘍

好酸球増加が6か月以上持続し，さらには好酸球増加に関連する臓器障害を呈する状態の総称と定義される．造血器腫瘍では，慢性好酸球性白血病，好酸球やその他の PDGFA/PDGFB および FGFR1 異常を伴う骨髄球系腫瘍などがあげられる．

診断

好酸球は末梢血よりも組織に大半が存在するため，末梢血中に好酸球増加がみられない場合でも組織での好酸球増加の有無を意識することが重要である．

好塩基球増加症

診断

非腫瘍性増加はきわめてまれであり，腫瘍性の場合は慢性骨髄性白血病を第一に疑う．その場合，好中球 FISH 検査によりフィラデルフィア染色体の有無を確認するべきである．

単球増加症

概念

末梢血白血球の1〜10％を占め，成人では単球が 800/μL 以上の場合，単球増加症とされ，反応性と腫瘍性に分けられる．

病因・診断

反応性単球増加症の病因としては，結核，ブルセラ症，梅毒，敗血症，亜急性心内膜炎などの感染症や，膠原病，サルコイドーシスなどがあげられる．

化学療法後の骨髄回復期にも反応性に単球増加を認めることに留意する．腫瘍性単球増加の代表的な疾患としては慢性骨髄単球性白血病（CMML）があげられ，1,000/μL 以上の単球増加が3か月以上続き，血球に

異形を認める．

リンパ球増加症

概念

成人ではリンパ球が 4,000/μL 以上の場合，リンパ球増加症とされ反応性と腫瘍性に分けられる．

病因・診断

反応性リンパ球増加症の病因としては，EB ウイルスやサイトメガロウイルスなどウイルス感染によるものが多く，伝染性単核球症の場合は感染した B 細胞に対し反応性に T 細胞が増加する．

その他にも，結核，百日咳，ブルセラ症や梅毒でも反応性リンパ球増加を認める．

腫瘍性のリンパ球増加症としては，慢性リンパ性白血病や成人 T 細胞白血病，hairy cell leukemia があげられる．

（髙久智生）

● 文献
1) Greer JP, et al：Wintrobe's Clinical hematology, 13th ed. Philadelphia：Lippincott Williams & Wilkins；2014.

白血球減少症 leukopenia

白血球減少症は，主に好中球減少症とリンパ球減少症に分けられる．

好中球減少症 neutropenia

概念

● 好中球減少症は，顆粒球減少症とほぼ同義で，末梢血中の好中球数が 1,500/μL 未満に低下した状態と定義される．

● 無顆粒球症（agranulocytosis）は明確に定まっていないが，一般に好中球数が 500/μL 未満の状態と定義される．

● 好中球数は細菌感染症の発症と明確に相関しており，無顆粒球症になると細菌感染の危険が高まる．

病因・病態生理

好中球減少症や無顆粒球性は，❸に示すような原因や疾患で引き起こされる．

薬剤性好中球減少症

好中球減少症のなかで最も頻度が高いのが薬剤性である．分子標的薬を含む抗腫瘍薬以外にも抗ウイルス薬，クロルプロマジンなどのフェノチアジン系やクロザピンなどの抗精神病薬，ST 合剤は特にリスクが高いといわれている．

そのほかにも，チアマゾール，プロピルチオウラシ

血液・造血器疾患

6

白血球系を主病変とする疾患

ルなどの抗甲状腺薬，サラゾスルファピリジン，チクロピジン，ファモチジン，インターフェロン製剤，アロプリノール，リトドリン，アプリンジン，バルサルタン，カルバマゼピン，テイコプラニン，メロペネム，レボフロキサシン，ランソプラゾール，ラベプラゾールナトリウム，オメプラゾール，エダラボン，半夏厚朴湯で多く報告されている[1]．分子標的薬を含む抗腫瘍薬以外の好中球減少症の機序は，細胞増殖障害や免疫学的機序などが示されているが明確にはわかっていないものが多い．

薬剤性以外の好中球減少症

　薬剤性以外の好中球減少症の原因としてウイルス感染症は頻度が高い．❸のなかで肝硬変による脾機能亢進，ビタミンB_{12}欠乏，全身性エリテマトーデスにおける抗好中球抗体，Kostmann 症候群における G-CSF 受容体の遺伝子異常など原因が明確になっているものもある．

（治療）

　薬剤性の場合は原因薬剤の中止が第一原則となる．好中球減少の程度が軽度な場合は最も疑わしい薬剤から中止にすることで原因薬剤を特定することが可能であるが，無顆粒球症の場合は被疑薬をすべて中止にすることも検討する必要がある．発熱やその他の感染症を示唆する所見がある場合は，血液培養などの感染症診断の検査を提出後に経験的な広域の抗菌薬の投与を行う．好中球数や合併した感染症の重篤度によって G-CSF の投与も検討する（保険適用外）．薬剤性でない場合は，それぞれの原因に対して対応をする．

リンパ球減少症 lymphocytopenia

　リンパ球減少症は，リンパ球数が $1,500/\mu L$ 以下に低下した状態と定義される．リンパ球減少の原因は，薬剤性としては副腎皮質ステロイドやリツキシマブなどの抗体薬，抗腫瘍薬がリンパ球の増幅を抑制する薬

剤があげられる．薬剤以外のリンパ球減少の原因は，結核や後天性免疫不全症候群の感染症，進行期悪性腫瘍，Hodgkin リンパ腫などの造血器腫瘍，全身性エリテマトーデスや関節リウマチなどの自己免疫疾患があげられる．

（山口博樹）

●文献
1) 厚生労働省重篤副作用疾患総合対策事業：無顆粒球症．重篤副作用疾患別対応マニュアル，第1集．東京：日本医薬情報センター；2007.

白血球機能異常症
disorders of neutrophil function

（概念）

● 白血球機能異常症のうち，好中球機能に異常があるものを❹に示す．

● 原発性好中球機能低下症は，乳児期から化膿性感染を反復する．遊走能，貪食能，殺菌能異常などに分類されるが，複数の機能異常を合併する場合が多い．

● 続発性好中球機能低下症は，白血病，糖尿病，副腎皮質ステロイド投与などが原因となる．

● 乳児期から易感染性を認める場合は，原発性好中球機能低下症を疑い，好中球の形態や機能検査を注意深く進め早期診断する．原因遺伝子が明らかな疾患では遺伝子診断が行われている．

● 感染予防として抗菌薬の内服が必要である．一部の疾患では造血幹細胞移植により根治が得られる．

　原発性機能低下症のうち代表的な4疾患について

❸ 好中球減少症を呈する主要疾患

感染症	ウイルス感染症（B型肝炎ウイルス，EBウイルス，HIV），ブドウ球菌，結核菌，リケッチア，ブルセラ，ツラレミア感染症など
薬剤	「薬剤性好中球減少症」（☞ p.155）参照
栄養不足	ビタミン B_{12} 欠乏，葉酸欠乏
脾機能亢進	肝硬変，特発性門脈圧亢進症など
骨髄不全症候群	再生不良性貧血，骨髄異形成症候群など
悪性腫瘍	骨髄癌腫症あるいは造血器悪性腫瘍など
自己免疫性好中球減少症	Felty 症候群，全身性エリテマトーデス（SLE）など
遺伝性好中球減少症	Kostmann 症候群，家族性好中球減少症など

❹ 好中球機能異常をきたす疾患

原発性	続発性
1．遊走能障害 　好中球アクチン機能異常症 　Chédiak-Hiagashi 症候群 　白血球粘着不全症（LFA-1 欠損症） 　高 IgE 症候群	1．遊走能低下 　副腎皮質ステロイド 　熱傷 　糖尿病 　白血病
2．貪食能障害 　白血球粘着不全症（LFA-1 欠損症） 　好中球アクチン機能異常症	2．貪食能低下 　糖尿病 　低リン血症 　白血病
3．殺菌能障害 　慢性肉芽腫症 　Chédiak-Hiagashi 症候群 　ミエロペルオキシダーゼ欠損症 　グルコース-6-リン酸脱水素酵素（G6PD）欠損症 　メンデル遺伝型マイコバクテリア易感染症	3．殺菌能低下 　糖尿病 　熱傷 　白血病 　重症感染

LFA-1：lymphocyte function-associated antigen 1.

述べる.

慢性肉芽腫症
chronic granulomatous disease（CGD）

病因

活性酸素産生を担う酵素複合体である nicotinamide adenine dinucleotide phosphate（NADPH）オキシダーゼ構成分子のうち，gp91^{phox}，p22^{phox}，p47^{phox}，p67^{phox} に先天的な遺伝子異常をきたし，殺菌能が著しく低下する．Gp91^{phox} 遺伝子（*CYBB*）異常は X 連鎖劣性遺伝で，わが国における CGD 患者の 70～80 ％にみられる最も頻度の多いタイプである．

臨床症状

乳幼児期から肺炎，化膿性リンパ節炎，皮下膿瘍，骨髄炎などの感染症を繰り返す．黄色ブドウ球菌，大腸菌，クレブシエラ，セラチアなどの H_2O_2（過酸化水素）非産生カタラーゼ陽性菌や真菌感染症を反復する．一方，肺炎球菌，レンサ球菌，インフルエンザ菌などの H_2O_2 産生カタラーゼ陰性菌による感染症は重症化しない（**⑤**）．

診断

末梢血好中球を用い，H_2O_2 の還元作用を反映するニトロブルーテトラゾリウム（NBT）試験を行い，陽性細胞が著減を確認する．フローサイトメトリー法による活性酸素産生能測定も有用である．NADPH オキシダーゼを構成する分子の遺伝子解析を行い，変異のタイプを確定する．

予防・治療

スルファメトキサゾール・トリメトプリム（ST）合剤の内服が感染予防に効果を示す．インターフェロンγが約 1/3 の症例に有効で，活性酸素産生能の改善を認める．肉芽腫や感染病巣の切除，排膿など外科的処置が必要になることも多い．根治療法は造血幹細胞移植である．

Chédiak-Higashi 症候群（CHS）

病因

原因遺伝子 lysosomal trafficking regulator（*LYST*）は，細胞内小胞間輸送を調節する蛋白質をコードしている．この異常により natural killer（NK）細胞や細胞傷害性 T 細胞の活性や脱顆粒の低下に加え，好中球の遊走能と殺菌能が低下する．

臨床症状

部分的白子症，日光過敏症，羞明，易感染性があり，増悪期（accelerated phase）にリンパ腫様病変や血球貪食症候群を呈し，予後に大きく影響する．常染色体劣性遺伝形式をとる．

診断

白血球内にペルオキシダーゼ陽性の巨大顆粒を認める（**⑥**）．antibody dependent cell mediated cytotoxicity（ADCC）活性および NK 細胞活性低下を認める．

治療

造血幹細胞移植が根治療法で，増悪期の前に施行することが望ましい．感染症に対しては抗菌薬治療，部分的白子症に対しては紫外線対策など支持療法を行う．

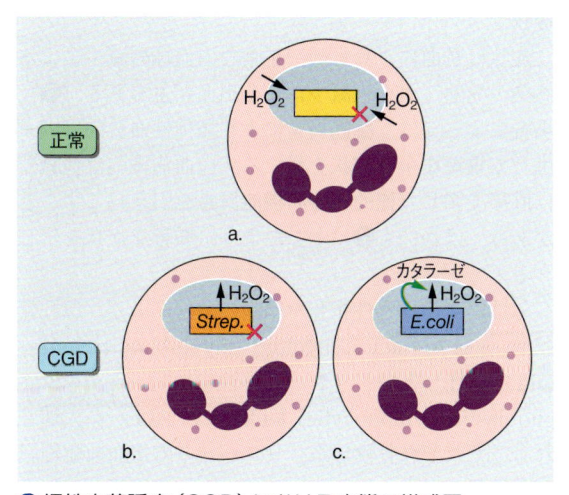

⑤ 慢性肉芽腫症（CGD）における病態の模式図
a. 正常では好中球などの食細胞が活性酸素（H_2O_2 など）を産生し殺菌する．
b. CGD では H_2O_2 産生カタラーゼ陰性菌（インフルエンザ菌，肺炎球菌など）を貪食した場合は，菌の産生する H_2O_2 で殺菌することができる．
c. 非 H_2O_2 産生菌や，H_2O_2 産生であるがカタラーゼ陽性菌（大腸菌，黄色ブドウ球菌など）を貪食した場合，H_2O_2 をカタラーゼが分解するため殺菌できない．

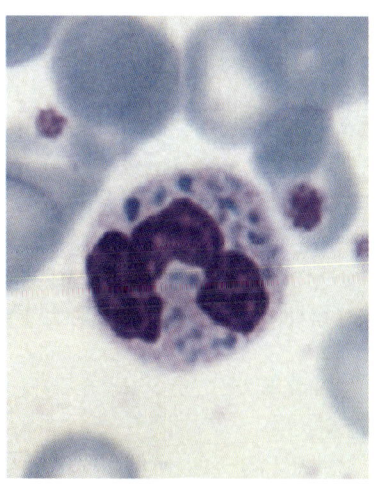

⑥ Chédiak-Higashi 症候群の好中球
好中球細胞質内に巨大顆粒を認める．ライト-ギムザ染色
（塩原正明ほか：白血球機能異常症．内科学書，改訂第 8 版．Vol.6．東京：中山書店；2013．p.114．図 86．）

白血球粘着異常症
leukocyte adhesion deficiency（LAD）

病因

好中球における接着分子であるβ_2インテグリンやセレクチンリガンドの先天性の異常による．タイプ I では，β鎖である CD18 の変異により，β_2インテグリンを構成する LFA-1（CD11a/CD18），Mac-1（CD11b/CD18），p150/95（CD11c/CD18）の膜表面発現がみられない．タイプ II ではセレクチンのリガンドであるシアリル Lewis 型糖鎖が欠損している．タイプ III では β_2 インテグリンの活性化障害である．

臨床症状

白血球の粘着能と遊走能が低下し，感染部位への浸潤が不能となり，皮膚炎，中耳炎，歯肉炎，副鼻腔炎などの感染症が遷延する．常染色体劣性遺伝形式をとる．

診断

血管外への遊走能が低下するため，末梢血好中球数が異常高値を示す．感染巣では膿瘍を認めず壊死や潰瘍を呈し，全身感染に伸展しやすい．

治療

治療はその重症度による．軽症〜中等症では抗菌薬投与であり，重症型では造血幹細胞移植が必要となる．

ミエロペルオキシダーゼ欠損症
myeloperoxidase deficiency

病因

好中球のミエロペルオキシダーゼ（MPO）の完全欠損あるいは部分欠損により，細胞内殺菌作用が低下する．MPO に関連した活性酸素が選択的に障害されるため，NADPH オキシダーゼで産生されるほかの活性酸素種によって殺菌能が補われる．

臨床症状

無症状のものから，軽度の易感染性としてカンジダ症を繰り返すことがある．常染色体劣性遺伝である．

診断

好中球の MPO 染色が陰性から弱陽性を示す．MPO 遺伝子解析により確定診断が得られる．

治療

特別な治療は不要だが，カンジダ症に対しては抗真菌薬を用いる．

（平林真介，真部　淳）

● 文献

1）矢田純一：医系免疫学，改訂 14 版．東京：中外医学社；2016.
2）日本小児科学会（監）：小児慢性特定疾病診断の手引き．東京：診断と治療社；2016.
3）Kaushansky K, et al, editors：Williams Hematology, 9th ed. New York：McGraw-Hill；2015.

急性白血病 acute leukemia

総論

病態生理

急性白血病とは，未分化な造血細胞に遺伝子変異や発現異常が生じて，高い増殖能を獲得するとともに，正常な分化や成熟が停止し，悪性化した病態である．未分化な造血細胞は，主に骨髄中の造血前駆細胞であり，形態的には芽球と呼ばれる．白血病細胞は骨髄で増殖し，末梢血にも出現する．癌化した異常な造血細胞は，一般に未分化な白血球として検出される．多くの場合，末梢血の正常な血球が減少し，貧血や血小板減少をきたす．末梢血では，骨髄からもたらされた未分化な細胞と，一部に成熟した白血球が共存し，途中の分化段階の白血球を欠いた白血病裂孔を生じる．

正常では骨髄で造血細胞の分化が起こり，成熟した血球が末梢血に供給される．急性白血病では白血病細胞が増殖することにより，正常造血が抑制される．この抑制は，白血病細胞の増殖により直接的に造血の場が奪われることや，白血病細胞から異常なサイトカインなどが分泌されることによる．骨髄中で細胞は増加し，過形成性骨髄となる．

症状

症状は貧血によるもの，正常な白血球の減少による感染，発熱，血小板減少による出血が主である（❼）．場合によっては，凝固異常により播種性血管内凝固が生じて重篤な全身症状を呈する．白血病細胞は他臓器に直接浸潤し，標的臓器の機能異常を引き起こすことがある．ほかにも❼に示したように多彩な症状を呈しうる．

急性白血病は悪性化した細胞の系列により，急性骨髄性白血病（acute myeloid〈myeloblastic〉leukemia：AML）と急性リンパ芽球性白血病（acute lymphoblastic〈lymphocytic〉leukemia：ALL）に大別される．それぞれ骨髄球系，リンパ球系の造血前駆細胞が悪性化したものとなる．両者の白血病細胞は形態的には区別がつきにくいことが多く，骨髄球がミエロペルオキシダーゼをもつことに基づいて，ミエロペルオキシダーゼ染色陽性細胞の比率で区別する．両者には症状も共通するものが多い．一方で，両者がもつ遺伝子・ゲノムレベルでの異常は，ある程度異なることが知られている．

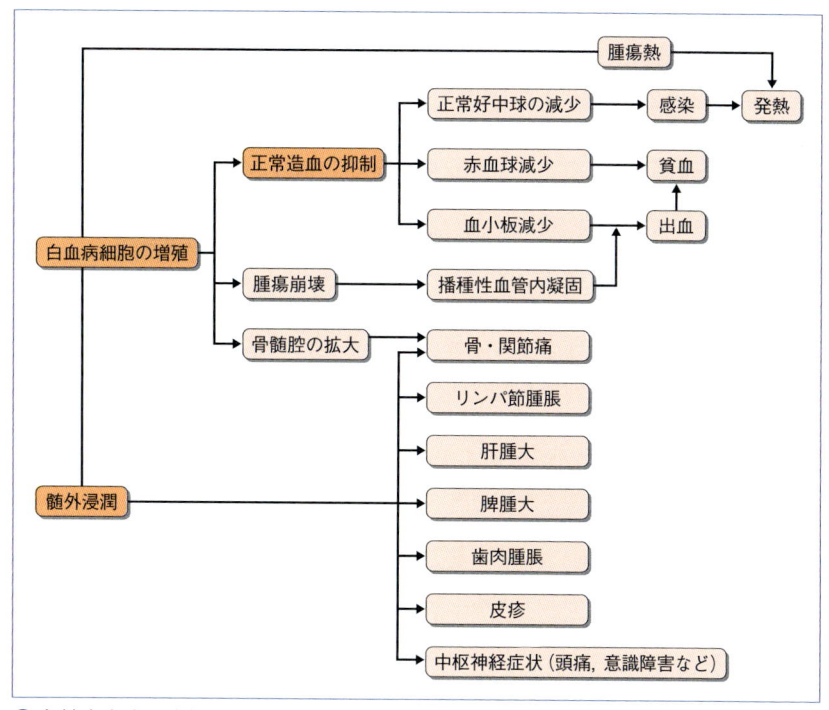

❼ 急性白血病の症状

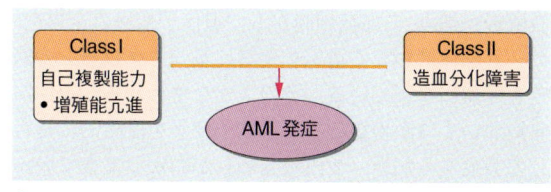

❽ 急性骨髄性白血病（AML）における遺伝子変異の意義

発症メカニズム

　造血細胞が白血病細胞となるメカニズムは，細胞内に生じた遺伝子・ゲノム異常，エピゲノム異常に基づき，機能が変化した変異分子や，特定の分子の異常な発現などによってもたらされる．発癌は複数の遺伝子異常で起こる場合が多い．特にAMLでは，典型的には造血細胞の増殖を促進する遺伝子異常と，造血細胞の正常の分化を担う遺伝子の機能不全が組み合わさって，白血病細胞が生じるというモデルが提唱されている．前者は Class I 変異，後者は Class II 変異とも呼ばれる（❽）．

1. 染色体転座

　急性白血病で多くみられる異常の一つに，染色体転座があげられる．AMLにみられる8番染色体と21番染色体の相互転座〔（8;21）転座〕，15番染色体と17番染色体の相互転座〔（15;17）転座〕，16番染色体の逆位〔（16）逆位〕などである．ALLでは9番染色体

と22番染色体の相互転座〔（9;22）転座〕や11番染色体の転座，染色体数の異常などが認められることがある．染色体転座では異なる2個の遺伝子の一部が融合して，1つのキメラ遺伝子を形成することが多く，その結果生じる異常な産物が白血病の発症にかかわる．（8;21）転座ではRUNX1-ETO，（15;17）転座ではPML-RARA，（16）逆位ではCBFB-MYH11，（9;22）転座ではBCR-ABL，11番染色体の転座ではMLLを含むキメラ遺伝子が形成される．

　RUNX1（runt-related transcription factor 1）は正常の造血細胞の分化に重要な役割を果たす分子であり，RUNXT1X1が形成されると，正常のRUNX1の機能が阻害されて分化異常をきたし，それが白血病発症につながる一因となる．

　（16）逆位でキメラ遺伝子を形成するCBFB（core-binding factor-β）はRUNX1と複合体を形成して働く分子であり，CBFB-MYH11によりRUNX1複合体の機能が阻害されることがやはり白血病発症の一因となる．

　RARA（retinoic acid receptor-α）はレチノイン酸が結合する核内受容体で，造血細胞の分化に必要な遺伝子の発現を誘導する．PML-RARAではレチノイン酸に対する反応性が低下し，遺伝子発現が抑制されたままになり，白血病発症につながる．これに対しては治療量のレチノイン酸を投与することで遺伝子発現が誘導され，白血病細胞の分化が起こり，治療効果が発

揮される．また，これら3種類のキメラ遺伝子による白血病はいずれも比較的予後が良好である．一方で，MLLの転座を伴うAMLや，(9;22)転座によるBCR-ABLを有するALLは予後不良である．これらは，特定の染色体転座ならびにそこで形成されるキメラ遺伝子が，急性白血病の性質を特徴づける例である．

2. 遺伝子変異

急性白血病では，塩基の置換や挿入，欠失など，一遺伝子レベルの変異も生じる．FLT3（Fms-like tyrosine kinase-3）は造血サイトカインに対する受容体であるが，AMLの一部では，アミノ酸配列挿入変異により常に活性化された状態となり，造血細胞の増殖亢進に作用する．本変異をもつAMLは予後不良である．逆にこの機序に基づき，FLT3に対する阻害薬が治療薬の候補の一つになる．NPM1（nucleophosmin 1）のカルボキシル端のアミノ酸置換変異は，AMLに多く認められ，単独の異常の場合は予後が良好である．これらは遺伝子変異により臨床経過を予測することができる例である．

DNAのメチル化，脱メチル化やヒストンの修飾は，塩基配列の変化を伴わずに遺伝子発現を調節する機構であり，エピジェネティック制御と呼ばれる．エピジェネティック制御の関連分子であるDNMT3A（DNA methyltransferase 3A）やTET2（ten-eleven-translocation-2），IDH1/2（isocitrate dehydrogenase 1/2）の遺伝子変異が，一部のAMLの原因となる．なかでも変異型IDH1/2は異常な酵素活性を獲得するので，この酵素活性を阻害する薬剤は変異型IDH1/2をもつAMLの治療標的候補となる．

3. 白血病幹細胞

以前は，白血病細胞は悪性化に必要な遺伝子変異を獲得した一種類の均質な細胞から成ると考えられていたが，最近では，同一症例における白血病細胞もすべてが均一なものでなく，複数の細胞集団（クローン）から構成されうることが明らかとなってきた．そのなかで自己複製を繰り返しながら，場合によってはより分化した白血病細胞も生み出し，白血病を恒久的に維持する細胞があることが知られ，白血病幹細胞（leukemia stem cell）あるいは白血病始原細胞（leukemia-initiating cell）と呼ばれる．このような細胞は，現在のところ，主に免疫不全マウスへの移植によって白血病を発症できるものとして同定されている（**❾**）．もしこのような細胞に抗白血病薬が効きにくく，治療後も残存すると，白血病の再発の原因になり，治療標的としても重要な意味をもつものとして注目される．

4. 多階段発癌

最近では次世代シークエンシングの普及により，個々の遺伝子異常だけでなく，ゲノム全体にわたる変

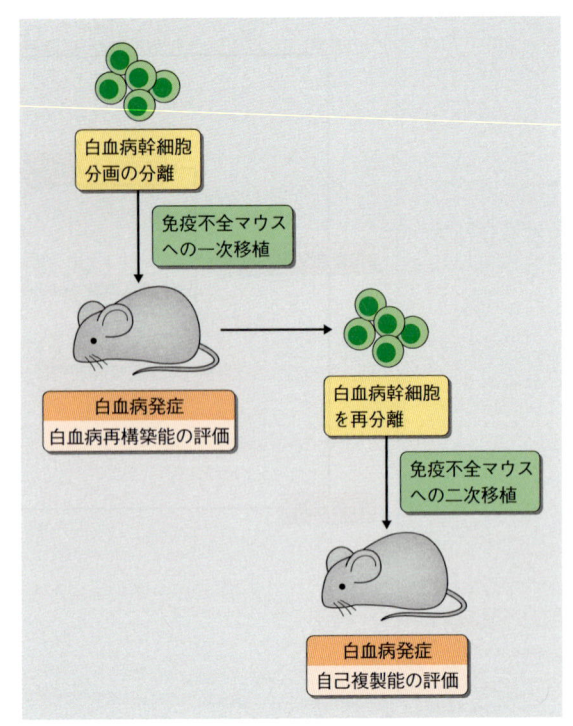

❾ 免疫不全マウスへの移植による白血病幹細胞の同定

異解析が進み，白血病細胞がもつ遺伝子変異の全容や，ゲノム全体にわたる遺伝子変異に基づくクローンの同定も可能になっている．そのような解析から，急性白血病がいくつかの鍵となる遺伝子変異を段階的に獲得して発症する病態（多段階発癌）がわかってきている（**❿**）．特定の遺伝子変異をもつクローンに，別の遺伝子変異が付加的に生じ，新たなクローンを生み出すというように，白血病クローンは変化や進展を遂げて最終的に急性白血病を発症する．また，治療で除去されるクローンや，再発のもととなるクローンが存在することも明らかとなりつつある．また，骨髄異形成症候群の一部はAMLへ進展するが，これは多段階発癌の途中過程を示す一例ということができる．

5. クローン造血

さらに，白血病をもたない状態でもDNMT3AやTET2などの遺伝子異常をもつクローンが増加している例が，高齢者を中心に存在する．これらの細胞や病態は，成熟した血球を正常に産生できることから，クローン造血と呼ばれ，白血病とは区別される．クローン造血の一部の例が，付加的な遺伝子異常を段階的に獲得し，場合によっては骨髄異形成症候群などを経て，急性白血病を発症することが想定されている．

診断・分類

急性白血病の診断や病型分類としては，現在ではWHO分類（改訂第4版，2017年）が用いられ，以前はその前身ともいえるFAB（French-American-

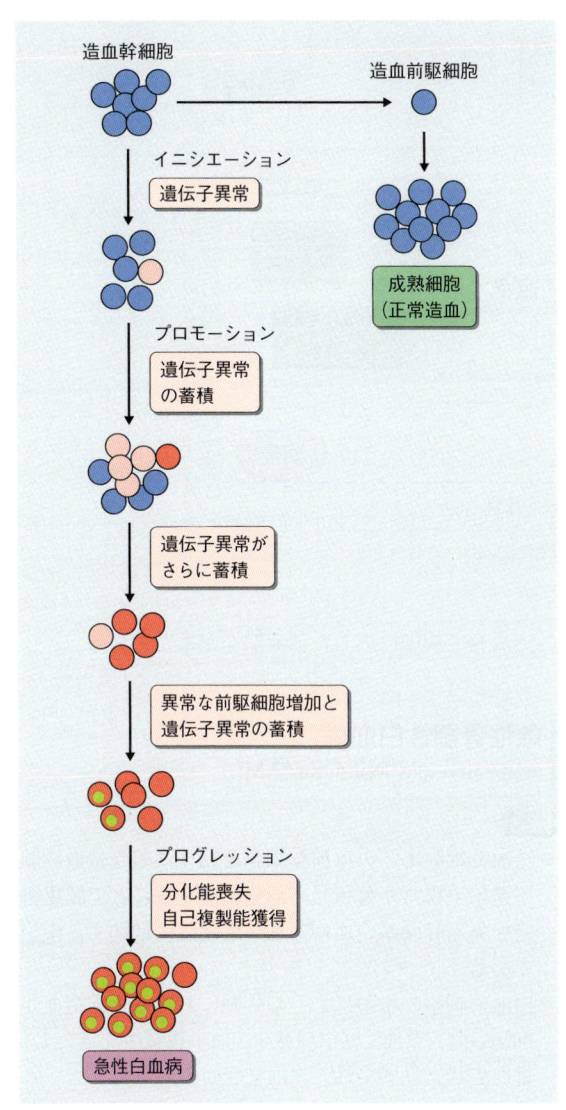

造血幹細胞

造血前駆細胞

イニシエーション

遺伝子異常

成熟細胞
（正常造血）

プロモーション

遺伝子異常
の蓄積

遺伝子異常が
さらに蓄積

異常な前駆細胞増加と
遺伝子異常の蓄積

プログレッション

分化能喪失
自己複製能獲得

急性白血病

❿ 急性白血病の多段階発癌

⓫ FAB 分類

急性骨髄性白血病（AML）

M0　急性骨髄性白血病最未分化型（最未分化型の AML．芽球のペルオキシダーゼ陽性率は 3 ％未満だが，電顕ペルオキシダーゼ染色陽性または芽球が顆粒球系の表面抗原 CD13，14，15，33 のいずれかを有する）

M1　急性骨髄芽球性白血病（未熟な骨髄芽球で，ペルオキシダーゼ陽性率は 3 ％以上）

M2　急性骨髄芽球性白血病（成熟傾向のある骨髄芽球．ペルオキシダーゼ陽性率は 3 ％以上．（8;21）染色体転座をもつものが多く，比較的予後は良好）

M3　急性前骨髄球性白血病（骨髄芽球から少し分化した前骨髄球が増加．（15;17）染色体転座をもつものが多く，レチノイン酸による分化誘導療法が有効で，予後は良好）

M4　急性骨髄単球性白血病（芽球は顆粒球系と単球系の両方の分化を示す．inv(16) の染色体異常をもつものは予後良好）

M5　急性単球性白血病（単球系の幼若な細胞．ペルオキシダーゼ染色だけでなく，エステラーゼ染色でも陽性を示す）

M6　赤白血病（骨髄の有核細胞の 50 ％以上が赤芽球系細胞，赤芽球を除いた骨髄有核細胞中で骨髄芽球，前骨髄球の割合が 30 ％以上）

M7　急性巨核球性白血病（細胞表面抗原で CD41 が陽性．また電顕的血小板ペルオキシダーゼ染色が陽性）

急性リンパ性白血病（ALL）

L1　ペルオキシダーゼ陽性芽球＜3 ％．核細胞質比 （NC 比）の高い均一な小型のリンパ芽球

L2　ペルオキシダーゼ陽性芽球＜3 ％．不均一な大型のリンパ芽球が特徴

L3　ペルオキシダーゼ陽性芽球＜3 ％．均一な大型のリンパ芽球．細胞質は広く好塩基性が強い

マーカーは AML と ALL の区別にも役立つので有用である．

　AML では上にあげた染色体異常をもつ場合は，WHO 分類でそれぞれ特徴的な病型に分類される．(15;17) 転座を有するものは急性前骨髄球性白血病とも呼ばれ，異常な前骨髄球が増加し，凝固異常を伴いやすいなどの特徴をもつ病型である．また，(8;21) 転座を有する AML は分化傾向をもつ芽球の増殖を特徴とし，(16) 逆位を有する例では，単球への分化傾向を示して好酸球増加を伴う．このように，染色体転座と AML の形態的な特徴が対応することがある．(9;22) 転座をもつ ALL は B 細胞のマーカーをもつことが多く，ここでも染色体転座と病型の対応がある．

治療

化学療法（抗癌薬治療）

　急性白血病に対する治療では，化学療法（抗癌薬治療）が第一選択となる．複数の抗癌薬を用いた化学療法による寛解導入療法を行うことにより，完全寛解を得るのが治療の第一目標である（⓬）．血液学的完全寛解（complete hematologic response：CHR）は，骨髄中で芽球が 5 ％未満で正常造血が回復した状態を指す．化学療法では細胞増殖を繰り返している白血

British）分類も汎用された．FAB 分類（⓫）は形態学を基本とした分類で，WHO 分類（☞「急性骨髄性白血病」p.165 ⓰，「急性リンパ芽球性白血病」p.168 ⓴）はその後に染色体分析や遺伝子解析の結果もとり入れて提案されたものである．日常臨床では現在も FAB 分類は重要である．FAB 分類では骨髄または末梢血中の芽球 30 ％以上の場合，WHO 分類では芽球 20 ％以上あるいは特徴的な染色体転座や遺伝子異常を認めた場合に急性白血病と診断する．

　診断や分類のために，骨髄検査では，形態学的検査のほかに，染色体分析や FISH（fluorescence *in situ* hybridization），遺伝子異常の解析や，白血病細胞の表面マーカー検査を行う．ALL では，表面マーカーなどの免疫学的形質で B 細胞系か T 細胞系か，またその分化段階を定めて分類に供することが多い．表面

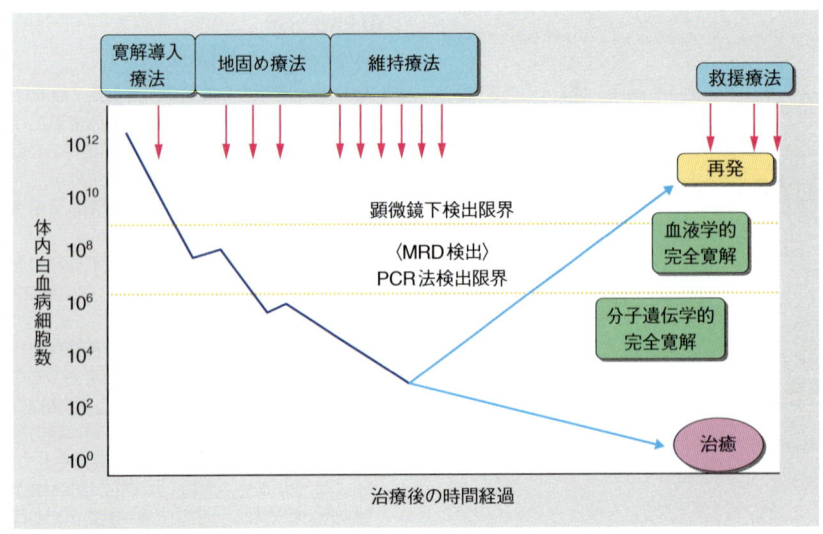

⓬ 急性白血病の治療経過

病細胞のほうが正常細胞より抗癌薬による殺細胞効果を受けやすく，骨髄回復期に正常造血回復効果が得られる．

次に行う地固め療法では化学療法を繰り返し行い，寛解導入療法で使用した抗癌薬とは交差耐性のない薬剤を用いたり，高用量の抗癌薬を用いたりするなどの工夫をして治癒をめざす．分子遺伝学的完全寛解（complete molecular response：CMR）とは，核酸増幅検査（polymerase chain reaction：PCR）などの遺伝子検査を用いても微小残存病変（minimal residual disease：MRD）が検出されない状態を指すが，この状態でも体内に白血病細胞は残存している．そのため，特にALLでは地固め療法後に維持療法を継続する必要がある．治療抵抗例や再発例，あるいは高リスクの症例に対しては，移植前の大量抗癌薬や放射線による前処置と同種免疫による抗腫瘍効果を期待して，同種造血幹細胞移植が行われる．

支持療法

急性白血病に対する治療では全身管理を含めた支持療法が重要である．好中球減少期間が長く易感染状態にあるため，感染症予防が重要である．また，貧血や血小板減少に対して適宜輸血を行う．播種性血管内凝固や腫瘍崩壊症候群合併にも注意が必要である．

分子標的薬，抗体医薬

近年の急性白血病の治療では，分子標的薬や抗体医薬も用いられる．急性前骨髄球性白血病に対しては，上述したレチノイン酸のほかにも，三酸化ヒ素が用いられる．BCR-ABL陽性のALLに対するチロシンキナーゼ阻害薬，AMLに対するカリケアマイシン抱合抗CD33抗体，B細胞性ALLに対するカリケアマイシン抱合抗CD22抗体なども例としてあげられる．こ

こでも分子病態に応じた治療開発が進んでいる．

（黒川峰夫）

急性骨髄性白血病
acute myeloid leukemia（AML）

概念

● 造血幹細胞あるいは前駆細胞という幼若な造血細胞に遺伝子異常が蓄積し，形質転換することで腫瘍細胞である骨髄系白血病芽球が無制限に増加する疾患である．

● 白血病細胞の増殖によって骨髄における正常造血が抑制され，貧血，好中球減少，血小板減少をきたし，貧血症状，易感染性，出血症状がみられる．

● 白血病細胞の臓器浸潤もみられ，皮膚浸潤，歯肉腫脹，肝脾腫大などがみられるとともに中枢神経浸潤もきたしうる．

● 急性骨髄性白血病（AML）の診断・分類には，白血病細胞の形態，細胞表面形質，染色体異常，遺伝子異常を組み合わせて判断するWHO分類が用いられる．

● AMLのなかで15番と17番染色体の相互転座を伴う急性前骨髄球性白血病（acute promyelocytic leukemia：APL）は，染色体転座に伴う*PML-RARA*融合遺伝子発現が特徴的で，特異的な臨床病態をとる疾患単位である．

● 治療としては多剤併用化学療法が基本であるが，同種造血幹細胞も実施される．APLに対しては全トランス型レチノイン酸（all-trans retinoic acid：ATRA）による分化誘導療法が著効する．

病因

造血幹細胞あるいは前駆細胞など幼若な造血細胞に

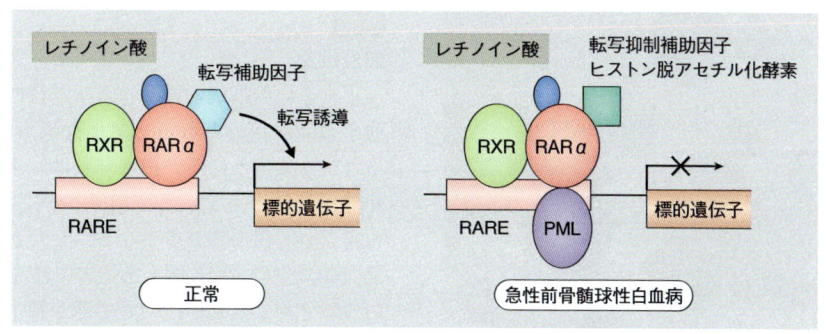

⓭ 急性前骨髄球性白血病（APL）における PML-RARα と遺伝子発現抑制

RXR（retinoid-X receptor）：レチノイド X 受容体，RARα（retinoic acid receptor-α）：レチノイン酸受容体α，RARE（retinoic acid responsive element）：レチノイン酸応答配列，PML（promyelocytic leukemia）：前骨髄球性白血病.

（永井　正：急性骨髄性白血病. 内科学書, 改訂第 8 版. Vol.3. 東京：中山書店；2013. p.121. 図 93.）

遺伝子変異が蓄積することで発症すると考えられている. 疫学的には，放射線被曝，抗癌薬治療，有機溶媒への曝露などが発症リスクとなることが知られているが，大半の例では明らかな原因，誘因は不明で，いわゆる初発（*de novo*）AML とされる. また，加齢に伴って増加する造血細胞の遺伝子変異も AML 発症に関与すると考えられている. さらに，胚細胞系列の遺伝子変異が AML をはじめとする造血器腫瘍発症リスクとなりうることも知られている.

病態生理

AML においては繰り返し観察される染色体異常や遺伝子変異が同定されており，こうしたゲノム異常は AML の病態と強い関連をもつと考えられる.

代表的な染色体・遺伝子変異として，急性前骨髄球性白血病（APL）における染色体転座 t(15；17)(q22；q21)，分化を伴う AML にみられる t(8；21)(q22；q22.1)，好酸球増加を伴う急性骨髄単球性白血病にみられる 16 番染色体逆位[inv(16)(p13.1q22)]では，生理的には別の染色体上に存在する 2 遺伝子が転座によって結合し，それぞれ *PML-RARA*，*RNX1-RUNX1T1*，*CBFB-MYH11* の白血病細胞特異的な融合遺伝子が形成される. 最終的に *PML-RARA* は PML 蛋白質と RARA 蛋白質の一部から成る融合蛋白質に翻訳され，レチノイン酸受容体α（*RARA*）の機能障害を引き起こすことで造血細胞の分化を障害し，白血病細胞が前骨髄球レベルで分化停止する一因と考えられる（⓭）.

APL の治療薬として ATRA が著効するが，APL 細胞は ATRA 投与によって分化を示す. 薬理学的な量のトランス型レチノイン酸を投与することになるが，これは機能異常をきたした変異受容体（レチノイン酸受容体）に対する分子標的療法ともいえる. ATRA は APL 以外の AML 病型には効果がない. *RNX1-RUNX1T1*，*CBFB-MYH11* はそれぞれ，血液細胞で

⓮ 急性骨髄性白血病（AML）にみられる代表的な変異遺伝子

KIT	WT1
FLT3	TET2
CEBPA	ASXL1
NPM1	DNMT3A
RUNX1	IDH1/IDH2
KMT2A	TP53

重要な転写因子（RUNX1：runt-related transcription factor 1）そのものの障害，転写因子機能の調節因子（CBFB：core-binding factor-β）の機能障害を生じ，その結果として骨髄系細胞における転写異常，分化障害を引き起こし，白血病の成立に関与していると考えられる.

こうした融合遺伝子形成はほかの遺伝子でもみられる. 11 番染色体長腕上の *KMT2A*（*MLL*）遺伝子は一つの例で，多数の相手遺伝子と融合遺伝子を形成することが知られており，それぞれで白血病の成立に関与する. また，モノソミーやトリソミーを含む染色体数の異常，数塩基から染色体の一部に至る欠失や付加，遺伝子の全体あるいは部分的な増幅，点突然変異など多くの種類のゲノム・遺伝子異常が AML では繰り返し観察される. こうした遺伝子異常は，細胞増殖，分化，アポトーシスなど細胞の基本的な機能に影響を与え，AML の病態を形成している. AML で同定されている遺伝子変異は 100 種類以上あり，機能異常の解析が進んできている（⓮）.

病理

末梢血あるいは骨髄において形態的に幼若と判定される「白血病芽球」が増加している（⓯）. 白血病芽球がそれぞれの 20 ％以上を占める場合に急性白血病と診断され，白血病芽球が骨髄系マーカーを示す場合に AML と診断される. ただし，AML に特異的とされる遺伝子異常が同定されれば，芽球割合にかかわら

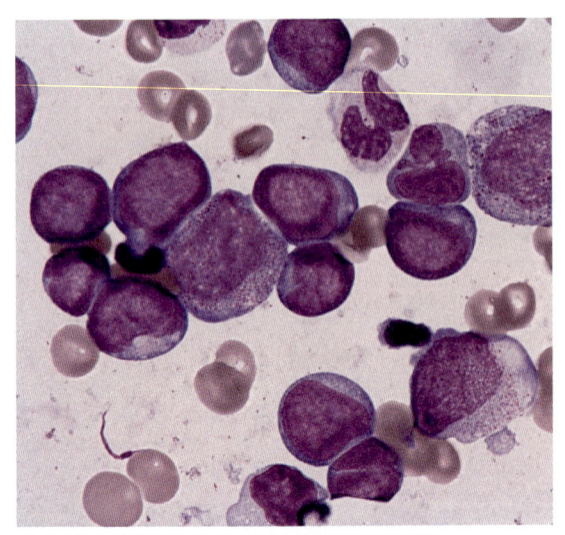

⑮ 急性骨髄性白血病（AML）の骨髄スメア像
メイ-ギムザ染色，×1,000倍.

ず AML の診断となる．芽球が 20％未満であれば骨髄異形成症候群との異同が鑑別上重要となるが，遺伝子異常の特異性がより重視される．一般に白血病芽球の増加に伴い，正常造血（巨核球，赤芽球，骨髄球系細胞）は抑制されており，造血不全が生じている．

疫学

わが国における白血病の 2013 年全国推定年齢調整罹患率（対人口 10 万人）は 6.6 であり，AML はその 50％程度を占めると考えられる．数としては社会の高齢化に伴って増加している．AML の診断時年齢中央値は 60 歳後半から 70 歳程度と考えられている．

臨床症状

骨髄における白血病細胞の増殖によって正常造血が抑制され，造血不全に基づく症状がさまざまな程度にみられる．貧血とそれに伴う全身倦怠感，易疲労感，動悸，息切れが出現する．好中球減少による易感染性とその結果としての感染症状も重要である．軽度の発熱程度のものから重症肺炎や敗血症，その他種々の部位に感染症をきたしうる．血小板減少に伴う出血症状も軽度の皮下出血斑（点状出血など），口腔内出血，鼻出血から，臓器出血に至るまでさまざまである．さらに播種性血管内凝固（DIC）を合併すると出血症状は強くなる．APL では高頻度に重症 DIC を合併することが特徴の一つで，中枢神経出血をはじめ臓器出血をきたすと生命予後は不良である．さらに白血病細胞は種々の臓器に浸潤し，そのための症状（肝脾腫大，歯肉腫脹，皮下腫瘤など）もみられる．まれにではあるが中枢神経浸潤とそれに伴う症状も経験される．

検査

血液検査

正常造血の抑制の程度によって貧血，好中球減少，血小板減少がみられる．血小板減少は DIC を合併するとより強度となる．白血球数は，末梢血中に白血病芽球が多数出現すると増加するが，約 25％ではほぼ正常ないし白血球減少となる．したがって，診断時に汎血球減少の AML 例もあるので注意が必要である．白血球分画では末梢血で好中球が減少し，芽球，幼若骨髄系細胞や赤芽球がみられることもある．DIC 合併例では凝固系検査に異常がみられ，APL では高率に線溶系優位の DIC がみられる．網状赤血球実数は一般に減少する．

生化学検査

特徴的な検査所見はないが，白血病細胞の増加に伴って LDH が上昇することがある．単球系細胞が関与する AML では血中，尿中のリゾチームが上昇する．肝浸潤を伴う例で肝機能異常がみられることがある．感染症の合併例では炎症反応が上昇する．

骨髄検査

白血病芽球の増加がみられ，骨髄細胞数は増加する．巨核球，赤芽球はそれに伴って減少することが多い．ギムザ染色標本で芽球には時に赤色線状の Auer 小体が同定される．APL で頻度が高く Auer 小体が束になった faggot を認めることがある．芽球の細胞系統同定は AML 診断に重要で，骨髄芽球は細胞化学染色でミエロペルオキシダーゼ（MPO）が陽性となり，芽球の 3％以上で陽性の場合は AML となる．単球系白血病の診断に非特異的エステラーゼ染色が有用である．電子顕微鏡 MPO の同定は未分化型 AML 診断に役立つ．巨核芽球性白血病では電子顕微鏡による血小板ペルオキシダーゼが陽性となる．そのほかに，芽球表面の抗原発現をフローサイトメトリーを用いて同定する．骨髄系細胞マーカーや未分化細胞マーカーが陽性となる．

染色体検査・遺伝子検査

白血病細胞の染色体核型同定（染色体検査），遺伝子検査（融合遺伝子同定など）も診断や病型の判定に重要である．特に，WHO 分類において染色体・遺伝子異常で規定されている病型の診断にはこれらの検査が必要となる．また，AML 予後予測因子として最も強い関連をもっている．染色体検査は一般診療で広く実施されているが，特定の遺伝子変異，融合遺伝子同定，FISH（fluorescence *in situ* hybridization）などは研究室レベルの検査として実施されている．今後，遺伝子変異に対する特異的な分子標的薬の開発が進むと考えられるため，こうした検査も臨床的に重要となっていくと思われる．

⓰ 急性骨髄性白血病（AML）のWHO分類

繰り返す遺伝子変異を有するAML

t(8;21)(q22;q22.1)；*RUNX1-RUNX1T1*
inv(16)(p13.1q22)/t(16;16)(p13.1;q22)；*CBFB-MYH11*
APL with *PML-RARA*
t(9;11)(p21.3;q23.3)；*KMT2A-MLLT3*
t(6;9)(p23;q34.1)；*DEK-NUP214*
inv(3)(q21.3q26.2)/t(3;3)(q21.3;q26.2)；*GATA2, MECOM*
t(1;22)(p13.3;q13.1)；*RBM15-MKL1*
BCR-ABL1（暫定病型）
mutated *NPM1*
biallelic mutation of *CEBPA*
mutated *RUNX1*（暫定病型）

骨髄異形成関連の変化を伴うAML

治療関連骨髄性腫瘍

他に特定されないAML

最小分化型
未成熟型
成熟型
骨髄単球性
単芽球性および単球性
純粋赤芽球性
巨核芽球性
好塩基球性
骨髄線維化を伴う急性汎骨髄症

骨髄肉腫

Down症候群に伴う骨髄増殖症

診断（診断基準・鑑別診断）

　末梢血あるいは骨髄において骨髄系の白血病芽球が20％以上認められれば，AMLと診断される．また，WHO分類において染色体・遺伝子異常によって規定されている病型（以下の①）の一部は，それが同定されれば芽球割合にかかわらずAMLと診断される．白血病芽球の骨髄系統を判定するには，細胞化学染色（MPO，非特異的エステラーゼ），細胞表面マーカーが重要である．

　WHO分類によるAMLの病型（⓰）は，AMLおよび関連疾患として①繰り返す遺伝子異常を有するAML（9病型＋暫定病型2），②骨髄異形成関連の変化を伴うAML，③治療関連骨髄性腫瘍，④他に特定されないAML，⑤骨髄肉腫，⑥Down症候群に伴う骨髄増殖症に分けられているが，⑥はAMLとしては別に取り扱われる．このようにWHO分類では，遺伝子異常で規定される病型（①），形態「異形成」と血液疾患の既往で規定される病型（②），病因「抗癌薬治療の既往」で規定される病型（③），に大きく分けられ，これらの特徴を欠くAMLが芽球を含めて増殖している細胞の形態学的特徴「増殖している芽球や背景細胞の系統など」で分類されている（④）．④の病型はまだ十分に特異性のある遺伝子変異の情報が蓄積されていないため，従来から用いられている形態を重

⓱ European LeukemiaNetによるAMLの予後層別化

良好群	t(8;21)(q22;q22.1)；*RUNX1-RUNX1T1* inv(16)(p13.1q22)/t(16;16)(p13.1;q22)；*CBFB-MYH11* *NPM1*変異陽性かつ*FLT3-ITD*陰性/*FLT3-ITD*低発現 両アレル*CEBPA*変異
中間群	*NPM1*変異陽性かつ*FLT3-ITD*高発現 *NPM1*野生型かつ*FLT3-ITD*陰性/*FLT3-ITD*低発現(不良群の条件なし) t(9;11)(p21.3;q23.3)；*KMT2A-MLLT3* 良好群，不良群のいずれにも分類されない
不良群	t(6;9)(p23;q34.1)；*DEK-NUP214* t(v;11q23.3)；*KMT2A-再構成* t(9;22)(q34.1;q11.2)；*BCR-ABL1* inv(3)(q21.3q26.2)/t(3;3)(q21.3;q26.2)；*GATA2, MECOM* 5番染色体欠損/del(5q)；7番染色体欠損-；17番染色体欠損/abn(17p) 複雑核型　モノゾーマル核型 *NPM1*野生型かつ*FLT3-ITD*高発現 *RUNX1*変異，*ASXL1*変異，*TP53*変異

視する分類が用いられていると考えてよい．骨髄肉腫とは，骨髄や末梢血中に白血病芽球が同定されず，腫瘍形成で発症するまれなAMLである．

治療

　白血病細胞の根絶による治癒（total cell kill）を目指して多剤併用化学療法を基本とした治療が実施される（☞「急性白血病」⓬ p.162）．主に染色体・遺伝子異常に基づいて治療反応予測がなされ，層別化が行われる（⓱）．予後不良が予測される例には，寛解中に同種造血幹細胞移植も実施される．APLに対してはATRAを用いた分化誘導療法が行われる．

化学療法

1. 寛解導入療法

　AMLでは，発症時に10^{12}個レベルの白血病細胞が体内に存在している．初回治療である寛解導入療法はこれを1,000分の1程度に減少させ，正常造血を回復させること（寛解）を目的としている．一般にはシタラビンとアントラサイクリン系薬が併用されるが，治療後には強い血球減少期間があり，輸血，感染対策，全身管理など十分な支持療法が必須である．白血球数の多い場合には腫瘍崩壊症候群も起こりうる．好中球減少期の重症感染症は時に致死的となる．

2. 寛解後療法

　初回治療で寛解が得られた後でも体内には10^9〜10^{10}個の白血病細胞が残存しており，治療を中止すると再発は免れない．そこで寛解後療法（地固め療法）として強力化学療法が必要である．シタラビンの大量投与，あるいはシタラビンとアントラサイクリン系薬剤との併用を中心に3〜4回実施される．

血液・造血器疾患

6

白血球系を主病変とする疾患

造血幹細胞移植（☞「造血幹細胞移植」p.95）

同種造血幹細胞移植ではドナーの造血幹細胞・ドナーリンパ球の移植に伴い同種免疫反応が生じる（移植片対宿主病〈GVHD〉）. これは抗白血病効果とも関連し，化学療法では得られない再発抑制効果を発揮しうる. しかし，GVHD をはじめ移植に伴う重篤な合併症も多いため，予後不良因子を有する例を中心に適応が検討される. 近年，移植法の進歩によって適応年齢が上がっている. また，ドナーの選択肢も広がっている.

分化誘導療法

APL に対しては ATRA を用いた分化誘導療法が第一選択の治療となる. ATAR による APL 細胞の分化とそれに引き続くアポトーシスによって白血病細胞が減少し，正常造血の回復（寛解）が得られる. また，ATRA 投与で DIC も改善し，早期の出血による死亡が減少する. 白血病細胞数によっては化学療法との併用が行われる. ATAR 投与後に分化を始めた白血病細胞が増加して発症する分化症候群は発熱，肺水腫などを起こす重要な合併症の一つである. 寛解後は化学療法も追加される. 治療抵抗例には亜ヒ酸が有効で，ATRA 同様，分化を誘導して治療効果を発揮する.

その他

骨髄系細胞に高率に発現する細胞表面抗原 CD33 に対するモノクローナル抗体に薬剤をリンカーで結合させた抗体製剤（ゲムツズマブオゾガマイシン）も治療抵抗性や再発 AML に対して用いられる.

経過・予後

強力化学療法が実施される例では，寛解導入療法によって約 70〜80 ％の症例で完全寛解が得られる. しかし，完全寛解達成例のおよそ半数が再発するため，化学療法による長期生存は 30 ％程度と考えられる. いったん再発すると，化学療法による治癒は困難である. ただ再発後の同種造血幹細胞移植によって長期生存が得られる例もあり，65 歳未満の例では最終的に 40〜50 ％程度の長期生存が得られる. 治療成績は遺伝子変異を中心とした予後因子と強い関連を示す. 例として European LeukemiaNet のゲノム変異に基づく予後群別の生存曲線を⑱に示す.

一方，高齢者症例では全身状態や加齢に伴う臓器機能低下，合併症のために強力化学療法の適応とならない例が増えてくる. さらに高齢者 AML は染色体異常や遺伝子変異からみて予後不良因子を有する例が多く，そのため化学療法への反応性も低い. 低用量化学療法では寛解率も低く，寛解が得られても再発も多い. 加えて年齢や臓器機能のために同種造血幹細胞移植の適応も限定的であるため，高齢者 AML 全体の予後は不良である.

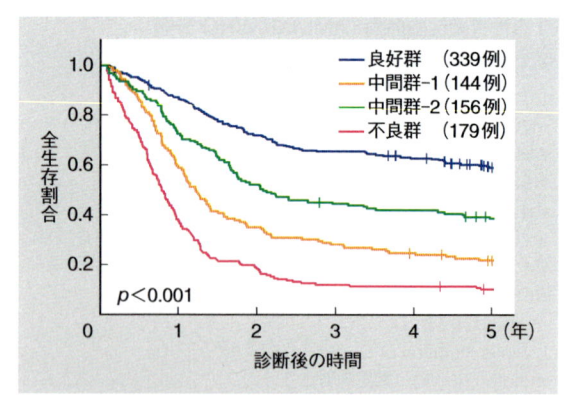

⑱ **60 歳未満の急性骨髄性白血病の予後（予後層別化群の全生存割合）**

（Mrózek K, et al：Prognostic significance of the European LeukemiaNet standardized system for reporting cytogenetic and molecular alterations in adults with acute myeloid leukemia. *J Clin Oncol* 2012；30：4515.）

APL は ATRA によって 90 ％という高い寛解率が得られ，長期生存率も約 70 ％と治療成績は改善している.

急性リンパ芽球性白血病
acute lymphoblastic leukemia（ALL）

概念

● 造血幹細胞あるいはリンパ系の幼若な造血細胞が遺伝子異常を獲得し，形質転換することによって腫瘍細胞であるリンパ系前駆細胞（白血病芽球）が無制限に増加する疾患である. 小児に多く，成人では高齢者で増加する.

● 白血病細胞の増殖によって骨髄における正常造血が抑制され，貧血，好中球減少，血小板減少をきたし，貧血症状，易感染性，出血症状がみられる.

● 白血病細胞の臓器浸潤もみられ，中枢神経系は重要な髄外病変の標的となっている. 肝脾腫大，リンパ節腫大もみられる.

● 細胞表面形質（T 細胞性，B 細胞性），特徴的な遺伝子異常を組み合わせた WHO 分類によって病型分類が行われる. 特に，9 番と 22 番染色体の相互転座[t(9；22)(q34.1；q11.2)]によって形成されるフィラデルフィア染色体（Ph 染色体）を伴う急性リンパ芽球性白血病（Ph＋ALL）が成人では 30 ％程度にみられる.

● 治療は多剤併用化学療法が基本で，小児例では化学療法による高率の治癒が得られるものの成人例の成績は不良である. Ph＋ALL にはチロシンキナーゼ阻害薬を併用した治療が実施される. 予後不良が予測される症例には，同種造血幹細胞も実施される.

病因

　造血幹細胞あるいはリンパ系の前駆細胞に遺伝子異常が蓄積することで発症すると考えられている．疫学的には，放射線被曝は ALL 発症の危険因子である．抗癌薬化学療法後の発症，すなわち治療関連白血病としての ALL のリスクは AML などの骨髄系腫瘍より低い．

病態生理

　ALL でも AML など他の造血器腫瘍と同様に染色体数の異常，転座，欠失，遺伝子変異など，さまざまな染色体・遺伝子異常がみられ ALL の発症，病態形成に深く関与していると考えられる．

　代表的な例としては，成人 ALL の 20～30 %，小児では数 % において慢性骨髄性白血病と同様の Ph 染色体 t(9;22)(q34.1;q11.2) が同定され，*BCR-ABL1* 融合遺伝子が形成されている．その産物である BCR-ABL1 融合蛋白質は強力なチロシンキナーゼ活性をもち，Ph+ALL の病態と深く関連している．Ph 染色体以外にも小児例を中心に t(12;21)(p13.2;q22.1)；*ETV6-RUNX1* をはじめ，繰り返し観察される染色体転座が複数同定されており，転座以外にも染色体高二倍体，低二倍体など染色体数の変化もみられる．これらの存在は治療反応性と関連しており病型分類にも反映されている．小児と成人 ALL では，Ph 染色体のようにそれぞれでみられる染色体・遺伝子異常のパターンが異なり，これは小児と成人の治療成績の違いに影響していると考えられる．

　白血病芽球の増殖の場は一般に骨髄であるが，前駆 T 細胞 ALL では胸腺腫大がしばしばみられ，胸腺も白血病細胞増殖の場となっている．T 細胞 ALL，B 細胞 ALL ともにリンパ節腫脹も高頻度にみられる．リンパ組織を主たる増殖の場とするリンパ系前駆細胞の腫瘍はリンパ芽球性リンパ腫（lymphoblastic lymphoma：LBL）として区別されるが，ALL とは連続した疾患と考えられている．

疫学

　小児では急性白血病の約 80 % が ALL で，20 % が AML だが，成人では ALL が約 20 % を占め，AML との比は小児と成人で逆転している．年齢別の頻度では，小児期に一つのピークがあり，20 歳頃までにいったん減少した後，40 歳頃から年齢とともに再び上昇してくる．前述したが Ph+ALL は成人で多く，一方，たとえば t(12;21)(p13.2;q22.1)；*ETV6-RUNX1* を有する ALL，染色体高二倍体 ALL は小児を中心に同定されるなど，発症年齢と遺伝子変異との関連も知られている．

臨床症状

　骨髄で白血病細胞が増殖し正常造血が抑制されるた

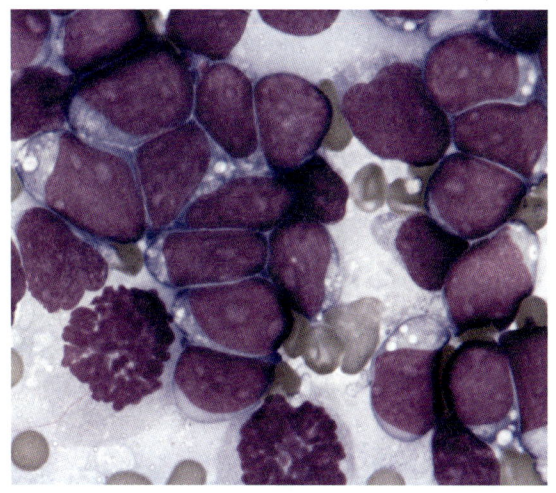

⑲ 急性リンパ芽球性白血病（ALL）の骨髄スメア像
メイ-ギムザ染色，×1,000.

め，正常血球減少による症状がさまざまにみられる．貧血と関連した全身倦怠感，易疲労感，動悸，息切れ，主として好中球減少による易感染性と感染症による症状，血小板減少に伴う出血症状などである．出血症状は軽度の皮下出血斑（点状出血など）から口腔内出血，鼻出血，さらに臓器出血までさまざまである．ALL ではリンパ節腫大も高頻度にみられ，中枢神経系への浸潤，精巣浸潤は AML より高頻度である．ALL 細胞の増殖に伴う骨痛，関節痛，肝脾腫大などがみられることもある．特に T 細胞 ALL では胸腺腫大を伴いやすく，そのための縦隔圧迫も起こりうる．

検査

血液検査

　白血球数の増加とリンパ芽球の出現がみられる（⑲）．AML と異なり白血球減少はまれである．貧血，血小板減少を認める．

生化学的検査

　白血病細胞の増殖を反映して LDH 上昇がみられる．AML と比較して DIC の合併頻度は低い．

骨髄検査

　リンパ芽球の増加と正常造血の抑制が認められる．リンパ芽球はギムザ染色標本において同定され，細胞化学染色である MPO 染色では陰性である．フローサイトメトリーを用いた細胞表面形質検査で T 細胞系統あるいは B 細胞系統を区別する．免疫グロブリン遺伝子，T 細胞受容体遺伝子の再構成検査も細胞系統の判断に役立つ．骨髄中に 25 % 以上の白血病芽球を認めるときには ALL，同様の幼若異常細胞がリンパ組織を中心に増殖しており，骨髄での割合がそれほど高くない場合には LBL と診断される．異常芽球の由来を同定することが重要で，診断における骨髄，末梢

血液・造血器疾患

6

白血球系を主病変とする疾患

血の芽球割合はAMLほど厳密ではない．これはALLとLBLは基本的には類似の治療が有効であること，ALL/LBLと成熟リンパ系細胞の腫瘍（たとえば悪性リンパ腫）とで大きく治療法が異なることによる．近年は白血病芽球の形態による細分類は重視されていない．

染色体検査・遺伝子検査

ALLの診断，分類のみならず治療方針の決定にも重要である．Ph＋ALLの同定のほか，たとえば高二倍体，*ETV6-RUNX1*陽性例などは治療反応性が良好とされている．Ph＋ALLへのチロシンキナーゼ阻害薬の併用療法の判断をはじめ，治療方針の決定にも重要である．

診断（診断基準・鑑別診断）

B細胞系あるいはT細胞系の前駆細胞が骨髄を中心に増殖する腫瘍で，一般には骨髄の25％以上を芽球が占める場合にALLと呼ばれる．腫瘍細胞の増殖がリンパ節（胸腺）主体のときにはリンパ芽球性リンパ腫（LBL）と呼ばれる．WHO分類ではB細胞性，T細胞性に分け，さらにB細胞性では繰り返し同定される染色体・遺伝子異常を伴うものとそういった特徴をもたないものに分けられる（⑳）．幼若なリンパ系細胞（リンパ芽球）のマーカーではTdT（terminal deoxynucleotidyl transferase）陽性が共通している．B細胞系ではCD19，T細胞系では細胞質内CD3が同定される．表面形質に基づいた分類も可能である（㉑）．なお，WHO分類ではBurkittタイプは成熟B細胞腫瘍として取り扱われる．T細胞ALLは，成人ではALLの20％，小児では10％程度である．

治療

多剤併用による強力化学療法が治療の原則である．AMLと比較して多数の薬剤が用いられ（㉒），プレドニゾロンをはじめとする副腎皮質ステロイドが抗腫瘍的に有効であることがAMLと大きく異なっている．さらに維持療法を含めて1年を超える治療期間となり，AMLより治療は長期に及ぶ．基本的な治療の枠組みはAMLと同様で，初回治療で正常造血の回復を目指す寛解導入療法，寛解後に白血病細胞のさらなる減少を図る寛解後療法に大別される（㉓）．ALLの寛解後療法はさらに，強力な治療を実施する地固め療法と少量の薬剤を長期に投与する維持強化療法とに分けられる．全治療期間は1年を超え，2年に至る場合もある．ALLに対する化学療法では中枢神経系白血病への対処が重要である．脳血管関門（blood-brain barrier：BBB）のため一般的な抗癌薬投与では中枢神経系への十分な抗腫瘍作用は期待されない．そのため，メトトレキサートは中枢神経系への作用を考慮して大量投与も行われる．中枢神経系への白血病浸潤がある場合には，治療としてシタラビン，メトトレキサートの髄腔内注入が行われる．全脳，全脊椎への放射線

⑳ 急性リンパ芽球性白血病（ALL）のWHO分類

Bリンパ芽球性白血病/リンパ腫
繰り返すゲノム異常を伴うB-ALL/LBL
t(9;22)(q34.1;q11.2)；*BCR-ABL1*
t(v;11q23.3)；*KMT2A*-再構成
t(12;21)(p13.2;q22.1)；*ETV6-RUNX1*
高二倍体（hyperdiploidy）
低二倍体（hypodiploidy）
t(5;14)(q31.1;q32.1)；*IGH/IL3*
t(1;19)(q23;p13.3)；*TCF3-PBX1*
BCR-ABL1 類似遺伝子発現を伴う
iAMP21（21番染色体の増幅）を伴う
他に特定されないB-ALL/LBL
Tリンパ芽球性白血病/リンパ腫

㉑ 急性リンパ芽球性白血病（ALL）の細胞表面形質

B細胞ALL

カテゴリー	TdT	HLA-DR	CD19	CD10	CD20	細胞質Ig*	細胞表面Ig*
early B-precursor ALL	+	+	+	−	−	−	−
common ALL	+	+	+	+	−/+	−	−
pre-B ALL	+	+	+	+	+	+	−
B-cell ALL	−	+	+	+/−	+	−/+	+

* Ig：免疫グロブリン
（注）B-cell ALLはBurkittタイプにあたる．

T細胞ALL

カテゴリー	TdT	CD7	CD2	CD3	CD4	CD8
early T-precursor ALL	+	+	−	−	−	−
pre-T-cell ALL	+	+	+	−	−	−
T-cell ALL	+	+	+	+	+/−*	−/+*

* CD4/CD8いずれかが陽性.

照射も治療法として選択される．中枢神経系浸潤がない場合でも，予防として髄腔内注入が実施される．同種造血幹細胞移植は，再発例，予後不良例を中心に適応が考慮される．

Ph＋ALLは化学療法のみではきわめて予後不良だったが，チロシンキナーゼ阻害薬（イマチニブ，ダサチニブ）併用化学療法が実施されるようになって治療反応性が向上し，高率の完全寛解が得られるようになってきた．加えて一定の寛解期間を維持できるようになり，その間に同種造血幹細胞移植が実施できる例も増えて成績が改善されている．

経過・予後

小児ALLでは完全寛解率が90 ％以上で，長期生存も80〜90 ％が達成されている．一方で，成人ALLは寛解率70〜80 ％，長期生存は30〜40 ％と差がみられる．Ph＋ALLではチロシンキナーゼ阻害薬併用化学療法と同種造血幹細胞移植によって2年生存割合が60 ％を超えるようになってきている．

細胞系統の不明瞭な急性白血病
acute leukemia of ambiguous lineage

概念
- 白血病芽球の細胞系統が単一に定まらない急性白血病で，まれである．

㉒ 急性リンパ芽球性白血病（ALL）治療に用いられる薬剤

分類	薬剤名
アルキル化薬	シクロホスファミド
代謝拮抗薬	
ピリミジン拮抗薬	シタラビン
葉酸代謝拮抗薬	メトトレキサート
プリン拮抗薬	メルカプトプリン
微小管作用抗癌薬	
ビンカアルカロイド	ビンクリスチン
トポイソメラーゼ阻害薬	
アントラサイクリン系	ドキソルビシン
	ダウノルビシン
	ミトキサントロン
エトポシド	エトポシド
酵素製剤	L-アスパラギナーゼ
副腎皮質ステロイド	プレドニゾロン
	デキサメタゾン
分子標的薬	
チロシンキナーゼ阻害	イマチニブ（Ph＋ALL）
	ダサチニブ（Ph＋ALL）

の，芽球が骨髄系とリンパ系の両方の形質を示すものがある．
- 一般には治療抵抗性のことが多い．
- 標準的な治療法は確立していない．

病因・疫学

AML，ALLと同様に，未分化造血細胞におけるゲノム変異の蓄積とそれに伴う細胞の形質転換によって幼若血液細胞が無制限に増殖するようになったものである．芽球の増殖がみられるため急性白血病と診断されるが，増殖している芽球の細胞系統（骨髄系，リンパ系）が定められない場合がまれにみられる．それらをまとめて細胞系統の不明瞭な急性白血病としてとり扱っている．まれな疾患であり，急性白血病の4 ％未満とされている．

診断・分類

大きく分けて①芽球がきわめて未分化であり，骨髄系細胞かリンパ系細胞なのかを判定できない場合，②芽球が骨髄系とリンパ系の両方の形質を示す場合の2つがある．①は急性未分化型白血病（acute undifferentiated leukemia：AUL）と呼ばれ，②は混合形質型急性白血病（mixed phenotype acute leukemia：MPAL）と呼ばれる．

診断では芽球の骨髄系，T細胞系，B細胞系を判断する基準が重要となるが，WHO分類における基準を㉔に示す．このカテゴリーのWHO分類を㉕に示す．*BCR-ABL1*融合遺伝子陽性例および*KMT2A*遺伝子再構成を有する例が比較的多く，それぞれ細分類としてあげられている．混合型急性白血病では，芽球集団の一部がB細胞系，一部が骨髄系という場合（bilineal）と，1つの芽球がB細胞系と骨髄系の両方の形質を示す場合（biphenotypic）の2つがある．系統の組み合わせは複数ありうるが，B細胞/骨髄系が最も多い．T細胞/B細胞/骨髄系の組み合わせはきわめてまれである．

この疾患カテゴリーの診断と分類のためには，正確な形態的判断，細胞化学染色，細胞表面・細胞質マーカー検査（フローサイトメトリー，病理検査など），染色体検査，遺伝子検査が欠かせない．

治療・予後

このカテゴリーの疾患は全体として予後不良である．*BCR-ABL1*融合遺伝子陽性例に対してはチロシンキナーゼ阻害薬併用の化学療法が有効ではないかという報告もあるが，確立されてはいない．AML的な

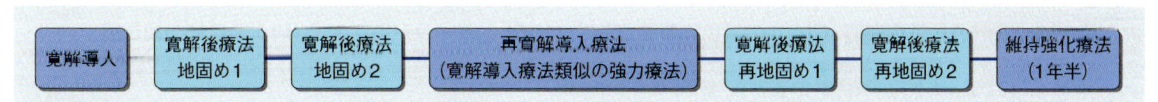

| 寛解導入 | 寛解後療法 地固め1 | 寛解後療法 地固め2 | 再寛解導入療法 （寛解導入療法類似の強力療法） | 寛解後療法 再地固め1 | 寛解後療法 再地固め2 | 維持強化療法 （1年半） |

㉓ 成人Ph（−）ALLに対する治療スキームの例

血液・造血器疾患

治療戦略と ALL 的な治療戦略のどちらが有効かについても一定の結論は出ておらず，標準治療は確立されていない．

（宮﨑泰司）

●文献
1) Swerdlow SH, et al, editors：WHO Classification of Tumours of Haematopoietic and Lymphoid Tissues, Revised 4th ed. Lyon：IARC Press；2017. p.129, 179, 199.
2) 日本血液学会（編）：造血器腫瘍診療ガイドライン．2018 年版．東京：金原出版；2018. p.8, 59.

㉔ WHO 分類における急性白血病の系統判断基準

骨髄系	ミエロペルオキシダーゼ陽性 または 単球系への分化（次の 2 つ以上が陽性：非特異的エステラーゼ，CD11c，CD14，CD64，リゾチーム）
T 細胞系	細胞質 CD3 陽性 または 細胞表面 CD3 陽性
B 細胞系	CD19 強陽性および次のいずれかが強陽性： CD79a，細胞質 CD22，CD10 または CD19 弱陽性および次の 2 つ以上が強陽性： CD79a，細胞質 CD22，CD10

㉕ WHO 分類における細胞系統の不明瞭な急性白血病の分類

急性未分化白血病
混合型急性白血病
t(9;11)(p21.3;q23.3)；*KMT2A-MLLT3* t(v;11q23.3)；*KMT2A*-再構成 他に特定されない B 細胞/骨髄系 他に特定されない T 細胞/骨髄系 他に特定されない混合型急性白血病
他に特定されない細胞系統の不明瞭な急性白血病

慢性骨髄性白血病 chronic myeloid leukemia

概念

● 慢性骨髄性白血病（CML）は，骨髄増殖性腫瘍（myeloproliferative neoplasm：MPN）の一つで，主として顆粒球系細胞の増加をきたす造血器腫瘍である．この白血病は造血幹細胞の異常により惹起され，t(9;22)(q34;q11.2) により形成されるフィラデルフィア（Ph）染色体を有することを特徴とする（㉖）．9 番染色体上の *ABL1* 遺伝子と 22 番染色体上の *BCR* 遺伝子が，Ph 染色体上で *BCR-ABL1* 融合遺伝子を形成する（㉗㉘）．

● CML 細胞は，Ph 染色体上の *BCR-ABL1* 融合遺伝子とこれにコードされて産生される融合蛋白質 BCR-ABL1 を有し，CML 細胞内でチロシンキナーゼ（tyrosine kinase：TK）を恒常的に活性化し，白血病細胞の増殖に関与する．

● 多くの場合，症状に乏しい慢性期（chronic phase：CP）で発症し，ほぼ正常な分化を示しながら顆粒球系細胞が著明に増加する（㉙）．無治療では CP が数年続いた後，分化能を失った幼若芽球が増加し，あたかも急性白血病のような急性転化期（blast phase：BP）へ進展し，致死的となる．

● CP と BP の間に移行期（accelerated phase：AP）

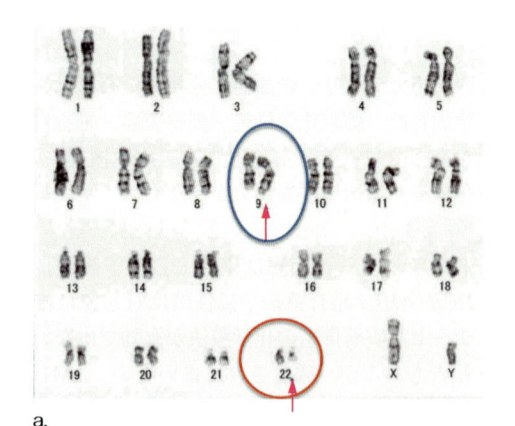

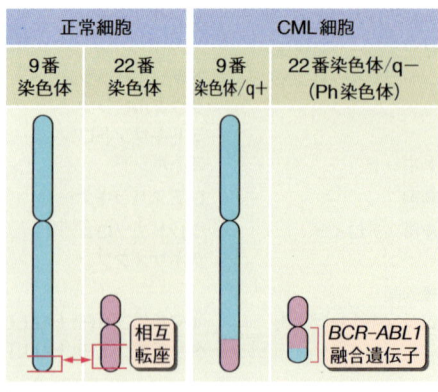

㉖ 慢性期慢性骨髄性白血病（CML）の染色体所見（G バンド法）とフィラデルフィア（Ph）染色体の模式図

a. 61 歳，CML 男性患者．診断時の骨髄有核細胞による染色体所見で，46，XY，t(9;22)(q34;q11.2) を 20 個中 20 個で認めた．○で囲んだ矢印の染色体（9 番と 22 番）が異常な染色体．

b. 正常細胞と CML 細胞の 9 番染色体と 22 番染色体の模式図．転座により 22 番染色体（Ph 染色体）上に *BCR-ABL1* 融合遺伝子が形成される．

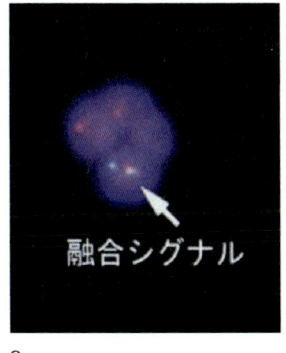

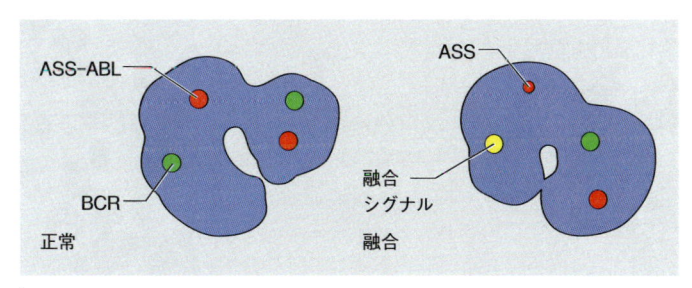

㉗ 慢性期慢性骨髄性白血病 (CML) の FISH 検査所見

a. 患者検体. 61歳, CML 男性患者の初診時の末梢血液. プローブ：BCR：22q11.2/ASS-ABL (ABL1)：9q34. 分析対象：分葉核 (好中球, 単球の一部) と円形核 (リンパ球系細胞, 単球, 幼若球, 変形した好中球). 結果：分葉核 100 細胞中融合シグナル 98 %, 円形核 100 細胞中, 融合シグナル 94 % を認める.

b. 所見の見方. ABL1 は赤色蛍光色素, BCR は緑色蛍光色素であるため, *BCR-ABL1* 融合遺伝子は黄色蛍光色素を発色する.

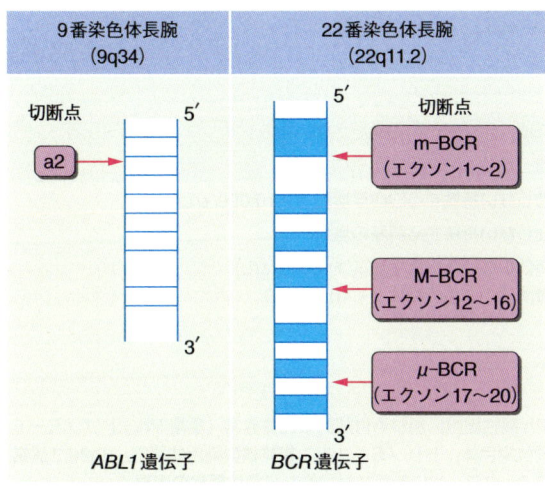

㉘ 慢性骨髄性白血病 (CML) における t(9;22)(q34;q11) の分子遺伝学的病態模式図

染色体転座により, 9番染色体長腕の *ABL1* 遺伝子のエクソン2 (e2) が, 22番染色体長腕の *BCR* 遺伝子が融合. *BCR* 遺伝子の切断点は3か所あり, 3つのタイプの BCR-ABL1 融合蛋白質を産生. CML では, ほとんどが M-BCR 領域の p210$^{BCR-ABL1}$ である. 詳細は本文参照.

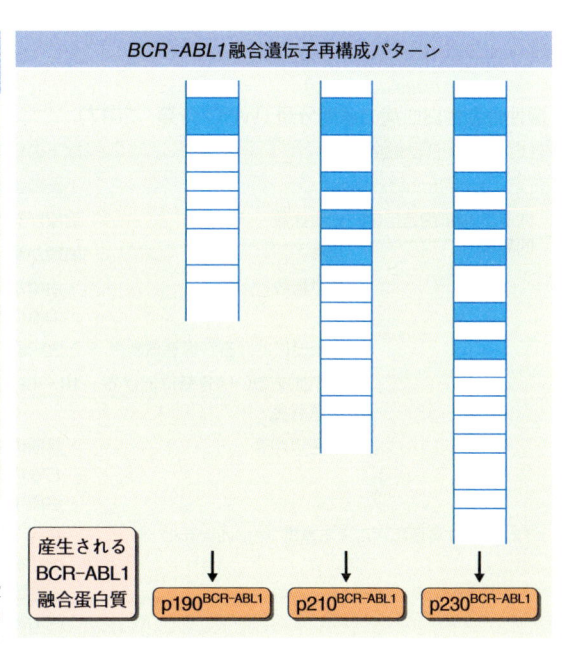

と呼ばれる時期を経ることがほとんどであるが, CP を経ずに AP あるいは BP で発症する CML もまれに存在する.

●同種造血幹細胞移植 (allogeneic hematopoietic stem cell transplantation：allo-HSCT) が根治的な治療法であるが, 白血病の病因分子を標的とした薬剤が高い有効性を示し, この薬物療法により CML の治療成績は著しく改善している.

疫学[1]

CML の年間の発症頻度は, 人口10万人に1~2人で, 男性にやや多い. この頻度は年齢とともに増加し, 人口10万人に対して小児は 0.1 人未満であるのに対し高齢者 (＞60歳) は 2.5 人以上で, 発症年齢中央

値はおよそ50歳である. 人種や地域による発症頻度に大きな違いはないが, 社会経済的に低開発地域では, 発症年齢が若い傾向がみられる.

わが国や欧米諸国では, BCR-ABL1 蛋白を標的とするキナーゼ阻害薬治療の劇的な成功により致死率が著明に低下 (年間死亡割合は 2~3 %) したため, CML の罹患率は増加している.

CML の原因は不明であるが, 広島と長崎の原爆被爆者に CML 発症頻度が増加したことなどから, 電離放射線への急激な被曝は原因の一つとされる. ほかの骨髄増殖性腫瘍と異なり, 疾患の遺伝性は低い.

病態生理[1]

9番染色体長腕の *c-ABL1* 遺伝子と22番染色体長

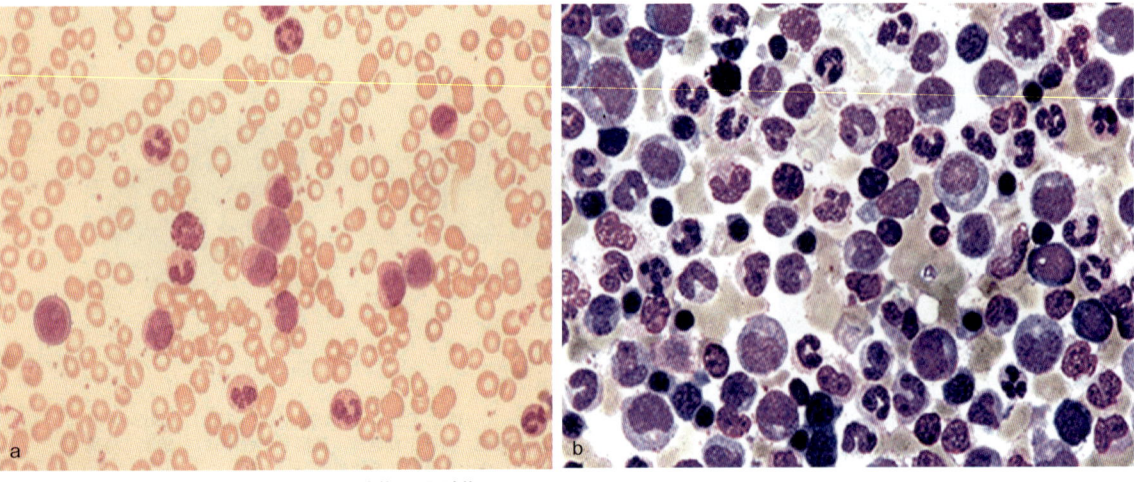

㉙ 慢性骨髄性白血病（CML）の末梢血液像と骨髄像

a. 末梢血液像. 成熟好中球とともに, 骨髄芽球, 骨髄球, 後骨髄球を認める. ライト-ギムザ染色, ×400.
b. 骨髄像. 骨髄芽球, 前骨髄球, 骨髄球, 後骨髄球, 成熟顆粒球の増加を認める. ライト-ギムザ染色, ×400.

（American Society of Hematology：slide bank. 2004.）

㉚ 慢性骨髄性白血病の病期分類（WHO 分類, 2017）

慢性期（chronic phase）		以下の移行期, 急性転化期を満たさないもの
移行期（accelerated phase）		下記のいずれか 1 つに該当するもの
1. 血液学的/細胞遺伝学的基準	白血球数	治療が奏効しない持続する白血球増加（＞10,000/μL）
	脾腫	治療が奏効しない持続する脾腫の増大
	血小板数	・治療が奏効しない血小板増加（＞100 万/μL） ・治療に無関係の血小板減少（＜10 万/μL）
	末梢血における好塩基球割合	≧20 %
	末梢血あるいは骨髄における芽球割合	10〜19 %
	染色体異常	・診断の Ph 陽性細胞に加わる付加的染色体異常（重複 Ph, トリソミー 8, 17q の同位染色体, トリソミー 19），複雑核型染色体異常, 3q26.2 異常 ・治療中の Ph クローンに新たな付加的な染色体異常の出現
2. TKI に対する反応性による基準（provisional）		・初回 TKI 治療（1st line）に対する血液学的治療抵抗性（血液学的完全奏効が得られない） ・2 種類の連続した TKI 治療に対して血液学的, 細胞遺伝学的, 分子生物学的治療抵抗性 ・TKI 治療中に 2 つ以上の *BCR-ABL1* 遺伝子変異の出現
急性転化期（blast phase）		下記のいずれか 1 つに該当するもの
末梢血あるいは骨髄における芽球割合 髄外浸潤		・≧20 % ・髄外病変の出現

TKI：BCR-ABL1 チロシンキナーゼ阻害薬.

腕の *BCR* 遺伝子の一部が互いに転座（相互転座）し, 9 番染色体は長く（9q＋）, 22 番染色体は短く（22q−）なり, 22q−（Ph 染色体と呼ぶ）上に *BCR-ABL1* 融合遺伝子が形成される（㉖㉗）. この融合遺伝子により BCR-ABL1 融合蛋白質が産生され, 造血幹細胞の種々の細胞内シグナル伝達が活性化され, 制御のきかない細胞増殖（白血病化）をきたすと考えられる.

遺伝子融合を生じる *ABL1* 遺伝子の切断点（breakpoint）はエクソン 2a（a2）であるが, *BCR* 遺伝子の切断点はいくつか認められ, CML の表現型（phenotype）に関与している（㉘）. CML はほとんどの場合 major *BCR*（M-*BCR*）領域のエクソン 12〜16（e12〜e16）と a2 で融合し, 210 kDa の蛋白質（p210$^{BCR-ABL1}$）を形成する.

まれに（＜1 %）μ-*BCR* 領域のエクソン 17〜20（e17〜e20）と a2 で融合し, やや大きい 230 kDa の蛋白質（p230$^{BCR-ABL1}$）が形成される. この BCR-ABL1 蛋白質を有する CML では, 成熟した好中球と血小板増加を有する傾向を認める. また, Ph 陽性（*BCR-ABL1* 陽性）急性リンパ性白血病（Ph＋acute lymphoblastic leuke-

㉛ 慢性骨髄性白血病の臨床像

臨床症状	検査値異常所見
慢性期は無症状のことあり	骨髄有核細胞・末梢血液細胞に
全身倦怠感	Ph 染色体あるいは *BCR-ABL1*
体重減少	融合遺伝子を認める
夜間発汗	幼若な芽球を含む顆粒球系細胞-
腹部膨満感	好中球増加
左上腹部痛	血小板増加
易満腹感	好塩基球増加
動悸, 息切れ	好酸球増加
出血傾向, 出血斑	赤血球増加
骨痛	正球性貧血
脾腫	LAP 低値
肝腫大	LDH 高値
	高尿酸血症

Ph 染色体 (Piladelphia chromosome)：フィラデルフィア染色体, LAP (leukocyte alkaline phosphatase)：白血球アルカリホスファターゼ, LDH (lactate dehydrogenase)：乳酸脱水素酵素.

mia：Ph + ALL）の発症に関与する minor BCR（m-BCR）領域のエクソン 1〜2（e1〜e2）と a2 で融合して形成される小さな 190 kDa の蛋白質（p190$^{BCR-ABL1}$）は，CML でも認められることがある.

CML は 3 つの病期を経て進行する（㉚）. CP-CML は，成熟細胞への分化能を有する顆粒球系細胞の増加が認められ，好中球の増加が主体となるが，好酸球や好塩基球の増加も認められる. 赤芽球系細胞，巨核球系細胞，リンパ系細胞にも Ph 染色体（あるいは *BCR-ABL1* 遺伝子）が認められ，CML の白血病化が造血幹細胞レベルで生じることを示している.

AP・BP へと進行すると，さらなる細胞遺伝学的あるいは分子遺伝学的な変化や異常が生じ，Ph 染色体のほかに，トリソミー 8，トリソミー 19，重複 Ph 染色体（もう 1 つの Ph 染色体），17q 同位染色体などの付加的染色体異常（additional cytogenetic abnormalities）を認め，末梢血液や骨髄中に幼若芽球の増加を認める.

臨床症状 （㉛）

CML は，白血球や血小板の増加を認めるが，自覚症状の乏しい慢性期（CP）で多くの患者が診断され，無治療では CP の状態が 5〜6 年経過する. そして，顆粒球系細胞の分化異常が進行する AP を経て（6〜9 か月），未分化な芽球が増加して急性白血病に類似する芽球転化（blast crisis：BC）あるいは BP に進展し，3〜6 か月の経過で致死的転帰をたどる. CML 患者の 85 ％は CP に診断されるが，CP が不明で AP あるいは BP で診断される場合もまれにある.

CP-CML の約 50 ％は無症状のまま健康診断などで白血球や血小板増加で偶然に見つかる場合が多い. 病期が進むに伴い，全身倦怠感，易疲労感，体重減少，盗汗，腹部膨満感，左側腹部痛，易満腹感，出血傾向，

骨痛，リンパ節腫大，皮下腫瘤（緑色腫），感染症などを認める. 脾腫は診断時 50〜90 ％，無痛性肝腫大は約 50 ％の患者に認められる（㉛）.

これらの病期は，AP-CML と BP-CML の規準を定め，これに該当しない場合を CP-CML と定義する WHO 分類（2017 年）に従う（㉚）.

検査

初診時は，問診，身体所見（脾臓の触診を含む），末梢血液検査（血算，血液像，白血球分画），血液生化学検査，胸腹部 X 線検査，心電図検査などを行う. 特殊検査として，骨髄穿刺あるいは骨髄生検検査は必須となり，骨髄検査の染色体検査では，Ph 染色体の検出のほか，付加的染色体の有無を評価する.

末梢血液や骨髄液より FISH 法（fluorescence *in situ* hybridization）や PCR（polymerase chain reaction）法を用いて *BCR-ABL1* を検索する.

白血球増加に伴う高尿酸血症や乳酸脱水素酵素（LDH）高値を認め，形態的に正常にみえる好中球は細胞化学的には異常であり，白血球アルカリホスファターゼ（LAP）の低値を認める. 主な検査所見を㉛に示す.

診断

CML は形態学的には，末梢血液検査で白血球や血小板の増加を認め，血液像で骨髄芽球など幼若骨髄系細胞の出現と，骨髄において骨髄系細胞の過形成を認める（㉙）. しかし，最も重要な診断のポイントは，染色体検査，FISH 法，PCR 法のいずれか，あるいはすべてで t(9;22)(q34;q11.2)，Ph 染色体，*BCR-ABL1* 融合遺伝子を検出することである（㉖㉗）. 診断時に付加的染色体を認める場合は，CP-CML から進行した CML（AP や BP）を疑う（㉚）.

Ph 染色体陰性あるいは *BCR-ABL1* 融合遺伝子陰性の場合は，真性赤血球増加症（多血症），本態性血小板血症，骨髄線維症など，ほかの骨髄増殖性腫瘍を疑う.

治療 [1-3]

予後分類

CP-CML では，初診時の年齢，脾臓のサイズ（肋骨弓下 cm），血小板数，末梢血液中の芽球（％）の 4 つの因子により計算される Sokal スコア，これに好塩基球（％）と好酸球（％）を加えた 6 つの因子により計算される Euro スコア（従来の Hastord スコア）が予後予測に利用される. 低リスク，中間リスク，高リスクの 3 つのリスク群に分類される.

CML の治療効果判定 [2,3]

CML の治療コンセプトは Ph 陽性（*BCR-ABL1* 陽性）白血病細胞を制御し，正常造血能の回復と，病期進行を阻止（回避）することであり，治療効果は

❸❷ 慢性骨髄性白血病に対する治療効果の判定基準（ELN2013，JSH2018 ガイドライン）

血液学的奏効 （hematologic response：HR）		末梢血液所見・臨床所見で判定
慢性期 CML	完全（complete）HR：CHR	1. WBC＜10,000/μL 2. PLT＜450,000/μL 3. 末梢血液中で芽球も前骨髄球もなし 4. 末梢血液中の骨髄球＋後骨髄球＝5％ 5. 好塩基球＜5％ 6. 脾臓および肝臓の腫大なく，髄外病変なし
進行期 CML （移行期＋急性転化期）	完全（complete）HR：CHR	1. WBC≦施設基準の上限 2. 好中球数≧1,000/μL 3. PLT≧100,000/μL 4. 末梢血液中で芽球も前骨髄球もなし 5. 骨髄中の芽球≦5％ 6. 末梢血液中の骨髄球＋後骨髄球＜5％ 7. 好塩基球＜20％ 8. 脾臓および肝臓の腫大なく，髄外病変なし
	白血病の所見なし： no evidence of leukemia （NEL）	1. WBC≦施設基準の上限 2. 末梢血液中で芽球も前骨髄球もなし 3. 骨髄中の芽球≦5％ 4. 末梢血液中の骨髄球＋後骨髄球＜5％ 5. 好塩基球＜20％ 6. 脾臓および肝臓の腫大なく，髄外病変なし
細胞遺伝学的奏効 （cytogenetic response：CyR）		骨髄有核細胞中の Ph 染色体（*BCR-ABL1*）陽性率で判定
細胞遺伝学的大（major）奏効：MCyR 　細胞遺伝学的完全（complete）奏効：CCyR 　細胞遺伝学的部分（partial）奏効：PCyR		0〜35％ 0％ 1〜35％
細胞遺伝学的小（minor）奏効：Minor CyR		36〜65％
細胞遺伝学的微小（minimum）奏効：Mini CyR		66〜95％
細胞遺伝学的非（none）奏効：No CyR		＞95％
分子遺伝学的奏効 （molecular response：MR）		*BCR-ABL1* 遺伝子レベル（RT-PCR 法）で判定
分子遺伝学的大（major）奏効：MMR （MR3.0 に相当）		*BCR-ABL1*[IS]≦0.1％
分子遺伝学的に深い （deep）奏効	MR4.0	*BCR-ABL1*[IS]≦0.01％，または *ABL1* 遺伝子 cDNA＞10,000 コピー中未検出
	MR4.5	*BCR-ABL1*[IS]≦0.0032％，または *ABL1* 遺伝子 cDNA＞32,000 コピー中未検出
	MR5.0	*BCR-ABL1*[IS]≦0.001％，または *ABL1* 遺伝子 cDNA＞100,000 コピー中未検出

ELN：European LeukemiaNet，JSH（Japanese Society of Hematology）：日本血液学会，*BCR-ABL1*[IS]：国際指標で補正された値.

European LeukemiaNet（ELN）が提唱した ELN2013 の規準（ELN2013）に準ずる（❸❷）.

CP は血液学的奏効（hematologic response：HR），細胞遺伝学的奏効（cytogenetic response：CyR），分子遺伝学的奏効（molecular response：MR）の 3 段階で判定する．HR は末梢血液所見の改善，CyR は骨髄細胞中の Ph 染色体陽性細胞の割合，MR は RT-PCR（reverse transcription-polymerase chain reaction）による血液細胞中の *BCR-ABL1* 遺伝子発現量で判断される．AP および BP は血液学的奏効規準が CP と異なるが，CyR と MR は同一の規準を用いる．

CML の治療選択肢[2,3]

1. BCR-ABL1 チロシンキナーゼ阻害薬（tyrosine kinase inhibitor：TKI）療法

TKI は経口薬で，CML 細胞で恒常的に活性化している BCR-ABL1 チロシンキナーゼを選択的に阻害し，CML 細胞を死滅させ，高い効果を発揮する．白血病細胞以外の正常細胞への効果は少ないため，副作用は従来の治療法に比べて軽度である．CML 幹細胞への効果は限定的で，根治的治療ではないが，多くの患者で長期にわたり CML を制御できる．TKI 療法は，すべての CML の初回治療に選択される．わが国では 5 種類の TKI が保険承認を得て臨床応用されている（❸❸）.

㉝ 慢性骨髄性白血病に対する分子標的治療薬（BCR-ABL チロシンキナーゼ阻害薬）

薬剤名（商品名）	適応	標準用量	注意すべき副作用
イマチニブ（グリベック®）	慢性期	400 mg/日	
	移行期/急性転化期	600〜800 mg/日 分2	
ニロチニブ（タシグナ®）	慢性期	600〜800 mg/日 分2	高血糖，脂質異常症（高脂血症）血管障害（末梢動脈閉塞症，冠動脈疾患，脳血管障害）
	移行期	800 mg/日 分2	
ダサチニブ（スプリセル®）	慢性期	100 mg/日	消化管出血，胸水貯留，骨髄抑制肺動脈高血圧症
	移行期/急性転化期	140〜180 mg/日 分2	
ボスチニブ（ボシュリフ®）	前治療のTKIに不耐容・抵抗性の慢性期/移行期/急性転化期	500 mg/日	下痢，肝機能障害
ポナチニブ（アイクルシグ®）	2剤以上のTKIに不耐容・抵抗性またはT315I変異　慢性期/移行期/急性転化期	15〜45 mg/日	膵炎，血管障害（心筋梗塞，冠動脈疾患，脳血管障害）

TKI：BCR-ABL1 チロシンキナーゼ阻害薬.

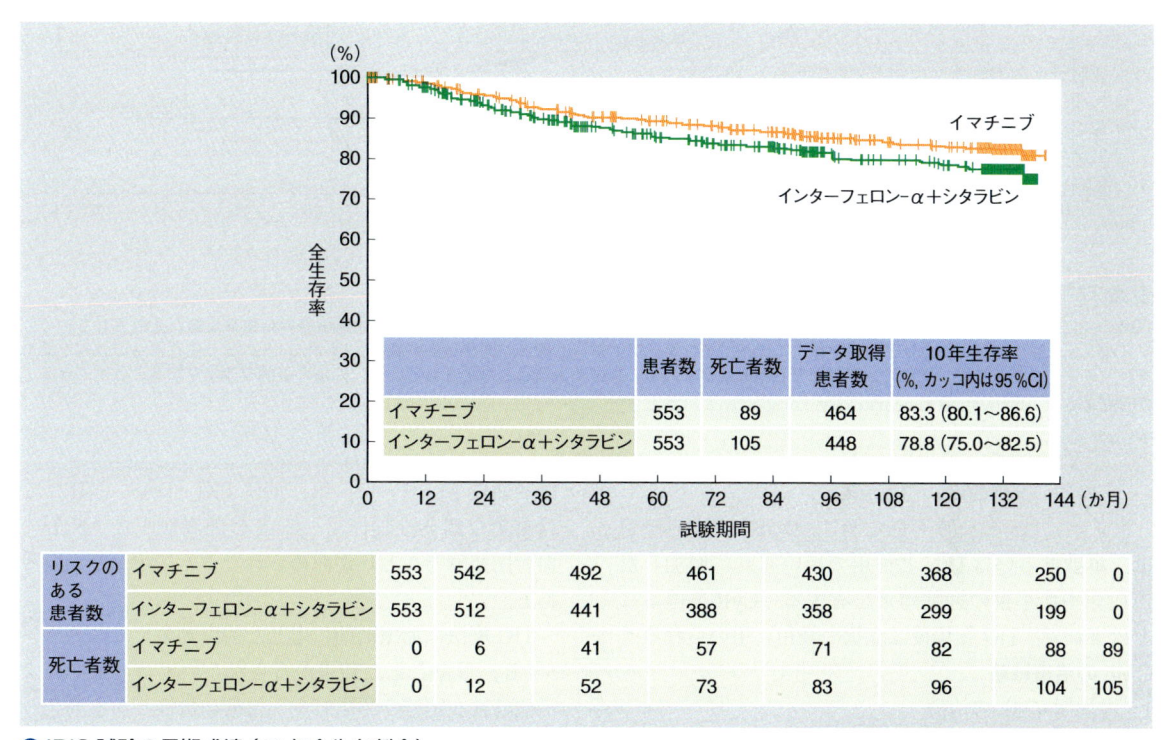

㉞ IRIS試験の長期成績（10年全生存割合）

初発慢性期CMLに対してイマチニブとインターフェロン（IFN）（＋シタラビン）の治療を比較した国際的無作為化第III相試験（IRIS試験）は，イマチニブ群のCyR（細胞遺伝学的奏効）割合が有意に高くなり，18か月で終了し，IFN群の患者の多く（9割）がイマチニブ治療に切り替えられた．全生存（OS）割合の両群比較は困難となったが，長期経過観察結果は，10年OS割合がイマチニブ群83.3％，IFN群78.8％と，きわめて良好な成績が得られた．

(Hochhaus A, et al：Long-term outcomes of imatinib treatment for chronic mycloid leukemia. *N Engl J Med* 2017；376：917.)

2. 同種造血幹細胞移植（allo-HSCT）

allo-HSCTは根治が期待できる治療法であるが，治療関連毒性や早期死亡リスクが高い．従来は適合ドナーが有し，移植に耐えられる年齢のCP-CMLで積極的に行われていたが，現在は，初回の薬物療法に耐性となり進行したAP-CMLやBP-CMLや，初発時からのBP-CMLに選択される．

3. インターフェロン（interferon：IFN）α療法

CP-CMLに対するIFNは，ヒドロキシウレア（HU）やブスルファン（BUS）など化学療法剤と比較して高いCyR割合と全生存割合が得られるため，TKI登場までは，初回治療として選択されていた．しかし，第一世代TKIのイマチニブとIFN（＋低用量シタラビン）の比較試験（IRIS試験）で，TKIが有意に優れた成績であることが示され，第一選択の治療法ではなくなった．催奇形性を有するTKIは妊娠や挙児を希望する女性患者では禁忌であるが，IFNはこうした女性CML患者で選択できる治療法となっている．

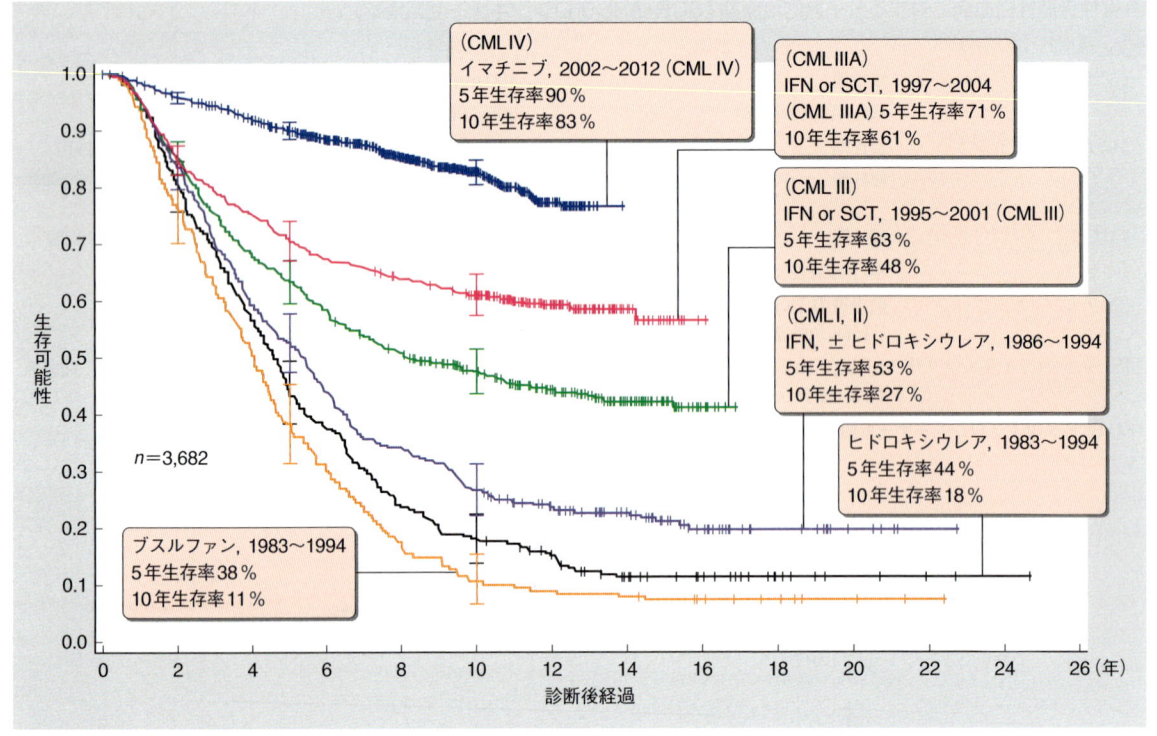

㉟ 臨床試験でみる慢性骨髄性白血病（CML）の治療成績の変遷

1983～2016 年に 3,682 人の CML 患者に対して，ドイツの白血病研究グループが行った臨床比較試験の全生存成績が比較されている．ブスルファンやヒドロキシウレアの化学療法に比べ，インターフェロンα療法，同種造血幹細胞移植（SCT）により生存割合の改善を認めるが，イマチニブが登場した 2002 年以降の治療成績がきわめて良好であることが示されている．治療の著明な進歩を知ることができる．

(Hehlmann R：Innovation in hematology. Perspectives：CML 2016. *Haematologica* 2016；101：657.)

4．その他の薬物療法

歴史的には，古くからある HU，BUS，シタラビンは，単独あるいは IFN と併用で用いられ，増加した白血球や血小板の抑制効果を有する．CyR を得ることはまれで，TKI 登場後は症状の緩和に用いられる．

CML の治療戦略

1．慢性期 CML の治療

イマチニブ（IMA）は CP-CML の初回治療として最初に承認された TKI である．次いで，IMA より強力な第二世代 TKI としてダサチニブ（DAS），ニロチニブ（NIL）が開発され，IMA に比べて早くて深い CyR，MR が得られることが証明され，DAS と NIL も初回治療に選択される．TKI は長期にわたり内服することが必要で，3 剤の TKI のどれを初回治療に選択するかは，副作用プロファイルや患者の併存疾患により決められる．

初回からの IMA 治療の長期成績では，顔面浮腫，倦怠感，関節痛，筋けいれん，下痢など軽度の副作用を有するものの，患者の半分以上が 5 年後にも IMA 治療を続けており，新たな副作用の発現はみられず，10 年の全生存（overall survival：OS）割合は 83.3 % と良好な成績が得られている（㉞）．その一方，比較

的長期投与において，第二世代 TKI（DAS，NIL）では重篤な遅発性副作用（DAS の肺高血圧症，NIL の血管閉塞障害など）が認められたことに注意が必要である．

TKI 療法は治療期間に応じた治療効果をモニタリング*し，目標とした効果が得られない場合（副作用で治療継続が困難な不耐容や，治療に耐性となる場合）は，ほかの TKI に切り替える．DAS，NIL 以外の第二世代 TKI には，ボスチニブ（BOS）が，第三世代 TKI にはポナチニブ（PON）があるが，個々の TKI の副作用（㉝）を考慮し，選択することが重要となる．

2．移行期・急性転化期 CML の治療

AP-CML の予後は CP-CML に比べて不良で，BP-

---

*TKI 療法の治療効果のモニタリングにおいて，MR は，末梢血液を用いて RT-PCR 法で測定した *BCR-ABL1* 遺伝子レベルの *ABL1* や対象となる遺伝子レベルに対する比を，国際指標（International Scale：IS）で補正して BCR-ABL1^IS と表す．3 か月ごとに MR レベルをモニタリングし，6 か月までに BCR-ABL^IS＜1 ％または完全 CyR，12 か月までに≦0.1 ％の major MR（MMR），その後は MMR を維持する至適（optimal）な効果を得ることを目指す．

CMLはきわめて不良である．TKI治療の効果は認められるが，効果の持続期間は短く，CPで受けた治療のほとんどに抵抗性となり，可能な限りallo-HSCT療法を施行する．

予後

CP-CMLは，TKI療法を継続することで健常者と同様の長期生存が望める予後良好な白血病となった（❸❹）．第二世代TKI療法で得られる深いMRを長期持続できるCP-CML患者では，TKI療法を中断・終了することも可能となっている．APおよびBP-CMLはCP-CMLに比べれば予後不良であるが，TKI療法によりBPへの移行を阻止できるようになった．病因分子を標的とした治療の成功で，CML全体の治療成績は著明に改善している（❸❺）．

（薄井紀子）

●文献

1) Swerdlow SH, et al, editors：WHO Classification of Tumours of Haematopoietic and Lymphoid Tissues, Revised 4th ed. Lyon：IARC Press；2017.

2) 日本血液学会（編）：造血器腫瘍診療ガイドライン．2018年版．東京：金原出版；2018.

3) Hochhaus A, et al：Long-term outcomes of imatinib treatment for chronic myeloid leukemia. *N Engl J Med* 2017；376：917.

慢性リンパ性白血病
chronic lymphocytic leukemia（CLL）

概念

- 広義には成熟B細胞，T細胞あるいはNK（natural killer）細胞の慢性白血病である．ここでは最も頻度が高いB細胞性慢性リンパ性白血病（B-cell chronic lymphocytic leukemia：B-CLL）について記載する．
- 末梢血液，骨髄およびリンパ組織において成熟B細胞が浸潤，増殖する．
- 日和見感染症や自己免疫疾患あるいは他の癌を併発しやすい．
- 慢性に経過するが，予後不良の疾患で臨床病期と予後がよく相関する．

病因

まったく不明である．白人に多く，アジア人に少ないので人種差がある．

病態生理

末梢血液と骨髄に成熟小リンパ球の増加を認める（❸❻ a b）．進行とともにリンパ節腫大，肝脾腫をきたす．さらに骨髄浸潤の進展により貧血や血小板減少を呈する．成熟B細胞の単クローン性の増殖に伴い，正常の液性免疫および細胞性免疫の破綻をきたし，日和見感染症や自己免疫疾患あるいは他の癌を併発しやすい．

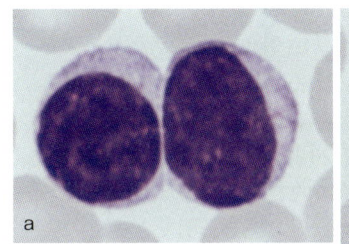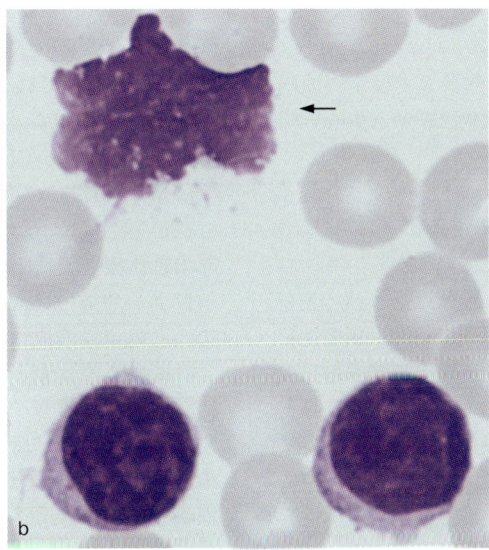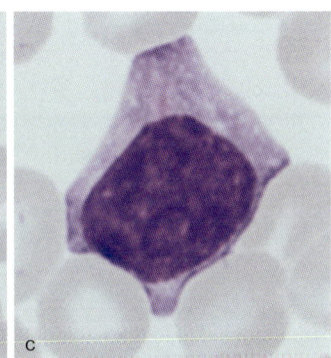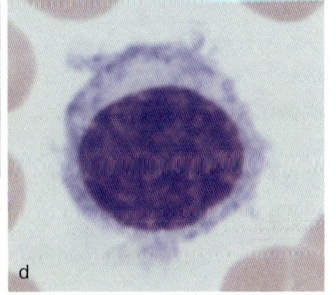

❸❻ B細胞性慢性リンパ性白血病（B-CLL）とhairy cell leukemia（HCL）の末梢血液像
メイ–ギムザ染色，1,000倍．
a, b：末梢血液では成熟した小リンパ球の増加を認める．顆粒はない．塗抹標本上，核影（矢印）を多く認めるのもB-CLLの特徴である．
c：B-CLLでは比較的大型で成熟した核と核小体を有する前リンパ球が少数混じることが多い．
d：hairy cell leukemia細胞は中型でやや細胞質が広く，小突起を複数有する．

血液・造血器疾患

6 白血球系を主病変とする疾患

❸❼ B 細胞性慢性リンパ性白血病 (B-CLL) の臨床病期

	病期		基準	生存期間中央値
modified-Rai 分類	low risk	0	リンパ球増多のみ：末梢血液＞5,000/μL および骨髄＞30 %	＞10 年
	intermediate risk	I	病期 0 ＋リンパ節腫大	7 年
		II	病期 0 ＋脾腫または肝腫（リンパ節腫大の有無は問わない）	7 年
	high risk	III	病期 0 ＋貧血（Hb＜11 g/dL）*	1.5〜4 年
		IV	病期 0 ＋血小板減少（Plt＜100,000/μL）*	1.5〜4 年
Binet 分類（国際ワークショップによる病期分類）	A		末梢血液リンパ球数 4,000/μL 以上および骨髄のリンパ球 40 % 以上 腫大領域 2 か所以内**	12 年
	B		病期 A＋腫大領域 3 か所以上**	7 年
	C		Hb＜10 g/dL あるいは Plt＜100,000/μL	2〜4 年

*免疫学的機序による貧血や血小板減少は除外，リンパ節腫大や肝脾腫の有無は問わない.
**頸部リンパ節，腋窩リンパ節，鼠径部リンパ節，肝，脾の 5 か所のうち，何か所腫大しているかを数える.

(Rai KR, et al：Prognostic factors and clinical staging in chronic lymphocytic leukemia. *Hematol Oncol Clin North Am* 1990；4：447. Binet JL, et al：A new prognostic classification of chronic lymphocytic leukemia derived from a multivariate survival analysis. *Cancer* 1981；48：198.)

❸❽ 免疫染色による成熟 B 細胞腫瘍の鑑別

	CD20	sIg	cIg	CD5	CD10	CD23	CD43	CD103	BCL6	cyclin D	その他
B 細胞性慢性リンパ性白血病	＋	＋	−/＋	＋	−	＋	＋	−	−	−	FMC7⁻
Waldenström マクログロブリン血症	＋	＋	＋	−	−	−	−/＋	−	−	−	−
脾辺縁帯リンパ腫	＋	＋	−/＋	−	−	−	−	−	−	−	−
hairy cell leukemia	＋	＋	−	−	−	−	−	＋	−	−/＋	CD11c⁺, CD25⁺, FMC7⁺
形質細胞骨髄腫	−	−	＋	−	−/＋	−	−/＋	−	−	−	−
マントル細胞リンパ腫	＋	＋	−	＋	−	−	＋	−	−	＋	FMC7⁺
濾胞性リンパ腫	＋	＋	−	−	＋	−	−/＋	−	−	−	BCL2⁺

疫学

50〜80 歳代の高齢者に多い．欧米人では全白血病の約 30 ％を占めるが，日本では約 2.5 ％と少ない．欧米では 2：1 と男性に多い．

臨床症状

臨床病期によって症状は異なる（❸❼）．リンパ球増加のみの場合は無症状で検診などで見つかる．リンパ節腫脹や肝脾腫が出現した場合も症状は乏しい．表在リンパ節はリンパ腫と同様に弾性硬で平滑，無痛性である．さらに病期が進行して貧血，血小板減少が出現する．各病期を通じて，日和見感染症やほかの癌腫を併発しやすい．また，免疫系の機能異常の結果，特に制御性 T 細胞の機能異常により自己抗体が産生され，自己免疫性溶血性貧血や，自己免疫性血小板減少性紫斑病などの自己免疫疾患を併発することがある．

検査

①末梢血液中に成熟小リンパ球の増加を認める.
②血液化学では異常なし．低ガンマグロブリン血症あり.

③骨髄でも成熟小リンパ球の増加を認める.
④リンパ節生検では小リンパ球性リンパ腫.
⑤増加した小リンパ球は細胞表面免疫グロブリン（sIg），CD19⁺，CD20⁺の成熟 B 細胞の形質を有し，CD5⁺，CD23⁺が特徴的である（❸❽）．Ig 軽鎖の κ，λ 鎖の偏りによりクローン性を証明できる.
⑥染色体検査では 12 番染色体のトリソミーや 13 番，17 番染色体の異常を認めることがある.
⑦自己免疫性溶血性貧血（直接 Coombs 試験）や他の癌腫のスクリーニング.

診断・鑑別診断

末梢血液および骨髄に成熟小リンパ球の増加を認め，CD5⁺，CD23⁺かつ κ あるいは λ 鎖陽性の成熟 B 細胞の形質であれば B-CLL と診断しうる．鑑別すべき疾患には慢性リンパ球増殖性疾患として前リンパ性白血病（PLL），hairy cell leukemia（HCL），顆粒リンパ球増殖性疾患（GLPD），慢性型成人 T 細胞白血病，Sézary 症候群，マクログロブリン血症（macroglobulinemia）などがある．さらに白血化しやすい悪

性リンパ腫としてマントル細胞リンパ腫（MCL）および濾胞性リンパ腫（FL）があげられる．細胞形態と細胞表面形質により鑑別する（❸❽）．

合併症

自己免疫疾患，特に自己免疫性溶血性貧血や特発性血小板減少性紫斑病を合併することがある．また，日和見感染症，特にヘルペスウイルス，サイトメガロウイルス感染症や真菌感染症を併発しやすい．

治療

臨床病期 Rai 0 期，Binet A 期では無治療で経過観察される場合が多い（watch and wait）．それ以上に進行した場合に治療の対象とされる．従来，欧米ではアルキル化薬のクロラムブシル，日本ではシクロホスファミドの内服治療が行われていた．最近，プリン拮抗体のフルダラビン（F）の有効性が証明され，シクロホスファミド（C）との併用治療（FC療法）が標準治療となっている．また，抗 CD20 抗体リツキシマブ（R）を併用した FCR 療法により良好な奏効が得られている．最近，リツキシマブとは異なる CD20 エピトープを認識する CD20 抗体オファツムマブがわが国においても再発・難治性の CD20 陽性 B-CLL に対して製造承認された．

経過・予後

慢性の経過をたどり，臨床病期と予後がよく相関する（❸❼）．化学療法は全生存率を改善するが，治癒に至らせるわけではない．同種造血幹細胞移植は高齢の患者が多いため適応が限られるが，予後不良群に試みられている．病期の進展に伴う感染症の併発が第一の死因である．また，びまん性大細胞型 B 細胞リンパ腫へ進展することがある．これを Richter 症候群と呼び，B-CLL と同一のクローンによる急性転化である．

付 hairy cell leukemia（HCL）

HCL は B-CLL の亜型の一つで，細胞質に突起を有する特徴的な形態を有する成熟 B 細胞の腫瘍である（❸❻d）．日本ではきわめてまれな疾患である．HCL 細胞の特徴的な小突起は位相差顕微鏡や電顕により顕著である．HCL 細胞は sIg+，CD19+，CD20+，CD11c+，CD103+である（❸❽）．末梢血液，骨髄，肝臓，脾臓およびリンパ節で腫瘍細胞が浸潤，増殖する．B-CLL と異なる点は早期に骨髄浸潤と線維化による汎血球減少および脾腫をきたしやすい点である．また，単球の消失をきたし，免疫応答の異常がみられる．2011 年，増殖刺激伝達経路の一分子 BRAF の遺伝子変異が HCL の大半に同定され，疾患特異的遺伝子変異と考えられている．プリン拮抗体であるクラドリビンやペントスタチンによく反応し，欧米では 70〜80 % に完全寛解が得られる．また，不応例や再発例

にはリツキシマブも有効で長期生存が得られる例が多い．

成人 T 細胞白血病/リンパ腫
adult T-cell leukemia/lymphoma（ATL）

概念

- ●成人 T 細胞白血病/リンパ腫（ATL）はレトロウイルス human T-cell leukemia virus I（HTLV-I）が感染した T 細胞の腫瘍である．
- ●核分葉を伴う異常リンパ球を末梢血液中に認める．
- ●臨床病型により症状や予後が異なる．
- ●急性型，リンパ腫型ではリンパ組織のみならず，皮膚，肺，消化管などに浸潤して多彩な症状を呈する．
- ●高カルシウム血症や日和見感染症を合併しやすい．
- ●抗癌化学療法の反応は不良で，最も予後不良な疾患の一つである．

病因

HTLV-I 感染 T 細胞が種々の増殖能を獲得して腫瘍化すると考えられている．レトロウイルス HTLV-I はプロウイルスとして宿主 DNA に組み込まれて複製される．HTLV-I は gag，pol，env に加えて pX 領域から成り，それぞれ構成蛋白，逆転写酵素，外被蛋白および Tax などの転写活性化蛋白をコードしている．Tax はウイルス両端の LTR（long terminal repeat）に働いて自己複製を高めるとともに宿主 DNA の転写も活性化して感染細胞の増殖能を高める．平均 50 年の潜伏期間を経て，感染 T 細胞は腫瘍化する．その間種々の癌遺伝子の活性化，癌抑制遺伝子の不活化が起こると考えられている．

病態生理

HTLV-I が感染した CD4+ の成熟 T 細胞が単クローン性にリンパ組織において増殖する．典型例である急性型およびリンパ腫型では腫瘍細胞の著しい増加，浸潤をきたす．リンパ節，肝臓，脾臓，皮膚，消化管，肺，骨および中枢神経などへの浸潤がみられる．ATL 細胞が産生する副甲状腺ホルモン関連蛋白（PTHrP）によりしばしば高カルシウム血症をきたし，それによる意識障害を併発する．また，ATL 細胞は T 細胞増殖因子であるインターロイキン 2（IL-2）の受容体を高発現しており，その可溶型である IL-2Rα 鎖（sIL-2R）が血中に増加するため ATL の経過を観察するよい指標となる．細胞性免疫不全による日和見感染症を併発しやすい．

病理

リンパ節，肝脾腫をはじめ，種々の臓器に浸潤する．ATL 細胞は大小不同で nuclear pleomorphism と称される核不整が強い特徴的な組織像を呈する．皮膚では

Pautrier 様の微小膿瘍（microabscess）を伴う浸潤像がみられる．

疫学

HTLV-I は九州，沖縄を中心とする西南日本，カリブ海沿岸および中央アフリカに流行域がある．日本人のキャリアはおよそ 120 万人と推計され，そのうち年間約 700 人が ATL を発症している．ATL は HTLV-I 感染者の生涯を通して約 2〜5％に発症する．男女比は 1.5：1 と男性に多い．発症年齢は 20 歳以上で中央値 55 歳である．

臨床症状

臨床病型により症状は異なる（**㊴**）．

① くすぶり型：少数の異常リンパ球を末梢血液に認め，LDH，Ca は正常．時に皮膚病変，肺病変，日和見感染を併発する．多くは無治療で 5 年以上生存．

② 慢性型：異常リンパ球増加あり．LDH，Ca は正常．一部は無治療で長期生存．

③ リンパ腫型：リンパ節腫脹を主とする．末梢血液には異常リンパ球は少数のみ．LDH，Ca 上昇あり．

④ 急性型：末梢血液に多数の異常細胞を認め，リンパ節，肝臓，脾臓，皮膚などに浸潤する．LDH，Ca 上昇あり．初発時，貧血や血小板減少はまれで，腫瘍あるいは感染症に伴う発熱，全身倦怠感などが多い．

くすぶり型および慢性型は急性転化する（**㊵**）．

検査

① 末梢血液中の核分葉を伴う異常リンパ球を同定する（**㊶**）．

② 血液化学において LDH，Ca，尿酸，sIL-2R 高値．

③ 抗 HTLV-I 抗体陽性．

④ 異常リンパ球は CD2⁺，CD3⁺，CD4⁺，CD7⁺，CD25⁺ および HLA-DR 陽性．

⑤ HTLV-I プロウイルスの単クローン性組み込みをサザン（Southern）法やポリメラーゼ連鎖反応（PCR）で同定する．

診断・鑑別診断

末梢血液中に異常リンパ球を認め，LDH，Ca，sIL-2R の上昇を認めた場合 ATL が強く疑われる．抗 HTLV-I 抗体陽性で異常リンパ球が CD4⁺，CD25⁺ の場合 ATL と診断される．確定診断には HTLV-I プロウイルスの単クローン性組み込みの証明を要する場合がある．

急性型の鑑別診断にはリンパ増殖性疾患である慢性リンパ性白血病，T 細胞前リンパ球性白血病，Sézary 症候群と悪性リンパ腫がある．リンパ腫型では悪性リンパ腫との鑑別にプロウイルスの組み込みの同定を要する場合がある．

合併症

日和見感染症，特に真菌感染症，ニューモシスチス

㊴ 成人 T 細胞白血病/リンパ腫（ATL）の臨床病型

	急性型	リンパ腫型	慢性型	くすぶり型
リンパ球（/μL）		<4,000	≧4,000	<4,000
異常リンパ球		<1％		≧5％
LDH			≦2N	≦1.5N
補正 Ca（mEq/L）			<5.5	<5.5
リンパ節腫大		あり		なし
肝・脾腫				なし
中枢神経浸潤			なし	なし

N：正常上限，補正 Ca ＝［血清 Ca（mEq/L）× 2 －血清アルブミン（g/dL）× 4］× 1/2．空欄は規定なし，いずれにも属さないのは急性型．LDH：乳酸脱水素酵素．

（Shimoyama M, et al：Diagnostic criteria and classification of clinical subtypes of adult T-cell leukaemia-lymphoma：A report from the Lymphoma Study Group〈1984-87〉．*Br J Haematol* 1991；79：428.）

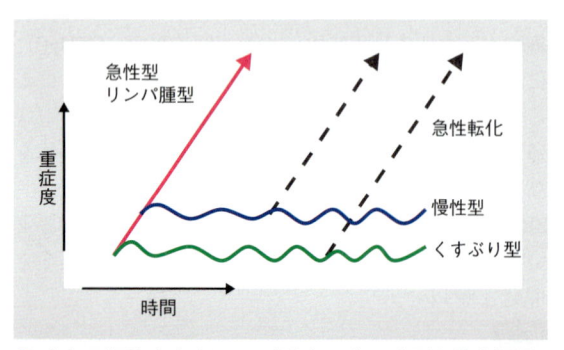

㊵ 成人 T 細胞白血病/リンパ腫（ATL）の病型と臨床経過
急性型とリンパ腫型は多彩な症状とともに急性の経過をたどる．慢性型とくすぶり型は症状に乏しく，緩徐な経過をとるが，急性型への転化をきたすことが多い．

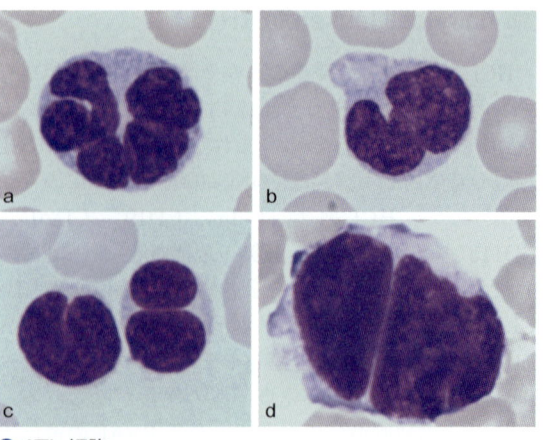

㊶ ATL 細胞
メイ-ギムザ染色，1,000 倍．
a, b．急性型では大小不同が強く，核分葉傾向も強い．
c．慢性型では小型で核分葉も二分葉程度が多い．
d．くすぶり型，リンパ腫型では大型で核分葉は少ない異常細胞が目立つ．

肺炎，サイトメガロウイルス感染症などが多い．まれにHTLV-I関連疾患であるHTLV-I関連ミエロパチー（HAM），ぶどう膜炎を併発する．

治療

急性型，リンパ腫型，急性転化型が治療の対象となる．慢性型，くすぶり型は対症療法のみで経過観察する．悪性リンパ腫に準じたCHOP療法や顆粒球コロニー刺激因子（G-CSF）を駆使したさらに強力な化学療法として，VCAP-AMP-VECP（modified LSG15）療法などを行う．反応が得られ，若年でドナーがいれば同種造血幹細胞移植を行う．高齢者にはエトポシド内服維持療法が有効なことがある．わが国で開発されたケモカイン受容体CCR4に対するヒト化モノクローナル抗体モガムリズマブが再発・難治例に使用可能となった．臨床第II相試験において単剤で再発・難治ATLの50％に奏効し，さらに，上記化学療法との併用が可能となっている．感染予防や高カルシウム血症の治療も重要である．

経過・予後

くすぶり型や慢性型では比較的長期に安定した状態が続く．しかし，高率に急性転化するので経過観察を要する．急性型，リンパ腫型では40～80％に寛解が得られる．しかし，寛解期間は短く，大半が再発する．免疫不全に基づく感染症のため十分な治療ができない場合も少なくない．半年～1年以内に多くが死亡する最も予後不良な疾患である．現時点では55歳以下で寛解後の同種造血幹細胞移植が唯一の根治療法である．

予防

HTLV-Iの感染予防がATL発症予防の唯一の方法である．HTLV-Iは母から子への母乳を主とする垂直感染，主に夫から妻への水平感染および輸血による感染がある．いずれも感染T細胞を介して感染が成立する．1986年11月以降，輸血による感染は抗体チェックにより予防されている．母乳を断つことで母児感染の大半を予防できる．

付 菌状息肉症 mycosis fungoides（MF）

概念

● 節外リンパ腫の一種である原発性皮膚リンパ腫の大部分はT細胞由来である．そのうち最も頻度が高い菌状息肉症（MF）は，小型～中型の脳回様の核を有する$CD4^+$T細胞の皮膚浸潤により特徴づけられる．数年～数十年にわたって慢性に経過する低悪性度リンパ腫である．

● 皮疹の形態により紅斑期，局面期（扁平浸潤期），腫瘍期（腫瘤期）と進展する．初期の紅斑期には湿疹，皮膚炎や乾癬に類似したさまざまな形状と大きさの紅斑が体幹や四肢に多発し，軽度の落屑と瘙痒

を伴う．皮疹は増悪と軽快を繰り返しながら数年～数十年かけて拡大する．局面期には，紅色ないし紅褐色の扁平に隆起した浸潤を触知する．鱗屑を伴うことが多い．増悪と軽快を繰り返しつつ数年かけて次の病期へ移行する．腫瘍期には，暗褐色の隆起した弾性の腫瘤が出現する．平滑な表面に次第にびらんや潰瘍が形成される．さらに，リンパ節や肝臓，脾臓，肺および血液など全身諸臓器へ浸潤する．腫瘍期には免疫能低下による感染症や内臓病変により1～2年で死の転帰をとることが多い．末期まで，血液検査値異常はほとんどない．

病因・病理

病因は不明である．成人，特に高齢者に多い．MFの皮膚病理所見は，病期により異なる．紅斑期には真皮浅層と表皮内にリンパ球浸潤を認める．局面期には真皮上層に密な帯状の細胞浸潤を認める．表皮向性も顕著となりPautrier微小膿瘍と呼ばれる巣状の表皮内リンパ球浸潤が多数みられる．腫瘍期には真皮全層および皮下組織まで異常リンパ球が浸潤する．浸潤するリンパ球は小～中型の脳回様と表される核の切れ込みが強いT細胞である．CD2，CD3，CD4陽性，CD8とCD20陰性である．皮膚組織のT細胞受容体遺伝子検査による単クローン性遺伝子再構成の証明が特に初期の鑑別診断に有用である．ATLとの鑑別にHTLV-Iの検査を要する．

治療

紅斑期および局面期までの病変には，メトキサレンの内服や外用と長波長紫外線を併用するPUVA（psoralen-ultraviolet A）などの光線療法によりある程度進行を抑制しうる．ステロイドの外用やインターフェロン治療も行われる．腫瘍期には電子線照射やCHOP（シクロホスファミド，ドキソルビシン，ビンクリスチン，プレドニゾロン併用）療法などの化学療法を行う．皮膚外への進展，60歳以上およびLDH上昇が予後不良因子とされる．

付 Sézary 症候群

概念

● 原発性皮膚リンパ腫の一病型であり，紅皮症，表在リンパ節腫脹および末梢血液への異常リンパ球出現を三主徴とする．

● Sézary細胞と呼ばれる脳回様の強い切れ込みのある核を有する$CD4^+$T細胞を末梢血液中に1,000/μL以上認める．

● 病理所見や治療法は菌状息肉症と基本的に類似している．全身に落屑を伴う紅斑をびまん性に認め，体表面積の80％以上を占める紅皮症を呈する．しばしば強い瘙痒を伴う．全身性の表在リンパ節腫脹を

認める．随伴する症状に，脱毛，手掌や足底の過角化症，爪甲変形などがある．

病因は不明である．60歳以上の男性に好発する．末梢血液中に異常リンパ球を認める．このリンパ球はSézary細胞と呼ばれ，切れ込みの深い核を有する大型リンパ球で，CD2，CD3，CD4陽性，CD8陰性のT細胞である．しかし，汎T細胞抗原のCD7やCD26の発現を欠き，菌状息肉症とは細胞の起源を異にすると考えられている．T細胞受容体による単クローン性の遺伝子再構成を認める．網羅的な遺伝子解析では共通の遺伝子異常は同定されず，遺伝子不安定性に伴うと考えられる種々の遺伝子変異が同定されている．多く検出された遺伝子変異は他の疾患にも認められる *RHOA*，*ARID1A*，*DNMT3A* および *TP53* 遺伝子変異などである．紅皮症の皮疹部では真皮上層に帯状または血管周囲性のリンパ球浸潤，さらにSézary細胞を認める．ATLとの鑑別は細胞形態，HTLV-I抗体およびHTLV-Iの単クローン性の組み込みなどによる．

治療

紅皮症に対する局所療法とともに，リンパ節腫脹や末梢血液など全身性に病変を認めるため，化学療法が治療の中心となる．しかし，種々の化学療法が単剤あるいは併用で試みられているが，比較試験はなく，確立された標準治療がないのが現状である．メトトレキサートやエトポシドの単剤療法，CVP（シクロホスファミド，ビンクリスチン，プレドニゾロン併用）療法やCHOP療法などが実施されている．再発・難治性CCR4陽性皮膚T細胞リンパ腫に対して抗CCR4抗体モガムリズマブ治療も行われる．自家移植併用大量化学療法は再発が多く推奨されない．若年者では同種造血幹細胞移植も試みられている．予後は不良であり，日和見感染症により亡くなる例が多い．5年生存率は10〜30％とされる．

その他のリンパ増殖性疾患

付 Castleman病（CD）

概念

● Castleman病（CD）は多クローン性にリンパ節腫脹をきたす原因不明のまれな疾患である．病変の分布によって，単中心性（限局型：unicentric CD：UCD）と多中心性（multicentric CD：MCD）に分けられる．

● UCDはリンパ節腫大以外，症状に乏しい．病変は胸部（縦隔や肺門），頸部，腹部，後腹膜の順に多く，病変部位が1か所に限局し長径5〜6cmが多い．

MCDはリンパ節腫脹，肝脾腫，貧血がみられ，発熱，盗汗，体重減少の悪性リンパ腫と同様のB症状や倦怠感などの症状を呈する．時に皮疹，腎障害，浮腫，胸腹水，間質性肺炎などの症状を呈する．多クローン性高ガンマグロブリン血症と低アルブミン血症を認め，LDHは上昇しない．UCDは30歳代，MCDは50〜60歳代に多い．

ウイルス感染，自己免疫，慢性炎症などの病因が想定され，現時点では原因不明である．MCDには原因不明の特発型MCDと，ヒトヘルペスウイルス8型（human herpesvirus-8：HHV-8）感染によるHHV-8関連MCDがある．わが国のMCDの大半は前者で，後者は少ない．HHV-8関連MCDは，ヒト免疫不全ウイルス（human immunodeficiency virus：HIV）感染者に併発することが多い．欧米のMCDの大半はHIV感染者に発症し，HHV-8がリンパ節細胞に感染している．MCDは著しい多クローン性高ガンマグロブリン血症と全身リンパ節の高度の形質細胞増殖を呈する疾患であり，形質細胞腫，マクログロブリン血症，自己免疫性リンパ増殖症やIgG4関連疾患と鑑別を要する．

リンパ節の組織像により，胚中心の萎縮と胚中心に向かって濾胞を貫通する硝子化した毛細血管を特徴とする硝子血管型（hyaline vascular type：HV型），濾胞間領域にシート状に形質細胞が増生する形質細胞型（plasma cell type：PC型）および両者の混合型に分けられる．UCDの多くはHV型である．MCDの多くにみられるPC型では，発熱，盗汗，体重減少，倦怠感などの全身症状を呈する．これらの炎症所見を中心とする症候の大部分はインターロイキン6（IL-6）の過剰産生に由来する．IL-6がB細胞の形質細胞への分化を誘導し，血管内皮増殖因子（vascular endothelial growth factor：VEGF）を増加させ血管増生を促し，血小板増加や発熱，CRP（C反応性蛋白質）上昇，二次性小球性貧血などをきたす．

治療

UCDは病変リンパ節の外科手術により治癒が期待できる．完全切除が困難な例には放射線照射も有効である．MCDは症状緩和のため治療介入を要することが多い．低用量の副腎皮質ステロイドにより症状の改善を図り，改善後は漸減する．強い炎症所見，高度の貧血，低アルブミン血症，腎臓や肺などの臓器障害などを認める場合はヒト型抗IL-6受容体抗体（トシリズマブ）を併用する．ステロイドやトシリズマブに不応性や不耐容の場合には，シクロホスファミド，メルファラン，リツキシマブなどが試みられる（保険適用外）．いずれも休薬により再燃することが多いが，リ

ツキシマブは寛解期間が長い．MCD の経過は多彩で，数年にわたって安定している例から急速に進行して数週間で死の転帰をとる例まである．死因は感染症，臓器不全，悪性リンパ腫合併などである．

付 IgG4 関連疾患

immunoglobulin G4-related disease（IgG4-RD）

概念

- 従来，Sjögren 症候群，Castleman 病，悪性リンパ腫，自己免疫性膵炎，硬化性胆管炎，後腹膜線維症，炎症性偽腫瘍，Küttner 腫瘍，間質性腎炎および各臓器癌などと診断されてきた症例のなかに，血清 IgG4 高値と IgG4 陽性形質細胞の組織浸潤および線維化を伴う腫瘤形成を特徴とする疾患群があり，IgG4 関連疾患あるいは IgG4 関連多臓器リンパ増殖症候群と呼ばれる．
- 全身諸臓器に発生する可能性があり，適切な治療によりコントロール良好な疾患であるので疑うことが重要である．Sjögren 症候群に似た症状を呈し，涙腺，唾液腺の腫脹をきたす IgG4 関連疾患を Mikulicz 病という．

病因・病理

病因は不明である．自己免疫疾患的な側面をもつ一方，アレルギー性疾患の合併を高頻度に認めるという特徴がある．慢性の経過をとり，持続的な抗原感作が示唆されるが，通常の IgM や IgG1 を介した免疫応答ではなく，なぜ IgG4 が誘導されるのか不明である．全身諸臓器に IgG4 陽性形質細胞の浸潤と腫瘤形成をきたす疾患であり，腫瘤による圧排症状や機能障害を呈する．

治療

副腎皮質ステロイドにより劇的な改善が認められる．減量中止後に再燃する例がまれではない．抗体産生の抑制を目的とした抗 CD20 抗体リツキシマブの有効性も報告されている（保険適用外）．

付 自己免疫性リンパ増殖症候群

autoimmune lymphoproliferative syndrome（ALPS）

概念

- アポトーシスの障害によりリンパ球増殖をきたし，リンパ節腫脹や肝脾腫，自己免疫疾患を呈するまれな疾患群である．血球に対する自己抗体が産生され，自己免疫性血小板減少性紫斑病，自己免疫性溶血性貧血，自己免疫性好中球減少症をしばしば認める．その他の自己免疫異常として，腎炎，肝炎，ぶどう膜炎，関節炎などがみられる．
- 小児期に発症し，加齢とともに症状が軽快することが多い．

病因・病理

FAS 誘導アポトーシスに関与する FAS，FAS リガンドあるいはカスパーゼ 10 の遺伝子異常により発症する．その結果，活性化したリンパ球のアポトーシスが誘導されず，免疫制御機構が破綻する．CD3，TCRαβ 陽性，CD4 および CD8 陰性のダブルネガティブ T 細胞の増加が特徴である．

治療

血球減少には副腎皮質ステロイドや免疫グロブリン大量療法が用いられる．難治例にはシクロスポリンやメルカプトプリンなどが試みられる．リンパ系をはじめとする悪性腫瘍が最も重要な合併症である．

（麻生範雄）

伝染性単核球症 infectious mononucleosis

概念

- 伝染性単核球症は，Epstein-Barr ウイルス（EBV，ヒトヘルペスウイルス 4 型）の初感染により引き起こされる急性感染症である．
- 疲労，発熱，咽頭炎，リンパ節腫脹が特徴で，末梢血には異型リンパ球（42）を多数認める．発熱，疲労は数週間から数か月続き，時に脾破裂および神経学的症候群を含む重度合併症が起きる．肝機能障害は 80％の患者でみられる．
- 診断は臨床的にまたは異種親和性抗体検査による．治療は通常，対症的である．

病因・病態生理

EBV は 5 歳前の 50％の小児が感染する．EBV は上咽頭の上皮細胞に感染し，その後，異種親和性抗体を含め免疫グロブリン分泌のため誘導された B 細胞

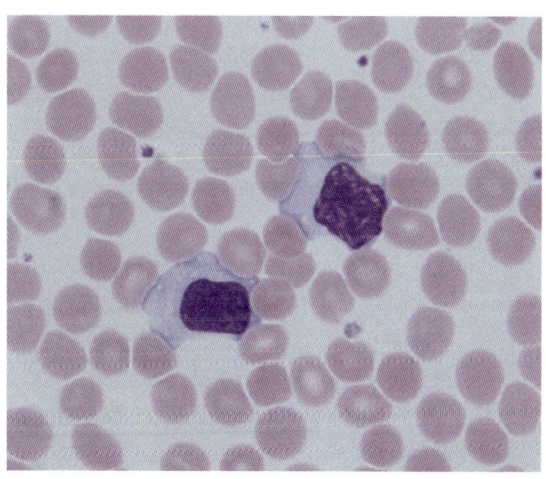

42 伝染性単核球症
末梢血には異型リンパ球を多数認める．W-G 染色，1,000 倍．

に感染する．このB細胞特異性はEBVのエンベロープ蛋白gp350/220と，B細胞表面の補体レセプターCD21が結合することによる．膜動輸送（エンドサイトーシスに）によりウイルスは細胞内にとり込まれる．細胞内では環状構造をとり，核内にとどまる．この感染により活性化，芽球化し，増殖する．感染性B細胞が増殖を始めるとNK細胞や細胞傷害性T細胞（CTL）が動員される．したがって，伝染性単核球症で増加する異型リンパ球の多くはEBVを特異的に排除するCD8$^+$HLA-DR$^+$細胞傷害性T細胞（CTL）であり，CD4/CD8比は著明に低下する．形態学的に異常な異型リンパ球がこのようなCTLから発生するが，感染初期には感染性B細胞が増加し，その後の単核球増加の主体はCTLとNK細胞である．感染性B細胞やウイルス粒子が排除され抗原刺激がなくなるとIL-1，IL-12やIFNγなどの刺激が終わるため，一過性に動員されたCTLやNK細胞は死滅することになる．しかし，感染後のメモリーT細胞は温存される．

　EBVは一度感染すると，その後は潜伏感染状態となり，終生にわたって共存する．一次感染後，EBVは宿主内部の主にB細胞に終生残存し，症状がないまま口腔咽頭から間欠的に排出される．健康なEBV血清陽性成人の口腔咽頭分泌物中に15〜25％の率で検出される．EBVの伝播は血液製剤の輸血によって起こりうるが，無症候性にウイルスを排出しているEBV血清陽性者との接吻などの唾液によって非感染者に感染する頻度がはるかに高い．幼児期での伝播は人々の密集した環境において，より頻繁に伝播し，無症候性もしくは軽度上気道炎症状を呈するとされている．

症状・徴候

　EBV初感染の潜伏期間は30〜50日間である．通常は，最初に疲労が生じ，それが数日から1週間以上続いた後に発熱，白色の膿が帯状に付着する滲出性扁桃腺炎（43），咽頭炎，リンパ節肥大がみられるが，これらの症状のいくつかは起こらないこともある．疲労は数か月続くこともあるが，通常は最初の2〜3週間に最大となる．発熱は通常，午後または夕方早くに39〜40℃まで上がる．疲労や発熱が優勢のときは，発症・回復はより緩徐となりうる．白苔を伴う咽頭炎は重度で有痛性である．リンパ節腫大は通常は対称的で，どのリンパ節群も，特に前頸部や後頸部リンパ節鎖を侵しうる．脾腫は症例の約50％にみられ，2〜3週のあいだに最大となるが，通常は脾臓の端が触知できるにとどまる．軽度の肝腫大および肝臓の打診圧痛が起こりうる．そのほかに，頻度は低いが発疹，黄疸，眼窩周囲の浮腫，口蓋粘膜発赤疹がある．

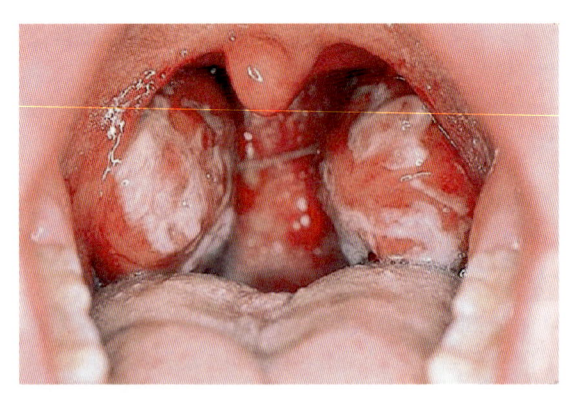

43 滲出性扁桃腺炎
両側扁桃腺は腫脹し，白苔を有する．
(https://www.centroinformacionmedica.com/ja/la-mononucleosis-infecciosa-el-tiempo-de-recuperacion-y-complicaciones/670)

合併症

　通常は完全に回復するが，合併症は時に重症化する．

　神経系合併症には，脳炎，発作，Guillain-Barré症候群，末梢神経障害，無菌性髄膜炎，脊髄炎，脳神経麻痺，精神病などがある．脳炎は小脳機能不全を伴うこともあれば，全脳性で急速進行性の場合もあり，単純ヘルペス脳炎に似る．

　脾腫大により脾破裂が起こりうるが，脾腫大は発症10〜21日後に最大となり脾破裂の可能性が高まるが，外傷歴は約半数である．破裂は通常，有痛性だが，時に無痛性の低血圧を引き起こす．

　呼吸器合併症にはまれに咽頭または気管傍リンパ節腫脹による上気道閉塞がある．また，小児においては間質性肺浸潤もまれに報告がある．

　血液系の合併症には，顆粒球減少症，血小板減少症，溶血性貧血などがある．一過性で軽度の顆粒球減少症または血小板減少症は，患者の約50％に起こる．肝合併症にはアミノトランスフェラーゼ値の上昇（正常の約2〜3倍，3〜4週間かけて正常に戻る）があるが，症例の約80％に起こる．

診断

　滲出性咽頭炎，前頸部リンパ節腫脹，発熱は，後頸部や全身性リンパ節腫脹，そして肝脾腫大は伝染性単核球症を示唆する．サイトメガロウイルス（CMV）は，伝染性単核球症と似た症候群（伝染性単核球症様症候群）を起こし，肝脾腫大および肝炎と同様に異型リンパ球増加を伴うが，通常は重度の咽頭炎を伴わない．トキソプラズマ症，B型肝炎，風疹，HIV一次感染，薬物有害作用と関連する異型リンパ球増加なども伝染性単核球症様の症候を引き起こすが，これらはそのほかの臨床的特徴により通常は鑑別できる（44）．

　白血球総数は，正常ないしやや増加，好中球数は正常ないしやや減少（百分率は低下）する．リンパ球の

㊹ 伝染性単核球症様疾患を引き起こすウイルス・微生物

サイトメガロウイルス（CMV）
ヒト免疫不全ウイルス（HIV）
突発性発疹ウイルス（HHV-6）
風疹ウイルス
アデノウイルス
インフルエンザウイルス
トキソプラズマウイルス
リケッチア　など

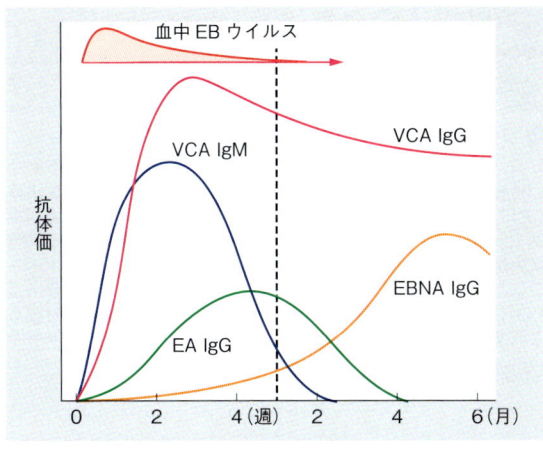

㊺ EB ウイルス感染と各抗体価の推移

著しい増加，異型リンパ球の出現（5％以上になることが多い）が特徴的である．異型リンパ球の出現は，EBV が B 細胞に感染し，感染細胞に対する細胞性免疫反応により活性化された幼若な T 細胞が増加することによる．

　ウイルス学的検査では，潜伏期間が長いため初期に現れる抗 VCA（viral capsid antigen）IgM 抗体が一過性に陽性化し，病初期から現れる抗 VCA IgG，抗 EA（early antigen）IgG 抗体が陽性化し，その後，この両 IgG が継続産生され，終生陽性が持続する．EBV nuclear antigen（EBNA）抗体は回復期以降に産生され，これも終生陽性が持続する（㊺）．㊻が EBV 抗体価により鑑別の目安になる血清学的検査成績である．EBV 抗体価により急性 EBV 感染が明らかにならなければ，CMV などの伝染性単核球症様症候群が考慮されるべきである．

予後・治療

　多くの症例は対症療法のみで，1 週から 2 か月程度で回復する．一般的に患者の 20％は 1 週間以内に復帰でき，50％は 2 週間以内に復帰できる．疲労はさらに数週間持続することもあれば，1～2％の症例では数か月間続くこともある．死亡は 1％未満で発生し，ほとんどは合併症（脳炎，脾破裂，気道閉塞など）による．ペニシリン系抗菌薬は重篤なアレルギーを惹起

㊻ EB ウイルス（EBV）関連疾患と抗体検査との関係

検査項目名	未感染	EBV既感染健常者	EBV 初感染（伝染性単核球症）		慢性活動性 EBV 感染症
			急性期	回復期	
VCA IgG	−	＋	＋＋	＋	＋＋＋
VCA IgA	−	−	−	−	−～＋
VCA IgM	−	−	＋	−	−～＋
EA-DR IgG	−	−	＋＋	＋	＋＋＋
EA-DR IgA	−	−	−	−	−～＋
EBNA	−	＋	−	−～＋	−～＋

VCA（viral capsid antigen）：外殻抗原，EA-DR（early antigen, diffuse type and restricted type antibody）：早期抗原，EBNA（EBV nuclear antigen）：核内抗原．

することがあるため，禁忌とされている．切迫した気道閉塞，重度の血小板減少症，溶血性貧血などの合併症を有する重症例には，ステロイドを短期間投与することもある．血球貪食症候群の合併やウイルス活動が持続する際（慢性活動性 EBV 感染症の疑い）には慎重な対応が必要である．

壊死性リンパ節炎　necrotizing lymphadenitis

概念

● 壊死性リンパ節炎は，組織球性壊死性リンパ節炎（histiocytic necrotizing lymphadenitis），亜急性壊死性リンパ節炎（subacute necrotizing lymphadenitis），菊池病（Kikuchi disease）などとも呼ばれている．1972 年に菊池，藤本らにより最初に報告されている．

● 原因不明ではあるが，何らかの感染が契機となり発症するリンパ節の腫脹・疼痛を伴う，比較的まれな良性リンパ節炎である．

病因

　本症の病因は明らかではないが，発症時に感染症状や異型リンパ球の出現，血球貪食所見を認めることから，特異的な病原体が検出されるわけではないが，何らかの多岐にわたる感染が契機となり，非特異的な過剰免疫反応を生じて発症するのではないかとの説がある．Epstein-Barr ウイルス（EBV），サイトメガロウイルス，ヒトヘルペスウイルス 6 型（HHV-6），HHV-8，ヒト免疫不全ウイルス（HIV），パルボウイルス B19，パラインフルエンザウイルス，パラミクソウイルス，腸炎エルシニア，トキソプラズマなどが関連するとの報告がある．

　また，本症は全身性エリテマトーデス（SLE）などの自己免疫疾患をまれに合併していることから，非特異的刺激に高感受性のある場合に，過剰増殖した T 細胞を介した自己免疫反応が原因となっているのでは

血液・造血器疾患

6

白血球系を主病変とする疾患

ないかとの説もある.

疫学

2～75歳までの幅広い年齢層に発症するが,特に若年成人(20～30歳代)に多く,やや女性に多いとされている(男女比は1:1.25).アジア系の若年に多い傾向がある.

臨床症状

発熱や感冒様症状を伴って,初めに扁桃腺腫大を伴う上気道症状があり,その後,自発痛または圧痛を伴う2cm大の頸部リンパ節腫脹が出現することが多い.リンパ節腫脹は後頸部皮下に多く(65～70%),腋窩,鼠径部などに生じることはまれで,深在リンパ節腫脹はきわめてまれである.頭痛,悪心・嘔吐,倦怠感,関節痛,筋肉痛,寝汗,胸痛,腹痛,体重減少,一過性の皮疹を認めることがある.また,上気道感染症様の症状を呈することもある.まれに肝脾腫や神経症状を呈することがある.

本症にSLEが併発することが時にあるが,その関連性についての詳細は不明である.

症状は数週間から半年で消退することが多いが,長期間症状が持続することもある.まれに再発することがあるが,本症で死亡することはほとんどない.

検査

血液検査で特異的所見はないが,多くの例で4,000/μLの白血球数減少(20～50%),貧血(23%),赤沈亢進(70%),少数の異型リンパ球(25%)がみられる.時に血小板数減少や貧血もみられ,血球貪食症候群への移行,合併を考慮する症例もある.そのほかに肝機能障害,LDH上昇がみられることがある.自己抗体(LE,RF,ANAなど)は通常陰性である.FDG-PET,CTやMRIでリンパ節腫脹は確認できるが,悪性リンパ腫に比べてSUVmaxは低値である.鑑別検査として,適切な時期に骨髄生検,自己抗体,ヘルペスを中心に抗ウイルス抗体,リンパ節生検が行われ,リンパ節生検で確定診断する.

病理所見

病理組織学的にリンパ節の基本構造は保たれ,傍皮質,時に皮質に部分的に多数の大型リンパ球(CD8[+]T細胞),形質細胞様樹状細胞(plasmacytoid dendritic cell),組織球(crescentic histiocyte)が浸潤し,各崩壊物質や血球貪食像を認める.また,好中球,好酸球,形質細胞などの反応性浸潤を欠く病変と定義されている.リンパ節の壊死所見には赤血球や核の崩壊物を貪食した,三日月状の核をもつマクロファージ(tingible body macrophage)やアポトーシス小体が認められる.時間が経過すると,リンパ節の壊死組織が拡大して,泡沫細胞が目立つようになる.時として大型芽球様細胞の増生も認められ,時に悪性と誤りやすい

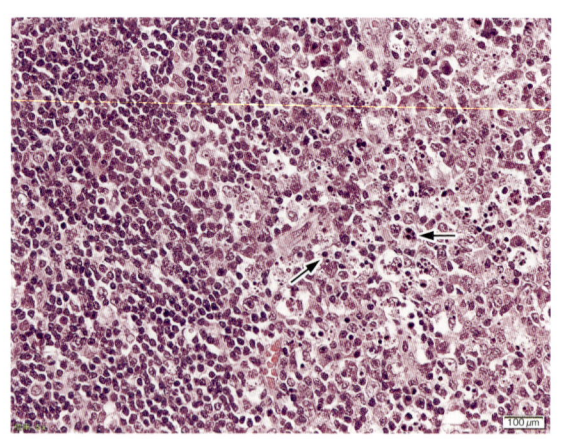

⑰ リンパ節病理

リンパ節の基本構造は保たれているが修飾が認められ,異型のない傍皮質の過形成と,この部分における多数のアポトーシス小体(矢印)が認められる.核片を多数貪食し,核偏在性となった組織球(crescentic histiocyte)も多く観察される.この部分では同時に大型芽球様細胞の増生も認められ悪性と誤りやすい.アポトーシス以外に,実際に"壊死"を伴うことも多い.病変周囲にはCD123やCD303で認識される形質細胞様樹状細胞が多数認められる.HE染色.

(写真提供:日本医科大学医学部病理学教室 細根 勝先生)

⑰.

鑑別疾患

伝染性単核球症,自己免疫性疾患に伴うリンパ節炎,リンパ腫,ネコひっかき病,結核性リンパ節炎,サルコイドーシス,川崎病,トキソプラズマ症,梅毒,Hansen病などがある.

治療

原因不明であることと,無治療でも自然軽快することが多いため,発熱や疼痛に対する対症療法を行う.特異的な治療法はない.非ステロイド性抗炎症薬(NSAIDs)が使用されることが多いが,重症例(髄膜炎症状,小脳症状,肝機能障害,SLE様症状など)ではステロイド内服が必要となることもある.最近では,比較的軽症例にもステロイドを使用して早期に治癒を目指す考え方もある.再発や症状の遷延化・重篤化がみられる場合は,血球貪食症候群を鑑別する必要があり,治療は必要に応じてNSAIDsやステロイドを用いる.

(猪口孝一)

悪性リンパ腫
malignant lymphoma

総論

概念

●悪性リンパ腫は,リンパ球に由来する悪性腫瘍の総

称で，Hodgkin リンパ腫（Hodgkin lymphoma：HL）と非 Hodgkin リンパ腫（non-Hodgkin lymphoma：NHL）に大別される．HL は Reed-Sternberg 細胞や Hodgkin 細胞など大型の腫瘍細胞を有する悪性リンパ腫である．HL 以外の悪性リンパ腫をまとめて NHL と呼ぶが，これはさらに B 細胞，T 細胞，NK 細胞由来の悪性リンパ腫に分けられ，さらに複数の疾患に分類される（☞「非 Hodgkin リンパ腫」⑩ p.188）．

病態生理

リンパ節や，その他の臓器（節外臓器）でのリンパ腫細胞の増殖に伴い，リンパ節腫大や臓器内の腫瘤形成，臓器腫大などをきたす．病変が生じる部位は疾患により特徴があり，患者により病変がリンパ節のみの場合，節外臓器のみの場合，リンパ節と節外臓器の両者にみられる場合とがある．腫大リンパ節が近隣の臓器を圧迫すると，尿管圧迫による水腎症，静脈・リンパ管圧迫による浮腫，腸管圧迫による腸閉塞，脊髄圧迫による麻痺，膀胱直腸障害など，さまざまな合併症（圧迫症状）を生じる．節外臓器への直接浸潤によってもそれぞれの臓器の障害をきたしうる．このほか，漿膜浸潤やリンパ管圧迫などにより胸水や腹水などの体腔液貯留をきたすことがある．また，骨髄浸潤，血球貪食症候群，脾機能亢進，自己免疫性の血球破壊など，さまざまな機序により血球減少症をきたすことがある．発熱，夜間盗汗，体重減少などの全身症状（B 症状）には，リンパ腫細胞が産生するインターロイキン 6（IL-6）などのサイトカインが関与している．

病理

悪性リンパ腫の病理組織分類には造血器腫瘍の WHO 分類が用いられている．WHO 分類では，組織・細胞形態に加えて，免疫形質，細胞遺伝学（染色体異常），分子遺伝学，臨床像などの所見をとり入れて悪性リンパ腫の疾患単位（病型）を定義している．最新の WHO 分類は 2017 年に発表された改訂第 4 版であるが，1994 年に発表された Revised European-American Classification of Lymphoid Neoplasms（REAL）分類以降，悪性リンパ腫の代表的な病型の分類の大枠は変わっていない．

疫学

日本での悪性リンパ腫の推定罹患率は，2013 年の統計で人口 10 万人あたり男性 22.3 人，女性 18.3 人で，癌種のなかでは男性では 12 番目，女性では 11 番目に罹患率が高い．2017 年の罹患数は男性で 17,100 人，男性で 14,000 人と予測されている[1]．多くの病型で男性の罹患率が女性のそれを上回る．診断年齢の中央値，最頻値は 60 歳代後半〜70 歳代前半である．ただし，疾患により診断年齢中央値が異なる．米国での

悪性リンパ腫の罹患数は男性で 46,570 人，女性で 36,610 人と推定されており（2018 年），癌種のなかで男性，女性とも 6 番目に罹患数が多い．2015 年の NHL の年齢調整罹患率は人口 10 万人あたり白人で 20.0 人，黒人で 13.8 人，アジア人で 13.3 人と人種差があり，アジア人では白人に比べて低い[2]．

悪性リンパ腫の病型の内訳には人種差があり，欧米人と比較して日本人では成人 T 細胞白血病/リンパ腫，節外性 NK/T 細胞リンパ腫・鼻型の頻度が高いという特徴がある．逆に，日本人では HL，慢性リンパ性白血病/小リンパ球性リンパ腫の頻度が低い．

診断

病理組織診断

悪性リンパ腫は，生検や手術によって得られた検体により病理組織学的に診断される．病理組織学的診断

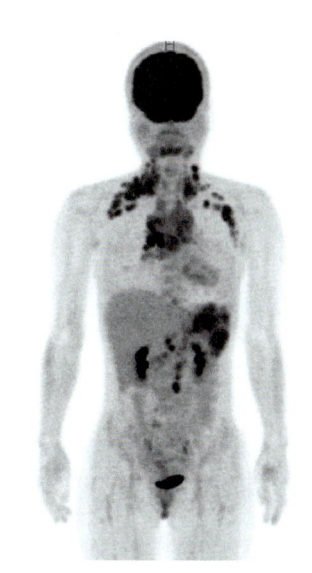

⑱ Hodgkin リンパ腫患者の ¹⁸F-FDG-PET 画像（MIP 画像）

両側頸部，腋窩，縦隔，傍大動脈領域のリンパ節と脾臓に異常な FDG 集積像がみられる．
MIP（maximum intensity projection）：最大値投影法．

⑲ 悪性リンパ腫の Ann Arbor 病期分類

ステージ I	単独のリンパ節領域または単独の節外臓器に限局する病変
ステージ II	横隔膜の同側にとどまる 2 つ以上のリンパ節領域の病変，または単独の節外限局病変と横隔膜の同側のリンパ節領域の病変
ステージ III	横隔膜の両側にわたる複数のリンパ節領域の病変
ステージ IV	節外組織のびまん性または播種性病変

各病期は，以下の B 症状の有無により B（ある場合），A（ない場合）のいずれかに分類される．
B 症状：6 か月間に 10 % 以上の原因不明の体重減少，38℃ 以上の原因不明の発熱，夜間盗汗．

血液・造血器疾患

6

白血球系を主病変とする疾患

⑩ WHO 分類における代表的な非 Hodgkin リンパ腫の病型と臨床的分類

臨床的分類	B 細胞腫瘍	T または NK 細胞腫瘍
緩徐進行性 (indolent)	慢性リンパ性白血病（CLL)/小リンパ球性リンパ腫（SLL） 濾胞性リンパ腫（FL）（グレード 1〜3A） 辺縁帯リンパ腫（MZL）　MALT リンパ腫 　　　　脾辺縁帯リンパ腫（SMZL） 　　　　節性辺縁帯リンパ腫（NMZL） リンパ形質細胞性リンパ腫（LPL）	菌状息肉症
急速進行性 (aggressive)	マントル細胞リンパ腫（MCL） びまん性大細胞型 B 細胞リンパ腫（DLBCL） 原発性縦隔大細胞型 B 細胞リンパ腫（PMBL） 原発性中枢神経系びまん性大細胞型 B 細胞リンパ腫	末梢性 T 細胞リンパ腫（PTCL)・非特定型 血管免疫芽球性 T 細胞リンパ腫（AITL） 未分化大細胞型リンパ腫（ALCL）（ALK 陰性・ ALK 陽性） 節外性 NK/T 細胞リンパ腫・鼻型 腸症関連 T 細胞リンパ腫（EATL） 肝脾 T 細胞リンパ腫 皮下脂肪組織炎様 T 細胞リンパ腫
超急速進行性	Burkitt リンパ腫（BL） リンパ芽球性リンパ腫/白血病（LBL）	成人 T 細胞白血病/リンパ腫（ATL） リンパ芽球性リンパ腫/白血病（LBL）

リンパ芽球性リンパ腫/白血病のみ前駆リンパ球由来．ほかの疾患は成熟リンパ球由来．
ALK：anaplastic lymphoma kinase.

では，HE（hematoxylin-eosin）染色により組織構造や細胞形態，免疫組織化学染色により免疫形質を評価する．フローサイトメトリー，染色体分析（G バンド法，fluorescence *in situ* hybridization〈FISH〉法），免疫受容体遺伝子再構成検査（サザンブロット法）など，ホルマリン固定前の標本で行う検査も鑑別診断上で有用な情報となる．

病期診断（ステージング）

治療方針の決定にあたり，病変の広がりを評価するため，診察（身体所見），血液検査，体幹部 CT，¹⁸F-FDG-PET-CT（¹⁸F-fluorodeoxyglucose positron emission tomography-computed tomography，㊽），骨髄検査を行う．症状やリスクに応じて消化管内視鏡検査，脳造影 MRI などを行うこともある．悪性リンパ腫の病期は，Ann Arbor 分類（㊾）により定義されている．ステージ I, II を限局期，ステージ III, IV を進行期とすることが多い．

非Hodgkinリンパ腫

non-Hodgkin lymphoma（NHL）

概念

●非 Hodgkin リンパ腫（NHL）は，Hodgkin リンパ腫（HL）以外の悪性リンパ腫の総称で，B 細胞，T 細胞，NK 細胞由来の悪性リンパ腫，さらに複数の疾患に分類される（⑩㊿）．悪性リンパ腫のほとんどの疾患が成熟リンパ球由来であるが，リンパ芽球性リンパ腫は未熟（前駆）リンパ球由来である．

●NHL では，リンパ節，脾臓などのリンパ組織，リンパ組織以外の臓器（節外臓器）に主な病変があり，リンパ節腫大や節外臓器の腫瘤性病変，節外臓器腫

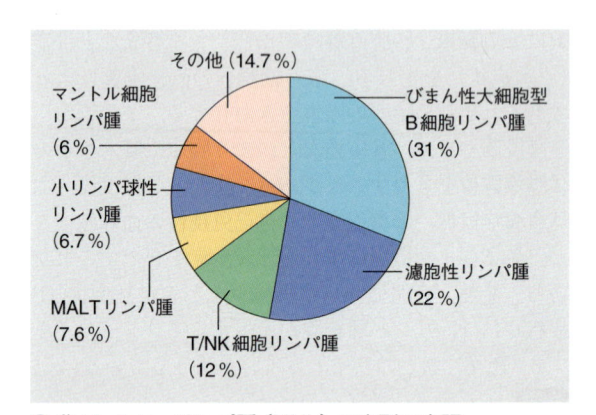

㊿ 非 Hodgkin リンパ腫（NHL）の病型の内訳

（A clinical evaluation of the International Lymphoma Study Group classification of non-Hodgkin's lymphoma. The Non-Hodgkin's Lymphoma Classification Project. *Blood* 1997；89：3909.）

大などをきたすことが多い．

病因

悪性リンパ腫の病因は多くの場合明らかではないが，感染性微生物，ほかの疾患に対する治療歴，化学物質などが少なくとも一部の疾患の発症に関連しているとされている．感染性微生物としては，*Helicobacter pylori* 感染が胃 MALT（mucosa-associated lymphoid tissue）リンパ腫の発症に関連しているほか，ヒト T 細胞白血病ウイルス 1 型（HTLV-I）は成人 T 細胞白血病/リンパ腫，Epstein-Barr ウイルス（EBV）は節外性 NK/T 細胞リンパ腫の全例で陽性で，EBV はびまん性大細胞型 B 細胞リンパ腫（diffuse large B-cell lymphoma：DLBCL）や HL の一部の発症にも関連している．関節リウマチなどに対してメトトレキ

サート（MTX）を含む免疫抑制薬の使用中に悪性リンパ腫やリンパ増殖性疾患が生じ，一部の患者が薬剤の中止により消退することが知られている．このほか，ヒト免疫不全ウイルス（HIV）感染症，同種臓器移植・同種造血幹細胞移植後，免疫抑制薬の使用などに伴う後天性の免疫不全症や，先天性免疫不全症を背景として悪性リンパ腫，リンパ増殖性疾患の頻度が高くなることが知られている．これらの免疫抑制を背景として生じる悪性リンパ腫，リンパ増殖性疾患においてもEBV が関連しているものが多い．

悪性リンパ腫では，一部の疾患で特徴的な染色体異常がみられ（㉒），鑑別診断に有用である．最近，各疾患に特徴的な遺伝子異常も数多く見つかっており，一部は診断的な意義がある．

病理

NHL の病理組織分類には造血器腫瘍の WHO 分類が用いられている．NHL は腫瘍細胞の由来により B

細胞リンパ腫，T 細胞リンパ腫，NK 細胞リンパ腫に分類され，さらに詳細な病型に分類されている．B 細胞リンパ腫の代表的な病型として，DLBCL，濾胞性リンパ腫（follicular lymphoma：FL），節外性辺縁帯リンパ腫・MALT 型（MALT リンパ腫），マントル細胞リンパ腫，Burkitt リンパ腫などがある．このうち，頻度の高い 2 病型である DLBCL（㊼）と FL（㊽）の病理組織像を示す．DLBCL では大型の腫瘍細胞がびまん性にみられるが，FL では小型〜中型の腫瘍細胞が濾胞（結節）構造を示す．血管内大細胞型 B 細胞リンパ腫は，腫瘤性病変を形成せず，しばしば不明熱や血球貪食症候群の原因となる DLBCL の病型であるが，腫瘍細胞が血管内に選択的に浸潤する，特殊な組織像を示す．T 細胞リンパ腫の代表的な病型として，末梢性 T 細胞リンパ腫・非特定型，血管免疫芽球性 T 細胞リンパ腫（angioimmunoblastic T-cell lymphoma：AITL），未分化大細胞型リンパ腫（anaplastic

㉒ 代表的な非 Hodgkin リンパ腫（NHL）の染色体異常と癌関連遺伝子

染色体異常	癌関連遺伝子	疾患
t(14;18)(q32;q21)	BCL2-IGH	濾胞性リンパ腫 びまん性大細胞型 B 細胞リンパ腫（一部）
t(11;14)(q13;q32)	CCND1-IGH	マントル細胞リンパ腫
t(8;14)(q24;q32)	MYC-IGH	Burkitt リンパ腫 びまん性大細胞型 B 細胞リンパ腫（一部）
3q27 を含む異常	BCL6	びまん性大細胞型 B 細胞リンパ腫（一部）
t(11;18)(q21;q21)	API2-MALT1	MALT リンパ腫（一部）
t(2;5)(p23;q35)	NPM-ALK	ALK 陽性未分化大細胞型リンパ腫

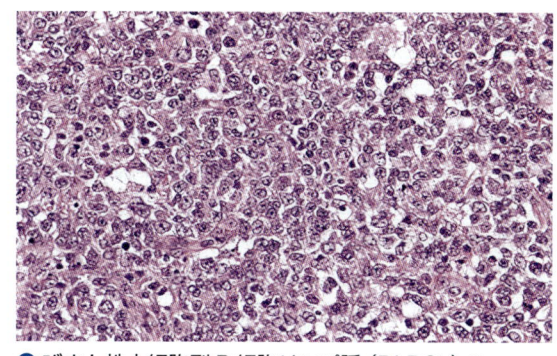

㊼ びまん性大細胞型 B 細胞リンパ腫（DLBCL）の病理組織像（HE 像）

（写真提供：国立がん研究センター中央病院病理科 前島亜希子先生）

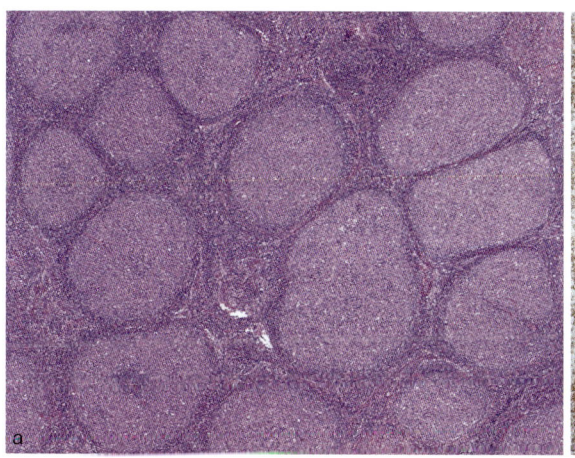
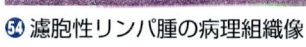
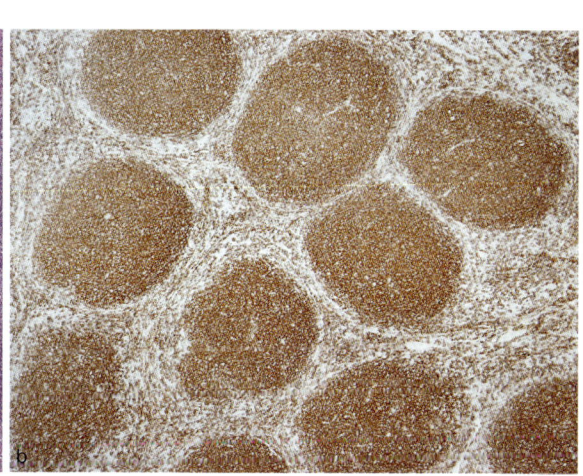

㊽ 濾胞性リンパ腫の病理組織像

a．HE 像，強拡大．b．CD20 免疫組織化学染色，弱拡大．
（写真提供：国立がん研究センター中央病院病理科 前島亜希子先生）

large cell lymphoma：ALCL）などがある．AITL は濾胞ヘルパーT 細胞由来のリンパ腫である．ALCL は CD30 陽性のリンパ腫である．

臨床症状

表在リンパ節腫大や腹部腫瘤を患者自身が自覚して受診に至ることがある．悪性リンパ腫による表在リンパ節腫大は，痛みや圧痛を伴わず，弾性硬で可動性良好なことが多い．リンパ節腫大による圧迫症状としての浮腫などが受診のきっかけとなることもある．一方，無症状で，検診やほかの理由で行った胸部 X 線単純撮影，腹部超音波検査，上部消化管内視鏡などで偶然，悪性リンパ腫の病変が発見されることも少なくない．

悪性リンパ腫では，発熱（原因不明の 38℃以上の発熱），体重減少（診断前 6 か月に原因不明の＞10％の体重減少），夜間盗汗などの全身症状（B 症状）をきたすことがある．全身症状の起こしやすさは病型によって異なり，DLBCL など進行速度の速い病型で多い．ただし，病変が小さい場合には全身症状はみられないことが多く，全身症状をきたすのは一部の患者に限られる．

検査

血液検査

悪性リンパ腫に特異的な血液検査値異常はない．血算・白血球分画により血球減少症や，末梢血へのリンパ腫細胞の出現の有無を確認する．生化学検査で肝機能異常や腎機能異常を認めた場合，肝臓，腎臓への直接浸潤や胆管・尿管圧迫を鑑別する必要がある．血清乳酸脱水素酵素（LDH），β_2-ミクログロブリン，可溶性インターロイキン 2 受容体（sIL-2R）などが悪性リンパ腫の腫瘍量を反映する指標となることがある．しかし，これらは感度・特異度とも低く，悪性リンパ腫の患者でも正常のことや，悪性リンパ腫以外の原因でも異常高値となることがしばしばある．一部の病型ではリンパ腫細胞が M 蛋白を産生し，IgG，IgA，IgM などの免疫グロブリンが単クローン性に高値となる．また，一部の患者で腫瘍随伴性高カルシウム血症が認められる．

骨髄検査

骨髄穿刺，生検により骨髄浸潤の有無を確認する．

画像検査

CT

体幹部 CT によりリンパ節腫大，節外臓器の腫瘤性病変，臓器腫大などを確認する．経静脈的造影剤によりリンパ節と血管の区別，臓器内の腫瘤性病変の検出が容易になるため，禁忌がなければ造影 CT を選択する．悪性リンパ腫の病変は全身に生じることがあるため，初発病変部位にかかわらず頸部から骨盤部を撮影範囲とする．

PET-CT

^{18}F-FDG-PET-CT は，PET と CT の融合画像である．悪性リンパ腫の大部分の病型で，病変に FDG が集積する．FDG の集積の程度を示す SUVmax は，DLBCL などの急速進行型リンパ腫で FL などの緩徐進行型リンパ腫より高い値を示す傾向がある．しかし，FDG 集積の程度により悪性リンパ腫と，他の悪性腫瘍や非腫瘍性病変を鑑別することは不可能である．

診断

病理組織診断

NHL の病理組織学的診断では，HE 染色により組織構造や腫瘍細胞の形態を評価するほか，免疫組織化学染色により免疫形質を評価する．また，フローサイトメトリーによる免疫形質の評価のほか，染色体分析（G バンド法，FISH 法），免疫受容体遺伝子再構成検査（サザンブロット法）などの結果を参考にして病型診断を行う．

免疫形質の評価は，正常のリンパ球とリンパ腫細胞の鑑別や病型診断に有用である．たとえば，正常の成熟 B 細胞と B 細胞由来のリンパ腫細胞はいずれも CD20，CD19，CD79，CD22，細胞表面免疫グロブリンなどの B 細胞抗原が陽性だが，正常の成熟 B 細胞では細胞表面免疫グロブリン軽鎖には κ 鎖も λ 鎖もあり多様となる一方，リンパ腫細胞の場合，軽鎖は κ 鎖か λ 鎖のいずれかに限られる（軽鎖制限）．成熟 B 細胞のうち胚中心 B 細胞は CD10 陽性であり，DLBCL の一部や，FL，Burkitt リンパ腫などの胚中心 B 細胞由来のリンパ腫では CD10 陽性となる．

病期診断（ステージング）

治療方針の決定にあたり，病変の広がりを評価するため，診察（身体所見），血液検査，体幹部 CT，^{18}F-FDG-PET-CT，骨髄検査を行う．症状やリスクに応じて消化管内視鏡検査，脳造影 MRI などを行う．NHL の病期は，Ann Arbor 分類（「悪性リンパ腫」⑲ p.187）により定義されている．ステージ I，II を限局期，ステージ III，IV を進行期とすることが多い．

治療

NHL は，一般的に化学療法や放射線療法の感受性が良好であるが，治療は病型によって異なる．代表的な病型の治療を以下に示す．

びまん性大細胞型 B 細胞リンパ腫（DLBCL）

DLBCL では R-CHOP 療法（リツキシマブ，シクロホスファミド，ドキソルビシン，ビンクリスチン，プレドニゾロン ㊺）に代表される，アントラサイクリン系抗腫瘍薬を含むリツキシマブ併用化学療法が標準的治療である．リツキシマブは抗 CD20 抗体で，R-CHOP 療法と，従来から用いられていた CHOP 療法を比較するランダム化比較試験で，前者の全生存期

㊹ R-CHOP 療法

	1 サイクルあたり用量		投与日
リツキシマブ（抗 CD20 抗体薬）	375 mg/m²	点滴	1 日目
シクロホスファミド	750 mg/m²	点滴	1 日目
ドキソルビシン	50 mg/m²	点滴	1 日目
ビンクリスチン	1.4 mg/m²（最大 2 mg）	静注	1 日目
プレドニゾロン（ステロイド）	100 mg（または 40 mg/m²）	経口	1～5 日目

21 日ごと，6 または 8 サイクル繰り返す．

間が優れていることが示されている．進行期例と限局期例の一部では R-CHOP 療法を 6 または 8 サイクル行う．終了時に PET-CT などを用いて治療効果判定を行い，病変が消失していれば完全奏効（complete response：CR）として治療を終了する．限局期例では，R-CHOP 療法 3 サイクルと局所放射線療法の併用療法も治療選択肢となる．

再発・難治性 DLBCL では，CHOP 療法とは交差耐性が少ない抗腫瘍薬から成る救援併用化学療法を行い，これが奏効した場合，年齢，臓器障害，合併症などの点で可能であれば自家造血幹細胞移植併用大量化学療法を行う．

濾胞性リンパ腫（FL）

FL の治療方針は，病期だけでなく，症状の有無，病変の大きさ等により異なる．有症状または病変径が大きくリンパ腫による症状や合併症発現のリスクがある場合には高腫瘍量といわれる．進行期で高腫瘍量の FL に対しては R-CHOP 療法や R-B 療法（リツキシマブ，ベンダムスチン）などのリツキシマブ併用化学療法を行う．これらが奏効した場合，リツキシマブ維持療法を行うことにより無増悪生存期間の延長が期待できる．進行期で低腫瘍量の場合（無症状で病変の大きさが十分小さい場合），無治療経過観察（watchful waiting）やリツキシマブ単剤療法が選択肢となる．低腫瘍量の進行期例では無治療経過観察を行っても直ちに治療を開始した場合と比較して生存期間には差がないとされている．経過観察中に高腫瘍量となった場合には治療を開始する．限局期 FL では，可能な部位，範囲であれば局所放射線療法を行う．これにより約 50 ％の患者で 10 年以上の無病生存が期待できる．

再発・難治性 FL では，リツキシマブ単剤療法，（リツキシマブ併用）化学療法，RI 標識抗体療法，放射線療法，造血幹細胞移植などが選択肢となる．再発時に DLBCL に組織学的形質転換を起こす場合があり，この場合は DLBCL と同様の治療を行う．

MALT リンパ腫

胃に限局した MALT リンパ腫の大部分が *Helicobacter pylori*（HP）が陽性であり，まず HP 除菌療法が行われる．胃限局 MALT リンパ腫で，HP 陰性，*MALT1* 転座陽性，除菌無効のいずれかの場合は局所放射線療法が選択肢となる．胃以外の MALT リンパ腫は，限局していれば外科的切除，局所放射線療法，リツキシマブ単剤療法，化学療法，経過観察など，進行期では進行期 FL と同様の治療方針がとられる．

マントル細胞リンパ腫（MCL）

成熟 B 細胞由来の急速進行型リンパ腫である．初回治療として若年の患者ではシタラビン大量療法や自家移植併用大量化学療法を含む強力な治療を行う．高齢の患者では R-B 療法や R-CHOP 療法などを行う．再発時には BTK 阻害薬イブルチニブが選択肢となる．

Burkitt リンパ腫

Burkitt リンパ腫は，成熟 B 細胞由来の超急速進行性リンパ腫である．リンパ節腫大のほか，しばしば骨髄，末梢血，消化管，中枢神経系などに病変をきたす．R-CODOX-M/IVAC 療法（リツキシマブ，シクロホスファミド，ビンクリスチン，ドキソルビシン，メトトレキサート/イホスファミド，エトポシド，シタラビン），R-hyper CVAD/MA 療法（リツキシマブ，シクロホスファミド，ビンクリスチン，ドキソルビシン，デキサメタゾン/メトトレキサート，シタラビン）などの強力なリツキシマブ併用化学療法を行う．中枢神経系再発予防を目的として抗腫瘍薬の髄腔内投与を併用する．

末梢性 T 細胞リンパ腫（peripheral T-cell lymphoma：PTCL）

CHOP 療法などのアントラサイクリン系抗腫瘍薬を含む初回化学療法が行われる．再発・難治性の場合，CHOP 療法とは交差耐性が少ない抗腫瘍薬から成る救援併用化学療法を行い，これが奏効した場合，年齢，臓器障害，合併症などの点で可能であれば造血幹細胞移植を行う．

節外性 NK/T 細胞リンパ腫・鼻型

鼻腔領域に生じることが多く，限局していれば，2/3DeVIC 療法（カルボプラチン，エトポシド，イホスファミド，デキサメタゾン）と放射線療法の同時併用療法など，アントラサイクリン系抗腫瘍薬を含まない化学療法と放射線療法の併用療法が行われる．

血液・造血器疾患

6

白血球系を主病変とする疾患

56 国際予後指標（IPI）とDLBCLの予後（R-CHOP療法により治療されたNCCNコホートの予後）

予後因子	IPIリスク分類	予後因子の数	患者の割合	5年生存割合
年齢>60歳	低リスク	0, 1	38 %	90 %
身体活動度（ECOG performance scale）≧2	中間・低リスク	2	26 %	77 %
	中間・高リスク	3	22 %	62 %
LDH>正常値上限	高リスク	4, 5	14 %	54 %
節外性病変（臓器）数≧2				
病期≧ステージIII				

NCCN：National Comprehensive Cancer Network，ECOG：Eastern Cooperative Oncology Group.
（Zhou Z, et al：An enhanced International Prognostic Index〈NCCN-IPI〉for patients with diffuse large B-cell lymphoma treated in the rituximab era. *Blood* 2014；123：837.）

経過・予後

NHLの臨床像や予後は病型により大きく異なる．無治療の場合の進行速度により，緩徐進行性（インドレント）リンパ腫（年の単位で進行する，もしくは年余にわたって進行がみられない），急速進行性（アグレッシブ）リンパ腫（週～月の単位で進行する），超急速進行性リンパ腫（日～週の単位で進行する）に大別される（50）．緩徐進行性リンパ腫の代表的疾患がFL，MALTリンパ腫，急速進行性リンパ腫の代表的疾患がDLBCL，MCL，PTCL，超急速進行性リンパ腫の代表的疾患がBLである．

NHLの治癒の可能性も病型により異なる．DLBCLの患者の60 %以上，BLの患者の70～80 %以上で長期無増悪生存（治癒）が期待できる．DLBCLの患者の予後予測モデルとして国際予後指標（International Prognostic Index：IPI）が用いられており（56），リスク分類により治癒可能性が異なる．FLも，当初は治療に対する反応性が良好で生命予後も良好であるが，再発が不可避であり，再発と治療を繰り返すことが多い．しかし，FLの患者全体での50 %生存期間は20年以上といわれている．T細胞リンパ腫の患者の予後は，菌状息肉症などの例外を除いて一般的にDLBCLのそれより不良である．

（伊豆津宏二）

文献

1）国立がん研究センターがん情報サービス：がん統計・登録. https://ganjoho.jp/reg_stat/statistics/stat/summary.html
2）National Cancer Institute：Surveillance, Epidemiology, and End Results Program. https://seer.cancer.gov
3）中村直哉：分類―新WHO分類2008を中心に．日本内科学会雑誌 2011；100：1787.
4）中村栄男ほか：リンパ腫分類の進化．中村栄男ほか（編）．リンパ腫アトラス，第5版．東京：文光堂；2018．p.2.
5）日本血液学会（編）：悪性リンパ腫総論．造血器腫瘍診療ガイドライン，2018年版．東京：金原出版；2018.
6）Armitage JO, et al：Non-Hodgkin lymphoma. *Lancet* 2017；390：298.

Hodgkinリンパ腫 Hodgkin lymphoma（HL）

概念

- Hodgkinリンパ腫（HL）は，1832年，Thomas Hodgkinによって記載された悪性リンパ腫であり，以下の特徴を有すリンパ腫としてまとめられている．
  ①通常リンパ節領域に発症し特に頸部に多い．
  ②青壮年（young adult）に多い．
  ③特徴的な多核巨細胞であるReed-Sternberg（RS）細胞，あるいはその単核型であるHodgkin（H）細胞が腫瘍細胞であり，それ以外の非腫瘍性の種々の反応性細胞浸潤とその支持組織から構成されている．
  ④腫瘍細胞はその周囲をT細胞でとり囲まれている．
- かつては腫瘍細胞の起源が不明であったので，Hodgkin病と呼称されていたが，リンパ球であることがはっきりしてきたため，現在ではHodgkinリンパ腫と呼称されている．

病理分類（2016年WHO分類）[1]

悪性リンパ腫の病理分類は2001年にWHO分類に集約された．2008，2016年に改訂されたがHLの章では2001年版がほぼ踏襲されている（57）．結節性リンパ球優性型HL（nodular lymphocyte predominant HL：NLPHL）と古典的HL（classical HL：CHL）に分かれ，後者はさらに4亜型に分かれる．それぞれの特徴と頻度も57に示す．

結節性リンパ球優性型HL（NLPHL）

腫瘍細胞起源はB細胞である．NLPHLの腫瘍細胞はポップコーン細胞あるいはLP（lymphocyte predominant）細胞と呼ばれRS細胞の変異型である．核

⑰ Hodgkin リンパ腫の各亜型の特徴・頻度

組織型	相対頻度	RS/H 細胞	背景の特徴	早期 (I, II) 症例	B 症状
結節性リンパ球優性型 Hodgkin リンパ腫（NLPHL）	5 %	L & H 細胞（ポップコーン細胞）	結節形成 異型性のないリンパ球（＋/－組織球）	80～95 %	まれ
古典的 Hodgkin リンパ腫（CHL）	95 %				40 %
リンパ球豊富型（LRCHL）	5 %	定型的	異型性のないリンパ球	大多数	まれ
結節硬化型（NSHL）	65 %	（凹窩）ラクナ細胞	リンパ球 膠原線維の輪状増生	多くがⅡ期	40 %
混合細胞型（MCHL）	20～25 %	定型的	リンパ球・好中球・形質細胞	まれ	30 %
リンパ球減少型（LDHL）	<5 %	多形性，壊死	リンパ球・組織球少ない，線維化，壊死	30 %	80 %

(Stein H, et al：Hodgkim lymphomas. WHO Classification Tumours of Haematopoietic and Lymphoid Tissues. Lyon：IARC Press；2017. p.423.)

には分葉，折り重なりがみられ，高度になるとポップコーン様にみえる．組織染色ではCD45，CD79a，CD20，bcl-6が陽性のB細胞で，免疫グロブリン遺伝子が再構成をしている．bcl-6遺伝子の再構成が一部の症例では認められる．

　このLP細胞は小リンパ球の結節あるいは結節・びまん性増殖のなかに散在性にみられる．完全にびまん性小リンパ球の増殖のなかに腫瘍病変がある病態が存在するかどうかは議論があり，完全にびまん性であるとT-cell-rich large B cell lymphomaとの境界ははっきりしない．この周囲の結節は濾胞樹状細胞の網状構造のなかに存在している．

　本症の頻度はHLの5％と少ない．主に30～50歳代の男性にみられ，LP細胞にはEBV（Epstein-Barr virus）感染はみられない．初診時限局期（I/II期）の症例が多く，治療は放射線療法が主体となるが，予後は良いため，治療をすぐに行うべきかどうかわからない．一部はびまん性大細胞型B細胞リンパ腫（DLBCL）に移行するが，この際でも予後は良好である．

古典的 Hodgkin リンパ腫（CHL）

　CHLはHLの95％を占め，発生頻度は15～35歳と60歳以降との2つのピークがみられる．RSあるいはH（RS/H）細胞はほとんどが単クローン性B細胞起源であり，この腫瘍細胞がリンパ球，好酸球，好中球，組織球，形質細胞，線維芽細胞，膠原線維増生などから成る反応性病巣のなかに存在する．RS/H細胞の免疫表現型と遺伝子型は基本的に4亜型に共通するが，臨床的特徴およびEBVの感染頻度は異なる．

　古典的RS細胞は軽度好塩基性の豊富な細胞質を有する巨細胞で，核は大きく，少なくとも2核以上の多核細胞である．核膜は厚く明瞭で，クロマチンは淡明であり，核小体は大きく明瞭で好酸性に染まり，核小

体の周囲に明輪（halo）を認める．単核のH細胞も同様の形態を示す．RS/H細胞はCD30⁺（ほとんど全例），CD15⁺（75～85 %），通常CD45⁻で，CD75およびマクロファージ特異抗原は常に陰性である．B細胞抗原CD20は約40 %の症例で陽性であるが，染色強度は強弱さまざまで，陽性細胞は低率のことが多い．CD79aはごくまれに陽性，B細胞特異的転写因子Pax5/BSAPは90 %の症例に陽性で，DNA解析では，免疫グロブリン遺伝子の再構成が98 %の症例で証明され，B細胞起源を確定的にしている．RS/H細胞のなかで時にT細胞性の免疫形質を発現するものがあるが，T細胞受容体遺伝子再構成を認めず，aberrant expressionと考えられる．RS/H細胞がT細胞受容体遺伝子再構成陽性で，真にT細胞起源と考えられる場合には，未分化大細胞型リンパ腫（ALCL）との鑑別が重要となる．また，一部のDLBCLにはCD30⁺のanaplastic variantがあり，鑑別が困難であるが，これら2つは相互に移行すると考えられ，B-cell lymphoma, unclassifiable, with features inermediate between diffuse large B-cell lymphoma and classical Hodgkin lymphoma（gray zone lymphoma）と呼ばれる．

　RS/H細胞の形態と反応性病巣の特徴によって，CHLはさらに以下の4つの組織型に分類される．

①リンパ球豊富型（lymphocyte-rich CHL：LRCHL）

　全HLの5 %を占める．結節性あるいはびまん性の小リンパ球浸潤が主体をなすが，NLPHLと異なり，散在する腫瘍細胞は古典的RS/H細胞の特徴を示す．細胞起源はB細胞である．反応性の結節病変のリンパ球はIgM⁺IgD⁺であることから，辺縁層の拡大したものとみられる．びまん性リンパ球浸潤を示す症例では，浸潤リンパ球はほとんどT細胞である．LRCHLは診断時限局性病変を示す症例が多く，予後は良好で

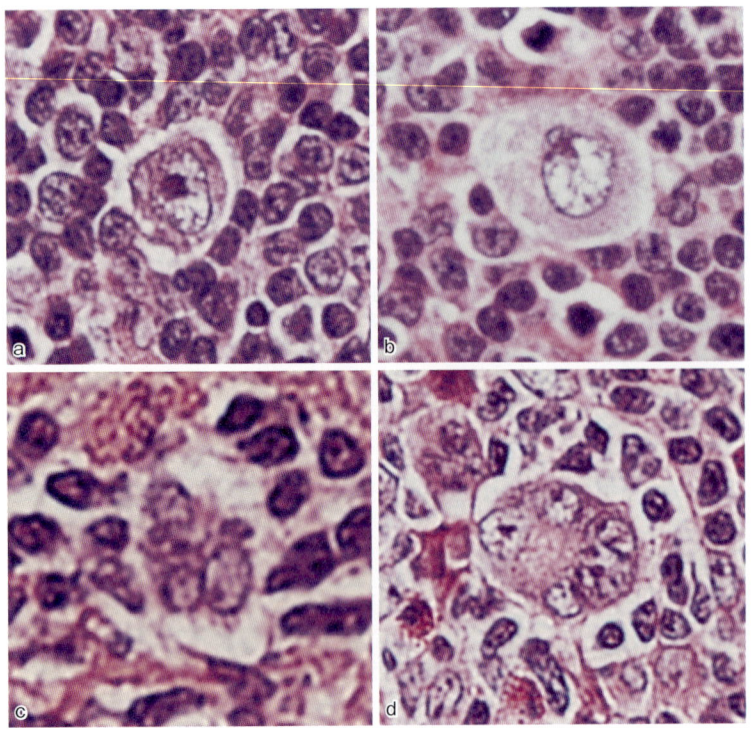

㊽ Hodgkin リンパ腫の特徴的腫瘍細胞
a. Hodgkin 細胞，b. 凹窩細胞，c. ポップコーン細胞，d. Reed–Sternberg 細胞.
（写真提供：国立がん研究センター中央病院病理科 前島亜希子先生）

ある.

②結節硬化型（nodular sclerosis HL：NSHL）

古典的 HL の 65 ％を占める．しばしば結節病変のなかに凹窩細胞（lacunar cell）と呼ばれる RS/H 細胞の変異型が存在する（㊽）．凹窩細胞は古典的 RS/H 細胞に共通の免疫表現型を示す．NSHL は主に若年者に発症し，男女比は 1：1 で，他型に比較して女性に多い．縦隔腫瘍が 80 ％にみられ，初診時臨床病期 II 期の症例が多い．B 症状は約 40 ％にみられる．予後は混合細胞型（MCHL），リンパ球減少型（LDHL）よりよい.

③混合細胞型（mixed cellularity CHL：MCHL）

古典的 HL の 20〜25 ％を占める．男性に多い．古典的 RS/H 細胞がリンパ球，好中球，好酸球，組織球，形質細胞などから成るびまん性，時にわずかに結節性の反応性病変のなかに散在する．組織球は時に高度に類上皮細胞化し，肉芽腫様の背景所見を呈する．EBV-LMP1（latent membrane protein 1）が約 75 ％に発現し，EBV の感染頻度は NSHL や LRCHL より高い．予後は他型と同様である.

④リンパ球減少型（lymphocyte depleted HL：LDHL）

まれな病型で CHL の 5 ％以下である．びまん性で RS/H 細胞が多い病型である．背景のリンパ球は減少している．RS/H 細胞の免疫染色所見は他の CHL と同様である．診断時 70 ％が進行期であり，B 症状（後述）は 80 ％にみられる.

病因

さまざまなサイトカインレベルの異常とその受容体異常とが HL で認められている．TNF-α 刺激伝達系の異常などは周囲へのリンパ球と炎症性細胞の浸潤を引き起こすと考えられる.

濾胞中心の B 細胞（germinal center B cell）が起源であるが，B 細胞に特徴的な遺伝子発現を欠いている．NF-κB シグナルは恒常的に活性化されており，その下流の AP-1（activator protein–1），JAK/STAT 系が活性化している．その機序の一部には，NF-κB シグナルの抑制性遺伝子である *TNFAIP3* 遺伝子が変異を起こして，機能喪失を生じている[2].

これらの一連の変化を起こす理由に EBV の感染が想定されているが，全例の腫瘍細胞に示されるわけではない.

疫学

欧米では全悪性リンパ腫の 30 ％を占める．しかし，日本では比較的まれな疾患であり，年齢訂正発生率は人口 10 万人あたり 0.8〜1 人で，欧米の 5〜10 人に比べて少なく，非 Hodgkin リンパ腫（NHL）との比はほぼ 1 対 10 で，はるかに少ない．年齢分布は，20 歳代と 50〜60 歳代にピークをもつ二峰性を示し，これは欧米と同様である．欧米では NHL が増加しているのに対し，HL は増加傾向が認められないとされる.

臨床症状

通常，上半身の限局性リンパ節腫脹で発症する．初

⓽ Hodgkin リンパ腫の Ann Arbor 病期分類（Cotswolds 改変）

I 期	1 つのリンパ節領域，あるいは 1 つのリンパ組織（脾，胸腺，Waldeyer 輪など）の病変
II 期	横隔膜の上下いずれか一側で 2 つ以上のリンパ節領域の病変（肺門リンパ節病変は両側にあれば II 期） リンパ節領域の数を付記する（II$_2$ など）
III 期	横隔膜両側のリンパ節領域およびリンパ節組織の病変 III$_1$：脾，脾門部，腹腔動脈部あるいは門脈部リンパ節病変のみ III$_2$：傍大動脈，腸骨動脈，腸間膜リンパ節の病変
IV 期	リンパ節病変の有無にかかわりなく，非リンパ節組織あるいは臓器のびまん性，散布性病変，あるいは "E" の範囲を超えた連続性病変

A：無症状
B：38 ℃ 以上の発熱，盗汗，6 か月間で 10 ％ 以上の（他に原因のない）体重減少のいずれかがある場合
X：巨大病変（最大径 >10 cm，縦隔拡大 > 胸郭の 1/3）
E：リンパ節病変から連続性あるいは近位性の 1 つの限局性節外病変
CS：臨床病期，PS：病理学的病期（病理組織学的に確定した病変部位を付記）

(Lister TA, et al：Report of a committee convened to discuss the evaluation and staging of patients with Hodgkins disease. *J Clin Oncol* 1990；8：1602.)

発部位は約半数の症例で，頸部あるいは鎖骨上窩である．NLPHL は体表リンパ節が多く，縦隔，脾臓，骨髄浸潤はまれである，CHL では診断時，縦隔リンパ節腫脹の頻度が高い．リンパ節病変の進展は，NHL と異なり連続的で，隣接リンパ節領域に進展する．非リンパ組織への浸潤は，リンパ節からの直接浸潤（例：肺門リンパ節から肺へ）と血行性転移（例：骨髄，多発性肺病変）の 2 つの経路がある．皮膚，消化管，中枢神経への浸潤はまれである．

腫大リンパ節は通常無痛性であるが，まれにアルコール摂取で痛みが誘発される．進行期症例では，38℃ 以上の発熱，体重減少（6 か月間に 10 ％以上），盗汗などの全身症状を伴うことがあり（これらを B 症状という），時に全身の瘙痒を訴える．この瘙痒は，CD30 リガンドを介してマスト細胞がヒスタミン放出を起こすケモカインである MCP-1（monocyte chemotactic protein-1）を発現するためとされる[3]．限局性腹腔内病変のため診断困難で，原因不明の発熱として発症する症例（abdominal Hodgkin）があり，またまれに無熱期間をおいて反復する高い弛張熱（Pel-Ebstein 熱）がみられる．

【検査・診断】

軽度の正球性正色素性貧血，まれに Coombs 陽性の溶血性貧血がみられる．白血球は増加することが多い．好中球，好酸球，時に単球が増加する．さまざまな血清サイトカインレベルの上昇を伴っており IL-6，IL-7，IL-8，顆粒球コロニー刺激因子（G-CSF）が増加する[4]．好酸球を増加させる機序は，CD30 リガンドを介する直接の好酸球増加[5]とされるが，好酸球増加を引き起こす顆粒球マクロファージコロニー刺激因子（GM-CSF）の増加例の報告もある[6]．リンパ球は減少する．炎症反応を反映して赤沈亢進がみられる．白血球減少，血小板減少は骨髄浸潤や治療の影響がな

い限り，普通みられない．病初期から細胞性免疫が低下するのでツベルクリン反応が陰性化する．

頸部，胸部，腹部，骨盤部，鼠径部の CT 検査，可能であれば，全身 PET 検査を行う．従来は骨髄穿刺・生検が必須であったが，PET 検査ができれば，骨髄穿刺，生検は省くことができる[7]．これらの非観血的手段によって決定される病期を臨床病期（clinical stage：CS）と呼ぶ．⓽に現在国際的に用いられている Ann Arbor 病期分類（Cotswolds 改変）を示す[8]．

【治療】

本症には，化学療法と放射線療法がともに有効であり，予後良好群ではより少ない治療で同等の結果が得られるか臨床試験が行われた．

早期（I/II，non-bulky）HL の治療

照射の晩期毒性のため，広範な照射野は避けられる傾向にある．ABVD 療法（ドキソルビシン，ブレオマイシン，ビンブラスチン，ダカルバジン）4〜6 コースに involved field radiotherapy（IFRT）が標準療法であるが，予後良好群ではさらに抗癌薬の量を 2 コースに減量可能である．

進行期（III，IV）HL の治療

ABVD 療法 8 コースが標準療法であるが，さらに巨大腫瘤を有する例では IFRT が必要である．予後の悪い例では用量を増やした BEACOPP 療法（ブレオマイシン，エトポシド，ドキソルビシン，シクロホスファミド，ビンクリスチン，プロカルバジン，プレドニゾロン）も試験的に行われる．

再発，難反応性 HL の治療

通常化学療法無効例，再発後では自己造血幹細胞（末梢血あるいは骨髄）移植併用大量化学療法が有効である．ブレンツキシマブベドチンは，CD30 を標的とする抗体薬物複合体であり，自家造血幹細胞移植併用大量化学療法の再発でも一定の割合で長期生存が期待さ

れる．さらに，その後の再発でも抗 PD-1 抗体は有効である[9]．

予後[10]

治癒につながる長期生存率は Stage IA，IIA，III$_1$A で 85〜95 %，IB，IIB 70 %，III$_2$A，IIIB，IV（A，B とも）60〜65 % である．Stage および B 症状以外にも年齢（60 歳以上は 60 歳未満より予後不良），巨大腫瘤の有無なども予後に影響する．組織型では以前は混合型（MC），リンパ球減少型（LD）はリンパ球豊富型（LR），結節型（NS）より予後不良などといわれたが，現在の治療ではその差は消失している．予後を予測する因子が報告されており，血清アルブミン 4 g/dL 以下，ヘモグロビン 10.5 g/dL 以下，男性，45 歳以上，臨床病期 IV 期，白血球増加 15,000/μL 以上，リンパ球減少 600/μL の 7 項目の因子を有しない場合には無進行生存率は 84 % であるのに対し 5 個以上の場合には 42 % であった．（International score for advanced Hodgkin lymphoma）．

合併症

HL 固有の細胞免疫不全および治療に起因する毒性のため *Pneumocystis jiroveci*，真菌，水痘・帯状疱疹ウイルス（varicella-zoster virus）などによる日和見感染が多い．長期生存者では，治療の遅発毒性が問題であり，不妊症，二次発癌，心肺毒性の頻度が高まる．

（小林幸夫）

●文献

1) Stein H, et al：Hodgkin lymphomas. In：Swerdlow SH, et al, editors. WHO Classification of Tumours of Haematopoietic and Lymphoid Tissues. Lyon：IARC Press；2017. p.423.

2) Küppers R：New insights in the biology of Hodgkin lymphoma. *Hematology Am Soc Hematol Educ Program* 2012；2012：328.

3) Fischer M, et al：Mast cell CD30 ligand is upregulated in cutaneous inflammation and mediates degranulation-independent chemokine secretion. *J Clin Invest* 2006；116：2748.

4) Re D, et al：Molecular pathogenesis of Hodgkin's lymphoma. *J Clin Oncol* 2005；23：6379.

5) Pinto A, et al：Human eosinophils express functional CD30 ligand and stimulate proliferation of a Hodgkin's disease cell line. *Blood* 1996；88：3299.

6) Endo M, et al：Hypereosinophilic syndrome in Hodgkin's disease with increased granulocyte-macrophage colony-stimulating factor. *Ann Hematol* 1995；71：313.

7) Cheson BD, et al：Recommendations for initial evaluation, staging, and response assessment of Hodgkin and non-Hodgkin lymphoma：the Lugano classification. *J Clin Oncol* 2014；32：3059.

8) Lister TA, et al：Report of a committee convened to discuss the evaluation and staging of patients with Hodgkin's disease：Cotswolds meeting. *J Clin Oncol* 1989；7：1630.

9) Kallam A, et al：Current and emerging treatment options for a patient with a second relapse of Hodgkin's lymphoma. *Expert Rev Hematol* 2018；11：293.

10) 永井宏和ほか：ホジキンリンパ腫．日本血液学会（編）．造血器腫瘍診療ガイドライン．2018 年版．東京：金原出版．

免疫グロブリン異常

免疫グロブリンの異常による疾患としては，多発性骨髄腫，多発性骨髄腫の前癌状態と考えられる MGUS（意義不明の単クローン性免疫グロブリン血症），マクログロブリン血症などがあげられる．免疫グロブリンは B 細胞の最終分化段階である形質細胞によって産生される．免疫グロブリンは重鎖（IgH）と軽鎖（IgL）が結合して構成され，細菌やウイルスを抗原として認識しオプソニン化，補体活性化などの作用で感染防御に重要な役割を果たす．さまざまな抗体を産生するために遺伝子再構成機構が深く関与している．遺伝子再構成機構の一つがリンパ濾胞の胚中心に移動した成熟 B 細胞で起こるクラススイッチ組換えである．重鎖には μ 鎖，δ 鎖，γ1〜4 鎖，α1，2 鎖，ε 鎖の 5 つのアイソタイプが存在し，各アイソタイプから免疫グロブリン IgM，IgD，IgG$_1$〜IgG$_4$，IgA$_1$，IgA$_2$，IgE が形成される．クラススイッチ組換えでは AID（activation-induced deaminase）による DNA 2 重鎖切断を伴い，多発性骨髄腫の病因となりうる染色体転座や遺伝子変異が引き起こされる（⑥⑩）．

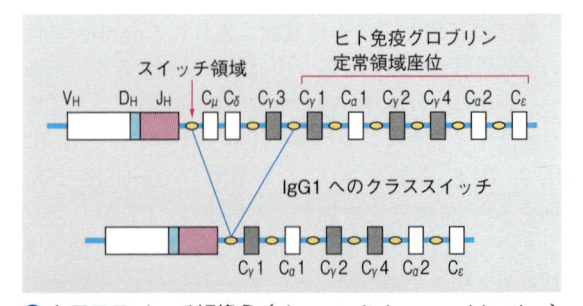

⑥⓪ クラススイッチ組換え（class switch recombination）

抗体重鎖遺伝子に DNA 組換えが生じて VDJ に最も近づく定常領域（C）エクソンが置き換わる．その結果，異なるアイソタイプ抗体の間で定常領域をコードするエクソンが変化する．

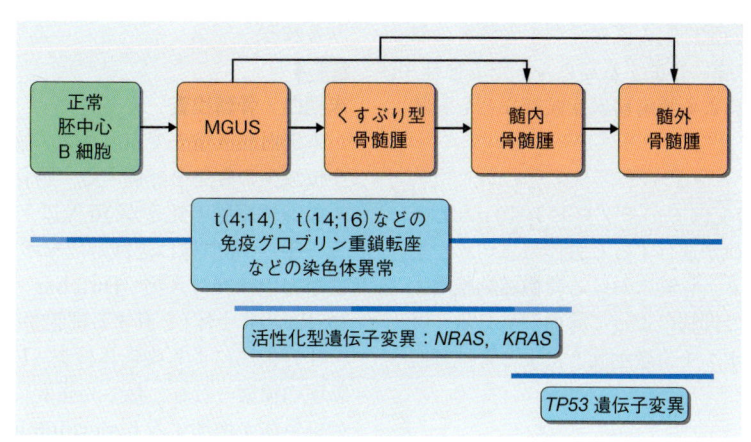

❻❶ 多発性骨髄腫の病期の進行と遺伝子変異

多発性骨髄腫のほとんどの症例は形質細胞に遺伝子異常が生じて無症候性の前癌状態と考えられるMGUSとなり，さらに進行して多発性骨髄腫を発症すると考えられている（❻❶）．すでにMGUSの時点でt(4;14)やt(14;16)などの染色体異常が存在することが知られている（❻❶）．MGUSの一部は進行して症状のないくすぶり型骨髄腫となり，それが進行すると症候性骨髄腫となる．さらに進行して腫瘍細胞が骨髄微小環境に依存せず増殖できるようになると，形質細胞性白血病の発症や髄外病変の合併がみられるようになる．これらの病期の進行には*NRAS*，*KRAS*などの活性化型遺伝子変異が伴うことが知られている．del(17p)では*TP53*遺伝子の遺伝子変異を伴うことが多いが，多発性骨髄腫が形質細胞白血病などの髄外骨髄腫へ進展するとともに，*TP53*遺伝子変異などが付加されると考えられる．一方，マクログロブリン血症で特徴的な*MYD88*の変異は多発性骨髄腫にはまれであり，免疫グロブリン異常をきたす各疾患は独自の発症様式・病態を有していると考えられる．

多発性骨髄腫 multiple myeloma

概念
- 多発性骨髄腫は骨髄で形質細胞由来の腫瘍である骨髄腫細胞が増生する疾患である．
- 多くの症例で末梢血・尿に単クローン性蛋白（M蛋白）を伴い，骨折，貧血，腎不全などの多彩な症状を呈する．

疫学・病因

10万人につき約4人の発症率と考えられている．診断時の平均年齢は65歳程度であり高齢者で多く発症し，女性より男性にやや多く，アフリカ系アメリカ人での発症率はコーカソイドでの2倍といわれている．多発性骨髄腫は，最も分化度の高い血液細胞であり細胞周期では静止期にある形質細胞由来の造血器腫瘍である．多発性骨髄腫では染色体転座や点突然変異などの遺伝子異常が発症に関与すると考えられる．さらに，接着分子を介した骨髄微小環境との相互作用は薬剤感受性に影響を及ぼし，治療抵抗性の原因となりうる．

臨床症状

多発性骨髄腫は形質細胞由来の腫瘍であり，骨髄における腫瘍細胞の増殖による正常造血機能の抑制のほか，産生されたM蛋白や種々のサイトカインによるさまざまな臨床症状を呈する．特に，高カルシウム血症（hypercalcemia），腎障害（renal failure），貧血（anemia），骨病変（bone lesions）はCRAB症状として治療適応の要因となる．

高カルシウム血症

進行した多発性骨髄腫では溶骨病変における骨吸収の亢進により血清中にカルシウムが腎排泄量を超えて放出されると高カルシウム血症となり，約1割の症例で血清カルシウム11 mg/dL以上となる．高カルシウム血症では，悪心・食欲低下のほかに多飲，多尿による脱水に伴う口渇や便秘，意識障害などの症状が出現する．

腎障害

多発性骨髄腫は経過中に約2割の症例で血清クレアチニン2.0 mg/dL以上の腎機能障害がみられる．骨髄腫細胞から産生される単クローン性免疫グロブリン軽鎖（Bence Jones蛋白）は免疫グロブリン重鎖と比べて分子量が低く，糸球体で濾過されやすい．糸球体で濾過された軽鎖は通常は近位尿細管で再吸収されるが，多量に産生されると再吸収されずに遠位尿細管に達し，重合して尿円柱（urinary cast）を形成して遠位尿細管や集合管を閉塞する．その結果，円柱形成性尿細管障害（cast nephropathy）が生じて腎不全の原因となる．さらに，多発性骨髄腫では単クローン性免疫グロブリン軽鎖産生に起因する間質性腎炎や糸球

体障害に加えて，骨髄腫細胞の直接浸潤も腎障害の原因となる．多発性骨髄腫に合併する高カルシウム血症，過粘稠症候群，治療による腫瘍崩壊症候群なども腎障害の悪化をもたらす．

貧血

初診時に約半数の症例でヘモグロビン 10 g/dL 未満の貧血を認め，貧血が進行すると労作時息切れや動悸などの症状が生じる．骨髄における骨髄腫細胞増生による正常造血機能の抑制によって貧血が生じる．腎障害に伴うエリスロポエチン産生低下による腎性貧血も貧血の原因となる．

骨病変

多発性骨髄腫では椎体や長管骨を中心に多発性の溶骨性病変が発症する．骨髄腫細胞は接着分子を介して骨髄微小環境の血管内皮細胞と結合するが，骨髄腫細胞からは TNF-α や TGF-β など，血管内皮細胞からは IL-6 や VEGF などの種々のサイトカインが分泌される．産生される種々のサイトカインにより破骨細胞の形成と機能が亢進する．このような骨破壊の進行とともに骨芽細胞の分化抑制により骨産生が低下して骨消失が生じる．溶骨性変化に伴う骨痛として持続する腰痛・背部痛がみられる．

その他

多発性骨髄腫では，単クローン性免疫グロブリンの増生により正常免疫グロブリンが低下することが多く，易感染性となりやすい．多発性骨髄腫に対する副腎皮質ステロイドを含む治療によっても細菌やウイルス感染症が起きやすい．単クローン性免疫グロブリンの沈着による神経症状のほか，多発性骨髄腫の治療薬であるボルテゾミブやサリドマイドによる神経障害がみられる．

検査

末梢血・骨髄検査

末梢血血液検査で白血球数・分画の異常，貧血・血小板減少の有無を評価する．腸骨骨髄穿刺でクローナルな形質細胞の比率が 10 ％以上であることを確認する（❻❷）．赤血球は連銭形成を示す．火炎細胞，M 蛋白などの核内封入物（Dutcher 小体），細胞質内封入物（Russell 小体）を有する細胞がみられる場合がある．

G 分染法による染色体検査，FISH 法による染色体転座の検索を行う．最も高頻度にみられる染色体異常は染色体が増加する hyperdiploidy である．増加する染色体として常染色体 3，5，7，9，11，15，19，21 番染色体などがある．FISH 法により，染色体 14q32 に位置する *IgH* 遺伝子を含む染色体転座がみられる．14q32 の染色体転座の相手としては，① 11q13（標的遺伝子 *CCND1*），② 4p16（標的遺伝子 *FGFR3*，*MMSET*），③ 16q23（標的遺伝子 *c-MAF*），④ 20q11（3 ％の症例でみられ *MAFB* が標的遺伝子）が知られている．これらの染色体転座により標的遺伝子の発現が上昇し，骨髄腫細胞の造腫瘍性に深く関与していると考えられる．その他，13 番染色体の欠失，1q+，del(17p) がみられる．t(4;14)，t(14;16)，1q+，del(17p) は予後不良因子である．

骨髄腫細胞の免疫学的形質はフローサイトメトリーで解析する．CD38，CD138 が陽性であることが多く，CD56 は約 60 ％で陽性である．正常形質細胞で陽性となる CD19 は陰性である．

M 蛋白（単クローン性蛋白質）

血清および尿の免疫電気泳動により M 蛋白を検出

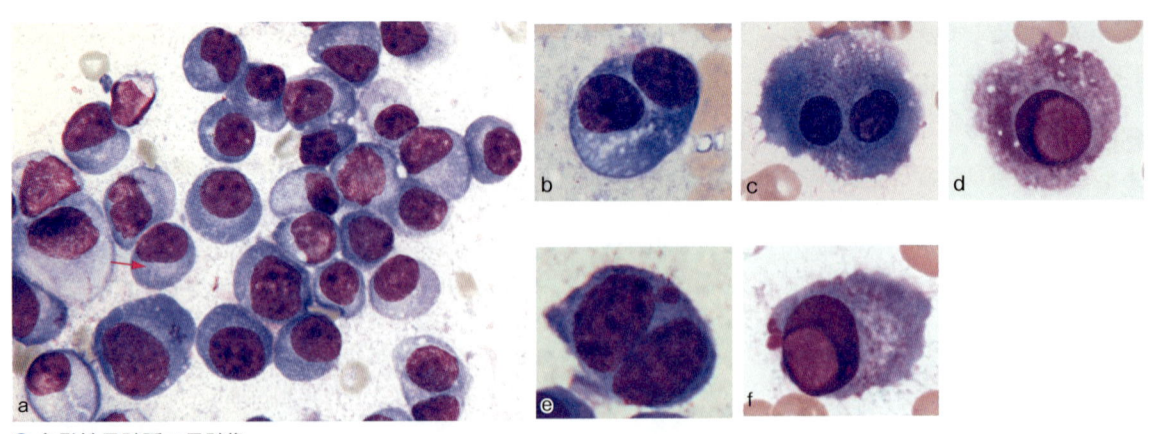

❻❷ 多発性骨髄腫の骨髄像

メイ-ギムザ染色.

a. 多発性骨髄腫症例の骨髄像中倍率所見．細胞質は広く好塩基性で核が偏在し，核周囲明庭（矢印）を有する形質細胞が著増している．b〜f. 多彩な形態を呈する骨髄腫細胞（b, c.多角形質細胞，d. 火炎細胞〈細胞質が赤く染まる〉，e. 細胞質内封入体を有する，d, f. 核内封入物〈Dutcher 小体〉を有する）．

（写真提供：さいたま赤十字病院血液内科 三橋健次郎先生）

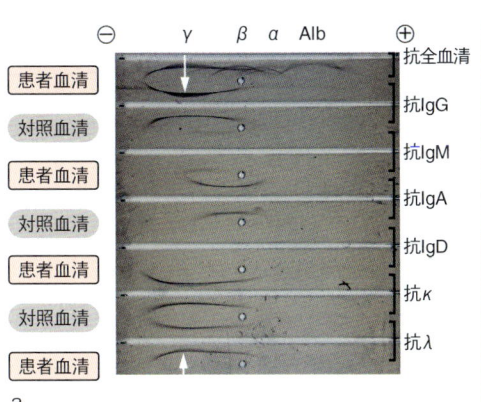
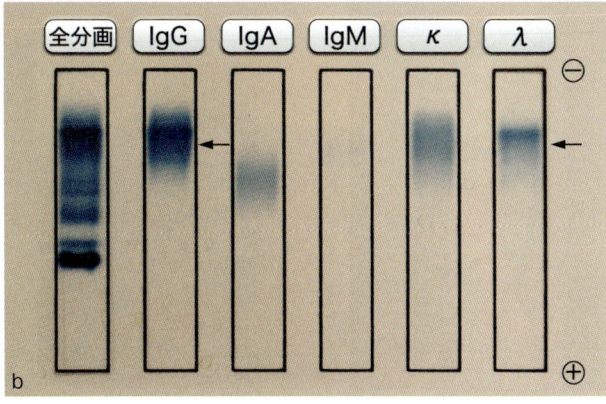

㉓ 免疫電気泳動（a）と免疫固定法（b）

患者血清の電気泳動の抗 IgG ならびに抗 λ に，正常血清に比べてやや太くゆがんだ沈降線（M-bow，矢印）が認められる．免疫固定法においても同様に，IgG ならびに λ に一致する M-band（矢印）を認め，IgG-λ 型の M 蛋白の存在が確認される．免疫固定法は微量M 蛋白の検出に有用である．

（写真提供：東京大学医科学研究所附属病院検査部 石垣知寛先生）

する（㉓a）．免疫固定法で免疫グロブリンのクラス（IgG，A，M）と軽鎖（κ，λ）を確定する（㉓b）．血清の遊離軽鎖（フリーライトチェーン〈free light chain：FLC〉）（κ，λ）は重鎖と結合していた軽鎖であり，κ/λ 比の正常範囲は 0.26〜1.65 である．多発性骨髄腫では 90％以上で κ/λ 比の異常がみられ，involved（M 蛋白由来の軽鎖)/uninvolved（正常な軽鎖）血清遊離軽鎖比が上昇する．FLC の κ/λ 比を測定する FLC アッセイは，M 蛋白の量が微量な場合や M 蛋白が分泌されない非分泌型多発性骨髄腫の診断に有用である．

生化学的検査

血清 M 蛋白が増加する症例では総蛋白が増加し，アルブミンは減少する．腎障害でクレアチニン，尿酸が上昇する．血清カルシウムの上昇は Durie and Salmon の臨床病期分類のパラメータの一つである．β_2-ミクログロブリンは骨髄腫細胞での産生や腎機能障害で高値となり，腫瘍量と相関すると考えられる．

溶骨病変の画像検索

多発性骨髄腫の溶骨病変では骨粗鬆症や長管骨骨折・椎体圧迫骨折などの病的骨折の所見が認められる（㉔a）．単純 X 線写真では頭蓋骨などで punched out lesion（骨打ち抜き像）がみられる（㉔b）．CT，MRI は単純 X 線写真よりも小さな病変の検出が可能である（㉔c）．PET では骨病変および髄外の形質細胞腫に FDG が集積する（㉔d）．

診断

症候性骨髄腫（symptomatic multiple myeloma）

症候性骨髄腫は，下記の項目で診断される．
① 血清およびもしくは尿に M 蛋白を検出する（M 蛋白量に規定なし）．

② 骨髄におけるクローナルな形質細胞の増加（10％以上）または形質細胞腫を認める．
③ 臓器障害の存在あるいはバイオマーカーの異常を認める．

臓器障害としては，高カルシウム血症（血清カルシウムが正常上限値の 1 mg/dL を超える増加，あるいは血清カルシウム＞11 mg/dL），腎不全（クレアチンクリアランス＜40 mL/分あるいは血清クレアチニン値＞2 mg/dL），貧血（ヘモグロビンが正常下限値の 2 g/dL を超える低下，あるいはヘモグロビン値＜10 g/dL），骨病変（骨単純 X 線，CT あるいは PET-CT 検査で 1 つ以上の溶骨病変）があげられる．

バイオマーカーの異常としては，骨髄におけるクローナルな形質細胞の増加（60％以上），involved/uninvolved 血清遊離軽鎖比 100 以上，MRI 検査で 2 か所以上の限局性骨髄病変があげられる．

無症候性骨髄腫（asymptomatic multiple myeloma）

症状のない多発性骨髄腫でくすぶり型骨髄腫（smoldering multiple myeloma）ともいわれる．下記の項目で診断される．無症候性骨髄腫のなかでも，短期間で効率に症候性骨髄腫に進展する症例がある．
① 血清 M 蛋白 3 g/dL 以上あるいは尿中 M 蛋白 500 mg/24 時間以上．
② かつ，または，骨髄におけるクローナルな形質細胞の増加（10％以上，60％未満）．
③ 臓器障害なし．

臨床病期分類

多発性骨髄腫の臨床病期分類はヘモグロビン値，血清カルシウム値，骨病変，M 蛋白量で規定される Durie and Salmon の病期分類が広く使用される（㉕）．病期 II，III 期が症候性骨髄腫として治療適応になる．

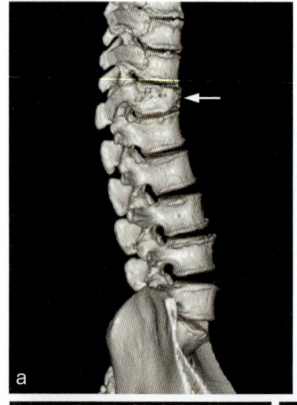

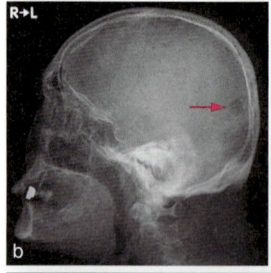
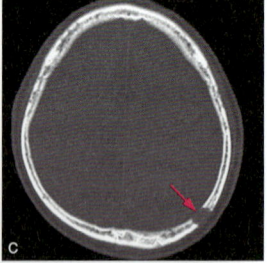

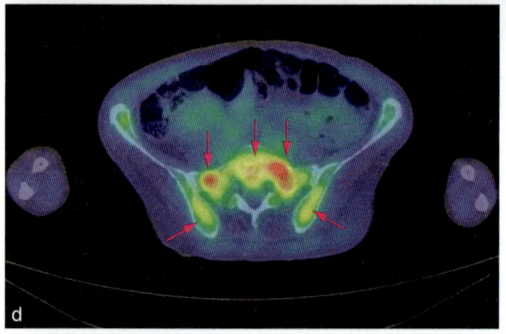

⑥④ 多発性骨髄腫の画像所見

a. 椎体の CT 画像の三次元再構成画像. 第 12 胸椎の圧迫骨折を認める.
b. 頭部 X 線写真側面像. 頭蓋冠に無数の打ち抜き像, 頭頂後頭部に比較的大きな打ち抜き像 (矢印) を認める.
c. CT. 頭頂骨の打ち抜き像 (矢印), そのほかにも無数に小さな打ち抜き像を認める.
d. PET-CT. 仙骨, 両側腸骨の骨髄腫病変に集積亢進 (矢印) を認める. PET と CT の画像を重ねることにより, 病変の部位が同定できる.

（写真提供：東京大学医科学研究所附属病院放射線部 國松　聡先生, 東京大学医学部附属病院放射線科 高橋美和子先生）

治療

多発性骨髄腫の治療薬

　多発性骨髄腫の治療は 1958 年にメルファラン（M）が 1960 年にプレドニゾロン（P）が導入され, メルファラン・プレドニゾロン療法（MP 療法）が行われるようになった. それ以後も, ビンクリスチン・アドリアマイシン・デキサメタゾン（VAD 療法）などの化学療法や高用量デキサメタゾンなど抗癌薬と副腎皮質ステロイドが主要な治療薬であった. 1999 年に免疫調節薬サリドマイドがわが国でも使用されるようにな

⑥⑤ 臨床病期分類 (Durie and Salmon)

病期	基準
I 期	次の項目のすべてを満たすもの 1.　ヘモグロビン値＞10 g/dL 2.　血清カルシウム値　正常 3.　骨 X 線像で正常あるいは孤立性骨病変 4.　M 蛋白産生量低値 a.　IgG 値＜5 g/dL b.　IgA 値＜3 g/dL c.　尿中軽鎖成分＜4 g/ 日
II 期	病期 I, III のいずれにも属さないもの
III 期	次の項目のうち 1 つ以上を示すもの 1.　ヘモグロビン値＜8.5 g/dL 2.　血清カルシウム値＞12 mg/dL 3.　進行した骨融解病変 (広範囲および骨折) 4.　M 蛋白産生量高値 a.　IgG 値＞7 g/dL b.　IgA 値＞5 g/dL c.　尿中軽鎖成分＞12 g/ 日

（亜分類）A：血清クレアチニン値＜2.0 mg/dL, B：血清クレアチニン値≧2.0 mg/dL

り, その後プロテアソーム阻害薬のボルテゾミブや免疫調節薬レナリドミドなどの新規治療薬が導入されて急速に治療効果・生存率の改善がみられている.

抗癌薬：新規治療薬が導入されるまでは, 標準的な化学療法としてメルファラン 0.25 mg/kg/日, プレドニゾロン 1 mg/kg/日を 4〜6 週間ごとに 4 日間の投与を行う MP 療法を行われていた. 自家末梢血幹細胞移植（auto-PBSCT）を行う場合には, メルファランは造血幹細胞に対する毒性が強く造血幹細胞の採取が困難となるため, VAD 療法（ビンクリスチン, アドリアマイシン, デキサメタゾン）療法が行われた. 新規治療薬導入後も, メルファラン, プレドニゾロンとボルテゾミブの併用やシクロホスファミドと免疫調節薬, デキサメタゾンとの併用で抗癌薬が使用されている.

副腎皮質ステロイド：プレドニゾロン, デキサメタゾンなどの副腎皮質ステロイドがプロテアソーム阻害薬や免疫調節薬との併用で使用される. 高血糖, 高血圧, 白内障などの副作用があり, 特に高齢者にデキサメタゾンを使用する場合には適切な減量を検討する.

プロテアソーム阻害薬：骨髄腫細胞では免疫グロブリンなどの蛋白産生が盛んであるが, その一部が高次構造の異常を示す. このような異常蛋白が蓄積されると細胞内ストレスとなり, 骨髄腫細胞の増殖抑制やアポトーシス誘導をもたらす. ボルテゾミブはユビキチン化された蛋白を分解するプロテアソームを阻害して異常蛋白を増加させ骨髄腫細胞の増殖抑制やアポトーシスを誘導する. ボルテゾミブは初発および再発性・難治性症例に使用される. 血小板減少や末梢神経障害が

主な副作用であるが，末梢神経障害は投与方法の静脈注射から皮下注射への変更により軽減されている．帯状疱疹の頻度が高いので抗ウイルス薬の予防投与を行う．カルフィルゾミブはボルテゾミブに次いで臨床に導入されたプロテアソーム阻害薬で，不可逆的にプロテアソームを阻害する．カルフィルゾミブはレナリドミド，デキサメタゾンとの併用で，ボルテゾミブやレナリドミドに抵抗性の症例に対して有効性が期待される．ボルテゾミブ，カルフィルゾミブいずれも注射薬であるが，イキサゾミブは経口薬のプロテアソーム阻害薬でレナリドミド，デキサメタゾンとの併用で再発性・難治性症例に投与される．

免疫調節薬（immunomodulatory drugs：IMiDs）：IMiDs には，サリドマイド，レナリドミド，ポマリドミドが含まれる経口薬である．いずれもセレブロンと結合することによって，骨髄腫細胞の生存に重要な役割を果たす転写因子のユビキチン化，蛋白分解を促進することによって，抗骨髄腫効果を示す．IMiDs は抗腫瘍効果に加えて血管新生抑制作用や腫瘍免疫の賦活化作用がある．レナリドミドは初発および再発性・難治性症例に投与される．サリドマイド，ポマリドミドは再発性・難治性症例に投与される．プロテアソーム阻害薬との併用も行われる．IMiDs は催奇形性があり，厳重な服薬管理が必要である．いずれの薬も血栓形成傾向があり，深部静脈血栓症の予防目的にバイアスピリンなどを投与する．

ヒストン脱アセチル化酵素（histone deacetylase：HDAC）**阻害薬**：ヒト HDAC は 11 種類存在するがこれらを全般的に阻害する汎 HDAC 阻害薬パノビノスタットが多発性骨髄腫の治療に導入されている．骨髄腫細胞において，高次構造の異常な蛋白はプロテアソームでの分解に加えて，微小管上で HDAC6 の作用を介して形成されたアグリソームとしてリソソームで分解される．パノビノスタットは HDAC6 を阻害してこのアグリソーム生成を抑制する．したがってボルテゾミブ，パノビノスタットの併用は，より強力に異常蛋白の蓄積をもたらし，高い抗腫瘍効果を示す．パノビノスタットはボルテゾミブ，デキサメタゾンとの併用療法が再発性・難治性骨髄腫の治療として行われる．副作用としては血小板減少，食欲低下，下痢などの消化器症状，疲労感などがある．

抗体薬：多発性骨髄腫に対する抗体薬として，ともに骨髄腫細胞で発現する SLAMF7（エロツズマブ）と CD38（ダラツムマブ）に対するモノクローナル抗体が導入されている．いずれも，再発性・難治性症例に投与される．抗体薬であることから投与時の infusion reaction に注意する．

初回治療 （66）

症候性骨髄腫に対して治療を行う．多発性骨髄腫と診断されても，無症候性骨髄腫に対しては治療を開始せず，経過観察とする．症候性骨髄腫の初回治療は，65 歳未満，重篤な合併症なく心肺機能正常で大量化学療法を含む auto-PBSCT が適応となる場合と，65 歳以上，重篤な臓器障害あり，あるいは移植を拒否する場合とで治療方針が異なる．

① 大量化学療法適応患者：65 歳以下で，重篤な合併症と心肺機能異常がない場合には，ボルテゾミブを含む 2～3 剤併用の導入療法を行う．顆粒球コロニー刺激因子（G-CSF）単独あるいはシクロホスファミド大量療法を併用して末梢血へ造血幹細胞を動員して採取する．CXCR4 ケモカイン受容体拮抗薬であるプレリキサホルは造血幹細胞を骨髄から末梢血への動員を促進させる働きをもち，末梢血細胞採取で得られる細胞数が増加する効果がある．auto-PBSCT の前処置はメルファラン大量療法（$200 \, mg/m^2$ を通常は 2 日間に分けて投与）を行い，2×10^6/患者体重（kg）以上の CD34 陽性細胞を移植する．

② 大量化学療法非適応患者：ボルテゾミブやレナリドミドを含む 2～3 剤併用の導入療法を行う．ボルテゾミブ・レナリドミド・デキサメタゾンの併用が行われることもある．

再発性・難治性症例に対する治療法 （66）

新規薬剤によるサルベージ療法を行う．auto-PBSCT 施行後 18 か月以上経過していれば 2 回目の自家移植を行うこともある．大量化学療法非適応患者でも初期治療終了後 6 か月～1 年以上経た再発の場合には，初期治療が有効な場合がある．プロテアソーム阻害薬を投与していれば IMiDs を投与するなど薬剤のクラスの変更や，プロテアソーム阻害薬や IMiDs に抗体療法や HDAC 阻害薬など異なる作用機序の薬剤を組み合わせる方法が，症例の状態や副作用に応じて選択される．ポマリドミドはボルテゾミブ，レナリドミド両薬剤の使用歴のある症例に対して投与される．

補助療法

溶骨性病変による疼痛に対しては低用量（8 Gy）の放射線の単回照射を検討する．ゾレドロン酸は骨病変の改善に有効であるが，腎機能障害で減量する必要がある．高カルシウム血症の治療として，生理食塩水などの補液，ステロイド，ゾレドロン酸の投与などが行われる．腎障害の高度な症例では，ゾレドロン酸と同じくビスホスホネート製剤であるパミドロン酸の投与が有効な場合がある．HBV 既感染症例ではボルテゾミブやレナリドミド投与により再活性化することがあり，HBV ウイルスのモニターが必要である．

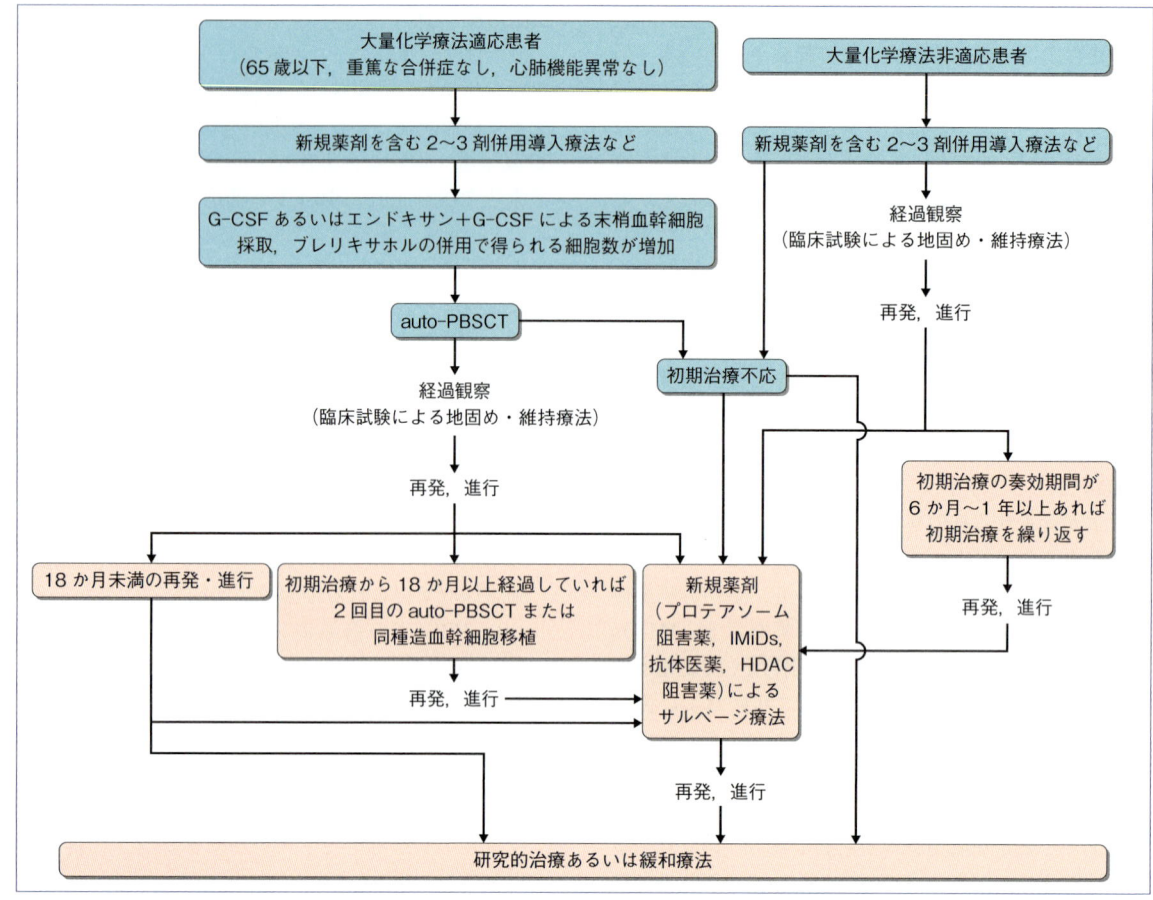

❻❻ 多発性骨髄腫の治療指針
大量化学療法適応患者と大量化学療法非適応患者で初回治療法が異なる.
（日本骨髄腫学会〔編〕：多発性骨髄腫の診療指針，第4版．東京：文光堂；2016をもとに作成．）

治療効果判定

多発性骨髄腫の治療効果の評価は IMWG が提唱した治療効果判定基準に基づいて行われている（❻❼）．より深い治療反応の判定のために，フローサイトメトリーやアレル特異的プライマーを用いた微小残存病変を認めない免疫形質的完全寛解，分子的完全寛解などの効果判定も提唱されている.

予後

多発性骨髄腫の5年生存率は1975年から1989年までは約25％であったが，自家造血幹細胞移植や新規治療薬の導入により大幅に改善しており，2004年から2010年までの評価では約45％となっている．auto-PBSCT や新規治療薬が導入された現在でも症例によって治療反応性や予後は異なり，血清 β_2-ミクログロブリン濃度，アルブミン濃度によって規定されるISS（International Staging System）や，ISS に加えて間期核 FISH（fluorescence *in situ* hybridization）による染色体異常のリスク分類と血清 LDH 濃度の要素を加えた Revised ISS（❻❽）などの手法を用いて各症

例の予後予測が試みられている.

マクログロブリン血症 macroglobulinemia （原発性マクログロブリン血症）

概念

- 原発性マクログロブリン血症は，単クローン性 IgM 血症（マクログロブリン血症）と形質細胞様細胞または形質細胞への分化を示す小リンパ球の骨髄浸潤を認める（リンパ形質細胞性リンパ腫）.
- Waldenström によって最初の症例が報告され，Waldenström マクログロブリン血症とも呼ばれる.

疫学・病因

発症率は年間100万人につき3.8人程度といわれる．平均発症年齢は63〜73歳と高齢で発症しやすく，男性・白人に多い．Sjögren 症候群や自己免疫性溶血性貧血の既往や家族歴があると罹患しやすいと考えられている．マクログロブリン血症の患者の第一度近親者の本疾患の発症リスクは通常の20倍と考えられ，家族集積性の強い疾患と考えられる．マクログロブリ

⑥7 IMWG 提唱の治療効果判定基準

治療効果区分	判定基準
厳格な完全寛解 (stringent complete response：sCR)	CR の基準に加えて血清遊離軽鎖比の正常化，および免疫組織化学染色法あるいはフローサイトメトリー法によるクローナルな形質細胞の消失
完全寛解 (complete response：CR)	免疫固定法で血清中および尿中 M 蛋白の消失，形質細胞腫の消失，および骨髄中形質細胞が 5 % 未満
非常によい反応の部分寛解 (very good partial response：VGPR)	血清中および尿中 M 蛋白が免疫固定法では検出されるが，蛋白電気泳動では検出されないか，または血清中 M 蛋白の 90 % 以上の減少および 24 時間蓄尿中 M 蛋白が 100 mg 未満
部分寛解 (partial response：PR)	血清中 M 蛋白の 50 % 以上減少および 24 時間蓄尿中 M 蛋白の 90 % 以上減少あるいは 200 mg 未満 血清中および尿中 M 蛋白が測定できない場合，involved 血清遊離軽鎖と uninvolved 血清遊離軽鎖の差が 50 % 以上減少 血清中，尿中 M 蛋白および血清遊離軽鎖が測定できない場合，骨髄中の形質細胞の割合の 50 % 以上の減少（ただし，治療前の形質細胞の割合が 30 % 以上であることが必要） さらに治療前に形質細胞腫を認めた場合，50 % 以上のサイズの減少
安定 (stable disease：SD)	CR, VGPR, PR, PD のいずれの基準も満たさない
進行 (progressive disease：PD)	（下記の項目を 1 つ以上満たし，さらにそれぞれ項目の最低値から 25 % 上昇） 血清中 M 蛋白が 500 mg/dL 以上上昇 24 時間蓄尿中 M 蛋白が 200 mg 以上上昇 血清中および尿中 M 蛋白が測定できない場合，involved 遊離軽鎖が 100 mg/L 以上上昇し，さらに involved 遊離軽鎖と uninvolved 遊離軽鎖の差の上昇 血清中，尿中 M 蛋白および血清中遊離軽鎖が測定できない場合，骨髄中の形質細胞が 10 % 以上増加 新たな骨病変か形質細胞腫の出現あるいは既存の骨病変か形質細胞腫の増悪 骨髄腫による高カルシウム血症の増悪（補正カルシウム値が 11.5 mg/dL 以上）

IMWG：International Myeloma Working Group.

⑥8 多発性骨髄腫のリスク分類（International Staging System〈ISS〉と Revised ISS）

予後因子		基準
ISS ステージ	I	血清 β_2-ミクログロブリン＜3.5 mg/L，血清アルブミン≧3.5 g/dL
	II	I，III 以外
	III	血清 β_2-ミクログロブリン≧5.5 mg/L
間期核 FISH (fluorescence in situ hybridization) による染色体リスク分類	高リスク	del(17p)，t(4;14)，t(14;16) のいずれかを検出
	標準リスク	高リスク以外
LDH	正常	正常上限未満
	高値	正常上限を超える
Revised ISS ステージ	I	ISS ステージ I，染色体標準リスク，LDH 正常のすべてを満たす
	II	Revised ISS ステージ I，III 以外
	III	ISS ステージ III で染色体高リスクあるいは LDH 高値

ン血症ではさまざまな染色体異常や遺伝子変異が報告されている．6 番染色体の長腕の欠失（del 6q）のほか，17p（*TP53*）の欠失がみられ 17p 欠失は無増悪生存期間の短縮と相関するといわれている．遺伝子変異としては 3 番染色体上の遺伝子 *MYD88* の 265 番目のアミノ酸ロイシンがプロリンに置換した MYD88^{L265P} 変異が 9 割近い症例で認められる．この変異体は NF-κB シグナルを活性化して腫瘍化をもたらすと考えられる．

［臨床症状］

診断時には無症状の場合もあるが，10 年以内にほとんどの症例で疲労感，発熱，体重減少などの症状が出現する．マクログロブリン血症の進行により，腫瘍細胞の造血組織浸潤，単クローン性 IgM の自己免疫作用やさまざまな臓器への沈着による症状がみられる．

IgM は高分子量の五量体を形成するため，単クローン性 IgM の増加は過粘稠をもたらし出血，頭痛，めまい，眼底異常（⑥9）をもたらす．眼底所見として，網膜中心静脈の塞栓による網膜静脈ソーセージ様変化，眼底出血，乳頭浮腫がみられる．

貧血は 1/3 以上の症例でみられるが，その要因はさまざまである．腫瘍細胞の骨髄浸潤による正常造血の抑制に加えて，過粘稠に関連した消化管出血による鉄欠乏やエリスロポエチンの低下，単クローン性 IgM の自己免疫作用による溶血が貧血の原因となりうる．貧血に加えて過粘稠が生じることにより心不全がもたらされることもある．

リンパ節腫脹，肝脾腫を伴うことがあるが，腫瘍細

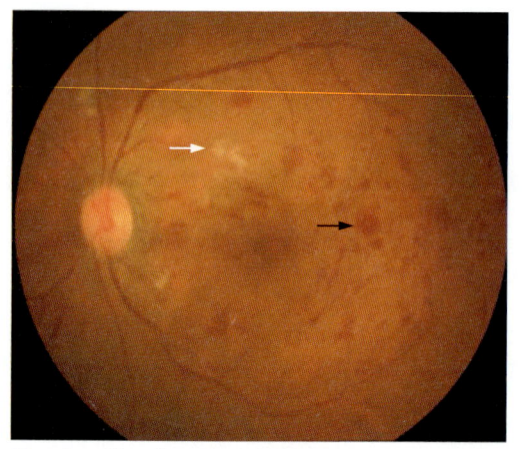

㉖ マクログロブリン血症の眼底所見

網膜静脈には拡張蛇行がみられ，斑状出血が散在している．軟性白斑（白矢印），Roth 斑（黒矢印）を認める．

（写真提供：東京女子医科大学病院血液内科 田中紀奈先生，東京女子医科大学病院眼科 飯田知弘先生）

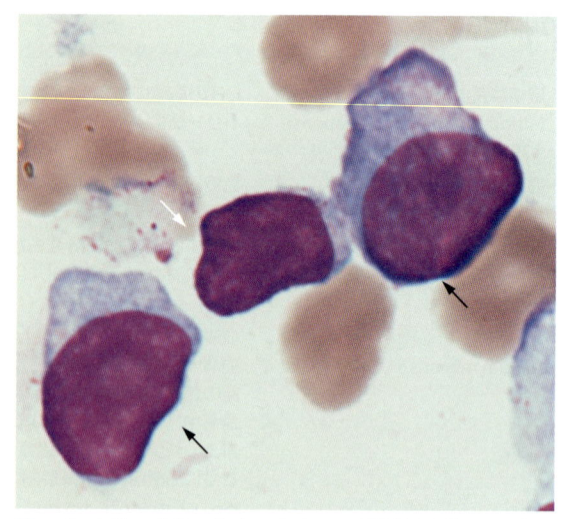

㉗ マクログロブリン血症でみられる形質細胞様リンパ球

リンパ球に近い細胞（白矢印）や形質細胞に近い細胞（黒矢印）などさまざまな形態を示す．メイ-ギムザ染色，1,000 倍．

（写真提供：さいたま赤十字病院血液内科 三橋健次郎先生）

胞の臓器浸潤は少ない．少量の Bence Jones 蛋白を認めることが多いが，多発性骨髄腫と異なり腎不全となることはまれで，溶骨病変を合併することも少ない．自己免疫性溶血性貧血に加えて血小板・von Willebrand 因子に対しても単クローン性 IgM が自己抗体として結合して出血症状をきたすことがある．神経症状としては主に緩徐に進行する感覚障害を中心とした末梢神経障害がみられる．

検査

末梢血・骨髄所見

血算では正球性正色素性貧血を認め，進行すると血小板減少・好中球減少がみられることがある．骨髄穿刺・生検では，小リンパ球と形質細胞，およびその中間型である形質細胞様リンパ球（㉗）などの多彩な細胞が確認される．形質細胞様リンパ球は核内のクロマチンが凝集し偏在する核を有し，細胞質は種々の程度に好塩基性を示す．

生化学所見

血清総蛋白が増加し，IgM の高値を認める．IgG，IgA の低下を伴うことがある．血清と 24 時間尿の免疫固定法によって IgM 単クローン性蛋白を検出する．単クローン性 IgM が 3,000 mg/dL を超える場合には血液粘稠度が異常となる可能性がある．血沈は通常亢進する．血清と 24 時間尿の免疫固定法によって IgM 単クローン性蛋白を検出する．約 10 ％で直接 Coombs 試験陽性となるほか，IgM は低温で凝集し 37℃で融解するため約 10 ％に寒冷凝集素性溶血性貧血が合併する．

病理組織所見

腫大したリンパ節の病理組織所見では，異型性の乏

しい小型リンパ球，形質細胞と形質細胞様リンパ球がさまざまな割合で混在して増生している．Dutcher 小体は PAS 染色で陽性となる．免疫組織化学では，Sm-IgM，CD19，CD20，CD79a が陽性で CD5，CD10，CD23 およびサイクリン D1 は陰性である．形質細胞に分化を示す細胞では CD138 陽性となる．

その他

末梢神経障害の評価には筋電図が，リンパ節腫脹と肝脾腫の評価には CT が有用である．

診断

免疫固定法で単クローン性 IgM を検出し，特徴的な腫瘍細胞の浸潤像から診断される．単クローン性 IgM を伴うリンパ系腫瘍のうち，約 60 ％がマクログロブリン血症でその他の慢性リンパ性白血病，濾胞性リンパ腫，MALT リンパ腫と鑑別を要する．CD5 陰性であることが慢性リンパ性白血病と鑑別に有用である．

治療

マクログロブリン血症は通常の化学療法での完治は困難であり，症状の緩和と臓器障害を防ぐことを治療の目標とする．診断時無症状の場合には未治療で経過観察を行い，症状が出現したら治療を開始する．化学療法としては，アルキル化剤（シクロホスファミド，メルファラン），プリンアナログ（クラドリビン，フルダラビン），抗体薬（リツキシマブ）の単剤，または併用を行う．アルキル化剤の化学構造とプリンアナログ様化学構造をあわせもつベンダムスチンも有効性が報告されている．リツキシマブは過粘稠症候群が悪化することがあるため，IgM が 5,000 mg/dL 以上の

場合やすでに過粘稠症状がみられる場合には，リツキシマブによる治療前に血漿交換を行う．プリンアナログの使用は造血幹細胞への毒性があるため，自家造血幹細胞移植を検討している場合には使用を避ける．

予後

通常はマクログロブリン血症の進行は緩徐であり，生存期間中央値は5〜10年といわれている．年齢65歳超，ヘモグロビン11.5 g/dL未満，血小板数10万/μL未満，β_2-ミクログロブリン3 mg/L超，血清IgM 7,000 mg/dL超の5つが予後不良因子として提唱されている．3つ以上の予後不良因子を有する場合はハイリスクと考えられる．

意義不明の単クローン性免疫グロブリン血症
monoclonal gammopathy of undetermined significance（MGUS）

概念

- MGUSは，血清に単クローン性蛋白を認めるが多発性骨髄腫などの形質細胞性疾患の徴候を認めない．
- 異常となる免疫グロブリンのアイソタイプから非IgM（IgG，IgA，IgD，IgE），IgM，軽鎖サブタイプに分けられる．血清中または尿中にクローナルな軽鎖のみを認める軽鎖MGUSがある．
- MGUSは多発性骨髄腫，マクログロブリン血症，原発性アミロイドーシスなどのリンパ形質細胞腫瘍の前癌状態と考えられる．

疫学・病因

MGUSの発症率は年齢とともに増加し，50歳を超えると約3％，70歳以上で約5％の有病率である．約40〜50％の症例で13番染色体の欠失が認められ，腫瘍性疾患と考えられる．

診断

血清に単クローン性蛋白を認めるが3 g/dL未満で，骨髄中のクローナルな形質細胞の比率が10％未満で臓器障害がないことから診断される．単クローン性蛋白以外の免疫グロブリンは正常で尿中Bence Jones蛋白は認めない．軽鎖MGUSは免疫固定法でクローナルな免疫グロブリン重鎖を認めないことが必要である

臨床症状・経過

10年間で約10％，20年間で約20％の症例でMGUSから多発性骨髄腫，原発性マクログロブリン血症，慢性リンパ性白血病，原発性アミロイドーシスなどに進行する．進行のリスク因子としては，①血清単クローン性蛋白濃度1.5 g/dL以上，②非IgG型，③血清遊離軽鎖（κ/λ）比異常があげられている．このような進行のリスクに応じて，3〜6か月ごとに外来で臓器障害の有無，血清・尿中単クローン性蛋白量測定を行い，必要に応じて骨髄検査や骨X線写真な

どの検査で進行の有無を検索する．

H鎖病 heavy chain diseases

概念

- H鎖病はB細胞の増殖性疾患であり，免疫グロブリン軽鎖とは結合しない単クローン性の免疫グロブリン重鎖（heavy chain）が産生される．
- 免疫グロブリンの重鎖のクラスからα（IgA），γ（IgG），μ（IgM）H鎖病に分類される．
- リンパ形質細胞の増加を認めることがあるが，形質細胞の疾患というよりも悪性リンパ腫としての臨床像を呈する．

αH鎖病

疫学・病因

H鎖病は，まれなB細胞の増殖性疾患であり，一部の領域が欠失して免疫グロブリン軽鎖とは結合しない単クローン性の免疫グロブリン重鎖（heavy chain）が産生される．αH鎖病は最も高頻度にみられ，400症例以上の報告がある．中東・地中海周辺に症例が集積し，女性より男性にやや多い．主に若年で発症し20〜30歳代の患者が多い．腸管型は免疫増殖性小腸疾患（immunoproliferative small intestinal disease：IPSID）とも呼ばれ，広域抗菌薬が有効な場合があり，腸管内の微生物による慢性的抗原刺激が病因と考えられる．重鎖のV領域，C_H1ドメインと軽鎖の欠失した異常な免疫グロブリンが産生される．

臨床症状・病理

αH鎖病では，慢性の下痢と吸収不良による栄養状態悪化が主要な症状の腸管型が大多数である．肝脾腫や表在リンパ節の腫大はまれである．肺浸潤，肺門リンパ節腫脹，胸水を認める呼吸器型が報告されているがまれである．

病理所見としては，小腸と隣接する腸間膜リンパ節に形質細胞，リンパ形質細胞，あるいは免疫芽球様細胞の浸潤が認められる．細胞浸潤は粘膜固有層にとどまることもあるが，進行すると絨毛の萎縮や腸管壁全層へ細胞が浸潤する．

検査

H鎖病では貧血を認める頻度が高い．αH鎖病では，血清の蛋白電気泳動では，単クローン性蛋白を認めないことが多く，Bence Jones蛋白尿は認めない．α_2〜β領域の広域バンドやγ領域の減少がみられることがある．CT検査や上部消化管内視鏡検査での十二指腸・空腸の病変検索が有用である．

診断

H鎖病の確定診断は，血清あるいは尿の免疫電気泳動法や免疫固定法でそれぞれの異常な重鎖を検出する

ことで診断される. αH 鎖病では抗 IgA 血清と反応し,抗 L 鎖血清には反応しない単クローン性蛋白を検出する.

治療

IPSID の発症には *Campylobacter jejuni* などの細菌感染による慢性炎症が誘因となっていると考えられ,初期病変に対してはテトラサイクリン,アンピシリンなどの抗菌薬投与が有効である. 抗菌薬が奏効しない場合には,非 Hodgkin リンパ腫に準じた化学療法を行う.

予後

予後は症例によって異なるが,αH 鎖病では抗菌薬投与や化学療法などの治療を行わない場合には進行性であることが多い.

γH 鎖病

これまでに 100 例以上の報告がある. γH 鎖病の発症に明らかな男女差はないか,あるいはやや女性に多いといわれている. 40 歳代以上での発症が多く,リンパ形質細胞疾患や自己免疫疾患との合併が知られている. リンパ節腫大,脾腫などの播種性リンパ増殖性疾患や限局性の皮膚腫瘤や骨髄病変がみられる. 関節リウマチ,Sjögren 症候群,全身性エリテマトーデス(SLE)などの自己免疫疾患が合併することがある. 骨髄検査でリンパ形質細胞の増加を認めることがある.

確定診断には,血清あるいは尿の免疫電気泳動法や免疫固定法で IgG の遊離単クローン性 H 鎖断片重鎖を検出する. 単クローン性血清成分は平均 1 g/dL を超える. IgG サブクラスは約 6 割が IgG1 である. Bence Jones 蛋白尿を認める場合がある.

症状がある場合には,化学療法を検討する. 限局性髄外病変の場合には外科的切除や放射線照射を行って血清中の異常 H 鎖が消失する場合がある. 予後は 1 か月～数年以上と,症例によって異なる.

μH 鎖病

μH 鎖病はきわめてまれな疾患で,症例の多くが白人男性で病因は不明である. 臨床像はリンパ増殖性疾患に類似しており,慢性リンパ性白血病の合併が知られている. 肝脾腫の頻度が高い. 溶骨性病変や骨粗鬆症の合併の報告がある. 多くの症例で貧血を認め,骨髄検査でリンパ球,形質細胞,リンパ形質細胞の増加を認めることが一般的である. 空胞を有する形質細胞が約 6 割でみられる. 血清蛋白分画では,約半数で低ガンマグロブリン血症が認められる. Bence Jones 蛋白尿を認めることも多い. 治療として化学療法が行われる場合がある.

AL アミロイドーシス

概念

- AL アミロイドーシスは骨髄中の形質細胞によって,単クローン性の免疫グロブリン軽鎖が産生され,β シート構造を形成するアミロイド線維が組織に沈着してさまざまな臓器障害を引き起こす疾患である.
- 多発性骨髄腫や原発性マクログロブリン血症などの基礎疾患を伴わない場合を原発性,基礎疾患に伴うものを二次性と呼ぶ.

疫学・病因

発症頻度は 100 万人に 8 人程度で,末期腎不全の 1 % 弱の原因となっている. AL アミロイドーシスでは,骨髄中に存在する単クローン性形質細胞からアミロイド原性の免疫グロブリン軽鎖が産生される. アミロイド原性の免疫グロブリン軽鎖は高次構造が異常であり,オリゴマーを経て β シート構造のアミロイド線維が形成され,心臓・腎臓・肝臓などの臓器に沈着して臓器障害をもたらす. 心アミロイドーシスでは心筋細胞が障害を受けて心不全をもたらす. 腎アミロイドーシスでは糸球体に沈着して蛋白尿や腎不全をもたらす.

臨床症状

疲労感,浮腫,体重減少,巨舌,肝腫大,多発性神経障害などのさまざまな症状がみられる. 心アミロイドーシスでは心エコー上心肥大を認め,非虚血性心筋症を呈し,不整脈が合併することもある. 腎アミロイドーシスによる腎機能障害や肝アミロイドーシスによる血清 ALP の高値が認められる.

検査・診断

血清および尿の免疫固定法と免疫グロブリン遊離軽鎖 κ/λ 比の測定により,単クローン性蛋白を検出する. 単クローン性蛋白を検出した場合には,骨髄や脂肪組織,直腸・胃粘膜を採取して Congo red 染色を行う. アミロイド線維は Congo red 染色で橙赤色に染まり,過マンガン酸カリウム処理で退色しない. アミロイド線維は偏光顕微鏡下で緑色偏光を呈する. さらに,確定診断には抗免疫グロブリン軽鎖抗体を用いた免疫染色を行う.

治療

アミロイド線維の沈着による臓器障害の進行を防ぐために,単クローン性の免疫グロブリン軽鎖の産生を抑制する. 自家末梢血幹細胞移植が可能な場合には心機能障害などのリスク因子に応じて前処置の減量を検討して移植を実施する. 移植適応のない場合にはメルファラン,デキサメタゾン療法あるいは減量デキサメタゾン療法を行う. 最近では多発性骨髄腫に用いられるボルテゾミブなどの新規治療薬の有用性が検討され

ている.

予後

本症の予後は不良であり，無治療では平均 1〜2 年の生存期間である．特に重篤な心病変を有する症例は予後不良である．

その他の免疫グロブリン異常

POEMS 症候群（Crow-Fukase 症候群, 高月病）

POEMS syndrome（Crow-Fukase syndrome, Takatsuki disease）

概念

● POEMS 症候群は形質細胞の疾患であり，症状として主にみられる多発神経炎（polyneuropathy），臓器腫大（organomegaly），内分泌症（endocrinopathy），M 蛋白血症（monoclonal protein），皮膚症状（skin change）の頭文字をとって病名とされている．高月らによって，同様の症候を示す多発性骨髄腫の特殊型が高月病として報告されている．

● 血清中の血管内皮増殖因子（vascular endothelial growth factor：VEGF）の上昇により浮腫や胸腹水などの多彩な症状を呈し，末梢神経障害により ADL が障害される．

病因・病態生理

病因は明らかでないが，同じく形質細胞の疾患である多発性骨髄腫と異なり神経障害，内分泌異常，血管外体液漏出が典型的症状としてみられ，VEGF が POEMS 症候群の病勢と関与することが示唆されている．多くの症例で硬化性骨病変がみられ，多発性骨髄腫で認められる骨痛，形質細胞の著明な骨髄浸潤，腎機能障害は少ないと考えられる．IL-12 も病勢と関連することが知られている．

臨床症状

多発神経炎のほかには，軽度の肝腫大，脾腫，リンパ節腫脹などの臓器腫大や血管外体液漏出による浮腫，胸水が出現する．内分泌症状としては性腺・副腎・下垂体機能異常や甲状腺・副甲状腺機能異常，糖尿病などが発症する．色素沈着，多毛症，皮膚肥厚，血管腫・毛細血管拡張症，先端チアノーゼなどの多彩な皮膚症状，硬化性骨病変，血小板増加・多血症などの血液異常がみられる．肺高血圧症の合併も知られている．

検査

血清免疫電気泳動・免疫固定法で M 蛋白血症を認める．尿中 M 蛋白が陽性となることもある．血算および血清 VEGF 測定．眼底検査で約 1/3 の症例で視神経乳頭浮腫がみられる．神経伝導速度検査，腓腹神経生検による多発神経炎の評価を行う．胸腹部 CT 検査により，肝腫大，脾腫，リンパ節腫脹などの臓器腫

⑦ POEMS 症候群の診断基準

大基準	1. 多神経炎
	2. モノクローナルな形質細胞増加（ほぼ常に λ 型の M 蛋白）
その他の大基準	3. Castleman 病
	4. 硬化性骨病変
	5. VEGF 上昇
小基準	6. 臓器腫大（脾腫，肝腫大，リンパ節腫脹）
	7. 血管外体液漏出（浮腫，胸水，腹水）
	8. 内分泌異常（副腎，甲状腺，下垂体，性腺，副甲状腺，膵臓）
	9. 皮膚異常（色素沈着，多毛，血管腫，先端チアノーゼ，発赤，爪の蒼白化）
	10. 視神経乳頭浮腫
	11. 血小板増加，多血症
その他の症状と徴候	たいこばち指形成，体重減少，多汗，肺高血圧/限局性肺疾患，血栓性素因，下痢，ビタミン B$_{12}$ 低値

（Dispenzieri A：POEMS syndrome：2017 Update on diagnosis, risk stratification, and management. *Am J Hematol* 2017；92：814.）

大や胸腹水などの血管外体液漏出所見を検索する．骨条件の CT や PET/CT は骨病変の検出に有用である．テストステロン，エストラジオール，LH，プロラクチン，TSH，血清コルチゾール，PTH，血糖測定などの内分泌学的検査や心エコーによる肺高血圧症の評価を行う．

診断

大基準である多発神経炎・単クローン性形質細胞増殖性疾患に加えて，その他の大基準と小基準のそれぞれから少なくとも 1 つの症状を有するものという診断基準が提唱されている（⑦）．本症候群では血清中の VEGF の異常高値が特徴的で，M 蛋白軽鎖はほぼ全例で λ 鎖である．経過は慢性の経過をたどることが多い．

治療

本症候群の生命予後は 10 年以上とよいが，神経症状が重篤な場合には四肢麻痺，寝たきりとなり多臓器不全に至る．65 歳以下で重篤な臓器障害がみられない場合には，自家造血幹細胞移植が試みられている．

多クローン性高ガンマグロブリン血症

polyclonal hypergammaglobulinemia

全身性 Castleman 病（☞「その他のリンパ増殖性疾患」p.182）

クリオグロブリン血症（cryoglobulinemia）

概念

● クリオグロブリン血症は，免疫グロブリンによって形成されるクリオグロブリンが 0〜4 ℃の寒冷状態

で沈殿することによって生じる．この沈殿は可逆性で 37℃ に加温すると再び可溶化する．

- 紫斑，Raynaud 現象などの皮膚症状や糸球体腎炎，末梢神経障害，関節痛，過粘稠症候群などの症状が生じる．
- クリオグロブリンが単クローン性免疫グロブリンで構成される Type I，リウマトイド因子活性を有する単クローン性免疫グロブリンと多クローン性免疫グロブリンの複合体で構成される Type II，多クローン性免疫グロブリンのみで構成される Type III に分類される．

分類・病因

Type I：主に単クローン性 IgM あるいは IgG によってクリオグロブリンが構成される．原発性マクログロブリン血症，多発性骨髄腫，慢性リンパ性白血病などの B リンパ球増殖性疾患に合併する．Type I では血管閉塞による症状や過粘稠症候群が生じやすく，寒冷の影響を受けやすい指の先端，鼻などの末梢循環障害による壊死が生じる．

Type II：リウマトイド因子活性を示す，主に IgMκ などの単クローン性免疫グロブリンと IgG などの多クローン性免疫グロブリンから構成される．HCV 感染症および Sjögren 症候群との関連が強いとされるが，その他の慢性ウイルス感染，自己免疫疾患でもみられる．免疫複合体による血管炎が発症する．

Type III：Type III では，クリオグロブリンがリウマトイド因子活性を有する多クローン性 IgM と，主に IgG から成る多クローン性免疫グロブリンで構成される．多クローン性高ガンマグロブリン血症と Type II クリオグロブリン血症の移行期と想定されている．慢性ウイルス感染，自己免疫疾患との関連が指摘されている．無症状であることも多いが，Type II のように血管炎の症状を呈することがある．

臨床症状

症状のみられないことも多いが，発症した場合には約 8 割の症例で紫斑，関節痛，衰弱がみられる．症状は，血管閉塞や過粘稠による末梢循環障害と免疫複合体による血管炎に分けられる．過粘稠は Type I に多く，頭痛・視力低下などの神経症状がみられる．眼底検査で眼底出血などの過粘稠に伴う網膜変化を検索する必要がある．広範囲の尿細管にクリオグロブリンの沈着がある場合には急速に腎不全が進行する場合がある．血管炎の症状は，発熱，衰弱，関節痛，筋肉痛とともに紫斑などの皮膚症状を呈する．皮膚病変には潰瘍を併発することもあるが，このような場合は予後不良と考えられる．まれに，腹痛を伴う腸管の虚血性病変や息切れ・咳を伴う肺病変がみられることがある．

診断・検査

単クローン性高ガンマグロブリン血症（IgM が多い）を含む血清ガンマグロブリンの増加，リウマトイド因子陽性，血清補体価の低下などを認める．血清中のクリオグロブリンの証明には，保温した注射器・採血管を用いて採血し，遠心して血清を採取するまで 37～40℃ を保持することが重要である．採取した血清は 4℃ で最長 1 週間放置する．Type I は通常数時間でクリオグロブリンが沈殿するが，Type III では沈殿に数日要する場合がある．得られたクリオグロブリンはクリオクリット法を用いて測定する．沈殿したクリオグロブリンのタイプの同定は，沈殿物を再可溶化したのちに免疫電気泳動法や免疫固定法を用いて行う．

治療・予後

Type I で症状がある場合には基礎疾患の治療を行う．過粘稠による症状が出現した場合には血漿交換を検討する．血管炎に対しては副腎皮質ステロイドや免疫抑制薬を投与する．予後は基礎疾患によって異なるが，重篤な感染症を合併した場合には予後不良となる場合がある．症状の発現防止に寒冷を避けて保温を勧める．

（今井陽一）

●文献

1) 日本骨髄腫学会（編）：多発性骨髄腫の診療指針，第 4 版．東京：文光堂；2016.
2) 木崎昌弘（編著）：ブラッシュアップ多発性骨髄腫．東京：中外医学社；2015.
3) 宮内潤ほか：骨髄疾患診断アトラス　血球形態と骨髄病理．東京：中外医学社；2010.

7 脾・細網内皮系疾患

細網内皮系の概念とその変遷

細網内皮系（reticuloendothelial system〈網内系〉：RES）の概念（**①**）は，1924年にAschoffにより提唱された．これは，全身の臓器に分布し貪食能を有する細網細胞・組織球と細網内皮の2つの細胞系を指し，血液細胞由来ではないとみなされていた．網内系の概念の変遷を**①**にまとめた．

現在では，細網内皮系は，脾臓やリンパ節などのリンパ組織に存在する，①造血組織の洞・類洞を形成する細網内皮細胞，②樹状細胞などの細網細胞や③貪食

① マクロファージ／組織球の起源を巡る細網内皮系の概念の変遷

Maximow, Bloomら（1926～1960年代）
リンパ球→単球→マクロファージに分化
Aschoff-清野（1924年）
細網内皮系（網内系）の概念 生体染色で色素やコレステロールをとり込む細胞を網内系細胞と定義した [網内系を構成する細胞] ①脾・リンパ節などのリンパ組織に存在する細網細胞 ②リンパ組織のリンパ洞，脾の静脈洞，肝類洞，骨髄・副腎皮質および脳下垂体の細網内皮 ③結合組織内の組織球 ④脾髄細胞と単球 網内系細胞は間葉系細胞に由来し，さらに組織球は細網細胞や細網内皮が遊離して産生されると考えられた
天野（1948年）
単芽球→前単球→単球に分化
Langevoort（1970年），van Furth（1972年）
単核食細胞系（mononuclear phagocyte system）の概念 形態学的，酵素細胞化学的，機能的に評価し，マクロファージはすべて骨髄の前単球と単球に由来するとした
赤崎・小島（1970年代後半）
細網細胞，細網内皮および組織球はそれぞれ別種の細胞であることを証明し，Aschoff-清野の網内系細胞の同一起源説を否定した
高橋（1998年）
組織マクロファージの増殖能と自己再生能を証明 マクロファージは骨髄単球と組織に存在する在住マクロファージの2種類の細胞に由来するとした
Mills（2002年），Mantovani（2002年）
生体防御や炎症惹起に働くM1と組織修復や腫瘍促進に働くM2とにマクロファージを大別する考え方が提唱された

現在，マクロファージにはM1/M2の枠にとらわれない多種多様な機能があり，癌組織に存在する腫瘍関連マクロファージは腫瘍免疫における重要な役割を担っていると考えられている．

能を有する組織球から構成されるとされている．リンパ組織内の樹状細胞は骨髄に由来し，抗原提示細胞として働く．抗原特異的なB細胞を産生する場であるリンパ濾胞内の濾胞樹状細胞（follicular dendritic cell：FDC）と，抗原特異的なT細胞を産生する場である傍皮質／濾胞間領域の指状嵌入細胞（interdigitating cell：IDC）に特に分類される．樹状細胞の免疫形質はS-100蛋白陽性，リゾチーム陰性であるが，加えてFDCはCD21やCD23に陽性であり，IDCはCD40やCD83に陽性である．皮膚の表皮内にはLangerhans細胞と呼ばれる樹状細胞が存在し，ランゲリン陽性である．また，組織球は造血幹細胞に由来し，血液単球を経て組織球へと分化し（単核食細胞系の概念），免疫表現型はリゾチーム陽性，S-100蛋白陰性である．

脾腫，脾機能亢進症

脾腫 splenomegaly

脾は左上腹部の第9～11肋骨後方にあり，含まれる血液量にもよるが成人重量はほぼ100g（正常＜250g）である．重さは15歳前後を最高に，その後は次第に減少する．身体所見上は，脾重量が2～3倍に増加して，初めて触知される．やせた若い女性を除けば，健常者で脾が触知されることはきわめてまれである．画像診断（超音波検査やCTなど）によって，軽度の脾腫も容易に見出せるようになった．脾腫があるときは必ずその原因を追究する必要がある．

②に脾腫をきたしやすい疾患をあげた．実際には，血液疾患，肝・門脈系疾患，感染性疾患が大部分である．

脾腫をきたす機序として，①リンパ球増殖，②食細胞増殖，③腫瘍細胞浸潤，④うっ血，⑤髄外造血があり，疾患によって1つあるいは複数の要因が関与する．

脾機能亢進症 hypersplenism

脾機能亢進症は古典的には，①脾腫の存在，②血球破壊（貧血，白血球減少，血小板減少），③骨髄の反応性過形成，④脾摘出による症状の改善の4つを満たすものをいう．原発性はきわめてまれで，ほとんどが**②**に示した疾患で起こる．

脾腫に伴って脾破裂をきたすことがあり，各種白血

❷ 脾腫をきたしやすい疾患

1. 血液疾患

1）腫瘍性増殖疾患
　　白血病，骨髄異形成症候群（特に慢性骨髄単球性白血病），骨髄増殖性腫瘍；慢性骨髄性白血病，真性多血症，本態性血小板血症，特発性骨髄線維症（髄外造血）
　　慢性リンパ性白血病，有毛細胞白血病
　　リンパ腫（Hodgkin リンパ腫）
2）非腫瘍性赤血球系疾患
　　遺伝性球状赤血球症，楕円赤血球症，鎌状赤血球症，サラセミア，異常ヘモグロビン症，自己免疫性溶血性貧血，再生不良性貧血，発作性夜間ヘモグロビン尿症，悪性貧血
3）非腫瘍性血小板系疾患
　　特発性血小板減少性紫斑病

2. うっ血性脾腫

肝硬変，門脈・脾静脈血栓症，心不全，特発性門脈圧亢進症

3. 炎症性脾腫

1）感染症（ウイルス，細菌，真菌，寄生虫）
　　伝染性単核球症（EBV，CMV，HIV），敗血症，感染性心内膜炎，梅毒，結核，マラリア，カラアザール，日本住血吸虫症，肝エキノコックス症
2）自己免疫疾患
　　関節リウマチ（Felty 症候群），血管炎，全身性エリテマトーデス，甲状腺機能亢進症，薬物反応（フェニトイン）

4. 蓄積性脾腫

Gaucher 病，Niemann-Pick 病，Tangier 病，Hurler 症候群，アミロイドーシス

5. 脾囊胞，過誤腫，血管腫，サルコイドーシス

EBV：Epstein-Barr ウイルス，CMV：サイトメガロウイルス，HIV：ヒト免疫不全ウイルス.
（三浦　亮：初診血液の異常―脾腫. 綜合臨床 1990；39〈臨増〉：1378 を一部改変.）

病，悪性リンパ腫，原発性骨髄線維症，伝染性単核症などで報告がある.

組織球と樹状細胞の腫瘍

　組織球および樹状細胞腫瘍についての WHO 分類（2017）を❸に示す.

組織球肉腫 histiocytic sarcoma（HS）

概念

　マクロファージ／組織球に類似した形態および免疫表現型を示す細胞の悪性腫瘍である.

病理

　類円形，多稜形，紡錘形といった多彩な細胞形態を呈する大型腫瘍細胞のびまん性増生から成る. 核はしばしば偏在性で，細胞質は好酸性，淡明，泡沫状を示す. 多核巨細胞化や核分裂像も散見される（❹）. 腫瘍細胞は，CD68，CD163，M-CSF 受容体などの組織球マーカーに陽性となる.

❸ WHO 分類における組織球および樹状細胞腫瘍（histiocytic and dendritic-cell neoplasms, 2017）

組織球肉腫 histiocytic sarcoma（HS）

ランゲルハンス細胞由来腫瘍 tumours derived from Langerhans cells
　　ランゲルハンス細胞組織球症 Langerhans cell histiocytosis（LCH）
　　ランゲルハンス細胞肉腫 Langerhans cell sarcoma（LCS）
不確定樹状細胞腫瘍 indeterminate dendritic cell tumour
指状嵌入細胞肉腫* interdigitating dendritic cell sarcoma（IDCS）
濾胞樹状細胞肉腫 follicular dendritic cell sarcoma（FDCS）
細網線維芽細胞性腫瘍 fibroblastic reticular cell tumour
播種性若年性黄色肉芽腫症 disseminated juvenile xanthogranuloma
エルドハイム・チェスター病 Erdheim-Chester disease

*指状嵌入樹状細胞（interdigitating dendritic cell）：現在，この樹状細胞の名称は，指状嵌入細胞（interdigitating cell）と統一されて使用されているが現在の WHO 分類では旧名称がいまだに使用されている. 統一用語としては "dendritic" を削除すべきである.

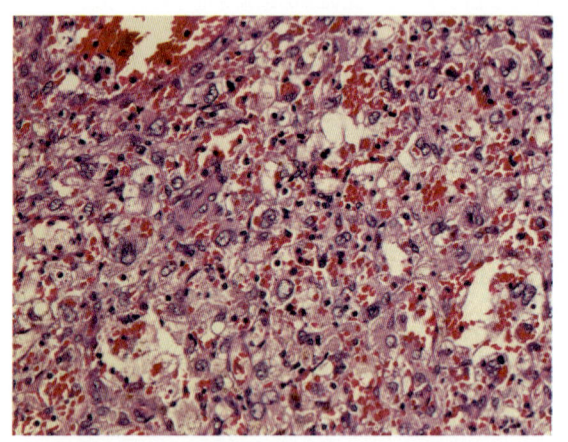

❹ 組織球肉腫の光顕像

多彩な細胞形態を呈する大型腫瘍細胞のびまん性増生をみる. 核はしばしば偏在性で，細胞質は好酸性，淡明，泡沫状を示す. 多核巨細胞化も散見される. HE 染色，× 200.

疫学

　小児から成人までのあらゆる年齢層に発生し（平均発症年齢は 52 歳），やや男性優位である. ほとんどが節外性に発生し，消化管，皮膚や軟部組織に比較的多い. 縦隔に発生する胚細胞性腫瘍，濾胞性リンパ腫などの低悪性度リンパ腫，骨髄異形成症候群や白血病に合併する場合がある.

症候

　孤立性の腫瘤形成をみる. しばしば発熱，体重減少や肝脾腫を伴う. 概して治療抵抗性で，予後不良である. まれに多発腫瘤と発熱や体重減少などの全身症状を伴うことがあり，悪性組織球症と呼ばれる.

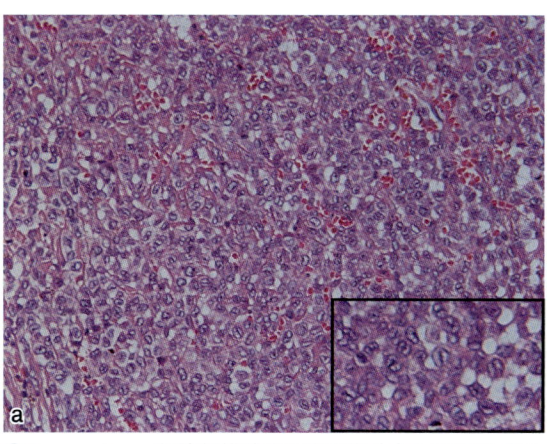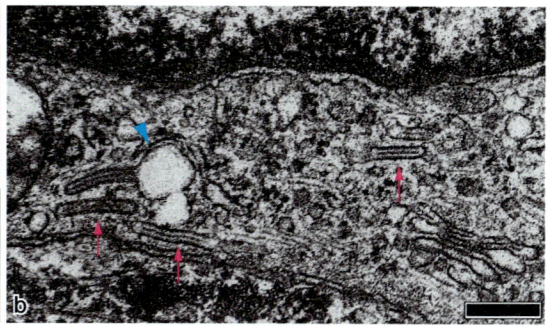

❺ Langerhans 細胞組織球症の光顕像（a）と電顕像（b）

a. 弱好酸性の豊富な胞体とコーヒー豆様の核（右下拡大図）を有する腫瘍細胞が，びまん性に増生している．HE 染色，×200．拡大図は×400．
b. 腫瘍細胞の胞体内に棍棒状（矢印）およびテニスラケット状（三角）の Birbeck 顆粒がみられる（バーは 2 μm）．

Langerhans 細胞由来腫瘍
tumours derived from Langerhans cell

Langerhans 細胞組織球症
Langerhans cell histiocytosis（LCH）

概念

● LCH は表皮 Langerhans 細胞の腫瘍性病変であるが，皮膚以外にも，骨・リンパ節・肺などに病変を形成する．

病理

弱好酸性の豊富な胞体とコーヒー豆様の核を有する腫瘍細胞が，びまん性あるいは結節状の増生巣をつくる（❺a）．好酸球浸潤を伴いやすく，時に好酸球性膿瘍を形成する．電顕的に腫瘍細胞の胞体内に Birbeck 顆粒が証明される（❺b）．免疫染色では，S-100 蛋白，CD1a，ランゲリンに陽性である．

疫学

発生頻度は 100 万人あたり 5 人程度で，男女比は 3.7：1 で，小児に好発する．成人では肺原発 LCH が多く，喫煙と関連する．

病型分類・臨床症状

①好酸球性肉芽腫（eosinophilic granuloma，LCH 全体の 70 ％）：限局型病変を，骨（特に頭蓋骨，大腿骨，骨盤骨と肋骨）や，時にリンパ節，皮膚，肺などにつくる．5 ～ 10 歳の小児や若年成人にみられる．骨病変周囲の骨皮質や皮膚にびらんを形成する．肺 LCH では，痰を伴わない咳，運動時の呼吸困難，自然気胸などの症状を示すが，約 25 ％は診断時無症状である．

② Hand-Schüller-Christian 病（LCH 全体の 20 ％）：慢性に経過する疾患で，1 つの臓器系に数個の病変（播種型，多巣性・単臓器性）をつくり，ほとんどは幼児の骨に生じる．骨の地図状欠損，眼球突出（眼球後部への浸潤），尿崩症（下垂体柄への浸潤）は三主徴である（ただし，典型例は 1/3 のみ）．そのほか，顎骨病変による歯牙欠損・浮遊歯，皮膚症状，中枢神経症状，聴覚障害，肝脾腫，リンパ節腫大，肺浸潤・線維症などと，多彩である．

③ Letterer-Siwe 病（LCH 全体の 10 ％）：急性に経過する疾患（劇症型）で，多臓器を侵し（多巣性・多臓器性），幼児の骨，皮膚，肝，脾，リンパ節に生じやすい．成長不全，発熱，皮膚病変，肝脾腫，リンパ節腫大，骨病変，汎血球減少などをみる．

検査

骨病変の X 線像では，長管骨の骨幹端部や骨幹部，頭蓋骨などの扁平骨に，打ち抜き状の溶骨性病変をつくり，反応性の骨形成がほとんどない．肺 LCH の場合，胸部 X 線像で，両側の上葉に直径 2 cm 以下の結節性浸潤陰影を散在性に認め，周囲の間質内に星芒状に拡大する．病変は細気管支中心性に，胸膜下にみられやすい．

治療

好酸球性肉芽腫では，骨病変の摘出あるいは掻爬・骨充填を行い，低線量放射線照射を追加する場合もある．成人の肺 LCH では，自然寛解や禁煙での寛解例があり，少数例で間質の線維化と蜂巣肺をみる．Hand-Schüller-Christian 病では，ステロイド，シクロホスファミド，抗腫瘍薬が用いられる．骨や眼球後部病変に対して放射線照射を行う場合もある．下垂体部への放射線照射も行われるが，病変は不可逆性である．Letterer-Siwe 病ではより侵襲性の高い治療法が

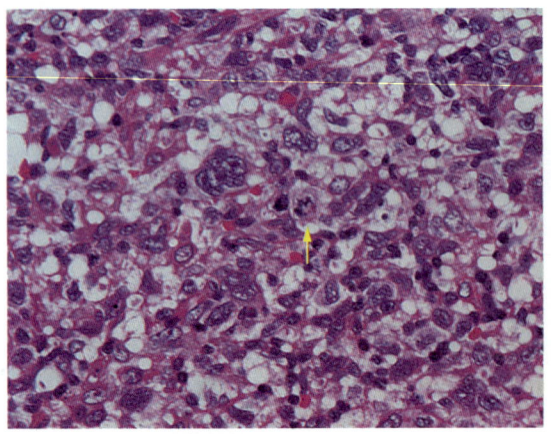

❻ Langerhans 細胞肉腫の光顕像

通常の Langerhans 細胞組織球症の細胞に比べ，著しく異型に富む，多形性の腫瘍細胞の増殖をみる．多核巨細胞や核分裂像（矢印）を含む．HE 染色，×400.

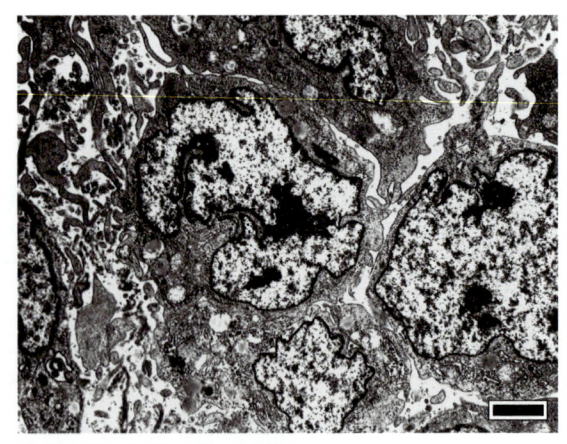

❼ 指状嵌入細胞肉腫の電顕像

複雑な嵌入を呈する核と細胞質突起の相互嵌入像を示す（バーは 1 μm）．

要求される．不応例では同種造血幹細胞移植も考慮される．*BRAF* 遺伝子変異を有する症例には分子標的治療薬が使用される場合がある．

Langerhans 細胞肉腫
Langerhans cell sarcoma（LCS）

概念

● LCS は Langerhans 細胞の悪性腫瘍である．

病理

通常の LCH に比べて，著しく異型に富む，多形性の腫瘍細胞の増殖から成る（❻）．核分裂像が多く，強拡大 10 視野にて 50 個以上みられることもある．電顕的に Birbeck 顆粒を観察できる可能性がある．LCH と同様に腫瘍細胞は S-100 蛋白，CD1a，ランゲリンに陽性である．

疫学

きわめてまれな疾患である．10〜72 歳に発症し（中央値は 41 歳），LCH に比して女性に多い．

臨床症状

ほとんどが節外性で多くが骨病変を形成し，時に多巣性となる．LCH に比してかなり高侵襲性で，全体の生存率は 50％ほどである．この高侵襲性を反映して，発見時にはすでに多臓器に病変が及び，特にリンパ節，肝，脾，肺および骨へ波及しやすい．

指状嵌入細胞肉腫
interdigitating cell sarcoma（IDCS）

概念

● IDCS はリンパ組織の成熟型樹状細胞である IDC の腫瘍性病変である．

病理

多稜形ないし紡錘形を呈する腫瘍細胞のびまん性増生から成り，腫瘍細胞は複雑な切れ込みを有する不整形核や細胞境界が不明瞭な大型胞体をもつ．電顕的には，嵌入を呈する核，細胞質突起の相互嵌入像を示す（❼）．腫瘍細胞は S-100 蛋白，CD1a，CD68 などに陽性で，ランゲリンには陰性である．

疫学

IDCS はまれな疾患で，文献的に 40 例程度が報告されている．

臨床症状

年齢は 8〜77 歳まで（中央値 52 歳）と広いが，一般に 50 歳以上の高齢者に多い．リンパ節腫脹（特に頸部リンパ節）で発見されやすい．

濾胞樹状細胞肉腫
follicular dendritic cell sarcoma（FDCS）

概念

● FDCS は，B 細胞の増殖・細胞選択・分化を制御している FDC に由来する腫瘍性病変と定義される．最近，報告が蓄積されている．炎症性偽腫瘍様濾胞樹状細胞肉腫（inflammatory pseudotumor-like follicular dendritic cell sarcoma）は，FDCS の亜型として報告されている．病理組織学的に炎症性偽腫瘍に類似し，腫瘍細胞に EBV 感染が証明される．

病理

卵円形，紡錘形ないし多核巨細胞化した腫瘍細胞が渦巻き状や束状の増生を示す（❽）．血管周囲にはリンパ球の浸潤が目立つ．腫瘍細胞は CD21，CD23，CD35，Ki-M4p などの FDC マーカーに陽性である．電顕的には，細胞突起の複雑な纏絡とデスモソーム様の接着構造が認められる．

疫学

本腫瘍はまれな病変であるが，延べ 150 例ほどが報

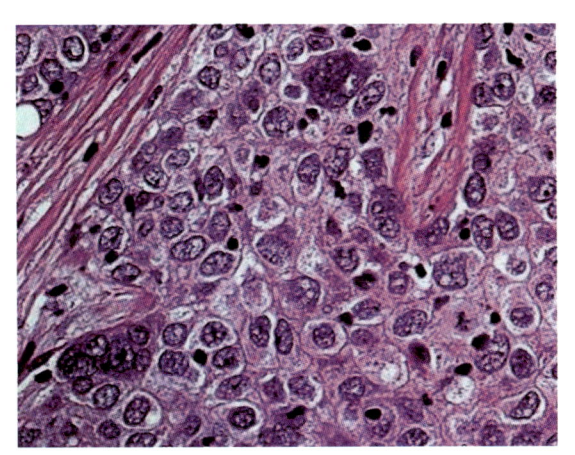

⑧ 濾胞樹状細胞肉腫の光顕像

卵円形細胞の充実性増殖巣で, 多核巨細胞化した腫瘍細胞を含む. リンパ球も散見される. HE 染色, ×600.

告され, 本邦例も 30 例ほどに達している. hyaline vascular type の Castleman 病から発生する場合がある.

臨床症状

発症年齢は 14 〜 80 歳（中央値は 50 歳）で, 成人に多い. 原発部位はリンパ節が多いが, 扁桃, 口腔, 肝, 大網などの節外病変もある. 病変の局在に関連した症状をみる. 全体としては低〜中等度の悪性度を示すが, 消化管原発例では悪性度が高い.

不確定樹状細胞腫瘍
indeterminate dendritic cell tumor

前述した樹状細胞系腫瘍に該当しない樹状細胞腫瘍である（なお, 不確定細胞とは, 本来, 表皮以外の組織〈真皮など〉に存在する LC や帰属不明の樹状細胞を指す）. 特に各樹状細胞腫瘍の中間の形質を示すものや十分な形態学的・免疫組織化学的特徴を確認できない場合に分類される.

血球貪食症候群
hemophagocytic syndrome（HPS）

概念

● HPS は, 骨髄, 肝, 脾, リンパ節において血球を貪食したマクロファージが非腫瘍性に増殖し, 臨床的に発熱, 肝障害, 汎血球減少に伴う感染・出血・貧血症状を示す症候群である（⑨）.
● HPS の本態は高サイトカイン血症（TNF-α, IFN-γ, IL-6 など）による組織球の活性化・増殖である.
● 家族性血球貪食性リンパ組織球症と続発性 HPS に大別される.

家族性血球貪食性リンパ組織球症

● 新生児, 乳幼児期に発症する常染色体劣性遺伝の疾

⑨ 血球貪食症候群の診断基準（Janka, 2007）

1. 発熱
2. 脾腫
3. 2 系統以上の血球減少
   （Hb < 9.0 g/dL, Plt < 10 × 10⁴/μL,
   好中球< 1,000/ μ L）
4. 空腹時高トリグリセリド血症（≧ 265 mg/dL）/ 低フィブリノゲン血症（≦ 150 mg/dL）
5. フェリチン値の上昇（≧ 500 ng/mL）
6. 可溶性 interleukin-2 receptor 値の上昇（≧ 2,400 U/mL）
7. NK 細胞活性の減少 / 欠損
8. 骨髄・中枢神経系・リンパ節での血球貪食像

確定診断にはこの 8 項目のうち 5 項目を満たす必要がある

患である. 家族歴が証明できない場合も含め血球貪食性リンパ組織球症（hemophagocytic lymphohistiocytosis：HLH）と総称される.
● 原因遺伝子として, *PRF1*, *UNC13D*, *STX11* などの変異が報告されている.

続発性血球貪食症候群

● 感染症（ウイルス, 細菌, 真菌, その他）, 腫瘍, 自己免疫疾患や膠原病（SLE, 若年性 RA など）, 代謝疾患（リジン尿性蛋白不耐症）などの基礎疾患を背景に, 組織球の過剰な活性化・増殖による血球貪食が生じ, 汎血球減少をきたす症候群である.
● ウイルス感染後の virus-associated HPS（VAHS）は, ヘルペスウイルス群, 特に EB ウイルス感染後（EB-VAHS）に多い（⑩）. アデノウイルス, 麻疹ウイルスでも報告されている.
● 細菌感染には, 腸チフス, 結核, 各種球菌などによる記載がある（bacteria-associated HPS：BAHS）. 真菌, 原虫, リケッチアでも報告されている.
● 悪性腫瘍では, 悪性リンパ腫が最も多い（lymphoma-associated HS：LAHS, ⑪）. NK/T 細胞リンパ腫では節外性 NK/T 細胞リンパ腫, 鼻型が多く, B 細胞リンパ腫では血管内大細胞リンパ腫（intravascular large B-cell lymphoma：IVL）が多い. 近年, HPS を伴う症例が日本や東アジアから報告されており, Asian variant と呼ばれている. 悪性リンパ腫以外では, 組織球/樹状細胞腫瘍でも比較的頻回に血球貪食が認められる（⑫）.

臨床症状

高熱, リンパ節腫大, 肝脾腫, 全身倦怠感, 筋肉痛, 皮疹, 中枢神経症状などをみる（⑨⑪）.

検査

2 系統以上の血球減少がある. LDH 上昇とフェリチン著増は必発であり, 高トリグリセリド血症, フィブリノゲン低下, 肝機能異常を高頻度に認める（⑨⑪）. 血中サイトカインを測定すると, TNF-α, IFN-γ,

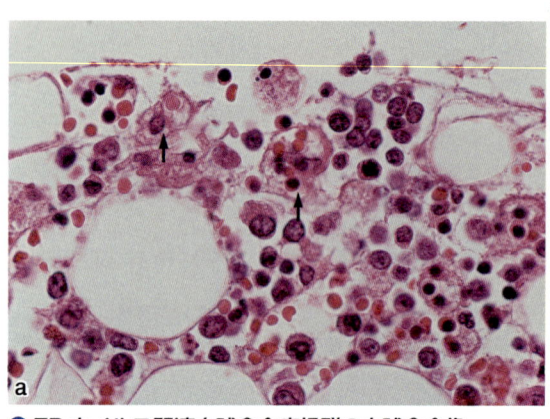
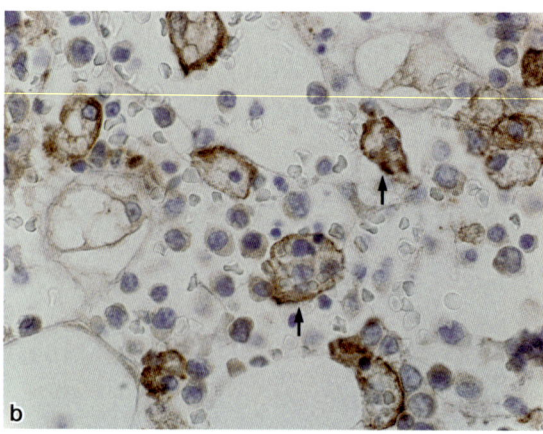

⑩ EB ウイルス関連血球貪食症候群の血球貪食像

　a. 矢印は血球貪食像. HE 染色, × 600.
　b. CD206 陽性の組織球が赤血球や有核細胞を貪食している（矢印）. CD206 免疫染色, × 600.

⑪ 成人リンパ腫関連血球貪食症候群の診断基準

1. 1 週間以上続く高熱があること（ピーク ≧ 38.5 ℃）
2. 貧血（Hb < 9 g/dL）または血小板減少（< 100,000/μL）を認めること
3a. LDH ≧ 正常上限の 2 倍
　b. 高フェリチン血症（≧ 1,000 ng/dL）
　c. 肝脾腫（CT, US または MRI による）
　d. FDP ≧ 10 g/mL
4. 肝, 脾, 骨髄に明らかな血球貪食像を認めること
5. 明らかな感染症がないこと
6. 病理組織検査で悪性リンパ腫が確診されていること

\# LAHS の診断には上記の 6 項目を満たす必要がある
\#第 3 項目では少なくとも a から d のうち 2 つを満たす必要がある
\#第 1 から第 5 項目まで満たすが, 第 6 項目を確診できず, ステロイドや γ-グロブリンを投与しても 2 週間以内に軽快しない場合,「LAHS 疑い」とする

（高橋直人ほか：本邦における成人リンパ腫関連血球貪食症候群. 臨床血液 1999；40：524.）

IL-1, IL-6, M-CSF などが高値である. 骨髄, リンパ節, 肝, 脾で血球を貪食する組織球の増加を認める.

【治療】

　基礎疾患の治療に加え, ステロイドパルス療法, シクロスポリン A, 免疫グロブリン製剤の投与が行われる. 不応例では, 血漿交換や抗腫瘍薬投与（ビンクリスチン, シクロホスファミド, エトポシドなど）も行われる. 最近では, 抗 CD20 モノクローナル抗体であるリツキシマブが併用される場合があるが, 慢性活動性 EBV 感染症のような T 細胞に EBV が感染する病態では効果が乏しいとする報告がある. EBV 感染と悪性リンパ腫関連のものはしばしば重篤で死亡もまれではない. 死因は白血球減少による感染症, 血小板減少による出血・DIC と多臓器不全などである. 基礎疾患がリンパ腫であれば, 病型に応じた治療方法が選

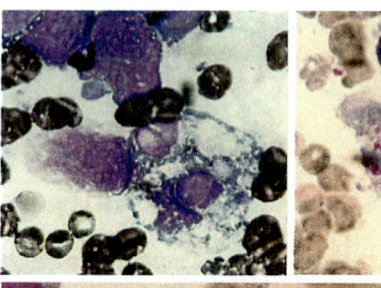
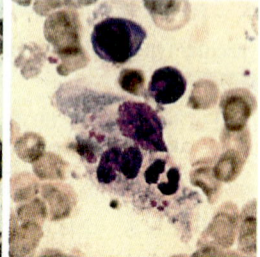
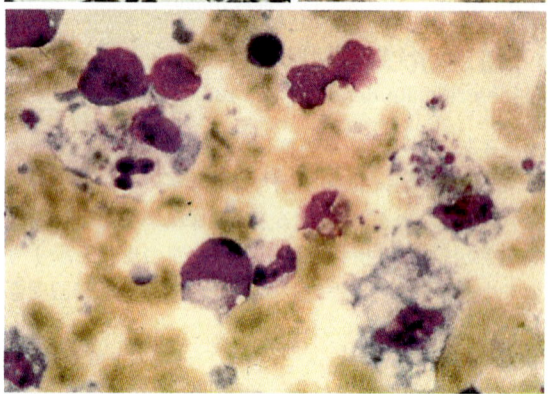

⑫ 骨髄血球貪食像

メイ-グリュンワルド-ギムザ染色.

択されるが, 造血幹細胞移植も考慮される.

　　　　　　　（樺澤崇允, 山川光徳, 三浦偉久男）

● **文献**

1) 高橋　潔ほか（編）：生命を支えるマクロファージ. 東京：文光堂；2001. p.2.
2) 高橋恵美子ほか：組織球および樹状細胞腫瘍. 森　茂郎（編）. リンパ腫アトラス, 第 4 版. 東京：文光堂；2014.
3) Ishii E, et al：Nationwide Survey of Hemophagocytic Lymphohistiocytosis in Japan. *Int J Hematol* 2007；86：58.
4) Swerdlow SH, et al：WHO Classification of Tumours of Heamatopoietic and Lymphoid Tissues, Revised 4th edition. 2016.
5) Vaiselbuh SR, et al：Meeting report updates on histiocytic disorders. *Pediatr Blood Cancer* 2014；61：1329.

8 骨髄増殖性腫瘍と関連疾患

骨髄増殖性腫瘍
myeloproliferative neoplasm（MPN）

総論

骨髄増殖性腫瘍は，好中球，赤血球，血小板などの骨髄系細胞のうち，1系統以上の細胞が末梢血あるいは骨髄においてクローナルに増殖する造血器腫瘍である．50〜70歳代に発症のピークがある．MPNをあわせると，10万人あたり年間6例程度の発症率である．

2016年の改訂版WHO分類（WHO分類2016）では，慢性骨髄性白血病（chronic myeloid leukemia：CML），真性赤血球増加症または真性多血症（polycythemia vera：PV），本態性血小板血症（essential thrombocythemia：ET），原発性骨髄線維症（primary myelofibrosis：PMF），慢性好中球性白血病（chronic neutrophilic leukemia：CNL），他の疾患に分類されない慢性好酸球性白血病，分類不能型がMPNに分類されている（❶）．CMLでは*BCR–ABL*融合遺伝子が，PV，ET，PMFではJanus kinase 2（*JAK2*），myeloproliferative leukemia virus oncogene（*MPL*），calreticulin（*CALR*）の変異が，CNLでは顆粒球コロニー刺激因子（granulocyte–colony stimulating factor：G-CSF）のレセプターであるcolony stimulating factor 3 receptor（*CSF3R*）の変異がみられ，MPNは，「造血幹細胞レベルで生じる遺伝子融合や点変異により，チロシンキナーゼが恒常的に活性化され，腫瘍性の細胞増殖が生じる疾患」といえる．

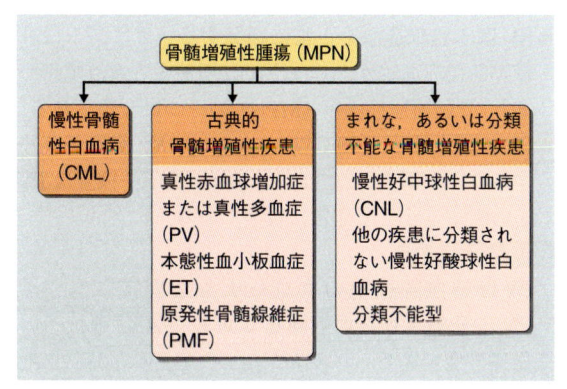

❶ 骨髄増殖性腫瘍（MPN）の分類
MPNの代表疾患であるCML，臨床像の類似点より古くから同一の疾患群としてまとめられてきたPV，ET，PMF，そしてまれな，あるいは分類不能な骨髄増殖性疾患の3つに大別するとわかりやすい．

大多数のMPNでは，発症時の骨髄像は年齢に比して過形成である．骨髄異形成症候群（myelodysplastic syndrome：MDS）とは異なり分化の異常（成熟障害）は伴っておらず，造血は「有効造血」であり，末梢血では赤血球，好中球，血小板のいずれか，あるいは複数系統の細胞が増加している．増加した成熟血球や未熟な細胞の捕捉，あるいは髄外造血のため，肝脾腫が高頻度にみられる．緩徐に発症するが，一部の症例は，骨髄の線維化による造血不全，無効造血，あるいは急性白血病への転化へと進展する．遺伝子変異の蓄積が，臓器腫大，血球の増加または減少，骨髄線維化，骨髄異形成症候群の発症などの病期進展に関与していると考えられている．

PV，ET，PMFの3疾患においては，発熱，体重減少，倦怠感，瘙痒感，骨痛などの全身症状が共通してみられるのに加え，血栓症を合併しやすい．一般人口と比較し，診断後1年の時点での血栓症のリスクは，PVでは2〜3倍に上昇している．特にPV，ETでは血栓症は主要死因である．一般人口と比較したPV，ETの生命予後は比較的良好であるのに対し，PMFの生存期間中央値は3.8年と不良である．そのため，PVとETでは血栓症の予防を目的とした治療が，PMFでは予後や全身症状の改善を考慮した治療法が選択される．

骨髄増殖性腫瘍にみられる遺伝子変異

MPNでは，*JAK2*，*MPL*，*CALR*変異などのJAK/STATシグナル伝達系を恒常的に活性化させる変異と，tet methylcytosine dioxygenase 2（*TET2*），DNA–methyltransferase 3 alpha（*DNMT3A*）などのエピゲノム制御関連遺伝子の異常が生じている．前者に関しては，PVの95％以上，ET，PMFの約半数にJAK2の617番目のアミノ酸がバリンからフェニルアラニンへ置換する変異（V617F変異）がみられる．JAK2は，エリスロポエチン，G-CSF，トロンボポエチン（thrombopoietin：TPO）などのサイトカインの刺激により一過性に活性化されるチロシンキナーゼであり，造血細胞の増殖に必須な役割を果たしている（❷）．*JAK2*に変異が生じると，サイトカインの刺激がなくてもJAK2は恒常的に活性化され，細胞は自律増殖を行うようになる．*JAK2*以外には，TPOのレセプターである*MPL*の膜貫通部位での変異がET，PMFの3〜8％に，小胞体の分子シャペロンの一つである*CALR*変異が20〜30％にみられる．*MPL*が変異

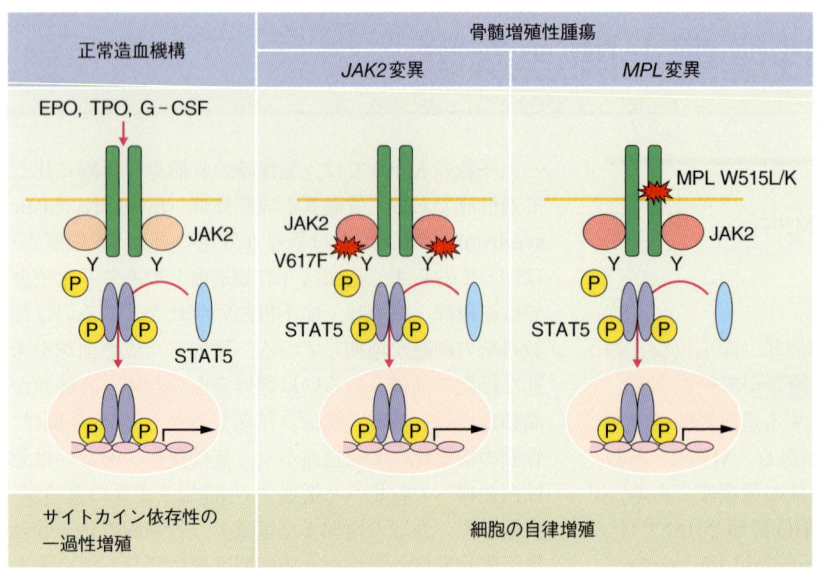

正常造血機構	骨髄増殖性腫瘍	
	JAK2変異	MPL変異

❷ 骨髄増殖性腫瘍（MPN）の
ドライバー変異

正常造血機構においては，エリスロポエチン（EPO），トロンボポエチン（TPO），顆粒球コロニー刺激因子（G-CSF）刺激により JAK2 が活性化される．活性化された JAK2 はサイトカインレセプターのチロシン残基をリン酸化し，それを認識して細胞質内に存在する STAT5 がレセプター近傍に集簇する．STAT5 は JAK2 によりリン酸化され，ダイマーを形成し，核に移行，標的遺伝子のプロモーターに結合し，サイトカイン依存性の転写が開始される．JAK2 変異や MPL 変異は JAK2/STAT5 のシグナル伝達経路を恒常的に活性化し，腫瘍性の血球増殖を生じる．

すると，サイトカインの刺激がなくても TPO レセプターが二量体を形成し，それ以降の JAK/STAT シグナル伝達系が恒常的に活性化される．また，詳細な機序は不明であるが，変異 CALR は MPL に作用し，STAT を恒常的に活性化させる．つまり，*JAK2*，*MPL*，*CALR* 変異は，JAK/STAT シグナル伝達系を恒常的に活性化させ，細胞の無秩序な増殖を促す「ドライバー変異」である．

これらの変異に加えて，おのおのの変異の頻度は数％〜十数％と低いものの，*TET2*，*DNMT3A*，additional sex combs-like 1（*ASXL1*），enhancer of zeste homolog 2（*EZH2*），isocitrate dehydrogenase 1/2（*IDH1/2*）などの DNA メチル化やヒストン修飾などのエピゲノム制御関連遺伝子の異常が MPN ではみられる．たとえば *TET2* 変異は，造血幹細胞の自己複製能を亢進させ，クローン性の造血を誘導している．エピゲノム制御関連遺伝子の変異は，MPN の発症母地形成に影響を与えるのみならず，PMF，二次性白血病への移行期や急性転化例に高頻度にみられることから，MPN の病態も修飾していると考えられている．

（下田和哉）

● 文献

1) Swerdlow SH, et al, editors：WHO Classification of Tumours of Haematopoietic and Lymphoid Tissues, Revised 4th ed. Lyon：IARC Press；2017. p. 30-59.

2) Tefferi A：Novel mutations and their functional and clinical relevance in myeloproliferative neoplasms：JAK2, MPL, TET2, ASXL1, CBL, IDH and IKZF1. *Leukemia* 2010；24：1128.

真性赤血球増加症（真性多血症）
polycythemia vera（PV）

概念

● 一般的に赤血球増加症（erythrocytosis）とは，「ヘモグロビン（Hb）値やヘマトクリット（Ht）値が年齢，性別，人種で補正した平均値＋2 SD を超える状態」と定義される．WHO 分類 2016 の真性赤血球増加症（PV）診断基準によると，「明らかな赤血球増加は男性で Hb＞18.5 g/dL または Ht＞55.5%，女性で Hb＞16.5 g/dL または Ht＞49.5%」とされている．

● PV と二次性赤血球増加症は循環赤血球量が増加している絶対的赤血球増加症であるのに対し，相対的赤血球増加症は循環血漿量の減少により，循環赤血球量は増加していないにもかかわらず，見かけ上，赤血球量が増加しているようにみえる病態である．

● PV は赤血球造血を正常に制御するメカニズムに非依存的に赤血球がクローナルに増殖する血液腫瘍であり，骨髄増殖性腫瘍（MPN）の一つに分類される．

● PV のほとんど（98％以上）には *JAK2* 変異が存在することが報告されており，*JAK2* 遺伝子検査は PV を診断するうえで非常に重要である．

病因・病態生理

PV は造血幹細胞のクローナルな異常に基づく MPN に分類される血液腫瘍である．*JAK2* 遺伝子の機能獲得型変異である *JAK2* V617F が PV の 95％以上に，*JAK2* エクソン 12 変異が PV の 3％程度に存在する．JAK2 はエリスロポエチン（EPO）受容体のみならず，トロンボポエチン（TPO）受容体や顆粒球コロニー刺激因子（G-CSF）受容体の下流にも存在し，

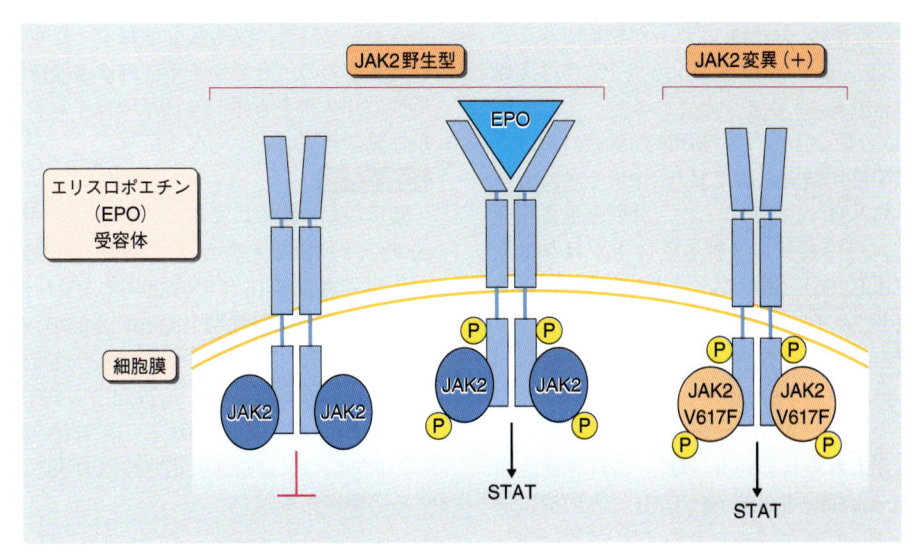

❸ JAK2変異と赤血球造血

JAK2が野生型の場合は，EPO非存在下では赤血球増殖のシグナルは伝達されない．
JAK2に変異が起きると，EPO非存在下でも赤血球増殖のシグナルは恒常的に活性化する．JAK2はEPO
受容体だけでなく，トロンボポエチン受容体やG-CSF受容体の下流にも存在するため，JAK2変異が存在
する場合は同様のサイトカイン非依存性シグナル伝達が巨核球系や顆粒球系でも起こり，赤血球数だけでは
なく，血小板数や白血球数も増加する．

❹ WHO分類2016における真性赤血球増加症（PV）診断基準

大項目	1. ヘモグロビン値＞16.5 g/dL またはヘマトクリット値＞49%（男性） ヘモグロビン値＞16.0 g/dL またはヘマトクリット値＞48%（女性） または循環赤血球量の増加（平均正常予測値を25%上回る） 2. 骨髄生検で骨髄細胞密度が年齢相応より増加し，大小さまざまで多形性がある成熟した巨核球を伴った三系統の明らかな増加あり 3. JAK2 V617F または JAK2 エクソン12の変異の存在
小項目	血清EPO値が正常下限以下

・大項目1～3すべて，または大項目の1，2と小項目を満たした場合にPVと診断する．
・診断のためには骨髄生検が必要だが，持続する明らかな赤血球増加があれば，大項目3と小項目が存在すればPVと診断してもよい．
　明らかな赤血球増加の条件
　　男性：ヘモグロビン値＞18.5 g/dL またはヘマトクリット値＞55.5%
　　女性：ヘモグロビン値＞16.5 g/dL またはヘマトクリット値＞49.5%

変異が起こることでJAK/STATシグナルが恒常的に活性化し，サイトカイン非依存性の赤血球系，巨核球系，顆粒球系の三系統すべての血球増殖が起きる（❸）．

病理

WHO分類2016のPV診断基準（❹）の大項目2の通り，骨髄組織は過形成であり，赤血球系，巨核球系，顆粒球系の三系統すべての細胞が増加している．

疫学

日本におけるPVの年間発症率は10万人あたり約2人であり，国内患者数は約3万人程度と推測されている．男女比は1～2：1といわれ，50～60歳代の男性に多い．

臨床症状

PVの主な臨床症状は，循環赤血球量の増加や血液粘稠度の亢進による血流障害に伴うもので，頭痛，めまい，視力異常，感覚異常，肢端紅痛症，赤ら顔などがあげられる．

代謝亢進による痛風や好塩基球からのヒスタミン放出に伴う全身瘙痒感，髄外造血亢進による肝脾腫などが認められることがある．

また，20%近くのPV症例に，静脈または動脈血栓症（下肢静脈血栓症や心筋梗塞，脳血栓症）が認められる．

検査・診断

WHO分類2016のPVの診断基準を❹に示す．WHO分類2008のPV診断基準のHb値基準「男性Hb＞18.5 g/dL，女性Hb＞16.5 g/dL」ではこの基準を満たさないにもかかわらず骨髄組織はPVの所見を示す，いわゆる"masked PV"が診断できないため，大項目1のHb値が「男性Hb＞16.5 g/dL，女性Hb＞16.0 g/dL」に大幅に引き下げられた．

現在ではJAK2 V617F または JAK2 エクソン12の遺伝子変異検索はPVの診断にはほぼ必須となっている．JAK2 V617Fが存在するPVでは末梢血白血球数，

血小板数，赤血球数の三系統いずれもが増加することが多いが，*JAK2* エクソン 12 変異をもつ PV では赤血球系のみが増加することが多いとされる．

また，WHO 分類 2016 では，MPN の診断における骨髄生検の重要性が強調されており，PV の診断時にも骨髄生検が基本的に必須となった．骨髄染色体検査では 10～20％ の PV 症例に 8 番染色体または 9 番染色体の付加や del(20q)，del(13q)，del(9p) などの染色体異常が検出される．

血清 EPO 値はクローナルな赤血球造血のためにネガティブフィードバックがかかり，80％ 以上の PV 症例で感度以下となり，WHO 分類 2016 の診断基準の小項目にもとり入れられている（**❹**）．慢性骨髄性白血病（chronic myeloid leukemia：CML）と同様に末梢血ビタミン B$_{12}$ 上昇が認められることが多いが，NAP（好中球アルカリホスファターゼ）スコアは慢性期 CML とは異なり高値である．肝脾腫の有無を確認するのに腹部エコーや腹部 CT を施行する．

治療

治療の目標は Ht 値の低下によって血液粘稠度を低下させ，血栓症の予防や血栓症の再燃，出血の合併症を防ぐことである．

PV と診断されれば，すべての患者において瀉血または細胞減少療法を用いて Ht を 45％ 未満とすることと低用量アスピリンを内服することが推奨される．心血管リスク因子（喫煙，高血圧症，高コレステロール血症，糖尿病）の改善にも努める．年齢が 60 歳以上，または血栓症の既往がある場合は血栓症のハイリスク群に分類され，瀉血と低用量アスピリンの内服に加え，細胞減少療法の併用が勧められる．

瀉血療法

Ht 45％ 未満を目標に 1 回 200～400 mL の瀉血を繰り返し行う．最初は 2～3 日ごとに瀉血を繰り返すこともあるが，軽症例では 2～3 か月ごとの瀉血で十分なこともある．

低用量アスピリン

出血傾向や消化管出血など禁忌がなければ，血小板機能を低下させるために全例に 75～100 mg/日の低用量アスピリンを内服させる．

細胞減少療法

上記の血栓症ハイリスク群や瀉血だけでは Ht のコントロールが不可能な症例，血小板数が 100～150 万/μL 以上となるような症例，症候性脾腫が存在する症例には細胞減少療法を併用する．一般的に使用されるのはブスルファン（BUS）やラニムスチン（MCNU）などのアルキル化薬に比較すると白血病原性が低いとされる代謝拮抗薬のヒドロキシウレア（HU）である．HU に抵抗性または不耐容の場合には JAK 阻害薬で

あるルキソリチニブも投与される．日本では未承認ではあるものの，妊婦や若年症例には催奇形性や白血病原性のリスクを考慮し，欧米ではインターフェロン α が推奨されている．

経過・予後

欧米からの報告によると，平均生存期間は約 14 年，60 歳以下に限ると約 24 年である．慢性的な経過をたどるが，診断後 15 年で約 20％ の PV 症例は二次性骨髄線維症または消耗期（spent phase）と呼ばれる，貧血が進行し，骨髄線維化や脾腫の進行が認められる状態に移行する．また，二次性白血病が 20 年間で＜10％ の PV 症例に認められる．若年者の場合は，これらの状態になれば造血幹細胞移植の適応について考慮する必要がある．

二次性赤血球増加症
secondary erythrocytosis

概念

● エリスロポエチン（EPO）産生亢進，またはエリスロポエチン受容体遺伝子（erythropoietin receptor：*EPOR*）異常による EPO 受容体の恒常的活性化に伴う絶対的赤血球増加症である．先天性の病態と後天性の病態が含まれる．

病因・病態生理

hypoxia inducible factor（HIF）と EPO

二次性赤血球増加症の病態には，赤血球系細胞の分化・成熟を調節するサイトカインである EPO と，低酸素で誘導される転写因子である HIF が深くかかわっている．

EPO は成人では主に腎で産生され，血清中の EPO 濃度は貧血や低酸素に応じて増加する．出血などで貧血になると，赤血球産生が亢進するが，この反応には HIF がかかわっている．HIF には α サブユニットと β サブユニットがあり，α サブユニットには 3 種類あるが，そのうち腎における EPO 産生に関係するのは主に HIF2α である．HIFα は正常な酸素状態では prolyl-4-hydroxylase domain（PHD）によってプロリン残基が水酸化され，次に von Hippel-Lindau（VHL）と E3 ユビキチンリガーゼの複合体によってユビキチン化され，プロテアソームで分解されるので，蛋白発現はほとんど認めない．しかし，低酸素状態では PHD の機能が失われるため，HIFα の分解が抑制され，HIFα 蛋白発現が増強する．PHD のなかで腎における EPO 産生制御に最もかかわっているのが PHD2 である．低酸素状態では HIF2α と β サブユニットは *EPO* 遺伝子の低酸素応答配列（hypoxia response element：HRE）に結合し，*EPO* の転写を促進すること

で EPO が EPOR に結合し，赤血球造血を促す．

二次性赤血球増加症の原因疾患，病態（❺）

p50 とは S 字カーブで表される酸素解離曲線上の酸素飽和度 50％の部位の酸素分圧である．p50 の低下はヘモグロビンと酸素の親和性が高いことを示唆する．

1. 先天性赤血球増加症で p50 低下をきたす病態

酸素親和性の亢進したヘモグロビン異常症により酸素解離曲線が左方移動し，組織への酸素放出が不良となることにより EPO の産生が亢進し，赤血球増加症となる．

2. 先天性赤血球増加症で p50 が正常な病態

① *HIF2α* 変異

HIF2α 遺伝子の変異が原因で，変異 HIF2α 蛋白が分解されないために EPO の発現が亢進して赤血球増加症をきたす．

② Chuvash polycythemia などを含む *VHL* 変異

ロシアの Chuvash 地域に多くみられる *VHL* 変異は，変異 VHL 蛋白が E3 ユビキチンリガーゼや HIF-1 と結合できず，HIFα の分解が抑制され，赤血球増加症となる．

③ *PHD2* 変異

PHD2 蛋白の活性が低下しているために HIFα の分解が進まず，EPO の発現が相対的に増加して赤血球増加症となる．

④ *EPOR* 変異

EPO 受容体の恒常的活性化をきたし，赤血球増加となり，先天性赤血球増加症のなかで唯一，ネガティブフィードバックのために血清 EPO 値は低下する．

3. 低酸素血症による後天性赤血球増加症

慢性肺疾患や左右シャント，喫煙者，睡眠時無呼吸症候群などは，低酸素血症のため腎組織の低酸素状態をきたし，EPO の産生を亢進させ，赤血球増加症の原因となる．また，高地居住者も大気中の酸素分圧が低いために低酸素血症となり，同様の機序で赤血球増加症をきたす．

4. 低酸素状態によらない後天性赤血球増加症

低酸素状態によらない非生理的な EPO 産生亢進状態として，❺の 2-b の状態がある．アンドロゲンは蛋白同化ステロイドであり，直接的に赤芽球系前駆細胞を刺激したり，EPO やレニン-アンジオテンシン系を介したりすることで，赤血球増加作用を発揮する．EPO 産生腫瘍に関しては，頻度的には腎細胞癌や肝細胞癌が多い．また，腎移植後の赤血球増加症には EPO 分泌，レニン-アンジオテンシン系の活性化，アンドロゲン分泌などさまざまな要因が関与しているといわれている．

病理

EPO 産生亢進または EPO 受容体の恒常的活性化に

❺ 二次性赤血球増加症の原因

1. 先天性赤血球増加症	a. p50 低下		高酸素親和性ヘモグロビン症 メトヘモグロビン血症
	b. p50 正常		① *HIF2α* 変異 ② Chuvash polycythemia などを含む *VHL* 変異 ③ *PHD2* 変異 ④ *EPOR* 変異
2. 後天性赤血球増加症	a. 低酸素血症による		慢性肺疾患 左右シャント 高地居住者 喫煙者：一酸化炭素中毒 睡眠時無呼吸症候群：低換気状態
	b. 低酸素状態によらない		薬剤摂取（アンドロゲン製剤，エリスロポエチン製剤など） EPO 産生腫瘍（腎細胞癌，肝細胞癌，小脳血管芽腫，褐色細胞腫，子宮筋腫など） EPO 産生腎病変（腎囊胞，水腎症，腎動脈狭窄，遠位尿細管アシドーシス） 腎移植後

p50：SpO$_2$ 50 ％ における酸素分圧，EPOR：エリスロポエチン受容体．

よる赤血球系のみの増加を反映し，骨髄は赤芽球系のみの過形成を示す．

疫学

真性赤血球増加症（PV）よりかなり疾患頻度は高いといわれているが，詳細は明らかではない．

臨床症状

胸痛，腹痛，筋肉痛，筋力低下，頭痛，霧視，一過性黒内障，感覚異常，思考力減退，離人・現実感喪失症候群など，PV と同様の症状をきたすことがある．髄外造血はきたさないので，脾腫は認められない．

検査・診断

二次性赤血球増加症の検査・診断の流れを❻に示す．

まず，❼を参考に相対的赤血球増加症を除外する．その後，PV と診断するための必要条件ともいえる *JAK2* V617F 変異検索を行い，*JAK2* V617F 変異が陽性であれば，PV と診断できる．*JAK2* V617F 変異が陰性であった場合には血清 EPO 値を測定し，感度以下であれば *JAK2* エクソン 12 変異を検索する．*JAK2* エクソン 12 変異が陽性であった場合には，PV と診断ができる．血清 EPO 値が感度以下であるにもかかわらず，*JAK2* エクソン 12 変異が陰性であった場合には先天性の *EPOR* 変異を考慮する．赤血球増加症があるにもかかわらず，血清 EPO 値が正常または上昇している場合は，先天性であれば，さらに❻のように鑑別を絞っていく．後天性であれば，❺の 2 の鑑別を行い，疑う鑑別疾患によって問診聴取，SpO$_2$ 測定，

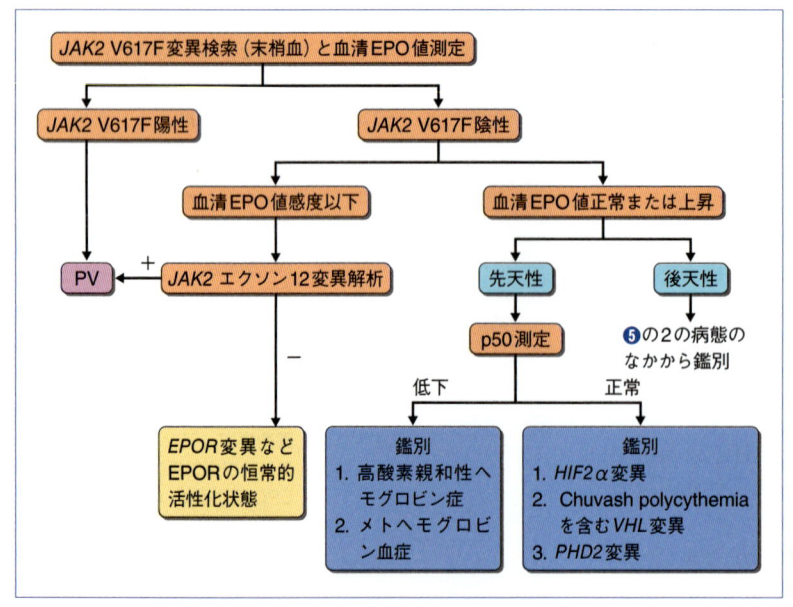

❻ 赤血球増加症の鑑別

PV：真性赤血球増加症.

❼ 赤血球増加症の種類別検査所見と臨床所見一覧

所見	真性赤血球増加症(PV)	二次性赤血球増加症	相対的赤血球増加症
赤血球数, Hb値, Ht値	増加	増加	増加
循環赤血球量	増加	増加	正常
血漿鉄交代率（PITR）	増加	正常～増加	正常
動脈血酸素飽和度	正常	低下または正常	正常
血清EPO	正常～低下	正常～上昇（EPOR変異除く）	正常
白血球増加	しばしばあり	なし	なし
好中球アルカリホスファターゼ値（NAP）	増加	正常	正常
血小板増加	しばしばあり	なし	なし
骨髄組織	三系統の血球の増加あり	赤血球系のみ増加	正常
脾腫	あり	なし	なし
血清ビタミンB₁₂値	上昇	正常	正常
血清ヒスタミン値	上昇	正常	正常
JAK2 V617またはJAK2 エクソン12変異	98%以上にあり	なし	なし

胸部X線, 腹部エコー, CTやMRIなどの画像診断, 心エコー, 肺機能検査, 睡眠時ポリグラフィなどを施行する.

【治療】

先天性の二次性赤血球増加症では, 赤血球増加症に伴う臨床症状がなければ経過観察となる. 臨床症状が存在すれば, 瀉血療法が施行される場合がある.

後天性の二次性赤血球増加症で基礎疾患, 病態を改善できる場合には, まずその治療を行う. たとえば, 慢性肺疾患などで低酸素血症が持続している場合の酸素療法, 喫煙者への禁煙励行, 睡眠時無呼吸症候群に対する睡眠時の持続陽圧呼吸療法（continuous positive airway pressure：CPAP）導入, EPO産生腫瘍に対する外科的腫瘍切除などである. 原因疾患の改善方法がなく, 赤血球増加症に伴う臨床症状がある場合は, 瀉血療法の適応となる.

【経過・予後】

後天性赤血球増加症で基礎疾患の状況が改善できた場合は, 赤血球増加症も改善する.

相対的赤血球増加症

relative erythrocytosis

【概念】

● 相対的赤血球増加症は, 循環赤血球量は正常範囲であるが, 循環血漿量の減少により, 見かけ上, ヘモグロビン（Hb）値やヘマトクリット（Ht）値が上昇し, 赤血球量が増加しているようにみえる病態である.

【病因・病態生理】

循環血漿量減少に伴う見かけ上の赤血球増加症であり, 原因としては①下痢, 発汗, 嘔吐など急激な脱水による血液濃縮状態と, ②肥満傾向で喫煙習慣があり, 高血圧症, 脂質異常症, 高尿酸血症などがある中年男性にみられるストレス多血症（Gaisböck症候群）などがある. ストレス多血症でなぜ循環血漿量が減少す

るか，その理由は明らかではない．

病理

見かけ上の赤血球増加症のため，骨髄組織に三系統の血球が増加したり，赤血球のみ増加したりという異常はない．

疫学

ストレス多血症は，一般外来患者5,000例中，3例（0.06％）に認められたという報告もあるが，疫学に関してはあまりよくわかっていない．

臨床症状

頭痛・頭重感，易疲労感，めまいなどの症状が認められることがある．

検査・診断

赤血球数やHb値，Ht値などは増加を示すが，❼に示すように循環赤血球量など，赤血球増加症の鑑別に重要な臨床検査や身体所見において異常を示さない．血清エリスロポエチン（EPO）値も正常範囲内であり，低下していることが多い真性赤血球増加症（PV）や上昇していることが多い二次性赤血球増加症との重要な鑑別ポイントになる．

治療

下痢，発汗，嘔吐などから急激な循環血漿量の減少をきたしている場合は，補液で循環血漿量を正常化し，脱水を補正する．

ストレス多血症では，肥満がある場合には減量，高血圧症，脂質異常症，高尿酸血症などがある場合にはそれぞれの疾患に対する治療，喫煙者の場合には禁煙を指導する．

経過・予後

瀉血や細胞減少療法は一般的には行われない．脱水などで急激な循環血漿量の低下をきたした際には，浦液でHb値やHt値の高値は容易に改善する．

（杉本由香，片山直之）

●文献

1) Arber DA, et al：The 2016 revision to the World Health Organization classification of myeloid neoplasms and acute leukemia. *Blood* 2016；127：2391.

2) Tefferi A, et al：Polycythemia vera and essential thrombocythemia：2017 update on diagnosis, risk-stratification, and management. *Am J Hematol* 2017；92：94.

3) Vannucchi AM, et al：What are the current treatment approaches for patients with polycythemia vera and essential thrombocythemia? *Hematology Am Soc Hematol Educ Program* 2017；2017：480.

4) Keohane C, et al：The diagnosis and management of erythrocytosis. *BMJ* 2013；18：347.

5) Patnaik MM, et al：The complete evaluation of erythro-

cytosis：congenital and acquired. *Leukemia* 2009；23：834.

6) McMullin MF, et al：Guidelines for the diagnosis, investigation and management of polycythaemia/erythrocytosis. *Br J Haematol* 2005；130：174.

7) Dameshek W：Stress erythrocytosis. *Blood* 1953；8：282.

本態性血小板血症
essential thrombocythemia（ET）

概念

●本態性血小板血症は，多能性造血幹細胞レベルでの異常により生じるクローナルな造血器腫瘍で，骨髄増殖性腫瘍の一つである．血小板増加は巨核球の血小板産生増加により生じる．

疫学

頻度は，欧米では10万対0.2～0.3である．発症年齢中央値は68歳で，大部分は50～60歳代で発症する．男性に比べ，若干女性に多い．

病態生理

本症の巨核球はインターロイキン（IL）-3，IL-6，トロンボポエチン（TPO）などのサイトカインに対する感受性が高く，またこれらがなくても増殖する性質をもっている．その理由は，JAK/STATシグナル伝達経路を恒常的に活性化するドライバー遺伝子変異を後天的に獲得するためである．本症の発症や進展に際しきわめて重要な役割を果たすドライバー遺伝子変異として，*JAK2*変異（頻度は50～60％），*CALR*変異（30％），*MPL*変異（3％）がある＊．上記ドライバー遺伝子変異が認められず，いわゆる"triple negative"と呼ばれる症例が約10％存在する．

＊*JAK2* V617F 変異：非受容体型チロシンキナーゼの一つである Janus kinase 2（JAK2）の JH2 ドメイン内の 617番目のバリン（V）がフェニルアラニン（F）に置換する変異であり，これにより JH2 ドメインによる JH1 ドメインへの抑制が解除され，サイトカイン非存在下での JAK2 の恒常的活性化が生じる．

＊*CALR* 遺伝子変異：calreticulin（CALR）は，主に小胞体内腔に存在する．変異により TPO 受容体に結合し，JAK2 をはじめとする下流のシグナル伝達が恒常的に活性化する．

＊*MPL* 変異：myeloproliferative leukemia virus oncogene（*MPL*）は TPO 受容体をコードする遺伝子で，515番目のトリプトファン（W）がロイシン（L）かリジン（K）に置換する（*MPL* W515L/K）変異である．これにより TPO 非存在下に TPO 受容体の二量体化が起こり，JAK2 をはじめとする下流のシグナル伝達が恒常的に活性化する．

血液・造血器疾患

8

骨髄増殖性腫瘍と関連疾患

半数は無症状で，血液検査時に偶然発見される．残りの半数は血管閉塞症状（一過性脳虚血発作，肢端紅痛症，主要動静脈の血栓，Budd-Chiari 症候群など）や出血症状（胃腸管や上気道などの粘膜出血）を呈する．

触知可能な軽度の脾腫が 15～20 ％に認められる．

検査

末梢血液所見

持続的で原因不明の血小板増加（≧45 万/μL）および巨大血小板を認める．血小板数が 150 万/μL を超えると，後天性 von Willebrand 病を合併することがある．種々の血小板機能異常も認められる．白血球数の増加，軽度の好酸球および好塩基球の増加を認める．高尿酸血症が 25 ％程度，偽性高カリウム血症が 20 ％程度に認められる．偽性高カリウム血症は，血清 K 値が血漿 K 値よりも 0.4 mEq/L 以上高値を示す現象をさし，本症では血小板崩壊により細胞外へ K が放出される．血清ビタミン B_{12} は 25 ％で増加する．

遺伝子変異

本症に特異的なものではないが，存在すれば反応性血小板増加を除外できる．

形態所見

1. 末梢血所見

血小板数の著増，血小板の大小不同，巨大血小板などが認められる．

2. 骨髄所見

骨髄生検は本症の診断上必須である（**8**）．大部分が正形成髄だが，まれに軽度の過形成髄を呈する場合がある．

最も顕著な特徴は，豊富な細胞質と過分葉核を有する大型～巨大な成熟巨核球が増加している所見である．これらの巨核球は骨髄中に分散しているが，疎に集簇している場合もある．小型巨核球は増加しない．血小板凝集は高度である．前線維期/初期および線維期の原発性骨髄線維症とは異なり，非常に強い異型のある巨核球やそれらが大きな集塊を形成することは本症ではきわめてまれである．また，赤芽球の血島形成が明瞭で，M/E 比（myeloid/erythroid ratio：顆粒球系細胞と赤芽球系細胞の比率）が他の骨髄増殖性腫瘍に比べて低い（相対的赤芽球過形成）．

染色体異常

7.7 ％程度に検出され，一定した異常はないが，8 番染色体，9 番染色体，20 番染色体の異常などが認められる．

診断

WHO 分類改訂第 4 版の診断基準に基づいて診断する（**9**）．

鑑別診断

二次性血小板増加症をきたす病態が鑑別の対象となる（**10 11**）．

治療

腫瘍自体を根絶する治療法は現在のところなく，血栓症や出血リスクを最小化することが本症に対する治療目標である．

血小板数が 150 万/μL 以上では，後天性 von Willebrand 病を合併することがある．

血栓症の発症リスクに基づく治療方針の一例を**12**に示す．

ヒドロキシウレア（HU）

リボヌクレオチド還元酵素阻害薬で，DNA 合成の

---

9 本態性血小板血症の WHO 診断基準（改訂第 4 版）

大基準

1. 末梢血の血小板数≧ 45 万/μL（持続的）
2. 骨髄生検所見
   過分葉核を有する大型成熟巨核球細胞の増殖を主に認める
   顆粒球系細胞の有意な増殖や左方移動を認めない
   赤芽球系細胞の有意な増殖を認めない
   ごくまれに，細網線維の軽度（グレード 1*）増加を認める
3. *BCR-ABL1* 陽性慢性骨髄性白血病，真性赤血球増加症，原発性骨髄線維症，
   あるいは他の骨髄系腫瘍の WHO 診断基準を満たさない
4. *JAK2, CALR, MPL* 変異の存在

小基準

クローナルマーカーの存在，または反応性血小板増加症が存在しない

診断には，すべての大基準を満たすか，1～3 の大基準を満たし，かつ小基準を満たすかのいずれかが必要である．

*細網線維の交差像，緩やかなネットワークが血管周囲に認められる．

（Swerdlow SH, editors：WHO Classification of Tumours of Haematopoietic and Lymphoid Tissues, Revised 4th ed. Lyon：IARC Press；2017.）

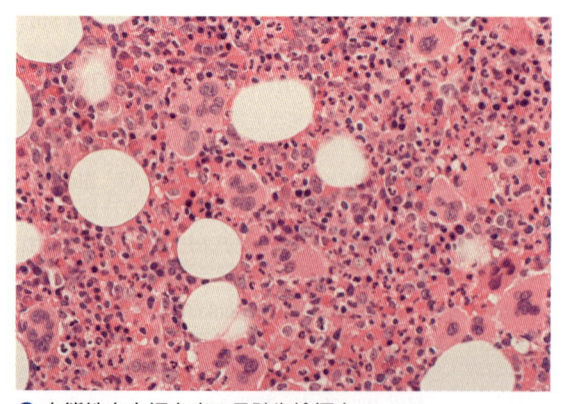

8 本態性血小板血症の骨髄生検標本
豊富な細胞質と過分葉核を有する大型の成熟巨核球が増加し，疎に集簇している．HE 染色．

❿ 血小板増加症の原因

1. 腫瘍性	1) 骨髄増殖性腫瘍 慢性骨髄性白血病，真性赤血球増加症，本態性血小板血症，原発性骨髄線維症 2) 骨髄異形成/骨髄増殖性腫瘍 鉄芽球と血小板増加症を伴う骨髄異形成/骨髄増殖性腫瘍，骨髄異形成/骨髄増殖性腫瘍（分類不能型） 3) 骨髄異形成症候群 単独 del(5) を伴う骨髄異形成症候群 4) 急性骨髄性白血病 inv(3)(q21.3q26.2) または t(3;3)(q21.3;q26.2) を伴う急性骨髄性白血病
2. 反応性	1) 急性失血 2) 血小板減少状態からのリバウンド 3) 急性感染症または炎症 4) 運動 5) 鉄欠乏性貧血 6) 溶血発作 7) 無脾症：脾摘後，機能的無脾症（セリアック病，アミロイドーシス）など 8) 悪性腫瘍：骨髄癌腫症 9) 慢性炎症または感染性疾患 膠原病，側頭動脈炎，炎症性腸疾患，セリアック病，川崎病，結核，慢性感染症，急性細菌性感染症，急性ウイルス性感染症，ネフローゼなど 10) アレルギー反応 11) 組織破壊：熱傷，重症外傷，急性膵炎，心筋梗塞，冠動脈バイパス術後など 12) 薬剤性：ビンクリスチン，トレチノイン，アドレナリン，サイトカイン（IL-1β など），増殖性因子（トロンボポエチン受容体作動薬など）など

律速段階で作用する．有害事象としては，白血球減少症，巨核芽球性貧血，口内炎，爪甲色素沈着，下腿潰瘍などがある．

アナグレリド

ホスホジエステラーゼ III 阻害作用により血小板凝集阻害作用を示す．また，強力な血小板減少作用も有する．HU とは異なり，血小板数のみを選択的に減少させる．適応が考慮されるのは，HU で効果不十分（血小板数 40 万/μL 超），または不耐容（貧血，白血球減少症，感染症，口内炎，爪甲色素沈着，下腿潰瘍など）

⓫ クローナルと反応性の血小板増加症の鑑別

		クローナルな血小板増加症	反応性血小板増加症
基礎疾患		−	＋
血栓・出血性傾向		＋	−
脾腫		＋	−
末梢血スメア		大型血小板を認める	正常血小板
血小板機能異常		＋	−
骨髄巨核球	数	増加	増加
	形態	巨大，異型を認めることがある	正常
内因性巨核球コロニー形成		＋	−
JAK2，CALR，MPL 遺伝子変異		＋	−

⓬ 本態性血小板血症の治療方針

	超低リスク		低リスク		中間リスク		高リスク	
血栓症の既往	なし		なし		なし		あり または	
年齢	60 歳以下		60 歳以下		60 歳超		60 歳超 かつ あり	
JAK2/MPL 変異	なし		あり		なし			
心血管リスク因子*	なし	あり	なし	あり	なし	あり	動脈血栓症の既往	静脈血栓症の既往
治療	経過観察	アスピリン内服**（1 日 1 回）	アスピリン内服**（1 日 1 回または 2 回）	アスピリン内服**（1 日 2 回）	アスピリン内服**（1 日 2 回）またはHU＋アスピリン内服（1 日 1 回）	HU＋アスピリン内服（1 日 1 回）	HU＋アスピリン内服（1 日 2 回）	HU＋全身性抗凝固療法***

血小板減少療法を施行する際の血小板数の目標レベルは 40～60 万/μL．
*心血管リスク因子：高血圧，糖尿病，現在の喫煙．
**血小板数が著増しており後天性 von Willebrand 症候群を認める場合にはアスピリンの内服は避ける．
高リスクで静脈血栓症の既往があり，さらに心臓血管リスクがある場合，上記の治療に加え，1 日 1 回のアスピリンの内服を行う．
***JAK2/MPL 変異または心血管リスク因子が存在する場合は，これに 1 日 1 回のアスピリン内服を加える．
HU：ヒドロキシウレア．

例などである．有害事象としては，頭痛，動悸，体液貯留，悪心，下痢などがある．

予後

　生存期間中央値は 10〜15 年であり，発症年齢中央値を考慮すると平均余命は多くの患者で健常者とほぼ変わらない．ただし，経過中に起こりうる以下の3つの重要な合併症には留意すべきである．

血栓症：15 年累積発症リスクは 10〜25 ％であり，*JAK2* 変異を有する症例が *CALR* 変異を有する症例よりもリスクが高いと考えられている．

骨髄線維症への進展：15 年累積発症リスクは 10 ％であり，*MPL* 変異を有する症例が *JAK2* 変異を有する症例よりもリスクが高いと考えられている．

白血病への移行：15 年累積発症リスクは 3 ％である．

先天性（家族性）血小板増加症
congenital (familial) thrombocytosis

　先天性血小板増加症は，トロンボポエチン（*THPO*）遺伝子，トロンボポエチン受容体をコードする *MPL* 遺伝子，*JAK2* 遺伝子などの変異などで生じるまれな疾患である．これらはメンデル型遺伝病であり，多くが常染色体優性遺伝形式をとる．本態性血小板血症と比較して臨床経過としては良好な場合が多いが，変異によっては，血栓症などのリスクが高い場合もあり，疑う場合は遺伝子変異の同定が重要である．トロンボポエチンは巨核球の産生・増殖・分化に対して主要な役割を果たすサイトカインである．*THPO* 遺伝子異常としていくつかの変異が報告されている．たとえば，*THPO* 遺伝子のイントロン 3 のスプライス供与部位で G が C に変換されていることにより 5′ 非翻訳領域が短縮し，より効率的な翻訳が可能となることで血清トロンボポエチン濃度が上昇する家系がオランダから報告されている．ヘモグロビン濃度や白血球数は基準範囲内にある．日本からは，5′ 非翻訳領域内の G の欠失や 516 番目の G が T に変換することでメッセンジャー RNA の効率的な翻訳が可能となる家系が報告されている．*MPL* 遺伝子の異常も複数報告されている．たとえば，日本から報告された生殖細胞系列での *MPL* S505N 変異は，MPL の膜貫通部の変異であり，トロンボポエチンの非存在下で MPL の自律的な重合が起こり，下流のシグナル伝達の活性化が引き起こされる．その後，同様の変異がイタリアで発見され，血栓症リスクが高く，経時的に脾腫や骨髄線維症，白血病を発症すると報告された．生殖細胞系列での *JAK2* V617I 変異も報告されており，40 歳以上では虚血性心疾患，虚血性脳血管イベントが発症する．ただし，赤血球増加症，白血球増加症，脾腫または骨髄線維症

などは認められていない．体細胞突然変異で認められる *JAK2* V617F 変異とは異なり，サイトカイン非依存性のコロニー形成は認められない．アクチンの切断蛋白をコードする遺伝子である *gelsolin* 遺伝子の変異も報告されている．

二次性（反応性）血小板増加症
secondary (reactive) thrombocytosis

　二次性（反応性）血小板増加症とは，骨髄増殖性腫瘍や骨髄異形成症候群などの基礎疾患を認めず，原因を除去することで血小板数が基準範囲内となる病態である（❿参照）．血小板増加症の原因として，全年齢層で圧倒的に多いものである．原因疾患として，❿にあるように非常に多くの疾患がある．そのなかでも多い原因として，感染症，炎症がある．血小板数として 100 万/μL を超えることはきわめてまれであり，血栓症や出血イベントもまれである．CRP などの急性期蛋白の上昇が認められることが多いが，トロンボポエチンの上昇は認められない．

　鑑別上，末梢血スメアの検鏡も重要であり，偽性血小板増加症を除外するのに有用である．血小板の大きさと同程度の破砕赤血球や破砕白血球（慢性リンパ性白血病，血栓性血小板減少性紫斑病など），小型球状赤血球やクリオグロブリン血症などでは自動血球計数器で誤って血小板と算定される．

（田中　勝）

骨髄線維症 myelofibrosis

　骨髄線維症は，骨髄に広範な線維芽細胞の増生とコラーゲン線維の沈着をみる疾患であり，造血幹細胞の異常により生じる原発性骨髄線維症と，造血器腫瘍をはじめとする悪性腫瘍や感染症に引き続き生じる二次性骨髄線維症がある．

原発性骨髄線維症 primary myelofibrosis (PMF)

概念

- 原発性骨髄線維症は，造血幹細胞レベルで生じた遺伝子変異により骨髄中で血液細胞が増殖する造血幹細胞疾患である．
- 病初期は，骨髄の過形成，巨核球の増加，集簇を特徴とし，線維化は認めず，前線維期/初期（prefibrotic/early stage）と呼ばれる．
- 進行すると，骨髄の線維化，骨硬化が著明な線維期（overt fibrotic stage）となる．末梢血への涙滴赤血球（tear drop erythrocyte）や赤芽球，骨髄芽球の

出現，髄外造血による巨脾などの特徴的な臨床症状を呈する．

病因・病態生理

原発性骨髄線維症の約半数に，サイトカインのシグナル伝達に必須なチロシンキナーゼである*JAK2*変異が，約5％にトロンボポエチンのレセプターである MPL（*c-mpl*）変異が，約30％に小胞体シャペロン蛋白である calreticulin（*CALR*）変異が生じている．正常造血では，JAK2 はトロンボポエチンやエリスロポエチンの刺激に応じて一過性に活性化されるが，これらの遺伝子変異が生じると，刺激がなくても JAK2 は恒常的に活性化され，造血細胞は自律増殖する．これらの変異は原発性骨髄線維症に特異的なものではなく，*JAK2*変異は，真性赤血球増加症の95％以上，本態性血小板血症の約50％に，*CALR*変異は本態性血小板血症の約30％に認められる．

造血幹細胞レベルで生じた遺伝子変異により，造血細胞は自律増殖を行う．つまり，原発性骨髄線維症の血液細胞は同一クローン由来である．増加した血液細胞，特に巨核球が産生する TGF（transforming growth factor）-β が骨髄の線維芽細胞に作用し線維化に，線維芽細胞から産生される OPG（osteoprotegerin）が骨硬化に関与すると考えられている．

症候・疫学・臨床症状

比較的まれな疾患である．高齢者に好発し，発症年齢中央値は65歳である．男女比は約2：1と男性に多い．

発症は一般に緩徐である．発熱，体重減少，夜間盗汗，全身倦怠感などの自覚症状を認める．線維期に進行して診断されることがほとんどであり，診断時に貧血様症状が半数以上にみられる．肝脾腫は約80％に認められ，脾腫に伴う腹部症状は約20％にみられる．

検査

前線維期/初期では末梢血の血小板数が増加するが，それ以外の所見に乏しい．骨髄は過形成であり，巨核球の増加・集簇，顆粒球系細胞の増加，赤芽球性細胞の減少を認める．

前線維期/初期に診断されることは少なく，大多数の例は線維期に進行して診断される．そのため，診断時には，Hb＜10g/dL の貧血を約70％に認める．末梢血所見では，赤血球の変形を認め，涙滴赤血球をみる（⓭）．赤芽球や骨髄芽球が末梢血に出現する白赤芽球症（leukoerythroblastosis）は80〜90％にみられる（⓭）．涙滴赤血球や白赤芽球症は，髄外造血に伴い生じると考えられている．LDH は高値を示す．

線維期では，骨髄穿刺は採取不能（dry tap）であることがほとんどであり，骨髄生検を行う必要がある．広範な線維化（細網線維，コラーゲン線維の増生）を伴う巨核球の増殖と異型，骨硬化を認める（⓮⓯）．

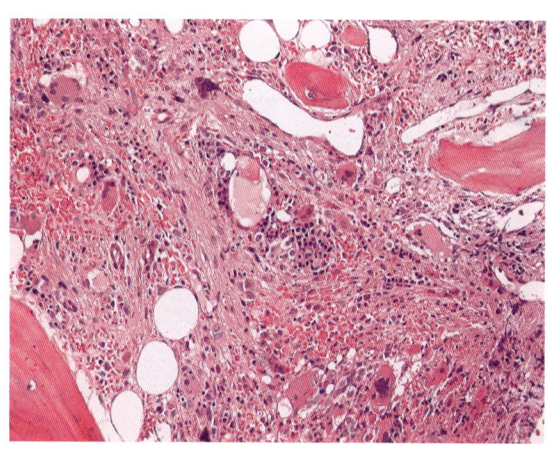

⓮ 骨髄生検所見（線維期）
骨髄の線維化，骨梁の増加が認められる．巨核球も増加している．HE 染色．

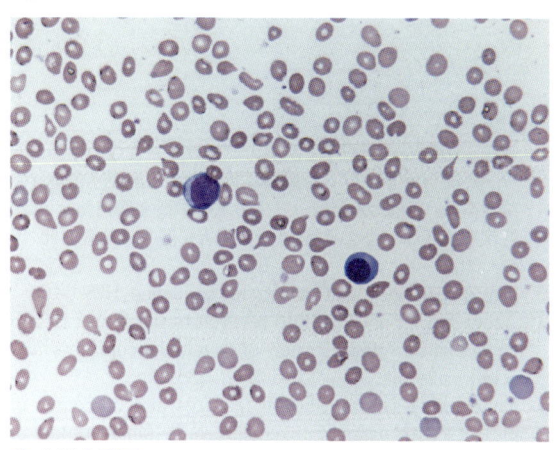

⓭ 末梢血所見
末梢血に赤芽球や骨髄芽球が出現（白赤芽球症）．背景の赤血球に，涙滴赤血球を認める．メイ-ギムザ染色．

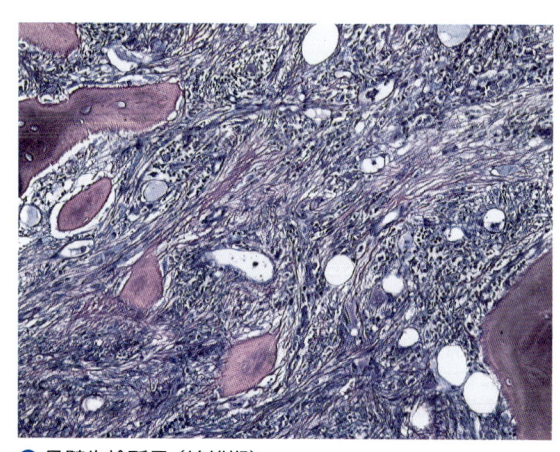

⓯ 骨髄生検所見（線維期）
骨髄の著明な線維化を認める．銀染色．

局所的に残存する造血巣は過形成である．肝脾腫は高度にみられ，髄外造血を生じている．

診断・鑑別診断

前線維期/初期では末梢血の血小板数増加以外の所見に乏しく，本態性血小板血症との鑑別を要する．貧血，末梢血に赤芽球，骨髄芽球の出現（白赤芽球症），肝脾腫などの所見があると線維期の骨髄線維症を疑い，診断確定のために骨髄生検を行う．慢性骨髄性白血病，骨髄異形成症候群，真性赤血球増加症，本態性血小板血症との鑑別が必要であり，フィラデルフィア（Ph）染色体がないこと，または FISH 検査で BCR/ABL が検出されないこと（慢性骨髄性白血病との鑑別），赤芽球，顆粒球系に異形成像がないこと（骨髄異形成症候群との鑑別）は必須である．また，「二次性骨髄線維症」で述べるように，骨髄異形成症候群などの種々の造血器悪性腫瘍に骨髄の線維化を合併することがあり，これら二次性骨髄線維症との鑑別も必要となる．血清 LDH の上昇，脾腫の存在（しばしば巨大脾腫を呈する）は診断の参考になる．

予後・経過

5 年生存率は 43 ％である．感染症，白血化が主な死亡原因となる．ただし，慢性骨髄性白血病が，無治療の場合 5～6 年の経過でほぼ全例急性転化するのに比べ，原発性骨髄線維症が白血化する割合はさほど高くない．

脾腫は経過とともに増大し，腹部膨満感，食思不振，腹痛，さらには門脈圧亢進症をきたし，腹水，浮腫などの原因となる．

治療

造血幹細胞レベルで生じた腫瘍であるため薬物療法による治癒は困難であり，同種造血幹細胞移植が唯一の治癒的治療法である．しかし，高齢者に好発するこ

ともあり，適応は限られてくる．「年齢＞65 歳，発熱・夜間盗汗・体重減少の持続，Hb＜10 g/dL，白血球数＞25,000/μL，末梢血芽球≧1 ％」が予後不良因子であり，これらの 2 項目以上を満たす場合は，造血幹細胞移植を検討する．移植の適応とならない場合は，JAK 阻害薬が骨髄線維症に伴う脾腫，全身症状の改善に有用である．予後不良因子が 1 項目以下の場合，生命予後は比較的良好である．貧血，全身倦怠感，脾腫に伴う腹部膨満感などがある場合は，症状緩和を目的とした治療，ない場合は経過観察とする．

同種造血幹細胞移植

原発性骨髄線維症に対する現時点での唯一の治癒的治療法である．長期予後が 40～60 ％に期待できる．骨髄は線維化が著明であるが，移植した造血幹細胞は生着可能であり，生着不全は 10 ％以下と少ない．移植後は，大多数の症例で骨髄の線維化が改善する．

JAK 阻害薬（ルキソリチニブ）

骨髄線維症に伴う脾腫，全身症状が 30～40 ％の例で改善する．主な有害事象は血球減少である．

蛋白同化ホルモン

30～40 ％の症例に有効であり，貧血の改善が期待できる．妊婦には投与しない．肝障害，前立腺癌が増悪する可能性に注意が必要である．

▌二次性骨髄線維症 secondary myelofibrosis

二次性骨髄線維症は，基礎疾患に合併する骨髄線維症である．基礎疾患は⑯に示すように多様であり，造血器腫瘍だけでなく，感染症，膠原病に合併することもある．約半数は骨髄線維症と同じく骨髄増殖性腫瘍に分類される真性赤血球増加症，本態性血小板血症に続発する．これらの症状や検査所見は原発性骨髄線維症に類似しており，原発性骨髄線維症と同様の治療を行う．それ以外の疾患に続発する場合は，基礎疾患の治療を行う．

（下田和哉）

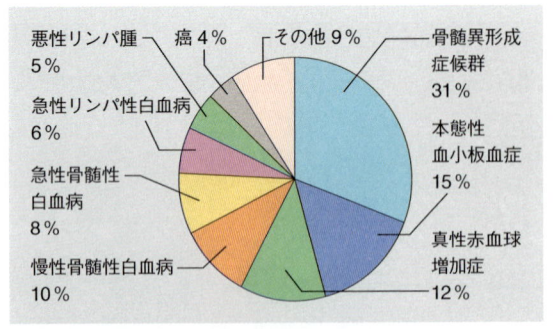

⑯ 二次性骨髄線維症の原因疾患
二次性に骨髄線維症を引き起こす疾患とその頻度を示す．
（骨髄線維症の診断基準と診療の参照ガイド作成のためのワーキンググループ：骨髄線維症診療の参照ガイド第 4 版改訂版．平成 28 年度．厚生労働科学研究費補助金 難治性疾患克服研究事業 特発性造血障害に関する調査研究班；2018.）

●文献

1) 骨髄線維症の診断基準と診療の参照ガイド作成のためのワーキンググループ：骨髄線維症診療の参照ガイド第 4 版改訂版．平成 28 年度．厚生労働科学研究費補助金 難治性疾患克服研究事業 特発性造血障害に関する調査研究班；2018.
   http://zoketsushogaihan.com/file/guideline_H28/08.pdf
2) Arber DA, et al：The 2016 revision to the World Health Organization classification of myeloid neoplasms and acute leukemia. *Blood* 2016；127：2391.
3) Takenaka K, et al. Clinical features and outcomes of patients with primary myelofibrosis in Japan：report of a 17-year nationwide survey by the Idiopathic Disorders of Hematopoietic Organs Research Committee of Japan. *Int J Hematol* 2017：105：59.

9 出血傾向と血栓傾向

総論

出血傾向

概要

出血傾向とは，通常は起こりえない自然，または軽度の外傷などで生じた血液の血管外漏出が止血しにくいという症状である．便宜的に出血傾向といわれるが，出血しやすくなるというよりは，出血が止血しにくい状況ととらえるほうが正しい．出血傾向は止血機構の破綻で生じるため，その病態生理を理解するためには，止血機構を理解する必要がある（☞「止血機構」p.22）．

病態・分類

血管壁が損傷すると，生体は速やかな止血反応の進行によって出血を最小限にする．初期の止血反応を担うのが血小板である．この血小板の関与する止血反応を一次止血と呼ぶ．血小板活性化に引き続く，凝固因子による止血反応が二次止血である．一次止血は，決壊した堤防に対する土嚢の役割を果たし，二次止血はこれを強固にするセメントの役割をもつ．一次止血と二次止血は互いに相互作用して，止血栓を効率よく形成する．形成された止血栓は線溶により，血栓が適切な大きさに調節される．これらの止血反応の破綻により出血傾向を呈する．出血症状に遭遇した際には，上記の止血反応部位のどこに異常があるかを念頭におく．

出血傾向は大きく先天性と後天性に分けられ，さらに，その病態により，①血小板・血管の異常，②凝固因子の異常，③線溶の異常に分けられる．播種性血管内凝固（DIC）症候群や肝硬変では，これらの要素が重複して出血傾向を呈することもある．主な出血傾向をきたす疾患を，病態別に❶に示す．

血小板・血管の異常

血小板（一次止血）に起因する出血傾向には，数と機能の異常がある．日常診療では数の異常，特に後天性の原因が多い．血小板数低下で頻度の高いものは，特発性血小板減少性紫斑病，薬剤，DIC，造血器悪性腫瘍などの血液疾患，脾腫である．血小板機能異常症は抗血小板薬内服によるものが多く，先天性な血小板膜糖蛋白質（glycoprotein：GP）の欠損・異常である

❶ 出血傾向を呈する主な疾患

分類			病名	成因
1. 血小板・血管の異常	血小板機能異常	先天性	血小板無力症，Bernard-Soulier 症候群	GP IIb/IIIa 欠損，GP Ib/IX/V 欠損
			灰色血小板症候群，Hermansky-Pudlak 症候群	放出異常症（α 顆粒異常，濃染顆粒異常）
		後天性	抗血小板薬内服，尿毒症，骨髄増殖性疾患	
	血小板数の異常	先天性	無巨核球性血小板減少症	TPO 受容体異常
		後天性	特発性血小板減少性紫斑病（ITP）	血小板膜蛋白質への自己抗体産生
			血栓性血小板減少性紫斑病（TTP）	ADAMTS13 に対する抗体産生
			薬剤性血小板減少症	
			造血器悪性腫瘍，骨髄不全	
	血漿蛋白異常	先天性	von Willebrand 病	
	血管異常	先天性	遺伝性出血性毛細血管拡張症（Osler 病）	エンドグリン異常・ALK-1 異常
		後天性	IgA 血管炎（Henoch-Schönlein 紫斑病）	好中球破砕性血管炎
2. 凝固因子の異常		先天性	血友病，その他の凝固因子欠乏症	凝固因子の先天的欠損
		後天性	ワルファリン内服	
			肝硬変，ビタミンK欠乏症	凝固因子産生障害
			播種性血管内凝固（DIC）	消費性凝固因子低下・血小板数低下
			後天性血友病・他の凝固因子インヒビター	抗凝固因子抗体産生
3. 線溶系の異常		先天性	PAI-1 欠損症，α₂ プラスミンインヒビター欠損症	
		後天性	APL に伴う DIC	APL 細胞上のアネキシン II 過剰発現

GP：糖蛋白，TPO：トロンボポエチン，ALK-1：activin receptor-like kinase-1，PAI-1：プラスミノゲンアクチベーターインヒビター 1，APL：急性前骨髄球性白血病.

血小板無力症や Bernard-Soulier 症候群はまれである（いずれも常染色体劣性遺伝）．血小板粘着をつかさどる von Willebrand 因子（VWF）の先天的な異常による von Willebrand 病（VWD）は，頻度が高い先天性の出血性疾患である．

凝固因子の異常

凝固因子は肝臓でつくられる蛋白質であるため，肝硬変などの肝機能障害により産生が低下し，重度になると出血傾向をきたす．また，凝固因子の一部は，ビタミン K が生合成に必要なため，脂溶性ビタミンの吸収不全が凝固因子産生を低下させる．抗凝固薬であるワルファリンは，このビタミン K サイクルを阻害することでビタミン K 依存性の凝固因子産生の出来高を制御する薬剤である．このような肝臓での凝固因子産生の低下に加え，DIC では，フィブリン血栓形成に凝固因子が利用され，消費性に凝固因子が低下する．このように凝固因子が全般的に低下する病態以外には，先天性の凝固因子欠乏症・欠損症が重要である．特に第 VIII 因子，第 IX 因子の先天的異常は血友病（それぞれ血友病 A，血友病 B）として知られ，先天性の凝固因子異常としては最も頻度が高い（❷）．その他の先天性の凝固因子異常はまれな疾患である．また，後天的に凝固因子に自己抗体が生じて，出血傾向をきたすことがある．後天的に自己抗体が生じる凝固因子は，補因子である第 VIII 因子が多く，次に第 V 因子が多い．ビタミン K 依存性凝固因子に自己抗体が生じることはきわめてまれである．

線溶系の異常

線溶系の異常による出血傾向としては DIC があげられる．DIC では消費性の凝固因子や血小板数の低下だけでなく，線溶活性の亢進が出血傾向に結びつくことがある．特に，急性前骨髄球性白血病に伴う DIC は，白血病細胞上の線溶活性が亢進することにより，重度の出血傾向をきたす．また，線溶抑制物質であるプラスミノゲンアクチベーターインヒビター 1（PAI-1）や α_2 プラスミンインヒビター（α_2-PI）の先天的な欠損により出血傾向をきたすことがあるが，きわめてまれである．

問診・診察

他の疾患と同様に，出血傾向の診療にも問診と診察がきわめて重要である．出血傾向が生じた時期を注意深く問診することは，先天性か後天性かの判断に役立つ．あわせて家族歴を必ず聴取する．血友病は X 連鎖劣性遺伝のため，兄弟，叔父，祖父に同様の症状がある場合が多い．VWD は多くが優性遺伝のため，両親のどちらかに出血傾向があることが多い．また，出血傾向をきたしやすい抗血小板薬や抗凝固薬の聴取も忘れてはならない．先天性の出血傾向の場合，患者本人が症状を認識していない場合もあるため，過去の抜歯や手術時の止血困難，女性の場合は月経過多による貧血の既往についての情報も参考になる．

診察では，出血が生じた部位を注意深く観察する．

❷ 先天性凝固因子欠乏症の原因遺伝子と頻度

凝固因子	遺伝子	染色体	頻度	遺伝性
フィブリノゲン	FGA, FGB, FGG	4	1/100 万	常染色体劣性
プロトロンビン	F2	11	1/200 万	常染色体劣性
第 V 因子（FV）	F5	1	1/100 万	常染色体劣性
第 VII 因子（FVII）	F7	13	1/50 万	常染色体劣性
第 VIII 因子（FVIII）	F8	X	1/1 万	X 連鎖劣性
第 IX 因子（FIX）	F9	X	1/5 万	X 連鎖劣性
第 X 因子（FX）	F10	13	1/100 万	常染色体劣性
第 XI 因子（FXI）	F11	4	1/100 万*	常染色体劣性
第 XIII 因子（FXIII）	F13	6	1/200 万	常染色体劣性
第 V・第 VIII 因子（FV・FVIII）複合	LMAN, MCFD2	18, 2	1/200 万	常染色体劣性

*ユダヤ人には多く，ホモ接合体が 0.22～0.53 %．
FGA：fibrinogen α chain，FGB：fibrinogen β chain，FGG：fibrinogen γ chain，LMAN：lectin mannose-binding，MCFD2：multiple coagulation factor deficiency protein 2.
（『UpToDate®』を参考に作成.）

❸ 止血メカニズムの破綻と出血症状との関連

	異常部位		
	血管・血小板系	凝固系	線溶系，第 XIII 因子
出血の性状	点状出血，小斑状出血（多発性，浅在性）	大斑状出血（通常単発性，深在性）	後出血（いったんは止血，数時間後に当該部に再出血）
出血の部位	浅部出血（皮膚，粘膜：鼻出血，月経過多，消化管）	深部出血（皮下，筋肉内，関節内，頭蓋内）	皮膚，深部出血のいずれもみられる
主な疾患	血小板減少症（1 万～2 万/μL 未満） von Willebrand 病 血小板機能異常	血友病 後天性血友病 他の凝固因子欠乏症 薬剤（抗凝固薬）	第 XIII 因子欠乏 線溶抑制因子欠損

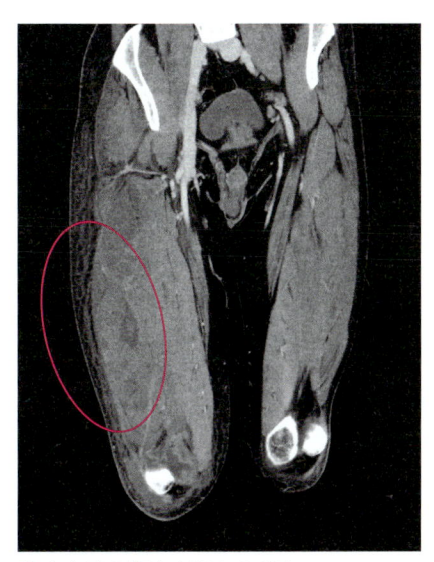

❹ 血友病の筋肉内出血の CT

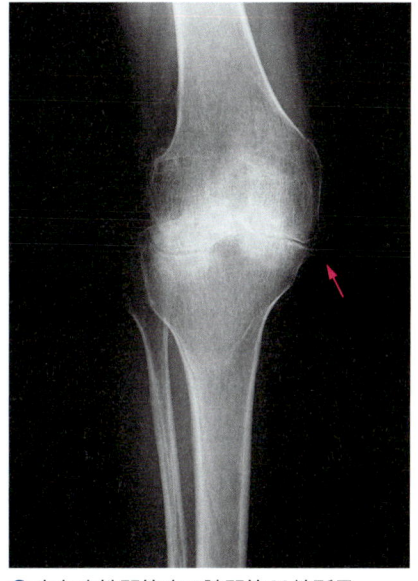

❺ 血友病性関節症の膝関節 X 線所見
関節腔の狭小化（矢印）.

①血小板の異常, ②凝固因子の異常, ③線溶の異常,
それぞれ出血の性状が異なることが特徴である（❸）.
血小板の異常による出血傾向の場合は, 皮膚の出血は
点状出血が特徴的である. 赤紫の隆起しない数 mm
の出血斑で, 四肢に多い. IgA 血管炎（Henoch-
Schönlein 紫斑病）の紫斑は, 若干盛り上がり, 発赤
が強いのが特徴である. 点状出血を呈する患者では,
口腔内出血の有無も重要である. 口腔内の出血は wet
purpura と呼ばれ, 脳出血や消化管出血に結びつく重
篤な血小板減少症の徴候である. 凝固因子異常による
出血傾向は, 皮膚では, 皮下に青紫の広い出血斑を認
める. 凝固因子異常では, 関節内出血や筋肉内出血な
どの深部の出血が特徴である（❹）. 重症の血友病を
適切に治療しないと, 繰り返す関節内出血で関節可動
域が極度に低下する（❺）. 自己抗体が生じる後天性
血友病は高齢者に多く, 関節内出血が少なく, 皮下に
大きな出血斑をつくることが特徴である. 線溶の出血
傾向は後出血と呼ばれ, 一度止血が得られても時間経
過とともに再出血する.

　随伴症状の有無も重要である. 貧血の合併は, 消化
管出血などによる出血, 溶血性貧血を伴う Evans 症
候群や血栓性血小板減少性紫斑病（TTP）, 造血器悪
性腫瘍などを鑑別する必要がある. 先行感染の有無,
発熱・下血の有無, 関節症状なども診断の手がかりと
なりうる. また, これらの随伴症状の診察から, 遭遇
した状態に緊急性があるかどうかを判断することも重
要である.

検査・診断

　上記の問診と診察のうえ, 出血性疾患を疑った場合
は, スクリーニング検査として, 血算, プロトロンビ
ン時間（PT）や活性化部分トロンボプラスチン時間
（APTT）, フィブリン・フィブリノゲン分解産物
（FDP）（または D ダイマー）の測定を行う. スクリー
ニング検査から, 必要に応じて, さらに検査を進め,
確定診断を行う（❻）.

　血小板による出血傾向は, 数の低下によることが多
い. 血小板数の基準値は 15 万～40 万/μL である. 点
状出血などの自然出血のリスクは, 血小板数が 1 万～
2 万/μL 以下で生じる. 5 万/μL 以下で外傷時の出血
リスクが高まるが, 通常は 5 万/μL 以上あれば手術も
可能である（頭部などは除く）. 血算測定用のスピッ
ツにあらかじめ入っている抗凝固薬 EDTA（エチレン
ジアミン四酢酸）が原因で血小板同士が接着してしま
い, 自動分析機で血小板数が低く見積もられることが
ある（偽性血小板減少）. 出血傾向のない血小板数低
下に遭遇した場合には, これを除外することが必要で
ある. これはスメアで血小板の凝集塊を確認すること
で確定できる（スメアの引き終わりに多い）. スメア
の観察は, 巨大血小板, 破砕赤血球, 異常な細胞の有
無を確認するうえでもきわめて重要である.

　血小板の機能検査として出血傾向が知られている.
耳朶をランセットで穿刺し止血するまでの時間を測定
する方法（Duke 法）が一般的であるが, 再現性に乏
しい. 明らかな血小板減少や出血傾向があるときには
適応にならない. 血小板機能異常症の確定診断には血
小板機能測定を用いる. これは, 遠心操作で血小板多
血漿（platelet-rich plasma：PRP）を得た後に, 血小
板の刺激物質を加えて, 血小板凝集に伴う PRP の透

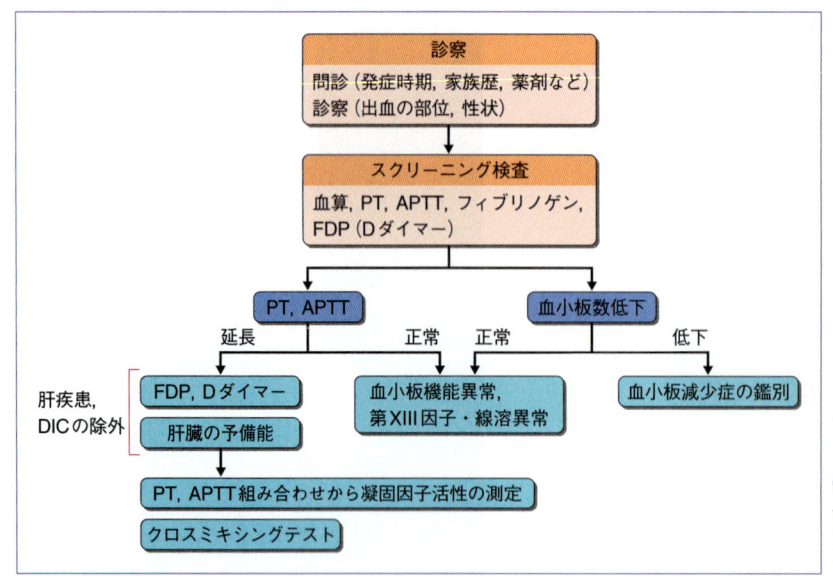

❻ 出血性疾患の診断アプローチ
診察・問診から異常部位を推定し, スクリーニング検査から確定診断を進める.

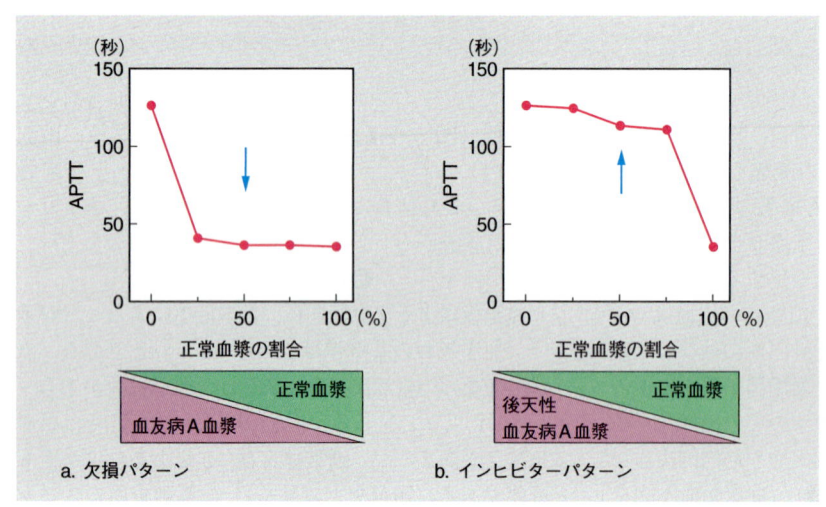

a. 欠損パターン　　　b. インヒビターパターン

❼ クロスミキシングテスト
正常血漿と患者血漿を混ぜ, 一定時間経過後に凝固時間を測定する. 因子欠乏の場合, 30 % ほど正常血漿が混ざると凝固時間は正常化する. 凝固因子活性を阻害する物質が存在する場合には, 正常血漿由来の凝固因子も阻害されるため, 正常血漿が添加されても凝固時間は正常化しない.

過性の変化を観察するものである. 血小板無力症では, ADP (アデノシン二リン酸) やコラーゲン刺激後の血小板凝集を認めないのが特徴である. Bernard-Soulier 症候群では, リストセチン (VWF と血小板の GP Ib との結合を高める) 凝集が低下・欠如する (☞「血小板の異常」p.233). VWD の診断には, VWF 活性と抗原量, 第 VIII 因子, リストセチン凝集を測定する. タイプ 2B や血小板型の場合は, 他の型と異なりリストセチン凝集が亢進する (☞「von Willebrand 病 (VWD)」p.242).

　凝固因子のスクリーニングとして PT, APTT を測定する. 前述の通り, 凝固因子は肝臓で産生される蛋白質であることから, 肝臓の予備能が低下している患者では異常となる. 肝臓の予備能が正常であるが, これらの値に異常がある場合は, PT と APTT のパターンによって, 異常な凝固因子を推定する (☞「止血機構」p.22). また, クロスミキシングテストにより凝固因子の欠乏か, 阻害物質が存在するかを判断する (❼). 日常診療では, APTT 単独延長を呈する出血性疾患が頻度が高い. 血友病, VWD, 後天性血友病 A が重要である. VWD は優性遺伝形式が多く, 女性での先天性出血性疾患としては最も多い. 後天性の凝固因子インヒビターは第 VIII 因子に対するものが大部分であり, ほかはきわめてまれである. VWF は第 VIII 因子を安定化させる作用があるため, VWD では第 VIII 因子が低下し, 結果として APTT が延長するため血友病 A との鑑別が重要である. 後天性血友病ではクロスミキシングテストでインヒビターパターン (❼b), 並びに第 VIII 因子インヒビター陽性を呈する. 第 XIII 因子欠損症は出血傾向があっても PT, APTT は正常である. 逆に, 第 XII 因子欠損症は APTT が極度に異常となるが, 出血傾向は呈さない.

血栓傾向

概要

動脈血栓症のリスクとしては、いわゆる動脈硬化にかかわる喫煙、高血圧、糖尿病、肥満などがあるが、それ以外にも血液凝固の制御機構の異常によって、主として静脈血栓症を引き起こす病態がある。これらの血栓傾向は、大きく先天性と後天性に分けられる。先天性は、凝固因子カスケードのブレーキを担う因子プロテインS、プロテインC、アンチトロンビンなどが重要である。後天性の血栓性素因としては、悪性腫瘍、抗リン脂質抗体症候群、経口避妊薬、長期臥床があげられる（⑧）。

病態・分類

血管内は血液の流動性を保つための制御機構を有する。特に血管内皮細胞が、局所の血栓形成の制御に重要である。血管内皮細胞からは、線溶活性化物質である組織プラスミノゲンアクチベーター（t-PA）、抗血小板作用のあるプロスタサイクリンが放出される。血管内皮細胞上のヘパリン様物質は、抗凝固物質であるアンチトロンビンと結合する。アンチトロンビンはトロンビンや活性化第X因子などとの活性化凝固因子と1：1で結合し、その作用を抑制する。ヘパリンはアンチトロンビンの作用を増強する抗凝固薬である。また、内皮細胞上のトロンボモジュリンは、凝固カスケードによって生じたトロンビンと結合する。この複合体が、プロテインCを活性化して、活性化プロテインC（APC）が生じる。APCはプロテインSを補酵素として活性化第VIII因子、活性化第V因子を不活化する（☞「止血機構」p.22）。

血栓傾向は、先天性、後天性に分類される（⑧）。

先天性のものは凝固カスケードを制御する因子の遺伝的な異常によることが多く、アンチトロンビン、プロテインC、プロテインSの異常である先天性血栓性素因として重要である。これらの疾患は、かかわる常染色体優性遺伝形式を示す。なかでもプロテインS欠乏症と呼ばれる異常症は、抗原量に比して活性が低下する分子異常症で日本人に多い。アンチトロンビン欠乏症は、プロテインCやプロテインSと比較して血栓リスクが高いことも特徴である。プロテインS、またはプロテインC欠損のホモ接合体は、新生児に電撃性紫斑病と呼ばれる全身の血栓傾向をきたす。アンチトロンビン欠乏のホモ接合体は存在しない。先天性は、第V因子の遺伝子異常により APC が活性化第V因子を切断できない第V因子 Leiden 変異（APCレジスタンス）、プロトロンビンの非翻訳領域に生じた変異 G20210A 変異が血栓性素因として多いが、これらの変異は日本人には認めない。後天性の原因としては、悪性腫瘍、抗リン脂質抗体症候群、長期臥床、経口避妊薬、妊娠などがあげられる。

問診・診察

血栓症を引き起こす悪性腫瘍などの基礎疾患の存在がないかどうか。また、経口避妊薬をはじめとした血栓傾向となる薬剤について確認する。血栓性の部位、発症年齢の確認、聴取も重要とし、家族歴、先天性血栓性素因を疑う血栓症の発症形式とし、家族内の血栓症発症の有無。若年性（50歳未満）での血栓症発症、矢状静脈洞や門脈血栓など、通常のでの血栓症とは異なる部位での血栓症発症などがあげられる。先天性血栓性素因を引き起こすプロテインS、プロテインC、アンチトロンビン欠乏症は常染色体優性遺伝となるため、血栓リスクは子は50％の確率で伝播する。同じ先天性血栓症でも、家族内での発症が高いと判断される。

検査・診断

患者の重症度に応じて緊急の処置が必要かどうかの判断、特に肺血栓塞栓症の合併があるか。その重症度を判断する。血小板数とフィブリノゲンの低下を伴うFDPやDダイマーの上昇に遭遇したらDICを疑い、悪性腫瘍などの基礎疾患の有無を検討する。血液検査では、FDP、Dダイマーの測定、その他の因子活性の測定が必要であるが、血栓症の急性期では、アンチトロンビン、プロテインC、プロテインS活性は低下していることが多く、正確な判断が困難であるため、プロテインCやプロテインSはビタミンK依存性の凝固因子であるため、ワルファリン内服時には正確な先天性血栓性素因を診断には、その因子活性の測定が必要であるために、血栓症の急性期と、DICの有無を判断するために、PT、フィブリノゲン、血小板数を測定する。血小板数とフィブリノゲンの低下を伴うFDPやDダイマーの上昇に遭遇したらDICを...

⑧ 主な静脈血栓症のリスク因子

先天性	後天性
プロテインS欠乏症	悪性腫瘍
プロテインC欠乏症	抗リン脂質抗体症候群
アンチトロンビン欠乏症	外傷、手術、妊娠・分娩
第V因子 Leiden 変異（APCレジスタンス）*	経口避妊薬、ホルモン補充療法
プロトロンビン G20210A 変異*	ネフローゼ症候群
アンチトロンビンレジスタンス	骨髄増殖性疾患
	高齢、長期臥床、肥満
	中心静脈カテーテル
	心不全

*日本人には存在しない。

評価ができない．加えて，プロテインＳは妊娠時には低下する．先天性血栓素因の診断は血栓症が落ち着いた段階で，ワルファリン内服がない条件下での活性測定が重要である．本人の状況が確定できない場合は，優性遺伝形式であるため，両親の活性を測定することが参考になる．欠乏症の診断には，それぞれの因子の活性測定が，抗原も活性も低下するタイプⅠと活性が抗原に比較して低下するタイプⅡ（分子異常症）に分けられる．日本人に多いプロテインＳ欠乏は分子異常症であることが多く，活性と抗原の比率が診断に有用である．プロテインＳの場合は加えて，遊離プロテインＳも測定する．

抗リン脂質抗体症候群の診断には，臨床症状（妊娠合併症，または原因不明の血栓）に抗リン脂質抗体の同定が必要である．抗リン脂質抗体は 12 週以上の間隔を開けた後に再検する．ループスアンチコアグラント（LA），抗カルジオリピン抗体（aCL），抗 β_2-GPⅠ抗体が測定できる．

（大森　司）

●文献
1) 窓岩清治：出血傾向の鑑別．日本血液学会（編）．血液専門医テキスト，改訂第 2 版．東京：南江堂；2015．p.42.
2) 山本晃士：血栓傾向の鑑別．日本血液学会（編）．血液専門医テキスト，改訂第 2 版．東京：南江堂；2015．p.45.
3) 大森　司：出血性疾患の診断アプローチ．臨床血液 2013；54：1888.

血管性紫斑病
vascular purpura

概念
●血管性紫斑病は，血小板や凝固系の異常を伴わず，血管壁の障害により紫斑を生じるものの総称である．実際には止血に関してのスクリーニング検査で異常がなく，Rumpel-Leede 試験が陽性の場合，血管性紫斑病が強く疑われる．

病因・病態生理
病因は多岐にわたるが，大きく①血管構造の奇形，②血管周囲結合組織の異常，③血管炎の 3 種類に大別される（❾）．

血管構造の奇形による血管性紫斑病

遺伝性出血性毛細血管拡張症
hereditary hemorrhagic telangiectasia（HHT）

Osler-Weber-Rendu 症候群としても知られている．常染色体優性遺伝形式で，皮膚や粘膜に多発性毛細血管拡張を示し，鼻出血や病変部位からの出血を主徴とする．血管拡張病変は鼻粘膜に最も多くみられ，口唇，口腔粘膜，消化管粘膜，顔面，指尖，気道などにもみられる．10〜20％の症例で脳動静脈奇形がみられる．本症の遺伝子異常としては，エンドグリンあるいは activin receptor-like kinase-1（ALK-1）の異常が同定されており，TGF-β（transforming growth factor-β）のリガンドと受容体の相互作用の障害によって生じると考えられている．

Kasabach-Merritt 症候群

血管構造異常により巨大な海綿状血管腫を形成する症候群である．海綿状血管腫内において凝固が亢進し局所の播種性血管内凝固（DIC）を生じるため，斑状出血を呈することがある．

血管周囲結合組織の異常による血管性紫斑病

Ehlers-Danlos 症候群

本疾患はコラーゲン遺伝子やコラーゲン修飾酵素遺伝子の異常に起因し，結合組織の異常を呈する症候群である．少なくとも 6 病型に分類されている．臨床症状としては，皮膚の脆弱性，過伸展，多発性斑状出血，関節の過伸展などにより特徴づけられる．

Marfan 症候群

結合組織の形成異常に伴い，主症状として，循環器系（心臓，血管）の異常，筋骨格系の異常，眼症状（水晶体偏位など）を伴う．長身で四肢が長く，くも状指

❾ 血管性紫斑病の分類

血管構造の奇形	遺伝性出血性毛細血管拡張症（Osler-Weber-Rendu 症候群） Kasabach-Merritt 症候群 種々の血管奇形（動静脈奇形を含む）
血管周囲結合組織の異常	Ehlers-Danlos 症候群 Marfan 症候群 骨形成不全症 壊血病 老人性紫斑
血管炎	IgA 血管炎（旧名称：Henoch-Schönlein 紫斑病〈アナフィラクトイド紫斑病〉） クリオグロブリン血管炎 皮膚白血球破砕性血管炎 ANCA 関連血管炎 　顕微鏡的多発血管炎 　多発血管炎性肉芽腫症（旧名称：Wegener 肉芽腫症） 　好酸球性多発血管炎性肉芽腫症（旧名称：Churg-Strauss 症候群〈アレルギー性肉芽腫性血管炎〉）

を伴う．易出血性も認められる．

壊血病 scurvy, scorbutus

ビタミンC欠乏によりコラーゲンの脆弱化および三重らせん構造の異常を生じ，血管の脆弱化や創傷治癒の遅延をきたす．

老人性紫斑 senile purpura

好発部位は前腕の伸側および手背である．打撲などの外因なく生じる．高齢になるほどその頻度は増加するが，年齢に伴う皮膚の菲薄化や皮下脂肪の減少，コラーゲン線維の変化などが原因と考えられる．治療は必要としない．

血管炎に伴う血管性紫斑病

血管炎とは血管壁の炎症である．さまざまな原因が関与しすべての血管，すべての臓器が障害されうるため多彩な病態を呈するが，血管の組織像としては数種類のパターンでしかないため，その診断は決して容易ではない．最近では，その診断を正確にすべく，特異的に障害される血管の大きさにより血管炎を分類するようになった（大血管血管炎：高安病など，中血管血管炎：結節性多発動脈炎など）．紫斑を伴う小血管血管炎としては以下の疾患があげられる．なお，2012年に血管炎の名称が変更されており，本項では新名称を用いている．

IgA 血管炎（Henoch-Schönlein 紫斑病，アナフィラクトイド紫斑病）

主として小児の疾患であり，3～7歳の幼児に多く平均年齢は6歳である．成人にも発症する．

本症は特徴的な紫斑，関節症状，腹部症状，腎障害を主徴とする症候群であり，自己免疫機序による全身性のアレルギー性血管炎に起因する．病態形成にはIgAが重要な役割を果たしており，血管壁にIgAを中心とした免疫複合体沈着の証明が診断上重要である．

紫斑は約90％の症例にみられ，鮮紅色ないし紫色のやや隆起した点状出血斑である．紫斑は左右対称的で，下腹部，殿部，四肢伸側部，特に下腿の伸側などに好発する．通常は1～2週間で消退し瘢痕を残すことはない．

関節症状は紫斑に次いで出現する頻度が高く，約75％の症例に観察される．

腹痛は半数以上（50～75％）の症例にみられ，疝痛が主であり，嘔吐や血便を伴い下血をきたすこともある．

腎障害としては，一過性の顕微鏡的血尿が約40％の症例にみられ，血尿，蛋白尿を伴う例はそのうちの2/3の症例である．慢性糸球体腎炎から腎不全への移行は小児では5％前後，成人では13～14％であり，成人のほうが腎障害の予後が悪い．

止血検査では異常を認めない．血小板数や出血時間は通常，正常である．腹部症状が強いときは，第XIII因子の低下がみられるが，消費性に低下すると考えられる．

治療としては，紫斑病性腎炎に対する治療が基本であり，腎障害の有無が本疾患の予後を規定する．重篤な腎炎に対しはメチルプレドニゾロンのパルス療法と経口副腎皮質ステロイドおよび免疫抑制薬を使用する．腎炎以外に対しては対症療法が中心となる．

クリオグロブリン血管炎
cryoglobulinemic vasculitis

クリオグロブリンを含む免疫複合体の血管沈着に起因する血管炎である．主要症状として，紫斑，関節痛，腎炎を呈する．紫斑は約90％の症例にみられる．患者の平均年齢は約50歳である．血中クリオグロブリン，リウマチ因子が検出される．血管壁にクリオグロブリンを中心とした免疫複合体の沈着を認める．多くはC型肝炎ウイルスに感染しており，それが病因と考えられている．血中補体において，C4の著減とC3が正常あるいは軽度低下が診断上有用である．IgA血管炎と同様に，糸球体腎炎が予後を規定する．

ANCA 関連血管炎 ANCA-associated vasculitis

自己抗体であるANCA（anti-neutrophil cytoplasmic antibody）が認められる小血管血管炎をANCA関連血管炎と呼ぶ．顕微鏡的多発血管炎，多発血管炎性肉芽腫症（Wegener肉芽腫症），好酸球性多発血管炎性肉芽腫症（Churg-Strauss症候群〈アレルギー性肉芽腫性血管炎〉）に分類される．ANCA関連血管炎において，紫斑は40～60％の症例にみられる．

血小板の異常

血小板の異常は，「量的な異常」と「質的な異常」に分類される．本項では量的な異常として血小板減少症を，質的な異常として血小板機能異常症をとりあげて概説する．

血小板減少症 thrombocytopenia

概念
● 末梢血には約15万～40万/μLの血小板が存在し，一般的に血小板数が10万/μL以下の場合，血小板減少とされる．

234

病因・病態生理

血小板は，成熟巨核球から産生（放出）される．巨核球は骨髄においてトロンボポエチン（TPO）などのさまざまなサイトカインにより造血幹細胞から分化・成熟し，骨髄の血管類洞において血小板を血管内に放出する．産生（放出）された血小板は循環血液中で約7〜10日間の寿命を有し，老化とともに主として脾臓，肝臓の網内系にて処理される．また，血小板全体の約30％は脾臓にプールされている．

循環血液中の血小板数は，これら産生，破壊，分布のバランスにより一定数に保たれており，これらのバランスが崩れることにより血小板減少をきたす．

病因として，①血小板の産生低下，②血小板の破壊・消費の亢進，③血小板の分布異常または希釈の3つに分類される（❿）．

以下に代表的な疾患を概説する．

先天性血小板減少症 congenital thrombocytopenia

まれな疾患である．家族歴を注意深く聴取する必要がある（❿）．

血小板の大きさの指標である平均血小板容積（mean platelet volume：MPV）により分類すると，巨大血小板を伴う代表的疾患としては，May-Hegglin 異常（*MYH9* 遺伝子異常に起因，巨大血小板，顆粒球封入体が特徴，常染色体優性遺伝）で代表される MYH9 異常症があげられる．

後天性血小板減少症 acquired thrombocytopenia

日常診療では，圧倒的に後天性の血小板減少症に遭遇することが多い．これには多くの疾患が含まれるが，本項では特発性血小板減少性紫斑病（ITP）と EDTA 依存性偽性血小板減少症の病態の記述にとどめる（播種性血管内凝固症候群〈☞ p.248〉，血栓性血小板減少性紫斑病〈☞ p.255〉，溶血性尿毒症症候群〈☞ p.257〉）．

特発性血小板減少性紫斑病（idiopathic thrombocytopenic purpura：ITP）

概念

● 他の基礎疾患や薬剤などの原因が明らかではないにもかかわらず，血小板の破壊が亢進し血小板減少をきたす後天性の疾患である．

病因・病態生理

ITP の病因の詳細はいまだ明らかではないが，主体となる血小板減少機序は血小板に対する自己抗体を介した免疫反応による．欧米では「免疫性（immune）」あるいは「自己免疫性（autoimmune）」という表現が用いられており，primary ITP（immune thrombocytopenia）と表記されることが多い．

ITP はその発症様式と経過から急性型と慢性型に分類され，6 か月以内に自然寛解する病型は急性型，それ以後も血小板減少が持続する病型は慢性型と分類される．最近では 12 か月以上を慢性型と分類するとの意見がある．急性型は小児に多くみられ，ウイルス感染を主とする先行感染を伴うことが多い（⓫）．

ITP における血小板減少の主たる病態は，血小板の破壊亢進である．自己抗体に感作された血小板は早期に脾臓を中心とした網内系において，マクロファージなどに存在する免疫グロブリンの Fc 部分に対する受容体（Fc 受容体）を介して捕捉・破壊され，血小板減少をきたす．抗体の主要な標的抗原は，血小板膜糖蛋白（GP）IIb/IIIa や GP Ib/IX である．脾臓が主な血小板破壊部位であるとともに，血小板抗体産生部位でもある．一方では，血小板抗体は骨髄巨核球にも結合し，血小板産生の障害も引き起こしていることが示されているが，あくまで ITP の血小板減少の主因は

❿ 血小板減少症の病因

先天性血小板減少症
1. 巨大血小板（MPV 増加）
MYH9 異常症（May-Hegglin 異常，Fechtner 症候群，Epstein 症候群，Sebastian 症候群）
Bernard-Soulier 症候群（BSS）/BSS キャリア
灰色血小板症候群（gray platelet syndrome）
特殊な GP IIb/IIIa 異常（恒常的 GP IIb/IIIa 活性化変異）
2. 正常サイズの血小板（MPV 正常）
先天性無巨核球性血小板減少症
橈骨欠損に伴う血小板減少症（TAR）
3. 小型血小板（MPV 減少）
Wiskott-Aldrich 症候群
X 連鎖性血小板減少症

後天性血小板減少症
1. 血小板の産生低下
再生不良性貧血
骨髄浸潤（癌，白血病など）
放射線，抗癌薬などによる骨髄抑制
巨赤芽球性貧血（ビタミン B_{12} または葉酸欠乏症）
発作性夜間ヘモグロビン尿症（PNH）
骨髄異形成症候群
2. 血小板の破壊・消費の亢進
特発性血小板減少性紫斑病（ITP）
二次性血小板減少症（全身性エリテマトーデス〈SLE〉，リンパ増殖性疾患など）
薬剤性免疫性血小板減少症（キニジン，ヘパリンなど）
播種性血管内凝固（DIC）症候群
血栓性血小板減少性紫斑病（TTP）
溶血性尿毒症症候群（HUS）
3. 血小板の分布異常または希釈
脾機能亢進症（肝硬変，Banti 症候群など）
大量輸血
4. その他
EDTA 依存性偽性血小板減少症

MPV：平均血小板容積，EDTA：エチレンジアミン四酢酸.

血小板の破壊亢進である（⑫）．

疫学

ITP は指定難病であり，その難病認定者数は約 2 万 5,000 人である．年間発症率は人口 10 万人あたり約 2.16 人と推計される．20〜40 歳代の若年女性の発症ピークに加え，60〜80 歳でピークが認められる．高齢者の発症には男女比に差はない．急性 ITP は 5 歳以下の発症が圧倒的である．

臨床症状

出血症状は血小板数 3 万/μL 未満で顕著である．皮下出血，歯肉出血，鼻出血，性器出血など，皮膚粘膜出血が主症状である．血尿，消化管出血，吐血，網膜出血を認めることもある．血小板数 1 万/μL 未満では高度の粘膜出血を認めることが多く，消化管出血や頭蓋内出血をきたす危険があり，早急な対応が必要である．血友病など凝固因子異常症でみられる関節内出血や筋肉内出血は，ITP では通常認められない．

検査・診断

ITP の診断は，他の疾患の除外診断が主体である．凝固検査の結果は正常である．骨髄検査では，巨核球数は正常あるいは増加しており，そのほかに特に異常を認めない．

PAIgG（platelet-associated IgG：血小板関連 IgG）は保険収載されているが，自己血小板抗体以外の非特異的な IgG も検出するため，ITP の診断においてその診断的意義は少ない．抗血小板自己抗体，網状血小板比率，血中 TPO 濃度測定など，より特異的な診断法が開発され，その診断における有用性が示されている（保険適用外）．

治療

ITP の治療目標としては，血小板数 3 万/μL 以上，できれば 5 万/μL 以上を維持するように努める．血小板数が 3 万/μL 以上，出血傾向は認めない場合は無治療での経過観察とする．このように，ITP では血小板数を正常に維持する必要はなく，正常を維持するため

❶ **特発性血小板減少性紫斑病（ITP）の分類**

	急性 ITP	慢性 ITP
好発年齢	幼児（2〜5 歳）	20〜40 歳，60〜80 歳
性差	男 1：女 1	若年発症例では男 1：女 3 高齢者では性差なし
好発時期	冬〜春	特になし
発症様式	急性の発症 発症時期が明確なことが多い	発症時期が不明なことが多い 検診などで見つかることがある
先行事象	ウイルス感染 予防接種	なし
出血症状	強い	症状を欠く場合もある
経過	6 か月（〜12 か月）以内に寛解	慢性に経過し 6 か月（〜12 か月）以上

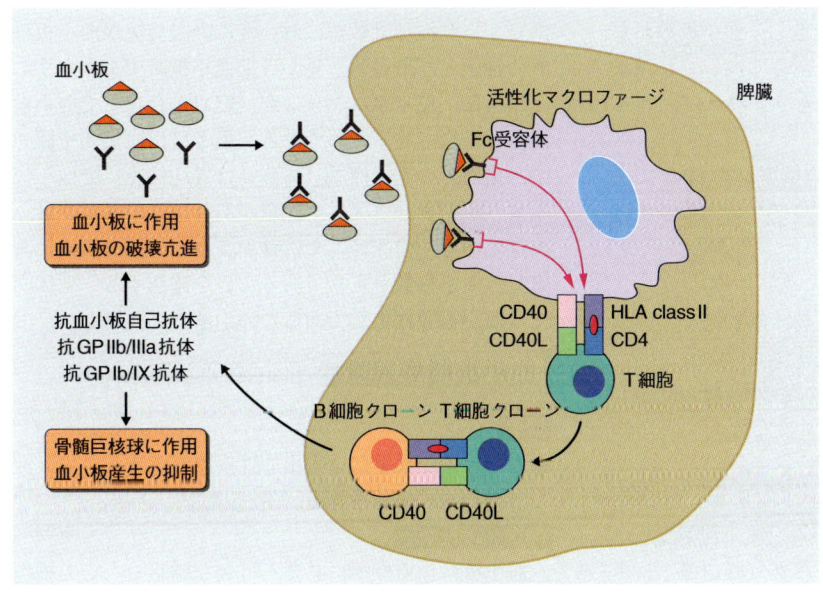

⑫ **特発性血小板減少性紫斑病（ITP）における病態生理**

自己抗体に感作された血小板は早期に脾臓を中心とした網内系において，マクロファージなどに存在する免疫グロブリンの Fc 部分に対する受容体（Fc 受容体）を介して捕捉・破壊され，血小板減少をきたす．抗体の主要な標的抗原は，血小板膜 GP IIb/IIIa や GP Ib/IX である．これらの標的抗原はマクロファージによりプロセッシングを受け，その HLA（ヒト白血球抗原）上に表出され，抗体産生を誘導する．脾臓が主な血小板破壊部位であるとともに，血小板抗体産生部位でもある．一方では，血小板抗体は骨髄巨核球にも結合し，血小板産生の障害も引き起こしていることが示されている．

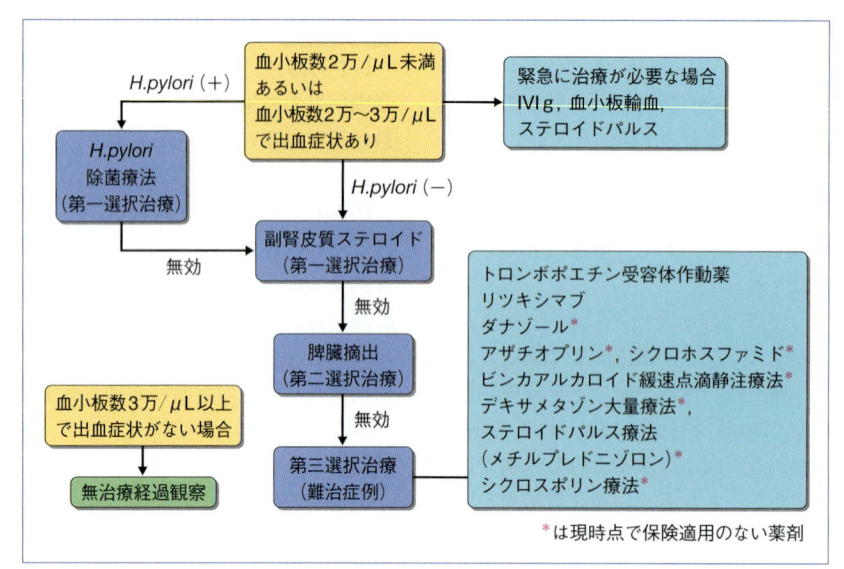

⑱「成人特発性血小板減少性紫斑病治療の参照ガイド2012年版」の概要
IVIg：免疫グロブリン大量療法.

に高用量の副腎皮質ステロイドを長期に使用すべきではない．⑱に「成人特発性血小板減少性紫斑病治療の参照ガイド2012年版」を示す．2017年にリツキシマブがITPに適用になったことを受け，現在改訂版が作成中である．

1．ITPにおける標準的治療法

① *H. pylori* 除菌療法（日本において優先される治療法）：*H. pylori* 感染ITPでは，除菌療法奏効例のうち約60〜70％において血小板増加が認められる．

②副腎皮質ステロイド療法（第一選択治療）：50〜75％の症例で血小板が増加するが，多くは副腎皮質ステロイドの減量に伴い減少する．初期投与量としては0.5〜1mg/kg/日を4〜6週間投与後，血小板数の増加がなくても徐々に減量し，血小板数および出血症状をみながら5mgの割合でゆっくり減量し，10mg/日で維持する．経過がよければ，さらに減量する．

③脾臓摘出術（第二選択治療）：寛解率は約60％である．脾摘の1週前からガンマグロブリン大量療法にて血小板を増加させる．

2．難治ITP症例への治療法（第三選択治療）

本項で述べる薬剤はステロイド療法無効例で，脾摘が無効あるいは困難な症例に限定すべきである．

①抗CD20抗体（リツキシマブ）：有効率は約60％であるが，5年後の有効率は20％まで低下するため長期の有効性は示されていない．

②トロンボポエチン（TPO）受容体作動薬：TPO受容体作動薬としてロミプロスチム（皮下注射薬，ロミプレート®）とエルトロンボパグ（経口薬，レボ

レード®）がある．両薬剤とも有効率80％と良好である．合併症として，血栓症や骨髄線維化に留意する．

3．緊急時の治療

診断時に，消化管出血や頭蓋内出血などの重篤な出血を認める症例や，脾摘など外科的処置が必要な症例には，ガンマグロブリン大量療法やメチルプレドニゾロンパルス療法，血小板輸血などで血小板数を速やかに増加させ，出血をコントロールする必要がある．

EDTA依存性偽性血小板減少症

血小板数測定には抗凝固薬としてEDTA（エチレンジアミン四酢酸）が用いられているが，まれにこのEDTAの作用により血小板が凝集塊を形成する場合があり，自動血球計数器においてこの凝集塊が血小板以外の細胞と認識され，見かけ上血小板減少をきたすことがある．免疫グロブリンが，EDTA存在下で血小板同士を結合させるためである．患者に出血傾向を認めず，検血での塗抹標本（あるいは外注検査）で血小板凝集（+）とのコメント記載があればこの異常を疑うべきである．塗抹標本や抗凝固薬なしの採血直後に測定し，血小板数が正常であることを確認する．生体内では血小板数は正常であるため治療の必要はない．

血小板機能異常症 platelet dysfunction

概念

● 血小板機能異常による出血性疾患を意味し，先天性と後天性に分類される．

病因・病態生理

血小板は止血機構に必要不可欠な細胞で，その細胞

内に α 顆粒，濃染顆粒という血小板特有の細胞内顆粒を有している．α 顆粒にはフィブリノゲンや von Willebrand 因子（VWF）などが，濃染顆粒にはアデノシン二リン酸（ADP）などが存在しており，顆粒からの放出物質は血小板機能にきわめて重要である．血小板は細胞内に複雑に入り組んだ開放小管系を有しており，この小管系は細胞表面に開口する．血小板活性化時，血小板はこの開放小管系により顆粒内の物質を効率よく放出する．

血小板による止血栓形成の分子機構は，①血小板粘着，②血小板活性化と放出反応，③血小板凝集の 3 段階に分けて理解することができる．

さらに活性化血小板上において凝固系が活性化されフィブリンを形成し，止血栓をより強固にする．

血小板表面には血小板膜糖蛋白（GP）Ib/IX や GP IIb/IIIa（$\alpha_{IIb}\beta_3$ とも呼ばれる）をはじめとしてさまざまな接着分子が発現しており，これらは血小板粘着や血小板凝集に必須である．血小板内顆粒からの ADP の放出や，新たに産生されるトロンボキサン A₂（TXA_2）など血小板活性化物質に対する特異的受容体およびその後の細胞内情報伝達経路は，血小板活性化および放出反応に重要である．血小板が活性化すると，GP IIb/IIIa が非活性化状態から活性化状態へと変化し，その接着分子機能を発現することで血小板が凝集

し止血する（❶）．

先天性血小板機能異常症
congenital platelet dysfunction

先天性血小板機能異常症の分子異常を❶に示す．以下に代表的な先天性血小板機能異常症について概説する．

Bernard-Soulier 症候群（BSS）
【病因・病態生理】

GP Ib/IX の先天的欠損に起因する．常染色体劣性遺伝形式で，血小板減少と巨大血小板の出現を特徴とし，出血時間は著明に延長する（15 分以上）．血小板減少のため ITP と誤診されることも多い．

GP Ib/IX は VWF の受容体である．

BSS の血小板凝集能検査では，GP Ib/IX と VWF の結合に依存するリストセチン凝集が欠如するが，GP IIb/IIIa とフィブリノゲンの結合に依存する ADP 凝集やコラーゲン凝集は正常である（❶）．

GP Ib/IX と GP V は 2：1 の比率で複合体を形成しているが，遺伝子異常としては GP Ib もしくは GP IX の変異が報告されている．しかしながら，GP V の遺伝子異常の報告はなく，GP V は GP Ib/IX の発現には必須ではない．

VWF と GP Ib/IX の結合は，血小板粘着，特に細

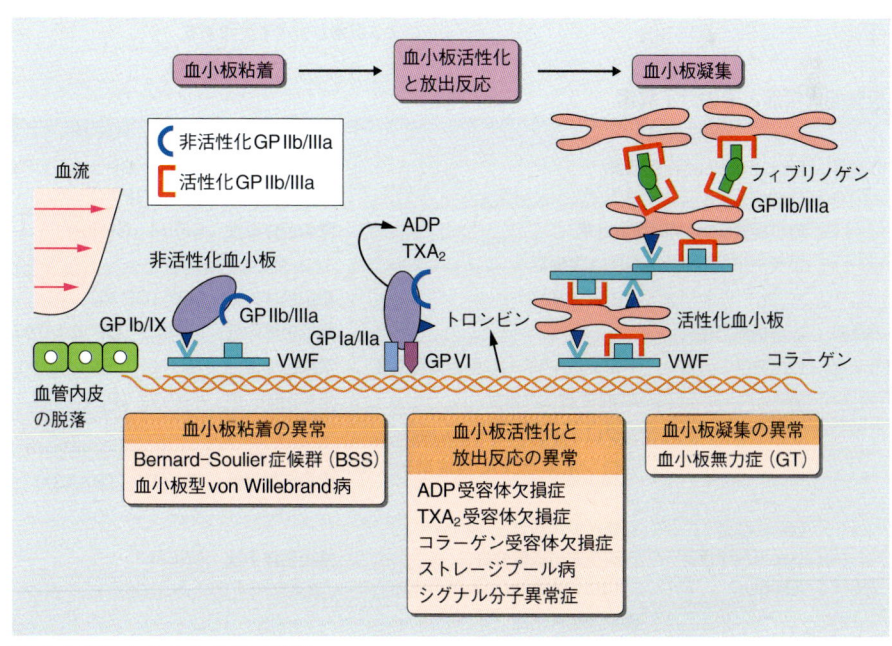

❶ 血小板による止血の分子機構
血小板による止血過程は大きく「①血小板粘着→②血小板活性化と放出反応→③血小板凝集」の段階により構成されている．その分子機構は，血小板膜糖蛋白（GP）とそのリガンドとの結合，血小板の活性化物質（アゴニスト）とその受容体との結合，その後の血小板活性化に伴う顆粒放出により構成されており，最終的には血小板凝集をきたし止血する．それぞれの過程における先天性血小板機能異常症を示す．
VWF：von Willebrand 因子，TXA_2：トロンボキサン A₂．

血液・造血器疾患

9 出血傾向と血栓傾向

動脈など高いずり応力下での血小板粘着にきわめて重要である．BSS では血栓形成に必要な上記のステップが欠如するために血小板粘着が障害され，出血傾向をきたすと考えられる．BSS のキャリアでは通常，出血傾向は認めないが，巨大血小板を伴う血小板減少は認める．

疫学

きわめてまれで 100 万人に 1 人程度である．

血小板無力症（Glanzmann thrombasthenia：GT）

疫学

病因・病態生理

GP IIb/IIIa の先天的欠損に起因し，常染色体劣性遺伝形式である．血小板数は正常であり，出血時間は著明に延長する（15 分以上）．

GP IIb/IIIa は VWF およびフィブリノゲンの受容体であり，血小板凝集に必須の受容体である．

血小板凝集検査にて，リストセチン凝集を除く，ADP 凝集やコラーゲン凝集などすべての凝集は欠如する（⑯）．GP IIb/IIIa の高度欠損である場合（タイプ I 欠損），血餅退縮能は欠如する．

GP IIb/IIIa は GP IIb と GP IIIa が 1：1 の複合体を形成しており，血小板無力症では GP IIb もしくは GP IIIa の遺伝子変異が原因であり，GP IIb もしくは GP IIIa のどちらかに異常があると GP IIb/IIIa 複合体として発現できない．

本症の血小板では血小板凝集形成が欠如しており，このため著明な出血傾向を示す．

疫学

きわめてまれで 50 万人に 1 人程度である．

血小板活性化と放出反応の異常

1. 血小板の活性化物質（アゴニスト）の受容体異常症

①コラーゲン受容体異常症：血小板の主要なコラーゲ

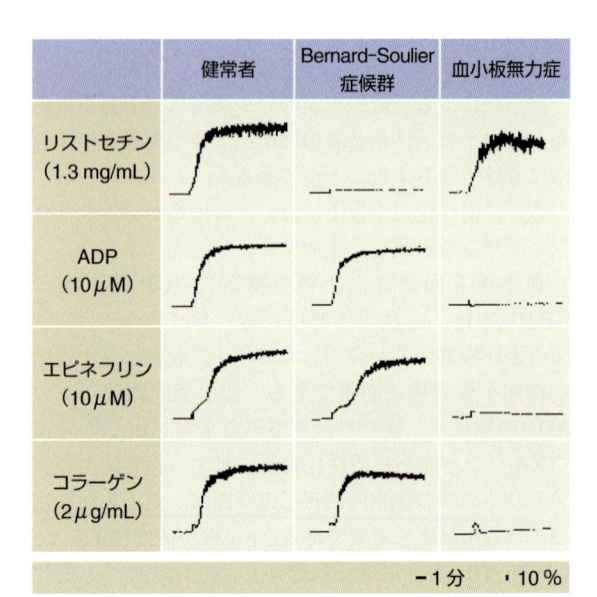

	健常者	Bernard-Soulier 症候群	血小板無力症
リストセチン (1.3 mg/mL)			
ADP (10μM)			
エピネフリン (10μM)			
コラーゲン (2μg/mL)			

－1分　　・10 %

⑯ **先天性血小板機能異常症における血小板凝集異常**

Bernard-Soulier 症候群では GP Ib/IX が欠損するため，リストセチン凝集が欠如する．血小板無力症では GP IIb/IIIa が欠損するため，リストセチン凝集を除く，ADP，エピネフリン，コラーゲンによる凝集がすべて欠如する．

⑮ **先天性血小板機能異常症とその分子異常**

機能異常			遺伝形式	原因遺伝子（蛋白）
1. 血小板粘着の異常	Bernard-Soulier 症候群		常染色体劣性	*GPIBA*（GP Ibα），*GPIBB*（GP Ibβ），*GP9*（GP IX）
	血小板型 von Willebrand 病		常染色体優性	*GPIBA*（GP Ibα）
	コラーゲン不応症	GP Ia 欠損症	？	？
		GP VI 欠損症*	常染色体劣性	*GP6*（GP VI）
2. 血小板凝集の異常	血小板無力症		常染色体劣性	*ITGA2B*（GP IIb），*ITGB3*（GP IIIa）
3. 血小板活性化と放出反応の異常	放出機構の異常	トロンボキサン A₂ 受容体異常症	常染色体優性	*TBXA2R*（TXA₂R）
		ADP 受容体異常症	常染色体劣性	*P2RY12*（P2Y₁₂）
		シクロオキシゲナーゼ欠損症	？	
		トロンボキサン A₂ 合成酵素欠損症	常染色体劣性	*TBXAS1*（TBXAS）
	顆粒欠損症 (storage pool disease)	α顆粒欠損症（α-SPD） ・灰色血小板症候群 (gray platelet syndrome)	常染色体劣性	*NBEAL2*
		濃染顆粒異常症（δ-SPD） ・Hermansky-Pudlak 症候群	常染色体劣性	*HPS1〜HPS9*
		・Chédiak-Higashi 症候群	常染色体劣性	*LYST*
		・Wiskott-Aldrich 症候群	X 連鎖劣性	*WAS*（WASP）

*GP VI 欠損症の大多数は抗 GP VI 自己抗体による後天性欠損症．
NBEAL2：neurobeachilin-like 2，HPS：Hermansky-Pudlak syndrome，LYST：lysosomal trafficking regulator，WASP：Wiskott-Aldrich syndrome protein.

ン受容体 GP VI は，免疫グロブリンスーパーファミリーに属し，FcRγ 受容体と複合体を形成し，血小板活性化シグナル伝達に関与する．現在まで 10数例の GP VI 欠損症が報告されており，数例でGP VI 遺伝子の異常に起因する先天性 GP VI 欠損例も報告されている．しかしながら，GP VI 欠損の多くは ITP などの自己免疫疾患に合併し，抗 GP VI自己抗体に起因する後天性欠損である．GP VI 欠損患者においてはコラーゲン凝集能が欠如するが，出血傾向は通常軽度である．

② P2Y$_{12}$ 欠損症：血小板には 2 種類の ADP 受容体，P2Y$_1$ と P2Y$_{12}$ が存在するが，P2Y$_{12}$ 欠損症のみ報告されている．P2Y$_{12}$ は，チエノピリジン系血小板薬の分子標的である．出血傾向は軽度であり，出血時間の延長と，ADP による二次凝集の欠如およびコラーゲン凝集の低下を認める．

2. ストレージプール病（storage pool disease：SPD）

血小板内には，α 顆粒，濃染顆粒およびリソソームと呼ばれる顆粒が存在し，血小板活性化刺激により顆粒内容物の放出反応が生じる．これら顆粒の形成あるいは放出異常に伴う血小板機能異常症をストレージプール病と呼ぶ．

① α 顆粒異常症（α-storage pool disease：α-SPD）：α顆粒には，フィブロネクチン，VWF，トロンボスポンジンなどの接着蛋白，フィブリノゲン，第 V，VII, XI, XIII 因子などの凝固系蛋白，PDGF（platelet-derived growth factor），TGF-β などのサイトカインが含まれている．灰色血小板症候群（gray plate-let syndrome：GPS）は α 顆粒の欠損した大型血小板が出現する先天性疾患である．出血症状は軽度～中等度で症例によりさまざまである．通常，中等度で進行性の血小板減少と骨髄線維症および脾腫を伴う．末梢血塗抹標本にて顆粒が欠損した大型かつ灰白色の血小板がみられる．GPS の原因遺伝子として，NBEAL2（neurobeachilin-like2）が同定されている．

② 濃染顆粒異常症（δ-storage pool disease：δ-SPD）：濃染顆粒には，血小板活性化に関与する ADP，ATP，セロトニン，カルシウムや，血液凝固に関与するポリリン酸を含んでいる．α 顆粒異常を伴う症例もある（α, δ 顆粒放出異常症）．確定診断には，ADP，ATP あるいはセロトニン放出能や電子顕微鏡における観察などが必要である．

先天性血小板機能異常症の治療

出血症状の乏しい患者における抜歯や小手術では，局所圧迫とともに抗線溶薬で対処可能な場合もあるが，大出血や手術時には血小板輸血にて対応する．GT や BSS ではそれぞれ GP IIb/IIIa，GP Ib/IX が欠損しているため，血小板輸血によりこれらの蛋白に対して同種抗体が産生され，血小板輸血不応状態となることがある．同種抗体を保有し，血小板輸血不応のGT 症例においては，遺伝子組換え活性化第 VII 因子製剤（ノボセブン®HI）が有効である．

後天性血小板機能異常
acquired platelet dysfunction

血液疾患に限らず，さまざまな基礎疾患，あるいはその治療に用いられる薬剤が血小板機能に影響し出血症状を呈する場合がある．日常診療で遭遇する血小板機能異常のほとんどはこのような後天的な要因によるものである．

薬剤性血小板機能異常

抗血小板薬はもちろん，多くの薬剤，さらに食物あるいはサプリメントが血小板機能に影響することが知られている．

① アスピリン：シクロオキシゲナーゼ-1（COX-1）を不可逆的にアセチル化することにより，アラキドン酸からのトロンボキサン A$_2$ 合成を抑制し血小板活性化を抑制する．

② チエノピリジン系抗血小板薬：ADP 受容体 P2Y$_{12}$を不可逆的に阻害する．チクロピジン，クロピドグレル，プラスグレルが使用されている．

③ 非ステロイド性抗炎症薬（nonsteroidal anti-inflam-matory drugs：NSAIDs）：アスピリンと同様にCOX-1 を阻害することにより血小板機能を抑制する．しかしこの作用は可逆的であり，たとえばイブプロフェンの出血リスクは 24 時間で消失する．

全身性疾患に伴う血小板機能異常

1. 尿毒症

尿毒症，特に透析患者における出血傾向はよく知られており，出血時間の延長を認める．しかし，尿毒症患者における血小板機能異常に関する一定の見解は得られていない．出血時間の延長には貧血が関与しており，赤血球輸血あるいはエリスロポエチンによりヘマトクリットを 30 ％以上に維持することにより出血時間の改善が認められる．

2. 骨髄増殖性疾患

真性赤血球増加症および本態性血小板血症では，血栓症の増加が問題になるが，出血症状もしばしば認められる．特に血小板数が著増している場合に出血リスクが増加する．VWF 高分子マルチマーが血小板への結合により減少し，後天性 von Willebrand 症候群の病態を呈することが出血の主な原因と考えられている．

3. 異常蛋白血症（paraproteinemia）

多発性骨髄腫，マクログロブリン血症などにおいて，血小板機能異常および凝固反応障害を認めることがあ

る．非特異的な免疫グロブリンの血小板表面への粘着が血小板機能障害の原因であると考えられている．出血に対して血小板輸血は無効であり，異常免疫グロブリンの除去が有効である．

4. 抗血小板抗体による血小板機能異常

全身性エリテマトーデス（SLE）やITPなどの自己免疫疾患において，血小板機能異常をきたす抗血小板抗体が産生される場合がある．

（冨山佳昭）

●文献

1) Rodgers GM, et al：Bleeding disorders caused by vascular abnormalities. In：Greer JP, et al, editors. Wintrobe's Clinical Hematology. 13th ed. Philadelphia：Lippincott Williams & Wilkins；2013. p.1106.

2) Jennette JC, et al：Small-vessel vasculitis. *N Engl J Med* 1997；337：1512.

3) Jennette JC, et al：2012 revised International Chapel Hill Consensus Conference Nomenclature of Vasculitides. *Arthritis Rheum* 2013；65：1.

4) 藤村欣吾ほか：成人特発性血小板減少性紫斑病治療の参照ガイド 2012 年版．臨床血液 2012；53：433.

5) 冨山佳昭：特発性血小板減少性紫斑病（ITP）．金倉 譲（総編集）．よくわかる血栓・止血異常の診療．東京：中山書店；2014．p.80.

6) 柏木浩和ほか：血小板機能異常症．金倉 譲（総編集）．よくわかる血栓・止血異常の診療．東京：中山書店；2014．p.92.

凝固障害 coagulopathy

先天性凝固障害 congenital coagulopathy

血友病 hemophilia

概念・歴史

- 血友病は X 連鎖劣性遺伝の先天性出血性凝固障害症である．
- 先天的な第 VIII 因子欠乏による血友病Aと，第 IX 因子欠乏による血友病Bがある．
- 遺伝性の出血性素因の記載は 2 世紀頃にすでにみられ，19 世紀初めにその概念が確立し，"hemophilia"と呼ばれるようになった．
- 血友病保因者である英国 Victoria 女王の子孫から各王家に "royal disease" として伝わったのは歴史的に有名な話であり，血友病Bであったことも判明している．

病因・病態生理

血友病Aは第 VIII 因子遺伝子，血友病Bは第 IX 因子遺伝子の異常に基づき，それぞれ第 VIII 因子または第 IX 因子活性の低下～欠乏により出血症状をきたす．これらの遺伝子異常は家系ごとに異なり，多様性に富んでいる．なかでも第 VIII 因子遺伝子イントロン 22 の逆位変異は，重症血友病Aの約 40 ％にみられる最も多い遺伝子変異である．また，約 30 ％は家族歴のない孤発例である．一方，血友病Bでは第 IX 因子遺伝子の点変異が最も多い．

両因子の座位はともに X 染色体長腕にあるため，血友病の異常遺伝子を受け継いだ場合，男子では発症し，女子では健常側 X 染色体の遺伝子が働くため，通常発症せず保因者となる（X 連鎖劣性遺伝）．

血友病における易出血性は，第 VIII 因子または第 IX 因子欠乏による内因系凝固障害（活性化部分トロンボプラスチン時間〈APTT〉延長）によりフィブリン形成がきわめて不十分になるため，関節内や筋肉内などの深部出血や血腫をきたす．

大部分の血友病は，それぞれの因子の活性と抗原ともに認めない産生・分泌不全であるが，活性のない異常分子を産生するケースもある．

疫学

血友病の発生頻度は，先天性凝固障害疾患のなかで最も多く，日本での発生頻度は男子出生 1 万人におよそ 1 人とされる．血友病Aと血友病Bの比率は 5：1 で，人種差はほとんどない．

臨床症状

血友病A，Bの臨床症状には大きな違いはない．臨床的重症度は各因子活性とよく相関しており，1 ％未満は重症，1～5 ％は中等症，5～40 ％は軽症に分類される．

重症型では乳児期後半から四肢や殿部を中心に血腫を伴う皮下出血が反復して出現し，幼児期以降は関節内や筋肉内出血などの深部出血が多くみられる（⑰⑱）．特に足や膝，肘などの大関節に出血を反復し，次第に関節変形や拘縮をきたし血友病性の関節障害をきたす．時に口腔内出血，肉眼的血尿，消化管出血もみられ，頭蓋内や腹腔内出血などの重篤な出血も起こりうる．

一方，軽症例では出血症状はほとんどみられず，抜歯や手術，外傷後の止血困難，スクリーニング検査で偶然診断されることが多い．

検査

止血・凝固スクリーニング検査にて，血小板数，出血時間，プロトロンビン時間（PT）は正常，かつAPTTが延長の場合に内因系凝固因子欠乏症を疑う．第 VIII 因子，IX 因子活性を測定し，前者の欠乏であ

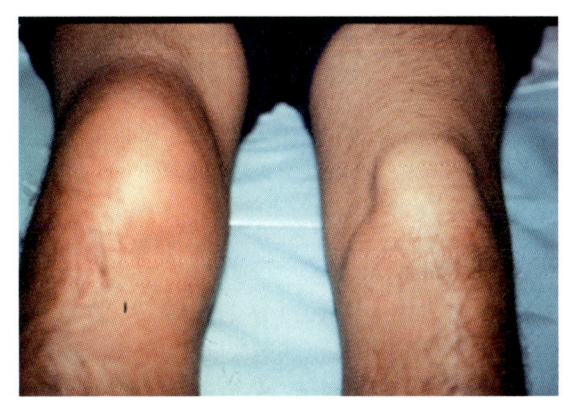

⓱ 血友病性膝関節内出血

皮下出血	1か月	10か月
外傷出血	1か月	1歳4か月
頭蓋内出血	4か月	1歳6か月
関節内出血	6か月	4歳4か月
鼻出血	1歳	5歳
歯肉出血	10か月	5歳4か月
血尿	2歳	8歳6か月
腸腰筋出血	6歳	13歳

⓲ 血友病における主な出血部位と好発年齢

（日笠　聡〈監〉：血友病基礎講座．http://www.hemophilia-st.jp/about/materials/）

れば血友病 A または von Willebrand 病（VWD），後者の欠乏であれば血友病 B を疑う．

血友病 A と VWD の鑑別には，von Willebrand 因子（VWF）活性および抗原量の測定が必要で，血友病 A では VWF 活性および抗原量は正常である．必要に応じて第 VIII 因子遺伝子解析を行う．

診断

出血症状，遺伝形式，凝血学的検査所見，欠乏因子活性の同定により診断できる．VWD（常染色体優性遺伝，出血時間延長，VWF 活性および抗原量低下）や後天性インヒビター（APTT 補正試験にて補正されない）の鑑別を要することがあるが，出血症状のパターンや遺伝形式の違い，欠乏凝固因子の同定などにより区別可能である．

治療

出血における止血治療は，欠乏する因子製剤を静注する補充療法が基本である．すなわち，血友病 A には第 VIII 因子濃縮製剤，血友病 B には第 IX 因子濃縮製剤による補充療法にて止血を図る．

体重 1 kg あたり製剤 1 単位の投与で第 VIII 因子活性は約 2 ％，第 IX 因子活性は約 0.7〜1 ％上昇する．「インヒビターのない血友病患者に対する止血治療ガイドライン」[1] を参考にしながら，出血部位や重症度に応じた目標因子ピーク活性値を設定する．たとえば，頭蓋内出血など重症出血では 100 ％，関節内出血など中等度出血では 40〜80 ％を目標にする．その必要輸注量（単位）は，「体重（kg）×目標ピーク値（%）×係数（第 VIII 因子：0.5，第 IX 因子：0.75〜1）」として表される．さらに，第 VIII 因子（第 IX 因子）の血中半減期が 8〜12 時間（12〜24 時間）であることを参考に，投与間隔や投与期間を決定する．最近普及してきている半減期延長型製剤は標準型製剤に比し，血中半減期は第 VIII 因子では 1.5 倍，第 IX 因子では 2.5〜5 倍延長する．しかし，年少になるにつれ，血中半減期が短くなることに留意する．

デスモプレシン（DDAVP）は血管内皮細胞に貯蔵された第 VIII 因子/VWF を放出させ，血中濃度の上昇がみられるので，軽症〜中等症の血友病 A の出血時に有用である．

重症血友病でも幼児期からの定期補充療法・自己注射（家庭療法）により関節障害を予防することができ，日常生活が可能である．しかし，これらの補充療法に伴う合併症や副作用などがあり，患者教育を中心とした包括的な医療が重要である．

近年，活性型第 VIII 因子の補因子機能を代替する bispecific 抗体（エミシズマブ〈ヘムライブラ®〉）が開発された．臨床試験にて先天性重症血友病 A 患者への皮下投与により著明な出血抑制効果を示し，インヒビター非保有・保有にかかわらず，先天性血友病 A 患者に対して認可された．エミシズマブとして 1 回 3 mg/kg を 1 週間の間隔で 4 回皮下投与し，以降は 1.5 mg/kg を週 1 回，または 3 mg/kg を 2 週に 1 回，または 6 mg/kg を 4 週に 1 回を皮下投与する．バイパス止血製剤との併用による血栓症発症，止血モニタリング，周術期止血管理などの課題もあり，今後症例の集積が重要である．

合併症

インヒビター（同種抗体）

凝固因子濃縮製剤を頻回輸注された患者の一部（血友病 A では 20〜30 ％，血友病 B では 3〜5 ％）にインヒビター（同種抗体）が出現する．これは第 VIII 因子または第 IX 因子の中和抗体で，いったん出現すると従来の製剤での補充療法では止血効果はなく，止血管理がきわめて困難になる．遺伝子組換え活性型第 VII 因子製剤，活性型プロトロンビン複合体製剤，活性型第 VII 因子/第 X 因子製剤によるバイパス止血療

法が行われる[2]．また，インヒビター消失を目的とした凝固因子製剤を継続的に投与する免疫寛容導入療法も行われている．

その他の先天性凝固因子欠乏・異常症
rare bleeding disorders

概念

- 血液凝固因子のなかで，組織因子と Ca^{2+} 以外のすべての因子における先天性欠乏症がある．
- ほとんどの凝固因子の発見契機は，先天性欠乏症患者の診療からである．
- フィブリノゲン，プロトロンビン，第 V 因子，第 VII 因子，第 X 因子，第 XI 因子，第 XIII 因子欠乏症は出血症状をきたす．

臨床症状・検査

フィブリノゲン欠乏症/異常症

無フィブリノゲン血症では，新生児期から臍帯出血などの出血症状を認める．PT，APTT，出血時間のすべてが延長する．異常フィブリノゲン血症（フィブリノゲンの質的異常）では出血傾向や易血栓性，創傷治癒障害を認めることがある．

プロトロンビン欠乏症/異常症，第 V 因子欠乏症/異常症，第 X 因子欠乏症/異常症

ホモ接合体で出血症状を認める．PT，APTT はともに延長する．

第 VII 因子欠乏症/異常症

ヘテロ接合体は無症状である．PT は延長，APTT は正常である．

第 XI 因子欠乏症/異常症

自然出血はまれで，外傷や手術時にみられる．PT は正常，APTT は延長する．ユダヤ人に多い．

第 XII 因子欠乏症/異常症，プレカリクレイン欠乏症，高分子キニノゲン欠乏症

出血症状はほとんど認めない．APTT は延長，PT は正常である．

第 XIII 因子欠乏症症/異常症

新生児期からいったん止血した後からの再出血（後出血〈delayed bleeding〉）や創傷治癒遅延を認める．PT，APTT はともに正常である．

診断

遺伝形式，出血症状，凝血学的スクリーニング検査の結果を踏まえ，因子定量により診断する．

治療

出血時の止血管理として欠乏因子を輸注する補充療法を行う．無フィブリノゲン血症ではフィブリノゲン製剤，第 XIII 因子欠乏症では第 XIII 因子製剤，第 VII 因子欠乏症では遺伝子組換え活性型第 VII 因子製剤を補充する．他の因子欠乏症では新鮮凍結血漿を投与する．

von Willebrand 病（VWD）

概念

- von Willebrand 病（VWD）は，von Willebrand 因子（VWF）の量的減少または質的異常による常染色体遺伝性の先天性一次止血障害症である．
- 皮膚・粘膜出血と出血時間の延長を特徴とする．

病因・病態生理

VWF は血管内皮細胞および骨髄巨核球で産生される高分子量の糖蛋白（glycoprotein：GP）で，傷害された血管内皮下組織への血小板粘着および血小板血栓形成を促し，一次止血に重要な役割を果たす．VWF は種々の分子サイズ（500〜20,000 kDa）のマルチマー構造をとり，高分子量マルチマーほど止血活性が高い．このため，VWF の量的減少や高分子マルチマー欠乏があると，一次止血障害をきたす．VWF は血中で第 VIII 因子と複合体を形成しているため，VWD では第 VIII 因子も二次的に低下する．

VWF が量的に低下する 1 型，VWF 構造異常から機能低下を示す 2 型，VWF がまったく欠損する 3 型に分類される．また，類縁疾患に血小板型 pseudo-VWD がある．2 型は，VWF の質的異常によるマルチマーの重合障害（2A），GP Ib-IX-V 結合能異常（2B）や第 VIII 因子結合能低下（2N）などを呈する（⑲）．わが国では，1 型は 75 ％，2 型は 20 ％，3 型は 5 ％である．VWD の多くは常染色体優性遺伝である．最近では VWF 遺伝子解析により VWD の原因が DNA レベルで解明されつつある．

疫学

先天性出血性素因の約 10 ％を占め，血友病 A，B に次いで多い．重症型は 100 万人に 1 人，軽症型は 200 人に 1 人とされる．

臨床症状

出血の特徴は一次止血障害による皮膚や粘膜からの出血である．幼児期から鼻出血，歯肉出血，皮下出血，消化管出血を呈する．成人以後は年齢とともに軽症化

⑲ von Willebrand 病の分類（国際血栓止血学会，1994 年）

type	VWF 異常	VWF 機能	VWF マルチマー構造	遺伝
1	量的低下	異常なし	異常なし	AD
2A	質的異常	GP Ib 結合低下	高分子量欠損	AD
2B	質的異常	GP Ib 結合亢進	高分子量減少	AD
2M	質的異常	GP Ib 結合低下	異常なし	AD
2N	質的異常	第 VIII 因子結合低下	異常なし	AR
3	完全欠損	欠如	欠損	AR

AD：常染色体優性，AR：常染色体劣性，GP Ib：血小板膜糖蛋白 Ib．

（日本血栓止血学会のウェブサイトをもとに作成．）

する傾向がある．女性では過多月経，分娩時異常出血をしばしば呈する．3型は上記出血以外に血友病様の関節内や筋肉内の出血もみられ，出血の程度も重い．

検査

出血時間は延長する．血小板粘着能は低下し，リストセチン添加血小板凝集は不良（2Bのみ亢進）である．リストセチンコファクター活性とVWF抗原量の低下，第VIII因子活性の低下（APTT延長）がみられる．VWFマルチマーの量的・質的異常がみられる．

診断

出血症状，遺伝形式，上述した凝血学的検査所見で診断される．VWDとの鑑別疾患として，血小板機能異常症ではADP（アデノシン二リン酸）やコラーゲンによる血小板凝集は低下し，Bernard-Soulier症候群では塗抹標本で巨大血小板を認める．VWDの2N型と軽症血友病Aの凝血学的検査所見は類似しており，しばしば鑑別が困難である．2N型では患者VWFの第VIII因子結合能の低下を示す．なお，血液型O型では，生理的にVWF量が低値であるため，軽症VWDの診断に注意が必要である．

治療

一般に本症では血友病に比べて出血症状は軽いため，体表面の出血や鼻出血はまず圧迫により止血を図る．抜歯や外科手術時などには血中のVWFを増加させて止血を図る．止血管理には，VWFの高分子マルチマーを含むVWF/第VIII因子濃縮製剤を輸注する．また，貯蔵部位（血管内皮細胞）からVWFの血中への放出をもたらすDDAVPの静脈内投与は1型の止血には有効である．なおDDAVPは2B型には禁忌である．

後天性凝固障害 acquired coagulopathy

肝疾患における凝固障害

概念

● 肝実質障害ではしばしば出血傾向を呈する．肝臓で産生される第VIII因子以外の多数の凝固因子の産生障害により，また肝由来のプラスミノゲンアクチベーターインヒビター1（PAI-1）産生低下による線溶亢進により出血傾向をきたすとされている．

臨床症状・検査

鼻出血，紫斑，吐・下血などを呈し，食道静脈瘤破裂は大出血をきたす．PT，TT（トロンボテスト），HPT（ヘパプラスチンテスト）が延長する．ビタミンK欠乏症と異なり，本症ではビタミンKを投与しても改善しない．

治療

原疾患の治療が重要で，出血時の止血管理は新鮮凍結血漿による凝固因子補充を行う．

ビタミンK欠乏症 vitamin K deficiency

概念

● 肝臓で産生されるビタミンK依存性凝固因子（第II，VII，IX，X因子）は，N末端領域のグルタミン酸（Glu）がγカルボキシル化修飾（γカルボキシルグルタミン酸：γGla）を受け，凝固活性に必須のGlaドメインが形成される．

● ビタミンK欠乏症では，Glaドメインを含有しない異常凝固因子が産生されるために出血傾向をきたすことになる．

病因・病態生理

①母乳中のビタミンK含有量は少なく，かつビタミンK供給源となる腸内細菌叢が未発達である新生児・乳幼児，②絶食・経静脈栄養中に抗菌薬投与を受けることによりビタミンK供給源の腸内細菌叢が障害を受けた消化器疾患，③腸管からの脂溶性ビタミンK吸収に必須の胆汁が不足状態の胆道閉塞性疾患などではビタミンK欠乏症となり，出血傾向をきたすことがある．一方，ワルファリン投与は，ビタミンK代謝での還元酵素を阻害させてビタミンK欠乏と同様の状態にさせるため，過量投与による易出血性が生じる．

臨床症状・検査

鼻出血，歯肉出血，皮膚紫斑，消化管出血などを呈する．また，新生児に突然出血傾向を呈し，大量の腸管出血による血便を認めることがある（新生児メレナ）．検査所見はPT延長（高度欠乏ではAPTTも延長），TT延長，異常プロトロンビン（protein induced by vitamin K absence or antagonist-II：PIVKA-II）の増加を認める．ビタミンK投与によって正常化する．

治療

ビタミンK投与が有効である．新生児には予防的にビタミンK投与が行われている．

後天性凝固因子インヒビター
acquired coagulation factor inhibitor

概念

● 後天性に出現する血液凝固の抑制因子は後天性凝固因子インヒビターと呼ばれ，各凝固因子に対する抗体で出血傾向を呈する（リン脂質抗体☞「抗リン脂質抗体症候群」p.260）．

病因・病態生理

悪性腫瘍，自己免疫疾患，分娩後，感染症，薬剤投与後に自己抗体が出現しやすく，健常者に突然出現することもある．なかでも第VIII因子に対する抗体が最も多い（後天性血友病Aと呼ぶ[3]）．

臨床症状

後天性凝固因子インヒビターも，先天性凝固因子欠

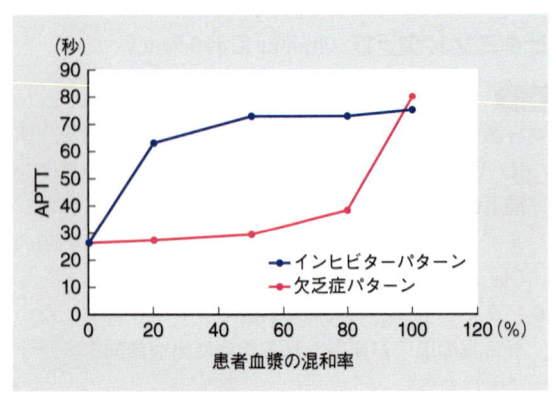

⑳ APTT による補正試験

正常血漿と患者血漿を種々の混和比率にて APTT を測定し，図のようにプロットする．因子欠乏患者血漿は下に凸，インヒビター患者血漿は上に凸のパターンを示す．

乏症のように出血症状を呈する．後天性血友病 A では，皮下および筋肉内出血が多く，広範囲にわたりやすく，重篤な貧血をきたしやすい．消化管や口腔内の粘膜出血が多く，関節内出血はまれである．広範な筋肉内出血ではコンパートメント症候群の危険性がある．

検査

インヒビターがいったん出現すると，標的因子活性を中和するため，PT または APTT は延長する．これらの延長は被検血漿に正常血漿を加えても補正されない（⑳）．一方，凝固因子欠乏症では補正されるため鑑別可能である．標的因子インヒビターの検出により診断される．

治療

止血治療には，凝固因子インヒビター値が低力価であれば，該当する凝固因子を多量に補充することがある．一方，高力価であれば，血液凝固因子抗体迂回活性複合体や活性型第 VII 因子製剤によるバイパス止血療法を行う．インヒビター産生の抑制には免疫抑制療法が行われる．

線溶障害 disfibrinolysis

線維素溶解（線溶）は，血管内または血管外で凝固反応の結果生じた線維素（フィブリン）を溶解する現象である．線溶は止血完了後に止血栓を溶解して血液流動性の恒常性を維持するが，過剰に起こらないように制御される．この制御機構に異常をきたすと線溶亢進となり，止血血栓の形成障害を起こすため出血傾向を示す．

先天性プラスミンインヒビター（PI）欠乏症/異常症

概念

● プラスミンインヒビター（plasmin inhibitor：PI）は α_2 プラスミンインヒビター（α_2-PI）あるいはアンチプラスミンとも呼ばれていた．
● PI 欠損のためプラスミノゲンから活性化されたプラスミンが不活化されず線溶優位になり，止血血栓の容易な溶解による出血傾向を示す．

臨床症状・診断・治療

遺伝性の出血傾向で，ホモ接合体では乳幼児期から重篤な出血傾向がみられる．いわゆる後出血が特徴で，新生児の臍帯出血もみられる．ヘテロ接合体では，手術後などに軽度な出血傾向がみられる程度である．

通常の凝固系検査では異常がみられない場合，PI 抗原量や活性を測定して診断する．

治療は抗線溶薬のトラネキサム酸が有効である．

プラスミノゲンアクチベーター（PA）過剰症

概念

● プラスミノゲンアクチベーター（plasminogen activator：PA）過剰症の報告はまれである．
● 軽症の血友病様症状を示す．特徴として，外傷，抜歯や手術時の止血後，数時間から十数時間後に後出血をみる．

診断・治療

組織プラスミノゲンアクチベーター（t-PA）の抗原活性の増加，PI や PAI-1 に異常がないことから診断される．治療にはトラネキサム酸が有効である．

プラスミノゲンアクチベーターインヒビター1（PAI-1）欠乏症

概念

● プラスミノゲンアクチベーターインヒビター1（PAI-1）は，プラスミノゲンアクチベーターを不活化する．
● PAI-1 が欠乏すると PI 活性が失活されなくなり，プラスミン優位となりフィブリン血栓の溶解が進み，鼻出血，抜歯や外傷後の後出血による出血や血尿，また女性では過多月経を認める．

診断・治療

PAI-1 の活性低下，t-PA/PAI-1 複合体の低値，PI 活性および t-PA 活性・抗原が正常であることで診断する．治療は，PI 欠乏症の治療と同様に，トラネキサム酸が有効である．

後天性線溶亢進状態 acquired hyperfibrinolysis

病因・病態生理

　肝障害（肝硬変，劇症肝炎）によるt-PA処理能力の低下，組織や細胞などの大量崩壊時（急性前骨髄球性白血病，前立腺腫瘍，前立腺・肝臓・肺の手術，広範な熱傷）によるt-PAの大量放出，アミロイドーシス，血栓症の線溶療法（ウロキナーゼ〈UK〉，t-PA投与）時のようなさまざまな病態で生じる．

臨床症状

　線溶亢進による出血症状は，播種性血管内凝固（DIC）症候群に類似する．多くはDICを伴うためでもあるが，UK，t-PA投与時，PI欠乏症のような一次性線溶亢進時には手術創，注射創からの止血困難な漏出性出血や広範な筋肉内や関節内出血を認めることがある．

検査

　FDP（フィブリン・フィブリノゲン分解産物）増加，Dダイマー増加，PIC（プラスミン-α_2プラスミンインヒビター複合体）増加，プラスミノゲン減少，PI減少を示す．

治療

　原因疾患の治療を行う．DICを伴っている場合，抗凝固療法を併用しながら抗線溶薬を投与する．

（野上恵嗣）

● 文献

1）藤井輝久ほか：インヒビターのない血友病患者に対する止血治療ガイドライン2013年改訂版．日本血栓止血学会誌 2013；24：619．
2）酒井道生ほか：インヒビター保有先天性血友病患者に対する止血治療のガイドライン2013年改訂版．日本血栓止血学会誌 2013；24：640．
3）酒井道生ほか：後天性血友病A診療ガイドライン2017年改訂版．日本血栓止血学会誌 2017；28：715．

先天性血栓傾向 inherited thrombophilia

概念

● 血栓症は，さまざまな環境的要因と遺伝的要因が重なって発症する．いわゆる「血栓が生じやすい体質的要因」を「血栓性素因」といい，先天性と後天性に分類される．
● わが国において頻度が高い先天性血栓性素因としては，生理的凝固阻止因子であるアンチトロンビン（antithrombin：AT），プロテインC（protein C：PC），プロテインS（protein S：PS）の遺伝的な欠乏症が知られている．以下，これらの疾患を中心に概説する．

病因・病態生理

　先天性の血栓性素因（㉑）としては，①血液凝固制御系の異常，②血液凝固因子の増加，③その他，に大別される．
　正常な血管内には血液の流動性を維持するために，3つの血液凝固制御系が存在し，止血以外に生じる不要な血栓形成を阻止している（㉒）．活性化PC（activated protein C：APC）制御系は，凝固活性化により生じたトロンビンが血管内皮細胞表面にあるトロンボモジュリンと結合し，その複合体がPCを活性化し，さらにAPCはPSを補酵素として活性化第V因子（FVa），活性化第VIII因子（FVIIIa）を失活化する．一方，ATはトロンビンや活性化第X因子（FXa）活性を阻害し（AT制御系），tissue factor pathway inhibitor（TFPI）は組織因子-活性化第VII因子複合体やFXa活性を阻害する（TFPI制御系）．これらの凝固制御機構に異常をきたすと，血栓症を発症する．

先天性血液凝固制御因子（AT，PC，PS）の欠乏症

　AT，PC，PSのいずれかの遺伝子の先天的な異常によりその活性が低下すると，血栓傾向をきたす．なかでもAT欠乏症は血栓症を発症する危険率が最も高く，健常者の10〜20倍といわれている．

APC抵抗性（APCレジスタンス）

　FV分子異常のためにAPCによるFVaの不活化が障害され（APC抵抗性），血栓傾向をきたす．FV Leiden変異（Arg506Gln）は，欧米における重要な血栓性素因の一塩基多型（SNP）であるが，日本人では報告がない．

AT抵抗性（プロトロンビン異常）

　プロトロンビンの活性化後に生じたトロンビンが，ATとの結合部位に異常があるためATによる不活化を受けず（AT抵抗性）血栓症を発症する，新たな血栓性素因である．

㉑ 先天性血栓性素因

1. 血液凝固制御系の異常	アンチトロンビン欠乏症 プロテインC欠乏症 プロテインS欠乏症 活性化プロテインC（APC）抵抗性（APCレジスタンス） 　第V因子Leiden変異* アンチトロンビン抵抗性
2. 血液凝固因子の増加	プロトロンビンG20210A変異*
3. その他	異常フィブリノゲン血症 高ホモシステイン血症 高リポ蛋白（a）血症

*日本人の報告なし．

血液・造血器疾患　9　出血傾向と血栓傾向

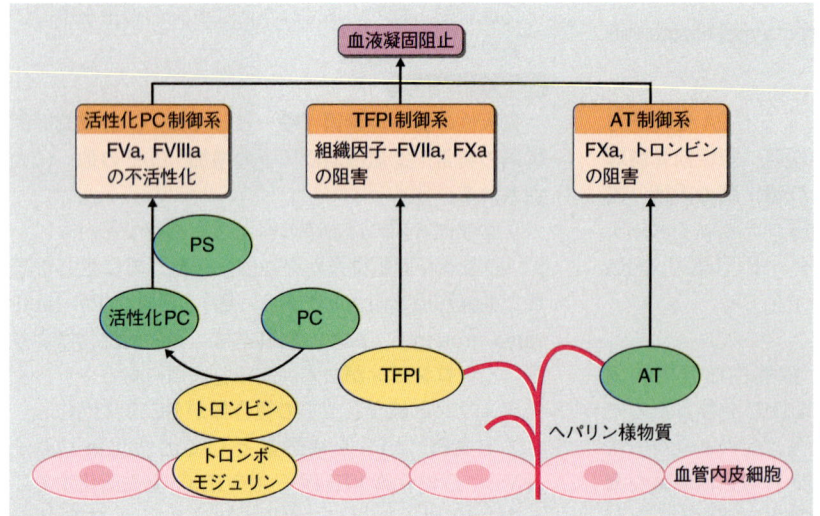

㉒ 血液凝固制御系
PC：プロテインC, PS：プロテインS,
AT：アンチトロンビン, TFPI：tissue
factor pathway inhibitor.

（図内ラベル）
血液凝固阻止

活性化PC制御系 — FVa, FVIIIa の不活性化
TFPI制御系 — 組織因子-FVIIa, FXa の阻害
AT制御系 — FXa, トロンビン の阻害

PS
活性化PC
PC
トロンビン
トロンボモジュリン
TFPI
AT
ヘパリン様物質
血管内皮細胞

疫学

先天性 AT・PC・PS 欠乏症は，常染色体優性遺伝形式を示す．

AT 欠乏症のホモ接合体は致死的であるため，通常は生まれてこない．ヘテロ接合体の頻度は，約 650 人に 1 人（0.15 %）と推定される．

PC 欠乏症ヘテロ接合体の頻度は 0.13 % と推定される．ホモ接合体あるいは複合ヘテロ接合体は 50 万〜70 万人に 1 人と，きわめてまれに認められる．

PS 欠乏症の日本人ヘテロ接合体の頻度は 1.12 % と，欧米に比べて明らかに高い．なかでも，PS 異常症 PS Tokushima（Lys196Glu）のヘテロ接合体性保因者は，約 55 人に 1 人認められる．本変異は欧米人，中国人，韓国人においても検出されず，日本人にきわめて特有の血栓性素因である．

臨床症状

新生児・乳児期（0〜1 歳未満）と小児期（1 歳以上 18 歳未満）・成人（18 歳以上）とでは，症状が異なる．

新生児・乳児期（0〜1 歳未満）

脳出血・梗塞，脳静脈洞血栓症，胎児脳室拡大などの重篤な頭蓋内病変が先行して発症することが多い．さらには，電撃性紫斑病や硝子体出血をきたす．症例としては，ホモ接合体あるいは複合ヘテロ接合体 PC 欠乏症患児の割合が多い．

付 **電撃性紫斑病**（purpura fulminans）

凝固能の亢進による皮膚組織の細小血管の血栓症が急激に進行し，皮膚の出血性壊死をきたし，それに伴う播種性血管内凝固症候群（DIC）を発症する病態．先天性 PC 欠乏症のホモ接合体あるいは複合ヘテロ接合体患者（PS 欠乏症においてもまれに発症する場合がある）の新生児期に起こる場合があるとされ，後天

性にもウイルス（水痘など），細菌（髄膜炎菌，インフルエンザ桿菌，肺炎球菌，ブドウ球菌，腸内細菌など）の急性感染によって小児期から成人まで発症することがある．

小児期（1 歳以上 18 歳未満）・成人（18 歳以上）

静脈血栓症：ヘテロ接合体では，妊娠・出産，長時間不動，外傷，手術侵襲，感染症，脱水，カテーテル留置，女性ホルモン薬服用などの誘因を契機に，小児期以降から若年成人期にかけて，深部静脈血栓症（deep vein thrombosis：DVT）/肺塞栓などの静脈血栓塞栓症（venous thromboembolism：VTE）を発症する．そのほか，まれな部位として脳静脈洞，上腸間膜静脈，門脈などにも発症する．

動脈血栓症：きわめてまれであり，静脈血栓症のほうが圧倒的に多いが，脳梗塞などの動脈血栓症をきたす場合もある．

習慣流産：成人女性では，習慣流産の原因となる場合もある．

検査

通常，血中 AT あるいは PC，PS 活性のいずれかが，成人の基準値の下限値未満（使用する測定試薬によって基準値は若干異なるが，だいたい 60 % 程度）に低下した場合，先天性欠乏症を疑う．

肝臓の未発達な新生児では，成人の 40 % 程度に活性が低下している．生後 6 か月〜1 年ぐらいで成人の正常下限に達する．

診断 （診断基準・鑑別診断，㉓）

症状，問診，血液検査所見

症状と問診（㉔）を丁寧に行い，血液検査にて AT，PC，PS いずれかの因子の活性低下を認め，かつ後天的に活性低下をきたす要因（㉕）が除外できた場合，先天性欠乏症を疑う．

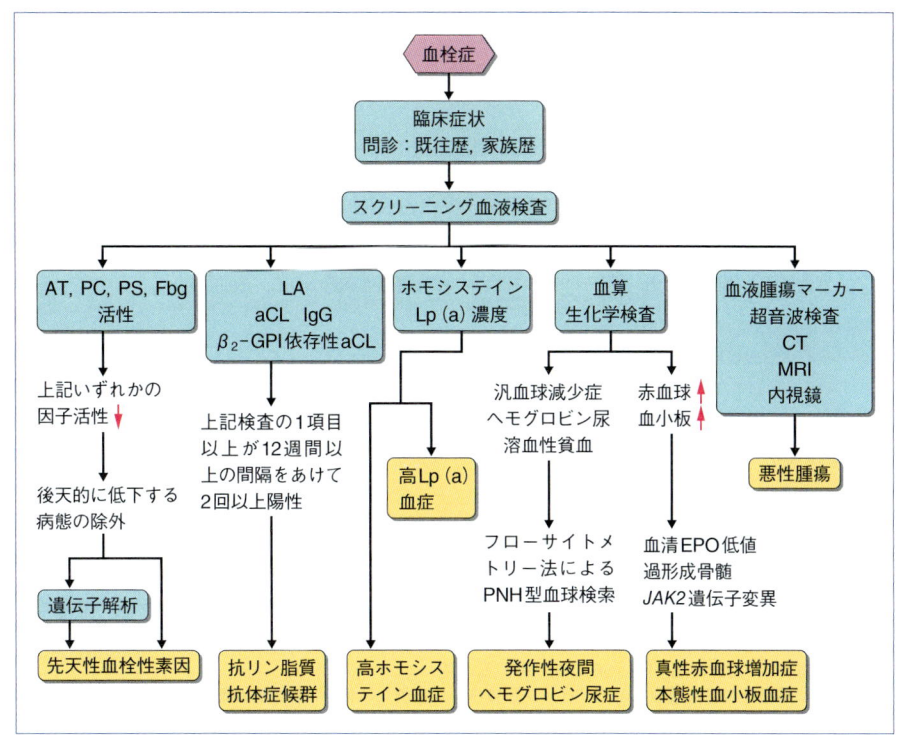

㉓ 血栓症の原因検索手順（診断チャート）

Fbg：フィブリノゲン，LA：ループスアンチコアグラント，aCL：抗カルジオリピン抗体，β_2-GPI：β_2-グリコプロテインI，EPO：エリスロポエチン，PNH：発作性夜間ヘモグロビン尿症．

㉔ 臨床症状・問診のチェックリスト

年齢	40歳代以下の若年性発症か
血栓の種類	動脈血栓か，静脈血栓か
発症部位	まれな部位（脳静脈洞，門脈，腸間膜静脈など）か
発症状況	術後・外傷後，感染，長期臥床，長時間不動，妊娠・分娩，車中泊，脱水，カテーテル留置
既往歴	血栓症を繰り返しているか（再発性） 抗凝固療法中にもかかわらず血栓症を反復しているか 習慣流産などの既往があるか
家族歴	若年性血栓症の家系員がいるか
生活歴	薬剤：ワルファリン，ヘパリン，DOAC，経口避妊薬，ホルモン補充療法を受けているか 喫煙

DOAC：直接経口抗凝固薬．

鑑別診断

　血小板の異常（本態性血小板血症，真性赤血球増加症などの骨髄増殖性腫瘍），血管障害，血流障害，抗リン脂質抗体症候群（antiphospholipid syndrome：APS），発作性夜間ヘモグロビン尿症，悪性腫瘍などを除外する．

　新生児期では，仮死，呼吸促迫症候群，母体糖尿病，壊死性腸炎，新生児APSなど，乳児期・小児期では，川崎病，心不全，糖尿病，鎌状赤血球症，サラセミアなどを鑑別する．

遺伝学的検査

　最終的には，遺伝子解析によりAT遺伝子（*SERPINC1*），PC遺伝子（*PROC*），PS遺伝子（*PROS1*）のいずれかに病因となる変異が同定されると，診断が確定する．

遺伝性を示唆する所見

　遺伝子解析が実施できない場合，または遺伝子解析を行っても変異が同定できない場合は，以下に示す4項目から2項目以上の所見が認められた場合，遺伝性血栓性素因が強く示唆され，診断することができる．
①若年（40歳以下）発症
②繰り返す再発（特に適切な抗凝固療法や補充療法中の再発）
③まれな部位（脳静脈洞，上腸間膜静脈など）での血栓症発症
④発端者と同様の症状を示す患者が家系内に1人以上存在

治療

急性期VTEの治療

　基本的には血栓性素因のない患者と同様であり，未分画ヘパリンやフォンダパリヌクス，あるいは直接経口抗凝固薬（direct oral anticoagulant：DOAC）による抗凝固療法を行う．

		AT	PC	PS
産生低下		肝合成能低下（肝硬変，劇症肝炎，肝不全）		
消費亢進		過凝固状態（DIC，APS），血栓症の急性期，炎症		
活性低下		白血球エラスターゼによる分解（敗血症）		C4BP↑（敗血症）
	血管外漏出	血管透過性亢進（DIC，敗血症）		
	その他			妊娠（初期から半減！）
	薬剤	ヘパリンの長期使用	ビタミンK欠乏，ワルファリン内服	
				経口避妊薬（女性ホルモン薬）
偽高値	薬剤	直接経口抗凝固薬（トロンビン阻害薬，FXa阻害薬）		

㉕ アンチトロンビン（AT），プロテインC（PC），プロテインS（PS）活性が低下する場合，および偽高値となる場合

半減期：AT；72時間，PS；60時間，PC；6時間.
DIC：播種性血管内凝固，APS：抗リン脂質抗体症候群，C4BP：補体制御因子のC4b結合蛋白質.

特殊な場合として，AT欠乏症ではヘパリン類の効果が減弱するため，AT製剤を補充する場合がある．重症型PC欠乏症の脳出血・梗塞，電撃性紫斑病に対しては，APC製剤による補充療法を行う.

血栓症の再発予防

遺伝性血栓性素因を有する患者は，高率に血栓症を再発する．特にAT欠乏症の再発率は高く，ワルファリンやDOACなどの経口抗凝固薬の内服は少なくとも3か月以上，できれば半永久的に継続することを推奨する.

PC欠乏症患者においてはヘパリン類からワルファリン投与に切り替える際に，急速なPC活性低下に伴う皮膚壊死などを発症する場合があるため，PT-INRが至適治療域（1.5〜2.5）に達するまでヘパリン類を併用する.

（森下英理子）

● **文献**

1) 森下英理子：遺伝性血栓性素因の診断と治療．臨床血液 2017；58：866.

2) Ohga S, et al：Protein C deficiency as the major cause of thrombophilias in childhood. *Pediatr Int* 2013；55：267.

後天性血栓傾向
acquired thrombophilia

播種性血管内凝固症候群
disseminated intravascular coagulation（DIC）

概念

● 播種性血管内凝固症候群（DIC）は，基礎疾患の存在下に全身性持続性の著しい凝固活性化をきたし，細小血管内に微小血栓が多発する重篤な病態である．凝固活性化とともに線溶活性化（血栓を溶解する機序）がみられるが，その程度は基礎疾患により相当な差違がみられる．進行すると血小板や凝固因子などの止血因子が低下し，消費性凝固障害の病態となる（㉖㉗）.

● DICの二大症状は，出血症状と臓器症状であるが，臨床症状が出現すると予後はきわめて不良となるため，臨床症状の出現がない時点で治療開始できるのが理想である.

● DICの基礎疾患は多く知られているが，そのなかでも急性白血病，固形癌，敗血症は三大基礎疾患である（㉘）.

● 旧厚生省研究班の疫学調査によると，わが国におけるDIC年間患者数は7万3,000人（1施設9.2人/年，発症頻度1.9％）であり，死亡率は56.0％と報告されている．死亡患者のみを対象とすると，DICそのものが死因となるケースは24％であり，

㉖ DIC の概念

主概念 (全 DIC 症例でみられる)	1. 基礎疾患の存在 2. 全身性持続性の著明な凝固活性化状態：全身の主として細小血管内に微小血栓が多発 3. 線溶活性化（その程度は種々）
副概念 (進行した DIC 症例でみられる)	1. 消費性凝固障害：止血因子(血小板, 凝固因子)の低下など 2. 臨床症状：出血症状, 臓器症状

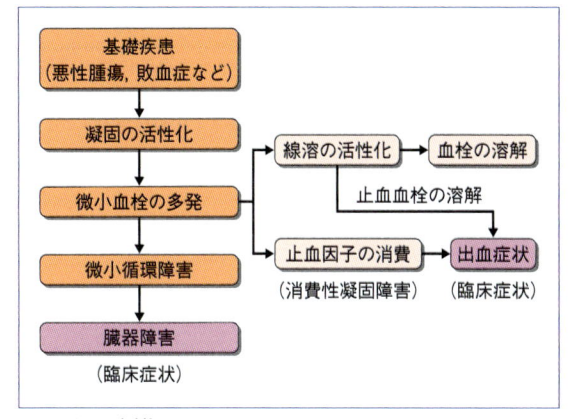

㉗ DIC の病態

消費性凝固障害：多発する微小血栓の材料として血小板や凝固因子が消費されて低下する病態.
出血症状の原因：①過度の線溶活性化による止血血栓の溶解, ②消費性凝固障害.
臓器症状の原因：臓器における微小循環障害.

㉘ DIC の基礎疾患

1. 感染症
   敗血症
   その他の重症感染症（呼吸器, 尿路, 胆道系など）
2. 造血器悪性腫瘍
   急性前骨髄球性白血病（APL）
   その他の急性白血病
   悪性リンパ腫
   その他の造血器悪性腫瘍
3. 固形癌（通常は転移を伴った進行癌）
4. 組織損傷：外傷, 熱傷, 熱中症, 横紋筋融解症
5. 手術後
6. 血管関連疾患
   胸部および腹部大動脈瘤
   巨大血管腫
   血管関連腫瘍
   膠原病（血管炎合併例）
   その他の血管関連疾患
7. 肝障害：劇症肝炎, 急性肝炎, 肝硬変
8. 急性膵炎
9. ショック
10. 溶血, 血液型不適合輸血
11. 蛇咬傷
12. 低体温
13. その他

（日本血栓止血学会 DIC 診断基準 2017 年度版.）

㉘にはないが, 産科合併症としての常位胎盤早期剝離, 羊水塞栓, 子癇など, 新生児疾患としての胎児・新生児仮死, 分娩合併症（胎盤早期剝離, 重症妊娠高血圧症, 双胎の 1 児死亡）なども DIC の基礎疾患である.

年間約 1 万人の患者が DIC により死亡している.

病因・病態生理

基礎疾患により DIC の発症機序は異なるが, 多くの場合は直接的あるいは間接的に組織因子（tissue factor：TF）が重要な役割を演じている. また, 大動脈瘤のように DIC 発症機序が十分には解明されていない病態も存在する.

敗血症

敗血症などの重症感染症に合併した DIC の発症にはサイトカインの関与が大きい. 敗血症においては, リポ多糖（lipopolysaccharide：LPS）や TNF（tumor necrosis factor）, インターロイキン 1（IL-1）などの炎症性サイトカインの作用により, 単球/マクロファージや血管内皮から大量の TF が産生され, 著しい凝固活性化を生じる. さらに, LPS やサイトカインは, 血管内皮上の抗凝固性蛋白であるトロンボモジュリン（thrombomodulin：TM）の発現を抑制するため, 凝固活性化に拍車がかかることになる.

凝固活性化の結果として生じた多発性微小血栓は, 線溶活性化により溶解されようとするが, LPS やサイトカインの作用によって血管内皮で線溶阻止因子であるプラスミノゲンアクチベーターインヒビター（plas-minogen activator inhibitor：PAI）が過剰発現し, 線溶が抑制されるために多発性微小血栓が残存し, 微小循環障害による多臓器不全が進行する（㉙）.

悪性腫瘍

一方, 急性白血病や固形癌などの悪性腫瘍においては, 腫瘍細胞中の TF により外因系凝固が活性化されることが, DIC 発症の原因と考えられている. 血管内皮や炎症の関与がほとんどない点において, より直接的な凝固活性化の病態となっている（㉚）.

病型分類

著しい凝固活性化は DIC の主病態であり全症例に共通しているが, その他の点については基礎疾患により病態が相当異なっている（㉛）. DIC の二大症状は「出血症状」と「臓器症状」であるが, DIC の病型によって臨床症状の出現の仕方に差異がみられる.

線溶抑制型 DIC

凝固活性化は高度であるが線溶活性化が軽度にとどまる DIC は, 敗血症に合併した例に代表される. 線溶阻止因子 PAI が著増するために強い線溶抑制状態となり, 多発した微小血栓が溶解されにくく微小循環障害による臓器障害が高度になりやすいが, 出血症状は比較的軽度である. このような DIC を「線溶抑制型 DIC」と称している.

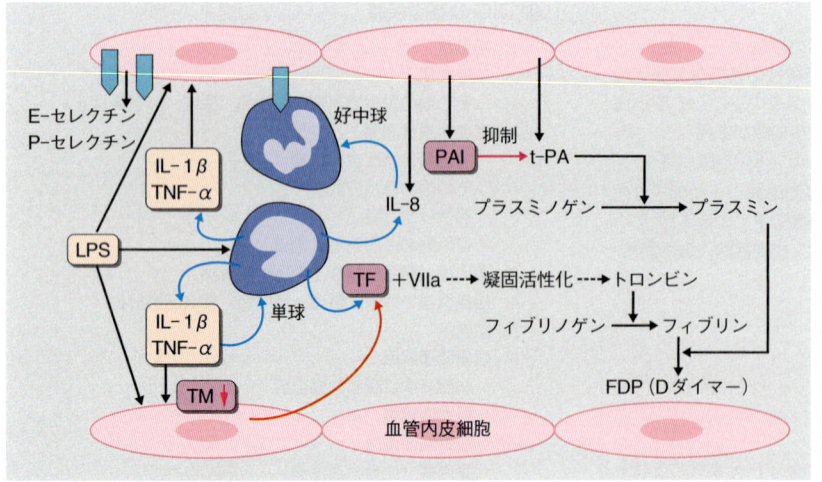

㉙ 敗血症に合併した DIC の発症機序

TM：トロンボモジュリン，TF：組織因子，LPS：リポ多糖，PAI：プラスミノゲンアクチベーターインヒビター，t-PA：組織プラスミノゲンアクチベーター．

（朝倉英策：播種性血管内凝固症候群〈DIC〉．臨床に直結する血栓止血学，改訂 2 版．東京：中外医学社；2018. p.286.）

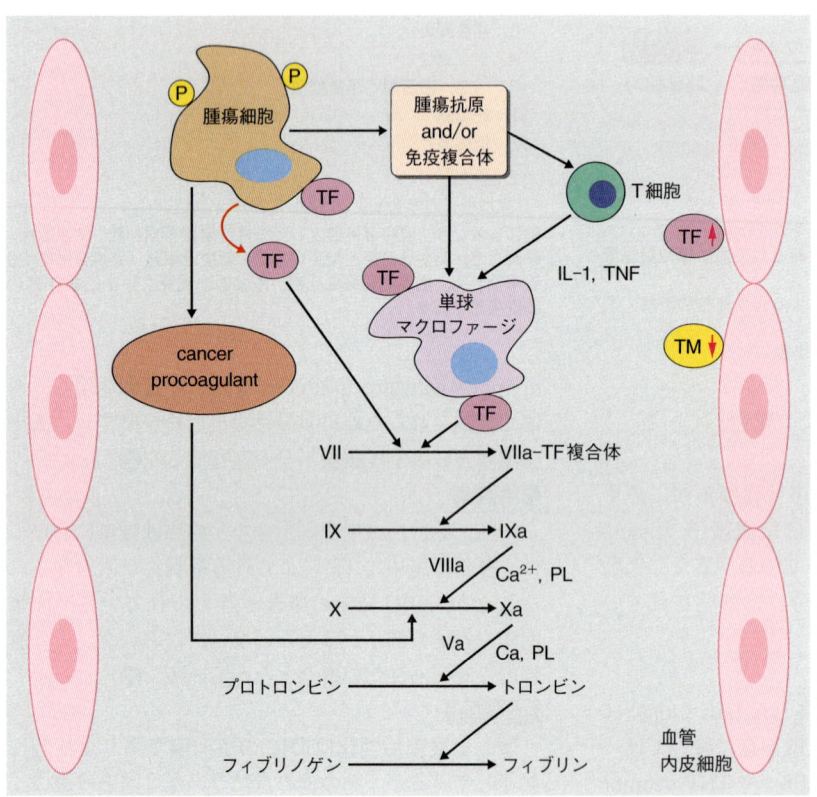

㉚ 悪性腫瘍に合併した DIC の発症機序

TF：組織因子，TM：トロンボモジュリン，PL：リン脂質．

検査所見としては，凝固活性化マーカーであるトロンビン-アンチトロンビン複合体（thrombin-antithrombin complex：TAT）や可溶性フィブリン（soluble fibrin：SF）は上昇するものの，線溶活性化マーカーであるプラスミン-α_2 プラスミンインヒビター複合体（plasmin-α_2 plasmin inhibitor complex：PIC）は軽度上昇にとどまる．また，微小血栓の溶解を反映するフィブリン・フィブリノゲン分解産物（FDP）やD-ダイマーも軽度上昇にとどまるのが特徴である．

線溶亢進型 DIC

一方，凝固活性化に見合う以上の著しい線溶活性化を伴う DIC においては，PAI は上昇せずに線溶活性化が強く，止血血栓が溶解されやすいことと関連して，出血症状が高度になりやすいが臓器障害はほとんどみられない．このような病型の DIC を「線溶亢進型 DIC」と称している．

検査所見としては，TAT，PIC 両者とも著増し，FDP やD-ダイマーも上昇する．フィブリノゲン分解

も進行するために，FDP/D-ダイマー比は上昇（D-ダイマー/FDP比で表現する場合は低下）しやすい.

線溶均衡型DIC

凝固・線溶活性化のバランスがとれており，上記両病型の中間的病態を示すもの（固形癌に合併したDICなど）を「線溶均衡型DIC」と称している.進行例を除くと，出血症状や臓器症状は比較的みられにくい.

特殊病型

なお，線溶活性化の観点から線溶亢進型DICの病態をとるなかには，特殊病型が存在する.すなわち，基礎疾患による凝固活性化に伴う線溶活性化（DICによる線溶活性化）に，一次線溶活性化が加算される場合である.具体的には，アネキシンIIが細胞表面

に高発現する急性前骨髄球性白血病（acute promyelocytic leukemia：APL）などは，フィブリンが存在しなくてもアネキシンIIの作用によりフィブリン同様の補酵素的役割を果たし，効率よいプラスミン生成を誘導する.APL細胞表面上に存在するアネキシンIIは，線溶因子である組織プラスミノゲンアクチベーター（tissue plasminogen activator：t-PA）とプラスミノゲンの両者と結合することで，t-PAの作用を飛躍的に増強する.

臨床症状

DICの二大症状は，出血症状と臓器症状である（☞「病型分類」p.249）.

出血症状をきたす機序は，①消費性凝固障害（血小板や凝固因子などの止血因子の消費性低下），②過剰な線溶活性化（止血のための止血血栓の溶解）である.歴史的には，①が強調された時代もあるが，現在はむしろ②のほうが出血の機序として比重が大きいと考えられている.同程度の血小板数や凝固因子（フィブリノゲンなど）の低下がみられても，線溶活性化の程度によって出血の程度は大きく異なっている.出血の部位は，紫斑，鼻出血，口腔内出血などの表在性のものと，脳出血，肺出血，消化管出血などの深在性のものがあるが，圧迫止血のできない深在性のほうが致命症になりやすい.

臓器症状をきたす機序は，微小血栓の多発に伴う微小循環障害のためと考えられている.多くの臓器で同時進行しやすく，しばしば多臓器不全の病態となる.

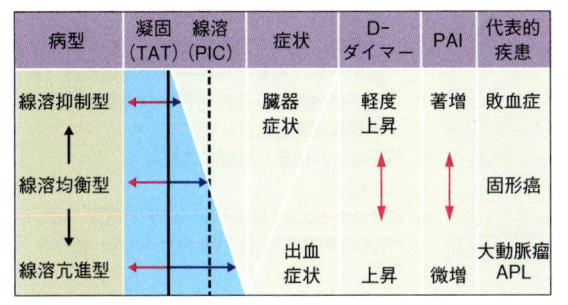

❸① DICの病型分類

TAT：トロンビン-アンチトロンビン複合体（凝固活性化マーカー），PIC：プラスミン-α_2プラスミンインヒビター複合体（線溶活性化マーカー），D-ダイマー（フィブリン分解産物），PAI：プラスミノゲンアクチベーターインヒビター（線溶阻止因子），APL：急性前骨髄球性白血病.

❸② 従来のDIC診断基準の比較

	旧厚生省 DIC診断基準	ISTH DIC診断基準	急性期 DIC診断基準
基礎疾患 臨床症状	基礎疾患あり：1点 出血症状あり：1点 臓器症状あり：1点	基礎疾患は必須項目 臨床症状は考慮されていない	基礎疾患は必須項目 要除外診断 SIRS（3項目以上）：1点
血小板数 （×10^4/μL）	8< ≦12：1点 5< ≦8：2点 ≦5：3点	5~10：1点 <5：2点	8≦ <12 or 30%以上減少/24h：1点 <8 or 50%以上減少/24h：3点
フィブリン分解産物（FDP）	FDP（μg/mL） 10≦ <20：1点 20≦ <40：2点 40≦：3点	FDP，D-ダイマー，SF 中等度増加：2点 著明増加：3点	FDP（μg/mL） 10≦ <25：1点 25≦：3点 D-ダイマーもFDPとの換算表により使用可能
フィブリノゲン（mg/dL）	100< ≦150：1点 ≦100：2点	<100：1点	―
プロトロビン時間（PT）	PT比 1.25≦ <1.67：1点 1.67≦：2点	PT秒 3~6秒延長：1点 6秒以上延長：2点	PT比 1.2≦：1点
DIC診断	7点以上 （白血病群では，出血症状と血小板数を除いて，4点以上）	5点以上 （白血病群には適応できない）	4点以上 （白血病群には適応できない）

FDP：フィブリン・フィブリノゲン分解産物，SF：可溶性フィブリン，SIRS：全身性炎症反応症候群.

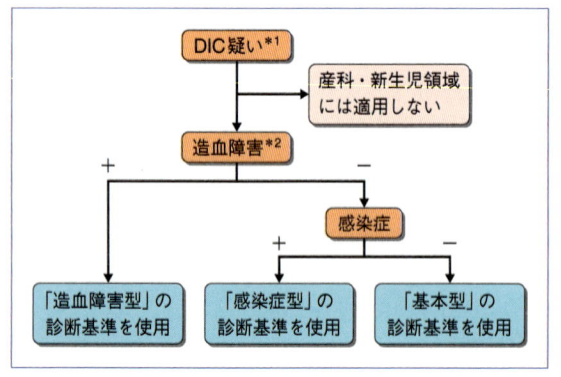

㉝ DIC 診断基準適用のアルゴリズム

・DIC 疑い（*1）：DIC の基礎疾患を有する場合（㉘），説明のつかない血小板数減少・フィブリノゲン低下・FDP 上昇などの検査値異常がある場合，静脈血栓塞栓症などの血栓性疾患がある場合など．
・造血障害（*2）：骨髄抑制・骨髄不全・末梢循環における血小板破壊や凝集など，DIC 以外にも血小板数低下の原因が存在すると判断される場合に（＋）と判断．寛解状態の造血器腫瘍は（－）と判断．
・基礎病態を特定できない（または複数ある）あるいは「造血障害」，「感染症」のいずれにも相当しない場合は基本型を使用する．たとえば，固形癌に感染症を合併し基礎病態が特定できない場合には「基本型」を用いる．
・肝不全では 3 点減じる（㉟の注を参照）．
（日本血栓止血学会 DIC 診断基準 2017 年度版．）

診断・検査

　DIC の診断基準としては，旧厚生省 DIC 診断基準（旧基準），国際血栓止血学会（ISTH）DIC 診断基準（ISTH 基準），日本救急医学会急性期 DIC 診断基準（急性期基準）が日本ではよく知られてきた（㉜）．これらの診断基準のなかで，ISTH 基準は感度が悪い，急性期基準はすべての基礎疾患に対して適用できないなどの問題があり，旧基準が最も評価の定まった基準であった．しかし，旧基準にも数々の問題点，たとえば感染症に感度が悪い，凝固線溶関連の分子マーカーが採用されていない，誤診されることがあるなどが指摘されており，この改訂が重要課題となっていた．

　このような背景のもと，「日本血栓止血学会 DIC 診断基準 2017 年度版」[1) が作成された．この基準は，ほとんどすべての基礎疾患に適用することが可能で，かつ旧基準の不備を修正した優れた基準である．以下，この基準を概説する（㉘㉝〜㊱）．

　アルゴリズム（㉝）によってどの診断基準を適用するか決定した後に，㉟を用いて DIC の診断を行う．基本型では，血小板数，FDP，フィブリノゲン，プロトロンビン時間比，アンチトロンビン（AT）活性，凝固活性化関連分子マーカー（TAT，SF ないしは F_{1+2}〈プロトロンビンフラグメント 1＋2〉上昇）の結果を用いてスコアリングを行う．造血障害型では血小板数をスコアリングしない．また，感染症型ではフィブリ

㉞ 鑑別すべき代表的疾患・病態

血小板数低下	1. 血小板破壊や凝集の亢進 　血栓性微小血管障害症（TMA）：血栓性血小板減少性紫斑病（TTP），溶血性尿毒症症候群（HUS），HELLP 症候群，造血幹細胞移植後 TMA 　ヘパリン起因性血小板減少症（HIT） 　特発性血小板減少性紫斑病（ITP），全身性エリテマトーデス（SLE），抗リン脂質抗体症候群（APS） 　体外循環　など 2. 骨髄抑制/骨髄不全をきたす病態 　造血器悪性腫瘍（急性白血病，慢性骨髄性白血病の急性転化，骨髄異形成症候群，多発性骨髄腫，悪性リンパ腫の骨髄浸潤など） 　血球貪食症候群 　固形癌（骨髄浸潤あり） 　骨髄抑制を伴う化学療法あるいは放射線療法中 　薬物に伴う骨髄抑制 　一部のウイルス感染症 　造血器悪性腫瘍以外の一部の血液疾患（再生不良性貧血，発作性夜間血色素尿症，巨赤芽球性貧血など） 3. 肝不全，肝硬変，脾機能亢進症 4. 敗血症 5. Bernard-Soulier 症候群，MYH9 異常症（May-Hegglin 異常症など），Wiskott-Aldrich 症候群 6. 希釈 　大量出血 　大量輸血，大量輸液 　妊娠性血小板減少症　など 7. 偽性血小板減少症
FDP 上昇	1. 血栓症：深部静脈血栓症，肺塞栓症など 2. 大量胸水，大量腹水 3. 大血腫 4. 線溶療法
フィブリノゲン低下	1. 先天性無フィブリノゲン血症，先天性低フィブリノゲン血症，フィブリノゲン異常症 2. 肝不全，低栄養状態 3. 薬物性：L-アスパラギナーゼ，副腎皮質ステロイド，線溶療法 4. 偽低下：抗トロンビン作用のある薬剤（ダビガトランなど）投与時
プロトロンビン時間延長	1. ビタミン K 欠乏症，ワルファリン内服 2. 肝不全，低栄養状態 3. 外因系凝固因子の欠乏症またはインヒビター 4. 直接経口抗凝固薬内服 5. 偽延長：採血量不十分，抗凝固剤混入
アンチトロンビン活性低下	1. 肝不全，低栄養状態 2. 炎症による血管外漏出（敗血症など） 3. 顆粒球エラスターゼによる分解（敗血症など） 4. 先天性アンチトロンビン欠乏症 5. 薬物性：L-アスパラギナーゼなど
TAT, SF または F_{1+2} 上昇	1. 血栓症：深部静脈血栓症，肺塞栓症など 2. 心房細動の一部

注）ただし，上記疾患に DIC を合併することもある．
（日本血栓止血学会 DIC 診断基準 2017 年度版．）

㉟ 日本血栓止血学会 DIC 診断基準（2017 年版）

項目		基本型		造血障害型		感染症型	
一般止血検査	血小板数 （×10⁴/μL）	12<	0点			12<	0点
		8< ≦12	1点			8< ≦12	1点
		5< ≦8	2点			5< ≦8	2点
		≦5	3点			≦5	3点
		24 時間以内に 30％以上の減 少*1	＋1点			24 時間以内に 30％以上の減 少*1	＋1点
	FDP （μg/mL）	<10	0点	<10	0点	<10	0点
		10≦ <20	1点	10≦ <20	1点	10≦ <20	1点
		20≦ <40	2点	20≦ <40	2点	20≦ <40	2点
		40≦	3点	40≦	3点	40≦	3点
	フィブリノゲン （mg/dL）	150<	0点	150<	0点		
		100< ≦150	1点	100< ≦150	1点		
		≦100	2点	≦100	2点		
	プロトロンビン 時間比	<1.25	0点	<1.25	0点	<1.25	0点
		1.25≦ <1.67	1点	1.25≦ <1.67	1点	1.25≦ <1.67	1点
		1.67≦	2点	1.67≦	2点	1.67≦	2点
分子マーカー	アンチトロンビン （%）	70<	0点	70<	0点	70<	0点
		≦70	1点	≦70	1点	≦70	1点
	TAT，SF または F₁₊₂	基準範囲上限の 2 倍未満	0点	基準範囲上限の 2 倍未満	0点	基準範囲上限の 2 倍未満	0点
		2 倍以上	1点	2 倍以上	1点	2 倍以上	1点
肝不全*2		なし	0点	なし	0点	なし	0点
		あり	−3点	あり	−3点	あり	−3点
DIC 診断		6 点以上		4 点以上		5 点以上	

- *1：血小板数>5 万/μL では経時的低下条件を満たせば加点する（血小板数≦5 万では加点しない）．血小板数の最高スコアは 3 点までとする．
- FDP を測定していない施設（D-ダイマーのみ測定の施設）では，D-ダイマー基準値上限 2 倍以上への上昇があれば 1 点を加える．ただし，FDP も測定して結果到着後に再評価することを原則とする．
- FDP または D-ダイマーが正常であれば，上記基準を満たした場合であっても DIC の可能性は低いと考えられる．
- プロトロンビン時間比：ISI が 1.0 に近ければ，INR でもよい（ただし DIC の診断に PT-INR の使用が推奨されるというエビデンスはない）．
- プロトロンビン時間比の上昇が，ビタミン K 欠乏症によると考えられる場合には，上記基準を満たした場合であっても DIC とは限らない．
- トロンビン-アンチトロンビン複合体（TAT），可溶性フィブリン（SF），プロトロンビンフラグメント₁₊₂（F₁₊₂）：採血困難例やルート採血などでは偽高値で上昇することがあるため，FDP や D-ダイマーの上昇度に比較して，TAT や SF が著増している場合は再検する．即日の結果が間に合わない場合でも確認する．
- 手術直後は DIC の有無とは関係なく，TAT，SF，FDP，D-ダイマーの上昇，AT の低下など DIC 類似のマーカー変動がみられるため，慎重に判断する．
- *2 肝不全：ウイルス性，自己免疫性，薬物性，循環障害などが原因となり「正常肝ないし肝機能が正常と考えられる肝に肝障害が生じ，初発症状出現から 8 週以内に，高度の肝機能障害に基づいてプロトロンビン時間活性が 40％以下ないしは INR 値 1.5 以上を示すもの」（急性肝不全）および慢性肝不全「肝硬変の Child-Pugh 分類 B または C（7 点以上）」が相当する．
- DIC が強く疑われるが本診断基準を満たさない症例であっても，医師の判断による抗凝固療法を妨げるものではないが，繰り返しての評価を必要とする．

（日本血栓止血学会 DIC 診断基準 2017 年度版.）

ノゲンをスコアリングしない．肝不全では 3 点減じる．

DIC と診断された後に，DIC の病型分類，病態評価を行ううえでの有用なマーカーを㊱に示す．

治療

DIC の進展を阻止するためには，基礎疾患の治療とともに，凝固活性化を阻止する必要がある．基礎疾患の治療を行っても，基礎疾患が一両日中に治癒することはきわめて例外的であるため，この間に DIC が原因で病態が悪化することを防がなければならない．

基礎疾患の治療

全 DIC 症例において，基礎疾患の治療は最重要である．急性白血病や進行癌に対する化学療法，敗血症に対する抗菌薬治療などがこれに相当する．

抗凝固療法

1. ヘパリン類・アンチトロンビン濃縮製剤

DIC に対して使用可能なヘパリン類としては，ダナパロイドナトリウム，低分子ヘパリン，未分画ヘパリンがある．これらのヘパリン類は，いずれもアンチ

❸❻ DIC 診断に関連するその他の検査と意義

検査項目	意　義
プラスミン-α_2プラスミンインヒビター複合体（PIC）	高値であるほど線溶活性化が高度である
α_2プラスミンインヒビター（α_2PI）	線溶活性化に伴い消費性に低下する．ただし，肝不全のみでも低下し，急性炎症性疾患では上昇する
プロテインC（PC）	低値例は予後不良である．ただし，ビタミンK欠乏や肝不全のみでも低下する
プラスミノゲンアクチベータインヒビター1（PAI-1）	感染症型DICでの高値例は予後不良である
HMGB-1	高値例は予後不良である
e-XDP	感染症型DICで低値例あるいは著増例は，いずれも予後不良である

HMGB-1：high mobility group box-1，e-XDP：白血球エラスターゼ分画フィブリン分解産物．
（日本血栓止血学会 DIC 診断基準 2017 年度版．）

トロンビン（AT）依存性に抗凝固活性を発揮する点で共通しているが，抗 Xa/トロンビン（IIa）活性比や，血中半減期に差違がみられる．

2．ヘパリン類

AT 活性が低下した場合は十分な効果が期待できないため，AT 濃縮製剤を併用する．

3．合成プロテアーゼインヒビター

合成プロテアーゼインヒビターは，AT 非依存性に抗トロンビン活性を発揮する．代表的薬剤は，ナファモスタットメシル酸塩およびガベキサートメシル酸塩である．出血の副作用はまずない．また，両薬剤は膵炎治療薬でもあり，膵炎合併例にもよい適応となる．

ナファモスタットメシル酸塩は臨床使用量で抗線溶活性も強力であり，線溶亢進型 DIC には特に有効である．ただし，本薬剤の副作用である高カリウム血症には注意が必要である．両薬剤ともに静脈炎の副作用があり，中心静脈からの投与が原則である．

4．遺伝子組換えトロンボモジュリン製剤（recombinant human soluble thrombomodulin：rTM）

rTM は抗炎症効果をあわせもち，特に炎症性疾患に合併した DIC に対して，抗凝固，抗炎症の両面から期待されている．今後も DIC 治療薬の主軸になるものと考えられる．

補充療法

血小板や凝固因子の著しい低下（消費性凝固障害）のため出血がみられる場合には，補充療法を行う．血小板の補充目的としては濃厚血小板，凝固因子の補充目的としては新鮮凍結血漿を用いる．

抗線溶療法

DIC における線溶活性化は，微小血栓を溶解しようとする生体の防御反応の側面もあり，トラネキサム酸などの抗線溶療法は原則禁忌である．特に，敗血症に合併した DIC では絶対禁忌である．

ただし，線溶亢進型 DIC の著しい出血例に対して，ヘパリン類併用下にトラネキサム酸を投与すると出血に対して著効することがあるが，使用方法を間違うと全身性血栓症をきたすために，必ず専門家にコンサルトのうえで行う必要がある．

APL に合併した DIC の治療

APL は，著明な線溶活性化を特徴とした DIC（線溶亢進型 DIC）を発症する．

APL に合併した DIC の特殊性として，all-trans retinoic acid（ATRA）による治療をあげることができる．ATRA は，APL の分化誘導として有効であるが，APL に合併した DIC に対してもしばしば著効する．APL において線溶亢進型 DIC を合併する理由は，APL 細胞に存在するアネキシン II の果たす役割が大きい（前述）．APL に対して ATRA を投与すると，APL 細胞中の TF およびアネキシン II の発現も抑制される．このため，凝固活性化と線溶活性化に同時に抑制がかかり，APL の DIC は速やかに改善する．

ATRA によるアネキシン II 発現の抑制は強力であり，APL の著しい線溶活性化の性格は速やかに消失する．APL に対して ATRA を投与している場合に，トラネキサム酸などの抗線溶薬を投与すると全身性血栓症や突然死の報告がみられる．ATRA 投与時は，トラネキサム酸は絶対禁忌である．

（朝倉英策）

● 文献

1）DIC 診断基準作成委員会．日本血栓止血学会 DIC 診断基準 2017 年度版．
http://www.jsth.org/guideline/dic 診断基準 2017 年度版/

2）朝倉英策：しみじみわかる血栓止血．vol.1 DIC・血液凝固検査編．東京：中外医学社；2014.

3）朝倉英策：しみじみわかる血栓止血．vol.2 血栓症・抗血栓療法編．東京：中外医学社；2015.

4）朝倉英策（編著）：臨床に直結する血栓止血学，改訂 2 版．東京：中外医学社；2018.

血栓性微小血管症
thrombotic microangiopathy（TMA）

血栓性微小血管症（TMA）は，微小血管症性溶血性貧血，消費性血小板減少，微小血管内の血栓による臓器障害を三主徴とする病態である．❸❼に示すようなさまざまな疾患が含まれるが，血栓性血小板減少性紫

⑰ 病因による血栓性微小血管症（TMA）の分類と臨床診断

病因による分類	病因	原因	臨床診断	臨床診断に重要な所見
ADAMTS13 欠損 TMA	ADAMTS13 活性著減	*ADAMTS13* 遺伝子異常	先天性 TTP（Upshaw-Schulman 症候群）	*ADAMTS13* 遺伝子異常
		ADAMTS13 に対する自己抗体	後天性 TTP	ADAMTS13 活性著減，ADAMTS13 自己抗体あり
感染症合併 TMA	感染症	志賀毒素産生大腸菌（STEC）（O-157 大腸菌など）	STEC-HUS	血液や便検査で STEC 感染を証明
		肺炎球菌（ノイラミニダーゼ分泌）	肺炎球菌 HUS	肺炎球菌感染の証明
補体関連 TMA	補体系の障害	遺伝的な補体因子異常（H 因子，I 因子，MCP，C3，B 因子）	atypical HUS	補体因子遺伝子異常 C3 低値，C4 正常（これらは全例で認めるわけではない）
		抗 H 因子抗体		抗 H 因子抗体の証明
凝固関連 TMA	凝固系の異常	diacylglycerol kinase ε（DGKE），THBD の遺伝子異常	atypical HUS ？	遺伝子異常の証明
二次性 TMA	病因不明	自己免疫疾患	膠原病関連 TMA など	SLE，強皮症などの膠原病が多い
		造血幹細胞移植	造血幹細胞移植後 TMA	血小板輸血不応，溶血の存在（ハプトグロビン低値など）
		臓器移植（腎臓移植，肝臓移植など）	臓器移植後 TMA	原因不明の血小板減少と溶血の存在（ハプトグロビン低値など）
		悪性腫瘍	悪性腫瘍関連 TMA	悪性リンパ腫，胃癌，膵癌などに多い
		妊娠	妊娠関連 TMA，HELLP 症候群	HELLP 症候群は妊娠 30 週以降に発症し，高血圧を合併することが多い
		薬剤（マイトマイシンなど）	薬剤性 TMA	薬剤使用歴
その他の TMA	病因不明	その他	TTP 類縁疾患，他	TTP の古典的五徴候の存在など

TTP：血栓性血小板減少性紫斑病，HUS：溶血性尿毒症症候群，SLE：全身性エリテマトーデス，THBD：トロンボジュリン，HELLP 症候群：hemolysis, elevated liver enzymes, and low platelets 症候群.

（松本雅則ほか：血栓性血小板減少性紫斑病〈TTP〉診療ガイド 2017. 臨床血液 2017；58：271.）

斑病（TTP）と溶血性尿毒症症候群（HUS）が代表的な疾患である．TMA はその病因によって分類されるようになり，ADAMTS13 欠損 TMA，補体関連 TMA などと分類されるべきであるが，歴史的な経緯や保険診療の病名などのために，TTP や HUS などの病名が日常臨床では使われている．以下，TMA のなかから ADAMTS13 欠損 TMA である TTP，感染症合併 TMA の一つである志賀毒素産生牛大腸菌（Shiga toxin-producing *Escherichia Coli*：STEC）感染 HUS（STEC-HUS），そして補体関連 TMA である非典型 HUS（atypical HUS・aHUS）の 3 疾患について解説する．それ以外にも⑰に示すようなさまざまな基礎疾患や状態に伴って発症する二次性 TMA などが存在するが，その病因は明らかになっていないものが多い．

血栓性血小板減少性紫斑病 thrombotic thrombocytopenic purpura（TTP）

概念

- TTP は，1924 年に最初の症例が報告されており，古くから知られている疾患である．もともと血小板減少，溶血性貧血，腎機能障害，発熱，精神神経症状という古典的五徴候で診断されていた．その後，血小板減少，溶血性貧血が診断に重要であることが明らかになったが，確定診断のマーカーが存在しない状態が続いていた．
- 1998 年に von Willebrand 因子（VWF）切断酵素である ADAMTS13 活性著減が TTP の病因として報告され，現在では ADAMTS13 活性 10 ％未満が確定診断に用いられている．
- 2015 年に指定難病に指定され，医療費の助成制度の対象となっている．

病因

TTP には先天性と後天性が存在し，先天性は *ADAMTS13* 遺伝子に異常があることで発症する常染色体劣性遺伝の疾患である．後天性は，ADAMTS13 に対する自己抗体（インヒビター）が存在することで同活性が低下する自己免疫疾患である．

病態生理

VWF は，主として血管内皮細胞から分泌され血液中に存在する止血因子である．凝固第 VIII 因子のキャ

血液・造血器疾患

9

出血傾向と血栓傾向

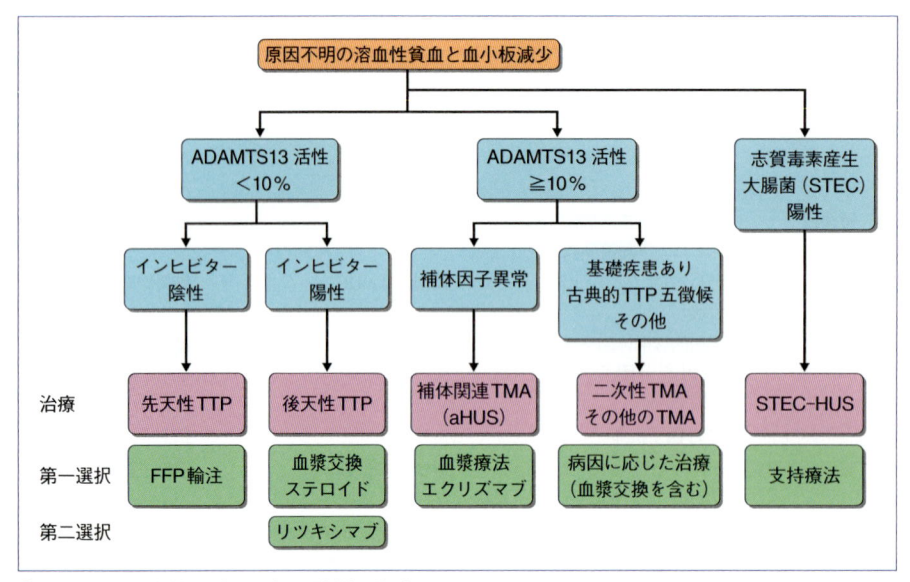

㊳ 血栓性微小血管症（TMA）の診断と治療
原因不明の溶血性貧血と血小板減少を認めた場合には，TMAを疑うことと同時にDICも鑑別すべきである.
血漿療法：血漿交換または血漿輸注.
（松本雅則ほか：血栓性血小板減少性紫斑病〈TTP〉診療ガイド 2017. 臨床血液 2017；58：271.）

リア蛋白質としての機能とともに，血小板と結合して血栓を形成する．VWFの血小板との結合能は分子量が大きいほど強く，高分子量VWFが血液中に存在すると血栓傾向が強くなる．血管内皮細胞から分泌直後のVWFは超高分子量VWF重合体と呼ばれるが，ADAMTS13により切断され，止血に必要な適度な分子量のVWFとなる．また，VWFはずり応力の高い部分で活性化され，血小板との結合能力が強くなる．TTPではADAMTS13活性が著減するため，超高分子量VWF重合体が切断されずに，高いずり応力の発生する微小血管で血小板血栓が形成される．動脈に血栓が形成されると，腎臓や脳などの終末臓器では虚血による障害が発生する.

疫学

人口100万人あたり毎年4人発症するとの推測があるが，正確な頻度は不明である．95％以上が後天性であり，先天性はきわめてまれである.

臨床症状

紫斑病であるが出血傾向はそれほど強くなく，点状出血程度であることが多い．発熱と精神神経症状は古典的の五徴候に含まれるが，全例で認めるわけではない．精神神経症状は動揺性と呼ばれ，重症度や障害部位が変動することが特徴である.

検査

血小板減少は高度で3万/μL以下の症例がほとんどであり，1万/μL以下の症例も多い．貧血は，機械的溶血によって起こるためCoombs試験は陰性である.

ヘモグロビン値は7〜10 g/dLの症例が多く，間接ビリルビン，LDH，網赤血球の上昇，ハプトグロビンの著減などの溶血所見を認める．破砕赤血球の出現はTTPに特徴的な所見であるが，TTPでも認めないことや播種性血管内凝固（DIC）で出現することもあるため注意が必要である．腎機能障害は軽度であることが多く，血清クレアチニン値2 mg/dL未満であることがほとんどである．血液透析が必要なほどの重症の腎障害は，HUSを疑うべきである.

診断

血小板減少と溶血性貧血を認めADAMTS13活性を測定し，10％未満であればTTPと診断する（㊳）[1]．その後，ADAMTS13インヒビターを測定し，陽性であれば後天性，陰性であれば先天性が疑われる．ただし，力価が低い場合にインヒビターの判定は困難な場合がある．また，ADAMTS13に対する自己抗体は，ほとんどがADAMTS13活性を阻害するインヒビターであるが，非阻害抗体である場合がある．非阻害抗体は，ADAMTS13に結合することでクリアランスを増加させる.

先天性では常にADAMTS13活性は著減しているが，血小板減少や溶血性貧血を常に認めるとは限らず，注意が必要である．先天性TTPの診断は，両親のADAMTS13活性などを参考に行い，最終的には*ADAMTS13*遺伝子解析によって確定診断する.

治療

先天性TTPは新鮮凍結血漿（FFP）を輸注するこ

とで ADAMTS13 を補充する．2〜3 週間に一度 FFP を定期的に補充する症例もあるが，発作時にのみ FFP の輸注が必要で，それ以外のときは FFP の輸注が必要ない症例も存在する．

後天性 TTP では，できるだけ早期に FFP を置換液とした血漿交換を開始し，血小板が正常化するまで継続する．血漿交換によって，ADAMTS13 を補充し，ADMTS13 に対する自己抗体と高分子量 VWF 重合体を除去する効果が期待できる．多くの症例では，自己抗体の産生抑制のため副腎皮質ステロイドが併用される．これらの治療が有効ではない，もしくは再発症例では，自己抗体の産生を抑制する目的で CD20 に対するモノクローナル抗体リツキシマブを使用する場合がある．

なお，TTP に対する血小板輸血は血小板血栓形成をさらに促進するため，禁忌と考えられているので，致死的な出血を認める場合以外は行うべきではない．

予後

無治療の場合は死亡率が 90 ％といわれていたが，血漿交換を実施することにより後天性 TTP の致死率は 20 ％以下に低下した．

溶血性尿毒症症候群
hemolytic uremic syndrome（HUS）

HUS は血小板減少，溶血性貧血，急性腎障害の三徴候を示す疾患である．HUS 患者の約 90 ％は STEC 感染により血性下痢を伴うものであるが，それ以外を非典型 HUS（aHUS）と呼んでいた．その後，補体第二経路の異常により aHUS が発症することが報告され，現在では aHUS は主として補体関連因子の異常ととらえられるようになった．非典型という病名が不適切であるという意見があり，補体関連 TMA という名称が適切と思われるが，指定難病の病名でもあることから，現在でも臨床現場では広く使用されている．

志賀毒素産生大腸菌感染 HUS（Shiga toxin producing *Escherichia coli* HUS：STEC-HUS）

概念
●STEC と HUS の関連は，1982 年に米国で発生したハンバーガーによる食中毒患者に HUS が発症したことから注目されるようになった．
●HUS は STEC 感染者の約 1〜10 ％程度に発症し，下痢の出現後 4〜10 日で発症すると報告されている．臨床的には HUS の三徴候で診断するが，脳症などの中枢神経症状・障害を認める症例もあり，TTP との鑑別が困難な症例もある．

病因
国内の STEC-HUS の原因となる大腸菌は，血清型 O-157 が最も多く約 7 割を占めるが，それ以外にも O-121，O-111，O-26 などの報告がある．これらの大腸菌から産生される志賀毒素（Shiga toxin：STX，ベロ毒素〈verotoxin〉とも呼ばれる）が，HUS 発症の病因であるが，発症機序の詳細は不明である．STX の受容体である Gb3（globotriaosylceramide 3）が腎臓の血管内皮細胞に多く発現しているため，腎臓の障害が強いと考えられている．STX が血管内皮細胞を障害し，さらに炎症性サイトカインや凝固能の亢進などによって血栓形成が行われるものと考えられる．

疫学
日本国内の STEC 感染症は年間 4,000 例前後が報告されており，そのうち 80〜120 例で HUS が発症している．

臨床症状
STEC を経口摂取後に約 3 日の潜伏期の後，下痢，腹痛，発熱などを発症し，1〜3 日後に血便が出現する．下痢の出現後約 1 週間で HUS が発症するが，そのうち 20〜60 ％の患者で透析療法が必要となるほどの重症急性腎障害を発症する．腎臓以外の症状として，意識障害，けいれんなどの中枢神経障害，腸管穿孔，急性膵炎，心筋虚血，DIC などを合併する場合がある．

検査
STEC 感染の診断には，便から大腸菌を分離・同定し，分離した菌の STX 産生能を確認する．HUS を発症した症例では，便から STX を検出するか，血清から O 抗原凝集抗体や抗志賀毒素抗体を検出することで診断される．

診断
HUS の三徴候である①破砕赤血球を伴うヘモグロビン（Hb）値 10 g/dL 未満の溶血性貧血，②血小板数 15 万/μL 未満の血小板減少，③急性腎障害（血清クレアチニン値が年齢・性別基準値の 1.5 倍以上）を満たし，STEC 感染を証明できれば STEC-HUS と診断する[2]．鑑別すべき疾患としては，DIC や他の TMA があるが，STEC 感染が証明できれば鑑別は容易である（38）．

治療
STEC-HUS は保存的治療が中心である．輸液療法を積極的に行うことで乏尿や無尿という急性腎障害を予防し，透析療法が回避できる可能性がある．高度の急性腎障害の場合には透析療法が必要となることが多いため，透析療法が実施可能な施設での治療が必要である．急性期で Hb 6.0 g/dL 以下の貧血では赤血球輸血を行う．血小板輸血は微小血栓形成を促進させる可能性があるため，基本的には実施しない．ただし，出血傾向が強い場合や侵襲的処置が必要な場合は投与を考慮する．

なお，STEC 感染患者に抗菌薬を投与することで

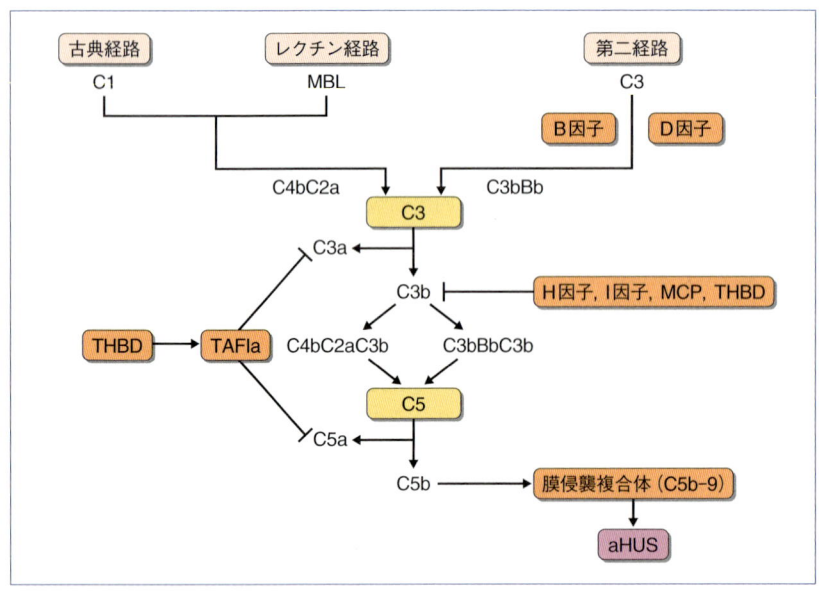

㊴ 補体の活性化経路と補体制御因子

補体には 3 つの活性化経路が知られているが，非典型 HUS（aHUS）で過剰に活性化するのは第二経路である．MBL：mannose-binding lectin，THBD：thrombomodulin，MCP：membrane cofactor protein，TAFI：thrombin-activatable fibrinolysis inhibitor．

HUS の発症を予防できるかどうかについて，一定の結論は得られていない．抗菌薬の投与により HUS の発症が増加するという結果と，減少するという結果が報告されている．

経過・予後

STEC-HUS の急性期の死亡率は 2〜5 ％といわれているが，死因として中枢神経合併症や消化管穿孔などが多い．長期的な予後として，死亡率 9 ％で，末期腎不全となる症例が 3 ％との報告がある．中枢神経症状の合併は STEC-HUS の 1/4〜1/3 との報告もあり，比較的多い腎以外の合併症である．HUS 脳症の合併症例では，生命予後が不良である場合がある．透析療法が必要となる症例が多いが，ほとんどの症例が透析を離脱できる．ただし，1 年以上経過観察ができた生存者の 25 ％が腎後遺症を合併し，その内訳は腎機能障害，蛋白尿，高血圧などであり，長期的な腎予後は必ずしも良好ではない．

非典型 HUS（atypical HUS：aHUS）

概念

● 1981 年に HUS 患者で H 因子蛋白量の減少が報告され，補体制御因子と TMA の関連が初めて報告された．HUS の三徴候をもつ症例で，下痢症状のないものを非典型と呼んでいたが，最近では補体系の障害である補体関連 TMA のみが aHUS と診断されるようになった．ただし，補体 C5 の阻害薬が有効で aHUS が強く疑われる症例でも補体因子の遺伝子異常が発見されない症例や，凝固関連 TMA を aHUS に含めるべきかどうかなど，議論のある疾患である．

● 2015 年に TTP とともに指定難病となった．

病因

補体第二経路の異常活性化により，膜侵襲型複合体（membrane attack complex：MAC）が産生され，血管内皮細胞障害や血小板の活性化を引き起こし血栓が形成されると考えられている（㊴）．補体第二経路は少しずつ常に活性化しており，活性化を制御する因子が複数知られている．aHUS の発症には，H 因子（complement factor H：CFH），I 因子（complement factor I：CFI），CD46（membrane cofactor protein：MCP），トロンボモジュリン（THBD）などの抑制因子の機能が喪失する場合と，C3 や B 因子（complement factor B：CFB）など活性化因子が機能を獲得する場合がある．このように，CFH，CFI，CD46，THBD，C3，CFB などの遺伝子異常が aHUS の病因として報告されている．さらに，H 因子に対する抗体が産生されることで aHUS が発症することも知られている．後天性と考えられる抗 H 因子抗体の出現に，CFH 関連遺伝子異常が関与していることが報告されており，先天的な要因も関与している可能性がある．

㊲ に示した凝固関連 TMA には diacylglycerol kinase ε（DGKE）と THBD が含まれている．凝固関連 TMA を aHUS に含めるか議論のあるところである．THBD は一般的には凝固の制御因子と考えられているためこのように分類したが，補体制御にも関与しているため（㊴），補体関連に分類することも可能である．DGKE は血小板や血管内皮細胞に発現し血栓形成を制御しているが，補体系への関与は報告されていない．また，プラスミノゲン遺伝子変異でも aHUS が発症するとの報告があるが，現状では否定的な意見が多く，今後の検証が必要である．

⓵ 非典型HUS（aHUS）に認められる遺伝子異常の頻度の国内外の比較

遺伝子異常および抗H因子抗体	頻度（%）	
	欧米	日本（*n*=104）
H因子	10～30	9.6
H因子抗体	2～10	19.2
C3	2～10	30.8
CD46（MCP）	5～20	4.8
トロンボモジュリン	0～8	0
B因子	1～4	0
I因子	3～10	0
DGKE	0～5	1.0
未同定	～30	34.6

MCP：membrane cofactor protein，DGKE：diacylglycerol kinase ε．

疫学

海外からの報告では，人口100万人あたり毎年成人では2人発症し，小児では3.3人発症するとの報告があり，18歳未満の症例が40％とされる．⓵にaHUSにおける補体制御因子の遺伝子異常の頻度を示す．欧米ではH因子の異常が最も頻度が高いが，わが国ではC3の異常が最も多い．

臨床症状

特に誘引なく発症する特発性や，感染などを契機に発症することが多い．HUSの三徴候以外に中枢神経症状，心不全，呼吸障害，腸炎などの臓器症状を呈することがある．特にaHUSであっても虚血性腸炎などの消化器症状や，細菌やウイルスなどによる消化器感染を契機にaHUSを発症する症例があるため，下痢があるときにもSTEC-HUSだけではなく，aHUSの可能性を考慮すべきである．

検査

aHUSの検査で重要であるのは補体異常をどのようにして証明するかであるが，遺伝子解析以外に決定的な検査は現在までに見つかっていない．国内ではC3，C4，CH50が一般検査で測定可能であるが，C3低値かつC4正常値は補体第二経路の活性化が示唆され，aHUSが強く疑われる．ただし，aHUS症例でもC3低下例は約半数といわれており，C3が正常であってもaHUSを否定できない．また，ヒツジ赤血球を用いた溶血試験がCFH遺伝子異常や抗H因子抗体をもつ症例に有効であることが報告されているが，日常臨床で実施できる検査ではない．さらに，aHUSとの関連が報告されている遺伝子や抗H因子抗体を検査したとしても異常が明らかにならない症例が30～40％も存在する（⓵）．

診断

STEC-HUSと同じHUS三徴候基準を認め，STEC

感染がなく，ADAMTS13活性が10％以上で，㊲に示す二次性TMAを除いたものが臨床的aHUSである（㊳）．ただし，必ずしも三徴候がすべてそろわないことがある．

2015年に発表されたaHUSの診断基準[3]では，①*CFH*，*CFI*，*CD46*，*C3*，*CFB*，*THBD*，*DGKE*の7遺伝子異常例，②抗H因子抗体陽性例，③TMAのうち，STEC-HUS，TTP，二次性TMAが否定的であるが，上記①，②が認められない臨床的aHUS，の3つの診断基準が示されている．

鑑別すべき疾患としては，DICなど比較的症例数の多いものや，コバラミン代謝異常症や肺炎球菌感染などの稀少疾患も鑑別する必要がある．また，腎移植，妊娠，造血幹細胞移植，自己免疫疾患など二次性TMAの原因となる疾患が誘因となりaHUSを発症する場合は鑑別診断が非常に難しい．

治療

aHUSは，血漿輸注や血漿交換による血漿療法を中心として治療されてきた．血漿療法，特に血漿交換が効果的である理由として，異常な補体関連因子や抗H因子抗体を除去し，正常な補体関連因子を補充することである．ただし，CD46は膜結合蛋白質であるため，血漿療法は効果的ではない．最近では補体C5に対するモノクローナル抗体エクリズマブが使用されるようになった．エクリズマブはC5に結合してC5aとC5bへの分解を抑制し，C5aとMACの産生を抑制する．高額な薬剤であるので慎重に適用を判断すべきであるが，aHUSに対して高い有効性が報告されている．特に小児のaHUSではカテーテル挿入による合併症などが考慮され，早期のエクリズマブ使用が推奨されている．なお，エクリズマブ投与の際には髄膜炎菌感染症のリスクが増大することから，ワクチン接種が義務づけられている．

経過・予後

遺伝子異常の種類によって血漿交換への反応性，腎予後は異なっているが，全体としては血漿療法で約70％が血液学的に寛解になると報告されている．ただし，長期的には再発や腎不全の進行，死亡などが問題であるが，長期的な予後（死亡または腎不全の発症率）が最も悪いのはCFHの70～80％であり，MCPでは20％以下と予後がよいと報告されている．今後エクリズマブによる長期の治療成績が明らかになると思われる．

（松本雅則）

● 文献

1）松本雅則ほか：血栓性血小板減少性紫斑病（TTP）診療ガイド2017．臨床血液 2017；58：271．

血液・造血器疾患

9

出血傾向と血栓傾向

2) 五十嵐隆ほか（編）：溶血性尿毒症候群の診断・治療ガイドライン．東京：東京医学社；2014.

3) 香美祥二ほか：非典型溶血性尿毒症症候群（aHUS）診療ガイド 2015. 日本腎臓学会誌 2016；58：62.

抗リン脂質抗体症候群
antiphospholipid syndrome（APS）

概念

- 血中に抗リン脂質抗体（antiphospholipid antibody：aPL）が検出され，動静脈血栓症および妊娠合併症などの臨床症状を有する疾患群を抗リン脂質抗体症候群（APS）という．
- 後天性血栓性素因の代表的疾患である．

病因・分類

自己免疫異常により産生された aPL が凝固亢進や血小板活性化，線溶活性低下などの易血栓性を招く．動静脈血栓によるさまざまな梗塞・塞栓症状を示す．また，妊娠合併症は不育症が主な症状で，胎盤に形成された血栓が影響すると考えられている．

原発性 APS（primary APS：PAPS）：基礎疾患がなく aPL が検出され APS 症状をきたす．難病に指定されている．

続発性 APS（secondary APS：SAPS）：膠原病などを基礎疾患として aPL が検出され APS 症状をきたす．基礎疾患では全身性エリテマトーデス（systemic lupus erythematosus：SLE）が最も多い．

劇症型 APS（catastrophic APS：CAPS）：aPL 陽性者が全身の広範囲な血栓症を起こし，短期間に腎臓障害を含む多臓器不全を発症するまれな特殊型である．予後不良で致死率は 30～50％とされる．

病態生理

APS に関与する aPL は，アポリポ蛋白である β_2-glycoprotein I（β_2-GPI）やプロトロンビンなどのリン脂質結合蛋白とリン脂質の複合体を認識する自己抗体であり，梅毒などの感染症で検出されるリン脂質に対する自己抗体とは異なる．aPL が末梢血単球や血小板を活性化することにより血栓が形成されると考えられているが，詳細な血栓形成機序は解明されていない．

臨床症状 (41)

動脈血栓症：虚血性脳梗塞の頻度が高く，APS は若年者脳卒中の重要な原因疾患である．急性心筋梗塞は比較的少ない．

静脈血栓症：深部静脈血栓症の頻度が高く，時に肺塞栓症を併発する．肝静脈血栓症による門脈圧亢進症で Budd-Chiari 症候群をきたす場合がある．副腎静脈血栓症や網膜中心静脈閉塞症などきわめて多彩な血栓症を呈する．

妊娠合併症：流産・死産を繰り返し健児が得られない不育症が主症状である．

aPL 関連症状 (42)：APS 分類基準にはないが，aPL に関連する症状も APS 症状として考慮される．

検査所見 (41)

aPL を正確に測定することが重要で，抗カルジオリピン抗体（anticardiolipin antibody：aCL），抗 β_2-GPI 抗体およびループスアンチコアグラント（lupus anticoagulant：LA）などが陽性になる．LA は，活性化部分トロンボプラスチン時間（APTT）や希釈 Russll 蛇

(41) 抗リン脂質抗体症候群（APS）分類基準
（Sapporo Criteria-Sydney 改変分類基準 2006）

少なくとも 1 つの臨床所見と 1 つの検査所見が確認できた場合を APS と判断する
1. 臨床所見
(1) 血栓症：画像検査や病理検査で確認できる 1 つ以上の動静脈血栓症 （血管の大小や発生場所は問わないが，血管炎によるものは除外する）
(2) 妊娠合併症：1 回以上の妊娠 10 週以降の説明できない胎児死亡 1 回以上の妊娠中毒症や胎盤不全などによる 34 週未満の早産 3 回以上の妊娠 10 週未満の自然流産
2. 検査所見
(1) ループスアンチコアグラント（LA）：少なくとも 12 週はなれて 2 回以上検出されること（LA の測定は国際血栓止血学会のガイドラインに従う）
(2) 抗カルジオリピン抗体（aCL）：中等度以上の IgG または IgM クラス aCL が 12 週間以上の間隔をあけて 2 回以上検出されること
(3) 抗 β_2-GPI 抗体（aβ_2-GPI）：中等度以上の IgG または IgM クラス aβ_2-GPI が 12 週間以上の間隔をあけて 2 回以上検出されること

臨床所見，検査所見が 12 週間以内または 5 年以上の間隔で検出された場合は APS と判断しない．

（Miyakis S, et al：International consensus statement on an update of the classification criteria for definite antiphospholipid syndrome〈APS〉．*J Thromb Haemost* 2006；4：295.）

(42) 抗リン脂質抗体関連症状

1. 心臓弁膜症 　大動脈弁閉鎖不全症，僧帽弁閉鎖不全症
2. 神経症状 　①脳梗塞が発生した部位に応じた巣症状：認知障害，てんかん，舞踏病など 　②片頭痛，③横断性脊髄炎，④多発性硬化症
3. 血小板減少症
4. 皮膚症状 　網状皮斑，皮膚潰瘍など
5. 腎症状 　腎動脈狭窄症，腎糸球体病変など

（Miyakis S, et al：International consensus statement on an update of the classification criteria for definite antiphospholipid syndrome〈APS〉．*J Thromb Haemost* 2006；4：295.）

毒時間（dRVVT）などのリン脂質依存性凝固時間の延長で検出される.

診断

APS の診断は「Sapporo Criteria-Sydney 改変分類基準 2006」（㊶）に従う. 画像や病理所見で確認できる動静脈血栓症および妊娠合併症の臨床症状を認め, 少なくとも 1 つ以上の aPL が 12 週間以上検出された場合に APS と診断する. この分類基準は確定診断に利用されるものであり, 治療開始基準ではない.

治療

APS は発症機序が明確でないため, 対症療法が主体となる. ステロイドなどの免疫抑制療法は CAPS などの特殊な場合を除いて一般的には行わない.

PAPS および SAPS：血栓症急性期には, 通常の血栓症と同様に線溶療法やヘパリン類による抗凝固療法が行われる. 慢性期では二次予防目的にワルファリン（目標 PT-INR は 2.0〜3.0）や直接経口 Xa 阻害薬による抗凝固療法が主体になる. 動脈血栓症例では抗血小板療法も効果的である.

CAPS：治療は困難であり, ワルファリン療法やヘパリン類による抗凝固療法に加え, 免疫抑制療法やγグロブリンの大量療法などが考慮される.

妊娠合併症：ヘパリン類などの抗凝固療法が推奨される. aPL 陽性妊婦ではワルファリンは禁忌で, ヘパリンカルシウムの自己注射が行われる.

ヘパリン起因性血小板減少症
heparin-induced thrombocytopenia（HIT）

概念

- ヘパリン投与後に形成された自己抗体（HIT 抗体）により動静脈血栓をきたし, 消費性に血小板減少を示す.
- 早急に HIT 抗体を確認し, ヘパリン中止やアルガトロバン投与を考慮する.

病因

ヘパリン投与によりヘパリンと血小板第 4 因子（platelet factor 4：PF4）の複合体に対する自己抗体（抗PF4/ヘパリン複合体抗体）が誘導される. この抗体の一部で強い血小板活性化能をもつ抗体（HIT 抗体）が血小板活性化を引き起こす. IgG クラス抗体が血小板活性化能を有するとされる.

病態

HIT 抗体により活性化された血小板から凝固促進作用の強いマイクロパーティクルが放出され凝固反応も活性化する. HIT 抗体は血管内皮細胞や単球も活性化し, 組織因子発現に伴う過剰のトロンビン産生を促し, さらなる血小板減少や血栓塞栓症を誘発する（㊸）. HIT 抗体発現は一過性で, 比較的早く消失する.

分類

ヘパリン投与後 5〜14 日で発症する通常発症型, ヘパリン投与歴（100 日以内）のある患者でヘパリン再投与を行った際に 24 時間以内に発症する急速発症型, 強い HIT 抗体を保持する患者においてヘパリン中止数週間後に発症する遅延発症型に分類される. また, まれではあるが, ヘパリン初回投与で急激に発症する自然発症型の報告もある.

臨床症状・検査所見

症状としては, 深部静脈血栓症, 肺塞栓症, 脳静脈洞血栓症などの静脈血栓症が動脈血栓症（脳梗塞, 肢体壊疽, 皮膚潰瘍など）より多い. 適切な診断・治療が行われなければ, 約 50 ％の患者で血栓塞栓症を合併し, 死亡率は 10 ％に及ぶ. 血小板数の低下は 50,000〜60,000/μL 前後であり, 出血症状は通常みられない.

診断

臨床的診断

4T's スコアリングシステムが用いられる（㊹）. 低スコア（0〜3）では HIT をほぼ否定してよい. 血清学的診断と組み合わせて診断することが勧められる.

血清学的診断

①免疫測定法：ELISA などの酵素免疫法により HIT 抗体を測定する. 特異度が低いため, 診断用ではなくスクリーニング検査として用いられる.

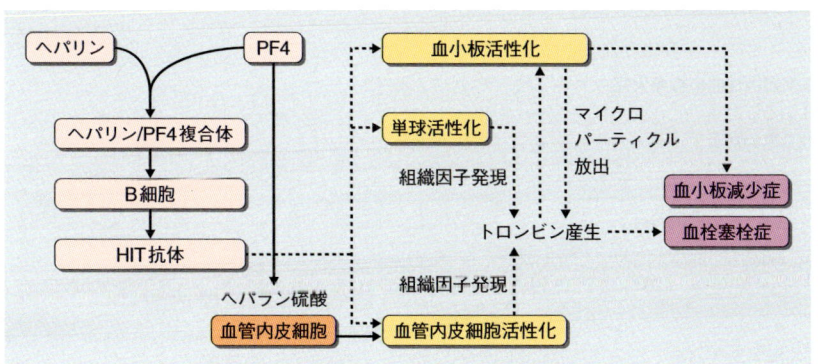

㊸ヘパリン起因性血小板減少症（HIT）の発症機序

PF4：血小板第 4 因子.

（宮田茂樹：heparin 起因性血小板減少症. 日本血液学会〈編〉. 血液専門医テキスト, 改訂第 2 版. 東京：南江堂；2015. p.385 をもとに作成.）

⓭ 4T's スコア

1. thrombocytopenia（急性血小板減少症）	
2点	50％を超える血小板減少かつ最低値 20,000/μL かつ過去 3 日以内に手術歴なし
1点	50％を超える血小板減少があるが，3 日以内の手術歴あり 2 点および 0 点のクライテリアに合致しない血小板減少
0点	30％未満の血小板減少，最低値が 10,000/μL を切る血小板減少
2. timing of platelet count fall or thrombosis（血小板減少，血栓症発症時期）	
2点	ヘパリン開始後 5～10 日目の血小板減少 過去 5～30 日以内にヘパリンの投与歴があって，今回のヘパリン開始 1 日以内の血小板減少
1点	ヘパリン開始後 5～10 日目の不明確な発症（たとえば血小板数測定なし） 過去 31～100 日以内にヘパリンの投与歴があり，今回のヘパリン開始 1 日以内の血小板減少 ヘパリン開始後 10 日以降の血小板減少
0点	過去 100 日以内にヘパリン投与歴がなく，今回のヘパリン投与による 4 日以内の血小板減少
3. thrombosis or other clinical sequelae（血栓症や皮膚障害などの続発症）	
2点	新たな血栓症の発症 注射部の皮膚壊死 未分画ヘパリンや低分子ヘパリン静注時のアナフィラキシー様反応 副腎出血
1点	抗凝固療法を受けている最中の静脈血栓症の再発 血栓症疑いで画像診断待ちの状況 ヘパリン注射部の発赤
0点	血栓症疑いなし
4. other cause for thrombocytopenia（血小板減少症のほかの原因）	
2点	明らかな血小板減少の原因がほかに存在しない
1点	以下の原因により HIT 以外の疑わしい血小板減少の原因がある可能性 　原因菌の証明されていない敗血症 　人工呼吸開始に関連した血小板減少症 　その他の原因
0点	以下の原因により血小板減少が大変疑わしいこと 　72 時間以内の手術 　細菌，真菌が起因菌として証明された状態 　20 日以内の化学療法，放射線療法 　HIT でない原因による DIC 　輸血後紫斑病 　血栓性血小板減少性紫斑病 　血小板数 20,000/μL 以下で薬剤起因性血小板減少症の可能性のある薬剤を投与していること 　低分子ヘパリン注射部の壊死性でない病変 　その他の原因

pretest probability score：HIT である確率
4 項目の合計：6～8 点；高い，4～5 点；中間，0～3 点；低い.
（Warkentin TE, et al：Non-necrotizing heparin-induced skin lesions and the 4T's score. *J Thromb Haemost* 2010；8：1483.）

②機能的測定法：HIT 抗体による血小板活性化能を測定する．フローサイトメトリー法などがあり，感度・特異度に優れるが，保険収載はない.

【治療】

原則はヘパリンの中止である．ヘパリンコートされたカテーテルが留置されていれば，これも抜去する.

抗凝固療法は，抗トロンビン薬であるアルガトロバンを投与する．血小板数回復を確認後，ワルファリン投与に切り替える．出血症状がなければ，原則，血小板輸血は行わない.

（家子正裕）

●文献

1) Miyakis S, et al：International consensus statement on an update of the classification criteria for definite antiphospholipid syndrome（APS）. *J Thromb Haemost* 2006；4：295.

2) Pengo V, et al：Update of the guidelines for lupus anticoagulant detection. Subcommittee on Lupus Anticoagulant/Antiphospholipid Antibody of the Scientific and Standardisation Committee of the International Society on Thrombosis and Haemostasis. *J Thromb Haemost* 2009；7：1737.

3) 宮田茂樹：heparin 起因性血小板減少症．日本血液学会（編）．血液専門医テキスト，改訂第 2 版．東京：南江堂；2015.p.385.

4) Maeda T, et al：Identifying patients at high risk of heparin-induced thrombocytopenia-associated thrombosis with a platelet activation assay using flow cytometry. *Thromb Haemost* 2017；117：127.

5) Warkentin TE, et al：Non-necrotizing heparin-induced skin lesions and the 4T's score. *J Thromb Haemost* 2010；8：1483.

10 薬剤起因性血液障害

薬剤の大半は副作用を避けがたいものである．それには，本来の薬理作用が過剰に発現して生じる場合と薬理作用とは無関係に毒性が生じる場合がある．後者は予想外で，しばしば重篤となる．発現機序は直接細胞毒として起こる場合，異常な免疫学的反応を惹起して起こる場合や薬剤代謝過程での酵素活性の個人差に基づく場合とが考えられる．最近では患者側のリスク因子として特定の遺伝子の SNP（single nucleotide polymorphism：一塩基多型）により特定の薬剤に対する代謝関連遺伝子発現が変化し，さまざまな副作用を惹起することが知られている．すなわち，所定の用量でも薬剤血中濃度が異常に上昇する個人を予測できれば副作用防止に役立つが，多くの場合は副作用が出現した後での検証となる．また，併用薬剤が薬物代謝過程で拮抗して血中濃度の変動をもたらす場合もあるので注意が必要である．

診断には薬剤投与と症状発現との時間的関係に留意するとともに，特定の薬剤が特有な副作用を引き起こすという情報を得ていることが重要である．薬剤別の発症頻度では抗菌薬が最も多く，なかでもセフェム系，次にペニシリン系抗菌薬が多い．そのほかに消炎鎮痛薬による場合が多く，抗甲状腺薬，抗てんかん薬，抗不整脈薬，H_2遮断薬，向精神薬なども発症頻度が高い薬剤である．薬剤起因性の血液障害としては半数が顆粒球減少症で，次いで血小板減少症，再生不良性貧血の順である．赤芽球癆や溶血性貧血は比較的まれである．❶に各種血液障害とその原因と考えられる薬剤のリストを示す．詳細は FDA がサポートする Med-Watch program などで疑わしい薬物を推定するシステムや日本医薬情報センター（Japan Pharmaceutical Information center）からの情報で参照できる．

近年，腫瘍に対する抗癌薬や放射線治療後にみられる治療関連骨髄異形成症候群や急性骨髄性白血病（therapy-related MDS/AML：t-MDS/AML）の発症が高頻度にみられる．古典的な薬剤起因性血液障害とは別に，これらの t-MDS/AML に対する注意も必要である．投与された薬剤により t-MDS/AML の様相や予後が異なるため，治療薬の内容についての聴取は重要である．一般的にアルキル化薬では累積投与量に比例して危険度が増し，予後不良染色体異常を認めMDS 発症後の平均生存期間は1年未満である．一方，トポイソメラーゼ II 阻害薬投与後では比較的早期に血液障害が発生するが，11q23 や 21q22 転座型のAML-M4/M5 を発症し治療に反応することが知られ

ている（❷）．

近年ではチロシンキナーゼ阻害薬を代表とする分子標的薬でも血液毒性がみられることがあるため，薬剤投与後には定期的な血液検査が必要である．

赤血球系に対する障害

再生不良性貧血, 赤芽球癆
aplastic anemia, pure red cell aplasia

用量依存性に血液毒性を示す薬剤として抗腫瘍薬があげられる．すなわちアルキル化薬，代謝拮抗薬，植物アルカロイド系薬剤，アントラサイクリン系薬剤などが知られているが，抗マラリア薬のキナクリンは発症機序不明な再生不良性貧血を起こすことが知られている．次に非ステロイド性抗炎症薬（non-steroidal anti-inflammatory drugs：NSAIDs）に関連する報告が多い．ほかの NSAIDs ではインドメタシン，ジクロフェナクナトリウムの報告が散見される．抗てんかん薬としてはメチルフェニルエチルヒダントインやトリメタジオンなどがあげられる．赤芽球癆もほぼ同様の薬剤との関連性が指摘されているが，特にジフェニルヒダントイン（フェニトイン）の免疫学的機序に基づく発症がよく知られている．

溶血性貧血 hemolytic anemia

薬剤に起因する溶血性貧血は，免疫性と非免疫性（中毒性）に分けられる．

非免疫性機序

非免疫性機序で発症する場合には，赤血球に遺伝的な異常があるため外的な酸化的ストレスなどで障害を受けて溶血が生じる．グルコース-6-リン酸脱水素酵素（glucose-6-phosphate dehydrogenase：G6PD）欠乏症，グルタチオン代謝関連酵素異常症，不安定ヘモグロビン症などが，これに該当する．そのほかに赤血球自体に欠陥はないがある特定の薬剤によって赤血球が直接傷害されるフェナセチン，アセトアニリド，アセチルフェニルヒドラジンなどによる溶血性貧血が報告されている．

免疫性機序

免疫性機序に基づくものにはペニシリン型，αメチルドパ型，キニジン型があるが，多くの薬物は小分子であるため，それ自体では免疫原性は強くないが，生

血液・造血器疾患

10 薬剤起因性血液障害

❶ 各種血液障害と関連薬剤

1. 赤血球系血液障害

1) 再生不良性貧血と赤芽球癆
  (1) 用量依存性に障害を起こす薬剤
      アルキル化薬，代謝拮抗薬，植物アルカロイド系薬剤，アントラサイクリン系薬剤
  (2) 非用量依存性に障害を起こす薬剤
      ①抗菌薬：クロラムフェニコール*，有機ヒ素製剤*，キナクリン*，ストレプトマイシン，ペニシリン，メチシリン，オキシテトラサイクリン，クロルテトラサイクリン，スルホナミド，スルフィソキサゾール，アムホテリシンB
      ②抗てんかん薬：トリメタジオン*，フェニトイン，フェナセミド，ジフェニルヒダントイン
      ③抗甲状腺薬：カルビマゾール，メチルメルカプトイミダゾール，プロピルチオウラシル
      ④糖尿病治療薬：クロルプロパミド，カルブタミド
      ⑤消炎鎮痛薬：フェニルブタゾン*，アセチルサリチル酸，インドメタシン，カルバマゼピン，ジクロフェナクナトリウム
      ⑥向精神薬：メプロバメート，クロルプロマジン，プロマジン，クロルジアゼポキシド，メパジン
      ⑦その他：金製剤*，アセタゾラミド，メタゾラミド，ジニトロフェノール，チオシアン酸塩，D-ペニシラミン，シメチジン
2) 溶血性貧血
  (1) 非免疫性機序の薬剤
      フェナセチン，アセトアニリド，アセチルフェニルヒドラジン
  (2) 免疫性機序の薬剤
      ①ペニシリン型：ペニシリン，セファロスポリン，テトラサイクリン，トルブタミド
      ②αメチルドパ型：αメチルドパ，レボドパ，プロカインアミド
      ③スチボフェン型：スチボフェン，キニジン，アミノピリン，イソニアジド，リファンピシン
3) 巨赤芽球性貧血
    オメプラゾール，笑気ガス，メトホルミン塩酸塩，メトトレキサート，スルファメトキサゾール・トリメトプリム（ST合剤），6-メルカプトプリン，アザチオプリン，5-フルオロウラシル，5-アザシチジン，ジドブジン，シタラビン
4) 鉄芽球性貧血
    イソニアジド，ピラジナミド，サイクロセリン，クロラムフェニコール

2. 白血球系血液障害

1) 好中球減少症と無顆粒球症
  (1) 消炎鎮痛薬：アミノピリン*，フェニルブタゾン*，インドメタシン*，イブプロフェン，アセチルサリチル酸*，バルビツール酸系薬，キニン
  (2) 向精神薬：フェノチアジン系薬剤（クロルプロマジン），リスペリドン，イミプラミン，ジアゼパム，メプロバメート，ハロペリドール
  (3) 抗てんかん薬：バルプロ酸，フェニトイン，トリメタジオン，カルバマゼピン*
  (4) 抗甲状腺薬*：チオウラシル，プロピルチオウラシル，メチマゾール，カルビマゾール
  (5) 循環器薬：プロカインアミド*，カプトプリル，プロプラノロール*，ヒドララジン，メチルドパ，キニジン，ジアゾキシド，ニフェジピン，チクロピジン
  (6) 消化性潰瘍治療薬：シメチジン，ラニチジン
  (7) 抗菌薬：ペニシリン*，セファロスポリン*，バンコマイシン，クロラムフェニコール，ゲンタマイシン，クリンダマイシン*，ドキシサイクリン，フルシトシン，ミノサイクリン，リンコマイシン*，メトロニダゾール，リファンピシン，イソニアジド，ストレプトマイシン，サルファ剤，エタンブトール，レバミゾールなど
  (8) その他：金製剤，アロプリノール，コルヒチン，タモキシフェン，ペニシラミン，エタクリン酸，サイアザイド系利尿薬，スピロノラクトン，抗腫瘍薬など
2) リンパ球減少症
    副腎皮質ステロイド，抗リンパ球グロブリン（ALG），抗胸腺細胞グロブリン（ATG）

3. 止血機構に対する血液障害

1) 血小板減少症
  (1) 非免疫性機序の薬剤：クロロチアジド，エストロゲン，エタノール，金製剤，抗腫瘍薬
  (2) 免疫性機序の薬剤：アブシキシマブ*，アセトアミノフェン，アンピシリン，カルバマゼピン*，エプチフィバチド*，エタンブトール，ハロペリドール，イブプロフェン，イリノテカン，ナプロキセン，オキサリプラチン，フェニトイン*，ピペラシリン*，キニジン*，キニン*，ラニチジン，リファンピシン*，シンバスタチン，スルフィソキサゾール，チロフィバン*，ST合剤*，バプロン酸，バンコマイシン*，ヘパリン
2) 凝固障害
    βラクタム系抗菌薬，L-アスパラギナーゼ，バルプロ酸

*比較的頻度の高い薬剤.

（金丸昭久：薬剤起因性血液障害. 内科学書. 改訂第8版. Vol.6. 東京：中山書店；2013. p.200. 表99.）

❷ 治療関連 MDS/AML

	アルキル化薬関連（放射線関連も同様）	トポイソメラーゼ II 阻害薬関連
曝露	5～6 年	3 年
危険度	累積投与量	全年齢
	患者年齢	
臨床像	2/3：RCMD	急性骨髄性白血病：M4/M5
	1/4：EB	
染色体異常	5 番，7 番染色体異常を含む複雑型異常	11q23，21q22 転座
予後	1 年未満	*de novo* 急性骨髄性白血病と同じ

RCMD：refractory cytopenia of mutilineage dysplasia
EB：excess blasts

体内で活性化され蛋白や糖鎖，核酸と結合することによって免疫反応を誘発する．

1. ペニシリン型（ハプテン型，薬剤吸着型）

ペニシリン大量投与1～2週後にペニシリン特異抗体（温式 IgG）が産生され，赤血球膜に強く付着しているペニシリンと反応し脾臓での血管外溶血をきたす．この薬剤特異抗体は赤血球とは直接結合しないため，間接 Coombs 試験には患者血清（抗体）と原因薬剤付着赤血球が必要である．

2. キニジン型（薬剤依存性抗体型，薬物抗体複合体型，免疫複合型，新生抗原型）

薬剤と抗体の免疫複合体が形成され赤血球膜に結合し，さらに補体が加わり活性化されて赤血球が壊される．赤血球自体は抗体の標的ではないが傍観者として反応に巻き込まれるので innocent bystander 型ともいう．キニジン，イソニアジド（INH），リファンピシンなどで生じる．

3. メチルドパ型（自己抗体型，自己免疫型）

αメチルドパは直接赤血球膜と結合することはなく，温式自己免疫性溶血性貧血（autoimmune hemolytic anemia：AIHA）と同様の病態を呈する．抗体は赤血球膜 Rh ポリペプチド抗原を認識する温式自己抗体（warm autoantibody，IgG）で脾臓での血管外溶血が主である．この抗体は赤血球と反応するが薬剤と反応しないため，間接 Coombs 試験で原因薬剤との共存は不要である．比較的長期間の薬剤投与後に溶血が起こってくるが（1%），近年あまり使用されなくなり本貧血もあまりみられない．

薬剤服用と溶血所見との関連性が疑われる場合は抗グロブリン試験を行い，投与薬剤を見きわめて血清免疫学的検査を行ってあわせて診断を下す．まず薬剤起因性ではないかと疑うことが重要である．薬剤が疑われたら直ちに中止する．多くの場合，薬剤中止で速やかに症状は消失する．メチルドパ型では副腎皮質ステロイドが有効なこともある．キニジン型で血管内溶血が急激に起こる場合にはハプトグロビンなどを用いて急性腎不全を予防する．

巨赤芽球性貧血 megaloblastic anemia

巨赤芽球性貧血の病態機序の中心は DNA 合成障害である．葉酸拮抗薬としてのメトトレキサートはジヒドロ葉酸還元酵素と結合してその活性を抑制しジヒドロ葉酸が還元されずテトラヒドロ葉酸の生成が障害され，DNA 合成障害が急速に発現してくる．ニューモシスチス肺炎や多くの細菌感染症の治療薬であるスルファメトキサゾールとトリメトプリムの合剤（ST 合剤）も大量に用いる場合やメトトレキサートとの併用で巨赤芽球性貧血を引き起こすことがある．白血病などの悪性腫瘍に対する化学療法に用いられるプリン代謝拮抗薬，ピリミジン代謝拮抗薬は DNA 合成障害を引き起こし巨赤芽球性貧血が生じることがある．6-メルカプトプリン（6-MP），6-チオグアニン（6-TG）やアザチオプリンなどがプリン合成阻害薬として知られており，ピリミジン代謝拮抗薬の 5-フルオロウラシル（5-FU）は体内で 5-フルオロ-2′-デオキシウリジン 5′-リン酸に転化して dUMP と競合して dTMP 生成を抑え DNA 合成障害をもたらす．HIV 感染者の治療に用いられるジドブジンもピリミジン合成阻害薬である．シタラビン（Ara-C）はリボヌクレオチド還元酵素と DNA ポリメラーゼを阻害する．Ara-C は細胞内で Ara-CTP に変換されて DNA 合成障害を引き起こす．

薬剤で急性に巨赤芽球性貧血が生じるのはきわめてまれであるが，笑気麻酔（亜酸化窒素〈N_2O〉）による巨赤芽球性貧血はメチルコバラミンを急激に破壊してしまうことにより発症する．オメプラゾールや H_2 遮断薬による発症機序は，胃壁細胞の機能障害あるいは摂取した蛋白からのビタミン B_{12} の吸収障害とされている．

鉄芽球性貧血 sideroblastic anemia

抗結核薬である INH やピラジナミド，サイクロセ

リンなどは鉄芽球性貧血を惹起することが知られている。INH はビタミン B_6 の代謝を抑制しアミノレブリン酸合成低下からヘム合成障害を引き起こす。ヘム合成経路の最初の段階はミトコンドリアでグリシンとサクシニル CoA から 5-アミノレブリン酸（aminolevulinic acid：ALA）がつくられるが，このとき ALA 合成酵素とともにビタミン B_6 の誘導体であるピリドキサールリン酸（pyridoxal phosphate：PLP）が補酵素として作用する。薬剤を中止するか大量のビタミン B_6 製剤を併用すれば貧血は速やかに改善する。クロラムフェニコールもミトコンドリアの膜蛋白を障害することでヘム合成障害を引き起こす。

白血球に対する障害

好中球減少症 neutropenia

末梢血好中球数が $1,500/\mu L$ 以下の場合を好中球減少と呼ぶ。軽症は $1,000 \sim 1,500/\mu L$，中等症は $500 \sim 1,000/\mu L$ とし，重症は $500/\mu L$ 以下と判定する。$500/\mu L$ 以下では重症感染症を合併しやすいので無顆粒球症という。好中球減少数の程度とその期間は重症感染症合併頻度に相関するので，この基準は臨床的に有用である。発生機序は産生低下，無効造血，消費や破壊の亢進，分布異常に分類される。

❶に記載されているとおり，多くの薬剤が好中球減少症ないし無顆粒球症に関連することが知られている。実際には発症機序を明確に証明できる事例は少ないが，薬剤起因性好中球減少症にはいくつかの病態機序が想定される。免疫性障害機序によって起こる場合と中毒性障害に基づくもの，前駆細胞や造血環境に直接的な毒性を及ぼして生じる場合とが考えられる。免疫学的機序として，薬剤がハプテンとなって抗体産生を促し補体も関与して好中球の破壊を引き起こすもの（ハプテン機序），薬剤に対する抗体が産生され，抗原・抗体複合体が好中球を障害する場合（免疫複合体型），および薬剤により修飾された好中球表面蛋白が抗原となり生じる好中球抗体によるもの（自己抗体型）が考えられる。ペニシリンやセフェム系抗菌薬による無顆粒球症はハプテン機序によるものと考えられている。これらのほかに造血環境や前駆細胞に直接的に毒性を与えて好中球減少症や無顆粒球症を生じさせる薬剤がある。サラゾスルファピリジン，レバミゾール，カプトプリルなどである。これらの薬剤の代謝に関連する酵素活性の個人差が発症にかかわっていると考えられる。免疫学的機序に基づく場合の発症は速やかで，特に既往歴として好中球減少症を起こした薬剤の再投与

ではきわめて急激に発症する。毒性をもたらす薬剤では発症まで，ある一定の投与期間がみられる。骨髄所見はさまざまな程度の骨髄系血球の成熟抑制が観察される。未熟な骨髄芽球や前骨髄球が残っていれば回復は早いが，まったく認められない場合は回復までの期間は長期に及ぶ。治療は疑われる薬剤を直ちに中止する。造血器疾患や抗腫瘍薬投与後など骨髄での顆粒球産生障害が原因の場合，顆粒球コロニー刺激因子が用いられる。薬剤アレルギーによる好中球減少は免疫学的機序を介して出現するもので，顆粒球コロニー刺激因子投与は第一選択ではない。

リンパ球減少症 lymphocytopenia

末梢血リンパ球数が $1,500/\mu L$ 以下に低下した場合をリンパ球減少症と呼ぶ。末梢血のリンパ球の 80 % は T 細胞であり，リンパ球減少は主に T 細胞（特に $CD4^+T$ 細胞）の減少による。原因として産生低下，体内での分布異常，体外への喪失や破壊が考えられる。しばしば副腎皮質ステロイドの投与によるリンパ球減少症を経験する。副腎皮質ステロイドの相当量の長期間投与は著しいリンパ球減少をもたらし，日和見感染症を合併しやすくなるので注意を要する。再生不良性貧血治療としての抗リンパ球グロブリンや抗胸腺細胞グロブリンなども著明なリンパ球減少を引き起こす。

止血機構に対する障害

薬剤による血小板減少症

薬剤起因性の血小板減少症を惹起する機序には抗体がつくられて生じる免疫学的なものと（免疫性機序），骨髄における血小板産生抑制によるもの（中毒性機序）に大別される。薬剤起因性血小板減少症の多くは免疫性機序が関与し，特徴は突然の血小板減少がみられ，網内系に血小板が捕獲されることとされ，投与量に依存しないが，初回投与では時に服薬歴から数か月経過してみられることもあるため，詳細な服薬歴の聴取が必要である。

特殊な病態としてマイトマイシン C による thrombotic microangiopathy（TMA），やチエノピリジン系抗血小板薬（特にチクロピジン）による血栓性血小板減少性紫斑病（TTP）が知られている。TTP では何らかの原因で高分子 von Willebrand 因子が残存し，血小板の異常な粘着・凝集による血小板減少をきたす。薬剤性 TTP では ADAMTS13 の活性低下や血管内皮障害が生じる。また，ヘパリン起因性血小板減少症（HIT）も重要である。HIT-I 型は非免疫性機序で

発症し，ヘパリン投与 2～3 日後に 10～30 % の血小板減少が出現する．HIT-I 型はヘパリン自体の生物学的特性による一過性の血小板減少であるため，ヘパリンの継続は可能で自然に回復する．HIT-II 型は免疫性機序で発症し，投与後 5～10 日でみられる．HIT-II 型は投与したヘパリンと血小板第 4 因子の複合体に対する自己抗体（HIT 抗体）の産生に起因するもので，その抗体により血小板減少のみならず動静脈血栓を併発する．血小板数は投与前の 50 % 以下または 10 万/μL 以下に減少するため，ヘパリンの中止および抗凝固療法が必要になる．なお，HIT-II 型で血小板減少のみで診断された場合の累積血栓発症率は 1 か月に 52.8 % と報告されている．

　他の薬剤ではキニジンが知られている．抗体が血小板膜の糖蛋白である GP Ib/IX や GP IIb/IIIa などに結合することも明らかにされている．免疫性機序でなく比較的選択的に巨核球・血小板系の産生を抑制する薬剤にクロロチアジド，エストロゲン，エタノールなどがある．診断は休薬後に血小板減少の回復が認められるかどうかであるが，速やかに回復すれば診断しやすいが，金製剤の場合，代謝・排泄が遅延し血小板減少症が長期に続くので判断が難しい．

凝固障害 coagulopathy

　βラクタム系薬剤などの広域スペクトラムの抗菌薬は腸管の細菌叢によるビタミン K の合成を抑制して凝固障害をもたらす．ビタミン K はカルボキシラーゼの補酵素として血液凝固因子 II, VII, IX, X やプロテイン C，プロテイン S などにγカルボキシグルタミン酸残基を付加して凝固活性を発揮させるが，その欠乏でこれらの因子の活性を低下させて凝固異常を起こす．急性リンパ性白血病治療薬である L-アスパラギナーゼはフィブリノゲンやほかの凝固因子の欠乏を引き起こして凝固障害をもたらす．バルプロ酸ナトリウムも後天性の von Willebrand 病の発症に関連したという報告がみられる．

（大屋敷一馬）

●文献
1) Warkentin TE, et al：A 14-year study of heparin-induced thrombocytopenia. *Am J Med* 1996；101：502.
2) Roden DM：Principles of clinical pharmacology, Adverse reactions to drugs. In：Kasper DL, et al, editors. Harrison's Principles of Internal Medicine, 19th ed. New York：McGraw-Hill；2014. p.31.
3) Segel GB, et al：Aplastic anemia. In：Lichtman MA, et al editors. Williams Hematology, 9th ed. New York：McGraw-Hill；2006. p.513.

血液・造血器疾患

10 薬剤起因性血液障害

神経疾患

編集●**田中 章景**

1 神経の解剖と機能 ▶270

2 神経疾患の診断学 ▶288

3 脳・脊髄血管障害 ▶343

4 感染性・炎症性疾患 ▶375

5 中枢神経系脱髄疾患 ▶401

6 神経変性疾患 ▶408

7 代謝性疾患 ▶472

8 中毒性疾患 ▶494

9 内科的疾患に伴う神経症状 ▶511

10 脊髄・脊椎疾患と神経症状 ▶523

11 脳脊髄液の動態異常 ▶531

12 脳腫瘍・頭部外傷と神経症状 ▶537

13 頭蓋・脊椎の先天奇形 ▶545

14 末梢神経疾患（ニューロパチー） ▶553

15 筋疾患（ミオパチー） ▶575

16 機能性疾患 ▶608

17 神経疾患のリハビリテーション ▶627

1 神経の解剖と機能

中枢神経系

中枢神経系への入力（感覚）と出力（運動）（❶）

感覚 sensation

感覚は，体性感覚（somatic sensation）と内臓感覚（visceral sensation），特殊感覚に分けられる．

体性感覚

皮膚の表在感覚（温覚，痛覚，触覚，圧覚）や，深部感覚（筋，腱，骨膜，関節の感覚）があり，意識性の感覚と非意識性の感覚がある．意識性の感覚は，大脳新皮質に至り，分析され認知される．非意識性の感覚は，小脳や脳幹に至る感覚で意識にのぼらない（❶）．

内臓感覚

内臓への圧力（血圧，膀胱内圧など），分子の濃度（O_2，CO_2，電解質），侵害刺激などに対する感覚である．自律神経のなかに含まれる求心性線維によって中枢に伝えられる．痛覚は関連痛として自覚される．

特殊感覚

視覚，聴覚，平衡覚，嗅覚などがある．

運動 motion

体性運動

大脳皮質運動野から脳幹（皮質延髄路），脊髄（皮質脊髄路）に至る運動性神経路は，頭部や体幹，四肢の運動を意識的（随意運動）に調節する（錐体路）．大脳皮質運動野は，視床を介して，大脳基底核や小脳から調節を受けている．脳幹から脊髄に下行する運動性神経路がある（視蓋脊髄路，赤核脊髄路，網様体脊髄路，前庭脊髄路）．この下行路は，脊髄（感覚情報），大脳皮質，小脳から調節を受けている（❶）．

内臓運動

自律神経（交感神経と副交感神経）による．内臓の平滑筋の運動，腺の分泌を調節する．

▌大脳半球 cerebral hemisphere, hemicerebrum

外形

大脳半球は，大脳皮質，大脳髄質および大脳基底核から成る．代表的な大脳溝，大脳回を❷に示す．

大脳（新）皮質 cerebral cortex

大脳皮質は，新皮質，古皮質（嗅皮質），原皮質（海馬）に分けられる．

大脳新皮質の層構造

組織学的にI〜VIの6層に分かれる．IVは入力層，II・III・V・VIは出力層である．分子層（I）は，神経細胞体は乏しい．外顆粒層（II）と外錐体細胞層（III）は，連合線維や交連線維を出すニューロンが存在する．内顆粒層（IV）は視床からの投射線維が終止する．内錐体細胞層（V）には，投射ニューロンがある．多形細胞層（VI）には視床に出力するニューロンがある．

大脳新皮質の機能局在

Brodmannは，皮質各層の細胞構築を52の領野に区分した．この番号は機能（運動野，体性感覚野，視覚野，聴覚野，言語野など）を表す番号として用いられている（❸）．

体部位局在性

一次運動野や一次体性感覚野には，体の部位に対応した地図がある（体部位局在性）．

大脳皮質連合野

前頭連合野（前頭前野）は観念的思考，判断，社会的行動に関係する．頭頂連合野（縁上回，角回を含む）は，視覚情報と体性感覚情報を統合し，意味づけをする（空間把握，身体意識）．その損傷では，失認，失

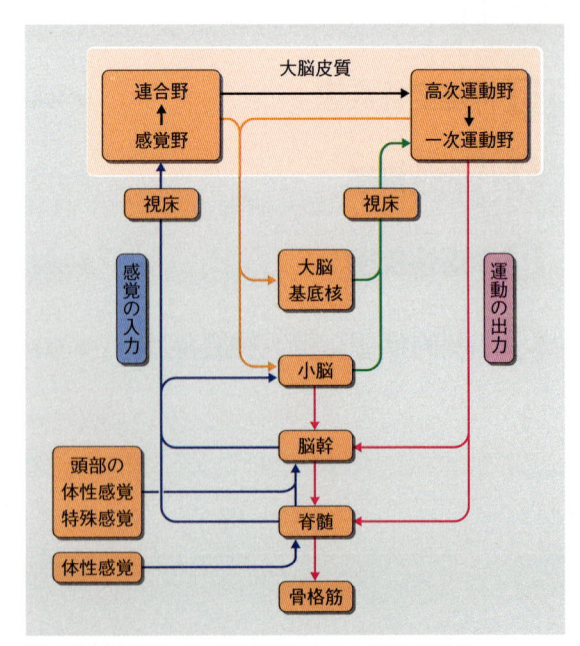

❶ 中枢神経系における感覚の入力と運動の出力

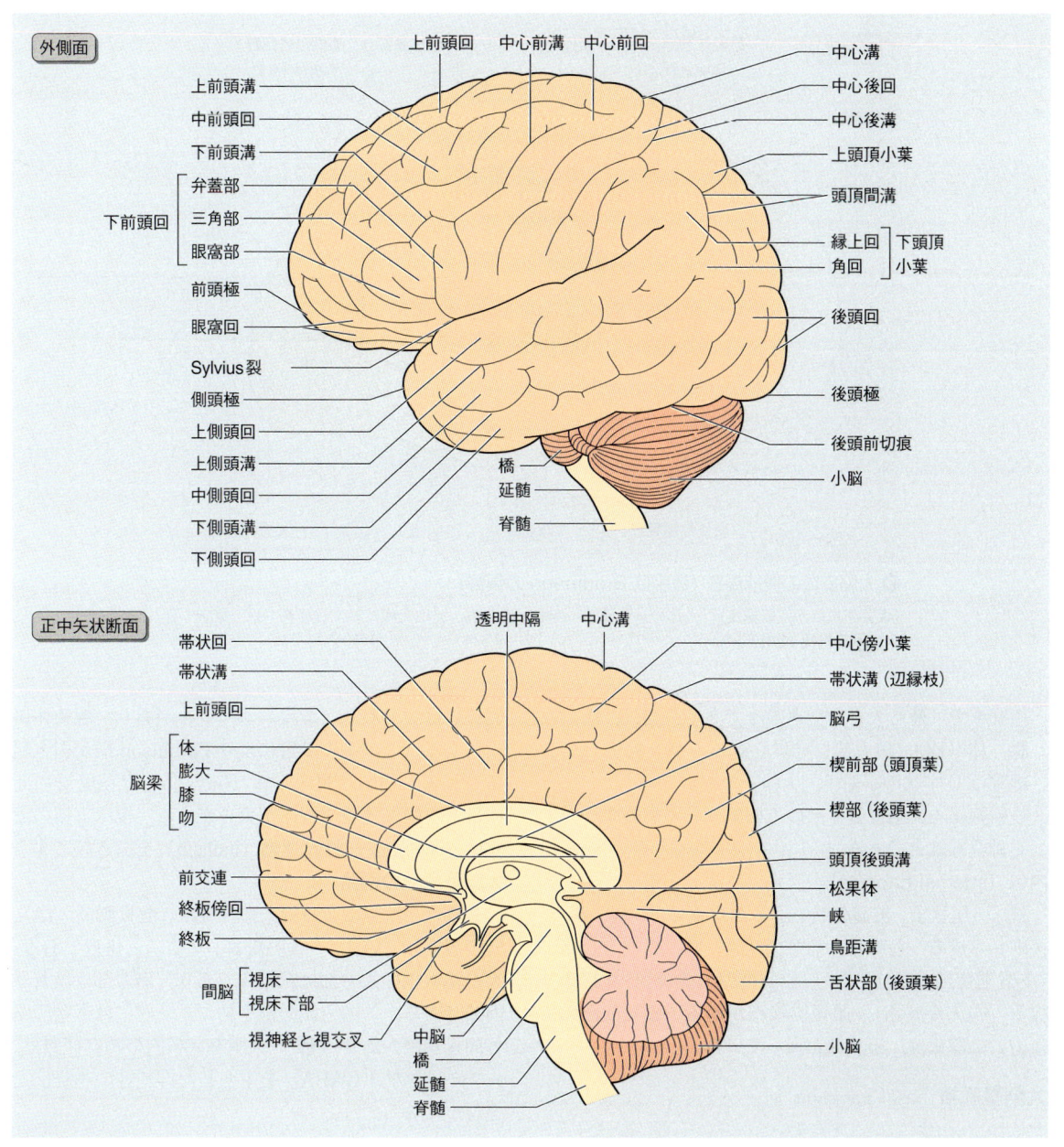

外側面

上前頭回　中心前溝　中心前回　　中心溝
上前頭溝　　　　　　　　　　　　中心後回
中前頭回　　　　　　　　　　　　中心後溝
下前頭溝　　　　　　　　　　　　上頭頂小葉
　　　弁蓋部　　　　　　　　　　頭頂間溝
下前頭回　三角部　　　　　　　　縁上回　下頭頂
　　　眼窩部　　　　　　　　　　角回　　小葉
前頭極　　　　　　　　　　　　　後頭回
眼窩回
Sylvius裂
側頭極　　　　　　　　　　　　　後頭極
上側頭回　　　　　　　　　　　　後頭前切痕
上側頭溝
中側頭回　　　　橋　　　　　　　小脳
下側頭溝　　　　延髄
下側頭回　　　　脊髄

正中矢状断面

　　　　　　　　　透明中隔　中心溝
帯状回　　　　　　　　　　　　　中心傍小葉
帯状溝　　　　　　　　　　　　　帯状溝（辺縁枝）
上前頭回　　　　　　　　　　　　脳弓
　　体　　　　　　　　　　　　　楔前部（頭頂葉）
　　膨大　　　　　　　　　　　　楔部（後頭葉）
脳梁　膝　　　　　　　　　　　　頭頂後頭溝
　　吻　　　　　　　　　　　　　松果体
前交連　　　　　　　　　　　　　峡
終板傍回　　　　　　　　　　　　鳥距溝
終板　　　　　　　　　　　　　　舌状部（後頭葉）
　　　視床
間脳　視床下部
　視神経と視交叉　中脳
　　　　　　　　　橋　　　　　　小脳
　　　　　　　　　延髄
　　　　　　　　　脊髄

❷ 脳の構造

（Blumenfeld H, 安原治〈訳〉：ブルーメンフェルト カラー神経解剖学. 新潟：西村書店；2016 をもとに作成.）

行を生じる．側頭連合野は，物体認知に関係する（❷）．

言語中枢

　Brocaの運動性言語中枢は，言語の発声に必要な筋の活動を統合・調節する．前頭葉の下前頭回の後部（三角部，弁蓋部）にある．Wernickeの感覚性言語中枢は，音声を言語として理解する．側頭葉の上側頭回の後上部にある（広義のWernicke野は縁上回と角回を含む）．2つの言語野は，弓状束によって結ばれている（❸）．

優位半球

　中枢としての機能が左右どちらかの大脳半球にある場合，機能をもつ半球を優位半球という（左：言語，読み書き，計算，右：空間把握）．

大脳髄質

　大脳髄質は大脳皮質の線維連絡をする神経線維から成り，以下の3つのパターンがある．
①連合線維：同側の半球の皮質部分をつなぐ神経線維束で，上縦束，下縦束，鈎状束，弓状束，帯状束などがある．
②交連線維：左右の大脳半球の皮質部分をつなぐ神経

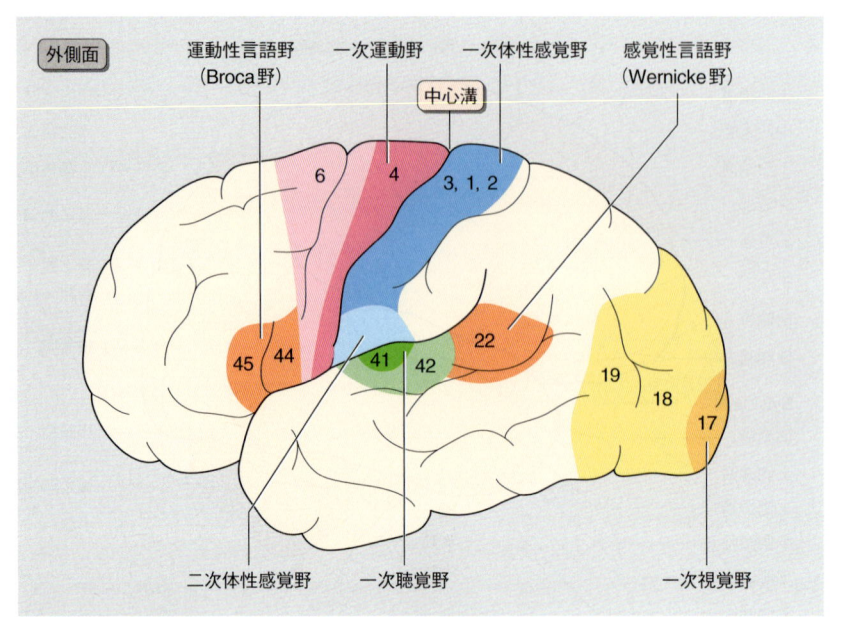

❸ 大脳皮質の機能局在（数字は Brodmann の領野）

（坂井建雄ほか〈総編集〉：人体の正常構造と機能，第3版．河田光博ほか：神経系（1）．東京：日本医事新報社；2017.）

線維束で，最も大きな交連線維である脳梁は，吻，膝，体（幹），膨大部に分けられる．膝や膨大部の線維は U 字状の小鉗子，大鉗子を形成する．

③投射線維：大脳皮質とその下の脳部分や脊髄をつなぐ神経線維束である．

内包（internal capsule）

視床，尾状核，被殻の間を通る線維束で，前脚，膝，後脚から成る．前脚には前頭橋線維，膝には皮質核路（皮質延髄路），後脚には皮質脊髄路（錐体路），視床放線（視床皮質路），頭頂橋線維が通る．また，その後方には聴放線，視放線が通っている．

大脳基底核 basal ganglion

主に尾状核，被殻，淡蒼球から成る（❹）．大脳皮質や視床と線維連絡があり，運動の調節をしている．障害されると不随意運動が起こる．大脳基底核は錐体外路系の一部である．

①尾状核（caudate nucleus）：頭，体，尾に分けられる．尾状核頭の大部分は内包により被殻と分かれているが，その吻側では連続している．

②被殻（putamen）：淡蒼球の外側に位置する．

③淡蒼球（globus pallidus）：外節と内節に分けられる．内節は大脳基底核の出力部である．

大脳基底核の各部分をまとめて「尾状核＋被殻＝線条体」，「被殻＋淡蒼球＝レンズ核」と呼ぶ．

大脳基底核の機能

このほか，以下の2つの神経核が関係する．中脳の

黒質には，ドパミン産生ニューロンがあり，線条体に投射する．この系の障害により Parkinson 病が引き起こされる．間脳の視床下核（Luys 体）と淡蒼球の間には密な線維連絡（視床下束）がある．視床下核の障害は，運動不安・投石運動（ballism）を引き起こす．

大脳基底核の回路

基本は「大脳皮質→線条体→視床（前腹側核〈VA〉，外側腹側核〈VL〉）→大脳皮質」を結ぶ三角形である．大脳基底核の入力部は線条体であり，出力部は淡蒼球内節である．この入出力部を結ぶループには直接経路と間接経路がある（❺）．大脳基底核内の神経回路は，γ-アミノ酪酸（GABA）を主とした抑制性の神経伝達を行っている．

大脳辺縁系 limbic system

大脳皮質の内側面で，間脳や脳梁をとり囲む辺縁部分（帯状回，海馬傍回，梁下野）を辺縁葉と呼ぶ（❶）．この辺縁葉と，その下に埋もれている海馬，扁桃体などを含めて大脳辺縁系と呼ぶ（❹）．大脳辺縁系は本能行動，情動，記憶の中枢である．また，自律神経の最高中枢である視床下部と密接な関係がある．

海馬（hippocampus）

側頭葉の内部にあり，顆粒細胞層と錐体細胞層から成る．顆粒細胞層のある部位は，歯状回と呼ばれる．大脳新皮質から海馬への入力情報は，内嗅皮質を介して，顆粒細胞に至る．その情報は，「顆粒細胞→錐体細胞（CA3 → CA1）」に伝えられ，内嗅皮質を介して，

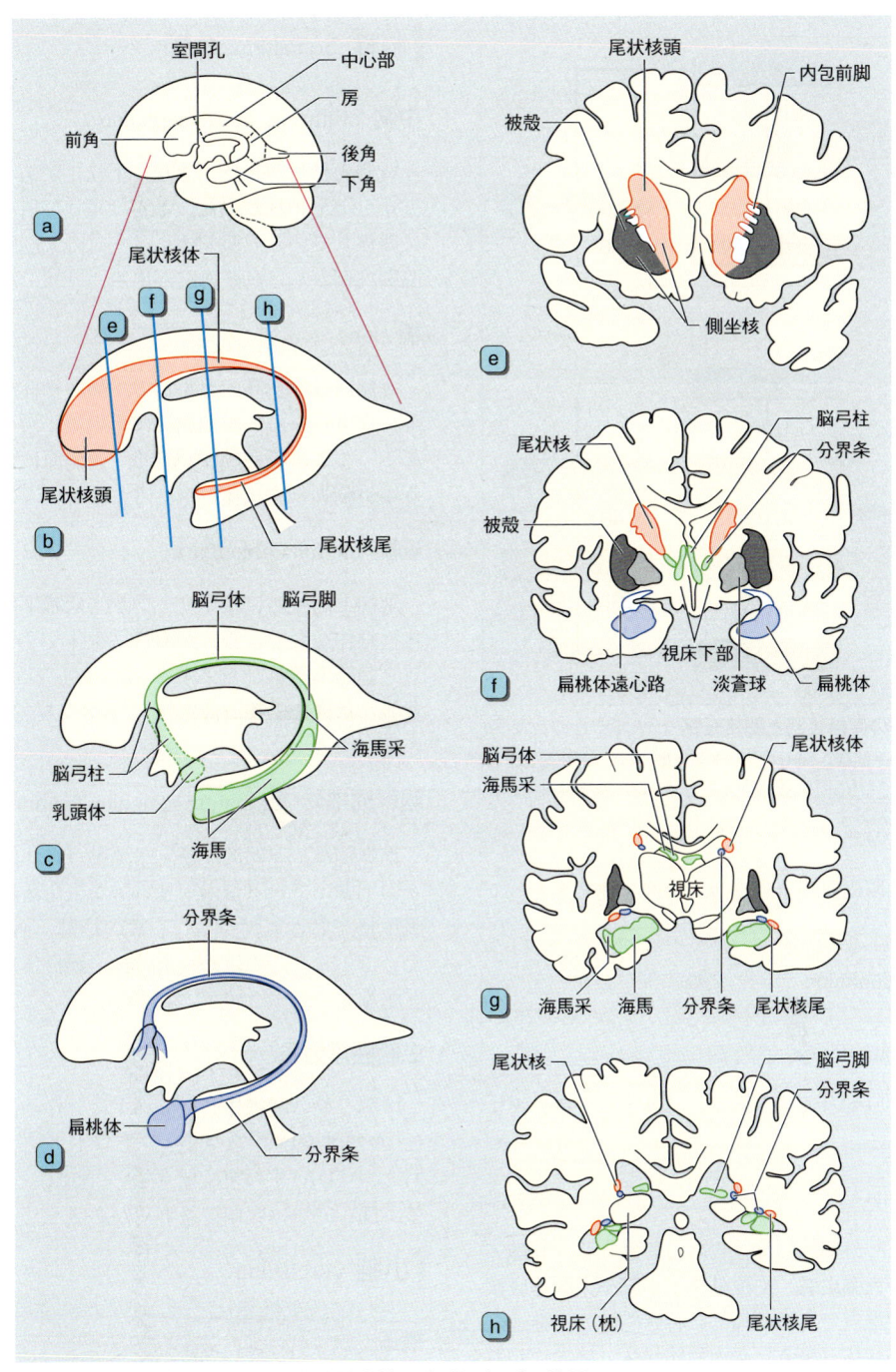

❹ 大脳半球の前額断における大脳基底核，大脳辺縁系の位置

a. 側脳室，b. 尾状核，c. 海馬と脳弓，d. 扁桃体と分界条．e〜hまでの冠状断の位置はbに示されている．
（Haines DE，高橋昭〈監訳〉：ヘインズ 神経科学．東京：エルゼビア・ジャパン：2008.）

再び大脳新皮質に送られる．また，Papez の提唱した回路では，「海馬→脳弓→乳頭体→視床前核→帯状回→海馬傍回（内嗅皮質）→海馬」と情報が送られ，再び海馬に戻される．これらの神経回路は記憶や学習に重要である．

扁桃体（amygdaloid body）

側頭葉前部腹内側の鈎内部にある球状の灰白質である．情動（喜怒哀楽に関連する行動，自律反応，感情）に関与している．扁桃体は系統発生的に古い皮質内側核と新しい基底外側核に分かれる．皮質内側核は嗅覚情報を受け取り，分界条を出力線維として出す．基底

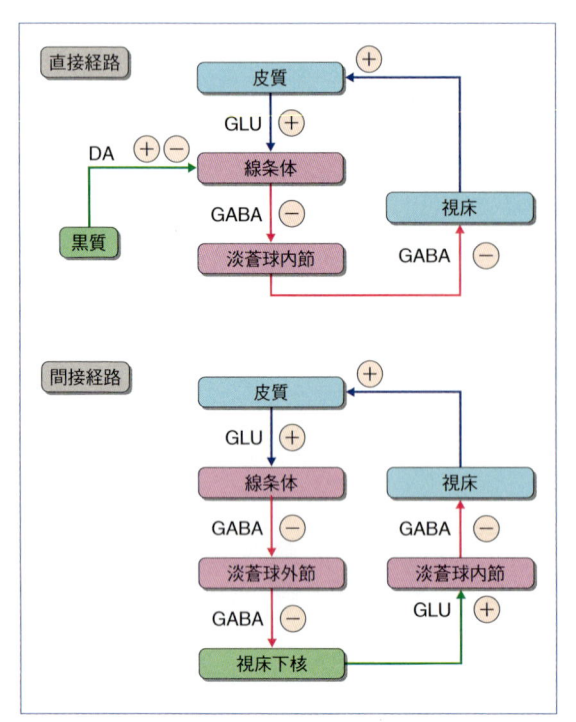

❺ 大脳基底核の直接経路と間接経路

GABA：γ-アミノ酪酸, GLU：グルタミン酸, DA：ドパミン.
(Siegel A, et al，前田正信〈監訳〉：エッセンシャル神経科学. 東京：丸善出版；2008.)

外側核は，大脳皮質連合野や海馬傍回と連絡をもっている.

間脳 diencephalon

視床上部 epithalamus

　嗅覚中枢や脳幹と連絡がある. メラトニンを分泌する松果体がある.

視床 thalamus

　前核，内側核，外側核に分けられる. 感覚路（脊髄・脳幹→視床→大脳皮質）や運動路（小脳や大脳基底核と連絡）の中継点である. 後部に特殊感覚の中継地点である外側膝状体（視覚）や内側膝状体（聴覚）がある.

視床下部 hypothalamus

　自律神経系の最高中枢で，下垂体ホルモンの分泌を調節する部位がある. 大脳辺縁系からの調節を受けている. 視索上核と室傍核のニューロンは，バソプレシン（抗利尿作用）やオキシトシン（子宮筋収縮，乳汁分泌）を産生する. 視交叉上核は，概日リズムや睡眠-覚醒リズムに関与している. 腹内側核には満腹中枢があり，視床下部外側野には摂食中枢がある.

脳幹 brainstem（❷❻）

中脳 midbrain, mesencephalon

　背側面には四丘体（上丘，下丘）がある. 下丘の下方から滑車神経が出る. 上丘は視覚反射，下丘は聴覚に関係している. 腹側面には一対の大脳脚がある. 大脳脚内側からは動眼神経が出る.

橋 pons

　背側面は菱形窩の上半部で，顔面神経丘，前庭神経野，青斑がある. 腹側面には正中線に沿って脳底溝がある. ここに脳底動脈が走る. 両側面には小脳に連なる中小脳脚（索状体）がある.

延髄 medulla oblongata

　延髄上部腹側にはオリーブが，延髄下部腹側には錐体（錐体交叉を含む）がある. 錐体交叉では，外側皮質脊髄路の線維が交叉する. ここから下が脊髄である. 背側には薄束結節（薄束核），楔状束結節（楔状束核）が存在する.

脳幹網様体 brainstem reticular formation

　網様体は，原始的な感覚や運動（錐体外路）の中枢として働いているほか，基本的な生命活動の中枢（呼吸中枢，血管運動中枢〈心臓の拍動，血圧〉）として働いている. このほか，上行性（網様体）賦活系が存在する.

広範囲投射系

　中脳，橋の網様体にはモノアミン作動性ニューロン（ノルアドレナリン〈NA〉，セロトニン〈5-HT〉，ドパミン〈DA〉）の起始核（NA，青斑核；5-HT，縫線核；DA，黒質/腹側被蓋野）がある.

小脳 cerebellum

構造

外観

　機能的に，片葉小節葉，虫部・傍虫部（中間部），半球外側部に分ける. 片葉小節葉は前庭器官と，虫部・傍虫部は脊髄と，半球外側部は大脳と関係が深い.

内部

　小脳皮質は，分子層，Purkinje細胞層，顆粒細胞層から成る. 髄質内には小脳核（歯状核，中位核〈球状核・栓状核〉，室頂核）が存在する.

線維結合

　上小脳脚には，小脳核を経由して，大脳や脳幹に出

力する線維が通る．中小脳脚には，大脳からの情報を，橋核を介して小脳に伝える線維が通る．下小脳脚には，脊髄からの非意識性深部感覚（固有覚）や前庭神経からの平衡覚を小脳に伝える入力線維が通る．

機能

　内耳（前庭器官）の平衡覚や，身体の非意識性深部感覚（筋紡錘，Golgi 腱器官など）の情報を集め，平衡の維持，姿勢と筋緊張の調節，協調運動を行う．大脳新皮質と連絡し，随意運動を制御する．また運動学習に関与する．

脊髄 spinal cord

外形

　脊髄は延髄下端の錐体交叉から始まる．下端（第1〜2腰椎）は脊髄円錐と呼ばれる．脊髄は，脊柱よりも短く，第2腰椎までしか伸びていない．脊髄から脊髄神経（頸神経〈C〉8 対，胸神経〈T〉12 対，腰神経〈L〉5 対，仙骨神経〈S〉5 対，尾骨神経〈Co〉1 対）が出る．頸髄や腰髄には四肢を支配する多数の神経細胞があり，頸膨大，腰膨大となっている．内部は灰白質と白質に分かれる．

灰白質 grey matter

　H 字の形をしており，前角，後角，中間灰白質から成る．前角には運動神経（α 運動ニューロン）の細胞体がある．後角には感覚神経線維が終止する．T1〜L3 の後角基部には，後脊髄小脳路（下半身の非意識型深部感覚の伝導路）の起始核である胸髄核（Clarke 核）がある．T1〜L2 には側角が存在し，交感神経の節前ニューロンの起始核がある．S2〜S4 の中間灰白質の外側には副交感神経の起始核がある．

白質 white matter

　前索，側索，後索に分けられる．前索には，下行性神経路の前皮質脊髄路（錐体路，❻），前庭脊髄路，視蓋脊髄路と，上行性神経路の前脊髄視床路（非識別性触圧覚，❼a）が通る．側索には，下行性神経路の外側皮質脊髄路（錐体路）と，上行性神経路の外側脊髄視床路（温痛覚，❼a），前・後脊髄小脳路（非意識性深部感覚）が通る．後索には意識性深部感覚を伝える上行性神経路の後索路（❼b）が通っている．後索路は，内側の薄束と外側の楔状束に分けられる．薄束は延髄の薄束核に終わり，下半身の感覚を伝える．楔状束は延髄の楔状束核に終わり，上半身の感覚を伝える．この神経路は，後索核（薄束核，楔状束核）からは内側毛帯となり視床を経由して大脳皮質に至る

（後索-内側毛帯系）．このほか，非意識性深部感覚を伝える（副）楔状束核小脳路が通る．

髄膜 meninges

　髄膜は硬膜，くも膜，軟膜から構成されている．

硬膜 dura mater

　硬膜は内方に向かって板状に突出する．大脳鎌は大脳縦裂の中に入る（上矢状静脈洞を含む）．小脳鎌は左右の小脳半球の間に入る（後頭静脈洞を含む）．小脳テントは，大脳半球の後頭葉と小脳の間に入る（横静脈洞を含む）．小脳テントによって，頭蓋内はテント上とテント下に分けられる．

くも膜 arachnoid mater

　脳脊髄液や血管を含むくも膜下腔が存在する．脳脊髄液はくも膜顆粒から硬膜静脈洞に排出される．くも膜下腔が広くなった小脳延髄槽（大槽）は，脳脊髄液の採取や薬物注入に使われる．

軟膜 pia mater

　脳表面に密着している膜で，グリアの終足がある．

脳室と脳脊髄液 ventricle and cerebrospinal fluid

脳室

　上衣細胞に覆われており，中に脳脊髄液が入っている．脈絡叢が発達している．大脳半球には左右一対の側脳室があり，間脳には第三脳室がある．橋および延髄上部の背面には第四脳室がある．

脳脊髄液

　脳脊髄液は側脳室，第三脳室，第四脳室の脈絡叢で産生される．脳脊髄液の流れは，「側脳室→室間孔（Monro 孔）→第三脳室→中脳水道→第四脳室→正中口（Magendie 孔）と外側口（Luschka 孔）→くも膜下腔→くも膜顆粒→上矢状静脈洞」となっている．

血管・血流 blood vessel/blood stream

動脈 artery

　ニューロンは代謝活性が非常に高いが，エネルギー貯蔵量は少ない．それゆえ，大量の血液が必要である．脳の重量は全体重の 2 ％にすぎないが，全身の血液の 15 ％，酸素消費量の 20 ％，グルコース消費量の 25 ％を必要とする．

　脳の動脈は，内頸動脈（IC），椎骨動脈（VA），前脊髄動脈に由来する．左右の椎骨動脈は延髄付近で合

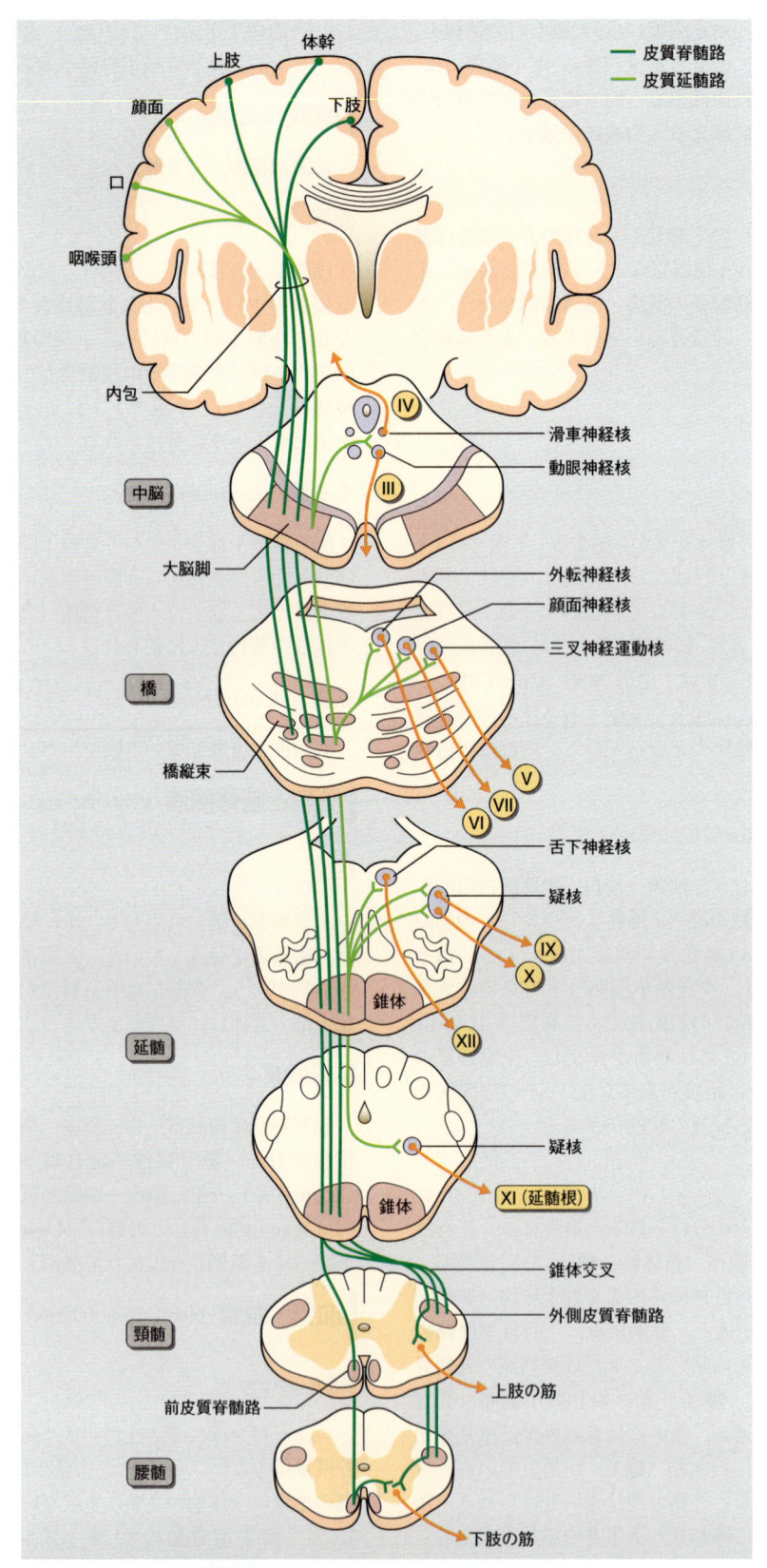

❻ 皮質脊髄路と皮質延髄路

（坂井建雄ほか〈総編集〉：人体の正常構造と機能, 第3版. 河田光博ほか：神経系（1）. 東京：日本医事新報社；2017.）

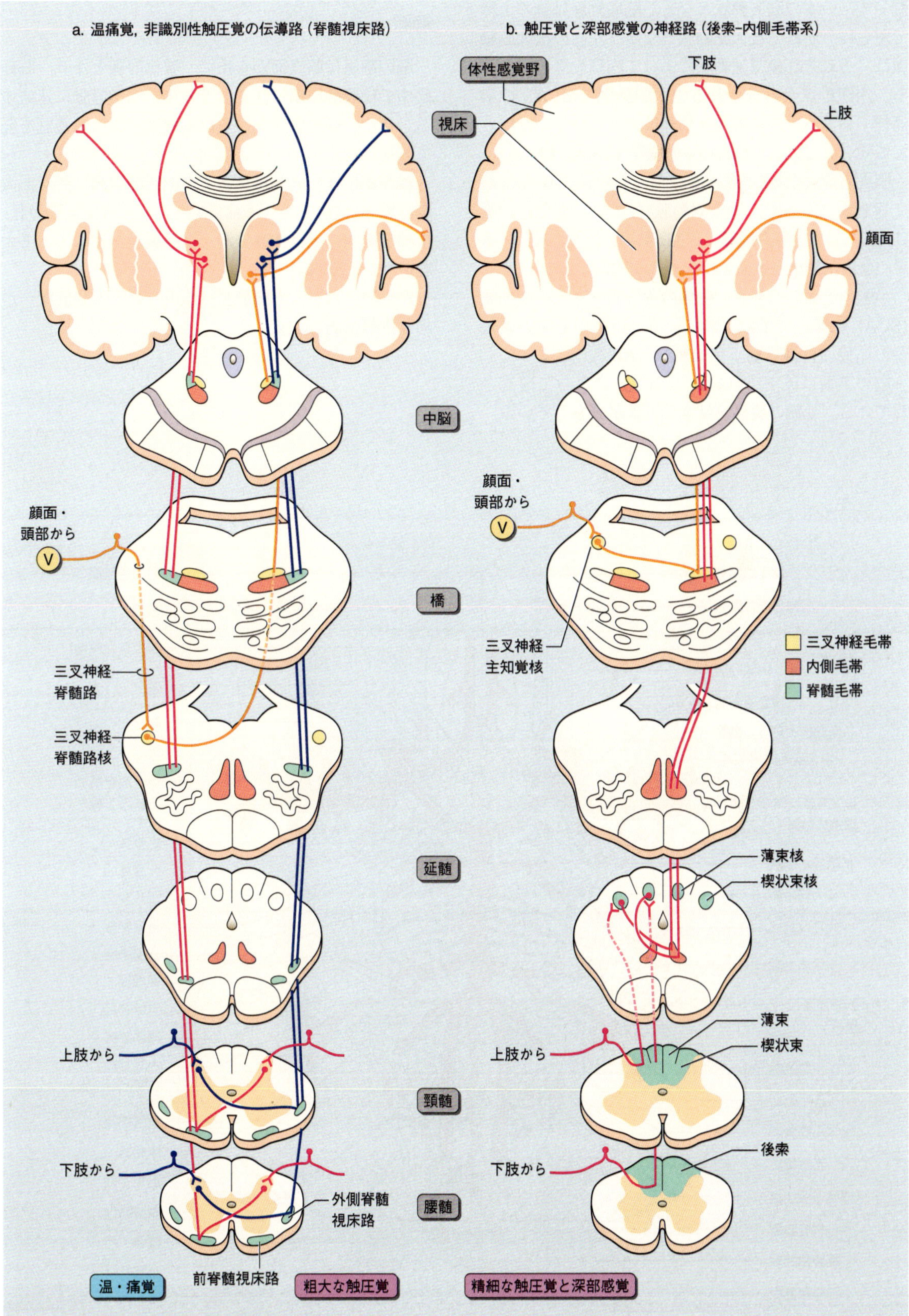

a. 温痛覚, 非識別性触圧覚の伝導路 (脊髄視床路)

b. 触圧覚と深部感覚の神経路 (後索-内側毛帯系)

❼ 脊髄視床路 (a) と後索-内側毛帯系 (b)

(坂井建雄ほか〈総編集〉：人体の正常構造と機能, 第3版. 久野みゆきほか：神経系 (2). 東京：日本医事新報社；2017.)

流して，一本の脳底動脈となる．脳底動脈は橋の上縁で左右に分かれて後大脳動脈となる．左右の後大脳動脈は，それぞれ後交通動脈によって内頸動脈と交通する．内頸動脈から分かれる中大脳動脈（MCA）の穿通枝であるレンズ核線条体動脈は出血しやすい動脈として知られている（Charcot の脳卒中動脈，❽）．

脳底の動脈である内頸動脈，前大脳動脈（ACA），前交通動脈（Acom），後大脳動脈（PCA），後交通動脈（Pcom）は，大脳動脈輪（Willis 動脈輪）を形成し，本来の血液供給路が遮断されたときの側副路を提供する．

小脳の上面と橋被蓋の吻側の背外側は，上小脳動脈（SCA）によって灌流されている．小脳の下面と橋被蓋の尾側の外側は前下小脳動脈（AICA）によって，小脳の下面は後下小脳動脈（PICA）によって灌流されている．延髄の腹外側は椎骨動脈が分布している．

静脈 vein

脳の静脈は脳表面から出て，架橋静脈となり，脳硬膜中の硬膜静脈洞に注ぐ．その後，内頸静脈に連絡する．また，硬膜静脈洞から出る導出動脈は頭蓋冠を経て頭皮に注ぐ．

浅静脈には，大脳鎌にある上矢状静脈洞に注ぐ上大脳静脈，外側溝を通り海綿静脈洞に入る浅中大脳静脈，海綿静脈洞，上錐体静脈洞，横静脈洞などに入る下大脳静脈などがある．

深静脈には，大大脳静脈（Galen の大大脳静脈）があり直静脈洞に注ぐ．

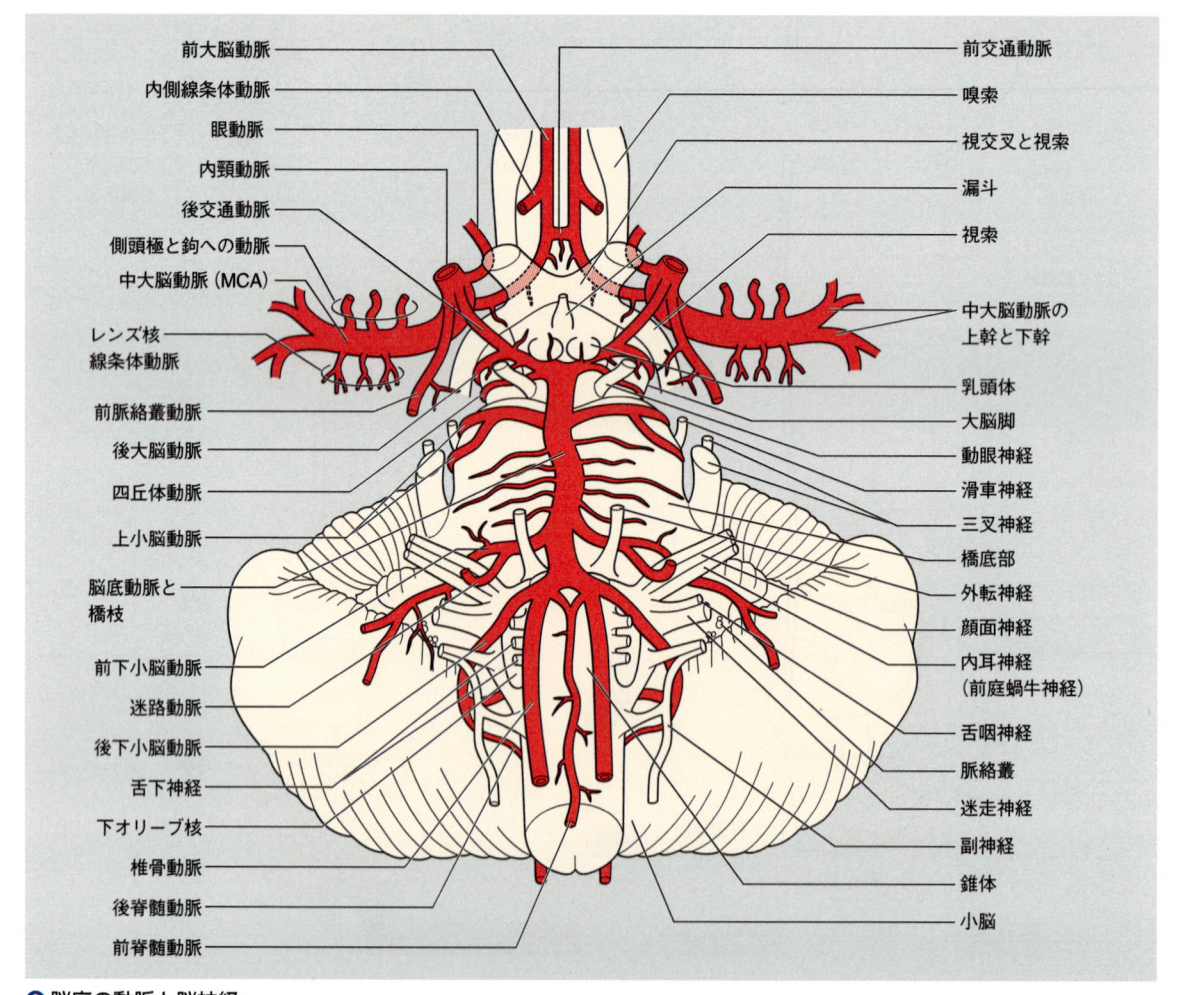

❽ 脳底の動脈と脳神経

（Haines DE, 高橋昭〈監訳〉：ヘインズ 神経科学. 東京：エルゼビア・ジャパン；2008 をもとに作成.）

末梢神経系

脳神経　cranial nerves

脳神経は 12 対ある．脳神経に含まれる神経線維は，運動性（体性運動性，内臓運動性，特殊内臓運動性）と，感覚性（体性感覚性，内臓感覚性，特殊感覚性）に分類される．脳神経核の配置は，内側から外側に向かって，体性運動性，内臓運動性，内臓感覚性，体性感覚性となっている．そのほか，特殊内臓運動性（鰓弓由来の横紋筋），特殊体性感覚性（聴覚，平衡覚），

特殊内臓感覚性（味覚）の要素が加わる．それぞれの脳神経についての詳細を❾に示す．

脊髄神経　spinal nerves

脊髄から頸神経（cervical nerves：C）8 対，胸神経（thoracic nerves：T）12 対，腰神経（lumbar nerves：L）5 対，仙骨神経（sacral nerves：S）5 対，尾骨神経（coccygeal nerve：Co）1 対が出る．脊髄の前外側溝から出る前根は，運動神経（体性運動性）と自律神経（内臓運動性）を含んでいる．後外側溝から出る後根は，感覚神経を含んでいる．感覚神経の細胞体は脊髄神経節（後根神経節）にある．皮枝の分布

❾ 脳神経，脳神経核とその機能

番号	脳神経	機能および神経支配	脳神経核	種類	末梢の神経節など
I	嗅神経	嗅覚	なし（嗅球に投射）	SVA	
II	視神経	視覚	なし（外側膝状体に終止）	SSA	
III	動眼神経	上直筋，下直筋，内側直筋，下斜筋，眼瞼挙筋	動眼神経核	GSE	
		瞳孔括約筋，毛様体筋	動眼神経副核（Edinger-Westphal 核）	GVE	毛様体神経節
IV	滑車神経	上斜筋	滑車神経核	GSE	
V	三叉神経	咀嚼筋，鼓膜張筋	三叉神経運動核	SVE	
		頭部の温痛覚，非識別性触圧覚	三叉神経脊髄路核	GSA	三叉神経節
		顔面の識別性触圧覚	三叉神経主知覚	GSA	三叉神経節
		咀嚼筋，外眼筋，歯根膜の深部感覚	三叉神経中脳路核	GSA	中脳路核は神経節に相当する
VI	外転神経	外側直筋	外転神経核	GSE	
VII	顔面神経	表情筋，アブミ骨筋	顔面神経核	SVE	
	（中間神経）	顎下腺・舌下腺　涙腺	上唾液核	GVE	顎下神経節　翼口蓋神経節
		味覚（舌前 2/3）	孤束核	SVA	膝神経節
		外耳道の体性感覚	三叉神経脊髄路核	GSA	膝神経節
VIII	内耳神経	聴覚	蝸牛神経核	SSA	ラセン神経節
		平衡覚	前庭神経核	SSA	前庭神経節
IX	舌咽神経	耳下腺	下唾液核	GVE	耳神経節
		茎突咽頭筋	疑核	SVE	
		外耳の皮膚	三叉神経脊髄路核	GSA	上神経節
		咽頭（嚥下反射，嘔吐反射），中耳，頸動脈小体（化学受容器，O_2），頸動脈洞（圧受容器）	孤束核	GVA	下神経節
		味覚（舌後 1/3）	孤束核	SVA	下神経節
X	迷走神経	胸腔と腹腔の臓器	迷走神経背側核	GVE	
		咽頭筋，喉頭筋	疑核	SVE	
		外耳道の皮膚，硬膜	三叉神経脊髄路核	GSA	上神経節
		咽頭・喉頭（嚥下反射，嘔吐反射），気管（咳嗽反射），消化管（唾液反射），大動脈小体（化学受容器），大動脈弓（圧受容器）	孤束核	GVA	下神経節
		喉頭の味覚	孤束核	SVA	下神経節
XI	副神経	胸鎖乳突筋，僧帽筋	副神経核（C1～C5 の前角）	SVE	副神経脊髄根
		喉頭筋	疑核	SVE	迷走神経と合流
XII	舌下神経	舌筋	舌下神経核	GSE	

SVA：特殊内臓求心性線維，SSA：特殊体性求心性線維，GVE：一般内臓遠心性線維，GSE：一般体性遠心性線維，SVE：特殊内臓遠心性線維，GSA：一般体性求心性線維，GVA：一般内臓求心性線維．

には分節性があり，これを皮膚分節（デルマトーム）と呼ぶ（⑩）．以下に主な脊髄神経について簡単にふれる．

頸神経叢（C1〜C4）

後頭部や頸部から肩の皮膚と筋を支配している．そのほかに次の枝がある．
①頸神経ワナ（上根C1，2，下根C2，3）：舌骨筋群を支配．
②横隔神経（C3〜C5）：横隔膜を支配．

腕神経叢（C5〜T1）

①筋皮神経（C5〜C7）：上腕の屈筋群，前腕の皮膚の一部を支配．
②正中神経（C5〜T1）：前腕の屈筋群，手掌の母子球の筋，手掌の橈側半の皮膚を支配．遠位の麻痺で猿手となる．
③尺骨神経（C7〜T1）：手の筋群の大部分，手掌と手背の尺側半の皮膚を支配．麻痺で鷲手となる．
④腋窩神経（C5，C6）：三角筋，その周辺の筋，皮膚を支配．
⑤橈骨神経（C5〜T1）：上腕，前腕，手のすべての伸筋，上肢の背面の皮膚を支配．麻痺で下垂手（垂れ手）となる．

肋間神経

① 12対の胸神経の前枝．肋間筋と腹壁の諸筋，胸腹部の前面・側面の皮膚を支配．

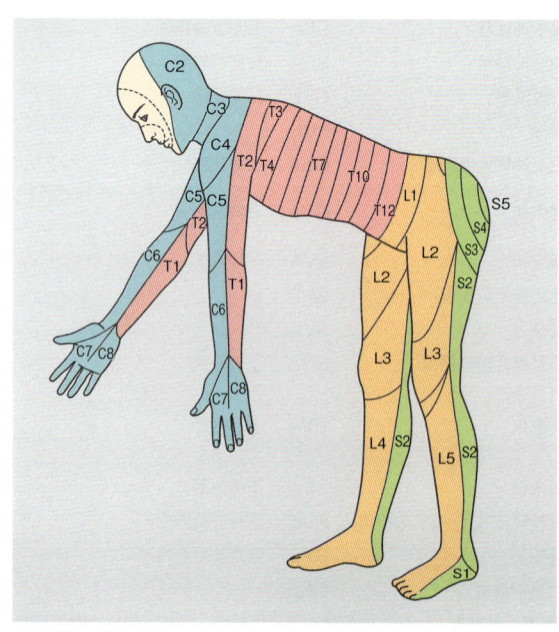

⑩ デルマトーム

腰神経叢（L1〜L4）

①大腿神経（L1〜L4）：大腿前面の伸筋群，大腿前面の皮膚を支配．
②閉鎖神経（L2〜L4）：大腿内側面の内転筋群，大腿内側の皮膚を支配．

仙骨神経叢（L4〜S4）

①坐骨神経（L4〜S3）：大腿後面の屈筋群を支配．膝窩の上方で外側の総腓骨神経と内側の脛骨神経に分かれる．総腓骨神経はさらに浅腓骨神経と深腓骨神経に分かれる．
②浅腓骨神経（L4〜S3）：下腿外側面の腓骨筋群，足背の皮膚を支配．
③深腓骨神経（L4〜S3）：下腿前面の伸筋群，足背の諸筋を支配．
④脛骨神経（L4〜S3）：下腿後面の屈筋群，足底の諸筋，下腿の後面と足底の皮膚を支配．

自律神経 autonomic nerve

内臓や血管の平滑筋，心筋，腺を支配し，体温，血液循環，呼吸，消化，分泌などを調節する．交感神経（sympathetic nerve）と副交感神経（parasympathetic nerve）があり，互いに拮抗した作用を示す．脳や脊髄の神経細胞から出る節前線維は，自律神経節でニューロンを代えて節後線維となり，標的器官に分布する（⑪）．

交感神経，副交感神経の節前ニューロンの神経伝達物質はともにアセチルコリンである．自律神経節にある節後ニューロンには，ニコチン受容体がある．節後ニューロンの神経伝達物質は，交感神経ではノルアドレナリン，副交感神経ではアセチルコリンである．効果器のアドレナリン受容体のタイプはα（α_1，α_2）とβ（β_1，β_2，β_3），アセチルコリン受容体のタイプはムスカリン受容体（M_1，M_2，M_3）である（⑫）．

神経細胞

神経細胞体 nerve cell body（⑬）

形態による分類

①多極性ニューロン：細胞体から多数の樹状突起と1本の軸索が出る．
②双極性ニューロン：細胞体の両極からそれぞれ1本の突起が出る．
③偽単極性ニューロン：細胞体から1本の突起が出

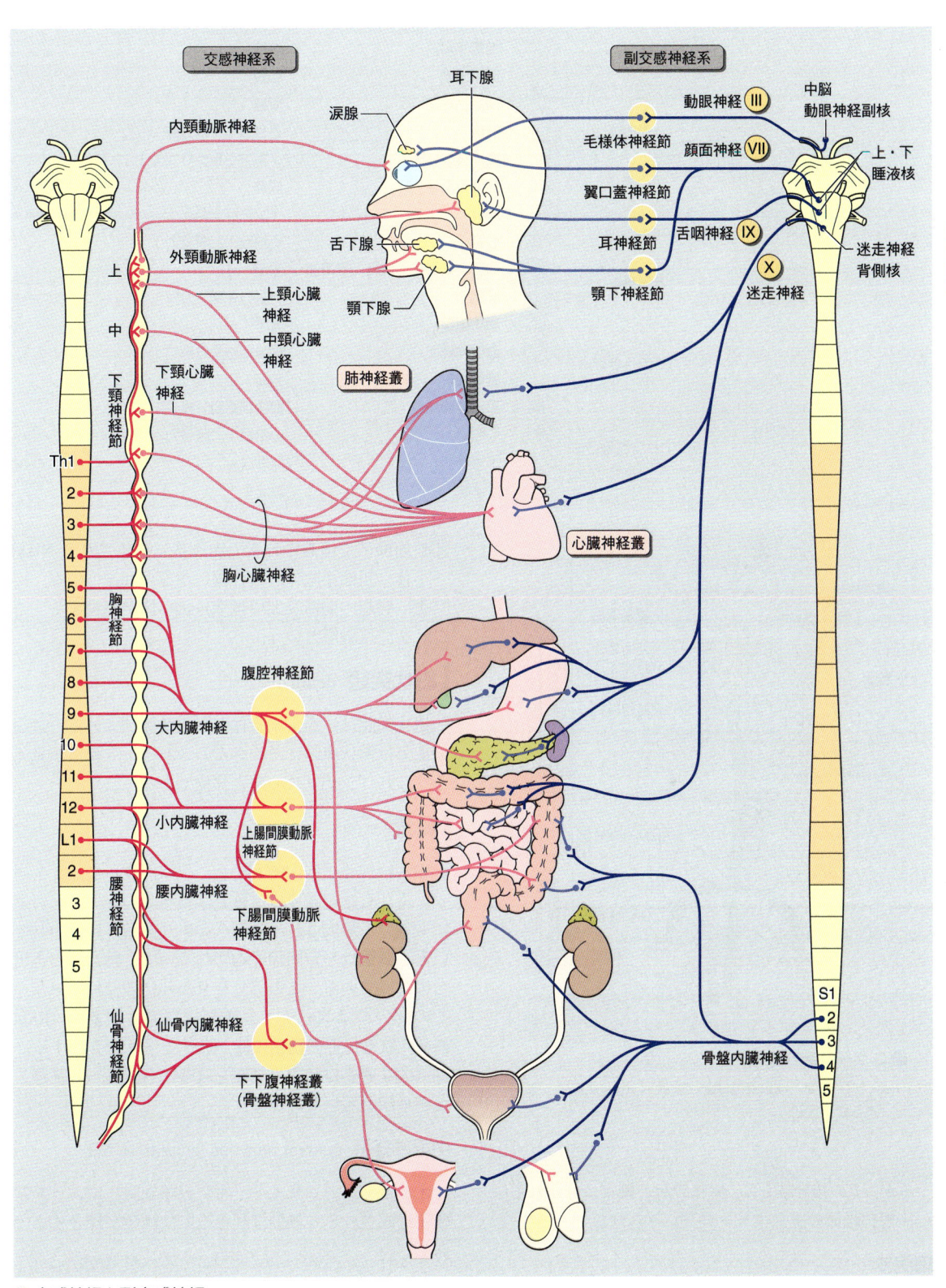

⓫ 交感神経と副交感神経

（坂井建雄ほか〈総編集〉：人体の正常構造と機能，第3版．久野みゆきほか：神経系（2）．東京：日本医事新報社；2017.）

⓬ 自律神経系のアドレナリン受容体とアセチルコリン受容体の存在部位とその作用

受容体			存在部位	作用
アドレナリン受容体	α受容体	α_1	血管平滑筋	収縮
			腸平滑筋	弛緩
			膀胱括約筋	収縮
			肝臓	グリコーゲン分解
		α_2	交感神経終末	ノルアドレナリン放出↓
			血管平滑筋	収縮
			膵臓	インスリン分泌↓
	β受容体	β_1	心臓	心拍数↑, 収縮力↑
		β_2	血管, 気管支, 胃腸, 平滑節	弛緩
			肝臓	グリコーゲン分解
		β_3	脂肪組織	分解↑
アセチルコリン受容体	ニコチン性受容体	N_N	自律神経節	節後細胞脱分極
			副腎髄質	分泌↑
	ムスカリン性受容体	M_1	自律神経節	節後細胞脱分極
		M_2	心臓	心拍数↓, 収縮力↓
		M_3	平滑筋	収縮
			分泌腺	分泌↑

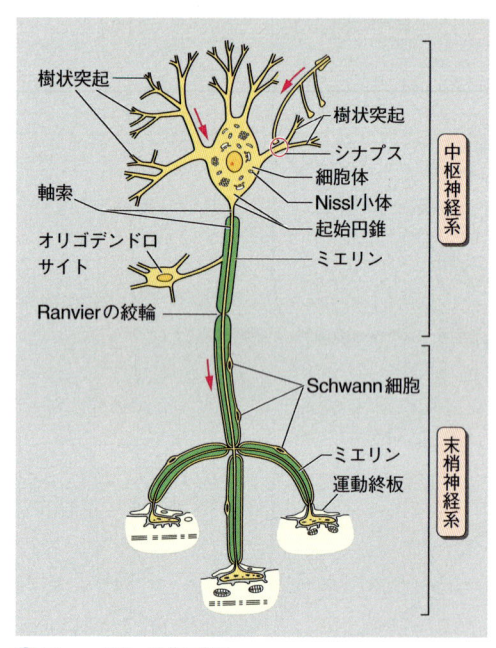

⓭ ニューロンの模式図

（Ross MH, et al, 内山安男ほか〈監訳〉：Ross 組織学. 東京：南江堂；2010.）

るが，その後分岐して，樹状突起と軸索に分かれる．後根神経節の感覚ニューロンにみられる．

細胞体

細胞核と核周囲部から成る．
①細胞核：大きな神経細胞の核にはユークロマチンが豊富であり，核小体が明瞭である．

②核周囲部：塩基性色素で虎斑状に染色される Nissl 小体（粗面小胞体の集合体）がみられる．中毒，疾患，突起の切断などでは Nissl 小体が消失する．これを虎斑融解という．

樹状突起 dendrite

樹状突起は，通常細胞体から複数伸びている．鍍銀染色では樹状突起にたくさんのスパイン（棘）が見える．これはシナプスの結合部位である．

軸索 axon

軸索は神経細胞の軸索小丘（起始円錐）から 1 本出ている．有髄線維では，軸索は細胞膜のシートが何重にも巻いて形成される髄鞘（ミエリン鞘）に覆われている．髄鞘は一定間隔で途切れていて，軸索がむき出しになっている．この部分を Ranvier の絞輪という．この部分には Na^+ チャネルが局在する．また，Ranvier の絞輪付近の髄鞘には，K^+ チャネルが存在する．電気的な興奮は軸索の表面を絞輪から絞輪へと跳躍しながら伝わる（跳躍伝導）．

中枢神経系 central nervous system（CNS）

オリゴデンドロサイト（希突起膠細胞）によって髄鞘が形成される．無髄神経線維では軸索が裸のままである．

末梢神経 peripheral nerve

Schwann 細胞によって形成される髄鞘に覆われている．無髄神経線維では Schwann 細胞の細胞体

（Schwann 鞘）に覆われている.

細胞骨格 cytoskeleton

樹状突起や軸索の形態を保持するためには細胞骨格が必要である.

アクチンフィラメント（actin filament）

主に樹状突起や軸索の膜直下に存在している. スパインに存在するアクチンフィラメントは, シナプスの可塑性に関与している.

神経細線維（neurofilament）

直径 10 nm の中間径フィラメントで, NF-L（68 kDa）, NF-M（160 kDa）, NF-H（200 kDa）から構成される. 神経変性疾患の筋萎縮性側索硬化症（ALS）や Charcot-Marie-Tooth 病では異常な神経細線維の蓄積が検出されている.

微小管（microtubule）

直径 25 nm の管状構造をしており, 多くの微小管結合蛋白質（MAPs）が結合している. 樹状突起の微小管には MAP2, 軸索の微小管には MAP3 やタウ（τ）が結合している.

細胞内輸送（intracellular transport）

細胞体の細胞内小器官は, 速い順行性軸索輸送（200〜400 mm/日）によって, 細胞基質は遅い順行性軸索輸送（1〜5 mm/日）によって末梢側に運ばれている. また, 消耗物質や末端でとり込まれた物質（ウイルスなども含む）は, 速い逆行性軸索輸送（100〜200 mm/日）によって細胞体に運ばれる. 順行性軸索輸送は, 運動蛋白質のキネシンによって, 逆行性軸索輸送はダイニンによって行われる.

神経終末

中枢神経

シナプス前部には, シナプス小胞が多数存在し, その中に神経伝達物質を蓄えている. また, トランスポーターにより, 放出された神経伝達物質の再とり込みが行われる. シナプス後部には, 神経伝達物質の受容体が存在する.

末梢神経

知覚性神経終末は, 樹状突起の末端であり, 自由終末または特殊な感覚終末装置（Merkel 小体, Pacini 小体, Meissner 小体, Ruffini 小体, 筋紡錘, 腱紡錘など）を形成する. 体性運動性の α 運動線維の神経終末は髄鞘を失い, 分岐し, 骨格筋と神経筋接合部（神経-筋シナプス）を形成する. γ 運動線維は筋紡錘に終わる. 内臓運動性（自律神経性）の神経終末は, シナプス小胞が詰まった膨大部が数珠状に連なっていて平滑筋や腺細胞に作用する.

グリア細胞

中枢神経系のグリア細胞（⑭）

中枢神経系には神経細胞の約 10 倍のグリア細胞がある. 成体になっても細胞分裂する能力をもつ.

アストロサイト（星状膠細胞）astrocyte

終足を出して神経細胞, シナプス, 血管などを覆っている. 血管内皮細胞などとともに血液脳関門を形成する. アストロサイト同士はギャップ結合（gap junction）によって連絡している.

神経細胞への栄養の補給や細胞周囲の環境を整える機能をもつ. アストロサイトは, グルコーストランスポーター 1（GLUT1）によってグルコースをとり込み, 乳酸まで代謝してからニューロンに供給する. 神経活動によって細胞外に放出された K^+ を K^+ チャネルによって除去する. また, グルタミン酸/GABA などの神経伝達物質をトランスポーター（GLAST, GLT-1/GAT-3）によって除去する. このほか, アストロサイトには水チャネルが存在し, 水輸送を調節している. 細胞内には中間径フィラメントのグリア線維性酸性蛋白質（GFAP）が存在する. 傷害部位では, 細胞体が

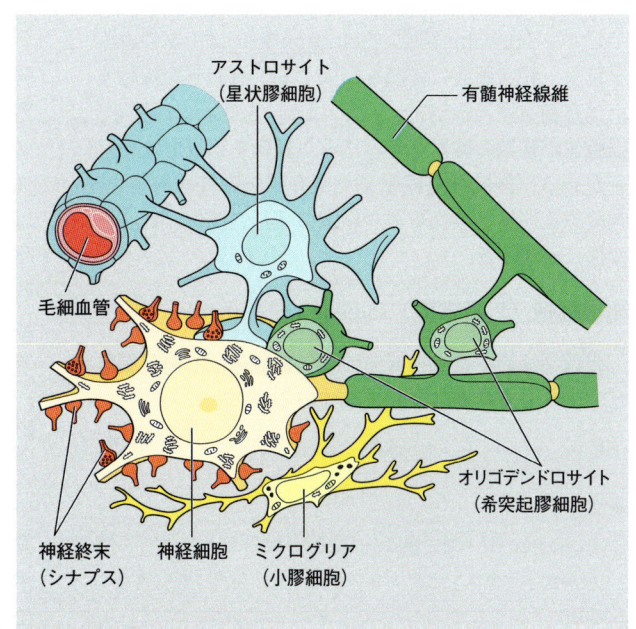

⑭ 中枢神経系のグリア細胞

（牛木辰男：入門組織学, 改訂第 2 版. 東京：南江堂；2013.）

肥大化し突起が伸長した，炎症に関与する反応性アストロサイトとなる．神経細胞が脱落した部位では，グリア瘢痕を形成することがある．

オリゴデンドロサイト（希突起膠細胞）

oligodendrocyte

中枢神経系で髄鞘を形成する細胞で，髄鞘は電気的な絶縁体として働き，跳躍伝導に重要である．1つのオリゴデンドロサイトが複数の軸索に髄鞘を形成する．髄鞘に発現する蛋白質として，myelin basic protein（MBP），proteolipid protein（PLP），protein zero（P0）などが知られている．

成体脳にはオリゴデンドロサイト前駆細胞に分類される細胞があり，その一つは NG2 陽性細胞（ポリデンドロサイト）と呼ばれる．

ミクログリア（小膠細胞）microgliocyte

食作用をもち，変性したニューロンなどをとり込む．免疫系の細胞と同様の機能をもち，抗原提示機能やサイトカインの分泌を行う．

上衣細胞 ependymal cell

脳室や脊髄の中心管の表面を覆う単層立方上皮で，線毛をもつ．上皮細胞同士は細胞接着装置によって連結されている．

末梢神経系のグリア細胞

Schwann 細胞

1つの Schwann 細胞（Schwann 鞘）は1本の軸索を包み，軸索周囲に髄鞘を形成する（有髄神経線維または有鞘有髄神経線維）．このほか，Schwann 細胞の細胞体が複数の軸索を包み込み，髄鞘を形成しない場合がある（無髄神経線維または有鞘無髄神経線維）．神経線維が傷害されると，軸索の順行性変性（Waller 変性）が起こる．

衛星細胞（外套細胞）satellite cell（mantle cell）

脊髄神経節や自律神経節の神経細胞体は，衛星細胞と呼ばれる支持細胞に囲まれている．

（石　龍徳）

●文献

1) J. Martin JH, 野村嶬ほか（監訳）：マーティン カラー神経解剖学テキストとアトラス，第4版．新潟：西村書店；2015.
2) 河田光博ほか：人体の正常構造と機能．VIII 神経系（1），第3版．東京：日本医事新報社；2017.
3) Schunke M, et al, 坂井建雄ほか：プロメテウス解剖学アトラス．頭頸部/神経解剖，第2版．東京：医学書院；2014.
4) 小澤瀞司ほか（総編集）：標準生理学，第8版．東京：医学書院；2014.
5) Kierszenbaum AL, et al, 内山安男（監訳）：組織細胞生物学，原書第3版．東京：南江堂；2015.
6) Kandel ER, et al, 金澤一郎ほか（日本語版監修）：カンデル神経科学．東京：メディカル・サイエンス・インターナショナル；2014.
7) 渡辺雅彦：脳・神経科学入門講座．前編，改訂版．東京：羊土社；2008.

伝達のしくみ

概念

生体は刺激（情報）応答系として活動する．単一細胞のゾウリムシなどは，環境からの情報を細胞膜が感受して，細胞内に Ca^{2+} が増加し，行動を起こす．一方，多細胞から成るヒトの内臓調節は，情報を感受する細胞と応答する細胞が異なるので，情報を感知した感覚あるいは自律神経求心性線維が中枢へと伝え，中枢神経が分析し，その指令を自律神経遠心性線維が内臓細胞に伝える．

情報の生体内での伝達は，神経に活動電位（action potential）を発生させるための脱分極電位と，神経軸索を伝導する活動電位の膜電位変化によって行われている．情報を感知した細胞は，活動電位を発生させて神経軸索を伝導させ，入力する神経にシナプス（後）電位（postsynaptic potential）を発生させる．シナプス電位が閾値に達すると活動電位が発生して，シナプスでの情報伝達がなされる．応答細胞へ指令する神経は，活動電位を伝導させて神経終末から特異的な伝達物質を放出し，効果器の受容体を活性化して，内臓細胞内に Ca^{2+} を増加したり，cAMP（cyclic adenosine monophosphate）を増減することでさまざまな応答を引き起こす．

内臓機能の恒常性の維持

内臓機能の恒常性は，「感覚受容器→求心性神経→中枢→遠心性神経→効果器」から構成される反射弓で維持される．自律神経反射には，①入力・出力とも自律神経による内臓-内臓反射と，②入力が体性神経，出力が自律神経の体性-内臓反射，③入力が自律神経，出力が体性神経の内臓-体性反射がある．循環器調節をはじめとする臓器調節の大半が①であり，光刺激に

よる縮瞳，痛みに伴う血圧上昇などは②，呼吸反射や嚥下反射は③にあたる．

刺激による神経信号の発生

感覚受容器の情報発信

感覚神経は通常分枝して，それぞれの末端に受容器が形成されている．受容器は感受した刺激のエネルギーを電気信号に変換する．触圧受容器をはじめとする機械受容器は，細胞膜の伸展で開口して陽イオンを通す stretch activated channel（伸展活性化チャネル）があり，細胞外から Na^+ を流入させて起電力と呼ばれる脱分極を起こす．刺激が強いほど起電力は大きくなり，Na^+ チャネルの活性化電位（閾値）に達すると活動電位が発生する．同様に，その他の感覚受容器も特有のイオンチャネルが活性化されて刺激エネルギーを起電力に変換し，起電力が Na^+ チャネルを活性化して活動電位を発生させる（⓯）．活動電位の大きさは一定であるが，その頻度が刺激の強さと持続時間に応じて増加する．活動電位の発火パターンは感覚受容器によって多様であり，パターン発火が情報源となる．

シナプスでの信号の伝達

神経軸索は，情報を伝える神経の樹状突起や細胞体に入力してシナプスを形成する．神経終末では，軸索を伝導してきた活動電位が化学情報に変換されて，情報を伝える神経に化学物質である神経伝達物質（neurotransmitter）が放出され，シナプス後膜の受容体に結合してシナプス電位を発生させる．細胞体に到達した脱分極が活動電位の閾値に達すると，軸索小丘に脱分極の時間経過に依存した発火パターンの活動電位が発生して軸索を伝導する．

神経伝達物質の放出

Na^+ の流入による脱分極応答である活動電位が分枝した神経終末に到達すると，脱分極によって活性帯（active zone）に存在する Ca^{2+} チャネルが数ミリ秒活性化され，Ca^{2+} が流入する．活性帯では，さまざまな蛋白質が複合体を形成して，神経伝達物質が充填されたシナプス小胞からの神経伝達物質の放出を制御する．神経伝達物質は，流入した Ca^{2+} を感知したシナプス小胞 Ca^{2+} 結合蛋白質（シナプトタグミン）と放出装置として働く SNARE 蛋白質（小胞蛋白質のシナプトブレビンと膜蛋白質のシンタキシンと SNAP-25〈synaptosomal nerve-associated protein 25〉が複合体を形成）との協調作用によって，分枝した神経終末の活性帯から一斉にシナプス間隙に放出される（⓰）．

SNARE 蛋白質は，破傷風毒素やボツリヌス毒素の標的となり，毒素は蛋白分解酵素として働いて，ボツリヌス毒素は運動神経からの，破傷風毒素は脊髄抑制性介在神経からの神経伝達物質放出を阻害する．

シナプス後神経の情報発信

シナプス間隙に放出されたグルタミン酸など興奮性神経伝達物質がシナプス後膜にある受容体に結合すると，受容体は陽イオンを通すチャネルとして機能する（⓰）．分枝した神経終末のシナプス後膜での Na^+ の流入によるシナプス電位は，細胞体に電位変化をもたらし，脱分極が Na^+ チャネルの活性化閾値に達すると軸索小丘に活動電位が発生して，シナプスでの情報伝達がなされる．一方，GABA（γ-アミノ酪酸）など抑制性伝達物質は，受容体から Cl^- を流入して過分極応答を引き起こして活動電位の発生を抑え，シナプス伝達を抑制する．

神経疾患

1 神経の解剖と機能

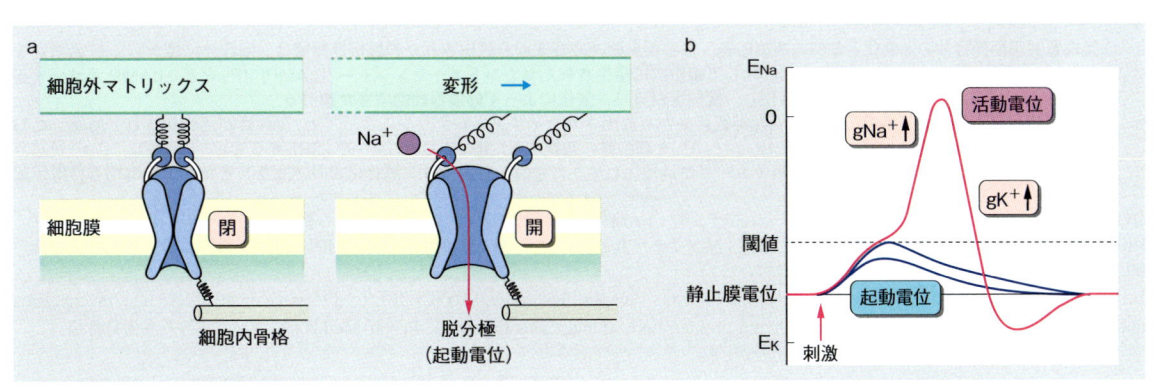

⓯ 感覚受容による情報の発信

a. 圧刺激によって感覚神経末端の受容体が変形されると陽イオンチャネルが開き，膜が脱分極して起電力を発生する．
b. 起電力が閾値（Na^+ チャネルを活性化する閾膜電位）に達すると，Na^+ が流入（gNa^+↑）し，遅れて K^+ が流出（gK^+↑）して，数ミリ秒の電位変化である活動電位を発生する．活動電位は軸索を伝導して中枢神経に情報を伝える．

（久野みゆきほか：人体の正常構造と機能 VIII 神経系（2），改訂第3版．東京：医事新報社；2017 を参考に作成．）

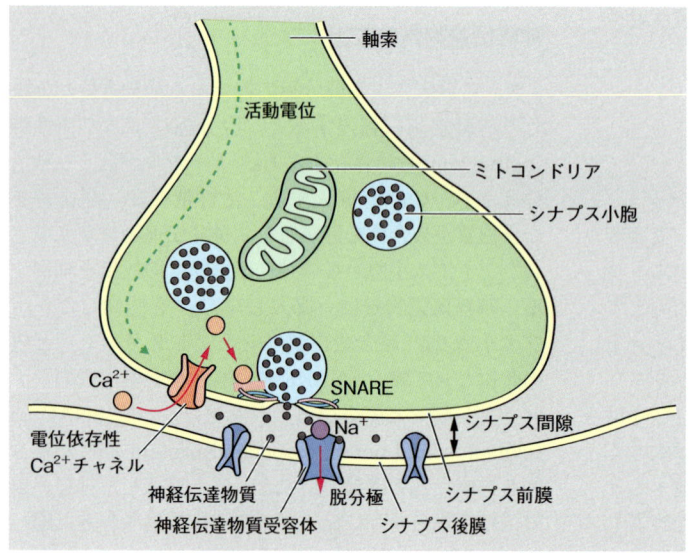

⓰ シナプスでの信号の伝達

神経終末に到達した活動電位は Ca^{2+} チャネルを活性化して，Ca^{2+} を流入させる．流入した Ca^{2+} がシナプス小胞の Ca^{2+} 感知蛋白質に結合すると，SNARE 蛋白質と協調してシナプス小胞を開口して，神経伝達物質をシナプス間隙に放出する．シナプス後膜の受容体に興奮性神経伝達物質が結合すると，Na^+ の細胞流入によって脱分極性のシナプス（後）電位が発生する．細胞体へ到達した脱分極が閾値に達すると軸索小丘から活動電位が発生し，情報を伝える神経，あるいは効果器に入力する神経軸索を伝導する．

SNARE：soluble *N*-ethylmaleimide-sensitive factor attachment receptor protein.

（河田光博ほか：人体の正常構造と機能 VIII 神経系（1），改訂第 3 版．東京：医事新報社；2017 を参考に作成．）

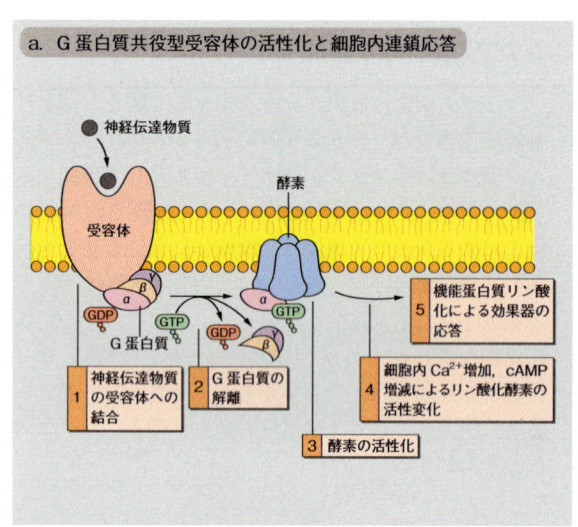

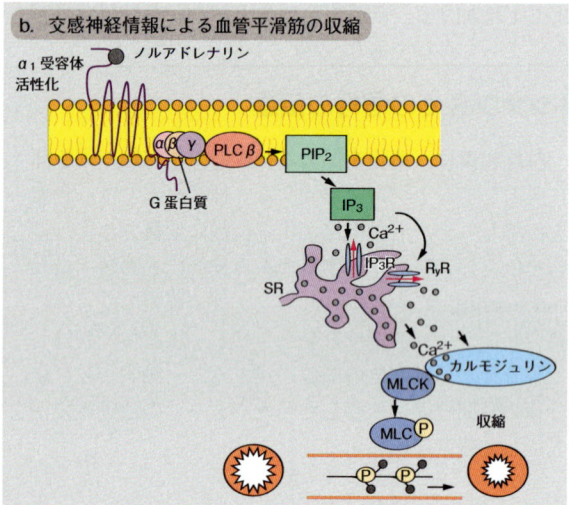

⓱ 神経から内臓への信号の伝達

a. G 蛋白質共役型受容体の活性化と細胞内連鎖応答．遠心性自律神経終末から放出された神経伝達物質は，受容体に結合して G 蛋白質を解離し，GTP-α サブユニットが酵素を活性化して細胞内に産生されたセカンドメッセンジャー（cAMP，IP_3 など；cAMP が減少することもある）が蛋白質リン酸化酵素を活性化し，機能蛋白質リン酸化によって効果器細胞応答が起こる．

b. 交感神経情報による血管平滑筋の収縮．交感神経終末から放出されたノルアドレナリンによって $α_1$ 受容体が活性化されて解離した G 蛋白質は，$PLCβ$ を活性化して細胞膜の PIP_2 から IP_3 を細胞質に遊離する．IP_3 は Ca^{2+} ストア（SR）から Ca^{2+} を遊離し，Ca^{2+} が結合したカルモジュリンによってミオシン軽鎖キナーゼが活性化して，ミオシン軽鎖のリン酸化によりアクチンとミオシンの相互作用が起こる．

GDP：グアノシン二リン酸，GTP：グアノシン三リン酸，cAMP：サイクリックアデノシン一リン酸，$PLCβ$：ホスホリパーゼ C β，PIP_2：ホスファチジルイノシトール二リン酸，IP_3：イノシトール三リン酸，SR：筋小胞体，IP_3R：IP_3 受容体，RyR：リアノジン受容体，MLC：ミオシン軽鎖，MLCK：MLC キナーゼ．

（a：Purves D, et al：Neuroscience, 4th ed. Massachusetts：Sinauer Associates；2008. p.157. b：Pelaia G, et al：Molecular mechanisms underlying airway smooth muscle contraction and proliferation：implications for athma. Respir Med 2008；102：1173 を参考に作成．）

遠心性神経から内臓への信号の伝達

　内臓を制御する自律神経には神経節があり，節前線維末端からはアセチルコリンが放出される．節後線維のニコチン性アセチルコリン受容体が活性化されて発生した活動電位がバリコシティ（varicosity）と呼ばれる数珠状の神経終末に到達すると，Ca^{2+}チャネルを活性化してCa^{2+}を流入させ，神経伝達物質が放出される．神経伝達物質がG蛋白質共役型受容体を活性化して，細胞内にCa^{2+}を動員したりcAMPを増（減）して，機能蛋白質のリン酸化（減少）によって内臓細胞応答を引き起こす（**⑰**）．

　たとえば，血管平滑筋の収縮は，神経伝達物質ノルアドレナリンのα_1受容体への結合によって活性化されたホスホリパーゼC（PLC）βがイノシトール三リン酸（IP_3）を産生し，IP_3がCa^{2+}ストアからのCa^{2+}を動員して，「Ca^{2+}がカルモジュリンに結合→Ca^{2+}カルモジュリン複合体がミオシン軽鎖キナーゼを活性化→ミオシン軽鎖リン酸化→ミオシンATPaseの活性化→アクチンフィラメントとミオシンフィラメントの相互作用」という連鎖作用によって引き起こされる．

（持田澄子）

●文献

1) 河田光博ほか：人体の正常構造と機能 VIII 神経系（1），改訂第3版．東京：日本医事新報社；2017.
2) 久野みゆきほか：人体の正常構造と機能 IX 神経系（2），改訂第3版．東京：日本医事新報社；2017.
3) Purves D, et al：Neuroscience, 4th ed. Massachusetts；Sinauer Associates；2008. p.158.

神経疾患 **1** 神経の解剖と機能

2 神経疾患の診断学

神経疾患の病歴のとり方

神経疾患における病歴の重要性

どの臓器領域においても病歴は重要であるが，神経疾患においては特にその重要性が高い．それは以下の理由による．

神経系とは，動物が外界を感知し，その情報を中枢神経に伝えて（感覚神経系），それについて判断を下して，何を行うかの意志を決定し，筋に命令を下して（運動神経系）動くことで外界に働きかけるという，動物が動物たる所以となっている器官系である．この神経系の中核である脳（辺縁系も含む大脳皮質）には「意識」が存在しているため，神経系の範囲内に疾患によって何らかの障害が生起したら，意識は必ずそれを感知できる．たとえば，感覚系に障害が起これば，感覚が鈍い，しびれる，運動系に障害が起これば，どこかが動かないというふうになる．したがって，その脳が感じていること自身（すなわち，症状や病歴）を表現してもらえば，神経系においてどこに何が起こっているかを推測することが可能である．これが，神経系を診療する脳神経内科（神経内科）において，他の器官系を扱う内科領域とは異なり，病歴が本質的に重要な理由である．

神経系以外の器官系の疾患においてはこうはいかない．神経系以外に起こったことを脳は直接感知できない．たとえば，体内に腫瘍ができても，それが神経系に侵入して痛みをきたすまでに至らなければ，自覚する症状はない．糖尿病でも，糖尿病性ニューロパチーでしびれをきたすまでは，しばしば自覚症状はない．したがって，本人に話を聞いても診断に役立つ情報は何も得られず，「病歴」はない．これは良し悪しではなく，領域の性質としてそうだということである．このために，一般に脳神経内科医は病歴聴取のエキスパートである．

「病歴100％」の疾患

一般に神経疾患の診断には，病歴，神経診察，補助検査がおよそ同等に貢献するが，なかには病歴がほぼ100％という疾患もある．すなわち，受診時に診察しても異常がなく，検査でも多くの場合，異常が見つからないという疾患群である．これには，頭痛，めまい，一過性意識消失（TLOC）などがあげられ，しばしば

救急外来（ER）ないし一般外来を受診するcommon diseaseがこれにあたるのは重要な点である．これらの疾患の診療においては，初期安定化と命にかかわる重篤疾患を見逃さないことを使命とするERや救急医からスムースにバトンタッチして，病歴聴取のエキスパートである脳神経内科医が診療する体制が理想である．

ここでめまいは耳鼻咽喉科医が，失神は循環器内科医がみるものという考えもあるかもしれない．しかし，耳鼻咽喉科医は内耳性めまい診療のエキスパートであり，循環器内科医は心原性を中心とする失神診療のエキスパートだが，それぞれ，めまい全般，TLOC全般をカバーしているわけではない．後述するが，前失神状態を患者が「めまい」と表現することがあり，めまい診療とTLOC診療はリンクする．また，TLOCは大きく失神とてんかんに分かれ，失神かてんかんかの鑑別がTLOC診療の出発点であるが，そこでも最も重要なのは病歴である．以上のことから，病歴聴取のエキスパートである脳神経内科医が，めまいやTLOCの診療において中心となることが望ましいといえる．

red flag

さまざまな神経症状において，red flagの概念をもっておくと役立つ．すなわち，必ずしも神経専門ではないプライマリケア医，ER医，内科医などでも，このred flagを認めた場合には，緊急の精査（頭部MRIや髄液検査など），あるいは緊急ないし可及的速やかに専門家にコンサルトするというプロセスを経るべきという重要な指針となり，いわゆる医療ミスや見逃しを防ぐためにも有用である．

多くの症状に共通するred flagとして，以下の2つがあげられる．
①突然発症した．
②以前にはなかった症状が急性または亜急性（日〜週単位）に出現した．

突然発症は脳血管障害を強く疑わせるもので，特に頭痛ではくも膜下出血を第一に疑って緊急の評価が必要となる．突然発症のしびれや脱力も，脳梗塞などの脳血管障害を第一に疑わせるものであり，突然発症のめまいも同様である．

日〜週単位で急性に発症し，特に進行性の経過をたどる症状も，緊急の評価が必要な場合が多い．髄膜炎，慢性硬膜外血腫，脳腫瘍，転移性脊椎腫瘍や頸椎症による脊髄圧迫，Guillain-Barré症候群などがこれに相

当する．「以前にはなかった」ということも重要なポイントであり，程度は強くなくても，new headache，new vertigoの場合には，心配のない一次性頭痛や内耳性めまいと即断せず，慎重な精査を進めるべきである．

神経系に由来する症状の種類と頻度

神経系に由来する症状としてはさまざまなものがあるが，これらは感覚系，運動系，中枢神経系に分けて考えるとわかりやすい．これらを❶に列記した．

患者は何らかの症状（主訴）をもって医療施設に来院するが，ここまで論じてきたように，神経系の疾患はほぼ必ず症状を呈する．したがって，一般に外来や救急を受診する患者において，神経系の主訴の患者はかなりの割合を占める．消化器系，循環器系などと並んで臓器別で2～3位の位置づけにあると考えられる．

「病歴をとる」とはどういうことか

患者が訴える言葉をただ記録することが病歴ではない．そのような記録はしばしば，どの医療機関に行ったら，何と診断され，どういう治療をされたという「受診歴」になってしまう．診断に役立つのは，本人の自覚する症状についての情報である．そのため，ただ患者から自発的に話されることに耳を傾けたり，詳しく説明することを求める（open question）だけでなく，現在までの情報から想定される疾患リストをすべて頭の中に想起し，そのそれぞれの疾患で存在するであろう自覚症状の有無を一つひとつ患者に尋ねて確かめていく（closed question）ことによって，鑑別診断の幅を狭めていく作業が必要である．

診断のキーとなる病歴であっても，こちらから尋ねないと自発的にはまったく話に出てこないというものは多い．

例として，めまいを主訴とする片頭痛性めまい患者における頭痛の病歴，手根管症候群患者における症状を増悪させる日常動作，軽快させる動作（手を振ると軽快する：flick sign），Parkinson病患者における便秘，嗅覚障害，REM睡眠行動異常などの先行する非運動症状，平山病における寒冷麻痺，早期の錐体路障害における階段下降障害などがあげられる．

この作業ができるためには，すべての神経疾患が呈しうる症候についてあらかじめ頭の中に入っていなければならない．すなわち，脳神経内科専門医でなければ，診断に役立つ病歴をとることはできない．脳神経内科専門医と，そうでない学生や研修医のとった病歴とは，神経疾患において，しばしばまったく異なるのはこのためである．

病歴聴取の実際

症状の本態の明確化

患者の訴える症状（自覚症状）がどのような内容を指しているのかを明確にすることが病歴聴取の第一歩となる．これは，「しびれ」「めまい」など，日本語として多義的な言葉において特に重要となる．すなわち，❷に示すような日本語の豊富な語彙のなかで，患者の

❷ 「しびれ」「めまい」を表す日本語の言葉の例

しびれ	びりびりする
	ぴりぴりする
	ひりひりする
	ビリッとする，電気が走るような
	チクチクする
	じんじんする
	じーんとする
	正座でしびれが切れたような（まだ多義的）
	触ってにぶい
	触るとビリッとする
	一枚皮がかぶったような
	足の裏に何かがくっついているような
	砂利の上（でこぼこした上）を歩いているような
	もわーとする
	こわばるような，違和感
めまい	目がまわる，ぐるぐる回る（見ているものが？　自分が？）
	引っぱられる，引き込まれる，傾く（後ろに，横になど）
	ぐらぐら揺れる
	地震がきたような
	立ちくらみ（まだ多義的）
	立ち上がった瞬間に，目の前が暗くなる／白くなる／色がつく／気を失いそうになる
	or 長く立っていると気分が悪くなってくる
	or 立っているときにふらふらする
	くらっとする，くらくらする
	気が遠くなる，意識が朦朧とする
	ぼーっとする
	ふわーっとする
	ふわふわ浮いているような
	（歩行時）ふらふらする，ふらつく

❶ 神経系の代表的な症状

運動系	力が入らない，うまく動かない，ふるえる，自然に動く，うまく歩けない，ふらつく，○○の動作ができない，言葉が出ない，ろれつが回らない
感覚系	感じが鈍い，しびれる，痛い*（多数の他科），頭痛，めまい，目が見えない*（眼科），二重に見える，耳が聞こえない*（耳鼻咽喉科）
中枢神経系 （高次脳機能, 意識）	物忘れ，「ぼけてきた」，意識がない，気を失った，けいれん発作

*脳神経内科が扱わないことも多い症状であり，主として扱う診療科をあわせて掲げた．

症状がどれにぴったりくるのか，言葉の言い換えを促すことによって「しびれ」や「めまい」の性質が明らかになってくる（これは英語との大きな違いであり，英語にはまず擬態語がなく，たとえば，「しびれ」を表す表現としても numbness, tingling, pins and needles などごく限られた語彙しかない）.

体部位局在の明確化

しびれや痛みなどでは，どの部位に症状を感じるのかも重要な情報となる．これは感覚障害などの診察でさらに明確になることも多いが，自覚症状だけで他覚的には感覚障害が見つからない場合もあるので，自覚症状での体の部位や局在も聞いておく．

手足のしびれの場合には，どの手指・足趾に感じるのか（それとも指・趾全体か）まで尋ねる．頸椎症性神経根症で背部にしばしば痛みを生じることは重要で，これは脊髄神経後枝が背部を下行することに由来する．

時間的プロファイルの明確化

症状の時間経過を明らかにすることは，病歴の重要な要素である（❸）．前述の red flag についても，時間経過が重要な情報となる．発症様式が突然（秒単位，「何をしていたときに起こったか」が明言できる）なのか，急性か（日〜週単位以内），亜急性か（数週〜月単位），慢性か（数か月以上）をまず明らかにする．次いで，発症後の経過が，良くなっているのか，ずっと変わらない（停止性）のか，徐々に悪化している（進行性）のか，あるいは発症しては治るのを繰り返している（発作性，反復性）のかを明らかにする．三叉神経痛や良性発作性頭位めまい症において，「ここ3日間ずっと痛い（めまいがする）」というのをよく尋ねると，秒〜分単位の痛み（めまい）を3日間繰り返していると判明する場合があるなど注意を要する．

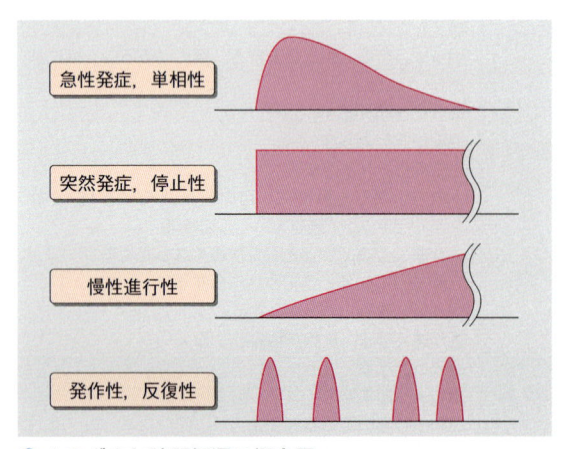

❸ さまざまな時間経過の概念図

複数症状がある場合には，おのおのの症状について時間経過を明らかにする必要がある．これらの情報を図にまとめたものを経過表と呼び，症例報告でしばしば作成される．

発作性ないし変動がある場合には，1回の発作の持続時間，発作頻度とその増減，一日のなかでどの時間帯に多い，あるいは症状が強いかなどを尋ねる．日内変動としては，午後から夕方，夜に増悪する重症筋無力症，緊張型頭痛，早朝起床時に症状が強い手根管症候群などが有名である．

誘発因子・増強因子，軽減因子

特に発作性の疾患においては，生活上ないし特定の動作において，発作を誘発・増強，あるいは軽減する因子について尋ねる．咳やいきむなど腹圧が高まると増悪する椎間板ヘルニアの痛み，体動で痛みが強まる片頭痛，片頭痛の誘因となる特定の摂取物（赤ワイン，チーズなど），脊柱管狭窄症における歩行時の症状出現（間欠性跛行）と座って休むことでの軽快などが代表的である．女性では月経と関係があるかについても必要に応じて尋ねる．

随伴症状

主たる症状にどのような随伴症状があるのかも，疾患についての十分な知識を踏まえて，多くは closed question で尋ねていく．片頭痛での光・音過敏，真性めまいの随伴症状（後述），平山病の寒冷麻痺，球脊髄性筋萎縮症での振戦や筋のこむら返り，Parkinson病の非運動症状，多系統萎縮症での膀胱直腸障害の症状，前頭側頭型認知症での常同行動など，特徴的な随伴症状は診断に大きく貢献するものも多い．

日常生活動作の障害

特に運動障害をきたす疾患では，どのような日常生活動作を障害するか（しないか）を知ることが，筋力低下の分布や運動障害の原因の推測に役立つ場合がある．布団の上げ下ろし，洗濯物を干す，和式トイレや床からの立ち上がり，階段を上るなどの障害は，近位筋の筋力低下を示唆する．書字や箸の使用，ボタンかけなどの障害は，手指など遠位筋の筋力低下の障害を示唆し，特に，鍵を回したり指先で物をつまむのが不自由というのは，重度の手根管症候群での母指対立障害で生じる症状である．階段下降優位の障害は，錐体路徴候や小脳失調で認められる．暗所や洗面時にふらつくのは深部感覚障害を示唆し，洗面現象（basin phenomenon）として知られる．また，脊柱管狭窄症の間欠性跛行を呈する患者で，自転車はいくら乗っても症状が出現しないことも有名である．

また，認知症性疾患でも，どのような日常生活動作ができないかを尋ねることが重要である．買い物，料理（そのバラエティーの消失），また道に迷わないかなどを尋ねる．物忘れの訴えがあっても日常生活にまったく支障がない場合は，病的なものではない場合も多い．

一般に，症状のために学業や仕事が障害されるかという観点，すなわち重症度も重要である．片頭痛は，日常生活を障害する中等度以上の頭痛を呈することが多いが，緊張性頭痛はほとんどの場合，日常生活を障害しない．

家族歴・既往歴・生活歴

神経疾患には遺伝性のものも多いため，家族歴を十分に聴取する．近親婚の有無も尋ねる．地域集積のみられる遺伝性・非遺伝性疾患（家族性アミロイドポリニューロパチーの熊本県と長野県，九州に多い HTLV-1 関連ミエロパチー〈HAM〉など）もあるので，本人の出身地だけでなく，両親の出身地なども尋ねる．

症状から想定される疾患に応じて，必要な既往歴を尋ねる．放射線性の遅発性神経障害（神経叢障害など）での放射線照射歴（女性では乳癌，男性の精巣腫瘍）は，10～20年後に発症する場合もあるので見逃されやすい．

生活歴としては，血管障害の危険因子のほか，栄養障害をきたしうる飲酒歴，摂食の状況などに注意する．

代表的症状での病歴聴取のポイント

頭痛 headache

頭痛の病歴においては，前述の red flag がまず重要であり，すなわち，時間的プロファイルがキーとなる．突然発症の頭痛は，くも膜下出血（SAH）を強く疑わせる．「人生最悪の頭痛」や，「ハンマーで殴られたような」と表現される頭痛の強さが SAH の特徴と強調される場合も多いが，必ずしも痛みがそこまで強くない場合もある．ともかく，突然発症であれば SAH を疑うべきであり，まず頭部 CT，それが陰性の場合は MRI ないし脳脊髄液検査を考慮する．

日単位で発症した頭痛で，髄膜炎を疑って腰椎穿刺を行うべきかというのは ER でしばしば問題となるテーマである．髄膜刺激徴候がなくても髄膜炎は否定できず，神経診察での絶対的な判別の基準はない．日単位での増悪が明確か，発熱を伴うか，食事がとれているかなどの全身状態が参考となる．

同様の性質の頭痛を以前から繰り返している場合には，一次性頭痛の可能性が高く，聴取した病歴が典型的であれば，画像検査などの精査は必要ない．一次性

頭痛の代表は片頭痛と緊張型頭痛で，一般人での有病率は緊張型頭痛のほうが高いとされるが，医療機関受診者でみると片頭痛のほうが多いことに注意すべきである．これは，一般に片頭痛のほうが重症であることによる．片頭痛も後頸部痛や肩こりを伴うことが多く，片頭痛が緊張型頭痛と誤診される原因となる．片頭痛に伴う後頸部痛や肩こりは，頭痛発作がないときには完全に症状が消失することが特徴となる．

しびれ

すでに述べたように「しびれ」は多義的な言葉なので，言い換え（❷）でその性質を明確にすることが重要である．特に，「しびれ」は「痺れ」とも書かれることからわかるように，感覚障害を指すとは限らず，運動障害を「しびれ」と表現する患者も，特に高齢者に多い．また，「感覚がない」と訴える患者によく聞いていくと「動かす感覚がない」ことであって，結局，感覚障害の成分はなく，運動障害のことを言っていたということもまれならずある．なお，医学的には「麻痺」というのは筋力低下を表す用語であり，「感覚麻痺」という用語はない．

何度聞いても「しびれる」としか言わない患者もいるが，その場合もこちらから❷のような候補を示してどれに最も近いかを判断してもらい，ただ「しびれる」という病歴にならないように努力すべきである．

「しびれ」が異常感覚である場合には，何もしなくても感じられる自発的異常感覚（dysesthesia）なのか，触ったときに誘発される錯感覚（paresthesia）なのかを区別して記載する（ただし，dysesthesia, paresthesia の用語の意味と使い分けには混乱があり，この英単語だけでは用いないほうがよい）．

前述したように，このほか，しびれを感じる部位，時間的プロファイル，誘発・軽減因子，随伴症状，日常生活動作の障害（主に運動障害の場合）などについて尋ねることも重要である．一側上肢のしびれ（異常感覚，脱力）が，同側顔面の異常感覚や顔面麻痺，構音障害（ろれつが回らない）を伴う場合は，脳に病変があることを示唆する red flag であり，急性発症では脳血管障害を第一に考える．

めまい

「めまい」においても，❷に示したようなさまざまな言葉に言い換えをしてもらうことで，その性質を明らかにする．「立ちくらみ」も多義的な言葉であり，立ち上がった瞬間に目の前が暗くなったり気を失いそうになるのか（起立性低血圧を示唆），長く立っていると気分が悪くなってくるのか（血管迷走神経性失神を示唆），立っているときにふらふらするのか（運動

❹「めまい」の本態の分類

1. 真性めまい（vertigo）：回転性めまいが代表的だが，回転性以外もある
2. 失神感，前失神（presyncope, faintness）
3. 頭部の異常感覚を伴わないふらつき（imbalance, disequilibrium, unsteadiness）
4. 上記以外の不明確なめまい感，くらくら感（light-headedness, giddy sensations）

失調などの平衡障害を示唆）で，考えられる疾患はまったく違う．

上述したように，まったく本態の違う複数の病態が，同じ「めまい」という言葉で表現されるので，訴えが表す本態を明らかにすることは「しびれ」以上に重要である．すなわち，❹に示した，①真性めまい，②失神感，前失神，③頭部の異常感覚を伴わないふらつきでは，それぞれ想定される疾患群がまったく異なってくるので，まずこれらのいずれを患者の訴えが指しているのかの鑑別を行わないと，見当外れの診療に陥りかねない．おのおのについて以下で簡単に論じる．

真性めまい（vertigo）

自分ないし環境についての運動性の幻覚と定義される．回転性だけでなく，直線運動（後ろに，横に自分が引かれるなど），傾斜感覚，動揺感などであっても，運動性の幻覚であることが明確であれば真性めまいと考えるべきである．また，一般には「回転性めまい」と「浮動性めまい」に分類されているが，浮動性めまいの一部は真性めまいの可能性があり，浮動性めまいという言葉で満足すると❹のどの病態かの検索が行われないことになるので，あまり適切ではない．また，回転性めまいは末梢性（迷路性），中枢性めまいは浮動性という図式もしばしば重大な誤診のもととなるので避けるべきである．すなわち，中枢性であっても回転性・真性めまいを呈する疾患は多く，その代表が脳血管障害である．

真性めまいを呈する疾患を❺に示す．このように，真性めまいはその持続時間で分類するとわかりやすい．真性めまいの病歴聴取においては，持続時間のほか，随伴症状が重要であり，悪心，嘔吐，蝸牛症状（難聴，耳鳴り，耳閉感），頭痛，頸部痛，顔面のしびれなど，ほかの脳幹症状の有無を確認する．

失神感，前失神

気が遠くなる，意識が朦朧とするなどのほか，ぼーっとするなど，さまざまな訴えとなりうる．

頭部の異常感覚を伴わないふらつき

立位や歩行時にふらふらするという訴えが「めまい」と表現される場合がある．小脳性などの運動失調のほか，さまざまな運動障害を想定し，神経診察から診断していくこととなる．「めまい」が主訴で受診した患

❺真性めまい（vertigo）の原因疾患

1. 急性発症し，一日以上続く真性めまい
   前庭神経炎
   Ramsay Hunt 症候群
   脳血管障害：小脳梗塞，特に後下小脳動脈領域，Wallenberg 症候群，その他の脳幹梗塞，小脳出血
   片頭痛性めまい

2. 持続が数分〜時間単位の真性めまい
   Ménière 病：蝸牛症状を伴う．持続 2〜3 時間
   椎骨脳底動脈領域の一過性脳虚血発作（TIA）：通常分単位，誘因のない真性めまい，しばしば顔面のしびれ感など他の脳幹症状を伴う
   片頭痛性めまい
   前庭性てんかん

3. 持続が秒単位〜1, 2 分の真性めまい
   良性発作性頭位めまい症：姿勢変換が誘発，間欠期は無症状
   前庭発作症（vestibular paroxysmia）：三叉神経痛類似の機序で，多くは動脈による内耳神経根の圧迫により前庭神経の発作性の異常発火をきたすもの

者が Parkinson 病であったということさえある．

一過性意識消失
transient loss of consciousness（TLOC）

一過性意識消失（TLOC；意識消失発作）患者は，しばしば ER を受診するが，TLOC を発症してから受診するまでは 30 分ないしそれ以上かかることが多く，ほとんどの TLOC 患者はその時点では意識を回復して「普通の人」になっている．ちなみに，ER 受診時にもまだ意識が回復していなければ意識障害の診療となる．したがって，診察しても所見がない場合が多く，検査でもしばしば異常が見つからない．そのため，病歴が最も重要な情報となり，特に本人は意識を失っているので，目撃者の情報がきわめて重要となる．

TLOC 診療の最も重要な目的は，以下の 2 つに集約される．

① 心原性失神を見逃さない：心原性失神は突然死の危険がある．

② てんかんの除外：今日の自動車運転の問題に伴って，この意義も重要となっている．

心原性失神でもてんかんでもなければ，その大半は神経調節性失神（neurally-mediated syncope；これは正しい訳ではなく，本来は神経介在性失神である）であって，あまり心配はなく，経過観察で十分なことも多いが，結局は一人ひとりの TLOC 患者について正確な診断を下さないと上記は達成できない．

TLOC の代表的な原因疾患を❻に示す．このうち，TLOC の二大原因は失神（脳全体への一過性の血流低下によるもの）とてんかん（大脳皮質ニューロンの異常発射によるもの）である．しばしば誤解されるが，一過性脳虚血発作（TIA）が TLOC を呈することは，

❻ 一過性意識消失（TLOC）の原因疾患

1. 失神
   神経調節性失神（反射性失神）
     血管迷走神経性失神：長時間の起立，精神的ショック・興奮，痛みなどに伴うもの
     状況性失神：排尿失神，排便失神，咳嗽失神，嚥下性失神，運動後失神，食後失神など
     起立性低血圧：多系統萎縮症，家族性アミロイドポリニューロパチー，糖尿病性ニューロパチー，薬物性（α遮断薬，抗Parkinson病薬など）
     頸動脈洞性失神：高齢者のひげそりでの失神など
   心原性失神
     徐脈性失神（Adams-Stokes症候群）：洞不全症候群など
     頻脈性失神（心室頻拍→心室細動）：Brugada症候群，QT延長症候群，早期興奮（Wolff-Parkinson-White〈WPW〉症候群など）
     その他：大動脈弁狭窄，肥大型心筋症，心筋梗塞，大動脈解離，肺塞栓・肺高血圧症，左房粘液腫など
2. てんかん
3. 一過性脳虚血発作（TIA），脳梗塞（主に椎骨脳底動脈領域）
4. 心因性
5. 外傷性（脳震盪）
6. その他のまれな原因（低血糖・過換気など代謝疾患，中毒，Lewy小体型認知症，一過性全健忘）

❼ 一過性意識消失（TLOC）の病歴聴取のポイント

- どういう状況で起こったか，誘因の有無：血管迷走神経性を代表とする神経介在性失神には必ず誘因がある
- 本人の自覚する前兆があったか：気分不快，生あくび，耳閉感など血管迷走神経性では多くの場合，定型的な前兆がある．眼前暗黒は失神を示唆する．胸痛，動悸は通常，心原性を示唆する．てんかん，特に複雑部分発作の前兆にも注意する
- 発作時に声を出したか：初期喚声はてんかんを示唆する
- けいれんの有無
- 意識消失中に何か動作をしていたか：複雑部分発作の自動症を示唆する口をモグモグする，着衣をまさぐるなどの動作に注意する
- 外傷，咬舌，尿失禁などの有無
- 開眼していたか
- 顔色はどうだったか
- 意識消失の持続時間はどれくらいか（気づいたらどこにいたか？）
- 発作後意識はすぐにもとに戻ったか，朦朧状態や見当識障害を残したか
- 服薬歴に問題はないか：QT延長や起立性低血圧をきたす薬物
- 突然死の家族歴
- 心疾患の既往歴

ゼロではないがまれである．TIAで多い症状は脳の巣症状，すなわち，運動麻痺，失語，構音障害，感覚障害，めまいなどである．したがって，TLOCの診断の出発点は失神かてんかんかの鑑別であるが，これがしばしば容易ではない．TLOCでの病歴聴取のポイントを❼にまとめたが，これらの多岐にわたる情報を十分に得て鑑別を行っていくには，脳神経内科医の高い専門性が要求される．

そのあくまで一端として，知っておくと役立つtipsを以下にいくつかあげる．

- けいれんがあったからてんかんとは即断できない．失神でも短い数回のけいれんは起こりうる．
- 一般に失神の持続時間は短く（数分以内），特に心原性失神は必ず短い（通常1〜2分以内）．なぜなら，それ以上脳血流が途絶えると突然死となるからである．その前に血流が回復した場合が失神の表現型をとる．
- てんかんには持続時間の長いものもありうる．したがって，気づいたら救急車の中だった，気づいたら病院だったというのは，ほとんどがてんかんである．
- 神経調節性失神には，必ず明確な誘因，原因がある．誘因なく起こりうるのはてんかんと心原性失神である．
- したがって，誘因なく突然起こり，速やかに意識清明となるTLOCが，心原性失神である可能性が最も高い．

神経疾患の診察の進め方

神経疾患における神経診察の重要性：画像診断との比較

身体診察は，かつては一般内科においても重要な診断手技であった（それしか診断の手法がなかった）が，今日では諸検査の発達によって，身体診察の果たす役割はごくわずかとなっているのが実情である．しかし，神経領域における診察の重要性はいささかも減じていない．これは「病歴」でも説明した神経系疾患の性質による．

すなわち，神経系とは動物が外界とかかわるための器官系だが，診察者もまた一つの外界である．したがって，診察者が何らかの感覚刺激を与えて患者にどのように感じるかを尋ねたり，患者に何か運動をしてもらって，その力や動きを評価することで，感覚系および運動系の障害を，患者本人が自覚する症状や病歴以上に詳細に局在・性格づけすることができる．高次脳機能についても，言語という手段を用いて，その入出力を調べることで，高次脳機能障害や神経心理学的障害を詳細に調べることができる．

神経系以外の障害の場合には，たまたま体外から視認・触知可能な形態異常を示したり，音やにおい（味）において異常をきたすと診察することが可能となるが，これでは限られた情報しか得られず，体内をみる画像診断，血液等を調べる機能検査に頼らざるをえない．逆に，これらで十分な情報が得られれば，わざわ

294

ざ不十分な情報しか得られない診察に頼る必要はなくなるので，診察の役割は限定的となる．これも良し悪しではなく，領域の性質としてそうだということである．

今日MRIをはじめとする画像診断は神経系においても高度に発達しており，これらがあれば古典的な神経診察は不要と思うかもしれないが，決してそうではない．画像は万能ではなく，たとえば高齢者の脊椎MRIは無症状でも高率に異常所見を呈するなど，特異度は決して高くない（偽陽性が多い）．また，画像に現れない神経系の異常も多い．たとえば，手のしびれを訴える患者で頸椎MRIに異常があったからといって，「あなたのしびれは首からきています」とは決して言えない．このように，どんなに画像診断が発達しても，神経疾患の診断における神経診察（病歴も含む）の重要性は減じることはない．そして，症候学をおろそかにして画像のみに頼ると，容易に誤診を招くことになる．

脳神経内科専門医とプライマリケア医・内科医の役割分担

上述したような詳細な神経診察から診断を下すというのは，高度の専門性が要求される技能であり，脳神経内科専門医しかできるものではなく，専門でない医者が生半可な知識で行っても誤診を招きかねない．したがって，意識があって緊急性のない患者で神経系の症候や神経疾患が疑われる場合の神経診察は，脳神経内科専門医に委ねることが望ましい．

脳神経内科専門医以外のプライマリケア医，内科医が行うべきなのは，脳神経内科専門医が身近にいない場合でも緊急に行う必要がある神経診察であり，このようなものとしては意識障害患者の神経診察，脳梗塞患者の神経診察（rt-PA〈遺伝子組換え組織プラスミノゲンアクチベーター〉や血栓回収などの救急治療が進歩したため）があげられる．したがって，以下これらに必要な神経診察法に重点を絞って述べる．それ以外の，脳神経内科専門医に要求される神経診察については，概略を述べるにとどめる．後者の具体的な神経診察法については成書を参照していただきたい．

意識障害の見方

意識障害患者の診療手順

意識障害患者は，しばしば救急部，特に救命救急センターに搬送されてくる．そこでは救急医が担当し，救命を最優先として，診断と治療を並行しながらフローチャート的な診療を進めることとなる．その手順の概要は以下のとおりだが，これらも人数が多ければ適宜手分けして並行して行う．神経疾患であることが明確となれば途中から脳神経内科医が診療に参加する場合も多い．

①バイタルサインの確認→問題があれば二次心肺蘇生（ACLS）
②静脈ルートの確保と必要な採血
③必要があれば，ビタミンB₁，50％ブドウ糖を静注した後，輸液開始
④簡単な病歴聴取，内科的診察，神経学的診察
⑤脳ヘルニアの徴候があれば，緊急の内科的あるいは外科的対処
⑥頭部CT，必要ならMRI→診断が確定すれば特異的対処
⑦脳脊髄液検査→診断が確定すれば特異的対処
⑧脳波→診断が確定すれば特異的対処
⑨以上でも診断が確定しない場合は，代謝性，中毒性などの要因も想定しつつ経過観察

意識レベルの評価

JCS（Japan coma scale，❽），もしくは，GCS（Glasgow coma scale，❾）を用いて意識レベルを評価する（JCSのほうが覚えやすく，看護師などのコメディカルスタッフも含めて広く用いられているが，JCSは日本のみのスケールであり，国際的に通用するのはGCSである）．

見当識の評価

軽い意識障害（JCS I-2レベル）の評価の一環とし

❽ Japan coma scale（JCS）

III. 刺激をしても覚醒しない状態（3桁）	3. 痛み刺激にまったく反応しない	300
	2. 痛み刺激で少し手足を動かしたり，顔をしかめる	200
	1. 痛み刺激に対し，払いのけるような動作をする	100
II. 刺激をすると覚醒する状態（2桁）	3. 痛み刺激を加えつつ呼びかけを繰り返すとかろうじて開眼する	30
	2. 大きな声または体を揺さぶることにより開眼する	20
	1. 普通の呼びかけで容易に開眼する	10
I. 刺激しないでも覚醒している状態（1桁）	3. 自分の名前，生年月日がいえない	3
	2. 見当識障害がある	2
	1. 意識清明とはいえない	1
	0. 意識清明	0

R：restlessness（不穏），I：incontinence（失禁），A：akinetic mutism/apallic state（自発性喪失）などの患者の状態を付加する．III-100，II-10-RI，I-3-Aなどと表記する．

て用いられるが、意識障害以外に認知症、失語でも障害される。次のような質問で評価する。
①時間の見当識:「今日は何月何日ですか?」
②場所の見当識:「ここはどこですか?」
③人の見当識:「(回りの家族やスタッフなどを指差して) この人は誰ですか?」

意識障害患者の神経診察

意識障害患者の診察手技は、意識がないため通常の神経診察のなかでは行えない手技が多い、短時間に終わらせることが要求されるなどの事情があり、通常の神経診察とは異なる独自の体系となる。前述したように、脳神経内科専門医以外のプライマリケア医、内科医にも要求される診察法といえる。

呼吸パターン (❿)

呼吸はバイタルサインの一環だが、そのパターンは神経診察の一部でもある。
① Cheyne-Stokes 呼吸:間脳レベルの障害でみられる。健常高齢者の睡眠中にも出現しうるもので病的意義は最も低い。
②中枢性過換気:中脳〜橋レベルの障害でみられる。
③失調性呼吸 (Biot 呼吸):延髄レベルの障害でみられる。最も重篤であり、切迫脳死の状態である。

脳ヘルニアでは「①→②→③」の順に進行する。最後の失調性呼吸の後、さらに延髄障害が進行すると呼吸が停止し死亡ないし人工呼吸管理を行っている患者では脳死に移行する。

髄膜刺激徴候

項部硬直と Kernig 徴候は重要であり、忘れてはいけない。

姿勢の観察 (⓫)

①除脳硬直:中脳レベル以上の障害でみられ、予後不良である。ただし、下位脳幹機能が残存している証拠であり、除脳硬直があれば脳死ではない。
②除皮質硬直:両側 Wernicke-Mann 姿位で、大脳半球の広範な障害を示唆する。
両者とも痛み刺激で誘発されることが多い。

運動麻痺の判定

以下の手法を用い、主に左右差(麻痺側)を判定する。
①自発運動の観察
②痛み刺激での動き:下肢では麻痺 (錐体路障害) があると、脊髄自動反射が出現する。それと非麻痺側

❾ Glasgow coma scale (GCS)

開眼(eye opening:E)	自発的に	4
	音声により	3
	疼痛により	2
	反応なし	1
発語(verbal response:V)	見当識あり	5
	会話混乱	4
	不適正言語	3
	理解不明の声	2
	反応なし*	1
運動機能 (motor response:M)	命令に従う	6
	疼痛部認識	5
	逃避屈曲反応	4
	異常屈曲反応 (除皮質硬直)	3
	四肢伸展反応 (除脳硬直)	2
	反応なし	1

E3 V2 M4 などと記載し、合計点も計算する。
*挿管されていて発語が評価できないときは T とし、点数としては 1 点で扱う。
例:E1 VT M1 合計 3 点

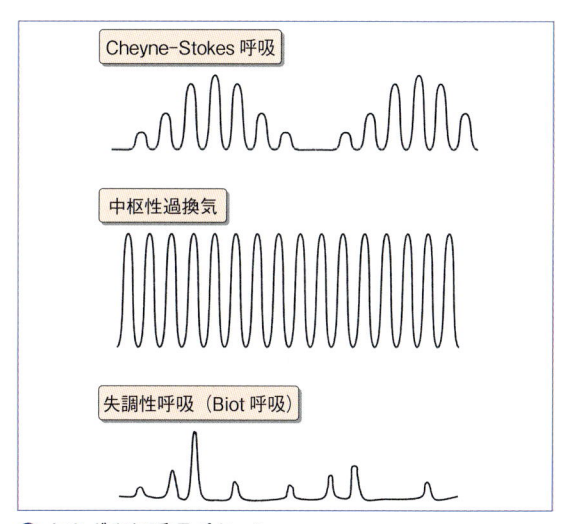

❿ さまざまな呼吸パターン

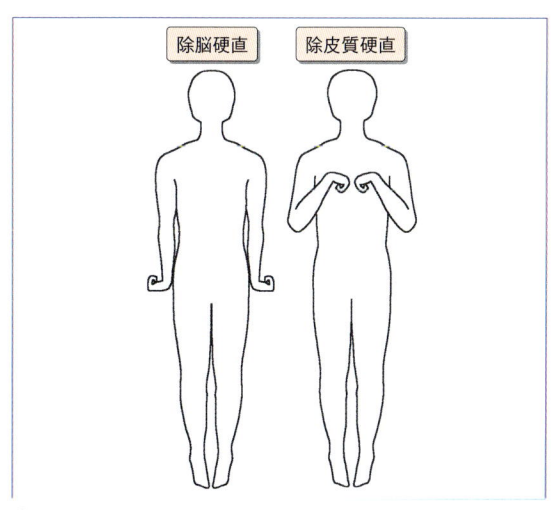

⓫ 除脳硬直と除皮質硬直

(園生雅弘:国試対策神経内科学、改訂 2 版。東京:中外医学社;2009.)

でみられる痛みに対する逃避運動とを区別する必要がある．前者は定型的な三重屈曲運動である．

③腕落下試験（arm-dropping test）：仰臥位の患者の腕を顔面の上方に持ち上げて離す．麻痺があると顔に向かって落下する（他方の検者の手で患者の顔をガードする）．麻痺がないとそのままか，ゆっくり体の脇に向かって下りていく．

④膝落下試験（leg-dropping test）：仰臥位の患者の膝を持ち上げて屈曲位とする．麻痺側ではパタンと（しばしば外側に）倒れる．麻痺がないとそのままか，ゆっくり伸展してもとの位置に戻る．

⑤ Babinski 徴候

腱反射は麻痺側（錐体路障害）では，超急性期は正常，その後，急性期は低下消失，ある程度日が経ってから亢進してくることに注意する．したがって，急性期の麻痺側の判定には役立たない．

顔面麻痺の判定

①安静時の非対称：麻痺側の鼻唇溝が浅くなるか消失する．

②痛み刺激でしかめっ面を誘発し，対称性を観察する．

眼症状

瞳孔

瞳孔径を観察し，特にその左右を比較する．また，対光反射（直接対光反射で十分）を調べる．

①左右不同，散瞳側で対光反射消失：鉤ヘルニア，内頸後交通動脈瘤（IC-PC）．

②両側散瞳，対光反射消失：脳幹機能消失（心肺蘇生直後，脳死など）．

③両側縮瞳，対光反射保持（pin-point pupil）：橋出血，有機リン中毒．

眼位・眼球運動

自発的な眼位・眼球運動を観察し，また最後の手法で眼球運動を評価する．

①共同偏倚（共同偏視）：テント上病変では片麻痺側と反対側に向かう（"病巣をにらむ"，⑫），テント下（橋）病変では上下肢片麻痺側に向かう．

②眼位の解離：斜偏視（skew deviation，⑬）など．脳幹の障害を示す．

③ roving eye movement：閉眼している意識障害患者で，検者が開眼させると，両眼が共同してゆっくり左右に動いている状態をいう．脳幹機能が保たれ，両側大脳皮質機能障害で意識障害となっていることを示唆する．代謝性脳症（肝性脳症など），脳炎などでみられる．

④眼球運動の診察：人形の眼試験（眼球頭反射〈oculocephalic reflex〉）もしくはカロリックテスト（前

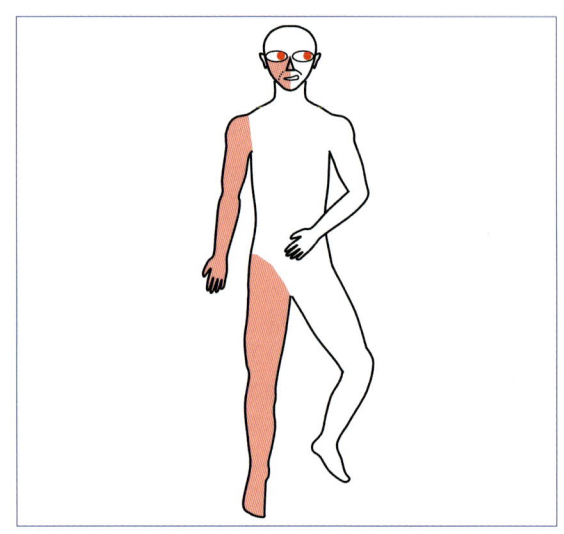

⑫ "病巣をにらむ" 共同偏倚（共同偏視）

顔面を含む片麻痺側（右）の反対側（左）に向かう共同偏倚を呈しており，眼のにらんでいる側（左側）のテント上病変（左中大脳動脈全域梗塞など）を示唆する．

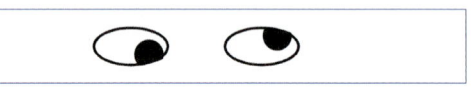

⑬ 斜偏視

庭眼反射）により判定する．

眼底

①うっ血乳頭：頭蓋内圧のある程度長期間の亢進．

②網膜前出血：くも膜下出血を示唆など．

言語・高次脳機能の見方

言語・高次脳機能障害の分類と相互の鑑別

言語の障害は大きく，失語と構音障害に分けられる．構音障害は言おうとする言語は正確だが，発語の運動機構ないし構音器官の障害で語音として歪むもので，失語は内的言語自体の障害である．両者とも脳梗塞で多くみられる症状であり，その鑑別は重要である．音や単語がさまざまに入れ替わる錯語は失語でしかみられない．構音障害でも音の入れ替わりは起こるが，必ず同じパターンなので鑑別に役立つ．

重度の失語は意識障害としばしば間違えられる．また，認知症も失語を部分症状として伴う場合があるが，認知症では言語機能にとどまらず，記憶障害，遂行機能障害などより広範な高次脳機能の低下がみられる．意識障害があるとすべての高次脳機能が障害されるので，意識障害のある人では，失語も認知症も正しく診断することは難しい．また，特に Wernicke 失語は，精神症状と間違えられて精神科を受診することもある

ので注意する.

これらの言語や高次脳機能の障害は，脳梗塞でしばしばみられ，意識障害と紛らわしい場合があるなど，プライマリケア場面での重要性が高く，また今日最大の common disease である認知症にもかかわりが深いので，やや詳しく論じる.

構音障害の診察

「るりもはりも照らせば光る」「パタカパタカ…」などの言葉を言わせる．発語全体の速さ，リズムの一定性，抑揚，明瞭さ，また個々の子音の構音に注意を払う．病歴聴取中の普通の会話でもこれらは観察できる．「パパパ…」（口唇音），「タタタ…」（舌音），「カカカ…」（口蓋音）と言わせて，それぞれの子音の構音を評価する.

失語の診察

①自発言語の観察：流暢（りゅうちょう）かどうか，発話量は減っていないか.
②物品呼称（naming）：物を見せて（時計，眼鏡など）その名前を言わせる.
③言語理解
　・口頭命令：「眼を閉じて」「右手で左の耳を触って」などの命令に従えるか.
　・yes-no question：「クジラは空を飛びますか」「タヌキは卵を産みますか」など，「いいえ」が正解の質問をして，正しく「いいえ」と答えられるか.
④復唱：こちらの言ったことを繰り返させる．「時計」などの単語，あるいは，「だけどやっぱりでもはだめ」などの文章を繰り返させる.

これらに加えて，書字（漢字や仮名の書き取りが有用）と読字もチェックするとよい．これができないのは，正確には失書，失読だが，特に失書はほとんどの失語患者が伴っている.

いずれのタイプの失語でも必ずみられるのは物品呼称の障害である．したがって，物品呼称は失語のスクリーニングに役立つ.

これらの診察中に錯語が出ないかに注意する．前述のように錯語があれば失語である.
①音韻性錯語（字性錯語）：「時計」→「タケイ」
②意味性錯語（語性錯語）：「時計」→「眼鏡」

記憶の評価

記憶はさまざまに分類できるが，時間による分類は基本の一つでわかりやすい．以下その分類と，それぞれの調べ方を記す.
①瞬時記憶（秒単位，電話番号を覚えるなど）：数字の順唱，3物品の即時再生.
②近時記憶（数分〜数日）：今朝（昨夜）何を食べたかを尋ねる．3物品の遅延再生.
③遠隔記憶（数年以上）：出身小学校を尋ねる.

Alzheimer 病や Wernicke 脳症など，記憶障害（健忘）をきたす代表的疾患で最も強く障害されるのは近時記憶である.

その他の高次脳機能障害

失語，失読，失書など言語機能にかかわるものや記憶以外にも，失行，失認，注意障害，遂行機能障害など，さまざまな高次脳機能の障害がある．これらを扱うのは神経心理学という，脳神経内科のなかでもさらに専門性の高い分野となる．ここでは臨床的に重要なものをいくつかと，その診察法について触れるにとめる.
①構成失行（構成障害）：立方体，正五角形の重なり図形（ダブルペンタゴン）などを模写させる．Alzheimer 病患者でみられた構成失行を⓮に示す.
②半側空間無視（通常，左半側空間無視）：急性期の臥床状態の患者の前に，聴診器などの端を両手でつかんで数 10 cm の長さに区切ったものを示して「この真ん中をつかんでください」と指示する．座れる患者では⓯のような図形模写をさせる.
③肢節運動失行，観念運動失行：ジャンケンのチョキ，影絵のキツネ，歯ブラシで歯を磨く真似，おいでおいで，バイバイなどの動作をさせる.

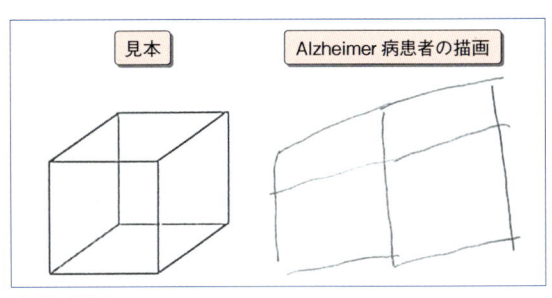

⓮ 構成失行
構成障害（立方体の模写）.

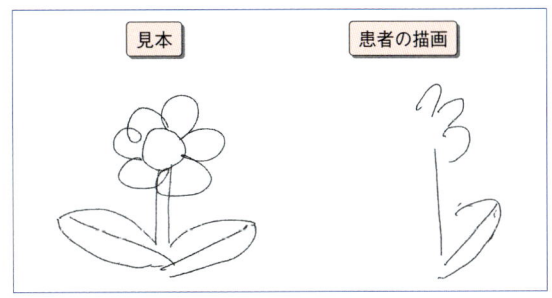

⓯ 左半側空間無視

認知症の評価

改訂長谷川式簡易知能評価尺度（HDS-R），Mini-Mental State Examination（MMSE）などがスクリーニングに用いられる．これらは見当識，記憶，失語，構成失行，遂行機能検査などの要素を含んでいる．満点はいずれも30点だが，点数だけでなく，どの項目ができなかったかにも注意を払う．たとえば，Alzheimer病では近時記憶障害が早期からあるため，3物品の遅延再生がほとんどの例で正解できなくなる．

脳神経の見方

脳神経をI番からXII番までみることは，脳神経内科の研修過程では行われるが，実際の患者でこれがすべて必要なことは少ない．ここではcommon diseaseや重要疾患に関係の深い一部のみを解説する．

視野

正確には対座法で片眼ずつ調べるが，実際に問題となるもの（特に脳梗塞）の多くは同名半盲なので，両眼同時に調べる方法も用いられる．患者の正面前方に検者が向かい合い，検者の鼻を見続けてもらって，左右に出した検者の指が動いたら当ててもらう．さらに上下左右の四半分を調べる．返答は難しいが開眼している意識障害患者では，片側から手などを眼前に突き出して，逃避や閉眼の反応が起こるかをみることでおおよその判定ができる．

眼球運動（☞瞳孔はp.296を参照）

患者の顎に手を当てて固定し，検者の指を上下左右，さらに左右での上下方に動かして，眼球運動制限，複視，眼振などを観察する．

顔面運動

顔面表情筋の診察は，脳梗塞，Bell麻痺などにおいて重要である．以下の各筋を診察する．また，安静時の顔面の非対称も観察する．
①前頭筋：上方視をさせて，額にしわを寄せてもらう．
②眼輪筋：両眼を強く閉眼させる．軽い麻痺では睫毛徴候がみられる．
③口輪筋：「イー」と言わせて鼻唇溝の左右差に注目する．また，口笛を吹かせる．
④広頸筋：口をへの字型にしてもらい，頸部に浮き上がる広頸筋の左右差を観察する．

軟口蓋，咽頭，喉頭

嚥下障害，構音障害，嗄声などの症状がこれらの障害を疑う手がかりとなる．開口して，「アー」と言わせて，軟口蓋の挙上，口蓋垂の偏倚，咽頭後壁正中線の偏倚（カーテン徴候）を観察する．

舌

舌の萎縮や線維束性収縮（fasciculation；筋萎縮性側索硬化症の特徴．正確にはcontraction fasciculation〈収縮時線維束性収縮〉であることがほとんど），挺舌時の偏倚を観察する．

運動機能の見方

筋萎縮，線維束性収縮，筋トーヌス（筋緊張），動作緩慢・無動，筋力などを含む．神経学的評価の中核の一つとなる膨大な分野であり，特に筋力は個々の筋について筋力を評価し，筋力低下の分布を明らかにするだけで，神経筋疾患のかなりが正確に診断できる重要な分野である．詳細は成書を参照していただきたい．ここでは重要な病態での運動機能の見方について簡単に論じる．そのほか，不随意運動，協調運動，起立歩行の症候も関連する領域であり，簡単に論じる．

軽度の片麻痺の検出

脳梗塞において，片麻痺（一側上下肢の麻痺）は最頻出の徴候である．意識のある患者で上下肢の軽度の片麻痺を検出する徴候は有用である．上肢ではいわゆるBarré試験（腕回内下降試験，**⑯**），下肢のBarré試験とMingazzini試験（**⑰**）が広く用いられている．後者では，特に脳梗塞を疑う救急場面では，仰臥位のままで行えるMingazzini試験の有用性が高い．

筋トーヌス（筋緊張）の見方

力を抜いてだらんとしてもらい，検者が他動的に肘関節屈伸，手関節屈伸，前腕回内・回外，膝関節屈伸などを行い，抵抗を評価する．Parkinson病では歯車様・鉛管様筋強剛がみられる．錐体路障害では痙縮（折りたたみナイフ現象）がみられる．また，認知症や広範な脳障害では，検者の動きに逆らうような抵抗がみられることも多く，gegenhalten（抵抗症，パラトニー）と呼ばれる．

上記は被動性の検査であり，筋緊張にはこれ以外に伸展性という側面もある．錐体路障害では痙縮を呈して被動性は低下（筋トーヌスとしては亢進）するが，伸展性は亢進（可動域の増大，筋トーヌスとしては低下）していることが多い．

不随意運動の見方

安静時，姿勢時，運動時などにおいて，不随意運動を観察する．

Parkinson病で重要な安静時振戦は，座位で両上肢

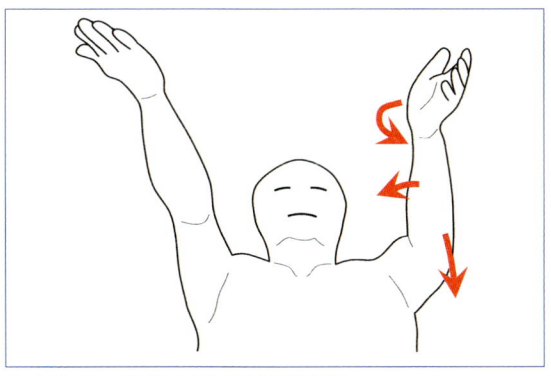

⓰ 上肢 Barré 試験（腕回内下降試験）
上肢の"Barré 試験"については，用語に疑義があるが広く使われているので，ここではそのまま用いた．腕回内下降試験とも呼ばれる．仰臥位（ないし座位）で両上肢を肘を伸ばして手掌を上に向けて挙上し，閉眼してもらう．患側（左）では腕全体が下降し，肘が軽く屈曲，前腕は回内してくる．

をだらんと力を抜いて膝の上に置いた状態で観察する．

姿勢時の不随意運動の観察のためには，両上肢を挙上して指を伸ばした肢位で保持してもらう．細かく（8～10 Hz），やや不規則な姿勢時振戦が本態性振戦の特徴である．また，慢性神経原性変化で，運動単位が増大して軽い随意収縮で個々の運動単位の収縮が大きな効果をもたらすようになった状況でも，姿勢時振戦が観察される（球脊髄性筋萎縮症，平山病など）．このとき，筋腹には contraction fasciculation が観察される．

両上肢を挙上し手関節を背屈保持させる肢位はアステリクシス（羽ばたき振戦；固定姿勢保持困難）の観察に用いられる．

運動時の不随意運動は指鼻試験などで評価する．

また，他部位の運動負荷，話しかける，計算など，気を逸らしたとき（distraction）で不随意運動がどう変わるかの観察も重要である．ほとんどの不随意運動は distraction で増強するが，ヒステリー性の不随意運動は distraction によって消失する．

協調運動の見方

協調運動障害（運動失調）は，四肢失調と体幹失調に分かれる．後者は主に起立歩行で評価する．四肢失調の検査法には，指鼻試験，鼻指鼻試験，手回内・回外試験（反復拮抗運動），指タップ試験，踵膝試験などが用いられる．

起立歩行の見方

起立歩行の観察や診察は，筋力低下，パーキンソニズム，運動失調，錐体路障害などの評価法として重要である．自然な立位，歩容の観察のほか，以下の診察法がある．
① Romberg 徴候：立位で閉眼させて観察する．開眼

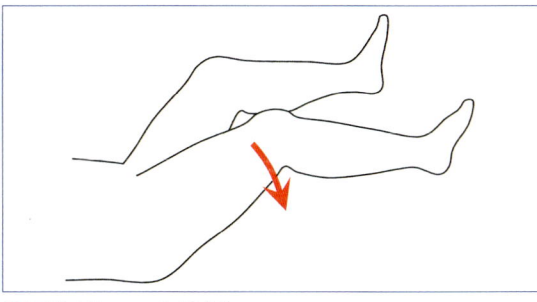

⓱ 下肢 Mingazzini 試験
仰臥位で両上肢を挙上（股関節 120 度，膝関節 120 度ぐらいが軽い麻痺の検出に鋭敏）し，閉眼してもらう．患側（右）で下肢全体の下降がみられる．

時には立位保持できる人が 20 秒以内に倒れかかる（足を踏み変える）場合が陽性である．感覚性失調，迷路性失調で陽性となる．
②片足立ち：運動失調の場合，開眼の片足立ち保持は困難である．
③床からの立ち上がり：近位筋の筋力低下があると，床や膝に手をついて立ち上がる Gowers 徴候（登攀性起立）がみられる．
④突進現象：立位で検者が患者の身体を後ろに急に引っ張る（後方突進．ほかに側方，前方も調べられる）．正常では 1，2 歩踏み出して止まる．それ以上多くステップを踏んだり，足がまったく出ず検者に倒れかかってくるのが陽性である．
⑤継ぎ足歩行（tandem gait）：一直線の上を歩くように，爪先の前に踵をくっつけて歩く．軽い小脳失調の検出に役立つ．

反射の見方

主要な反射の列挙にとどめる．それぞれのやり方は成書を参照していただきたい．特に腱反射においては，被検者に十分に力を抜いてもらうことが正確な評価の前提となる．
①腱反射（深部反射）：下顎反射，上腕二頭筋反射，上腕三頭筋反射，腕橈骨筋反射，指屈筋反射（Trömner 反射，Hoffmann 反射，Wartenberg 反射；しばしば「上肢の病的反射」とされるが，特にTrömner 反射は多くの健常者でも出現するので適切な用語ではない），膝蓋腱反射，アキレス腱反射
②病的反射：Babinski 徴候，Chaddock 徴候，脊髄自動反射
③表在反射：腹壁反射

感覚機能の見方

通常は痛覚（つまようじ），温度感覚（氷を入れたビニール袋），触覚（検者の指ないしティッシュ），振

動覚（音叉），関節運動覚（位置覚，手指の DIP〈遠位指節間〉関節，母趾 IP〈指節間〉関節の上下の動き）などを調べる．感覚脱失・鈍麻，感覚過敏，錯感覚（異常感覚）などを記載する．特に，感覚障害の範囲を明確にすることが診断に役立つ．

脊柱・末梢神経の徴候

①Spurling 徴候，Jackson 徴候：首を側方（Spurling 徴候），ないし後方（Jackson 徴候）に傾けて頭の上から検者の手で圧迫を加え，神経根の圧迫によって頸部の痛みや上肢への放散痛，しびれが生じるかをみる．頸椎椎間板ヘルニアなどで陽性となる．急に強く圧迫すると神経根障害を助長するので注意して行う．

②Lhermitte 徴候：首を他動的に前屈させると背部から下肢にピーンと響くしびれ感を生じる．多発性硬化症に特徴的である．後索の伸展による異常発火と考えられている．

③Lasègue 徴候：仰臥位で膝を伸展した状態で下肢を持ち上げる．特に左右差をもって運動制限があり，殿部から下肢後面に放散する痛みを生じる場合を陽性とする．腰椎椎間板ヘルニアによる神経根圧迫で陽性となる．

④Tinel 徴候：神経幹上をハンマーや指により叩打すると，遠位に放散する痛みやしびれを生じる．手根管症候群での手関節部正中神経叩打が有名だが，ほかの絞扼性ニューロパチーや，神経再生の先端部でも生じる．

⑤Phalen 徴候：身体の前で手関節を掌屈させ，両手背を合わせて，60 秒間保持する．手指のしびれが生じれば陽性である．手根管症候群の徴候である．

自律神経障害の見方

膀胱直腸障害

排尿障害，便通についての問診が主体となる．膀胱機能についての精査は泌尿器科に依頼する．

起立性低血圧

起立時の症状について，問診に加え，安静仰臥位から立位に変換して 1 分ごとに血圧を測定する（Schellong 試験）．精査としては head up tilt 試験を行う．

発汗障害

皮膚発汗の観察，スプーンでの摩擦などでもおおよその評価ができる．ラップフィルム法で発汗障害の分布をみることも行われる．

脳梗塞を疑う患者の神経診察

脳梗塞患者の神経診察と，それに基づく脳梗塞であるという診断は，前述のように rt-PA などの急性期治療の進歩に伴い，プライマリケア医や内科医にも要求されるものとなっている．NIHSS（National Institute of Health stroke scale）スコアが脳梗塞患者の評価に広く用いられており，脳梗塞の重要な症候を網羅していて重症度評価スコアとしては優れているが，「脳梗塞かどうか」を判断するのに必要十分なわけではない．初期診療としては，以下の点に注目して，脳梗塞かどうかの診断と，そのおおまかな病態評価を行うことが望まれる．特に①〜④が重要である（「口へん，言べん，手へん」）．

両上肢の運動障害および感覚障害の患者を「脳梗塞の疑い」として診療するような「ナンセンス」をこれによりなくすことが，プライマリケアにおける目標となる．

①四肢の運動麻痺：脳梗塞はほとんどの例が片麻痺で，一部単麻痺（特に上肢の単麻痺）を呈する．

②脳神経領域の運動麻痺：片麻痺例は中枢性の顔面麻痺を同側に伴うことが圧倒的に多い（顔面を含む片麻痺）．顔面麻痺のない片麻痺例には stroke mimics（脳卒中らしくみえた他疾患）である頸髄障害，特に，頸椎硬膜外血腫が含まれるので慎重な判断が必要となる．このほか，上下肢顔面と同側舌の麻痺を伴う例が多い．

③構音障害：片麻痺に伴う例が多く，これがあれば片麻痺の原因が脳にあることが確定するので診断に役立つ．

④失語：皮質性の脳梗塞（心原性脳塞栓やアテローム血栓性脳梗塞）でよくみられる症候で，通常，左中大脳動脈領域の病巣を示唆する．

⑤眼球の共同偏倚：通常，広範な中大脳動脈領域の障害で，重症な脳梗塞であることを示唆する．

⑥同名半盲，半側空間無視：後大脳動脈領域ないし，中大動脈領域の広範な障害で起こる．左同名半盲がしばしば左半側空間無視を伴う．

⑦意識障害：強い意識障害は脳梗塞ではまれである．重症の失語を意識障害と間違えやすい．

⑧その他：感覚障害，小脳失調，脳幹症状として嚥下障害，Horner 症候群，回転性めまい，眼振（これは一定数あり，内耳性と間違えやすいので重要である），MLF（内側縦束）症候群などが脳梗塞の徴候として起こりうるが，プライマリケアでの重要性は低くなる．

神経学的主要症候とその病態生理

意識障害 disturbance of consciousness

意識の定義と意識の座

意識とは，臨床医学的には「覚醒しており，自己や周囲の状況を認識できている状態」と定義される．このようなヒトの意識の座は大脳皮質にある．

意識を維持する系

脳幹に存在する特定の構造をつくらないニューロン集団，網様体から視床非特殊核を通じてびまん性に大脳皮質に投射する経路が，大脳皮質の覚醒を維持しているとして，上行性網様体賦活系と名づけられた．なかでも中核的役割を果たしているのは，中脳橋被蓋部であり，ここから由来するアセチルコリン作動性ニューロンやモノアミン系ニューロン（青斑核のノルアドレナリン作動性ニューロンや，縫線核のセロトニン作動性ニューロン）の視床・大脳皮質への投射が，意識レベルの維持，睡眠-覚醒に関与している．また，視床下部（ヒスタミン, オレキシン作動性ニューロン）や前脳基底部も覚醒-睡眠に関与している．

意識障害を生じる部位

上記の事実から，意識障害が生じるのは，
①大脳皮質の両側性の広範な障害
②脳幹障害
のいずれかの場合となる．一側大脳半球のみの病変では意識障害は原則生じないか，生じても軽度である．脳ヘルニアなどによって二次性に反対側の大脳半球もしくは脳幹に影響が及んだときにはじめて意識障害となる．これらの例外として，上記の意識を維持する経路や構造に局在する病変では意識障害を生じうる視床梗塞（特に両側視床傍正中部梗塞）が知られている．

意識障害を生じるさまざまな疾患

意識障害は，一過性（およそ数十分以内）のものと持続性のものとに分けられる（☞「一過性意識消失（TLOC）」p.292）．持続性の意識障害（昏睡）を生じる疾患を⓲に示す．"AIUEO TIPS" という覚え方も救急領域から提案されており，それもあわせて掲げる．これらの疾患を念頭において，鑑別疾患と治療を同時並行して進めていくことなる．

種々の特殊な意識障害

せん妄（delirium）

意識レベルの低下に，幻覚，妄想，錯覚などを伴った興奮状態と定義される．意識障害を生じるさまざまな疾患において起こりうるが，アルコール離脱（小離脱症状，振戦せん妄），薬物離脱なども重要である．

高齢者，認知症患者で，他疾患の併発や精査のために入院すると，環境が変化するのでしばしば夜間せん妄をきたす．

無動性無言（akinetic mutism）

開眼しており追視もするが，命令には応じず発語や自発運動はまったくない．前頭葉，視床などの障害で生じる．

植物状態（vegetative state, ⓳a）

大脳皮質の機能の廃絶で，脳幹は保たれている．開眼しており，自発呼吸があり，嚥下運動，睡眠-覚醒サイクルもみられる．生命維持に支障はなく，栄養補給すれば長期に生存できる．精神活動はいっさいみられない．

⓲ **意識障害をきたす疾患**

1. **構造病変**
   脳内出血，くも膜下出血，脳梗塞（まれないし軽度），外傷（慢性硬膜下血腫を含む），脳腫瘍
2. **炎症**
   髄膜炎・脳炎，脳膿瘍
3. **代謝異常・欠乏症**
   糖尿病性昏睡，低血糖，肝性脳症，尿毒症性脳症，低酸素血症・高炭酸血症，電解質異常（高ナトリウム血症，低ナトリウム血症，高カルシウム血症），内分泌障害（甲状腺機能低下，副腎不全，副腎皮質機能亢進，汎下垂体機能低下症），ビタミン B_1 欠乏（Wernicke 脳症）
4. **中毒**
   アルコール，麻薬，睡眠薬ほか種々の薬物中毒・離脱症状，一酸化炭素，種々毒物など
5. **その他の全身的要因**
   心原性（低血圧，心拍出量低下），高血圧性脳症，高体温（熱中症），低体温，播種性血管内凝固症候群（DIC）
6. **精神疾患による "昏睡"**
   ヒステリー性，うつ病性，緊張病性（分裂病）

AIUEO TIPS
A：alcohol（アルコール）
I：insulin（インスリン；低血糖）
U：uremia（尿毒症）
E：electrolyte（電解質異常），endocrinopathy（内分泌疾患），encephalopathy（脳症）
O：oxygen（低酸素血症），opiate（薬物中毒）
T：temperature（高・低体温），trauma（頭部外傷）
I：infection（感染症）
P：psychiatric（精神疾患），porphyria（ポルフィリン症）
S：shock（ショック），syncope（失神），stroke/SAH（脳血管障害），seizure（けいれん重積）

神経疾患
2
神経疾患の診断学

閉じ込め症候群（locked-in syndrome, ⑲b）

意識は正常に保たれ，感覚も正常である．橋底部の障害（脳底動脈血栓症）で同部を通過する運動系の遠心路がすべて遮断される．上下肢・顔面表情筋の運動，発語，眼球の側方注視ができない．開閉眼と眼球垂直運動，輻輳のみが可能で，これらにより意思疎通は可能である．類似の状態は，筋萎縮性側索硬化症（ALS）末期，重度の Guillain-Barré 症候群などでも生じる．

脳死 brain death

脳死の定義

日本での定義は，「脳死＝全脳死」（⑲c）で，延髄以上のすべての脳機能が不可逆的に障害された状態をいう．いったん脳死に陥れば，いかに他臓器の保護手段をとっても通常は 1〜2 週間のうちに心停止に至り，決して回復しない．

米国など大多数の国では「脳死＝全脳死」とされる．英国では脳幹死（brainstem death, ⑲d）をもって脳死と定義するが，これは少数派である．

脳死の概念の発達と日本での臓器移植法案

ハーバード大学特別委員会による「不可逆的昏睡」の定義（1968 年）

救命治療の進歩に伴って，呼吸は人工的に維持され循環も保たれるが，脳機能は失われた患者がみられるようになった．この状況において，
①このような患者の治療を打ち切ることの是非
②当時始まった，臓器移植のドナーとなりうる患者を正しく定義すること
を目的として，「不可逆的昏睡」の判定基準を定義した．

これを端緒として，米国では全脳死，英国では脳幹死の定義が 1970 年代から 1980 年代にかけて整備された．

日本での脳死判定基準の整備

日本では，1968 年のいわゆる和田心臓移植を受け

て，1969 年に日本脳波学会の「脳死と脳波に関する委員会」が脳死判定基準を提案した（時実基準）．

1985 年，厚生省（当時）の脳死に関する研究班による脳死判定基準（竹内基準）が提出され，二次の臓器移植法案における脳死判定基準にほぼそのまま採用された．

日本での臓器移植法案の整備

1997 年，「臓器の移植に関する法律」（脳死法案）が成立した．臓器移植を前提とするときのみ，脳死をもって人の死と定義し，法に基づく脳死判定が行われた脳死体からの臓器の移植を許可するというもので，要件として以下の 2 点が必要である．
①本人が臓器提供の意思を書面（意思表示カードを含む）により表明している．
②家族が拒まない，または家族がいない．

1999 年，高知県で最初の脳死体からの臓器移植が行われた．しかし，事前の意思表示がある例がきわめて少ないこともあって件数は増えず，また，小児からの臓器提供ができないという問題点もあった．

2008 年，イスタンブール宣言（臓器取引と移植ツーリズムに関するイスタンブール宣言）で自国外での臓器移植自粛が求められ，小児臓器移植の問題の解決が急務となった．

2009 年，「臓器の移植に関する法律を一部改正する法律」（改正臓器移植法）が成立した．事前の本人の意思が明確でない場合は，家族の承諾により臓器提供ができるとされた．これによって本人の意思表示が明確でない幼小児をドナーとする臓器移植の道が開かれた．

移植件数も急増したが，諸外国に比べるとまだまだ少ない状況である．

脳死判定基準

前提条件
①器質的脳障害により深昏睡，無呼吸をきたしている．
②原疾患が確実に診断されている．
③回復の可能性がまったくない．

除外条件
①脳死に類似した状態になりうる症例：急性の薬物中毒，代謝・内分泌障害，低体温，ショック状態など．
②被虐待児．
③有効な意思表示が困難となる障害を有する者．

判定基準
①深昏睡（JCS 300，GCS 3）：自発運動，除脳硬直，除皮質硬直，けいれん，ミオクローヌスがみられれば脳死ではない．
②瞳孔散大・固定：瞳孔が固定し，瞳孔径左右とも 4 mm 以上．

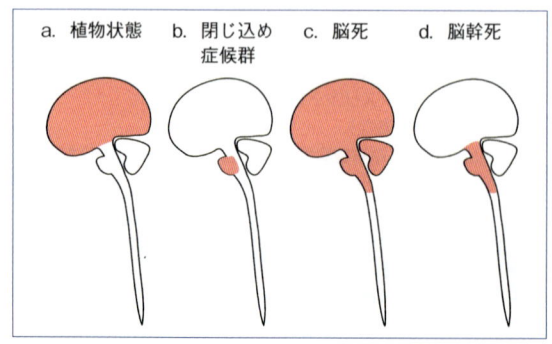

⑲ 植物状態，閉じ込め症候群，脳死，脳幹死の概念図
a. 植物状態　b. 閉じ込め症候群　c. 脳死　d. 脳幹死

③脳幹反射の消失：対光反射，角膜反射，毛様体脊髄反射，頭位変換眼球反射（人形の目試験），前庭反射（caloric test：温度刺激検査），咽頭反射，咳反射.

④平坦脳波（脳波計の感度を通常の4〜5倍に上げて判定する，**⑳**）．これに加えて，聴性脳幹反応（ABR）の施行が推奨される.

⑤自発呼吸の消失：無呼吸テスト

不可逆性の確認

　上記①〜⑤を確認（1回目の脳死判定）後，6時間以上（6歳未満では24時間以上）経過した時点で，再度すべてを確認し（2回目の脳死判定），この時点で脳死と診断される.

脳死であっても残存する場合がある徴候

①腱反射

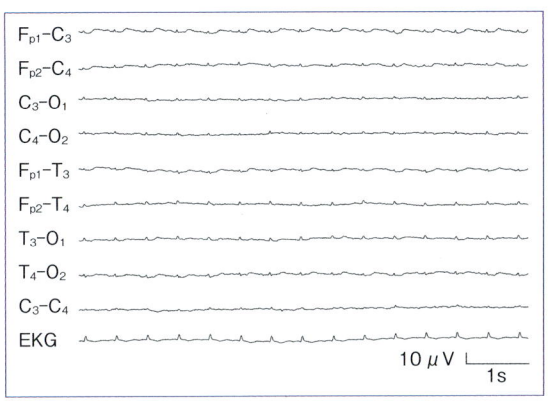

⑳ 脳死患者の脳波

いわゆる“平坦脳波”（正確には電気的脳無活動〈ECI〉）を呈する．心電図のアーチファクトが混入しているが，脳由来の活動は認めない．ゲインを通常の5倍（10μV/5mm）に上げて記録している.

②病的反射：Babinski 徴候

③脊髄自動反射（spinal automatism）

高次脳機能障害（大脳巣症状）
higher brain dysfunction (focal sign)

大脳皮質領野とその機能

　㉑に主な大脳皮質領野とその機能，障害されたときの症候を示す（左半球）.

　20世紀初頭に Brodmann は，大脳皮質の6層構造の細胞構築をもとに，大脳皮質を50あまりの領野に分けて番号をつけた．これが機能局在ともよく対応していることがわかり，広く用いられている（一次運動野：4野，一次感覚野：3・1・2野，一次視覚野：17野など）.

　一次運動野，一次感覚野においては，Penfield のホムンクルスと呼ばれる体部位局在がある．すなわち，Sylvius 裂に接する外側下方から，顔面，手指（母指→小指），上肢の近位部，体幹の順に逆立ちした形で並び，最後の下肢は頭頂部の大脳半球内側面に折り返す付近（傍中心小葉）に位置する．このため，前大脳動脈梗塞で下肢麻痺をきたすことがあり，また，円蓋部髄膜腫は両下肢の麻痺を呈しうる．このホムンクルスにおいては，口顔面，手指など，細かい運動が要求される部位が広い面積を占めている.

　言語機能に関しての優位な半球を一般に優位半球と呼ぶ．その対側を劣位半球と呼ぶ．右利きの人のほとんど，左利きの人でも3/4は左半球が優位半球とされる.

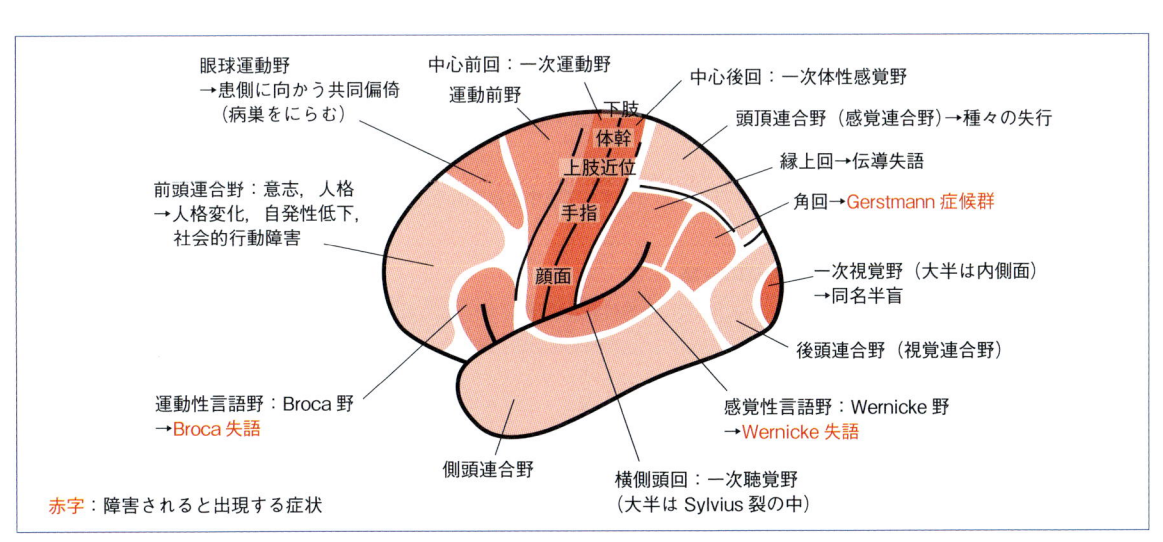

㉑ 大脳皮質領野と機能局在

（園生雅弘：国試対策神経内科学，改訂2版．東京：中外医学社；2009.）
左半球を示した.

言語野の機能解剖

❷に言語に関連する主な皮質領野と復唱の経路（弓状束）を示す.

Wernicke 野は一次聴覚野に, Broca 野は顔面の運動野に近接している. 聞こえた音を言語として理解する, 話す言語を生成して, 口部の運動によって発語することをそれぞれ行っている.

復唱の経路は「一次聴覚野→ Wernicke 野→（弓状束）→ Broca 野→顔面の運動野」となる. 縁上回をこの弓状束が通過するので, 縁上回の障害で伝導失語が生じる.

これらの言語野は, すべて左中大脳動脈の血管支配の領域にある. したがって, 左中大脳動脈領域全域の梗塞は全失語を生じる.

失語の分類

失語は❷に示すように, 自発言語の流暢性（発語量）, 言語理解, 復唱の3つの可否で8種類に分けることができる.

物品呼称は❷にみるように, あらゆるタイプの失語で（程度の差はあるが）障害される. したがって, 物品呼称が完全に保たれていれば失語はないと判断でき, 失語のスクリーニングに使うことができる.

失書（agraphia）, 失読（alexia）も失語に伴うことが多く, 特に失書は必発となる. つまり, 失語患者は筆談ならできるというわけではない. 失語がなくて失書ないし失読のみを呈するものを純粋失書, 純粋失読と呼ぶ.

失語患者も, 手本を見てそれをまねて書く写字は通常, 正常に行える. これは構成失行がないことを意味し, 構成失行を生じる領野（左ないし右の上頭頂小葉）は左中大脳動脈領域の外にあるためである.

Gerstmann 症候群は, 角回の障害によって起こる. 左右失認, 手指失認, 失算, 失書を呈する.

右半球の症候

右半球は言語に関しては劣位半球だが, 視空間認知においては優位半球となる. 右半球の障害で生じる症候として以下のものがあげられる.
① 半側空間無視（unilateral spatial neglect；半側空間失認〈unilateral spatial agnosia〉）：右頭頂〜後頭葉

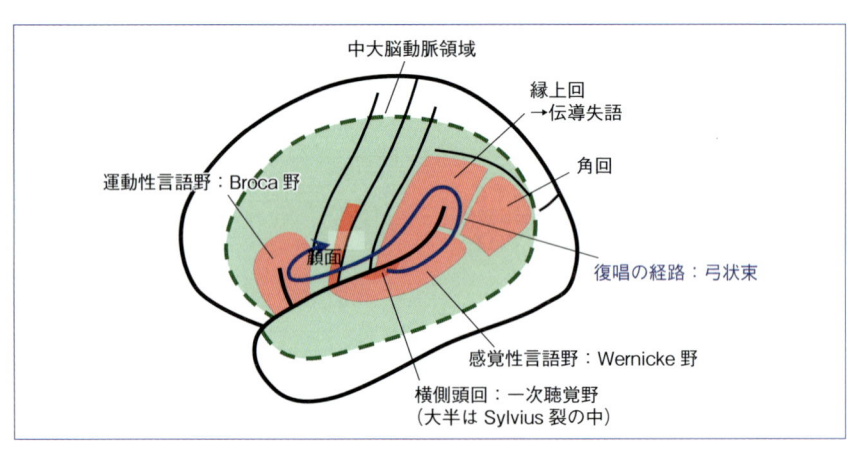

❷ 言語野
言語に関係する大脳皮質領野を示す. これらはすべて左中大脳動脈の支配領域にある.

❷ 言語機能の検査法と失語の分類

	物品呼称	自発言語の流暢性（発語量）	言語理解	復唱
全失語	×	×	×	×
言語野孤立症候群	×	×	×	○
Broca 失語	×	×	○	×
超皮質性運動失語	×	×	○	○
Wernicke 失語	×	○	×	×
超皮質性感覚失語	×	○	×	○
伝導失語	×	○	○	×
健忘失語	×	○	○	○

境界部の障害で生じる．左半盲を伴うことが多い．生活上では，食事のときに左側にある皿だけ残す，歩行時に左側のものに気づかない，ぶつかるなどの症状を呈する．リハビリテーションの阻害要因となるので重要である．

②病態失認（anosognosia）：障害がある（たとえば左片麻痺）ことを否認し，無関心となる．

③着衣失行（dressing apraxia）：右頭頂葉障害で生じる．服の前後や裏表を間違える，ボタンがうまくかけられない，ズボンの片方に両足を入れるなど．

失行 apraxia

肢節運動失行（手指の細かい運動ができない），観念運動失行（単純な動作や物品使用動作の障害），観念失行（系列動作の障害），口顔面失行（口笛を吹く，舌打ちするなどの動作ができない），構成失行（図形模写の障害），着衣失行など，さまざまなものがある．

頭頂葉の障害で起こるものが多く，Alzheimer 病は頭頂葉を初期から障害するために起こりやすい．特に構成失行が初期から検査で検出できる．進行すると着衣失行が目立つようになる．

大脳皮質基底核変性症（CBD）では，肢節運動失行や観念運動失行を呈するのが特徴的である．

前頭葉障害

前頭葉（前頭連合野）はかつて silent area と思われていたが，今日では人格や行動において非常に重要な役割を担っていることがわかっている．前頭葉の障害によって以下のようなさまざまな症候を呈する．

①遂行機能障害：意思決定し，行動を計画し，実行に移すことが障害される．

②人格変化，脱抑制，社会的行動障害

③無気力，無関心，自発性低下

④保続，固執，行動の維持困難

脳幹障害 brainstem injury

脳幹の概観

脳幹は中脳，橋，延髄から構成される．橋（橋底部）が腹側に大きく張り出しているが，これは皮質脊髄路から分岐して小脳へ向かう線維（中小脳脚）とその中継核の橋核が豊富に存在し，ばらけた皮質脊髄路線維と入り混じるためである．

脳幹における脳室系は，中脳水道と第四脳室から成り，第四脳室は橋〜延髄頭側半分に広がる．

脳幹の背側には小脳が位置する．小脳と脳幹の連絡には以下の3つがある．このうち中小脳脚が最も大きい．

①中脳：上小脳脚（小脳からの出力）

②橋：中小脳脚（小脳への入力）

③延髄：下小脳脚（小脳への入力）

脳神経核の分類と脳幹における存在部位

脳幹の神経核の腹側・背側ないし，内側・外側の配置は規則性をもっており，これは発生学を知っていると理解できる（㉔）．すなわち，胚の正中背側に形成

神経疾患
2
神経疾患の診断学

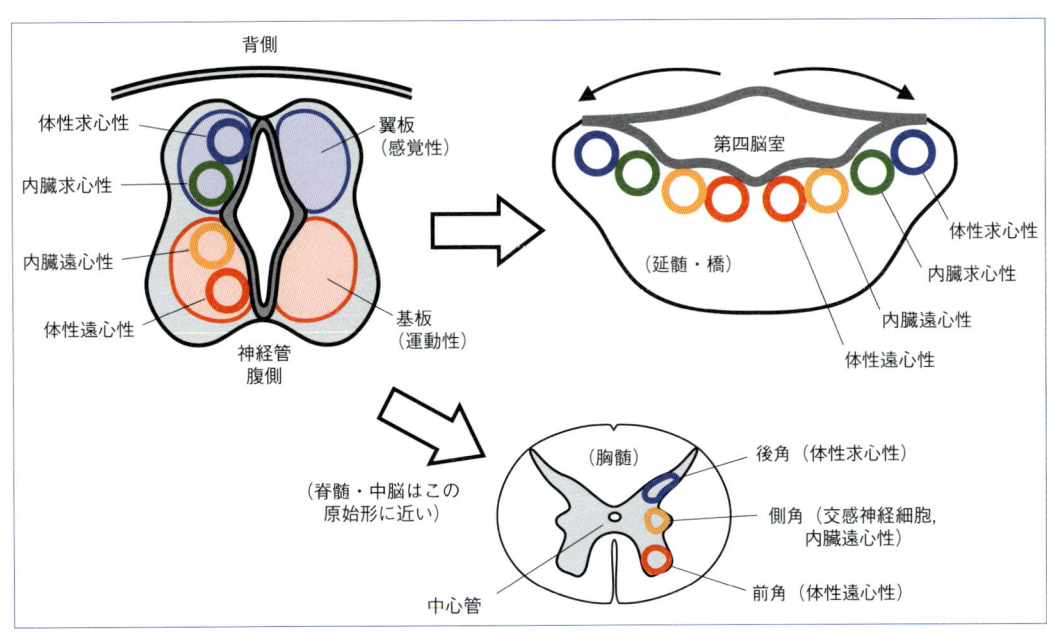

㉔ 神経系の発生

（園生雅弘：国試対策神経内科学，改訂2版．東京：中外医学社；2009．）

される神経板が神経溝として落ち込んでやがて神経管となって分離し, 脳, 脊髄の起源となる. 神経管の壁をなす神経上皮細胞から盛んに神経芽細胞が形成され, これがニューロン（neuron）のもととなる. 神経芽細胞は腹側・背側にそれぞれ固まりを形成する. 腹側のものは基板と呼ばれ, 運動性（遠心性）の神経細胞となる. 背側のものは翼板と呼ばれ, 感覚性（求心性）の神経細胞となる. さらに細かくいうと, 腹側から順に体性遠心性, 内臓遠心性, 内臓求心性, 体性遠心性の順に並んでいる.

　脊髄や中脳では, ほぼこの形を保ったまま発生が進行するが, 脳幹のうちでも延髄と橋では, いったん閉じた神経管の背側がまた観音開きに開いて, 第四脳室を形成する. したがって, 腹側にあった運動性ニューロンが内側に, 背側にあった感覚性ニューロンが外側に位置することになる. このため, 内側から外側に向けて順に, 体性遠心性, 内臓遠心性, 内臓求心性, 体性求心性の順で並ぶことになる. これらはそれぞれ以下の機能に対応する.

①体性遠心性：外眼筋と舌
②内臓遠心性：脳幹部の副交感神経起始ニューロン（一般内臓遠心性）と, 鰓弓筋由来の顔面・頸部・咽頭喉頭筋（特殊内臓遠心性）
③内臓求心性：味覚など

④体性求心性：内耳感覚（聴覚）と平衡感覚（特殊体性求心性）と, 顔面の感覚（一般体性求心性）

　これらの内側-外側（腹側-背側）の配置と, 脳幹の中脳・橋・延髄のいずれの高さにあるかの二次元で, 各脳神経核の位置は㉕のような概念図で表すことができる.

脳幹の重要な症候群

　脳幹の症候群としてさまざまな冠名症候群（発見者の名を冠した症候群）が記載されているが, これらをすべて一般内科医が知る必要はまったくない. 唯一頻度が高く重要なのは Wallenberg 症候群であり, それよりさらに頻度が高いのは橋底部での梗塞である. 交叉性片麻痺（㉕）は興味深い症候であり, 教科書にも必ず記載されているが, 実際の頻度はきわめて低い.

橋底部梗塞

　橋傍正中枝の branch atheromatous disease（BAD）, ないし, ラクナ梗塞によって生じる. 病変対側の片麻痺に構音障害を伴うことが多く, しばしば小脳失調も伴う（失調性片麻痺〈ataxic hemiparesis〉）. 注目すべきなのは顔面麻痺が通常, 上下肢片麻痺と同側, すなわち病変と対側に生じることであり, 顔面（舌）を含む片麻痺の形をとることが圧倒的に多く, 後述の中交叉性片麻痺の形となることはきわめてまれである.

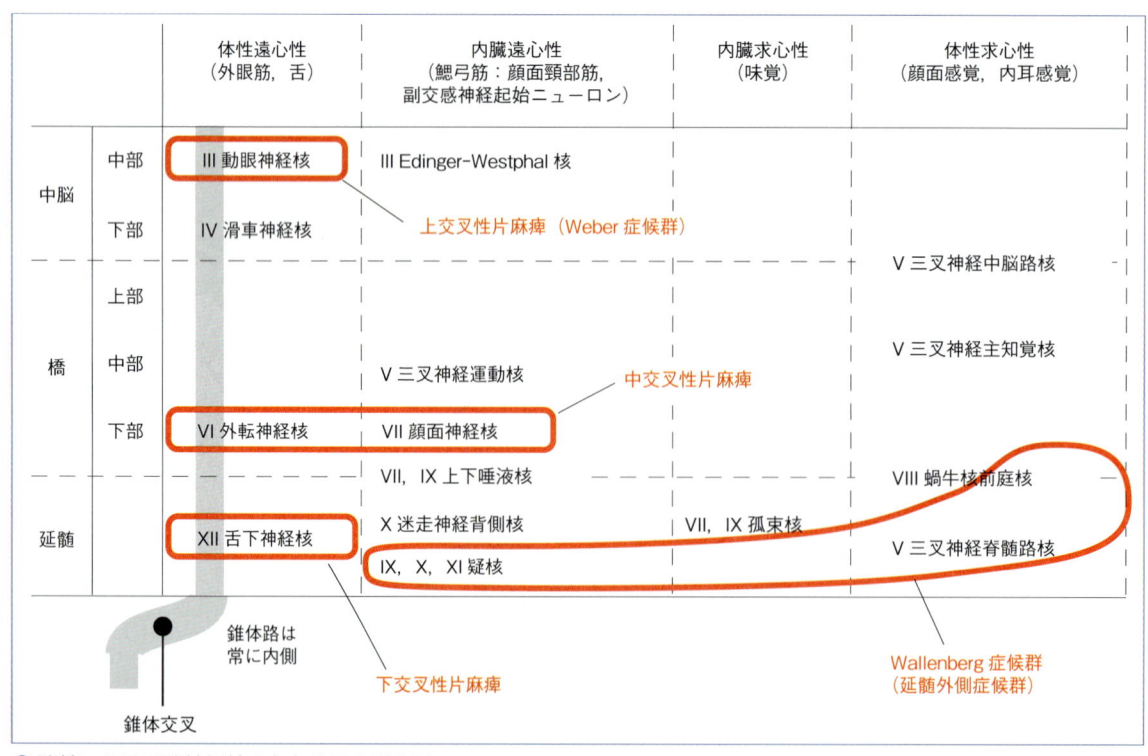

㉕ 脳幹における脳神経核の存在位置の概念図

（園生雅弘：国試対策神経内科学, 改訂 2 版. 東京：中外医学社；2009.）

両側性に広範な橋底部梗塞を起こすと，前述の閉じ込め症候群となる．

Wallenberg 症候群 （㉖）

回転性めまい（前庭神経核），ふらつき・歩行障害（前庭障害，下小脳脚障害による小脳失調），嚥下障害（疑核と舌咽迷走神経根）などを主訴として来院する．回転性めまいが目立つ場合，内耳性と間違えられることがあるので注意が必要である．診察によって，Horner 症候群，病変同側顔面と対側首以下の温痛覚障害（交叉性解離性感覚障害．ただし，しばしば顔面も対側となる．三叉神経脊髄路，脊髄路核と脊髄視床路）などが証明でき，診断に役立つ．

交叉性片麻痺

病変同側の脳神経と対側上下肢の麻痺をきたすもので，動眼神経麻痺を伴う上交叉性片麻痺（Weber 症候群），顔面神経・外転神経麻痺を伴う中交叉性片麻痺（Millard-Gubler 症候群，Foville 症候群），舌下神経麻痺を伴う下交叉性片麻痺（Dejerine 症候群，延髄内側症候群）がある．

脳神経障害 cranial nerve injury

12 個ある脳神経すべての症候と病態生理については成書を参照していただき，以下，臨床的に重要ないくつかの脳神経障害に絞って論じる．

視野障害：視神経

視覚の経路

視覚の経路については成書を参照のこと．視交叉（視神経交叉）では視神経線維の半分（網膜の内側：鼻側半分，視野の外側：耳側半分）のみが交叉する．外側膝状体から後頭葉に向かう線維は視放線となって大き

く広がって，頭頂葉および側頭葉（Meyer 係蹄）の深部白質を走行し，一次視覚野（17 野）に到達する．

視野障害の種類と原因

視野障害は，そのパターンから局在診断ができるので重要である．

①中心暗点：視神経炎
②両耳側半盲：視交叉部病変，下垂体腫瘍が代表的
③同名半盲：視索以後の病変
　・視放線全体：中大脳動脈領域の広範な梗塞
　・後頭葉：後大脳動脈領域の梗塞，黄斑回避を伴う
④同名 1/4 盲：視放線の頭頂葉（下 1/4 盲）ないし側頭葉（上 1/4 盲）での障害
⑤求心性視野狭窄：網膜色素変性症，緑内障，有機水銀中毒（水俣病）など
⑥円筒状視野狭窄（管状視野）：心因性

瞳孔障害

瞳孔の機能解剖

瞳孔は虹彩によって区切られる．正常ではほぼ正確な円形で，瞳孔径に左右差はない（正円同大）．虹彩内に瞳孔括約筋と瞳孔散大筋（内眼筋）が存在する．

①縮瞳：瞳孔括約筋の収縮，動眼神経に含まれる副交感神経支配．
②散瞳：瞳孔散大筋の収縮，交感神経支配
③対光反射（light reflex）の経路：詳細は成書を参照．
　・求心路：網膜→視神経→視交叉→視索→中脳被蓋の視蓋前核．ここでシナプスを代えて後両側の Edinger-Westphal 核（動眼神経副核）に達する．
　・遠心路：Edinger-Westphal 核→動眼神経→毛様神経節（眼球後方）までが節前線維，節後線維が瞳孔括約筋に達する．

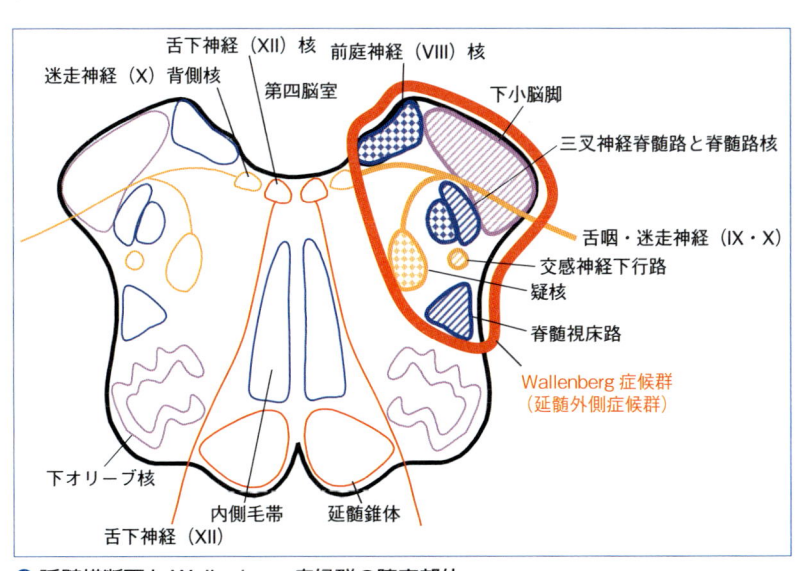

㉖ 延髄横断面と Wallenberg 症候群の障害部位

・求心路から両側の Edinger-Westphal 核に投射するため，片眼への光刺激で同側眼（直接対光反射）と対側眼（間接対光反射）の両者の縮瞳が生じる．

④近見反射（near reflex）：以下の調節反射と輻輳反射を合わせて近見反射と呼ぶ．

・調節反射：近くを見るときには，水晶体の厚みを増し（副交感神経支配の毛様体筋の収縮）ピントを合わせる．

・輻輳反射（convergence reflex）：近くを見るときには，両眼が内転し（輻輳），同時に両側が縮瞳する．

瞳孔障害の種類と原因

①左右不同，散瞳側で対光反射消失

②両側散瞳，対光反射消失

③両側縮瞳，対光反射保持（pinpoint pupil）

①～③については，「瞳孔」（☞ p.296）参照．

④対光・近見反射解離（light-near dissociation）：以下の2つがある．

・Argyll Robertson 徴候：対光反射消失，輻輳反射正常，縮瞳．脊髄癆など神経梅毒で起こるのが代表的だが，他疾患でも起こる．

・緊張性瞳孔：対光反射消失，輻輳反射遅延，散瞳．腱反射消失を伴うものを Adie 症候群と呼ぶ．

⑤Horner 症候群：頭部の交感神経障害により，眼瞼下垂，縮瞳，眼球陥凹，発汗低下をきたす．

眼球運動障害

眼球運動と外眼筋の機能解剖

眼球運動は動眼神経，滑車神経，外転神経がつかさどる．

①動眼神経支配筋：上直筋，下直筋，内直筋，下斜筋，上眼瞼挙筋

②滑車神経支配筋：上斜筋（下内方視）

③外転神経支配筋：外直筋

④側方注視の経路（❷⑦a）：水平方向の眼球共同運動，すなわち，側方注視の経路は，大脳皮質眼球運動野（8野）から一次ニューロンが発し，中脳で交叉して橋下部にある傍正中橋網様体（PPRF），すなわち側方注視中枢に達する．PPRF にある二次ニューロンは，隣接する同側の外転神経核と，交叉して内側縦束（MLF）を上行して対側の動眼神経核とに線維を送る．これにより，一眼の外転と他眼の内転，すなわち側方注視が可能となる．

外眼筋麻痺の臨床像

①眼球運動制限・複視（double vision, diplopia）：麻痺する外眼筋の種類に応じて眼球運動範囲の制限と複視を生じる．複視があるときには，それが生じる・強まる注視方向と，一眼を遮蔽したときにどちらの像が消えるかから，どの外眼筋の麻痺であるかが推測できる．

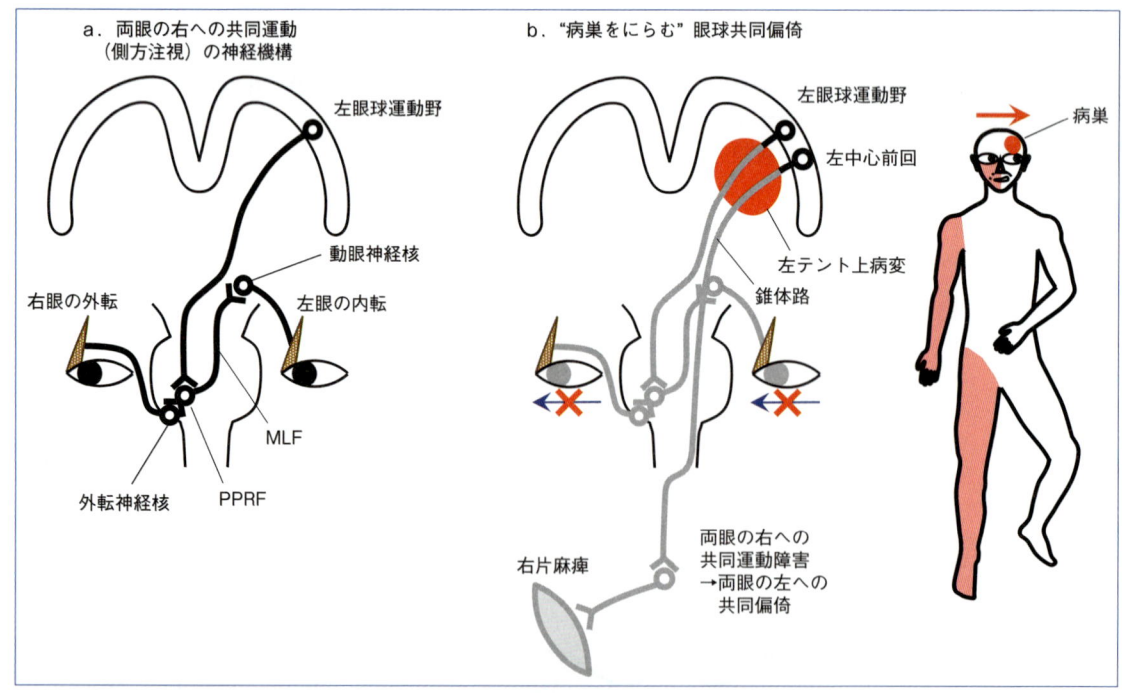

❷⑦ 眼球運動の神経機構と病巣をにらむ眼球共同偏倚の機序

MLF：内側縦束，PPRF：傍正中橋網様体．

（園生雅弘：国試対策神経内科学，改訂2版．東京：中外医学社；2009.）

②共同偏倚（conjugate deviation；共同偏視）：側方注視の経路が障害されると両眼が一方に向く眼球の共同偏倚（共同偏視）を呈する．これは眼球運動野から下行する側方注視の一次ニューロンが障害されたもので，テント上病変だと，"病巣をにらむ"共同偏倚となる．ここで，テント上病変が広範で上下肢への上位運動ニューロンを障害すると，片麻痺側と反対側に向かう共同偏倚となる（㉗ b）．橋でPPRFと同側の皮質脊髄路が障害されると，片麻痺側に向かう共同偏倚となる．

③内側縦束（MLF）症候群（核間性眼筋麻痺）：橋〜中脳背内側のMLFの障害で生じる．病変対側を注視時には，病側眼が内転せず，対側眼が外転位で単眼性眼振を示す（㉘）．多発性硬化症やラクナ梗塞でみられる．

外眼筋麻痺の原因疾患

①眼瞼下垂：動眼神経麻痺のほか，交感神経障害（Horner症候群；瞼板筋の麻痺，眼瞼下垂としては軽度），重症筋無力症など

②全眼球運動障害：Fisher症候群，Guillain-Barré症候群，Tolosa-Hunt症候群，重症筋無力症，慢性進行性外眼筋麻痺（CPEO），Wernicke脳症など．これらの疾患は不全型として一部の脳神経のみの麻痺も呈しうる．

③眼球垂直運動制限：進行性核上性麻痺（PSP；特に

下方視が障害される），中脳病変による上方注視麻痺（Parinaud症候群）など

④動眼神経麻痺：鉤ヘルニア，内頸動脈後交通動脈分岐部動脈瘤，糖尿病性（瞳孔が障害されにくいのが特徴；pupillary sparing）

⑤滑車神経麻痺：まれ．上斜筋の麻痺で下内方視が障害される．

⑥外転神経麻痺：頭蓋内圧亢進

眼振

①眼振の記載法：注視眼振は㉙のように正面視と，上下左右4方向の注視時について記載する．頭位変換眼振，頭位眼振についてはそれぞれ別の記載法がある．眼振は急速相の向きを矢印で表すが，眼振の本質は緩徐相にある．急速相は緩徐相で偏倚した眼球を補正して戻すための動きであり，意識障害が強いとみられなくなる．障害部位とみられる眼振の種類には関連があり，診断に役立つ．

②定方向性水平回旋性眼振：末梢前庭障害（迷路障害）

③注視方向性眼振：小脳障害（ほかにrebound nystagmus〈反跳眼振〉）

④下眼瞼向き垂直眼振（downbeat nystagmus）：延髄下部障害（Arnold-Chiari奇形など）

⑤純回旋性眼振：延髄障害（Wallenberg症候群など）

三叉神経障害

顔面の感覚

三叉神経の3分枝が顔面の感覚を支配する．V_1（眼神経），V_2（上顎神経），V_3（下顎神経）それぞれの支配域を㉚に示す．V_1は角膜の感覚も支配する．

①角膜反射：入力V_1→橋→出力Ⅶ（顔面神経）

②運動枝：咀嚼筋（咬筋，側頭筋，内側・外側翼突筋）の支配．一側麻痺だと開口時下顎は患側に偏倚する（翼突筋の麻痺）．

③下顎反射：咬筋の筋伸長反射．仮性球麻痺，筋萎縮性側索硬化症（ALS）で亢進する．

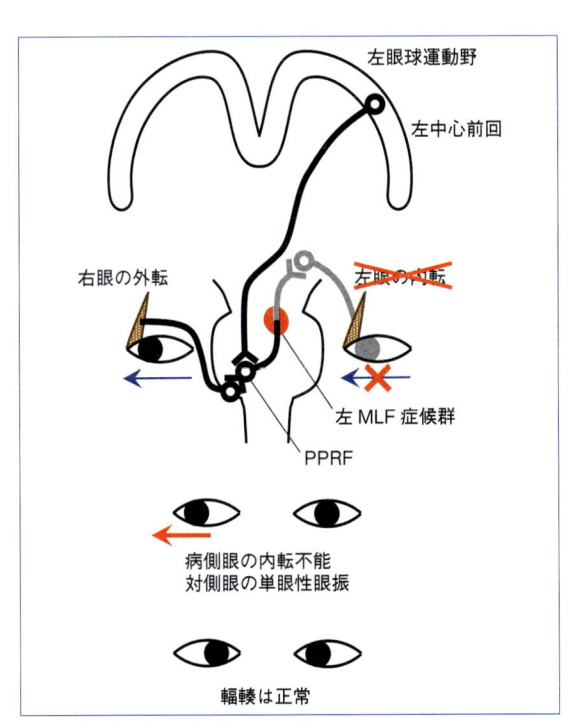

㉘ 内側縦束（MLF）症候群の機序

（園生雅弘：国試対策神経内科学，改訂2版．東京：中外医学社；2009．）

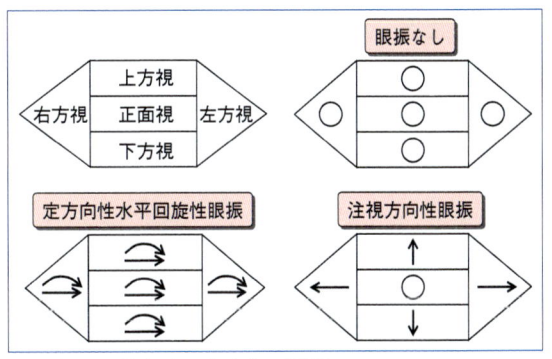

㉙ 眼振の記載方法と代表的な眼振

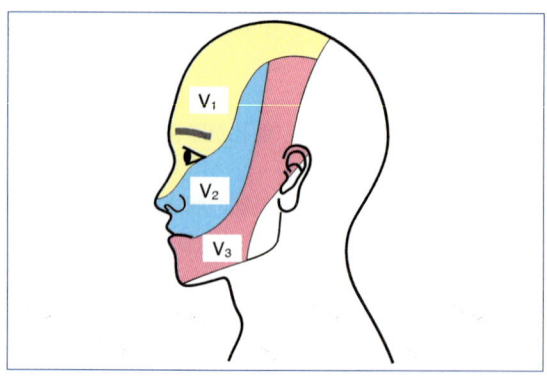

㉚ 顔面の感覚支配

V₁：眼神経，V₂：上顎神経，V₃：下顎神経.

（園生雅弘：国試対策神経内科学，改訂2版．東京：中外医学社；2009.）

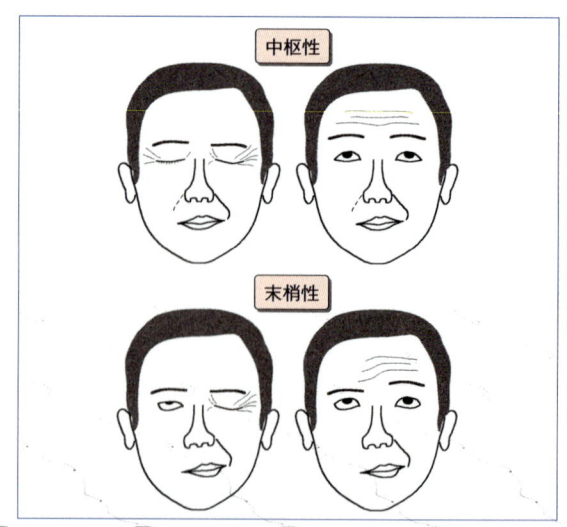

㉛ 中枢性と末梢性の顔面麻痺

いずれも左図が強く閉眼したとき，右図が上方視時を示す．中枢性麻痺では，前頭筋に麻痺はなく，眼輪筋に閉眼時に軽度の睫毛徴候を認め，口輪筋に中等度の麻痺があり鼻唇溝が浅い．完全な末梢性麻痺では，上方視時に前頭筋麻痺が明らかで，閉眼不能で兎眼を認める（閉眼努力で眼球が上転する Bell 現象がみられる）．口輪筋の麻痺も中枢性よりさらに著明である.

（園生雅弘：国試対策神経内科学，改訂2版．東京：中外医学社；2009.）

顔面神経障害

顔面の運動支配

上顔面筋（前頭筋が典型）は両側支配，下顔面筋（口輪筋が典型）は片側支配である．眼輪筋はその中間的特徴を示す．このため，末梢性麻痺ではすべての顔面筋が麻痺するのに対し，中枢性麻痺では上顔面筋は障害されない（㉛）．特に，前頭筋の障害の有無が鑑別に重要である.

①末梢性顔面麻痺の原因：Bell 麻痺（特発性末梢性顔面神経麻痺），Ramsay Hunt 症候群（耳性帯状疱疹），耳下腺腫瘍，小脳橋角部腫瘍（聴神経腫瘍）など

②中枢性顔面麻痺の原因：脳梗塞など，橋以上のあらゆる原因での上位運動ニューロン障害

③脳梗塞はほとんどの場合，中枢性顔面麻痺と上下肢の麻痺は同側となる（顔面を含む片麻痺）．橋梗塞でも同じである．交叉性片麻痺となるのはきわめてまれで，同時に同側の舌の麻痺を伴うこととなる（顔面，舌を含む片麻痺）.

④その他，顔面神経は，舌の前2/3の味覚，アブミ骨筋支配（障害で聴覚過敏），副交感神経機能（涙腺，顎下腺，舌下腺の分泌），外耳道・鼓膜・耳介の感覚などをつかさどる.

内耳神経障害

①聴覚障害：聴力低下，耳鳴り

②前庭障害：回転性めまい，眼振

舌咽・迷走・副神経障害

①運動機能：軟口蓋（舌咽神経），咽頭・喉頭（迷走神経），胸鎖乳突筋・上部僧帽筋（副神経）

②舌咽・迷走神経障害：嚥下障害（咽頭），嗄声（喉頭〈反回神経麻痺〉），開鼻声（軟口蓋）

③一側性の舌咽・迷走神経麻痺→口蓋垂健側に偏倚，咽頭後壁正中線の健側偏倚（カーテン徴候）

④そのほかに，舌咽神経は舌の後ろ1/3の味覚，耳下腺の分泌（副交感神経），迷走神経は胸腹部臓器への副交感神経支配，胸腹部臓器からの求心性線維（内臓感覚）などをつかさどる.

⑤舌咽・迷走神経障害で，咽頭反射・咳反射が減弱する.

舌下神経障害

①舌の運動：一側の舌下神経麻痺→挺舌で障害側へ偏倚

②筋萎縮性側索硬化症（ALS）：舌萎縮，線維束性収縮が特徴

運動障害

運動系概観

運動系は，㉜に示すように，メインルートと，2つの運動調節系（大脳基底核系と小脳系）から成る．メインルートの障害は筋力低下をきたす．これに対し，大脳基底核系の障害は運動量の低下（パーキンソニズム）ないし増加（不随意運動），小脳系の障害は協調運動の障害（運動失調）をきたす．その膨大な症候と病態生理についての解説は成書を参照していただき，本項では限定的な既述にとどめる.

運動麻痺のレベルの鑑別

運動麻痺（筋力低下）は運動のメインルートの障害で生じる．その原因が上位運動ニューロン（錐体路），下位運動ニューロン，筋のいずれに障害があるか(㉜)を明らかにすることが鑑別の第一歩となる．

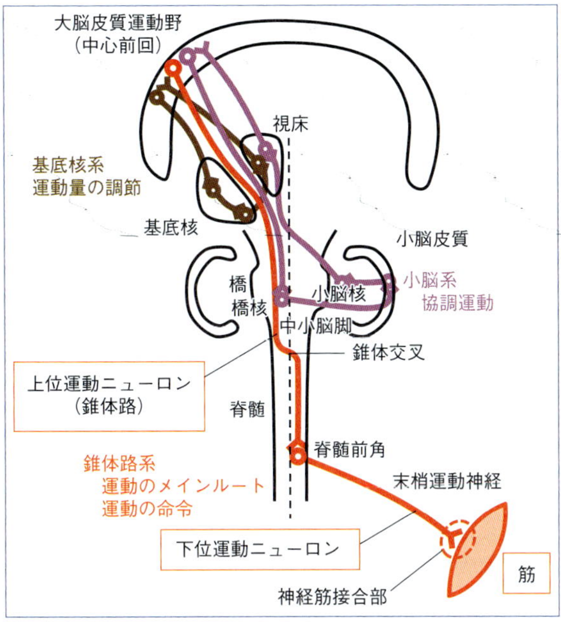
大脳皮質運動野
（中心前回）
基底核系
運動量の調節
視床
基底核
小脳皮質
橋
橋核
小脳核
小脳系
協調運動
中小脳脚
錐体交叉
上位運動ニューロン
（錐体路）
脊髄
脊髄前角
錐体路系
運動のメインルート
運動の命令
末梢運動神経
下位運動ニューロン
筋
神経筋接合部

㉜ 運動系の概観

その鑑別の要点を㉝に示す．ただし㉝には例外も多い．一部は表中に記載したが，特に重要なものを以下に別記する．

障害分布（遠位 対 近位）に関する例外

①神経原性だが近位筋優位：脊髄性筋萎縮症（Kugelberg-Welander 病），球脊髄性筋萎縮症(Kennedy 病)

②神経原性だが近位≒遠位：Guillain-Barré 症候群，慢性炎症性脱髄性多発根ニューロパチー（典型型）

③筋原性だが遠位筋優位：筋強直性ジストロフィー（前腕屈筋群に最も強い障害），縁取り空胞を伴う遠位型ミオパチー（GNE ミオパチー），遠位型筋ジストロフィー（三好型；ジスフェルリノパチー），封入体筋炎（大腿四頭筋と並んで深指屈筋に最も強い障害）

クレアチンキナーゼ（CK）に関する例外

①神経原性だが CK 高値：球脊髄性筋萎縮症（Kennedy 病），脊髄性筋萎縮症（Kugelberg-Welander 病），筋萎縮性側索硬化症（ALS），Guillain-Barré 症候群，下腿三頭筋肥大を伴う S1 神経根症

②筋原性だが CK 正常ないし軽度高値：ステロイドミオパチー（完全に正常），顔面肩甲上腕型筋ジストロフィー，筋強直性ジストロフィー

針筋電図の有用性

このように，臨床症候や血液検査のみでの，中枢性，神経原性，筋原性の鑑別は実際には必ずしも容易では

㉝ 運動障害レベルの診断

	上位運動ニューロン障害（錐体路障害）	下位運動ニューロン障害（神経原性）	筋原性
筋力低下	あり		
腱反射	亢進 ただし急性期には低下	低下	
筋緊張（筋トーヌス）	亢進（痙性麻痺）	低下（弛緩性麻痺）	
病的反射（Babinski 徴候）	あり	なし	
筋萎縮	なし 廃用性萎縮はある	あり 急性期・伝導ブロックではない	
障害の分布		遠位筋優位 例外多数	近位筋優位 例外多数
筋線維束攣縮	なし	あり 実際は ALS にかなり特異的	なし
感覚障害	伴うことあり	伴うことあり ない疾患は多い（代表：ALS）	なし
血清 CK	正常	正常 例外多数	高値 例外多数
針筋電図	中枢性 賦活不良	神経原性変化 動員減少	筋原性変化 急速動員
（筋生検）		（神経原性変化）	（筋原性変化）

CK：クレアチンキナーゼ，ALS：筋萎縮性側索硬化症．

ない．針筋電図はこの鑑別が最も確実にできる手段として有用である．そこで特に役立つのは動員パターンである．一般によく知られている運動単位電位（MUP）の振幅や持続時間は，むしろ特に神経原性か筋原性の鑑別において紛らわしいことが多い．

筋生検の役割

神経原性と筋原性の鑑別だけを目的として筋生検を行うのは，侵襲の大きさを考えると推奨されない．筋生検は，ミオパチーについてさらに詳しい病理診断を得る目的で行われるものであり，炎症性筋疾患や，臨床症候，生理検査，遺伝子検査などでも診断のつかない場合に適応となる．

運動麻痺の分布（❸❹）

運動麻痺（筋力低下）の分布は，局在診断の重要な手がかりとなる．

①片麻痺：通常，脳の局所性（一側性）病変を示唆する．脳梗塞，脳内出血など各種疾患，上中位頸髄病変でも片麻痺を呈しうることに注意する（頸椎硬膜外血腫は重要な stroke mimics）．顔面麻痺（中枢性顔面麻痺）を伴っていれば，脳病変であることが確定する（顔面を含む片麻痺）ので，その有無は重要である．ちなみに，転換性障害（ヒステリー）もあらゆるタイプの麻痺を呈しうるが片麻痺の形をとることも多い．

②交叉性片麻痺：脳幹病変，実際にはかなりまれである．

③対麻痺（両下肢麻痺）：第一に胸髄病変を疑う．ほかに頸髄下部，腰仙髄，大脳傍矢状部（髄膜腫，前大脳動脈領域梗塞，上矢状静脈洞血栓症など），末梢神経障害など．

④四肢麻痺：神経筋を全般的に侵す疾患を第一に疑う．急性発症例では Guillain-Barré 症候群，周期性四肢麻痺など．局所病変では，橋底部（閉じ込め症候群となり重篤）および延髄内側の両側性病変，頸髄上中部などで起こりうる．

⑤単麻痺：神経根，神経叢，末梢神経障害（単ニューロパチー）を通常示唆するが，大脳皮質運動野の限局性病変でも生じることに注意する．ほとんどは上肢の麻痺を呈するもので，まれには一部の手指のみなど，末梢神経障害とかなり紛らわしい臨床像を呈することもあり注意を要する．

筋の神経根支配（筋節），末梢神経支配

筋がどの末梢神経，どの神経根に支配されているかは神経解剖の基本であり，これを理解したうえで障害分布を検討することは，多くの神経筋疾患の診断に役立つ．ただし，神経根支配，すなわち，筋節（sarcomere）については，成書間で無視できない相違があり問題となるため，筆者の提示している筋節表を❸❺に示す．

大脳基底核の障害

大脳基底核の構成

大脳基底核とは，大脳半球深部にある神経核（灰白質）を指す．尾状核，被殻，淡蒼球（外節，内節）などが狭義の大脳基底核に属する．

被殻と淡蒼球を合わせてレンズ核というが，機能的には尾状核と被殻を合わせた線条体のほうが重要である．このほか，間脳に属する視床下核，中脳に属する黒質（緻密部と網様部）も機能的にこれらと深いかかわりを有するので，大脳基底核に通常，含まれる．

大脳基底核の神経回路

錐体外路は，歴史的には，中心前回から脊髄前角に向かう錐体路による運動命令の経路と別に，基底核に

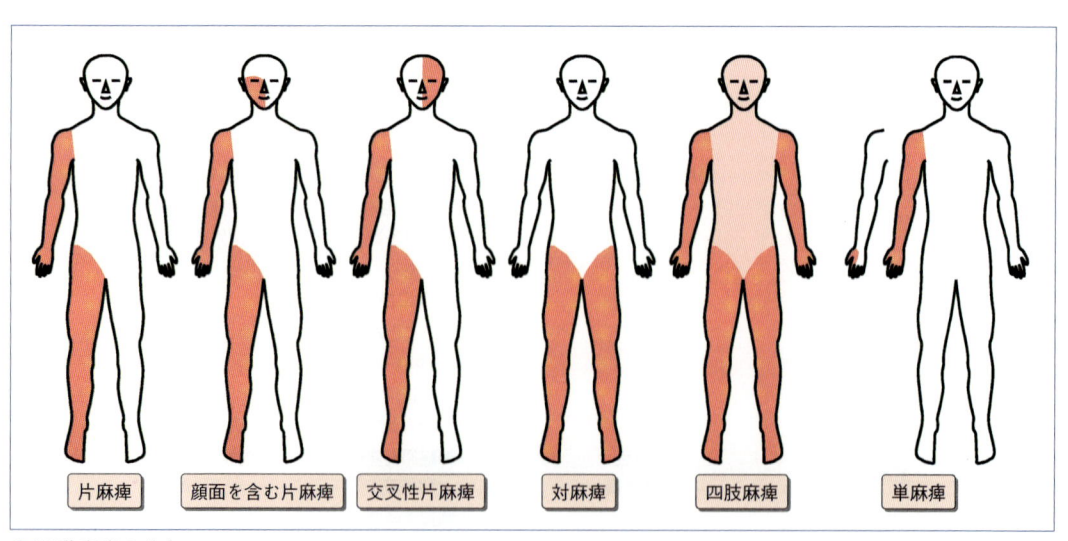

| 片麻痺 | 顔面を含む片麻痺 | 交叉性片麻痺 | 対麻痺 | 四肢麻痺 | 単麻痺 |

❸❹ 運動麻痺の分布

㉟ 筋節表

神経	筋	C5	C6	C7	C8	T1
長胸神経	前鋸筋	●	○	○		
肩甲背神経	大菱形筋	●				
肩甲上神経	棘上筋	●	○			
肩甲上神経	棘下筋	●				
胸背神経	広背筋		○	●	○	
腋窩神経	三角筋	●	○			
筋皮神経	上腕二頭筋	●	○			
橈骨神経	上腕三頭筋		○	●	○	
橈骨神経	腕橈骨筋	●	○			
橈骨神経	長橈側手根伸筋		●	○		
橈骨神経	短橈側手根伸筋		●	○		
橈骨神経（後骨間神経）	指伸筋			◑	●	
橈骨神経（後骨間神経）	尺側手根伸筋			○	●	
橈骨神経（後骨間神経）	長母指伸筋			○	●	
橈骨神経（後骨間神経）	短母指伸筋			○	●	
橈骨神経（後骨間神経）	示指伸筋			○	●	
正中神経	円回内筋		●	○		
正中神経	橈側手根屈筋		○	●		
正中神経	浅指屈筋				○	●
正中神経（前骨間神経）	深指屈筋（第一，二）				○	
正中神経（前骨間神経）	長母指屈筋				◑	
正中神経（前骨間神経）	方形回内筋				○	●
正中神経	短母指外転筋				○	●
尺骨神経	尺側手根屈筋			◑	●	
尺骨神経	深指屈筋（第三，四）				●	○
尺骨神経	小指外転筋				●	●
尺骨神経	背側骨間筋				●	●

神経	筋	L2	L3	L4	L5	S1	S2
腰神経叢～大腿神経	腸腰筋（腸骨筋）	○	●	●			
大腿神経	縫工筋	●	○				
大腿神経	大腿直筋		○	●			
大腿神経	内側広筋		○	●			
大腿神経	外側広筋		○	●			
閉鎖神経	長内転筋	○	●	○			
閉鎖神経	薄筋	○	●	○			
上殿神経	中殿筋				●	○	
上殿神経	大腿筋膜張筋				○	○	
下殿神経	大殿筋				○	◑	○
脛骨神経	半腱様筋				●	○	
脛骨神経	半膜様筋				●	○	
脛骨神経	大腿二頭筋長頭				○	●	
総腓骨神経	大腿二頭筋短頭				○	●	
深腓骨神経	前脛骨筋			◑	●		
深腓骨神経	長趾伸筋				●	○	
深腓骨神経	長母趾伸筋				●	○	
深腓骨神経	短趾伸筋				○	●	
浅腓骨神経	長腓骨筋				○	●	
脛骨神経	腓腹筋内側頭				○	●	
脛骨神経	腓腹筋外側頭				○	●	
脛骨神経	ヒラメ筋					●	○
脛骨神経	後脛骨筋				●	○	
脛骨神経	長趾屈筋				○	●	
脛骨神経	長母趾屈筋				○	●	
脛骨神経（内側足底神経）	母趾外転筋					●	○

色の濃い順に優位な支配を示す．
（園生雅弘：MMT・針筋電図ガイドブック．東京：中外医学社；2018.）

発して脊髄に至る運動制御の経路があると考えられて，それを錐体外路と名づけ，基底核疾患によるパーキンソニズムや不随意運動などの症候を，錐体外路症状と呼んできた．しかし現在では，このような基底核から脊髄に下行する錐体外路という神経路は実在しないことがわかっており，「錐体外路症状」という言葉は避けることが望ましい．

基底核は㉜に示したように，「大脳皮質→基底核→視床→大脳皮質」というループを形成することで，大脳皮質の機能を制御している．運動野から始まって運動野に戻る運動系ループがその代表であり，運動調節を担っている．それ以外にも，前頭前野系ループ，眼球運動系ループ，辺縁系ループが存在する．

大脳基底核の入口は線条体であり，大脳皮質からの

線維を受ける．出口は淡蒼球内節と黒質網様部で，視床に線維を送る．その間の経路は直接路と間接路に分けられる．

直接路は，「線条体→淡蒼球内節，黒質網様部」と直接つながる回路である．これが GABA（γ-アミノ酪酸）作動性の抑制性ニューロンで，淡蒼球内節，黒質網様部から視床へ向かう経路も GABA 作動性の抑制性ニューロンである．大脳皮質から線条体への興奮性出力は，2 回の抑制路を経て運動性の視床核を脱抑制させることで興奮させ，視床から大脳皮質への興奮性ニューロンによって大脳皮質運動野の興奮性を上昇させる．この回路が運動の開始において重要と推測されている．

間接路は，「線条体→淡蒼球外節→（視床下核→）淡蒼球内節，黒質網様部」という経路をたどる．間接路は直接路と拮抗性に作用し，基底核出力としての抑制を強化する方向に働く．

直接路と間接路の働きを調節するシステムとして，黒質緻密部から線条体へのドパミンニューロンが重要である．これは，D_1 受容体を介して直接路に対して興奮性に，D_2 受容体を介して間接路に抑制性に作用するとされる．Parkinson 病はこのドパミンニューロンの障害であり，結果として運動抑制が前面に立つこととなる．

大脳基底核障害の症候：パーキンソニズム

大脳基底核障害の症候はパーキンソニズムと不随意運動が代表となる．

Parkinson 病の四主徴は，振戦（tremor），筋強剛（rigidity），動作緩慢（無動），姿勢反射障害である．

振戦は静止時振戦で，4～6 Hz の規則的な振戦であり，手指に生じるものは丸薬丸め運動（pill-rolling tremor）として知られる．姿勢時および運動時には軽減するが，姿勢をとり続けると 10 秒程度で振戦が出現する re-emergent tremor も Parkinson 病の特徴である．

筋強剛（かつて筋固縮と呼ばれていた）は筋トーヌスの亢進であり，歯車様筋強剛（cogwheel rigidity）と鉛管様筋強剛（lead-pipe rigidity）とがある．前者が特に Parkinson 病に特徴的である．

動作緩慢（無動，寡動）はさまざまな症候として観察できる．手回内・回外試験や指タップ試験は動作緩慢の検出に優れている．顔面の動作緩慢の現れとして，仮面様顔貌や瞬目の減少がみられる．すくみ足がみられ，小刻み歩行，前傾姿勢，腕の振りの低下などが Parkinson 病の歩行の特徴となる．

姿勢反射障害は，突進現象（主に後方突進）で評価する．このほかに Parkinson 病では前傾・前屈，腰曲がり，斜め徴候（Pisa 症候群），首下がりなどの姿勢異常もみられる．

大脳基底核障害の症候：不随意運動

さまざまな不随意運動はその速度，大きさ，規則性，出現部位などによって分類される．以下，およそ速度の順で各不随意運動について簡単に説明する．

①ミオクローヌス（myoclonus）：突発する，素早く短いピクッとする動きで，多くは不規則だが，Creutzfeldt-Jakob 病や亜急性硬化性全脳炎（SSPE）などでみられるものは規則性である．大脳皮質の興奮性増大に由来のものが多いが（自発性皮質性ミオクローヌス，皮質反射性ミオクローヌスなど），脳幹や脊髄由来のものもある．

②振戦：規則的またはやや不規則な反復性の運動で，静止時，姿勢時，運動時などに分かれる．企図振戦は多発性硬化症の症候として最初に記載されたもので，小脳性の運動時振戦に含まれる．

③舞踏運動（chorea）：随意運動に似た動きが断片的で不規則に出現する．軽度の場合には周囲に落ち着きがなくなったとだけ指摘されることもある．

④バリスム（ballism）：手足を大きく投げ出すような激しい動きで，回旋性の要素を有する．通常，片側に起こりヘミバリスムと呼ばれる．持続する場合には消耗性となり予後不良なこともある．視床下核障害によるものが典型的である．

⑤アテトーゼ（athetosis）：主に手先の不規則で不自然な比較的遅い動きを指す．脳性麻痺患者でみられるものが典型的である．

⑥ジスキネジア（dyskinesia）：運動の性質としては舞踏運動，アテトーゼ，ミオクローヌスなどの要素をあわせもつ．薬物治療に関連するものを指すことが多く，抗精神病薬使用中に生じる遅発性ジスキネジア，抗 Parkinson 病薬の副作用で生じるジスキネジアなどが代表となる．高齢者で誘因なく生じる，口をペチャペチャさせるような動きである口唇ジスキネジアも頻度の高いものである．

⑦ジストニア（dystonia）：持続的な筋緊張により，ゆっくりした反復性の動きや姿勢異常をきたす．体幹中心に捻転するような動きを呈する全身性ジストニアが概念のもととなったものだが，多くの局所性ジストニアとして記載されている諸疾患が頻度が高く重要である．書痙，職業性ジストニア（musician's cramp など），痙性斜頚，眼瞼けいれん（Meige 症候群）などがこれにあたる．

運動失調 ataxia

随意運動を調節して「うまく」動作を行うことが障害されるのを運動失調と呼ぶ．協調運動障害とも呼ばれる．筋力低下は伴わないことが前提である．原因病

巣によって小脳性，感覚性，迷路性などに分けられる．

小脳性運動失調

四肢失調と体幹失調が中核となる．

①四肢失調（協調運動障害）：指鼻試験や踵膝試験で測定障害（目標を行きすぎる，あるいは手前で止まる）や運動分解，運動時振戦（企図振戦）がみられる．手回内・回外試験では反復拮抗運動不能（adiadochokinesis）が検出される．

②体幹失調：両脚を広げて歩く失調性歩行（開脚歩行〈wide-based gait〉）がみられ，継ぎ足歩行が不能となる．

③筋緊張（筋トーヌス）は低下する．

④小脳性構音障害：緩慢で不明瞭（slurred），断綴性^{だんてつ}（scanning），爆発性のしゃべり方となる．

⑤眼球運動：滑動性追従運動（smooth pursuit）が障害され，衝動性（saccadic）となる．また，注視方向性眼振（注視眼振）がみられる．

⑥Romberg徴候（開眼時には起立保持できる人が，閉眼するとふらついて倒れる，ないし足を踏み代える）は陰性である．

感覚性運動失調

深部感覚，すなわち位置覚，運動覚の障害を主な原因として生じる．運動失調自体は小脳性に類似するが，当然のことながら構音障害や眼球運動障害はみられない．

視覚補正によって感覚入力を補っているので，閉眼で症状が著明に増悪する．上肢を挙上して閉眼すると指が不規則に上下するpiano-playing movementがみられる．

Romberg徴候は陽性となり，洗面すると著明にふらつく洗面現象（basin phenomenon），暗所でのふらつきの増強などがみられる．

迷路性運動失調

末梢前庭からの平衡感覚の入力が障害されるために生じる運動失調である．体幹失調が主体となるが，眼球運動には迷路性の異常（定方向性水平回旋性眼振）がみられる．Romberg徴候は陽性となる．急性片側性の障害が基本であり，Romberg徴候で傾く方向，眼振の緩徐相，腕偏倚試験での腕の偏倚方向などがすべて一致する．

感覚障害

感覚系の概観

感覚伝導路の概観を❸に示す．感覚系は，後索-内側毛帯系と脊髄視床路系の2つに大きく分かれる．前者は，末梢神経では大径線維に対応し，深部感覚を伝えるとされる．後者は，末梢神経では小径線維に対応

し，温痛覚を伝える．

触覚については，原始的触圧覚は温痛覚と識別的触圧覚は深部感覚と同じ経路を通るとされる．すなわち，表在感覚（皮膚）入力である触覚のなかにも後索-内側毛帯系で伝えられるものがあることを理解すべきである．

感覚伝導路の検査法である体性感覚誘発電位（SEP）は，むしろこの大径線維の皮膚入力が主な起源であると最近は考えられている．

感覚障害の種類

感覚障害は，感覚の低下・脱失などの陰性徴候と，異常感覚に代表される陽性徴候に分けて考えることができる．後者は通常，感覚の経路のいずれかで軸索やニューロンの異常発火が起こっていることを意味する．

感覚はすべて自覚するものではあるが，患者が自覚的に感じる自覚的感覚障害と，検者が刺激を与えたときに判明する他覚的感覚障害を分けて考えるとよい．

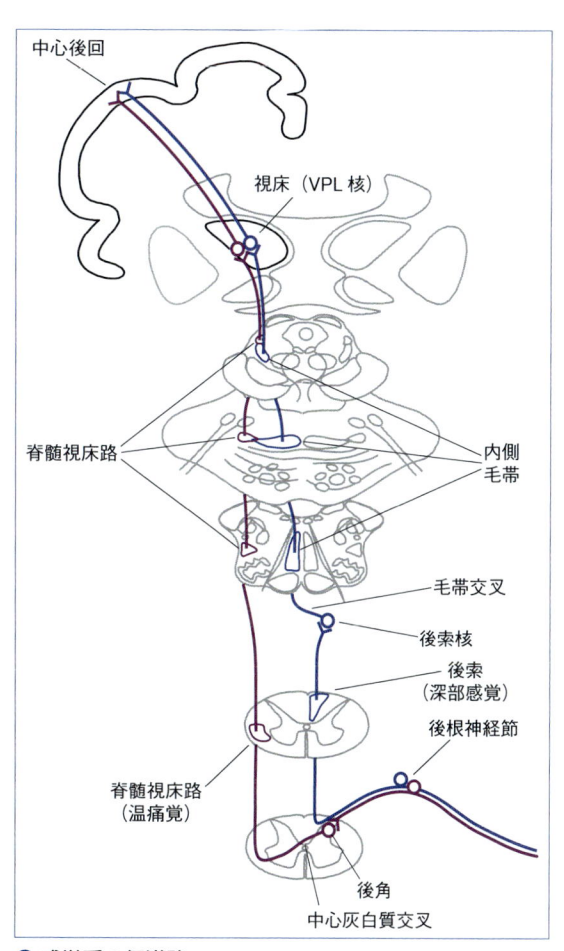

❸ 感覚系の伝導路

（園生雅弘：国試対策神経内科学，改訂2版．東京：中外医学社；2009．）

自覚的感覚障害の代表は異常感覚（いわゆる「しびれ」）だが，異常感覚も何もしなくても感じる自覚症状である自発的異常感覚と，外から与えた刺激が変容する錯感覚とに分けることができる．

痛覚，触覚などの刺激が，閾値を超えると非常に強い痛みを伴う錯感覚を惹起する状態をヒペルパチー（hyperpathia）という．

温痛覚と深部感覚の障害の程度が著しく異なる状態を感覚解離（解離性感覚障害）という．これは末梢神経レベルでは，小径線維（家族性アミロイドポリニューロパチーなど），あるいは大径線維（癌性感覚性ニューロパチー）の選択的障害で生じる．

後索-内側毛帯系と脊髄視床路系は交叉の高さが違うために，脊髄から延髄では，局所性病変で感覚解離がみられる．疾患としては，温痛覚のみの障害をきたすものとして，脊髄空洞症，前脊髄動脈症候群，Wallenberg 症候群，深部感覚のみの障害をきたすものとして，脊髄癆，亜急性連合性脊髄変性症などがあげられる．

感覚障害の分布（㊲）

感覚障害の分布も，運動麻痺の分布同様，診断の重要な手がかりとなる．

半身の感覚障害は，片麻痺と同様に脳内病変を示唆する（㊲a）．脳病変でも，視床や中心後回などの限局性の病変では半身の一部のみの障害を呈しうる．特に，手と口に感覚障害が分布する手口感覚症候群（cheiro-oral syndrome）が有名である（㊲b）．

Wallenberg 症候群では，病変同側顔面と対側首以下の温痛覚のみの障害（交叉性解離性感覚障害）をきたす（㊲c）．ただし，顔面の温痛覚障害が対側にあることもしばしばみられる．

脊髄障害では，ある高位での完全な脊髄障害（脊髄横断症候群）では，その皮節以下のすべての種類の感覚の障害を呈する（㊲d）．左右いずれかに偏った脊髄障害では，Brown-Séquard 症候群を呈する．これは障害レベル以下の同側に深部感覚障害と錐体路徴候，対側に温痛覚障害をきたすものである（㊲e）．

脊髄空洞症では，宙吊り型の温痛覚のみの解離性感覚障害を示す（㊲f）．

末梢神経障害（ニューロパチー）は，障害分布から3型に分けられる．糖尿病やアルコールなど全身性代謝性の原因によるニューロパチーでは，軸索の長さに比例した障害となり，下肢尖端から感覚障害が始まって「手袋靴下型」の分布を示す（㊲g）．これを多発ニューロパチーという．複数の末梢神経幹が組み合わされて障害されるのを多発性単ニューロパチーといい（㊲h），膠原病などの血管炎による障害でみられる．圧迫・絞扼性のニューロパチーや，外傷性で単一の末梢神経が障害されるのを単ニューロパチーという（㊲i）．脊髄・神経根障害で髄節性の障害をきたすと単一皮節の障害をきたすが，これはしばしば単ニューロパチーの感覚障害分布に類似するので注意を要する．

皮膚の神経根支配（皮節），末梢神経支配

神経根や末梢神経の支配する皮膚領域についての知識も神経解剖の基本であり，その知識は局在診断に役立つ．上肢の皮節を㊳に示す．全身の皮節や末梢神経支配については成書を参照していただきたい．

▌自律神経障害

自律神経系の機能

自律神経系（autonomic nervous system：ANS）は，

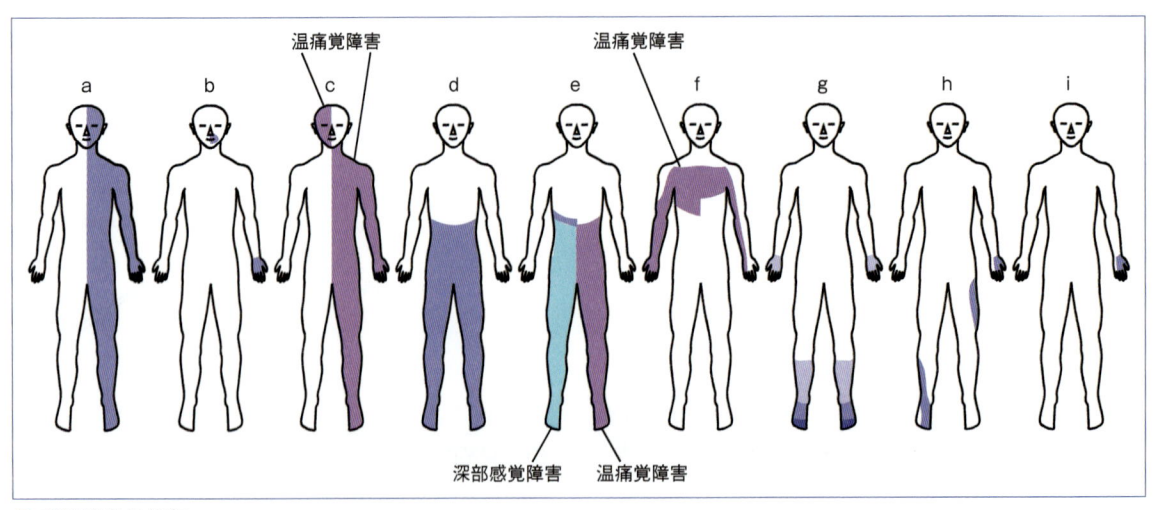

㊲ 感覚障害の分布

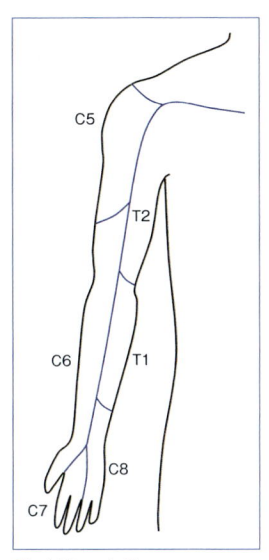

❸❽ 上肢の皮節

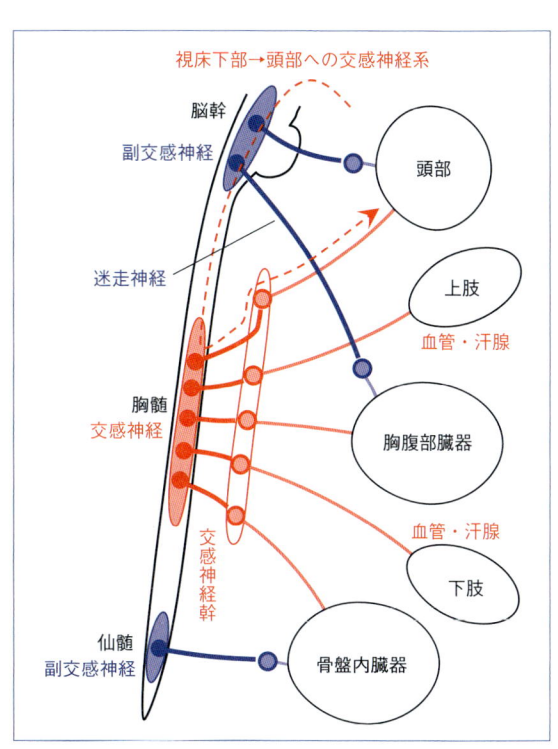

❸❾ 自律神経系の概念図

赤が交感神経系，青が副交感神経系を示す．赤の点線で示した頭部への交感神経系が障害されると，Horner 症候群を呈する．

中枢神経系が内臓機能を調節し体内環境を維持するための，内分泌系と並ぶシステムである．その中枢は視床下部にある．

　自律神経系は，交感神経と副交感神経から成る．交感神経は，動物が獲物を追いかけるときのような興奮状態に，副交感神経は摂食後の休息状態（消化器は活発に働いている）に対応すると考えると理解しやすい．

自律神経系の解剖（❸❾）

　交感神経，副交感神経とも，神経節をはさんで節前線維，節後線維（節前・節後ニューロン）から成る．一般に，交感神経の節前線維は短く，副交感神経の節前線維は長い．

　交感神経は，胸髄に節前ニューロン細胞体がある．副交感神経は，脳幹と仙髄に節前ニューロン細胞体がある．

　頭部への副交感神経線維は，動眼神経（瞳孔，毛様体筋），顔面神経（涙腺，顎下腺，舌下腺），舌咽神経（耳下腺）に含まれる．

　迷走神経は，胸腹部臓器への副交感神経支配すべてをつかさどる．

　頭部への交感神経経路は，視床下部に発して脳幹頸髄を下行し，第一胸髄で節前ニューロンとなり脊髄を出て，交感神経幹を上行してその上端の上頸神経節で節後ニューロンとなり，内頸動脈に絡みながら頭部に向かう．

　上記の経路のいずれかの部位（延髄〈Wallenberg 症候群〉，T1 神経根障害，Pancoast 腫瘍，内頸動脈解離など）での障害で，Horner 症候群（縮瞳，眼瞼下垂，眼球陥凹，顔面無汗症）を呈する．

自律神経障害の症候

①起立性低血圧（orthostatic〈postural〉hypotension）：ヒトが臥位から起立すると，重力によって血液は身体の下方に移動しようとする．これによる血圧低下を頸動脈洞と大動脈弓に存在する圧受容器が感知し，延髄心臓血管運動中枢を介して交感神経による末梢血管収縮，特に下肢の静脈が収縮することで起立時の血圧を維持している．この経路の障害により起立性低血圧を生じて，起立時の眼前暗黒，失神などの症状を呈する．

②膀胱直腸障害（vesicorectal disturbance）：排尿・排便のコントロールには，交感神経と副交感神経の協調した働きが要求される．自律神経障害によって，頻尿，尿失禁，尿閉，あるいは，便秘，下痢や便失禁などのさまざまな症状が起こる．

③発汗障害（sweating disorder）：皮膚の汗腺を支配する交感神経の障害により，発汗低下（無汗症）を呈する．

（園生雅弘）

錐体路症候　pyramidal sign

　錐体路は，その線維が延髄腹側の正中付近にある錐体内を走るため名づけられた言葉である．皮質脊髄路

ともいう．錐体路は運動野からの線維を中心に，運動前野，頭頂葉皮質からの線維で構成される．

大脳皮質を出た線維束は大脳白質，内包後脚，中脳大脳脚のほぼ中1/3，橋腹側を通り延髄錐体に至る．大部分の線維は延髄下部から頸髄上部で対側に交差（錐体交叉）して，脊髄側索を下行する（❹）．脊髄ではそれぞれの髄節で脊髄前角に入りシナプスを形成する．この長大なニューロンを一次運動ニューロンまたは上位運動ニューロンという．残りの線維は，同側の脊髄前索内側部を下行し，ごく一部の線維は非交差のまま脊髄側索を下行する．

錐体路は随意運動を支配している．錐体路がどこかで障害されたときに生じるものが錐体路症候である．痙縮，腱反射亢進，Babinski徴候，筋力低下，正常な連合運動の消失や異常連合運動の出現，表在反射の減弱などが知られている．錐体路症候は，錐体交叉より上部の病変では対側に，下部の病変では同側に出現

する．

①痙縮：神経支配のある筋が持続的に有する一定の筋緊張（筋トーヌス）の亢進した状態の一つである．侵される筋は屈筋か伸筋のいずれかで，素早い屈伸により痙縮は検出しやすくなる．折りたたみナイフ現象は，ある筋を伸展する際，最初は感じていた強い抵抗が，ある程度まで筋が伸展されると急になくなるものを指す．

②腱反射亢進：錐体路障害のあるレベル以下の反射弓に認める．錐体路障害があると，反射弓を形成している運動ニューロンに対する中枢からの抑制が低下もしくはなくなるため，通常よりもずっと小さな刺激で反射が十分強く誘発される．クローヌス様の多相性筋収縮が生じる，関節可動域のほぼ全域にわたる激しい筋収縮を伴うといった所見を認めるようになる．

③Babinski徴候：足底外側縁を踵から足先に向けて先端が鈍なものでこすった際，正常では全足趾が軽く底屈するのに対し，足趾，特に母趾が強く背屈する現象を指す．錐体路障害があると，通常は母趾球部の限られた領域にある母趾背屈反応の生じる刺激部位が拡大し，その閾値も下がるため，背屈型の測定反応が底屈型の測定反応を上回る結果出現すると考えられている．

④筋力低下：上位中枢からの命令の障害による筋力低下を伴うが，ほとんどみられない場合もある．

⑤連合運動：正常な随意運動の際に主作動筋の運動効果を高めるために認めるほかの筋の運動であり，錐体路障害があると合目的な連合運動が消失したり，通常みられない異常連合運動が出現する．

⑥表在反射：皮膚や粘膜受容器を刺激することにより生じる筋収縮である．腹壁反射，肛門反射，挙睾反射などがある．多シナプス反射で，遠心路が錐体路となるため，錐体路障害の際に病側で減弱，消失する．

▌錐体外路症候 extrapyramidal sign

錐体外路は，錐体路と小脳系以外で運動機能を制御する系を指し，①大脳基底核（線条体〈尾状核＋被殻〉，淡蒼球，視床下核，黒質），②視床，③大脳皮質，④大脳皮質から脊髄への下行路から構成される．錐体外路症候は，主として大脳基底核の障害により出現し，筋トーヌスの障害，不随意運動の出現，随意運動の障害，姿勢と姿勢反射の異常などが知られている．

①筋トーヌスの異常：低下する場合と亢進する場合がある．亢進には筋強剛とジストニアがある．筋強剛の場合，錐体路徴候の筋トーヌスの異常とは異なり，筋の被動性は各関節運動に関して均等に低下し，運動速度に関係なく認め，折りたたみナイフ現

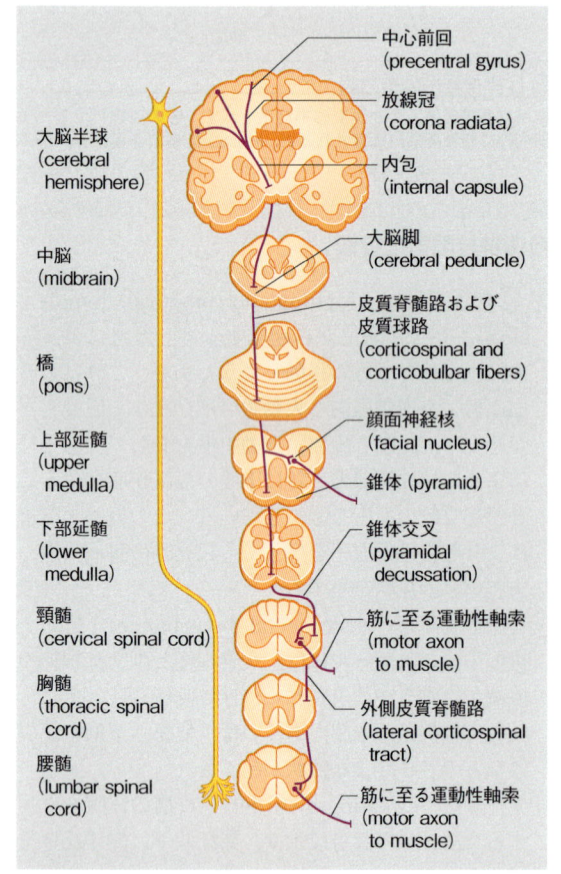

大脳半球（cerebral hemisphere）

中脳（midbrain）

橋（pons）

上部延髄（upper medulla）

下部延髄（lower medulla）

頸髄（cervical spinal cord）

胸髄（thoracic spinal cord）

腰髄（lumbar spinal cord）

中心前回（precentral gyrus）

放線冠（corona radiata）

内包（internal capsule）

大脳脚（cerebral peduncle）

皮質脊髄路および皮質球路（corticospinal and corticobulbar fibers）

顔面神経核（facial nucleus）

錐体（pyramid）

錐体交叉（pyramidal decussation）

筋に至る運動性軸索（motor axon to muscle）

外側皮質脊髄路（lateral corticospinal tract）

筋に至る運動性軸索（motor axon to muscle）

❹ 錐体路

大脳半球，脳幹，脊髄を通る下行線維路を示す．左の線維路は大脳半球から脊髄に至るまで1つのニューロンの軸索によって構成されている．

（Jasper RD, et al：臨床神経学の基盤—メイヨー医科大学教材，第2版．東京：メディカル・サイエンス・インターナショナル；1987.）

象は認めず，伸展性は低下する．

②不随意運動：静止時振戦，舞踏運動，バリスム，アテトーゼなどがあり，障害部位に応じて特有の不随意運動が出現する．

③随意運動の障害：筋力低下や運動失調を伴わず，随意運動の正常な遂行が障害されることを指し，運動緩慢やすくみ足などが含まれる．

④姿勢や姿勢反射の異常：筋トーヌスの異常亢進と関連していると思われる肢位や姿勢の異常が持続する場合，立位で後方に引かれた際に立ち直る反射が障害される場合，体の傾いた方向に足が小さく踏み出て止まらなくなり，倒れてしまう場合（突進現象）などが知られている．

（渡辺宏久，祖父江元）

●文献

1）岩田　誠：神経症候学を学ぶ人のために．東京：医学書院；1994.

2）後藤文男ほか：臨床のための神経機能解剖学．東京：中外医学社；1992.

神経学的検査法

脳脊髄液検査 🔵

　脳脊髄液は脳・脊髄の表面を覆うことにより，外部からの機械的な衝撃からそれらを保護している．また，物理的・化学的に脳内環境を一定に保つという面でも重要な役割を果たしている．脳脊髄液の性状を調べることによりさまざまな神経疾患の診断，病態把握，治療に役立つ．本項では脳脊髄液検査の適応，禁忌，方法，検査項目について詳しく解説する．

髄液の循環動態

　正常な髄液は，成人では100〜150 mLである．髄液の循環動態に関しては，Cushingが提唱した髄液循環系の概念が広く知られている．この古典的な概念によれば，髄液は，側脳室，第三脳室，第四脳室にある脈絡叢から分泌される．1日に約500 mL生成され，3〜4回入れ替わる．側脳室脈絡叢→室間孔（Monro孔）→第三脳室→中脳水道→第四脳室→第四脳室正中口（Magendie孔）および外側口（Luschka孔）→脳表くも膜下腔⇄脊髄くも膜下腔と循環し，最終的に頭頂部などにあるくも膜顆粒で吸収される．しかし近年，髄液産生部位，上記のような一方向性の循環，そして髄液吸収部位のいずれにも疑問が呈されている．詳細は「脳脊髄液の動態異常」（p.531）を参照されたい．

適応

①中枢神経感染症：髄膜炎，脳炎，脳膿瘍，脊髄炎，神経梅毒など

②末梢神経障害：Guillain-Barré症候群，慢性炎症性脱髄性多発根ニューロパチー，糖尿病性ニューロパチー，遺伝性ニューロパチーなど

③炎症性疾患：多発性硬化症，視神経脊髄炎など

④変性疾患における代謝産物の定量

⑤正常圧水頭症における排液試験

⑥薬物の髄液内注入

⑦その他：神経合併症を伴う膠原病，髄膜癌腫症，くも膜下出血など

禁忌・注意事項

禁忌

①頭蓋内圧亢進状態（特にヘルニア徴候を伴う場合）

②穿刺部位に感染巣がある場合

③著明な出血傾向がある場合

④CT，MRIなどで明瞭な頭蓋内占拠病変が証明された場合（特に後頭蓋窩病変）

⑤脊髄の動静脈奇形が穿刺部にある場合

⑥患者，家族の同意が得られない場合

注意事項

　脳膿瘍患者の腰椎穿刺は脳室炎を新たに生じる誘因になる可能性がある．頭蓋内圧亢進徴候があっても，脳炎や髄膜炎を積極的に疑う場合は慎重に腰椎穿刺を行う．脊髄腫瘍では排液により症状が増悪しやすい．腰椎穿刺前に必ず眼底検査を行い，うっ血乳頭の有無を確認する．ミエログラフィの予定があり，しかも髄液検査の緊急性がない場合は，ミエログラフィ検査時まで髄液検査を待つ．

方法

　通常は腰椎穿刺を行う．何らかの理由で腰椎穿刺が不可能でかつ髄液検査が必要な場合は，後頭下穿刺または頚椎側方穿刺を行う．

腰椎穿刺の方法 ㊶ ▶

　以下の手順で穿刺を進める．

①必要器具の準備：三方活栓付きディスポーザブル腰椎穿刺針，ガラス圧棒，採液用スピッツ，滅菌手袋

②患者を側臥位にして両膝を両腕で抱え込み，臍をのぞき込むように首を前屈させる．ベッドに対して背中が垂直になるようにする．

③左右の腸骨稜の最上端を結んだJacoby線上に第4腰椎（L4）棘突起があるので，それを目安にL4〜L5間ないしL3〜L4間を穿刺部位として選ぶ．

④穿刺部位を中心に広く消毒する．

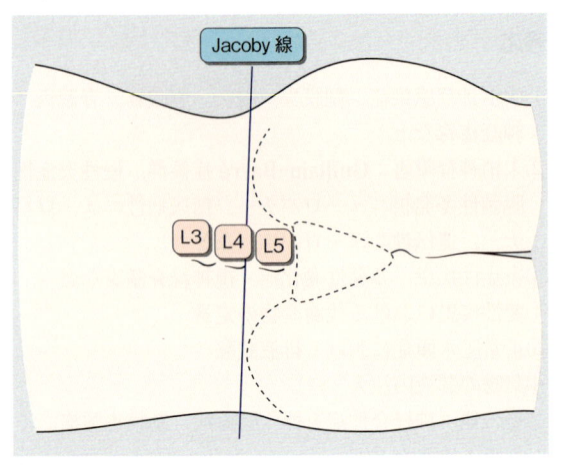

㊶ 腰椎穿刺位置のメルクマール

左右の腸骨稜の頂点を結んだ線が Jacoby 線であり，通常この高さが第四腰椎（L4）となる．

（佐々木庸郎：腰椎穿刺法，髄液採取方法．診断と治療　2011；99：679．）

⑤滅菌手袋をつける．

⑥先に決めた穿刺部位から少しずつ針を進める．このとき，針がベッドと水平になるように注意する．

⑦くも膜下腔に到達したら内筒を抜き，髄液の排出を確認する．流出がない場合は内筒を戻してさらに少しずつ進めていく．

⑧髄液の排出が確認できたらガラス圧棒で髄液圧を測定する（初圧）．

⑨くも膜下腔に閉塞が疑われる場合は Queckenstedt 試験を行う．介助者に患者の側頸部を両側から広く圧迫させ，圧の変化を観察する．

⑩採液用スピッツに必要量の髄液を採取する．

⑪採取後に終圧を測定し，内筒を戻してから針を抜去する．

⑫以前は髄液の漏出を防ぐ目的で 1〜2 時間安静を保つのがよいとされていたが，エビデンスはないため最近では施設ごとにその方法や時間が決められている．

後頭下穿刺の方法

①必要器具の準備：腰椎穿刺と同様であるが，針はストッパー付き穿刺針を使用する．

②体位：左側臥位で頭を前屈させる．

③軸椎の棘突起を触れ，その約 1 cm 上方を刺入点とする．X 線透視下に後頭骨下縁に向けて針を進める．

④採液は腰椎穿刺と同様である．

合併症と対策

穿刺孔より髄液がじわじわと漏出するために，液圧が下がり頭痛を発生することがある（腰椎穿刺後頭痛）．この頭痛は立位で増強する．安静を十分にとり，

点滴で補液を行う．まれに外転神経麻痺による複視を生じることがあるが自然に回復する．その他，感染予防のため無菌操作を徹底する．

脳脊髄液の所見（㊷）

髄液圧

正常は 50〜150 mmH₂O（側臥位）である．200 mmH₂O 以上は上昇，40 mmH₂O 以下は低下とみなす．髄液圧異常をきたす病態を㊷に示す．

Queckenstedt 試験

①正常反応（陰性）：側頸部で両側頸静脈を圧迫すると，髄液圧は 100 mmH₂O 程度速やかに上昇する．圧迫をとると 10 秒以内にもとの圧に戻る．

②異常反応（陽性）：くも膜下腔に閉塞がある場合にみられる．完全閉塞では圧上昇がなく（完全ブロック），不完全閉塞では圧上昇が少なく緩徐である（不完全ブロック）．

外観

正常外観は水様透明（watery clear）である．血性髄液はくも膜下出血，外傷，脳内出血を示す．穿刺時の血管損傷（traumatic tap）によっても血液が混入するが，この場合は穿刺直後が最も強い血性を呈し次第に薄らいでいく．

細胞数が増加し 200/mm³ になると日光微塵，400/mm³ 以上で混濁がみられる．

髄液が黄色調を呈することをキサントクロミー（xanthochromia）といい，くも膜下出血，蛋白質増加の際にみられる．蛋白質増加では髄液を静置したときにフィブリン析出も生じ，薄い漏斗状の膜が液中に浮遊（結核性髄膜炎など）したり，厚い粘膜様片になって管底に沈む（細菌性髄膜炎）像がみられる．

細胞数

正常は単核球が 5/mm³ 以下である．多形核白血球優位の増加は細菌性髄膜炎，脳膿瘍，脊髄硬膜下膿瘍，神経 Behçet 病などにみられ，単核球増加はウイルス性・結核性・真菌性髄膜炎，神経梅毒，多発性硬化症，視神経脊髄炎などでみられる．髄膜癌腫症では腫瘍細胞がみられる．寄生虫疾患では好酸球が増加する．

蛋白

総蛋白量の正常は 10〜40 mg/dL である．総蛋白の増加は髄膜炎，脳炎，脳腫瘍，脊髄腫瘍，神経梅毒，多発性硬化症，神経 Behçet 病，Guillain-Barré 症候群，慢性炎症性脱髄性多発根ニューロパチー，くも膜下腔閉塞などでみられる．髄膜炎や脳炎における髄液蛋白増加は，髄膜，脈絡叢における血管透過性が亢進するためと考えられている．蛋白量の増加があっても細胞数が正常の場合を蛋白細胞解離（albuminocytologic dissociation）という．Guillain-Barré 症候群などでみ

⑫ 各種疾患における髄液所見

	圧(mmH₂O)	外観	細胞数	主な細胞	総蛋白	IgG	糖
ウイルス性髄膜炎	↑	水様透明	↑～↑↑	単核球	↑	↑	±
細菌性髄膜炎	↑↑↑	膿様混濁	↑↑↑	多核球	↑↑	↑	↓↓
真菌性髄膜炎	↑↑	軽度混濁	↑↑	単核球>多核球	↑	↑	→
結核性髄膜炎	↑↑	軽度混濁	↑↑	単核球>多核球	↑↑	↑	↓
Guillain-Barré症候群	±	水様～黄染	±	単核球	↑↑	↑	±
くも膜下出血	↑↑↑	血性→黄染	↑～↑↑	単核球	↑	↑	→
脳膿瘍	↑	水様→黄染	↑	単核球、異型細胞	±～↑	±～↑	±
神経梅毒	±	水様透明	±～↑	単核球	±～↑	↑	±
多発性硬化症	±～↑	水様透明	±～↑	単核球	±～↑	±～↑	±
神経Behçet病	±～↑ ほぼ正常	水様透明	↑～↑↑	多核球>単核球	↑	±	±

+：陽性、↑増加、↓減少、±：ほぼ正常
(森田 洋：脳脊髄液〈髄液〉検査. 金井正光(監). 臨床検査法提要. 第34版. 東京：金原出版：2015 をもとに作成.)

られる。

IgG（基準値 0.5～4.0 mg/dL）は多発性硬化症、神経梅毒、亜急性硬化性全脳炎などで増加を示す。IgG index は（髄液 IgG/血清 IgG）/（髄液アルブミン/血清アルブミン）で表し、中枢神経内での炎症を示唆する。基準値は 0.34～0.85 である。

オリゴクローナル IgG バンド（oligoclonal IgG band）は多発性硬化症などで高率に陽性になる。ミエリン塩基性蛋白（myelin basic protein）は多発性硬化症や神経 Behçet 病の急性期に増加し、脱髄の指標となることがある。

Alzheimer 病ではアミロイド β42 低下とタウ蛋白、特にリン酸化タウ蛋白上昇が診断マーカーとして使われることがある。

孤発性 Creutzfeldt-Jakob 病では 14-3-3 蛋白が病初期から増加することが多く、診断の補助になる。

糖

基準値は 50～75 mg/dL（同時測定血糖値の 1/2～2/3）である。糖低下は細菌性・真菌性・結核性・癌性髄膜炎でみられる。中枢神経組織内での嫌気性解糖の亢進や、炎症による血管から髄液への糖輸送システムの障害によると考えられている。ウイルス性髄膜炎では通常低下しないが、ムンプス髄膜炎、帯状ヘルペス髄炎で低下することがある。血糖と髄液糖が平衡に達するには約 4 時間かかるため、髄液糖の把握が必要な場合は 4 時間絶食とする。

クロール（Cl）

基準値は 120～125 mEq/L である。すべての種類の髄膜炎で減少するが、特に結核性髄膜炎で高度に低下する。これは結核性髄膜炎による低クロール血症が原因と考えられている。

トリプトファン反応

結核性髄膜炎患者の髄液にはトリプトファンが存在することから、トリプトファン反応が本症の補助診断法として利用されている。明らかな機序は十分解明されていないが、髄液中の結核菌によって蛋白質が分解される酵素作用によってトリプトファンを生じる可能性が考えられている。髄液が膿性、血性、キサントクロミーの場合は偽陽性反応を示すので注意する。

アデノシンデアミナーゼ（ADA）

基準値は 0～9 U/L で、結核性髄膜炎で増加を認める。結核菌感染により、アイソザイムの一つである T 細胞由来の ADA が増加するため、診断に有用である。

細菌学的検査

一般細菌、結核菌、真菌に対しては検鏡を行い培養する。クリプトコックス髄膜炎の診断には墨汁染色での莢膜の検出が有用である。

血清学的検査

ウイルス抗体価は血性と髄液の両方で調べる。HTLV-1 抗体価による HTLV-1 関連脊髄症（HTLV-1-associated myelopathy：HAM）で陽性になる。

PCR 法による検査

結核菌や単純ヘルペスウイルスを同定する目的で特に有用である。

脳内代謝物の測定

各種神経疾患における病態把握の目的で神経伝達物質や神経ペプチドの測定が行われる。ドパミンの代謝産物であるホモバニリン酸（homovanillic acid：HVA）、セロトニンの代謝産物である 5-ヒドロキシインドール酢酸（5-hydroxyindole acetic acid：5-HIAA）、ノルエピネフリンの代謝産物である 3-メトキシ-4-ヒドロキシフェニルグリコール（3-methoxy-4-hydroxyphenylglycol：MHPG）などである。近年、変性疾患、特に認知症や精神神経疾患におけるこれらの脳内代謝の研究が盛んになってきている。ドパミン系

ニューロンが障害されている Parkinson 病では HVA 低値を示すことが知られている．ミトコンドリア病では乳酸，ピルビン酸の高値を示す．

（上田直久，田中章景）

●文献

1) 高島　洋ほか：脳脊髄液採取法と性状．*Clinical Neuroscience* 2003；21：882.
2) 森田　洋：脳脊髄液（髄液）検査．金井正光（監）．臨床検査法提要，改訂第 34 版．東京：金原出版；2015. p.222.
3) 池内　健：アルツハイマー型認知症のバイオマーカー．医学のあゆみ　2017；263：1185.

電気生理学的検査（㊹）

神経伝導および反射の検査法

神経伝導検査

神経刺激により誘発される筋電位や神経電位を記録する検査で，末梢神経の障害が限局性か汎発性か，近位部優位か遠位部優位か，運動神経優位か感覚神経優位か，脱髄主体か軸索変性主体か，障害の程度はどのくらいかなどを評価できる．

末梢神経には有髄線維，無髄線維など種々の直径の線維が混在している．通常の伝導検査では最大伝導速度を示す直径の太い有髄線維しか反映されず，温痛覚や自律神経に関しては評価できない．

一般的に上肢の運動神経や感覚神経の伝導検査は正中神経，尺骨神経，橈骨神経で行い，下肢の運動神経は総腓骨神経や脛骨神経，下肢の感覚神経は腓腹神経で行う．

1．運動神経伝導検査法

神経の走行に沿って数か所で電気刺激を加え，誘発された複合筋活動電位（M 波）の振幅と潜時を計測し，運動神経伝導速度（MNCV）を算出する（㊹）．

2．感覚神経伝導検査法

神経幹を遠位部で刺激し感覚神経活動電位を近位部から導出する順行性誘発法と，近位部で刺激し遠位部の電位を導出する逆行性誘発法の 2 つがある．

感覚神経活動電位は小さいため，信号/雑音比を高めるために加算が必要である．

3．脱髄と軸索変性

脱髄は Schwann 細胞の障害で起こる伝導異常で，M 波の振幅の低下に比べ伝導速度の低下が目立つ．各神経線維の伝導速度のばらつきを反映する時間的分散（㊺）や，局所性脱髄を反映する伝導ブロック（㊻）がみられることがある．脱髄性疾患には Guillain-Barré 症候群，慢性炎症性脱髄性多発根ニューロパチー，遺伝性運動感覚性ニューロパチーなどがある．

軸索変性は伝導速度の遅延に比べ M 波の振幅低下が目立つ．アルコール中毒症，尿毒症，結節性多発動

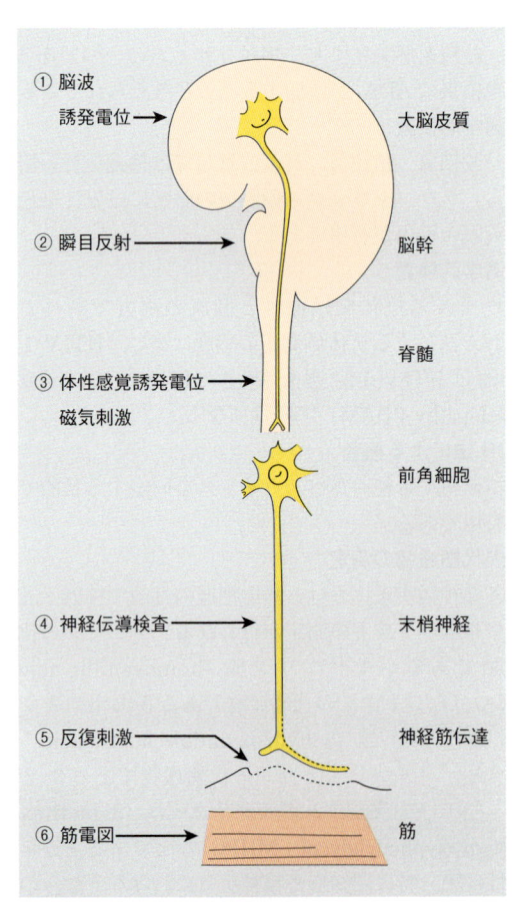

㊹ 神経系の電気生理学的検査

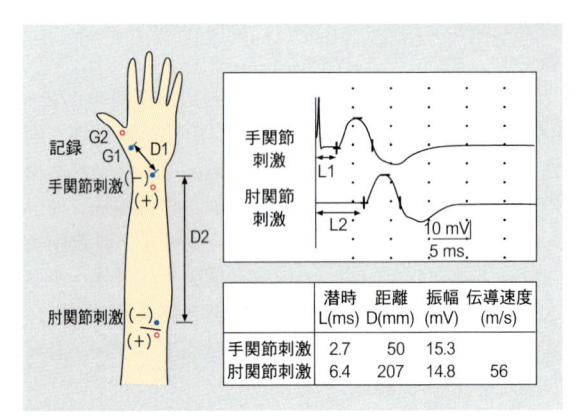

㊹ 運動神経伝導検査法

左正中神経を刺激し，母指球より活動電位を記録した健常者の一例．運動神経伝導速度（MNCV）(m/s) は以下のように計算する．神経筋接合部での伝達時間や筋細胞膜で活動電位が誘発されるまでの時間を除くため，2 点間の距離を潜時の差で割る必要がある．

$$\text{MNCV (m/s)} = \frac{\text{距離：D2 (mm)}}{\text{潜時：L2 (ms)} - \text{潜時：L1 (ms)}}$$

$$= \frac{207}{6.4 - 2.7} = 56$$

表（図㊹内）

	潜時 L(ms)	距離 D(mm)	振幅 (mV)	伝導速度 (m/s)
手関節刺激	2.7	50	15.3	
肘関節刺激	6.4	207	14.8	56

脈炎，糖尿病などでみられる．

　運動ニューロン疾患ではニューロンの障害が一律ではなく，残っているニューロンが正常に刺激を伝えるので一般に末期まで運動神経伝導速度は保たれるとされる．しかし実際には運動神経伝導速度の低下をみることもある．これは運動神経線維のうち伝導速度の速い太い線維が，細い線維（正常でも伝導速度が遅め）より先に脱落するために生じる現象である（筋萎縮性

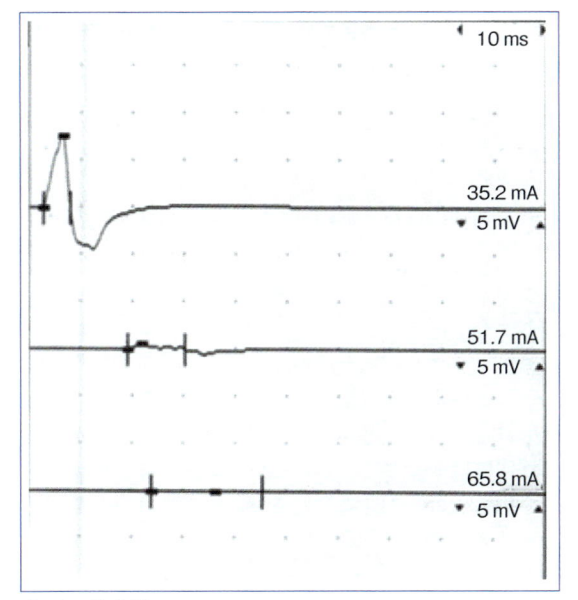

㊺ 時間的分散

側索硬化症ならば正常の 70 ％までは低下しうる）．

4．F 波（㊼）

　末梢運動神経の刺激により発生した興奮のうち中枢側へと逆行したものは脊髄前角の運動神経細胞を興奮させる．この興奮は再び運動神経を順行性に伝導し，神経筋接合部を経て筋電位として記録される．これがF 波であるが，その出現頻度は神経によって異なる．健常被検者での出現頻度は脛骨神経ではほぼ 100 ％，正中神経や尺骨神経で 60 ～ 70 ％，腓骨神経では出現しないこともある．F 波の検査で神経根を含む末梢神経近位部の障害を評価することができる．

5．反復刺激

　神経筋接合部の異常を調べる検査で，運動神経を3 Hz 最大上刺激で 10 回反復刺激し M 波を記録する．第 1 刺激による M 波の振幅と第 4（5）刺激の振幅とを比較し，10 ％以上減衰がみられれば減衰現象（waning 現象）陽性とする．重症筋無力症の診断や治療効果の判定に有用である．

　Lambert-Eaton 症候群では単発刺激で誘発されるM 波の振幅がきわめて小さいのが特徴で，反復刺激をすると増大現象（waxing 現象）がみられる．これらの原因としては，運動神経終末での Ca²⁺ チャネル阻害にて，アセチルコリン（Ach）放出が障害されており（M 波振幅の低下），連続刺激により Ach 放出量が増大するからである（waxing 現象）．

反射

　臨床には瞬目反射と H 反射が用いられる．

神経疾患

2

神経疾患の診断学

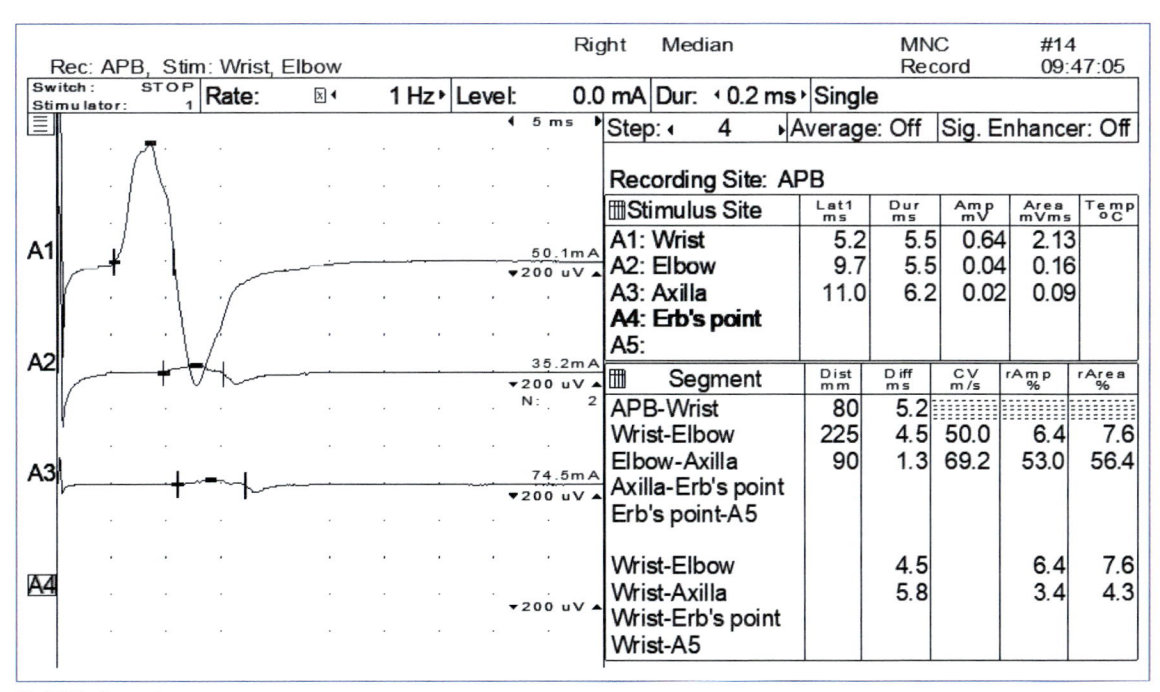

㊻ 伝導ブロック

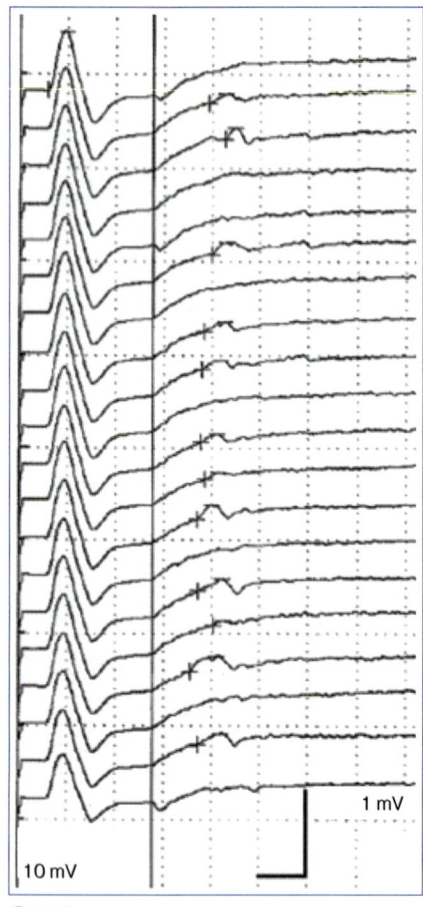

1 mV

10 mV

㊼ F 波

1. 瞬目反射

脳幹反射の一つで三叉神経 -橋-顔面神経を反射弓とする. 末梢神経（三叉神経障害, 顔面神経麻痺, 聴神経腫瘍など）, 脳幹障害（多発性硬化症, Wallenberg 症候群など）のほか, 上位中枢の病変（Parkinson病など）でも異常がみられることがある.

2. H 反射

一般に脛骨神経を膝窩部で刺激し, ヒラメ筋から記録する. F 波と異なり, 求心路は感覚神経で遠心路は運動神経である（F 波はいずれも運動神経）. S1 神経根障害の検査に有用なことがある.

筋電図

1つの脊髄前角細胞と, それに支配される筋線維の集合を一括して運動単位（motor unit）と呼ぶ. 単一の運動単位電位（motor unit potential：MUP）をみるには針電極を用いる針筋電図が, 筋全体の収縮をみるには表面筋電図が適している.

針筋電図

1. 検査目的

障害のレベル診断（筋力低下や筋萎縮の原因が中枢

性か, 神経原性か, 筋原性か）, 障害の分布, 発症からどのくらい時間が経っているか, 特異的所見による疾患診断（ミオキミアやミオトニーなど）などをみるのに有用である. モニター上の波形に加えスピーカーからの音も重要な情報となる.

針筋電図検査は問診や神経学的診察からの情報を補完する目的で行われる. 患者ごとにどの筋を検査するか検討する必要があり, よってルーチンの手順は存在しない. 神経伝導検査など他の電気生理学的検査と組み合わせて行われることが多い.

感染のリスクを考慮し検査に用いる針電極は使い捨てのものにする.

2. 検査法

筋電図は次の4点で考えると理解しやすい.

①刺入時

針電極刺入に伴う活動電位で筋線維の興奮性の検査として重要で, 正常では 100 ～ 200 ms 持続する. 筋肉の線維化で低下し, 脱神経や筋炎, ミオトニーでは増大する.

ミオトニーとは随意運動や電気的・機械的刺激により起こる持続的筋収縮をいい, 筋強直性ジストロフィ, 先天性ミオトニー, パラミオトニー, 高カリウム性周期性四肢麻痺などでみられる. 筋電図では針電極の刺入を引き金として, 陽性鋭波または陰性棘波が漸増, 漸減する（㊽）. スピーカーからは急降下爆撃音やバイクのエンジン音と形容される特徴的な音が聞こえる.

②安静時

針先が神経筋接合部近傍に達した場合には終板電位がみられるが, 健常者ではこれ以外の筋電位は記録されない.

異常電位として線維自発電位, 陽性鋭波, 線維束攣縮電位, ミオキミア放電, 複合反復放電がある（㊽）.

線維自発電位と陽性鋭波は単一筋線維の自発放電で, 脱神経時に出現する. 線維束攣縮電位は個々の運動単位の自発放電で生じ, これが連続的に数回反復発射すればミオキミア放電となる. これと異なり, 複合反復放電は単一筋線維の異常放電がペースメーカーとなり, 接触伝導により次々とほかの筋線維を興奮させ, この連鎖反応が繰り返されるものをいう.

③軽度の随意収縮時

筋を軽度に随意収縮させ MUP の振幅, 持続時間, 相・ターン数, 面積などを観察する.

下位運動ニューロン病変では, 脱神経後の筋線維が隣接する正常神経筋線維に再支配され, 1つの運動単位に属する筋線維の数が増えることにより MUP は高振幅, 長持続, 多相性となる. 筋原性疾患では各運動単位で筋線維がランダムに脱落し, 1つの運動単位に属する筋線維の数が減少するために MUP の振幅と持続

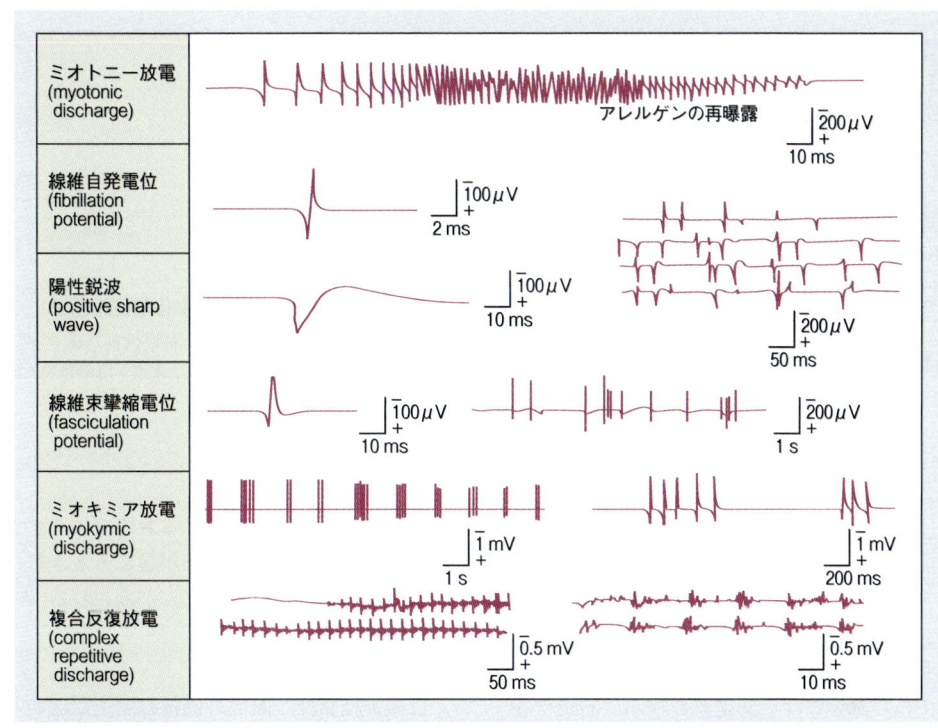

㊽ 各種異常電位

時間は低下する.

④最大随意収縮時

　筋を安静状態から徐々に収縮させると，まず1つの運動単位が発射し，その発射頻度が次第に増加していき，さらに収縮を強めると次々と運動単位が動員される．これを漸増（recruitment）という．また最大随意収縮時は運動単位が高頻度で発射されるため，個々の波形を判別できなくなり，この重合電位の波形を干渉波（interference）という．

　正常では筋力に応じた運動単位が動員されるが，下位運動ニューロンの数が減少すると新しい運動単位が動員されにくくなる（late recruitment）．極端な場合，最大収縮でも単一運動単位が高頻度に反復発射するのが観察される．上位運動ニューロンの病変では低頻度で発射し，不完全な干渉波となる．筋原性疾患ではわずかな随意収縮でも多数の運動単位が一斉に発射する（early recruitment）．また MUP の振幅が低下しているため，干渉波の振幅も低下する．

表面筋電図

　不随意運動や筋緊張異常を把握するために，表面電極を多数の筋肉に装着し同時記録する．肉眼的に観察できない筋活動もとらえることが可能で，筋収縮パターンは不随意運動の種類の鑑別に有用である．

単一筋線維筋電図，マクロ筋電図

　単一筋線維の電位を記録する方法として，単一筋線維筋電図があり重症筋無力症の診断などに応用される．

　マクロ筋電図は運動単位全体の筋線維電位を記録する方法であるが，広く臨床の場で普及するには至っていない．

脳波

　大脳，脳幹の機能障害を評価するため，脳波は日常よく用いられる．

検査の目的

　一般に脳波は脳の機能障害の有無やその程度，局在性をみる状態診断法で，てんかん，意識障害，認知症，頭部外傷後，血管障害，腫瘍，炎症などの器質障害，ナルコレプシー，脳死の判定などにおいて有用である．

　てんかんにおける異常波形はほぼ疾患特異的で，ある程度臨床型に対応する．そのほか特徴的脳波所見として，肝性脳症でみられる三相波，Creutzfeldt-Jakob病（CJD）における周期性同期性放電，ナルコレプシーの入眠時 REM 段階などがある．

脳波の記録

　国際 10-20 法に従い頭皮上に電極（活性電極）を装着する（㊾）．電極と同側の耳朶（あるいは乳様突起）との電位差をみる基準電極導出法（単極導出法）と，頭皮上の2つの電極間の電位差をみる双極導出法がある．

脳波の記載法

　周波数は δ 波（0.5〜3 Hz），θ 波（4〜7 Hz），α波（8〜13 Hz），β 波（14〜30 Hz）の4種類に分け

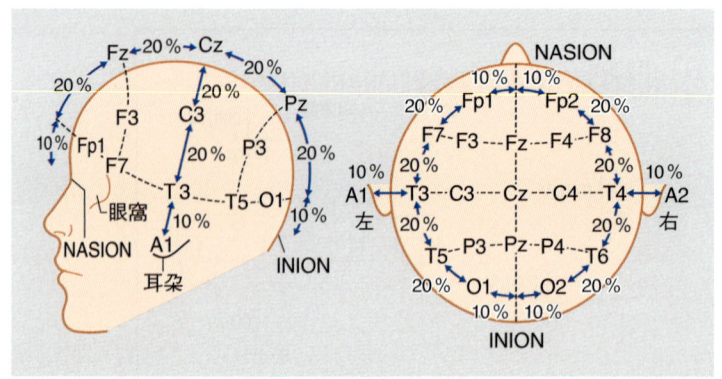

㊾ 10–20 法による電極配置法

（水野美邦〈編〉：神経内科ハンドブック―鑑別診断と治療，第 3 版．東京：医学書院；2002. p.415.）

られ，δ波と θ波を徐波，β波を速波と呼ぶ．基礎律動（脳波成分のなかで最も優位に出現する律動）の周波数，振幅，分布，対称性か否か，また突発波の有無，性状などを記載する．

正常脳波

1. 覚醒時成人脳波

安静時，閉眼にて後頭部優位に約 $100\,\mu\mathrm{V}$ 以下の α波が連続してみられ，これを基礎波と呼ぶ．開眼や各種刺激で α波は抑制され，低振幅速波が主体となる．

2. 睡眠時脳波

REM 期と non–REM 期に大別し，後者をさらに stage 1 〜 4 に分ける．

① stage 1：うつらうつらした状態で，低振幅 θ波が主体．後半に頭蓋頂鋭波（hump）が出現．

② stage 2：中等度振幅徐波に 14 Hz の紡錘波（spindle）と K 複合波（K complex）が混入．

③ stage 3：高振幅徐波（2 Hz 以下，$75\,\mu\mathrm{V}$ 以上）が 20 〜 50 ％出現．

④ stage 4：高振幅徐波が 50 ％以上出現．

REM 期は睡眠状態にあるが脳波は stage 1 に類似する．また速い眼球運動が出現し，全身の筋緊張は低下する．

異常脳波

基礎律動の異常（徐波化），突発波の出現を観察する．前者はびまん性脳機能低下の治療効果・予後判定に役立つ．また局在性徐波は限局性病変を疑わせる．

突発波には棘波（spike），鋭波（sharp wave），棘徐波複合（spike and slow wave complex），鋭徐波複合（sharp and slow wave complex），高電位徐波群発などがある．

異常波を誘発するためには開閉眼，過呼吸，閃光刺激，音刺激，自然睡眠，薬物などで賦活する．

1. 3 Hz 棘徐波複合（㊿）

両側同期性に出現する 3 Hz の高振幅棘徐波複合で，欠神発作でよくみられる．発作波出現中は多くの場合臨床的に意識消失を伴うことが多い．過呼吸や睡眠で誘発されやすい．

2. 多棘徐波複合（㊿）

多発棘波に徐波が続発するもので，ミオクロニー発作に伴うことが多い．発作が起こるときには棘波に一致してミオクロニーけいれんがみられる．また光刺激に敏感である．

3. 14 & 6 Hz 陽性棘波

自律神経発作，頭部外傷後に関連が深いという報告もあるが，健常者でもみられる．

4. ヒプスアリスミア（hypsarrhythmia）

点頭てんかんに特徴的で，4 歳以下の小児にみられる．高振幅不規則徐波と多焦点性の棘波が全般性に出現する．

5. 三相波（㊿）

肝性脳症で半昏睡の時間（θ波から δ波に移行する時期）にみられる陰–陽–陰の三相性から成る波形のことで，前頭部優位にみられ，後ろへ行くに従い振幅が小さくなる．三相波は代謝性脳症一般にみられ特異性はないが，頻繁に持続して出現するのは肝性脳症である．

6. 周期性同期性放電（periodic synchronous discharge：PSD）

全誘導で高電位の鋭波や棘波が両側同期性に出現する特徴的な波形である．CJD や亜急性硬化性全脳炎に特徴的だが単純ヘルペス脳炎や無酸素脳症でも一過性にみられることがある．

誘発電位

一定の刺激に対応して中枢神経系に誘発される電位を誘発電位という．電位はきわめて小さいので刺激を反復し加算平均して求める．多発性硬化症では臨床的に障害がみられなくても潜在病変を検出できることがある．

1. 体性感覚誘発電位（SEP）

感覚神経経路の機能評価に用いられる．末梢神経を電気刺激し，感覚神経伝導路上の電極から電位を記録し，潜時，振幅を検討する．神経叢病変，脊髄後根障

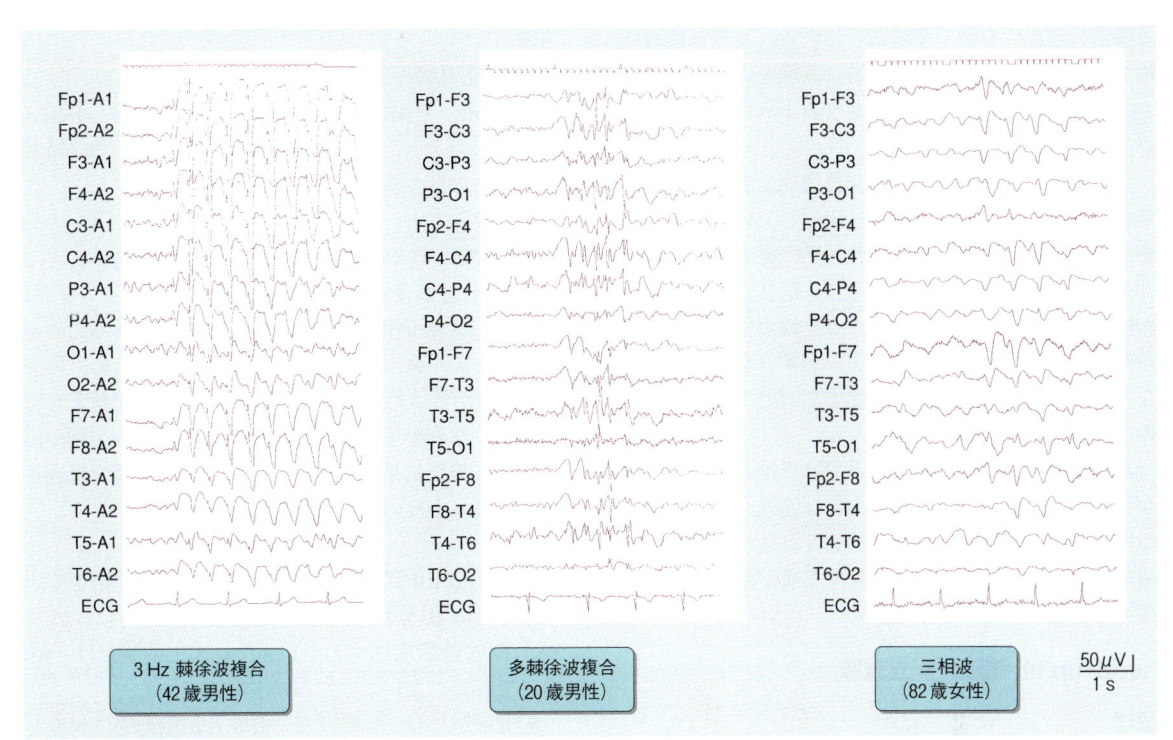

| 3 Hz 棘徐波複合
（42 歳男性） | 多棘徐波複合
（20 歳男性） | 三相波
（82 歳女性） |

50μV
1 s

❺⓪ 各種異常脳波

害，各種脊髄疾患に応用される．また皮質反射性ミオクローヌスでは巨大 SEP が記録され，診断に不可欠である．

2. 視覚誘発電位（VEP）

光刺激により大脳視覚領に導出される電位を記録する．閃光刺激と図形反転刺激の 2 種類の刺激法がある．閃光刺激には指標を凝視できない意識障害患者や乳幼児に有用であるが，潜時のばらつきが大きい．図形反転刺激は潜時約 100 ms に安定した波形（P_{100}，一次視覚野が発生源と考えられている）を得られ，視野別刺激も可能である．

3. 脳幹聴性誘発電位（BAEP）

脳幹聴覚路に沿って，I 波は第 VIII 脳神経の脳幹に近い外側部，II 波は蝸牛神経核，III 波は上オリーブ核，IV 波は橋外側毛帯，V 波は中脳下丘が起源とされている．頂点間潜時の延長，波形の欠如を観察する．昏睡患者の脳幹機能の客観的評価や脳死判定では必須の検査である．

事象関連電位

事象関連電位とは，刺激の種類にかかわらず，刺激の認知，期待，判断に関連し導出される電位である．

磁気刺激検査

磁気刺激は中枢での運動神経経路を評価する検査法

である．頭部刺激と頸部（腰部）刺激で得られる電位の潜時差を皮質脊髄路の中枢運動伝達時間とし，中枢伝導の指標とする．多発性硬化症や運動ニューロン疾患などに応用される．

（野寺裕之，梶　龍兒）

◉ 文献

1）木村　淳：誘発電位と筋電図—理論と応用．東京：医学書院；1990．
2）柳沢信夫ほか：神経生理を学ぶ人のために，第 2 版．東京：医学書院；1997．
3）園生雅弘ほか（編）：神経筋電気診断の実際．東京：星和書店；2004．
4）「神経内科」編集委員会（編）：臨床神経生理学的検査マニュアル．神経内科 2006；65（Suppl 4）．

▌自律神経機能検査

自律神経性疾患を疑い，診断する場合でも，一般的な臨床的アプローチすなわち，病歴聴取で病態の概要を把握し，臨床症状や所見から解剖生理学的な病変を推定し，効率的な臨床検査で対応，治療可能な疾患を鑑別していくという段階を踏む．ホメオスタシスの維持には，自律神経系のみならず内分泌系，免疫系も関与するため，自律神経機能だけを直接的に評価することは困難で，実際には自律神経系のアウトプットであ

る臓器の反応性を測定することになる．自律神経機能検査は，患者にとって苦痛や時に危険を伴うこともあり，必要最小限の負担と費用となるように選択しなければならない．

病歴聴取においては，自律神経機能全般にわたって症状があるのか，一部の臓器に限局しているかどうかを念頭におく．循環器系，消化器系，泌尿器系，生殖器系，分泌系，発汗系のそれぞれに症状があるかどうか確認する．反復性か持続性か，急性か慢性かという時間経過と日内変動，環境による影響（季節や天候）などホメオスタシス維持に影響する内的・外的変動との関係も病態の把握に必要になる．

身体所見としては，循環器系では脈拍と血圧の変動が評価しやすく，泌尿器系であれば膀胱への充満状態や排尿後の残尿量，分泌機能や発汗機能の評価には眼瞼や口腔粘膜の湿潤や，発汗して皮膚が滑りやすい状態か，衣服の湿潤でわかる．

head-up tilt 試験，起立試験

原理

臥位から起立すると血液が上半身から下半身（下肢，腹部・骨盤臓器）へと移動する．静脈還流は減少し，心室内へ血液が充満されず1回拍出量が減少し，そのままでは血圧が低下してしまう．大動脈弓や頸動脈洞などに存在する圧受容器を介して拍出量減少の情報が延髄の心臓血管中枢に伝わり，圧受容体反射により交感神経活動亢進，交感神経節後神経からのノルアドレナリン（NA）分泌増加，心臓迷走神経活動の抑制が生じる．末梢での血管抵抗亢進，心拍増加，心収縮力の増加により血圧低下を抑制する．実際には，アルギニンバソプレシン（AVP）分泌（心房からの循環血液量に関する情報に反応），レニン-アルドステロン系の活性化などの内分泌的調整も加わってくる．また，起立に際して下肢の骨格筋収縮が生じて静脈内の血液貯留が抑制され心臓へ還流する血液量が増加する．

head-up tilt 試験は電動で起立させる tilt 台で，起立試験は能動的起立によりそれぞれ起立負荷する．

目的

head-up tilt 試験と起立試験は，前述の圧受容体反射が正常に機能しているか評価する検査法で，加えて NA や AVP を起立前後で測定することで圧受容体反射における障害部位が推定できる．

主な対象

失神（特に神経調節性失神）の鑑別．

自律神経機能障害をきたす疾患として，多系統萎縮症，Lewy 小体型認知症，Parkinson 病などの神経変性疾患，家族性アミロイドポリニューロパチーや糖尿病性ニューロパチーなどがある．

方法

1．必要器具の準備

tilt table，自動血圧計（観血的，非観血的），心拍・心電図モニター，静脈点滴ライン，採血管，急変時対応のための蘇生機材・薬剤（昇圧薬，アトロピン，エピネフリンなど）．

2．検査当日までの対応

食直後は，食後性低血圧や飲食物（カフェインなど）の影響，気分不快時への対応などの問題があるため望ましくない．飲水は，血圧上昇作用があるため，検査1時間前からは絶飲食とする．また，血管作動薬も可能な限り検査の前日から中止する．検査前の運動や温度環境も検査結果に影響を及ぼすため，空調で管理された温度，湿度のもとで検査を行えるようにする．

3．手技

head-up tilt 試験，起立試験とも血圧，脈拍を安定させるため10分以上，NA，AVP など測定時には20〜30分間安静臥床にする．head-up tilt 試験では，tilt 台上で転倒しないようにベルトで固定する．

起立試験では，5秒以内に被験者が能動的に起立して血圧，脈拍を1分ごとに測定し，3分間実施する．起立直後の失神や転倒に備え，介助できるように準備する．

head-up tilt 試験では，30秒程度で60〜70度まで挙上し，連続的にあるいは1分間隔で心拍，血圧を測定する．

起立中に生あくび，顔面蒼白，意識レベル低下や気分不快の訴えがあれば，失神前状態が疑われる．血圧，脈拍を確認して状況により head-up tilt 試験では被験者を臥位に，起立試験では座位にする．このため，介助者が常に被験者の状態を観察する必要がある．

head-up tilt 試験の起立負荷時間は，3分後以降に起立性低血圧をきたしやすい疾患（Parkinson 病など）もあるため，10分間で行われることが多い．神経調節性失神の場合は，血圧低下を伴わない状態で心拍数増加が長時間続いた後で突然に血圧低下ないし心拍数低下（または両者）を生じて失神する．このため，失神を誘発するには少なくとも20分以上，45分間までの起立時間を延長する場合もある．

4．内分泌的評価

障害の責任病巣の推定には，起立直前と起立後に採血して血漿 NA（交感神経節前線維，節後線維での障害の判定），AVP（圧受容体反射求心路障害の判定）を評価する．血漿 NA 測定では起立10分後に，AVP 測定については起立後20分以上の採血が望ましい．起立中に前失神または失神した場合は，その時点で採血する．安静臥位 NA の低下は，交感神経節後線維における NA 合成能低下を示す．起立時の NA 上昇反応

は交感神経活動の増加を反映し，交感神経障害がある疾患では上昇反応が低値になる．

判定

起立性低血圧（orthostatic hypotension：OH）の判定は，起立3分以内に収縮期血圧が20 mmHg以上低下または拡張期血圧が10 mmHg以上低下した場合に陽性とする．臥位高血圧（収縮期血圧160 mmHg以上）の場合は，収縮期血圧の低下が30 mmHg以上で陽性とする．これら代表的なタイプをclassical OHと定義するが，起立3分以降にOHの基準を満たすものはdelayed type OHと定義され，Parkinson病でのOHに多い．このほか，連続血圧測定でしか評価できないが起立15秒以内の収縮期血圧40 mmHg以上の低下または拡張期血圧20 mmHg以上の低下するOHはinitial OHと定義される．

24時間血圧測定

携帯型自動血圧計（ambulatory blood pressure monitor：ABPM）を用いて，24時間の血圧測定を行い，日内変動を評価する．

測定時には，血圧に影響を及ぼす日常活動について行動記録表に起床，就寝，食事，排泄，活動，飲酒などを記録してもらう．

ABPMでわかることは，①白衣高血圧，②仮面高血圧，③血圧日内変動パターン，④日常活動に応じた血圧変動である．

血圧日内変動の評価としては，日中のSBP（収縮期血圧）と夜間のSBPそれぞれの平均の差を日中のSBP平均値で除した割合「（SBP day − SBP night）/ SBP day×100（％）」を日内変動の指標とする．

夜間の血圧が10％以上下がるものはdipper type，血圧低下が10％未満はnon-dipper type，血圧上昇するものはriser typeと定義され，健常者はdipper typeである．

早朝高血圧は，循環器系疾患（脳，心臓，腎臓）のリスクとなることが知られており，重要である．早朝に血圧が急上昇するmorning surgeと，夜間から持続して血圧高値になるタイプのうち，riser/non-dipperでは特に血管リスクが高いとされている．

低血圧を疑う症状や失神など自律神経障害の疑いがある場合，たとえば食後性低血圧の有無，活動による血圧変動の評価にも有用である．

心電図 R-R 間隔解析

原理

心拍は，呼吸，循環の調整にかかわる自律神経活動に影響を受け変動する．心拍R-R間隔の変動のばらつきを示すR-R間隔変動係数（CV_{R-R}：coefficient of variation of R-R intervals）は，一定時間の自律神経活動を評価する方法の一つである．CV_{R-R}間隔は，主に副交感神経機能を反映するが，交感神経の影響も受けている．

方法

最近の心電計は，R-R間隔を自動的に解析できるようになっている．5分程度の安定した安静仰臥位で100心拍のR-R間隔を測定し，平均値と標準偏差を計算し，それをもとに「CV_{R-R}＝ ｛標準偏差/平均値×100 ％｝」で求める．

著しい不整脈の場合は，心拍変動は不正確で解析に適さない．

判定

CV_{R-R}は，年齢に伴って低下する．平均値は30〜59歳で3.4 ％，60歳以上で2.8 ％とされている．糖尿病患者では低値がみられる．

Valsalva 試験

原理

胸腔内圧を呼気により変化させ，脈拍と血圧の変動を用いて血管運動神経の反応や圧受容器反射の評価を行う検査である．

方法

1. 必要器具の準備

呼気圧を測定する血圧計，心電計，血圧を連続測定する機器（非観血的方法：トノメトリー法），心電図R-R間隔と血圧を同時に表示・解析する機器．

2. 手技

被験者に臥床状態で深呼吸を行わせ，40 mmHgの圧にした血圧計に接続したチューブを口でくわえて10〜15秒間努責した後，直ちに通常の呼吸に戻す．この間に血圧と心拍数を連続的に測定する．

判定（**⑤**）

努責の初期がⅠ相で，血圧と脈拍上昇を認めるが機械的機序であり自律神経とは無関係とされている．Ⅱ相は，胸腔内圧上昇に伴う静脈還流の低下により血圧が低下し，代償性に心拍数が増加（心電図R-R間隔が短縮）する．Ⅱ相後期では，血圧低下に反応した末梢血管抵抗の増大により血圧が上昇に転じる．Ⅲ相は，努責終了に伴い胸腔内圧が低下して胸腔内血管の拡大が生じ，血圧が低下する．Ⅳ相では，努責解除により心拍出量が増えるとともに，末梢血管抵抗が元に戻るのが遅れるため血圧上昇が出現する．血圧上昇に対する圧受容器反射の結果として心拍数の減少（R-R間隔の延長）を認める．Ⅱ〜Ⅳ相は，頸動脈洞，大動脈弓から求心路を介し孤束核を経由して迷走神経疑核から心臓へ至る圧受容器反射を評価する．

結果の判定には，①第Ⅳ相での最大R-Rと第Ⅱ相

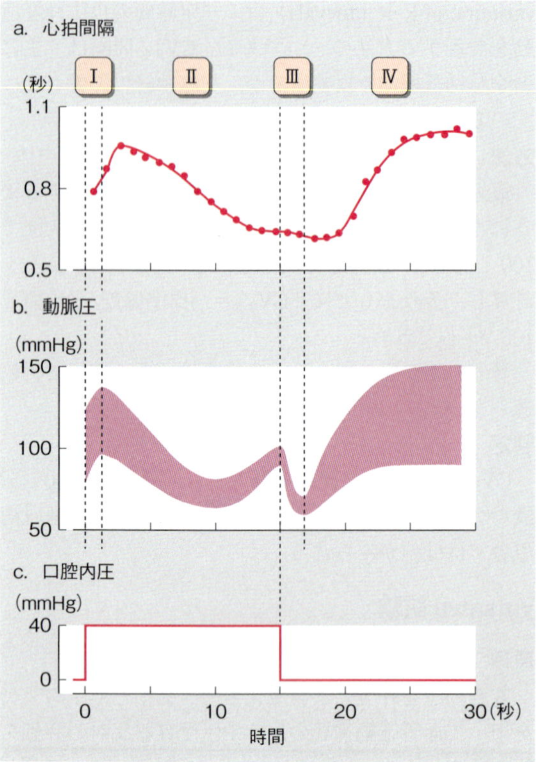

51 Valsalva 試験時の心拍，血圧変動経過，I〜IV 相の区分

原著では R-R 間隔の代わりに P-P 間隔を表示している．

（Eckberg DL：Parasympathetic cardiovascular control in human disease：a critical review of methods and results. *Am J Physiol* 1980；239：H581 をもとに作成.）

の最短 R-R の比（Valsalva ratio）で心拍反応（主に副交感神経機能）の指標とするほか，②（負荷前値から）II 相後期の収縮期血圧上昇（血管運動神経機能を反映)，③（負荷前値から）Ⅳ 相の収縮期血圧上昇（心臓交感神経機能を反映），④ III〜Ⅳ 相での血圧上昇から負荷前のレベルに戻る時間（pressure recovery time：PRT）（心臓交感神経機能を反映）などを指標とする．また，（第 II 相後期や第 Ⅳ 相などでの）血圧変動とそれに伴う各 R-R 間隔変動との相関係数を求め，baroreceptor reflex sensitivity（BRS）（ms/mmHg）とし圧受容体感受性の指標に用いる．

適応と禁忌

多系統萎縮症，自律神経障害を伴う Parkinson 病や Lewy 小体型認知症，糖尿病性ニューロパチー，家族性アミロイドポリニューロパチーなどの循環器系の自律神経障害をきたす疾患では，BRS の低値，II・IV 相での血圧上昇の欠如，PRT の延長などの異常が認められることがある．

重症高血圧，非代償性心不全，大動脈疾患，緑内障，網膜症，不整脈などでは禁忌である

MIBG 心筋シンチグラフィ

原理

meta-iodobenzylguanidine（MIBG）は，交感神経終末でノルアドレナリン（NA）と同様の摂取・貯蔵・放出される性質のある物質でありながら，NA のような活性や NA の代謝酵素の影響を受けない．MIBG の心臓へのとり込みは，心臓交感神経の脱神経により減少することから，MIBG 心筋シンチグラフィは心臓交感神経の障害の検出に有用とされている．

方法

安静状態で［^{123}I］MIBG を 11 MBq 静注し，15〜30 分後の早期像，3〜4 時間後の後期像として撮像を行う．

判定

胸部を正面から撮像して心臓全体に集積している MIBG を測定する．心臓（H）と上縦隔（M）に関心領域（region of interest：ROI）を設定し，上縦隔の平均カウントに対する心臓の平均カウントの比率（H/M）を求める．

心臓での MIBG のクリアランスは交感神経活動の指標と考えられており，洗い出し率（washout rate：WR）で数値化する．

WR＝(早期像心臓 ROI カウント－背景のカウント)－(後期像心臓 ROI カウント－背景カウント)/(早期像心臓 ROI カウント－背景のカウント)

適応

神経疾患においては，Parkinson 病および Lewy 小体型認知症においては，高度な心臓 MIBG 集積低下が認められる．多系統萎縮症，進行性核上性麻痺などの変性性 Parkinson 症候群や Alzheimer 型認知症では心疾患がない限り心臓 MIBG 集積は正常であり，鑑別に有用である（**52**）．

発汗試験

原理

発汗は交感神経支配で，汗腺はコリン作動性である．温熱性発汗は，体温上昇時に熱放散のため手掌と足底を除く全身の皮膚に生じる．精神性発汗は，精神的緊張により手掌と足底の皮膚に生じる．

温熱性発汗の中枢は前視床下部，視索前野と想定され，遠心路は脳幹被蓋の背外側を下行し同側性に脊髄交感神経細胞（節前細胞）に至る．脊髄前根から節前線維が出て交感神経節に至り，節後線維とシナプスを形成する．

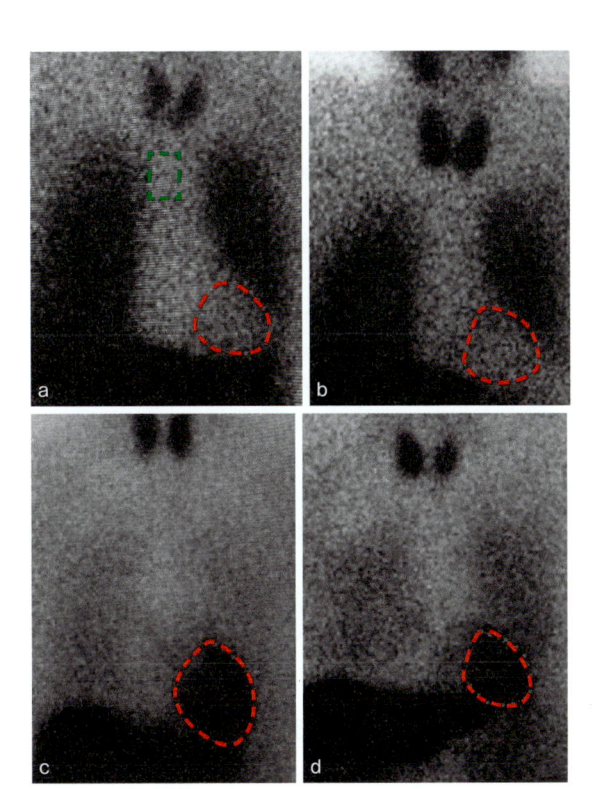

㊷ Parkinson 病症状をきたす疾患の MIBG 心筋シンチグラフィ所見

a. 78 歳女性．Lewy 小体型認知症．ROI を上縦隔（緑点線）と心臓（赤点線）に置く．H/M ratio 1.28
b. 63 歳男性．Parkinson 病 Yahr 分類 II．H/M ratio 1.28
c. 70 歳女性．多系統萎縮症．H/M ratio 4.32
d. 82 歳男性．進行性核上性麻痺．H/M ratio 3.26
いずれも後期相．H/M：heart mediastinum ratio．中エネルギー用コリメーター使用
Lewy 小体型認知症と Parkinson 病患者では，心臓の MIBG 集積をほとんど認めない．

方法

1．温熱性発汗試験（㊾）

体温上昇を起こす温熱負荷を加えて発汗を誘発し測定する．

発汗測定法には，ミノール法，ラップフィルム法がある．ミノール法（ヨード・デンプン法）は，ヨードを含む液体を被験者に塗布し，乾燥した上にデンプンを散布する．ラップフィルム法では，ポビドン液と合成糊を混和したものをラップフィルムに重ね，乾燥させた後にオブラートを重ね，オブラート側を被験者の皮膚に接触させ覆う．いずれの方法とも，体温を上昇させ発汗が生じた部位では暗紫色に変化する．体温上昇のために温度調節が可能な浴室，暑熱負荷を調節できる特殊なスーツや電気毛布，38～42℃に設定した温湯による下肢温浴などにより暑熱負荷をかける．負荷の程度は，発汗が確認されるか，体温が 1.0～1.4℃上昇するまでを目安とする．

立位や臥位では，皮膚圧発汗反射により下半身の発

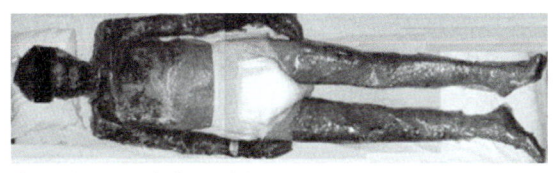

㊼ 温熱性発汗試験の 1 例

71 歳男性．Parkinson 病．ヨード・デンプン法を用いた温熱性発汗検査．黒く変色し発汗している上半身に比べ，体幹下部から下肢にかけて発汗が減少しているのがわかる．
（迫　祐介ほか：発汗障害によるうつ熱をきたしたパーキンソン病の 1 例．臨床神経学 2010；50：151.）

汗が抑制されやすいので仰臥位での評価が望ましい．

2．薬物発汗検査

アセチルコリンは，汗腺に対する直接作用と軸索反射を介して発汗を誘発する．アセチルコリンを皮内注射して誘発される発汗量を測定する方法と，イオントフォレーシスによりアセチルコリンを皮膚から浸潤させて発汗を誘発する方法があり，局所の発汗評価に有用である．

ピロカルピンは，ムスカリン様作用により汗腺の発汗作用を促す．1％ピロカルピンを体重 1 kg あたり 0.01～0.013 mL 皮下注射することで全身に約 1 時間発汗が持続する．副反応として，唾液・涙液の分泌亢進，鼻閉，腸蠕動亢進，熱感，尿意などがみられるため，副作用を止めるためにアトロピンも用意しておく．

判定

発汗出現時の左右差，上半身と下半身の差，あるいは孤立性の斑状発汗の有無などに注目する．

典型的な Horner 症候群では，眼裂狭小，縮瞳を呈した側の前額で発汗現象を認める．

糖尿病性ニューロパチー，多系統萎縮症，Parkinson 病では，主に下半身に発汗低下が出現する．

アセチルコリン皮下注射の場合は，15～30 秒後に注射部位に立毛，発汗，発赤がみられ数分で効果が消退する．発汗しない部位があれば，汗腺そのものの障害か軸索反射性発汗の障害（交感神経節後線維の障害）を示す．

ピロカルピン皮下注射で発汗しない場合は，純粋に汗腺の障害であると考えられる．

薬物点眼試験

原理

瞳孔の自律神経支配は，瞳孔散大筋に分布するアドレナリン作動性の交感神経と，瞳孔括約筋に作用するアセチルコリン作動性の副交感神経である．自律神経は，障害されると脱神経による過敏性が生じ，末梢性の交感神経作動薬や副交感神経作動薬により過剰な反応が認められる．

本検査は，自律神経作動薬に対する過敏性の検出と薬物による反応の違いを利用して，障害の検出に用いている．

方法

日内変動を考慮し，施設ごとでできるだけ一定時間に測定するのが望ましい．また，光度を一定にするため暗所で測定するが，5分以上暗順応をする必要がある．近見による縮瞳を避けるため，2 m ほど先においた指標を見るよう指示する．

点眼後すぐに閉瞼させ，上下左右に眼球運動をさせて薬物をまんべんなく浸透させ，5分ほど待って再度点眼する．

現在使用できる点眼薬は，副交感神経作動薬ピロカルピン，交感神経作動薬はジピベフリン，フェニレフリン，アプラクロニジンがある．ピロカルピンは，緑内障の治療薬であり健常者でも縮瞳し，ジピベフリン，フェニレフリンも健常者で散瞳作用があるため，過敏性を評価するための本試験を実施する際には希釈する必要性がある．

判定

アプラクロニジンは，弱い α_1 作用と強力な α_2 作用を有する薬剤で，健常者では無変化か強力な α_2 作用で軽度の縮瞳をきたす．Horner 症候群では α_1 への過敏性により瞳孔が散瞳する．ジピベフリン，フェニレフリンは α_1 選択性があり，脱神経による過敏性獲得により健側で反応しない希釈濃度で散瞳が認められる．

緊張性瞳孔での散瞳に対して，副交感神経の節後神経障害であれば希釈したピロカルピンで縮瞳反応を示す．

禁忌

虹彩炎がある場合，ピロカルピンは禁忌である．緑内障患者では眼圧上昇のおそれがありフェニレフリンは禁忌となっており，ジピベフリンでは閉塞隅角緑内障を増悪させるおそれがある．

（馬場泰尚，田中章景）

● 文献

1) 日本自律神経学会（編）：自律神経機能検査，第 5 版．東京：文光堂；2015.
2) Eckberg DL：Parasympathetic cardiovascular control in human disease：a critical review of methods and results. *Am J Physiol* 1980；239：H581.
3) 迫 祐介ほか：発汗障害によるうつ熱をきたしたパーキンソン病の 1 例．臨床神経学 2010；50：151.

神経放射線学的検査

概略（概念）

脳脊髄は機能局在があることから画像診断の有用性は高く，さらに，骨に囲まれ内部の情報を得ることが難しいことから，超音波や内視鏡が使えず，CT（computed tomography：コンピュータ断層撮影法），MRI（magnetic resonance imaging：磁気共鳴画像法）などの画像検査の役割は大きい．神経系の画像検査としては，単純 X 線写真，脊髄腔造影（ミエログラフィ），血管造影，CT，MRI，PET（positron emission tomography）/SPECT（single photon emission computed tomography）などがある．

歴史的には単純写真，脊髄腔造影・脳槽造影，血管造影の神経放射線学への貢献は大きく，血管造影は血管内治療として現在も使われるが，診断のみを目的として血管造影を行うことはまれとなっている．現在では侵襲のほとんどない MRI が神経放射線学的検査の中心となっている．

本項では診断のための検査としてスクリーニングから精査に広く用いられている MRI を中心に，神経放射線学的検査の概要を述べる．

種々の神経放射線学的検査と注意点

神経系の画像検査法を❺❹に示す．MRI はスクリーニングから精査まで幅広く適応があり，神経放射線画像検査の中心となる．まず MRI，例外としてくも膜下出血や新鮮出血には CT，ほかは特殊検査，と考えればよい．MRI と超音波以外は X 線を用いるため，被曝に関する配慮が必要となる．1 回の診断のための検査の被曝量は低く，通常は問題とならないが，無症状の場合のスクリーニングに用いることは勧められない．

被曝以外に，造影剤の副作用には注意を要する．報告にもよるが，CT，MRI とも約 2 万件に 1 件の重篤な副作用（アナフィラキシー）が起き，その 1/20～1/50 程度が死亡する．造影の適応を厳密に行うとともに，発生時の対策を立てておくことが重要である．腎機能低下症例では，腎性全身性線維症（nephrogenic systemic fibrosis：NSF）や腎不全悪化が起きるため禁忌である．また，ペースメーカーなどの埋め込みデバイスには，条件付き MRI 対応のものがあるが，条件はデバイスごと，MR 装置ごとに異なるため，検査ごとの確認が必要とされる．

脳 MRI の基本的撮像法とその特徴

❺❺に脳 MRI の基本的撮像法とその特徴を示す．MRI は多くの撮像法があり，特徴を生かした検査とそれを理解した読影を行えば，見落としが減り，診断の精度が向上する．特に，T1 強調像の高信号，T2 強調像の低信号，拡散強調像の高信号のように，病態が高い特異度で絞り込める所見を重視するなどの，重みづけが重要である．❺❻，❺❼に基本的撮像法と正常解剖

⑤4 神経系の画像診断法とその特徴

	長所	短所	空間分解能	コントラスト分解能	適応	適応低, なし
MRI	1. 高い組織コントラスト 2. 解剖学的情報が多い 3. 生化学的情報も得られる 4. コントラストが変えられる 5. 骨のアーチファクトがない 6. 流れの情報が得られる 7. X線被曝がない	1. 検査時間が長い 2. 流れ, 動きに弱い 3. 石灰化・骨の観察困難 4. 出血・空気などが混在する複雑な病態（外傷など）の把握が難しい 5. 造影剤の副作用が複雑, 時に重篤 6. 磁場のため金属類危険	高	高	ほとんどの脳脊髄疾患 特に, 後頭蓋窩, 脊髄病変, 白質病変, 代謝疾患, 変性, 腫瘍, 脳梗塞, 髄膜病変	くも膜下出血, 外傷, 耳小骨
CT	1. 骨, 石灰化が直接描出できる 2. 検査時間が短い 3. 空間分解能が高い 4. 磁性体などの制限がない 5. 出血・空気など（外傷）の診断が容易 6. 普及率が高い 7. 安価	1. 被曝がある 2. 造影剤の量が多く副作用も多い 3. 組織コントラストが低い 4. 骨・金属のアーチファクトがある	高	中	くも膜下出血 超急性期脳出血 救急, 重症患者 骨・石灰化病変	白質病変, 代謝疾患, 変性疾患
血管造影	1. 血管の解剖のゴールドスタンダード 2. 血流・動態の評価が可能 3. 疾患特異性が高い	1. 侵襲が大きい 2. 検査のコストが高い 3. 組織コントラストが少ない 4. 血管以外の情報が少ない	高	低	脳動脈瘤 動静脈奇形, 硬膜動静脈瘻, 静脈洞血栓症 IVR（血管内手術）を要する疾患	血管障害以外
脳血流SPECT・PET	1. 脳血流の評価が容易 2. 脳機能を反映した画像 3. リセプターイメージが可能 4. 任意の断面が容易に得られる 5. 統計処理が容易	1. 解剖学的情報が少ない 2. 検査時間が長い 3. 特殊な設備と医療費（特にPETはてんかんのみが保険収載）	低	高	脳虚血, 脳梗塞 てんかん 悪性リンパ腫, 放射線壊死, 脳機能の評価・研究	
特殊SPECT・PET	1. DATスキャン（ドパミン：Parkinson病） 2. MIBGシンチ（Parkinson病, DLB） 3. ベンゾジアゼピン（てんかん焦点） 4. アミロイドPET（AD） 5. アミノ酸（メチオニンPETなど：悪性神経膠腫）	1. 解剖学的情報が少ない 2. 特殊な薬剤, 設備が必要	低	高	薬剤に合った疾患（Parkinson病, てんかん, AD, 膠芽腫）	特定の疾患のみ
単純X線	1. 骨の全体が把握できる 2. 空間分解能は高い	1. 骨以外の情報はほとんどない	高	ほとんどなし	骨病変, コイル位置確認, 副鼻腔, 側頭骨	骨, コイル確認以外

DAT：ドパミントランスポーター, MIBG：メタヨードベンジルグアニジン, DLB：Lewy小体型認知症, AD：Alzheimer病, IVR：interventional radiology.

を示す.

MRI 読影法の基本 （⑤8）

脳のMRIの読影（画像診断）は, 以下の3つの過程に分けられる.
①病変の検出
②病変の部位診断（正確な部位, 広がり, 数）
③病変の形態診断（辺縁, 境界, 形, 大きさ, 内部構造, 造影剤増強効果, 内部信号強度（密度）, 周囲変化）
病変の検出（スクリーニング）はまず左右を比べる.

FLAIR（fluid-attenuated inversion recovery）, 拡散強調像（diffusion weighted image：DWI）, T2*強調像（T2 star weighted image：T2*WI）, 造影後などは, 病変と正常組織のコントラストが高く, スクリーニングに向いている. スクリーニングにはそれらの高コントラスト分解能の画像が有用で, まずそれらの画像から見始める.

正確な部位診断のために（病変が存在した場合）, 多くの場合スクリーニングとは異なる撮像を追加, あるいは別途再検査することになる. 病変が1か所の場合には, その部位に絞った高空間分解能の画像による

⑤⑤ MRI の主な撮像法とコントラスト

撮像法	特徴	短所	脳脊髄液	白質	灰白質	血管	脂肪	適応（特に有用）	高信号	低信号
			正常構造の信号							
T1 強調像	白質が白い 解剖構造が明瞭 造影後に必須	造影前では，病変のコントラストは高くない	低	高	低	低	高	亜急性期出血	脂肪，亜急性期出血（メトヘモグロビン），高蛋白の囊胞，メラニン，常磁性体，淡い石灰化	
T2 強調像	水が白い画像 病変に敏感 磁化率アーチファクトが出にくい	脳脊髄液に接した部分の検出が難しい	高	低	軽度高	低	高	実質内病変	水，多くの病変	急性期出血（デオキシヘモグロビン），慢性期出血（ヘモジデリン），石灰化，骨皮質，線維化，ガス，ラジカル
FLAIR	水を黒くした T2 強調像 実質内病変に敏感 皮質・傍脳室病変が見やすい	脳脊髄液のアーチファクト 磁化率アーチファクトが出やすい	低	低	軽度高	低	高	実質内，脳表，傍脳室病変	T2 強調像と同じ（見やすい）	T2 強調像と同じ
拡散強調像	急性期梗塞，代謝疾患に敏感	磁化率アーチファクトが出やすい	低	低	軽度高〜等	無	低	急性期病変	急性期脳梗塞，細胞性浮腫（中毒，代謝疾患急性期），高粘稠度（脳膿瘍，脳出血），空間的制限拡散（類上皮腫，脈絡叢囊胞），高細胞密度（悪性リンパ腫，膠芽腫，髄芽腫）	脂肪，自由水，flow（血管芽細胞腫）
T2*強調像 SWI	出血，石灰化に敏感	磁化率アーチファクトが出やすい	高	低	軽度高	さまざま		microbleeds など小出血		石灰化，出血 静脈（SWI）
MRA	動脈の描出	血流に依存した内腔の描出 磁化率アーチファクトが出やすい				高	低	動脈瘤，血管狭窄・閉塞	血管，血腫	

SWI（susceptibility-weighted imaging）：磁化率強調像，MRA：magnetic resonance angiography.

多方向からの観察が必要となる．ほとんどの施設で下垂体，小脳橋角部プロトコールが存在するが，ほかの部位でも脳表近く（脳実質内外の鑑別を要す），脳室内，頭蓋底などのプロトコールを用意して，病変がみられる場合や，その部位に病変が強く疑われる場合に用いることが望ましい．高空間分解能で正常構造のコントラスト分解能も高い画像を得て，脳実質内外などの部位診断を行う．

病変の部位がわかれば，その形態および機能診断を行う．造影剤増強効果，信号強度（密度）などが強調されるが，形も劣らず重要である．また，CT や MRI では "機能" の評価はルーチンにはあまり行われていないが，追加撮像として灌流画像（CT，MRI）や拡散テンソル画像（diffusion tensor imaging：DTI），機能的 MRI（functional MRI：fMRI），MRS（MR spectroscopy：磁気共鳴スペクトロスコピー）などは時に有用となる．

所見を解釈し，正しい診断に至るうえでは，MRI だけでも多数の撮像法があり，さらに CT，PET/SPECT などの multimodality があることから，検査ごとの重みづけが重要となる．単純写真 1 枚の足りない情報から "所見を読みとる" という態度は重要ではあるが，多数の modality で検査が行われている現状では逆の場合が多い．特に手術を前提とする場合は，で

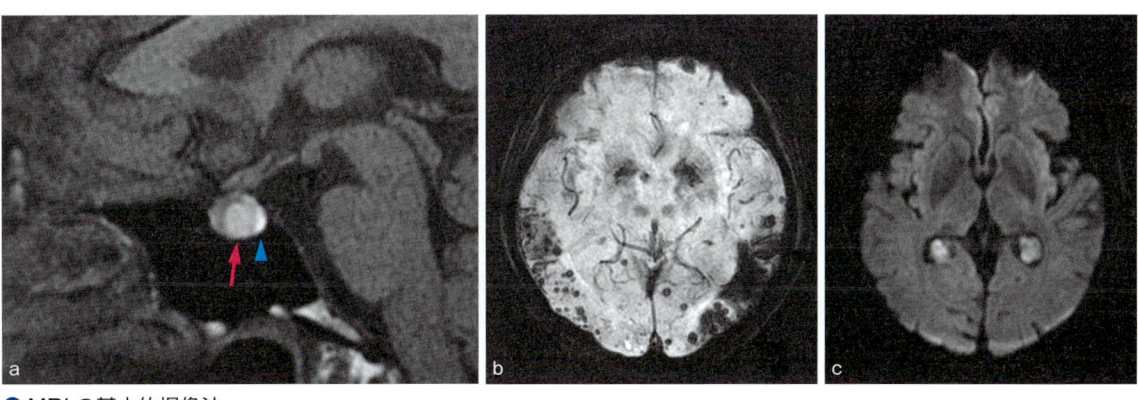

㊏ MRI の基本的撮像法

a. T1 強調像正中矢状断. トルコ鞍中央に高信号域がある（矢印）. 下垂体後葉の高信号（矢頭）は正常でもみられる.

b. 磁化率強調像. 磁化率強調像や T2* 強調像は, T2 強調像よりさらに出血に敏感な撮像法である. 側頭後頭葉皮質の出血の低信号に加え, microbleeds（微小脳出血）と呼ばれる低信号が多発している. アミロイドアンギオパチーによる皮質出血と診断できる.

c. 拡散強調像. 側脳室三角部に著明な高信号がある. 脈絡叢嚢胞である. 高信号で目立つが造影などは行う必要はない.

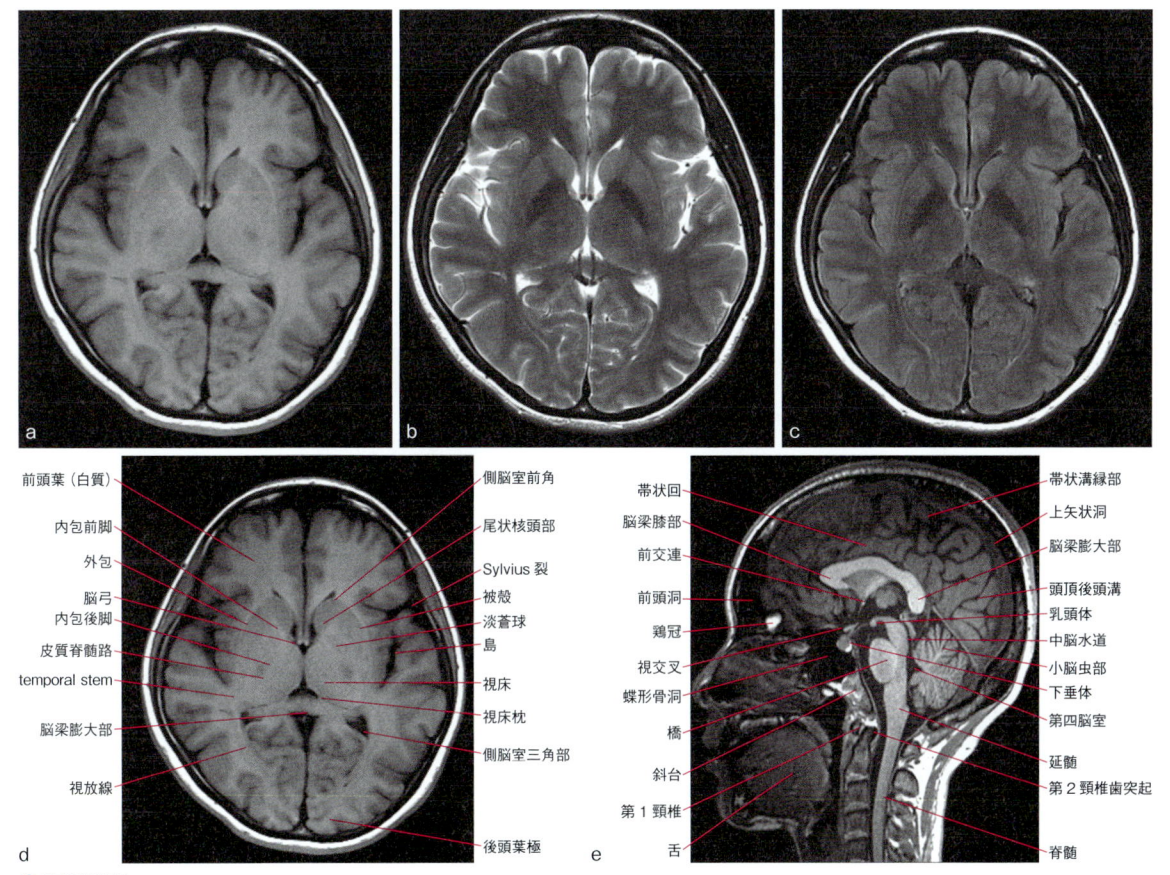

前頭葉（白質）／内包前脚／外包／脳弓／内包後脚／皮質脊髄路／temporal stem／脳梁膨大部／視放線

側脳室前角／尾状核頭部／Sylvius 裂／被殻／淡蒼球／島／視床／視床枕／側脳室三角部／後頭葉極

帯状回／脳梁膝部／前交連／前頭洞／鶏冠／視交叉／蝶形骨洞／橋／斜台／第 1 頸椎／舌

帯状溝縁部／上矢状洞／脳梁膨大部／頭頂後頭溝／乳頭体／中脳水道／小脳虫部／下垂体／第四脳室／延髄／第 2 頸椎歯突起／脊髄

㊐ 正常解剖

a. T1 強調像, b. T2 強調像, c. FLAIR, d. T1 強調像, e. T1 強調矢状断像.

きるだけ多くの情報を集める必要があり, 時に誤り（アーチファクト）やあいまいな情報を整理する必要がある. 検査の重みづけや, ほかのあいまいな所見を一掃する決定的な所見を見逃さないことや, そのような決定的所見を得る可能性の高い検査を忘れずに行うことが求められる. まとめを㊒に記す.

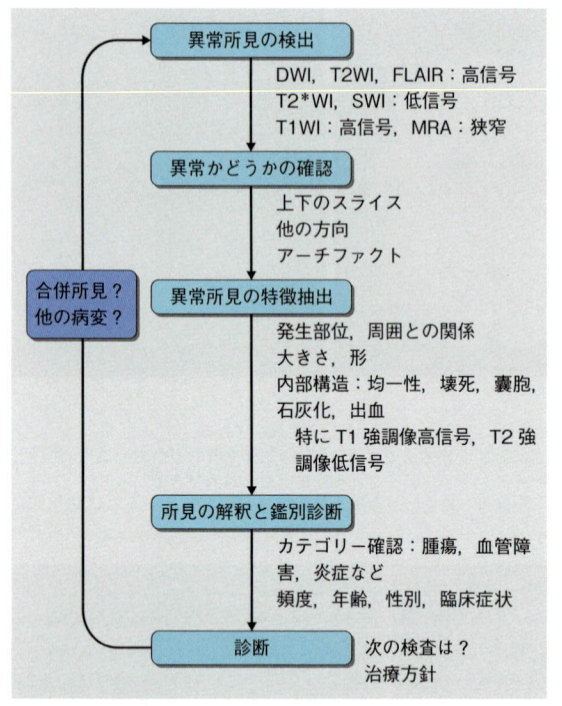

❺❽ 読影の手順

DWI：拡散強調像，T2WI：T2強調像，FLAIR：fluid-attenuated inversion recovery，T2*WI：T2*強調像，SWI（susceptibility-weighted imaging）：磁化率強調像，T1WI：T1強調像，MRA：MR angiography.

❺❾ 脳MRI読影の注意点

1. 病変の頻度が高く，かつ見逃しやすい部位：下垂体，内耳道，副鼻腔
2. 血管のチェック（動脈，静脈洞）：閉塞，解離，もやもや病，静脈洞血栓症
3. くも膜下出血
以上はスクリーニングであり，全例でかならずチェックする
4. 画像を過信しない：アーチファクトを念頭に，TOF-MRA，DWI，flow（CSF，静脈）
5. 特にTOF-MRAにだまされない：血栓，乱流，MIP範囲，流れの方向
6. 正常変異：左右差（脳室），脈絡叢嚢胞（DWI高信号），松果体嚢胞，くも膜嚢胞
7. 正常構造の欠損（特に正中部）：鞍上部くも膜嚢胞
8. 信号強度変化のない病変（てんかんのある場合）：奇形，皮質形成異常
9. 部位が限定できる特定の神経症状がある場合は，閾値をかえること

TOF-MRA：time-of-flight MR angiography，DWI：拡散強調像，MIP：maximum intensity projection.

MRIの特徴的信号強度と主な疾患

　覚えておくべきMRIの特徴的信号強度と疾患を❻⓪に示す．本文中では触れていないが比較的頻度の高い疾患や正常変異として，T1強調像高信号のRathke嚢胞，T2強調像（磁化率強調像）低信号のアミロイドアンギオパチー，拡散強調像高信号の脈絡叢嚢胞を示

❻⓪ MRIの特異的信号所見

1. T1強調像の高信号

高蛋白の溶液：Rathke嚢胞，副鼻腔嚢胞の一部，腫瘍（奇形腫など）の嚢胞の一部

脂肪：脂肪腫，類皮嚢腫，奇形腫，骨髄（骨化：大脳鎌石灰化），油性造影剤，腫瘍の脂肪変性

出血：亜急性期；メトヘモグロビン（約2週～数か月）
　　　　脳内出血，硬膜外血腫，血管腫，出血性梗塞，腫瘍内出血，腫瘍周囲の出血，下垂体出血（卒中），血栓

血流：スライスに流入する血流（in flowによる）

常磁性体：Gd^{3+}，Fe^{3+}，Mn^{2+}
　　　　　　Gdキレート剤，肝不全，経管栄養（Mn）

Ca：石灰化初期（surface effect）

下垂体後葉（尿崩症で消失），妊婦・新生児下垂体前葉

ラジカル：悪性黒色腫，緑色腫，脳膿瘍

laminar necrosis（層状壊死）

2. T2強調像の低信号

出血：急性期血腫；デオキシヘモグロビン（細胞内メトヘモグロビン）
　　　　陳旧性血腫；ヘモジデリン

鉄：ヘモジデリン，フェリチン

1. 生理的鉄沈着：青年期までに；淡蒼球，黒質網様層，赤核，小脳歯状核
　　　　　　　　　老年期に；視床，線条体，尾状核
2. 異常鉄沈着：PKAN，superficial siderosis（脳表ヘモジデリン沈着症），ヘモクロマトーシス

石灰化，骨化，腫瘍石灰化：骨腫瘍

以上は従来のT2強調像でより目立つ（preferential T2 shortening）

血流：速い血流は無信号

高蛋白の嚢胞（かなり高濃度の場合）

常磁性体（高濃度）

密な組織，線維組織：fibrous dysplasia（線維性骨異形成），髄膜腫，悪性リンパ腫

3. 拡散強調像の著明な高信号

細胞性浮腫：脳梗塞（急性期），脳炎・脳症，てんかん焦点，代謝・中毒

高細胞密度：悪性リンパ腫，髄芽腫，転移，髄膜腫，脱髄

髄鞘・軸索浮腫：Waller変性，DAI，梗塞，脱髄

高粘稠度：脳膿瘍，出血

空間的制限拡散：類上皮腫，脈絡叢嚢胞

注：実際には種々の低拡散状態，拡散制限要因が関与する

PKAN：パントテン酸キナーゼ関連神経変性症，DAI：びまん性軸索損傷.

す．出血の信号は多彩（❻❶）であるが，特にT1強調像高信号は他の診断との鑑別に役立つので，覚えておくとよい．

（青木茂樹）

⑥ 出血の信号強度（吸収値）

		時期	T1 強調像	T2 強調像	拡散強調像	CT
オキシヘモグロビン	(Fe²⁺)	0～12 時間	等	等	高	高
デオキシヘモグロビン	(Fe²⁺)	1～3 日	等	低	さまざま	高
メトヘモグロビン	(Fe³⁺)					
細胞内		3 日～	高	低	さまざま	高～等
細胞外		7 日～数か月	高	高	高	等
ヘモジデリン	(Fe³⁺)	2 週以上	等	低	低	低～等

ヘモグロビンの状態による MR の信号の説明は上記の通り．実際にはヘマトクリットなどの影響もありさらに多彩である．
CT では貧血の場合は高吸収値になりにくい．

臨床病理学的検査

筋生検

適応

　原則として，すべての筋疾患に筋生検の適応がある．しかし，遺伝性筋疾患のなかで筋生検を行わなくても遺伝子診断が可能な顔面肩甲上腕型筋ジストロフィーや筋強直性ジストロフィー，Duchenne 型 /Becker 型筋ジストロフィーや福山型先天性筋ジストロフィーの一部（「☞筋ジストロフィー」p.577）は，筋生検を行わなくても診断が可能である．また，脊髄性筋萎縮性側索硬化症（ALS）などの神経原性疾患や重症筋無力症などの神経筋接合部疾患は，特別な理由がない限り適応とはならない．

生検部位

①軽度から中程度に障害されている筋を採取する

　障害されていない筋では正常所見，過度に障害されている筋では脂肪組織が多く，診断の役に立たないことが多い．徒手筋力テスト（MMT）4 程度に障害されている筋を採取する．特に筋炎を疑う場合は，骨格筋 MRI で炎症所見がある筋を採取する．

②筋線維タイプ（タイプ1，2A，2B 線維）の分布が均等である筋を採取する

　傍脊柱筋や前脛骨筋はタイプ 1 線維優位であることが知られており，タイプ 1 線維優位をきたす疾患の場合には，正確な評価が困難である．筋線維タイプの分布異常を判定するには，上腕二頭筋，大腿直筋などの筋線維タイプの分布が均等な筋を採取することが望ましい．また，腓腹筋については慢性筋原性変化であっても群萎縮様の所見（後述）がしばしば認められ，その一方で神経原性変化であっても壊死所見を伴うことがある．そのため，筋原性変化と神経原性変化の鑑別が困難で診断をつけることが難しく，特別な理由がない限り腓腹筋からの筋生検は極力避けることが望ましい．

筋生検法

　筋生検には開放生検と針生検がある．後者は採取で

きる筋量が少ないため，最初の生検は得られる情報が多い開放生検が望ましい．

　筋生検の際には，顕微鏡で微細構造を観察するため，採取時には丁寧に検体を扱うことが大切である．筋自体を結紮したり，電気メスを用いたりせずに採取する．通常は 1～1.5 cm 程度の長さの円筒形の検体を採取する（⑥）．

　生検した筋組織はすばやく凍結固定をする．通常はイソペンタン・液体窒素を用いて固定をする．すばやく固定をし，一度凍結した検体は絶対に溶かさないことが重要であり，固定後は－80℃のディープフリーザーで保存する．

　筋生検および固定手技の解説ビデオを国立精神・神経医療研究センターのサイト[1] で公開しているので，参照されたい．

病理学的検査法

　病理学的検索に際し，光学顕微鏡的には筋組織の横断面を使用する（⑥ a）．

　組織化学染色には数多くの染色法があるが，ヘマトキシリン・エオジン（hematoxylin and eosin：HE）染色，Gomori トリクローム変法（modified Gomori trichrome：mGT）染色，NADH テトラゾリウム還元

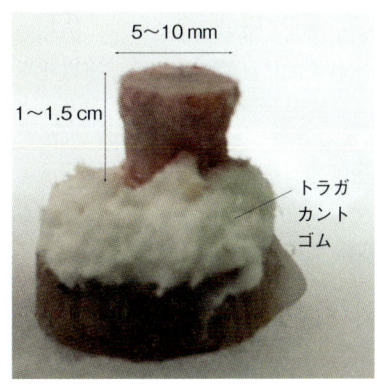

⑥ コルク上に固定された生検筋

水に溶かして粘土状にしたトラガカントゴムをコルクに載せ，採取した検体を垂直に立てる．この際には検体の露出部分を多くすることを心がける．

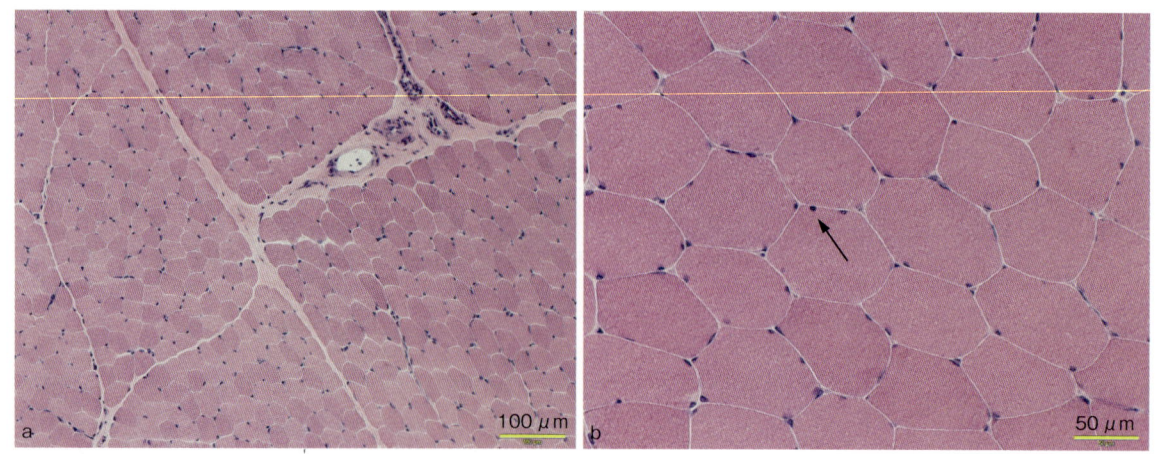

❻❸ 正常組織（HE 染色）

a. 筋線維は数十から数百本が束になり，筋束（fascicle）を形成する．筋束をとり囲む結合組織が周鞘（perimysium）で筋束内の筋線維間のスペースが内鞘（endomysium）である．

b. 正常組織（拡大像）．1つ1つの筋線維は多角形である．核（矢印）は胞体の辺縁に位置し，1つの筋線維に対し複数存在する．

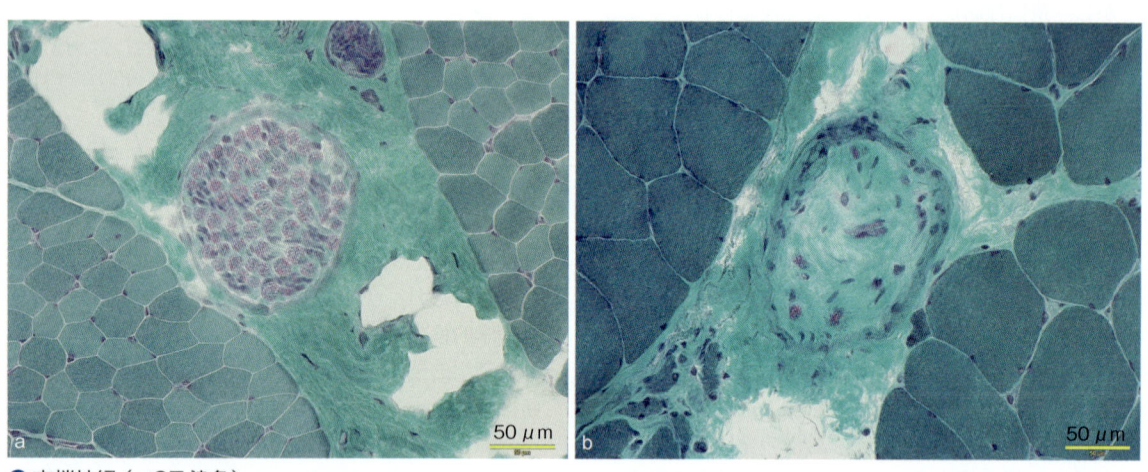

❻❹ 末梢神経（mGT 染色）

a. 正常な筋内有髄神経．髄鞘が赤く染色される．

b. 神経疾患における有髄神経．髄鞘の脱落を認める．

酵素（NADH-TR）染色を合わせると神経・筋疾患の大半は診断できる．筋ジストロフィーの病型診断には欠損蛋白を特異的に証明できる免疫組織化学的染色が役立つ．

1. ヘマトキシリン・エオジン（HE）染色

　最も基本となる染色である．筋線維は成人男性の場合，正常では，60〜80 μm である．筋線維を拡大すると，核は胞体の辺縁にあり，多角形をしている（❻❸ b）．

　評価に際しては，筋束の形と分布，筋線維，間質を順次評価する．間質では，内鞘（endomysium）と周鞘（perimysium）を分けてとらえ，線維化の有無は内鞘で判断する．また，血管などの筋以外の構造物の変化にも注意して観察する（❻❸ a）．

2. Gomori トリクローム変法（mGT）染色

　特殊な構造物を染め出すための染色である．赤色ぼ

ろ線維（ragged-red fiber），ネマリン小体（nemaline body），細管集合体（tubular aggregate），縁取り空胞（rimmed vacuole），cytoplasmic body などの構造物が描出される．また，筋内神経の髄鞘が赤く染色される（❻❹ a）．末梢神経障害がある場合には，有髄神経の脱落が観察される（❻❹ b）．

3. NADH-TR 染色

　この酵素は筋小胞体，ミトコンドリア，リソソームに活性がある．正常な筋線維では，筋小胞体の分布を反映した筋原線維間の網目構造（intermyofibrillar network）がみえる（❻❺）．筋原線維の乱れに応じて網目構造が乱れ，そのパターンにより名前が付けられており，代表的なものにセントラルコア，peripheral halo（☞「先天性ミオパチー」p.585）などがある．

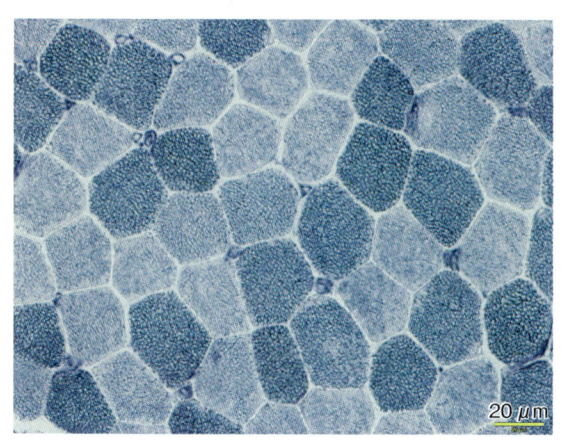

㉜ 筋原線維間の網目構造（intermyofibrillar network）（NADH-TR 染色）

細胞質内の細かい網目構造が描出される.

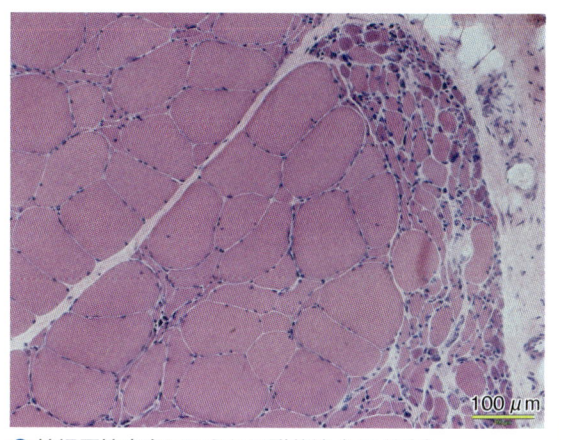

㉞ 神経原性疾患にみられる群萎縮（HE 染色）

右端の筋束はほとんどの筋線維が小径化している. 左の筋束では多くの小角化線維が群を成している.

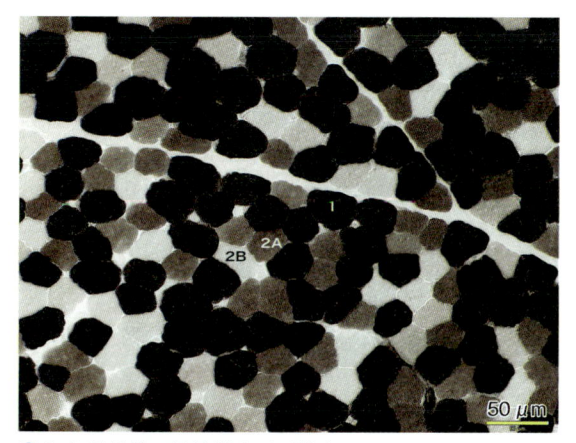

㉝ ヒト骨格筋の筋線維タイプ分布（ミオシン ATPase 染色, pH 4.6）

上腕二頭筋ではタイプ 1 線維（1）とタイプ 2A, 2B 線維（2A, 2B）がモザイクをなしている. 通常はタイプ 1 線維：2A 線維：2B 線維＝1：1：1 の比率で存在する. タイプ 1 線維が 55 ％ を超えるとタイプ 1 線維優位（predominance）という.

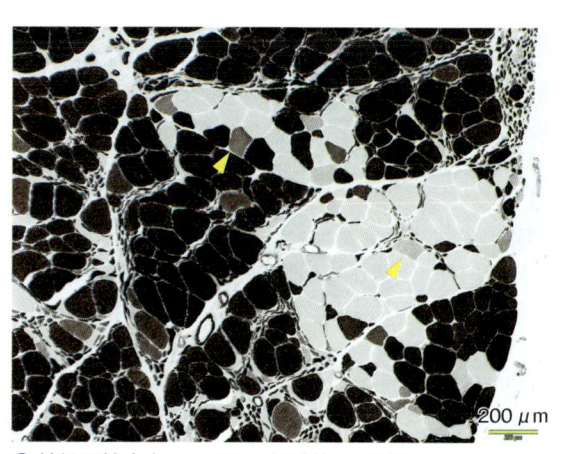

㉟ 神経原性疾患にみられる筋線維タイプ群化（ミオシン ATPase, pH 10.6）

線維束ごとに筋線維タイプが決まっている. 中間色を示すタイプ 2C 線維（三角）は脱神経した筋線維が神経再支配によって, 筋線維タイプが変換する途中にあることを示す. ㉞と同症例.

4. ミオシン ATPase 染色

　筋線維タイプを決定するための染色である. 骨格筋には赤筋（タイプ 1 線維）と白筋（タイプ 2 線維）が存在し, ヒトの骨格筋では, 赤筋と白筋がモザイク状に分布する（㉝）. タイプ 2 線維はさらにタイプ 2A 線維と 2B 線維に分類され, タイプ 1, 2A, 2B 線維が 1/3 ずつ存在する. アルカリ条件（通常 pH 10.6）で前処理を行うことで, タイプ 1 線維のミオシン ATPase 活性が失われ, タイプ 2 線維が染色される. 酸性側（pH 4.6 程度）に調整することで, 徐々にタイプ 2 線維の活性が示され, 2A, 2B の染め分けも可能となる. また, 神経支配を受ける前の未熟な筋線維はタイプ 2C 線維と呼ばれ, アルカリ, 酸性どちらの条件でも染色される.

代表的な病的筋組織

　筋細胞そのものに異常がある筋原性疾患と二次ニューロンに異常がある神経原性疾患に大別される.

　筋原性疾患のなかで代表的な筋ジストロフィーや筋炎では, 筋線維の壊死, 再生が主な病理所見である（☞「筋ジストロフィー」p.577）. 筋ジストロフィーの慢性期では, 結合組織の増生を認める. 先天性ミオパチーでは, 筋線維内の構造異常を認め, それが診断的意味をもつ. 線維内の構造異常としては, ネマリンミオパチーのネマリン小体やセントラルコア病のコア構造があり, mGT 染色や NADH-TR 染色で明確になる（☞「先天性ミオパチー」p.583）. さらに代謝性ミオパチーでは, グリコーゲンの蓄積などの代謝産物の蓄積やミトコンドリア病にみられる赤色ぼろ線維の出現など疾

340

患特異的な変化がある.

神経原性疾患では, 群萎縮 (group atrophy, ⑥⑦), 筋線維タイプ群化 (fiber type grouping, ⑥⑧) といった特徴的な所見を認める.

（大久保真理子, 西野一三）

● **文献**

1) 国立精神・神経医療研究センター：筋生検・検体固定・検体送付の手技解説ビデオ.
   https://www.ncnp.go.jp/nin/guide/r1/video.html

末梢神経生検

末梢神経生検は, ニューロパチーの病態を病理学的に検討するために, 末梢神経の組織採取を行うことである. 治療の選択や予後の判定に有効であるが, 観血的検査であり, 患者に心理的, 身体的に負担を強いることになるので, 前もって十分な診察, 神経生理学的検査などを行い, 適応を慎重に考慮しなければならない. 各医療機関の倫理指針に基づき, 被検者 (患者) に対して生検の必要性を説明し, 同意を得る必要がある.

適応

一般的に, 下腿外側下部を走行する腓腹神経が選択される. 腓腹神経は純感覚神経であり, 運動系の後遺症を残すことはない. 適応の条件として腓腹神経の支配領域に障害があることが原則である. 足背外側部の自発的なしびれの有無を確認し, 表在覚, 振動覚などの他覚的感覚障害の有無を評価する. 神経生理学的検査を行い, 腓腹神経の障害の程度を評価する. ただし, 速やかな診断と治療が迫られる場合や診断に苦慮する場合は, 腓腹神経領域の障害がなくても, 末梢神経生検の対象になる.

対象疾患

膠原病・全身性血管炎に伴う虚血性ニューロパチー, アミロイドーシス・サルコイドーシスに伴うニューロパチー, 糖尿病やビタミン B_1 欠乏によるニューロパチー, Charcot–Marie–Tooth 病 (CMT) や遺伝性圧脆弱性ニューロパチー (HNPP), 家族性アミロイドポリニューロパチー (FAP) などの遺伝性ニューロパチー, Guillain–Barré 症候群や慢性炎症性脱髄性多発根ニューロパチー (CIDP), Crow–Fukase 症候群, M 蛋白血症を伴うニューロパチーなどの自己免疫性ニューロパチー, 急性間欠性ポルフィリン症, 異染性白質ジストロフィーなどの先天性代謝疾患に伴うニューロパチー, 有機溶媒 (*n*–ヘキサン) やアルコールなどによる中毒性ニューロパチー, Hansen 病や悪性リンパ腫, 傍腫瘍性症候群に伴うニューロパチーなどが対象となる.

手技・方法

術前の投薬は特に行う必要はない. 体位としては側臥位あるいは腹臥位をとる. アキレス腱前縁と腓骨外果近位縁の中間部から膝窩中央部に向かって約5 cm マーキングを入れ, リドカイン塩酸塩で十分に局所麻酔を行った後, 皮膚切開する. 併走する小伏在静脈との鑑別を正確に行いながら, 腓腹神経を周辺組織から慎重に剝離, 露出する. 近位端を結紮し, その直上を切断し, 遠位に向かって神経束を切除し, 遠位端を切断する. 採取する腓腹神経の長さは3〜5 cm 程度とする.

標本作製

摘出した腓腹神経はグルタール, ホルマリンで固定する. グルタール固定後, 一部はときほぐし線維標本を作製, 残りはエポン包埋の後, トルイジンブルー染色標本あるいは電顕用標本を作製する. トルイジンブルー染色は有髄神経線維, Schwann 細胞, ミエリンなどの形態観察に適している. 電顕で無髄神経線維, Schwann 細胞内沈着物, ミエリンの層構造などを観察する. ホルマリン固定分はパラフィン包埋を行い, ヘマトキシリン・エオジン(HE)染色標本を作製する. HE 染色では血管炎, 肉芽・結節, 異常沈着物の有無の観察, 浸潤細胞の評価, 血管系の観察をする. 血管炎があれば, Masson トリクローム染色を行い, フィブリノイド壊死 (⑥⑨a) を確認する. FAP の疑いがあれば, コンゴーレッド染色 (⑥⑨b) で赤染の有無を確認する. 赤染箇所はアミロイドの沈着部位で, 位相差顕微鏡で apple green となる. Hansen 病の疑いがあれば, 抗酸菌染色 (Ziehl–Neelsen 染色) を行い, 癩菌の菌体確認には Wade–Fite–松本染色を行う. ときほぐし線維は約100 本ほど観察し, 節性脱髄や glob-

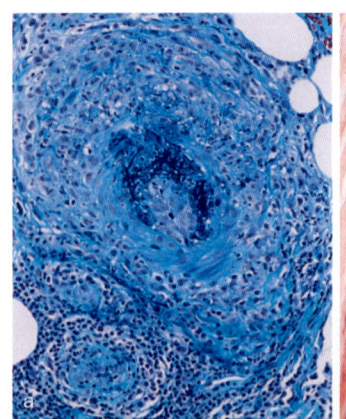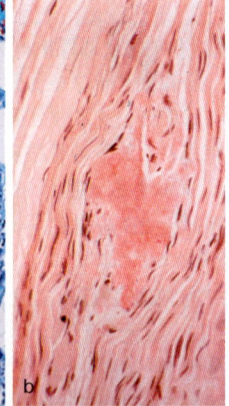

⑥⑨ **Masson トリクローム染色 (a) とコンゴーレッド染色 (b)**

a. 中央部の青い濃染がフィブリノイド壊死.
b. 赤染部位がアミロイド沈着.

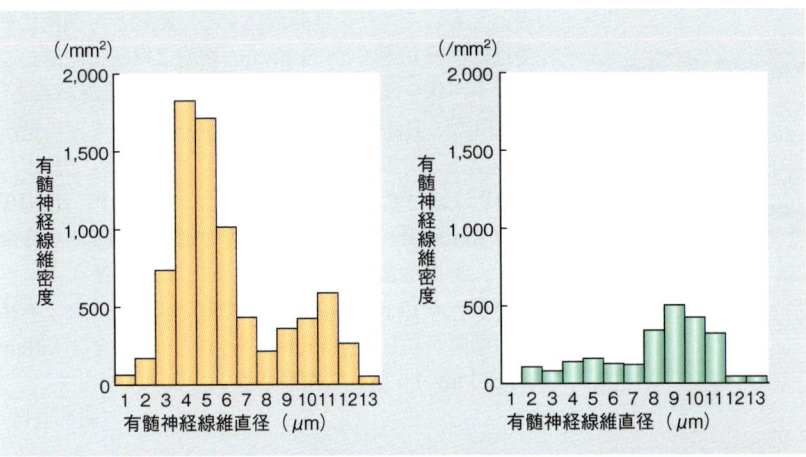

⑩ ヒストグラム

左は健常成人で二峰性を呈している. 右は家族性アミロイドポリニューロパチーで小径線維の脱落のため, 二峰性が失われている.

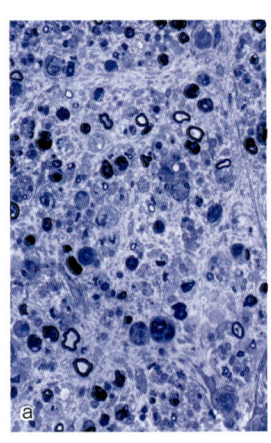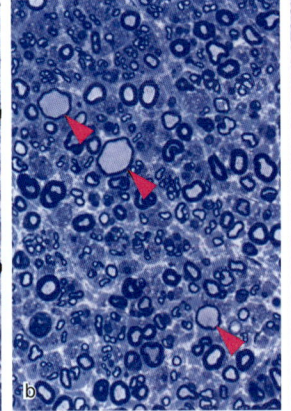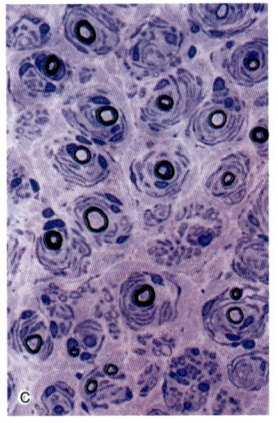

⑪ トルイジンブルー染色

a. 軸索障害急性期で有髄線維は高度に脱落しており, 残存神経はほとんど軸索変性を呈している (アレルギー性肉芽腫性血管炎).
b. 軸索腫大 (三角) がみられる (n-ヘキサンによる中毒性ニューロパチー).
c. onion bulb (Charcot-Marie-Tooth 病).

ule などの脱髄所見, 髄鞘球や軸索再生像, 軸索腫大などの軸索変性所見を評価し, 脱髄・軸索変性線維の比率を算出する.

正常病理

健常成人の有髄神経線維密度は約 6,000〜10,000/mm², 無髄神経線維密度は 30,000〜50,000/mm² であり, 年齢とともに低下する. 有髄神経線維を直径ごと (通常は 1 μm) に, 線維密度を算出するヒストグラムでは二峰性の分布を示し, おのおの 4 μm と 10 μm にピークがみられる (⑩). 一般的に 7 μm 以下が小径線維, 8 μm 以上が大径線維である. 大径線維と小径線維との比率はおよそ 1:2 である. FAP では小径線維の脱落のため, 正常の二峰性がみられず, 著しく神経線維密度が低下している (⑩). ときほぐし線維の各比率では通常, 正常線維が約 95％, 脱髄線維4％, 軸索障害線維が 1％であるが, 年齢とともに脱髄線維の比率が増加する.

病理所見

残存有髄線維の脱落の分布にばらつきがあれば, 膠原病・血管炎に伴う虚血性ニューロパチーの可能性が高い. 大径有髄線維の脱落が優位であれば, 傍腫瘍症候群, Sjögren 症候群, Bassen-Kornzweig 病などが考えられる. 一方, 糖尿病, FAP, Fabry 病, Tangier 病などでは, 小径有髄線維の脱落が優位で, いわゆる painful small fiber neuropathy を呈する. 糖尿病では神経内鞘の毛細血管の基底膜肥厚が特徴である. FAP ではしばしば血管周囲の異常沈着物がみられる. サルコイドーシス, 好酸球性多発血管炎性肉芽腫症 (EGPA), 多発血管炎性肉芽腫症 (GPA), Hansen 病では神経内鞘・周膜に肉芽腫, 結節がみられる. Fabry 病は神経周膜にオスミウム好性の脂質が沈着する. 急性間欠性ポルフィリン症の神経内鞘間質には泡状大食細胞がみられる. 異染性白質ジストロフィーや Niemann–Pick 病では電顕で Schwann 細胞の異常沈着物が認められる.

軸索変性急性期は, 軸索濃染, 軸索萎縮, 軸索崩壊がみられ, 虚血性ニューロパチーの典型的な所見 (⑪a) である. ときほぐし線維では髄鞘球が数珠状に連なっている (⑫a). n-ヘキサンによる中毒性ニューロパチーでは軸索腫大が特徴的であり (⑪b), ときほぐし線維では紡錘状になる. 軸索腫大はビタミン E 欠乏症, giant axonal neuropathy (巨大軸索ニューロ

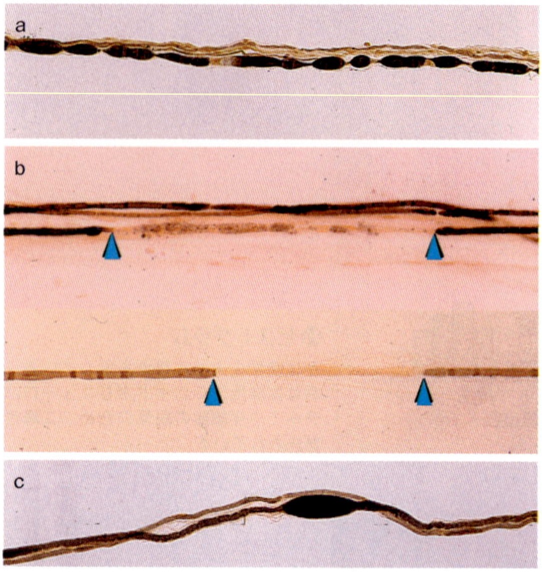

(72) ときほぐし線維

a. 髄鞘球（結節性多発動脈炎）.
b. 節性脱髄（慢性炎症性脱髄性多発根ニューロパチー）.
c. tomacula（遺伝性圧脆弱性ニューロパチー）.

パチー），infantile neuroaxonal dystrophy（乳児型神経軸索ジストロフィー）でもみられる．軸索変性慢性期には軸索再生像がみられ，糖尿病やCMT2型でよくみられる．

脱髄の急性期ではミエリンの消失やミエリンへのマクロファージ介入が認められる．ときほぐし線維では節性脱髄と髄鞘再生が観察できる（(72)b）．脱髄の経過とともにミエリンは非薄化する．脱髄と再髄鞘化を慢性的に繰り返すと，Schwann細胞は層状に肥厚し，タマネギ状を呈することから，onion bulbと呼ばれる．CMT1型，Dejerine-Sottas病，Refsum病などの遺伝性ニューロパチー（(71)c）でよくみられ，まれにCIDPにおいても認められる（肥厚型CIDP）．HNPPではtomaculaと呼ばれる髄鞘の肥厚（(72)c）が特徴的で，診断的価値が高い．M蛋白血症を伴うニューロパチーやCrow-Fukase症候群では限局的なミエリンの肥厚がみられglobuleと呼ばれ，電顕ではwidely spaced myelinとして観察される．

（服部直樹）

文献

1）大西晃生：腓腹神経biopsyの適応とその方法．神経内科 1989；30：455.

2）Midroni G, et al：Peripheral neuropathy and the role of nerve biopsy. In：Midroni G, et al, editors. Biopsy Diagnosis of Peripheral Neuropathy, 1st ed. Boston：Butterworth-Heinemann；1995. p.1.

3）服部直樹ほか：生検組織検査—神経生検．祖父江元（編）．看護のための最新医学講座第1巻．脳・神経系疾患，第2版．東京：中山書店；2005. p.136.

4）Berthold CH, et al：Microscopic anatomy of peripheral nervous system. In：Dyck PJ, et al editors. Peripheral Neuropathy, 4th ed. Philadelphia：WB Saunders；2005. p.124.

3 脳・脊髄血管障害

脳血管障害総論

脳血管の解剖学的特徴

脳血管障害は，脳血管の病理学的変化，灌流圧の変化，血液成分の変化，心臓ないし大動脈の異常により，脳に一過性ないし持続的に血流障害または出血などが生じて臨床症候を呈したものをいう．症候を呈しないものが無症候性脳血管障害である．脳血管障害は，脳の動脈系にも静脈系にも生じる．

動脈系

脳は❶に示すように内頸動脈系と椎骨動脈系により血流の支配を受けている．

内頸動脈系

大動脈弓から総頸動脈，鎖骨下動脈および椎骨動脈への分岐の状態は左右で異なり，個人差もある．一般的には❶①のように右側の総頸動脈は腕頭動脈，左側の総頸動脈は大動脈弓から分岐する場合が多い（70 %）．椎骨動脈は左右とも鎖骨下動脈から分岐する場合が多い．

総頸動脈は内頸動脈と外頸動脈に分かれ，内頸動脈は頸動脈孔から頭蓋内に入り，海綿静脈洞の中を通過するのが特徴である．内頸動脈の初めての分枝は眼動脈である．内頸動脈原性一過性脳虚血発作では一時的に片眼が見えなくなる一過性黒内障（amaurosis fugax）を生じる．

内頸動脈から直接分岐する動脈として，前脈絡叢動脈がある．この動脈閉塞により，内包後脚から大脳脚の障害による対側の片麻痺，視床の障害による対側の感覚障害，外側膝状体の障害による対側の同名半盲の三徴をきたす（Monakow症候群，❷a）．その後，❶②のようにWillis動脈輪を形成するが，反対側の内頸動脈，脳底動脈とも吻合しているので，一側内頸動脈完全閉塞でも時に無症候のことがある．

内頸動脈から分岐した前大脳動脈は，前交通動脈を介して対側の前大脳動脈と吻合した後，大脳半球内側面を走る．中大脳動脈はレンズ核線条体動脈を出した後，側頭葉，角回動脈その他を分岐し，主に大脳半球外側面に血液を送る．前大脳動脈と中大脳動脈，ないし中大脳動脈と後大脳動脈の境界領域はそれらの分水嶺領域（watershed area）と呼ばれ，内頸動脈閉塞・狭窄のときの梗塞好発部位である．

椎骨動脈系

左右の椎骨動脈は，大後頭孔から頭蓋内に入り，延髄腹側面の前端で合流し脳底動脈となる．椎骨動脈は途中で前・後脊髄動脈，後下小脳動脈を分岐する．脳底動脈は，上行中に前下小脳動脈および上小脳動脈を出し，左右の後大脳動脈に分岐する（❶③）．後大脳動脈は，左右の後交通動脈を介し内頸動脈と交通する（❶②）．

静脈系

脳表および脳実質内に分布する静脈は脳硬膜が形成する静脈洞に連絡し，両側内頸静脈を通り頭蓋外に流出する（❸）．

脳静脈系は以下の特徴を有する．

①脳内静脈には四肢静脈にみられるような弁装置がないので，脳静脈の一部が閉塞しても血液は逆行性に流れる．

②大脳表面の静脈は，その近傍を走る動脈と同一方向に向かって流れる（四肢の動静脈との違い）．

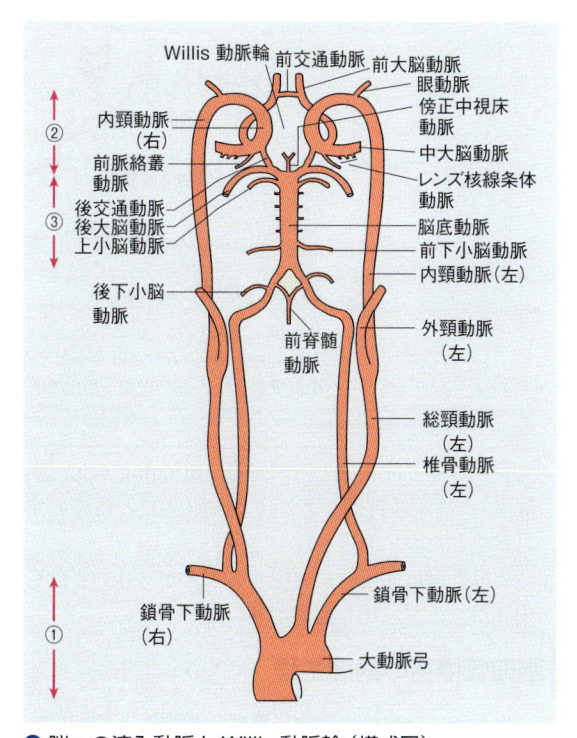

❶ 脳への流入動脈とWillis動脈輪（模式図）
①〜③は本文参照．
（篠原幸人：脳血管障害総論. 内科学書, 改訂第8版. Vol.6. 東京：中山書店；2013. p.247. 図34.）

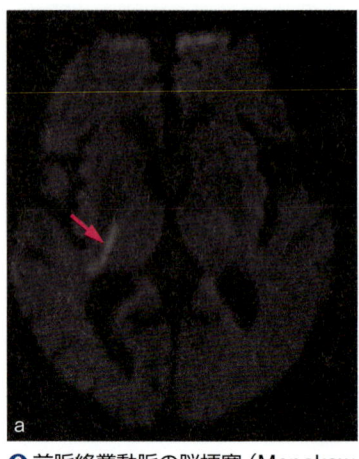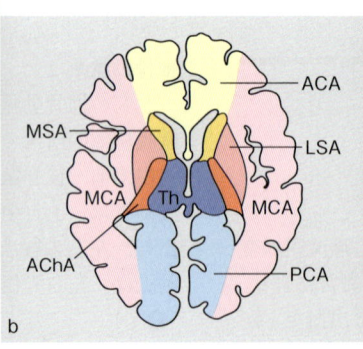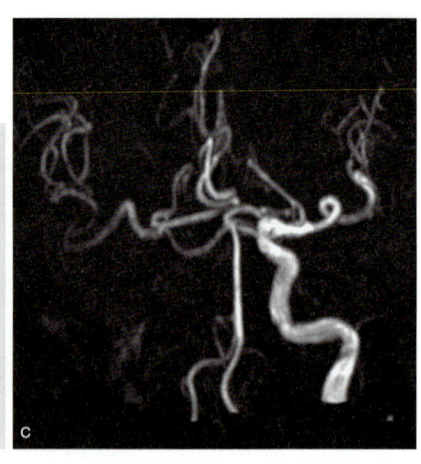

❷ 前脈絡叢動脈の脳梗塞（Monakow 症候群）

a．MRI 拡散強調像で高信号，b．前脈絡叢動脈の灌流領域，c．MRA で右内頸動脈の閉塞．
91 歳男性．左半身の運動麻痺・感覚鈍麻，同名半盲をきたした．MRI（拡散強調像）で内包近傍の梗塞巣と，MRA で右内頸動脈の閉塞を認めた．
ACA：前大脳動脈，MSA：内側線条体動脈（ACA からの穿通動脈），LSA：レンズ核線条体動脈，MCA：中大脳動脈，Th：視床，PCA：後大脳動脈，AchA：前脈絡叢動脈．

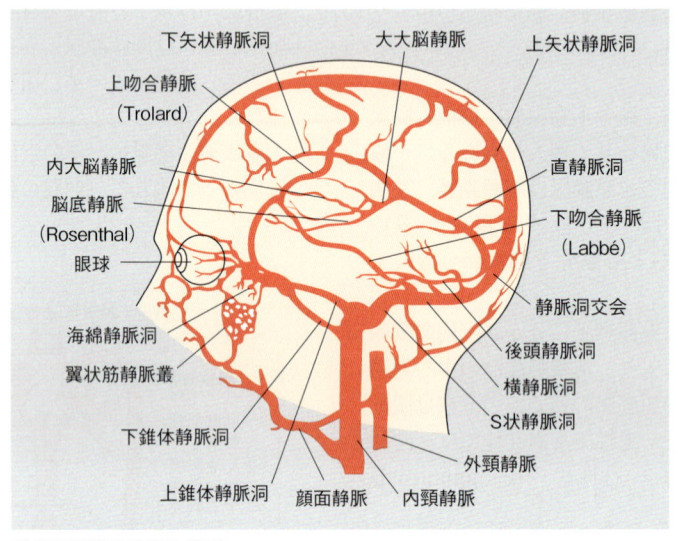

❸ 脳の静脈系（模式図）

（Shenkin HA, et al：Dynamic anatomy of the cerebral circulation. *Arch Neurol Psychiatry* 1948；60：240 をもとに作成．篠原幸人：脳血管障害総論．内科学書，改訂第 8 版．Vol.6，東京：中山書店；2013．p.247．図35．）

③実質内静脈と静脈洞を結ぶ血管（bridging vein〈橋静脈〉）は頭部打撲などにより，脳実質と硬膜にずれが生じた際に障害されやすい．
④時に静脈洞は先天的に欠損することがあり，また右内頸静脈は左に比し血流が多いことが多い．

脳血管障害の病態生理

脳血管障害は血管の閉塞，狭窄，出血など原因にかかわらずその本態は脳循環障害であり，循環障害による脳組織障害とそれに基づく脳浮腫，頭蓋内圧亢進などが病態を修飾する．

正常脳循環とその調節

病的な脳循環障害の状態を知るには，まず正常の脳循環とその調節機序の理解が必要である．

正常の脳循環・代謝

健常成人の脳平均血流は毎分脳 100 g あたり 50〜60 mL である．脳重量を 1,400 g とすれば毎分 700〜840 mL，すなわち心拍出量の 1/6〜1/7 が脳に流れる．

また，脳はきわめてエネルギー需要が高く，安静時に全身が消費する酸素の約 20 ％を脳が消費する．

❹ 脳循環の調節因子

脳血管抵抗	脳血流増加作用	脳血流減少作用
動脈血，脳組織		
CO$_2$	上昇	下降
O$_2$	下降	上昇
pH	下降	上昇
交感神経	緊張低下	緊張亢進
副交感神経	緊張亢進	緊張低下
血液粘稠度	低下	亢進
ヘマトクリット	低下	増加
赤血球変形能	—	低下
赤血球凝集能	—	亢進
血漿フィブリノゲン	低下	増加
頭蓋内圧亢進	下降	上昇
血管内皮由来物質	NO	エンドセリン

（篠原幸人：脳血管障害総論. 内科学書, 改訂第8版. Vol.6. 東京：中山書店；2013. p.248. 表11.）

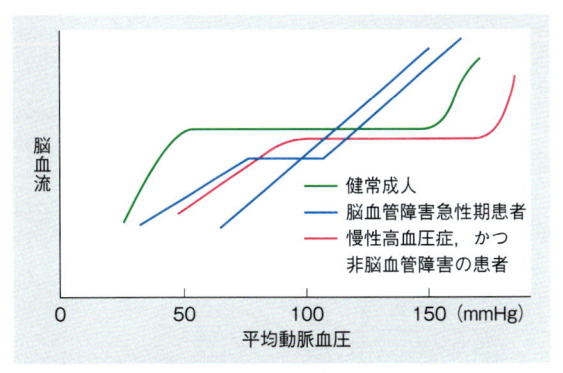

❺ 脳血流の自動調節能とその障害

（篠原幸人：脳血管障害総論. 内科学書, 改訂第8版. Vol.6. 東京：中山書店；2013. p.248. 図36.）

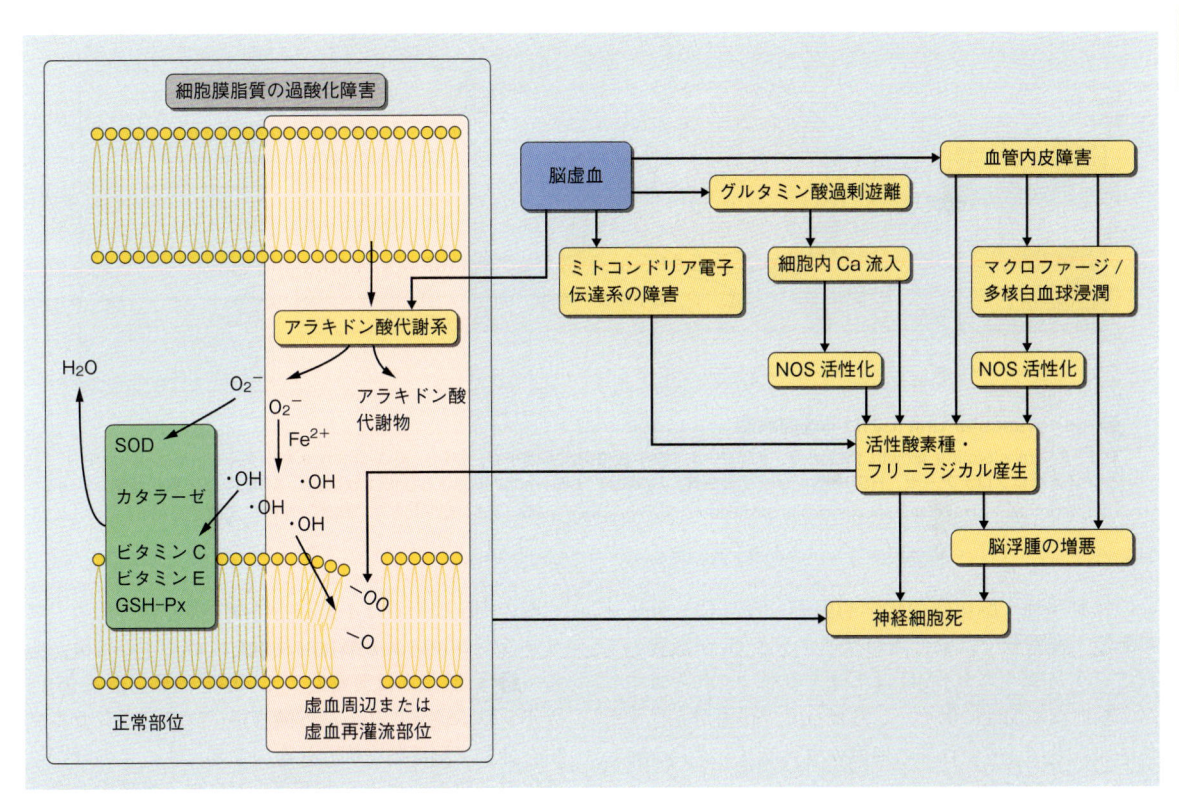

❻ 不可逆的脳虚血障害の概略図

NOS（nitric oxide synthase）：一酸化窒素合成酵素，SOD：superoxide dismutase，GSH-Px：glutathione peroxidase.

（瀧澤俊也ほか：脳血管障害の病態. 日本医師会雑誌 2017；146〈特別号1〉：S7 をもとに作成.）

脳循環の調節機序

脳血流は，主に血圧で規定される脳灌流圧と脳血管抵抗因子（❹）によって調節されている.

1. 脳血流と血圧

血圧が著しく上昇すれば脳血流は増加し，極端に下降すれば減少傾向を示す. しかし，健常脳血管には少なくとも平均動脈血圧 50～150 mmHg のあいだでは脳血流を一定に維持しようとする脳血流自動調節能（autoregulation）が存在する（❺）. 脳血管障害ではその重篤度や発生部位によっても異なるが，通常発症直後から6か月くらいまでは，この機序が障害されている場合が多い. また，慢性高血圧症でかつ非脳血管障害では，脳血流が一定に保たれる平均動脈血圧域が右方に偏位する.

2. 脳血流と脳血管抵抗（❹）

脳血管抵抗因子のなかで，健常血管に最も影響が強

神経疾患

3

脳・脊髄血管障害

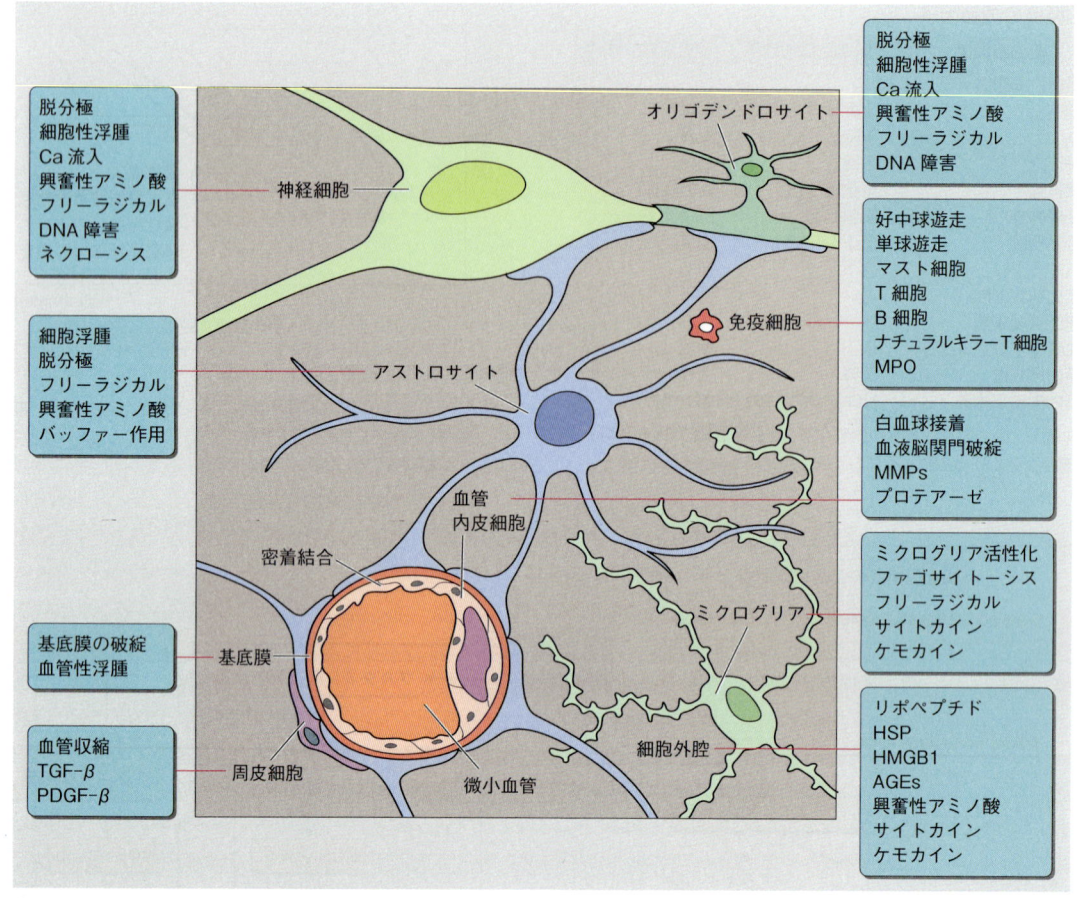

❼ neurovascular unit における虚血病態

TGF-β：transforming growth factor-β，PDGF-β：血小板由来成長因子β，MPO：ミエロペルオキシダーゼ，MMPs：マトリックスメタロプロテアーゼ，HSP：熱ショック蛋白質，HMGB1：high mobility group box-1 protein，AGEs：終末糖化産物.
（del Zoppo GJ：Stroke and neurovascular protection. *N Engl J Med* 2006；354：553 をもとに作成〈原図に説明を追記〉.）

いのは動脈血・脳組織の化学的因子，特にCO_2分圧である．健常脳では脳代謝が亢進するとO_2が消費されてCO_2が産生され，pHは下降するが，これらはすべて脳血流増加性に働く．したがって，代謝が亢進すれば血流も増加する代謝と血流のカップリング（coupling）が形成される．

また，血液粘稠度を規定するヘマトクリット，赤血球変形能と凝集能，血漿フィブリノゲンや脳血管壁に分布する神経性因子も脳血流に影響する．

脳血管障害の病態

不可逆的脳虚血障害[1]

血管閉塞あるいは血腫による圧迫により脳に血流障害が生じ，その状態が一定時間以上持続すると脳組織ないし神経細胞に不可逆的変化が生じる．一般に脳血流が正常の40％以下になると神経組織の機能障害が始まり，20～30％以下の状態が持続すると不可逆的脳虚血障害が起こる．

脳の細胞膜脂質は不飽和脂肪酸を多く含むため，フリーラジカルによる酸化的攻撃を受けやすい特徴がある（❻）．脳虚血は興奮性アミノ酸を過剰に遊離させ，カルシウム流入による活性酸素種・フリーラジカル産生を介して脳浮腫や細胞死を引き起こす．この経路以外にも，脳虚血によりミトコンドリア，多核白血球，内皮細胞キサンチンオキシダーゼ，アラキドン酸カスケードで活性酸素種・フリーラジカルが生成される．

neurovascular unit[1]

神経細胞，アストロサイト，ミクログリア，脳微小血管は"neurovascular unit"を形成する（❼）．これらの細胞は互いに密接かつ複雑にかかわり，血液脳関門や微小循環の調節など多彩な脳機能の維持を担っている．

自動調節能の範囲を超える血圧になると，抵抗血管は内圧に耐えられなくなり，圧依存性に血流増加をきたす．高血圧性脳症（❽）では，急激または著明な血圧上昇によって血管内皮細胞は物理的機能的障害を受

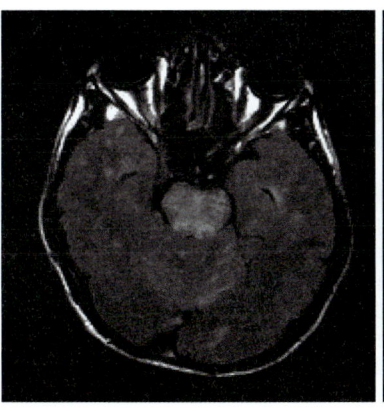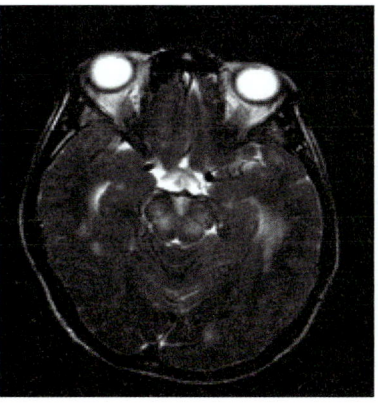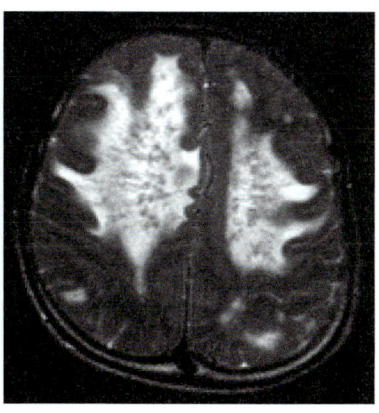

❽ 高血圧性脳症の MRI

56 歳男性. 血圧 220/110 mmHg, 頭痛, 意識障害で発症した. MRI (FLAIR) において, 脳幹部から大脳白質に広範な高信号領域を認め, 血管原性脳浮腫を認めた.

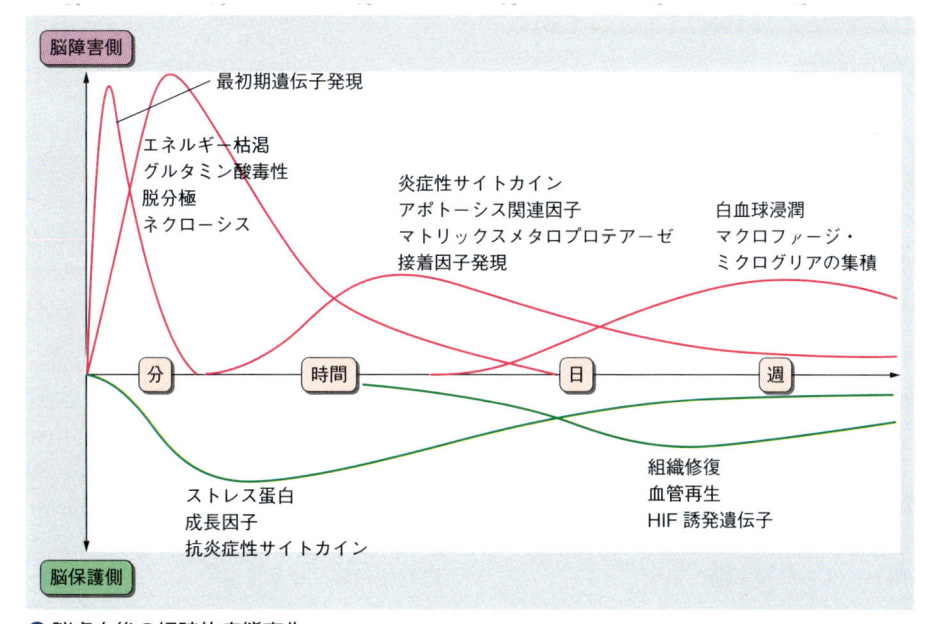

❾ 脳虚血後の経時的病態変化

HIF：低酸素誘導因子.

（瀧澤俊也ほか：脳血管障害の病態. 日本医師会雑誌 2017；146〈特別号 1〉：S7 をもとに作成.）

け, 血液脳関門の破綻により血管原性脳浮腫をもたらす.

　一方, 脳虚血になると周皮細胞（ペリサイト）は虚血周囲へ誘導され, サイトカインや神経栄養因子の分泌を行って周囲の細胞に作用し, 神経細胞の保護, 破綻した血液脳関門の再構築, 血管・神経再生などの役割を担う.

脳虚血後の経時的病態変化[1]

　脳虚血後の経時的病態変化を❾に示す.

①虚血直後に最初期に遺伝子発現がみられ, 続いてエネルギー枯渇, グルタミン酸遊離が起こる.

②虚血数時間後から脳保護的なストレス蛋白の発現が

みられる.

③虚血 1〜2 日後にサイトカイン, 接着因子, 神経栄養因子, アポトーシス関連因子などが, 2 日以降にマトリックスメタロプロテアーゼ関連因子が発現する.

④虚血数日後には好中球の集積が, 引き続いてマクロファージ, ミクログリアの集積があり, これらの細胞由来の炎症性サイトカインが増加する.

⑤虚血 3〜4 日後は組織修復, 血管再生に関連する因子などが発現する.

血液性状の変化

　脳梗塞患者では, 血小板凝集の亢進のみならず, ヘ

348

マトクリット高値，赤血球変形能低下，凝集能亢進，フィブリノゲン高値など血液粘稠度亢進因子（脳血流低下増悪因子，❹参照）が観察される．脳梗塞の大規模観察研究では，脳梗塞（特にラクナ梗塞とアテローム血栓性脳梗塞）は夏に発症が多いことが報告され，脱水など血液性状の変化が発症に関与する[2]．

（瀧澤俊也）

● 文献

1) 瀧澤俊也ほか：脳血管障害の病態．日本医師会雑誌 2017；146（特別号1）：S7.
2) 瀧澤俊也：急性期脳卒中の実態—脳血栓と脳出血の月別（季節別）にみた発症頻度．小林祥泰（編）．脳卒中データバンク2015．東京：中山書店；2015．p.20.

脳血管障害の臨床

脳血管障害（cerebrovascular disease：CVD）は，脳血管の閉塞（梗塞）や破綻（出血）により神経系の脱落症状（意識障害，運動障害，感覚障害など）が急激に出現する病態である．脳血管障害は，脳卒中（stroke）とも呼ばれ，戦後長いあいだ，日本人の死亡原因の1位であったが，近年は悪性腫瘍，心疾患，肺炎に次いで4位である．しかし，脳血管障害，特に脳梗塞患者数は人口の高齢化に伴い，近年増加傾向にある．また，脳血管障害は高齢者の寝たきりの原因の1位であり，社会的にも重要な疾患である．

National Institute of Neurological Disorders and Stroke（NINDS）Committee の脳血管疾患分類第3版（NINDS-III）による分類を❿に示す．

脳梗塞 cerebral infarction

概念
● 脳動脈の閉塞によって脳虚血（cerebral ischemia）が生じると，灌流領域の脳局所機能が障害され，神経症状を呈する．
● 脳虚血はその程度と持続時間によって，脳組織に不可逆的な変化が生じ，脳組織は壊死に陥り脳梗塞になる．そして，融解機転によって軟化し空洞が形成される（脳軟化〈cerebral softening〉）．

分類
発症機序による分類（❿）
1．血栓性：脳血栓症（cerebral thrombosis）
脳血栓症とは，動脈が粥状硬化（アテローム硬化）の進展により内腔が狭窄し，さらに血栓が形成され，血管閉塞に至るものである．粥状硬化は，太い主幹動脈から細い穿通枝まであらゆる径の血管に起こり閉塞

❿ 脳血管障害の分類（NINDS-III）
Ⅰ．臨床的分類
　A．無症候性脳血管障害
　B．局所性脳機能障害
　　1．一過性脳虚血発作
　　2．脳卒中
　　　a．経過・病期
　　　　1）回復期
　　　　2）悪化期
　　　　3）安定期
　　　b．脳卒中の病型
　　　　1）脳出血
　　　　2）くも膜下出血
　　　　3）動静脈奇形に伴う頭蓋内出血
　　　　4）脳梗塞
　　　　　a）発症機序
　　　　　　①血栓性
　　　　　　②塞栓性
　　　　　　③血行力学性
　　　　　b）臨床病型
　　　　　　①アテローム血栓性
　　　　　　②心原性塞栓性
　　　　　　③ラクナ
　　　　　　④その他
　　　　　c）閉塞血管による症候
　C．血管性認知症
　D．高血圧性脳症

血管の灌流領域に応じた臨床症状を呈する．
2．塞栓性：脳塞栓症（cerebral embolism）
脳塞栓症の原因となる塞栓源は，心房細動や心弁膜症による心臓内血栓（心原性脳塞栓〈cardioembolic stroke〉）や，頸部や脳内の主幹動脈の壁在血栓が剝離したもの（artery-to-artery embolism）がある．空気，脂肪，腫瘍細胞などによる塞栓もまれに存在する．皮質枝領域に梗塞を生じることが多い．
3．血行力学性：血行力学的梗塞（hemodynamic infarction）
脳動脈の狭窄がある場合，心筋梗塞，Adams-Stokes症候群，起立性低血圧，脱水，降圧薬内服などで過度に血圧が低下すると，灌流圧の低下により，脳に循環障害が起こり，脳梗塞を生じる．血行力学的梗塞の一型に内頸動脈狭窄症などの際にみられる，中大脳動脈灌流域と前大脳動脈や後大脳動脈の灌流域との境界部に生じる境界領域梗塞（borderzone infarction）あるいは分水嶺梗塞（watershed infarction）がある．

臨床病型分類（❿）
1．アテローム血栓性梗塞（atherothrombotic infarction）
①概念：生活習慣病に起因する頭蓋内主幹動脈や頭蓋外大血管の粥状硬化により生じる中〜大サイズ（直径15mm以上）の脳梗塞である．前述したNINDS-

⓫ 塞栓源となる心疾患

	高リスク	低リスク/リスク不明
心房	心房細動 持続性心房粗動 洞不全症候群 左房内血栓 左心耳内血栓 左房粘液腫	卵円孔開存 心房中隔瘤
弁	僧帽弁狭窄 人工弁 感染性心内膜炎 非感染性心内膜炎	僧帽弁輪石灰化 僧帽弁逸脱 大動脈弁狭窄症 線維弾性腫 giant Lambl excrescences
心室	左室内血栓 左室粘液腫 心筋梗塞 拡張型心筋症	局所壁運動低下 肥大型閉塞性心筋症 先天性心疾患 たこつぼ型心筋症

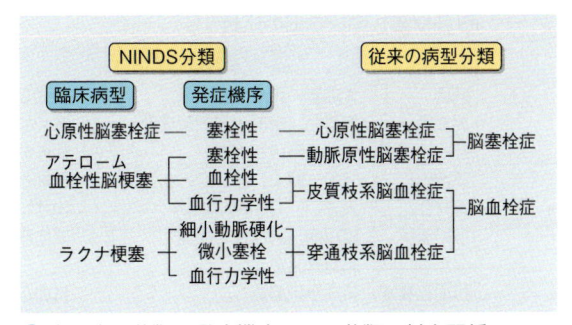

⓬ 臨床病型分類と発症機序による分類の対応関係

III 分類のすべての発症機序（血栓性，塞栓性，血行力学性）により生じる．

②動脈硬化の好発部位：頭蓋内では，内頸動脈サイホン部，中大脳動脈主幹部，椎骨動脈の後下小脳動脈分岐部，Willis 動脈輪，脳底動脈であり，頭蓋外では，内頸動脈起始部，椎骨動脈起始部である．これらの粥状硬化病変に血栓形成を伴い，狭窄病変が緩徐に進行するので側副血行路が発達していることが多い．

2．心原性脳塞栓（cardioembolic stroke）

①概念：心臓内に形成された血栓やシャント性疾患（卵円孔開存など）を介し心臓を経由する血栓により，脳動脈が閉塞する脳梗塞である．

②病態：塞栓源となる心疾患を⓫に示す．心原性脳塞栓は，ⅰ心房細動，心筋梗塞などの心疾患があることにより，左房あるいは左室にできた血栓が脳動脈に流入するか，あるいはⅱ深部静脈で形成された血栓が遊離し，卵円孔開存などの右左シャントを介して右心系から左心系へ流入することにより完成する．近年，超高齢社会の進行とともに，非弁膜症性心房細動（non-valvular atrial fibrillation：NVAF）に伴う心原性脳塞栓が増加している．

3．ラクナ梗塞（lacunar infarction）

①概念：主幹動脈から直接分岐する細い穿通枝の閉塞によって生じる，直径 15 mm 以下の脳梗塞である．好発部位は，大脳基底核，視床，内包，放線冠，橋などの穿通枝領域である．

②branch atheromatous disease（BAD）：BAD は，穿通枝起始部の狭窄あるいは閉塞により，穿通動脈の支配領域に沿って細長い特徴的な梗塞巣を呈する．テント上では MRI で 3 スライス以上に梗塞巣がみられる場合が多く，発症後症状の進行する例が

しばしば認められる．

4．その他

脳梗塞を生じるその他の原因として，内頸動脈・椎骨動脈の解離，Willis 動脈輪閉塞症（モヤモヤ病）や線維筋性形成異常症（fibromuscular dysplasia），種々の炎症性疾患（大動脈炎症候群など），血液疾患，遺伝性素因などがあり，特に若年者の非定型脳卒中の原因として重要である．

発症機序による分類と臨床病型分類の対応関係を⓬に示す．また，各臨床病型の特徴を⓭にまとめた．

臨床症状

脳梗塞は病型ごとに発症様式と経過が異なる（⓭）．神経症状は梗塞部位と大きさに規定される．主な血管閉塞の症状を⓮に示す．

ラクナ梗塞のなかで，神経症状と病変部位の対応が明瞭なものはラクナ症候群と呼ばれ，純粋運動性脳卒中（pure motor stroke；放線冠，内包後脚，橋底部の病巣が多い），純粋感覚性脳卒中（pure sensory stroke；視床後腹側核の病巣が多い），運動失調性不全片麻痺（ataxic hemiparesis；橋上 1/3 の腹側，放線冠の病巣が多い），構音障害・手不器用症候群（dysarthria and clumsy hand syndrome；橋底部，放線冠，内包膝部の病巣が多い）が有名である．

検査・画像所見

脳血管障害ないしそれを疑わせる症例に，まず行う検査は CT，MRI である．それとともに，血算，生化学，血糖，凝固系，心電図，心臓エコー，頸動脈エコーなど，臨床病型や危険因子を明らかにするための検査を進める．脳梗塞は，発症直後の CT では等吸収域のため判別が困難である．しかし，脳梗塞超急性期でも，①レンズ核の不明瞭化，②島皮質の不明瞭化，③皮髄境界の不明瞭化，および④脳溝の消失を呈することがあり，early ischemic sign（⓯a）と呼ばれる．early ischemic sign は，後述する組織プラスミノゲンアクチベーター（rt-PA）静注療法の適応判定の際に重要となる．

神経疾患

3

脳・脊髄血管障害

❸ 脳梗塞 3 臨床病型の比較

病型	アテローム血栓性梗塞	ラクナ梗塞	心原性脳塞栓
病因	大血管の粥状硬化	穿通枝の細動脈硬化	心疾患
発症時状況	安静時（夜間・早朝起床時）	多くは安静時	多くは昼間活動時
症状の発現	緩徐・階段状増悪	比較的緩徐	突発完成
意識障害	一般に軽く，ないことも多い	原則としてなし	しばしば高度
大きさ	大きい，15 mm 以上	小さい，15 mm 未満	大きい
危険因子	糖尿病，高血圧，喫煙 脂質異常症	高血圧，糖尿病	心房細動
抗血栓療法	抗血小板療法	抗血小板療法	抗凝固療法
典型的な 画像所見	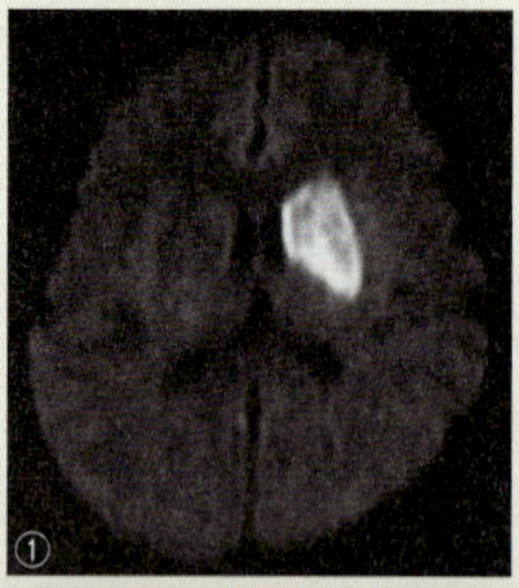 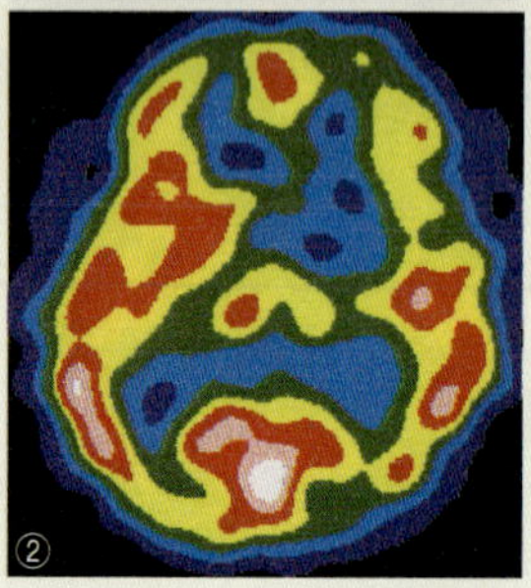	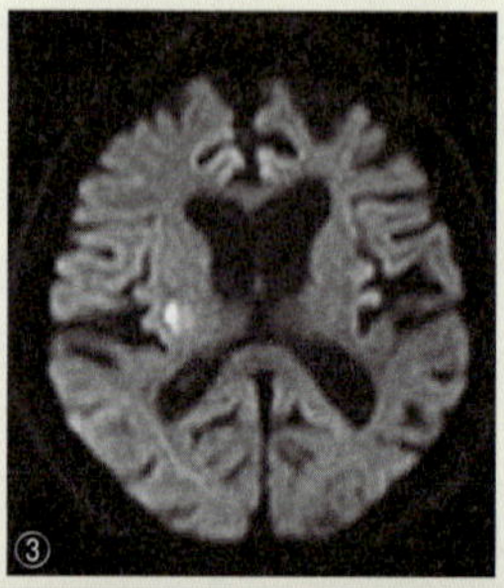 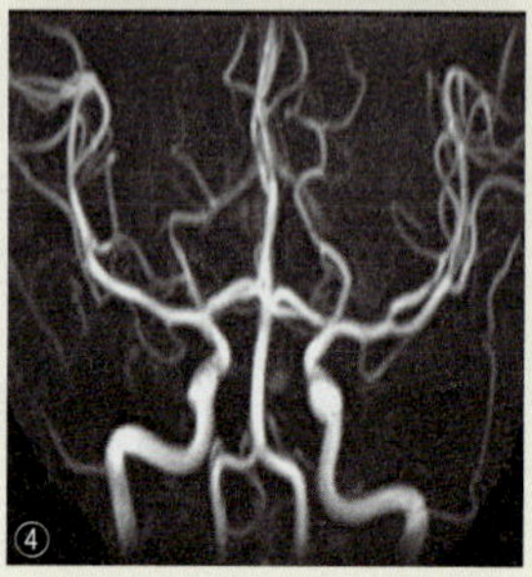	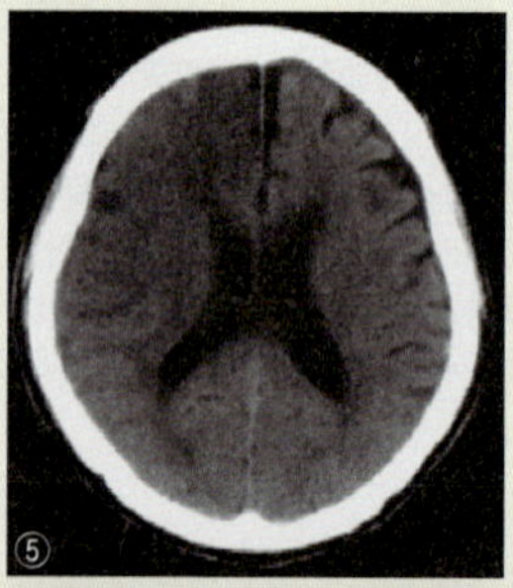 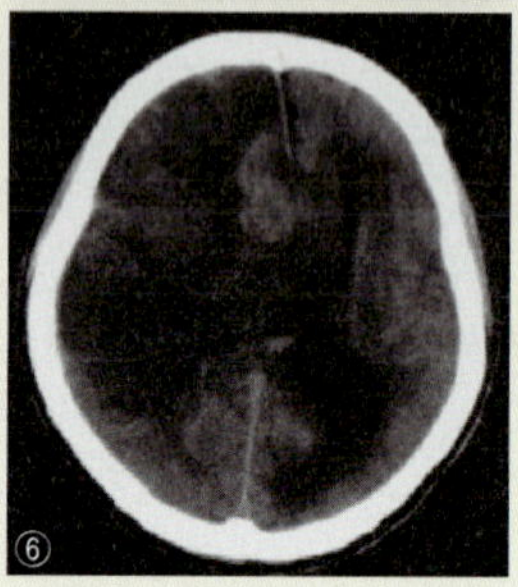

① MRI 拡散強調画像で左基底核領域に高信号領域（新鮮梗塞巣）がみられる．②脳血流 SPECT では，同部位の血流低下がみられる．③MRI 拡散強調画像で右内包後脚に小梗塞巣がみられる．④MRA では，主幹動脈に有意な狭窄を認めない．⑤発症 12 時間後の CT で右内頸動脈領域に広範に低吸収域がみられ，脳溝の消失をみる．⑥発症 3 日後 CT では，出血性梗塞を呈し，脳浮腫が増大し midline shift がみられる．

❹ 閉塞血管と主要症候

1. 内頸動脈
   多彩な症状を呈する（無症候から有症候まで）
   同側中大脳動脈閉塞の症状，同側の視力障害（眼動脈）
   Willis 輪の個体差のため一側内頸動脈が両側前大脳動脈，一側後大脳動脈まで支配しているケースもあり注意を要する

2. 中大脳動脈
   対側の顔面を含む片麻痺（上肢に強い），対側の半身感覚障害，同名半盲（病側反対側），対側への共同偏視（前頭葉眼球運動野と下行線維），意識障害，失語（優位半球），Gerstmann 症候群（優位半球角回），半側空間失認，病態失認，着衣失行（劣位半球頭頂葉）

3. 前大脳動脈
   対側の片麻痺（下肢に強い），対側の感覚障害，離断症候群（脳梁），精神機能低下（自発性低下），自律神経障害

4. 脈絡叢動脈
   対側片麻痺，感覚障害，同名半盲，Monakow 症候群

5. 椎骨脳底動脈系
   1）椎骨動脈
      無症候または延髄外側症候群（回転性めまい，嚥下困難，病側の小脳失調，Horner 症候群，眼振，顔面温痛覚障害，対側の顔面を除く半身温痛覚障害）
   2）脳底動脈
      前下小脳動脈症候群（橋下部外側：病側の注視麻痺，顔面の温痛覚障害，末梢性顔面神経麻痺，難聴，小脳失調，Horner 症候群，対側の顔面を除く半身温痛覚障害）
      上小脳動脈症候群（橋上部外側：病側の小脳失調，不随意運動，Horner 症候群，眼振，対側の顔面を含む半身の感覚障害）
      脳底動脈主幹部（意識障害，瞳孔不同，縮瞳，共同偏視，水平性または垂直性眼振，顔面麻痺，難聴，四肢麻痺，両側深部反射亢進）
      top of the basilar syndrome（垂直注視麻痺，動眼神経麻痺などの眼球運動障害，意識障害，無動性無言，傾眠，幻覚，行動異常，視覚異常など）
   3）後大脳動脈
      同名半盲，1/4 半盲，失読，Balint 症候群（優位半球），相貌失認・地誌的障害（劣位半球），視床症候群（対側の運動・感覚障害，疼痛，不随意運動）
      中脳症候群，側頭葉症候群（記憶障害）

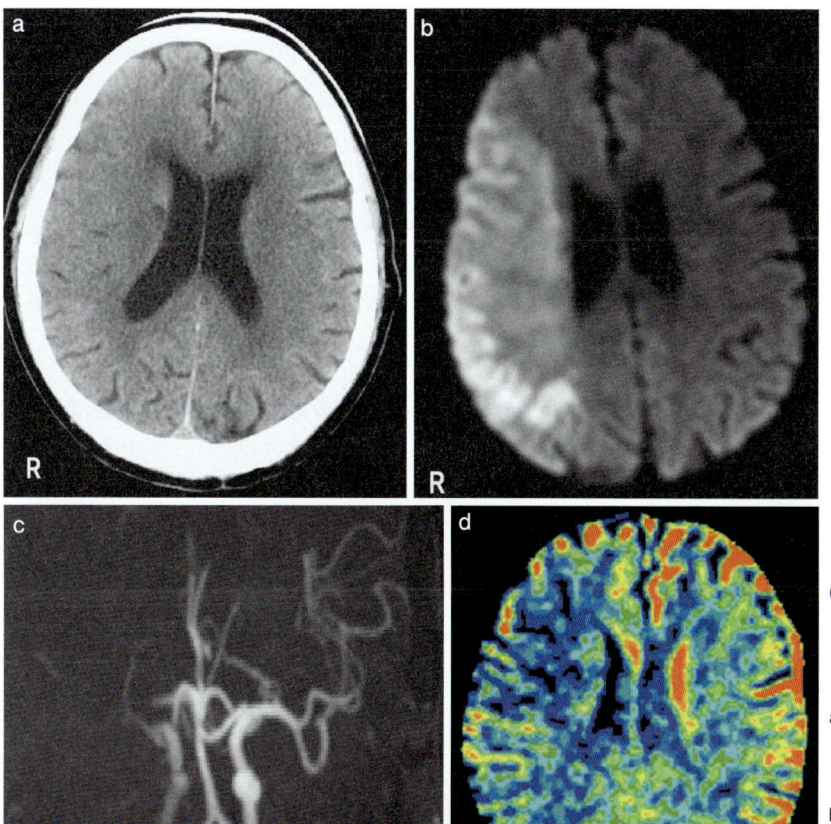

⓯ 発症3時間後の脳CT（a），MRI拡散強調画像（b），MRアンギオグラフィ（c），Xe-CT（d）

a. 一見すると異常ないようにみえるが，右側の前頭葉と側頭葉に皮髄境界の不明瞭化，および脳溝の消失を認める（early ischemic sign）.
b. MRI拡散強調画像では高信号として容易にとらえることができる.
c. 右中大脳動脈の描出が不良である.
d. 青い部分は赤い部分に比べ脳血流が低下している.

　MRI拡散強調画像は，発症直後から約2週間程度後までの病変を高信号として明瞭に描出する（⓯b）ので，超急性期の診断に不可欠である．また，通常のMRIでは発症4〜8時間後にT1強調画像では低信号域，T2強調画像では高信号域として描出される．MRアンギオグラフィ（MRA，⓯c）や3D-CTアンギオグラフィは血管の狭窄・閉塞・拡張（動脈瘤）の評価に有用である．内頸動脈の狭窄やプラークの検出には，頸動脈超音波検査（⓰）が，心臓内血栓，弁膜症など心疾患の検索には心臓超音波検査がそれぞれ有用である．また，SPECT，perfusion CT，キセノンCT（Xe-CT，⓯d）やPETなどは脳循環動態の把握や症状の予後判定に有用である．

【診断】

　急性期脳血管障害の診断の進め方を⓱に示す．脳梗塞の確定診断は，臨床症状，MRI拡散強調画像（DWI）・MRAなどにより行う．心原性脳塞栓と非心原性脳塞栓は治療法が異なるので，正確に診断しなければならない．脳血栓症は，通常は夜間睡眠中に発症し，数時間〜数日かけて進行する場合がある．これに対して，心原性脳塞栓は，突然発症の皮質梗塞が多く，

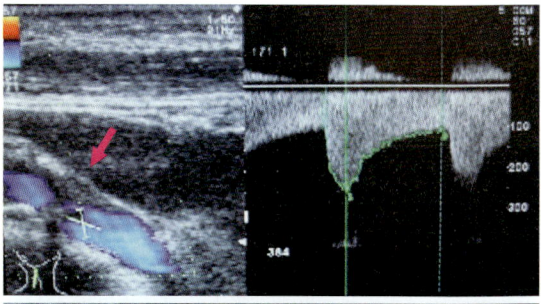

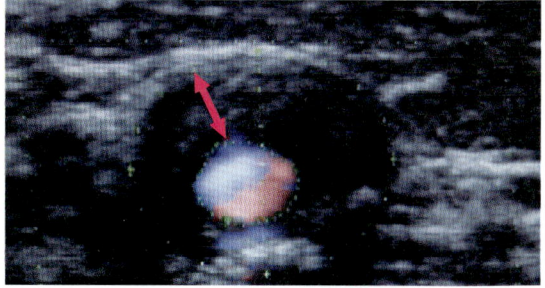

⓰ 頸動脈超音波検査（カラードプラ画像）

上段．長軸像．内頸動脈のアテローム性動脈硬化による閉塞部位（矢印）での血流．狭窄部位より遠位側では血流速度が2m/秒を超えており，高度狭窄を示している．
下段．短軸像．アテローム性動脈硬化による血管壁肥厚（両矢印）により内腔が狭窄している．

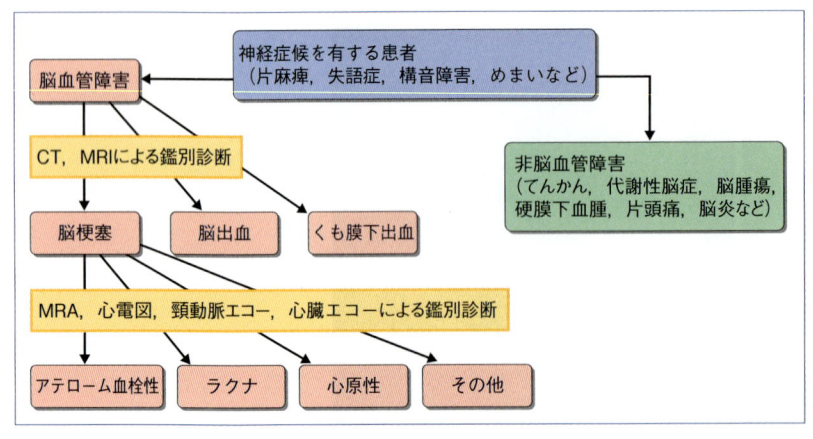

❶❼ 急性期脳血管障害の診断の進め方

❶❽ 脳幹障害の脳神経症候

症候群名	障害部位	病巣側の症候	反対側の症候
Weber 症候群	中脳腹内側	動眼神経麻痺	片麻痺
Benedict 症候群	中脳背側	動眼神経麻痺	不随意運動，時に不全片麻痺
Millard-Gubler 症候群	橋下部腹側	顔面神経麻痺	片麻痺（顔面を除く，舌は含む）
Foville 症候群	橋下部背側	障害側への注視麻痺 顔面神経麻痺	片麻痺（顔面を除く，舌は含む）
Dejerine 症候群	延髄傍正中部	舌下神経麻痺	片麻痺，深部感覚障害
Wallenberg 症候群	延髄背側	顔面の感覚解離 舌咽・迷走神経麻痺 Horner 症候群，小脳 性運動失調，眼振	半身感覚解離（顔面を除く）

症状は数分以内で完成する．

脳幹障害では特有な脳神経症候を示すことがあり，病巣部位の診断に有用である（❶❽）．

[合併症]

脳梗塞に伴う高血圧，高血糖，けいれん，SIADH（syndrome of inappropriate secretion of antidiuretic hormone），高ナトリウム血症，尿崩症，起立性低血圧などに加え，脳梗塞の結果として生じる気道・尿路その他の感染症，褥瘡，深部静脈血栓症，消化管出血，水・電解質バランスの異常，脱水，肩手症候群などに注意する必要がある．

[治療]

急性期治療

発症からの時間経過，重症度，臨床病型により選択できる治療法が異なる．「脳卒中治療ガイドライン2015（追補2017）」および「rt-PA（アルテプラーゼ）静注療法適正治療指針第三版（2019年3月）」に示された臨床病型別の治療とその推奨度を❶❾に示す．発症後4.5時間以内の超急性期脳梗塞の症例では，臨床病型を問わず組織プラスミノゲンアクチベーター（rt-PA，アルテプラーゼ 0.6 mg/kg）静注療法の適応の有無を決定することが重要である．rt-PA静注療法は，

2005年10月に認可され，使用に際しては経験を積んだ専門医師が適切な設備を有する施設でチェックリスト（❷⓪）に示す適応要件を満たす必要がある．患者来院後，既往歴，一般身体所見，神経学的所見，血液検査，頭部CT（場合によってはMRI）などを迅速にチェックし，適応症例，慎重投与例，禁忌症例を決定しなければならない．また，出血合併症には十分注意する必要がある．内頸動脈や中大脳動脈起始部閉塞などの主幹動脈閉塞症例においては，rt-PA静注療法による再開通率が低いことから脳血管内治療を追加する場合がある．

わが国では，血栓回収用機器（Merci® Retrieval system，Penumbra system，Solitaire™ FR，Trevo® ProVue，ReVive SE）による血管内治療が保険適用となっている．

発症24時間以内の症例では，脳保護薬（エダラボン）を用いることもある．エダラボンはrt-PAとの併用も可能である．rt-PA静注療法を施行しなかった症例およびrt-PA静注療法後24時間経過した症例では，脳浮腫治療薬（グリセロール），抗血栓療法（抗血小板療法，抗凝固療法），血液希釈療法などを中心に複数の治療を組み合わせて行われることが多い．

⑲ 脳梗塞臨床病型別の急性期治療と推奨グレード

	アテローム血栓性 発症後			ラクナ 発症後			心原性 発症後		
	<4.5 h	4.5〜6 h	>6 h	<4.5 h	4.5〜6 h	>6 h	<4.5 h	4.5〜6 h	>6 h
血管内再開通療法									
機械的血栓回収療法	A	A	C1(<8 h)				A	A	C1(<8 h)
局所線溶療法	B	B					B	B	
血栓溶解療法（rt-PA 静注）	A			A			A		
低用量ウロキナーゼ静注	C1	C1	C1	C1	C1	C1			
局所線溶療法（ウロキナーゼ）	B	B					B	B	
抗凝固療法									
ヘパリン	C1	C1	C1	C1	C1	C1	C1	C1	C1
アルガトロバン	B	B	B						
抗血小板療法									
オザグレル	B	B	B	B	B	B			
アスピリン	A	A	A	A	A	A	A	A	A
抗血小板 2 剤併用	B	B	B	B	B	B			
（アスピリン＋クロピドグレル）									
脳浮腫治療薬									
グリセロール	B	B	B				B	B	B
マンニトール	C1	C1	C1				C1	C1	C1
脳保護薬									
エダラボン	B	B	B	B	B	B	B	B	B
血液希釈療法									
低分子デキストラン	C1	C1	C1	C1	C1	C1	C1	C1	C1
高圧酸素療法	C1	C1	C1	C1	C1	C1	C1	C1	C1
低体温療法	C1	C1	C1				C1	C1	C1
開頭外減圧術									
小脳梗塞	C1	C1	C1				C1	C1	C1
一側半球梗塞	B	B	B				B	B	B

各治療法を発症後の時間に応じたグレードとともにすべて列挙した.
具体的な治療法の組み合わせは，個々の患者の病態や結果によって異なる.
推奨のグレード：A：行うよう強く勧められる，B：行うよう勧められる，C1：行うことを考慮してもよいが，十分な科学的根拠がない.

また，血圧に関しては，脳灌流圧維持の観点から，従来より脳梗塞急性期には原則的には降圧しないとされてきた.「脳卒中治療ガイドライン 2015」では，脳梗塞急性期には収縮期血圧 220 mmHg 以上または平均血圧 130 mmHg 以上の極度の高血圧が持続する場合や，解離性大動脈瘤・心筋梗塞・心不全・腎不全などを合併している場合に限り，慎重な降圧療法が推奨される. また，rt-PA 静注療法を行う際には，チェックリスト（⑳）に従い，180/105 mmHg 未満に降圧しなければならない.

急性期治療を進めつつ，四肢拘縮と褥瘡の予防のため，できるだけ早くベッド上でリハビリテーションを開始する.

慢性期治療

慢性期に入ったら座位保持や移動などの理学療法，上肢機能回復訓練のための作業療法，嚥下の訓練，失語や認知障害に対する言語療法を進める. 脳梗塞の再発予防とともにリスクファクターとなる生活習慣病の管理も重要となる.

再発予防

非心原性脳梗塞の再発予防には，アスピリン（75〜150 mg/日），チクロピジン（100〜200 mg/日），シロスタゾール（200 mg/日）が推奨されている. 加えて，2006 年 5 月からチクロピジンと同じチエノピリジン系のクロピドグレル（50〜75 mg/日）が認可され，チクロピジンに代わり使用されるようになった.

非弁膜症性心房細動（NVAF）患者の心原性脳塞栓症・全身性塞栓症予防に，従来のワルファリンに加え，2011 年より直接トロンビン阻害薬（ダビガトラン），2012 年以降，第 Xa 因子阻害薬（リバーロキサバン，アピキサバン，エドキサバン）が使用可能となった. これらの新規経口抗凝固薬は，ワルファリンの使用の際に不可欠であった定期的な血液凝固検査とそれに伴う用量調節，ビタミン K を含む食事の摂取制限がいずれも不要で，他剤との相互作用も少ないことから，ワルファリンに代わる利便性の高い薬剤として大きな期待が寄せられている.

日本循環器学会からの心房細動における抗血栓療法の緊急ステートメントでは，NVAF に対する抗血栓療

❷⓪ 静注血栓溶解療法のチェックリスト

適応外（禁忌）	あり	なし
発症ないし発見から治療開始までの時間経過		
発症（時刻確定）または発見から 4.5 時間超	☐	☐
発見から 4.5 時間以内で DWI/FLAIR ミスマッチなし，または未評価	☐	☐
既往歴		
非外傷性頭蓋内出血	☐	☐
1 ヵ月以内の脳梗塞（症状が短時間に消失している場合を含まない）	☐	☐
3 ヵ月以内の重篤な頭部脊髄の外傷あるいは手術	☐	☐
21 日以内の消化管あるいは尿路出血	☐	☐
14 日以内の大手術あるいは頭部以外の重篤な外傷	☐	☐
治療薬の過敏症	☐	☐
臨床所見		
くも膜下出血（疑）	☐	☐
急性大動脈解離の合併	☐	☐
出血の合併（頭蓋内，消化管，尿路，後腹膜，喀血）	☐	☐
収縮期血圧（降圧療法後も 185 mmHg 以上）	☐	☐
拡張期血圧（降圧療法後も 110 mmHg 以上）	☐	☐
重篤な肝障害	☐	☐
急性膵炎	☐	☐
感染性心内膜炎（診断が確定した患者）	☐	☐
血液所見（治療開始前に必ず血糖，血小板数を測定する）		
血糖異常（血糖補正後も＜50 mg/dL，または＞400 mg/dL）	☐	☐
血小板数 100,000/mm³ 以下（肝硬変，血液疾患の病歴がある患者）	☐	☐
※肝硬変，血液疾患の病歴がない患者では，血液検査結果の確認前に治療開始可能だが， 　　100,000/mm³ 以下が判明した場合にすみやかに中止する		
血液所見：抗凝固療法中ないし凝固異常症において		
PT-INR＞1.7	☐	☐
aPTT の延長（前値の 1.5 倍［目安として約 40 秒］を超える）	☐	☐
直接作用型経口抗凝固薬の最終服用後 4 時間以内	☐	☐
※ダビガトランの服用患者にイダルシズマブを用いて後に本療法を検討する場合は，上 　　記所見は適応外項目とならない		
CT/MR 所見		
広汎な早期虚血性変化	☐	☐
圧排所見（正中構造偏位）	☐	☐

慎重投与（適応の可否を慎重に検討する）	あり	なし
年齢　81 歳以上	☐	☐
最終健常確認から 4.5 時間超かつ発見から 4.5 時間以内に治療開始可能で DWI/FLAIR ミス マッチあり	☐	☐
既往歴		
10 日以内の生検・外傷	☐	☐
10 日以内の分娩・流早産	☐	☐
1 ヵ月以上経過した脳梗塞（とくに糖尿病合併例）	☐	☐
蛋白製剤アレルギー	☐	☐
神経症候		
NIHSS 値 26 以上	☐	☐
軽症	☐	☐
症候の急速な軽症化	☐	☐
痙攣（既往歴などからてんかんの可能性が高ければ適応外）	☐	☐
臨床所見		
脳動脈瘤・頭蓋内腫瘍・脳動静脈奇形・もやもや病	☐	☐
胸部大動脈瘤	☐	☐
消化管潰瘍・憩室炎，大腸炎	☐	☐
活動性結核	☐	☐
糖尿病性出血性網膜症・出血性眼症	☐	☐
血栓溶解薬，抗血栓薬投与中（とくに経口抗凝固薬投与中）	☐	☐
月経期間中	☐	☐
重篤な腎障害	☐	☐
コントロール不良の糖尿病	☐	☐

＜注意事項＞　一項目でも「適応外」に該当すれば実施しない．

（日本脳卒中学会脳卒中医療向上・社会保険委員会　静注血栓溶解療法指針改訂部会：静注血栓溶解（rt-PA）療法適正治療指針，第三版．東京：日本脳卒中学会；2019．）

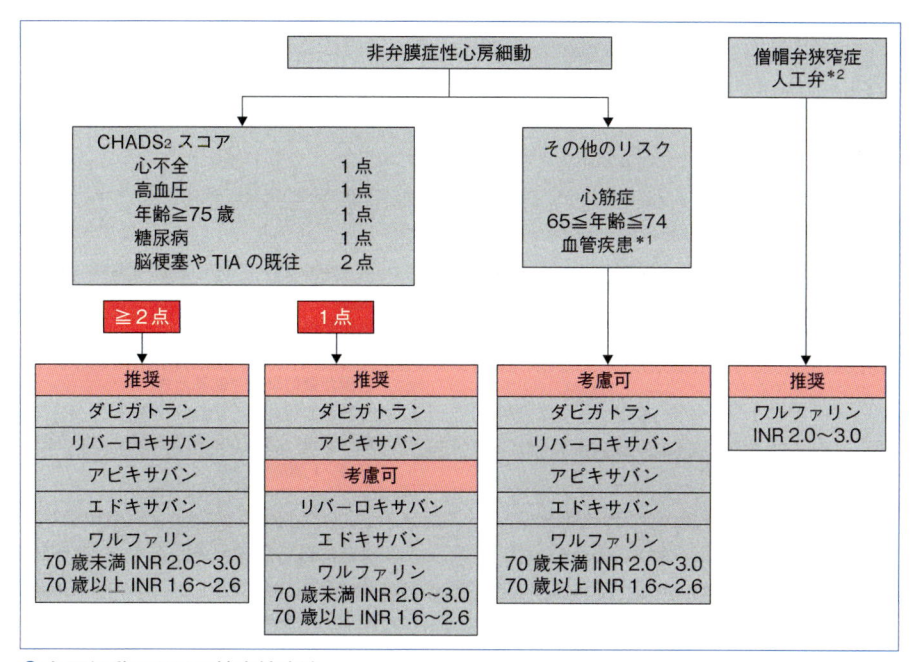

❷❶ 心房細動における抗血栓療法

同等レベルの適応がある場合，新規経口抗凝固薬がワルファリンよりも望ましい.
＊1：血管疾患とは心筋梗塞の既往，大動脈プラーク，および末梢動脈疾患などをさす.
＊2：人工弁は機械弁，生体弁をともに含む.
（日本循環器学会：心房細動治療〈薬物〉ガイドライン〈2013年改訂版〉.）

法の新改訂案が示された（❷❶）．リスク評価に CHADS₂ スコアをとり入れ，2点以上ではダビガトランまたはワルファリンを勧め，1点の場合はダビガトランを推奨し，ワルファリンを考慮してもよいと記されている.

付 embolic stroke of undetermined source（ESUS）

概念
- 脳梗塞のうち，原因が明らかではないものは約20〜30％を占めるとされる.
- 従来，潜因性脳卒中（cryptogenic stroke）と呼ばれてきたが，その大部分が塞栓症であることから近年は ESUS と呼ばれつつある.

病因
　ESUS の塞栓源には，潜在性発作性心房細動，塞栓源として確立していない心疾患（僧帽弁逸脱症，大動脈弁石灰化など），悪性腫瘍に関連するもの，動脈原性塞栓症，奇異性脳塞栓症などがある.

治療
　ESUS の治療については，抗血小板薬もしくは抗凝固薬が使用されるが，優劣については現時点では不明である．発作性心房細動が検出されれば，抗凝固薬の適応となる.

付 奇異性脳塞栓症 paradoxical cerebral embolism

　静脈内で形成された血栓が卵円孔開存，肺動静脈瘻などの右左シャントを介して，左心系に流入し脳血管を閉塞することにより生じる．若年者における脳梗塞の原因として重要である．従来からの抗血栓療法に加え，2019年5月に経皮的卵円孔閉鎖術がわが国においても認可された.

一過性脳虚血発作
transient ischemic attack（TIA）

概念
- 一過性脳虚血発作（TIA）は従来，「24時間以内に消失する，虚血による一過性の神経症状」と定義されていた．しかし，画像診断の進歩により多くの TIA 患者において MRI 拡散強調画像で梗塞巣が確認されることが明らかとなり，その概念は変遷している.
- 2009年に出されたアメリカ心臓病協会・アメリカ脳卒中協会の声明では，「TIA は脳局所，脊髄，網膜の虚血により生じる一過性の神経障害で画像上梗塞巣を伴っていない」と定義され，持続時間は限定されていない.

病因・病態生理
　主な病因を❷❷に示す．不整脈，心疾患による微小塞栓，動脈硬化による微小血栓はいずれも TIA の原因となる．また，頭頸部の動脈狭窄に灌流圧低下が生じる血行力学的機序によっても TIA が生じる.

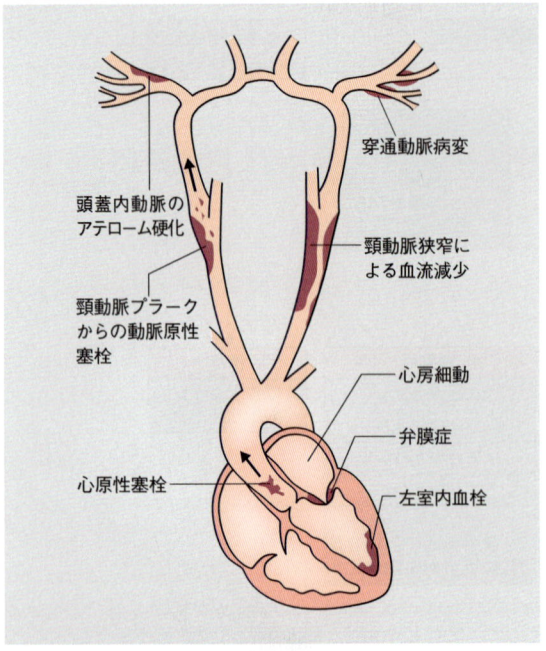

頭蓋内動脈の
アテローム硬化

穿通動脈病変

頸動脈プラーク
からの動脈原性
塞栓

頸動脈狭窄に
よる血流減少

心房細動

弁膜症

心原性塞栓

左室内血栓

㉒ 一過性脳虚血発作（TIA）の主な病因

(Feinberg WM, et al : Guidelines for the management of transient ischemic attacks. From the Ad Hoc Committee on Guidelines for the Management of Transient Ischemic Attacks of the Stroke Council of the American Heart Association. *Circulation* 1994 ; 89 : 2950.)

臨床症状

　TIA の症候は，どの動脈に血流障害が生じたかによって異なる．症候を内頸動脈系と椎骨脳底動脈系に分けて㉓に示す．また，この症状では TIA と呼べない症候（除外項目）を，㉓下段に示す．

診断・検査

　TIA ですでに症状が消失している場合も脳梗塞に準じた画像検索（CT，MRI，MRA），頸部血管超音波，心電図などで精査する必要がある．CT で異常がなくとも MRI で梗塞巣や MRA で内頸動脈狭窄が見つかることもまれではない．

経過・予後

　TIA 後の脳梗塞発症の危険度予測には，ABCD² スコア［A：age（年齢 60 歳以上で 1 点），B：blood pressure（血圧 140/90 mmHg 以上で 1 点），C：clinical features（神経症状：片麻痺 2 点または麻痺のない言語障害 1 点），D：duration and diabetes（持続時間 10〜59 分で 1 点，60 分以上で 2 点，糖尿病ありで 1 点）］が用いられる．ABCD² スコアは 5 項目 7 点満点で評価され，点数が高いほど脳梗塞発症のリスクが高い．

治療

　TIA を疑えば，可及的速やかに発症機序を確定し，脳梗塞発症予防のための治療を開始しなければならな

㉓ 一過性脳虚血発作（TIA）の症状と除外項目（NINDS-III）

TIA の症状

1. 左内頸動脈系（典型的には下記症候の一つが急速〈2 分未満〉に発症）
   1) 運動障害（構音障害，右上下肢や顔面の脱力，麻痺，巧緻運動障害）
   2) 左眼の視力消失（一過性黒内障），まれに右同名半盲
   3) 感覚障害（右上下肢や顔面の感覚鈍麻または異常感覚）
   4) 失語
2. 右内頸動脈系
   　反対側に上記と同様な症状が出現する．ただし，失語は右側が優位半球であるとき
3. 椎骨脳底動脈系（下記症候が急速〈2 分未満〉に発症）
   1) 運動障害（顔面，四肢のあらゆる組み合わせでの脱力，麻痺，巧緻運動障害）
   2) 感覚障害（左や右ないし両側の感覚鈍麻または異常感覚）
   3) 一側ないし両側の同名半盲
   4) 体幹失調，回転性めまい，不安定性や平衡障害，複視，嚥下障害，構音障害
   　ただしこれらの症候が単独で起こった場合は TIA と考えない

　構音障害は，内頸動脈系，椎骨脳底動脈系のいずれの TIA でも起こりえる

TIA の症候として特徴的でないもの

1) 他の椎骨脳底動脈系循環障害の症候を伴わない意識障害
2) 強直性ないし間代性けいれん発作
3) 身体の数か所にわたってしばらくマーチする症候
4) 閃輝暗点

TIA とは考えられない症候

1) 感覚障害のマーチ
2) 回転性めまいのみ
3) めまい感のみ
4) 嚥下障害のみ
5) 構音障害のみ
6) 複視のみ
7) 尿失禁ないし便失禁のみ
8) 意識レベルの変容を伴う視力障害
9) 片頭痛に関連した局所症候
10) confusion のみ
11) 健忘のみ
12) drop，attack のみ

い．心原性によるものは抗凝固薬，非心原性によるものは抗血小板薬の投与が行われる．

付　鎖骨下動脈盗血症候群
subclavian steal syndrome

概念

- 鎖骨下動脈近位部の高度狭窄あるいは閉塞のため，同側の椎骨動脈血流が逆流し，これによって脳虚血症状を呈する（㉔）．
- 動脈硬化を原因とする場合，鎖骨下動脈病変は右に比べ，左が 3〜4 倍と多い．これは，左鎖骨下動脈

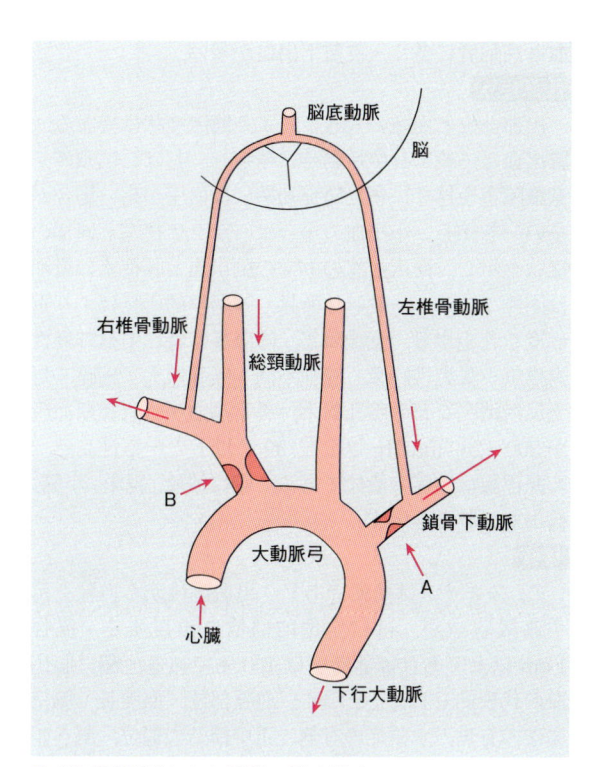

㉔ 鎖骨下動脈盗血症候群の発症機序

狭窄や閉塞がA部にある場合に，左腕に血流が盗られると左椎骨動脈に逆流が起こる．B部の場合には，右腕に血流が盗られると右内頸動脈と椎骨動脈に逆流が起こる．いずれも脳虚血を生じる．
（葛原茂樹：鎖骨下動脈盗血症候群．内科学書，第6版．東京：中山書店；2002．p.2137．図40.）

が大動脈から鋭角に分岐し，乱流が起きやすいことが原因と推測される．

病因

ほとんどが動脈硬化性である．ほかに大動脈炎症候群を原因とするものも多い．そのほか，まれな原因として，動脈管遺残を伴う大動脈縮窄症などの先天奇形，Fallot四徴症に対するBlalock-Taussig術，塞栓症，解離性大動脈瘤，外傷，腫瘍などがある．

疫学

まれな疾患で，男性にやや多く，年齢は40〜60歳代に多い．

臨床症状

症状は一過性であることが多く，複視，めまい，四肢の脱力，感覚障害などの脳虚血症状に加え，患側上肢の運動によるしびれ，疼痛などの阻血症状がみられる．脳虚血症状は上肢の運動により誘発される場合がある．

検査

安静時に加え，盗血カフ試験前後の頭蓋内血管の血流パターンを，頸部血管超音波検査，経頭蓋超音波ドプラ検査などを利用して評価する．盗血カフ試験とは，虚血後充血試験とも呼ばれ，上肢虚血後の反応性充血

により盗血量を増加させる試験である．通常，閉塞が疑われる上肢にマンシェットを巻き，収縮期血圧より10 mmHg程度高く圧を加えながら，手を握る運動を繰り返した後，急速にカフをゆるめる．

治療

鎖骨下動脈盗血症候群の治療は，椎骨動脈の血流を順行性に戻すことである．近年，バルーンカテーテルを用いて閉塞血管を再開させる経皮的血管形成術（percutaneous transluminal angioplasty：PTA）やステント留置，arterectomyなどが行われる．

付 一過性全健忘
transient global amnesia（TGA）

概念
● 突然発症の健忘が唯一の症状であり，通常は24時間以内に回復する．
● 意識混濁や自己認識障害はなく，認知の障害は健忘に限られる．

病因・病態生理
海馬を中心とした両側側頭葉内側面が責任病巣と考えられている．同部位を灌流する後大脳動脈系のTIAとする説や側頭葉てんかんとする説があるが，いまだ定説はない．

臨床症状
発作中は前向性健忘のため，同じ質問を何回も聞き返すといった特徴的な症状がみられる．

検査
CT，MRIによる画像検査，脳波検査などを行う．

治療
発作は単発であることがほとんどで，抗血小板薬や抗てんかん薬の投与を行うかどうかは諸検査の結果で慎重に決める必要がある．

出血性脳血管障害

頭蓋内出血は出血部位により以下のように分類される．
①脳出血：脳実質内に出血
②くも膜下出血：くも膜下腔に出血
③硬膜下出血：硬膜とくも膜のあいだの静脈性出血
④硬膜外出血：硬膜と骨のあいだの動脈性出血

このうち，急性の硬膜下出血と硬膜外出血は外傷性出血に分類される．

出血部位に形成される血腫（hematoma）により周囲の脳組織が圧迫され，神経脱落症状や頭蓋内圧亢進症状が出現する．

脳出血 cerebral hemorrhage

概念

●脳内小動脈の血管壊死またはフィブリノイド変性に起因した，脳内小動脈瘤の破綻による脳実質内に血腫を生じる疾患である．

●最も頻度が高いのは高血圧性脳出血で，脳出血の80％を占める．

●脳出血は脳卒中全体の20〜30％を占める．

●欧米に比較すると，脳出血の発症は2〜3倍高い．

病因

脳出血の主な原因を㉕に示す．高血圧が最大の原因であるが，ほかにアミロイドアンギオパチー，脳動脈瘤・動静脈奇形の破裂，出血性脳梗塞などがある．

好発部位

高血圧性脳出血の好発部位は，被殻，視床，小脳，橋，皮質下，尾状核頭部などである．「脳卒中データバンク 2015」の結果では，17,723 例の高血圧性脳出血の部位別頻度は，被殻 31 ％，視床 28 ％，脳幹 9 ％，皮質下 20 ％，小脳 8 ％，尾状核 1 ％，その他 3 ％であった．アミロイドアンギオパチーによる脳出血は高齢者に多く，皮質下出血が多い．

臨床症状

出血部位と血腫の大きさにより臨床症状は異なる．脳出血は一般に日中活動時に発症し，しばしば頭痛，意識障害を伴う．また発症初期には血圧が高い場合が多い．しかし，小出血の場合は，ラクナ梗塞と同様の症状を示し，臨床症状のみでの脳出血と脳梗塞の鑑別は困難である．一般身体所見，神経学的所見により重症度を判定する．意識障害，呼吸異常特に中枢神経性過換気・失調性呼吸，瞳孔不同・瞳孔散大・縮瞳・対光反射消失などの瞳孔異常，異常高血圧（収縮期血圧が 200〜240 mmHg 以上），39℃ 以上の中枢性高熱，乳頭浮腫は重症の徴候である．㉖に被殻，視床，小脳，橋出血の特徴を示す．

検査

CT スキャンは簡便であり，出血直後から血腫を示す高吸収域が，ほぼ定型的部位に出現する．直径 1 cm 以上であれば診断率は 100 ％である．㉗に脳出血の代表的 CT 所見を示す．血腫部位，血腫量，脳室穿破の有無，水頭症の有無，正中構造の偏位，脳ヘルニア所見などを明らかにする．頭部 MRI では，T1 強調，T2 強調およびプロトン密度強調画像のいずれにおいても，超急性期から慢性期にかけて多彩な経時的変化を示す．

診断

問診・臨床症状に加えて，CT または MRI による画像所見が必須となる．特に，高血圧性脳出血の非定型部位あるいは高血圧歴がない場合は MR アンギオグラフィ，脳血管撮影も考慮する．脳動脈瘤，脳動静脈奇形，海綿状血管腫の鑑別が重要である．脳出血では，発症後血腫増大が 6〜12 時間以内に約 20 ％の頻度で起こるため，臨床症状の変化を参考に経時的に CT を施行する必要がある．血液凝固異常を伴ってい

㉕ 脳出血の主な原因

高血圧症	脳感染症
脳アミロイドアンギオパチー	ヘルペス脳炎
脳動脈瘤	脳腫瘍
脳血管奇形	出血性素因
脳動静脈奇形	白血病
海綿状血管腫	再生不良性貧血
脳梗塞（出血性脳梗塞）	血小板減少性紫斑病
頭部外傷	血友病
血管炎	肝硬変
結節性多発動脈炎	抗凝固薬
全身性エリテマトーデス	Willis 動脈輪閉塞症
	脳静脈洞血栓症

㉖ 高血圧性脳出血の部位別鑑別診断

	被殻出血	視床・視床下部出血	小脳出血	橋出血
片麻痺	（＋）	（＋）	（−）	四肢麻痺
瞳孔　大きさ	正常	小，時に大小不同	小，時に大小不同	小
反応	（＋）	（−）	（＋）	（＋）〜（−）
顔面神経麻痺	反対側，中枢性	反対側，中枢性	同側，末梢性，軽度	末梢性
感覚障害	（＋）	（＋）	（−）	（＋）
注視運動麻痺	（＋）	まれ	通常（＋）	（＋）
方向	病巣反対側	病巣反対側	病巣側	病巣側
半盲	（＋）	（＋）	（−）	（−）
初期の歩行不能	（−）	（−）	（＋）	（＋）
嘔吐	（＋）	（＋）	激烈，反復性	（＋）
けいれん	（＋）	（−）	（−）	（−）
下方共同偏視	（−）	（＋）	（−）	（−）
ocular bobbing	（−）	（−）	（＋）	（＋）
網膜前出血	時に（＋）	（−）	（−）	（−）

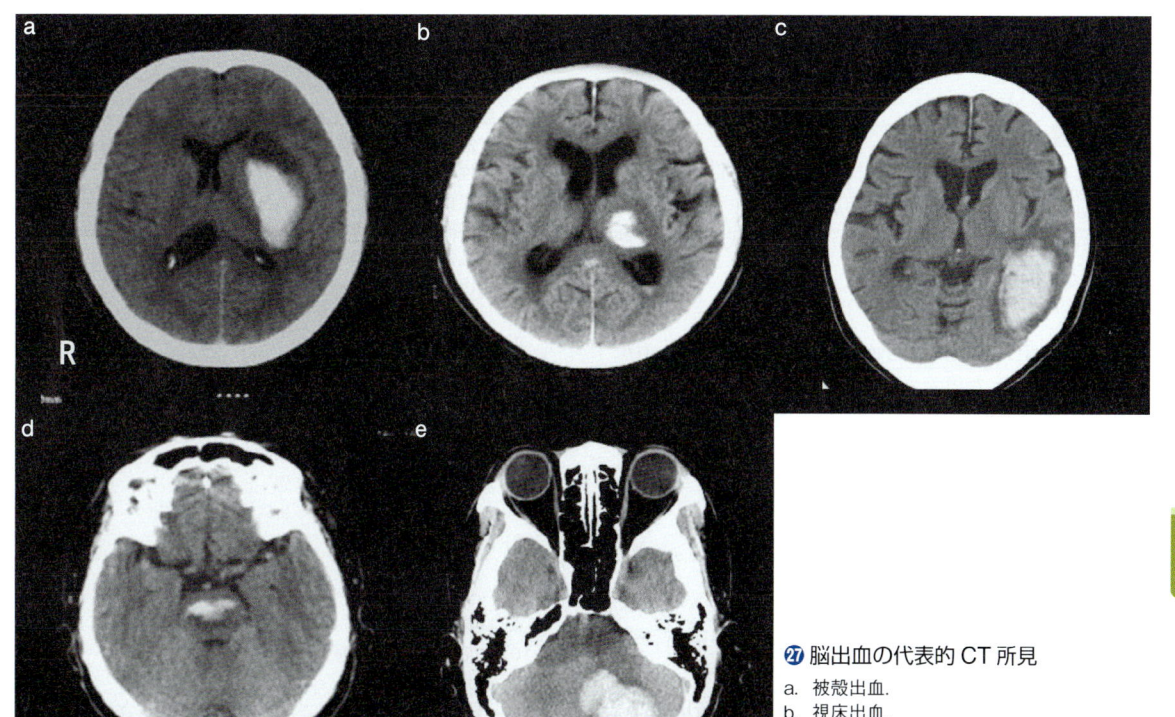

㉗ 脳出血の代表的 CT 所見
a. 被殻出血.
b. 視床出血.
c. 皮質下出血.
d. 橋出血.
e. 小脳出血.

る場合は，24 時間以上にわたって血腫増大をきたす場合がある．

治療

手術的治療

　重症度により異なるが，気道確保，静脈確保，導尿または尿道カテーテル留置，酸素吸入（低酸素血症の場合），血圧管理，合併症対策（消化管出血予防のための抗潰瘍薬投与など），補液，栄養補給などがある．特に血圧管理に関しては，収縮期血圧＞180 mmHg，または平均血圧＞130 mmHg のいずれかの状態の場合には降圧を開始する．降圧薬としては，ジルチアゼム塩酸塩，ニカルジピン塩酸塩などの静脈内投与を行う．降圧目標は前値の 20 ％以内の減少を目標とする．脳浮腫・頭蓋内圧亢進の管理も中等度・重症の患者には重要となる．高張液グリセロール静脈内投与が推奨される．腎障害・糖尿病の悪化に注意する．マンニトール投与も進行性に頭蓋内圧が亢進した場合には考慮される．

手術適応

　被殻出血，小脳出血では特に手術適応を考慮する必要がある．被殻出血では特に重症例での救命率が高い．機能予後に関しては，手術によっても必ずしも満足できる回復は得られない．手術方法には，開頭血腫除去術，血腫吸引術，脳室ドレナージなどがあるが，近年

侵襲の少ない内視鏡的血腫吸引術なども導入されている．小脳出血は症例によっては最も良い手術適応となる．

予防

　高血圧性脳出血の再発予防には血圧管理が最も重要である．

脳動静脈奇形（cerebral arteriovenous malformation：AVM）

概念

●脳動静脈奇形（AVM）は，先天性の動静脈短絡疾患で，原始動脈，毛細管，静脈が分かれる胎生 3 週頃に発生すると考えられている．

病態

　正常の脳内の血液循環は「動脈→毛細血管→静脈」と流れ，毛細血管は組織との物質交換，ガス交換の場となり，血管抵抗が高いことから動脈と静脈の圧較差を作り出している．AVM では，脳表あるいは脳実質内で毛細血管を介さず，流入動脈と流出静脈が短絡し，異常な血管塊（ナイダス〈nidus〉）を構成する．AVM の構成血管では，周辺の組織への物質交換，ガス交換が行われず，過剰な圧負荷がかかる．これらのことから，AVM に生じる病態は，大別して①構成血管に動脈瘤や静脈瘤を形成し，それが破裂してくも膜下出血や脳出血を生じる，②高流量の動静脈短絡に伴

う盗血現象（steal phenomenon）により，周囲脳組織の虚血を生じ，麻痺，認知機能障害，けいれん発作などが惹起される．

初発症状

AVM の約半数が出血で発症する．若年性脳出血の主な原因で小さい AVM のほうが出血しやすい．次いで，けいれん発作が多くみられ，精神症状，高次脳機能障害が初発の症例もある．

治療

開頭摘出術に加え，血管内塞栓術，定位放射線治療あるいはそれらの組み合わせから，年齢，AVM の局在やサイズ，Spetzler-Martin 分類などを参考に治療の難易度を予測し，治療方針を決定する．薬物療法として，AVM 根治術後も抗けいれん薬が必要である．

予後

保存的に加療された場合の出血リスクは年間約2 %，累積出血率は 20 年で 30〜50 % と推定されており，特に出血例では最初の 1 年間の高い再出血率が問題とされる．

硬膜動静脈瘻（dural arteriovenous fistula：dAVF）

概念

● 硬膜動静脈瘻（dAVF）は，硬膜に発生する異常な動静脈短絡を原因とする疾患で，流出静脈経路として硬膜静脈洞もしくは脳皮質静脈がある．

病因

成人に発生する dAVF のほとんどは後天性とされ，静脈洞血栓，外傷，手術，腫瘍による圧迫などにより静脈側の閉塞性変化が原因と推測される．

病態生理

脳皮質静脈逆流を認める症例は，脳出血およびくも膜下出血をきたしうる．海綿状静脈洞部では脳神経症状もしくは眼症状，耳鳴をきたす．

治療

カテーテル治療が行われる．

くも膜下出血 subarachnoid hemorrhage（SAH）

概念

● 脳のくも膜下腔への出血で，原因は，外傷を別にすると脳動脈瘤の破裂が最多である．

疫学

脳卒中の 5〜10 % を占め，40〜50 歳代にピークがあるがあらゆる年代で起こる．30 歳以下では脳動静脈奇形に起因することが多い．日本の調査では女性に多い傾向（男女比 1：2）を認める．年間発症率は明確な国別地域較差があり，人口 10 万に対してアメリカは 10〜12，ヨーロッパは 10 以下が多く，日本は 20 以上で多い傾向がある．四季を通じて本症の発症率に差はない．くも膜下出血の危険因子として喫煙習

㉘ くも膜下出血の原因疾患

1. 外傷性
2. 特発性
   1) 脳動脈瘤
       囊状動脈瘤，解離性動脈瘤，動脈硬化性動脈瘤，細菌性動脈瘤
   2) 脳血管奇形
       動静脈奇形，静脈性血管腫，海綿状血管腫，毛細血管拡張，静脈瘤
   3) 脳出血
       高血圧症，アミロイドアンギオパチー
   4) 脳出血性梗塞
   5) 脳腫瘍
   6) 出血性素因
       白血病，再生不良性貧血，血小板減少性紫斑病，凝固異常（肝疾患・抗凝固薬など）
   7) 脳および髄膜の炎症性疾患
       細菌性，結核性，ウイルス性髄膜炎など
   8) 血管炎
       結節性多発動脈炎，全身性エリテマトーデス，リウマチ熱など
   9) 脳静脈血栓症
   10) Willis 動脈輪閉塞症
   11) 妊娠の合併症
   12) 脊髄由来
       脊髄血管腫，脊髄動脈瘤，脊髄腫瘍など
   13) その他

慣，高血圧，過度の飲酒が知られている．

病因

くも膜下出血の原因疾患を㉘に示す．脳動脈瘤によるものが最も多く 75 % を占める．脳動脈瘤は Willis 動脈輪あるいはその分岐部に発生しやすく，85 % 以上は前脳循環に位置する．脳動脈瘤の先天的因子の役割については，type 4 Ehlers-Danlos 症候群，Marfan 症候群，pseudoxanthoma elasticum，腎嚢胞がよく知られている．家族性脳動脈瘤の症例はサイズが小さくて若くして破裂しやすい．原因不明例は 10〜15 % を占め，脳血管撮影で描出できない微小動脈瘤などが原因となる．予後は良好である．また中脳周辺の脳槽だけにくも膜下出血が限局している症例がまれにあり，予後がきわめて良好で，静脈や毛細血管に起因する可能性が考えられている．

臨床症状

突発する今までに経験したことのないような激しい頭痛で，「頭を殴られたような」などの表現をされることが多い．部位は頭全体のことが多いが，眼球後部ないしその周辺の痛みは，内頸動脈-後交通動脈分岐部動脈瘤の局在を示すことが多い．頭痛持続時間は数時間で消失する軽いものから 5〜15 日ほど続く激しいものまである．意識障害は 30〜50 % にみられ 2 時間以上続く場合は予後不良である．数分程度の一過性のこともある．項部硬直，Kernig 徴候，Brudzinski

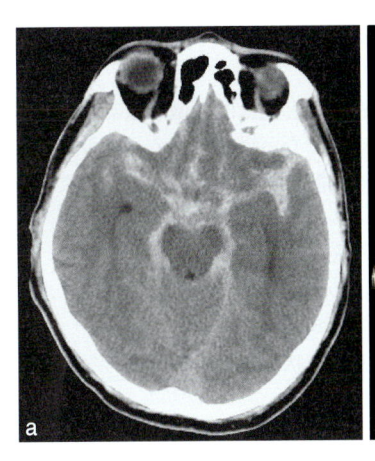
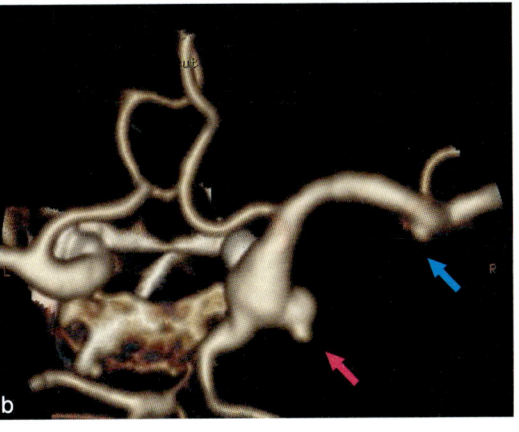

㉙ くも膜下出血の脳CT（a）と3D-CTアンギオグラフィ（b）

a. 右側優位の脳槽，Sylvius裂に広がるくも膜下出血を認める．
b. 右内頸動脈・後大脳動脈分岐部（赤矢印），および中大脳動脈（青矢印）に動脈瘤を認める．

徴候が2/3以上の症例にみられるが，発症後2〜3日後に著明となる．脳局所症状は通常欠如するが，内頸動脈−後交通動脈分岐部の脳動脈瘤では動眼神経麻痺が出現することがある．また脳動脈瘤破裂による脳内血腫を伴ったり，脳血管攣縮による脳虚血により運動障害，感覚障害，反射異常などが生じることがある．うっ血乳頭は発症後1〜2日たってから出現する場合が多い．血圧は発症直後200 mmHg以上に上昇する．体温は初期に上昇することが多いが，39℃以上の高体温は予後不良のことが多い．

診断

臨床症状，CTスキャンまたは髄液検査で行われる．激しい頭痛，項部硬直・KernigおよびBrudzinski徴候，局所神経症状の欠如，一過性の意識障害，CTによるくも膜下腔・脳槽の高信号領域（㉙a），血性髄液，硝子体下（網膜前）出血などが診断のポイントとなる．CTは発症後24時間以内であれば95％で所見が得られるが，1週間以上たつと50％以下となる．CTスキャンで所見がなくても，激しい頭痛（過去に経験したことがないような頭痛）があった場合は，MRI FLAIR画像の撮影や髄液検査が必要である．細菌性心内膜炎によってしばしばみられる細菌性脳動脈瘤は，敗血症性塞栓（septic embolism）が原因となる．大きさは2〜3 mmのことが多く軟膜血管の末梢に生じる．くも膜下出血の原因疾患の検索，あるいは手術を前提とする術前検査として脳血管撮影や3D-CTアンギオグラフィ（㉙b）は不可欠である．多発性脳動脈瘤も約20％に存在する．動脈瘤の底部が不規則な形を示すものや娘動脈瘤（daughter aneurysm）やブレブ（bleb）を形成しているものは再出血しやすい．

治療

くも膜下出血の治療方針の決定にはその重症度の判定が重要である．㉚にHunt and Hessの分類を示す．再出血予防のために，開頭による外科的治療（クリッピング）または開頭を要しない血管内治療が選択され

㉚ Hunt and Hessの分類

Grade I	無症状か，最小限の頭痛および軽度の項部硬直をみる
Grade II	中等度から強度の頭痛，項部硬直をみるが，脳神経麻痺以外の神経学的失調はみられない
Grade III	傾眠傾向，錯乱状態，または軽度の巣症状を示すもの
Grade IV	昏迷状態で，中等度から重篤な片麻痺があり，早期除脳硬直および自律神経障害を伴うこともある
Grade V	深昏睡状態で除脳硬直を示し，瀕死の様相を示すもの

る．遅発性脳血管攣縮の治療法としては，脳槽ドレナージ，薬物療法としてのファスジル塩酸塩，オザグレルナトリウム，脳循環改善目的に循環血液量増加（hypervolemia）・血液希釈（hemodilution）・人為的高血圧（hypertension）を組み合わせた治療法（triple H療法），血管内治療として，パパベリン塩酸塩の選択的動注療法や経皮的血管形成術（PTA）などがある．

くも膜下出血の合併症

1. 再出血

30％は1か月以内に再出血する．発症後24時間以内（4％）が最も多く，その後4週間までは1〜2％/日の頻度である．脳動脈瘤の大きさが9 mm以上では76％，以下では43％とする報告もある．再出血による死亡率は50％である．

2. 脳血管攣縮

発症後3〜21日目に多い．発症直後に一過性にみられる脳血管攣縮と対比して遅発性脳血管攣縮と呼ばれる．ピークは5〜7日目である．その出現頻度と程度は最初のCTでみられた脳槽内の血液量と関連する．発生頻度は70％であるが，脳虚血症状を呈するのは20〜30％である．遅発性脳血管攣縮はくも膜下出血患者の予後を左右する最大の要因である．

病態には，種々の血管攣縮物質の関与が考えられるが，十分に解明されていない．

3. 水頭症

症候性水頭症は，15〜20％に起こる．特に発症後2〜3日以内が多い．症状としては意識障害が進行することである．50％の患者では24時間以内に自然に改善する．

4. けいれん

5〜10％にけいれん発作がみられる．2/3は1か月以内，残りは1年以内に生じる．くも膜腔および脳実質内の血腫による．

5. 水バランス・電解質異常

低ナトリウム血症および血管内ボリューム減少がしばしばみられる．低ナトリウム血症は5〜30％にみられ ADH 不適合分泌症候群（SIADH）および自由水の貯留による．予防のために大量の等張液投与が必要である．重症例では尿崩症がしばしばみられる．

6. 神経性心・肺障害

くも膜下出血ではカテコールアミンが過剰に分泌されるため交感神経機能が亢進する．神経性心機能障害，神経性肺水腫が生じることがある．心電図でも巨大陰性T波・ST-T変化をきたすことがある．

頭頸部動脈解離（cerebral and carotid artery dissection）

<u>概念</u>
- 血管内腔から動脈壁内に血液が流入し偽腔が形成された状態である．

<u>病因</u>
外傷性と非外傷性に大別され，前者の割合は低い．後者はさらに解離と関連する基礎疾患（Marfan 症候群，線維筋形成不全など）を有するもの，頸部の回転や過伸展に起因するもの，特発性に分類される．

<u>病態生理</u>
解離は内膜と中膜の間に起こり，病理学的には中膜内部に偽腔が形成される．偽腔が内側に形成されると，血管狭窄・閉塞をきたし虚血発症となり，外膜まで断裂が広がり外側に破裂すると出血発症となる．解離部位は椎骨脳底動脈系が約80％，内頸動脈系が約20％である．椎骨脳底動脈系では頭蓋内椎骨動脈病変が大半を占めるのに対し，内頸動脈系では頭蓋内と頭蓋外が半数ずつを占める．

<u>治療</u>
発症様式や解離部位によって内科治療または外科治療が選択される．

慢性硬膜下血腫 chronic subdural hematoma

<u>概念</u>
- 軽微な外傷が原因で，くも膜から硬膜へ橋渡しをしている静脈（bridge vein）が断裂，出血し，血腫を形成することで脳への圧迫症状を生じる．

- 高齢の男性に多い．

<u>病因</u>
原因としては，転倒など比較的軽微な頭部外傷が多いが，外傷歴が明らかでない場合もある．アルコール多飲者や抗血栓薬を内服している症例に起きやすい．

<u>臨床症状</u>
頭痛，頭重感が初発症状のことが多い．やがて，軽度の意識障害，意欲の低下などを生じる．また，歩行障害，不全片麻痺，認知症で来院することも多い．進行すると頭蓋内圧亢進症状を起こすこともある．

<u>診断</u>
高齢者の歩行障害，認知症症状の場合，慢性硬膜下血腫を考慮する必要がある．確定診断に有用なのは，CT であり，硬膜下に半月状の高吸収域の血腫を認める．陳旧化したものは水腫となり，低吸収域を示す⑪．

<u>治療</u>
臨床症状が出現していて，一定量の血腫が存在していれば，脳外科的に血腫洗浄術を行う．CT で偶然発見された小血腫や無症候のものは，保存的に経過観察することもある．

<u>経過・予後</u>
小血腫の多くは自然に吸収される．時機を失せず，血腫除去を行えば予後は非常に良く，速やかに症状が消失する．

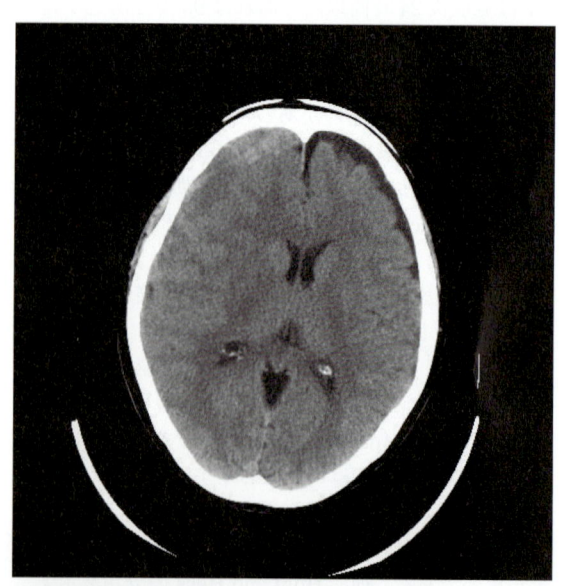

㉛ **慢性硬膜下血腫の CT**
右慢性硬膜下血腫を認める．正中構造がわずかに右に偏位している．

無症候性脳血管障害
asymptomatic cerebrovascular disease

概念
- 脳血管障害の症状や既往がないにもかかわらず，CTやMRIの画像で病変を認めるものをいう.
- 近年，MRIの普及に伴い，健常者においても無症候性脳血管障害がしばしば発見されるようになった.

診断
　診断は前述した症候性脳血管障害と同様である. 特に頻度が高いのは，無症候性脳梗塞で基底核や大脳白質に病変がみられることが多い. 陳旧性の被殻出血も少なからず認められる.

　無症候性脳梗塞については，梗塞巣の部位（穿通枝領域，皮質枝領域，分水嶺など），大きさ（直径1.5cm未満でラクナ梗塞かどうか），単発か多発か，がまず重要である.

　さらにMRA，頸部超音波検査などにより，脳主幹動脈の狭窄病変の有無，心電図，心臓超音波検査などによる心原性塞栓源の有無，危険因子（高血圧，糖尿病，心臓病，脂質異常症，喫煙など）の有無を明らかにする必要がある. また，無症候性脳出血の診断は，MRI T2*画像の所見が有用である.

治療
　無症候性脳出血は，高血圧の管理が重要であり，抗血小板薬の投与は慎重にすべきである. 心房細動などによる無症候性心原性脳塞栓症では，ワルファリンによる抗凝固療法が必要となる. さらに，アテローム硬化性病変による非心原性無症候性脳梗塞は，抗血小板薬の適応となる. さらに，高度の内頸動脈狭窄が存在した場合には，頸動脈内膜剝離術も考慮する場合がある.

予後
　無症候性脳血管障害の臨床的意義や予後についてはまだ十分に明らかではないが，脳卒中や脳血管性認知症のリスクの一つと考えられ，症例によっては脳卒中予防の治療が必要となる.

Willis動脈輪閉塞症（モヤモヤ病）
spontaneous occlusion of the circle of Willis （moyamoya disease）

概念
- 両側内頸動脈終末部からWillis動脈輪，さらには脳主幹動脈基部にかけて，進行性の血管閉塞が生じる原因不明の疾患である.
- 病名の由来は，脳血管撮影で側副血行路としての異常血管網（モヤモヤ血管，㉜）が認められることによる.

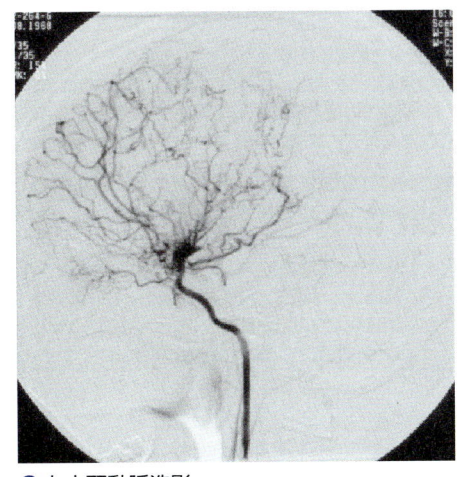

㉜ 左内頸動脈造影
前および中大脳動脈は狭窄し，モヤモヤ血管の発達をみる.

疫学
　本症は日本をはじめとする東アジア諸国に多く，2003年の全国疫学調査では，患者数は約7,700人と推計され，有病率は人口10万人あたり6.03である. 男女比は1：1.8〜2.0と女性に多く，約10％に家族歴が認められる.

臨床症状
　発症年齢は5歳前後と30〜40歳代に2つのピークがみられ，前者を若年型，後者を成人型と呼ぶ. 若年型は一過性脳虚血発作（片麻痺，失語）やけいれんで生じることが多く，発作は啼泣や過呼吸によって誘発され，時には脳梗塞を起こす. 一方，成人型では脳虚血のみならず，脳出血やくも膜下出血で発症することが多い.

病態生理
　初期には，脳主幹動脈閉塞により脳虚血症状が出現するが，やがて側副血行路の形成により一時的な症状の改善がみられる.

　しかし，晩期には脆弱な側副血管が破綻し，頭蓋内出血を生じるものと考えられている.

診断
　比較的若年で脳室内出血や脳梗塞が認められる場合には，本症を考慮する必要がある. 厚生労働省研究班作成の診断基準を㉝に示す.

治療
　根治療法はなく，脳虚血症状には抗血小板療法が行われる. TIAの頻発例，急速進行例では浅側頭動脈−中大脳動脈（STA-MCA）吻合術が行われることがある.

❸❸ Willis 動脈輪閉塞症 (モヤモヤ病) の診断基準

1) 脳血管撮影による診断

脳血管撮影は，次項 2) の磁気共鳴画像による診断の要件を満たさない場合には必須であり，次の所見が認められること.

(1) 頭蓋内内頚動脈終末部を中心とした領域に狭窄または閉塞がみられる.

(2) その付近に異常血管網 (もやもや血管) が動脈相においてみられる.

2) 磁気共鳴画像による診断

磁気共鳴画像 (MRI) と磁気共鳴血管撮影 (MRA) の所見が下記のすべての項目を満たす場合には，脳血管撮影は省いてもよい.

(1) MRA で頭蓋内内頚動脈終末部を中心とした領域に狭窄または閉塞がみられる.

(2) MRA で大脳基底核部に異常血管網がみられる.

注：MRI 上，大脳基底核部に少なくとも一側で 2 つ以上の明らかな ow void を認める場合や，3T MR 機器で撮像された T2 強調画像や MRA で脳底部シルビウス槽に通常の中大脳動脈水平部の ow void とは異なる異常血管網を認めた場合は，もやもや血管 (異常血管網) と判定してよい.

(3) (1) と (2) の所見を両側性に認める.

3) 片側例・成人例診断における留意事項

上記のように，もやもや病の診断においては，両側の内頚動脈終末部の狭窄・閉塞病変ともやもや血管 (異常血管網) の出現を認めることが基本である. 典型例では，その診断は困難ではない. しかし，臨床でみられる初期病変や一側の典型的なもやもや所見を示す症例の診断は，以下のように行う. 前記，1)「脳血管撮影による診断」で述べたように，脳血管撮影で，もやもや病に特異的な所見が確認される場合には，両側・片側にかかわらず，もやもや病と診断する (成人，小児を問わない).

成人例において MRA のみで診断を行う場合には，MRA 診断の (1)～(3) をすべて満たすことが必要である. 加えて，成人例の診断においては，脳血管撮影が推奨される.

4) 基礎疾患に伴う類似病変の診断における留意事項

本来，もやもや病は原因不明と定義される疾患である. したがって，下記の基礎疾患に伴う類似の脳血管病変の場合は，以下に示す基準に従い診断する.

(1) i) 動脈硬化が原因と考えられる頭蓋内内頚動脈閉塞性病変，ii) 頭部 (当該領域) 放射線照射の既往を有する頭蓋内内頚動脈狭窄性病変を伴う場合には，もやもや病とは診断されない.

(2) i) 自己免疫疾患，ii) 髄膜炎，iii) 神経線維腫症 I 型，iv) 脳腫瘍，v) Down 症候群，その他に伴う頭蓋内内頚動脈終末部とその近傍の狭窄性病変が認められ，異常血管網を伴う場合には，類もやもや病として広義のもやもや病に含める.

注：前ガイドラインで分類されていた「もやもや病 疑い例」は，削除された.

5) 診断の参考となる病理学的所見

(1) 内頚動脈終末部を中心とする動脈の内膜肥厚と，それによる内腔狭窄ないし閉塞が通常両側性に認められる. ときに肥厚内膜内に脂質沈着を伴うこともあるが，あくまで細胞や線維成分を主体とする内膜肥厚であることに留意する (線維細胞性内膜肥厚). ただし，マクロファージやリンパ球などの炎症細胞浸潤は認められない. 集族する細胞の由来は，"血管平滑筋である" との報告もあるが，その起源については諸説あり，確定していないのが現状である.

(2) 前大脳動脈，中大脳動脈，後大脳動脈など Willis 動脈輪を構成する動脈に，しばしば内膜の線維性肥厚，内弾性板の屈曲，中膜の菲薄化を伴う種々の程度の狭窄ないし閉塞が認められる.

(3) Willis 動脈輪を中心として多数の小血管 (穿通枝および吻合枝) がみられる.

(4) しばしば軟膜内に小血管の網状集合がみられる.

(厚生労働科学研究費補助金 難治性疾患克服事業 ウイリス動脈輪閉塞症における病態・治療に関する研究班：もやもや病〈ウイリス動脈輪閉塞症〉診断・治療ガイドライン〈改訂版〉. 脳卒中の外科 2018；46：2 をもとに作成.)

脳静脈洞血栓症
cerebral venous sinus thrombosis (CVST)

概念

● 脳静脈系の閉塞により静脈還流が障害されることにより，脳浮腫や脳梗塞が発生する.

● 脳静脈洞血栓症をきたす主な部位は，上矢状静脈洞，横静脈洞，海綿静脈洞，直静脈洞などである.

臨床症状

頭痛，意識障害，けいれん発作，眼底の乳頭浮腫など頭蓋内圧亢進に伴う症状と，片麻痺や四肢麻痺などの局所神経脱落症状が出現する.

基礎疾患

従来は,頭蓋部の感染 (中耳炎,副鼻腔炎) が多かっ

たが，抗菌薬の普及により近年は減少してきた. 産婦人科領域では，特に妊娠後期から産褥期 (5～17 日目) に好発する. ほかには，各種膠原病，血液疾患，悪性腫瘍，右心不全などに伴って発症することが報告されている.

検査・診断

造影 CT 所見で，上矢状静脈洞後半部に中心部の造影されない部分が認められる場合，empty triangle sign と呼ばれる. 脳実質の出血や梗塞，浮腫は MRI で描出され，MR venography で灌流領域に一致した静脈系の閉塞・狭窄所見が得られれば診断は比較的容易である (❸❹).

治療

ヘパリン療法が脳静脈洞血栓症に対する第一選択と

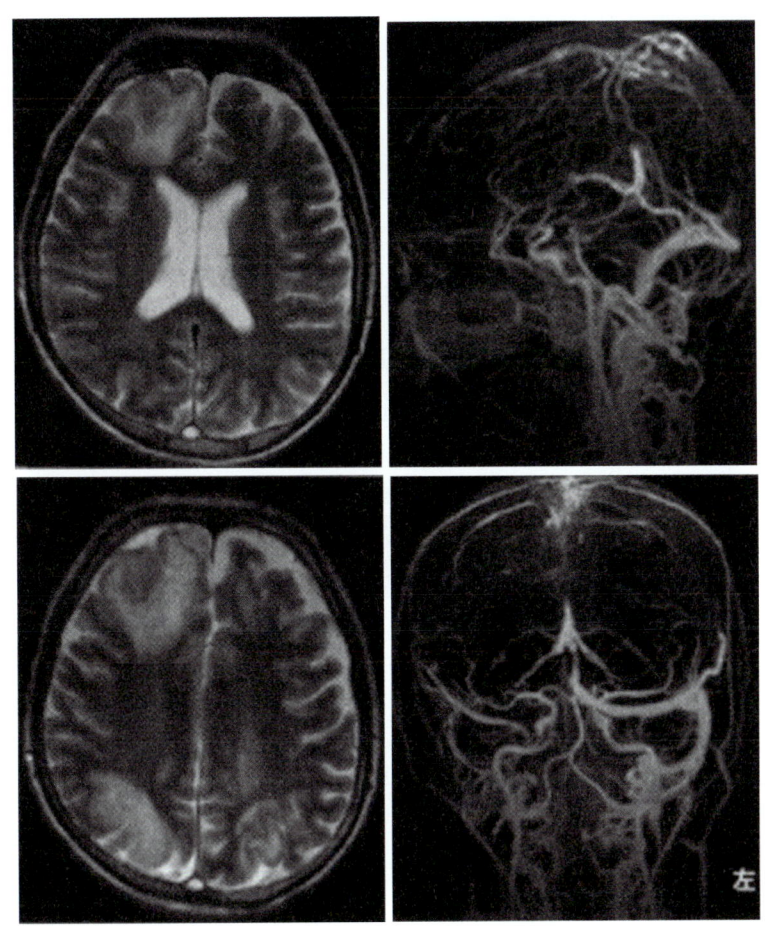

❸ 脳静脈洞血栓症患者の MRI・MRV

MRI T2 強調画像で両側（右側優位）前頭葉，頭頂葉〜後頭葉にかけて高信号域がみられる．MRV で上矢状静脈洞から右横洞・S 状洞・内頸静脈までの描出が不良である．

なる．「脳卒中治療ガイドライン 2009」でも出血を伴わない本症に対して，ヘパリンを用いた積極的な抗凝固療法が grade B として推奨されている．脳浮腫に対してグリセロール，けいれんに対しては抗けいれん薬の投与が行われる．

高血圧性脳症 hypertensive encephalopathy

[概念]

●急激な血圧上昇や持続的な高血圧が誘因となり，脳循環自動調節能（autoregulation）が障害され，脳血液関門に破綻が生じ，血管透過性が亢進し発生する疾患である．

[病態生理]

脳毛細血管内から血管外へ血漿成分が漏出して脳浮腫が起こり，頭蓋内圧が亢進する．高血圧性脳症の原因となる主な疾患を❸に示す．

[臨床症状]

症状出現時は通常，拡張期血圧が 120 mmHg を超える．頭痛，悪心，嘔吐といった頭蓋内圧亢進症状で発症し，進行すると意識障害，けいれんが出現する．また，眼底に白斑，乳頭浮腫，火焔状出血や滲出液が

❸ 高血圧性脳症の原因となる主な疾患

1. 本態性高血圧
   悪性高血圧，降圧薬の中止後の反跳高血圧
2. 腎疾患
   急性糸球体腎炎，慢性腎炎，腎不全，腎血管性高血圧，ネフローゼ症候群
3. 内分泌性高血圧
   褐色細胞腫，Cushing 病
4. 膠原病
   結節性多発動脈炎，強皮症
5. 産科疾患
   子癇，子癇前症，妊娠中毒症
6. 脊椎損傷
7. その他
   白血病の化学療法中（L-アスパラギナーゼ）
   免疫抑制薬投与中（シクロスポリン，タクロリムス，インターフェロンαなど）
   小児熱傷，ポルフィリン症，大動脈縮窄症，鉛中毒，サソリ毒

みられる．

[検査・診断]

臨床症状や経過，血圧の変動，基礎疾患などから本症を疑う．脳 CT や MRI では脳浮腫様の変化として

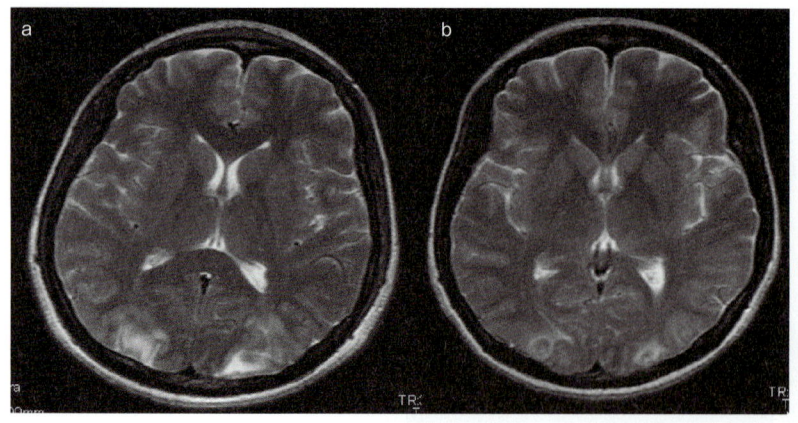

㊱ 高血圧性脳症患者の MRI T2 強調画像
両側後頭葉白質・灰白質に高信号領域を認める (a). 血圧是正により, 第5病日の所見は改善している (b). reversible posterior leukoencephalopathy syndrome.

とらえられる. 特に, 後頭葉白質に左右対称性に出現することが多いが, 基底核や小脳, 脳幹部の報告もみられる. これらの画像所見は適切な降圧治療により消失する可逆性変化である (㊱, reversible posterior leukoencephalopathy syndrome).

治療

本症は, 速やかに降圧しなければ生命に危険を及ぼす可能性が高く, 直ちに降圧治療を開始しなければならない. 「高血圧治療ガイドライン2019 (JSH2019)」によれば, 最初の2〜3時間で25％程度の降圧をはかるように奨められている.

付 可逆性脳血管攣縮症候群 reversible cerebral vasoconstriction syndrome (RCVS)

概念

● 雷鳴頭痛で発症し, びまん性に脳動脈の可逆性分節状血管攣縮をきたす症候群である.

病因

妊娠・出産, 高血圧緊急症, ポルフィリン症, 褐色細胞腫, 薬剤 (免疫グロブリン製剤, インターフェロン, 交感神経作動薬, 血管作動薬, トリプタン製剤など) が指摘されているが, 約1/3は特発性とされる.

鑑別診断

脳動脈瘤や脳動脈解離によるくも膜下出血, 中枢神経系血管炎などが重要である.

治療

確立された治療法はない. 原因薬剤の中止や経過観察のみで軽快するものもあるが, 脳血管障害を合併した場合には後遺症を残す場合もある. 攣縮予防にカルシウム拮抗薬などが試みられている.

脳血管性認知症 cerebrovascular dementia

概念

● 脳血管性認知症とは, 脳血管障害によって生じる認知症で, ❿のNINDS-Ⅲの分類 (☞ p.348) にも加えられている.

㊲ Hachinski の ischemic score

特徴	点数	特徴	点数
急速に起こる	2	感情失禁	1
段階的悪化	1	高血圧の既往	1
動揺性の経過	2	脳卒中の既往	2
夜間せん妄	1	動脈硬化合併の証拠	1
人格保持	1	局所神経症状	2
抑うつ	1	局所神経学的徴候	2
身体的訴え	1		

脳血管性認知症の場合：7点以上, Alzheimer型認知症：4点以下.
(Hachinski V, et al：Cerebral blood flow in dementia. *Arch Neurol* 1975；32：632.)

● 認知症の原因となる血管性病変は多発性梗塞によるものが多いが, 脳出血やたった1つの梗塞でも認知症を生じうる.

分類

いくつかの分類法があるが, 病変分布に基づく病型分類を列挙すると, ①皮質・白質の広範な病変, ②白質に限局した広範な脱髄病変 (Binswanger病), ③大, 中, 小の多発性病変 (多発梗塞性認知症, アミロイドアンギオパチーの多発出血など), ④海馬, 視床などの記憶回路の単発小病変, ⑤大脳白質, 基底核の小梗塞多発病変, である.

診断

まず, 簡易検査 (長谷川式簡易知能評価スケール, MMSE 〈Mini-Mental State Examination〉 など) で認知症の有無・程度を評価する. 脳のCTやMRIに加え, SPECTによる脳血流評価が有用である. 脳血管性認知症は脳血管障害の一型であるので, 発症様式や臨床経過, 症状は脳卒中との共通点が多い. すなわち, 突然始まったり, 認知症症状が動揺したり, 段階的に悪化する特徴があり, 緩徐進行性のAlzheimer病とは対照的である. 脳血管性認知症とAlzheimer病の鑑別には, Hachinskiのischemic score (㊲) が参考となる.

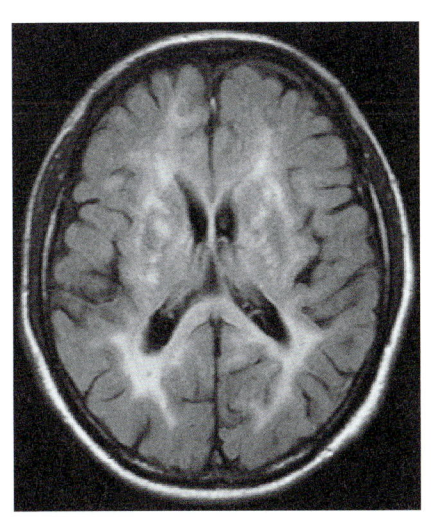

㊳ Binswanger 病の脳 MRI FLAIR 画像
白質に広範な高信号域を認める.

治療

脳血管性認知症は，血管障害に起因するので，原因となった血管障害や危険因子の治療，リハビリテーションが中心となる．認知機能の改善を目的とした場合，Alzheimer 病治療に投与されているアセチルコリンエステラーゼ阻害薬ドネペジルの有効性が報告されている.

付 Binswanger 病

本症は，Binswanger 型脳症，Binswanger 型血管性認知症，進行性血管性白質脳症とも呼ばれ，高度の進行性認知症と大脳白質の広範な脱髄・変性を特徴とする疾患である．現在では，脳血管性認知症の一型に含められ，高血圧や脳動脈硬化による大脳白質の慢性的な循環不全状態が原因で生じると推定されている．CT では白質のびまん性低吸収域（leukoaraiosis）を認め，MRI では T2 強調画像，FLAIR 画像で白質に広範な高信号域を認める（㊳）.

脳アミロイドアンギオパチーおよび遺伝子異常による脳血管性障害

脳アミロイドアンギオパチー
cerebral amyloid angiopathy

脳アミロイドアンギオパチーとは，脳血管にアミロイドが沈着した病態で，アミロイド沈着により血管が脆弱化し，破綻することにより脳出血をきたすと考えられている．アミロイドの沈着は，加齢に伴うものと遺伝子異常によって起こるものとがあり，病型ごとに沈着アミロイドの組成が異なる.

特発性の脳アミロイドアンギオパチーは，加齢に伴いβ蛋白が沈着するもので，無症候のものが多いが，近年は高齢者に多い葉性出血や脳血管性認知症の原因として注目されている.

遺伝子異常による脳血管性障害

近年，Binswanger 型白質脳症の臨床像を呈する若年性遺伝性疾患が注目されている．一つは，常染色体優性遺伝形式をとる CADASIL（cerebral autosomal dominant arteriopathy with subcortical infarcts and leukoencephalopathy）で，もう一つは，常染色体劣性遺伝形式をとる CARASIL（cerebral autosomal recessive arteriopathy with subcortical infarcts and leukoencephalopathy）である.

CADASIL

CADASIL の特徴は以下の通りである.
① 20～40 歳で前兆を伴う片頭痛発作がみられる.
② 高血圧，糖尿病，脂質異常症などの脳卒中リスクファクターをもたずに 40～50 歳代と比較的若年で，TIA やラクナ梗塞を繰り返す.
③ 60 歳を過ぎる頃には次第に進行して仮性球麻痺や認知症症状を呈する.
④ 家族に類似症状（常染色体優性遺伝）をみる.

検査では，CT，MRI での広範な白質病変と多発性ラクナ梗塞を認める．患者の脳・骨格筋・末梢神経・皮膚の細小動脈の血管平滑筋の基底膜層かその周辺にオスミウム好性の顆粒状物質（granular osmiophilic material：GOM）を認める．DNA 解析では *notch3* 遺伝子変異が同定されている.

CARASIL

CARASIL は，40 歳未満の若年発症で，進行性の仮性球麻痺，錐体路徴候，知的障害などを呈し，MRI はびまん性白質病変を認め，禿頭や変形性脊椎症，腰痛を随伴することを特徴とする．CARASIL では GOM は認められない.

（加藤裕司，棚橋紀夫）

● 文献

1) Special report from the National Institute of Neurological Disorders and Stroke. Classification of cerebrovascular diseases III. *Stroke* 1990；21：637.
2) 日本脳卒中学会脳卒中ガイドライン〔追補 2017〕委員会（編）：脳卒中治療ガイドライン 2015（追補 2017）．東京：協和企画；2017.
3) Easton JD, et al：Definition and evaluation of transient ischemic attack. *Stroke* 2009；40：2276.
4) 日本循環器学会：心房細動における抗血栓療法に関する緊急ステートメント.
http://www.j-circ.or.jp/guideline/pdf/statement.pdf

脊髄血管障害
vascular diseases of the spinal cord

概念

脊髄血管障害は虚血性と出血性に分けられる．脊髄血管奇形はそのいずれをも起こしうる．虚血性のものは通常，脊髄の動脈系の閉塞による（脊髄梗塞）が，静脈うっ滞によることもある．脊髄梗塞は脊髄に直接分布する前脊髄動脈や後脊髄動脈，根動脈自体の閉塞によるよりはその親動脈である大動脈や腸骨動脈，椎骨動脈の病変（アテローム硬化，動脈解離，大動脈手術など）によって生じることが多い．

出血性のものは，髄内血腫，くも膜下血腫，硬膜下血腫，硬膜外血腫に分けられる．髄内血腫の原因は外傷，海綿状血管腫などの血管奇形，髄内腫瘍，血液疾患などである．硬膜下血腫は腰椎穿刺の合併症であることが多い．硬膜外血腫の原因は外傷，抗凝固療法の合併症，血管奇形，妊娠中の腹圧上昇などである．

脊髄の奇形性の血管病変は動静脈奇形，海綿状血管腫，静脈奇形などに分けられ，動静脈奇形は硬膜動静脈瘻，髄内動静脈奇形，辺縁部動静脈瘻に分けられているが，硬膜動静脈瘻が大半を占める．

脊髄血管の解剖

脊髄血管構造の模式図を❸❾に示す．前根動脈は前根に沿い，脊髄前面を縦走する動脈（すなわち前脊髄動脈）と結合する．前根動脈はさらに，脊髄表面軟膜を覆う血管ネットワークの腹側部分の一部を栄養している（すべての体節には存在していない）．後根動脈は後根に沿い，後脊髄動脈に結合し，脊髄表面軟膜を覆う血管ネットワークを栄養するが，後角にも小さな枝を送っている（すべての体節には存在していない）．

脊髄血管障害へのアプローチ（時間経過と画像）

脊髄疾患の鑑別にあたって，重要な点の一つに発症の時間経過がある．❹❶に各種脊髄疾患の発症経過を示す．脊髄血管障害のなかでは脊髄梗塞が超急性から急性，脊髄出血が超急性から亜急性にわたり，血管奇形性疾患は亜急性から慢性進行性の経過をたどる．

病歴聴取と診察により脊髄病変が疑われたら，MRIを駆使して（拡散強調画像や椎体所見も含む）病変高位と病態とを明らかにしていく．必要に応じ，脊髄血管造影や（CT）ミエログラフィを行う．

脊髄梗塞, 脊髄虚血
spinal cord infarction, spinal cord ischemia

概略

脊髄の虚血性疾患はまれで，中枢神経系の卒中のたかだか1％程度である．脊髄への血液供給の急性の遮断により生じ，虚血，梗塞そして急性脊髄機能障害に至る．臨床症状は脊髄の高位と障害される脊髄血管（前脊髄動脈と2本の後脊髄動脈）によって異なる．C1〜T3高位では椎骨動脈により供給され，T3〜T7高位では肋間動脈から受ける．T8高位から脊髄円錐まではAdamkiewicz動脈から供給され，症例によっては内腸骨動脈から上行してくる脊髄円錐動脈がある．脊髄内の動脈系は終動脈であり，吻合がないため，虚血は横断性にみると灰白質周囲にドーナツ状に広がる範囲に生じる．縦断性（脊椎高位的）にも分水界に生じや

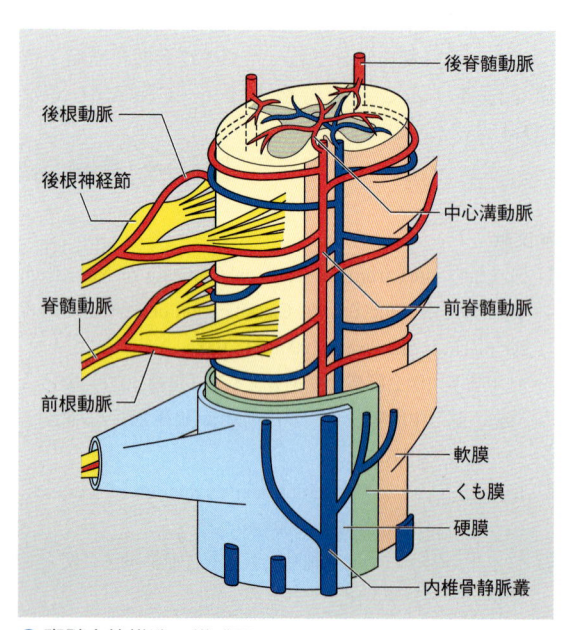

❸❾ 脊髄血管構造の模式図

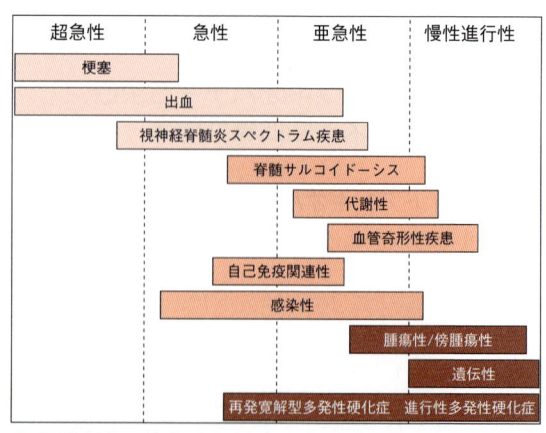

❹❶ 脊髄疾患の発症経過

(Mariano R, et al：A practical approach to the diagnosis of spinal cord lesions. *Pract Neurol* 2018；18：187.)

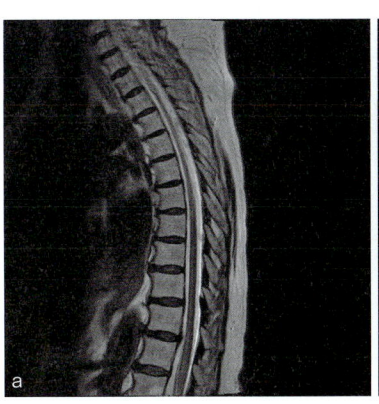
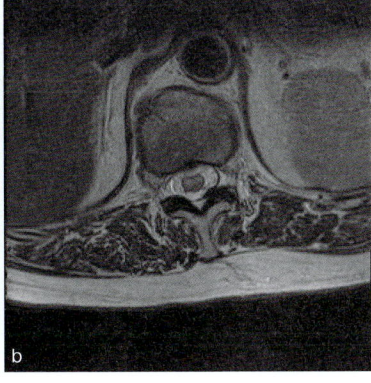

㊶ 胸髄下部梗塞

68歳女性. 排便後に急に立ち上がれないことで発症.
a. 頸胸椎 MRI T2 強調矢状断像. 胸髄下部の中心部に高信号域がみられる.
b. T11 高位の T2 強調軸位断像. 髄内中心部に高信号域がみられる.

すい. 以前は上位胸椎レベルが多いといわれていたが, 画像診断が進歩してきた今日, 頸椎レベル(特にC2~C3)と脊髄円錐レベル(T10~L1)のほうが多い.

病因

原因として, 当初, 大動脈解離によるものがよく研究され, 前脊髄動脈症候群の概念が確立したが, 同様の発症としては現在, 大動脈瘤へのステント留置に関連するものが増加している. その他, アテローム硬化, 全身的低血圧, 感染, 塞栓, 血管炎, 減圧症(潜函病), 凝固性疾患もあり, 医原性として内臓手術や麻酔手技に関するものもある. しかし, 全体として脊髄梗塞の原因は不明なものが多く, 血管危険因子の関与も脳梗塞よりは少ない. それでも機序としてアテローム硬化や心原性塞栓と思われるものも15%程度あり, 血管危険因子が多いほど重症化する傾向にあり, 治療や予防においてはそれらへの対策も肝要である.

臨床症状

発症は急性で, 遅くとも数日以内に症候は完成する. 髄節性分布の疼痛で初発することが多く(60%), 病変高位に応じて四肢麻痺や対麻痺をきたし, 膀胱直腸障害も伴う. 腱反射は髄節性障害で減弱し, 錐体路障害で当初消失し(脊髄ショック), 後に亢進する. 最も多い前脊髄動脈症候群では, 弛緩性の対麻痺や四肢麻痺と表在感覚障害(深部感覚保持)がみられ, 後脊髄動脈症候群はまれで, 病変高位の全感覚脱失とそれ以下の深部感覚障害がみられる. 中心溝動脈梗塞ではBrown-Séquard 症候群がみられることがあり, 全横断性梗塞では両側運動麻痺と全感覚喪失が生じる. 体軸や腕の運動, Valsalva手技が誘因になることもある. 急性の頸部痛や背部痛のために, 頸椎症性神経根症や心虚血性疾患と誤まられることがある.

椎骨動脈は頸髄への重要な灌流路であるが, 基本的には左右の椎骨動脈からの枝が合わさって前脊髄動脈をなして下行するために, 椎骨動脈解離からの脊髄梗塞はきわめてまれである. しかし, この部の血管には

バリエーションが多く, もともと一側の枝が欠落したりしていれば, 梗塞に至ることがある. その場合の責任血管は中心溝動脈が約40%, 前および後脊髄動脈がそれぞれ約30%である[1].

検査

脊髄梗塞が疑われれば, 高解像度のMRIが推奨され, 2/3の例で異常がとらえられる. T2強調画像にて脊髄中心部に高信号域がみられ, 脊髄腫大も認められる(㊶). DWIで高信号域がとらえられることも多い. 近接する椎体の梗塞像(高信号)も認められうる. 1週間程度経過すると高信号域は前角付近に限局してきて snake eyes または owl eyes 徴候が認められるようになる(㊷). 脊髄梗塞では血管撮影をすることはなく, 脊椎MRIでも責任血管をとらえられることはまずないが, 椎骨動脈解離例では頭部MRI・MRAにて解離像が認められることがある(㊷).

鑑別診断

①多発性硬化症:病変が辺縁白質に多く, 2椎体以下(脳病変の存在).
②視神経脊髄炎:病変の大きさのわりに運動障害が軽度(アクアポリン4〈AQP4〉抗体).
③各種脊髄炎:急性発症は少ない(髄液細胞増多). 血管支配と一致しない.
④脊髄腫瘍:進行が遅い(造影のされ方の違い).
⑤硬膜動静脈瘻:進行が遅い(画像検査).

治療

脳梗塞の場合と同様に, 治療の主体は全身循環の維持や抗凝固療法, 抗血栓療法によって, 二次性悪化と再発を予防することに力点がおかれる. 脳梗塞に準じてエダラボンが用いられることがある. ステロイドも考慮されることがあるが, 議論が分かれる. 運動障害の程度に応じてリハビリテーション訓練を行っていく.

脊髄梗塞に関連する病態

bow hunter(弓の射手)症候群

頭蓋外椎骨動脈は C6 から C2 まで頸椎を貫通しな

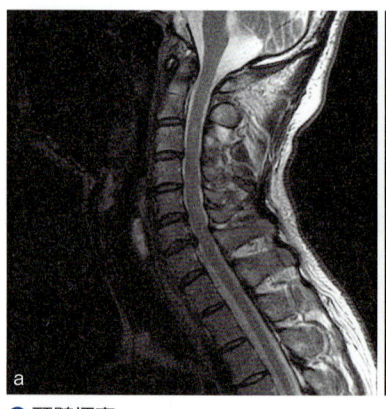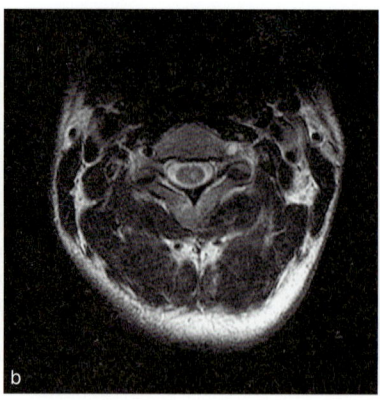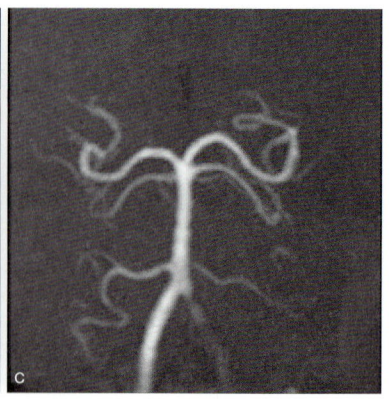

㊷ 頸髄梗塞

44歳男性. 洗顔中(頸部は屈曲位)に左頸部の痛みと左上肢のしびれで発症, 左手の識別覚障害が目立った.

a. 頸胸椎 MRI T2 強調矢状断像. C2/C3 高位に淡い高信号域がみられる.

b. 同軸位断像. 髄内中央左より(後角〜後索)に高信号域がみられるほかに, 左椎骨動脈の flow void が消失し高信号化している.

c. 頭部 MRA 後方循環. 左椎骨動脈の狭窄, 壁不整が認められる(1年前に偶然撮像されていたものでは開存しており, 総合的にみて動脈解離と判断された).

がら走行するので, 頸椎の動的影響を受ける. これに病的因子が加わると脳幹小脳(時に頸髄)虚血の原因となりうる. 弓矢を射る姿勢のように頸部回旋したときに生じる椎骨脳底動脈循環不全に対し, 1978年に Sorensen が "bow hunter's stroke" として報告した. しかし, さまざまな要因から多様な疾患定義が提唱され, かなり混乱しており, まとめて positional vertebral artery occlusion(PVAO)としてとらえる考え方も提唱されている.

脊髄 TIA

一過性虚血発作については定義の変遷があるが, 2009年には「TIA は, 急性脳梗塞を伴わない, 局所的な脳, 脊髄, または網膜の虚血によって生じる神経機能障害の一過性エピソードである」と定義され, 初めて脊髄虚血も加えられた. 症例はまだ少ないが, 脊髄梗塞44例中に, 3例の脊髄 TIA があったという報告もある[2]. いずれも胸〜腰髄の虚血であり, それぞれ1分間, 3分間, 20分から1日の一過性の対麻痺を呈したとされる. このほか, 頸椎の伸展により反復性に両手指脱力が出現し, 脊柱管狭窄に対する椎弓切除術により軽快した例が報告されている[3].

サーファー脊髄症(surfer's myelopathy)

Thompson らによって2004年に初めて9例が報告され, サーフィン初心者がサーフィン中かその直後に突然の対麻痺で発症する非外傷性の脊髄症である. 病態機序は, パドリングというサーフボード上で腹臥位となり背部を過伸展する姿勢を長時間継続することによる脊髄虚血と考えられている.

脊柱管内出血 vertebral canal hemorrhage

概略

脊柱管内出血はまれな病態である. 頭蓋内出血と同様に, 解剖学的部位によって病型が分かれる. 全体の1/3ほどの原因は不明で, 凝固系病態と血管奇形系疾患がそれに次ぐ. いずれも急性に起こり, 通常, 頸部または背部の疼痛を伴う. 頸部の場合, 髄膜炎と誤まられることがある.

脊髄くも膜下出血 spinal subarachnoid hemorrhage

脊柱管内でのくも膜下出血(SAH)は年間10万人あたり6人といわれ, 脊髄硬膜外出血や脊髄硬膜下出血よりも多い. その85%は頭蓋内 SAH に関連しており, 純粋の脊髄 SAH は SAH 全体の〜1%である. 原因は腰椎穿刺後も含む外傷, 脊髄血管奇形性疾患, 腫瘍, 感染(肺炎球菌, ヘルペスなど), 抗凝固療法, 特発性などである. SAH の好発部位は「腰椎＞胸椎＞頸椎」である. 突然の腰背部痛, 神経根痛, 頭痛で発症する. 髄膜刺激徴候や時に感覚障害や運動麻痺を伴う.

検査としては MRI が優先される. 脊髄 SAH の主要所見は(腰椎では)硬膜と接しない液面形成であり, 馬尾では神経根の間に認められる. 超急性期には SAH は T2 強調画像にて脊髄や馬尾よりも高信号で, 髄液よりも低信号を示す. 亜急性期には T1 強調画像での高信号が目立つようになる. 造影により, 腫瘍や血管奇形性疾患がとらえられることがある. もし原因が不明のままなら, 全脊椎と脳の画像検査も推奨される.

原因精査をしつつ, 再出血の予防を考慮した保存的

治療が主となるが，腫瘍や血管奇形性疾患ではその除去も考慮される．特発性の場合でも血塊からの圧排効果やくも膜癒着による症状に対して手術が考慮される．

脊髄硬膜外出血 spinal epidural hemorrhage

脊髄硬膜外出血は SAH に次いで多いが，きわめてまれであり，10 万人あたり 0.1 とされる．どのレベルでも生じうる．通常，硬膜外静脈叢（内椎骨静脈系；静脈弁がない）からの出血であり，軽微な外傷，凝固系疾患，静脈圧上昇，椎間板ヘルニアなどが原因となる．突然の背部痛，神経根痛で発症し，運動麻痺と感覚障害が進行する．対麻痺や四肢麻痺が多いが，頸椎レベルでは片麻痺を呈することがあり，脳卒中と誤まられることがある．

MRI での主要所見は，硬膜外の多房性の T1 高信号もしくは T2 低信号の両凸レンズ状の腫瘤であり，背部にみられることが多い（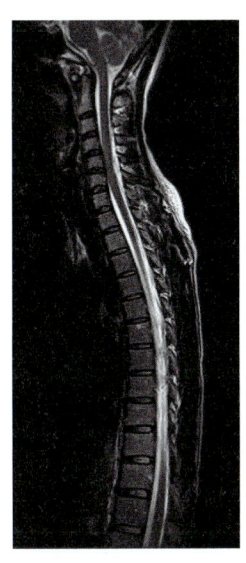❹）．硬膜外脂肪が上下に押しやられて cap 状に見えることがある．造影では局所の血管外漏出が認められうる．T2* も有用である．

❹ 脊髄硬膜外血腫
34 歳女性．左肩痛で発症，2 時間後に両下肢にしびれ，4 時間後に左片麻痺が出現．一時的に心因性も疑われた．頸胸椎 MRI T2 強調矢状断像．C4 高位から C7 高位にかけて脊髄背部に前に凸レンズ上の高信号域がみられる．

治療として，軽症例では保存的に改善することもあるが，血腫除去のタイミングを計るために外科併診が必須である．凝固系疾患の場合はその補正が緊急的に必要であり，ステロイド治療も考慮される．

脊髄硬膜下出血 spinal subdural hemorrhage

脊髄硬膜下出血は脊髄硬膜外出血よりもまれであり，医原性のことが多く，外傷，凝固系疾患，腫瘍，動静脈奇形（AVM）なども原因となる．胸腰部に多く，神経根症と思われるような頸部痛，背部痛で発症し，SAH と似た症状を呈する．MRI では，血腫の外縁が硬膜に沿っていることが重要な所見である．神経根が包まれるような所見が硬膜外血腫との鑑別に役立つ．T2* も有用である．

治療として，血腫が液状と思われる時期には穿刺による血腫ドレナージが考慮される．この方法には再出血への配慮が必要である．出血量が少ないか神経障害が軽ければ十分な監視下に保存的に対処する．

脊髄髄内出血 hematomyelia

脊髄髄内出血は出血性疾患のなかで最もまれである．原因は抗凝固療法によるものがほとんどで，そのほかには他の出血性疾患と同様の原因がありうる．筆者は von Willebrand 病による世界で初めての症例を経験したが，この例はその出血自体が原因疾患発見のきっかけになったものであり，von Willebrand 病の軽症例は特発性とされてしまう可能性がある．脊髄髄内出血の症候は通常，急激な発症で，1 日内に脊髄症状が完成するといわれるが，完成までに 1 週間から 1 か月を要した例もある．

MRI では病変が縦に短いものもあれば，弱い髄質を縦に長く広がるものもある（❹❹）．急性期から亜急性期の初めには T2 低信号に，亜急性期から慢性期にかけては高信号になる．外科治療は圧排効果の回避や実質性の除圧目的に検討される．出血巣が脊髄表面にまで拡大している場合はマイクロサージャリーが安全

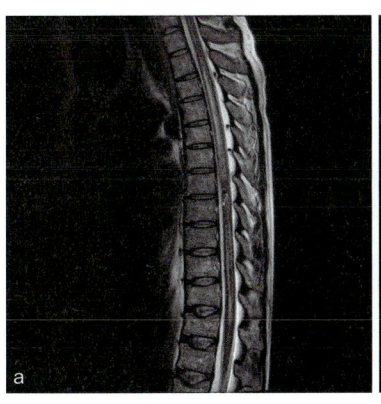
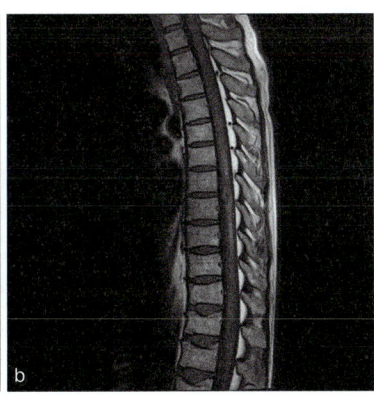

❹❹ 脊髄髄内出血
27 歳男性．急性の腰痛で発症，4 日後に腹部の痛み，感覚鈍麻，5 日後に下肢脱力や尿閉が出現．頸胸椎 MRI T2 強調矢状断像．脊髄中心部に広範に高信号域がみられ，T7・T8 レベルに低信号もみられる（海綿状血管腫からの出血と考えられた）．

372

に行えるかもしれない.

黄色靱帯内出血

黄色靱帯内出血はきわめてまれであるが，下位腰椎に好発し，腰痛や下肢痛の原因になる.

脊髄海綿状血管腫 spinal cavernous hemangioma

海綿状血管腫は，新生物ではなく血管奇形の一種であり，中枢神経系の血管奇形の5〜15％を占める. 10万人あたり年間0.15〜0.56人にみられる. 患者・年あたり出血が0.6〜11％に生じる. 血管撮影ではとらえられない. ほとんどの海綿状血管腫はテント上にあり，後頭蓋窩に10〜23％，脊髄に5％程度である. 脳では静脈性血管奇形が8〜25％に合併するといわれ，脊髄でも合併例がある. 中枢神経内に多発するものは10〜30％あり，海綿状血管腫症と呼ばれ，遺伝性や家族性が疑われる.

脊髄海綿状血管腫は低圧・低灌流のため，症状発現まで年余を要する. 症状は病変高位と圧排や出血の程度による. 相対的に経過は良好のため，手術適応はそれほどない. MRI時代以前には多発性硬化症と診断されることも多かった. 診断にはMRI T2*強調画像が必須である. 1cm程度の円形で境界明瞭な腫瘤であり，T2強調画像では辺縁が強い低信号を示す（㊺）. T2*強調画像では腫瘤全体が強い低信号を示し，ほかの撮像よりも径が大きくなる. 造影効果は乏しく，鑑別点になる.

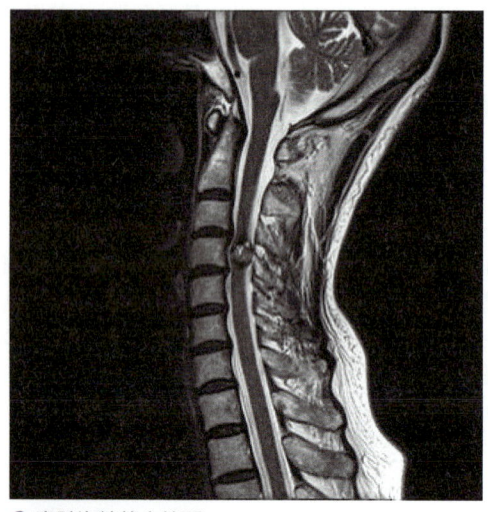

㊺ 脊髄海綿状血管腫
56歳女性. 突発性の右前腕の疼痛〜しびれで発症. 1年後の追跡頸椎MRI T2強調矢状断像. C4高位に周辺が低信号で，中心部に点状高信号域を伴う等信号の円形病変が認められる.

脊髄血管奇形 spinal vascular malformation

脊髄血管奇形に関してはさまざまな分類法が提案されてきたが，そのなかに動静脈奇形（arteriovenous malformation：AVM）と瘻（fistula）が含まれている. 最近では，遺伝学的・生物学的要因を考慮した分類も提唱されているが，ここではAnson-Spetzler（1992年）の分類に従う. それ以外に，硬膜上や骨内のAVMもある.

I型：硬膜動静脈瘻
dural arteriovenous fistula（dAVF）

脊髄血管奇形の最多の病型であり，脊髄AVシャント病変の60〜80％を占める（このシャントは脳脊髄シャントの三大好発部位中の外側型をなし，テント部や嗅窩部，脊髄に発生する）. 中高年の男性に多く，胸椎下部から腰椎上部の背側が好発部位である. かつてFoix-Alajouanine症候群とされていたものはこの病型と考えられる. 脊髄周辺部から中心部へと上行性に侵されることが多い.

運動で悪化する下肢の筋力低下や腰痛で発症し，その後，緩徐進行性の神経障害が出現する. 運動障害は

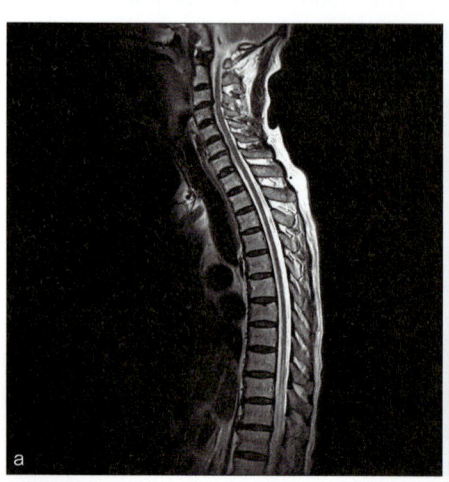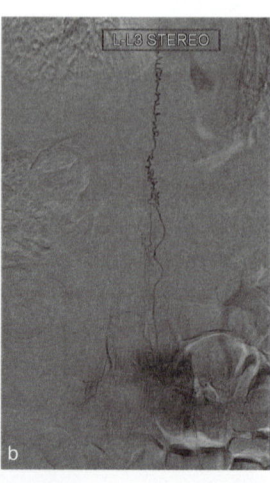

㊻ 脊髄硬膜動静脈瘻
76歳男性. 歩行障害と間欠性跛行が数か月かけて緩徐に進行，時々尿閉が出現するようになった.
a. 胸椎MRI T2強調矢状断像. 胸髄下半から脊髄円錐にかけて髄内中心部に縦長の高信号域と脊髄腫大がみられるが，flow voidは認められない.
b. 血管造影（DSA）. 左L3腰動脈脊髄枝からのシャントと上行する異常血管が認められる.

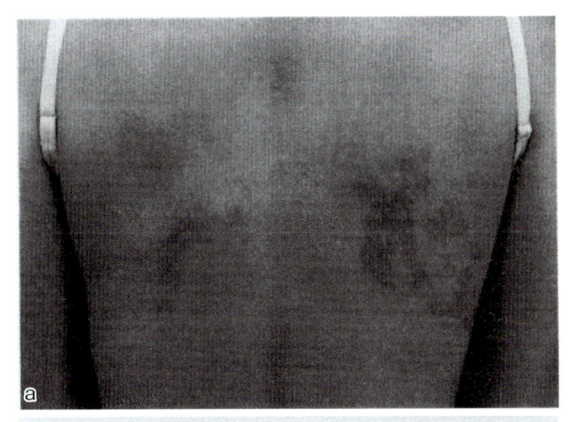

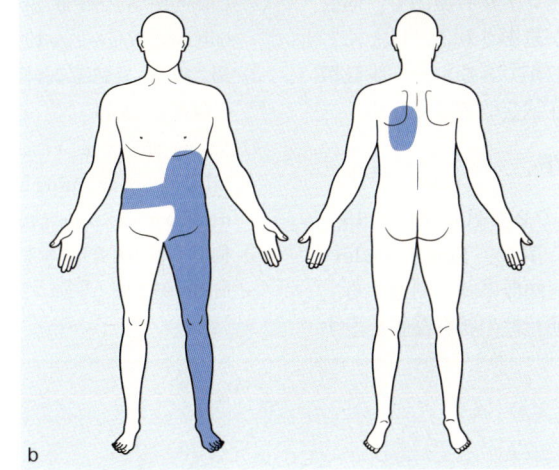

㊼ Cobb 症候群

36 歳女性にみられた上背部のポートワイン血管腫（a）と温痛覚
鈍麻部位（b）．この例では，左下肢に網状青色皮斑も認められ，
血管造影では T10 高位のナイダスと上下に広がる動静脈奇形およ
び T5 肋間動脈からの T5 右横突起の濃染像と上記皮膚血管腫の
造影も認められた．

（福武敏夫：脊髄臨床神経学ノート─脊髄から脳へ．東京：三輪
書店；2014.）

当初，脊髄性間欠性跛行の様相を呈し，痙性が加わり，
最終的には弛緩性麻痺となる．感覚障害は上行性の表
在覚障害から全感覚鈍麻へと進行する．膀胱直腸障害
は早期からみられる例もあるが，多くは後期になって
生じる．運動や姿勢の変化（歩行や長時間の起立）な
ど，静脈圧上昇をきたす状態，飲酒や入浴など血流の
変化をもたらす状態で悪化しやすい．

　臨床症状からこの病態を疑うことが肝腎で，疑いが
あれば積極的に MRI，MR アンギオグラフィ，CT ア
ンギオグラフィ，従来型および CT ミエログラフィを
行い，さらに血管造影（DSA）も考慮する（㊻b）．
MRI では腰椎部（馬尾）だけでなく，胸腰移行部を
視野に入れることが大切で，脊髄下部の軽度の腫大と
脊髄円錐を含む髄内の高信号（辺縁の低信号），脊髄
表面の多数の flow void が認められる．これらは他の
血管奇形でもみられうることと，dAVF でもまったく

認められない例もあることに留意する（㊻a）．後者
ではミエログラフィが有用であり，手術時の直視下で
初めて確認されることもある．

　治療としては，直達手術のほうが血管内治療よりも
初回閉塞率，再発率の点で優れている．

II 型：髄内 glomus AVM

　この病型は脊髄血管奇形の 10〜15 ％を占め，40 歳
以下（半数は 25 歳以下）に多い．皮膚の血管腫や
Klippel-Trénaunay-Weber 症候群，Rendu-Osler-
Weber 症候群，RASA1 関連症候群を合併することが
ある．

　急性で強度の局所性の背部痛を伴う脊髄内出血で発
症することが多い．階段状の進行を示すことがある．
妊娠で悪化する．

　MRI では脊髄の腫大，髄内の血液産物，ナイダス

（nidus）が認められる．DSA では導出静脈が現れる前にナイダスが光る．

直達手術も血管内治療も困難なことが多い．

III 型：若年型 AVM

脊髄血管奇形の 5％以下のきわめてまれな病型であり，小児から若年成人に多い．体節の発生時の異常と考えられ，脊髄-骨-皮膚の同一体節部位の血管奇形を呈する Cobb 症候群が知られている（㊼）．進行性の脊髄症状を呈し，予後不良である．MRI T2 強調画像では髄内や硬膜外に集簇し拡張した血管が認められる．血管造影では高流量のシャントが特徴的で，同じ動脈から骨や皮膚の血管奇形が造影される．ほとんどの患者では緩和的保存的治療しかできないが，少数例では塞栓術や外科治療が神経症状を改善させうる．

IV 型：脊髄辺縁（表面）AVF

この病型は脊髄血管奇形で 2 番目に多く，15〜25％を占める．20〜50 歳に多い．Rendu-Osler-Weber 症候群や RASA1 関連症候群に強く関連する．通常，脊髄静脈うっ滞による進行性の神経障害を呈す

る．盗血現象や SAH，静脈血栓，静脈圧上昇により悪化する．予後は不良で 10〜20 年で脊髄機能が喪失する．マイクロサージェリーや血管内治療（塞栓術）が奏効することがある．

（福武敏夫）

●文献

1) Hsu CY, et al：Clinical features and outcomes of spinal cord infarction following vertebral artery dissection：a systematic review of the literature. *Neurol Res* 2013；35：676.

2) Cheshire WP, et al：Spinal cord infarction：etiology and outcome. *Neurology* 1996；47：321.

3) 福武敏夫：脊髄臨床神経学ノート—脊髄から脳へ．東京：三輪書店；2014.

4) Vuong SM, et al：Vascular diseases of the spinal cord：infarction, hemorrhage, and venous congestive myelopathy. *Semin Ultrasound CT MR* 2016；37：466.

5) 柳下　章（編著）：エキスパートのための脊椎脊髄疾患の MRI，第 3 版．東京：三輪書店；2015, p.594.

4 感染性・炎症性疾患

中枢神経系の感染症性疾患の特徴

中枢神経系の感染症性疾患とは，脳実質，くも膜，軟膜およびくも膜下腔，脊髄の病原体による炎症をいう．脳炎，髄膜炎，脊髄炎など中枢神経系の感染症は，肺炎など一般臓器の感染症と異なる特徴や対応を有する．

①中枢神経系感染症の多くが，初期治療の適否により患者の転帰が大きく影響する救急対応疾患であることを理解し，適切な診断指針および治療が必要である

脳は他の臓器と異なり，再生能がきわめて乏しく，高度障害を受けると，死亡したり，重篤な後遺症を残す．したがって，疾患により入院後は迅速な時間対応での適切な救急対応が望まれる．具体的には，細菌性髄膜炎では，日本のガイドラインに基づいて患者の年齢やリスクを評価し，入院1時間以内に適切な抗菌薬の開始が推奨されている．一方，ウイルス脳炎が疑われた場合には単純ヘルペス脳炎を考慮して，入院6時間以内に，PCR（ポリメラーゼ連鎖反応）の結果を待たずにアシクロビルを投与開始すべきとされ，たとえ髄液の一般所見が正常で，MRIで異常がない場合も，投薬を開始すべきであると日本の診療ガイドラインで推奨されている．

②感染経路にリンパ行性感染がない

A. 細菌性髄膜炎

a. 併発した脳梗塞（MRI DWI）　b. 併発した脳室炎（MRI DWI）

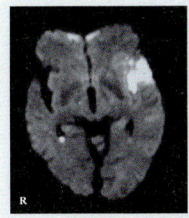 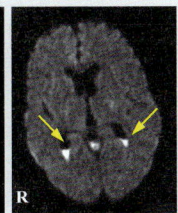

B. 真菌性髄膜炎（a〜c：同一例）

a. 併発した脳梗塞・くも膜下出血（CT）

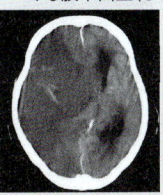

b. 3D-CTA

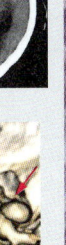

c. 剖検脳から同定されたアスペルギルス

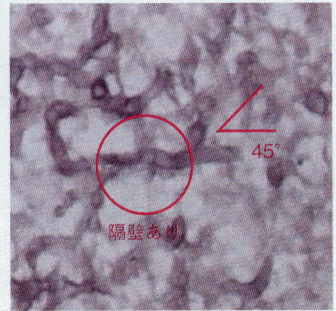

隔壁あり　45°

（メテナミン銀染色，強拡大）

C. 結核性髄膜炎（c, d：同一例）

a. 結核腫（造影 CT）　b. 結核腫（造影 MRI）

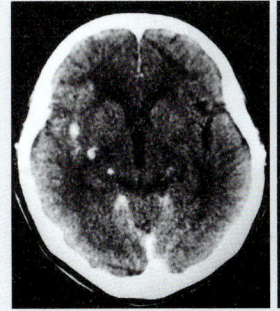 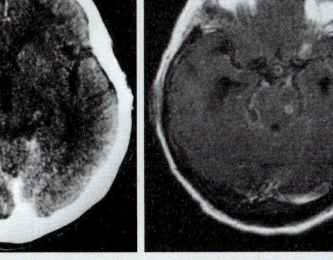

c. 併発した脳梗塞（CT）　d. 併発した脳梗塞（脳血管造影）

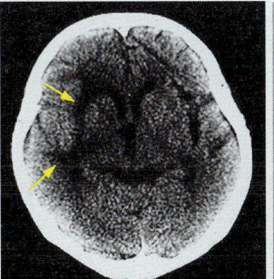 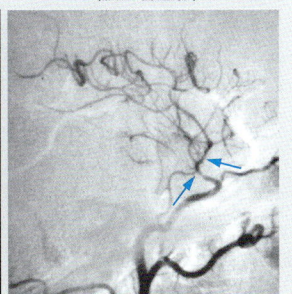

❶ 髄膜炎およびその併発症の神経放射線学的所見（いずれも成人例）

A. 細菌性髄膜炎．a. 細菌性髄膜炎の経過中に失語を呈し，脳梗塞の併発を認めた例．b. 液面形成を側脳室後角に認め，脳室炎を併発した．脳室炎併発は，予後不良を示唆する．

B. 真菌性髄膜炎．3週間前から頭痛があり，発熱，意識障害，片麻痺を呈し救急車にて搬送された．a. 入院時のCTにて，一つの血管領域では説明できにくい低吸収域を呈し，しかも一部にはくも膜下出血を示唆する高吸収域を認めた．b. 同日施行の3D-CTA（三次元CT血管造影）にて動脈瘤（矢印）および血管の紡錘状の拡張，さらに高度血管狭窄（矢印）を示し，アスペルギルス感染を想定し，ポリコナゾール投与を開始した．しかし救命できずに死亡．c. 剖検にてアスペルギルスを同定．アスペルギルスは菌体内に隔壁を有し，45度の角度で分岐する．

C. 結核性髄膜炎．a, b. 併発した結核腫の画像所見．c. 治療中に不全片麻痺を呈した脳梗塞併発例．d. 血管造影にて血管炎による動脈狭窄（矢印）が認められている．抗結核薬継続下に血小板凝集抑制薬とステロイドを使用し後遺症なく退院．

376

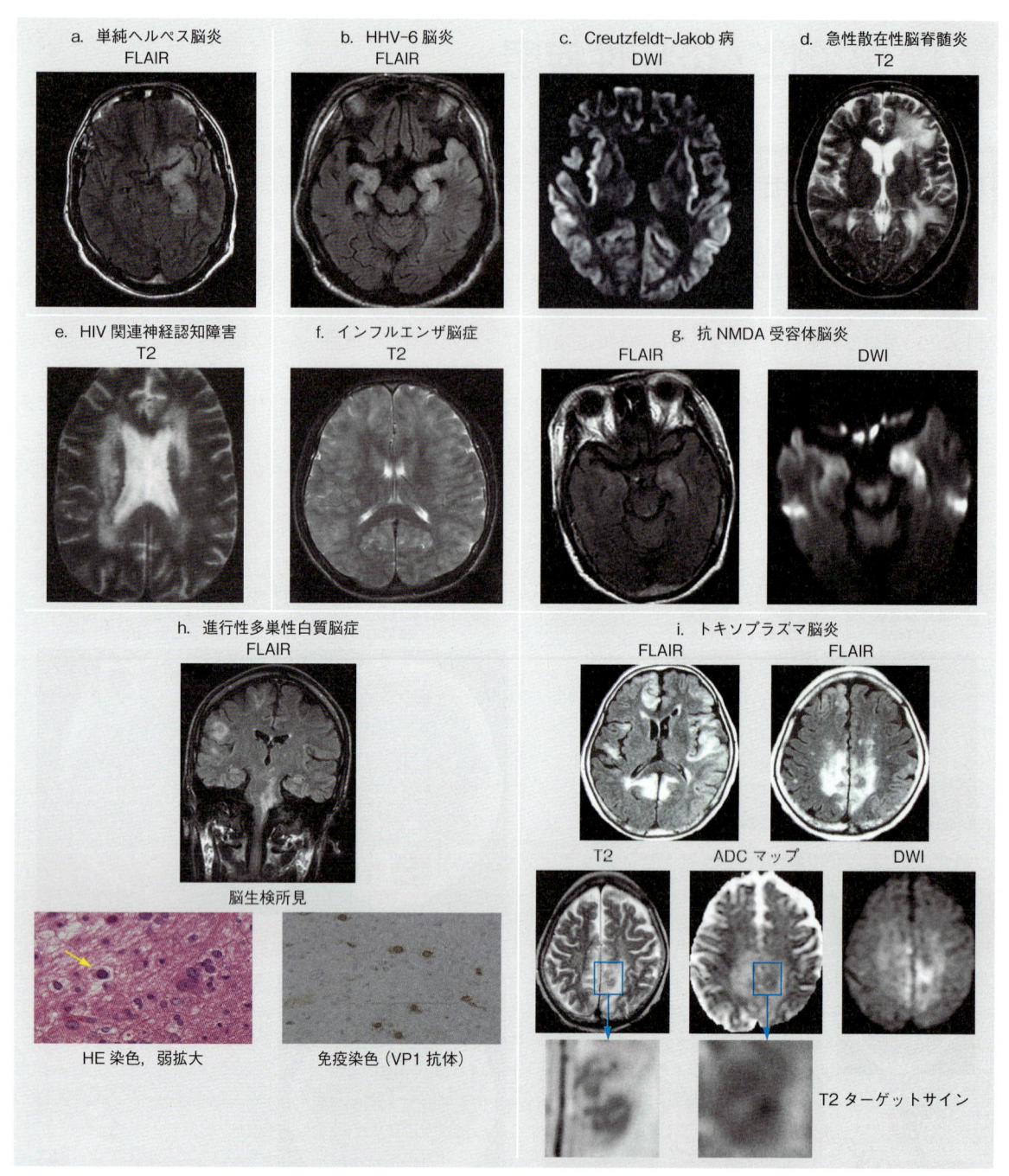

a. 単純ヘルペス脳炎 FLAIR
b. HHV-6 脳炎 FLAIR
c. Creutzfeldt-Jakob 病 DWI
d. 急性散在性脳脊髄炎 T2

e. HIV 関連神経認知障害 T2
f. インフルエンザ脳症 T2
g. 抗 NMDA 受容体脳炎 FLAIR / DWI

h. 進行性多巣性白質脳症 FLAIR
脳生検所見
HE 染色, 弱拡大
免疫染色 (VP1 抗体)

i. トキソプラズマ脳炎 FLAIR / FLAIR
T2 / ADC マップ / DWI
T2 ターゲットサイン

❷ 脳炎・脳症の MRI 所見 (いずれも成人例)

a. FLAIR にて左右差のある辺縁系の高信号域を認める.
b. 骨髄異形成症候群にて骨髄移植後に発症した 50 歳代男性. 両側海馬を中心に左右対称性の病巣を認め, 髄液 PCR で HHV-6 (ヒトヘルペスウイルス 6 型) を同定した.
c. 大脳皮質にリボン状の高信号域を伴い, 脳萎縮を認める.
d. 左前頭葉・側頭葉から後頭葉に白質主体の多巣性病変を認める.
e. T2 強調像にて左右対称性びまん性の白質病変を認めた. 認知機能障害がある 30 歳代男性.
f. T2 強調像にて両側前頭葉から頭頂葉, 側頭葉, 後頭葉の皮質から白質に及ぶ広範な淡い高信号の散在を認め, 全脳炎の所見. 皮髄境界も不鮮明. けいれん重積を呈した症例.
g. 左右差のある辺縁系に異常信号域を認める. NMDA:N-メチル-D-アスパラギン酸.
h. 脳幹および大脳白質に多巣性の不規則な病変を示す. 脳生検では, HE 染色では脱髄所見と腫大核に封入体を有するオリゴデンドログリア (矢印) を認め, 免疫染色にて JCV (JC ポリオーマウイルス) 抗原の陽性像がみられ, 確定診断がなされた.
i. 大脳皮質・皮髄境界に好発する類円形の多発性病巣. T2 で中心が低信号, その外側が高信号, 最外側が低信号の T2 ターゲットサインを呈し, abscess core が ADC (apparent diffusion coefficient) マップで高信号を示しており, 本症を疑いトキソプラズマ抗体の高値を確認し, 治療により軽快した.

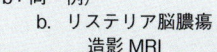

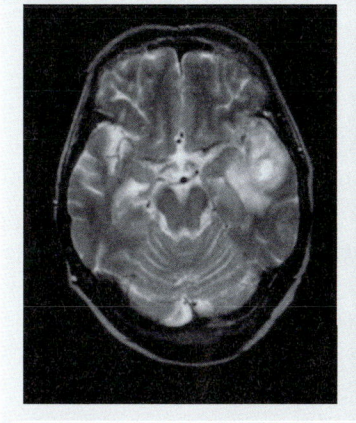 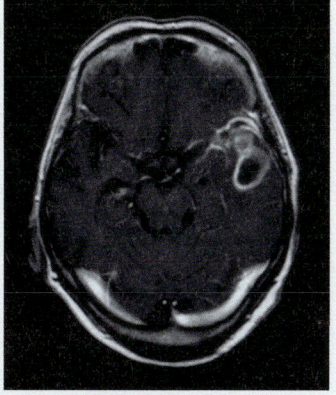 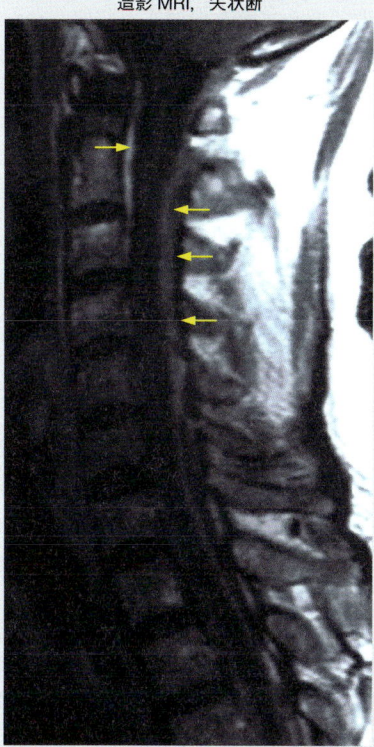

A. 細菌性脳膿瘍（a，b：同一例）
a. リステリア脳膿瘍 MRI T2
b. リステリア脳膿瘍 造影 MRI

C. 細菌性脊髄硬膜外膿瘍 造影 MRI，矢状断

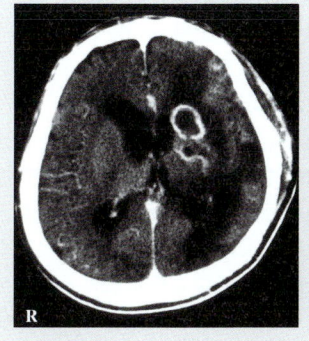 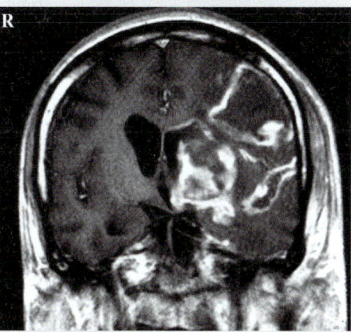

B. 真菌性脳膿瘍（a，b：同一例）
a. ムコール菌脳膿瘍 造影 CT，水平断
b. ムコール菌脳膿瘍 造影 MRI，冠状断

❸ 脳膿瘍・脊髄硬膜外膿瘍の MRI 所見（いずれも成人例）

A. 細菌性脳膿瘍．左側頭葉に造影 MRI にてリング状の増強効果を認める．
B. 真菌性脳膿瘍．造影にてリング状の増強効果を認める．
C. リステリア菌による脊髄硬膜外膿瘍．造影 MRI にて脊髄前後の硬膜外に増強効果（矢印）を認める．

中枢神経系感染症の感染経路として，血行性，直達性，神経行性があげられる．しかし，脳ではリンパはきわめて乏しく，リンパ行性の感染はないと考えられる．

具体的には，血行性では肺結核からの結核性髄膜炎，菌血症からの細菌性髄膜炎などがあげられる．直達性としては，近傍の中耳炎や副鼻腔炎からの細菌性髄膜炎や真菌性髄膜炎などが代表例である．神経行性の代表的疾患は狂犬病，単純ヘルペス脳炎などがあげられる．

③髄液の性状が中枢神経系感染を判断する重要な情報となる

中枢神経系感染症では他臓器の感染症と異なり，髄液の性状が中枢神経系感染症を示唆する重要な補助検査の一つとなる．さらに，中枢神経系にその病原体が感染したことを診断するには，血液を調べるだけでは不十分で，髄液を用いて病因の診断に迫ることが臨床

上重要である．

④脳ヘルニアに留意する

脳は頭蓋骨で覆われ，頭蓋内の容積は限られている．疾患による脳浮腫で容積が増大するため，腰椎穿刺により髄液の性状を調べる際には，必ず脳ヘルニアの有無について確認し，腰椎穿刺の適否を判断することが必要である．この際，単に CT や MRI で脳内に占拠性病変の有無を確認するだけでなく，脳ヘルニアの徴候の有無の確認が必要である．中枢神経系のガイドラインでは，必ずこの確認がフローチャートに記載されている．視神経乳頭浮腫，一側または両側の瞳孔固定や散大，除脳・除皮質肢位，Cheyne-Stokes 呼吸，固定した眼球偏位，頻脈を伴う高血圧を認めた場合には，腰椎穿刺をすることなく，直ちに治療を開始する．

⑤診断は神経学的診断と病因確定診断に区分され，両者は入院時から並行して行う

中枢神経系感染症では，病因確定診断は一定の時間

を要する場合が多い．一方で，中枢神経系感染症では治療の迅速性が予後のうえから重要であり，病因が確定してから治療を開始する時間的な遅れは許されない．したがって，発症経過，病型，神経学的所見，髄液一般所見，血液一般所見，頭部CT，MRI，脳波検査などの所見から疾患の病原を推定する神経学的診断が重要で，病因確定を待たずに治療を開始することも多い．神経系感染症および周辺疾患の主な神経放射線学的所見を❶〜❸に示す．

髄膜炎 meningitis

概念
● 髄膜炎は「くも膜，くも膜下腔，軟膜の炎症」である．病原体として細菌，結核菌，真菌，ウイルスがある．
● 通常，頭痛や発熱を主徴とし，髄膜刺激徴候を認め，髄液検査で細胞増多を示す．
● 初療が転帰に大きく影響する緊急対応を要する髄膜炎として，細菌性髄膜炎，結核性髄膜炎，真菌性髄膜炎があげられる．これらの疾患では，迅速な診断と適切な治療開始が重要となる．

病因
病原体として細菌，結核菌，真菌，ウイルスがある．わが国の髄膜炎全体の年間発症数は約30,000人だが，ウイルス性髄膜炎が最も多い．病因が確定したウイルス性髄膜炎は年間約6,000人で，エンテロウイルスが約85％，ムンプスウイルスが続く．しかし，流行により発症数は年次で大きく変動し，起因ウイルスも大きく変化する．エンテロウイルスは夏に多く発症し，ムンプスウイルスはほぼ年間を通じて発症するが比較的に冬に多い．単純ヘルペスウイルスでは季節性はない．

細菌性髄膜炎は約1,500人（小児が3/4で，成人が1/4），結核性髄膜炎は260人，真菌性髄膜炎は50人程度と推定されている．細菌性髄膜炎の主要起炎菌は発症年齢で異なる．一方，わが国の真菌性髄膜炎における90％はクリプトコックスで，ほかにはカンジダ，アスペルギルス，接合菌などがある．

わが国の細菌性髄膜炎における年齢階層別の主要起炎菌は，新生児や3か月以下では，出産時垂直感染による発症が多く，B群溶血性レンサ球菌と大腸菌が多い．4か月〜5歳では，インフルエンザ菌ワクチンの定期接種化により，インフルエンザ菌の発症数は低下し，相対頻度としては肺炎球菌が多い．6〜49歳は肺炎球菌が最も多く，インフルエンザ菌が続く．耐性肺炎球菌の割合は小児，成人ともに増加している．50

歳以上や消耗性疾患や免疫不全では，通常の起炎菌に大腸菌，黄色ブドウ球菌，緑膿菌，リステリア菌など，新生児および幼児期の起炎菌が再び増加する．一方，外科的手術の既往患者では，黄色ブドウ球菌（メチシリン耐性黄色ブドウ球菌〈MRSA〉も含め），コアグラーゼ陰性ブドウ球菌，緑膿菌がみられる．

細菌性髄膜炎の発症頻度は，本症ワクチンの定期接種化後，接種率が90％以上に向上し，導入後の小児においてインフルエンザ菌b型（Hib）髄膜炎は約90％，肺炎球菌髄膜炎は約70％減少したが，細菌性髄膜炎の全体数に大きな変化はない．つまり，非ワクチンタイプの血清型をもつインフルエンザ菌や肺炎球菌の増加がみられる．

病態生理
ウイルス性髄膜炎

感染経路は，エンテロウイルスは消化器系，ムンプスウイルスは呼吸器系や接触感染を介して侵入する．病態としては，ウイルスによる髄膜への侵襲と炎症，さらに感染に伴うインターロイキンなどサイトカインカスケードによるものが想定されている．

細菌性髄膜炎

感染経路は，①菌血症や心内膜炎などからの血行性感染と，②中耳炎や副鼻腔炎など頭蓋近傍感染巣からの直達性感染がある．髄膜炎の病態は病原菌の侵襲だけではなく，宿主免疫応答に基づくサイトカインやケモカインなどのカスケードも作用し，浮腫および炎症の惹起，さらに脳血管障害の併発もみられる．したがって，この制御も治療上重要である．

結核性髄膜炎

感染巣から髄膜へ結核菌が播種し発症する．感染経路は肺結核，結核性脊椎骨髄炎，腎結核などの他の結核巣からの血行性播種による．しかし，肺結核併発は25〜50％のみで感染巣不明も多い．一方，血管炎，血栓，攣縮による内頸動脈と中大脳動脈基幹部に脳血管障害を呈する場合がある．

真菌性髄膜炎

クリプトコックスは，鳥，特にハトの糞に汚染された土壌に生息し，大気に飛散する．これが経気道的に肺に感染することにより中枢神経系へ侵入して発症する．

臨床症状
① 自覚症状：発熱と髄膜刺激症状（頭痛，悪心，嘔吐）を認める．
② 他覚症状：神経学的に髄膜刺激徴候（項部硬直，Kernig徴候，Brudzinski徴候，およびneck flexion testの陽性）を認める．

急速に意識障害を呈し，髄膜脳炎の病型に進展する場合もある．一方，乳幼児や高齢者では典型的な症状，

症候を認めず，易刺激性やせん妄などで発症する場合もある．急性感染症には，無菌性髄膜炎，脳炎，脳膿瘍および硬膜下膿瘍，感染性血栓性静脈炎が含まれる．いずれも頭痛，発熱などの非特異的症状を呈し，髄膜刺激徴候と，無菌性髄膜炎以外では意識状態の変化，巣症状，けいれん発作が出現する．

ウイルス性髄膜炎

急性経過で，頭痛，発熱などで発症するが，意識障害の頻度は少ない．他の髄膜炎と同様に項部硬直，Kernig 徴候が全例でみられるわけではない．家族内の発症をみることがある．特に成人では子どもが罹患したウイルス感染から発症することもあり留意する．神経学的には，髄膜刺激徴候を認める．予後は一般に良好で，多くは軽快する．

細菌性髄膜炎

発症は，①数時間のうちに進行する劇症型と，②数日かけ進行性に悪化する病型がある．主要症状は頭痛（約 85 ％），項部硬直（約 83 ％），発熱（77〜97 ％），意識障害（66〜95.3 ％），成人でこれらがそろうのは約半数である．治療開始までの時間が生命予後に大きく影響するため，症状が軽微でも，常に念頭におく．

結核性髄膜炎

通常，約 2〜3 週間の亜急性経過で発症するが，1/3 の症例は急性発症する．進行すると意識障害を示す．意識障害は入院時で 55 ％，抗結核薬開始時で約 8 割と高い．髄膜刺激徴候を認める．初期は髄膜炎のみだが，その後髄膜脳炎に進展する．脳底部髄膜炎が多く，脳神経麻痺（特に III，VI）が 20〜30 ％と多い．さらに，血管炎による脳梗塞や閉塞性水頭症で片麻痺，意識障害を示す．

真菌性髄膜炎

症状は，通常，2〜4 週間の亜急性経過で発症する．しかし，発熱や頭痛を伴わない場合や人格変化などで発症する場合もあり留意する．進行すると脳神経麻痺や意識障害を呈する．

検査

髄膜炎は，検査を実施し，その所見から病因を推定して治療を開始し，病因診断で確定する．

髄液検査

最も重要な所見は髄液所見である．しかし，巣症状（片麻痺など），意識障害を伴っている場合やうっ血乳頭を認める場合は，頭部 CT にて頭蓋内占拠性病変の有無を確認し，髄液検査の可否を判断する．

1. ウイルス性髄膜炎

髄液細胞は通常，単核球優位の 30〜300/mm³ の増多が多く，細菌性髄膜炎より細胞増多は軽度である．しかし，エンテロウイルス髄膜炎では，その病初期で高率に多形核球優位となり，その後に単核球優位に移

行する．蛋白濃度の上昇，糖濃度は正常〜軽度低値を示し，髄液から起炎ウイルスの分離同定を試みる．さらに，髄液を用いた PCR でウイルスの同定を試みる．

2. 細菌性髄膜炎

圧上昇，多形核優位の細胞増多，蛋白濃度上昇，糖濃度低値を認める．しかし，抗菌薬が前投与されている症例やリステリア菌性髄膜炎は，単核球優位を示す場合がある．検査として，髄液の塗抹（グラム染色）・培養，抗菌薬の感受性試験を行う．

迅速診断として，①ラテックス凝集法と②PCR 法がある．①は検出標的が可溶性莢膜多糖類であるため，抗菌薬前投与で菌が死滅しても陽性を呈する可能性がある．②も検出感度が高く，かつ耐性菌も判断できる．細菌性髄膜炎を疑った場合の検査手順を❹に示す．

3. 結核性髄膜炎

髄液で単核優位の細胞増多，蛋白濃度の上昇，髄液/血清糖濃度が 50 ％未満を呈したら本症を疑い，直ちに抗結核薬を開始する．しかし，初回髄液の 28 ％は多形核球優位を示すので留意する．

診断は，髄液の塗抹・培養における結核菌検出で確定する．塗抹は，従来 Ziehl-Neelsen 染色，現在はオーラミン染色などの蛍光法，培養は従来の小川培地，現在は MGIT（mycobacteria growth indicator tube）などの液体培地を用いる．培養結果は通常 4〜8 週間を要する．したがって，髄液を用いた PCR 法による結核菌 DNA 検出を行う．ただし，最小検出感度が不十分だと検出できないので，高感度 PCR による検索が必要である．髄液中アデノシンデアミナーゼ（adenosine deaminase：ADA）値の上昇は感度 65〜95 ％，特異性 75〜92 ％．細菌性髄膜炎などにて偽陽性を認めるので注意する．

4. 真菌性髄膜炎

髄液からの塗抹・培養や髄液を用いたクリプトコックス抗原の検索を行う．PCR による真菌の核酸検出も行われている．

血液検査

1. ウイルス性髄膜炎

赤沈，白血球数，CRP（C 反応性蛋白）は一般に正常であり，増加や高値がみられたとしても細菌性髄膜炎と異なり，軽度である．

2. 細菌性髄膜炎

赤沈の亢進，白血球の増多，CRP 上昇を示す．血液培養は菌血症からの発症もあり必ず検査する．髄液乳酸値および血清プロカルシトニン値は，細菌性髄膜炎とウイルス性髄膜炎との鑑別上有用である．

3. 結核性髄膜炎

クオンティフェロン検査（QFT）があげられる．一般の結核感染症では感度・特異度が高く，測定時間

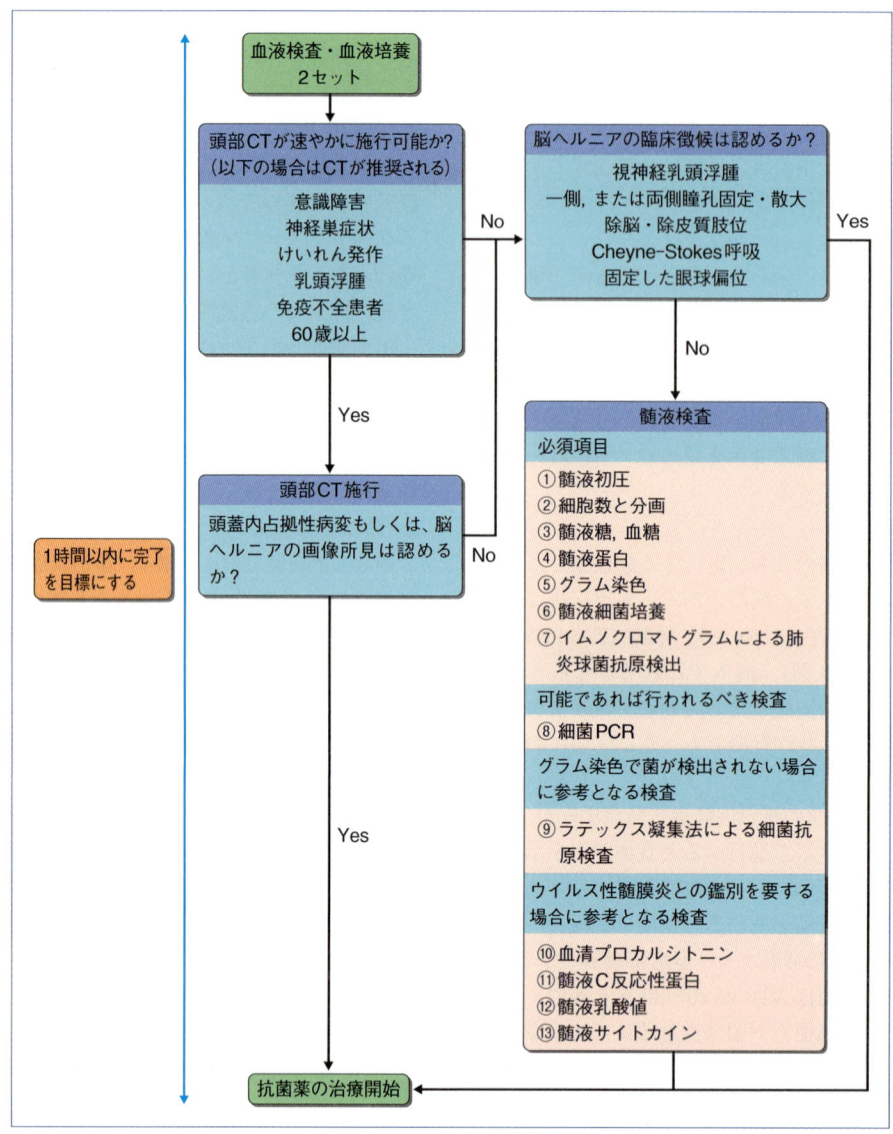

❹ 臨床症状より細菌性髄膜炎が疑われた場合の検査手順

（「細菌性髄膜炎診療ガイドライン」作成委員会編集：細菌性髄膜炎診療ガイドライン 2014〈日本神経学会，
日本神経治療学会，日本神経感染症学会監修〉．東京：南江堂；2014．p.xi.）

20 時間と迅速であるが，結核性髄膜炎ではその有用
性は限られる．一方，QFT と同様の原理の T-SPOT®.
TB（T スポット®）が開発された．この T スポット®
法は QFT 法と異なり，末梢血以外の胸水，髄液でも
測定でき，本症における有用性が高い．なお，髄液以
外の肺，胃液，リンパ節，肝臓，骨髄の組織診断も可
能な限り試みる．

4. 真菌性髄膜炎

β-D-グルカンはカンジダ，アスペルギルスでは高
くなるが，クリプトコックスでは高値になりにくく，
ムコール菌など接合菌では陰性になる．血液透析，血
液製剤の使用で偽陽性を示すので留意する．

画像検査

可能な限り，髄液検査の前に，頭蓋内占拠性病変の
有無を確認するうえから，頭部 CT や MRI を迅速に
実施する．

細菌性髄膜炎では，X 線検査にて骨折，副鼻腔炎な
ど感染巣の有無など確認する．頭部 CT・MRI で，硬
膜下膿瘍，脳膿瘍や副鼻腔炎の確認，病巣の進展を確
認する．また，心エコーは細菌性心内膜炎の有無を確
認するうえで必要である．

結核性髄膜炎では，胸部単純 X 線や CT，尿検査，
脊椎単純 X 線や MRI など原発巣の検索を行う．頭部
造影 CT や MRI で脳底部の造影増強効果や結核腫を

伴う場合がある．また，血管炎による脳梗塞を呈しやすい（併発頻度 30～50 %）．定期的な観察が重要である．画像は脳内結核腫や脊髄結核症の検出に有用である．なお，神経感染症の画像診断は❶～❸（☞ p.375～377）を参照．

（☞ p.375～377）

診断

ウイルス性髄膜炎

確定診断は，髄液からウイルスの分離同定や，PCR で起因ウイルスが同定されることによりなされる．

細菌性髄膜炎

確定診断は髄液からの起炎菌同定である．塗抹・培養は診断信頼性が最も高いが，塗抹の最小検出感度は 10^5 colony forming unit（cfu）/mL で，毎視野に菌を検出するには 10^7 cfu/mL 以上必要である．しかし，リステリア菌は通常 10^3 cfu/mL 以下で検出率は低い．

培養の検出率は未治療では 70～80 % だが，抗菌薬の前投与例では 50 % 以下と低下する．したがって，早期病因診断として細菌抗原検出や PCR 法が有用となる．

結核性髄膜炎

確定診断は，髄液からの結核菌同定が最も信頼性が高い．髄液からの結核菌検出率は塗抹 10～22 %，培養 43～50 % と低く，培養は時間がかかる．髄液を用いた PCR 法による結核菌 DNA 検出は，感度 57～100 %，特異性 90～100 % である．陽性の持続は約 3～4 週間である．

真菌性髄膜炎

確定診断は，髄液からの起炎菌同定が最も信頼性が高い．しかし，真菌の培養は未治療でも検出率は 60 % と低い．髄液クリプトコックス抗原は感度 93～100 %，特異度 93～98 % と高い．通常，8 倍以上で本症を疑う．HIV 陰性例では髄液クリプトコックス抗原価は菌量を反映し，治療判定として用いられる．PCR による真菌の核酸検出も行われている．しかし，接合菌などは，感染巣からの病理診断により診断される．

治療

治療方針の立て方

初期治療が患者の転帰に大きく影響する救急対応疾患であり，適切な抗菌薬投与等を含む初期治療を迅速に開始する必要がある．複数の疾患を考慮した場合，それら疾患に対する治療を併せて開始する．

薬物療法

1. ウイルス性髄膜炎

一般的には，安静臥床，輸液による保存的治療を行い，単純ヘルペスウイルスや水痘・帯状疱疹ウイルスによる髄膜炎では，アシクロビルによる治療を行う．

2. 細菌性髄膜炎

経験的抗菌薬治療を直ちに開始する．

①抗菌薬の選択

抗菌薬は，日本における年齢階層別主要起炎菌の分布，耐性菌の頻度および宿主のリスクを踏まえて選択し，経静脈的に投与する．現時点の日本における疫学的現況を踏まえた「細菌性髄膜炎診療ガイドライン 2014」[1] が公表されている．わが国の診療ガイドラインによる抗菌薬選択を❺，❻に示す．起炎菌が同定され，抗菌薬の感受性結果が得られたら変更する．

②ステロイドの併用

医療資源の整っている先進国ではステロイド導入は小児・成人ともに有用性が確立している．肺炎球菌はエビデンスがあるが，その他の起炎菌の適応に慎重な意見もある．しかし，本症のステロイド併用の定量評価では，髄膜炎菌やインフルエンザ菌は症例数に限りもあり有意ではないが，その相対リスクは 1 より低い．したがって，肺炎球菌以外でも使用してよい．基本的には，抗菌薬の投与の 10～20 分前に，成人例でデキサメタゾン 0.15 mg/kg を 6 時間ごとで 4 日間の短期間投与とする．ただし，新生児および頭部外傷や外科的侵襲に併発した細菌性髄膜炎では，ステロイドの併用は推奨しない．

3. 結核性髄膜炎

抗結核薬選択は，イソニアジド（INH），リファンピシン（RFP），エタンブトール（EB），ピラジナミド（PZA）の 4 者併用で 2 か月，その後 INH，RFP は 10 か月間継続投与が推奨されている[2]．

成人の抗結核薬標準的投与量は，INH は 300 mg/日を経口投与，RFP は体重 50 kg 未満で 450 mg/日，体重 50 kg 以上で 600 mg/日の経口投与，EB は体重 50 kg 未満で 1.5 g/日，体重 50 kg 以上で 2.0 g/日の経口投与，PZA は 15 mg/kg/日の経口投与が推奨されている[2]．

初療で奏効しない場合は躊躇せず INH を増量し，それでも反応が得られない場合には INH の髄注の併用も考慮する．ステロイド併用は，HIV 陰性例は併用群で転帰良好であり，HIV 陰性例は重症度にかかわらず全例併用する．一方，血管炎により脳梗塞を 30～50 % で併発する．この場合，血小板抑制薬とステロイドを併用する．

4. 真菌性髄膜炎

クリプトコックス[3]とカンジダはアムホテリシン B（AMPH-B）のリポソーム製剤（L-AMB）とフルシトシン（5-FU）を併用し，開始 2 週間後に症状消失と培養陰性を確認したら，フルコナゾール（FLCZ）による地固めを 8 週間行う．アスペルギルスではボリコナゾール（VRCZ）が第一選択である[4]．脳膿瘍や脳血管障害が併発すると難治になる．脳膿瘍はカンジダ，アスペルギルスで多く，脳血管障害はアスペルギ

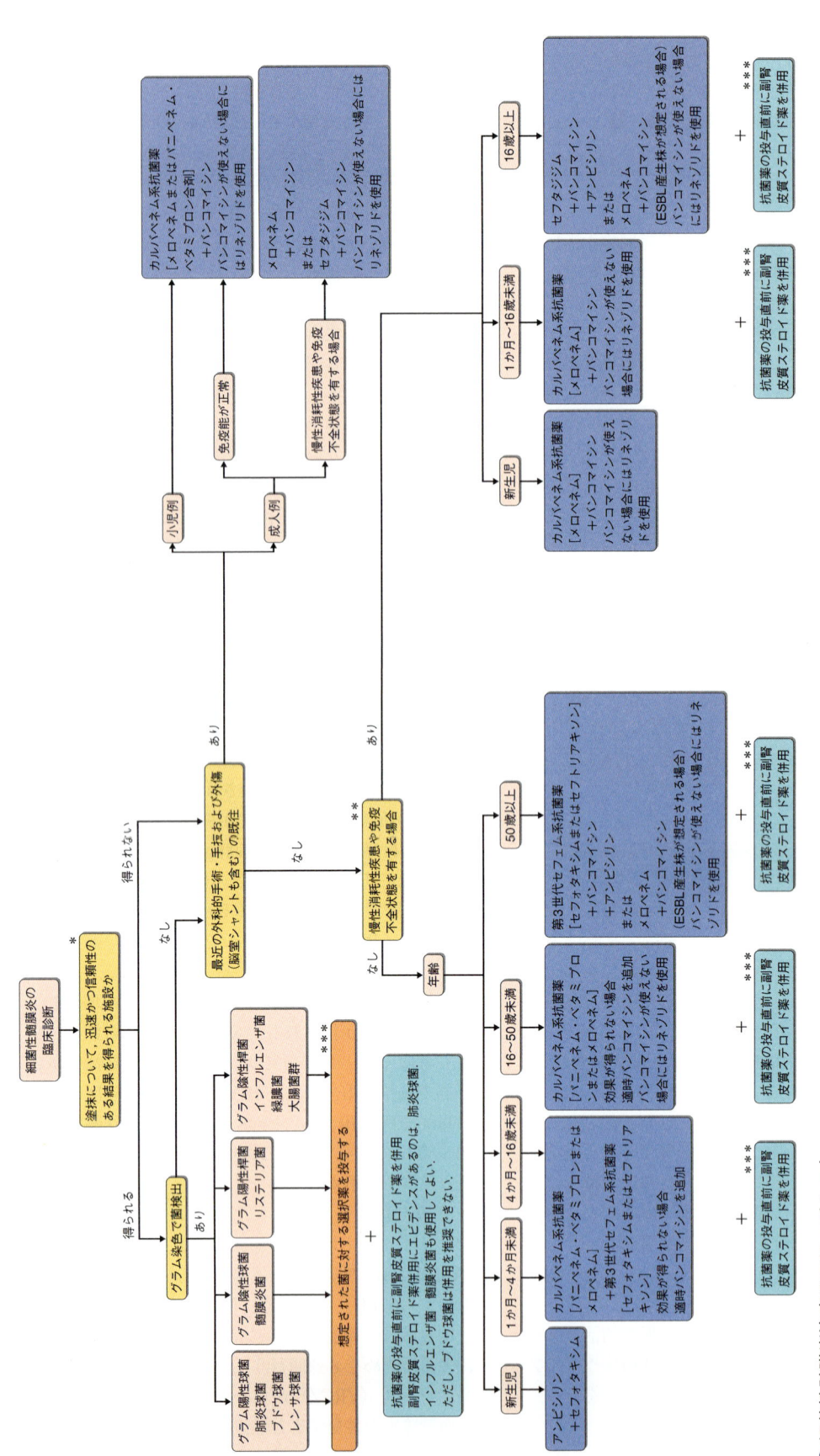

❺ 細菌性髄膜炎治療のフローチャート

*：グラム染色の結果は、それを判定する者の経験や手技的な要因および体の取り扱い状況に大きく依存する。つまり、迅速かつ信頼性のある結果が十分に確立できない場合には、フローチャートの「得られない」を選択して治療を開始する。なお、グラム染色の結果が得られ、フローチャートの「得られる」を選択した場合には、臨床症状および髄液所見から効果不十分と判断した場合には、フローチャートの「得られない」を選択し直して治療を変更する（培養および感受性結果が得られるまで）。

**：慢性消耗性疾患や免疫不全状態を有する患者：糖尿病、アルコール中毒、悪性腫瘍、摘脾後、重篤な肝障害、慢性腎不全、心血管疾患、担癌状態、先天性および後天性免疫不全症候群の患者。抗癌剤や免疫抑制剤の服用中、放射線療法中、

***：副腎皮質ステロイド薬の併用方法：新生児を除く乳幼児・学童および成人の副腎皮質ステロイド薬の併用を推奨する。基本的には、抗菌薬の投与の10～20分前に、デキサメタゾンを0.15 mg/kg・6時間毎（体重60 kgの場合、デキサメタゾン36 mg/日）、小児では2～4日間、成人では4日間投与する。ただし、新生児および頭部外傷や頭蓋内手術後、神経外科的手技の侵襲に伴って発症した細菌性髄膜炎では、副腎皮質ステロイド薬の併用は推奨しない。

（『細菌性髄膜炎診療ガイドライン』作成委員会編：細菌性髄膜炎診療ガイドライン2014〈日本神経学会、日本神経治療学会、日本神経感染症学会監修〉. 東京：南江堂：2014. p.xi-xiii）

❻ 細菌性髄膜炎（成人例）における主要抗菌薬の標準的な投与量と投与方法（1日最大投与量）

パニペネム・ベタミプロン（PAPM/BP）：1.0 g・6時間ごとに点滴静注（4 g/日）［保険適用は2 g/日］

メロペネム（MEPM）：2.0 g・8時間ごとに点滴静注（6 g/日）

セフォタキシム（CTX）：2.0 g・4〜6時間ごとに静注または点滴静注（12 g/日）［保険適用は4 g/日］

セフトリアキソン（CTRX）：2.0 g・12時間ごとに静注または点滴静注（4 g/日）

バンコマイシン（VCM）：30〜60 mg/kg/日・8〜12時間ごとに点滴静注（3 g/日）［保険適用は2 g/日］

アンピシリン（ABPC）：2.0 g・4時間ごとに静注または点滴静注（12 g/日）［保険適用は4 g/日］

セフタジジム（CAZ）：2.0 g・8時間ごとに静注または点滴静注（6 g/日）［保険適用は4 g/日］

リネゾリド（LZD）：600 mg・12時間ごとに点滴静注（1,200 mg/日）［保険適用は1,200 mg/日］

（「細菌性髄膜炎診療ガイドライン」作成委員会編集：細菌性髄膜炎診療ガイドライン2014〈日本神経学会，日本神経治療学会，日本神経感染症学会監修〉．東京：南江堂；2014．p.xiv．の内容をもとに作成．）

ルスやムコール菌など接合菌で多い．脳膿瘍は緩徐に形成され，巣症状が出にくい．脳血管障害は，血管炎を基盤とする結核性髄膜炎と異なり，真菌が血管親和性を有し，血管に浸潤し起きる．動脈瘤によるくも膜下出血もある．菌浸潤で動脈はきわめて脆弱化しておりクリッピングの適応はない．脳血管障害を呈すると転帰不良となる．

脳炎・脊髄炎 encephalitis/myelitis

ウイルス性脳炎・脊髄炎
viral encephalitis/viral myelitis

概念

● ウイルス性脳炎・脊髄炎は，ウイルスによる脳実質，脊髄の炎症である．脳炎は発熱と意識障害や精神症状などの脳症状を主徴とし，髄膜脳炎はこの症状に髄膜刺激症状を伴う．一方，脊髄炎は発熱と脊髄障害を主体とする．

● 病因として，急性ウイルス性脳炎では単純ヘルペス脳炎（herpes simplex encephalitis：HSE）が最も多い．HSEは，神経学的な緊急対応を要する疾患（neurological emergency）で，早期にアシクロビルによる治療が必要である．

病因

わが国の脳炎全体の発症数は，約2,200人で，約半数が病因未確定で最も多い．病因が確定した脳炎では，

ウイルス性が最も多い．ウイルス性のなかでは単純ヘルペスウイルス（HSV）が最も多く，年間約400人発症している．HSEの発症頻度は世界中でほぼ同様であり，散発性に起きる脳炎のなかで最も頻度が高く，かつ急速に重症化することも多い．頻度の多いウイルス脳炎として，水痘・帯状疱疹ウイルス（VZV）による脳炎もあげられるが，頻度は比較的まれで，ウイルス脳炎全体の2.5％にとどまる．さらに，ヒトヘルペスウイルス6型（human herpesvirus 6：HHV-6）は，造血幹細胞移植後の辺縁系脳炎の病原ウイルスとしても知られている．本症は小児のみならず成人でも発症する．一方，高齢者を中心に年間10人程度であるが日本脳炎（Japanese encephalitis：JE）がある．脊髄炎全体では，一般にヒトTリンパ球向性ウイルス1型（HTLV-1）関連脊髄症や視神経脊髄炎など免疫介在性脊髄炎や急性散在性脳脊髄炎などの脱髄疾患が多い．ウイルス性脊髄炎は，まれではあるがHSVやVZVなどがあげられる．

病態生理

HSEは，小児や成人では三叉神経節などに潜伏感染していたウイルスが再活性化し発症する．新生児は，ウイルス血症の一部として脳炎を呈する．

VZV脳炎も神経向性が高く，帯状疱疹（herpes zoster：HZ）や神経節における潜伏感染の再活性化により，脳炎を呈する場合がある．VZVは血管炎をきわめて呈しやすく，VZV脳炎の本体は血管炎とする意見もある．したがって，VZVに関連した脳炎の病態は，VZVの直接感染，宿主の免疫応答による自己免疫的な機序，血管炎，およびそれらの組み合わさった機序が想定されている．

日本脳炎は，JEウイルスがブタなどの増幅動物で増殖し，コガタアカイエカに媒介され人に感染する．媒介力の吸血により人に感染し，局所部位やリンパ節で複製され，ウイルス血症を経て中枢神経系に播種する．中枢神経系では，視床や中脳，海馬，側頭葉皮質などの神経細胞を侵す．

臨床症状

脳炎の基本症状は，発熱と脳症状で，さらに髄膜刺激症状が加わると髄膜脳炎の病型になる．

神経学的には，脳症候として意識障害，精神症状，不随意運動，片麻痺，小脳失調，けいれん，健忘，記憶障害などを認める．脳炎では，発熱や意識障害が出現する前に精神症状で発症する症例がHSEなどで知られている．また，JEでは運動麻痺が先行して，脳血管障害と類似する場合があるので留意する．JEでは筋強剛，振戦などParkinson症候群を認め，舞踏病様アテトーゼ，体幹のジストニア，ミオクローヌスなどの不随意運動を呈すことも多い．

HHV-6脳炎では，即時記憶障害の出現頻度が非常に高いのが特徴である．脊髄炎の症状は，発熱と脊髄症状（対麻痺，四肢麻痺，上肢や下肢の疼痛，一定レベル以下の感覚障害，膀胱直腸障害）である．

検査

ウイルス脳炎を疑った際の検査手順および治療についてのフローチャートが，わが国の「単純ヘルペス脳炎診療ガイドライン2017」[5]に示されている．まず，気道，呼吸，循環を評価し，これらの確保を第一に行う．そして意識状態を評価し，血糖をチェックする．臨床症状から視神経乳頭浮腫，一側または両側瞳孔固定・散大，除脳・除皮質肢位，Cheyne-Stokes呼吸，固定した眼球偏位などの脳ヘルニアを示唆する徴候を認める患者と，意識障害，神経巣症状，けいれん発作，免疫不全患者，60歳以上の患者では，髄液検査による脳ヘルニアの増悪や発症を避けるために，髄液検査の前に頭部CTやMRI検査を行う．

ウイルス脳炎では，髄液検査は可能な限り実施する．HSEやVZV脳炎における必須項目として髄液初圧，細胞数と分画，髄液糖，血糖，髄液蛋白，HSVやVZV DNA高感度PCR（リアルタイムPCRまたはnested PCR）を行うべきである．髄液単純ヘルペスIgG抗体価検査が推奨される．頭部CTでは，病初期に異常をとらえることは困難である．頭部MRIが行える場合にはMRIが優先される．なお，脳炎の頭部MRI所見は，❷を参照（☞ p.376）．脳波は特異的な検査ではないが，発症早期から高頻度に異常を検出でき，精神疾患との鑑別に有用である．

診断

発熱，頭痛，および脳症状（意識障害，精神症状，けいれん，不随意運動など）を主訴に来院し，神経学的に脳症候（髄膜脳炎では髄膜刺激症候）を認め，髄液所見から細胞数増多（軽度から高度）や蛋白濃度の高値（軽度から高度）を認めた場合，脳炎を強く疑う．ただし，髄液一般所見が軽度ないし正常範囲の場合もあるので，髄液一般所見から脳炎を除外してはいけない．臨床経過，髄液一般所見，神経放射線検査所見，および脳波所見などの神経学的診断法をもとに病因を推定し，治療を開始する．なお，並行して検査した病因診断の検査結果から治療の再考および確定診断を行う．以下，代表的疾患についての要点を，神経学的診断と病因確定診断に区分し示す．

単純ヘルペス脳炎（HSE）

1. 神経学的診断

①急性発症の経過をとる．

②成人例は66％で精神症状が認められ，発熱や意識障害が出現する前に精神症状にて発症する症例が15％で認められる．この点は，精神科疾患との鑑別において留意を要する．側頭葉・辺縁系症状（人格変化，異常行動，記銘力障害，感覚性失語，性行動異常など）が多く，運動麻痺は少ない．

③髄液所見における，単核球優位の細胞数増多と蛋白濃度上昇（ただし，正常値の場合もある）．

④頭部CTでは，左右差のある側頭葉を中心に低吸収を認める．出血を示唆する高吸収域も認める．しかし，発症1週間以内の検出感度はいずれも低い．

⑤脳波は発症早期から高頻度に異常を検出でき，精神疾患との鑑別に有用である．周期性一側てんかん型放電は，約1/3の症例で認められるにすぎないが，発症早期から認められるので病因推定上重要である．

⑥頭部MRIは，83〜96％で側頭葉に，4〜17％で側頭葉以外に異常を認める．拡散強調像は早期変化をとらえる可能性が高く，撮影条件に加える．

2. 病因確定診断

①血清学的診断法

・経過に一致した髄液のHSV抗体価の有意な上昇．

・髄腔内抗体産生所見．

②ウイルス学的診断法

・PCR法による髄液内HSV DNAの検出：本症の診断における標準的検査法として確立している．ただし，本症の診断に必要な最小検出感度の点から高感度PCRが推奨される．一方，これら高感度PCRを用いても，PCRの陽性率は発症48時間以内と発症14日以後，さらにアシクロビル投与1週間以後は低くなり，臨床的な意味での偽陰性を呈する可能性がある．したがって，発症早期に陰性の場合は，治療は継続し，PCRの再検が推奨されている．

・髄液からのHSVの分離同定は成人例では，ほぼ不可能．

ヒトヘルペスウイルス6型（HHV-6）脳炎

1. 神経学的診断

①HHV-6は造血幹細胞移植後の辺縁系脳炎の病原ウイルスで，小児および成人例もある．

②即時記憶障害の出現頻度がきわめて高い．したがって，移植後の患者に即時記憶障害が出現した場合には，直ちにMRIによる検索を行い，早期に治療を開始することが重要である．

③本症は急激に増悪し，中枢性低換気，昏睡となり，治療が遅れると死亡や記憶障害などの後遺症を呈する．

④頭部MRI・FLAIRにて辺縁系に高信号域を認める．病巣が内側側頭葉に限局することが多く，左右差が少ない．

2. 病因確定診断

①ウイルス学的診断法：髄液を用いたPCR法でHHV-6 DNAの同定．

日本脳炎（JE）

1. 神経学的診断

①発症時期：アカイエカが伝播し，夏から初秋に発症する．最近は年間に10人以下で，九州地方が好発で約半数，関東以西で認められる．しかし，近年の外国との交流の点から，インドやパキスタンなどの好発地域からの帰国者の輸入感染症として，季節や地域から本症を除外するのは注意が必要である．

②臨床症状にて，筋強剛，振戦など Parkinson 症候群や，ジストニアなどの不随意運動といった錐体外路症候が多い．また，運動麻痺が約30％でみられる．

③頭部 CT・MRI：基底核，視床および脳幹に病変を認めることが多い．

2. 病因確定診断

①血清学的診断法：JE ウイルスの抗体価で診断する．ペア血清で補体結合反応（CF）や赤血球凝集抑制価（HI）で4倍以上の上昇，または単一血清において CF 16倍，HI 320倍以上を基準とする．

②ウイルス学的診断法：逆転写 PCR 法により，髄液の JE ウイルス RNA の検出が可能となっている．

治療

まず，気道確保などの一般全身管理，けいれんや脳浮腫に対する治療を行う．疾患特異性の治療がある場合，これを加える．疾患特異性の治療を，以下，疾患別に示す．なお，HSV および VZV による脊髄炎の治療は，脳炎に準拠する．

単純ヘルペス脳炎（HSE）

急性ウイルス性脳炎が疑われた場合，入院6時間以内に，PCR の結果を待たずにアシクロビルの投与を開始する．たとえ髄液所見が正常でも，また MRI にて異常がなくても開始する．成人では，免疫能が正常と考えられる場合には，アシクロビルは1日あたり10 mg/kg，1日3回で14～21日間，免疫不全例では同用量で，21日間投与する．髄液 HSV DNA 高感度PCR が初回または2回目において陽性の場合には，1週間ごとに再検し，2回連続して陰性になるまでアシクロビルを継続する．

一方，小児例の治療用量は，新生児～2か月は20 mg/kg/回の8時間ごと，3か月～15歳は15 mg/kg/回の8時間ごと，低出生体重児（出生体重2,000 g以下かつ生後7日以内）は20 mg/kg/回の12時間ごと，免疫不全状態は20 mg/kg/回の8時間ごととする．ただし，最大量は1回1,000 mg とする．髄液の高感度 PCR 検査が陰性で，髄液検査や頭部 MRI 検査などで脳炎を疑う所見を認めない場合，アシクロビル投与を中止する．臨床的にウイルス性脳炎が否定できない場合は，初回から24～48時間後の髄液検体で高感度 PCR 検査を再検し，陰性を確認後に中止する[5]．

アシクロビル治療抵抗性の症例（アシクロビル耐性株も含む）においては，ホスカルネット静脈内投与40 mg/kg/回を8時ごとまたはビダラビン静脈内投与5～10 mg/kg/回を24時間ごとに追加する．これは，チミジンキナーゼを介さない抗ウイルス薬（ホスカルネットやアデニンアラビノシド）が必要との判断による．

なお，本症におけるステロイドの併用については，病態としての炎症性サイトカインの抑制の点から，発症から約10日間にステロイドを併用することが有用である可能性が考えられる．さらに，本症の鑑別疾患として急性散在性脳脊髄炎や自己免疫性脳炎，自己免疫疾患など，早期のステロイドを含む免疫療法が必要な疾患があげられるため，実地臨床上，急性期に短期間の併用は行うことがすすめられている．

水痘・帯状疱疹ウイルス（VZV）脳炎

本症が疑われた場合には，直ちにアシクロビルの静脈内投与を開始する．投与量および投与期間は HSE に準拠する．さらに，血管炎を抑制するために，ステロイド（プレドニゾロン）の併用が推奨されているまた，治療抵抗性の場合には，ホスカルネットへの変更も考慮する．

ヒトヘルペスウイルス6型（HHV-6）脳炎

小児の初感染時と移植後の本症では，病態に基本的な大きな相違があり，前者がサイトカインの障害による脳症が主体であるのに対し，移植後の本症はウイルスの再活性化を基盤とした脳炎が主体である．したがって，小児の初感染ではステロイドの治療が主体となるが，移植後の HHV-6 脳炎の治療は，HHV-6 にチミジンキナーゼ活性がないため，アシクロビルは無効であり，ガンシクロビルやホスカルネットを使用する．なお，早期の治療開始が転帰のうえから重要である．本症は，小児科医のみならず，移植医，放射線科医，内科医における，本症に対する理解と迅速な対応がきわめて重要である．

日本脳炎（JE）

特異的な治療はなく，基本的に対症療法となる．一方，予防法としてワクチン接種がある．2009年にVero 細胞を用いた不活化ワクチンが使用可能となってきている．しかし，以前と異なり，現在の接種率は低く，集団における JE ウイルスに対する免疫は低くなってきていることが想定され，今後，本症の発症頻度の増加も危惧されている．

（亀井　聡）

●文献

1）「細菌性髄膜炎診療ガイドライン」作成委員会（作成委員会委員長　亀井　聡ほか）：細菌性髄膜炎診療ガイドライ

ン 2014. 東京：南江堂；2014.

2) Thwaites G, et al：British Infection Society guidelines for the diagnosis and treatment of tuberculosis of the central nervous system in adults and children. *J Infect* 2009；59：167.

3) Perfect JR, et al：Clinical practice guidelines for the management of cryptococcal disease：2010 update by the infectious diseases society of America. *Clin Infect Dis* 2010；50：291.

4) Walsh TJ, et al：Treatment of aspergillosis：clinical practice guidelines of the Infectious Diseases Society of America. *Clin Infect Dis* 2008；46：327.

5)「単純ヘルペス脳炎診療ガイドライン」作成委員会（編）（作成委員長 亀井 聡）：単純ヘルペス脳炎診療ガイドライン 2017. 東京：南江堂；2017.

6) Gilden D, et al：Varicella zoster virus vasculopathies：diverse clinical manifestations, laboratory features, pathogenesis, and treatment. *Lancet Neurol* 2009；8：731.

7) Solomon T, et al：Management of suspected viral encephalitis in adults-Association of British Neurologists and British Infection Association National Guidelines. *J Infect* 2012；64：347.

レトロウイルス感染症

HTLV-1 関連脊髄症

HTLV-1-associated myelopathy（HAM）

概念

●HTLV-1 関連脊髄症（HAM）は，成人 T 細胞白血病/リンパ腫（adult T-cell leukemia/lymphoma：ATL）の原因ウイルスであるヒト T リンパ球向性ウイルス 1 型（HTLV-1）に起因する，両下肢の痙性対麻痺を主徴とした進行性の脊髄疾患である．

疫学

HAM は，HTLV-1 キャリアの約 0.3 ％に発症し，全国の患者数は約 3,000 人と推測される．発症は中年以降に多いが，10 歳代など若年発症も存在する．男女比は 1：3 と女性に多い．

病態生理・病理

HTLV-1 に感染した T リンパ球が脊髄に浸潤し，感染 T 細胞が産生する炎症性サイトカインやケモカインにより脊髄の炎症が惹起され，炎症が慢性持続的に維持されることにより脊髄神経細胞の変性をきたす．病変は主に胸髄中・下部に優位にみられ，病理所見では主に両側側索に小血管周囲から脊髄実質に広がる炎症細胞浸潤と，周囲の髄鞘や軸索の変性脱落がみられる．

臨床症状

臨床症状の中核は進行性の両下肢痙性対麻痺で，両下肢の筋力低下と痙性による歩行障害を示す．初期症状は，つっぱり感，転びやすいなどであるが，多くは進行し杖や車椅子が必要となり，重症例では下肢の完全麻痺や体幹の筋力低下により寝たきりになる．下半身の触覚・温痛覚の低下，しびれや疼痛などの感覚障害は約 6 割に認められる[1]．自律神経症状は高率にみられ，特に排尿困難，頻尿，便秘などの膀胱直腸障害は病初期から出現し，進行例では下半身の発汗障害，起立性低血圧，インポテンツなどがみられる．神経学的所見では，両下肢の深部腱反射の亢進や，Babinski 徴候などの病的反射がみられる[1]．

検査・診断

HTLV-1 の感染があり，さらに髄液中の抗 HTLV-1 抗体が陽性，かつ他のミエロパチーをきたす脊髄圧迫病変，脊髄腫瘍，多発性硬化症，視神経脊髄炎などを鑑別したうえで，HAM と確定診断する．HTLV-1 感染については，血清中抗 HTLV-1 抗体の有無を酵素免疫測定法（EIA 法）または粒子凝集法（PA 法）でスクリーニングし，陽性の場合，必ずウエスタンブロット法または LIA（line immunoassay）法で確認し，感染を確定する．髄液検査では細胞数増加（単核球優位）を約 3 割に認めるが，脊髄炎症に対する感度は低い．一方，髄液中ネオプテリンや CXCL10（C-X-C motif chemokine 10）の増加を認め，脊髄炎症レベルを反映する感度が高い検査である．血液検査では HTLV-1 プロウイルス量がキャリアに比して高値のことが多く，長期予後との相関がある．また，血清中可溶性 IL-2 受容体（sIL-2R）濃度が高いことが多く，感染細胞の活性化や免疫応答の亢進を非特異的に反映している．また，末梢血液像で異常リンパ球を認める場合があり，5 ％以上の場合は ATL 合併の可能性を考える．MRI では，急速進行例の発症早期に T2 強調で髄内強信号が認められる場合があり，慢性期には胸髄萎縮がしばしば認められる（髄液ネオプテリン，CXCL10，ウイルス量定量の検査は 2019 年 5 月時点で保険未承認）．

合併症

HTLV-1 ぶどう膜炎（HTLV-1 uveitis：HU）の合併が時にみられる．また，ATL 合併の可能性があり注意を要する．

経過・予後

HAM 患者の約 7〜8 割は，発症後緩徐に進行し（緩徐進行例），約 2 割弱は発症後急速に進行し 2 年以内で自立歩行不能になる（急速進行例）．一方で，頻度は少ないが運動障害が軽度のまま進行しない例（進行停滞例）もある．進行停滞例以外は HAM の機能的予

❼ HTLV-1 関連脊髄症（HAM）の治療

急速進行例	メチルプレドニゾロン・パルス療法	メチルプレドニゾロン 1,000 mg/日，3 日間
	プレドニゾロン内服維持療法	プレドニゾロン 3〜10 mg/日内服
緩徐進行例	プレドニゾロン内服維持療法	プレドニゾロン 3〜10 mg/日内服
	インターフェロン α 療法	インターフェロン α 300 万単位/日，28 日間，連日皮下注射
		その後 2 週間に 1 回の間欠皮下注射
進行停滞例	経過観察	
対症療法	痙性：抗痙縮薬	
	便秘：便秘薬	
	排尿障害：排尿障害治療薬，間欠自己導尿	
	下肢疼痛：神経障害性疼痛治療薬	
リハビリテーション療法		

（HAM 診療マニュアル第 2 版をもとに作成）．

後は不良で，進行が速いほど予後は悪い．また，ATL の合併は生命予後に大きな影響を与える．

治療

　HAM の治療は，現時点では脊髄の炎症を抑制する目的で，ステロイド療法とインターフェロン α（IFN-α）療法が主に行われている（❼）[2]．多くは長期にわたり投与する必要があり，疾患活動性に応じて副作用に注意しながら治療する．また，痙性や膀胱直腸障害，感覚障害に対して適切な対症療法を行い，ADL 維持のためにリハビリテーション療法も積極的に行う．

HIV 関連神経認知障害

HIV-associated neurocognitive disorders（HAND）

概念

● HIV 関連神経認知障害（HAND）は，ヒト免疫不全ウイルス（HIV）感染症に伴う認知機能障害の包括的な疾患概念である．緩徐に進行する認知・行動・運動障害を主徴とし，その重症度に応じて無症候性神経認知障害（asymptomatic neurocognitive impairment：ANI），軽度神経認知障害（mild neurocognitive disorder：MND），HIV 関連認知症（HIV-associated dementia：HAD）に分類される．

病因・病態生理

　HIV による慢性炎症が持続することにより生じる脳障害である．神経障害を引き起こすメカニズムは，HIV 感染そのものによる障害と，HIV が産生する神経毒性物質や免疫反応により免疫細胞が放出するサイトカインなどによる障害が考えられている．

病理

　大脳白質，深部灰白質に病変の主座があり，組織学的には散在性に血管周囲を中心に炎症細胞浸潤があり，髄鞘や軸索のびまん性脱落を認める．

疫学

　抗ウイルス療法の進歩により，これまで HIV 脳症

❽ HIV 関連神経認知障害（HAND）の重症度分類

	神経心理検査	日常生活
無症候性神経認知障害（ANI）	2 領域以上で−1 SD の低下	支障なし
軽度神経認知障害（MND）	2 領域以上で−1 SD の低下	軽度支障あり
HIV 関連認知症（HAD）	2 領域以上で−2 SD の低下	明らかな支障あり

と呼ばれてきた予後不良の脳障害は激減したが，軽度の認知障害を呈する患者の存在が明らかになってきた．2014〜2016 年に行われた J-HAND 研究によると，日本人 HIV 感染者の HAND 有病率は 25.3 ％で，うち ANI が 13.5 ％，MND が 10.6 ％，重症例である HAD が 1.2 ％であった[3]．

臨床症状

　初期症状は軽微で，物忘れ，人格変化，集中力の低下，作業能率の低下などがみられる．うつ症状などの気分障害や幻覚，妄想などの精神症状をきたすこともある．また，歩行障害，巧緻運動障害，パーキンソニズムなど錐体路や錐体外路症状もみられる．進行すると高度の全般性認知症へと移行し，末期には寝たきり状態となる．

診断

　血清学的に HIV 感染が証明され，かつ神経心理検査で言語，注意・作動記憶，遂行機能，学習，記憶，情報処理速度，運動技能などのうち 2 領域以上の障害があり，さらに日和見感染症によるトキソプラズマ脳炎，サイトメガロウイルス脳炎などの感染性疾患，中枢神経系感染症，脳血管障害，脳腫瘍，うつ病などの精神疾患，他の認知症などを除外できる場合に HAND と診断する．重症度分類には Frascati criteria が用いられている（❽）[4]．

検査

現時点で HAND に特異的なバイオマーカーはない. 抗ウイルス療法により血漿中 HIV RNA が検出感度以下でも HAND の発症はみられ注意を要する. 脳 MRI では, 大脳皮質や基底核の萎縮, T2 強調では脳室周囲や深部白質にびまん性の高信号域を認める.

治療

HIV 感染症に対する抗レトロウイルス薬多剤併用療法（combination antiretroviral therapy：cART）は感染初期から実施することが推奨されており, 血漿中 HIV RNA を検出感度以下に保つことが重要である. HAND に対しては, 中枢移行性の高い薬剤を選択することが効果を示す可能性が高いが, エビデンスに乏しい. 進行した認知症状の改善は困難である.

経過・予後

cART により重症である HAD の発症抑制は可能となってきたが, 軽症 HAND に対する治療は未開発である. cART のなかでも, HIV の薬剤耐性の獲得や加齢による生理的機能低下などの因子により緩徐に進行を認める例がある. 末期になると生命予後は悪い.

（山野嘉久）

●文献

1) Nakagawa M, et al：HTLV-I-associated myelopathy：analysis of 213 patients based on clinical features and laboratory findings. *J Neurovirol* 1995；1：50.
2) 厚生労働省「HAM ならびに HTLV-1 陽性難治性疾患に関する国際的な総意形成を踏まえた診療ガイドラインの作成」研究班（編）：HTLV-1 関連脊髄症（HAM）診療ガイドライン 2019. 東京：南江堂；2019.
   http://htlv1joho.org/pdf/HAM_manual_ver2.pdf
3) 木内　英：日本における HIV 関連神経認知障害（HAND）の有病率と関連因子—J-HAND 研究結果報告から. IASR 2017；38：182.
4) Antinori A, et al：Updated research nosology for HIV-associated neurocognitive disorders. *Neurology* 2007；69：1789.

遅発性ウイルス感染症とプリオン病
slow virus infection and prion disease

ある種のウイルス感染は, 通常みられるような急性の経過を示さず, 長い潜伏期間を経て発症し進行性の経過を示す. その様式は遅発性ウイルス感染と呼ばれてきた. 現在, 遅発性ウイルス感染症に分類されるヒトの疾患として麻疹ウイルスによる亜急性硬化性全脳炎, JC ウイルスによる進行性多巣性白質脳症がある.

Creutzfeldt-Jakob 病（CJD）を代表とする亜急性海綿状脳症と呼ばれる疾患群は, 患者の脳を動物に接種すると長い潜伏期間を経て発症に至ることから, 1970 年代までは未知のウイルスによる遅発性ウイルス感染症と考えられてきた. しかし, 1980 年代初頭, Prusiner らによりウイルスとは異なる感染因子プリオンが提唱され, 現在これらはプリオン病に分類されている.

亜急性硬化性全脳炎
subacute sclerosing panencephalitis（SSPE）

概念

●変異麻疹ウイルスの持続感染による亜急性進行性の脳炎である.
●小児期の麻疹罹患から 2〜10 年で発症する.
●人格変化, 知能低下などで発症, 運動機能低下やミオクローヌスが生じ, 意思疎通不能, 植物状態となり, 経過数年で死に至る.

病因

原因ウイルスは変異麻疹ウイルス（SSPE ウイルス）である. 麻疹ウイルスの持続感染から SSPE 発症に至る機構は解明されていないが, 長い潜伏期間に遺伝子変異と蛋白の異常が起き, そのためにウイルス学的性状が変化し神経病原性を獲得すること, 宿主の免疫系による排除を逃れることなど, ウイルス側要因と宿主側要因の両者が考えられている.

病理

脳萎縮, 血管周囲性の単核球浸潤, ミクログリア, アストロサイトの増加, 神経細胞およびオリゴデンドロサイトの核内, 胞体内に Cowdry A 型の封入体を認める. この封入体に電顕, 免疫組織化学でウイルスが検出される.

疫学

日本では麻疹 10 万例あたり 1〜2 例の割合で起こる. 小児期の麻疹罹患後, 2〜10（平均 7）年で発症する. 2 歳以下の麻疹罹患はリスクが高い. 麻疹ワクチン接種後の SSPE, 成人の SSPE, 免疫抑制状態（特に AIDS）における SSPE 発症もみられる.

臨床症状

主として小児あるいは若年成人に発症し, 亜急性進行性の神経精神症状を示す. Jabbour ら（1975 年）の臨床病期分類が一般に用いられる.

①I 期（大脳機能障害期）：知能低下, 人格変化, 意欲低下, 周囲への無関心などがみられる.
②II 期（運動障害およびけいれん期）：ミオクローヌス, 錐体路および錐体外路症候が出現・進行し, 知能低下も進行する. けいれん発作もみられる.
③III 期（意識障害進行期）：知的機能および運動機能の低下が顕著になり, 意思疎通困難, 寝たきりとなる. 発熱発汗などの自律神経症状もみられる.

④IV期（無動・無言期）：除脳あるいは除皮質肢位をとる．

検査

脳脊髄液検査ではIgGおよびIgGインデックスが上昇する．血清および脳脊髄液中の麻疹抗体価が上昇する．脳波上，周期性同期性高振幅徐波結合を認める．頭部CTあるいはMRIでは進行性の白質病変と脳萎縮がみられる．

診断

特徴的な臨床症状，麻疹罹患の既往，血清および脳脊髄液中の麻疹抗体価の上昇で本症を診断する．脳波所見，脳脊髄液中のIgGおよびIgGインデックスの上昇を参考とする．

治療

抗ウイルス作用と免疫賦活作用を有するイノシンプラノベクスの経口投与，ウイルス増殖阻害作用を有するインターフェロン（αまたはβ）の髄注ないしは脳室内投与療法がある．これらの治療により，一部の例で症状の改善や進行抑制，生存の延長効果がみられることが報告されている．臨床研究段階の治療として，優れた抗ウイルス効果を有するリバビリンの脳室内投与療法が行われ，症状改善，髄液麻疹抗体価低下などが報告されている．

経過・予後

一般に全経過は数年である．約10％に数か月で進行する急性型が，約10％にきわめて緩徐な進行を示す慢性型がみられる．

予防

麻疹ワクチン接種率向上により麻疹罹患を減らすことが重要である．

進行性多巣性白質脳症 progressive multifocal leukoencephalopathy（PML）

概念
- JCウイルスの日和見感染による中枢神経系の脱髄性疾患である．
- AIDSや他の免疫不全状態を示す基礎疾患のある患者や生物学的製剤などによる免疫治療中の患者に発症する．
- JCウイルスがオリゴデンドロサイトで増殖し多発性脱髄性病変を生じ，亜急性脳症の経過を示す．

病因

JCウイルスはポリオーマウイルス属に分類されるDNAウイルスである．成人の抗体保有率は70～80％であり，無症候性に感染し腎臓の集合管上皮に持続感染しており，健常者でも尿中にウイルスDNAが検出される．PMLでは，持続感染しているウイルスが細胞性免疫低下（AIDSなどの基礎疾患）に伴い再活性化し，中枢神経系に移行し，オリゴデンドロサイトに感染し破壊し脱髄性病変を生じる．PML脳から分離されたJCウイルスは多様に再編成された調節領域を有する．

病理

大脳皮質下白質，皮髄境界に脱髄巣が多発し，腫大した核と核内封入体を有するオリゴデンドロサイトと大型で奇怪な形態の核と細胞質を有するアストロサイトが出現し，免疫組織化学あるいは電顕でウイルスが証明される．

疫学

HIV感染の拡大後，AIDSがPMLの主要な基礎疾患になっている．アメリカではPML患者の約9割，日本ではPML患者の約4割がHIV/AIDS関連である．他の基礎疾患には血液系悪性腫瘍，臓器移植や膠原病で免疫抑制治療中，先天性免疫不全症，固形癌，慢性腎不全などがある．近年，生物学的製剤（ナタリズマブ，リツキシマブなどのモノクローナル抗体）の副作用としてのPML発症が増加している．

臨床症状

精神症状，片麻痺，視覚異常などで初発し，認知機能障害，失語症，構音障害，嚥下障害，四肢麻痺，失調症状などの多彩な症候を呈する．経過は亜急性進行性であり，数か月で無動性無言に陥る．

検査

大脳皮質下白質を中心に，多数の大小不同の融合性病変がCT上の低吸収域，MRI上の異常信号（T1強調で低信号，T2強調あるいはFLAIRで高信号）としてみられる．脳浮腫を伴わず，造影効果は通常みられない．脳脊髄液検査では時に軽度の細胞増多，蛋白増加がみられ，PCRでJCウイルスが検出される．

診断

免疫不全を呈する基礎疾患の存在，亜急性進行性脳症の臨床像に加え，特徴的な頭部画像所見，髄液からのポリメラーゼ連鎖反応（PCR）によるJCウイルスゲノムの検出が診断上有用である．血中のJCウイルス抗体や尿中のJCウイルスは健常者でもみられ診断的価値はない．PMLが疑われ，髄液のウイルス検出が再検しても陰性の場合，脳生検を考慮する．白質脳症をきたす他疾患（悪性リンパ腫，多発性硬化症，HIV脳症など）を鑑別除外する．

治療

HIV関連PMLではHAART（highly active antiretroviral therapy）を行うが，一部では同療法後に免疫再構築反応が生じ症状が悪化する．非HIV関連PMLでは，生物学的製剤や免疫抑制薬などの誘因薬剤を速やかに中止する．5-HT$_{2A}$セロトニン受容体拮抗薬であるミルタザピンや抗マラリア薬で抗JCウイルス作

用が期待されているメフロキンなどによる治療が試みられている.

経過・予後

数か月の経過で死亡することが多い. HIV 関連 PML の場合, HAART により生命予後は改善し, 長期生存例も報告されている. ナタリズマブ関連 PML は早期に治療を開始することで予後の改善が認められる.

プリオン病 prion disease

概念

● プリオン病は感染因子プリオンによる人獣共通感染症である.
● ヒトのプリオン病には孤発性 Creutzfeldt–Jakob 病 (CJD), 遺伝性プリオン病, 感染による獲得性プリオン病がある.
● CJD は脳の海綿状変化を特徴とし, 亜急性脳症の病像を示す. 感染症法では, 五類感染症に指定されている.

病因

ヒトの CJD, ウシのウシ海綿状脳症 (bovine spongiform encephalopathy:BSE), ヒツジのスクレイピー (scrapie) などの一群の疾患は, 感染因子プリオンによって発症するという仮説 (プリオン仮説) が現在広く受け入れられ, プリオン病と総称されている (❾). プリオンは種の壁を越え伝播する.

プリオンの主要構成成分であるプリオン蛋白 (PrP) は宿主の染色体遺伝子によってコードされており, 主に中枢神経系で, 少量ではリンパ系組織などに発現している. その産物である正常の PrP はプロテアーゼ感受性で, 感染性のない蛋白である (正常型 PrP:

PrP^C). 一方, 感染性の PrP は感染型 PrP (PrP^{Sc}) と呼ばれ, プロテアーゼ抵抗性のコアを有し, PrP^C が翻訳後に構造変化を起こし β シート構造に富む. PrP^C から PrP^{Sc} への構造変化により, PrP^{Sc} の蓄積や正常の PrP^C 機能の消失が起こり, ニューロンやシナプスの障害が生じ疾患は発病すると考えられている.

ヒトのプリオン病には, ①原因不明の孤発性 CJD, ②PrP 遺伝子 (*PrP*) 変異に伴う遺伝性プリオン病, ③外来性にプリオンが感染したと考えられる獲得性プリオン病がある. 孤発性 CJD や獲得性プリオン病の疾患感受性や表現型には PrP 遺伝子多型 (特にコドン 129 多型, ❿) が関与する. 遺伝性プリオン病は PrP 遺伝子の変異に起因し, 多数の変異が報告されて

❾ プリオン病の分類

疾患		宿主
1. 動物のプリオン病		
スクレイピー		ヒツジ
ウシ海綿状脳症 (BSE)		ウシ
慢性消耗性疾患 (CWD)		シカ
ネコ海綿状脳症		ネコ
伝染性ミンク脳症		ミンク
ほか		
2. ヒトのプリオン病		ヒト
特発性	孤発性 Creutzfeldt-Jakob 病 (CJD)	
遺伝性	家族性 CJD	
	Gerstmann-Sträussler-Scheinker 病 (GSS)	
	致死性家族性不眠症 (FFI)	
獲得性	クールー (kuru)	
	医原性 CJD (硬膜移植, 下垂体製剤, 角膜移植, 脳外科手術ほか)	
	変異型 CJD (vCJD)	

BSE:bovine spongiform encephalopathy, CWD:chronic wasting disease, FFI:fatal familial insomnia, vCJD:variant CJD.

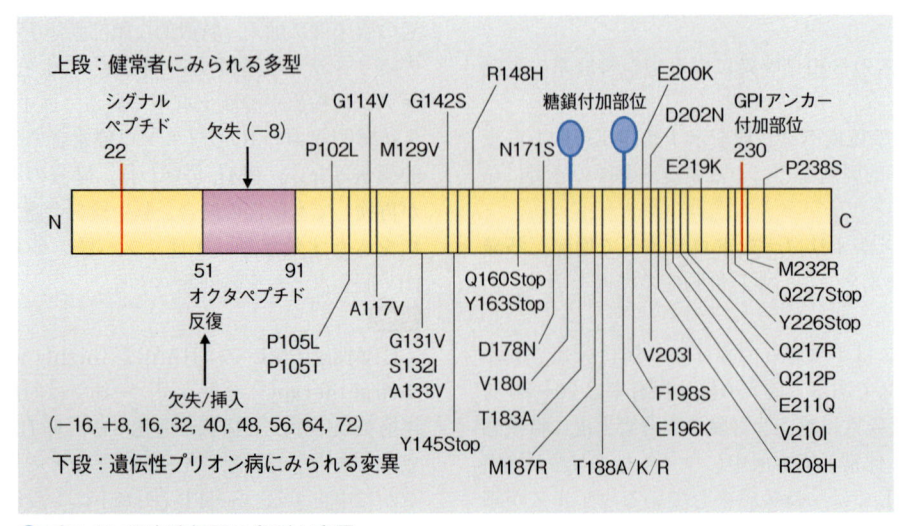

❿ プリオン蛋白遺伝子の多型と変異

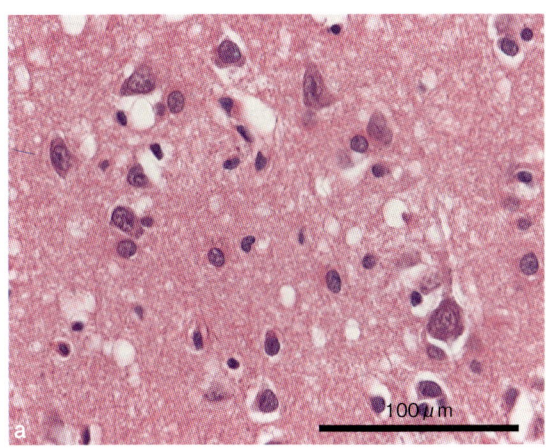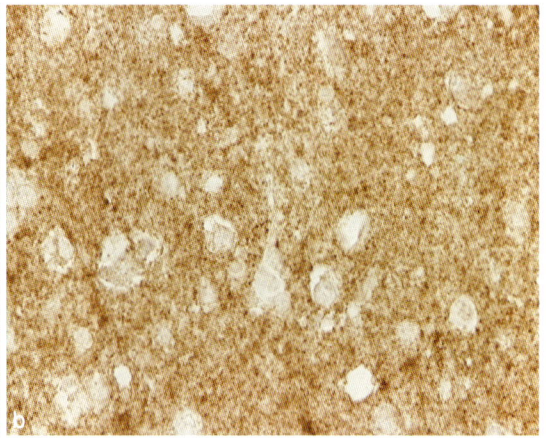

⓫ 孤発性 Creutzfeldt-Jakob 病の大脳皮質
海綿状変化 (a)，びまん性にシナプス型プリオン蛋白 (PrP) 沈着 (b) を認める．

いる（⓿）．獲得性プリオン病にはヒト屍体由来の硬膜の移植や下垂体製剤の使用による医原性のもの，BSE から伝播したと考えられる変異型 CJD（BSE 汚染牛の経口摂取あるいは輸血による）などが含まれる．

病理

　CJD では大脳皮質ほかの灰白質に海綿状変化，神経細胞脱落，アストロサイト増生がみられ，免疫組織化学的に PrP のシナプス型蓄積を認める（⓫）．脳は急速に萎縮する．遺伝性プリオン病には CJD 病型のほか，PrP 陽性アミロイド斑を認める Gerstmann-Sträussler-Scheinker（GSS）病型，視床および下オリーブ核変性を認める致死性家族性不眠症（FFI）がある．

疫学

　人口 100 万人あたり年間約 1 人の発症率を示す．日本の CJD サーベイランスによると孤発性が 77 %，遺伝性が 20 %，獲得性が 3 % を占め，獲得性はイギリス滞在歴のある変異型 CJD 1 例以外はすべて硬膜移植後 CJD である（2017 年 9 月現在）．

臨床症状

　孤発性 CJD 典型例は 60 歳代を中心に発症し，亜急性進行性の神経精神症状を示し，認知症，ミオクローヌス，視覚異常，小脳症状，錐体路・錐体外路症候を認め，数か月で無動性無言となる．遺伝性プリオン病の GSS 古典型（コドン P102L 変異に伴う）は失調症状で発症し，比較的進行が緩徐で後に認知症を呈する．FFI（コドン D178N 変異-129M 多型に伴う）は不眠，自律神経障害，失調，認知症などを示す．硬膜移植後CJD の約 2/3 は CJD 典型例と同様で，残り 1/3 は比較的緩徐な進行を示す非典型例である．BSE 関連の変異型 CJD は 20 歳代を中心に精神症状で発症し，数か月後に失調症状，不随意運動，認知症症状などを呈し，孤発性 CJD と比較して進行が遅い．

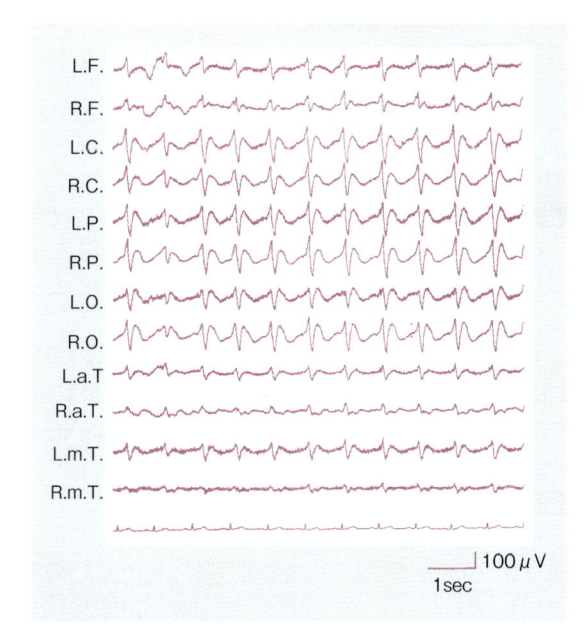

⓬ 孤発性 Creutzfeldt-Jakob 病の脳波
周期性同期性放電（PSD）を示す．

検査

　CJD 典型例では，脳波で周期性同期性放電（PSD）（⓬）がみられる．MRI では，特に拡散強調画像で，初期から大脳皮質や基底核の高信号所見を認め（⓭），その後脳萎縮が進行する．脳脊髄液検査では 14-3-3 蛋白陽性，総タウ蛋白の高度上昇を認める．14-3-3 蛋白やタウ蛋白は神経細胞由来であり，急速な神経細胞死をきたす疾患で増加するため，CJD に特異的ではないことに留意する．近年，脳脊髄液中の PrP^{Sc} を検出する方法（RT-QUIC 法）が開発され診断精度が検討されている．遺伝性プリオン病では *PrP* に変異を認める（⓿）．変異型 CJD では MRI で両側視床枕

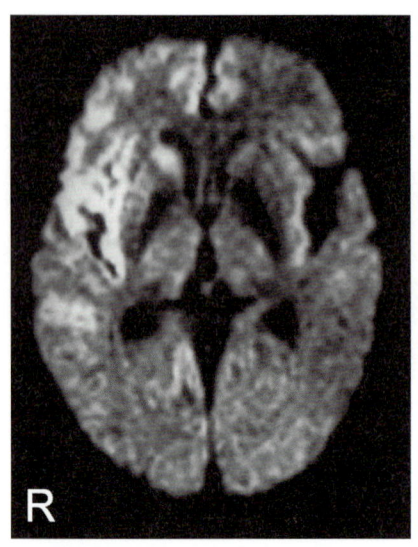

⑬ 孤発性 Creutzfeldt-Jakob 病の MRI 拡散強調画像
右優位に Sylvius 溝周辺の皮質, 尾状核頭部に高信号がみられる.

---

⑭ 孤発性 Creutzfeldt-Jakob 病の診断基準 (WHO, 1998)

A. 確実例 (definite)
　特徴的な病理所見, または Western blot や免疫染色法で脳に異常プリオン蛋白を検出

B. ほぼ確実例 (probable):以下の 1～4 をすべて満たす
　1. 進行性認知症
　2. 次の 4 項目中 2 項目以上を満たす
　　a. ミオクローヌス
　　b. 視覚または小脳症状
　　c. 錐体路または錐体外路徴候
　　d. 無動性無言
　3. 脳波上で周期性同期性放電 (PSD), または脳脊髄液 14-3-3 蛋白陽性で死亡までの罹病期間が 2 年未満
　4. ルーチン検査は他の診断を示唆しない

C. 疑い例 (possible):
　上記の B の 1, 2, 4 を満たすが, 3 を満たさない場合

の高信号 (pulvinar sign) を認める.

診断

　孤発性 CJD の約 8 割は特徴的な臨床所見と脳波所見によって診断可能で, MRI や髄液所見が有用である (⑭). 他の脳症や脳炎を除外する. 遺伝性プリオン病は臨床所見と遺伝子変異検出による. 医原性 CJD では硬膜移植などの病歴を把握する. 変異型 CJD では特徴的な臨床経過と MRI 上の pulvinar sign が診断上重要である.

治療・予防

　根本的治療はなく対症療法, 全身管理を行う. PrP のコンフォーメンション変化防止を主な標的とし治療薬開発が行われている. プリオンは通常の消毒方法では感染性を失わないため, 感染性のある組織 (特に脳脊髄や視神経, 網膜は感染性が高い) を扱う医療行為では, 移植や手術器具を介して二次感染が起こるリスクがあることに留意する. 手術器具についてはディスポーザブルで焼却処分が完全であるが, 再利用の場合は感染価を著しく下げるプリオン対応の処理法 (①洗浄＋3％SDS 3～5 分煮沸, ②アルカリ洗浄剤を用いたウォッシャーディスインフェクタ〈90～93℃〉洗浄＋プレバキューム式オートクレーブ 134℃ 8～10 分:2008 年 5 月厚生労働省による推奨)が必要である.

経過・予後

　孤発性 CJD 典型例では数か月以内に無動性無言になり, その後感染症などで死亡する. GSS は比較的緩徐な進行で数年の経過を示す.

（山田正仁）

● 文献

1) プリオン病診療ガイドライン 2017. 厚生労働科学研究費補助金 難治性疾患等政策研究事業 (難治性疾患政策研究事業). プリオン病及び遅発性ウイルス感染症に関する調査研究班 (研究代表者 山田正仁), 厚生労働行政推進調査事業費補助金 難治性疾患等政策研究事業 (難治性疾患政策研究事業). プリオン病のサーベイランスと感染予防に関する調査研究班 (研究代表者 水澤英洋).
http://prion.umin.jp/guideline/guideline_2017.pdf

2) 亜急性硬化性全脳炎(subacute sclerosing panencephalitis:SSPE) 診療ガイドライン 2017. 厚生労働科学研究費補助金 難治性疾患等政策研究事業 (難治性疾患政策研究事業). プリオン病及び遅発性ウイルス感染症に関する調査研究班 (研究代表者 山田正仁).
http://prion.umin.jp/guideline/guideline_SSPE_2017.pdf

3) 進行性多巣性白質脳症 (Progressive Multifocal Leukoencephalopathy:PML) 診療ガイドライン 2017. 厚生労働科学研究費補助金 難治性疾患等政策研究事業 (難治性疾患政策研究事業). プリオン病及び遅発性ウイルス感染症に関する調査研究班 (研究代表者 山田正仁).
http://prion.umin.jp/guideline/guideline_PML_2017.pdf

脳膿瘍 brain abscess

概念
● 脳膿瘍は, 脳の隣接器官あるいは遠隔臓器から直接・血行性伝播により脳実質内に膿が貯留した疾患である.

疫学
　一般的に若年, 特に 10 歳代に多発し, 男女比は 1.5～3:1 で男性に多い傾向にある. 最近免疫不全, 移植患者, AIDS などの症例では, 真菌感染とトキソプラズマを起炎菌とする脳膿瘍をきたすことが増えている.

病態生理

感染経路・伸展経路
　脳膿瘍の原因としては以下のものが考えられる.
①頭蓋内感染症からの直接波及 (例:骨髄炎, 乳様突

起炎, 副鼻腔炎, 硬膜下膿瘍)

②穿通性頭部損傷（脳外科手術を含む）

③血行性播種（例：細菌性心内膜炎, 右左短絡を伴う先天性心疾患, 静注薬物乱用）

④原因不明

起炎菌

感染する細菌は, 通常は嫌気性菌であるが, 時に混合性のこともあり, 嫌気性レンサ球菌またはバクテロイデス属（*Bacteroides*）を含む場合が多い. ブドウ球菌は頭蓋外傷, 脳神経外科手術, 心内膜炎の後でよくみられる. 腸内細菌は慢性耳感染症でよくみられる. 起炎菌の菌種の同定率は約 70 ％程度であるが, 10 年間で多菌性の傾向も強い.

真菌（例：アスペルギルス属〈*Aspergillus*〉）および原虫（例：トキソプラズマ・ゴンディイ〈*Toxoplasma gondii*〉, 特に HIV 感染症患者）も膿瘍の原因となりうる. 特にアスペルギルス属における臓器移植後における致死率の高い合併症である浸潤性アスペルギルス症は, 一般的には移植後 6 か月以内（中央値は 1.2 か月）の早期に発生することが多く, 致死率も高い.

臨床症状

脳膿瘍は特異的な症状は少なく, 抗菌薬の普及にて全身性炎症反応を示さず脳内腫瘤や障害部位周囲の浮腫による症状が前面に出る症状が多い.

ほとんどの症状は頭蓋内圧亢進と腫瘤効果（mass effect）により生じる. 頭蓋内圧亢進の症状は頭痛, 嘔吐, 傾眠である. そのために片麻痺やけいれんが症状の 20～30 ％でみられる. しかしながら発熱, 白血球の増多, 髄膜炎症状などを示すこともあるが, 白血球の増多や CRP（C 反応性蛋白）の上昇は軽度の症例が多い.

診断

検査所見

末梢血の白血球数の軽度増多と CRP の軽度の上昇が認められる. 腰椎穿刺は脳ヘルニアの危険性があり, 一般的には行われない.

画像検査

CT ではほとんどの症例に異常所見が認められる. 特徴として, 単純 CT では等吸収域を示しリングで囲まれた低吸収域を示す. 造影 CT では円滑で均一な厚みをもつ ring enhancement sign を示す. 周辺部の浮腫を示唆する著明な低吸収域を示す.

MRI では CT よりも早期診断が可能である. 中心部膿汁は, T1 強調画像では白質に比べ低信号域を示している. T2 強調画像では灰白質に比べ高信号を示す. Gd 造影で嚢胞は強く増強されている.

治療

1980 年に比べ, 脳膿瘍の治療は徐々に非侵襲的治療法が主体になってきている. 画像検査の革新的な飛躍によって保存的な治療が優先されることが多くなった. 頭蓋内圧亢進症状をみない限り手術をしないとの意見もあるが, 意識障害があり臨床的に頭蓋内圧亢進状態の改善が得られるときには積極的に CT ガイド下穿刺吸引術または外科的ドレナージなどの外科的な処置をすべきである. さらに気をつけるべきは脳室穿破であり, 脳膿瘍の急変の原因が脳室穿破であることに留意する.

治療法は, 基本的に抗菌薬の投与とステロイドと脳圧降下薬の併用の投与である. 抗菌薬は髄液移行の高い第三世代とアンピシリンとの併用を選択する. しかしながら, AIDS 患者ではトキソプラズが起炎菌である可能性があるためことを考慮すべきである.

付 脊髄硬膜外膿瘍 spinal epidural abscess

概念

● 脊髄硬膜外膿瘍は, 硬膜外腔に脊髄の機械的圧迫につながりうる膿の蓄積が生じた状態である.

病態生理

感染経路・伸展経路

脊髄硬膜外膿瘍は通常, 胸椎または腰椎領域に生じる. 基礎疾患としてしばしば感染症があり, その部位は離れている（例：心内膜炎, 皮膚の癤, 歯の膿瘍）こともあれば, 近接している（例：化膿性脊椎炎, 褥瘡, 後腹膜膿瘍）こともある. 約 1/3 の症例では原因を特定できない.

伸展経路は, 浸潤や波及にて起こる.

起炎菌

最も頻度の高い原因菌は黄色ブドウ球菌（*Staphylococcus aureus*）であり, 次いで大腸菌（*Escherichia coli*）と混合性嫌気性菌である. 時に, 胸椎の結核性膿瘍が原因のこともある.

臨床症状

症状は局所性または根性の背部痛および叩打痛から始まり, 重症化する（疼痛は臥位で悪化することがある）. 発熱がよくみられる. 脊髄圧迫が生じることがあるが, 腰髄神経根の圧迫は馬尾症候群につながる場合があり, 脊髄円錐症候群の神経脱落症状に類似する障害（例：下肢不全麻痺, サドル型感覚脱失, 膀胱および腸機能障害）をきたす. 障害は数時間から数日で進行する.

診断

髄液検査などはあまり有効な検査ではないが, 末梢血の白血球数の軽度増多と CRP の軽度の上昇が認められる.

検査として疑った際には, 画像診断は MRI が最も有効な検査法である. MRI では T1 強調画像では等信

号～低信号になるが，T2 強調画像では高信号を示す占拠性病変を示す.

治療

神経症状が出ていないときは抗菌薬の投与であるが，神経症状を呈する際は外科的な処置に加え，適切な抗菌薬を投与する.

その他の中枢神経感染症

脳静脈洞感染症 cerebral venous sinus infection

ここでは中枢神経感染症のみとする.

概念

● 脳内には静脈洞が主に 11 個（横静脈洞，静脈洞交会，後頭洞；後頭静脈洞，脳底静脈洞，S 状静脈洞，上矢状静脈洞，下矢状静脈洞，上錐体静脈洞，海綿静脈洞，海綿間静脈洞，蝶形骨頭頂静脈洞；蝶形頭頂静脈洞）存在している. 海綿静脈洞感染症では，副鼻腔炎や腫瘍などの直接浸潤による感染症に伴い炎症を受けると，血栓症や血管炎を起こす.

疫学

はっきりとした調査が行われていない. 頻度は明確化されていない.

病因

海綿静脈洞では感染症および感染症に伴い血管・血管周囲に炎症が起こる（**15**）. 血栓を呈すると頭蓋内圧が亢進し，うっ血乳頭，頭痛，嘔吐が生じる.

機序

細菌

細菌性髄膜炎では，血管周囲から血管壁に炎症が波及し，血栓症による脳梗塞を生じやすい. 穿通枝の閉塞による大脳基底核や脳幹の多発性ラクナ梗塞がよくみられるが，成人の髄膜炎の 5～15 ％に血管炎や脳梗塞を生じる. 髄膜炎の起炎菌によって，脳血管障害の合併頻度は異なる（リケッチアについては後述する）.

ウイルス

ウイルス感染症が原因で静脈炎および脳静脈血栓症をきたすウイルスとして，水痘・帯状疱疹ウイルスとHIV ウイルスがあげられる.

真菌

真菌感染症では，アスペルギルス症は血管浸潤性であるために血管内に血栓を形成し，梗塞を起こす. また，ムコール症は海綿静脈洞で内頸動脈に浸潤する.

寄生虫

エキノコックス症と嚢虫症があげられる.

結核

結核に反応した炎症細胞が血管の外膜から内膜，中膜に浸潤するために，内腔の狭窄と血栓の形成を起こす.

臨床症状

静脈洞感染症については，静脈洞の場所によってまったく症状は異なる.

海綿静脈洞の感染症では，眼球の突出，激しい頭痛，眠気や昏睡，けいれん，高熱，特定の部位の感覚異常や筋肉の脱力などが生じる.

診断

臨床症状に加え，MRI が有益である.

髄液検査では，圧，細胞数，蛋白質，糖に加え，細菌，ウイルス，結核，真菌に対する PCR 法を行う.

治療

基礎疾患に対する治療

基礎疾患が明らかであるもので感染症や膠原病のように治療可能なものは，直ちに治療を行う.

合併症に対する治療

中枢神経系感染症では，血管炎によって合併症が起こると予後が悪化することが多い. 血管炎に対しては感染症の治療に併用し，ステロイドの投与を考慮する.

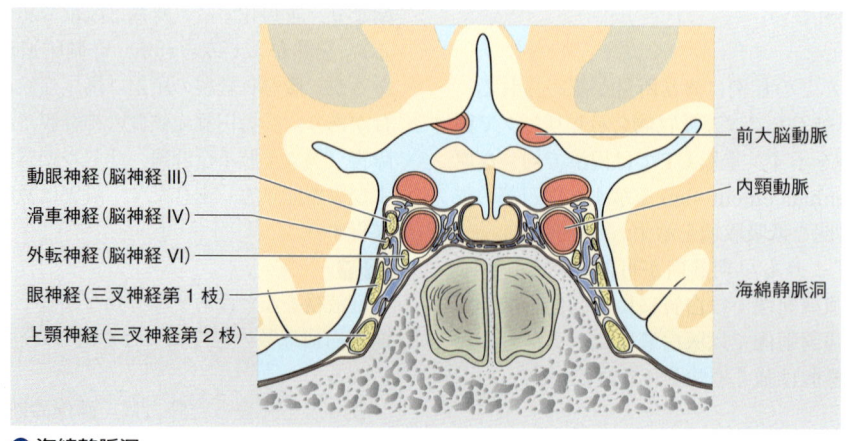

動眼神経（脳神経 III）
滑車神経（脳神経 IV）
外転神経（脳神経 VI）
眼神経（三叉神経第 1 枝）
上顎神経（三叉神経第 2 枝）
前大脳動脈
内頸動脈
海綿静脈洞

15 海綿静脈洞

リケッチア症 rickettsiosis

概念

- ツツガムシ病（tsutsugamushi disease）は，発熱，発疹，刺し口の形成を特徴とするオリエンチア・ツツガムシ（*Orientia tsutsugamushi*）というリケッチアによる急性感染症である．
- オリエンチア・ツツガムシは，農作業，山林，ハイキングなどの際に，野山に主に生息する野ネズミを宿主とするダニに皮膚を刺咬されることによって感染が成立する．
- オリエンチア・ツツガムシはアジア太平洋に広く分布し，日本国内では北海道と沖縄を除く広い地域で発生する．

分類

ツツガムシ病は古典型と新型の2つに分けられる．古典型は日本海側の東北から上越の河川部に多い．一方，新型は全国の河川部に発生している．

新型は古典型に比べ軽症の経過を示すが，治療が遅れると重症化しやすい．

臨床症状

内科学的症状

潜伏期は10〜14日間で，発生様式は急性で発熱と筋肉痛，関節痛を高頻度に呈する．刺し口を見つけることがポイントであるが，見つけることが難しい症例も多い（刺し口周辺のリンパ節の腫大もある）．

発熱は38〜39℃の弛緩性熱で，1〜2週間程度持続する．

神経症状

一般に片頭痛と髄膜炎を疑わせるほどの頭痛を訴える．頭痛がひどいが髄膜刺激徴候がないことから本症を疑う．

治療の遅れから重症化すると脳炎を併発し，特に新型ツツガムシ病はツツガムシ病髄膜炎や脳炎のタイプを示す．新型ツツガムシ病の髄膜炎は軽症であることが多く，脳炎様症状としては軽度の意識障害とけいれんをきたす．画像診断では病変を見出すことは難しい．

検査

血液・生化学

急性期にはWBCはやや減少を示し，血小板は$5〜10×10^4/\mu L$程度生じる．CRPは軽度陽性であるが，$10\,mg/dL$以上に達することもある．肝機能障害も示す．

合併症として，播種性血管内凝固症候群（DIC）やショックを示すこともあり，急性呼吸不全や脳脊髄炎や多臓器不全を示すこともある．

オリエンタル・ツツガムシの血清

オリエンタル・ツツガムシの感染者の血清型は，3つの強毒株と3つの弱毒株にするものがある．

治療

ツツガムシ病を疑った時点で直ちにテトラサイクリン系の抗菌薬を投与する．患者は3日後には回復傾向がみられる．

原虫性疾患・寄生虫疾患

トキソプラズマ症 toxoplasmosis

概念

- トキソプラズマ症は代表的な人畜共通感染症であり，病原体は胞子虫類に属するトキソプラズマ原虫（*Toxoplasma gondii*）であり，細胞内寄生性の原虫である．トキソプラズマ原虫の最終宿主はネコであり，ネコとネズミの間を循環する生活環を維持する．トキソプラズマ原虫はネコ科の腸上皮で有性生殖を行う．

分類

①先天性トキソプラズマ症

②後天性トキソプラズマ症：免疫能が正常者の後天性トキソプラズマ症，免疫不全患者の後天性トキソプラズマ症，眼トキソプラズマ症

に分類できる．

病因

ヒトへの感染症の経路は，①ネコの糞便中に排泄されたオーシスト（oocyst）の手指や食べ物を介した経口感染，②中間宿主であるヒツジやブタの食肉中の嚢子（cyst）の経口摂取による感染，③妊婦が諸感染症を受け胎児への経胎盤感染，④輸血や臓器移植による医原性感染の4つがあげられる．

疫学

日本人の有病率は諸外国に比べ約10％程度低いと考えられていたが，1997〜2004年の調査では抗体保有率が10.3％と報告されている．学生の調査では3〜5％であった．トキソプラズマ症はHIV感染症に日和見感染症で発症することがわかり，AIDS指標疾患の一つであり，細胞性免疫の指標となるC4陽性T細胞数が$100/\mu L$以下になると発症することが多い．

臨床症状

免疫正常者の急性感染症は無症候性であるが，発熱や頸部リンパ節腫脹を呈することがある．トキソプラズマ脳炎は，主にHIV感染症や免疫抑制薬の投与に伴う細胞性免疫不全により潜伏感染が再活性化することで励起される．急性の経過で発熱や頭痛，意識障害，けいれんなどを呈する．

検査

MRIで腫瘤陰影または造影効果を有する病変を確認する．

トキソプラズマ特異的抗体陽性または髄液中のトキ

ソプラズマ抗原が陽性となる.

治療

　ピリメタミンとスルファジアジンあるいはピリメタミンとクリンダマイシンの併用療法が標準的療法とされている.

　一般的には，トキソプラズマ脳炎であれば治療に迅速に反応する．診断的治療から1週間以内で改善効果を示す.

包虫症（脳エキノコックス症）

cysticercosis（cerebral echinococcosis）

概念

●エキノコックス症は，流行地域（日本では北海道に多い）で生活する草食・雑食獣が多包条虫に感染する人畜共通寄生虫である．エキノコックスの成虫はイヌやキツネなどの小腸に寄生しており，その虫卵がヒトなどの中間宿主に摂取されると肝臓や脳に包虫といわれる嚢胞を形成する.

分類

　エキノコックスは肝臓に寄生するが，結合組織で被包されずに浸潤性に広がり，脳，肺，腎臓などに遠隔転移する．進行はきわめて緩徐で，感染後約10年間は無症状で経過する.

臨床症状

　エキノコックス症は無症状期，不定愁訴期，完成期，末期の4病期に分類される．発症後は肝臓の圧迫症状を呈する．脳転移をきたすと意識障害とけいれんなどを呈するが，寄生した部位や大きさにより症状が異なる.

検査

　急性期の血液・生化学的検査所見からは疑われる所見は少ない．診断にはCTやMRIが有効で，病巣を確認し，血清からの抗体を証明することによって行う．同時に，北海道の渡航歴か北海道の在住を証明することが必要である.

治療

　肝臓の原発巣を切除する．嚢胞が破れるとアナフィラキシーショックを起こす可能性があるが，嚢胞が破れてアナフィラキシーショックを起こすのは単包虫であり，エキノコックスは多包虫であるため，壁が厚く摘出の際に破れることは少ない.

（佐藤克也）

● 文献

1) 小林泰一郎：トキソプラズマ症．神経症候群（第2版）I-その他の神経疾患を含めて．新領域別症候群シリーズ26．別冊　日本臨牀．大阪：日本臨牀社；2013．p.883.
2) 丹治治子：オリエンチャッツツガムシ．神経症候群（第2版）I-その他の神経疾患を含めて．新領域別症候群シリーズ26．別冊　日本臨牀．大阪：日本臨牀社；2013．p.722.

その他の炎症性疾患

神経Behçet病 neuro-Behçet disease

概念

●Behçet病は，ブドウ膜炎，再発性外陰部潰瘍，口腔内アフタ性潰瘍，結節性紅斑様皮疹を四大症状とする原因不明の炎症性疾患である．その10～20％には神経症状がみられ，神経Behçet病と呼ばれる.
●皮膚，粘膜，眼病変を伴わずに神経症状を呈する場合もある．神経Behçet病では，脳幹部病変が多く，大脳半球，脊髄にも病変を生じる．約15％の例で大脳静脈洞血栓症を呈する.
●Behçet病の発症は10歳以降であり，30歳代をピークとする年齢層に好発する．男女比は1：1であるが，慢性進行型の神経Behçet病では男性が女性の約3.5倍とされ，喫煙者の比率が高い．わが国の推定患者数は2002年の調査で約15万人とされ，近年軽症化している．中東，中国，韓国，日本を結ぶ帯状地域に多く，シルクロード病の異名がある.

病因

　神経Behçet病の原因はいまだ不明である．血管炎を伴う病態が考えられており，中枢神経の組織学的所見としては，急性型，慢性型を問わず，大脳，脳幹，小脳の毛細血管や細静脈周囲にT細胞，単球，好中球の浸潤があり，その周囲の神経細胞にはアポトーシスがみられる．また，いずれも脳脊髄液（cerebrospinal fluid：CSF）でのインターロイキン（IL）-6やIL-8，TNF（tumor necrosis factor）-αの増加があるが，細胞数および蛋白の増加は急性型でのみみられる．ステロイドや免疫抑制薬の投与でCSF中サイトカインの低下や症状の軽快がみられることから，炎症性疾患と考えられている.

　さらに本症では，ヒト白血球抗原（HLA）-B51またはHLA-A26を保有する患者が多いことから，免疫遺伝学的な関与も推測されている.

臨床症状・検査

　神経Behçet病には，急性型と慢性進行型がある.

急性型神経Behçet病

　頭痛，発熱などの髄膜炎様症状を伴い，眼球運動障害，錐体路症候や小脳性失調症状を呈する.

　CSF検査では，細胞数，蛋白含量の中等度増加がみられ，好中球も多く含まれる．また，CSF中のIL-6が著明に増加する．頭部MRIでは，脳幹や視床を含む基底核に，T2強調画像あるいはFLAIR画像で高信号病変がみられ，ガドリニウムで造影される.

　一部は静脈洞血栓症として発症するが，多くは脳実

質の炎症性病変による神経症状を呈し，脳幹，基底核，小脳に好発する．多彩な神経症候が再発性に生じることから，多発性硬化症などが鑑別の対象となる．

また，Behçet 病の眼症状の治療として使用されるシクロスポリン A は，急性型神経 Behçet 病を誘発する場合がある．

慢性進行型神経 Behçet 病

急性型としての神経症状が軽快して数年を経てから，認知機能低下，精神症状，構音障害，小脳性失調症状などが緩徐進行性に出現する場合，慢性進行型神経 Behçet 病と呼称される．神経 Behçet 病の 10〜30 ％を占める．アジア・中東地域で慢性進行型を呈する例では，HLA-B51 の保有率が高く，男性が女性の 3.5 倍で，喫煙者が多い．

CSF での細胞数，蛋白量増加はわずかであるが，

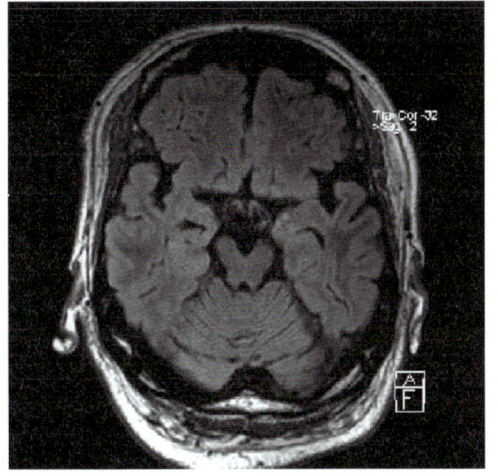

⑯ 慢性進行型神経 Behçet 病の頭部 MRI
58 歳男性．脳幹・小脳の萎縮像．
（写真提供：金沢医科大学神経内科 真田 充先生）

IL-6 は著明に増加しており，数か月以上にわたって持続する．頭部 MRI は，慢性進行型の 70 ％以上の例で，第三脳室拡大および小脳，脳幹の萎縮がみられる（⑯）．

治療

ブドウ膜炎や皮膚粘膜病変に対しては外用薬での局所治療を行うが，急性型の神経症状がある場合は，コルヒチン投与に加え，ステロイドの全身投与を行う．血栓症にはステロイドに加えヘパリンを投与する．急性型神経 Behçet 病では，ステロイド投与で症状が軽快することが多く，自然寛解もある．慢性進行型を呈する神経 Behçet 病では，ステロイド，アザチオプリン，シクロホスファミドの効果は乏しい．メトトレキサートの少量パルス療法やインフリキシマブ投与により CSF の IL-6 が低下し，神経症状の進行を抑制する効果がみられたとの報告がある．

予後不良を予測する要因としては，HLA-B51 を保有，急性期の CSF での細胞増多が顕著，脳幹病変を呈する，ステロイド投与にもかかわらず再発が 2 回以上ある，などがあげられる．

サルコイドーシス sarcoidosis

概念

● サルコイドーシスは，肺，眼，皮膚，筋，末梢神経など全身に肉芽腫を形成する原因不明の疾患である．肉芽腫は慢性，潜行性に腫大すると思われ，偶然発見されることも多い（⑰）．
● 発症頻度は人種差，地域差などがあり報告によって異なるが，わが国の有病率としては 10 万人に 7.5〜10.0 人程度とされる．欧米，寒冷地，有色人種に多く，病変分布，重症度，経過とも多様である．
● 男性より女性にやや多く，男性では 20〜34 歳，女

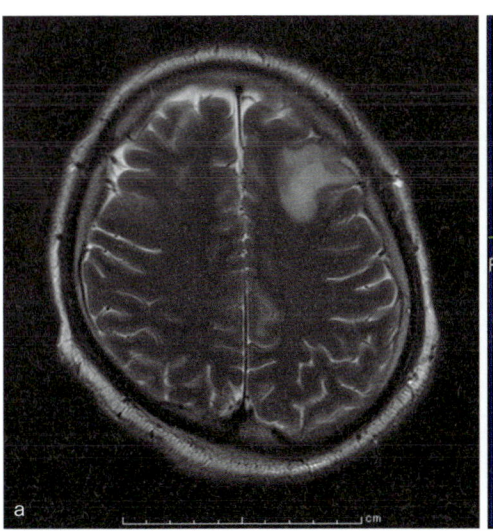
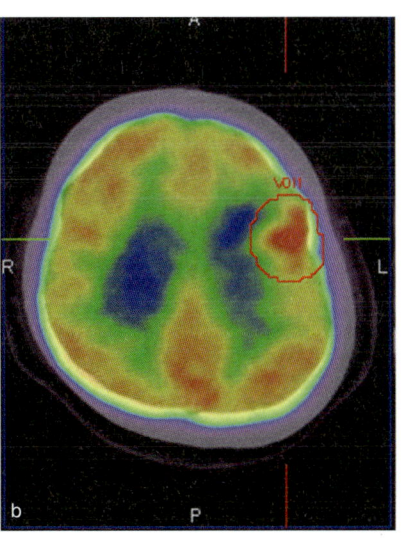

⑰ 神経サルコイドーシスの大脳病変 MRI（a）と FDG-PET（b）での集積像
（写真提供：金沢医科大学神経内科 長山成美先生）

性では 60〜64 歳にピークがある.

- 神経症状を呈する神経サルコイドーシスは，報告により異なるが 5〜27 ％とされ，その半数が神経症状で発症し，神経症状のみで推移する例が 10〜17 ％程度とされる.
- 肉芽腫は，非乾酪性類上皮細胞肉芽腫であり，肺（縦隔，肺門リンパ節，肺），眼，皮膚，リンパ節の順に生じる. 神経系では髄膜，脳神経，筋，末梢神経が障害されやすい.
- 各臓器症状は，肉芽腫性腫瘤による組織の圧排や，瘢痕・線維化に伴って生じる場合が多いが，各臓器を灌流する血管が圧排されると臓器の虚血性病変を生じ，脳梗塞や多発単神経障害などの形で発症することもある.

病因

原因は不明であるが，微生物抗原に対する細胞性免疫応答の活性化が肉芽腫を形成するなどの可能性が考えられている. 微生物抗原としては，本症の病変部位からアクネ菌（*Propionibacterium acnes*）が高率に分離されたことから，アクネ菌の関与が考えられている. また，人種差がみられ，一部に家族性集積があることから，疾患感受性遺伝子や環境要因が関与する多因子関連疾患の可能性がある.

臨床症状

多臓器に及ぶ疾患であり，肉芽腫形成部位に応じた症候を呈するため，さまざまな疾患が鑑別対象となる. 肺門部リンパ節が腫大する BHL（bilateral hilar lymphadenopathy：両側肺門リンパ節腫脹）が発見の契機としてよく知られるが，無症候であることも多く，発見のきっかけは眼症状（霧視，羞明など）が多い. 放置すると失明に至ることもある. また，生命予後に最も関係するのは心病変であり，刺激伝導障害による不整脈や心筋症が本症の最も多い死亡原因（約

60 ％）である.

神経・筋障害

脳底部の慢性髄膜炎による多発脳神経障害（視神経，三叉神経，顔面神経，聴神経，舌咽神経など）が多く，特に両側または片側の顔面神経麻痺が最も多い. 視神経の腫脹や萎縮，結節性腫瘤による閉塞性水頭症や頭蓋内圧亢進，脳内病変による局所神経症候もみられる. 視床下部病変による尿崩症，体温調節異常，無月経や陰萎，低血糖，肥満，睡眠障害，下垂体機能低下症，人格変化なども生じる. まれに多椎体に及ぶ脊髄病変を認めることもある.

サルコイドーシスの 50〜80 ％に筋病変がみられるが，無症候性であることも多い. 筋内腫瘤を触知し筋肉痛を伴うこともあるが，筋萎縮や筋力低下は認めない. 一方，急性，亜急性の筋炎タイプの病型もあり，この場合は筋力低下を認め，高齢女性に多い. ポリニューロパチーや多発単神経障害，神経根症，脊髄内腫瘤による神経症状も生じる.

自然経過で寛解する例もあるが，30 ％程度は進行性の経過をたどる.

検査・診断

胸部 X 線/CT で BHL や縦隔・肺内病変の検出が有用である. そのほか，ツベルクリン反応の陰性化，血清中のアンジオテンシン変換酵素（ACE）上昇，ガリウムシンチグラフィによる腫瘤への集積像，気管支肺胞洗浄液中のリンパ球数増加（CD4/CD8 比が高値），血清・尿中カルシウム高値などが参考になる.

髄膜や脊髄に病変を生じる場合は，脳脊髄液中の蛋白含量，細胞数の増加がみられ，糖含量の低下，オリゴクローナルバンドが出現する場合もある.

頭部 MRI では，T2 強調画像で低信号，造影剤で増強される髄膜の局所的肥厚や腫瘤がみられることがある. 脳実質内に病変を生じる場合は，脳腫瘍，多発性硬

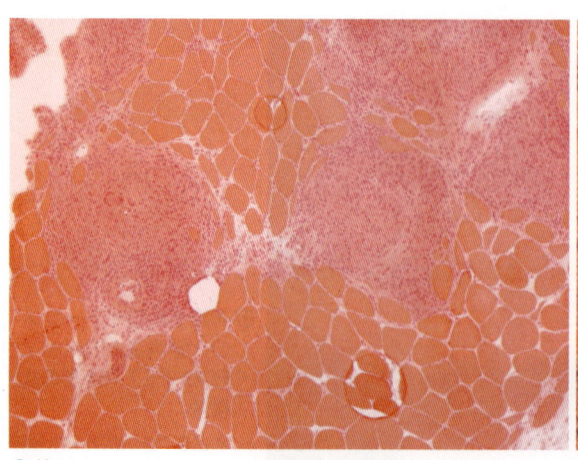
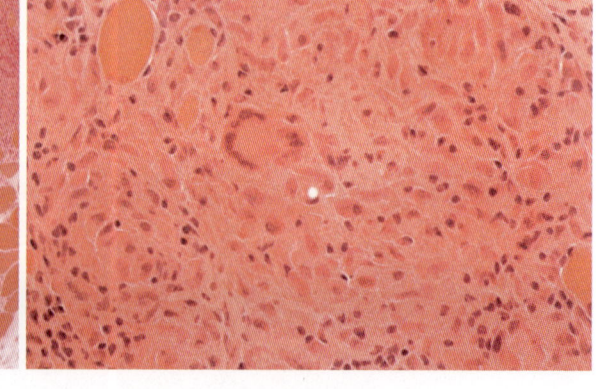

⓲ 筋サルコイドーシスの生検像（HE 染色）

化症, 大脳白質の慢性虚血病巣との鑑別が必要となる. 脊髄病変は, 頸髄と胸髄に多く, 紡錘状の腫脹, T2 高信号, T1 低信号を呈する.

確定診断は, 罹患臓器の生検で非乾酪性類上皮細胞肉芽腫や肉芽腫性血管炎を確認することである. 無症候の臓器にも肉芽腫が存在することがあり, 侵襲性の低い臓器での生検を行う (⑱).

治療

原因療法はなく, しばしば自然寛解を認める. ステロイドの短期的効果は確認されているが, 長期の効果ははっきりしない. ステロイド投与の必要度が高いのは, 心病変, 神経病変, 局所治療で抑制できない眼病変, そのほか自覚症状が強い急性発症例で, メチルプレドニゾロンパルス療法, または経口プレドニゾロン 60 mg 程度の内服を開始し, 症状が安定したらゆっくり減量し, 1～2 年を目安に投与終了を考える. 顔面神経麻痺や無菌性髄膜炎症状を呈する場合は, 経口プレドニゾロン 20～40 mg 内服で開始し, 3 か月程度で終了とする. 難治例では, メトトレキサート, シクロスポリンなどの免疫抑制薬も使用される. 局所の結節に対し放射線照射や切除の選択もある.

Reye脳症 Reye encephalopathy

Reye 脳症は, 1963 年に諸臓器に脂肪沈着を伴う急性脳症として報告された. 本症は, 小児を中心に, 先行感染後, 意識障害, けいれん, 嘔吐が出現し, 低血糖, 高アンモニア血症, 肝酵素やクレアチンキナーゼの上昇, 凝固障害, 遊離脂肪酸の増加を生じ, 重篤な経過をたどる. その後, 本症のほとんどは, インフルエンザなどに罹患した小児に, アスピリンを投与したことにより生じたものであることが明らかになった.

アスピリンは, ミトコンドリアの機能不全を生じる薬剤で, 本剤投与を控えるようになって, Reye 脳症の発症はほとんどみられなくなった. 一方で, 各種先天代謝異常症 (尿素サイクル異常症, 脂肪酸代謝異常症, ミトコンドリア異常症など) でも同様の症候を呈することがあり, これらは Reye 様症候群といわれる.

急性脳症では迅速に診断を行う必要があるため, 一般的な血液検査に加え, 血液ガス, アンモニア, 乳酸, ピルビン酸, 血中・尿中ケトン体, 遊離脂肪酸などの検査を速やかに行う.

治療は, 脳浮腫対策とグルコースの輸液を行うが, 予後不良であることが多い.

急性小脳失調症 acute cerebellar ataxia

小脳失調を主徴とする疾患にはさまざまなものがある. 急性に小脳失調を生じる場合は, 炎症 (感染性, 自己免疫性), 代謝異常, 中毒, 傍腫瘍性などの原因が考えられる. 本項では, 免疫介在性の炎症による一群を記す.

感染後性急性小脳炎 postinfectious acute cerebellitis

小児の急性小脳炎では, 80 % 程度にウイルス感染が先行する. 成人でもウイルス感染後の発症が半数近くにのぼる. 水痘・帯状疱疹ウイルス, Epstein-Barr ウイルス (EBV), 単純ヘルペス, インフルエンザなどのウイルス感染が多い. 頭痛, 発熱, あるいは下痢, 嘔吐などの症状があった 1～2 週後に, 急性に体幹失調, 失調性構音障害, オプソクローヌスなどの異常眼球運動を生じる.

脳脊髄液検査では細胞数, 蛋白含量の増加がみられることが多いが, 頭部 MRI などの画像検査では半数は正常である.

治療は, 先行感染に応じた抗ウイルス薬の投与に加え, 炎症や脳浮腫に対してステロイド, 免疫グロブリン大量療法が行われる.

一般に予後は良好である.

自己免疫性小脳炎 autoimmune cerebellitis

自己免疫性小脳炎では, 急性, 亜急性に小脳失調が出現する. 若年成人に多く, 失調性歩行, 構音障害, 異常眼球運動などを呈する.

血清, 脳脊髄液に自己抗体 (抗原となるのは, 代謝調節型グルタミン酸受容体 1 〈mGluR1〉, グルタミン酸脱炭酸酵素 〈GAD〉, contactin-associated protein-like 2 〈Caspr2〉, Homer-3 などの細胞表面に発現する蛋白) が検出される場合, 抗体除去を目的とした血漿交換やメチルプレドニゾロンパルス療法, ガンマグロブリン大量投与が行われ, 症状の改善が得られる.

担癌患者に生じる場合は, 傍腫瘍性小脳変性症 (paraneoplastic cerebellar degeneration：PCD) と呼称される. 卵巣癌, 子宮癌, 卵管癌, 乳癌を合併する場合は, 中高年女性に亜急性に高度の小脳失調が生じ, 血清中に抗 Yo 抗体が検出される. 小細胞肺癌が合併する場合は抗 Hu 抗体が, Lambert-Eaton 筋無力症候群を合併する場合は抗電位依存性カルシウムチャネル (voltage-gated calcium channel：VGCC) 抗体が, 乳癌その他の癌では抗 Ri 抗体, 抗 Ma1/Ma2 抗体が陽性となる (⑲).

腫瘍は神経症状出現より遅れて発見されることが多い. PCD で検出される自己抗体は PCD の診断に有用であるばかりでなく, 合併腫瘍の早期発見にも役立つ. 多くは, 細胞内および核内に存在する蛋白であり, 抗体除去の治療は効果が乏しい. 通常, 早期に小脳 Purkinje 細胞が広範に消失するため, 失調症状の進行は急速で, 免疫療法による神経症状の改善を図ること

⓳ 傍腫瘍性神経症候群の主たる病型と自己抗体

臨床病型	神経症状	合併腫瘍	自己抗体	
			細胞内抗原	細胞表面抗原
脳脊髄炎	記銘障害，意識障害 錐体路症候，不随意運動 筋力低下，感覚障害	小細胞肺癌	Hu, Ri, Ma2 CRMP5, アンフィフィシン	AQP4 MOG
小脳変性症	小脳失調	卵巣癌，乳癌 小細胞肺癌	Yo, Ri, Hu CRMP5, Ma2	VGCC
辺縁系脳炎	記銘障害，意識障害 精神症状，けいれん	小細胞肺癌 精巣癌 奇形腫	Hu, アンフィフィシン CRMP5, Ma2	VGKC 複合体 NMDAR AMPAR GABA_BR
感覚性運動失調型 ニューロパチー	異常感覚，深部感覚障害	小細胞肺癌	Hu, CRMP5	
Lambert-Eaton 筋無力症候群	易疲労性，筋力低下 自律神経症状	小細胞肺癌		VGCC

CRMP5：collapsin response mediator protein-5, VGCC：voltage gated calcium channel, NMDAR：N-methy-D-aspartate receptor, VGKC：voltage gated potassium channel, AMPAR：α-amino-3-hydroxy-5-methyl-4-isoxazolepropionate receptor, GABA$_B$R：γ-aminobutyric acid B receptor, AQP4：aquaporin 4, MOG：myelin oligodendrocyte glycoprotein.

が困難である．

オプソクローヌス・ミオクローヌス症候群
opsoclonus-myoclonus syndrome（OMS）

　亜急性の経過で，眼球のオプソクローヌス（リズム，方向，振幅いずれもが不規則で持続性の衝動性眼球運動）と，四肢のミオクローヌスおよび小脳失調を呈する．自己免疫性小脳炎や傍腫瘍性神経症候群でみられる．傍腫瘍性神経症候群の場合，小児では神経芽細胞腫に伴うことが多く，成人では小細胞肺癌，乳癌，卵巣癌に伴うことが多い．このほか，薬剤性，代謝性疾患，全身疾患に伴う脳症などでもみられることから，さまざまな疾患の鑑別が必要である．神経芽細胞腫に伴う例では診断マーカーとなる自己抗体が知られていない．成人例の一部では，乳癌に伴い抗 Ri 抗体が陽性となる例があり，そのほか，Hu，CRMP5，アンフィフィシン，Yo，Ma2 に対する抗体も報告されている．

　治療は，ステロイドやガンマグロブリン大量投与，CD20 発現細胞を標的にしたリツキシマブが有効であるが，成人発症例では免疫療法への反応が不良である．

┃横断性脊髄炎 transverse myelitis

　急性，亜急性に出現する横断性脊髄炎では，病変髄節以下の運動麻痺，感覚障害，膀胱直腸障害，障害レベルでの根性疼痛や帯状の締め付け感などを呈する．脊髄炎を生じる背景疾患はさまざまである．数髄節に及ぶ急性横断性脊髄炎を呈する抗アクアポリン 4 抗

体陽性視神経脊髄炎（neuromyelitis optica：NMO）や，抗 MOG（myelin oligodendrocyte glycoprotein）抗体陽性 MOG 関連疾患では，視神経炎の合併が多い．

　治療には，迅速なステロイド，ガンマグロブリン大量投与，血漿交換療法などが必要である．ヘルペスウイルスやヒト免疫不全ウイルス，梅毒などの感染症，Sjögren 症候群，全身性エリテマトーデス，神経サルコイドーシス，多発性硬化症などのさまざまな疾患が急性脊髄炎の症候を呈する．また，脊髄の血管障害や悪性腫瘍も鑑別が必要である．

（田中惠子）

◉文献

1) Hirohata S：Potential new therapeutic options for involvement of central nervous system in Behçet's disease（Neuro-Behçet's syndrome）. *Curr Rheumatol Rev* 2007；3：297.
2) Miller JJ, et al：Neuro-Behçet disease and autoinflammatory disorders. *Semin Neurol* 2014；34：437.
3) 日本サルコイドーシス／肉芽腫性疾患学会ほか：サルコイドーシスの診断基準と診断の手引き―2006. 日本呼吸器学会誌 2008；46：768.
4) Krumholz A, et al：Neurologic manifestations of sarcoidosis. *Handb Clin Neurol* 2014；119：305.
5) Leypoldt F, et al：Paraneoplastic neurological syndromes. *Clin Exp Immunol* 2014；175：336.
6) 田中惠子：傍腫瘍性神経症候群と抗神経抗体. 臨床神経学 2010；50：371.

5 中枢神経系脱髄疾患

中枢神経系の脱髄疾患（demyelinating disease）は，炎症機序により中枢神経髄鞘が脱落し軸索が比較的保たれるものをいう．感染，中毒・代謝障害，血管障害でも脱髄は生じうるが，ここには含めない．主な疾患として，多発性硬化症，急性散在性脳脊髄炎，同心円硬化症，視神経脊髄炎がある．いずれも自己免疫機序により発症すると考えられている．

多発性硬化症 multiple sclerosis（MS）

概念
● 中枢神経の主に白質を侵す非化膿性炎症性疾患である．
● 髄鞘が脱落した病巣でも軸索が比較的保たれ，中枢神経髄鞘のみが障害され末梢神経髄鞘は障害されないことから，中枢神経髄鞘抗原を標的とした自己免疫疾患と考えられている．
● 上気道感染などのさまざまな誘因に引き続いて，あるいは誘因なしに再発と寛解を繰り返す（時間的多発）．
● 中枢神経系のさまざまな部位が侵されるため，障害部位により多彩な臨床症候を示す（空間的多発）．

病因
Th1 細胞や Th17 細胞が惹起する自己免疫疾患とされるが，証明はできていない．Th1 細胞の産生するインターフェロンγの投与で再発が誘導されたこと，末梢血や髄液で再発時に Th1 細胞や Th17 細胞が増加したり，それらが産生するサイトカインが上昇したりすることが根拠となっている．また末梢血から樹立される T 細胞株は，各種髄鞘蛋白に対して反応するエピトープの拡大を示すことから，髄鞘抗原に感作されていると考えられている．

病態生理・病理
急性期病巣には，T 細胞や B 細胞，マクロファージなどの炎症細胞が血管周囲から中枢神経実質内に多数浸潤している．髄鞘を貪食したマクロファージも認められる．慢性期病巣では，炎症細胞浸潤は減少し，アストログリオーシスが顕著になる．脱髄に加えて軸索の変性・脱落もみられる．急性期には，軸索は残存していても脱髄軸索では跳躍伝導が起こらず伝導ブロックをきたし神経機能が失われる．急性期を過ぎて炎症が鎮静化すると，不完全ながら再髄鞘化も起こり伝導ブロックは回復する．このため，寛解期には神経機能は回復しうる．しかし，細胞傷害性 T 細胞やマクロファージが脱髄軸索を切断すると，神経機能障害

が永続する．

多発性硬化症の疾患感受性は特定の HLA クラス II 遺伝子アリルと相関しており，欧米白人では *HLA-DRB1* 15:01* が，日本人では *HLA-DRB1* 15:01* に加えて *HLA-DRB1* 04:05* アリルが疾患感受性アリルとなっている．

疫学
MS の発症は人種差が大きい．人口 10 万人あたりの有病率は，欧米白人では 50〜100 人程度であるのに対して，東アジア人では 1〜10 人程度と少ない．温帯地域では同一人種であっても緯度により有病率は異なり，高緯度ほど有病率が高い．男女比は 1：2〜4 で，平均発病年齢は約 30 歳で，若年女性に多い．近年，わが国では MS の増加が著しく，最近 30 年間で有病率は約 4 倍増加しており，環境の欧米化や現代化が寄与していると考えられる．

臨床経過から再発と寛解を繰り返す病型を再発寛解型といい，約 90 ％を占める（①）．一方，病初期から再発なく，慢性進行性の経過を呈するものを一次進行型といい，欧米白人で 10〜25 ％，日本人で 5〜10 ％程度にみられる．病初期には比較的軸索が残存し，急性炎症が終息すると再髄鞘化も起こるので，運動麻痺も回復することが多い．しかし，再発を反復するうちにオリゴデンドログリアも軸索も失われ，神経機能が回復しなくなり後遺症が次第に蓄積する．このため，再発寛解型で発症しても，約半数では 10〜20 年の経過で再発がなくても次第に障害が進行するようになり，二次進行型といわれる．

臨床症状
中枢神経白質の障害に基づく多彩な症候が出現する．錐体路障害による痙性片麻痺，対麻痺，四肢麻痺，内包レベルの障害による顔面を含む半身の感覚障害，脊髄後索路や脊髄視床路の障害による障害髄節以下の触覚・温痛覚障害や振動覚・関節位置覚障害（感覚性失調），脳幹・小脳障害による眼振，複視，核間性眼筋麻痺，小脳性運動失調，顔面神経麻痺，構音障害，自律神経下行路の障害による括約筋障害（排尿困難，残尿，尿閉，尿失禁，便秘，便失禁）や陰萎などがみられることが多い．大脳障害により軽度から中等度の皮質下性認知障害（情報処理速度の低下や作業記憶の低下，注意障害）やうつ，多幸などの情動障害もみられる．一般に灰白質は障害されにくいため，高度の認知障害，パーキンソニズム，強い筋萎縮，けいれんを呈することは少ない．

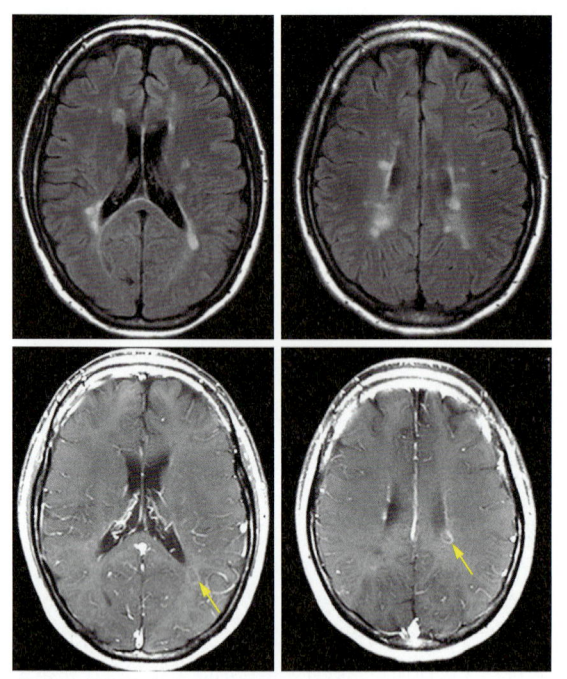

❶ 多発性硬化症（MS）の脳 MRI 病巣（軸位断）

38 歳，女性．再発寛解型 MS．T2 強調画像（上段）では側脳室周囲白質に散在性に，側脳室から放射状に分布する長楕円形病巣（ovoid lesion）がみられる．ガドリニウム造影 T1 強調画像（下段）では，病巣の一部がリング状に造影されている（矢印）．

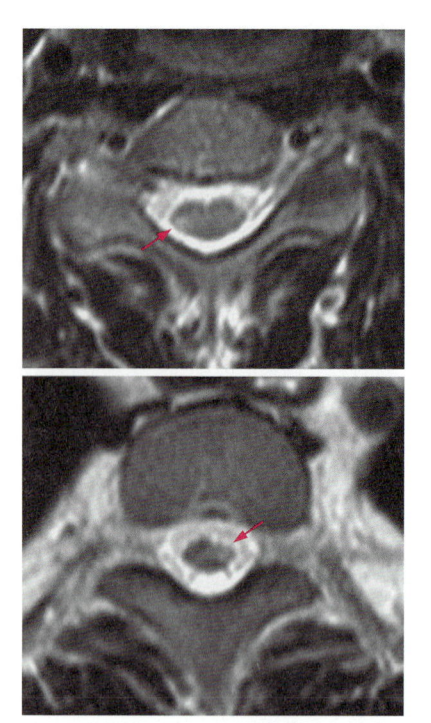

❷ 多発性硬化症（MS）の脊髄 MRI 病巣（軸位断）

37 歳，男性．再発寛解型 MS．第 5 頸椎レベル（上段）では右側，第 2 胸椎レベルでは左側に，脊髄の辺縁白質に小病巣（矢印）を認める．

発作的にみられるものとして，頸部前屈時に電撃痛が背部から下肢へ走り抜ける症状（頸髄後索障害による Lhermitte 徴候）や，脊髄障害の刺激症状で有痛性強直性れん縮（約 1 分程度の意識消失を伴わない 1 肢または 2 肢の有痛性の筋強直発作）が出現することがある．一過性の痒み，めまい，構音障害などがみられることもある．

検査

MS に特異的な検査所見はないが，補助検査としては，脳脊髄 MRI，誘発電位（evoked potential），髄液検査が有用である．とりわけ MRI は MS の潜在性病巣の検出に優れ診断における利用価値が高いばかりでなく，病勢や治療効果の判定にも有用である．

脳脊髄 MRI

MRI では，MS 病巣は T2 強調画像や FLAIR 画像，プロトン強調画像で高信号を呈し，その一部が T1 強調画像で低信号を示す（❶）．T2 強調画像の高信号域は脱髄や炎症に伴う浮腫を反映し，T1 強調画像の低信号域は，急性期は主に浮腫を，慢性期は軸索の脱落を反映する．急性再発期には血液脳関門が破綻するために，病巣はガドリニウムで造影されることが多く，4～8 週間で造影効果は消失する（❶）．病巣は中枢神経白質のどこにでも生じうるが，MRI では側脳室周囲の白質に病巣を認めることが多い．これは病巣が残

存しやすいためと考えられている．炎症細胞は後毛細管静脈から脳実質に浸潤するので，側脳室から放射状に走行する後毛細管静脈に沿って長楕円形の病巣（ovoid lesion）や線状の病巣（subcallosal streak）がみられる（❶）．7 テスラ MRI では病巣の中心に central vein を認める．脳幹では第四脳室周囲白質や橋底部など髄液に接するところに病巣が多い．脊髄では病巣は辺縁白質に主に存在し，頸髄，特に後索に病巣を認めることが多い（❷）．病巣の大きさは脊髄断面の半分未満の広がりにとどまる．罹病期間が長くなると軸索の脱落が顕著になるため，T1 での低信号域（black hole）が増加し脳萎縮が進行する．

誘発電位検査

誘発電位検査は中枢神経の特定の伝導路の脱髄を検出するのに有用である．脱髄があると，誘発電位が伝導ブロックのために誘発されなかったり，中枢神経伝導時間が延長したりする．体性感覚誘発電位検査（somatosensory evoked potential：SEP）では，後脛骨神経または正中神経を反復刺激し，背部および頭皮上に記録電極を置いて記録し，後索路の機能を検索できる．ほかに視覚誘発電位（visual evoked potential：VEP）では視覚路の機能を，聴性脳幹誘発電位（brainstem auditory evoked potential：BAEP）では聴覚路

の機能を調べることができる．また，運動誘発電位（motor evoked potential：MEP）では，大脳皮質一次運動野と頸部（または腰部）を磁気刺激し，四肢筋での活動電位を記録する．頭皮刺激時と頸部または腰部刺激時の活動電位が誘発されるまでの時間の差が中枢運動神経伝導時間に相当し，錐体路に脱髄があると遅延したり誘発されなかったりする．

髄液検査

急性期には髄液では軽度の単核球増加（50/μL 以内）と軽度の蛋白上昇がみられる．MS では形質細胞が中枢神経系に浸潤し，特異性の限られた免疫グロブリン（IgG）を産生するため，髄液蛋白を電気泳動するとガンマグロブリン領域に 1〜数本の明瞭なバンドがみられる．これをオリゴクローナル IgG バンド（oligoclonal IgG bands：OB）という（**❸**）．欧米白人の MS では 90 % 以上で陽性になるが，日本人では約60 % と陽性率は高くはない．OB は MS に特異的ではないが，陽性であれば MS の診断を支持する．また髄液中の IgG 量（IgG index）が増加することが多い．急性脱髄時には，髄鞘崩壊を反映してミエリン塩基性蛋白（myelin basic protein：MBP）が上昇することが多い．

その他

MS では，全身性の炎症反応は通常みられず，末梢血の検査で異常が出ることは少ない．低力価の抗核抗体が陽性になることがあるが，その他の自己抗体がみられることはまれである．膠原病など全身性の自己免疫疾患に伴う中枢神経障害を除外するために末梢血の自己抗体などの検査が行われる．

診断

MS は，中枢神経白質の障害に基づく神経症候が時間的，空間的に多発しているときに疑う．MS に特異的な検査所見はないので，神経症候や MRI などの検査所見に基づいて中枢神経の異なる部位を侵す再発がみられ，ほかの疾患が除外されるときに MS と診断される．脳脊髄 MRI，誘発電位，髄液 OB などは補助的検査として有用である．なお，最近の診断基準では，初回発作であっても MRI 上造影される病巣と造影されない病巣が混在している場合は，時間的多発性とみなして，次の再発を待たずに MS と診断することが提唱されている．これは早期に MS と診断し早期に疾患修飾薬による治療を開始することで，障害の不可逆的な進行を阻止しようとする意図による．

鑑別診断

中枢神経を多巣性に侵す疾患や，再発を繰り返す疾患が鑑別診断になる．急性散在性脳脊髄炎は多巣性に中枢神経白質を侵すが，成人では原則的に単相性の経過をとる点が異なる．後述の抗アクアポリン 4（AQP4）

❸ 髄液オリゴクローナルバンド
等電点電気泳動法にて，血清には存在せず髄液にのみ存在するバンド（バーの位置）を認める．

抗体が陽性の場合は，視神経と脊髄を選択的に侵す視神経脊髄炎と考え，MS とは異なる疾患と考える．各種膠原病や血管炎に伴う中枢神経障害は，MS の重要な鑑別疾患である．たとえば，Sjögren 症候群，全身性エリテマトーデス，Behçet 病，サルコイドーシスなどを除外する．感染性疾患では，神経梅毒，神経ボレリア症，HTLV-1 関連脊髄症などを鑑別する．

治療

MS の治療は，①急性期の短縮，②再発と障害進行の抑制，③後遺症の対症療法から成る．

急性期の短縮

急性期には副腎皮質ステロイドのパルス療法を行う．メチルプレドニゾロン 1 g 3〜5 日間連続点滴静注を 1 クールとし，回復傾向がみられないときは，7〜10 日間あけて 1〜2 クールさらに追加する．これは急性期の血液脳関門の破綻を修復し炎症細胞浸潤を抑える作用があり，急性期を短縮できる．後療法として経口プレドニゾロンを 40〜60 mg/日より開始し漸減する．

再発と障害進行の抑制

再発防止には疾患修飾薬を用いる．わが国では，インターフェロンベータ（IFNβ，リコンビナント IFNβ-1b または β-1a），グラチラマー酢酸塩，フマル酸ジメチル，フィンゴリモド塩酸塩，ナタリズマブが使用できる．IFNβ やグラチラマー酢酸塩は皮下または筋肉内注射薬で，Th1 細胞を抑えるなどの免疫修飾作用により，再発率を約 30 % 減少させ，脳 MRI 上の新規病巣の増加を約 50 % 抑える．フマル酸ジメチルは，抗炎症作用・抗酸化ストレス作用があり，再発を 50 % 程度，脳 MRI での新規病巣の増加を 80 % 程度抑制する．フィンゴリモド塩酸塩は経口薬で，リンパ節からセントラルメモリーT 細胞が移出するのを抑制し，再発率を約 60 % 抑制し，新規病巣の出現を約80 % 抑える．ナタリズマブはヒト化抗 $α_4$ インテグリンモノクローナル抗体で，リンパ球が VLA-4 を介して血管内皮に発現する VCAM-1（$α_4β_7$ インテグリン）に接着するのを阻止する．これにより自己反応性 T 細胞が脳実質内に浸潤するのを防ぎ治療効果を発揮す

る．再発率を約 70 %，脳 MRI 病巣の出現を約 90 % 抑制する．ナタリズマブは，脳への T 細胞の移動を顕著に抑えるため脳の免疫監視機構が破綻し，John-Cunningham（JC）ウイルス感染による致死的な進行性多巣性白質脳症が，2 年以上の使用で約 100〜1,000 人に 1 人の頻度で発生している．したがって，JC ウイルス抗体が陽性の例では，長期の使用はベネフィットがリスクを上回るときにのみ実施する．また少数例ではあるが，フィンゴリモド塩酸塩やフマル酸ジメチルでも進行性多巣性白質脳症の発生が報告されている．これらの疾患修飾薬は二次進行期への移行を遅らせることができるが，二次進行型では再発が重畳する例では有効とされるが，再発のない二次進行型や一次進行型では効果は期待できない．

後遺症の対症療法

対症療法としては，痙縮に抗痙縮薬，尿失禁に抗コリン薬，排尿困難に α 遮断薬などが使用される．有痛性強直性攣縮には少量のカルバマゼピンが著効する．

経過・予後

MS の根治療法はないため，患者はいったん発症すると終生本症に罹患するが，平均寿命が著明に短縮することはなく，同等か 10 年程度短くなる．再発寛解期には再発は中枢神経のどの部位にも起こりうるが，二次進行期には錐体路遠位部や小脳が障害されやすく，痙性対麻痺や小脳性運動失調が次第に増悪する．平均的には約 15 年で杖歩行，約 20 年で車椅子生活になるといわれている．一般に一次進行型は発症年齢が遅いが，進行がより速いとされる．

急性散在性脳脊髄炎
acute disseminated encephalomyelitis（ADEM）

概念

●中枢神経白質を散在性に侵す急性脱髄性疾患のうち，単相性の経過をとるものを ADEM という．

●MS の急性初回発作とは鑑別が難しいが，一般に発熱や意識障害などの脳症が高度であることが多い．

●まれに小児では再発性経過をとることがある．この場合は，MS との異同が問題となるが，意識障害などの脳症を繰り返す場合は，再発性 ADEM の可能性がある．成人では再発性 ADEM はきわめてまれである．

●特発性，感染後性・傍感染性，ワクチン接種後性に分類される．感染後性・傍感染性では，風疹，麻疹，水痘・帯状疱疹などに引き続いて発症する．ワクチン接種後性では，種痘，狂犬病ワクチン接種後の ADEM が知られている．

病因

感染後性・傍感染性では，病原微生物と髄鞘抗原と

の分子相同性（molecular mimicry）・交叉反応性により発症する．ワクチン接種後性 ADEM は，歴史的にはワクチンに含有される微量の脳抗原により髄鞘抗原に対する自己免疫が誘導され，発症することがあったが，製法の改良によりこのような事例は今ではきわめてまれとなっている．特発性も含めて髄鞘抗原に対する自己免疫機序によって起こると考えられている．

病態生理・病理

病理学的には，脳脊髄など中枢神経白質主体に散在性に小静脈周囲にリンパ球浸潤と脱髄巣がみられる．劇症型は，急性出血性白質脳炎と呼ばれ，静脈周囲性の点状出血，組織壊死がみられる．

疫学

ADEM は，3 歳から 10 歳未満の小児に多い．男女比は，2：1 とされる．わが国では小児の ADEM は 10 万人あたり 0.3 人／年とされる．ADEM は侵される部位により，脳炎型，脊髄炎型，脳脊髄炎型に分類される．

臨床症状

急性に 38 ℃以上の発熱，頭痛，嘔吐などを伴って発症し，意識障害，片麻痺，けいれん，半盲，失語などの大脳症状や，対麻痺・四肢麻痺，障害髄節レベル以下の全感覚障害，膀胱直腸障害などの脊髄症状で発症する．脊髄炎型では，障害髄節以下の運動・感覚・自律神経がすべて障害される横断性脊髄炎を呈することも多い．髄膜刺激症状を伴うことがある．下肢の腱反射は低下することがある．

検査

脳・脊髄 MRI では，T2 強調画像で高信号，T1 強調画像で低信号を呈する散在性の病巣が，大脳深部白質や皮質下白質主体にみられる（❹）．脳幹，小脳のみならず，大脳基底核や視床など皮質下灰白質に病巣を認めることもある．典型例では，おおむね左右対称性に病巣が分布し，ガドリニウム（Gd）造影剤でも一様にすべての病巣が造影されることが多い．

髄液検査では，細胞増多，蛋白増加が，MS よりは著明にみられることが多い．脱髄による髄鞘崩壊により MBP が上昇することが多い．髄液 OB の陽性率は，MS に比べて低い（約 4 %）．

末梢血では，炎症反応がみられることがある．

自己抗体は通常みられないが，近年，再発を繰り返す ADEM の患者のなかに抗オリゴデンドロサイト糖蛋白質（myelin oligodendrocyte glycoprotein：MOG）抗体陽性例が存在することが報告されている．

診断・鑑別診断

感染後などに発熱を伴って急性に頭痛，意識障害，片麻痺，けいれんなどの大脳症状や，対麻痺などの脊髄症状で発症し，MRI で脳・脊髄に白質主体の散在

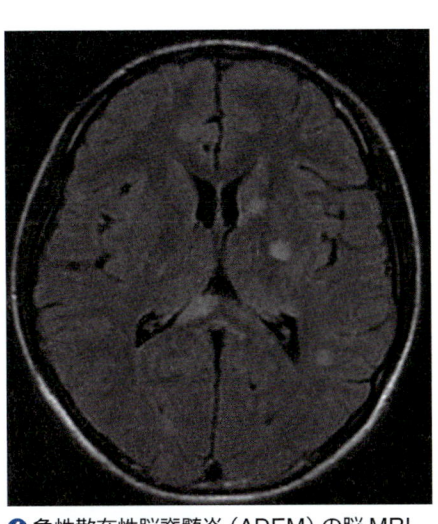

❹ 急性散在性脳脊髄炎（ADEM）の脳 MRI 病巣（軸位断）

17 歳，男性．風疹感染後 ADEM．T2 強調画像で大脳深部白質，脳梁，大脳基底核などに散在性に高信号病巣を認める．

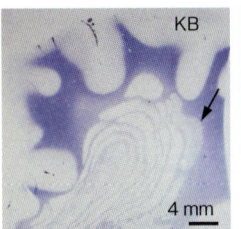

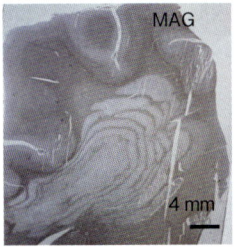

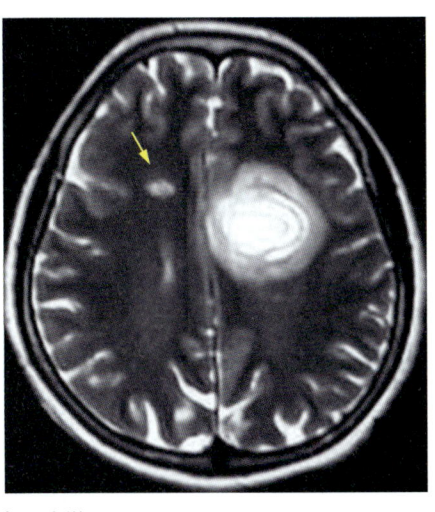

❺ 同心円硬化症（Baló 病）の病巣

髄鞘染色（左図上段，Klüver-Barrera：KB 染色）では，脱髄層と髄鞘残存層が交互に同心円状に配列している（矢印）．軸索に接する髄鞘の最内側に存在する蛋白 myelin-associated glycoprotein（MAG）の免疫染色（左図下段）でも同様な層状構造が明らかである．右図の脳 MRI（T2 強調画像）では，同心円状の病巣と，MS 様の小さい ovoid lesion の併存（矢印）が認められる

（写真提供：中国江西省人民医院 呉暁牧先生）

性病巣を認めるときに ADEM を疑う．視神経脊髄炎は，抗 AQP4 抗体を測定して鑑別する．抗 AQP4 抗体が陰性であっても脊髄に長大な病巣を伴う場合は，視神経脊髄炎の可能性がある．中枢神経を侵す膠原病や血管炎，種々の感染症など他疾患の除外が不可欠である．MS の初回発作の可能性は常に残されているので，経過の観察が必要である．

治療

副腎皮質ステロイドパルス療法に引き続いて経口ステロイドの内服漸減が行われ，有効である．パルス療法の効果が乏しい場合は，反復することもある．またステロイド療法に無反応な場合は，血液浄化療法が施行される．

経過・予後

ワクチン接種後性，感染後性・傍感染性では，重篤な後遺症を残すことも少なくない．

同心円硬化症（Baló 病）

概念

- Baló 病は，中枢神経白質に脱髄部位と髄鞘残存部位が交互に層状に配列する同心円状の大きな脱髄病巣が認められるものをいう（❺）．
- 当初は神経病理学的に診断されるのみであったが，現在では MRI で層状構造が明瞭に認められた場合，Baló 病との生前診断が可能となっている．

病因・病理

Baló 病巣は大きくて 3〜5 cm くらい，小さいも

は数 mm 程度である．髄鞘染色で同心円状や層状の脱髄巣が単発もしくは多発性に認められる．病変部にはリンパ球浸潤を伴った小静脈があり，髄鞘を貪食しているマクロファージが多数浸潤していることから炎症機転による脱髄が生じている．MRI で経時的に観察すると，同心円状病巣は遠心方向に広がる場合と，ほぼ同時期に形成される場合があり，形成過程は一様でない．何らかの原因でオリゴデンドログリアに障害が惹起され，その周囲のオリゴデンドログリアにはストレス応答蛋白が誘導され，次の障害時に保護的に働く可能性が推測されている．明確な遺伝性や感染性はない．

疫学

世界的にもきわめてまれな疾患である．中国南部や台湾，フィリピンからの報告が多かったが，最近では減少している．わが国でもきわめてまれである．男女比は 1：1〜2，発症年齢は 20〜50 歳代が多いが，小児にみられることもある．

臨床症状

前駆症状として，軽度の発熱，頭痛などがみられることがある．急性に意識障害，行動異常などの精神症状，けいれん発作，失語，失行，失認などの大脳巣症状，片麻痺などの運動障害，歩行障害を発症し，1〜3 週間程度でピークに達し，除脳硬直，除皮質硬直，全失語，痙性四肢麻痺，失禁など重篤な大脳障害に進行する．

検査

脳 MRI では大脳半球白質の広範な病巣または多巣

性融合性病巣を呈し，T2 強調画像で高信号，T1 強調画像で低信号を示す（**❺**）．典型例では同心円状構造が明瞭に認められる．ガドリニウムによる増強効果は一定しない．

髄液は細胞数，蛋白ともに正常か軽度の上昇にとどまる．IgG や MBP は高値になることが多いが，OB は通常陰性である．

一般血液検査では特異的な異常所見は認めない．

［診断］

脳 MRI で同心円状の病巣を確認し，ほかの疾患が除外できるときに診断される．

［鑑別診断］

MS や ADEM などの急性脱髄性疾患，脳炎，脳膿瘍，脳腫瘍などが鑑別となる．MS や ADEM で多発する病巣の一部が同心円層状を呈することがあり，このような例では Baló 病との鑑別が難しい．

［治療］

早期に大量の副腎皮質ステロイド投与や免疫吸着療法を行うことで改善が期待できる．

［経過・予後］

多くは急性単相性の経過をとる．以前は高度の後遺症を残すか，死亡するかであったが，MRI で早期診断し，大量の副腎皮質ステロイドを投与することで改善するようになった．このような例では再発性の経過を示すことがあり，再発時には MS 様の病巣を呈して MS への移行がみられる．

視神経脊髄炎関連疾患 neuromyelitis optica spectrum disorders（NMOSD）

［概念］

- ●歴史的には，両側性視神経炎と横断性脊髄炎が数週以内に相次いで出現し，単相性に経過するものが Devic 病といわれていた．視神経と脊髄が選択的に障害されることから MS とは異なる疾患と提唱された．
- ●その後，再発性のものも存在するとされ，そのような再発例の約 70％で，アストログリアの足突起に存在するアクアポリン 4（AQP4）に対する自己抗体が見出された．このため，アストログリアを標的とした自己免疫疾患で脱髄は二次的に起こると考えられるようになった．
- ●今日，抗 AQP4 抗体陽性例で視神経と脊髄以外が侵される場合や，抗 AQP4 抗体陰性であるが視神経と脊髄を主体に障害される場合も含めて，視神経脊髄炎関連疾患（NMOSD）と呼ばれている．

［病因・病理］

単相性の例と再発性の例がある．また抗 AQP4 抗体陽性 NMOSD と抗 AQP4 抗体陰性 NMOSD があ

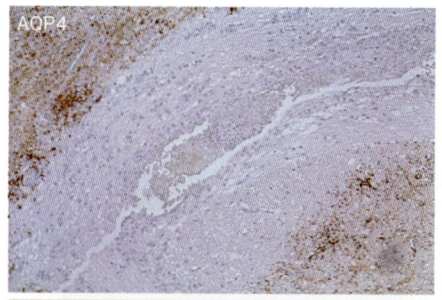
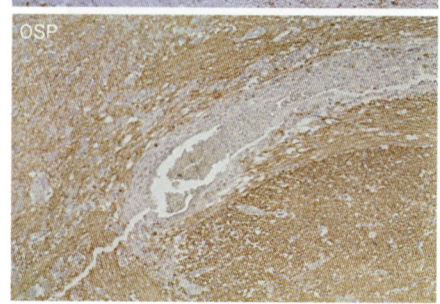

❻ 視神経脊髄炎関連疾患（NMOSD）の病巣
AQP4 の免疫染色（上図）では血管周囲性に広い範囲で AQP4 の脱落がみられる．それに比べて中枢神経髄鞘蛋白である oligodendrocyte-specific protein（OSP）の免疫染色（下図）での脱落範囲は少ない．

る．単相性のものでは，通常抗 AQP4 抗体は陰性である．抗 AQP4 抗体陽性 NMOSD では，IgG1 クラスの抗 AQP4 抗体が中枢神経に侵入してアストログリアの足突起の AQP4 と結合し補体を活性化して炎症を惹起しアストログリアを破壊すると考えられている．しかし，抗 AQP4 抗体がどのようにして血液脳関門を越えて中枢神経内に入るかは，わかっていない．抗 AQP4 抗体陰性例の機序は不明である．

病理学的に視神経と脊髄に高度な組織破壊を伴う脱髄巣を認め，脊髄では白質，灰白質ともに侵され一部は壊死性になる．典型的な NMOSD 病巣では，AQP4 の脱落や glial fibrillary acidic protein で染色されるアストログリアの喪失範囲が，髄鞘の脱落より広範であることが多い（**❻**）．病巣には種々の程度のリンパ球，好中球，好酸球，マクロファージの浸潤や血管周囲性の補体や免疫グロブリンの沈着がみられる．

［疫学］

日本人での NMOSD の有病率は 10 万人に 2～4 人で，有病率に顕著な人種差はみられない．女性に多く，日本人では約 9 割は女性とされる．発症年齢のピークは 30 歳代後半で MS より高いが，小児例，60 歳代以降の高齢発症例も存在する．MS でみられるような緯度による著明な有病率の変動は NMOSD では認められない．

［臨床症状］

急性に視神経炎または脊髄炎を発症することが多

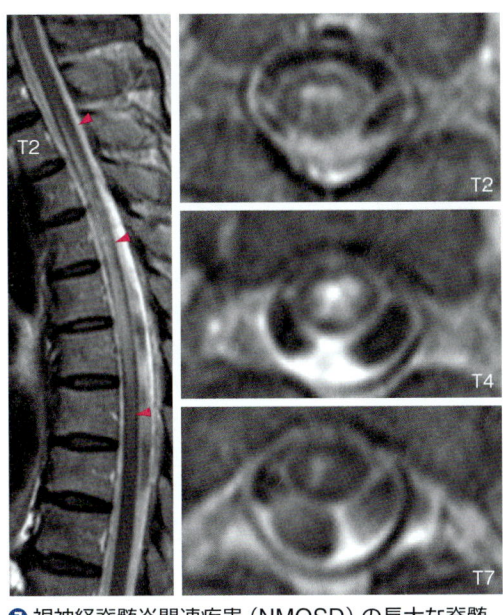

❼ 視神経脊髄炎関連疾患（NMOSD）の長大な脊髄病巣

脊髄 MRI（T2 強調画像）で上部から中部胸髄にかけて，3 椎体を越える長大な病巣を認め（左図：矢状断），断面（矢状断での三角で示す第 2，4，7 胸椎レベル）では主として脊髄中心灰白質が障害されている（右図：軸位断）．

い．単相性の古典的な Devic 病では，両側性の視力障害と横断性脊髄炎症状を数週以内に相次いで発症する．再発性の場合は，脊髄炎と視神経炎がさまざまな間隔で反復する．視力障害は高度で失明することもまれではない．

脊髄障害は，対麻痺または四肢麻痺，障害髄節以下の全感覚障害，膀胱直腸障害を呈する．抗 AQP4 抗体陽性例では，血液脳関門を欠く延髄背側が障害される例があり，そのような例は難治性の吃逆や嘔吐を呈する．また，大脳白質に広範な病巣を示す例もある．

検査

脊髄 MRI で 3 椎体を越える T2 強調画像高信号の長大な病巣を呈するのが特徴である（❼）．病巣は頸髄下部から胸髄上部にかけて存在し，中心灰白質が主に侵される．慢性期には同部位の著明な脊髄萎縮がみられる．脳 MRI は初期には正常なことが多いが，抗 AQP4 抗体陽性例では約半数で脳病巣を認める．延髄背側・第四脳室周囲，第三脳室周囲の視床下部・視床，側脳室周囲の帯状病巣などが NMOSD に特徴的とされる．非特異的な深部白質小病巣が散在するのみのことも多い．少数例で MS 類似の脳病巣を認めることもある．MRI で視神経から視交叉にかけて T2 強調画像高信号病巣やガドリニウムで造影される病巣がみられる．

髄液検査では多形核球を含む著明な細胞増多（100/mL 以上），高度の蛋白増加を認めることが多い．OB は陰性のことが大部分である．

Sjögren 症候群や全身性エリテマトーデスなどの膠原病を合併することも少なくないため，血液検査で各種自己抗体を認めることがある．なお，抗 AQP4 抗体陰性の NMOSD の一部で抗 MOG 抗体が陽性のことがある．

診断

典型的には急性視神経炎，脊髄炎を呈し，抗 AQP4 抗体が陽性で，脊髄 MRI で 3 椎体を越える長大な病巣がある場合に本症と診断される．抗 AQP4 抗体が陽性で脊髄炎のみの場合や視神経炎のみの場合，それ以外の中枢神経症状を呈し他疾患が除外される場合，抗 AQP4 抗体陰性でも視神経と脊髄が侵され他疾患が除外される場合なども含めて NMOSD と診断される．

鑑別診断

MS，ADEM，神経サルコイドーシス，神経 Behçet 病，Sjögren 症候群などの膠原病，脊髄梗塞，脊髄動静脈瘻，脊髄空洞症，悪性リンパ腫などの腫瘍性疾患を鑑別する．

治療

急性期には副腎皮質ステロイドパルス療法が有効で，効果が不十分な場合はパルス療法を反復する．無効な場合は速やかに血液浄化療法を施行すると回復が期待できる．再発予防には，少量ステロイドの維持量投与や免疫抑制薬の併用が行われる．治療抵抗性の例では，B 細胞を標的としたリツキシマブ（抗 CD20 抗体），補体成分を標的としたエクリズマブ（抗 C5 抗体）などのモノクローナル抗体療法が有効なことがある．

経過・予後

抗 AQP4 抗体陽性例は，陰性例より再発しやすい．失明，対麻痺など高度の障害を残すことが少なくない．これは障害組織が壊死に陥り，軸索も強く障害されることを反映している．通常，MS でみられるような二次進行型へ移行することはない．

（吉良潤一）

⬤ 文献

1) 吉良潤一（編）：多発性硬化症と視神経脊髄炎．東京：中山書店；2012.

2) 原　寿郎ほか：急性散在性脳脊髄炎（ADEM）．楠　進（編）．免疫性神経疾患ハンドブック．東京：南江堂；2013. p.108.

3) 多発性硬化症・視神経脊髄炎診療ガイドラン作成委員会（編）：多発性硬化症・視神経脊髄炎診療ガイドライン 2017．東京：医学書院；2017.

4) 吉良潤一（編）．中枢脱髄性疾患．東京：中外医学社；2018.

6 神経変性疾患

総論

神経変性疾患（neurodegenerative disease）とは

疾患の成り立ち，すなわち成因には，腫瘍，血管障害，炎症（感染と非感染性，自己免疫性），代謝性，中毒性，変性性，外傷性，先天奇形（先天異常），などがある．このなかで変性（degeneration）は，ほかの成因に比べややわかりにくい概念といえる．なぜなら，腫瘍，血管障害，炎症などの他の原因を除外してはじめてそのように確定できるからである．通常は，変性では神経細胞が徐々に進行性に機能を障害され（退行），多くの場合，最終的には神経細胞は死滅し，結果として神経組織はその容積を減らし萎縮する．この変性の進行過程は通常，年の単位のことが多いが，

数か月と急速の場合から，10年を超えてゆっくり経過する場合まで，疾患ごと，あるいは同一疾患のなかでも病型ごと，あるいは症例ごとにさまざまであるため注意が必要である．また，この変性過程はヒトの生理的加齢とも似ており，実際に患者の多くは成人～老年期に発症する．変性を加齢が危険因子の一つである細胞死ととらえたとき，同様に成人～老年期に多い腫瘍（細胞増殖）とはまさに紙の表と裏の関係であり，ともに細胞の分化・増殖の障害ととらえることが可能である．

❶は広範な神経・筋の部位と疾患の成因を対応させたものである．変性疾患としては，大脳のAlzheimer病，黒質のParkinson病，小脳の脊髄小脳変性症，脊髄の筋萎縮性側索硬化症，末梢神経のCharcot-Marie-Tooth病，筋の筋ジストロフィーなどが代表である．ここでわかるように，それぞれの神経変性疾患は障害される部位あるいは系統が決まっており，系統変性疾

❶ 神経疾患マトリックス

	髄膜	大脳皮質・白質	大脳基底核	脳幹	小脳	脊髄	末梢神経	NMJ	筋	自律神経
変性		AD	HD	PD	SCD	ALS	CMT		MD	PAF
脱髄										
発作性										
機能性										
血管障害										
感染										
炎症（非感染症）	硬膜炎	MS, NMO	Behçet病	Behçet病	小脳炎	HAM, NMO	GBS, CIDP	MG, LEMS	PM, DM	AAG
代謝性										
中毒											
奇形											
腫瘍											
外傷											

広範な神経・筋系における各種の疾患を理解するため，横軸に神経のなかでの部位，縦軸に疾患の成因を配した．成因のなかで，赤字は神経疾患に特異的～特徴的なものを示す．煩雑さを避けるため，変性疾患と炎症疾患のみ例示してあり，たとえばAlzheimer病（AD）は大脳の主な変性疾患という意味である．

部位の詳細
大脳皮質・白質：前頭葉，側頭葉，頭頂葉．大脳基底核：尾状核，淡蒼球，被殻，視床下核，黒質．脳幹：中脳，橋，延髄．末梢神経：脳神経・脊髄神経根，前根，後根，神経叢，感覚神経，運動神経．自律神経．NMJ：neuromuscular junction（神経筋接合部）．
＊自律神経は体性神経と区別され中枢から末梢まで分布しているため，別の部位として扱っている．
AD：Alzheimer's disease, HD：Huntington's disease, PD：Parkinson's disease, SCD：spinocerebellar degeneration（脊髄小脳変性症），ALS：amyotrophic lateral sclerosis（筋萎縮性側索硬化症），CMT：Charcot-Marie-Tooth disease, MD：muscular dystrophy（筋ジストロフィー），PAF：pure autonomic failure（純粋自律神経不全症），MS：multiple sclerosis（多発性硬化症），NMO：neuromyelitis optica（視神経脊髄炎），HAM：HTLV-1-associated myelopathy（HTLV-1関連脊髄症），GBS：Guillain-Barré syndrome, CIDP：chronic inflammatory demyelinating polyradiculoneuropathy（慢性炎症性脱髄性多発根ニューロパチー），MG：myasthenia gravis（重症筋無力症），LEMS：Lambert-Eaton myasthenic syndrome, PM：polymyositis（多発筋炎），DM：dermatomyositis（皮膚筋炎），AAG：autoimmune autonomic ganglionopathy（自己免疫性自律神経節障害）.

患という呼称もある．換言すれば，個々の神経変性疾患は，神経細胞の障害のされ方と障害される部位によって規定されているともいえる．たとえば，Alzheimer 病では老人斑と神経原線維変化という 2 つの病理変化を伴う障害のされ方をし，大脳の広範な神経細胞が障害されるが，Parkinson 病では黒質の神経細胞が Lewy 小体を伴うような障害のされ方をする疾患といえる．

ほぼすべての神経変性疾患には通常は数％であるものの Mendel の遺伝をする単一遺伝子病が存在し，遺伝性変性疾患（heredodegenerative disease）と呼ばれることもある（❷）．1990 年代からの分子遺伝学の進歩により，これらの家族例の連鎖解析（逆遺伝学〈reverse genetics〉，ポジショナルクローニング）により原因遺伝子が続々と同定された．このことは，遺伝子変異から神経細胞死そして発症に至る，より下流の変化を分析することで発症機序が解明されるということを意味し，大きなブレークスルーをもたらした．すなわち，それまで「原因不明で」という定義であった神経変性疾患の理解が大きく進んだ（❸）．

ここで忘れてはならないことは，単一遺伝子病ではない孤発性病型においても発症しやすくしたり，しにくくしたりするさまざまな遺伝要因が関与するということである．たとえば，Alzheimer 病ではアミロイド前駆体蛋白（*APP*）やプレセニリン（*PSEN*）の遺伝子変異をもっているとほぼ確実に発症するとともに，アポリポ蛋白遺伝子の ε4 多型をもっていると，もっていない人に比べて発症確率は約 3〜10 倍アップす

る．また，分子機序の解明により疾患名や分類が変わることがあるが，現段階では一律というわけではなく，注意が必要である．たとえば，進行性ミオクローヌスてんかん（progressive myoclonus epilepsy：PME）からは赤色ぼろ線維（ragged-red fiber）を伴うミトコンドリア脳筋症（mitochondrial encephalomyopathy with ragged-red fiber：MERRF）がミトコンドリア病として分離されたが（☞「進行性ミオクローヌスてんかん」p.420），Friedreich 失調症の原因遺伝子フラタキシンはミトコンドリア蛋白をコードするが運動失調症を呈する変性疾患の代表と認識されている．

神経変性疾患の克服戦略

神経変性疾患を克服する戦略としては，単一遺伝子による遺伝性病型の発症機序を詳細に明らかにすることにより，神経細胞死に至るカスケードをブロックする分子治療標的を明らかにすることであり，それが孤発例にも有効となる可能性が高い．薬剤の候補分子が見つかったときは，具体的には培養細胞などの細胞モデル，次いで線虫，ハエ，マウス，サルといったさまざまな動物モデルで研究を進め，最終的にはヒトの患者で確認するというプロセスをとる．最近は，遺伝性，孤発性を問わず患者からの iPS 細胞*を究極の培養細胞として，直接，薬効確認を行うなど迅速な薬物開発も行われている．もちろん，遺伝性病型については，病的遺伝子そのものを治療標的とする遺伝子治療も開発が進んでおり，脊髄性筋萎縮症，筋ジストロフィなどでは市販薬として診療で使用されている．

神経疾患

6

神経変性疾患

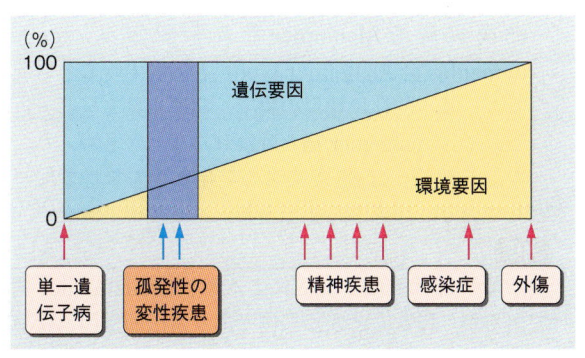

(%)
100
遺伝要因
環境要因
0

単一遺
伝子病 ／ 孤発性の
変性疾患 ／ 精神疾患 ／ 感染症 ／ 外傷

❷ 遺伝要因と環境要因

われわれの疾病は，われわれがゲノムとしてもって生まれた遺伝要因と，母体内から始まり天候，食事，教育，運動などの膨大な環境因子とのかかわり合いによって生じると考えられる．遺伝的な力が最も強いのは Mendel の遺伝による単一遺伝子病であり，おそらく最も少ないのが外傷や感染であろう．しかし，外傷であっても遺伝的に不注意なヒトは事故に遭いやすく外傷の確率が高いはずであり，多くの人はインフルエンザにかかるが当該ウイルスの受容体に変異があれば感染は成立しない．逆に，単一遺伝子病の遺伝子変異をもっていても，何らかの理由により生前には発症しないこともある．なお，この図は概念図であり，孤発性変性疾患，精神疾患，感染症の位置はエビデンスに基づくものではない．

* iPS 細胞（induced pluripotent stem cell）：皮膚線維芽細胞や血球を胚性幹細胞と同等の分化能をもつように初期化した細胞で，それをそれぞれの疾患で障害される細胞に分化させることで，病態を最もよく再現した細胞として研究することが可能である．わが国の山中伸弥教授はこの業績で 2012 年ノーベル生理学・医学賞を受賞した．

❸ 神経変性疾患の発症機序

1. 遺伝性変性疾患
   原因遺伝子変異 → 変異 mRNA → 変異蛋白 → → → → → 神経細胞の機能障害 → → → （細胞死）→ 症状
2. 孤発性変性疾患
   多因子異常（複数の遺伝子 X 複数の環境因子）→ → → → → 神経細胞の機能障害 → → → （細胞死）→ 症状

多くの神経変性疾患には約数％の遺伝性病型があり，その解析から原因となる単一遺伝子変異が多数知られている．一方，大多数を占める孤発性病型も症状と神経病理所見は共通であり，発症に至る多数のステップのなかで神経細胞死に近いところからは共通である（最終共通経路）可能性が高く，遺伝性病型の発症機序の解明と治療法の開発が，孤発性疾患にも応用できると期待されている．

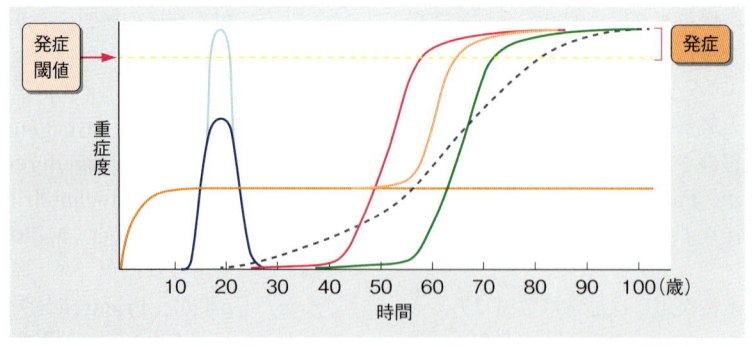

❹ 疾患の時間経過

さまざまな疾患には特徴的な時間経過がある．たとえば，かぜにかかることを考えれば，図の青線のような一過性の急性発症，急性治癒の経過に相当する．一方，多くの神経変性疾患は，臨床症状の発現前（preclinical）にすでにさまざまな機能変化や病理変化が生じており，それがある閾値を超えたときに初めて気づかれると考えられている（☞ p.414 ❿）．これは生下時から遺伝子変異を有している遺伝性病型でも発症は成人～老年期であることを考えればよく理解できる．

多くの神経変性疾患では，個々の疾患に特異的なメカニズムで発症すると考えられるが，複数の疾患で共通する所見も知られている．その一つが原因と思われる蛋白の異常化と凝集であり，Alzheimer 病におけるアミロイド β 蛋白やタウ蛋白，Parkinson 病や多系統萎縮症における α シヌクレイン蛋白，筋萎縮性側索硬化症における TDP-43 蛋白，Creutzfeldt-Jakob 病におけるプリオン蛋白などである．近年，プリオン蛋白以外のこれらの蛋白質も動物脳に伝播することが示され，共通のメカニズムが想定されている（後述の各論を参照）．プリオン病ではヒトからヒトへ，ウシからヒトへの伝播が確認されており感染予防の観点から，また治療法開発の観点からも重要である．

もう一つわかってきたことは，神経変性疾患の症状が出現する，すなわち臨床的に発症するときには，神経細胞はすでに相当たくさん失われているということである．たとえば，Parkinson 病では黒質の神経細胞が 70 ％くらい減少しないと発症しないといわれている．逆にいえば，多少減ったくらいでは発症しないということで，臨床的に発症する前にすでに長い年月をかけて，病変が少しずつ進行しているということである（❹）．Alzheimer 病ではアミロイド β 蛋白の凝集を抑制する治療法の開発が進み，多くの治験が行われたが，実際に認知症を良くすることには成功していない．これには，神経細胞が死滅するとなかなか回復しないという再生のしにくさも影響していると思われる．したがって，症状が進行するもっと前に，場合によっては症状が出る前に治療あるいは予防を開始すれば有効ではないかと期待されており，発症前の病態を示す指標（バイオマーカー）の探索が進められている．

大脳の変性疾患

Alzheimer病

概念

● 1907 年ドイツの A. Alzheimer が，51 歳から進行性の記憶力低下，失見当識を呈した女性剖検例の脳に多数の老人斑（senile plaque）と神経原線維変化（neurofibrillary change）が認められたことを記載し，その後同様な報告が続き，初老期認知症の一つとして 1910 年に Kraepelin により Alzheimer 病（AD）と名づけられた．

● 発症年齢により 40 歳未満を若年性 Alzheimer 病，65 歳以降を Alzheimer 型老年認知症（senile dementia of Alzheimer type）と区別することもあるが，基本的には類似の臨床，病理所見を呈し，近年は単に Alzheimer 病と呼ばれることが多い．

なお行政的には 65 歳未満の発症者を若年性認知症としており，注意が必要である．

病因

ごく一部は遺伝子変異による家族性 Alzheimer 病であるが，ほとんどが孤発例であり遺伝的素因と環境要因による多因子疾患と考えられている．家族性 Alzheimer 病の原因としては，14 番，1 番，21 番染色体にある presenilin-1（*PSEN1*），presenilin-2（*PSEN2*），アミロイド前駆体蛋白（amyloid precursor protein：*APP*）遺伝子が知られている．*APP* 遺伝子は老人斑の構成成分であるアミロイド β 蛋白（Aβ）の前駆体をコードしており，Aβ の両端あるいはその近傍の変異により家族性 Alzheimer 病が生じる（❺）．PSEN1，PSEN2 は，Aβ を切り出す酵素 γ セクレター

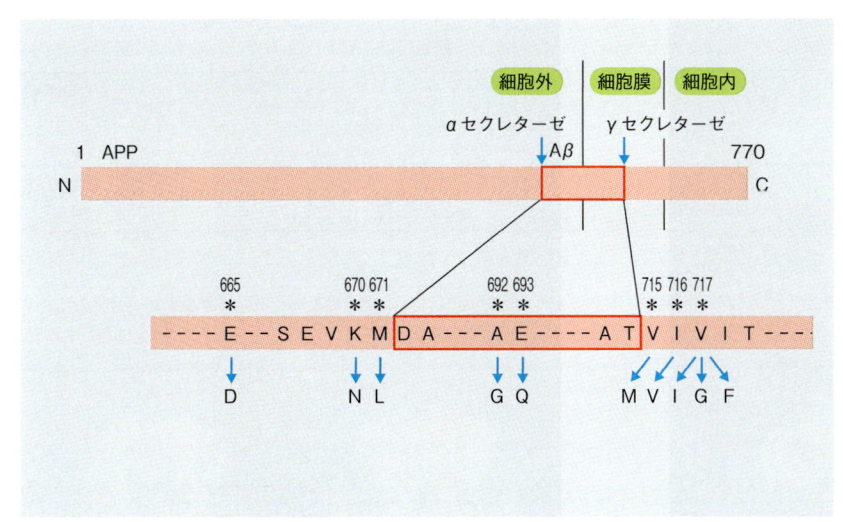

❺ アミロイド前駆体蛋白（APP）とその変異ならびにアミロイドβ蛋白（Aβ）のシェーマ

Aβはαおよびγセクレターゼにより APP から切り出され主に老人斑として脳内に沈着する．下段に APP の遺伝子変異によるアミノ酸置換を示す．692，693 番の変異は脳血管アミロイドーシスをきたす．

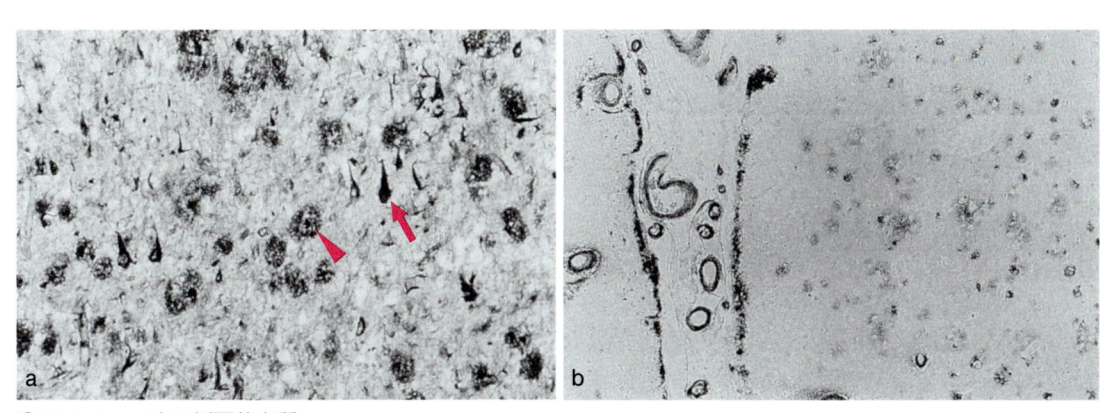

❻ Alzheimer 病の側頭葉皮質

a. 多数の神経原線維変化（矢印）と老人斑（▶）がみられる．（銀染色）
b. アミロイドβ蛋白から成るアミロイドは老人斑，軟膜下，血管壁に沈着している．（β蛋白免疫染色）

ゼの活性中心を成す蛋白質と考えられている．*APP* 遺伝子や *PSEN1*，*PSEN2* の変異はいずれも Aβ の産生亢進をもたらし，老人斑の形成促進，そしてタウ（τ：tau）蛋白のリン酸化，神経原線維変化を引き起こし，最終的に Alzheimer 病の発症に至るものと思われている．

孤発性 Alzheimer 病の発症機序の全貌は明らかではないが，いくつもの危険因子が知られており，疾患感受性遺伝子としてアポリポ蛋白 E 遺伝子の ε2，ε3，ε4 の遺伝子型のうち ε4 が有名である．本症は加齢に伴い増加し，正常老人脳にも老人斑や神経原線維変化がみられることから加齢，あるいは疫学研究や病理学的検索から脳血管障害性因子，高血圧や糖尿病などの生活習慣病性因子，外傷なども関与していると考えられている．逆にアルコール特にポリフェノールを含むワインに予防効果があるとして注目されている．

病理

肉眼的には大脳皮質が広範に萎縮し，脳溝，脳室が拡大する．組織学的には大脳皮質を中心に多数の老人斑と神経原線維変化が出現し（❻），神経細胞の減少と星状グリア細胞の増殖がみられる．これらの変化は特に海馬を中心とする側頭葉，辺縁系，大脳皮質連合野，Meynert の前脳基底核，上部脳幹の背側縫線核などに高度である．

老人斑は銀染色でよく描出される一見しみのような構造で，典型的には中心に芯と呼ばれる比較的均一な Aβ から成るアミロイドの沈着があり，その周囲をやや腫大した神経突起がとり囲む．神経突起の周りにもアミロイドの沈着は存在し，典型的なもののほか，芯を欠くものや，神経突起の変性を伴わず少量のアミロイドが沈着したものまで，さまざまな形状のものが存在する．

Aβ は脳の血管壁にも沈着しアミロイドアンギオパチーと呼ばれ，高度になると閉塞や出血などの血管障害をきたしうる．神経原線維変化はやはり銀染色でよく染まる線維性構造で，電顕的には，周期的にくびれ

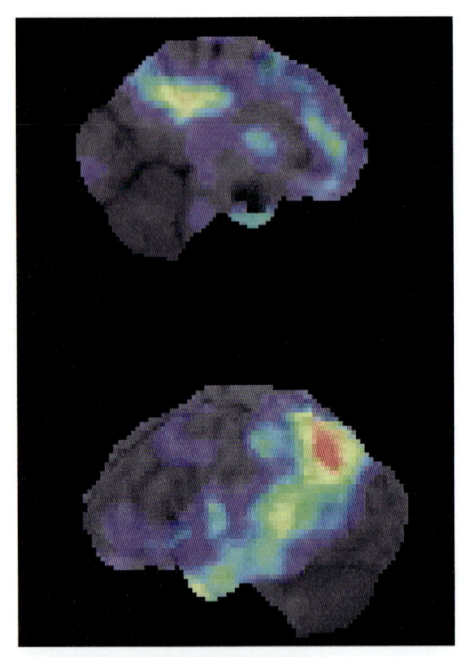

❼ Alzheimer 病の SPECT 像

上段の内側面では帯状回後部，下段に示す外側面では頭頂葉から側頭葉にかけて血流の低下が認められる（統計画像で暖色調の強いほど低下が著しい）．

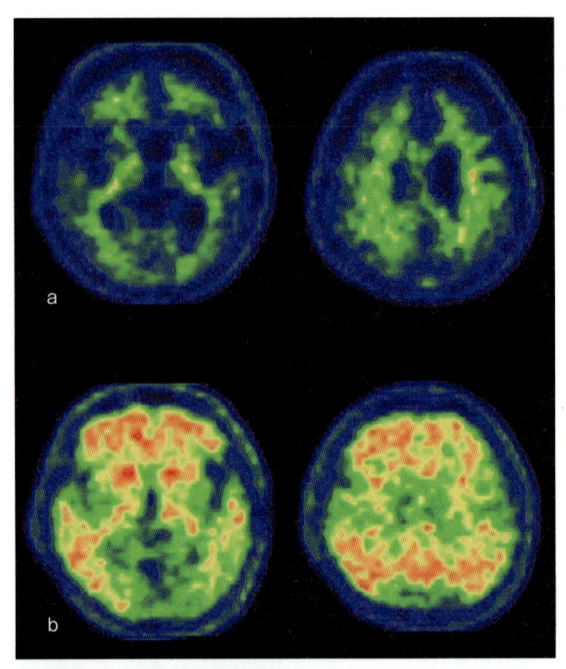

❽ Alzheimer 病の PET 像

a. 健常者，b. Alzheimer 病．
Aβ の高度な沈着がみられる．

❾ National Institute on Aging と Alzheimer's Association workgroup による AD dementia 診断基準

主要臨床診断基準

Probable AD dementia

認知症があり

A. 数か月から年余に緩徐進行
B. 認知機能低下の客観的病歴
C. 以下の1つ以上の項目で病歴，検査の明らかな低下
　　a. 健忘症状，b. 非健忘症状：失語，視空間障害，遂行機能障害
D. 以下の所見がない場合
　　a. 脳血管障害，b. Lewy 小体型認知症，c. behavior variant FTD，d. semantic dementia，non-fluent/agrammatic PPA，e. 他の内科・神経疾患の存在，薬剤性認知機能障害

Probable AD dementia with increased level of certainty

認知機能検査の進行性低下例，原因遺伝子変異キャリアー

Possible AD dementia

非定型な臨床経過，他疾患の合併例（脳血管障害，Lewy 小体型認知症，他疾患，薬剤）

Probable AD dementia with evidence of the AD pathophysiological process

①脳 Aβ 蓄積のバイオマーカー：CSF Aβ42 低下，アミロイド PET 陽性
②二次性神経変性や障害のバイオマーカー：CSF tau，p-tau 増加，側頭・頭頂葉の糖代謝低下（FDG-PET），側頭・頭頂葉の萎縮（MRI 統計画像処理）
　診断目的のルーチン使用は現時点では勧められない
　臨床研究，臨床治験や測定可能な施設で臨床医によって必要とされた場合

Possible AD dementia with evidence of the AD pathophysiological process

non-AD dementia の臨床診断，バイオマーカー陽性か AD の脳病理診断

Considerations related to the incorporation of biomarkers in to AD dementia

Pathophysiologically proved AD dementia

Dementia unlikely to be due to AD

FTD：frontotemporal dementia（前頭側頭型認知症），PPA：primary progressive aphasia（原発性進行性失語症），CSF：cerebrospinal fluid（脳脊髄液）．

（日本神経学会〈監〉，認知症疾患診療ガイドライン作成委員会〈編〉：認知症疾患診療ガイドライン 2017．医学書院；2017．p.211．/Guy M, et al：The diagnosis of dementia due to Alzheimer's disease：Recommendations from the National Institute on Aging-Alzheimer's Association workgroups on diagnostic guidelines for Alzheimer's disease. *Alzheimers Dement* 2011；7：263.）

を有する直径 10～25 nm の微細線維（paired helical filament：PHF）から成る．PHF の主成分は異常にリン酸化されたタウ蛋白である．

Alzheimer 病と同様の脳病理所見を呈する Down 症候群での研究から，Aβ すなわち老人斑の沈着が先で，遅れて神経原線維変化が形成されると考えられている．神経原線維変化は他の疾患でも認められ Alzheimer 病に特異的ではないが，認知症の程度は神経細胞の減少，そして神経原線維変化の量と関連している．本症では脳組織や髄液でさまざまな神経伝達物質および関連酵素の減少が報告されているが，大脳皮質へのコリン作動性ニューロンの起始核である Meynert 核の高度な病変と関連して，特にアセチルコリン系の障害が重要である．

疫学

認知症の有病率は 65 歳以上では約 15 ％といわれているが，85 歳以上では 40 ％以上となり加齢とともに増加しており，社会の高齢化とともに今後さらなる増加が見込まれる．本症と脳血管性認知症でその約 80 ％を占め，2005 年の福岡県久山町の 65 歳以上の認知症有病率が本症 3.8 ％，血管性 2.5 ％と，近年は本症のほうが多くなってきている．

臨床症状

記憶障害で初発してその進行に伴い徐々に失語などの大脳皮質巣症状や物事の実行機能の障害もみられるようになる．記憶障害は，当初即時記憶は保たれるため日常会話は可能であるが，少し前の近時記憶の障害が目立ち，同じことを何度も言ったり，物の置き忘れなど，約束や電話があったことそのものを忘れるようになる．日時や場所がわからなくなるといった見当識障害もみられる．巣症状としては，語健忘による「あれ，それ」などの代名詞が目立つ失語や構成失行，視空間失認などがみられやすい．同時に，物事を立案し手順通り遂行する実行機能が障害され，会社で仕事ができなくなったり，家でも家事にミスがみられるようになる．これらの中核症状に加えて，周辺症状とも呼ばれるさまざまな行動心理症状（behavioral and psychological symptoms of dementia：BPSD）がみられ，不安，うつ状態，被害妄想，嫉妬妄想，過食，性的脱抑制，収集癖，徘徊，常同行為，弄便，暴力行為など介護上大きな問題となる．

検査

CT，MRI は初期にはほとんど正常であるが，進行するにつれて側頭葉内側面，特に海馬を中心に大脳皮質の萎縮がみられ，脳溝や脳室が拡大する．SPECT，PET ではより早期から後部頭頂葉，帯状回後部での血流・代謝低下がみられやがて側頭葉・頭頂葉全体に及ぶ（❼）．髄液では，Aβ 特に Aβ42 の減少とリン酸化タウ蛋白の増加がみられる．これは Aβ が脳実質に沈着し血液脳関門を越えて脳外へ排出される量が減少するため，一方，リン酸化タウ蛋白は変性した神経細胞から外に放出されるためと考えられている．最近は脳に沈着した Aβ やタウ蛋白を PET にて直接画像化するアミロイド画像の研究や血液で測定する試みが進んでいる（❽）．一般血液・尿検査に異常はみられない．

診断

診断のポイントは，明らかな認知症を呈するにもかかわらず，末期に至るまで錐体路徴候や錐体外路徴候などの神経症状を示さないこと，認知症は記憶力低下が中心で後述の Pick 病のように人格変化が前景に立つものとは異なることである．本症は頻度も高く多くの研究がなされており多数の診断基準があるが，❾にその一つを示す．また，さまざまな認知症尺度が開発されており長谷川式簡易知能評価尺度改訂版（HDS-R）や Mini-Mental State Examination（MMSE）などがスクリーニングでよく用いられている．ともに 30 点満点で 20 点以下は認知症の可能性が高い．研究などではより詳しい尺度を用いる．本症の診断は，基本的には除外診断であるが，CT，MRI は本症の初期には正常で，出血や虚血病変を有する血管性認知症や大脳白質，基底核あるいは小脳病変を伴う認知症の鑑別に有用である．臨床症状が合致し，CT，MRI で形態的異常がなく，SPECT などで特徴的血流・代謝低下パターンがみられれば本症の診断はほぼ確実である．なお，本症に限らず症状が軽度で認知症と確定できない場合を軽度認知障害（mild cognitive impairment：MCI）と呼んで区別し，本症の早期発見などさまざまな研究が行われている．

経過

臨床的には I～III 期に分けられることが多い．

①第 I 期：発症後 1～3 年の頃で最近の出来事に対する記憶力が低下し，物の名前を思い出せないという想起障害，日時や場所に対する見当識障害などが出てくる．徐々に無関心になる，だらしなくなる，怒りっぽくなるなど人格の変化や被害妄想もみられるが全般的に認知症症状は軽度であり，身辺の自立は可能である．CT，MRI，脳波などはほぼ正常であるが，PET や SPECT では両側後部頭頂葉の血流や代謝の低下がみられる．

②第 II 期：発症後 2～10 年にあたり，第 I 期の症状がさらに強くなり古いことも忘れてしまうとか，人が誰であるかの見当識も障害される．計算ミス，仕事や家事のミスなどの実行機能の障害がみられ，失語（特に流暢性），失認，失行，計算障害などの巣症状も出現し，日常生活は半介助から全介助に近く介護を要する．CT，MRI 上の脳萎縮や脳波上の徐

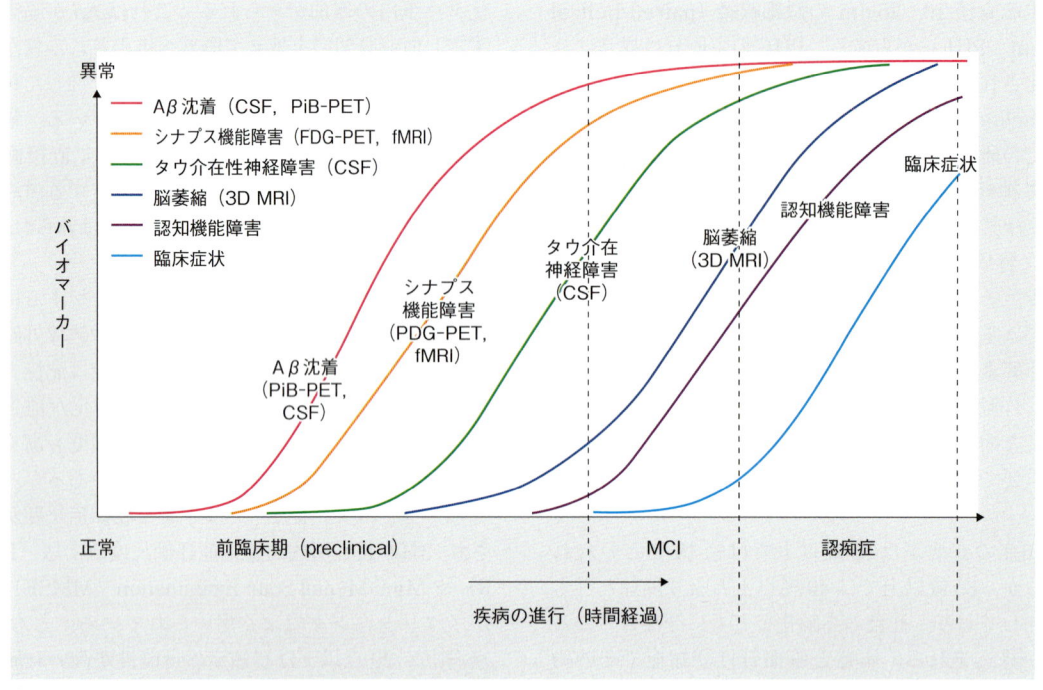

⑩ Alzheimer 病の病期とバイオマーカーとの関係

（Sperling RA, et al：Toward defining the preclinical stages of Alzheimer's disease：Recommendations from the National Institute on Aging-Alzheimer's Association workgroups on diagnostic guidelines for Alzheimer's disease. *Alzheimers Dement* 2011；7：280.）

波化がみられることがある．また血流や代謝の低下は両側の側頭葉・頭頂葉に広がる．

③第Ⅲ期：発症後 8～12 年にあたり，認知症は非常に高度になり，筋強剛，歩行障害，原始反射などの神経症状や失禁が目立ち，やがて寝たきりになっていく．CT，MRI では萎縮が高度になり，脳波での徐波化も明瞭となる．発症から平均 5 年で約半数が寝たきりとなり，8～10 年で死亡するとされている．重要なことは，これらの症状を呈するずっと以前から脳内では病変が進行していると思われることで，発症ごく初期～発症前の治療の重要性も指摘されている（⑩）．

治療

薬物治療としては，コリンエステラーゼ阻害薬のドネペジル，リバスチグミン，ガランタミン，NMDA(*N*-メチル-D-アスパラギン酸) 受容体拮抗薬のメマンチンが使用され認知症状の改善に一定の効果がみられる．しかし，根本的治療法はまだ確立しておらず，Aβ に対するワクチンや抗体療法などの研究が進められているところである．周辺症状に対しては，リスペリドン，クエチアピンなどの非定型抗精神病薬などを中心に対症薬を用い，感染症など合併症には抗菌薬を適宜使用する．なお，精神・心理療法としてデイケアを活用して，運動療法，回想法，音楽療法などさまざ

まな試みがなされており有効との報告もある．認知症の対策は，単に治療薬の開発にとどまらず，患者の全般的ベネフィットや介護者の負担軽減なども視野に入れた治療・介護・支援システムとしてとらえることが必要である．

Lewy 小体型認知症
dementia with Lewy body（DLB）

概念

● DLB は老年期に進行性の認知機能低下やパーキンソニズムを呈し，神経病理学的には脳幹のみならず大脳皮質など広範に Lewy 小体の出現を特徴とする神経変性疾患である．

● Alzheimer 病，血管性認知症に次いで頻度の高い認知症である．

● Lewy 小体はいうまでもなく Parkinson 病の中脳黒質神経細胞にみられる特徴的封入体である．Parkinson 病では，J. Parkinson の原著以来認知障害はないとされていたが，1970 年代から認知症の合併が注目され，1976 年以降，小阪らが DLB に相当する症例を相次いで報告して以来，広く世界に認知されるようになった．その後，さまざまな名称で報告され混乱がみられたが，1995 年にイギリスで臨床診断基準作成の会議が開かれ名称も DLB と確

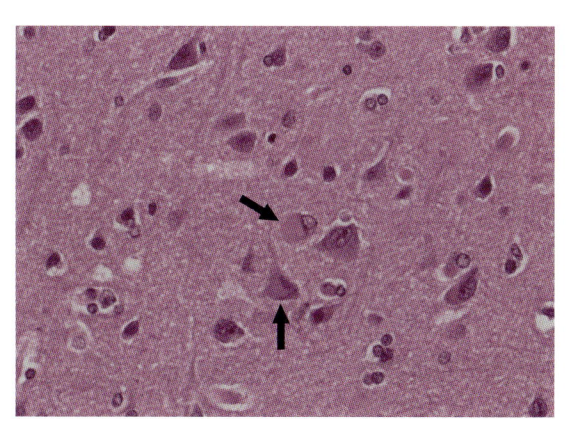

⓫ 皮質型 Lewy 小体

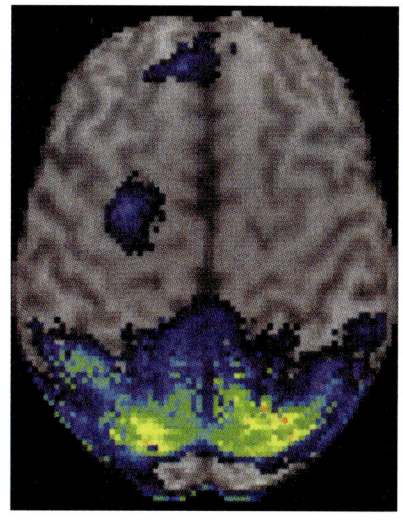

⓬ DLB の SPECT 像
特徴的な後頭葉皮質の血流低下がみられる.

定した.
- 長く Parkinson 病で経過してから認知症を合併した場合は，認知症を伴う Parkinson 病（Parkinson disease with dementia：PDD）として区別して呼ぶことが多い.
- 小阪らはすでに Parkinson 病と現在の DLB を包含する概念として "Lewy 小体病" と記載していたが，起立性低血圧症を主症状とする純粋自律神経不全症（pure autonomic failure：PAF）も Lewy 小体病に含まれることになる.

[病因]

他の変性疾患同様ごく一部で *α-synuclein* 遺伝子の重複が報告されているが，ほとんどの症例は孤発性である. Lewy 小体の主要構成成分が α-synuclein であることから，α-synuclein が凝集して Lewy 小体を形成するような遺伝的素因と環境要因が組み合わさって発症に至ると考えられているが，"Lewy 小体病" には多彩な症候群があり，その多彩さを規定している因子も重要と思われる.

[病理]

大脳皮質，扁桃体，Meynert 核，黒質，青斑核，縫線核，迷走神経背側核など広範な中枢神経系に多数の Lewy 小体と Lewy 神経突起を伴う神経細胞脱落がみられる. コアとハローのはっきりした脳幹型 Lewy 小体に加えて層構造の不明瞭な皮質型 Lewy 小体がみられる（⓫）.

多くの症例では大脳皮質などに老人斑や神経原線維変化などの Alzheimer 病の病理変化を伴っており，一部の神経細胞では Lewy 小体と神経原線維変化が共存している. このことは Alzheimer 病と DLB あるいは Parkinson 病が関連していることを示している.

なお，少数ながら Alzheimer 病変を伴わない例があり小阪らは純粋型と称して Alzheimer 病変を伴う通常型から区別している.

[疫学]

Alzheimer 病が 30～50 ％に対して，DLB は 10～30 ％といわれており血管性認知症と同等の頻度である. 近年 Alzheimer 病に対する血管性認知症の相対頻度は低下してきており，DLB は少なくとも変性疾患としては第 2 位の認知症と考えられている.

[臨床症状]

最も主要な症候は進行性認知症であり，記憶障害，記憶再生障害，遂行能力低下，問題解決能力の低下，注意障害などがみられる. 特徴の一つは，これらの認知機能が変動することで分～月の単位のさまざまな間隔でみられ，注意・覚醒レベルの変動からせん妄のようになることもある. また，人，小動物，虫などの幻視が反復してみられ，関連して自宅にいながら自分の家ではないと主張するなど妄想性誤認，あるいは錯視，変形視など視覚性認知障害もみられる. 抑うつ状態もよくみられ初期から目立つことも少なくない.

パーキンソニズムも主要症候であるが DLB の診断時には 25～50 ％にみられ，必ずしも全例にみられるわけではない. Parkinson 病と比べ，比較的左右対称性であること，筋強剛や無動が主体で振戦が少ないことなどの特徴がある. このパーキンソニズムは抗精神病薬に対して普通以上に悪化しやすいという過敏性としてもみられることがあり注意が必要である.

そのほか，睡眠中に大声を上げたりする REM 睡眠行動障害（REM sleep behavior disorder：RBD）や便秘，神経因性膀胱，起立性低血圧などの自律神経症候もみられやすい.

[検査]

MRI で大脳の全般的な萎縮がみられるが，基本的

には血管性認知症，皮質基底核変性症など特徴的なMRI変化をきたす疾患との鑑別に用いられる．多数例ではAlzheimer病と比べ内側側頭葉の萎縮が軽度であることが指摘されている．SPECTやPETで，DLBでは頭頂葉，側頭葉，後頭葉皮質の血流や糖代謝の低下がみられ，特に後頭葉の変化はAlzheimer病では目立たず診断上有用である（⓬）．^{123}I-MIBG心筋シンチグラフィでは，Parkinson病などLewy小体を伴う他の疾患と同様にとり込みが著明に低下することが多い．これは心臓への交感神経線維が変性していることを反映しており特異性の高い有用な検査である．そのほか，ドパミンPETやドパミントランスポーターSPECTで線条体のドパミン代謝が低下していることが知られている．一般血液・尿検査は正常，脳波も徐波化のみで特異的な変化はない．

診断

⓭に診断基準を示す．変動する認知障害，抑うつ状態，繰り返す幻視，RBD，パーキンソニズムなどが組み合わさっていればDLBの診断は容易であるが，Alzheimer病，血管性認知症，Parkinson病などいずれも頻度の高い疾患であり，各種検査を併用して鑑別を進める．

Alzheimer病ではMIBG心筋シンチグラムでとり込み低下を認めないこと，血管性認知症はMRIで血管障害病変があること，Parkinson病以外のパーキンソニズムとして多系統萎縮症はMRIでの十字サイン，MIBG心筋シンチグラム正常，皮質基底核変性症はMRI・SPECTでの左右差とMIBG心筋シンチグラム

⓭ DLBの臨床診断基準（2017）

DLBの診断には，社会的あるいは職業的機能や，通常の日常活動に支障を来す程度の進行性の認知機能低下を意味する認知症であることが必須である．初期には持続的で著明な記憶障害は認めなくてもよいが，通常進行とともに明らかになる．注意，遂行機能，視空間認知のテストによって著明な障害がしばしばみられる．

1. 中核的特徴（最初の3つは典型的には早期から出現し，臨床経過を通して持続する）
 ・注意や明晰さの著明な変化を伴う認知の変動
 ・繰り返し出現する構築された具体的な幻視
 ・認知機能の低下に先行することもあるレム期睡眠行動異常症
 ・特発性のパーキンソニズムの以下の症状のうち1つ以上；動作緩慢，寡動，静止時振戦，筋強剛

2. 支持的特徴
抗精神病薬に対する重篤な過敏性；姿勢の不安定性；繰り返す転倒；失神または一過性の無反応状態のエピソード；高度の自律機能障害（便秘，起立性低血圧，尿失禁など）；過眠；
嗅覚鈍麻；幻視以外の幻覚；体系化された妄想；アパシー，不安，うつ

3. 指標的バイオマーカー
 ・SPECTまたはPETで示される基底核におけるドパミントランスポーターの取り込み低下
 ・MIBG心筋シンチグラフィでの取り込み低下
 ・睡眠ポリグラフ検査による筋緊張低下を伴わないレム睡眠の確認

4. 支持的バイオマーカー
 ・CTやMRIで側頭葉内側部が比較的保たれる
 ・SPECT，PETによる後頭葉の活性低下を伴う全般性の取り込み低下（FDG-PETによりcingulate island signを認めることあり）
 ・脳波上における後頭部の著明な徐波活動

Probable DLBは，以下により診断される
 a. 2つ以上の中核的臨床的特徴が存在する
 または
 b. 1つの中核的臨床的特徴が存在し，1つ以上の示唆的バイオマーカーが存在する
 Probable DLBは示唆的バイオマーカーの存在のみで診断するべきではない
Possible DLBは，以下により診断される
 a. 1つの中核的臨床的特徴が存在するが，示唆的バイオマーカーの証拠を伴わない
 または
 b. 1つ以上の示唆的バイオマーカーが存在するが，中核的臨床的特徴が存在しない
DLBの診断の可能性が低い
 a. DLBの診断を除外せず臨床症状に関与する複数の病理を示すことに役立つとしても，部分的にあるいは全体的に臨床像を説明しうる他の身体疾患または脳血管疾患などの脳の障害が存在する場合
 b. 重篤な認知症の時期になって初めてパーキンソニズムが出現した場合
DLBは認知症がパーキンソニズムの前か同時に出現したときに診断されるべきである．PDDは，明らかなParkinson病の経過中に起こった認知症を記載するために用いられるべきである．実際の場では，その臨床的状況に最も適した用語が用いられるべきで，Lewy小体病（Lewy Body Disease）といった総称がしばしば役立つ．DLBとPDDの区別が必要な研究では，認知症の発症がパーキンソニズム発症の1年以内の場合DLBとする"1年ルール"を用いることが推奨される．

（日本神経学会〈監〉，認知症疾患診療ガイドライン作成委員会〈編〉：認知症疾患診療ガイドライン2017．医学書院；2017．p.239/McKeith IG, et al：Diagnosis and management of dementia with Lewy bodies：Fourth consensus report of the DLB consortium. *Neurology* 2017；89：88.）

正常，進行性核上性麻痺は MIBG 心筋シンチグラム正常などがポイントとなる.

治療

いまだ根本的治療法はないが，認知症症状についてはコリンエステラーゼ阻害薬（ドネペジル，リバスチグミン，ガランタミンなど），NMDA 受容体拮抗薬（メマンチン），幻視や精神症状にはコリンエステラーゼ阻害薬，抑肝散，非定型抗精神病薬（クエチアピン，

⑭ 前頭側頭葉変性症（FTLD）の臨床的分類

1. 行動障害型前頭側頭型認知症（behavioral variant fronto-temporal dementia：bvFTD）
   前頭葉変性症（frontal lobe degeneration：FLD）
   Pick 病
   認知症を伴う運動ニューロン疾患（MND with dementia）
2. 進行性非流暢性失語症（progressive non-fluent aphasia：PA）
3. 意味性認知症（semantic dementia：SD）

MND：motor neuron disease.

オランザピン，リスペリドンなど），うつ状態にはコリンエステラーゼ阻害薬，選択的セロトニン再取り込み阻害薬（SSRI），セロトニン・ノルアドレナリン再取り込み阻害薬（SNRI）など，RBD にはクロナゼパムやコリンエステラーゼ阻害薬が用いられる．パーキンソニズムには L-ドパ，便秘，神経因性膀胱，起立性低血圧症にはそれぞれの対症薬を用いる.

経過・予後

DLB では Alzheimer 病と比べ認知症が，Parkinson 病と比べ運動障害，自律神経障害が早く進行し，発症後 10 年未満で死に至ることが多く予後不良といえる.

行動障害型前頭側頭型認知症（Pick 病を含む） behavioral variant frontotemporal dementia（bvFTD）

概念

●前頭側頭型認知症（FTD）とは，1987 年に初めて提唱された前頭葉や側頭葉など脳の前方部分を中心

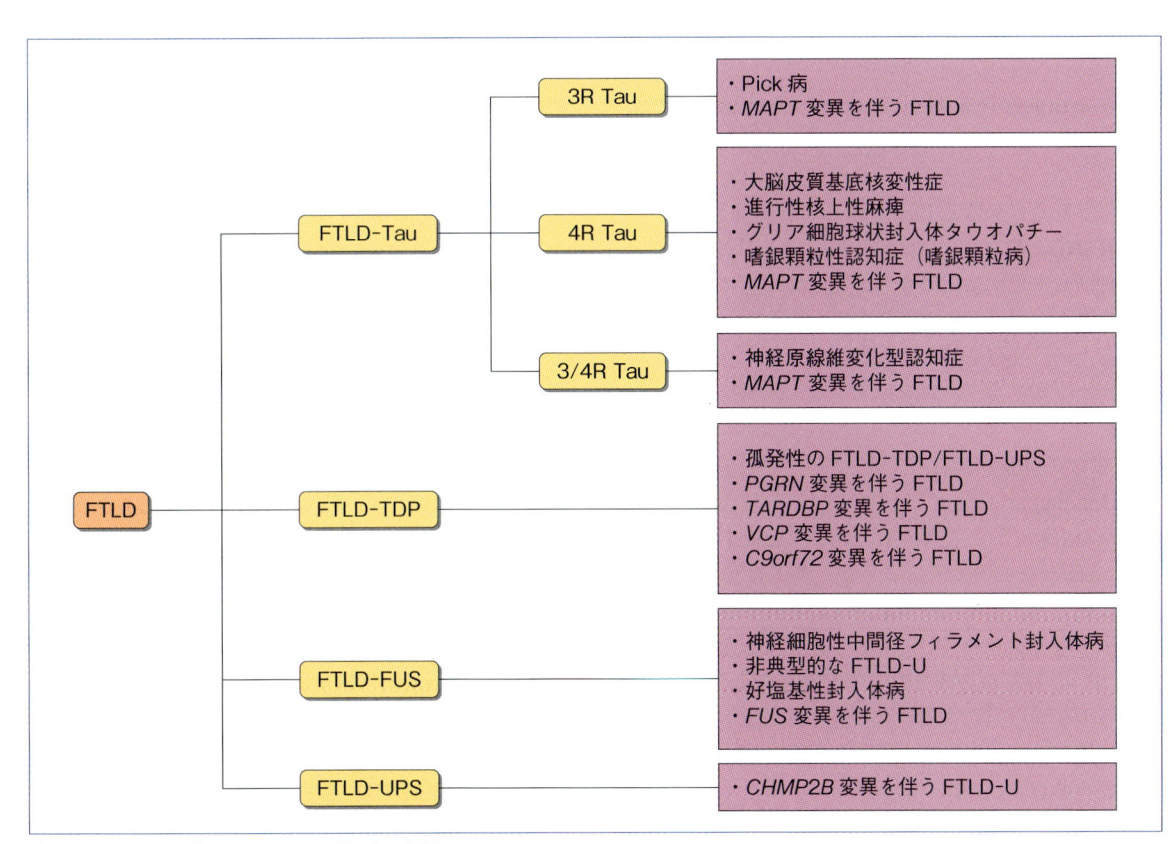

⑮ 分子病理に基づいた FTLD の最近の分類

FTLD：前頭側頭葉変性症，TDP：TAR DNA 結合蛋白，FUS：fused in sarcoma，UPS：ユビキチン-プロテアソーム系，3R，4R，3/4R Tau：3，4，3/4 微小管結合リピートを含有するタウのアイソフォーム，*MAPT*：微小管関連蛋白タウ遺伝子，FTLD-U：ユビキチン陽性封入体を有する前頭側頭葉変性症，*PGRN*：*progranulin* 遺伝子，*TARDBP*：TDP-43 遺伝子，*VCP*：valosin 含有蛋白遺伝子，*FUS*：fused in sarcoma 遺伝子，*CHMP2B*：荷電多発空胞体蛋白 2B 遺伝子.

（日本神経学会〈監〉，認知症疾患診療ガイドライン作成委員会〈編〉：認知症疾患診療ガイドライン 2017〈改変〉. 医学書院；2017. p.264. / Lashley T, et al：Review：an update on clinical, genetic and pathological aspects of frontotemporal lobar degenerations. *Neuropathol Appl Neurobiol* 2015；41：858.）

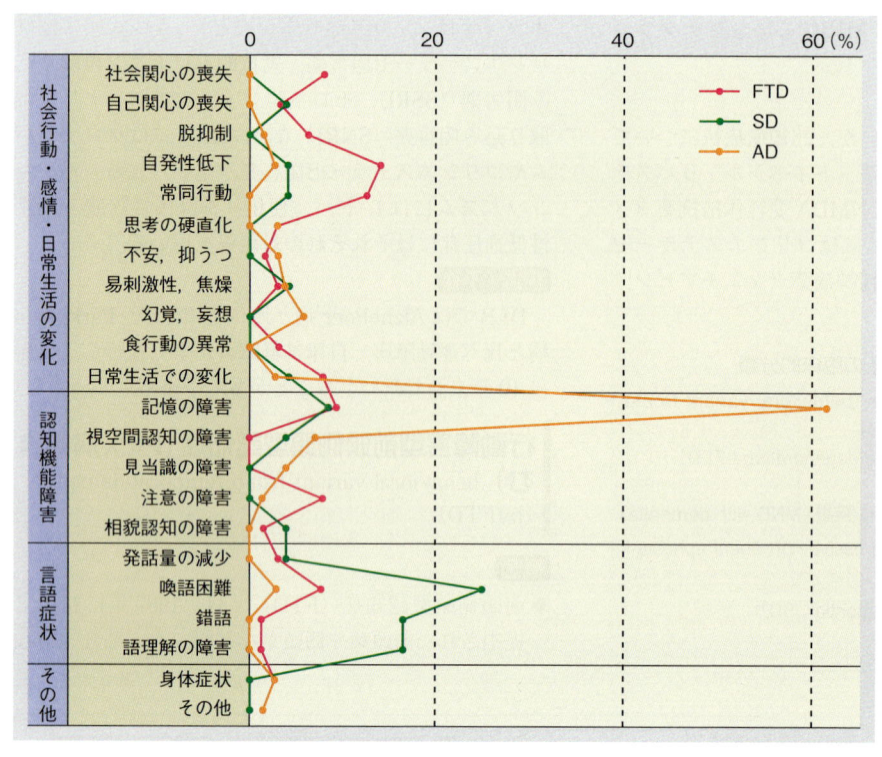

⑯ 前頭側頭型認知症（FTD）と Alzheimer 病（AD），意味性認知症（SD）（側頭葉優位型）の初発症状

（Shinagawa S, et al：Initial symptoms in frontotemporal dementia and semantic dementia compared with Alzheimer's disease. *Dement Geriatr Cogn Disord* 2006；21：74.）

とする原発性の非 Alzheimer 型変性性認知症の総称である．1892 年に A. Pick により肉眼的に側頭葉や前頭葉の限局性萎縮を呈した認知症として初めて報告されたいわゆる Pick 病もここに含まれる．

● 現在は⑭，⑮のように分類されているが，これまで病理所見や原因遺伝子などの知見の増加に伴い名称や分類が多少変遷しており今後も変化する可能性があるため，文献を読むときは注意を要する．⑯に特徴的な症候のパターンを示す．

病因

一部はタウ蛋白遺伝子（*MAPT*），TDP-43（TAR DNA binding protein of 43 kDa）遺伝子（*TARDBP*），*progranulin* 遺伝子（*PGRN*），FUS（fused in sarcoma）遺伝子などの変異によるが，多くは孤発性であり遺伝的素因と環境因子の組み合わせによって発症する多因子疾患と思われる．異常リン酸化したタウ蛋白や TDP-43 蛋白から成る封入体がみられることから，これらの変異蛋白による神経細胞障害が想定されているが，同じ遺伝子変異でも多彩な病像を呈する機構などまだ不明点が多い．

病理

Pick 病では，肉眼的に明瞭な前頭葉や側頭葉の限局性の萎縮（葉性萎縮：lobar atrophy，⑰）とそこにおける Pick（嗜銀）球，Pick 細胞（染色質融解様に腫脹した神経細胞），皮質下白質のグリオーシスが特徴的である．タウ蛋白は微小管関連蛋白の一つで，エクソン 10 の挿入の有無で 31〜32 個のアミノ酸配列

のリピートが 3 回の 3 リピートタウと 4 回の 4 リピートタウが生じる（⑱）．Pick 球は主に 3 リピートタウから構成されている．*MAPT* 変異によるいわゆる FTDP-17 では変異により 3 リピートタウ，4 リピートタウ，あるいはその両者から成る封入体がみられ，多彩な症候を呈する．

同じ 17 番染色体に遺伝子座を有するが *MAPT* 変異のない家系から *PGRN* 変異が同定された．*PGRN* 変異によるユビキチン陽性封入体を伴う前頭側頭葉変性症（frontotemporal lobar degeneration：FTLD）（FTLD-UPS）の神経細胞内封入体は，progranulin に対する抗体では染色されず，健常アレルが不活化するハプロ不全の機序が考えられている．この封入体は後述のTDP-43 が陽性である．

TDP-43 変異は *MAPT*，*PGRN* いずれの変異も陰性の FTLD-UPS 家系で同定され，*PGRN* 変異や valosin-containing protein（*VCP*）変異による FTLD-UPS 症例の神経細胞内封入体も TDP-43 が陽性であるが，もっと重要なことは運動ニューロン疾患（motor neuron disease：MND）あるいは筋萎縮性側索硬化症（amyotrophic lateral sclerosis：ALS）を伴う FTLD-U の神経細胞内封入体が TDP-43 陽性であったことであり，さらに認知症を伴わない古典型の孤発性 ALS の神経細胞内封入体も TDP-43 陽性であったことである．現在，優性遺伝性を示し Bunina 小体を伴う古典型 ALS 家系で *TDP-43* 遺伝子の変異が見つかり，認知症を呈する家族性 ALS 家系でも同様の変異が見

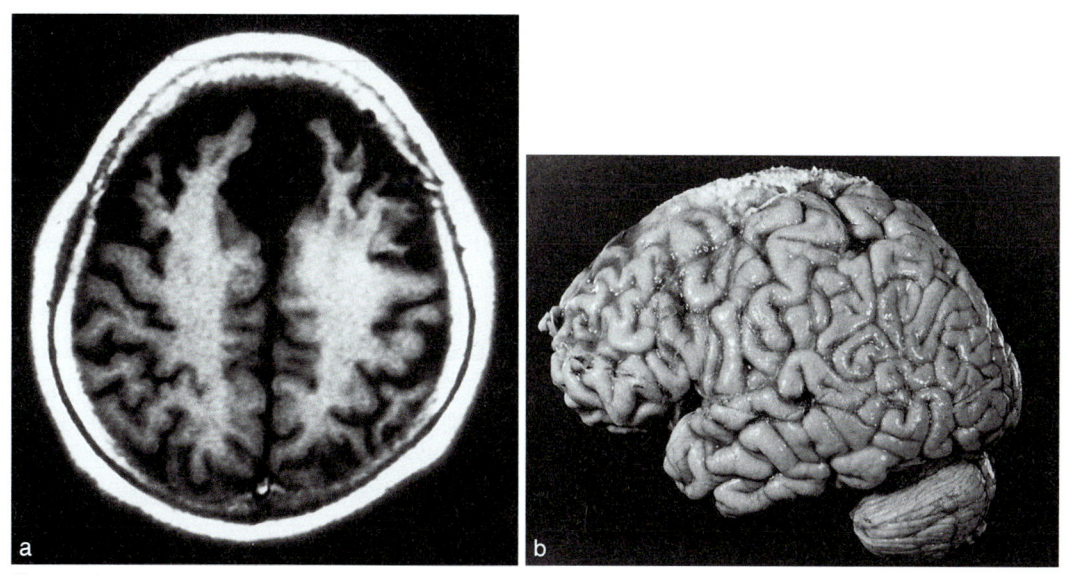

⓱ Pick 病

a. MRI T1 強調画像, b. ホルマリン固定脳.
前頭葉に限局した葉性萎縮を示す.

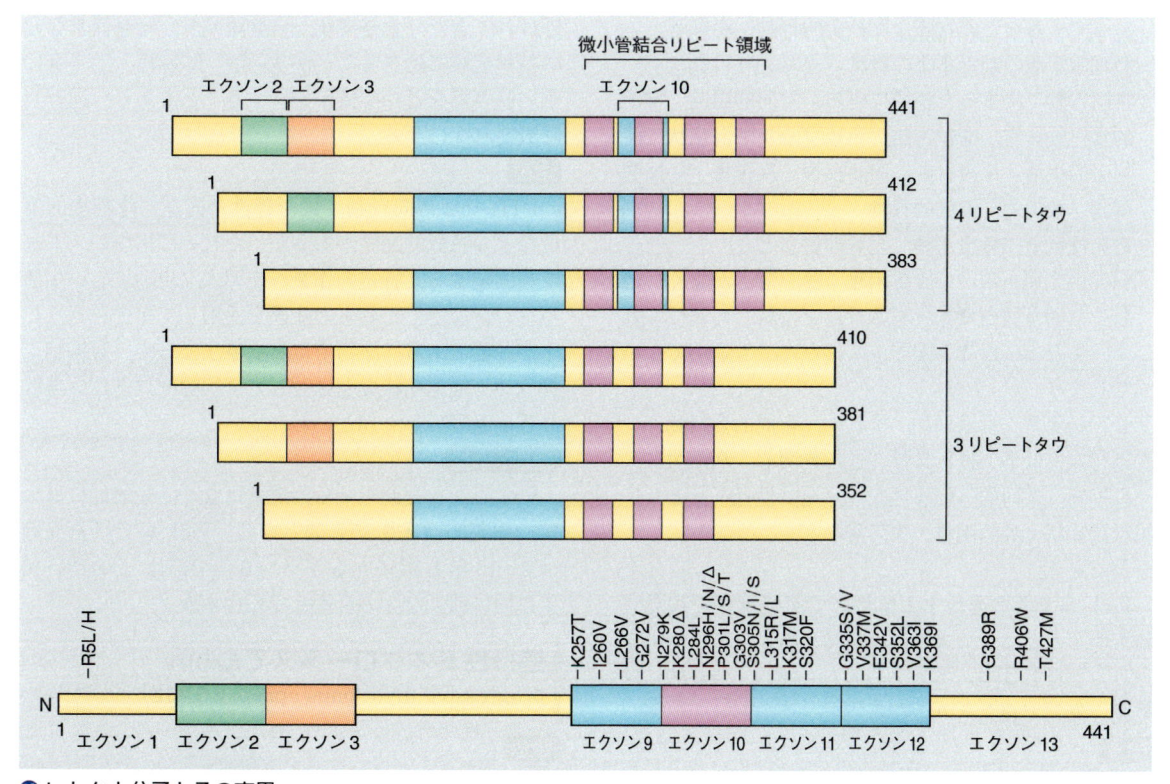

⓲ ヒトタウ分子とその変異

タウ蛋白はタウ遺伝子から alternative splicing で上段のように 6 つのアイソフォームが作られる. 微小管結合リピートが 3 回か 4 回かによって 3 リピートタウ, 4 リピートタウと呼ぶ. FTDP-17 は下段のようにエクソン 10 を中心とする多数の変異により生じる. 図には表示されていないがエクソン 10 に隣接するイントロン内にも 9 種類の変異が知られている.

つかっていることから，運動ニューロン変性にも重要な役割を演じていると考えられている．

認知症すなわち bvFTD については，イギリスなど欧州の報告では Alzheimer 病の約 1/3〜1/2，日本では Alzheimer 病が 65〜70 ％のときに 7〜13 ％といわれ，さほどまれではないと思われる．Alzheimer 病に比べるとより若年発症が多い．家族性のものでは *MAPT*，*PGRN* の変異が多い．

臨床症候の基本的特徴は，前頭葉機能低下による行動障害，前頭葉から後方への抑制低下，基本的日常生活動作の保持とされる．具体的には，
①病初期からの病識の欠除
②感情・情動変化：多幸的，児戯的，感情鈍麻，無表情など
③被影響性亢進あるいは環境依存性症候：模倣行為，反響言語，強迫的言語応答，強迫的音読など
④脱抑制あるいはわが道を行く行動：店の物を黙って持ってくるなど非常識な反社会的行動，脱抑制といわれる本能の赴くままの行動，立ち去り行動
⑤常同行動：決まった椅子に座る，常同的周遊，常同的食行動異常，滞続言語，オルゴール時計症状，時刻表的生活，反復行動，同語反復，反復書字，反響言語，強迫的・儀式的行動
⑥自発性低下：考え不精，当意即答など
⑦転導性亢進あるいは維持困難：落ち着きがなく，あちこち動き回ったり，ある行為を持続して続けられず，まとまったことができずなんでも途中でやめてしまう
⑧食行動異常：食欲増加，早食い，常同的食行動
⑨遂行能力低下：被影響性亢進，無関心，病識欠如，脱抑制，常同的，転導性亢進，発動性低下など
⑩言語症状：喚語困難，失名辞など
などである．

Pick 病では，進行するにつれて記憶障害や失見当識も明らかとなり，末期には精神荒廃，自発性低下が進み，しばしばパーキンソニズムも伴い，最終的には無動，無言で寝たきりとなる．

Pick 病では MRI で前頭葉や側頭葉の限局的脳萎縮がみられ，白質のグリオーシスに対応して T2 強調画像での白質の高信号変化がみられることがある．SPECT や PET にて前頭葉や側頭葉の血流や代謝の低下を認める．脳波では Alzheimer 病に比較して徐波化が遅く進行するまで保たれるといわれている．タウ（tau）異常症では髄液のリン酸化タウが増加している．MND を伴うものは筋電図，運動誘発電位（MEP），画像などで運動ニューロン障害の所見を呈することがある．一般血液・尿検査は正常である．

⓳に FTD の臨床診断基準を示すが，前述の臨床症候そのものである．球麻痺や四肢の筋力低下など MND 症候やその検査所見を伴っていれば MND を伴う FTD と診断できる．鑑別診断としては，まず後方型認知症の Alzheimer 病は初期から記憶障害が目立ち，FTD で特徴的に障害される病識，言語機能，食行動などは保たれること，MRI や機能画像所見も異なることから典型例では容易である．FTLD のなかでの鑑別では，意味性認知症は明瞭な語義失語を呈し語想起障害と再認障害をきたし，進行性失語症は努力性，プロソディー障害，途切れ途切れ発語，吃音，構音障害，錯語，失名辞，失文法などを伴うことがポイントとなる．

前述のように MND（筋萎縮性側索硬化症：ALS）を伴うことがあり，従来，認知症を伴う ALS などと呼ばれてきた．人格変化，自発語減少，行動異常などの精神症候で始まることが多いが，球麻痺，上半身に強い筋萎縮などの症候が先行することもあり，進行し呼吸筋麻痺に至る．

FTD では常同行動，被影響性の亢進，時刻表的生活などの特徴的症候があるが，たとえば担当のスタッフを固定する，特定の作業への導入，規則正しい生活パターンなど，これらの症候を活用してケアを行うことが肝要である．薬物では対症療法として，脱抑制，抑うつ，強迫症状などに対して選択的セロトニン再取り込み阻害薬が有効といわれている．

いまだ進行を遅らせる治療薬はなく，最終的には入院や療養施設入所が必要となる．Pick 病では全経過は 2〜15 年と幅があるが平均 6 年で，ほとんどが 10 年以内に肺炎などの合併症で死亡する．

進行性ミオクローヌスてんかん
progressive myoclonus epilepsy（PME）

● 進行性ミオクローヌスてんかん（PME）はミオクローヌス（四肢などに発現する急激なけいれん様の不随意運動で，通常非律動性）とてんかん大発作を主症状とし，進行性に増悪し，やがて精神機能の荒廃，運動不能状態に至って死亡する一群の疾患の総称である．

● 1891 年 Unverricht が，てんかん大発作とミオクローヌスを合併する家族性・進行性疾患を報告，

❶ 行動障害型前頭側頭型認知症（bvFTD）の診断基準

I. 神経変性疾患
（1）bvFTD の診断基準を満たすためには以下の症候を認めないといけない．
　A. 進行性の異常行動と認知機能障害の両方またはいずれか一方を認める，もしくは病歴（よく知っている人からの情報提供）から確認できる．

II. Possible bvFTD 基準を満たすためには次の行動/認知症症状（A〜F）の3項目以上を認めなければならない．
　これらの症状は持続もしくは繰り返しており，単一もしくはまれなイベントではないことを確認する必要がある．
　A. 早期の脱抑制行動〔以下の症状（A.1〜A.3）のうちのいずれか1つを満たす〕
　　A.1. 社会的に不適切な行動　A.2. 礼儀やマナーの欠如　A.3. 衝動的で無分別や無頓着な行動
　B. 早期の無関心または無気力〔以下の症状（B.1〜B.2）のうちいずれか1つを満たす〕
　　B.1. 無関心　B.2. 無気力
　C. 共感や感情移入の欠如〔以下の症状（C.1〜C.2）のうちいずれか1つを満たす〕
　　C.1. 他者の要求や感情に対する反応欠如
　　C.2. 社会的な興味や他者との交流，または人間的な温かさの低下や喪失
　D. 固執・常同性〔以下の症状（D.1〜D.3）のうちのいずれか1つを満たす〕
　　D.1. 単純動作の反復　D.2. 強迫的または儀式的な行動　D.3. 常同言語
　E. 口唇傾向と食習慣の変化〔以下の症状（E.1〜E.3）のうちのいずれか1つを満たす〕
　　E.1. 食事嗜好の変化　E.2. 過食，飲酒，喫煙行動の増加　E.3. 口唇的探求または異食症
　F. 神経心理学的検査：記憶や視空間認知能力は比較的保持されているにもかかわらず，遂行機能障害がみられる〔以下の症状（F.1〜F.3）のうちのいずれか1つを満たす〕
　　F.1. 遂行課題の障害　F.2. エピソード記憶の相対的な保持　F.3. 視空間技能の相対的な保持

III. Probable bvFTD 基準を満たすためには次のすべての項目（A〜C）を認めなければならない．
　A. possible bvFTD の基準を満たす
　B. 有意な機能的低下を呈する〔介護者の記録，Clinical Dementia Rating（CDR）による根拠，機能的行動質問スコア〕
　C. bvFTD に一致する画像結果〔以下の症状（C.1〜C.2）のうちのいずれか1つを満たす〕
　　C.1. 前頭葉や側頭葉前部に MRI/CT での萎縮
　　C.2. PET/SPECT での代謝や血流の低下

IV. 確実な FTLD 病理を有する bvFTD 基準を満たすためには次の項目 A と B もしくは C を認めなければならない．
　A. possible もしくは probable bvFTD の基準を満たす
　B. 生検もしくは剖検にて組織学的に FTLD の根拠がある
　C. 既知の病的変異がある

V. bvFTD の除外判断基準
　いかなる bvFTD の診断でも次の項目 A と B は「ない」と答えないといけない．C は possible bvFTD では陽性でもよいが，probable bvFTD では陰性でなければならない．
　A. 障害パターンは，他の非神経系変性疾患や内科的疾患のほうが説明しやすい
　B. 行動障害は，精神科的診断のほうが説明しやすい
　C. バイオマーカーが Alzheimer 型認知症やほかの神経変性過程を強く示唆する

（日本神経学会〈監〉，認知症疾患診療ガイドライン作成委員会〈編〉：認知症疾患診療ガイドライン 2017．医学書院；2017．p.267/ Rascovsky K, et al：Sensitivity of revised diagnostic criteria for the behavioural variant of frontotemporal dementia. *Brain* 2011；134〈Pt 9〉：2456.）

1903 年 Lundborg が，これを PME と命名した．1911 年に Lafora が PME 患者の神経細胞内に封入体（Lafora 小体）を発見，さらにリピドーシス（脂質症）でも PME を呈することが明らかになり，PME は，①Lafora 型，②リピドーシス型，③変性型（①，②のいずれでもない），に大別されるようになった．

●その後さらに研究が進んで，変性型からは Unverricht-Lundborg 病，歯状核赤核淡蒼球ルイ体萎縮症（dentalorubral pallidoluysian atrophy：DRPLA），赤色ぼろ線維（ragged-red fiber）を伴うミトコンドリア脳筋症（mitochondrial encephalomyopathy with ragged-red fiber：MERRF）が分離され，リピドーシス型は神経セロイド・リポフスチン症，シアリドーシス，Gaucher 病に分類されている．その他，PME を呈しうるまれな疾患がいくつか知られている．

本項では Lafora 病と Unverricht-Lundborg 病について述べる．わが国の指定難病制度ではこれら2疾患に加えて良性成人型家族性ミオクローヌスてんかん（benign adult familial myoclonus epilepsy：BAFME）が進行性ミオクローヌスてんかんに含まれる．

Lafora 病

病因

常染色体劣性遺伝性で，6 番染色体にあるチロシンリン酸化酵素 laforin の遺伝子 *EPM2A* と E3 ユビキチ

ン・リガーゼ malin の遺伝子 *EPM2B* の変異によって生じる．男女とも性差なく侵される．

病理

最も特徴的なのは，球状に膨化した神経細胞胞体内に HE 染色で好塩基性のアミロイド小体様封入体（Lafora 小体）が，中枢神経系を中心として広範に（特に視床，黒質，小脳歯状核，大脳皮質中心前回に多く）認められることである（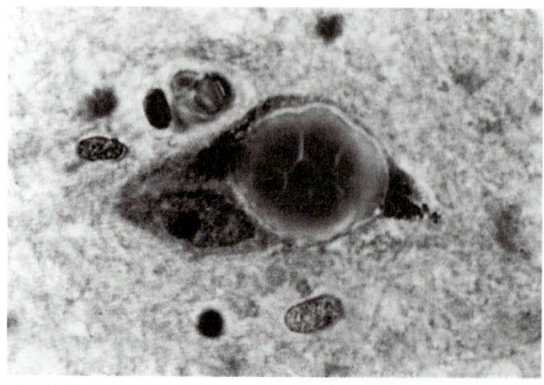⑳）．

Lafora 小体は直径 1～30 μm の円形のことが多いが，発達段階に応じてさまざまな形態を示し，通常は 1 個の細胞内に 1 個であるが複数みられることもあり，神経突起内にも存在する．電顕的には分岐性の原線維と顆粒状物質から成り，組織化学的・生化学的にはアミロペクチン様のポリグルコサンが主成分である．そのほか，肝，心筋，骨格筋，皮膚（汗腺）において Lafora 小体あるいはこれに類似の PAS 陽性封入体が報告されている．

疫学・臨床症状

正確な頻度は不明であるが，比較的まれな疾患と考えられる．思春期に多く，ほとんどが 10 歳代にけいれん発作で発症する．ミオクローヌスはけいれん発作後 2 年ぐらい遅れることが多いが，ほぼ同時のこともある．全身あらゆるところにみられ，光や音刺激で誘発されやすい．知能低下や人格変化もけいれん発作に 2～3 年遅れて始まり，急速に進行して高度の認知症となる．けいれん発作，ミオクローヌス，認知症に加え，ほとんどの例で小脳症状がみられる．

検査

脳波上，多発性棘波，多発性棘徐波結合がよくみられる．肝・筋・皮膚生検では，PAS 陽性封入体がみられる．

診断

特徴的臨床症状と皮膚などの生検による PAS 陽性封入体の証明で，診断は確定する．

⑳ 黒質神経細胞内の Lafora 小体（HE 染色）

（写真提供：東京女子医科大学名誉教授 岩田 誠先生．）

治療

対症的に抗けいれん薬を投与するがゾニサミドが生命予後にも良いとの報告がある．ミオクローヌスにはクロナゼパム，バルプロ酸，ピラセタムも有効である．

経過・予後

諸症状は進行性に増悪し，ほとんどが 8 年以内に 15～26 歳で死亡する予後不良の疾患である．

付 成人ポリグルコサン小体病
adult polyglucosan body disease（APBD）

成人ポリグルコサン小体病（APBD）は糖原病 IV 型をきたす glycogen branching enzyme 遺伝子 *GBE1* の変異により生じ，ポリグルコサン小体と呼ばれるポリグルコサンから成る封入体が軸索を含む神経突起内や星状グリア細胞の突起内に多数認められる．中年発症の上位および下位運動ニューロン障害，感覚障害，神経因性膀胱，認知症などを呈するが，てんかんやミオクローヌスはなく Lafora 病とは臨床的にも区別される．

Unverricht-Lundborg 病

初めて PME の疾患概念をもたらした Unverricht と Lundborg の症例の病型である（EPM1）．本症はフィンランドにも多く，Unverricht のエストニア，Lundborg のスウェーデンと合わせ，バルト海型（Baltic type）とも呼ばれる．頻度はフィンランドでは 20,000 人に 1 例と高率で，常染色体劣性遺伝形式をとる．現在までに，21 番染色体にあるプロテアーゼインヒビターのシスタチン B（cystatin B）遺伝子（*CSTB*）の 12 塩基リピートの異常伸長や点変異が原因として同定されている．

6～14 歳にミオクローヌスあるいはてんかん発作で発症し，1～2 年でもう一方の症状が加わる．失調・企図振戦などの小脳症状は全例にみられるが，精神症状，認知症はあっても軽度である．平均 13.9 年の経過で 15.2～42.5 歳（平均 24.2 歳）で死亡するが，個人差が大きい．剖検が少なく病理所見の詳細は不明であるが，小脳 Purkinje 細胞の脱落と時に視床内側部の神経細胞の脱落をみる程度で，臨床症状とのあいだに隔たりがある．

日本でも少数報告されている．根本的治療法がなく，バルプロ酸などによる対症療法と介護が中心である．

（水澤英洋）

●文献

1） 和田健二ほか：神経変性疾患の発症機序・発症経過．水澤英洋（編）．神経変性疾患ハンドブック．東京：南江堂；2018，p.2.

2) 日本神経学会（監），認知症疾患診療ガイドライン作成委員会（編）：認知症疾患診療ガイドライン 2017．東京：医学書院；2017．

3) 辻　省次（総編集），河村　満（専門編集）：認知症―神経心理学的アプローチ．東京：中山書店；2012．

4) 山田正仁ほか：レビー小体型認知症．日本認知症学会（編）．認知症テキストブック．東京：中外医学社；2008．p.264.

5) McKeith IG, et al：Diagnosis and management of dementia with Lewy bodies：Fourth consensus report of the DLB consortium. *Neurology* 2017；89：88.

6) Rascovsky K, et al：Sensitivity of revised diagnostic criteria for behavioural variant of frontotemporal dementia. *Brain* 2011；134 (Pt 9)：2456.

7) 品川俊一郎：前頭側頭型認知症の早期症状．日本医師会雑誌 2018；147 特別号（2）：S84.

8) Shinagawa S, et al：Initial symptoms in frontotemporal dementia and semantic dementia compared with Alzheimer's disease. *Dement Geriatr Cogn Disord* 2006；21：74.

9) 内藤明彦ほか（編）：進行性ミオクローヌスてんかん．東京：医学書院；1989．

10) Lossos A, et al：Adult polyglucosan body disease in Ashkenazi Jewish patients carrying the Tyr329Ser mutation in the glycogen-branching enzyme gene. *Ann Neurol* 1998；44：867.

大脳基底核の変性疾患

錐体外路系疾患の概念

　錐体外路系の主な神経機構は大脳基底核と黒質，視床・脳幹網様体の一部で，大脳基底核には尾状核，被殻（この2つを合わせて線条体と呼ぶ），淡蒼球，視床下核，前障が含まれる．前障の機能はよくわかっていない．

　錐体外路系の障害の主な症状は不随意運動，筋トーヌス異常，姿勢異常ならびに姿勢保持反射障害，随意運動障害である．随意運動障害は麻痺でなく，Parkinson病に代表されるように麻痺がないのに速い動作ができなくなる無動に代表される障害である．不随意運動には舞踏運動，バリズム，ジストニア，アテトーゼ，静止時振戦があり，筋トーヌスとの関係でみると，素早い不随意運動である舞踏運動，バリズムでは筋トーヌスは低下しており，パーキンソニズムを生じる病態では筋トーヌスは上昇して強剛がみられる．舞踏運動よりは遅い不随意運動であるジストニアやアテ

トーゼを生じる病態では，筋トーヌスは動揺性のことが多い．

基底核の神経回路

　大脳基底核の神経回路を模式的に描くと**㉑**に示すようになる．黒質ドパミン性神経細胞と線条体遠心性ニューロンの結合様式は，DeLong らにより提唱された回路モデルによれば，ドパミン性終末は線条体のGABA（γ-アミノ酪酸）/サブスタンス P（SP）ニューロンに対しては興奮性に結合し，GABA/エンケフアリン（enk）ニューロンに対しては抑制的に結合しているといわれる．GABA/SP ニューロン（視床，上丘，脚橋核に投射）に結合してこれを抑制するが（direct pathway），GABA/enk ニューロンは淡蒼球外節GABA ニューロンに抑制的に結合しており（indirect

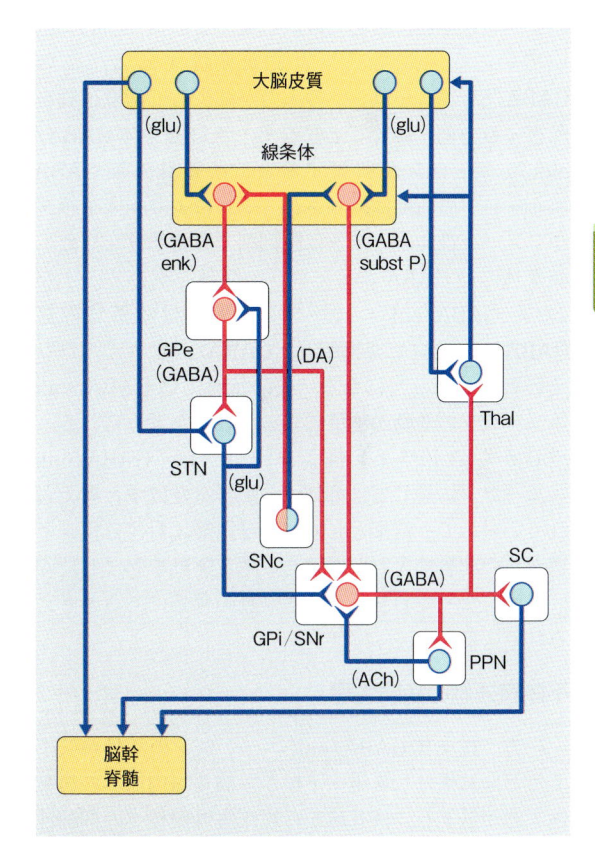

㉑ 大脳基底核の神経回路模式図
青線（→）・赤線（→）は，それぞれ興奮性・抑制性の結合を示す．線条体ドパミンは GPe に投射する indirect pathway の細胞には抑制性の影響を有し，GPi/SNr に投射する direct pathway の細胞には興奮性の影響を有している．
GPe：淡蒼球外節，GPi：淡蒼球内節，STN：視床下核，SNc：黒質緻密層，SNr：黒質網様層，SC：上丘，PPN：橋脚被蓋核，Thal：視床，DA：ドパミン，glu：グルタミン酸，subst P：サブスタンス P，enk：エンケファリン，ACh：アセチルコリン．
（三輪英人：I 臨床編，5. 病態生理．水野美邦〈編〉．EBM のコンセプトを取り入れたパーキンソン病ハンドブック．中外医学社，2001. p.26.）

神経疾患

6

神経変性疾患

pathway），淡蒼球外節 GABA ニューロンは視床下核に至りグルタメート性ニューロンに抑制的に結合している．後者は淡蒼球内節と黒質網様層の GABA ニューロンに興奮性に結合している．淡蒼球内節 GABA ニューロンは，正常では視床下核グルタメート性ニューロンの高頻度刺激を受けて興奮しており，これが視床腹外側核を抑制している．随意運動を行う際には，前頭葉から指令で線条体 GABA/SP ニューロンが短時間興奮して淡蒼球内節 GABA ニューロンを抑制し，視床腹外側核のニューロンは脱抑制的に作用して前頭前野，運動野を興奮させて随意運動がスムーズに行われる．

無動の病態生理

黒質からのドパミン性ニューロンも，GABA/SP ニューロンに対しては興奮性に影響すると考えられるので，随意運動に対しては前頭葉とともに共同的に働いていることになる．黒質が変性すると，この GABA/SP ニューロンへの入力が減少して随意運動を障害する方向に働くことになる．次に線条体 GABA/enk ニューロンが興奮すると，淡蒼球外節 GABA ニューロンの活動は抑制され，それにより視床下核グルタメート性ニューロンは脱抑制で興奮頻度を高め，淡蒼球内節 GABA ニューロンの活動を高める．すなわち，GABA/enk ニューロンの興奮は淡蒼球内節 GABA ニューロンを抑制し，GABA/enk ニューロンを興奮させることになる．安静状態では GABA/enk ニューロンの活動が優位に立っていると考えられる．黒質からのドパミン性ニューロンは，GABA/enk ニューロンに対しては抑制性の影響を及ぼすと考えられているので，結果として淡蒼球内節に対する視床下核からの興奮性入力が増強し，随意運動を起こしにくい状態になっており，これが無動の背景にあると考えられている．

不随意運動の病態生理

一方，線条体 GABA/enk ニューロンの活動が低下すると，結果として視床下核から淡蒼球内節への興奮性入力が低下し，淡蒼球から視床腹外側核への抑制性入力が低下し，視床腹外側核のニューロンは興奮しやすい状態になっていると考えられる．多くの病態で GABA/enk ニューロンと GABA/SP ニューロンはともに障害されるというが，GABA/SP ニューロンの興奮頻度は低く，両者が障害された場合，GABA/enk ニューロンの障害の影響が強く出ると考えられている．これが振戦を除く大脳基底核障害による不随意運動の根底に存在する病態と考えられている．視床下核障害では，しばしばバリズムや舞踏運動がみられるが，

これは淡蒼球内節に対する興奮性入力が減少した結果と考えられる．

パーキンソニズムを主とする疾患

Parkinson 病

概念

● 黒質緻密層ドパミン性神経細胞の変性ならびに Lewy 小体の出現を特徴とする疾患である．
● 進行すると青斑核ノルアドレナリンニューロン，縫線核セロトニンニューロン，Meynert 基底核アセチルコリンニューロンなどにも変性が及ぶ．
● 運動障害をきたす疾患として最も頻度の高い疾患といえる．
● 現在は，運動症状以外にうつ状態，認知症，嗅覚障害，睡眠障害，自律神経系など非運動症状も注目されている．

病態生理

黒質ドパミン性ニューロンは上行し，終末は線条体で終わっているので，線条体および黒質でのドパミンが著減する．また，ドパミン生合成の律速酵素であるチロシン水酸化酵素も低下する．残存黒質神経細胞が健常者の 50 ％に低下すると症状が出現するといわれる．

病因

Parkinson 病の一次的要因は依然不明である．MPTP（1-メチル-4-フェニル-1,2,3,6-テトラヒドロピリジン）が，選択的に黒質神経細胞のミトコンドリア呼吸鎖を抑制することが明らかにされた．MPTP は麻薬の代謝産物であり，これを注射した人にパーキンソニズムが多発したことから，ミトコンドリア電子伝達系機能低下が Parkinson 病の主な原因として注目された．しかし，その活性低下は健常者のたかだか 2/3 程度であり，一次的要因としては活性低下が顕著でない．

Parkinson 病の多くは遺伝歴をもたない孤発型であるが，約 5〜10 ％に遺伝性 Parkinson 病が存在することがわかり，遺伝的素因の関与が注目されている．また，農薬に含まれるロテノン（rotenone）が Lewy 小体形成のあるパーキンソニズムモデルを再現することから，MPTP などの神経毒も含めて環境因子もその原因として推定されている．

現在では，遺伝的素因と環境因子の相互作用により Parkinson 病になると考えられている．遺伝性 Parkinson 病では，これまで *PARK23* まで遺伝子座が同定されている（㉒）．

疫学

有病率から人種差があるとされた時代もあったが，

㉒ Parkinson 病の遺伝学的リスク

遺伝子記号	遺伝子座	遺伝形式	遺伝子名	発症年齢（歳）	Lewy 小体
PARK1 (SNCA), PARK4	4q21	AD	α-synuclein	40 前後	+
PARK2	6q252.2-27	AR	parkin	＜40	− (some patients +)
PARK3	2p13	AD	?	35〜89	+
PARK5	4p14	AD	UCH-L1	＜50	?
PARK6	1p35-36	AR	PINK1	50 前後	+ / − (some patients)
PARK7	1p36	AR	DJ-1	27〜40	?
PARK8	12q12	AD	LRRK2	65 前後	+ / −
PARK9	1p36	AR	ATP13A2	11〜16	?
PARK10	1p32	SP	?	遅発	?
PARK11	2q36-37	AD	GIGYF2	遅発	?
PARK12	Xp21-q25	SP	?	遅発	?
PARK13	2p12	SP	HtrA2/Omi	遅発	?
PARK14	22q13.1	AR	PLA2G6	20〜25	+
PARK15	22q12-q13	AR	FBXO7	10〜19	?
PARK16	1q32	SP	?	遅発	?
PARK17	16q12	AD	VPS35	遅発	−
PARK18	3q27	AD	EIF4G1	遅発	+
PARK19	1p31.3	AR	DNAJC6/HSP40	10〜20	?
PARK20	21q22.11	AR	SYNJ1	早発	?
PARK22	7p11.2	AD	CHCHD 2	遅発	?
PARK23	15q22	AR	VPS13C	20〜＜50	+
GBA	1q21	SP	Glucocerebrosidase	52 ± 7	+

AD：常染色体優性，AR：常染色体劣性，SP：孤発型.
導入する遺伝子として，PARK8 の pathogenic mutant である，G2019S, 12020T と ROC ドメイン，MAPKKK ドメイン上にありキナーゼ活性を低下させる変異である，K1347A, K1906M, D1994A を mutagenesis にて作製し，放出能の評価を試みている．GBA は Gaucher 病の原因遺伝子.

最近，米子で行われた疫学調査では，10 万人あたり 117.9 人で，白人の 10 万人あたり 120〜130 人という数字と大差はないと考えられる．性差については，米子の調査では 1：1.5 で女性が多いとする報告があるが，一般的には性差はないと考えられている．遺伝的要素の関与については Tanner らの一卵性双生児の研究からは 50 歳以下の若年発症例では遺伝的要因の関与が指摘されている．疫学調査では，66 歳以下で発症する患者がいた場合，同一家系内でさらに発症する危険度は 2 倍以上とされている．多因子疾患の可能性が高いが，遺伝子の寄与は大きいと考えられる．

臨床症状

発症は 50〜70 歳が多いが，10 歳以下で発症する若年性 Parkinson 病も認められる．若年になると遺伝性 Parkinson 病の可能性が高くなる．また，80 歳以降で発症する場合もある．超高齢社会を迎えたわが国では，ますます増加することが予想される．初発症状は一側上肢の静止時振戦か，歩行障害が多い．歩行は小刻み，姿勢は前屈となる．また，手を振らなくなる．

診断基準は 2015 年に Movement Disorders Society から発表された診断基準が従来用いられてきた UK Brain Bank Criteria より specificity, sensitivity ともに高く，精度も改善されている．これまでの四徴から，寡動・無動が基本で，静止時振戦か筋強剛を少なくとも 1 つ伴う場合，絶対的診断基準として提案された[1].

振戦

振戦（tremor）は 4〜5 c/s の周期の規則的な振戦で，姿勢保持や随意運動で減弱または消失する．振戦は上肢に最も多いが，下肢，頭頸部，口唇にも出現する．左右差があるのが特徴で，最初は一側であり，両側になっても初発の側が強い．しばらくすると動作が緩慢となり，寝返りや起き上がり動作が困難になる．さらに声は小さく，表情は乏しくなる（仮面様顔貌）．

強剛

強剛（rigidity）は，筋を受動的に伸展したときにほぼ一様な抵抗があり，折り畳みナイフ現象ではない．抵抗がさらにガクガクガクと断続的になる歯車様強剛が Parkinson 病の特徴であるが，下肢ではしばしば鉛管様である．強剛は上肢では肘よりも手首でみるのがよい．また，手首で強剛をみながら反対の手で随意運動を何かやってもらうと著明に抵抗が増大する（手首固化現象）.

姿勢保持反射

姿勢保持反射は，患者の後ろに立ち，両肩をもって軽く後ろに引いてみる．このとき姿勢を立て直せずに，後ろにトットットットッと小走りに歩き出すか，倒れてしまう（retropulsion）．進行すると antepulsion（前方突進現象）も陽性になる．この姿勢反射障害は，基本的には発症後 3 年以内に出現することは少ないとされ，進行期に出現するとされている．この症状については，新しい診断基準では相対的除外基準になっているが，進行の速いタイプが存在する．

無動

初期の無動（akinesia）は finger tapping をみるとよい．母指と示指をできるだけ速く，大きくタップするものであるが，Parkinson 病では比較的初期から小さく，あるいはゆっくりとしかできず，少し進むと振戦のリズムでの細かい速い自動的なタッピングになることもある．運動麻痺はないが，随意収縮をさせると最大収縮に達するまでに時間がかかる．また，左右の手で異なった動作を同時に行うことが困難になる．

その他の症状

眼球運動は saccadic（断続性）になっていることが多い．また，軽度の上方注視制限もまれでない．進行性核上性麻痺では，下方視も障害される点が鑑別になる．自律神経症候では便秘が高頻度にみられ，皮膚は脂ぎった脂漏性となる．Myerson 徴候が通常陽性である．これは眉間をハンマーで繰り返したたくとき，顔輪筋の収縮がいつまでもみられる現象である．正常では 5～6 回以後は慣れを生じて，たたいていても顔輪筋の収縮はほとんどみられなくなる．Westphal 徴候は，足関節を受動的に背屈位に保つとき，前脛骨筋に反射性収縮が誘発される現象である．いずれも錐体外路障害を示す反射である．一方，錐体路徴候は陰性で深部反射も正常範囲である．

薬物療法により予後の改善が認められるようになり，以前に比べて精神障害や認知障害を伴う症例が目立つようになった．抑うつの合併は 30～90 ％といわれ，akinetic-rigid type の Parkinson 病でうつ状態の合併が多いとされる．認知症の合併も 10～33 ％と，報告によりばらつきがあるが，中脳内側被蓋の障害による mesolimbicocortical dopamine system の障害や Meynert 核の障害が指摘されている．Alzheimer 病や Lewy 小体型認知症（DLB）との鑑別が問題になる．基本的に DLB と認知症を伴う DD（PDD）は同じスペクトラムに属する．さらに，思考過程の遅さ，自発性の低下した状態である bradyphrenia（精神緩慢）を認めることがある．bradyphrenia に定位脳手術が効果があったとする報告もあり，PVP（postero-ventral pallidotomy：後腹側淡蒼球手術）の効果からは，limbic motor circuit の関与が推定される．

検査

一般血液所見に異常はない．髄液一般所見は正常であるが，ドパミンの最終産物であるホモバニリン酸は低下する．また，バイオマーカーとして髄液中のリン酸化 α-シヌクレインが高値になると報告されているが，いずれも正常とのあいだにオーバーラップがあるので，これをもって診断するわけにはいかない．

頭部 CT，MRI で Parkinson 病の特異的所見は現在のところない．赤核と黒質網様層の幅を黒質緻密層の幅として計測されるとして，Parkinson 病ではこの狭小化が認められるとされる．しかし，狭小化は黒質緻密層の鉄の沈着によると推測されており，絶対的なものではない．

人体内で神経伝達機能を視覚化する方法として，PET，SPECT がある．Parkinson 病では，初期はシナプス前部での変性が主体であり，シナプス後部の神経変性は進行期まで保たれている．したがって，シナプス前部のイメージが診断上有用である．PET にはドパミンを標識するものとして fluoro-L-DOPA がある．最近では治療の影響を受けにくい vesicular monoamine transporter を標識する方法として dihydrotetrabenazine（DTBZ）も検討されている．そのほかには脳ブドウ糖代謝を検討する方法として fluoro-2-deoxy-D-glucose（FDG）がある．Parkinson 病では，認知症が出現すると後頭葉の代謝低下が認められる．SPECT ではドパミントランスポーターをイメージ化する方法として ^{123}I-β-CIT や特異度が高い TRODAT がある．^{123}I-FP-CIT は，^{123}I-β-CIT を改良したもので短時間で，高画質の画像が得られる SPECT 検査診断用放射性医薬品として開発され，DaT スキャンとしてルーチン検査として用いられている．DaT スキャンは，黒質線条体系の神経終末の密度を間接的に知ることができるもので，神経変性疾患でとり込み低下が観察される．低下があれば，Parkinson 病，多系統萎縮症（MSA），進行性核上性麻痺（PSP），大脳皮質基底核変性症（CBD），前頭側頭型認知症パーキンソニズム（FTDP）が可能性として考えられる．

家族性 Parkinson 病が疑われる場合は，遺伝子診断をすることが必要である．その点からは，家族歴の有無を病歴上しっかり聞くことが欠かせない．最近では，iodine-123 metaiodobenzylguanidine（^{123}I-MIBG）を使った心筋シンチグラフィではとり込み低下が Parkinson 病の診断に有効であることがわかっている．他の神経変性疾患では，とり込み低下を一般に認めない．認知症が前面に出ている Lewy 小体型認知症と Alzheimer 病との鑑別に MIBG 心筋シンチグラフィが有効である．家族性 Parkinson 病では，とり込み低

㉓ パーキンソニズムをきたす疾患

A. 変性疾患	1. Parkinson 病
	2. 多系統萎縮症（MSA）
	1）線条体黒質変性症（SND）
	2）Shy-Drager 症候群（SDS）
	3）オリーブ橋小脳萎縮症（OPCA）
	3. 進行性核上性麻痺（PSP）
	4. 大脳皮質基底核変性症（CBD）
	5. pallido-nigral degeneration
	6. 固縮型 Huntington 病
	7. 汎発性 Lewy 小体病（Lewy 小体型認知症）
	8. Alzheimer 病
	9. Hallervorden-Spatz 病
B. 非変性疾患	1. 薬剤性パーキンソニズム
	フェノチアジン系
	ブチロフェノン系
	置換ベンズアミド
	フルナリジン
	ラウオルフィア
	2. 血管性パーキンソニズム
	lacunar state
	Binswanger 型白質脳症
	3. 脳炎後パーキンソニズム
	4. 中毒
	Mn（マンガン）
	一酸化炭素
	二硫化炭素
	5. 正常圧水頭症
	6. Creutzfeldt-Jakob 病
	7. 神経梅毒
	8. 心的外傷後
	9. 脳腫瘍
	10. 代謝性障害
	Wilson 病
	G$_{M1}$ ガングリオシドーシス 3 型

下が認められないこともある．

診断・鑑別診断

　パーキンソニズムを呈する疾患は数多くある（㉓）．Parkinson 病と診断するにはそれらを除外しなければならないが，パーキンソニズムの原因で最も多いものは Parkinson 病である．典型的な静止時振戦に，その他の四大症候のうちどれか一つでも伴っていれば Parkinson 病の可能性は高い．

　鑑別診断では，血管性パーキンソニズムとの鑑別と薬剤性パーキンソニズムとの鑑別が最も重要である．薬物を中止すれば良くなるので，まず㉓にあげた薬物を飲んでいないかチェックする．次に CT，MRI をとり，血管性パーキンソニズムを除外する．血管性パーキンソニズムの CT，MRI は，lacunar state を呈するか，Binswanger 型白質脳症を示すかどちらかである．また，臨床的にも，血管性の場合は上肢より下肢に症状が強く，小刻み歩行，すくみ足歩行が著明なわりには上肢の強剛や無動が軽く，静止時振戦もまれで，姿

勢時振戦のほうが多い．さらに，深部反射亢進，前頭葉徴候，認知症などの合併頻度が高い．

　早期多系統萎縮症（MSA）との鑑別が難しい．MSA とはオリーブ橋小脳萎縮症（OPCA），線条体黒質変性症（SND），Shy-Drager 症候群（SDS）を包括したものである．パーキンソニズムが優位なものを MSA-P（parkinson variant），小脳症状が優位なものを MSA-C（cerebellar variant）としている．MSA の起立性低血圧は，神経原性起立性低血圧であるので脈の変化の有無が大事である．ただし，Parkinson 病にも自律神経症状を伴い起立性低血圧が認められる progressive autonomic failure（PAF）with PD（Parkinson disease）があるので注意が必要である．それぞれの特異的な臨床症状から鑑別をする．そのなかでも MSA-P の鑑別が最も難しい．後者もまた L-ドパに反応しない点が参考になる．MSA-C はパーキンソニズムより小脳症状が前面に出るので，他の 2 型よりは鑑別しやすい．

　進行性核上性麻痺（PSP）は，四肢より体幹の固縮が強いこと，頸が後屈していること，核上性眼球運動障害（垂直性眼球運動障害）があることが参考になるが，眼球運動障害が遅れて出現することも，またほとんど呈さないものも存在するので注意が必要である．

　脳炎後パーキンソニズムは von Economo 脳炎の後遺症としてみられるもので，パーキンソニズムのほかに眼瞼攣縮，oculogyric crisis（眼球回転発作），側彎，脳神経障害，自律神経障害，認知症の頻度が高い．病理学的に神経原線維変化が出現するのが特徴であるが，今はほとんどみることがなくなった．

　また，パーキンソニズムと紛らわしい症候もあることに注意する．これには本態性振戦の振戦，両側錐体路障害による小刻み歩行，前頭葉障害による Gegenhalten，前頭葉障害による動作緩慢がある．本態性振戦の上肢振戦は姿勢振戦であり，さらに頭が細かく回旋するような震えを伴っていることが多いが，このような震えは Parkinson 病ではきわめてまれである．lacunar state や Binswanger 型白質脳症で両側錐体路が部分的に障害されていると小刻み歩行を呈することがある．Parkinson 病の小刻み歩行との鑑別はなかなか難しいが，錐体路障害による小刻み歩行はリズムが一定で足の踏み出しにもそれほど困難はないが，ステップの非常に小さい歩行になる．深部反射亢進，Babinski 徴候などを参考に鑑別する．前頭葉障害による Gegenhalten は強剛と間違うことがあるが，歯車現象のないこと，把握反射がしばしば陽性であること，関節の屈伸を繰り返していると，だんだん抵抗が強くなる傾向があることに注意すれば鑑別は難しくない．

㉔ 主な抗パーキンソン病薬

	一般名	1日維持量（mg）	副作用・禁忌*
抗コリン薬	トリヘキシフェニジル	2〜6	禁忌：狭隅角緑内障，重症筋無力症，尿路閉塞性障害，眼調節障害 副作用：めまい，ふらつき，口渇，錯乱，妄想，興奮，排尿困難，肝機能障害
	ピロヘプチン	2〜8	
	ビペリデン	1〜4	
	マザチコール	12	
ドパミン遊離促進薬	アマンタジン塩酸塩	100〜300	禁忌：狭隅角緑内障 副作用：幻覚，網状青斑，口渇，肝機能異常，食欲不振
ドパミン前駆物質	L-ドパ	1,200〜3,000	禁忌：狭隅角緑内障 副作用：悪心，嘔吐，食欲不振，便秘，起立性低血圧，ジスキネジア，溶血性貧血，血小板・白血球減少，幻覚，妄想，興奮，AST・ALT上昇，浮腫
	L-ドパ・カルビドパ合剤	300〜1,200	
	L-ドパ・ベンセラジド合剤	300〜1,200	
	L-ドパ・カルビドパ・エンタカボン合剤		
ドパミンアゴニスト	ブロモクリプチン	15〜22.5	禁忌：妊娠高血圧症候群，産褥期高血圧 副作用：食欲不振，悪心，胸膜または肺線維性変化，間質性肺炎，後腹膜線維症，心臓弁膜症，胃・十二指腸潰瘍悪化，皮疹，白血球減少，血小板減少，幻覚，妄想，興奮，眠気，めまい，起立性低血圧，睡眠発作，眠気
	ペルゴリド	0.75〜2.25	
	タリペキソール	1.2〜3.6	
	カベルゴリン	2〜4	
	ロピニロール，ロピニロールCR	2〜16	
	プラミペキソール，プラミペキソールER	3〜4.5	
	アポモルヒネ	1回量 1〜3	
	ロチゴチン	1日量 9〜36	
ノルアドレナリン前駆物質	ドロキシドパ	300〜900	禁忌：狭隅角緑内障，妊婦 副作用：食欲低下，吐き気，頭痛，幻覚，妄想，白血球減少，血圧上昇
モノアミン酸化酵素B（MAO-B）阻害薬	セレギリン	5〜10	注意：三環系抗うつ薬併用 副作用：幻覚，妄想，錯乱，狭心症，悪心，AST・ALT上昇，白血球減少，めまい
	ラサギリン	0.5, 1	
カテコール-O-メチルトランスフェラーゼ阻害薬	エンタカポン	100〜200	副作用：肝機能障害，ジスキネジア，尿の変色，消化器症状
	tolcapone	100〜200	
ドパミン代謝増強薬	ゾニサミド	25	副作用：眠気，肝機能障害，悪性症候群
アデノシン受容体拮抗薬	イストラデフィリン	20, 40	副作用：ジスキネジア，消化器症状，幻覚，妄想

*副作用・禁忌は，それぞれのカテゴリーに共通の副作用を示す．

　診断基準としては最も汎用されていたUK Parkinson's disease Society Brain Bankがあるが，2015年にMovement Disorder Society clinical diagnostic criteria for Parkinson's diseaseが精度も正確になり，今後世界的スタンダードになると思われる．

治療

薬物療法

　薬物療法が基本である．抗パーキンソン病薬には㉔にあげたものがあり，それぞれの薬物には次のような特徴があるので，それを心得て使い分けをするとよい．現在ではevidence based medicine（EBM）に基づき，

信頼できる科学的臨床データを検討し，論理的に治療方針を決めようとする治療選択方法が推奨されつつある．米国では米国神経学会の治療指針・アルゴリズムが作成され推奨されている．日本でも日本神経学会によりEBMに基づいた日本の治療指針のガイドラインが策定されている．

a）抗パーキンソン病薬の種類

①抗コリン薬

　線条体アセチルコリン受容体をブロックする．治療導入薬として優れているが，口渇，霧視，めまい，尿閉，錯乱などの副作用がある．特に記憶障害など知的

機能障害に対するおそれから，海外では以前ほどは使われなくなっている．少量の使用では問題ないが，L-ドパやドパミンアゴニストの効果が十分でなく，認知症症状のない比較的若い症例に限って使用すべきである．振戦には有効性が確認されており，振戦が強いような症例には試す価値がある．ただし，維持量は2〜6 mgにとどめるとよい．

②アマンタジン塩酸塩

線条体ドパミンニューロン終末よりドパミンの放出を促進することが薬理作用とされる．作用は弱いが，歩行障害，無動が目立つ場合の治療薬として有用である．最近注目されているのが N-メチル-D-アスパラギン酸（NMDA）型グルタミン酸受容体の拮抗作用である．L-ドパの長期使用による motor fluctuation やジスキネジアの出現には，大脳基底核へのグルタミン酸作動性投射の関与が示唆されており，ジスキネジアの改善には効果が期待できる．副作用として幻覚（細かい虫などが見える），網状青斑がある．

③L-ドパ

脳内で減少したドパミンを補充するので，最も病態生理に適した治療法である．しかし，長期使用により種々の問題の起きることが明らかになり，特に motor fluctuation やジスキネジアの合併については L-ドパの開始時期と負の相関が指摘されており，使用時期やドパミンアゴニスト併用について考慮すべきである．L-ドパの使用そのものについては，予後を改善させる最も有効な薬剤であることは間違いない．したがって，長期使用に伴う運動合併症を念頭に，患者の年齢や日常生活の活動性を考慮しながら使う．

L-ドパは末梢組織でもドパミンに代謝され，悪心，嘔吐，不整脈などの原因となるので，末梢性ドパ脱炭酸酵素阻害薬を併用するのが通常となっている．1日200 mg程度から始め漸増する．維持量の目安は合剤の場合，300〜600 mgであるが，重症例では1,200 mgまで用いることがある．副作用については後述する．ドパ脱炭酸酵素阻害薬の比率によって血中濃度が異なることが予想される．ベンセラジドの合剤は，阻害薬の比率が25％である．一方，カルビドパは10％であり最高血中濃度（Cmax）の違いから個々の患者への使い方に工夫が必要である．

④ドパミンアゴニスト（dopamine receptor agonist）

ドパミン受容体に直接結合してドパミン様の薬理作用を表す．ドパミンアゴニストには麦角アルカロイドとしてブロモクリプチン，ペルゴリド，カベルゴリンが，非麦角系としてタリペキソール，プラミペキソール，ロピニロールさらにプラミペキソール，ロピニロールの徐放製剤，貼付剤のロチゴチンが使用可能になっており，1日1回の投与で夜間症状の改善が期待でき

る．いわゆる，半減期が短くても投与方法や剤形を工夫することで continuous drug delivery（CDD）が実現可能となった．CDD は continuous dopaminergic stimulation（CDS）を実現することになり，運動合併症状や L-ドパに比べると作用は弱いが，単独で用いた場合や併用療法では L-ドパにみられる不随意運動や症状の日内変動を予防し，またその出現を遅らせることが確認されている．したがって，発症早期の症例にはドパミンアゴニスト単独で治療を開始し，障害の進行に伴い L-ドパを併用することが推奨されている．副作用では，麦角アルカロイド系では悪心，食欲低下，嘔吐などの消化器症状が問題となる．また，心臓弁膜症の報告があり，定期的な心臓超音波検査が必要である．ペルゴリド，カベルゴリンともに1日投与量が3 mg 以上の場合が問題となる．非麦角性では消化器症状が少ないのが特徴であるが，眠気が問題となる．眠気は発作的なものもみられ，特に交通事故の原因となるので注意が必要である．ドパミンアゴニストに共通にみられる幻覚，妄想，錯乱などの精神症状がいちばん問題となる．消化器症状には，導入期から末梢性ドパミン受容体遮断薬であるドンペリドンを食前に併用しながら，漸増法で治療を開始するのがよい．精神症状が出現した場合は減量あるいは中止する．また，衝動抑制障害が非麦角系で問題となることが多い．

⑤ドロキシドパ（L-threo-DOPS）

脳内でドパ脱炭酸酵素により代謝されてノルアドレナリンになる．Parkinson 病では，青斑核も障害されるので，それによるノルアドレナリン減少を補充することが理論的根拠であるが，ドパミンニューロンの終末からのドパミン放出促進作用も認められている．すべての症状に効果があるわけではなく，主に L-ドパの長期使用で出現するすくみ足に有効とされる．また，起立性低血圧にも有効である．

⑥モノアミン酸化酵素 B（MAO-B）阻害薬

ドパミン代謝を遅らせることで症状の改善を期待できるほか，MPTP induced parkinsonism の症状を改善させることから，神経保護作用も期待されている．しかし，大規模な二重盲検試験では神経保護作用については証明されなかった．米国の臨床試験では，神経保護作用があったとする報告もあり，米国の Parkinson 病治療のアルゴリズムでは第一選択となっている．MAO-B 阻害薬は，主にドパミン代謝を遅延させることから wearing-off などに用いるのがよい．高齢者に用いるときは起立性低血圧を起こすことがあるので注意が必要である．

⑦カテコール-O-メチルトランスフェラーゼ（COMT）阻害薬

長期薬物療法に伴う wearing-off やジスキネジアの

出現には末梢での 3-O-メチル-DOPA の関与が指摘されている．その 3-O-メチル-DOPA の代謝を抑制するのが COMT 阻害薬であり，L-ドパと併用することで L-ドパの作用時間を持続させることを目的としている．COMT 阻害薬にはエンタカポン，tolcapone，nitecapone，CGP 28014 などがあり，日本ではエンタカポンが使用できるようになった．tolcapone については肝毒性の問題がある．副作用については，ジスキネジアの増悪，消化器症状がある．また，問題とならないが着色尿がある．

⑧ドパミン代謝増強薬（ゾニサミド）

最も新しい抗パーキンソン病薬であり，てんかん薬である．MAO-B 阻害作用を示す．MAO-B 阻害作用に加えて，基底核の間接経路を賦活化することがわかっており，wearing-off の治療の際，MAO-B 阻害薬であるセレギリンがジスキネジアがある場合は使用できないとされているが，ゾニサミドはジスキネジアがあっても使用ができる点で異なる．わが国でその臨床効果が確認された．運動合併症状に効果を認める．振戦に対し効果を示す．L-ドパに抵抗性を示すような振戦に効果が期待される．

⑨抗ヒスタミン薬

抗 Parkinson 病作用は弱い．他の薬物が副作用で使用できないときにやむをえず使用する．

⑩アデノシン受容体拮抗薬

イストラデフィリンが，非ドパミン系薬として進行期 Parkinson 病の wearing-off 現象の治療薬として開発された．アデノシンを阻害することで運動合併症状を抑える．

b）抗パーキンソン病薬の選択順位

決まったルールがあるわけではないが，EBM に基づいて薬物を選択するのがよい．現在行われている臨床試験におけるランダム化比較試験でのエンドポイントに設定されているのは motor fluctuation の出現時期である．ドパミンアゴニスト群と L-ドパから開始した群との比較が，新しく開発されたドパミンアゴニストで検討されている．その結果，L-ドパ単独よりもドパミンアゴニスト単独ないし併用療法にて motor fluctuation の運動症状は軽減される．したがって，現在では L-ドパの開始時期については患者の日常生活レベルにもよるが，Parkinson 病早期例では L-ドパの使用を避け，ドパミンアゴニストから使用するのがよいとされている．ただし，2018 年の「パーキンソン病診療ガイドライン」では，失職の可能性があるなど特別な事情があれば，L-ドパから開始することを良しとしている．進行例ではすでに L-ドパ，ドパミンアゴニストを併用していることが多く，motor fluctuation を合併していることが多いので，他の補助薬

㉕ 起立性低血圧の治療薬

一般名	1 日維持量（mg）
1. ミドドリン塩酸塩	4～8
2. ドロキシドパ	300～1,200
3. ジヒドロエルゴタミン	3～6
4. インドメタシン	50～150
5. フルドロコルチゾン酢酸エステル	0.1～0.2

を併用しながら日常生活レベルを上げることを目標とする．

c）L-ドパ長期治療の副作用・問題点

①消化器症状

末梢組織で L-ドパより生じたドパミンが第四脳室底にある chemoreceptor trigger zone（化学受容器引き金帯）（血液脳関門）を刺激するのが主な機序である．したがって，末梢性ドパミン受容体遮断薬であるドンペリドンを毎食前に 5～10 mg 服用し，L-ドパは食直後に投与するのが最も効果がある．消化薬の併用もよい．また，セロトニン作動薬であるモサプリドクエン酸も悪心に対し効果がある．

②不整脈，狭心痛

Ca 拮抗薬，β 遮断薬などを併用する．末梢性ドパ脱炭酸酵素阻害薬との合剤が現在主流のためこれらの副作用は少ない．

③起立性低血圧

㉕に示す薬物を順次試し，塩分摂取を増やし，下肢に弾性ストッキングを着用する．

④不随意運動

口舌ジスキネジアをはじめ，体幹・四肢の舞踏運動，ジストニア，アテトーゼ，バリズム，ミオクローヌスなど，いろいろな不随意運動がみられる．不随意運動は L-ドパの効いている時間帯に出現する interdose dyskinesia が大部分であるが，L-ドパの効き始めと効き終わりに二相性に出現する onset-and end-of-dose dyskinesia もある．後者はバリズム様のかなり激しい運動もあり，どちらか一方のみに出現することもある．このほかに，early morning dystonia と呼ばれる，主に足が尖足回外位をとるジストニアがある．後者は薬物の切れたときに出るジストニアであり，就寝前にドパミンアゴニストを投与すると消失する．不随意運動は軽いものは放置してよいが，目立つ場合は，アマンタジン塩酸塩を投与する．

さらにコントロールが不良の場合，L-ドパの分割投与が推奨される．L-ドパとドパミンアゴニストの併用療法を行っている場合は，ドパミンアゴニストを減量していく．

薬物療法が難しい場合，L-ドパ反応性が良好であれば脳深部刺激療法の適応を検討すべきである．

⑤精神症状

　幻覚が最も多く，次いで妄想，興奮，錯乱状態がある．幻覚は大部分幻視で，比較的大きなもの，たとえば人の顔，動物などが見える．精神症状が出たら減量が原則であるが，減量するとパーキンソニズムが悪化する場合がある．多剤併用療法の場合，抗コリン薬，アマンタジン塩酸塩，ドパミンアゴニストを順次減量し，それでも精神症状が出現するようであれば，L-ドパ単剤でのコントロールを行う．精神症状は meso-cortical dopaminergic system におけるドパミン過剰状態ないし受容体の過敏状態が原因と考えられるため，この系を選択的に遮断する薬物があれば，有効なはずである．このような点で，ドパミン受容体遮断作用のない非典型的向精神薬であるクロザピン，クエチアピン，オランザピンが有効と考えられる．クロザピン，クエチアピン，オランザピンはすでにわが国で使用が可能になっている．特にクエチアピンは，safety option として推奨されている．Parkinson 病における運動症状を悪化させずに精神症状に働き，好結果を得ている．精神症状について注意する点としては，被害妄想が配偶者に対してのみ出現する場合である．これには十分な病歴を聴取する必要がある．薬物を減量することにより消失する．

⑥悪性症候群

　長期に L-ドパを服用していた人が急に服薬を止めたときにみられる症候群である．休薬したすべての人にみられるわけではなく，食欲低下，感染などの合併症などで十分に食事がとれなくなり，服薬も滞りがちになった場合に起きやすい．症状は著明な筋強剛，高熱，血清 CK 上昇で，重症な場合，さらに意識障害，筋崩壊，ミオグロビン尿症とそれによる急性腎不全，組織凝固因子の漏出による播種性血管内凝固（DIC）などを合併する．

　治療は経管的に L-ドパの再開，ブロモクリプチン 15～22.5 mg/日，ダントロレンナトリウム 75 mg/日の投与，十分な輸液である．急性腎不全を起こした場合には輸液による強制利尿を図り，それでも腎機能が改善しない場合には血液透析を行う．DIC を合併した場合にはガベキサートメシル酸塩（FOY®）30～40 mg/kg/日，ヘパリン 10,000～20,000 単位の持続点滴を開始する．アンチトロンビン III（AT-III）が 60％以下に低下している場合には，AT-III 濃縮製剤 1,500 単位を静注する．

⑦wearing-off 現象

　L-ドパの薬効時間が短縮して服薬後 2～3 時間すると急に症状が再現する現象をいう．治療開始 2 年目からもみられることがある．最初は夕方起こることが多く，次いで早朝にみられ，最後は服薬ごとにみられる

ようになる．すでに L-ドパが導入されている場合は，ドパミンアゴニストを併用するか，L-ドパを細かく分服することで症状の再現時間をできるだけ少なくなるようにする．

　MAO-B 阻害薬セレギリンも wearing-off に対して有効である．COMT 阻害薬であるエンタカポンの使用が可能になったので，wearing-off に使う．また，わが国で臨床応用が確認されたドパミン代謝増強作用のあるゾニサミドも有効性が確認されている．臨床試験では，L-ドパ量の節減，wearing-off の off 時間の短縮作用がある．アデノシン受容体拮抗薬であるイストラデフィリンも wearing-off 現象に有効である．

　薬物療法でも改善が認められなければ，device aided therapy の適応と考慮すべきであり，わが国では脳深部刺激療法，levodopa-carbidopa intestinal gel（LCIG）が選択肢としてある．薬物減量を目的とする場合，視床下核の脳深部刺激療法を考慮し，off 時での症状改善，ジスキネジアに対しては淡蒼球内節脳深部刺激療法が有効とされている．高次脳機能障害があれば淡蒼球内節の脳深部刺激療法が良いとされているが，どちらを選択すべきかについてはいまだ十分な確証がない．破壊術は現在ほとんど行われなくなった．脳深部刺激療法は neuromodulation と呼ぶのが適している．

⑧no-on，delayed-on 現象，on-off 現象

　no-on，delayed-on 現象に対しては，L-ドパの消化管からの吸収を促進させる方策を考える．たとえば，食前の L-ドパの服用，消化管の蠕動運動を促進するドンペリドン，モサプリドクエン酸塩の使用，胃酸を酸性に保つために不必要な制酸薬を中止するなどの処置をとる．また，L-ドパをビタミン C やレモン水などの酸性液と一緒に服用すると吸収が良くなり効果が改善することがある．また，蛋白質を夕食時にまとめてとるようにすることで（protein redistribution diet），中性アミノ酸と L-ドパの競合拮抗をできるだけ避ける方法も有効である．

　on-off 現象は，L-ドパの服薬時間とは関係なく症状が急に悪くなり，また自然に良くなる現象である．悪い時間は比較的短いが，日に何回も起こることがある．その機序はよくわかっていないが，消化管からの L-ドパの吸収の異常，脳への L-ドパの移行の問題，ドパミン受容体の感受性低下などの要因が重なって発生している可能性があり，上記のような方法を組み合わせることで改善を図る．

⑨すくみ足

　狭いところを通ろうとしたときなどに急に足がすくみ，前に進もうとしても足がブルブル震えるだけで，しばらく進めなくなる現象である．Parkinson 病の症

神経疾患

6

神経変性疾患

状としてみられるものと，L-ドパ長期使用後に出てくるものがある．前者はL-ドパの増量で良くなるが，後者はかえって悪くなることがあり，ドロキシドパで改善するケースもある．後者の場合，L-ドパの副作用というよりも，病気の進展による症状のようである．いずれも床に歩幅を合わせた太いビニールテープを目印として貼っておくと足が出やすい．このような cue therapy が最も有効である．

すくみ現象は手にも言語にも出現することがある．すくみ手は書字などに際し，手が細かく震えるのみで字を書けなくなる現象であり，すくみ言語は話そうとしても口の中でモゴモゴ言うのみで何を言おうとしているのかわからない現象である．

⑩効果減弱

L-ドパ開始2〜3年後からL-ドパが効いている時間帯でも改善が以前ほど思わしくなくなることがある．これは病期の進行，ドパミン受容体の感受性低下が関与しているようである．L-ドパを増量するか，他の薬剤を追加あるいは増量する．

⑪Parkinson 病に伴う抑うつ状態

Parkinson 病は高頻度にうつ状態を合併する．具体的な頻度は報告者により異なるが約40％に認められる．このうつ状態の治療は難しく，三環系抗うつ薬，選択的セロトニン再取込み阻害薬（SSRI）が有効である．SSRI には三環系抗うつ薬のような抗コリン作用，起立性低血圧，鎮静効果が少ない．海外では，十分なエビデンスがあるわけではないが，SSRI がうつ状態の改善に第一選択薬として使用されている．ただし，Parkinson 症状が悪化することがある．

MAO−B 阻害薬セレギリンもうつ状態に有効を示す．anhedonia と呼ばれる好きなことに興味がなくなるなどの症状にはドパミン受容体 D_3 刺激効果が期待される．特にプラミペキソールにその効果が期待できる．

外科的治療

現在は，組織破壊が少ないことから脳深部核刺激療法が主流になっている．適応については，薬物療法に限界のある症例が対象となるが，L-ドパ反応性が適応を考えるうえで重要である．最近では早期脳深部刺激療法の有効性も報告されており，時期の適応に関しては以前より時期を早めて行うのがよいとされる報告もある．

重症患者への胎児ドパミン神経細胞の移植は，最近の二重盲検の成績では60歳以下の比較的若い症例については有効性が確認されている．ただし，ジスキネジア，ジストニアが移植を受けた患者の15％に認められている．このジスキネジア，ジストニアの問題は残すが，60歳以下の若い症例では有効のようである．

わが国では，ドナーの問題などで，移植療法そのものを行うことは困難であるので，今後は神経幹細胞での応用や遺伝子治療が期待される．その点，皮膚線維芽細胞由来 iPS 細胞は，倫理面の問題をクリアできており，臨床応用への期待が高まっている．

予後

生命予後はL-ドパの導入後著明に改善し，報告によっては一般人口と変わらないところまできている．L-ドパが黒質の変性を助長しないかとの危惧があったが，ELLDOPA スタディにより否定されている．神経細胞死を起こすといった確証はない．さまざまな作用をもった抗パーキンソン病薬が開発されており，薬物療法をうまく行えば発症10年経過しても80％は自立した生活が可能である．

家族性 Parkinson 病

概念

- Parkinson 病の多くは遺伝歴のない孤発型 Parkinson 病であるが，一部の患者で家族内発症の認められる家族性 Parkinson 病が存在する．
- 現在，23の遺伝子座が判明しており，そのうち明らかに Parkinson 病と臨床的にも区別がつかないものに α-synuclein，parkin，PINK1，DJ-1，LRRK2，UCH-L1，ATP13A2，VPS35，CHCHD2 の9つの原因遺伝子が単離されている（㉒）．さらに感受性遺伝子として GBA が報告されており，Gaucher 病の原因遺伝子変異をヘテロ接合体でもつと発症リスクが高くなる．

病態生理・病因

家族性 Parkinson 病は，単一遺伝子異常により黒質変性を起こすため，原因遺伝子が必ず黒質神経変性のプロセスで重要なかかわり合いをなしている可能性が高く，この家族性 Parkinson 病の病態究明は，ひいては孤発型 Parkinson 病の解明の最も有効なアプローチとされている．遺伝子座が判明しているのは23であるが，今後さらに増える可能性がある．原因遺伝子として単離されているのは α-synuclein，parkin，UCH-L1，DJ-1，LRRK2，ATP13A2，GIGYF2，HtrA2/Omi，PLA2G6，FBXO7，VPS35，CHCHD2，VPS13C である．

α-synuclein 遺伝子変異は十数家系のみの報告であり，しかも3種類の変異のみが報告されているきわめてまれな原因遺伝子である．点変異は少ないが，遺伝子の重複変異（multiplication）が報告されている．3重複，2重複を示す家系が世界で十数家系以上存在するものと考えられている．日本では2重複（duplication）を示す家系が10家系以上は存在するものと推定される．α-synuclein は Parkinson 病の病理学的診

断マーカーである Lewy 小体の主要構成成分であることが明らかにされた. 現在のところ Lewy 小体形成の機序に *α-synuclein* の発現量の増加が重要な鍵を握っていると考えられている.

一方, *parkin* は劣性遺伝形式を呈する若年性Parkinson 病（autosomal recessive juvenile parkinsonism：AR-JP）の原因遺伝子である. *α-synuclein* の変異がまれであるのに対し, *parkin* 遺伝子変異は若年発症 Parkinson 病における common form といっても過言ではないほど, さまざまな変異が観察される. AR-JP の臨床病理学的特徴は, 以下の通りである.

①多くは 40 歳以前の若年に発症する.
②睡眠効果を認める.
③早期からジスキネジアや wearing-off 現象が出現する.
④下肢優位にジストニアを認めることが多い.
⑤日内変動が薬物療法以前から認められる.
⑥腱反射は亢進することが多い.
⑦認知症は一般に認めない.
⑧一般に Lewy 小体を認めない.

parkin の機能についてはユビキチンリガーゼであることがわかっており, AR-JP の病態に *parkin* の基質の蓄積がかかわっていることが推定されている. 基質には Pael receptor, *o*-glycosylation, *α*-synuclein, CDCrel-1 がある. ただ, どの基質が細胞死に直結するか明らかにされていない.

同じ劣性遺伝性 Parkinson 病の PINK1, DJ-1 は, 臨床症状も類似しており *parkin* 同様ミトコンドリアの機能維持に関与している可能性が高い. PINK1 は *parkin* 変異に次いで頻度が高い. わが国にもその存在が証明されている. 一方, 同じ劣性遺伝性 Parkinson 病の DJ-1 変異は, わが国には今のところ報告がない. 最近の研究では, *parkin* と PINK1 は協働して異常ミトコンドリアを消去する品質管理にかかわるミトファジーに関与することが判明している.

他の家族性 Parkinson 病の特徴であるが, PARK8 は臨床的には孤発型 Parkinson 病と差異がほとんどないが, 病理学的には Lewy 小体を認めるケースと認めないケースがある. 原因遺伝子は LRRK2 であることが判明している. 機能はリン酸化に関与していることが推定されている.

PARK9 は淡蒼球と錐体路の変性を主体とするもので抗 Parkinson 病薬の反応は良好である. 若年発症で認知症を伴い, 核上性上方注視麻痺を認めるのを特徴とする. 原因遺伝子はオートファジー・リソソーム系に関与する ATP13A2 である. ATP13A2 は, リソソームの膜に存在する. わが国にも変異をもった家系が存在する.

VPS35 は典型的な Parkinson 病臨床像を呈しており, わが国にも頻度こそ高くないが存在することがわかっている. 機能としてはレトロマーにかかわっていることが判明している. 日本人家系で見つかっている *CHCHD2* も典型例な Parkinson 病を呈する.

多系統萎縮症 multiple system atrophy（MSA）

多系統萎縮症（MSA）とは病理学的疾患概念であり, これにはオリーブ橋小脳萎縮症（OPCA）, 線条体黒質変性症（SND）, および Shy-Drager 症候群（SDS）の 3 疾患を包括している.

MSA の病理学的特徴としてオリゴデンドロサイト内嗜銀性封入体（GCI）があり, 3 疾患に共通して観察される. 病理学的マーカーとなりうる GCI の存在が MSA を 1 疾患単位として取り扱う要因になっている. この GCI の主要構成成分も α-synuclein であり, Parkinson 病と併せて synucleinopathies の概念が生まれた. 興味深いことに α-synuclein の duplication, triplication の神経病理学的検討では, Lewy 小体と GCI を認める. このことは MSA の発症機序にも α-synuclein の高発現がトリガーになっている可能性が高い. OPCA と SND は病理学的に共通点が多く, パーキンソニズムを主体とするものを SND type（MSA-P）とし, 小脳症状を主体とするものを OPCA type（MSA-C）としている. 初発症状はパーキンソニズム 46 %, 自律神経症状 41 %, 小脳症状 5 % であった. SDS については概念が混乱していることから使用しないことがよいとしている.

ここでは 3 疾患について記述する.

線条体黒質変性症（SND, MSA-P）

概念

- 線条体黒質変性症（SND, parkinsonian variant of multiple system atrophy：MSA-P）は, 線条体, 特に被殻の著明な萎縮とグリオーシスと黒質の変性を中核病変とする変性疾患である.
- 被殻の特に尾側は神経細胞の脱落が著明でほとんどグリア細胞に置き換わり, 褐色の色沈着がある. 変性はさらに淡蒼球, 視床下核にもみられることがある.
- 黒質の萎縮は単純萎縮で Lewy 小体は出現しない.
- GCI は優性遺伝性 Parkinson 病の原因遺伝子 *α-synuclein* の抗体に陽性を示す.

臨床症状

発症年齢は 40〜70 歳で, ほとんどは孤発型である. 歩行障害で始まることが多く, 振戦の頻度は Parkinson 病より低い. 全体としては Parkinson 病にきわめて似ており, 臨床症候のみでの鑑別は難しい. レボドパに対しては反応は無効であるが, 一時的に反応を示

したり，軽度の改善を示す症例もある．Parkison病に比べて強剛が目立つ．構音障害が強い．症状の左右差は少ない．さらに起立性低血圧，神経因性膀胱，陰萎などを認めることが多い．また，声門開大障害に伴ういびきや睡眠障害などもみられ，突然死を起こすことがあるので注意が必要である．

診断・鑑別診断

Parkinson病との鑑別がいちばんの問題になる．頭部MRIでT2強調画像にて被殻外側にスリット状の高信号域を認める．また，時にT2強調画像で被殻外側に低信号を認めることもある．被殻の異常信号に萎縮を認めれば，SNDの可能性は高い．最終的にはL-ドパの反応性の有無により総合的に判断することが必要である．

治療

Parkinson病に準じた治療となる．自律神経症状については Shy-Drager 症候群に準じた治療を行う．

Shy-Drager 症候群（SDS）

概念

● 起立性低血圧を中心とした広範な自律神経系障害を示す症候群である．

● SDSは，SND，OPCA同様にMSAに包括される．一方，自律神経障害を主体とした変性疾患にprogressive autonomic failure（PAF）があり，病理学的に① pure PAF，② PAF with PD，③ PAF with MSAと分類されている．

● MSAの疾患概念は脊髄中間質外側核病変による自律神経障害を指しており，SDSはMSAにもPAFにも属することになり混乱を招いている．ここでは臨床的に自律神経症状が主体となっているMSAをSDSとしてとらえる．

臨床症状

起立性低血圧によるめまい，失神，尿失禁，陰萎，発汗低下，瞳孔異常，便秘などの自律神経症候に加えてパーキンソニズム，小脳症状が加わる．つまり，SDSには運動障害からみた場合，SND typeとOPCA typeが存在することになる．起立性低血圧は著明なものがあり，起立により測定不能になることもまれではない．神経原性の特徴を示し，血圧が低下しても脈拍はほとんど変わらない．

検査

自律神経系の障害部位を推定するために種々の検査法が考案されている（詳しくは☞「自律神経機能検査」p.327）．

診断・鑑別診断

失神の鑑別については「失神」を参照されたい（☞Vol.3「失神」p.107）．神経原性起立性低血圧に注目すれば診断は難しくない．線条体病変・橋・小脳病変の

有無をみるのはMRIを参考にする．SDSは自律神経症候で発症するが，経過に伴いSNDやOPCA様の画像を呈する．pure PAFとPAF with PDとの鑑別が必要である．pure PAFは自律神経症候に終始し，長期の経過においても運動症状を伴わないことを特徴とする．また，節後性障害が優位である．PAF with PDとの鑑別は困難である．ただし，L-ドパの反応の有無である程度鑑別可能である．予後は不良であり，夜間の睡眠時無呼吸による突然死もまれではない．

治療

起立性低血圧に対する治療が主体となる．㉕に示した薬物を順次用い（併用してもよい），弾性ストッキングの着用，食塩摂取の増量などで対処する．神経因性膀胱の治療に関しては，無緊張性膀胱の場合はベタネコール塩化物（ベサコリン®）5％散薬 0.6～0.9 g/日を用いる．プラゾシン 1.5～4 mg/日の併用もよい．脱抑制性収縮に対してはフラボキサート 15～60 mg/日，ジアゼパム 6 mg/日，イミプラミン 30～75 mg/日などを用いる．

オリーブ橋小脳萎縮症（OPCA，MSA-C）

MSAで小脳症状が全面に出ている場合はMSA cerebellar variant（MSA-C）とする．非遺伝性脊髄小脳変性症であるので，詳細は「小脳系の変性疾患」で記述する（☞ p.444）．

進行性核上性麻痺

progressive supranuclear palsy（PSP）

概念

● 核上性注視麻痺とパーキンソニズムを中核症状とする変性疾患の一つである．

病理

病理所見は，黒質，歯状核，赤核，淡蒼球，視床下核での神経細胞脱落，グリアの増生と中脳，橋被蓋の萎縮，脳幹，皮質下核の神経原線維変化の出現を特徴とする．神経原線維変化は globose type（球型）であり，Alzheimer病の flame-shaped type（炎型）と対比される．電顕による超微形態は Alzheimer病のようなねじれをもった paired helical filament ではなく straight tubule（直細管）である．多くは非遺伝性の孤発型であるが，少数ながら家族例も報告されている．

最近では PSP-parkinsonism（PSP-P）の存在が注目されている．PSP-PはL-ドパに初期には反応し，しかも振戦を呈することが多く，非対称性の症状があるため Parkinson病との鑑別が難しい．PSP-Pと PSPとの神経病理学的違いは，タウの分布の広がりにある．PSPのほうがより神経病理学的所見が重篤である．PSPは，㉖のように分類されることが多い．

⑳進行性核上性麻痺（PSP）の分類

	Richardson症候群	PSP-P	PSP-PAGF	PSP-CBS	PSP-PNFA	PSP-C	Parkinson病
筋強剛	体軸性	四肢＞体軸	体軸性	あり	ときどきあり	あり	四肢＞体軸
無動	軽度	中等度	中等度	あり	軽度	あり	あり
振戦	なし	あり/なし	なし	なし	なし	なし	あり（静止時）
早期の転倒	あり	なし	なし	ときどきあり	ときどきあり	ときどきあり	なし
早期の姿勢保持障害	あり	なし	あり	不明	不明	ときどきあり	なし
早期の認知機能低下	しばしばあり	なし	なし	あり	あり	ときどきあり	なし
早期の眼球運動障害	あり	なし	なし	なし	ときどきあり	ときどきあり	なし
早期の失調	なし	なし	なし	なし	なし	あり	なし
レボドパへの反応性	なし	あり	なし	なし	なし	なし	あり

PSP：progressive supranuclear palsy, PSP-P：PSP-parkinsonism, PSP-PAGF：PSP-pure akinesia with gait freezing, PSP-CBS：PSP-corticobasal syndrome, PSP-PNFA：PSP-progressive non-fluent aphasia, PSP-C：PSP-with cerebellar ataxia.
（Williams DR, et al：Progressive supranuclear palsy：clinicopathological concepts and diagnostic challenges. Lancet Neurol 2009；8：270より一部改変。）

臨床症状

臨床診断基準として、国際ワークショップで提唱されたものがある。この診断基準は definite, probable, possible の3段階に分類されている。definite には病理学的診断が必要である。probable の必須条件は、①緩徐進行性、②発症年齢が40歳以上、③垂直性眼球運動障害か1年以内にみられる転倒を伴う著しい姿勢運動障害があげられる。垂直性眼球運動障害では、下方視優位に障害されるために階段を下りるのが怖くなる。眼球運動障害によっては十分に動くのが特徴で、核上性眼球運動障害を呈する。進行すると水平性眼球運動障害を呈する。進行すると水平性眼球運動障害も認めるようになる。頸の受動的前屈に際し筋強剛が著明である。体軸に筋強剛が強く四肢には比較的軽い。Parkinson 病同様に動作緩慢を認め、歩行は小刻みとなり、retropulsion は陽性となる。また、すくみ足が著明な症例もある。認知症についても早期から認められるが、程度は軽いとされる。その特徴は忘れられっぽである。思考の緩慢、無感情、抑うつなどの前頭葉機能障害に伴う症状が特徴とされる。

診断・鑑別診断

典型的な症状がそろっていれば診断は容易であるが、病初期には眼球運動障害も頸の後屈も軽くて Parkinson 病との診断が困難な場合がある。probable の必須条件を満たす場合は、specificity は 100 ％であるが、sensitivity は 50 ％と半分は見逃されることになる。このことは、典型例は問題ないが、非典型例が少なからず存在することを示している。すくみ足やジスキネジアや振戦を認めるタイプなど、典型例に出てくるようなタイプや、静止時振戦を認めるタイプなど、さまざまである。典型例に関しては、静止時振戦のないこととや四肢の筋強剛が体軸に比して軽いこと、L-ドパの反応が悪いことなどを参考にする。画像的には CT, MRI で中脳被蓋の萎縮、第三脳室の拡大が参考となる。生化学的にはリン酸化タウ蛋白が蓄積しており、タウ蛋白の蓄積パターンは4リピートタウのみから成る。組織学的には異常タウ蛋白蓄積から thorn-shaped astrocyte と tuft-shaped astrocyte があり、特に tuft-shaped astrocyte は PSP に特異的とされている。

治療

Parkinson 病に準じた薬物療法を行うが反応が悪い。ほかには、三環系抗うつ薬としてアミトリプチリンが効果があったとする報告があるが、日常生活レベルを上げるのは現状の治療方法では難しい。

純粋無動症 pure akinesia

すくみ足と動作緩慢の症状から成る症候群である。その原因は、PSP が淡蒼黒質ルイ体萎縮症（pallido-nigro-luysial atrophy：PNLA）の一症状ともとらえることができる。したがって、純粋無動症は複数の変性疾患の一症状としてとらえることができる。責任病巣は PNLA の病理学的検討では淡蒼球内節と黒質網様層が考えられている。

大脳皮質基底核変性症 corticobasal degeneration（CBD）

概念

● CBD は Rebeitz らにより corticobasal degeneration

with neuronal achromasia として報告されたのが初めてで，認知症，失行，注視麻痺，不随意運動，筋強剛，錐体外路徴候など多彩な症候を示す多系統変性症の一種である．

- その後，Gibbs らが3剖検例の追加とそれまでの症例のreviewを行い，本症をcorticobasal degeneration と呼ぶことを提唱して疾患概念が確立した．最近の病理学的検討では，臨床的にはCBDであってもAlzheimer病やPSPの場合もあり，corticobasal syndrome と臨床診断をつけることも検討されている．SPECTやタウ蛋白，アミロイドβ蛋白の髄液検査で鑑別が可能となっている．

病理

病理所見の特徴は，前頭・頭頂葉の強い萎縮，黒質の退色である．組織学的には大脳皮質の著明な神経細胞脱落，グリオーシスがみられる．PSP 同様，神経細胞，グリア細胞にタウ蛋白が蓄積する．特にタウ蛋白が蓄積するグリア細胞は形態学的にastrocytic plaque と呼ばれ，CBD に特異的とされている．分子レベルではPSPとメカニズムに共通点が多くみられるが，PSP に特異的な tuft-shaped astrocyte とこのastrocytic plaque は共存することはないとされている．4リピートタウが優位に蓄積していることはPSPと共通している．さらに病理学的特徴としてはNissl顆粒が崩壊し，染色性の低い膨大した細胞質をもち，核が周辺に偏在する balloned neuron と呼ばれる特徴的な細胞がみられる．この balloned neuron は大脳皮質のV層，VI層に多くみられる．脳幹にはstraight tubule を呈した神経原線維変化を認める．病変部位は，大脳皮質，視床，視床下核，赤核，青斑核，中脳被蓋，小脳歯状核などにも神経細胞脱落とグリオーシスを認める．近年，臨床的に左右差が著しいタイプをcorticobasal syndrome（CBS）としてとらえることが多い．

臨床症状

Wenning らの14剖検例の検討では，発症年齢は45〜75歳で，初発症状は麻痺を伴わない運動拙劣（clumsiness），失行，ジストニア肢位が多く，初発症状に左右差が多い．特徴的なのは失行で，運動失行，観念失行，観念運動失行，構成失行，皮質性感覚障害など頭頂葉障害がしばしば認められる．さらに，興味あることに右手が勝手に動く alien hand 症候（他人の手徴候），対側の手の行為を妨害する拮抗失行が生じることもまれではない．経過中多彩な症状が加わり，無動，寡動，筋強剛，小刻み歩行，姿勢保持障害などパーキンソニズムがみられる．また，不随意運動もみられ，ミオクローヌス，ジストニアの頻度が高い．Parkinson病のような静止時振戦はまれである．進行すると錐体路徴候，前頭葉徴候，認知症，仮性球麻痺症状が加わり，ベッドに寝たきりになる．認知症については経過中みられるとされていたが，認知症を主症状とするものも決して少なくない．眼球運動障害も特徴的で，眼球運動は断続性眼球運動（saccadic）になり，随意的注視が難しくなる．PSP 同様，垂直性眼球運動障害が主体である．非典型例では，進行性失語を呈するものもある．失語のタイプとしては，非流暢性失語や感覚性失語が報告されている．また，前頭側頭型認知症を示したCBD も報告されている．

診断・鑑別診断

一般検査所見には髄液を含めて異常はない．診断に参考になるのは高次脳機能障害，認知症，パーキンソニズム，PSP 様眼球運動障害の特有な症候の組み合わせである．さらに，臨床症候の左右差も参考になる．画像的にはCT，MRIで左右差を認める大脳皮質の萎縮を認める．特に中心領域から後方の頭頂葉で顕著である．機能検査では脳血流シンチグラフィで萎縮部位での血流低下を認める．鑑別診断としてはAlzheimer病，Pick病，Creutzfeldt-Jakob病（CJD）を鑑別する必要がある．典型例については鑑別は難しくないと思われるが，非典型例についてはその鑑別は困難である場合がある．CJD は脳波と経過が速いことから鑑別は可能である．

治療

有効な治療はない．パーキンソニズムに対してはParkinson病に準じた治療を試みてよいが，効果は期待できない．ミオクローヌスにはクロナゼパムなどの抗てんかん薬が有効な場合がある．

17番染色体遺伝子に連鎖する家族性前頭側頭型認知症パーキンソニズム

frontotemporal dementia and parkinsonism linked to chromosome 17 (FTDP-17 〈MAPT〉, FTDP-17 〈PGRN〉)

概念

- FTDP-17 には，tau（microtubule associated protein tau：MAPT）と progranulin（PGRN）に変異を認める2型が存在する．

病理・病態生理

病理学的には，FTDP-17（MAPT）は，タウ（tau）陽性封入体が観察され，FTDP-17（PGRN）はユビキチン陽性封入体が観察される．臨床的には，両タイプとも行動異常，認知症を呈し，しかもパーキンソニズムを呈する常染色体優性遺伝を示す神経変性疾患である．Parkinson病を呈する FTDP-17（PGRN）の報告がある．発症年齢は FTDP-17（PGRN）のほうが高い．臨床的には類似性が高いが，FTDP-17（MAPT）の発症機序を考えるうえでタウ蛋白の mRNA の発現形

式が重要となる．タウ蛋白は alternating splicing によって生じる6種のアイソフォームを有する．タウ蛋白にはC末側に繰り返し配列が存在し，繰り返し配列の数により，つまりエクソン10を含むか否かで3リピート，4リピートの2群に分けられる．エクソン10に続くイントロン10の部分は stem-loop を形成しており，この部分に変異があるとリピート数に変化が起こる．FTDP-17の変異は，このエクソン10内（V279M，P301L），stem-loop のイントロン10内，それ以外の領域（G271V，V337M，R406W）に報告されている．一方，FTDP-17（PGRN）の発症機序に関しては，優性遺伝形式ではあるが見出されている変異が null 変異であり，progranulin の発現レベルの低下かハプロ不全により発症することが予想されている．

臨床症状

FTDP-17（MAPT と PGRN）の臨床型は多彩である．両タイプともに主な症状は前頭型認知症であるが，同じ遺伝子の変異でも原因遺伝子が単離されるまでは disinhibition-dementia-parkinsonism-amyotrophy complex（DDPAC），pallido-ponto-nigral degeneration（PPND）や familial multiple system tauopathy with presenile dementia（MSTD）とさまざまな呼称がある．さらに PGRN も単離同定され，臨床型のスペクトラムの広がりがある．共通してみられる症候としては，前頭側頭型認知症を反映して行動異常，認知障害，パーキンソニズムとする運動障害である．発症年齢は40歳代が多い．変異により発症年齢や臨床型が異なる．

病理学的には前頭・側頭葉，線条体，扁桃核の萎縮，黒質の脱色素がある．異常リン酸化タウが神経細胞とオリゴデンドログリアに蓄積している．ballooned neuron を観察することがあり，CBD との鑑別が難しい症例がある．最近単離された9番染色体短腕にリンクする常染色体優性遺伝性 ALS-FTD 家系から新たに C9ORF72 遺伝子が単離・同定された．GGGGCC の hexanucleotide repeat の異常伸長によるものである．TDP-43 に続いて ALS と FTD が密接な関係にあることを裏づけるとともに，TDP-43，FUS/TLS と同様に RNA processing 異常と神経細胞死との関連を示唆する．

診断・治療

家族内発症を認め，前頭側頭型認知症を呈していれば，FTDP-17を疑う．特別な治療法はない．

進行性淡蒼球変性症

progressive pallidal degeneration

概念

● 進行性淡蒼球変性症は Hallervorden-Spatz 病（HSD）としてとらえられている．HSD は発症年齢により，①早期小児発症型，②晩期小児発症型，③成人発症型に分類される．
● 成人発症型は，若年性 Parkinson 病との鑑別が難しい．
● L-ドパはある程度有効なこともある．

病因

原因遺伝子は pantothenate kinase 2（PKAN2）によることがわかっている．この遺伝子変異により過剰システインが鉄と反応して酸化ストレスを惹起させることで細胞死を起こさせることが推定されている．

病理・病態生理

HSD は常染色体劣性遺伝形式を示し，病理学的には淡蒼球，黒質に主病変があり，鉄の沈着，spheroid の出現，神経細胞の萎縮・脱落を認める．neurodegeneration with brain iron accumulation（NBIA）の範疇に入る．spheroid の出現は HSD の特徴を示しており，neuroaxonal dystrophy ともいわれている．

臨床症状

筋強剛，錐体路徴候，ジストニアを認める．早期小児発症型では知能低下が目立つ．MRI では両側淡蒼球に tiger's eye と形容される所見を認める．この徴候を認める場合，PKAN2 に変異を認める．NBIA は多様性のある症候群であり，PKAN2 や dystonia-parkinsonism を呈する PLA2G6 変異によるものも存在する．

（服部信孝）

●文献

1) Postuma RB, et al：MDS clinical diagnostic criteria for Parkinson's disease. *Mov Disord* 2015；30：1591.
2) Calne DB, et al：Criteria for diagnostic Parkinson's disease. *Ann Neurol* 1992；32 Suppl：S125.
3) 服部信孝ほか：変性疾患 錐体外路系疾患．水野美邦（編）．神経内科ハンドブック，第5版．東京：医学書院；2016．p.1026.
4) Kubo S, et al：Recessive Parkinson's disease. *Mov Disord* 2006；21：885. Review.
5) Wenning GK, et al：Multiple system atrophy：a primary oligodendrogliopathy. *Ann Neurol* 2008；64：239.
6) Baker M, et al：Mutations in progranulin cause tau-negative frontotemporal dementia linked to chromosome17. *Nature* 2006；442：916.
7) 日本神経学会（監），パーキンソン病診療ガイドライン作成委員会（編）：パーキンソン病診療ガイドライン 2018. 東京：医学書院；2018.
8) 日本神経学会（監），脊髄小脳変性症・多系統萎縮症診療ガイドライン作成委員会（編）：脊髄小脳変性症・多系統萎縮症診療ガイドライン 2018. 東京：南江堂；2018.

神経疾患

6 神経変性疾患

異常運動を主とする疾患

Huntington 病

概念
- 慢性進行性の舞踏運動と認知症を主な症状とする遺伝性疾患である.
- かつては Huntington 舞踏病と呼ばれていたが, 舞踏運動以外の症状も呈することから Huntington 病と呼ばれるようになった.
- 父親から遺伝すると子どもの発症年齢は若年化し (anticipation〈表現促進現象〉), 母親からだと発症年齢は高くなる傾向がある.

病因
常染色体優性遺伝で浸透率はほぼ 100 %であるため, 遺伝子異常があれば必ず発症する. 突然変異はきわめて少ない. 原因遺伝子として 4 番染色体短腕先端部 (4p16.3) の *huntingtin* 遺伝子が同定されており CAG リピート病の一つである.

疫学
白人での発生率は 10 万人あたり 5〜10 人であり, アジア人やアフリカ人ではその数十分の 1 とされ, 明らかな性差はない. 臨床的に古典型, 固縮型, 若年型に分ける.

病理
肉眼的には両側尾状核の萎縮, 側脳室の拡大, 大脳皮質と線条体の萎縮を認める.

臨床症状
発症年齢は 40 歳前後が最も多い. 主に舞踏運動で初発するが, その出現部位は顔, 舌, 肩, 四肢などさまざまである. なお初期の舞踏運動は落ち着きのない人を見ているかのようであり, 本人の癖であると誤って認識されてしまうこともある. 舞踏運動が強くなると随意運動にも支障をきたすようになり, また嚥下障害や構音障害も出現する. 挺舌維持困難や, 膝蓋腱反射の検査の際に, 大腿四頭筋がしばらく弛緩せずに膝関節が伸展したままになること (hung up knee jerk reflex) も, 特徴的な所見である. 舞踏運動が前景に立つものは古典型と呼ばれ, 筋緊張は低下している.

固縮 (筋強剛) が舞踏運動よりも目立つことがあり固縮型 (rigid form) と呼ばれる. 舞踏運動で発症し病期の進行とともに徐々に固縮優位となるものと, 当初から固縮優位のものがあり, 後者は 20 歳未満の発症例で多い. なお, 発症年齢と CAG リピート数は, 逆相関する.

一般に舞踏運動の発症から数年遅れて精神症状が出現するが, 精神症状が舞踏運動より先に出現することもある. 感情は不安定になり易怒性が目立つ. 不眠やうつもみられ自殺企図もありうる. 進行すると周囲に無関心になる. 進行性の認知症も必発で記銘力低下, 見当識障害, 計算力低下, 判断力低下, 思考の緩慢などがみられる.

約 10 %の患者は 20 歳以下で発症し, 若年型 Huntington 病 (Westphal variant) と呼ばれ進行が速い. この型の 30〜50 %はけいれんを伴う. 若年型の半数が古典型を呈し, 残り半数は固縮型で発症する.

検査
頭部画像検査では尾状核の萎縮を伴う両側の側脳室の拡大を認め, 大脳皮質の萎縮も伴う. 典型例の頭部 MRI 画像を㉗に示す.

診断
わが国では Huntington 病の診断基準により
①経過が進行性である
②常染色体優性遺伝の家族歴がある
③舞踏運動を中心とした不随意運動・精神症状・認知症のいずれかを認める
④頭部画像検査で尾状核萎縮を伴う両側側脳室の拡大がみられる
⑤他の舞踏運動を呈する疾患が除外できる
⑥遺伝子診断で Huntington 病遺伝子に CAG リピートの伸長がある
のうち①〜⑤のすべてを満たすもの, あるいは③および⑥を満たすものを Huntington 病と診断する.

治療
根治療法はなく対症療法を行う. 舞踏運動に対してドパミン受容体遮断作用をもつ抗精神病薬 (ハロペリドール, ペルフェナジン, チアプリド塩酸塩など) を使用することが多いが, 固縮型に対しては L-ドパが有効なこともある.

経過・予後
不随意運動・精神症状とも進行性であり, 10〜15 年で死亡する. 死因としては誤嚥性肺炎などの感染症が主である.

舞踏病疾患群 choreic disorders

舞踏運動を呈する疾患のうち, Huntington 病を除いたものを一括して舞踏病疾患群と呼ぶ.

症候性と変性疾患に伴うものがあり, 症候性の原因としては感染症, 脳血管障害, 血管炎, 代謝内分泌障害, 先天性代謝異常症, 薬物, 中毒, 脳腫瘍などさまざまである.

小舞踏病 (Sydenham 舞踏病)

概念
- 小児にみられる, 舞踏運動を主体とする疾患である.
- A 群 β 溶連菌感染によるリウマチ熱に関連して生じる. リウマチ熱の診断基準として Jones 基準がある

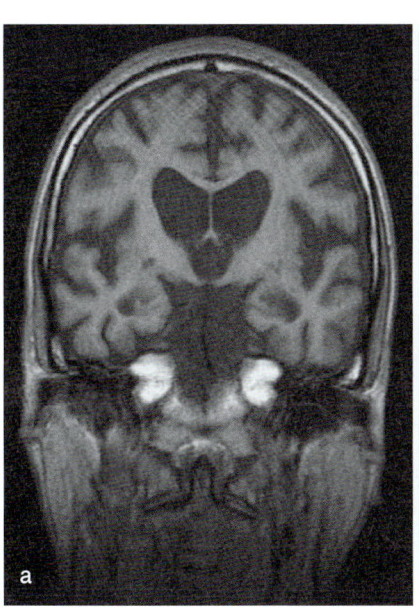
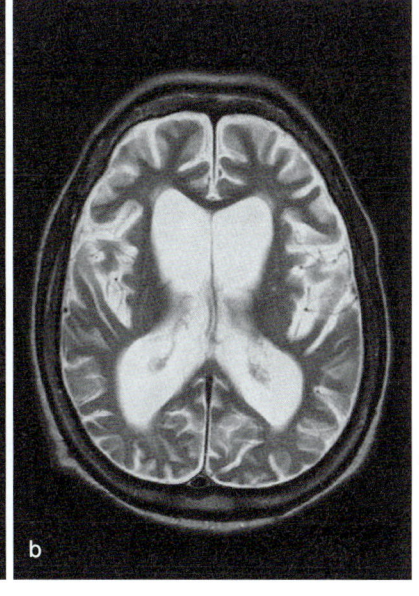

㉗ Huntington 病患者の頭部 MRI

40 歳，男性．T1 強調画像前額断（a），T2 強調画像水平断（b）．尾状核の著明な萎縮を認める．

が，小舞踏病はその項目に含まれている．
● 溶連菌感染後に舞踏運動以外にも強迫神経症やチックなど多様な精神神経症状を呈することがあり，PANDAS（pediatric autoimmune neuropsychiatric disorders associated with streptococcal infections：小児自己免疫性溶連菌感染関連性精神神経障害）という概念が提唱されている．

病因

溶連菌の抗原が尾状核や視床下核の神経細胞の抗原と似ているため，抗体の交差反応を起こすことが原因とされる．

疫学

本症患者の 8 割以上は 5〜15 歳で，ほとんどは女性である．リウマチ熱患者の 5〜10 ％にみられるとされる．

臨床症状

溶連菌の感染から数週間〜数か月の後に，素早い，目的のない，不規則な不随意運動が主に上肢に出現する．顔をしかめるような動きや，筋トーヌスの低下をみる例もある．

検査・診断

小児に数か月以内に発症した舞踏運動をみたら本疾患を考える．

血清中の抗ストレプトリジン O（ASO）が高値となるが，感染から 2 か月を過ぎるとその値は低くなるため注意が必要である．頭部画像検査では異常はないが，可逆性の尾状核や被殻の腫脹がみられたとする報告もある．

治療・予後

一般に舞踏運動の予後は良好で，数週間持続して自然軽快するが，リウマチ熱や舞踏病の再燃を予防するためにペニシリンの長期内服が必要である．

舞踏運動が重度の場合，ジアゼパム，ハロペリドール，バルプロ酸などの投与を検討する．ほかには，副腎皮質ホルモンが症状軽快を促進するとの報告がある．

有棘赤血球舞踏病（Levine-Critchley 症候群，chorea acanthocytosis）

概念

● 舞踏運動を中心とする不随意運動，末梢神経障害，自咬症，末梢血中の有棘赤血球症を呈する，成人に発症する遺伝性疾患である．

病因・病態生理・疫学

染色体 9q21 上の VPS13A（vacuolar protein sorting 13 homolog A）遺伝子の変異が認められる．VPS13A 遺伝子のコードする蛋白は chorein と呼ばれるが，その働きは現時点では不明である．遺伝形式は常染色体優性遺伝もしくは常染色体劣性遺伝であるが浸透率が高くないため孤発例のようにみえる場合がある．性差があり男性に多い．

病理

筋生検では中心核や筋線維の萎縮を認める．末梢神経は軸索障害が主である．

臨床症状

20 歳以降に口周囲や四肢の舞踏運動で発症することが多く，ほとんどの症例で咬舌や咬唇を伴う．舞踏運動は全身に出現する．舞踏運動以外の不随意運動としては口・舌・顔・喉頭・四肢のジストニアがよくみられる．舞踏運動やジストニアが嚥下・構音障害の原因となりうる．ほかにチック，パーキンソニズムを呈することもある．

末梢神経障害とミオパチーを合併することがあり，舞踏運動に加えて腱反射低下やクレアチンキナーゼ（CK）上昇がみられることが，本疾患を疑うきっかけになることが多い．認知症，多彩な精神症状を認める場合がある．

検査・診断

臨床症状，頭部画像所見，遺伝子診断により診断する．

頭部画像検査では両側尾状核の萎縮と両側側脳室前角の拡大を認める．軽度の大脳皮質の萎縮がみられることがある．

血液検査では末梢血液中の赤血球の5〜50％に有棘赤血球を認める．有棘赤血球が認められない症例や，病期が進行してから有棘赤血球が出現してくる症例もあるので注意が必要である．ミオパチーを反映し血清CKは上昇する．

心筋障害を合併することがあるので，本疾患を疑った場合は心電図や心臓超音波検査を行うのが望ましい．

治療

根治療法はなく対症療法を行う．舞踏運動に対してはハロペリドールなどの抗精神病薬を用いる．頭頸部ジストニアに対してはボツリヌス毒素による治療を行うこともある．

けいれん発作がみられる症例ではフェニトイン，クロバザム，バルプロ酸が使用される．

良性遺伝性舞踏病

常染色体優性遺伝で幼小児期に発症し，舞踏病と姿勢時振戦を主とする非進行性のまれな疾患である．知能障害や精神症状は生じない．

発作性運動誘発性舞踏アテトーゼ（paroxysmal kinesigenic choreoathetosis：PKC）

概念

● 急激な運動の開始を契機として発作性に舞踏運動が出現する疾患である．

病因

多くが常染色体優性遺伝で小児期に発症する．大脳基底核や視床に焦点を有する皮質下性てんかんの可能性が考えられているが，発作中の意識は清明であり，脳波異常も伴わない．約半数の例で，*PRRT2*（proline-rich transmembrane protein 2）遺伝子に変異を認める．

臨床症状

突然の随意運動の開始の際に，発作性に舞踏運動やアテトーゼ様の不随意運動が一側上下肢に出現，続いてジストニア様の筋緊張亢進による硬直がみられる．一連の発作の持続は数秒〜数十秒と短い．この発作以外に神経症状は呈さず，また受動的な運動では発作は誘発されない．

治療・経過・予後

カルバマゼピンやアレビアチン® などの抗けいれん薬が著効する．

成人後は発作が軽減消失することが多く，通常，予後良好である．

ジストニア dystonia

概念

● 捻転性・反復性の異常な骨格筋収縮により，特定の姿勢や動作が障害される病態と定義される．

分類・病因

ジストニアは症候名であり原因はさまざまである．原因（㉘），症状の発現部位（局所性，分節性，全身性，多巣性など），発症年齢などにより分類できる．特発性局所性ジストニア（痙性斜頸，眼瞼けいれん，書痙など）が最も頻度が高い．遺伝性を示すことがあり，常染色体優性のものを中心に近年続々と原因遺伝子が同定されている．

検査・診断

頭部 MRI，血中尿中の銅・セルロプラスミン，甲状腺機能，電解質，髄液一般などの検査を行う．本態性ジストニアの場合，これらの一般的な検査では異常がない．

診断は問診と神経学的診察によりなされる．日常的に行う動作が契機となりジストニアを発症することがあるので，職業や趣味など患者背景を詳細に聴取する．幼少時発症の場合，周産期や発達遅延の有無の情報も重要である．また向精神薬の影響でジストニアを発症することがあり（遅発性ジストニア），詳しい既往歴や内服歴も聴取する．

ジストニアの特徴を以下にあげる．なお動作特異性や早朝効果は病期の進行とともに消失する傾向がある．

①常同性：異常姿勢または運動パターンは程度の差はあっても患者ごとに一定である．

②動作特異性：特定の動作を繰り返すことが契機で発症した場合，その動作を行うときのみ症状が出現する．

③感覚トリック：特定の感覚刺激によって症状が改善することがある．

④早朝効果：多くの患者で起床時に症状の軽減がみられ，1〜2分から半日程度続く場合もある．

臨床症状

日常の診療でよく遭遇するジストニアの症状について示す．

頸部ジストニア（痙性斜頸）

頸部ジストニアにより痙性斜頸となることがある．頭頸部の「回旋」「側屈」「前後屈」の組み合わせにより首はさまざまな方向を向きうるが，患者ごとに異常

❷❽原因別分類

本態性ジストニア	1) 遺伝性を有するもの：捻転ジストニア，変形性筋ジストニア，日内変動を呈する遺伝性進行性ジストニア（瀬川病）など 2) 遺伝性が明らかではないもの：孤発性捻転ジストニア，体節性ジストニア，局所性ジストニアなど
症候性ジストニア	1) 遺伝性神経疾患に随伴するもの：Wilson病，Huntington病，Hallervorden-Spatz病，Machado-Joseph病，Lubag病，歯状核赤核淡蒼球ルイ体萎縮症，常染色体劣性遺伝性若年性パーキンソニズムなど 2) その他の器質性病変に随伴するもの：周産期脳障害，脳血管障害・脳血管奇形，脳炎・脳症，低酸素脳症，頭部外傷，脱髄性疾患，腫瘍，脊髄外傷・脊髄病変，代謝性（副甲状腺機能低下症，偽性副甲状腺機能低下症，GM_1ガングリオシドーシス），薬剤性など

（水野美邦〈編〉：神経内科ハンドブック—鑑別診断と治療．第5版．医学書院；2016をもとに作成．）

姿勢は一定である．感覚トリックとして首や頬を触ると首が正面を向きやすくなることがある．

眼瞼けいれん

瞼が勝手に閉じる，目が見えにくい，まぶしい，といった主訴で患者は来院する．眼瞼下垂を認め，他動的に開瞼させようとすると逆に強く閉瞼することが多い．感覚トリックとして片眼を覆い隠したりサングラスをかけたりすると開眼しやすくなる．なお，頭頸部ジストニアと合併した眼瞼けいれんはMeige症候群と呼ばれる．

書痙，職業性ジストニア

書字，楽器演奏（ギター，ピアノ，フルートなどさまざま），パソコンのキーボード操作，ゴルフのパターなど特定の動作時だけ症状が出現し，動作が妨げられるものを動作特異性ジストニアと呼ぶ．特に書字が障害されると書痙と呼ばれる．職業上特定の動作を日常的に繰り返していると発症することがあり，職業性ジストニアともいわれる．

治療・予後

局所性ジストニアにはボツリヌス毒素の局所注射が有効なことが多い．

内服療法としては斜頸，書痙，全身性のジストニアにトリヘキシフェニジルやバクロフェンを用いる．

淡蒼球内節（GPi）への定位脳手術による深部脳刺激療法の有効性が報告されており，難治性でADL（日常生活動作）の障害も大きいジストニアに対して施行されることがある．

一般に発症年齢が高齢ではなく，治療開始までの時間が短いほど治療に対する反応が良好である．

Tourette症

概念

● DSM-Ⅳ分類では「多彩な運動チック，および1つまたはそれ以上の発声チックの両方が，同時に存在するとは限らないが，疾患のある時期に存在したことがある」と定義されていた．

● チックとは単一の筋または複数の筋群に起こる突発的，急速，反復性，目的のない，常同的な運動あるいは発声である．

病因・病理

ハロペリドールが有効であることからドパミンレセプターの異常やドパミン代謝障害の関与が考えられているが，明らかな原因は不明である．孤発性と常染色体優性遺伝とがあるが，遺伝子異常は見つかっていない．

剖検例がきわめて少ないこともあり，中枢神経系の病理では異常は見出されていない．

疫学

チック症全般では正常に近い軽度のものを含めると，小児10人に1人程度にみられるとされる報告もあるが，Tourette症は有病率で1〜5/10万人とまれな疾患である．発症は幼児期〜学童期が多く，初発症状は顔面や頭頸部のチックであることが多い．

臨床症状

チックの具体的な症状としては瞬目，顔をしかめる，首を振る，肩をすくめるなどの短くて素早い動き（運動性チック）や，鼻ならし，喉ならし，咳払い，うなり声，うめき声などを常同的に繰り返す動き（発声チック）があげられる．運動チックも発声チックも随意的に短時間抑制したり，ストレスにより増悪したりすることがある．

Tourette症ではこれらの運動性チック，発声チックが慢性的に持続し，さらに汚言症（coprolalia）や反響言語（echolalia）を伴うことがある．

検査

脳波異常がみられることがあるが，本症に特徴的なものではない．髄液中のドパミン代謝産物であるホモバニリン酸が低下を示すことがある．

診断

病歴聴取や診察では，動作チックと発声チックを確認することで診断がつく．チックと他の不随意運動を鑑別するうえで重要な点は，

① 意識すると抑制可能である．

② 運動前に感覚異常を訴えることがある．特にTourette症では4〜9割にみられる．この感覚異常

はチックの動作により一時的に改善する.
③症状が変動する.すなわち症状が出現する場所や症状の強さが変わることがある.
があげられる.

治療

ハロペリドールやクロニジンが有効である.

経過・予後

一過性のことも生涯続くこともある.ほとんどの症例では加齢とともに軽快するか,症状が固定する.

アテトーゼ athetosis

概念

● 四肢遠位部にみられる緩徐な筋緊張の変動と定義され,典型的には手指を別々にくねらせるような動きである.

病因

脳性麻痺の症状としてアテトーゼがみられるものが多い.脳性麻痺とは,出生前から新生児期(生後28日まで)のあいだに生じた脳障害による運動障害のことである.低出生体重児,低酸素脳症,核黄疸,脳神経系の形成異常,胎内感染,先天性水頭症,周産期・新生児期の頭蓋内出血や髄膜炎が脳性麻痺の原因となりうる.

脳性麻痺以外に,被殻,尾状核,視床外側などの血管障害や神経変性疾患がアテトーゼの原因になることがある.

臨床症状

四肢にみられる緩徐で不規則,ひねるような,またはぞうきんを絞るような不随意運動で,舞踏運動よりゆっくりした動きである.原疾患にもよるが,アテトーゼを単独で呈するもの以外にジストニアや舞踏病の要素を含むもの,痙縮や筋強剛を合併するものも多い.

診断・検査

頭部 MRI や CT により基底核などに病変が見つかる場合がある.

なお,末梢神経や脊髄後索などの病変により深部感覚,特に関節の位置覚が障害されると,関節の位置を保持できないためアテトーゼ類似の症状を呈することがあり,偽性アテトーゼと呼ばれる.

治療

アテトーゼに伴う筋緊張亢進状態の緩和にダントロレン,トリヘキシフェニジル,ジアゼパムなどが有効である.

脳性麻痺によるアテトーゼの一部のものには,定位脳手術が有効なことがある.

近年ではボツリヌス毒素製剤の筋注による脳性麻痺治療の有効性が注目を集めている.

本態性振戦 essential tremor

概念

● 姿勢時または動作時のみの振戦を症状とする疾患である.
● 約半数が家族歴を有する.
● 飲酒により一時的に症状が軽減することが多く,精神的緊張で増悪する.

病因・病理

明らかな原因は不明である.病理でも異常は見出されていない.

疫学

孤発性と家族性が半々で,遺伝性のものは常染色体優性遺伝の形式をとる.有病率は40歳以降では0.4〜5%程度とされる.孤発性では40歳以降,家族性では10〜40歳での発症が多い.

臨床症状

動作時振戦もしくは姿勢時振戦で,罹患部位は上肢が多いが,頭頸部や声帯にみられることもまれではない.

振戦の速さは5〜12 Hz,ほとんどは6〜8 Hzで Parkinson 病の安静時振戦(4〜6 Hz)と比べるとやや速い.振戦以外の神経学的徴候は伴わない.

診断・検査

病歴聴取と振戦の観察で診断は可能である.Wilson 病,甲状腺機能亢進,慢性アルコール中毒などで類似の振戦を呈することがあるので血液検査などで除外する.

Parkinson 病の振戦は静止時振戦であるが,臨床の場では本態性振戦と区別が難しいこともある.また,本態性振戦と Parkinson 病が合併していることもあるので注意が必要である.

治療

β遮断薬が有効であるが,喘息発作誘発や高齢者の血圧低下に注意する.クロナゼパムやプリミドンも効果が期待できるが,眠気の副作用が出やすい.

患者に生命予後に影響する類の病気ではない旨を説明して,経過観察のみとする選択肢もある.

振戦の程度が強く内服治療で十分効果が得られない場合は,定位脳手術(視床 Vim 核への深部脳刺激療法)を行うこともある.

経過・予後

非常にゆっくりと進行することが多いが,進行がみられない場合もある.

(宮本亮介,向井洋平,梶　龍兒)

●文献

1) 梶　龍兒:不随意運動の診断と治療.改訂第2版.東京:

診断と治療社；2016.

2）目﨑高広，梶　龍兒：ジストニアとボツリヌス治療. 改
訂第2版. 東京：診断と治療社；2005.

3）水野美邦（編）：神経内科ハンドブック―鑑別診断と治療.
第5版. 東京：医学書院；2016.

小脳系の変性疾患

脊髄小脳変性症
spinocerebellar degeneration（SCD）

概念

● 脊髄小脳変性症（SCD）は，運動失調症状を主徴とする神経変性疾患の総称で，孤発性，遺伝性に大別される. 運動失調症状のみが目立つ病型（純粋小脳型）と，小脳以外の神経系統障害を伴う病型（多系統障害型）がみられる.
● わが国の指定難病制度においては下肢痙性，筋力低下を主徴とする痙性対麻痺（SPG）もSCDのなかに含まれており，本項で概説する.

疫学

2007年の「運動失調に関する調査及び病態機序に関する研究班」による国内疫学調査では，SCDの罹患率は18.5/10万人で，そのうち67.2％が孤発性，27.0％が常染色体優性遺伝性，1.8％が常染色体劣性遺伝性，4.7％がSPGであった. 近年，ゲノムシークエンス技術の飛躍的な向上により新たな原因遺伝子の同定が相次ぎ，SCDの遺伝学的背景とその多様性が急速に解明されつつある.

診断・治療

SCDの診断においては，㉙に示した脊髄小脳変性症診断基準のうち，特に二次性小脳変性症の鑑別が重要となる（㉙）.

SCD全般に対し甲状腺刺激ホルモン放出ホルモン（TRH）およびその誘導体タルチレリンが認可されているが効果は限定的である.

孤発性SCD

概念

● 孤発性SCDは，小脳性運動失調以外にさまざまな症状を伴う多系統萎縮症（MSA）が2/3を占め，それ以外の比較的純粋な小脳性運動失調症状を呈するものを皮質性小脳萎縮症（CCA）としている.
● MSAは特徴的な臨床症状を呈するため，SCDとは別の診断基準が用いられている（㉚）.

多系統萎縮症 multiple system atrophy（MSA）

概念

● 小脳性運動失調，パーキンソニズム（錐体外路徴候），自律神経不全，錐体路徴候を経過中にさまざまな程度で認める孤発性の神経変性疾患である.

㉙ 脊髄小脳変性症の診断基準（多系統萎縮症を除く）

1．主要項目	①小脳性ないしは後索性の運動失調または痙性対麻痺を主要症候とする ②徐々に発病し，経過は緩徐進行性である ③病型によっては遺伝性を示す. その場合，常染色体優性遺伝性であることが多いが，常染色体あるいはX染色体劣性遺伝性の場合もある ④その他の症候として，錐体路症候，パーキンソニズム（振戦，筋強剛，無動），自律神経症候（排尿困難，発汗障害，起立性低血圧），末梢神経症候（しびれ感，表在感覚低下，深部覚低下），高次脳機能障害（幻覚［非薬剤性］，失語，失認，失行［肢節運動失行以外］）などを示すものがある ⑤頭部MRIやX線CTにて，小脳や脳幹の萎縮を認めることが多いが，病型や時期によっては大脳基底核病変や大脳皮質の萎縮などを認めることもある ⑥以下の原因による二次性小脳失調症を鑑別する：脳血管障害，腫瘍，アルコール中毒，ビタミンB_1・B_{12}・葉酸欠乏，薬剤性（フェニトインなど），炎症［神経梅毒，多発性硬化症，傍腫瘍性小脳炎，免疫介在性小脳炎（橋本脳症，Sjögren症候群，グルテン失調症，抗GAD抗体小脳炎）］，甲状腺機能低下症，低セルロプラスミン血症，脳腱黄色腫症，ミトコンドリア病，二次性痙性対麻痺（脊柱疾患に伴うミエロパチー，脊髄の占拠性病変に伴うミエロパチー，多発性硬化症，視神経脊髄炎，脊髄炎，HTLV-I関連脊髄症，アルコール性ミエロパチー，副腎ミエロニューロパチーなど
2．診断のカテゴリー	● Definite：脊髄小脳変性症・痙性対麻痺に合致する症候と経過があり，遺伝子診断か神経病理学的診断がなされている場合 ● Probable： （1）脊髄小脳変性症に合致する症候があり，診断基準の主要項目①②⑤および⑥を満たす場合，もしくは痙性対麻痺に合致する症候があり，主要項目①②および⑥を満たす場合. または （2）当該患者本人に脊髄小脳変性症・痙性対麻痺に合致する症状があり，かつその家系内の他の発症者と同一とみなされる場合（遺伝子診断がなされていない場合も含む） ● Possible：脊髄小脳変性症・痙性対麻痺に合致する症候があり，診断基準の主要項目①②⑤を満たす，または痙性対麻痺に合致する症候があり，主要項目①②を満たすが，⑥が除外できない場合

（難病情報センター：脊髄小脳変性症〈多系統萎縮症を除く〉〈指定難病18〉より抜粋.）

●MSA は，もともとは独立した 3 疾患（①運動失調を主体とするオリーブ橋小脳萎縮症〈olivopontocerebellar atrophy：OPCA〉，②パーキンソニズムを主体とする線条体黒質変性症〈striatonigral degeneration：SND〉，③自律神経症状を主体とする Shy-Drager 症候群〈SDS〉）と考えられていたが，しばしばオーバーラップする臨床像，病理像を呈することから，これら 3 疾患を包括する疾患概念として提唱されてきたものである．

●1989 年に Papp ら，1990 年に Nakazato らにより MSA にきわめて特異性の高いグリア細胞質内封入体（glial cytoplasmic inclusion：GCI）が発見され，共通の病理基盤をもつ一つの疾患概念として確立した．現在では診断時に小脳性運動失調が優位な病型を MSA-C（MSA with predominant cerebellar ataxia，おおよそ OPCA に該当），パーキンソニズムが優位な病型を MSA-P（MSA with predominant parkinsonism，おおよそ SND に該当〈☞ p.433〉）とし，SDS の名称は誤用が多いとの理由で使用さ

れない傾向にある．

疫学

日本における有病率は人口 10 万人あたり 7.4 人とするデータがある．男女比はほぼ同程度で，50〜60 歳代の発症が多い．MSA-C：MSA-P の比は日本では 7：3 程度，欧米では逆に 2：8 程度とされている．まれに家族性に MSA を発症した例が報告されており，一部の家系例，孤発例でコエンザイム Q10 の生合成にかかわる酵素をコードする COQ2 の変異が発症に関与していることが示されているが，大部分の症例では原因不明である．

臨床症状

発症年齢は MSA-C，MSA-P ともに 50〜60 歳代が多い．MSA-C では起立，歩行時のふらつき，不安定さで発症することが多く，徐々にろれつが回らない，書字や細かい動作がうまくできないなどの症状が加わる．

診察所見では滑動性眼球運動の障害，眼振，構音障害，四肢・体幹の運動失調を認める．初期では他の

㉚ 多系統萎縮症の診断基準（Definite MSA，Probable MSA，Possible MSA を対象とする）

1. 共通事項	成年期（＞30 歳以降）に発症する．主要症候は小脳症候，パーキンソニズム，自律神経障害である．発病初期から前半期にはいずれかの主要症候が中心となるが，進行期には重複してくる．ほとんどは孤発性であるが，ごくまれに家族発症が見られることがある
2. 主要症候	①小脳症候：歩行失調（歩行障害）と声帯麻痺，構音障害，四肢の運動失調または小脳性眼球運動障害 ②パーキンソニズム：筋強剛を伴う動作緩慢，姿勢反射障害（姿勢保持障害）が主で（安静時）振戦などの不随意運動はまれである．特に，パーキンソニズムは本態性 Parkinson 病と比較して L- ドパへの反応に乏しく，進行が速いのが特徴である．例えば，パーキンソニズムで発病して 3 年以内に姿勢保持障害，5 年以内に嚥下障害をきたす場合は MSA の可能性が高い ③自律神経障害：排尿障害，頻尿，尿失禁，頑固な便秘，勃起障害（男性の場合），起立性低血圧，発汗低下，睡眠時障害（睡眠時喘鳴，睡眠時無呼吸，REM 睡眠行動異常〈RBD〉）など ④錐体路徴候：腱反射亢進と Babinski 徴候・Chaddock 反射陽性，他人の手徴候 / 把握反射 / 反射性ミオクローヌス ⑤認知機能・精神症状：幻覚（非薬剤性），失語，失認，失行（肢節運動失行以外），認知症・認知機能低下
3. 画像検査所見	① MRI/CT：小脳・脳幹・橋の萎縮を認め※，橋に十字状の T2 高信号，中小脳脚の T2 高信号化を認める．被殻の萎縮と外縁の直線状の T2 高信号，鉄沈着による後部の低信号化を認めることがある（※ X 線 CT で認める小脳と脳幹萎縮も，同等の診断的意義があるが，信号変化を見られる MRI が望ましい） ②脳 PET/SPECT：小脳・脳幹・基底核の脳血流・糖代謝低下を認める．黒質線条体系シナプス前ドパミン障害の所見を認めることがある
4. 病型分類	国際的 Consensus criteria による分類（Gilman 分類） MSA-C：診察時に小脳性運動失調が主体であるもの MSA-P：診察時にパーキンソニズムが主体であるもの
5. 診断のカテゴリー	① Possible MSA：パーキンソニズム（筋強剛を伴う運動緩慢，振戦もしくは姿勢反射障害）または小脳症候（歩行失調，小脳性構音障害，小脳性眼球運動障害，四肢運動失調）に自律神経症候（②の基準に満たない程度の起立性低血圧や排尿障害，睡眠時喘鳴，睡眠時無呼吸もしくは勃起不全）を伴い，かつ錐体路徴候が陽性であるか，もしくは画像検査所見（MRI もしくは PET・SPECT）で異常を認めるもの ② Probable MSA：L- ドパに反応性の乏しいパーキンソニズムもしくは小脳症候のいずれかに明瞭な自律神経障害を呈するもの（抑制困難な尿失禁，残尿などの排尿力低下，勃起障害，起立後 3 分以内において収縮期血圧が 30 mmHg もしくは拡張期血圧が 15 mmHg 以上の下降，のうちの 1 つを認める） ③ Definite MSA：病理学的に確定診断されたもの
6. 鑑別診断	皮質性小脳萎縮症，遺伝性脊髄小脳変性症，二次性小脳失調症，パーキンソン病，皮質基底核変性症，進行性核上性麻痺，Lewy 小体型認知症，二次性パーキンソニズム，純粋自律神経不全症，自律神経ニューロパチーなど

（難病情報センター：多系統萎縮症（1）線条体黒質変性症〈指定難病 17〉より抜粋・一部改変．）

SCD との鑑別が重要で，家族歴の詳細な聴取が重要である（基本的に家系に類症がないことを確認する）。MSA-P の初発症候は Parkinson 病様の歩行障害，振戦，運動緩慢，前屈姿勢などである。筋強剛は歯車様で左右差もあり，静止時振戦のみならず，姿勢時振戦もみられることがある。L-ドパやドパミンアゴニストの効果がみられない，あるいは効果があっても進行が速いため日常生活動作を維持できないことが臨床上 Parkinson 病との鑑別に有用である。MSA-P では小脳症状はパーキンソニズムにマスクされてしまいわかりにくいため，SCD とは異なる臨床症状を呈する。

MSA-C，MSA-P ともに排尿障害，起立性低血圧などの自律神経障害が初発症状であることもあり，男性ではインポテンスが先行していることが多い。また，レム睡眠行動障害が先行することもある。症例により時期は異なるが排尿障害はほぼ必発で，頻尿あるいは排尿困難をきたし，最終的には導尿やカテーテル留置が必要となる。また，声帯外転麻痺は臨床的に非常に重要で，初期には睡眠時に，進行すると睡眠時でなくても吸気性喘鳴をきたす。これは声帯外転麻痺により呼気時に声帯が開き，吸気時の陰圧で声帯が内下方に引き込まれて狭窄するという声帯の奇異性運動の結果生じる。突然死を起こす原因となり，気管切開が必要

となる。

初発症状から歩行介助が必要になるまでおおよそ3年，車椅子が必要となるまで5年，ベッド上生活となるまで8年，死亡まで9～10年程度である。

【検査・病理】

MSA-C では小脳，橋～延髄の萎縮，特に橋中央部を横走する橋小脳路の変性を反映した橋底部の十字状の T2 高信号（十字サイン〈hot cross bun sign〉），中小脳脚の T2 高信号病変が認められる（❸）。MSA-P では被殻の萎縮，被殻外側の線状 T2 高信号，その内側に鉄沈着を反映した T2 低信号病変が認められる（❸）。これらの画像所見は MSA-C および MSA でオーバーラップすることがある。これらの MRI 所見は MSA-C，MSA-P に特徴的で，他疾患との鑑別に有用である。また，MIBG 心筋シンチグラフィで明確なとり込み低下がみられないことは MSA-P と Parkinson 病の鑑別に参考になる。

病理学的には肉眼的に MSA-C では小脳，中小脳脚，橋の高度の萎縮，MSA-P ではさまざまな程度の黒質・青斑核の脱色，被殻の萎縮と色調変化を認める。

組織学的には，①小脳皮質を含む橋・下オリーブ核-小脳求心系変性，②被殻優位の線条体黒質変性，③脊髄中間外側核，Onuf 核，迷走神経背側核など自律神

神経疾患

6 神経変性疾患

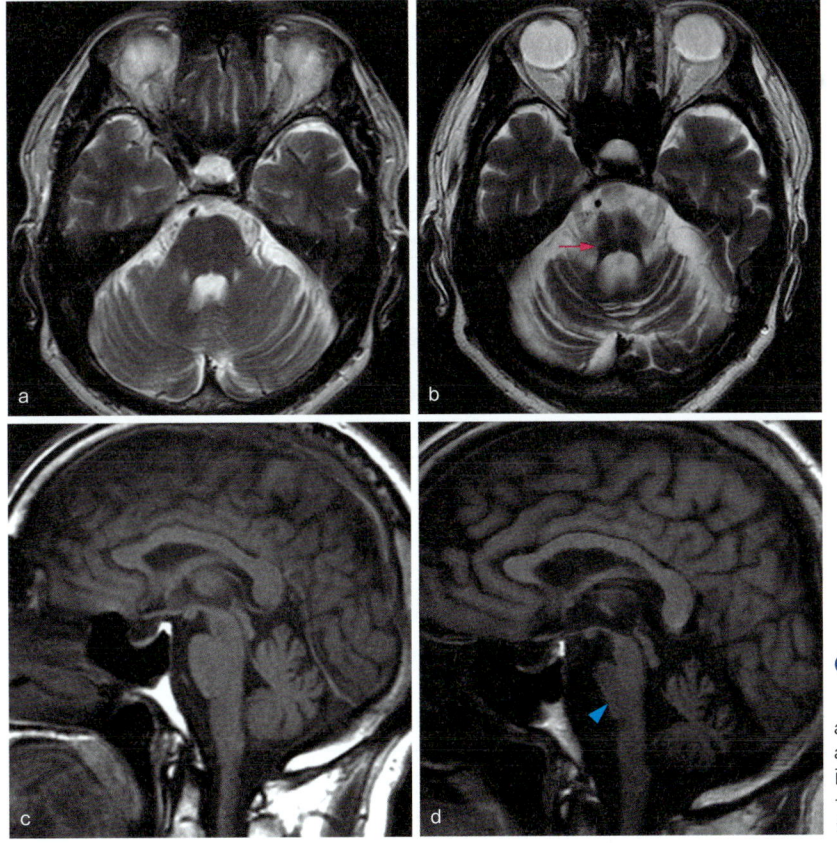

❸ 多系統萎縮症（MSA-C）の MRI 画像

a，c. 初期。b，d. 進行期。
a，b. T2 強調画像。c，d. T1 強調画像。
十字サイン（矢印），橋底部萎縮（矢頭）が認められる。

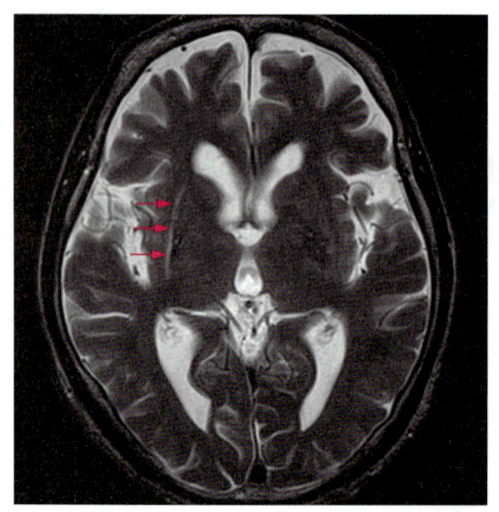

㉜多系統萎縮症（MSA-P）のMRI（T2強調画像）
右被殻は萎縮により丸みがなくなり，被殻外側に線状T2
高信号（矢印），その内側に低信号変化を認める．

経諸核の変性が認められる．各系統の変性の度合いにより臨床型が変わる．これらの部位を中心にほぼ全脳に共通してオリゴデンドログリアにGCIが認められ，病理学的に特異的で診断意義が高い．また，神経細胞にも細胞質内・核内封入体が認められる．封入体の主要構成蛋白質はαシヌクレイン（α-synuclein）である．

治療

　根治療法はなく，対症療法として小脳症状に対してTRH誘導体のタルチレリン，パーキンソニズムに対するL-ドパを中心とした治療，自律神経症状に対する各種治療，声帯外転麻痺に対する気管切開，嚥下障害に対し胃瘻造設などを行う．

皮質性小脳萎縮症 cortical cerebellar atrophy（CCA）

概念

●元来，小脳-下オリーブ核系に限局した神経変性を示す病理学的概念で，比較的高齢発症で緩徐進行性の純粋小脳型SCDを臨床的疾患概念としてきたが，実用上，MSAの診断基準を満たさない孤発性SCD患者はCCAと総称されている．このため，実際には小脳性運動失調以外に振動覚低下，腱反射異常，不随意運動などの症候を伴う例もある．また，家族歴が明らかでないだけで後述のSCA6，SCA31あるいはその他のまれな常染色体優性/劣性遺伝性SCD例が一定の割合で含まれている可能性がある．

●このようにCCAは単一疾患としてとらえるには問題が多く診断基準も存在しないため，新たに特発性小脳失調症（idiopathic cerebellar ataxia：IDCA）という概念が提示され，その診断基準の作成が行われている．

●画像上は脳幹萎縮を伴わない小脳萎縮を認め，MSAと比較すると進行は緩徐である．

常染色体優性遺伝性SCD
autosomal dominant SCD（AD-SCD）

概念

●常染色体優性遺伝性脊髄小脳失調症（autosomal dominant spinocerebellar ataxia：ADSCA）と呼ばれ，遺伝子座が同定された順にSCA1，2，3と名づけられ，現在SCA47まで判明している（㉝）．

●SCA3のようにMachado-Joseph病（MJD）といった従来の名称が併用されているもの，また歯状核赤核淡蒼球ルイ体萎縮症（DRPLA）のようにSCAと呼称されないがSCDとして認識されているものもある．

●これらのうち，SCA1，2，3，6，7，17，DRPLAはそれぞれの遺伝子の蛋白質コード領域のCAGの3塩基リピート配列（グルタミン鎖に翻訳されるコドンCAGが連続してみられる配列）の伸長により発症するCAGリピート病（ポリグルタミン病とも呼ばれる）である．これらの疾患ではそれぞれの病因蛋白質が形成する神経細胞内の核内封入体がみられることが特徴的である．CAGリピート病においては，そのリピート数が多いほど若年発症で進行が速く重症である．また，親，特に父親から子に遺伝する際にCAGリピートが伸長し，子が親より長いリピートをもつことで重症化する表現促進現象がみられることが知られている．

●SCA8，10，12，31，36は非翻訳領域の3～6塩基リピートの異常伸長により発症する疾患である．わが国ではSCA6，SCA31，MJD（SCA3），DRPLAの頻度が高く，SCA1，SCA2がそれに続くと考えられている．

脊髄小脳失調症1型 spinocerebellar ataxia 1（SCA1）

　*ATXN*1のCAGリピート伸長が原因で，成年期発症の小脳性運動失調に加えて，腱反射亢進など錐体路徴候を伴うことが多いが，顕著な痙性を伴うことは少ない．筋萎縮，外眼筋麻痺やSCA2に特徴的とされる緩徐眼球運動（衝動性眼球運動の速度が緩徐になる），舞踏様不随意運動を伴うこともある．画像上，小脳に加え橋被蓋部を中心とした脳幹の萎縮が認められる．

脊髄小脳失調症2型 spinocerebellar ataxia 2（SCA2）

　小脳性運動失調に加えて，腱反射低下～消失を認め，緩徐眼球運動がみられることが特徴である．進行すると体幹を中心とした振戦，ミオクローヌス，舞踏様不随意運動，精神症状，認知機能障害，筋萎縮，感覚障

㉝ 脊髄小脳失調症（SCA）の原因遺伝子と変異

疾患	原因遺伝子	SCA の表現型を呈する変異
SCA1	*ATXN1*	CAG リピート伸長
SCA2	*ATXN2*	CAG リピート伸長
MJD（SCA3）	*ATXN3*	CAG リピート伸長
SCA5	*SPTBN2*	ミスセンス変異
SCA6	*CACNA1A*	CAG リピート伸長
SCA7	*ATXN7*	CAG リピート伸長
SCA8	*ATXN8OS*	3' 非翻訳領域の CTG リピート伸長
SCA10	*ATXN10*	イントロンの ATTCT リピート伸長
SCA11	*TTBK2*	フレームシフト（小欠失・重複）
SCA12	*PPP2R2B*	5' 非翻訳領域の CAG リピート伸長
SCA13	*KCNC3*	ミスセンス変異
SCA14	*PRKCG*	ミスセンス変異
SCA15/16/29	*ITPR1*	ミスセンス変異
SCA17	*TBP*	CAG リピート伸長
SCA21	*TMEM240*	ミスセンス変異, ナンセンス変異
SCA19/22	*KCND3*	ミスセンス変異
SCA23	*PDYN*	ミスセンス変異
SCA26	*EEF2*	ミスセンス変異
SCA27	*FGF14*	ミスセンス変異, フレームシフト（小欠失・重複）, 遺伝子欠失, 染色体転座
SCA28	*AFG3L2*	ミスセンス変異, フレームシフト（小欠失・重複）, 遺伝子欠失
SCA31	*BEAN1/TK2*	イントロンの TGGAA リピート挿入
SCA34	*ELOVL4*	ミスセンス変異
SCA35	*TGM6*	ミスセンス変異
SCA36	*NOP56*	GGCCTG リピート伸長
SCA38	*ELOVL5*	ミスセンス変異
SCA40	*CCDC88C*	ミスセンス変異
SCA41	*TRPC3*	ミスセンス変異
SCA42	*CACNA1G*	ミスセンス変異
SCA43	*MME*	ミスセンス変異
SCA44	*GRM1*	フレームシフト（小欠失・重複）
SCA45	*FAT2*	ミスセンス変異
SCA46	*PLD3*	ミスセンス変異
SCA47	*PUM1*	ミスセンス変異
DRPLA	*ATN1*	CAG リピート伸長

SCA：脊髄小脳失調症，MJD：Machado-Joseph 病，DRPLA：歯状核赤核淡蒼球ルイ体萎縮症.

害などが加わる．*ATXN2* 変異例のなかにはパーキンソニズム主体のもの，腱反射がむしろ亢進する痙性対麻痺様症状が主体のものなどがみられる．*ATXN2* の CAG リピートは健常者で 22〜23 程度で，35 以上では SCA2 を発症するが，中間の CAG リピート伸長（27〜

33 リピート）が筋萎縮性側索硬化症（ALS）の発症リスクを増加させることが知られている．画像上，小脳に加え脳幹の萎縮を認め，MRI では MSA 様の橋の十字状の T2 高信号（hot cross bun sign）が認められることがある．

Machado-Joseph 病（脊髄小脳失調症 3 型）
MJD（SCA3）

　MJD はポルトガル領アゾレス諸島由来の家系の解析から，① 10〜20 歳代の若年発症で痙性などの錐体路徴候，筋強剛，ジストニアなどの錐体外路徴候を示すタイプ，②中年期発症で小脳性運動失調と錐体路徴候，錐体外路徴候を呈する最も多くみられるタイプ，③ 40〜60 歳代発症で小脳性運動失調と末梢神経障害による感覚障害，筋萎縮を呈する 3 タイプに分かれ，さらにパーキンソニズムを呈するタイプが存在することが知られていた．これらに外眼筋麻痺やびっくり眼などが加わる例がある．

　MJD の遺伝子座はわが国からの報告により明らかにされたが，一方で他の SCA 家系において MJD 遺伝子座を含む領域が疾患遺伝子座として報告され，SCA3 と名づけられた．最終的に MJD と SCA3 は *MJD1*（現在 *ATXN3* と呼称される）の CAG リピート伸長に由来する同一疾患であることが判明している．画像上，小脳に加え橋被蓋部を中心とした脳幹の萎縮が認められる．

脊髄小脳失調症 6 型 spinocerebellar ataxia 6（SCA6）

　発症年齢は 40〜50 歳代が多く，基本的に純粋な小脳性運動失調症状を呈する．進行は緩徐であり，画像上，小脳に限局した萎縮が認められる．P/Q 型電位依存性カルシウムチャネルをコードする *CACNA1A* の CAG リピート伸長が原因であるが 21〜28 程度と他の CAG リピート病より明らかに少ないリピート数で発症する．

　CACNA1A のミスセンス変異で家族性片麻痺性片頭痛 1 型，ミスセンス変異，ナンセンス変異を含む機能喪失性変異で反復発作性運動失調症 2 型を発症することが知られ，近年，ミスセンス変異でも SCA を呈する例が報告されている．

脊髄小脳失調症 31 型
spinocerebellar ataxia 31（SCA31）

　発症年齢は 60 歳前後が多く，ほぼ純粋な小脳性運動失調症状を呈する．わが国において頻度が高い疾患である．*BEAN1* および *TK2* が共有するイントロンの TGGAA から成る 6 塩基リピート配列の挿入が原因である．進行は緩徐であり，画像上，小脳に限局した萎

神経疾患

6

神経変性疾患

縮が認められる.

歯状核赤核淡蒼球ルイ体萎縮症
dentatorubral–pallidoluysian atrophy（DRPLA）

　小児発症でミオクローヌスてんかんを呈するタイプと，成人発症で小脳性運動失調，舞踏アテトーゼ，認知機能障害を呈するタイプがある．ミオクローヌスてんかんを呈するタイプでは SCD タイプより *ATN1* の CAG リピートの伸長が大きい．MRI では小脳に加え脳幹の萎縮を認め，進行に伴い大脳全体の萎縮を呈する．また，大脳白質・脳梁に広範な T2 高信号領域が認められる.

その他の脊髄小脳失調症

　❸❸に示したように，現在 SCA47 まで判明している．小脳失調に加え，SCA7 では網膜色素変性症，黄斑変性症，SCA17 では認知機能障害や精神症状，不随意運動，ジストニア，SCA34 では変異性紅斑角皮症（わが国の症例では変異性紅斑角皮症を認めていない），SCA36 では舌，四肢・体幹の筋萎縮，線維束性収縮などの運動ニューロン徴候，感音性難聴を伴う.

常染色体劣性遺伝性SCD
autosomal recessive SCD（AR-SCD）

概念
- 常染色体劣性遺伝性に発症する SCD は，常染色体優性遺伝性のものに比べてまれである．両親の血族婚が明らかであれば劣性遺伝性 SCD を疑う根拠になるが，血族婚が明らかでない場合や家系内にまったく発症者がいない場合もあり，孤発性 SCD（CCA）と考えられている例もある.
- 劣性遺伝性 SCD を疑うべき臨床所見は，若年発症，精神運動発達遅滞または認知機能障害の存在，錐体路障害の合併，深部感覚障害や末梢神経障害の合併，あるいは眼球運動障害，眼底異常など多彩な症候の合併である.
- 劣性遺伝性 SCD と診断されうる疾患には成人遅発型 Tay–Sachs 病や Niemann–Pick 病 C 型のような代謝性疾患，ミトコンドリア機能異常症なども含まれる．以下に代表的な病型を記す.

Friedreich 失調症　Friedreich ataxia

　1860 年代に Friedreich によって記載された疾患で，欧米では 25,000〜50,000 人に 1 人の発症率で最も頻度の高い劣性遺伝性 SCD として知られているが，日本人の発症例は報告されていない.

　通常，25 歳以下発症の緩徐進行性運動失調症状を呈し，腱反射低下，Babinski 徴候などの病的反射の出現，深部覚障害を伴う．また，脊椎側彎や凹足，槌状趾などの骨格異常を呈する．*FTX*（frataxin 遺伝子）のイントロンの GAA リピートの異常伸長が原因である.

眼球運動失行と低アルブミン血症を伴う早発型失調症，眼球運動失行を伴う失調症 1 型　early-onset ataxia with oculomotor apraxia and hypoalbuminemia/ataxia with oculomotor apraxia type 1（EAOH/AOA1）

　わが国では *FTX* 変異を認めない Friedreich 失調症類似の臨床表現型を示す患者の存在が知られており，そのなかで発症年齢が 20 歳未満と若く，低アルブミン血症を伴う一群から *APTX*（aprataxin 遺伝子）変異が同定された．一方，欧米で小児を中心に AOA1 として知られた患者群からも *APTX* 変異が同定された．aprataxin は一本鎖 DNA 切断修復に関与する蛋白質である.

　幼少期に易転倒性などの失調症状で発症する．衝動性眼球運動の開始障害と頸部回旋による代償を特徴とする眼球運動失行が認められる．精神発達遅滞または進行性認知機能低下を伴うことが多く，構音障害，四肢・体幹などの運動失調が緩徐に進行し，深部覚障害を主体とした末梢神経障害の合併が認められる．成年期には高コレステロール血症，低アルブミン血症が認められる.

　類似の症候を呈する眼球運動失行を伴う失調症 2 型（AOA2）では *SETX* 変異が認められ，血中 α- フェトプロテイン上昇が認められる.

Charlevoix-Saguenay 型常染色体劣性遺伝性痙性失調症　autosomal recessive spastic ataxia of Charlevoix-Saguenay（ARSACS）

　12〜18 か月で発症する早発性小脳性運動失調，構音障害，下肢痙性，下肢筋萎縮，手足の変形，網膜有髄線維増生に加えて，僧帽弁逸脱症を高頻度に合併する疾患である．カナダのケベック州で発見されたが，日本を含む世界各地から数多くの報告がみられる.

　原因として *SACS*（sacsin 遺伝子）変異が同定されている.

　臨床病型は多様であり，若年あるいは成人発症例，上記症状がそろわないもの，精神発達遅滞を合併するものなどがある.

　脳 MRI では，小脳虫部上部の萎縮に加え，T2 強調画像において橋に線状の低信号域がみられることがあり，診断上有用である.

毛細血管拡張性運動失調症 ataxia telangiectasia

DNA損傷応答機構に重要な役割をもつATMセリン/スレオニンキナーゼをコードする*ATM*の変異により発症する．10万人に1人程度の発症で，通常5歳以下，多くは歩行開始とともに筋緊張低下，巧緻運動障害を伴う歩行失調が明らかになり，進行性に悪化する．10歳までに自立歩行不能となり，20歳までに死亡する．眼球運動失行，眼振，舞踏様不随意運動，ジストニア，眼球結膜と皮膚の毛細血管拡張を伴う．

検査所見としては，IgG，IgA，IgE低値，α-フェトプロテインの高値，リンパ球の電離放射線高感受性が認められる．免疫不全により反復性気道感染症がみられ，またリンパ腫や白血病など悪性疾患の合併率が高い．

低ガンマグロブリン血症に対して補充療法，感染症に対する抗菌薬投与など対症療法を行う．

その他，治療可能な疾患

ビタミンE単独欠乏性失調症はα-トコフェロール輸送蛋白質をコードする遺伝子*TTPA*の変異によって発症するまれな疾患である．5〜15歳の発症が多く，進行性の運動失調と腱反射低下，深部覚低下，Babinski徴候などFriedreich失調症様症候を呈する．ビタミンEの血中濃度の著しい低値を示す．ビタミンEの補充により，症状改善，進行抑制効果が期待できる．

その他，Refsum病におけるフィタン酸を多く含む食事の制限，脳腱黄色腫症に対するケノデオキシコール酸投与，Niemann-Pick病C型に対するミグルスタット投与，*ANO10*変異による劣性遺伝性小脳失調症に対するコエンザイムQ10投与など，疾患特異的治療が存在する疾患があり，鑑別が重要である．

痙性対麻痺 spastic palaplegia（SPG）

概念

● SPGには孤発性，遺伝性（hereditary spastic paraplegia：HSP）が存在し，症状により純粋型と複合型に大別される．純粋型は上位運動ニューロン障害に起因する痙性対麻痺，下肢筋力低下が主体で，時に振動覚低下や排尿障害が合併する．複合型は認知機能障害，小脳性運動失調，錐体外路症状，末梢神経障害，視神経萎縮，てんかんなど，他の神経系統障害の症候を伴う．一見孤発例にみえても遺伝子変異が同定される例もみられる．

● 遺伝形式としては常染色体優性，劣性，X連鎖性すべてが存在し，遺伝形式で区別せず遺伝子座が同定された順にSPG1，2，3…と名づけられている．現在では70種類以上の原因遺伝子が同定されている．

疫学

わが国ではJapan Spastic Paraplegia Research Consortiumによる HSP の疫学調査の結果が発表されており，SPG4（*SPAST*変異）が26％と最も多く，次いでSPG31（*REEP1*変異，13.7％），SPG3A（*ATL1*変異，3.4％）（以上，常染色体優性遺伝），SPG11（*SPG11*変異，2.6％）（常染色体劣性）の順であった．そのほかにも稀少な疾患が多種含まれており，HSPの遺伝的多様性が裏づけられている．最も頻度の高いSPG4は平均30歳前後の発症で緩徐進行性の純粋型HSPであるが，一部若年発症例や運動失調を伴う例が存在する．劣性遺伝性で最も頻度の高いSPG11は，平均発症年齢が10歳代半ば，精神発達遅滞または認知症，軸索型末梢神経障害に加えてMRIで脳梁菲薄化がみられることが特徴である．いずれの疾患も臨床的多様性があることに注意が必要である．

（土井　宏，田中章景）

◉ 文献

1)「脊髄小脳変性症・多系統萎縮症診療ガイドライン」作成委員会（編）：脊髄小脳変性症・多系統萎縮症診療ガイドライン2018．東京：南江堂；2018．

運動ニューロン疾患 motor neuron disease

概念

● 運動ニューロン疾患は，各種の運動のコントロールをつかさどる運動ニューロン（上位および下位）の一次的障害により，発語，嚥下，歩行，呼吸といった随意運動にかかわる行為に障害をきたす神経疾患の総称である．

● 上位運動ニューロンとしてBetz細胞と錐体路が障害を受けることによって，痙縮，腱反射亢進，病的反射の出現などがみられる．

● 下位運動ニューロンとして脊髄前角細胞および下部脳幹の運動性脳神経核が障害されることで，四肢，呼吸筋を含む体幹，さらに下位脳神経の支配筋の弛緩性筋力低下，筋萎縮，線維束性収縮などがみられる．

分類

運動ニューロン疾患は便宜上，上位と下位の運動ニューロンの障害の組み合わせで分類することが多い（㉞）．上位および下位運動ニューロンの両者が障害される疾患は筋萎縮性側索硬化症（amyotrophic lateral sclerosis：ALS）である．ALSは運動ニューロン疾患の代表ともいえる疾患であり，その予後は最も厳しく発症から平均3〜4年程度で死に至る．

㉞ 運動ニューロン疾患の臨床的分類

疾患	発症年齢	遺伝形式
上位および下位運動ニューロンの障害		
筋萎縮性側索硬化症		
孤発性	成年～老年	
家族性（成人発症）	成年	常染色体優性・劣性
下位運動ニューロンの障害		
球脊髄性筋萎縮症	成年	X染色体劣性
脊髄性筋萎縮症		
1型（Werdnig-Hoffmann 病）	乳児	常染色体劣性
2型（中間型）	小児	常染色体劣性
3型（Kugerberg-Welander 病）	小児～青年	常染色体劣性
4型（成人型）	成年～老年	常染色体劣性
多巣性運動ニューロパチー	成年	
ポリオ後症候群	成年～老年	
上位運動ニューロンの障害		
原発性側索硬化症	成年～老年	
家族性痙性対麻痺	成年～老年	常染色体優性・劣性 X染色体劣性

　一方，純粋な上位運動ニューロン障害や下位運動ニューロン障害では，両者が障害される ALS に比べると一般に進行はゆっくりしている．下位運動ニューロンのみが障害される疾患としては，球脊髄性筋萎縮症（spinal and bulbar muscular atrophy：SBMA），脊髄性筋萎縮症（spinal muscular atrophy：SMA），多巣性運動ニューロパチー（multifocal motor neuropathy：MMN），ポリオ後症候群が存在する．

　このうち，伝導ブロックを伴う MMN は末梢神経疾患として分類されることも多いが，免疫グロブリン大量療法や免疫抑制薬に反応する治療可能な疾患であるという点で鑑別上重要である．通常，成人男性に多くみられ，典型的には上肢を非対称に侵す．線維束性収縮は臨床的に認めることはまれで，筋力低下の割に筋萎縮は目立たない．抗ガングリオシド抗体が半数くらいの患者で認められる．

　ポリオ後症候群では，20 年もしくはそれ以上前にポリオ脊髄炎に罹患した患者において，かつて障害された筋の筋力低下，筋萎縮が非常にゆっくりと進行する．

　また，上位運動ニューロンのみに障害をきたす疾患として，原発性側索硬化症（primary lateral sclerosis：PLS）と家族性痙性対麻痺（familial spastic paraplegia：FSP）がある．PLS は上位運動ニューロンの障害による進行性の痙縮を特徴とし，通常，下肢，体幹，上肢，そして球筋の順で障害が進行する．この疾患は，単一疾患単位なのか ALS のスペクトラムに入るものなのかについては現在でも議論がある．

　FSP では，下肢の高度の痙性麻痺が中核症状であるが，精神発達遅滞，網膜色素変性症，感覚性ニューロパチー，運動失調などを伴うことがある．

病因・病態・治療

　㉞に示すように運動ニューロン疾患には孤発性のものと遺伝性のものが存在し，おのおの異なる病因，病態が想定されているがその詳細は不明な点が多く，特に運動ニューロンの選択的な障害機構についてはほとんどわかっていない．このため，㉞に掲げる疾患において MMN 以外は標準的な治療法は確立しておらず，患者の QOL（quality of life）を維持するための補助治療が中心となっている．

筋萎縮性側索硬化症
amyotrophic lateral sclerosis（ALS）

概念

- ●大脳皮質運動野に存在する上位運動ニューロンおよび，脳幹運動神経核と脊髄前角に存在する下位運動ニューロンの両者がほぼ選択的に障害され，全身の筋萎縮，筋力低下を進行性にきたす原因不明の神経変性疾患である．
- ●主に中年以降に発症し，平均 3～4 年ほどの経過で人工呼吸器装着または死に至る．
- ●約 90 ％以上が孤発性で，一部の患者は家族歴を有する．
- ●フランスの Charcot らが一つの疾患単位として分離し，以後精力的な研究の対象となってきたが，現在に至るまで根治的な治療法は開発されていない．
- ●症状は進行性であり，呼吸筋麻痺による換気不全もしくは誤嚥性肺炎の合併による死亡が多い．
- ●人工呼吸器装着により長期延命が可能となる場合がある．
- ●北米においては現役中に ALS を発症した有名野球選手の名前から，Lou Gehrig 病と呼ばれることがある．

病因

　孤発性 ALS について，現在のところ確定的な病因は判明していない．想定される病因として，グルタミン酸による興奮毒性，ミトコンドリア異常，軸索輸送障害，酸化ストレス，細胞骨格異常，神経栄養因子異常などがあげられている．

　5～10 ％で家族歴があり，その一部で superoxide dismutase-1（*SOD1*）遺伝子をはじめとする原因遺伝子が同定されている．

病理

　上位運動ニューロンと下位運動ニューロンの変性が病理変化の主体である．

　大脳皮質では運動野第 5 層の Betz 細胞および大型

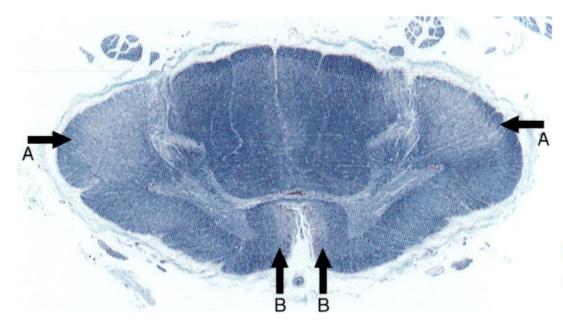

㉟ 頸髄横断面

外側皮質脊髄路（A），前皮質脊髄路（B）の変性が明らかである．
（Kluver-Barrera 染色）

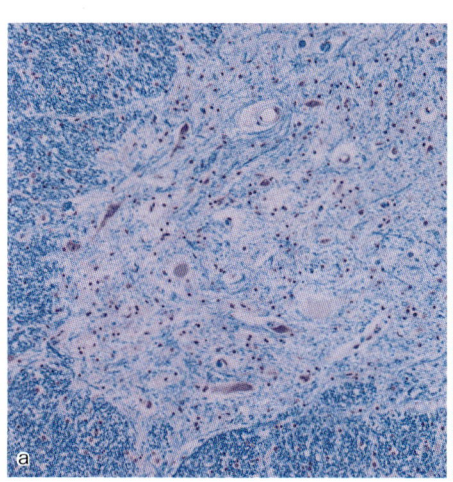
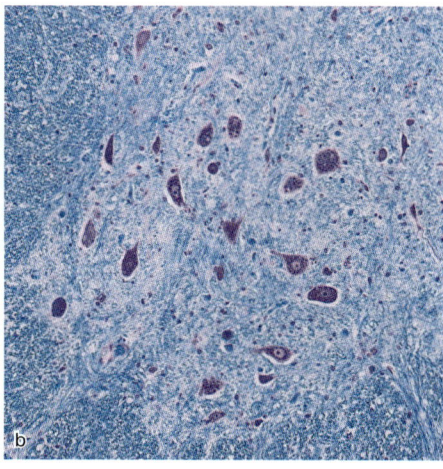

㊱ ALS 患者の頸髄前角

a. ALS，b. 正常．
正常像に比べて，大型前角細胞の脱落が顕著である．

錐体細胞の変性脱落，脳幹では眼筋支配以外の脳幹の運動神経核の変性脱落，脊髄では側索と前索の錐体路に線維脱落とグリオーシス，前角の扁平化と大型前角細胞の変性・脱落を認める（㉟㊱）．残存する前角細胞には種々の封入体を認め，胞体内のエオジン好性封入体である Bunina 小体は ALS に特徴的である（㊲）．skein-like inclusion など種々の形態のユビキチン陽性封入体も特徴的であり，これらは抗 TDP-43 抗体で特異的に染まることが示されている．骨格筋は肉眼的に高度の萎縮を示し，群集萎縮（grouping atrophy）など神経原性萎縮のパターンを示す．

疫学

ALS の有病率は人口 10 万人あたり 1.6～8.5 人，発生率は人口 10 万人あたり 1～2.5 人と報告されており，世界各地でほぼ一定であると考えられている．ただしグアム島，日本の紀伊半島南部などに発症率の高い地域がある．男女比は約 3：2 で男性が多い．厚生労働省研究班報告によれば，現在のわが国における ALS 平均発症年齢は 65 歳であり，60 歳代後半に発症のピークがある．

臨床症状

進行性の上位運動ニューロン変性による症状として，全身の腱反射亢進，痙縮，Babinski 徴候，Chaddock 反射，強制泣き・笑いなどを認める．

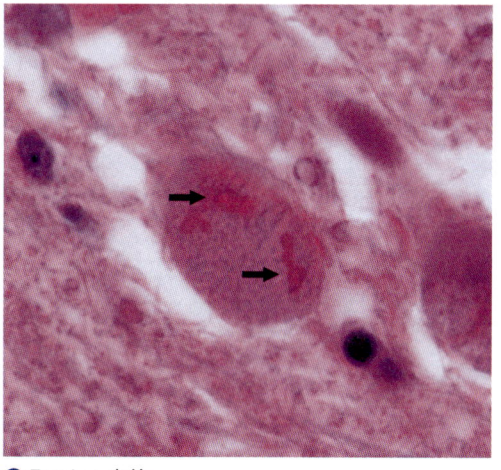

㊲ Bunina 小体

下位運動ニューロン変性の症状として，四肢・体幹の筋萎縮，筋力低下，腱反射低下，構音障害・嚥下障害などの球症状，舌萎縮，全身の骨格筋の線維束性収縮（fasciculation）をきたし，呼吸筋力低下により死亡または人工呼吸器装着を余儀なくされる（㊳）．

初発症状，主症状によって球麻痺型，上肢型（普通型），下肢型（偽多発神経炎型）などに病型分類されることがある．その他，呼吸筋麻痺が初発症状としてみられる例や首下がり症状で発症する例がある．高齢

神経疾患

6

神経変性疾患

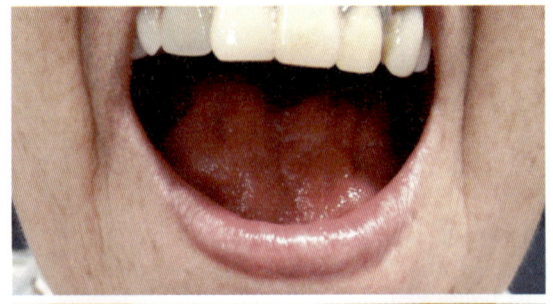

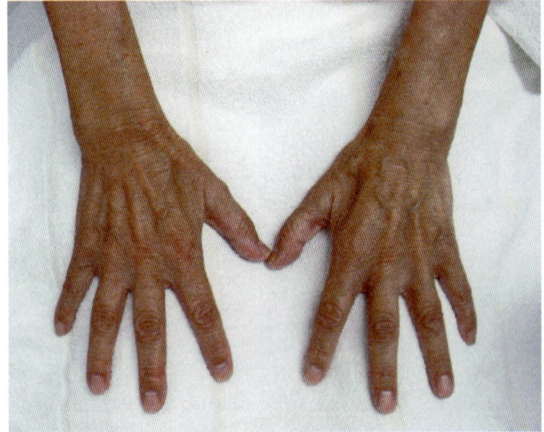

❸❽ ALS 患者の舌萎縮と上肢筋萎縮

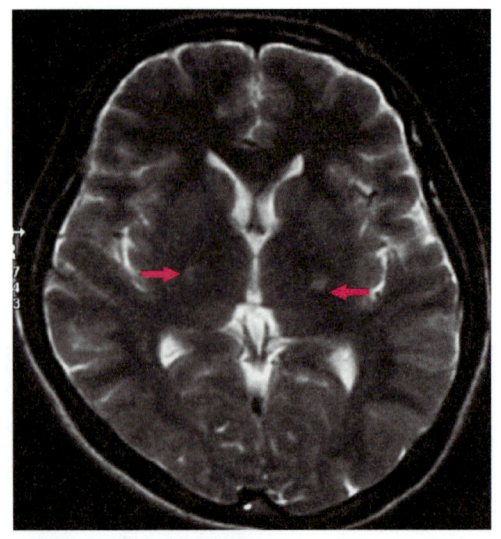

❸❾ 頭部 MRI T2 強調画像
錐体路に一致して高信号領域を認めることがある.

発症例では球麻痺型の割合が高くなる. 認知症を伴う型 (湯浅・三山型), 前頭側頭型認知症に合併する型もある.

眼球運動障害, 感覚障害, 膀胱直腸障害は ALS では通常認めないため, 診断において重要である. また褥瘡は生じにくく, 合わせて四大陰性症状とされることがある. しかしながら, 人工呼吸器を装着した例など長期経過例において, 眼球運動障害, 感覚障害, 膀胱直腸障害がまれならず認められることが経験されるようになった. また, 寝返り困難となった場合に介護状況によっては褥瘡が生じることはあり, 注意が必要である.

検査

単独で ALS の診断を特異的に示すことのできる検査はないが, 診断において下位運動ニューロンの変性徴候をとらえる針筋電図が重要であり, 診断基準にも取り入れられている.

針筋電図

針筋電図では, 高振幅電位 (high amplitude potential), 多相性電位 (polyphasic potential), 線維性収縮電位 (fibrillation potential), 陽性鋭波 (positive sharp wave) など慢性および進行性脱神経所見を認める. これらの所見は萎縮筋のみならず, 萎縮の明確でない筋でも認められることがある.

MRI

頭部 MRI の T2 強調画像にて, 内包後脚, 大脳脚などの皮質脊髄路に一致して限局した高信号が認められることがある (❸❾).

生化学検査, その他

髄液検査は多くの場合正常であるが, 蛋白は上昇することがある. 血清クレアチンキナーゼ (CK) は一部の例で上昇がみられる. 磁気刺激装置による運動誘発電位 (MEP) を用いて測定した中枢運動神経伝導時間 (CMCT) の延長を認める場合がある.

診断

ALS の診断は十分な病歴聴取と身体所見による部分が大きい.

診断基準

現在診断基準として世界標準となっている改訂 El Escorial 診断基準は, 身体を脳神経領域, 頸部・上肢領域, 体幹領域 (胸髄領域), 腰部・下肢領域の 4 領域に分け, 複数の領域に上位運動ニューロン症候および下位運動ニューロン症候を認めること, 症状が進行性であること, 他疾患の除外ができることがその中核となっている. 現在, 厚生労働省の ALS 特定疾患認定基準はその考え方を取り入れており, ❹⓪に示す.

鑑別診断

診断にあたっては, 他疾患の鑑別を確実に行うことが重要である. ALS と鑑別を要する疾患には, 頸椎症, 後縦靭帯骨化症, 多巣性運動ニューロパチー (multifocal motor neuropathy：MMN), 単クローン性ガンマグロブリン血症 (monoclonal gammopathy), リンパ腫など悪性腫瘍に伴う運動ニューロン障害, 多発筋炎, 封入体筋炎, ヘキソサミニダーゼ欠損症, 脊髄性筋萎

⓾ ALS 特定疾患認定基準（厚生労働省）

1. 主要項目
(1) 以下の①～④のすべてを満たすものを，筋萎縮性側索硬化症と診断する
　① 成人発症である
　② 経過は進行性である
　③ 神経所見・検査所見で，下記の1か2のいずれかを満たす身体を，a. 脳神経領域，b. 頸部・上肢領域，c. 体幹領域（胸髄領域），d. 腰部・下肢領域の4領域に分ける（領域の分け方は「2. 参考事項」を参照）
　　下位運動ニューロン徴候は，(2) 針筋電図所見（①または②）でも代用できる
　1. 1つ以上の領域に上位運動ニューロン徴候を認め，かつ2つ以上の領域に下位運動ニューロン症候がある
　2. SOD1 遺伝子変異など既知の家族性筋萎縮性側索硬化症に関与する遺伝子異常があり，身体の1領域以上に上位および下位運動ニューロン徴候がある
　④ 「(3) 鑑別診断」で挙げられた疾患のいずれでもない
(2) 針筋電図所見
　① 進行性脱神経所見：線維性収縮電位，陽性鋭波など
　② 慢性脱神経所見：長持続時間，多相性電位，高振幅の大運動単位電位など

(3) 鑑別診断
　① 脳幹・脊髄疾患：腫瘍，多発性硬化症，頸椎症，後縦靱帯骨化症など
　② 末梢神経疾患：多巣性運動ニューロパチー，遺伝性ニューロパチーなど
　③ 筋疾患：筋ジストロフィ，多発筋炎など
　④ 下位運動ニューロン障害のみを示す変性疾患：脊髄性進行性筋萎縮症など
　⑤ 上位運動ニューロン障害のみを示す変性疾患：原発性側索硬化症など
2. 参考事項
(1) SOD1 遺伝子異常例以外にも遺伝性を示す例がある
(2) まれに初期から認知症を伴うことがある
(3) 感覚障害，膀胱直腸障害，小脳症状を欠く．ただし一部の例でこれらが認められることがある
(4) 下肢から発症する場合は早期から下肢の腱反射が低下，消失することがある
(5) 身体の領域の分け方と上位・下位ニューロン徴候は以下のようである

	a. 脳神経領域	b. 頸部・上肢領域	c. 体幹領域（胸髄領域）	d. 腰部・下肢領域
上位運動ニューロン徴候	下顎反射亢進 口尖らし反射亢進 偽性球麻痺 強制泣き・笑い	上肢腱反射亢進 Hoffmann 反射亢進 上肢痙縮 萎縮筋の腱反射残存	腹壁皮膚反射喪失 体幹部腱反射亢進	下肢腱反射亢進 下肢痙縮 Babinski 徴候 萎縮筋の腱反射残存
下位運動ニューロン徴候	顎，顔面，舌，咽・喉頭	頸部，上肢帯，上腕	胸腹部，背部	腰帯，大腿，下腿，足

（難病情報センター：筋萎縮性側索硬化症〈ASL〉より.）

縮症家族性痙性対麻痺，HTLV-1関連脊髄症（HAM），球脊髄性筋萎縮症，甲状腺機能亢進症，脳幹・脊髄などの腫瘍，脊髄空洞症，若年性一側上肢筋萎縮症（平山病），ポリオ後症候群，糖尿病性筋萎縮症など多数あげられる．

詳細な病歴や身体所見から鑑別をある程度絞り込めるが，多くの場合除外診断のために，頭部・脊椎MRI，各種血液生化学，末梢神経伝導速度，髄液検査，血清免疫電気泳動などが必要である．筋生検，遺伝子検査等，必要に応じてさらなる検査を行う．

経過・予後

片側の上肢遠位部筋力低下で発症する例が最も多く，構音障害などの球症状で発症する例，下肢筋力低下で発症する例など多様である．また，筋力低下は遠位部から始まるとは限らず，近位部から始まる場合もある．

症状は常に進行性であり，人工換気を行わない場合，発症から死亡までの期間は平均3～4年程度である．

死因は呼吸筋力低下による換気不全や誤嚥性肺炎が多い．ただし，進行の速さ，進展の様式にはかなりの患者ごとのばらつきがある．発症から半年未満で呼吸不全から死に至る例や，発症して6～7年を経過して

もなお日常生活が自立している例，筋力低下が両上肢に限局して数年を経過する例なども存在する．

多くの場合，初発部位が末期まで最も症状の強い部位であり，たとえば下肢筋力低下で発症した例は進行期まで下肢筋力が最も弱いことが多い．したがって，初発症状が球症状や呼吸筋力低下であった場合には，早期に生命にリスクが生じる状態となり，全経過は短くなる傾向がある．

人工換気を行い，長期生存が可能となる場合がある．実際には，肺炎その他の合併症が死因になりうるが，人工呼吸器導入後10年以上の長期にわたり生存する例がある．呼吸器装着後にALSの進行により，眼球運動を含め全身が動かなくなる状態（totally locked-in state）になる例もある一方で，コンピュータ機器などを用いたコミュニケーションを維持し，社会とのかかわりを保ち続ける患者もいる．

治療

グルタミン酸遊離阻害，興奮性アミノ酸受容体の非競合的阻害などの薬理作用をもつリルゾールは欧米での臨床試験により，3か月程度ALS患者の生存期間を延長する効果が認められ，わが国を含め世界的に使用されている．また，エダラボンが進行を抑制する効

果が認められ，2015 年末にわが国で承認された．また，非侵襲的陽圧換気（non-invasive positive pressure ventilation：NIPPV）や胃瘻造設の導入で生命予後を改善できる可能性がある．しかしながら，ALS に対して回復もしくは進行を完全に止めることのできる治療法は，現在のところ存在しない．

ALS の進行に伴って生じる症状に対して，各種の対症療法を行う．流涎に対してアトロピンやトリヘキシフェニジル，強制泣き・笑いに対してアミトリプチリンやフルボキサミンなどの使用を考慮する．

球麻痺，上肢麻痺が進行すると，患者が自らの意思を表出することが困難となり，生活の質を大きく損なう要素となる．文字盤などを用いた工夫に加え，近年はコンピュータを活用したコミュニケーションツールの発達があり，患者の状況に合わせた利用のサポートを検討する必要がある．

ALS 患者の生命予後を左右するのは呼吸筋麻痺による呼吸不全と球麻痺による嚥下障害である．これらに対して NPPV，気管切開，人工呼吸器装着，胃瘻造設などを行うことで生命予後を大幅に延長しうる．しかしながら，全身の筋が動かなくなり，移動，日常生活動作およびコミュニケーションの手段が奪われていく現実をふまえ，これらの処置を受けるかどうかの決定には患者自身によるインフォームドコンセントが必要である．

療養生活には家族などを中心とした介護者の支えが不可欠であり，患者，家族に対する十分な情報提供と体制づくりが行えるよう配慮を要する．

原発性側索硬化症
primary lateral sclerosis（PLS）

概念
- 原発性側索硬化症（PLS）は，運動ニューロン疾患のうちで，病変が上位運動ニューロンのみに限定され，下位運動ニューロンに障害が及ばないものである．
- 孤発性で，進行性の全身の痙性が主な症状である．
- 1875 年に Erb が最初に疾患概念を提唱した．その後，単一の疾患なのか，筋萎縮性側索硬化症（ALS）の一型ではないのか議論が続いている．近年では独立した疾患単位として認められるようになってきた．

病因
不明である．既報告例で共通した環境要因や生活習慣などは知られていない．

病理
肉眼的に中心前回のみの萎縮を認める例，前頭葉全体に萎縮が認められる例がある．中心前回では Betz 細胞の変性を認める．内包後脚，中脳の大脳脚の錐体路に一致して限局した変性を認める．

脊髄では側索の錐体路に一致して変性が認められるが，前角の萎縮はなく，前角細胞は保たれる．臨床的には PLS であっても，病理では前角細胞に ALS の特徴とされる Bunina 小体やユビキチン陽性封入体を認める症例も報告されている．

疫学
純粋な PLS はきわめてまれと考えられている．2006 年度に厚生労働省研究班によって実施された全国調査では患者数は 150 人程度，人口 100 万人に 1 人程度の有病率と推定された．

臨床症状
大部分は下肢の痙性対麻痺で発症し，症状が徐々に上行して痙性四肢麻痺および偽性球麻痺を呈する．上肢の痙性麻痺や偽性球麻痺が初発症状である例も存在する．ALS とは異なり，全身の筋萎縮や線維束性収縮を認めないことが特徴である．筋力自体は比較的よく保たれる．原則として高次機能は保たれ，認知症を伴わないが，なかには前頭葉機能低下，認知症を伴い前頭側頭葉変性症との異同が問題となる症例もある．

当初は PLS の臨床像であった症例が長期の経過を経て，筋萎縮や球麻痺症状を呈してくる例もあり，ALS との異同について議論を残している．

検査
頭部 MRI または CT にて，中心前回に限局した脳萎縮が認められることがある．また，前頭葉の萎縮がみられる例がある．大脳皮質運動誘発電位の消失あるいは著明な潜時延長が認められる．針筋電図では脱神経所見を認めない．

診断（診断基準）
2006 年度に厚生労働省研究班によって実施された全国調査に用いられた診断基準を改訂したもの（2016 年）を㊶に示す．

治療
根本的な治療法はない．バクロフェン，ダントリウムなどの抗痙縮薬が痙性改善に有用な場合がある．日常生活活動度の維持や拘縮（こうしゅく）予防にリハビリテーションは有用である．

経過・予後
緩徐進行性であり，ALS に比して経過は長い．発症から 2〜3 年で寝たきりとなる例もあれば，8 年以上経過して日常生活を自立できている例もある．発症から死亡までの期間は多数例で検討されていないが，3〜20 年程度と幅が広い．

㊶ 原発性側索硬化症診断基準（神経変性疾患領域における基盤的調査研究班，2016 年）

A. 臨床像	1. 痙性対麻痺，偽性球麻痺，上肢障害のいずれかで緩徐に発症
	2. 成人発症，通常は 40 歳代以降
	3. 孤発性（注：両親に血族婚のある症例は孤発例であっても原発性側索硬化症には含めない）
	4. 緩徐進行性の経過
	5. 3 年以上の経過を有する
	6. 神経症候はほぼ左右対称性で，錐体路（皮質脊髄路と皮質延髄路）の障害で生じる症候（痙縮，腱反射亢進，Babinski 徴候，痙性構音障害＝偽性球麻痺）のみを呈する
B. 検査所見（他疾患の除外）	1. 血清生化学（含 ビタミン B_{12}）が正常
	2. 血清梅毒反応と抗 HTLV-1 抗体陰性（流行地域では抗ボレリア・ブルグドルフェリ抗体〈Lyme 病〉も陰性であること）
	3. 髄液所見が正常
	4. 針筋電図で脱神経所見がないか，少数の筋で筋線維収縮や insertional activity の増大が時にみられる程度であること
	5. MRI で頸椎と大後頭孔領域で脊髄の圧迫性病変がみられない
	6. MRI で脳脊髄の高信号病変がみられない
C. 原発性側索硬化症を示唆する他の所見	1. 膀胱機能が保たれている
	2. 末梢神経刺激による複合筋活動電位が正常で，かつ中枢運動伝導時間（CMCT）が測れないか高度に延長している
	3. MRI で中心前回に限局した萎縮がみられる
	4. PET で中心溝近傍でのブドウ糖消費が減少している
D. 次の疾患が否定できる（鑑別すべき疾患）	筋萎縮性側索硬化症 遺伝性痙性対麻痺 脊髄腫瘍 HTLV-1 関連脊髄症（HTLV-1-associated myelopathy：HAM） 多発性硬化症 連合性脊髄変性症（ビタミン B_{12} 欠乏性脊髄障害） その他（アルコール性ミエロパチー，肝性ミエロパチー，副腎白質ジストロフィー，fronto-temporal dementia with parkinsonism linked to chromosome 17（FTDP-17），Gerstmann-Sträussler-Scheinker 症候群，遺伝性成人発症 Alexander 病など）

診断のカテゴリー：
- Definite（確実例）：
  「Probable」の条件を満たし，かつ脳の病理学的検査で，中心前回にほぼ限局した変性を示す
- Probable（臨床的にほぼ確実例）：
  臨床像として 1. 痙性対麻痺，偽性球麻痺，上肢障害のいずれかで緩徐に発症，2. 成人発症，3. 孤発性，4. 緩徐進行性の経過，5. 3 年以上の経過，6. 錐体路の障害で生じる症候のみを示し，B. 検査所見の 1〜6 の診断基準を満たし，鑑別すべき疾患を除外できる

家族性筋萎縮性側索硬化症
familial amyotrophic lateral sclerosis

概念

- 全 ALS のうち家族性 ALS は約 10 ％を占めるが，そのうち 15〜20 ％が 21 番染色体に存在する *SOD1* 遺伝子の変異に起因し，これは一般に常染色体優性遺伝形式をとり ALS1 と命名されている．
- 家族性 ALS は，*SOD1* 遺伝子をはじめとする同定，未同定のものを含めて㊷に示すように多くの遺伝子変異が原因の疾患群である．
- 疾患により，また同じ疾患でも遺伝子変異の種類によって多少異なるものの，孤発性同様に大脳，脳幹，脊髄の運動ニューロンの障害を主体とした病理像をとり，臨床症状もおおむね孤発性 ALS と類似する致死的な疾患である．

SOD1 遺伝子変異による家族性 ALS

㊷のうちわが国で最も多いのは ALS1 である．1993 年の発見以来 *SOD1* 遺伝子変異はすでに 120 種類以上報告されている．一部，挿入や欠失も報告されているが，ほとんどはミスセンス変異であり，5 つあるエクソンのすべてにおいて変異が認められている．

SOD1 遺伝子は，細胞質に存在する抗酸化酵素である SOD1 をコードしている．SOD1 には銅イオンと亜鉛イオンが結合しており，ジスルフィド結合によりホモダイマーとなって機能する．その働きは細胞内で発生する有害な活性酸素であるスーパーオキシドラジカルを酸素と過酸化水素に分解・解毒することであり，これにより細胞保護作用を有する．このため，当初は遺伝子変異によって SOD1 の細胞保護作用が失われるために細胞機能障害を起こし発症する loss of function（機能喪失）メカニズムが病態として想定されて

㊷ 主な家族性筋萎縮性側索硬化症の原因遺伝子

病型	遺伝子座	原因遺伝子	特徴
ALS1	21q22.11	SOD1	常染色体優性遺伝（D90A 以外），成年発症
ALS2	2q33.1	ALS2	常染色体劣性遺伝，若年発症，緩徐進行，上位運動ニューロン徴候優位
ALS3	18q21	未同定	常染色体優性遺伝，成年発症
ALS4	9q34.13	SETX	常染色体優性遺伝，若年発症，緩徐進行
ALS5	15q21.1	SPG11	常染色体劣性遺伝，若年発症，劣性遺伝性 ALS では最も高頻度
ALS6	16p11.2	FUS/TLS	常染色体優性遺伝（H517Q 以外），若年発症，急速に進行
ALS7	20p13	未同定	常染色体優性遺伝，成年発症
ALS8	20q13.32	VAPB	常染色体優性遺伝，成年発症，緩徐進行
ALS9	14q11.2	ANG	常染色体優性遺伝，成年発症，典型的孤発性 ALS と類似，60 ％が球麻痺で発症
ALS10	1p36.22	TDP-43	常染色体優性遺伝，成年発症，典型的孤発性 ALS と類似
ALS11	6q21	FIG4	常染色体劣性遺伝，成年発症，上位運動ニューロン徴候優位
ALS12	10p13	OPTN	常染色体優性/劣性遺伝，成年発症
ALS13	12q24.12	ATXN2	遺伝性脊髄小脳変性症 2 型（SCA2）の原因遺伝子であるが，CAG リピートの中等度伸長が孤発性 ALS の危険因子であると判明
ALS14	9p13.3	VCP	常染色体優性遺伝，成年発症，常染色体優性遺伝性の骨 Paget 病および前頭側頭型認知症を伴う封入体ミオパチー（IBMPFD）の原因遺伝子でもある
ALS15	Xp11.21	UBQLN2	X 染色体優性遺伝，成年発症
ALS16	9p13.3	SIGMAR1	常染色体劣性遺伝，成年発症
ALS17	3p11.2	CHMP2B	常染色体劣性遺伝，成年発症
ALS18	17p13.2	PFN1	常染色体優性遺伝，成年発症
ALS19	2q34	ERBB4	常染色体優性遺伝，成年発症
ALS20	12q13.13	HNRNPA1	常染色体優性遺伝，成年発症，常染色体優性遺伝性の IBMPFD の原因遺伝子でもある
ALS21	5q31.2	MATR3	常染色体優性遺伝，成年発症
ALS22	2q35	TUBA4A	常染色体優性遺伝，成年発症
FTDALS1	9p21.2	C9orf72	常染色体優性遺伝，成年発症，30 ％に前頭側頭型認知症を合併
FTDALS2	22q11.23	CHCHD10	常染色体優性遺伝，成年発症，70 ％に前頭側頭型認知症を合併
FTDALS3	5q35.3	SQSTM1	常染色体優性遺伝，成年発症，Paget 病，封入体ミオパチーの原因遺伝子でもある
FTDALS4	12q14.2	TBK1	常染色体優性遺伝，成年発症，50 ％に前頭側頭型認知症を合併
progressive lower motor neuron disease	2p13	Dynactin1	常染色体優性遺伝，成年発症，下位運動ニューロン徴候のみ

いた．しかし，SOD1 ノックアウトマウスが ALS 様の運動ニューロン障害や表現型を示さないことなどより，SOD1 が変異することにより新たな毒性を獲得する gain of function（機能獲得）メカニズムが有力となっている．しかし，SOD1 は全細胞蛋白の 1～2 ％を占め全身の細胞に発現しているにもかかわらず，遺伝子変異によりなぜ運動ニューロンに選択的な障害をもたらすのかは明らかではない．

SOD1 変異による家族性 ALS の発症年齢は平均 46 歳であり，孤発性 ALS の 65 歳に比べて若年である．また，臨床症状，病理像や経過は変異の種類によって多少異なっている．

最も頻度の高い A4V 変異は SOD1 のダイマー形成に関与する部位に存在し，これを有する患者は重症であり，家族性 ALS の平均生存期間が発症から 2.5 年であるのに対して 1.2 年と短い．病理学的には錐体路

が相対的に保たれており，下位運動ニューロン障害による呼吸筋麻痺が錐体路変性よりも先行するためと考えられている．

一方，H46R 変異を有する患者は進行が非常に緩徐であり，下肢に症状が発現してから 5 年以上経過して上肢に，8 年以上経過してから球麻痺を呈し平均生存期間は 17.3 年に及ぶ．また，G37R 変異や L38V 変異では発症が若年であることが多い．

孤発性 ALS で認められる運動ニューロン細胞質内のユビキチン/TDP-43（TAR-binding protein 43）陽性封入体は基本的に SOD1 変異を有する家族性 ALS 患者には認められず，孤発性 ALS とは異なった病態が想定される．

SOD1 変異による家族性 ALS は ALS 全体の 1.5～2 ％を占めるにすぎないが，ヒト SOD1 変異を導入したトランスジェニックマウスは ALS の病態解明に大

きな貢献を果たしてきている．特にこのマウスを使った最近の研究では，変異 SOD1 を発現している運動ニューロンが疾患の発症に，グリア細胞が疾患の進行に関与することが明らかにされている．

現在のところ，これら動物モデルで治療効果を示す薬剤はいくつか知られているがヒトでの有効性は証明されていない．

その他の遺伝子変異による家族性 ALS

SOD1 遺伝子変異以外で明らかになっているものは㊷の通りである．網羅的遺伝子解析による診断技術の向上により 2008 年以降次々と新しい遺伝子異常が明らかとなっている．

ALS10 は，最近孤発性 ALS におけるユビキチン陽性封入体の主要な構成成分として明らかになった RNA 結合蛋白，TDP-43 をコードする遺伝子の変異に起因する家族性 ALS であり，注目を集めている．

ALS6 の原因遺伝子として同定された fused in sarcoma/translocated in liposarcoma（FUS/TLS）もまた RNA 結合蛋白であり TDP-43 と構造的，機能的相同性を有している．

optineurin（OPTN）の遺伝子変異はわが国の家族性 ALS から同定されている．前頭側頭型認知症を伴う家族性 ALS において C9orf72 のイントロンにおける GGGGCC リピートの過剰伸張が同定されている．ヨーロッパ，北米の家族性 ALS の約 37 ％は C9orf72 変異に起因するが，わが国ではまれである．また，障害が下位運動ニューロンに限局する progressive lower motor neuron（LMN）disease は上位運動ニューロン障害を欠くため家族性 ALS に分類されないこともあるが，逆行性軸索輸送にかかわるモーター蛋白 dynactin のサブユニット dynactin1 の遺伝子変異が明らかにされている．

脊髄性筋萎縮症 spinal muscular atrophy（SMA）

概念
● 脊髄性筋萎縮症（SMA）とは常染色体劣性遺伝性の神経変性疾患であり，下位運動ニューロンの変性，骨格筋萎縮と全身の筋力低下が特徴である．

● 5q13 に位置する SMN1（survival motor neuron 1）遺伝子の異常が原因となる．

● 生後 6 か月までに発症し，人工呼吸器管理をしなければ 2 歳までに死亡する重症型である I 型（Werdnig-Hoffmann 病），1 歳 6 か月以降に発症し，起立または歩行が可能となる III 型（Kugelberg-Welander 病），その中間型である II 型に分類される．

● 1891 年に Werdnig，1893 年に Hoffmann により最初に報告された．

病因・病態生理
ヒトの SMN 遺伝子は複数のコピーが存在する（㊸）．SMN1 遺伝子の mRNA はほぼ 100 ％適切なスプライシングを受けるが，SMN2 遺伝子の mRNA は 10 ％ほどしか適切なスプライシングを受けない．SMN1 遺伝子が欠失した場合，SMN2 遺伝子由来の低いレベルの SMN 蛋白しか発現しないことが SMA の病因であり，SMN2 遺伝子がどの程度の量の SMN 蛋白を発現できるかによって重症度の差が生まれると考えられている．

SMN2 遺伝子 mRNA に適切なスプライシングを行わせて，根治療法につなげる治療が可能かどうか，研究が進められ後述のヌシネルセンの開発につながった．

病理
脊髄前角細胞の著明な減少が認められる．特に I 型では残存前角細胞に中心染色質溶解（central chromatolysis），腫脹神経細胞（ballooned neuron）を認める．また，前根の萎縮および神経膠束（glial bundle）が認められる．

骨格筋では小径萎縮筋線維の大集団（large group of small fibers），および年齢，月齢相当の筋線維径より大径の肥大線維（large hypertrophic fibers）が認められる．

疫学
欧米でなされた発生頻度の調査により，I 型は 20,000 人に 1 人，II，III 型では 24,000 人に 1 人，保因者頻度は 100 人に 1 人程度とされている．

臨床症状
体幹，四肢近位部優位の筋力低下，筋萎縮を示す．I 型は筋力低下が重症であり，フロッピーインファ

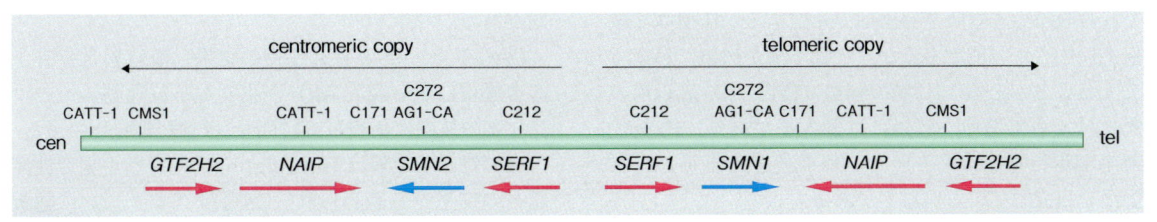

㊸ 染色体 5q13 上の脊髄性筋萎縮症（SMA）遺伝子マップ

（Lunn MR, et al：Spinal muscular atrophy. *Lancet* 2008；371：2120.）

神経疾患

6

神経変性疾患

ントを呈する．肋間筋に比して横隔膜の筋力が維持されるため，奇異呼吸を呈する．支えなしに座れるようにならず，哺乳困難，誤嚥，呼吸不全をきたす．

II型は支えなしに立てるようにならない．舌萎縮，手指振戦，腱反射の減弱または消失を示す．座位保持が可能となることが多いが，次第に側彎や関節拘縮が目立つようになる．

III型はいったん歩行可能となるが，運動発達の遅れ，転倒しやすいなどの症状で気づかれる．筋萎縮・筋力低下は体幹，四肢近位筋に強く，上肢より下肢に強い．顔面筋の罹患はあってもごく軽度である．手指振戦，腱反射減弱を認める．知能障害，知覚障害，膀胱直腸障害は認めない．

検査
筋電図で高振幅電位や多相性電位などの神経原性所見を認める．血清 CK 値が正常範囲から正常上限の 5 倍以内で変動することが多い．

診断
SMN1 遺伝子の欠失が証明されれば診断は確定する．遺伝子診断によらない診断基準として International SMA Consortium による診断基準（㊹）がある．

合併症
拘縮が足関節から始まりやすく，関節可動域が制限されてくる．側彎，胸郭変形や腰椎前彎の進行も避けがたいことが多い．嚥下障害，肺活量の低下に伴い呼吸器感染のリスクが増し，死因になりうる．

治療
根治的治療法はまだ開発されていないが，2016 年 12 月にヌシネルセンが初めての承認薬となった．わが国でも 2017 年 7 月に承認を得た．ヌシネルセンは *SMN2* 遺伝子のメッセンジャーRNA前駆体の選択的スプライシングを調節してその蛋白質の量を増加させる．実際に投与された乳児では，生存期間や運動機能の改善がみられた．今後も複数の治療薬の開発が期待される．

関節可動域訓練を中心としたリハビリテーションは拘縮予防，日常生活活動度の維持に有用である．呼吸障害に対して，NIPPV や人工呼吸器を用いる例もある．

経過・予後
I 型の死亡年齢は平均 6〜9 か月，95 ％は 18 か月までに呼吸不全や呼吸器感染症で死亡する．II 型は 2 歳以上の生存が可能であるが，呼吸不全が次第に目立ってくることがある．III 型の経過は慢性で 20 歳以前の死亡はまれである．経過には個人差があり，10 歳代前半で歩行不能になる例や，30 歳代でも歩行し日常生活を自立している例などがある．

㊹ 脊髄性筋萎縮症（SMA）診断基準（International SMA Consortium）

包含基準

I. 筋力低下
　対称性，近位筋＞遠位筋，下肢＞上肢，体幹および四肢
II. 脱神経
　舌の線維束性収縮，手の振戦
　筋生検：groups of atrophic fibers
　針筋電図：神経原性変化

除外基準

1. 中枢神経系機能障害
2. 関節拘縮症
3. 外眼筋・横隔膜・心筋の障害，聴覚障害，著しい顔面筋罹患
4. 知覚障害
5. 血清 CK 値＞正常上限の 10 倍
6. 運動神経伝導速度＜正常下限の 70 ％
7. 知覚神経活動電位の異常

球脊髄性筋萎縮症
spinal and bulbar muscular atrophy（SBMA）

概念
- 緩徐進行性の筋力低下・筋萎縮と球麻痺を示す成人発症の遺伝性下位運動ニューロン疾患である．発症には男性ホルモンであるテストステロンが深く関与しており，男性のみに発症する．
- 顔面や頸部などに，筋収縮により増強する線維束性収縮（contraction fasciculation）を認める．
- 同じ運動ニューロン疾患である筋萎縮性側索硬化症（ALS）とは異なり，下肢振動覚低下などの感覚障害や女性化乳房・肝機能障害・脂質異常症（高脂血症）などの随伴症状を伴うことが多い．
- 国際名称は SBMA であるが，報告者にちなんで Kennedy-Alter-Sung 症候群，Kennedy 病とも呼ばれる．

病因
X 染色体上にあるアンドロゲン受容体（*AR*）遺伝子において CAG 繰り返し塩基配列（CAG リピート）が異常延長することが SBMA の病因である．正常では 11〜36 の CAG リピート数が，SBMA 患者では 38 以上となり，リピート数が多いほど発症が早くなる傾向がある．

CAG リピートの異常延長の結果，構造異常を有する変異蛋白質（変異 AR）が生じて下位運動ニューロンなどの核内に集積し，最終的には神経細胞死に至る．同様の遺伝子変異は Huntington 病や脊髄小脳変性症などの疾患でも認められ，CAG はグルタミンに翻訳されることから，これらの疾患はポリグルタミン病と総称されている．

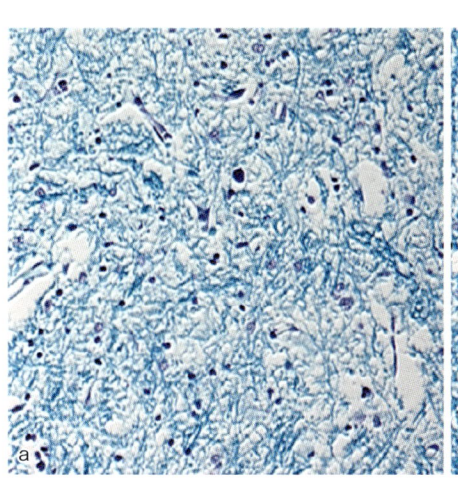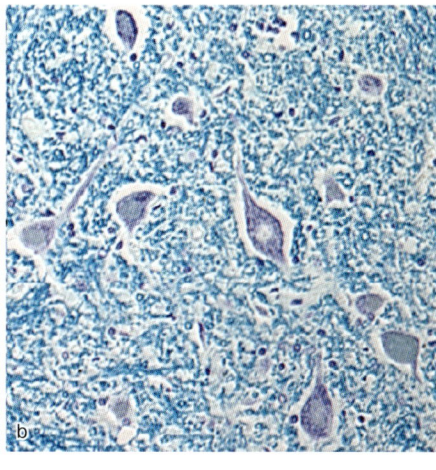

㊺ 球脊髄性筋萎縮症（SBMA）患者の頸髄前角
a：SBMA，b：正常.
正常像に比べると，大型前角細胞（運動ニューロン）が著しく脱落している．（Kluver-Barrera 染色）

SBMA モデルマウスを用いた研究により，変異 AR の核内集積が男性ホルモン（テストステロン）依存性であることが明らかとなり，男性のみが SBMA を発症する分子メカニズムと考えられている．女性は *AR* 遺伝子変異を有していても SBMA を発症しない.

病理

脊髄の前角細胞および脳幹の神経核の神経細胞が変性・脱落する（㊺）．残存する神経細胞には病因蛋白質である変異 AR の核内集積が認められる（㊻）．後根神経節の感覚神経は細胞体の萎縮小型化がみられ，細胞質に変異 AR の凝集体を認める．腓腹神経でも大型有髄神経を中心に線維脱落がみられる．筋生検では，小角化線維や群集萎縮といった神経原性変化が主体であるが，中心核の存在など筋原性変化も認める.

神経系以外では，精巣の精細管上皮の萎縮，脂肪肝などの所見を認める.

疫学

有病率は 10 万人あたり 1〜2 人程度である．人種や地域による有病率の差は明らかではない.

臨床症状

初発症状として手指の振戦を自覚することが多く，しばしば筋力低下に先行する．四肢の筋力低下は 30〜50 歳代に始まることが多く，同時期から有痛性筋けいれんが生じることも多い．四肢以外にも，咬筋・舌筋の萎縮，顔面筋力低下，球麻痺（構音障害・嚥下障害）といった脳神経症状を認めるが，眼球運動障害はみられない．舌はクローバー状の特徴的な萎縮を示し，SBMA の診断に有用である（㊼）．線維束性収縮は口周囲や舌，四肢近位部に認められ，安静時には軽度であるが，筋収縮時に著明となり contraction fasciculation と呼ばれる．これも SBMA の鑑別診断に有用な所見である．同じ運動ニューロン疾患である ALS とは異なり，下肢振動覚低下などの感覚障害を伴うことが多い．腱反射は全般に低下・消失し，Babinski 徴

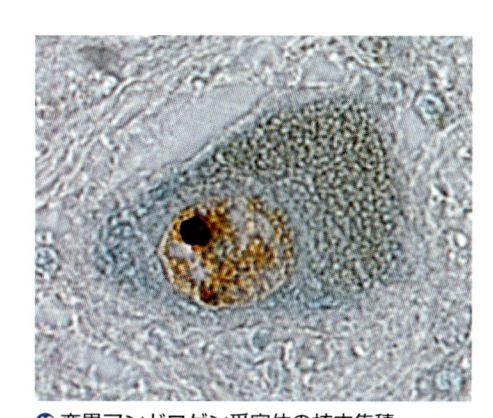

㊻ 変異アンドロゲン受容体の核内集積
前角細胞の核内に変異アンドロゲン受容体が集積し，茶色に染色されている．（抗 1C2 抗体による免疫染色）

候は一般に陰性である.

随伴症状としては女性化乳房を半数以上に認める（㊽）．肝機能障害，耐糖能異常，脂質異常症，高血圧症などもしばしばみられる．女性様皮膚変化，精巣萎縮などを認めることもある．他のポリグルタミン病でしばしばみられる表現促進現象は軽度である.

検査

①針筋電図：高振幅電位，interference の減少など神経原性変化を認める.
②末梢神経伝導検査：感覚神経伝導検査において活動電位が低下，または導出不能となることが多い.
③血液生化学検査，その他：血清 CK が異常高値を示すことが多い．また，随伴症状に伴い AST・ALT の上昇，HbA1c の上昇，総コレステロール・中性脂肪の上昇などがしばしばみられる．血中テストステロンは一般に正常ないし高値を示す.

診断

①診断基準：厚生労働省の神経変性疾患に関する調査研究班が作成した診断基準を㊾に示す.

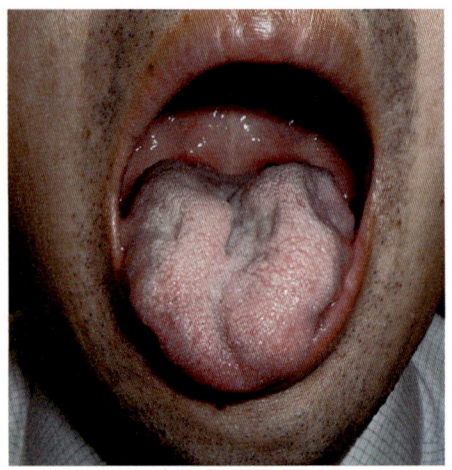

㊼ 球脊髄性筋萎縮症（SBMA）患者の舌萎縮
クローバー状の萎縮は診断に有用である.

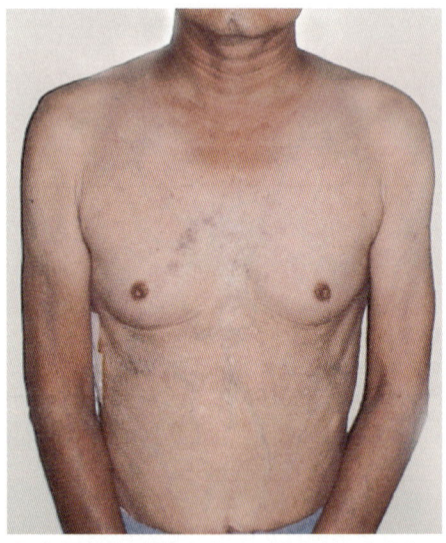

㊽ 球脊髄性筋萎縮症（SBMA）患者の上半身
女性化乳房を認める. 上肢の近位筋には筋萎縮がみられる.

㊾ **球脊髄性筋萎縮症（SBMA）診断基準（神経変性疾患に関する調査研究班・厚生労働省厚生労働科学研究費補助金難治性疾患克服研究事業）**

A. 神経所見
　以下の神経所見（ア）（イ）（ウ）（エ）のうち2つ以上を示す
（ア）球症状：舌の萎縮・筋線維性収縮（fasciculation），構語障害，嚥下障害
（イ）下位運動ニューロン徴候：筋萎縮・筋力低下（顔面，四肢近位筋優位），筋収縮時の著明な筋線維性収縮
（ウ）手指振戦
（エ）四肢腱反射低下

B. 臨床所見，検査所見
　1. 成人発症で緩徐に進行性である
　2. 発症者は男性であり，家族歴を有する
　3. アンドロゲン不全症候（女性化乳房，精巣萎縮，女性様皮膚変化など）を認める
　4. 針筋電図で高振幅電位などの神経原性変化を認める

C. 除外診断
　以下のすべての疾患を除外できる
　1. 頸椎症，椎間板ヘルニア，脊髄腫瘍，脊髄空洞症など脊髄の局所性病変によるもの
　2. 末梢神経疾患
　3. 筋疾患
　4. 筋萎縮性側索硬化症
　5. 脊髄性進行性筋萎縮症

D. 遺伝子診断
　アンドロゲン受容体遺伝子におけるCAGリピートの異常伸長

診断の判定
　上記のA・B・Cをすべて満たすもの，またはAとDの両方を満たすものを球脊髄性筋萎縮症と診断する

②鑑別診断：SBMAと鑑別を要する疾患としては，ALSやKugelberg-Welander病，多発筋炎などがあげられる. 本症の臨床診断は，遺伝歴が明確で，本疾患に特徴的な身体所見を呈していれば比較的容易であるが，これらが不明瞭で鑑別診断が困難な場合も少なくない. 血液検査，筋電図などの検査所見も診断の参考となるが，診断に迷う症例では遺伝子検査が有用であり，アンドロゲン受容体遺伝子におけるCAGリピートの延長が確認されれば，確定診断に至る.

治療
　かつては男性ホルモンの補充療法や蛋白同化ステロイド投与，TRH（甲状腺刺激ホルモン放出ホルモン）療法などが行われたが，これらの治療の有効性は確認

されていない. 2017年8月にリュープロレリンが進行抑制薬として承認された. リュープロレリンは下垂体のGnRH（ゴナドトロピン放出ホルモン）受容体に対するアゴニストで，この投与でテストステロンレベルを下げることにより，異常アンドロゲン受容体の核内移行・凝集が抑制されSBMAの症状の進行が抑制された. また，ロボットスーツ「HAL®」もSBMAの歩行機能の改善がみられ2016年1月に承認が得られている. ほかに，耐糖能異常や脂質異常症など合併症に対する対症療法なども行われる.

経過・予後
　筋力低下は20年ほどの経過で緩徐に進行する. 進行に伴い球麻痺が高度となり，誤嚥性肺炎などの呼吸器感染が死因の大半を占める.

若年性一側上肢筋萎縮症（平山病）
juvenile muscular atrophy of unilateral upper extremity

概念
●若年性一側上肢筋萎縮症（平山病）は，特に成長期にあたる若年男性に好発し，多くは一側上肢の前腕

以下の遠位部に筋力低下，萎縮を生じ，数年後には
これらの症状が停止するという特徴をもつ疾患であ
る．
●本疾患は日本において初めて報告された疾患である．

病理・病因

病理では，肉眼的に頸膨大部（C5〜T1）がC7，C8
髄節を中心に前後に扁平化しており，前根もそれに伴
い細小化している．顕微鏡的所見では，前角が虚血性
壊死に陥り，同部位での運動神経細胞がさまざまな程
度で変性，脱落している．しかしながら，病変周囲の
血管に硬化や血栓形成などは認めない．

これらの所見は頸髄硬膜管が，頸部前屈により前方
へ移動し，椎体により頸髄が圧迫され循環障害をきた
すことにより生じていると考えられる．成長期に，脊
柱の急激な成長に脊髄硬膜の成長がついていくことが
できず，硬膜管が前方移動しやすくなり，脊髄が椎体
により圧迫を受け虚血が生じると想定されている．

臨床症状

15〜17歳をピークにした若年男性に圧倒的に多く
発症し，女性の発症は1割前後とされている．多くは
一側上肢遠位に生じる緩徐進行性の筋力低下，筋萎縮
が主な症状である．特に筋萎縮は母指球筋，小指球筋，
骨間筋などの小手筋や前腕尺側において著明である
が，橈側ではほとんど認めず，**oblique atrophy**と称
される特徴的な分布をみる．症状は両側の場合もある
が，他側は遅れて生じるのが一般的である．頸部前屈
により症状が増悪する．これらの症状が自然経過のな
かで発症後3〜5年程度は緩徐に進行するが，その後
停止していくことも本疾患の特徴である．感覚障害は
存在しても例外的である．

検査

頸椎MRIが非常に有用である．単純な水平断では
圧迫性病変を認めないが，下部頸髄レベルでの扁平化
した脊髄萎縮を認める．頸部前屈により脊髄と硬膜管
の前方変位を生じ，椎体による圧迫を受け，脊髄扁平
化がさらに強くなる．これらの脊髄萎縮は臨床的に筋
萎縮の優位側でより強く生じる．

電気生理学的検査では，末梢神経伝導速度に異常は
認めないが，正中神経でF波の出現頻度が著明に低
下する．筋電図では萎縮筋に神経原性変化を認める．
外観的には筋萎縮を認めない近隣の筋や健側の筋にお
いても神経原性変化を認めることもある．

診断（診断基準，鑑別診断）

ALSを代表とする各種運動ニューロン疾患，頸髄
腫瘍，脊髄空洞症，多巣性脱髄性ニューロパチーなど
があげられる．好発年齢や特徴的な筋萎縮の分布など
を参考に，上記検査を用い鑑別する．

治療

頸部の伸展，屈曲に伴う脊椎による頸髄の圧迫が原
因であるため，頸部の伸展，屈曲を制限する目的で，
頸椎カラーを着用させる．

経過・予後

原因が不明であった時期は自然経過で症状が停止す
るのを待っていたが，頸部前屈が病因であることが判
明したため，頸部前屈を予防する目的で頸椎カラーの
装着が治療として用いられるようになった．頸椎カ
ラーの装着により，症状の改善を認めたり，進行を止
めることが可能となった．

（祖父江元）

●文献

1) 日本神経学会（監），「筋萎縮性側索硬化症診療ガイドライン」作成委員会（編）：筋萎縮性側索硬化症診療ガイドライン2013．東京：南江堂；2013．p.29．
https://www.neurology-jp.org/guidelinem/als2013_index.html

2) Edaravone (MCI-186) ALS 19 Study Group：Safety and efficacy of edaravone in well defined patients with amyotrophic lateral sclerosis：a randomised, double-blind, placebo-controlled trial. *Lancet Neurol* 2017；16：505.

3) 日本神経学会治療ガイドラインAd Hoc委員会：日本神経学会治療ガイドライン　ALS治療ガイドライン2002（解説）．臨床神経学2002；42：669．
http://www.neurology-jp.org/guidelinem/als_index.html

4) Hirano A：Neuropathology of ALS：an overview. *Neurology* 1996；47 (Suppl 2)：S63.

5) Rowland LP, et al：Amyotrophic lateral sclerosis. *N Engl J Med* 2001；344：1688.

6) Donaghy M：Classification and clinical features of motor neuron diseases and motor neuropathies in adults. *J Neurol* 1999；246：331.

7) Eisen AA, et al (eds)：Motor neuron disorders and related disease. In：Handbook of Clinical Neurology. Vol 82. New York：Elsevier；2007.

8) Gonzalez de Aguilar JL, et al：Amyotrophic lateral sclerosis：all roads lead to Rome. *J Neurochem* 2007；101：1153.

9) Boillée S, et al：ALS：a disease of motor neurons and their nonneuronal neighbors. *Neuron* 2006；52：39.

10) Al-Chalabi A, et al：The genetics and neuropathology of amyotrophic lateral sclerosis. *Acta Neuropathol* 2012；124：339.

11) Finkel RS, et al：Nusinersen versus sham control in

infantile-onset spinal muscular atrophy. *N Engl J Med* 2017；377：1723.

12) Hashizume A, et al：Long-term treatment with leuprorelin for spinal and bulbar muscular atrophy：natural history-controlled study. *J Neurol Neurosurg Psychiatry* 2017；88：1026.

13) Kennedy WR, et al：Progressive proximal spinal and bulbar muscular atrophy of late onset. A sex-linked recessive trait. *Neurology* 1968；18：671.

14) Sobue G, et al：X-linked recessive bulbospinal neuronopathy. *Brain* 1989；112 (Pt 1)：209.

15) Katsuno M, et al：Leuprorelin rescues polyglutamine-dependent phenotypes in a transgenic mouse model of spinal and bulbar muscular atrophy. *Nat Med* 2003；9：768.

16) Atsuta N, et al：Natural history of spinal and bulbar muscular atrophy (SBMA)：A study of 223 Japanese patients. *Brain* 2006；129 (Pt 6)：1446.

17) Suzuki K, et al：CAG repeat size correlates to electrophysiological motor and sensory phenotypes in SBMA. *Brain* 2008；131 (Pt 1)：229.

stiff-person 症候群
stiff-person (stiff-man) syndrome (SPS)

概念

● stiff-person 症候群（SPS）は，全身性に筋の硬直が進行していく疾患である．胸腹部，腰部，上背部などの体幹筋を好発部位とするが，四肢筋にも間欠的な硬直やけいれんが加わる（古典型）．そのほか，四肢，特に下肢の硬直が際立ち同部に症状がとどまる限局型，けいれんや小脳失調，脳幹症状，脊髄症状などを合併する例，急性経過で進行性の多彩な中枢神経症状やミオクローヌスを呈する脳脊髄炎型（progressive encephalomyelitis with rigidity and myoclonus：PERM）などの病型がある．

● 日本ではまだ本格的な疫学調査が行われていないが，米国の調査によると，SPS 99例中 67例が女性で，平均発症年齢は 40歳，病型別では，古典型SPS 66％，限局型 SPS 31％，PERM 3％と古典型SPS が大半を占めていた[1]．

病態生理

SPS の発症には，中枢神経系の抑制性神経伝達を阻害する自己免疫反応が関与すると考えられている．本症患者の血液中には，抑制性シナプス関連蛋白を標的とする自己抗体が検出される例がある．自己抗体としては，γ-アミノ酪酸（γ-aminobutyric acid：GABA）の生成にかかわる抗グルタミン酸脱炭酸酵素（glutamic acid decarboxylase：GAD）65 抗体が検出される例が最も多く，SPS の約 60％で検出される．少数例で抗 gephyrin 抗体，また PERM の病型を呈する場合はシナプス後膜での興奮抑制にかかわるグリシン受容体（glycine receptor：GlyR）α_1 サブユニットに対する抗体が検出される場合がある．また，SPS には，乳癌，胸腺腫，Hodgkin リンパ腫，肺癌などに合併する傍腫瘍性神経症候群としての発症があり，この場合は，シナプス小胞関連蛋白である amphiphysin に対する抗体が検出されることがある．

これらの抗体は診断の助けになるとともに，生体内では抑制性介在ニューロンの機能を障害する可能性があり，α 運動ニューロンの脱抑制が生じると考えられている．

臨床症状

成人に発症し，初期には体幹筋や四肢近位筋の筋硬直や限局性筋けいれん（痛みを伴うことがある）が発作的に出現し，数週から数か月で全身に波及する．症状の日内・日差変動を呈する例も多い．SPS の 30％は，非対称性もしくは片側性の四肢筋硬直や筋けいれんで初発する．高度になると，傍脊柱筋の硬直により，体幹が弓なりになる後弓反張を呈することがある．脊柱の筋硬直が長く続くと脊柱変形を生じる場合もある．咽喉頭筋の硬直による嚥下・構音障害，胸部硬直による呼吸困難，腰部や下肢の症状による歩行困難を認めることがある．下肢腱反射の亢進もみられる．筋硬直は，音や接触刺激などによって誘発，悪化する．発汗過多，頻脈，血圧変動などの自律神経症状を伴うこともある．SPS に小脳症状を伴う例では，下肢，体幹の強い硬直と痙縮に加え，体幹失調，構音障害，歩行失調を呈し，眼球運動障害や水平性眼振を伴う．

電気生理学的には，安静時に罹患筋群に持続性放電を認め，弛緩の努力では抑制されない．個々の運動単位は正常である．神経筋接合部遮断薬，全身麻酔，ジアゼパム投与で持続性放電の消失と臨床症状の改善を認める．

血清中には，抗 GAD 65 抗体のほか，抗サイログロブリン抗体，抗甲状腺マイクロソーム抗体などが併存することが多く，1型糖尿病，橋本病，重症筋無力症などの自己免疫疾患を高率に合併する．特に 1型糖尿病は SPS の 30〜40％に合併する．髄液（CSF）では軽度の蛋白・細胞増加がみられ，約 60％の例でオリゴクローナルバンドが陽性になる．

四肢筋に有痛性けいれんを生じる Isaccs 症候群がしばしば鑑別診断にあげられるが，SPS では Isaccs 症候群と異なり，睡眠時に症状が消失する．

治療

症候に対する治療

筋硬直に対しては，GABA 作用増強薬であるベンゾ

ジアゼピンが第一選択薬である．筋硬直はベンゾジアゼピンに良好に反応することから，その反応性が診断の根拠に用いられることがある．治療には，高用量のジアゼパム（20〜300 mg）や，クロナゼパム（4〜6 mg）を投与する．傾眠，全身倦怠，ふらつき，低血圧などの副作用がある．抗てんかん薬(バルプロ酸，ガバペンチン，レベチラセタムなど)，抗痙縮薬（バクロフェン，ボツリヌス毒素など）も使用される．

病態に対する治療

SPS は免疫学的機序が関与すると考えられることから，病態に沿った治療として，免疫グロブリン大量静注療法（IVIg），血液浄化療法，ステロイド，免疫抑制薬が投与され，症状の軽快が得られることが多い．SPS では悪性腫瘍が併存する場合があるので，全身の腫瘍検索が必要であり，腫瘍発見時には速やかに腫瘍に対する治療を行うことで SPS の症状にも改善が期待できる．

（田中惠子）

🔵文献

1) Duddy ME, et al：Stiff person syndrome. *Front Neurol Neurosci* 2009；26：147.

神経皮膚症候群
neurocutaneous syndrome

神経線維腫症1型(von Recklinghausen病)
neurofibromatosis type 1（NF1）

概念

● 神経線維腫症 1 型（NF1）は，皮膚をはじめ各種臓器に多彩な病変を生じる常染色体優性遺伝の疾患で，1882 年にドイツの von Recklinghausen により初めて報告され，von Recklinghausen 病とも呼ばれている．

● 神経線維腫症 2 型（NF2）とは原因の異なる別の疾患で，NF1 に発生するのは神経線維腫，NF2 に発生するのは神経鞘腫である．

病因

原因遺伝子は 350 kb におよぶ巨大な遺伝子で 17 番染色体長腕（17q11.2）に位置し，遺伝子産物は 2,818 個のアミノ酸から成る蛋白でニューロフィブロミン（neurofibromin）と呼ばれる．

病態生理

ニューロフィブロミンは Ras 蛋白の機能を負に制御しており，NF1 ではその機能喪失により細胞増殖が引き起こされるとともに，細胞死も抑制されさまざまな病変を生じる．原因遺伝子の変異にホットスポッ

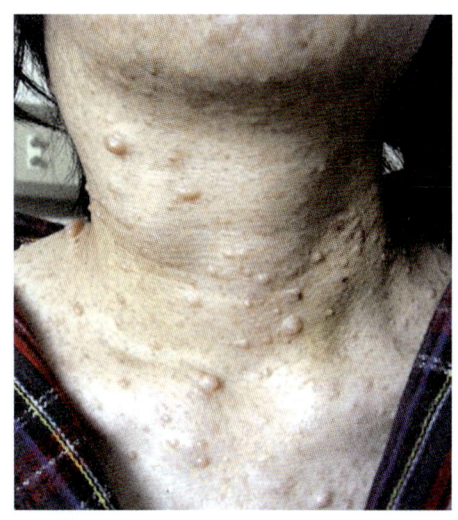

㊿ 皮膚に多発する神経線維腫

トはなく，遺伝子の完全欠失などを除いて遺伝子型（genotype）と表現型（phenotype）に相関はみられない　同一家系内においても症状は異なる

頻度

わが国の患者数は約 40,000 人と推定されており，出生約 3,000 人に 1 人の割合で生じる．罹患率に人種差はない．両親が NF1 ではない孤発例が半数以上を占め，胎発生時の突然変異により生じる．一方，浸透率はほぼ 100 ％で，両親のどちらかが NF1 の場合に子どもには 50 ％の確率で遺伝する．

臨床症状

皮膚に生じる病変としてはカフェ・オ・レ斑，神経線維腫（㊿），雀卵斑様色素斑，大型の褐色斑，有毛性褐青色斑，若年性黄色肉芽腫などがある．神経系にはびまん性または結節性の神経線維腫（�51）や視神経膠腫，骨病変としては脊椎の変形，四肢骨の変形，顔面骨・頭蓋骨の骨欠損（�52），眼には虹彩小結節などを生じる．症候は多彩であるが，個々の患者にすべての症候がみられるわけではない．

診断基準

日本皮膚科学会の診断基準（�53）を参考にして臨床症状から診断を行う．カフェ・オ・レ斑，神経線維腫があれば診断は容易であるが，乳児期にはカフェ・オ・レ斑のみの場合がほとんどで，家族歴がなければ診断が難しい場合がある．

合併症

皮下の神経線維腫が急に増大するときには悪性末梢神経鞘腫瘍の可能性を考える．消化管間質腫瘍（gastrointestinal stromal tumor：GIST）の合併頻度も比較的高い．まれではあるが，褐色細胞腫や腎動脈の狭窄，椎骨動静脈瘻などを合併する場合がある．

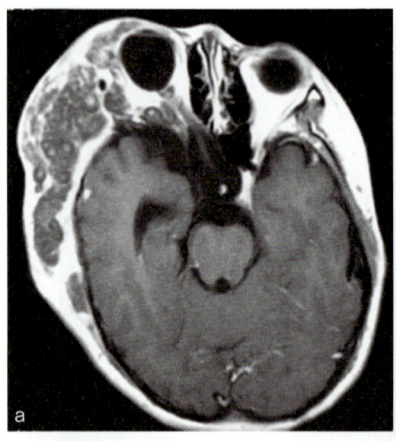
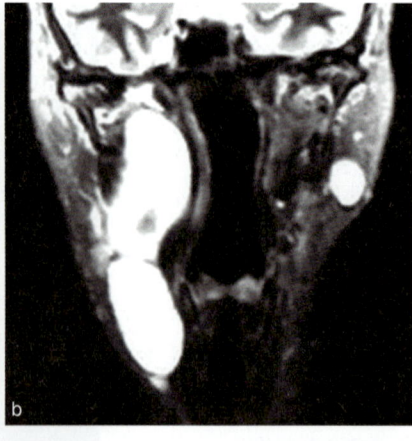

(51) 神経系の神経線維腫

a. 顔面のびまん性神経線維腫（造影MRI）.
b. 頸部の結節性神経線維腫（T2強調MRI）.

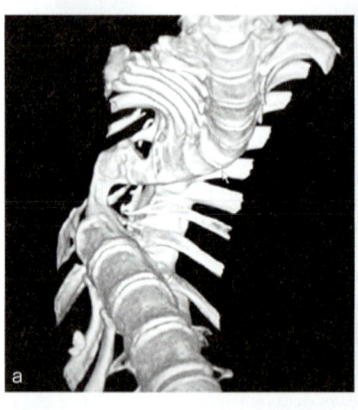
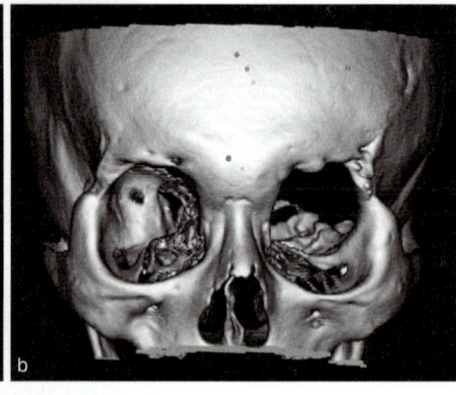

(52) 骨の変形

a. 脊柱の変形.
b. 頭蓋顔面骨（左蝶形骨大翼）の欠損.

(53) 神経線維腫症1型の診断基準（日本皮膚科学会, 2017年）

以下の7項目中2項目以上で神経線維腫症1型と診断する
1. 6個以上のカフェ・オ・レ斑
2. 2個以上の神経線維腫（皮膚の神経線維腫や神経系の神経線維腫など）またはびまん性神経線維腫
3. 腋窩あるいは鼠径部の雀卵斑様色素斑（freckling）
4. 視神経膠腫（optic glioma）
5. 2個以上の虹彩小結節（Lisch nodule）
6. 特徴的な骨病変の存在（脊柱・胸郭の変形, 四肢骨の変形, 頭蓋骨・顔面骨の骨欠損）
7. 家系内（第一度近親者）に同症

治療

　現在のところ根治的治療法はないため, 必要に応じて各種対症療法を行う. 生命予後の観点からは悪性末梢神経鞘腫瘍の早期発見と摘出が, 機能予後の点では中枢神経系の病変や骨病変の治療が必要である. それ以外では, 多発する皮膚の神経線維腫や神経のびまん性神経線維腫など整容的治療が中心となる.

経過・予後

　年齢とともに皮膚の神経線維腫は増加し, 神経系の神経線維腫は増大する. また, 骨の変形も進行する. 悪性腫瘍を合併しなければ, 一般に生命予後は悪くない.

神経線維腫症2型
neurofibromatosis type 2（NF2）

概念

● 神経線維腫症2型（NF2）は, 両側の聴神経腫瘍（前庭神経鞘腫）を主徴とする常染色体優性遺伝疾患で, 脳・脊髄など中枢神経系に神経鞘腫, 髄膜腫が多発する（�54）. 脊髄には上衣腫も発生し, 末梢神経にも神経鞘腫が多発する（�55）. 腫瘍が多発するために治療困難な疾患である.

病因

　原因遺伝子は22番染色体長腕（22q12.2）に存在し, 遺伝子産物merlinは595個のアミノ酸から成る分子量約7万の腫瘍抑制蛋白である.

病態生理

　merlinの腫瘍抑制機序は完全には解明されていないが, NF2ではその機能喪失により腫瘍が発生する. 発症は10歳以下から40歳以上とさまざまで, 25歳未満の若年発症例は重症になりやすく, 両側前庭神経鞘腫以外にも多数の神経系腫瘍が生じ, 腫瘍の成長も速い. 一方, 25歳以降に発症すると両側前庭神経鞘腫以外の腫瘍は少なく, 腫瘍の成長も比較的遅い. 同一家系内でも発症年齢や症状には違いがある.

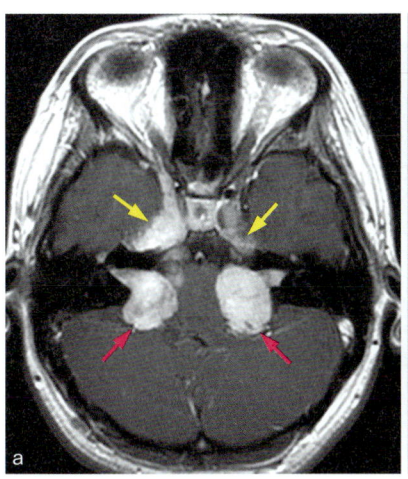
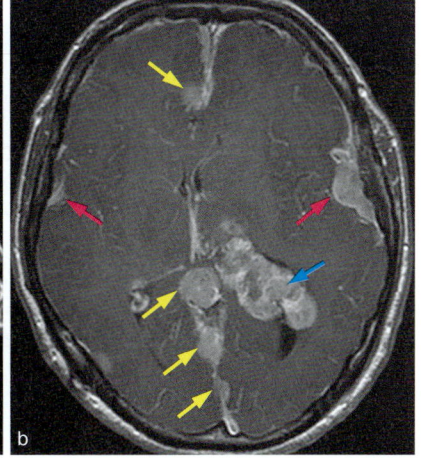

54 頭蓋内に多発する腫瘍（造影 MRI）

a. 両側の前庭神経鞘腫（赤矢印）と三叉神経鞘腫（黄矢印）.
b. 脳表（赤矢印），大脳鎌（黄矢印），脳室内（青矢印）の髄膜腫.

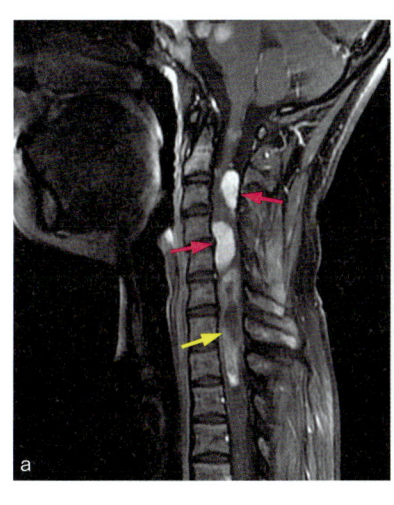
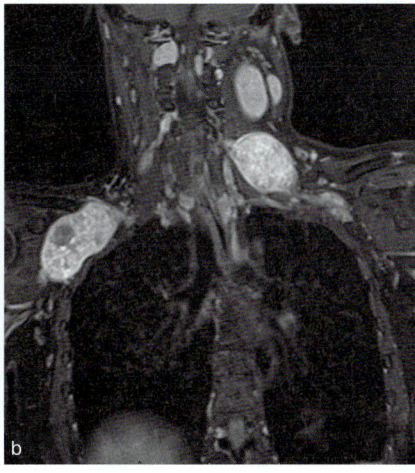

55 脊髄，末梢神経に多発する腫瘍（造影 MRI）

a. 脊髄に多発する神経鞘腫（赤矢印）と上衣腫（黄矢印）.
b. 頸部〜上肢末梢神経に多発する神経鞘腫.

神経疾患

6

神経変性疾患

頻度

発生率は出生 25,000〜60,000 人に 1 人程度で，人種差や男女差はない．両親が NF2 ではない孤発例が半数以上を占め，胎発生時の突然変異により生じる．一方，浸透率はほぼ 100 ％で，両親のどちらかが NF2 の場合に子どもには 50 ％の確率で遺伝する．

臨床症状

中枢神経系腫瘍のなかで最多は両側の前庭神経鞘腫で，症状として難聴が最も多く，めまい，ふらつき，歩行障害も出現する．また，顔面神経麻痺や嚥下障害，構音障害も起こる．次に多い腫瘍は脊髄神経鞘腫で，手足のしびれ，知覚低下，脱力などが出現する．三叉神経鞘腫もしばしば両側性にみられ，顔面のしびれや知覚低下がみられる．髄膜腫も多発し，発生部位に応じた脳局所症状，頭蓋内圧亢進によるうっ血乳頭や視力障害を伴う．その他，皮膚病変（皮下や皮内の神経鞘腫，カフェ・オ・レ斑）や眼病変（若年性白内障）を呈する．

診断基準

以下のいずれかであれば NF2 と診断される．
①頭部 MRI または CT 検査で両側に前庭神経鞘腫がみられる．
②NF2 の家族歴（親，子ども，兄弟姉妹のいずれかが NF2）に加えて，一側に前庭神経鞘腫がみられる．
③NF2 の家族歴（親，子ども，兄弟姉妹のいずれかが NF2）に加えて，神経鞘腫，髄膜腫，神経膠腫，若年性白内障のうちいずれか 2 種類が存在する．

合併症

腫瘍そのもの，または腫瘍の摘出手術のために神経系の後遺症が出現する．特に神経鞘腫を摘出すると，その神経機能は失われる．前庭神経鞘腫の摘出術後には前庭神経機能が失われ，加えて聴力は消失して顔面神経麻痺も合併しやすい．

治療

多数の腫瘍が発生するため，増大して症状の原因となっている腫瘍を治療の対象とし，摘出術または定位放射線治療を行う．無症状の小さな腫瘍は経過観察す

⑯ 結節性硬化症（TSC）診断基準

A. 遺伝子検査での診断基準
TSC1，TSC2 遺伝子のいずれかに機能喪失変異があれば，TSC の確定診断に十分である．ただし，明らかに機能喪失が確定できる変異でなければ，この限りではない．また，遺伝子検査で原因遺伝子が見つからなくとも，結節性硬化症でないとは診断できない．

B. 臨床診断の診断基準

大症状

1. 3 個以上の低色素斑（直径が 5 mm 以上）
2. 顔面の 3 個以上の血管線維腫または前額部，頭部の結合織よりなる局面
3. 2 個以上の爪囲線維腫（ungual fibromas）
4. シャグリンパッチ（shagreen patch/connective tissue nevus）
5. 多発性の網膜の過誤腫（multiple retinal nodular hamartomas）
6. 大脳皮質の異型性（大脳皮質結節〈cortical tube〉・放射状大脳白質神経細胞移動線〈cerebral white matter radial migration lines〉を含める）
7. 脳室上衣下結節（subependymal nodule）
8. 脳室上衣下巨大細胞性星状細胞腫（subependymal giant cell astrocytoma）
9. 心の横紋筋腫（cardiac rhabdomyoma）
10. リンパ脈管筋腫症（lymphangioleiomyomatosis：LAM）[*1]
11. 血管筋脂肪腫（angiomyolipoma，2 個以上）[*1]

小症状

1. 散在性小白斑（confetti skin lesions）
2. 3 個以上の歯エナメル質の多発性小腔（multiple，randomly distributed dental enamel pits）
3. 2 個以上の口腔内の線維腫（intraoral fibromas）
4. 網膜無色素斑（retinal achromic patch）
5. 多発性腎嚢腫（multiple renal cyst）
6. 腎以外の過誤腫（nonrenal hamartoma）

[*1] lymphangioleiomyomatosis と renal angiomyolipoma の両症状がある場合は Definitive TSC と診断するには他の症状を認める必要がある．

Definitive TSC：大症状 2 つ，または大症状 1 つと小症状 2 つ以上
Possible TSC：大症状 1 つ，または小症状 2 つ以上

（「結節性硬化症の診断基準及び治療ガイドライン」改訂委員会：結節性硬化症の診断基準及び治療ガイドライン―改訂版．日本皮膚科学会雑誌 2018；128：2．）

る．

経過・予後

NF2 に伴う腫瘍は病理学的に良性で成長も緩徐であるが，多発するため制御は難しい．診断から 20 年後には生存率が 50 ％を下回り，特に若年発症者の予後は不良である．

結節性硬化症 tuberous sclerosis

概念

● 結節性硬化症は全身の過誤腫を特徴とする遺伝性の全身性疾患であり，古典的には知能低下，てんかん発作，顔面の血管線維腫が三主徴とされている．
● これまでに原因遺伝子として TSC1 遺伝子（9 番染色体）と TSC2 遺伝子（16 番染色体）が同定されている．この遺伝子産物である hamartin-tuberin 複合体が mammalian target of rapamycin（mTOR）を抑制することで細胞増殖に関連しており，原因遺伝子異常の結果として中枢神経系・心臓・腎臓・肝臓・肺・消化管・骨・皮膚などに広く過誤腫を生じると考えられている．遺伝形式は常染色体優性遺伝である．

疫学

わが国における頻度について全国レベルの疫学調査がなく不明であるが，出生 6,000〜10,000 人に 1 人と見積もられている．60 ％が孤発例であり，家族例はむしろ少ない．

診断・治療

従来から，てんかん，精神発達遅滞，顔面の血管線維腫が有名であり，主症状とされてきた．しかしながら，近年，てんかんや精神発達遅滞を伴わない症例が少なからずあること，皮膚を含め全身の多彩な病変を伴い，症状や程度にはかなり個人差が大きいことが認識されるようになった．⑯は『結節性硬化症の診断基準及び治療ガイドライン―改訂版』による診断基準である．結節性硬化症の死因は年齢により異なっており，10 歳未満では心イベント（心臓の横紋筋腫）が主な死因である一方，10 歳以降は腎病変が主な死因である．特に 10 歳代では脳腫瘍が，40 歳以上では特に女性において肺の lymphangioleiomyomatosis（LAM）が重要である．

中枢神経系病変

皮質形成異常に伴う皮質結節がみられ，てんかん・

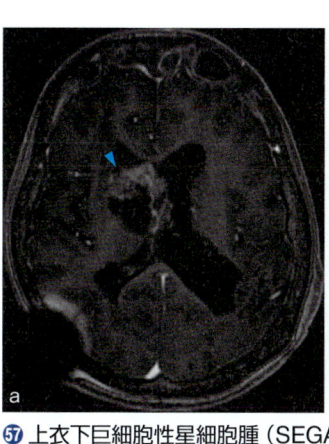

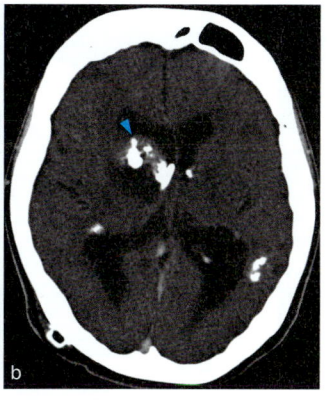

57 上衣下巨細胞性星細胞腫（SEGA）（40 歳代，女性）

a. MRI T1 強調造影 axial 像．右側脳室前角近傍に造影される前半部と後半の嚢胞部分から成る腫瘍を認める（青矢頭；SEGA）．

b. 頭部単純 CT．SEGA（青矢頭）に石灰化を認めるほか，脳室上衣下に複数の石灰化病変を認め，これらも SEGA と考えられる．

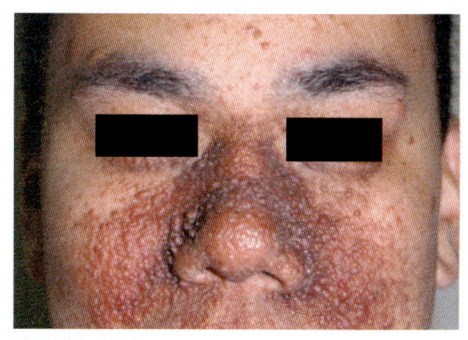

58 顔面の写真

結節性硬化症の血管線維腫．鼻唇溝に集簇する傾向がある．幼児期に出現し，思春期頃になって増加・顕著となってくる．

（苅田典生：神経皮膚症候群．内科学書，改訂第 8 版．Vol.6．中山書店；2013．p.358.）

精神発達遅滞に関連する．また，側脳室・Monro 孔近傍に生じる subependymal giant cell astrocytoma（SEGA：上衣下巨細胞性星細胞腫）が有名である（57）．良性腫瘍であり，無症候で明らかな増大がないものは経過観察される．大きくなると Monro 孔を閉塞して水頭症をきたす．明らかな増大を認めるものについては手術による摘出あるいは薬物治療（エベロリムス）を考慮する．水頭症をきたすなど症候性のものは外科的切除・水頭症手術（脳室腹腔シャント術・内視鏡的透明中隔 / 第三脳室底開窓術）が適応となる．外科治療が困難な場合には薬物治療（エベロリムス）を検討する．てんかんに対しては通常，抗てんかん薬によるコントロールが試みられる．難治性の点頭てんかんに対して特効薬であるビガバトリンがわが国でも承認されている．ただし，本薬は不可逆的な網膜障害に伴う視力・視野障害の問題があり，現段階では本治療の専門家による投薬が望ましいとされる．

皮膚病変

白斑が出生時あるいは生後まもなくみられる．代表的な顔面の血管線維腫は 3〜4 歳以降になって認められ，以後，思春期頃より増加する（58）．鼻唇溝に集積する特徴がある．これらの病変は日光により増悪するとされる．

その他の病変

心臓では心横紋筋腫がみられるが，特に胎児・新生児・乳児期における死因リスクであり注意が必要である．腎では血管筋脂肪腫（59）・腎細胞癌，肺では LAM，multifocal micronodular pneumocyte hyperplasia（MMPH）などが生じる．LAM は平滑筋様の細胞が肺の間質に進行性に増殖する間質性肺疾患で予後不良である．40 歳以上の結節性硬化症の代表的な死因となる．

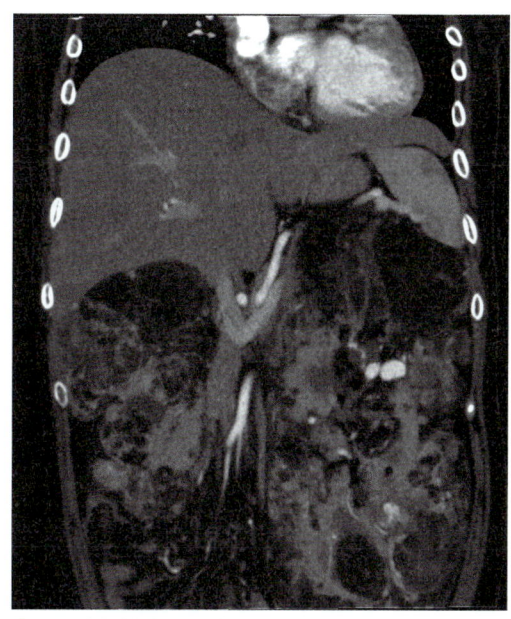

59 腎の血管筋脂肪腫（40 歳代，女性）

両側腎に腎血管筋脂肪腫を認め，全体として腎の著しい腫大を認める．

mTOR 複合体 1 阻害薬治療

結節性硬化症治療においては，mTOR 複合体 1 の阻害薬の登場によって，それまで対症療法に終始した時代から新たな時代に入ったといえる．わが国では 2012 年にエベロリムスが成人の腎の血管脂肪腫と小児・成人の SEGA に，また，2014 年には，シロリムスが肺 LAM に対して承認された．2018 年，皮膚病変についてもシロリムス外用ゲル剤が使用できるようになった．ただし，効果は投薬中止に伴って消失し再燃が起こることが知られている．また，エベロリムスが移植後の免疫抑制薬としても使われる薬剤であること

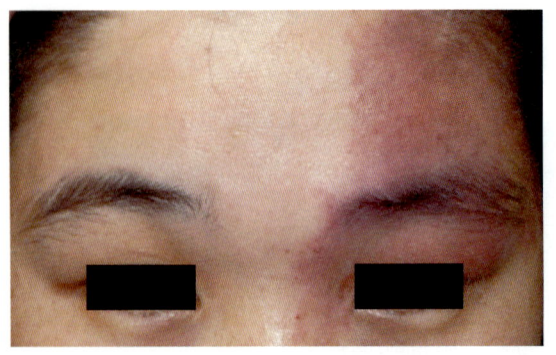

❻ Sturge-Weber 症候群のポートワイン斑

（苅田典生：神経皮膚症候群．内科学書，改訂第8版．Vol.6. 中山書店；2013. p.359.）

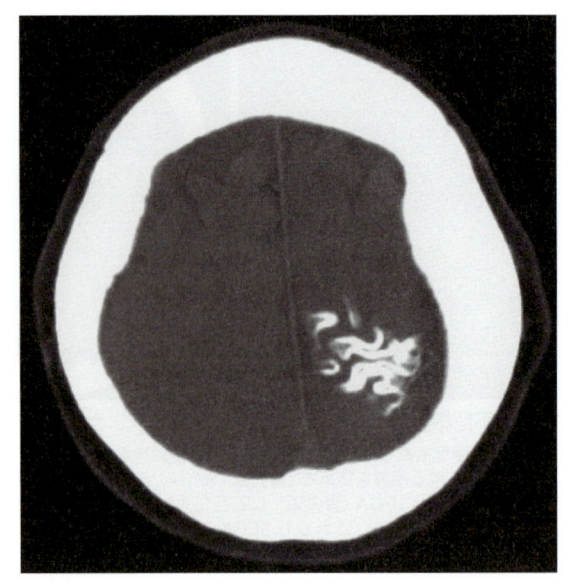

❻ Sturge-Weber 症候群の大脳皮質の石灰化（CT）

（苅田典生：神経皮膚症候群．内科学書，改訂第8版．Vol.6. 中山書店；2013. p.359.）

から，両薬とも免疫抑制・感染症に注意が必要である．また，間質性肺炎，口内炎，糖尿病の増悪などの頻度が高い．本薬についてはいまだ治療経験が短く，その使用にあたっては慎重に行うべきである．

Sturge-Weber症候群

概念

● Sturge-Weber 症候群は顔面（三叉神経第1枝・第2枝領域），眼，脳軟膜の血管腫を主体とする疾患で，別名 "encephalotrigeminal angiomatosis" とも呼ばれる．顔面のポートワイン母斑，脳の軟膜血管腫とこれによるてんかん，緑内障を特徴とする．

● 本疾患は胎児期の異常に起因する孤発性・非遺伝性の神経皮膚症候群の一つである．

疫学・病因

発生頻度は出生約50,000〜100,000人に1人とされる．胎生初期の原始静脈叢の退縮不全，皮質静脈形成不全と考えられている．原因遺伝子として9番染色体長腕上の *GNAQ* 遺伝子の変異（体細胞遺伝子変異）が報告されている．胎児期の一定時期には顔面皮膚・眼球・側頭葉−頭頂葉−後頭葉の血管支配領域が近接しており，この時期に関連して上記遺伝子変異が発生することで，血管腫病変が同領域にみられると想定されている．遺伝子変異の生じる場所・タイミングによっては病変のバリエーションを生じるとされる．また，血管腫の存在や静脈のうっ滞が，脳においてはてんかん発作・精神発達遅滞に，眼において緑内障につながると考えられる．

臨床症状

てんかん発作が神経系関連の初発症状である．1歳以内に90％の症例で，てんかん発作がみられる．発作を繰り返すことで片麻痺（病変と反対側）が顕在化してくる．抗てんかん薬が用いられるが，初期は効果があっても，徐々に難治となることが少なくない．

顔面のポートワイン斑は，典型的には一側であり，三叉神経第1枝および第2枝領域（前額・頬部）に，出生時からみられ消失することはない（❻）．これと対照的に，乳児血管腫（infantile hemanigioma）は出生時にみられず後に出現して徐々に成長し，その後退縮がみられる．顔面のポートワイン斑がある児の10〜35％に脳病変の合併があるとされるが，裏返すと顔面のポートワイン斑があるからといって Sturge-Weber 症候群であるとはいえないことに注意が必要である．また，脳病変のみで顔面のポートワイン斑を伴わない例も存在する．ポートワイン斑が上・下眼瞼に広がっている場合には，緑内障の合併は50％にのぼる．緑内障は常に一側性で，ポートワイン斑と同側である．眼病変としては脈絡膜血管腫も知られているが，臨床的には特に問題となることは比較的少ない．そのほか，精神発達遅滞，一側の上肢のみを使いたがる，視線の向く方向の偏りなどが認められるので，早期の徴候として重要である．

診断・検査

診断は上記の特徴的な症状・所見，脳 MRI 検査で行う．眼科での緑内障チェックは必須である．頭部CT では皮質の石灰化病変を明瞭に診断できる（❻）が，近年は特に小児において頭部 CT による被曝を避けることが推奨されており，その意味で脳 MRI（単純および造影）がより重要な検査となっている．脳病変の局在は先に述べたように，主として側頭葉−頭頂葉−後頭葉である．初期において脳病変部の灌流が一過性に上がり，髄鞘化が進む．この時期には脳軟膜の

造影効果が強く認められ, 脳溝に沿って蛇行する線状の造影所見となる. また, 一部で拡散強調画像で高信号を呈する虚血性病変がみられる. しかし, 病状が進むとグリオーシス (虚血などに伴う反応性病変) の広がりとともにT2強調高信号がみられるようになり, 先にみられた軟膜に沿った造影効果は減弱し萎縮所見が顕在化する. 皮質静脈が認められず, 脳実質内で皮質—脳室を結ぶ髄質静脈の異常拡張所見 (susceptibility-weighted imaging : SWI) や脈絡叢の腫大所見がみられる (造影T1強調画像など). 脳回に沿った石灰化所見はT2*強調画像やSWIで脳回に沿った低信号領域として認められる. また, 顔面および眼球症状のある症例でも1歳時のMRI検査で特段の異常を認めない場合には, 以後, 脳病変が現れることはまれである.

治療

　本疾患に対する本質的な治療法はいまだ知られていない. てんかんに対しては抗てんかん薬でコントロールを試みるが, 難治の場合には, 外科的な介入を検討する (半球離断術, 血管腫摘出術, 多脳葉離断術など). 低用量アスピリンが虚血の改善やてんかんの減弱を目的に用いられる場合がある. 緑内障については点眼のほか, 手術療法も行われる. 顔面のポートワイン斑に対しては, レーザー治療が有効である. 本疾患は, 小児科医/神経内科医, 脳外科医, 眼科医など多職種が協力して治療にあたることが重要である.

von Hippel-Lindau病 (VHL)

概念

- von Hippel–Lindau病 (VHL) は, 網膜の血管腫, 小脳・脳幹・脊髄の血管芽腫を代表とし全身の多臓器に腫瘍を生じる家族性・遺伝性疾患である. 歴史的には, ドイツの眼科医von Hippelが家族性の網膜血管腫を報告し, スウェーデンの神経病理医のLindauが網膜だけでなく中枢神経系の多発性血管腫が家族性に生じることを見出したことから, 後に両者の名をとって, von Hippel–Lindau病と名づけられた.

- 本疾患では, 上記腫瘍以外に, 膵神経内分泌腫瘍・膵嚢胞, 副腎褐色細胞腫, 腎細胞癌・腎嚢胞, 精巣上体嚢胞腺腫, 内耳リンパ嚢腫瘍, 子宮広間膜嚢胞腺腫が生じることが知られている.

疫学・病因

　40,000～50,000人に1人の頻度とされる. 原因遺伝子は3番染色体短腕上 (3p25-26) のVHL遺伝子であり, 常染色体優性遺伝の遺伝形式をとり, 浸透率は100％とされ, 非常に高い. VHL遺伝子は, 癌抑制遺伝子とされる. VHL蛋白の機能の一つとして, hypoxia-inducible factor (HIF, 血管新生・成熟・維持にかかわる遺伝子群の発現に関係する転写因子) を制御しており, VHL遺伝子異常に伴って, 上記の系を通じて腫瘍化に働くと考えられている. また, VHLはHIF以外の経路でもさまざまな機能が想定されており, 腫瘍化・嚢胞形成について関連が検討されている.

診断・治療

　『フォン・ヒッペル・リンドウ (VHL) 病診療ガイドライン2017年版』では, 本疾患の診断について, 家族歴が明らかなものと, そうでないものに分けて以下のような診断基準を設けている.

1. VHL病の家族歴が明らかな場合 (第一度近親者がVHL病)
   網膜血管腫, 中枢神経系血管芽腫, 内耳リンパ嚢腫, 腎細胞癌, 褐色細胞腫, 膵嚢胞・膵神経内分泌腫瘍, 精巣上体嚢胞腺腫があることで診断する.

2. VHL病の家族歴がはっきりしない場合
   ①中枢神経系血管芽腫あるいは網膜血管腫を複数個 (2個以上) 発症
   ②中枢神経系血管芽腫または網膜血管腫が1個と以下に述べる病気が1個以上ある.
   　a. 腎細胞癌
   　b. 褐色細胞腫
   　c. 膵臓の病変 (膵嚢胞・膵神経内分泌腫瘍)
   　d. 精巣上体嚢胞腺腫
   　e. 内耳リンパ嚢腫
   ③上記の1病変と遺伝子検査陽性 (遺伝子診断でVHL遺伝子異常が確認された場合)

中枢神経系血管芽腫

　血管芽腫 (hemangioblastoma) は広く小児から成人例までみられるが, 小脳に最も多く, 脊髄・脳幹にみられる. 大きな腫瘍では第四脳室閉塞に伴う水頭症を発症することもある. 腫瘍自体は良性腫瘍であるが, 多発性病変・繰り返し現れる病変が, 小脳・脳幹・脊髄という神経症状につながりやすい部位にあることで, これらの病変に対する複数回の手術・治療が患者にとって負担になる.

　診断では, 造影MRIで強く, 概ね均一な造影効果がみられる腫瘤として認められ, しばしば嚢胞を伴う. 血管芽腫自体は本疾患と関係なく孤発例としても生じうるが, 本疾患ではしばしば多発性であり, 血管芽腫を疑う場合には脳および全脊髄のMRIを行うことが重要である. 血管・血流豊富な腫瘍であり, 脳血管撮影・3DCTアンギオグラフィなど血管系の詳細評価で腫瘍の濃染像に加え, 栄養動脈, 流出静脈などの存在を明瞭に描出できるため, 診断および手術前検査として有用である.

　治療は, 原則として症候性のものについて, 外科的

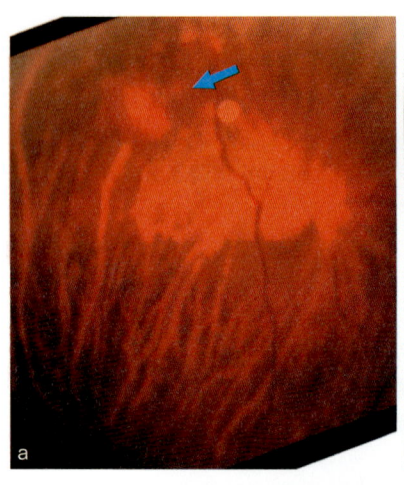
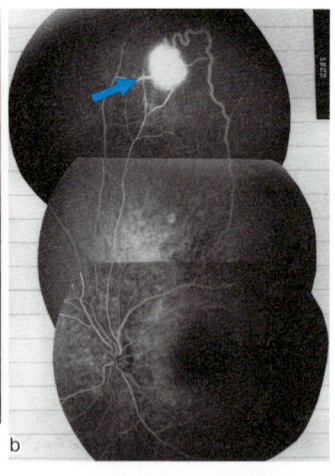

㉒ von Hippel-Lindau 病の網膜血管腫

b. 蛍光眼底造影.

（高橋健太郎ほか：von Hippel-Lindau 病患者の
遺伝子異常と表現型. 神戸大学医学部紀要 2005；
65：35.）

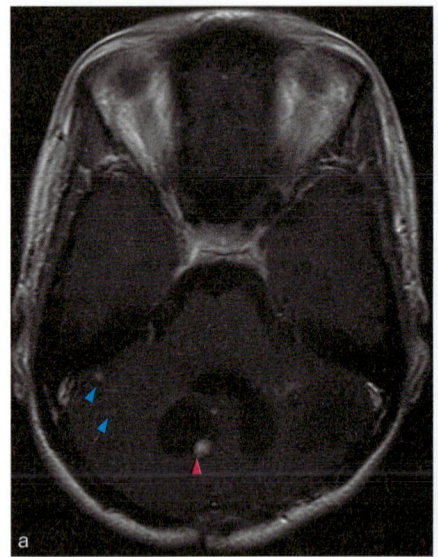
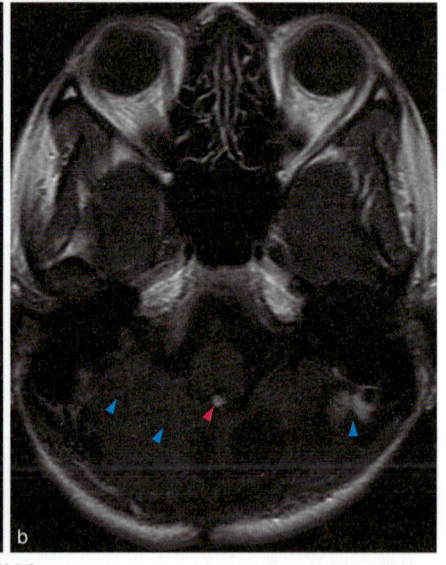

㉓ von Hippel-Lindau 病の小脳・延髄血管芽腫

40 歳代，女性症例の T1 強調造影 axial 像.
a. 右小脳半球に良好かつ均一に造影される結節性腫瘤があり囊胞を伴っている（赤矢頭）. 造影される小
　結節性病変も複数認める（青矢頭）.
b. 左右の小脳で造影される結節性病変（青矢頭）と延髄背側の結節性病変（赤矢頭）.

な摘出が勧められる. 脳幹・脊髄病変については,
1 cm 以上のもので増大傾向があるものは症候性とな
る前の早期手術も検討する. 囊胞を伴う病変では囊胞
を含めた全摘出は必要なく, 結節性腫瘍本体部分のみ
の摘出で十分である. 脳幹深部など外科的リスクが高
いと判断されるものについては, ガンマナイフなど定
位放射線治療を検討する.

網膜血管腫（㉒）

家族性の場合では, 新生児期より定期的眼底検査が
行われる. 散瞳下眼底検査, 細隙灯顕微鏡検査で特徴
的な血管腫像を呈する. 治療は網膜光凝固療法などが
行われる.

内耳リンパ囊腫

内耳リンパ囊腫は本疾患の 3.6〜16 ％に発症すると
される. 聴力低下, 耳鳴, めまいなどが主な症状であ
り, 聴力消失につながる. したがって, 早期の発見と
治療が重要とされる. 治療は手術による摘出であり,
腫瘍が小さく内耳リンパ囊にとどまっていれば聴力の
温存の可能性がある. 一般に, スクリーニング検査は,
中枢神経系血管芽腫の評価の際に MRI（単純・造影）
で評価される（㉓）.

腎細胞癌, 腎囊胞

本疾患では 15 歳以上の症例に腎細胞癌のスクリー
ニング検査を開始し, 定期検査で経過観察を行う. 生
涯にわたって発症のリスクがある. スクリーニング検

査としては超音波検査と単純 MRI 検査が推奨されている．確定診断にはダイナミック CT を用いる．腫瘍径が 2 cm 以上になった段階で治療を考慮する．治療は原則として腎温存手術（腎部分切除または腫瘍核出術）であるが，腫瘍径が大きいもの，多数のものに対してこれが困難な場合には腎全摘除術も行われる．腎嚢胞については，通常経過観察のみで十分である．

褐色細胞腫

本疾患では褐色細胞腫の発症がない家系（VHL type 1）と，好発する家系（VHL type 2）があることが知られている．家族歴から発症の可能性がある場合，2 歳以後，問診，尿検査（メタネフリン，ノルメタネフリン），血液のカテコールアミン検査を行い，10 歳から画像検査で腹部の他臓器と同時に評価する．無症候（非機能性）で小さなものは経過観察を行うが，機能性・腫瘍径 3.5 cm 以上に増大したものは腹部他臓器に対する手術の際に手術を行う．手術では，可能な限り副腎皮質機能の温存を図ることが推奨されている．

膵神経内分泌腫瘍，膵嚢胞

本疾患の 8〜17 ％の症例に膵神経内分泌腫瘍がみられる．その多くは非機能性で，発育は緩徐である．他臓器転移のある例も一部にある．腫瘍の最大径と腫瘍の倍増速度は手術適応を決定するうえで重要とされている．治療としては，遠隔転移の有無にかかわらず切除可能例に対しては手術が推奨されている（腫瘍核出術，膵機能温存術式）．手術不能例・再発例など一部の症例に対してエベロリムス，スニチニブが用いられることがある．

膵嚢胞は，他臓器の圧迫症状など臨床症状がない限り，治療対象・積極的な経過観察対象とならない．

（齋藤　清，藤井正純）

◉文献

1）「結節性硬化症の診断基準及び治療ガイドライン」改訂委員会：結節性硬化症の診断基準及び治療ガイドライン—改訂版．日本皮膚科学会雑誌 2018；128：1.

2）難病情報センター：結節性硬化症（指定難病 158）．
http://www.nanbyou.or.jp/entry/4384

3）菅野秀宣ほか：Sturge-Weber 症候群．別冊日本臨牀　神経症候群（第 2 版）IV. 東京：日本臨牀社；2014.　p.762.

4）Singh AK, et al：Sturge-Weber Syndrome. StatPearls [Internet]. Treasure Island（FL）：StatPearls Publishing；2018.

5）「多彩な内分泌異常を生じる遺伝性疾患（多発性内分泌腫瘍症およびフォンヒッペル・リンドウ病）の実態把握と診療標準化の研究」班：フォン・ヒッペル・リンドウ（VHL）病診療ガイドライン 2017 年版．
http://www.kochi-ms.ac.jp/~hs_urol/pdf/vhl_2017ver.pdf

神経疾患

6

神経変性疾患

7 代謝性疾患

先天性脂質代謝異常
congenital lipid metabolism disorder

スフィンゴ脂質（sphingolipid）は，スフィンゴシンなどのスフィンゴ塩基と呼ばれる長鎖アミノアルコールを基本骨格にもつ脂質の総称である．スフィンゴシン，スフィンゴシンのアミノ基に脂肪酸がアミド結合したセラミド，セラミドにさまざまな親水基が結合したスフィンゴ糖脂質，スフィンゴリン脂質などが含まれる．これらスフィンゴ脂質の蓄積症はスフィンゴリピドーシス（sphingolipidosis）と呼ばれる（❶）．スフィンゴリピドーシスは先天性ライソゾーム病（リソソーム病）の一部をなしており，スフィンゴリピドーシスの類縁疾患についても本項で扱う．

G_{M1} ガングリオシドーシス
GM1 gangliosidosis

概念
- ガングリオシドはスフィンゴ糖脂質のうちシアル酸を含有するものであり，β-ガラクトシダーゼによって加水分解される．
- G_{M1} ガングリオシドーシスは，β-ガラクトシダーゼ機能欠損により，基質である G_{M1} ガングリオシド，オリゴ糖，ムコ多糖などが神経系をはじめとする全身臓器に蓄積する疾患である．
- 臨床病型としては，進行性の中枢神経障害を主とす

るG_{M1} ガングリオシドーシスと中枢神経障害を伴わない全身骨系統疾患である Morquio 病 B 型がある．さらに G_{M1} ガングリオシドーシスは発症時期と臨床経過により，乳児型，若年型，成人型に分類される．

病因
β-ガラクトシダーゼをコードする *GLB1* 変異により酵素機能欠損をきたし発症する．常染色体劣性遺伝形式をとる．*GLB1* 変異は数多く報告されており，変異により臨床病型，重症度が異なる．

臨床症状
乳児型
3〜6か月以内に発達の遅れが目立ち始め，生後哺乳障害，体重増加不良，進行性の精神運動発達障害，退行がみられる．腱反射が亢進し，筋強剛，痙縮が次第に強くなり，しばしばけいれんを伴う．末期には除脳硬直状態となる．
眼底の cherry red spot があれば診断の有力な情報となる．そのほか，特異な顔貌，角膜混濁，肝脾腫，骨の異形症の進行がみられる．

若年型
1歳前後に発症し，2歳以降に神経症状が進行して歩行不能となる．眼底の cherry red spot，肝脾腫，骨の異形症は目立たない．

成人型
知能の障害は少なく構音障害，歩行障害，顔面，四

❶スフィンゴリピドーシス

疾患名	蓄積基質	欠損酵素	遺伝子	遺伝形式	有効な治療法
G_{M1} ガングリオシドーシス	G_{M1} ガングリオシド，オリゴ糖，ムコ多糖	β-ガラクトシダーゼ	*GLB1*	AR	
G_{M2} ガングリオシドーシス					
Tay-Sachs 病	G_{M2} ガングリオシド	β-ヘキソサミニダーゼ A, S	*HEXA*	AR	
Sandhoff 病	G_{M2} ガングリオシド，グロボシド	β-ヘキソサミニダーゼ A, B	*HEXB*	AR	
G_{M2} 活性化蛋白質欠損症	G_{M2} ガングリオシド		*GM2A*	AR	
Niemann-Pick 病 A 型・B 型	スフィンゴミエリン，コレステロール	酸性スフィンゴミエリナーゼ	*SMPD1*	AR	造血幹細胞移植，基質合成抑制療法
Gaucher 病	グルコセレブロシド，グルコシルスフィンゴシン	酸性 β-グルコシダーゼ	*GBA*	AR	酵素補充療法，造血幹細胞移植，基質合成抑制療法
Fabry 病	グロボトリアオシルセラミド	α-ガラクトシダーゼ	*GLA*	XR	酵素補充療法
Krabbe 病	ガラクトセレブロシド，サイコシン	ガラクトセレブロシダーゼ	*GALC*	AR	造血幹細胞移植
異染性白質ジストロフィ	スルファチド	アリルスルファターゼ A	*ARSA*	AR	造血幹細胞移植
Farber 病	セラミド	酸性セラミダーゼ	*ASAH1*	AR	造血幹細胞移植

AR：常染色体劣性遺伝，XR：X 連鎖性劣性遺伝.

肢のジストニアなどの錐体外路症状がみられる．眼底の cherry red spot，肝脾腫，骨の異形症は目立たない．

Morquio 病 B 型

中枢神経症状を呈さず，角膜混濁と進行性の全身の骨軟骨の形成不全などムコ多糖症の臨床病型を呈する．

診断

上記臨床症状を呈する患者に対し，末梢血白血球や皮膚線維芽細胞の β-ガラクトシダーゼ活性の測定，または *GLB1* 変異検索を行うことで診断が確定する．

治療

現在は対症療法が主体となるが，β-ガラクトシダーゼに結合する低分子化合物を用いて，変異型酵素の立体構造を安定化させるケミカルシャペロン療法など新たな治療が期待されている．

G_{M2} ガングリオシドーシス
GM2 gangliosidosis

概念

● G$_{M2}$ ガングリオシドーシスは，β-ヘキソサミニダーゼ A による G$_{M2}$ ガングリオシドの加水分解が障害され，主として神経細胞のライソゾーム（リソソーム）に G$_{M2}$ ガングリオシドが蓄積する疾患である．臨床病型は，発症年齢と神経症状により乳児型，若年型，成人型に分けられる．

病因

β-ヘキソサミニダーゼには A（α および β サブユニットのヘテロダイマー；HexA），B（β サブユニットのホモダイマー；HexB）および S（α サブユニットのホモダイマー；HexS）の 3 つのアイソザイムが存在し，HexA が G$_{M2}$ ガングリオシド分解活性をもつ．α サブユニットは *HEXA*（hexosaminidase A 遺伝子），β サブユニットは *HEXB*（hexosaminidase B 遺伝子）によりコードされている．

HEXA 変異により発症する Tay-Sachs 病では HexA，HexS 活性が欠損し，*HEXB* 変異により発症する Sandhoff 病では HexA，HexB 活性が欠損する．いずれも HexA の機能欠損が起こり，G$_{M2}$ ガングリオシドが神経系に蓄積する点は共通している．さらに G$_{M2}$ 活性化蛋白質をコードする *GM2A* の変異によっても G$_{M2}$ ガングリオシドの分解が障害され，G$_{M2}$ 活性化蛋白質欠損症が起こることが知られている．Tay-Sachs 病，Sandhoff 病，G$_{M2}$ 活性化蛋白質欠損症の臨床病系は類似しており，症状から区別することは困難である．いずれも常染色体劣性遺伝形式をとる．

臨床症状

乳児型

生後 3〜5 か月頃までは正常に発達するが，以後は精神運動発達が停止し，退行が明らかとなる．眼底黄斑部に cherry red spot が認められる．

脳 MRI では T2 強調像にて尾状核，被殻などの基底核に高信号を認め，視床も高信号となるが腹側核部のみ低信号を呈する．

症状は急速に進行し，視覚障害，聴覚障害，嚥下障害，けいれん発作，筋萎縮，痙性麻痺が認められ，除脳硬直状態となり 3 歳までに死亡することが多い．

若年型

2〜10 歳の小児期に発症する．認知障害，運動障害，言語障害，嚥下障害，運動失調，痙性麻痺をきたし，5〜15 歳で死亡することが多い．

成人型

発症年齢，臨床症状，予後が非常に多様である．運動失調，ジストニア，運動ニューロン障害，精神症状，知能障害などを呈しうるため，脊髄小脳変性症や運動ニューロン疾患との鑑別が必要となる．

診断

上記臨床症状を呈する患者に対し，血清，末梢白血球，皮膚線維芽細胞の β-ヘキソサミニダーゼ A，B 活性測定，または *HEXA*，*HEXB*，*GM2A* 変異の検索を行うことで診断が確定する．Tay-Sachs 病では HexA 活性は欠損し HexB 活性は正常か上昇しており，Sandhoff 病では HexA，HexB 活性ともに欠損している．

治療

現在は対症療法が主体となる．酵素補充療法や造血幹細胞移植では十分な治療効果が得られていない．蓄積物質の合成を抑制する基質抑制療法などが新たな治療として期待されている．

Niemann-Pick 病

概念

● Niemann-Pick 病はライソゾーム内にスフィンゴミエリンやコレステロールなどが蓄積する疾患であり，肝脾腫と骨髄中の泡沫細胞の出現を特徴とする．

● Niemann-Pick 病 A 型，B 型では酸性スフィンゴミエリナーゼの機能欠損により，その基質であるスフィンゴミエリンやコレステロールが蓄積する．

● C 型では脂質輸送蛋白である NPC1 または NPC2 の機能欠損により，コレステロールや糖脂質が蓄積する．

● A 型および B 型と C 型では原因，発症機序，主となる蓄積物質が異なっており，別疾患として扱われる．

病因

A 型，B 型は酸性スフィンゴミエリナーゼをコードする *SMPD1* 変異，C 型は *NPC1* または *NPC2* 変異により発症する．いずれも常染色体劣性遺伝形式をとる．

臨床症状

A型，B型は神経症状の有無によりに分類される．

A型

急性神経型であり，乳児早期に発症し重度の肝脾腫，筋緊張低下，哺乳障害が早期から出現する．6か月以降には精神発達遅滞が明らかとなる．約半数に眼底のcherry red spotが認められる．進行は速く，痙縮と筋強剛が強くなり通常5歳までに死亡する．

B型

非神経型であるB型は，A型に比べ臨床症状，重症度が多様である．発症は小児期から若年で，肝脾腫が発見のきっかけとなることが多い．発見時はすでにX線写真で肺浸潤を認めることが多い．肝障害が進行すると肝硬変を呈する．眼底のcherry red spotが認められることもある．

C型

進行性の精神運動発達の退行，肝脾腫がみられる．発症時期は新生児期から成人期まで幅広い．新生児期発症の例では肝内胆汁うっ滞症で発症することがある．

典型例では幼児期に発達の遅滞，退行，運動失調で発症し，構音障害，嚥下障害，カタプレキシー，ナルコレプシー，けいれん，核上性垂直性眼球運動障害が認められる．

診断

A型，B型に関しては，骨髄中のマクロファージに脂質が蓄積したPAS染色陰性およびSchultz反応陽性の泡沫細胞（Niemann-Pick細胞）がみられる．患者末梢血白血球や皮膚線維芽細胞の酸性スフィンゴミエリナーゼ活性低下の確認，または遺伝子診断（SMPD1変異検索）で診断が確定する．

C型では，骨髄泡沫細胞または皮膚線維芽細胞でフィリピン染色による遊離型コレステロールの蓄積を確認することで診断が確定する．遺伝子検査（NPC1，NPC2変異検索）でも診断が可能である．

治療

A型では対症療法が主体となる．神経症状のないB型では造血幹細胞移植が一部の症例で有効な可能性が示されているほか，酵素補充療法など新たな治療が期待されている．

C型においては，セラミドからグルコセラミドを合成するグルコシルセラミド合成酵素を阻害するミグルスタットが基質合成抑制療法として認可されている．スフィンゴ糖脂質の生合成経路を阻害することにより，神経系へのスフィンゴ脂質の蓄積を防ぐ．

Gaucher病

概念

● Gaucher病はライソゾームにおける酸性β-グルコシダーゼ（グルコセレブロシダーゼ）の活性低下・欠損により，グルコセレブロシドの加水分解が障害され，主として肝臓，脾臓，骨髄などの網内系細胞にグルコセレブロシドが蓄積する疾患である．中枢神経障害は，グルコセレブロシドのリゾ体であるグルコシルスフィンゴシンの蓄積が原因と考えられている．

病因

酸性β-グルコシダーゼをコードするGBA変異により酵素欠損が起こり発症する．常染色体劣性遺伝形式をとる．なお，GBA変異は近年Parkinson病の強いリスク因子としても知られている．

臨床症状

神経症状の有無とその重症度から，1，2，3型に分類されている．

1型（慢性非神経型）

発症時期は幼児期から成人までと幅広く，神経症状を伴わず肝脾腫，貧血，血小板減少，骨痛，病的骨折などの骨症状を主症状とする．

2型（急性神経型）

生後3か月までに発症し，肝脾腫に加えて精神発達遅滞，けいれん，眼球運動異常，斜視，後弓反張などを呈し症状が急速に進行する．一般に2歳までに死亡する．

3型（亜急性神経型）

発症時期は幼児期から成人までと幅広く，1型と同様の全身症状に加え神経症状を伴うが，2型よりもその程度が軽度で進行が緩徐である．神経症状としては認知症，ミオクローヌス，核上性垂直性眼球運動障害などが認められる．

診断

血清中酸性ホスファターゼ，アンジオテンシン変換酵素の上昇が認められる．骨髄穿刺ではPAS染色陽性およびSchultz反応陰性の泡沫細胞（Gaucher細胞）がみられる．酵素活性測定を患者末梢血白血球や皮膚線維芽細胞で行うと，酸性β-グルコシダーゼ活性低下がみられる．わずかな血液サンプルを用いた濾紙血酵素活性測定法でも可能である．GBA変異検索でも診断が確定する．

治療

すべての病型に対して酵素補充療法が保険適用であり，現在2種類の酵素製剤（イミグルセラーゼ，ベラグルセラーゼアルファ）が使用可能である．非神経症状に対して有効であり，神経症状のない1型では治療により予後が良好である．2型は治療抵抗性で予後不良であり，3型は神経症状の軽いものについては酵素補充療法が有効である．

網内系細胞が主たる病巣である本疾患においては，

造血幹細胞移植の効果が明らかで，やはり非神経症状に対して有効であるが，現在では酵素補充療法が第一選択である．1型については基質合成抑制療法としてエリグルスタットが認可されたが，やはり神経症状への効果は期待できない．中枢神経障害に対するケミカルシャペロン療法の開発が期待されている．

Fabry病

概念

●Fabry病はα-ガラクトシダーゼの遺伝的な機能欠損により，基質であるグロボトリアオシルセラミド（GB3）をはじめとする糖脂質のライソゾームにおける加水分解が障害され，血管内皮細胞，平滑筋細胞，汗腺，腎臓，心筋，自律神経節，角膜などに蓄積する疾患である．

病因

α-ガラクトシダーゼをコードする*GLA*変異によりα-ガラクトシダーゼの機能欠損が起こり発症する．X連鎖性劣性遺伝形式をとるが，X染色体の不活性化の偏り（健常なアレルの不活性化割合が多い場合）があると女性でも発症する．

臨床症状

典型的な症状を呈する古典型，心症状のみの心型，腎臓の症状にほぼ限局する腎型に分類されている．α-ガラクトシダーゼの残存酵素活性により，重症度，病型が分かれると考えられている．

古典型

発症時期は小児期から思春期で，数分から数日持続する四肢末端の周期的な激痛，発汗減少症，皮膚粘膜の被角血管腫，角膜混濁などが早期症状である．進行すると腎不全，心不全，脳血管障害をきたして未治療の場合40〜50歳で死亡する．

心型

中年期以降に心肥大，肥大型心筋症などの心合併症と蛋白尿を呈する．心筋生検にてGB3の蓄積がみられる．

腎型

心型に腎不全を合併する．腎生検ではGB3の蓄積がみられる．

診断

近年はわずかな血液サンプルから可能な濾紙血酵素活性測定法が用いられることが多いが，血漿，末梢血白血球や皮膚線維芽細胞の酵素活性測定も可能である．男性患者の場合，α-ガラクトシダーゼ活性が10%以下であり診断が確定するが，女性患者の場合は酵素活性が比較的保たれ診断が確定できないことがある．*GLA*変異検索を行えば酵素活性によらず診断が確定する．尿，血清中のGB3の測定も有用であるが，

さらに鋭敏なバイオマーカーとしてGB3から脂肪酸が脱落したグロボトリアオシルスフィンゴシン（Lyso-Gb3）も注目されている．

治療

酵素補充療法が保険適用であり，現在2種類の酵素製剤が使用可能である（アガルシダーゼアルファ，アガルシダーゼベータ）．四肢疼痛に対してはカルバマゼピン，ガバペンチンなどを使用する．腎合併症に対してはアンジオテンシン変換酵素阻害薬，アンジオテンシン受容体拮抗薬など腎保護作用のある薬剤を投与する．腎不全例では維持透析療法，腎移植が行われる．また，ケミカルシャペロン療法としてミガーラスタットが承認されている．

Krabbe病

概念

●Krabbe病はガラクトセレブロシダーゼ（ガラクトシルセラミド β-ガラクトシダーゼ）の遺伝的な機能欠損により，ガラクトセレブロシドやサイコシンなどの糖脂質のライソゾームにおける加水分解が障害されることにより発症する．

●臨床的には白質ジストロフィー，病理学的には神経系の広範な脱髄，白質にグロボイド細胞と呼ばれる巨大多核細胞の出現が特徴で，グロボイド細胞白質ジストロフィーとも呼ばれる．

病因

ガラクトセレブロシダーゼをコードする*GALC*変異によりガラクトセレブロシダーゼの機能欠損が起こり発症する．常染色体劣性遺伝形式をとる．ガラクトセレブロシダーゼの基質のうち，ミエリンの主要構成成分の一つであるガラクトセレブロシドはβ-ガラクトシダーゼによっても分解されるため，著明な蓄積を認めない．

一方，サイコシンはガラクトセレブロシダーゼのみにより分解されるため本疾患で蓄積し，オリゴデンドロサイトとSchwann細胞の細胞障害からミエリン形成障害を引き起こし，中枢，末梢神経線維の脱髄をきたすと考えられている．

臨床症状

神経症状の発症年齢から，乳児型（生後3〜6か月発症），後期乳児型（生後7か月〜3歳発症），若年型（4〜8歳発症），成人型（9歳以降発症）の4病型に分類されている．

最重症である乳児型は生後3〜6か月で外界刺激に対する被刺激性の亢進，精神運動発達の障害，退行，けいれん，視神経萎縮などがみられ，筋緊張亢進から除脳硬直状態に至り，1〜3歳で死亡する．

成人型では進行性の痙性四肢麻痺，小脳性運動失調

が主体であり，視神経萎縮や知的障害を伴わない例もある．

診断

MRI 上の白質ジストロフィー（特に両側錐体路のT2 高信号），脳脊髄液蛋白増多，末梢神経の伝導速度低下が参考となる．しばしば頭部 CT にて視床，基底核，放線冠，小脳の石灰化をみる．末梢血白血球や皮膚線維芽細胞のガラクトセレブロシダーゼ活性低下の確認，または遺伝子検査（*GALC* 変異検索）で診断が確定する．

治療

造血幹細胞移植により，特に若年型では神経症状に対しても効果がみられる．乳児型に対しては罹患同胞の存在などから出生前に診断された例に対して，新生児期に施行した場合に効果があることが報告されている．

異染性白質ジストロフィー
metachromatic leukodystrophy

概念

● 異染性白質ジストロフィーはライソゾームにおけるアリルスルファターゼAの遺伝的な機能欠損によりスルファチドの加水分解が障害され，主に大脳白質，末梢神経，腎臓にスルファチドが蓄積し，神経系では脱髄をきたす疾患である．

● 病理学的に神経細胞，グリア細胞，Schwann 細胞などにトルイジンブルーで染色される物質の蓄積を認めるため，異染性白質ジストロフィーと名づけられた．

病因

ほとんどの場合，アリルスルファターゼAをコードする *ARSA* 変異による．一部の症例はスフィンゴ脂質活性化蛋白であるサポシンBをコードする *PSAP* 変異によって発症する．常染色体劣性遺伝形式をとる．

臨床症状

神経症状の発症年齢から，乳児型，若年型，成人型の3病型に分類されている．

乳児型

生後2歳までに発症し，2～3年で死亡することが多い．第1～4期に病期分類がなされている．

①第1期：四肢の筋緊張低下，腱反射消失がみられ，歩行不安定となる．

②第2期：歩行不能となり，知能障害，構音障害，失語，視力低下がみられる．筋緊張は上肢で亢進，下肢では低下する．

③第3期：寝たきり状態となり，四肢は痙性麻痺，除脳硬直，視神経萎縮，球麻痺を呈する．

④第4期：外界に対する反応がなくなり，自発運動も

なくなる．

若年型

4～12歳に精神症状，失禁，歩行障害で発症し，徐々に退行性変化が進行し，最終的に除脳硬直状態となる．

成人型

13歳以降に精神症状などで発症し，徐々に退行性変化が進行し最終的に除脳硬直状態となる．

診断

脳 MRI での白質ジストロフィー，末梢神経の伝導速度低下が参考となる．白質病変は初期には皮質下白質（U-fiber）は保たれるが，進行すると U-fiber にも障害が及ぶ．また，尿中にスルファチドの排泄がみられる．患者末梢血白血球や皮膚線維芽細胞のアリルスルファターゼA活性低下の確認，または遺伝子検査（*ARSA* 変異検索）で診断が確定する．サポシンB変異例では，アリルスルファターゼA活性低下はみられず *PSAP* 変異の確認により診断が確定する．

治療

造血幹細胞移植は，神経症状発現以前に施行した場合に効果があることが報告されている．

Farber病

概念

● Farber 病はライソゾームにおける酸性セラミダーゼによりセラミドの加水分解が障害され全身組織に蓄積する疾患である．

病因

酸性セラミダーゼをコードする *ASAH1* 変異により酸性セラミダーゼの機能欠損が起こり発症する．常染色体劣性遺伝形式をとる．

臨床症状

新生児期や乳児早期に嗄声，皮下結節，関節拘縮の三大徴候を示す．さらに，神経症状として精神発達遅滞を呈し，筋緊張低下，腱反射低下や眼底の cherry red spot を認める例もある．

そのほかに，肺への泡沫細胞浸潤，肝脾腫を認める．

診断

皮下結節へのセラミドの沈着が認められる．患者末梢血白血球や皮膚線維芽細胞の酸性セラミダーゼ活性低下の確認，または遺伝子検査（*ASAH1* 変異検索）で診断が確定する．

治療

神経症状の軽いものについては，造血幹細胞移植の効果があるとの報告がある．また，ウイルスベクターを用いた遺伝子治療や，酵素の髄腔内投与の臨床治験も進められている．

副腎白質ジストロフィー adrenoleukodystrophy

概念

- 副腎白質ジストロフィーは、ペルオキシソームにおける極長鎖脂肪酸の β 酸化の障害により、全身組織に極長鎖脂肪酸が蓄積することにより発症する。
- 主に副腎皮質、ミエリン、精巣 Leydig 細胞が障害される。
- 脂質の蓄積する疾患ではあるがライソゾーム病には含まれず、ペルオキシソーム病の一種に分類される。

病因

ペルオキシソーム膜上のトランスポーター蛋白の一種である ATP-binding cassette, sub-family D, member 1（ALDP と呼ばれる）をコードする *ABCD1* の変異により発症する。X 連鎖性劣性遺伝形式をとる。ALDP 機能障害により極長鎖脂肪酸のペルオキシソームへの輸送が障害され、ペルオキシソーム内での極長鎖脂肪酸の β 酸化が障害されて蓄積すると考えられるが未解明な部分も多い。

臨床症状

発症年齢、神経症状の有無やその種類はさまざまであり、同一家系内あるいは一卵性双生児間においても表現型が異なる場合がある。

小児大脳型（10 歳以下発症）、思春期大脳型（11〜21 歳発症）、成人大脳型（22 歳以上発症）、小脳脳幹型、副腎脊髄ニューロパチー（adrenomyeloneuropathy：AMN）、Addison 病のみを呈する型、症候性女性保因者の 7 病型に分類されており、小児大脳型と AMN の頻度が高い。

小児大脳型は 5〜10 歳に発症し、行動異常、知能低下、性格変化などの精神症状、四肢痙性麻痺、視力低下、聴力低下を呈する。小児大脳型に限らず、大脳型はいずれも急速に症状が進行し、1〜3 年で除皮質・除脳硬直に至る。

AMN は思春期から成人以降に発症する痙性対麻痺を主症候とし、感覚障害、排尿障害、インポテンスを伴う。AMN で白質病変を伴わない場合、進行は緩徐である。

診断

血中コルチゾールの低下、副腎皮質刺激ホルモン（ACTH）負荷試験で副腎皮質機能低下を示すことがある。血漿または血清中の炭素数 24 以上の飽和極長鎖脂肪酸が増加しており、C24：0/C22：0、C25：0/C22：0、C26：0/C22：0 の上昇が診断の有力な根拠となる。または遺伝子検査（*ABCD1* 変異検索）で診断が確定する。

大脳型は、典型的には MRI で脳梁膨大部および後頭、頭頂葉皮質下を中心とする対称性の白質ジストロフィーが T2 高信号病変としてみられ、病変辺縁では造影効果が認められる。一部に前頭葉病変が中心の例がある。AMN では MRI で錐体路の Waller 変性が認められる。

治療

発症後早期の例では造血幹細胞移植が有効で、症状改善や、進行の停止を得られる。副腎不全に対してはステロイドの補充を行う。

Lowe 症候群

概念

- Lowe 症候群は眼症状、神経症状、腎尿細管機能障害をきたす疾患である。

病因

原因遺伝子は *OCRL*（oculocerebrorenal syndrome of Lowe）であり、その遺伝子産物の OCRL はイノシトールリン脂質を脱リン酸化する酵素活性があることが判明している。X 連鎖性劣性遺伝形式をとる。

臨床症状

眼症状としては両側性の先天性白内障、先天性緑内障（牛眼）、神経症状として精神発達遅滞、けいれん、筋緊張低下、腱反射低下、腎症状として近位尿細管性アシドーシス、蛋白尿、汎アミノ酸尿、糖尿などいわゆる Fanconi 症候群を呈する。そのほか、くる病、骨軟化症を呈する。

診断

OCRL の遺伝子検査または皮膚培養線維芽細胞の OCRL 活性測定によっても診断が確定する。

治療

対症療法が主体で、眼症状に対する外科的治療、けいれんに対する抗てんかん薬、代謝性アシドーシスの補正（アルカリ化薬の投与）、くる病、骨軟化症予防に中性リン、活性化型ビタミン D、ビスホスホネート製剤の投与などを行う。

アミノ酸代謝異常
amino acid metabolism disorder

アミノ酸代謝異常症は、アミノ酸代謝にかかわる酵素の異常を原因として毒性物質の蓄積あるいは必要なアミノ酸の欠乏を引き起こすことで、種々の臓器障害をきたす疾患である。

高フェニルアラニン血症
hyperphenylalaninemia

概念

- 高フェニルアラニン血症は血中フェニルアラニン（Phe）が 2 mg/dL 以上の状態を指す。

● フェニルアラニン水酸化酵素（PAH）をコードする遺伝子である *PAH* 異常に起因する PAH 欠損症と，PAH の補酵素であるテトラヒドロビオプテリン（BH₄）合成系あるいは再生系の酵素遺伝子異常に起因する BH₄ 欠損症とに大別できる．

● PAH 欠損症は，血中 Phe 濃度が 2 mg/dL 以上 10 mg/dL を軽症高フェニルアラニン血症，10 mg/dL 以上 20 mg/dL 未満を軽症フェニルケトン尿症（PKU），20 mg/dL 以上を古典型 PKU と分類される．

病因

PAH は Phe からチロシンを合成する酵素であるため，PAH 欠損症では *PAH* の機能喪失性変異により，Phe が蓄積し血中濃度が上昇する．過剰な Phe は，フェニルピルビン酸やフェニルチラミンに転化し，これらも臨床症状を引き起こす原因となっている．

BH₄ 欠損症では，GTP シクロヒドロラーゼ I 遺伝子（*GCH1*）変異または 6-ピルボイルテトラヒドロプテリン合成酵素遺伝子（*PTS*）変異による BH₄ 合成障害，プテリン-4α-カルビノルアミン脱水酵素遺伝子（*PCBD1*）変異またはキノイド-ジヒドロプテリジン還元酵素遺伝子（*QDPR*）変異による BH₄ の再生障害が原因となる．いずれも常染色体劣性遺伝性疾患である．

臨床症状

PAH 欠損症のうち，重症である古典型 PKU は，出生時は正常であるが，無治療であれば生後数か月から 2 歳くらいまでに重度の精神発達遅滞をきたす．そのほか，てんかん，多動，無目的な動き，特有の尿臭（ネズミ尿臭，カビ臭），赤毛，色白などの症状がみられる．

BH₄ はフェニルアラニン水酸化酵素のほか，チロシン水酸化酵素およびトリプトファン水酸化酵素の補酵素としての役割ももっているため，BH₄ 欠損症では古典型 PKU の症状に加えてドパミン，セロトニン合成低下による神経症状も呈する．

診断

新生児マススクリーニング対象疾患となっており，発症前に高フェニルアラニン血症の発見が可能である．BH₄ 10 mg/kg の経口負荷により，PAH 欠損症では血中 Phe 濃度に変化がみられないが，BH₄ 欠損症では血中 Phe が低下する．BH₄ 欠損症のなかで，キノイド-ジヒドロプテリジン還元酵素欠損症では低下が一過性であったり，低下が認められないこともあり，確定診断にはキノイド-ジヒドロプテリジン還元酵素活性の測定を要する．遺伝子解析でも診断可能である．

治療

PAH 欠損症においては Phe の摂取制限が基本である．血中 Phe 濃度が 10 mg/dL を超えている場合は生後 1 か月以内に食事療法を開始する．10 mg/dL 未満の場合は数日間経過観察して，7 mg/dL 以上の値が続く場合は食事療法を開始する．その後，血中 Phe 濃度（年齢ごとに目標値が設定されている）を測定しながら終生 Phe 摂取制限を続ける．

BH₄ 欠損症では BH₄，L-ドパ，5-ヒドロキシトリプトファン（5-HTP）を投与し，Phe 制限食を併用する．

瀬川病 Segawa disease

概念

● 瀬川病は，ドパミン欠乏によるジストニア姿勢およびジストニア運動を主症状とする疾患である．

病因

GCH1 変異により発症し，不完全な浸透率を示す常染色体優性遺伝形式をとる．*GCH1* がコードする GTP シクロヒドラーゼ I は，フェニルアラニン水酸化酵素，チロシン水酸化酵素，トリプトファン水酸化酵素の補酵素である BH₄ の合成酵素である．このうちチロシン水酸化酵素はドパミン合成に不可欠である．*GCH1* 変異の機能喪失性のホモ接合性変異が BH₄ 欠損症の原因となることを前述したが，瀬川病患者ではヘテロ接合性変異（2 つのアレルのうち一方のみが変異をもつ）をもつため BH₄ の合成は欠損には至らず低下し，結果として脳内でのドパミン量が不足し，ジストニア症状を発症する．

臨床症状

姿勢ジストニア型と動作ジストニア型の 2 型に分けられる．症状の日内変動が著明で，睡眠により改善する．女児に多く，小児期に一側の足の姿勢ジストニアで発症することが多く，その後全肢に広がる．筋強剛は徐々に進展するが，30 歳以降は定常状態となる．動作ジストニアを伴う例もある．成人発症例では，斜頸，書痙や Parkinson 病様症状などで発症する例も報告されている．知能発達に異常は認められず，脳の器質的病変も伴わない．

治療

姿勢ジストニア型では少量の L-ドパ投与が著効する．Parkinson 病患者にみられるような L-ドパ長期服用による副作用もない．しかし動作ジストニア型では L-ドパでは効果が不十分な場合があり，ドパミン D₁ 受容体アゴニストも使用される．また，セロトニン欠乏を伴う場合には，早期からの 5-HTP や BH₄ の投与も検討される．

メープルシロップ尿症
maple syrup urine disease

概念

● メープルシロップ尿症は，分枝鎖ケト酸脱水素酵素

複合体の障害により分枝鎖アミノ酸（ロイシン，イソロイシン，バリン）由来の α-ケト酸の脱炭酸反応が障害され，血中，尿中に分枝鎖アミノ酸および分枝鎖 α ケト酸が著増する疾患である．

- 患者尿がメープルシロップ様のにおいを発することが名前の由来となっている．
- 分枝鎖アミノ酸および分枝鎖 α-ケト酸による中枢神経障害と，二次的な代謝性アシドーシス，低酸素血症，低血糖などが複合して現れる．

病因

分枝鎖ケト酸脱水素酵素複合体には 3 種類の触媒酵素成分（E1，E2，E3）と 2 種類の調節酵素成分が存在する．E1 はさらに E1α，E1β の 2 種類の蛋白質から成っているが，E1α，E1β，E2 をコードする遺伝子（それぞれ *BCKDHA*，*BCKDHB*，*DBT*）変異により発症することが知られている．いずれも常染色体劣性遺伝形式をとる．

臨床症状

古典型，間欠型，中間型，チアミン反応型の 4 病型に分類される．臨床症状は血中ロイシン濃度と比例する．10～20 mg/dL では哺乳力低下，嘔吐が出現し，20 mg/dL 以上で意識障害を呈する．

古典型

最重症例で哺乳開始 4～7 日で哺乳不良，傾眠傾向が出現し，意識障害，筋緊張低下，けいれん，後弓反張，呼吸困難が出現する．

間欠型

新生児期は無症状で，感染，予防注射，手術などのストレス，蛋白質の過剰摂取などを契機に発症する．非発作時は，血中分枝鎖アミノ酸は正常である．

中間型

血中分枝鎖アミノ酸は常に上昇しているが，主症状は精神発達遅滞，運動失調である．

チアミン反応型

主症状は精神発達遅滞，運動失調で，チアミン投与により臨床症状，生化学的異常の改善がみられる．

診断

新生児マススクリーニング対象疾患となっており，スクリーニングで高ロイシン血症が認められた場合は直ちに精査，治療を行う．血中・尿中アミノ酸分析でロイシン，イソロイシン，バリンの増加，アラニンの低下が認められる．尿有機酸分析では分枝鎖 α-ケト酸，分枝鎖 α-ヒドロキシ酸の増加が認められる．血中・尿中アミノ酸分析，尿有機酸分析の所見で確定診断可能である．

リンパ球，皮膚線維芽細胞，羊水細胞，絨毛細胞などから分枝鎖 α-ケト酸脱水素酵素複合体の酵素活性欠損または低下を証明することでも確定診断となる．

遺伝子検査によっても診断が可能な場合がある．

治療

急性期は十分なカロリー投与により蛋白同化を促し，分枝鎖アミノ酸を消費させることを目標とする．分枝鎖アミノ酸除去ミルク投与，脂肪投与，高カロリー輸液を行う．持続血液濾過透析が必要なこともある．チアミン投与は全例に行う．

慢性期の治療としては，血中ロイシン濃度を指標として食事療法を継続する．近年は肝臓移植により，ロイシン耐性が増加することが示され，予後が改善することが示されている．

Hartnup病

概念

- Hartnup 病は，腎尿細管および小腸における中性アミノ酸輸送障害が原因で，中性アミノ酸の腎尿細管による再吸収，小腸における吸収障害の結果，神経，精神，皮膚症状をきたす疾患である．

病因

中性アミノ酸のトランスポーターをコードする遺伝子 *SLC6A19* の変異により発症することが知られている．常染色体劣性遺伝形式をとる．症状はトリプトファンの吸収障害によりニコチン酸合成が低下することが原因と考えられている．しかし，中性アミノ酸尿例の大部分は無症状であることがわかってきている．

臨床症状

発症時期は乳児期から 10 歳代前半とさまざまで，日光過敏性のペラグラ様皮膚炎，間欠的な小脳性運動失調症状が認められる．そのほか，精神症状や精神発達遅滞を呈する例もある．

診断

尿中アミノ酸分析で中性アミノ酸の尿中排泄増加が認められる．遺伝子検査によっても診断が可能な場合がある．

治療

ニコチン酸，またはニコチン酸アミドを投与することで皮膚，神経症状の改善がみられる．

ホモシスチン尿症 homocystinuria

概念

- ホモシスチン尿症は，メチオニンの代謝経路に含まれるホモシステイン代謝において，イオウ転移経路あるいは再メチル化経路が障害され，血中にホモシステインが蓄積することにより発症する疾患である．
- ホモシステインが二量体化したホモシスチンが尿中に出現する．
- 狭義のホモシスチン尿症はシスタチオニン合成酵素欠損症（イオウ転移経路障害）であり，本項ではシ

スタチオニン合成酵素欠損症について説明する.

病因

シスタチオニン合成酵素は，ホモシステインがビタミン B_6 を補酵素としてセリンと縮合しシスタチオニンが合成される反応を触媒する．シスタチオニン合成酵素をコードする遺伝子（*CBS*）変異により，この反応が障害されホモシステインが蓄積する．常染色体劣性遺伝形式をとる．ビタミン B_6 投与でホモシステインが低下する B_6 反応型と改善のない不応型が存在する．

臨床症状

知的障害，てんかん，精神症状などの中枢神経症状，骨粗鬆症や Marfan 症候群に類似した骨格異常，水晶体脱臼に起因する近視などの眼症状，肝動脈血栓症，肺塞栓，脳梗塞などの血管系異常が認められる．

診断

新生児マススクリーニング対象疾患となっており，スクリーニングで高メチオニン血症が認められる．血中メチオニン高値（1.2 mg/dL 以上），および高ホモシステイン血症（60 μmol/L 以上）により診断される．また，尿中のホモシスチンが検出される．

リンパ球，皮膚線維芽細胞などからシスタチオニン合成酵素の酵素活性欠損または低下を証明することでも確定診断となる．

CBS 遺伝子検査によっても診断が可能な場合がある．

治療

空腹時血中メチオニン 1 mg/dL を目標に，メチオニン除去ミルクで治療を開始する．ビタミン B_6 反応型では，生後 6 か月くらいからビタミン B_6 を投与する．不応型には食事療法を継続する．また，ホモシステインの再メチル化を促進するベタインも有効である．

遺伝性高チロシン血症
hereditary hypertyrosinemia

概念

● チロシンは食事から，またはフェニルアラニンの代謝産物として得られるアミノ酸である．チロシンはチロシンアミノ基転移酵素によって 4-ヒドロキシフェニルピルビン酸となり，さらに 4-ヒドロキシフェニルピルビン酸酸化酵素によってホモゲンチジン酸となる．さらにホモゲンチジン酸酸化酵素によってマレイルアセト酢酸となり，マレイルアセト酢酸イソメラーゼによってフマリルアセト酢酸，フマリルアセト酢酸分解酵素によってフマル酸とアセト酢酸に分解される．

● 遺伝性高チロシン血症は遺伝的・酵素学的に I，II，III 型に分類される．

● II 型，III 型では神経症状を呈することがある．

病因

I 型はフマリルアセト酢酸分解酵素をコードする遺伝子（*FAH*）変異，II 型はチロシンアミノ基転移酵素をコードする遺伝子（*TAT*）変異，III 型は 4-ヒドロキシフェニルピルゼン酸酸化酵素をコードする遺伝子（*HPD*）変異が原因となる．いずれも常染色体劣性遺伝形式をとる．

臨床症状

I 型は生後数週で発育不全，肝腫大，黄疸，腎尿細管障害などがみられ，無治療では 2～3 か月で死亡する．

II 型は I 型のような肝腎機能障害はみられず，チロシン結晶が皮膚，角膜に析出し皮膚の過剰角化，手掌，足底，角膜のびらんがみられる．血中チロシン濃度が高い例では精神発達遅滞が認められる．

III 型は肝腎機能障害を伴わず，失調，けいれん，軽度の精神発達遅滞が認められる．無症状の症例も存在する．

診断

血中アミノ酸分析（HPLC 法）で血中チロシン高値（I 型 >200 nmol/mL，II 型 >1,000 nmol/mL 程度，III 型 >500 nmol/mL 程度）を認める．尿有機酸分析では 4-ヒドロキシフェニルピルビン酸などが大量に検出される．

臨床症状とアミノ酸分析，尿有機酸分析で特異的所見を認めれば診断に至るが，II 型，III 型の鑑別には酵素活性の測定や各遺伝子検査が必要なこともある．

治療

I 型ではニチシノン内服が保険適用である．どの型でも血中のチロシン濃度を 10 mg/dL 以下に保つように食事療法（低フェニルアラニン，チロシン食）を行う．肝不全に進行した場合は肝移植も行われる．

ムコ多糖代謝異常

ムコ多糖症 mucopolysaccharidosis（MPS）

概念

● ムコ多糖はアミノ糖を含有する多糖体であり，皮膚，骨，軟骨，靭帯など結合組織に豊富に存在する．

● ムコ多糖症（MPS）は，ライソゾーム内でムコ多糖を分解する酵素の遺伝的欠損により，全身にムコ多糖が蓄積し，骨関節病変，皮膚結合組織病変，中枢神経障害，呼吸器・循環器・消化器症状などさまざまな症状を呈する疾患群で，7 つの病型を含む．

❷ ムコ多糖症

型	疾患名	蓄積基質	欠損酵素	遺伝子	遺伝形式	有効な治療法
MPS IH MPS IH/IS MPS IS	Hurler 症候群 Hurler-Scheie 症候群 Scheie 症候群	デルマタン硫酸, ヘパラン硫酸	α-L-イズロニダーゼ	*IDUA*	AR	酵素補充療法, 造血幹細胞移植
MPS II	Hunter 症候群	デルマタン硫酸, ヘパラン硫酸	イズロン酸 2-スルファターゼ	*IDS*	XR	酵素補充療法
MPS IIIA MPS IIIB MPS IIIC MPS IIID	Sanfilippo 症候群 A 型 Sanfilippo 症候群 B 型 Sanfilippo 症候群 C 型 Sanfilippo 症候群 D 型	ヘパラン硫酸	ヘパラン N-スルファターゼ α-N-アセチルグルコサミニダーゼ アセチル CoA : α-グルコサミニド N-アセチルトランスフェラーゼ N-アセチルグルコサミン 6- 硫酸 スルファターゼ	*SGSH* *NAGLU* *HGSNAT* *GNS*	AR	
MPS IVA MPS IVB	Morquio 症候群 A 型 Morquio 症候群 B 型	ケラタン硫酸, コ ンドロイチン硫酸 ケラタン硫酸	N-アセチルガラクトサミン 6- 硫 酸スルファターゼ β-ガラクトシダーゼ	*GALNS* *GLB1*	AR	酵素補充療法
MPS VI	Maroteaux-Lamy 症 候群	デルマタン硫酸	アリルスルファターゼ B	*ARSB*	AR	酵素補充療法, 造血幹細胞移植
MPS VII	Sly 症候群	デルマタン硫酸, ヘパラン硫酸, コ ンドロイチン硫酸	β-グルクロニダーゼ	*GUSB*	AR	造血幹細胞移植
MPS IX	Natowicz 症候群	ヒアルロン酸	ヒアルロニダーゼ	*HYAL1*	AR	

AR：常染色体劣性遺伝, XR：X 連鎖性劣性遺伝.

病因

　ムコ多糖症の分類, それぞれの欠損酵素, 蓄積基質, 原因遺伝子, 治療法を❷に示す. Hunter 症候群は X 連鎖性劣性遺伝性疾患で, そのほかは常染色体劣性遺伝性疾患である. ムコ多糖症の日本人の発症頻度は 50,000 人に 1 人程度と考えられ, そのうち II 型が約半数を占める.

臨床症状

　それぞれの病型においても重症度は幅広いが, 共通する特徴として特異顔貌 (大頭, 前額突出, 内眼角贅皮, 眼間開離, 鞍鼻, 広がった鼻翼, 幅広く厚い唇), 著しい骨変化, 低身長, 巨舌, 多毛症, 軟骨内骨化障害, 関節の運動制限, 肝脾腫, 臍・鼠径ヘルニア, 角膜混濁, 精神運動発達障害などの症候を有し, ムコ多糖尿を伴うことがあげられる.

①I 型のなかで IH 型 (Hurler 症候群) は重症型であり, 乳児期から特徴的な顔貌, 関節拘縮, 椎体変形, 精神運動発達障害, 角膜混濁, 肝脾腫, 臍・鼠径ヘルニアを認め, 無治療の場合, 呼吸不全, 心不全などで小児期に死亡する. IS 型 (Scheie 症候群) では知能はほぼ正常で予後が良い. IH/IS 型 (Hurler-Scheie 症候群) は両者の中間の経過をとる.

②II 型 (Hunter 症候群) の臨床症状は Hurler 症候群に類似しているが, 角膜混濁はない. II 型も重症型, 中間型, 軽症型に分けられる. 重症型では乳児期に発症し小児期に死亡する. 軽症型では知能はほぼ正常で予後が良い.

③III 型 (Sanfilippo 症候群) は欠損する酵素の種類により IIIA〜IIID に分類されるが, いずれの病型でも精神運動発達障害, 行動異常などの神経障害を主体とし, ムコ多糖症特有の身体所見は軽度である.

④IV 型 (Morquio 症候群) では, 蓄積するケラタン硫酸は角膜と軟骨に存在するため, 臨床症状は主に角膜と骨に発現する. 骨格変形が強く, 歯状突起の形成不全と靭帯弛緩による環軸椎亜脱臼, 硬膜肥厚により頸髄の圧迫をきたすことが問題となり, 整形外科的治療が必要となる. 知能は正常である. 欠損酵素の違いにより A 型, B 型に分類される.

⑤VI 型 (Maroteaux-Lamy 症候群) の臨床症状は, Hurler 症候群に類似している. 乳児期発症の重症型と学童期以降発症の軽症型に分けられるが, 重症型でも知能障害はない.

⑥VII 型 (Sly 症候群) の臨床症状は, Hurler 症候群に類似している.

⑦IX 型 (Natowicz 症候群) は, 骨関節の軟部腫瘤, 成長障害, 軽度の形態異常を呈する例が報告されているのみである. ムコ多糖の尿中排泄がみられず, 特徴的な所見に乏しいとされる.

診断

　上記の臨床所見に加えて全身の骨 X 線検査における多発性異骨症 (dysostosis multiplex), トルコ鞍の皿状の拡大 (J 字型と呼ばれる) を認める. 尿中のムコ多糖の排泄増加, それぞれの病型に特徴的な排泄パターンを調べることによって診断の絞り込みができ

❸ 糖蛋白代謝異常症

疾患名	蓄積基質	欠損酵素	遺伝子	遺伝形式	有効な治療法
シアリドーシス	シアル酸含有オリゴ糖など	シアリダーゼ1	*NEU1*	AR	
ガラクトシアリドーシス	シアル酸含有オリゴ糖など	シアリダーゼ1，β-ガラクトシダーゼ	*CTSA*	AR	
ムコリピドーシスⅡα/β	多数	N-アセチルグルコサミン-1-ホスホトランスフェラーゼ	*GNPTAB*	AR	造血幹細胞移植
ムコリピドーシスⅢα/β			*GNPTAB*	AR	造血幹細胞移植
ムコリピドーシスⅢγ			*GNPTG*	AR	造血幹細胞移植
α-マンノシドーシス	マンノース含有オリゴ糖など	α-マンノシダーゼ	*MAN2B1*	AR	造血幹細胞移植
β-マンノシドーシス	マンノース含有オリゴ糖など	β-マンノシダーゼ	*MANBA*	AR	造血幹細胞移植
フコシドーシス	フコース含有オリゴ糖など	α-L-フコシダーゼ	*FUCA1*	AR	造血幹細胞移植
アスパルチルグルコサミン尿症	アスパルチルグルコサミンなど	アスパルチルグルコサミニダーゼ	*AGA*	AR	

AR：常染色体劣性遺伝.

る．末梢血白血球や皮膚線維芽細胞の酵素活性の測定により確定診断できる．さらに遺伝子検査でも診断可能である．

【治療】

造血幹細胞移植または酵素補充療法が行われている．Ⅰ型，Ⅱ型，ⅣA型，Ⅵ型に対しては酵素補充療法が保険適用となっている（Ⅰ型：ラロニダーゼ，Ⅱ型：イデュルスルファーゼ，ⅣA型：エロスルファーゼアルファ，Ⅵ型：ガルスルファーゼ）．

いずれの治療法も中枢神経障害，骨病変，弁膜症に対する効果は得られにくいが，概して早期治療導入を行った場合の予後が良いため，家族歴から発症リスクがあると判断された場合には発症前診断も行われている．

血液脳関門の存在により，血中に投与する現行の酵素補充療法では中枢神経症状の改善は期待できず，髄腔内注射や脳室内注射の可能な酵素製剤開発も進んでいる．さらに，インスリンなど一部の高分子物質が血液脳関門を通過するトランスサイトーシスという機序に着目し，トランスサイトーシスが可能となるような修飾型酵素製剤の開発も進められている．現在有効な治療法が確立していない病型についても酵素補充療法や，ウイルスベクターを用いた遺伝子治療の開発が進んでいる．

糖蛋白代謝異常症

【概念】

●糖蛋白代謝異常症は，ライソゾーム内で糖蛋白を分解する酵素の遺伝的欠損により，全身に糖蛋白が蓄積する疾患で，種々の程度の中枢神経障害，身体変形，特異顔貌を呈することが特徴である．

【病因】

糖蛋白代謝異常症の分類，それぞれの欠損酵素，蓄積基質，原因遺伝子，治療法を❸に示す．すべて常染色体劣性遺伝性疾患である．

【臨床症状】

それぞれの病型においても重症度はさまざまである．

シアリドーシス（sialidosis）

シアリドーシスはシアリダーゼ1の遺伝的な機能欠損により，シアル酸含有オリゴ糖，糖蛋白が全身組織に沈着する疾患である．Ⅰ型は思春期発症で顔貌や骨異常を伴わない軽症型でcherry red spot，視力障害，白内障，ミオクローヌス，歩行障害を呈する．Ⅱ型は早期に発症する例は重症型でムコリピドーシスⅠ型と呼ばれていたものに相当する．

ガラクトシアリドーシス（galactosialidosis）

ガラクトシアリドーシスはライソゾーム性保護蛋白であるカテプシンAの遺伝的異常によりシアリダーゼ1とβ-ガラクトシダーゼの両方の機能低下がみられる．シアル酸含有オリゴ糖，糖蛋白が蓄積するが，G_{M1} ガングリオシド，ケラタン硫酸などは蓄積せず，臨床症状はシアリダーゼ1の機能低下により説明される．

思春期に歩行障害，視力・聴力障害で発症し，cherry red spot，小脳失調，ミオクローヌス，けいれん，骨変形，特異顔貌，被角血管腫がみられる．出生直後から浮腫や腹水で発症し，数年以内に死亡する重症型もある．

ムコリピドーシス（mucolipidosis）

ムコリピドーシスⅡ型，Ⅲ型はライソゾーム酵素の糖鎖にマンノース6-リン酸を付加する酵素であるN-アセチルグルコサミン-1-ホスホトランスフェラーゼ（α，β，γそれぞれ2つ，計6つのサブユニットから成る）の遺伝的欠損により，大多数のライソゾーム酵素のライソゾームへの局在が障害され，さまざまな基質が蓄積する疾患である．

Ⅱ型はI-cell diseaseとも呼ばれ，乳児期発症でムコ多糖症様の特異顔貌，骨変形，関節拘縮，巨舌，肝

腫，ヘルニア，角膜混濁，重度の精神運動発達障害がみられるが，尿中ムコ多糖の上昇は正常～2倍程度にとどまる．網内系細胞の細胞質中に多くの空胞（inclusion body）がみられる．αおよびβサブユニットをコードする *GNPTAB* 変異，III 型は偽性 Hurler ポリジストロフィーと呼ばれる軽症型で *GNPTAB* 変異またはγサブユニットをコードする *GNPTG* 変異が原因となる．

マンノシドーシス（mannosidosis）

α-マンノシドーシスおよびβ-マンノシドーシスは，それぞれα-マンノシダーゼ，β-マンノシダーゼの遺伝的な機能欠損により，マンノース含有オリゴ糖，糖蛋白が全身組織に沈着する疾患である．α-マンノシドーシスには，重症の乳児型と軽症の若年成人型がある．ムコ多糖症様の特異顔貌，精神運動発達障害，骨変形，難聴，ヘルニア，白内障，角膜混濁がみられる．β-マンノシドーシスは小児期発症で，精神運動発達障害，被角血管腫，難聴，易感染性がみられる．

フコシドーシス（fucosidosis）

フコシドーシスはα-L-フコシダーゼの遺伝的な機能欠損により，フコース含有オリゴ糖，糖蛋白が全身組織に沈着する疾患である．I 型は重症乳児型でムコ多糖症様の特異顔貌，精神運動発達障害，骨変形，肝脾腫，心肥大，けいれん，易感染性，汗の NaCl 濃度上昇がみられる．乳幼児期に死亡する．II 型は軽症型で上記の症状および被角血管腫がみられる．

アスパルチルグルコサミン尿症（aspartylglucosaminuria）

アスパルチルグルコサミン尿症は，アスパルチルグルコサミニダーゼの遺伝的な機能欠損により，アスパルチルグルコサミンなどが全身組織に沈着する疾患である．乳児期に易感染性，臍・鼠径ヘルニアなどで発症する．精神運動発達障害がみられ，学童期以後に知能低下が進行する．顔貌異常は遅れて明らかとなる．

診断

上記の臨床所見に加えて，末梢血白血球や皮膚線維芽細胞においてそれぞれの酵素活性の測定により確定診断できる．さらに遺伝子検査でも診断可能である．ムコリピドーシスに関しては，血中のさまざまなライソゾーム酵素が上昇している．

治療

一部の症例で造血幹細胞移植が有効であることが示されているが，例数が少なく，有効性が確立していない．酵素補充療法や遺伝子治療の開発が進められている．

（國井美紗子，田中章景）

文献
1) 〈特集〉ライソゾーム病のすべて．医学のあゆみ 2018；264（9）．
2) 厚生労働省難治性疾患等政策研究事業ライソゾーム病（ファブリー病を含む）に関する調査研究班ホームページ．http://www.japan-lsd-mhlw.jp/
3) 『ライソゾーム病・ペルオキシソーム病診断の手引き』http://www.japan-lsd-mhlw.jp/pdf/LSD_PD_diagnosis-manual.pdf
4) 難病情報センターホームページ．http://www.nanbyou.or.jp/
5) 小児慢性特定疾病情報センターホームページ．https://www.shouman.jp/
6) 日本先天代謝異常学会ホームページ．http://jsimd.net/
7) 『新生児マススクリーニング対象疾患等診療ガイドライン2015』http://jsimd.net/pdf/newborn-mass-screening-disease-practice-guideline2015.pdf
8) 『診断の手引きに準拠したムコ多糖症診療マニュアル』http://www.japan-lsd-mhlw.jp/pdf/Manual_Mucopolysaccharidosis.pdf

プリン代謝異常

Lesch-Nyhan 症候群

概念
- ヒポキサンチン-グアニンホスホリボシルトランスフェラーゼ（HPRT）は，ヒポキサンチンまたはグアニンとホスホリボシルピロリン酸（PRPP）からイノシン一リン酸（IMP）またはグアノシン一リン酸（GMP）を生成する反応を触媒する酵素であり，プリン体合成のサルベージ経路の一部を成している．
- Lesch-Nyhan 症候群は HPRT の遺伝学的な欠損により，舞踏アテトーゼ，痙縮，精神発達遅滞，特徴的な自咬症を呈し，過剰なヒポキサンチン，グアニンが尿酸へ代謝されることとプリン体の *de novo* 合成が亢進することによって高尿酸血症をきたす．

病因
HPRT をコードする *HPRT1* 変異により HPRT の機能が 1.5 % 以下に欠損した場合に典型的な症状が発症する．X 連鎖性劣性遺伝形式をとり，罹患者はごく一部の例外を除いて男性である．酵素活性が 1.5～8 % ではさまざまな神経症状を部分的に伴い，8 % 以上残存している場合，神経症状は伴わず高尿酸血症を呈する．

臨床症状
出生時は特に異状なく，生後 2～3 か月で四肢の筋緊張亢進，6～12 か月で痙縮による運動障害や舞踏運

神経疾患

7 代謝性疾患

動，アテトーゼが認められ，2～3歳で自咬行為がみられるようになる．乳児早期から哺乳異常，発育不良がみられ，精神発達遅滞を伴う．血清尿酸値は8～12 mg/dLと上昇しており，高尿酸血症は尿酸産生過剰型であり尿中尿酸/クレアチニン比が2.5～5.0へ上昇する．

診断

上記臨床症状を呈する患者に対し，赤血球のHPRT活性の測定を行い診断する．PRPP濃度の上昇のため，アデニンホスホリボシルトランスフェラーゼ（APRT）活性は上昇している．または*HPRT1*変異検索を行うことでも診断が確定する．

治療

高尿酸血症に対してはアロプリノールが有効である．尿のアルカリ化剤も尿酸結石予防に有効である．高尿酸血症をコントロールすることにより痛風，尿路結石，腎不全を予防するが，高尿酸血症の治療を行っても神経症状には影響しない．神経症状に対しては対症療法が主体となる．

ポルフィリン代謝異常

ポルフィリン症

概念

● ポルフィリン体はヘム合成系の中間体であり，ヘム合成系はポルフィリン代謝系とも呼ばれる．ヘム合成系経路は8つの酵素が関与しており，第1段階のδ-アミノレブリン酸合成酵素が律速酵素となっている．

● ポルフィリン症では，いずれかの酵素の活性低下によりヘム産生量の減少と，ポルフィリンまたはその前駆体の過剰産生を呈する．第1段階から第8段階に関与する酵素と疾患を❹に示す．

● 主たるヘムの合成器官は肝臓と骨髄赤芽球であり，それぞれの酵素活性が肝臓と骨髄で異なるため，不足する臓器によって肝性ポルフィリン症と赤芽球性ポルフィリン症に分けられる．

● 神経症状を呈するのは肝性ポルフィリン症のうちδ-アミノレブリン酸脱水酵素欠損性ポルフィリン症，急性間欠性ポルフィリン症，遺伝性コプロポルフィリン症，異型（多様性）ポルフィリン症であり，これらは急性の神経症状を呈する急性ポルフィリン症と呼ばれる．そのほかは皮膚の光線過敏症状を主体とする皮膚型ポルフィリン症と呼ばれる．以下，急性ポルフィリン症について述べる．

病因

ヘム合成の各段階を触媒する酵素（❹）の遺伝的な活性低下が根本原因であり，急性に消化器症状，中枢・末梢神経症状，自律神経症状，精神症状を呈する．急性ポルフィリン症をきたす4疾患のうち，δ-アミノレブリン酸脱水酵素欠損性ポルフィリン症は常染色体劣性遺伝性疾患で，その他は常染色体優性遺伝性疾患である．さまざまな誘因でδ-アミノレブリン酸合成酵素活性上昇が誘導され，過剰産生されたδ-アミノレ

❹ ポルフィリン症

病名	病型	酵素	触媒反応	遺伝子	遺伝形式
（X連鎖性鉄芽球性貧血）					XR
X連鎖優性プロトポルフィリン症	皮膚型・赤芽球性	δ-アミノレブリン酸合成酵素	グリシン＋サクシニルCoA→δ-アミノレブリン酸	*ALAS2*	XD
δ-アミノレブリン酸脱水酵素欠損性ポルフィリン症	急性・肝性	δ-アミノレブリン酸脱水酵素	→ポルホビリノーゲン	*ALAD*	AR
急性間欠性ポルフィリン症	急性・肝性	ヒドロキシメチルビラン合成酵素（ポルホビリノーゲン脱アミノ酵素）	→ヒドロキシメチルビラン	*HMBS*	AD
先天性赤芽球性ポルフィリン症	皮膚型・赤芽球性	ウロポルフィリノーゲンIII合成酵素	→ウロポルフィリノーゲンIII	*UROS*	AR
家族性晩発性皮膚ポルフィリン症	皮膚型・肝性	ウロポルフィリノーゲン脱炭酸酵素	→コプロポルフィリノーゲンIII	*UROD*	AD
肝赤芽球性ポルフィリン症	皮膚型・肝赤芽球性				AR
遺伝性コプロポルフィリン症	急性・肝性	コプロポルフィリノーゲン酸化酵素	→プロトホルフィリノーゲンIX	*CPOX*	AD
異型ポルフィリン症	急性・肝性	プロトポルフィリノーゲン酸化酵素	→プロトポルフィリンIX	*PPOX*	AD
赤芽球性プロトポルフィリン症	皮膚型・赤芽球性	フェロケラターゼ	→ヘム	*FECH*	AD

X連鎖性鉄芽球性貧血はポルフィリン症には分類されない．
AD：常染色体優性遺伝，AR：常染色体劣性遺伝，XD：X連鎖性優性遺伝，XR：X連鎖性劣性遺伝．

ブリン酸が神経毒性を呈することが病因として考えられている．急性ポルフィリン症のなかでは，急性間欠性ポルフィリン症が最も頻度が高く代表的な病型であるが，他の3疾患も臨床的に類似している．

臨床症状

典型的には20〜30歳代にバルビツール系薬剤，抗てんかん薬，鎮痛薬，経口避妊薬などさまざまな薬剤，アルコール，ストレスなどが誘因となり，急性の腹痛で発症する．腹痛，嘔吐，便秘が主要徴候で急性腹症と診断されることがある．症状は間欠的で数時間から数日続く．

四肢脱力，感覚障害など神経症状で発症する例もあり，まれに意識障害，けいれんで発症することがある．神経症状は四肢の筋痛から始まり，四肢筋力低下を呈し，四肢麻痺へ進行する．さらに重篤な例では球麻痺，呼吸筋麻痺を呈し死亡に至る．神経症状の回復は緩徐で後遺症を呈する例もある．

自律神経症状としては高血圧，頻脈，多汗がみられる．その他，幻覚，妄想などの精神症状，抗利尿ホルモン不適合分泌症候群に起因する低ナトリウム血症，肝障害，暗褐色尿などが多くみられる症状，所見である．

δ-アミノレブリン酸脱水酵素欠損性ポルフィリン症，急性間欠性ポルフィリン症では皮膚症状を呈することがほとんどないが，遺伝性コプロポルフィリン症，異型ポルフィリン症では日光過敏症状を呈する例がある．

診断

尿中ポルホビリノーゲン，δ-アミノレブリン酸の上昇がみられるため，家族歴と臨床症状から本疾患を疑った場合，発作期に測定する．δ-アミノレブリン酸脱水酵素欠損性ポルフィリン症では尿中δ-アミノレブリン酸は上昇するが，尿中ポルホビリノーゲンの上昇はみられない．遺伝子解析で確定診断可能な場合もある．

治療

発作誘発因子の回避および対症療法を行う．急性期は，δ-アミノレブリン酸合成酵素誘導阻害および低栄養の補正目的で大量ブドウ糖液の投与を行う．また，感染症の治療，電解質異常の補正などの全身管理を要する．腹痛に対してはオピオイド，不穏，不安に対してはクロルプロマジン，頻脈，高血圧に対してはβ-ブロッカーを使用する．球麻痺，呼吸筋麻痺に対して人工呼吸器管理が必要な場合もある．治療にあたってはポルフィリン症に対する禁忌薬剤を使用しないことが重要である．病態特異的治療としては，δ-アミノレブリン酸合成酵素活性を低下させ，ポルフィリン前駆体の蓄積を低減するヘミンが適応となっている．

銅代謝異常

Wilson病

概念

- Wilson病は必須微量元素の一つである銅の胆汁への排泄障害が原因で，諸臓器に銅の過剰蓄積による障害をきたす疾患である．
- 肝硬変，錐体外路症状，およびKayser-Fleischer輪が三主徴として知られているが，臨床像は症例により多様である．

病因

P-type ATPaseの一種であり銅輸送蛋白であるATP7Bをコードする*ATP7B*変異により発症する．常染色体劣性遺伝形式をとる．ATP7Bは主に肝臓，腎臓，乳腺上皮細胞，脳，眼に発現しており，細胞内から細胞外への銅輸送，トランスGolgiネットワークで銅依存性酵素など新生銅結合蛋白への銅の供給を行う機能がある．ATP7Bは肝細胞では胆汁側への銅の排泄を担っており，その障害により，食物から摂取された銅は肝臓に過剰蓄積され，銅が肝細胞中で飽和状態に達すると肝細胞壊死が繰り返され，肝障害を生じる．血液中には非セルロプラスミン銅（遊離銅）が増加し，大脳基底核，角膜，腎臓など全身臓器に二次的に蓄積し，障害が進行する．

ATP7Bはセルロプラスミン合成においてアポセルロプラスミンへ銅を供給する機能もあり，ATP7B障害によりセルロプラスミン合成が障害され，血清セルロプラスミンは低下する．

臨床症状

発症年齢は5〜50歳と多様である．肝型，神経型，肝神経型，発症前型に分けられ，肝型はさらに一過性肝障害型，慢性肝障害型，劇症肝炎型，溶血を伴う型に分けられる．若年者ほど肝症状で発症し神経症状の出現は思春期以降に発症する症例に多くみられる．肝症状としては，無症状で病理学的に肝病変を認めるものから，劇症肝炎様，肝不全症状を呈するものまで多彩である．神経症状では構音障害が多くみられ，無動，羽ばたき振戦，歩行障害，知能障害などが認められる．年少期から神経症状を呈する例ではジストニアやアテトーゼがみられる．

画像検査ではレンズ核の軟化，嚢胞形成，グリオーシスを反映してCTで低吸収，MRIではT1低信号，T2高信号に描出される．そのほか，角膜の銅沈着を反映したKayser-Fleischer輪が有名である．

一般的な検査ではさまざまな程度の肝障害がみられ，溶血性貧血，汎血球減少がみられることがある．

神経疾患

7

代謝性疾患

腎障害を反映して血尿，蛋白尿などを認めることがある．血清銅は低下することが多いが，溶血時は著増がみられる．血清セルロプラスミン低値，尿中銅排泄増加が特徴的である．

診断

新生児マススクリーニング対象疾患となっている．発症前の診断基準としては，①肝銅含量≧200 μg/g 湿重量，②血清セルロプラスミン低下（≦20 mg/dL），③尿中銅排泄増加（≧100 μg/日，≧1.5 μg/kg/日，≧0.2 μg/mg クレアチニン）のうち①を認めるか，①②③のうち2つ以上を満たせば診断確定である．ただし，3歳未満の場合は①＋②または②＋遺伝子診断（ATP7B 変異検索）とされている．発症後においても上記診断基準を適応できる．

治療

銅のキレート剤である D-ペニシラミンや塩酸トリエンチンや，腸管からの銅吸収を阻害するメタロチオネインを使用する．また，銅の摂取制限（0.5～1 mg/日以下，症状と検査所見が落ち着いていれば1.0～1.5 mg/日）を行い，劇症肝炎型あるいは肝不全に陥った例では肝移植が行われている．適切な治療を終生継続することにより，良好な経過が得られる．特に発症前に診断され，適切に治療が開始・継続された症例では，発症自体の抑制が可能であると考えられる．

Menkes病

概念

● Menkes 病は銅の腸管からの吸収障害が主たる原因で，全身臓器に銅欠乏による障害をきたす X 連鎖性劣性遺伝性疾患である．
● 患者の頻度は男児出生 14 万人に 1 人程度である．
● 知的障害，結合組織異常，毛髪異常（kinky hair：捻転毛，ねじれ毛）が特徴である．

病因

P-type ATPase の一種であり銅輸送蛋白である ATP7A をコードする ATP7A 変異により発症する．ATP7A は細胞外への銅輸送，トランス Golgi ネットワークで銅依存性酵素への銅の供給を行う機能があるのは ATP7B と共通しているが，ATP7B と異なり全身臓器に広範に発現している．ATP7A は腸管上皮細胞では門脈側への銅輸送を担っており，その障害によって腸管上皮への銅沈着，門脈への吸収障害をきたすので，全身臓器の銅欠乏をきたす．血液脳関門から中枢神経系への銅輸送も障害されるため，中枢神経内でさらに銅欠乏が重篤になる．

また，銅依存性酵素への銅供給障害により全身臓器で銅依存性酵素（チトクローム c オキシダーゼ，スーパーオキシドジスムターゼ，リシルオキシダーゼ，ド

パミン β ヒドロキシダーゼなど）の不足が生じ，中枢神経障害，結合組織障害が生じる．

臨床症状

古典型，軽症型，occipital horn 症候群に分けられる．

古典型

古典型は生下時から低体重であったり，新生児期から哺乳力が低く，体重増加不良，低体温傾向がみられることがある．生後数週から数か月で傾眠，けいれんがみられ，精神発達遅滞，退行が明らかになる．けいれんは難治で脳波では棘波，鋭派，棘徐波結合，ヒプサリスミアなど多彩な異常を呈する．筋緊張は早期には低下し，次第に進行性痙性麻痺を呈するようになり，完全な寝たきり状態となる．毛髪が特徴的で色が淡く kinky hair と表されるようにねじれ，乾燥気味でもろく折れやすい．易感染傾向があり，尿路感染や肺炎を繰り返す．結合組織異常による血管壁の障害により血管蛇行がみられ，頭蓋内・内臓出血，巨大膀胱憩室破裂など致命的な合併症を呈する場合もある．また，骨粗鬆症がみられる．多くの患者は幼児期に死亡する．

軽症型

軽症型では発症が 6～24 か月と遅く，精神発達遅滞，小脳性運動失調，筋緊張低下などを呈する．

occipital horn 症候群

occipital horn 症候群はさらに発病が遅く，思春期から青年期に発病する．精神発達は正常～軽度低下，小脳性運動失調がみられる．膀胱憩室，骨粗鬆症，血管蛇行などの結合組織異常に伴う症状がみられ，後頭骨の角様突起が特徴である．

診断

出生 1 か月以降であれば，臨床症状と血清銅低下（≦30 μg/dL），血清セルロプラスミン低下（≦20 mg/dL）によって診断される．硫酸銅経口負荷試験で血清銅およびセルロプラスミンンの上昇がみられないことが参考になる．

また，毛髪を顕微鏡的に観察するとねじれ毛，連珠状毛，結節性裂毛などがみられる．遺伝子検査（ATP7A 変異検索）により，発症前診断も可能である．

治療

できる限り早期に銅の非経口投与（ヒスチジン銅皮下注射）を行うことにより，生命予後は改善する．前述のように，血液脳関門での銅の通過障害もあるため進行した中枢神経症状に対しては無効であるが，血液脳関門が未発達な新生児期から投与することにより，神経症状発現を抑制できる可能性がある．

付 無セルロプラスミン血症

概念

● 無セルロプラスミン血症は，セルロプラスミンの欠

損あるいは機能不全により中枢神経，網膜，肝臓，膵臓，脾臓，心筋，腎臓など，多臓器に鉄沈着による機能障害をきたす常染色体劣性遺伝性疾患であり，「脳の鉄沈着を伴う神経変性疾患（neurodegeneration with brain iron accumulation：NBIA）」に位置づけられるまれな疾患である．

● 1987 年わが国の Miyajima らにより初めて報告された疾患で，1995 年 Yoshida ら，Harris ら，Daimon らがそれぞれ独立してセルロプラスミン遺伝子（*CP*）変異を疾患原因として同定した．

病因

CP の機能喪失性変異により発症する．セルロプラスミンは血清銅の約 95 ％を結合する銅輸送蛋白質であるが，鉄代謝に重要な役割を果たしている．血清セルロプラスミンである分泌型（肝細胞で発現），GPI（glycosylphosphatidylinositol）結合型（脳，肝を含む多臓器に発現）の 2 つのアイソフォームをもつ．このうち GPI 結合型セルロプラスミンは，脳内ではアストロサイトの細胞膜表面に局在しており，鉄排出輸送体である膜蛋白質フェロポルチンを介して血管内皮細胞やアストロサイトから脳実質に放出される 2 価鉄（Fe^{2+}）を，3 価鉄（Fe^{3+}）に酸化するフェロキシダーゼとして働いている．また，フェロポルチンとともに鉄排出にも関与している．Fe^{3+} はトランスフェリンと結合し，トランスフェリン受容体を介して神経細胞にとり込まれる．セルロプラスミンが欠損するとフェロポルチンの不安定化により鉄排出障害が起こり，アストロサイトに鉄蓄積による機能障害，神経細胞に鉄利用障害が起こると考えられている．また，Fe^{2+} の増加により神経細胞を含む周辺の細胞に酸化ストレスによる細胞障害を起こす機序も想定されている．

臨床症状・診断

中枢神経を含む多臓器に鉄沈着による障害をきたすことが特徴で，糖尿病，中枢神経症状，網膜変性症，小球性低色素性貧血が代表的な症状である（❺）．糖尿病，小球性低色素性貧血はしばしば神経症状発症に先行する．網膜変性は自覚症状をきたさず，眼科的検査で発見される．神経症状は 40～50 歳代で発症することが多く，構音障害，四肢体幹の小脳性運動失調，ジストニア（眼瞼けいれん，しかめ顔，頸部ジストニア）・舞踏運動・振戦などの不随意運動，筋強剛・無動などの錐体外路徴候に加えて，認知機能低下，精神症状が認められる．

検査所見としては血清セルロプラスミンの極端な低値，血清銅低値，血清フェリチン高値，血清鉄低値が認められる．

画像検査では頭部 MRI の T2 強調画像などで大脳基底核，小脳歯状核，視床に鉄沈着を反映した対称性

❺ 無セルロプラスミン血症の診断基準

A. 症状	1.	糖尿病
	2.	中枢神経症状（小脳失調症状，不随意運動，Parkinson 症状，認知症，精神症状）
	3.	網膜変性症
	4.	小球性低色素性貧血（鉄不応性貧血，見かけ上の鉄欠乏性貧血）
B. 検査所見	1.	血液・生化学的検査所見（カットオフ値を設定） a）血清セルロプラスミン＜2 mg/dL b）血清銅＜20 μg/dL c）血清フェリチン＞400 ng/mL d）血清鉄＜45 μg/dL
	2.	画像検査所見 頭部 MRI：T2，FLAIR，$T2^*$ 画像にて大脳基底核，小脳歯状核，視床に対称性の低信号がみられる 腹部 MRI：T2，FLAIR，$T2^*$ 画像にて肝臓にびまん性の低信号がみられる
	3.	病理所見 肝生検：肝細胞，Kupffer 細胞への鉄沈着がみられる．肝の組織構築はよく保たれ，肝硬変はみられない
C. 遺伝学的検査	1.	セルロプラスミン遺伝子の病原性変異
D. 鑑別診断		以下の疾患を鑑別する 他の NBIA（具体的には，パントテン酸キナーゼ関連神経変性症，ニューロフェリチノパチー，など） Wilson 病 Huntington 病 遺伝性 Parkinson 病 遺伝性脊髄小脳変性症 多系統萎縮症 遺伝性ヘモクロマトーシス
診断のカテゴリー		Definite：C1. のセルロプラスミン遺伝子の病原性変異を満たし，A のうち 2 項目以上＋B のうち 1. を含む 2 項目以上を満たすもの
		Possible：A のうち 1 項目以上＋B のうち 1 項目以上を満たし，D の鑑別すべき疾患を除外したもの

（日本神経学会ホームページ．「無セルロプラスミン血症の診断基準」をもとに作成.）

の低信号がみられる（❻）．また，腹部 MRI では T2 強調画像などで肝臓にびまん性の低信号がみられる．

治療

糖尿病，不随意運動などに対する疾患非特異的治療のほか，全身臓器に沈着した鉄を除去する目的で鉄キレート剤であるデフェロキサミン，デフェラシロクスなどの投与が試みられ，肝臓の除鉄効果が認められている．一方，神経症状に対する効果は未確立である．

（土井　宏，田中章景）

神経疾患

7

代謝性疾患

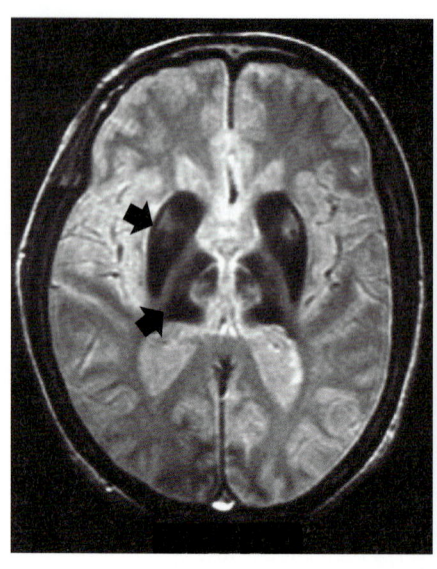
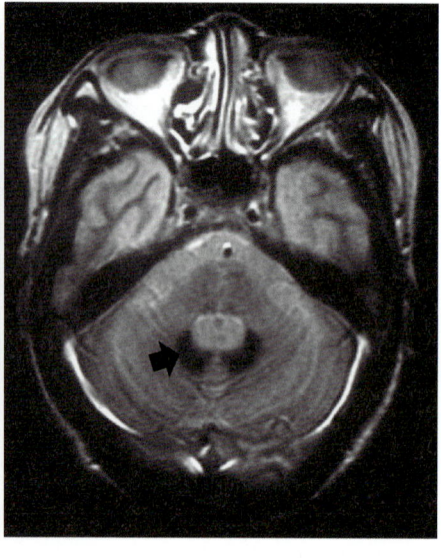

❻ 無セルロプラスミン血症患者の脳MRI画像（T2強調画像）

大脳基底核，視床，小脳歯状核に対称性の低信号がみられる（矢印）．

（写真提供：信州大学 吉田邦広先生）

●文献

1) 小児慢性特定疾病情報センターホームページ．
   https://www.shouman.jp/
2) 難病情報センターホームページ．
   http://www.nanbyou.or.jp/
3) 日本先天代謝異常学会ホームページ．
   http://jsimd.net/
4) 日本神経学会ホームページ．
   https://www.neurology-jp.org/
5) 『ウイルソン病ガイドライン』
   http://jsimd.net/pdf/guideline/22_jsimd-Guideline_draft.pdf
6) Miyajima H：Aceruloplasminemia. *Neuropathology* 2015；35：83.

ビタミン代謝異常

ビタミンの機能と代謝異常を❼に示す．

ビタミンB₁（チアミン）欠乏症
vitamin B₁ (thiamine) deficiency

概念

● ビタミンB₁欠乏症には末梢神経障害（多発ニューロパチー）とWernicke脳症がある．循環器系への影響として，浮腫，心拡大，心不全を伴うことがある．

● 江戸時代から戦前までの日本では，白米が流行した食生活の偏りが原因で，多発ニューロパチーと心不全を呈する脚気が多発し，多くの死者を出していた．戦後になりビタミン剤の普及などにより脚気の発症

が減少した．しかし，近年ではジャンクフードの多食やビタミンB₁を含まない点滴静注による脚気の発生が社会問題となった．

● 現代の日本ではビタミンB₁欠乏症は減少しているが，アルコール多飲者や偏食傾向の強い人にまれにみられる．

臨床症状

多発ニューロパチー

四肢遠位部に強い手袋靴下型に左右対称性の感覚優位の感覚・運動神経障害による混合型多発ニューロパチーをきたす．感覚障害は手掌や足底の異常感覚で発症し，徐々に近位部へ進行し感覚低下をきたす．運動障害は筋力低下から始まり，進行すると筋萎縮をきたし歩行困難となる場合もある．

Wernicke脳症（☞「アルコール中毒（エタノール中毒）」p.501）

意識障害，運動失調，外眼筋麻痺を主徴とし，急性発症する．意識障害としては無欲，注意力散漫，傾眠，せん妄，錯乱状態などがみられ，昏睡に至る場合もある．運動失調は体幹失調が主体の小脳性運動失調を呈し，歩行が不安定となり，起立や歩行が不能となる場合もある．外眼筋麻痺は，外転麻痺をきたすことが多く，共同注視麻痺や核間性眼球運動障害などがみられる．多くの症例では，多発ニューロパチーを伴っている．見当識障害，健忘，記銘力障害，作話がみられることがあり，これらの精神症状を呈する場合はKorsakoff症候群と呼ばれる．

本症は妊娠悪阻やアルコール依存症で低栄養状態に陥りビタミンB₁が欠乏し発症することや，低栄養状態に対して大量のブドウ糖を点滴投与することにより残存するビタミンB₁を消耗して発症することがある．

❼ ビタミンの機能と代謝異常

ビタミン	機能	代謝異常	臨床所見・症状
ビタミン B₁	神経活動，心筋機能，エネルギー生成	欠乏症	末梢神経障害，Wernicke 脳症，Korsakoff 症候群，浮腫，心拡大，心不全
ビタミン B₆	窒素代謝，核酸の生合成，神経機能調節	欠乏症	末梢神経障害，けいれん，脂漏性皮膚炎，舌炎，口角炎を伴うペラグラ様症候群，低色素性貧血
ビタミン B₁₂	赤血球の成熟，神経機能，DNA 合成，ミエリン合成・修復	欠乏症	亜急性脊髄連合変性症，末梢神経障害，視神経障害，脳症，巨赤芽球性貧血，Hunter 舌炎，無胃酸症
ニコチン酸	酸化還元反応の補酵素，NAD・NADP の成分	欠乏症	ペラグラ脳症，皮膚炎，下痢
葉酸	アミノ酸代謝や核酸合成の補酵素，ホモシステインのメチル化	欠乏症	末梢神経障害，精神症状，胎児の神経管閉鎖不全，舌炎，巨赤芽球性貧血，消化管障害（下痢）
ビタミン A	網膜のロドプシンの生成，上皮組織の保持	欠乏症	夜盲症，眼球乾燥症
		過剰症	頭蓋内圧亢進症状，毛髪の異常，眉毛の脱毛，乾燥して荒れた皮膚，ドライアイ，唇のひび割れ，関節痛，筋力低下
ビタミン D	カルシウム・リンの代謝・恒常性の維持，骨代謝	欠乏症	筋肉痛，筋力低下，テタニー，けいれん，くる病，骨軟化症
		過剰症	多尿，多飲，脱力，神経過敏，瘙痒，腎不全
ビタミン E	生体膜の機能維持，赤血球の溶血防止，生殖機能，抗酸化作用	欠乏症	溶血性貧血，ミオパチー，末梢神経障害，脊髄後索障害（深部感覚低下，運動失調），眼振，Bassen-Kornzweig 症候群，家族性ビタミン E 欠損症
ビタミン K	血液凝固因子の活性化，組織の石灰化	欠乏症	出血（紫斑，粘膜出血，臓器出血など），新生児メレナ，臓器石灰化

NAD：ニコチンアミドアデニンジヌクレオチド，NADP：ニコチンアミドアデニンジヌクレオチドリン酸.

責任病変は，中脳水道周辺灰白質，乳頭体，第三脳室に面する視床背内側核であり，病理的にはこれらの部位に点状出血を伴う不完全壊死巣を認める．Korsakoff 症候群では乳頭体や海馬に障害をきたして発症する．

【診断】

血液検査でビタミン B₁ を測定し，低下していることを確認する．多発ニューロパチーでは末梢神経伝導速度が低下する．Wernicke 脳症では，頭部 MRI 検査が有用であり，T2 強調画像や FLAIR 画像で第三脳室・中脳水道周辺や乳頭体に高信号域が認められ，造影 MRI では同部位に増強効果がみられる．

【治療】

多発ニューロパチーではビタミン B₁ 150 mg/日の内服，Wernicke 脳症の場合にはビタミン B₁ の 1 回 500 mg 静注を 1 日 3 回行い，同量を数日間続けて 10～20 mg/日の経口投与へ移行する．併せて生活指導と食事指導を行う．

ビタミン B₆（ピリドキシン）欠乏症
vitamin B₆ (pyridoxine) deficiency

【概念】

● ビタミン B₆ は，血液，中枢神経系および皮膚代謝におけるさまざまな反応の補酵素として作用する．多くの食物に含まれており，生体内では腸内細菌が合成しているため，通常では欠乏症はきたしにくい．
● イソニアジドや抗けいれん薬などのビタミン B₆ を不活化する薬剤，吸収障害，アルコール依存症などにより二次性欠乏症を起こす．

【臨床症状】

末梢神経障害，けいれん，脂漏性皮膚炎，舌炎，口角炎を伴うペラグラ様症候群および低色素性貧血をきたす．末梢神経障害は感覚障害優位の混合型多発ニューロパチーを呈し，しびれ感などの感覚異常と表在感覚低下および深部腱反射低下から消失がみられる．けいれん発作や脳症は成人でみられることが多いが，まれに乳児にも起こる．けいれん発作は抗けいれん薬での治療効果に乏しく，特に乳児ではその傾向が強い．

【診断】

一般的にはビタミン B₆ に特異的な臨床検査はなく，血清ピリドキサールリン酸の測定を行うが，原則として臨床的評価にて診断する．特に乳児のけいれん発作と抗けいれん薬投与に反応しないけいれん発作の場合には，本症を考慮すべきである．

【治療】

通常のピリドキシン欠乏の成人ではピリドキシン 50～100 mg を 1 日 1 回経口投与する．多発ニューロパチーでは 150 mg/日経口投与を行う．イソニアジド内服にはピリドキシン 30～50 mg の 1 日 1 回経口投与を併用する．

ビタミンB₁₂（コバラミン）欠乏症
vitamin B₁₂ (cobalamin) deficiency

概念

- ビタミン B₁₂ 欠乏は，先天性もしくは胃切除後の内因子欠乏，手術による回腸切除，悪性貧血による内因子分泌障害を原因として，小腸からの吸収障害により発症する．
- 巨赤芽球性貧血と脊髄障害，視神経障害，大脳白質障害，末梢神経障害などの神経障害が起こる．全身症状としては，Hunter 舌炎（舌の平滑化，発赤と舌乳頭萎縮）や無胃酸症がある．

臨床症状

亜急性脊髄連合変性症

痙性不全麻痺と深部感覚低下を主徴とする．脊髄後索と側索の脱髄変性を主病変とし，下部胸髄以下に強い症状をきたす．末梢神経障害を合併することによりアキレス腱反射は低下するが，脊髄病変による膝蓋腱反射亢進と Babinski 反射陽性を認める．下肢における著しい深部感覚障害（振動覚低下および位置覚低下）により感覚性運動失調を認め，強い歩行障害を起こすことがある．

多発ニューロパチー

末梢神経の運動神経障害と感覚神経障害による混合型多発ニューロパチーをきたすことがある．

視神経障害

亜急性ないしは慢性に進行する視力低下，中心暗点，部分視野欠損などを呈することがある．

脳症

大脳白質に散在性に脱髄病変を起こす場合があり，記銘力低下，見当識障害，錯乱，認知機能低下などを起こす場合がある．

診断

血液検査では，巨赤芽球性貧血を確認する．巨赤芽球性貧血は大球性正色素性貧血で，無効造血での溶血により間接ビリルビンと LDH（乳酸脱水素酵素）が上昇する．ビタミン B₁₂ を測定し，低下していることを確認する．葉酸欠乏でも巨赤芽球性貧血を起こすため，葉酸測定も行い異常がないことを確認することが必要である．さらに血液検査に異常がない場合は，血清メチルマロン酸（MMA）濃度の測定が有用なことがある．ビタミン B₁₂ の吸収状態を評価する Schilling テストは，内因子欠乏による悪性貧血の診断に有用である．

脊髄 MRI 検査により，側索および後索病変が T2 強調画像で，高信号域として検出される．

治療

ビタミン B₁₂ の 1 mg/日筋注を 2 週間行い，以後月1 回の 1 mg 筋注を継続する．症状経過により経口投与へ移行する．

ニコチン酸（ナイアシン）欠乏症
nicotinic acid deficiency (aniacinosis)

概念

- ナイアシンは体内で NAD（ニコチンアミドアデニンジヌクレオチド）と NADPH（還元型ニコチンアミドアデニンジヌクレオチドリン酸）に変化し，多くの酵素の酸化還元反応の補酵素として機能するため，欠乏症により多彩な症状をきたす．ナイアシン欠乏症はペラグラとも呼ばれ，皮膚炎（dermatitis），下痢（diarrhea），認知症（dementia）の 3Ds を主症状とする．
- 食事摂取における欠乏症は，トウモロコシを主食とする地域に発症する．
- 二次性欠乏症は，下痢，肝硬変，アルコール依存症などに併発する場合がある．

臨床症状

皮膚，粘膜，消化管および中枢神経系の症状を特徴とする．進行すると，光線過敏性の対称性発疹，口内炎，舌炎，下痢およびペラグラ脳症をきたす場合がある．ペラグラ脳症は，易疲労性，集中力低下，不眠などを認め，器質性脳症状として記銘力低下，見当識障害，知能低下などを，精神症状では興奮，錯乱，幻覚，せん妄をきたす．3Ds の症状は単独で現れることも組み合わさって現れることもある．

診断

原則としては臨床的に診断されるが，3Ds が同時にみられる典型例での診断は容易だが，単独症状の場合には，病歴や生活習慣など多くの詳細な情報が重要となってくる．また，ナイアシン投与による診断的治療が有用な場合がある．

治療

ニコチン酸アミドを通常治療では 1 日 500 mg 経口投与し，脳症などの重症例に対しては 1 日 1,500 mg 経口投与する．

葉酸欠乏症 folic acid deficiency

概念

- 葉酸はさまざまな植物性食品や肉類にも豊富に含まれているので，通常の食事を摂取していれば欠乏することはない．アミノ酸代謝や核酸合成に必要な酵素の補酵素として作用するため，細胞分裂がさかんな組織（骨髄，妊娠初期の胎児の組織など）において欠乏症状が出やすい．
- 低栄養やアルコール依存症での葉酸摂取不足や葉酸拮抗薬のメトトレキサート，抗てんかん薬や ST 合

剤などの特定の薬剤による吸収・代謝障害で葉酸欠乏症をきたすことがある.

臨床症状

舌炎, 巨赤芽球性貧血, 消化管障害（下痢）, 多発ニューロパチー, 精神症状（抑うつ, 錯乱）などが起こる. 妊娠初期に葉酸が欠乏すると, 胎児の神経管閉鎖不全, その他の脳障害の発生率が高くなる.

診断

血液検査にて葉酸ならびにビタミン B_{12} の濃度を測定する. 巨赤芽球性貧血を認めるが, ビタミン B_{12} 欠乏の所見との鑑別は不可能である.

治療

葉酸製剤（フォリアミン®）5〜20 mg/日を経口投与する.

ビタミンA欠乏症/過剰症（中毒）
vitamin A deficiency/hypervitaminosis A

概念

● ビタミンAは網膜のロドプシンの生成に必要であり, 上皮組織の維持を補助し, 正常の生体では肝臓において約90 %が貯蔵されている. ビタミンAの不十分な摂取, 脂肪吸収不良, 肝疾患によって欠乏症をきたす.

● 原発性欠乏症は長期の摂取不足により発症し, 東南アジアなど $β$ カロチンを欠いた米を主食とする地域に特有である. 二次性欠乏症では, ビタミンAの代謝障害（吸収, 貯蔵, 輸送の阻害）を有する原疾患（肝硬変などの肝胆道系疾患, 膵機能不全, 慢性下痢症など）に伴って発症する.

● 過剰症は大量のビタミンA投与または摂取により生じ, 急性中毒と慢性中毒がある.

臨床症状

ビタミンA欠乏症

眼症状として暗順応障害を初期症状として認め, 進行すると夜盲症に至る. 眼球乾燥症は眼の角化により起こり, 結膜および角膜の乾燥と肥厚を伴う. 進行すると角膜にびらんをきたすことがあり, 破壊（角膜軟化症）に至る可能性がある.

ビタミンA過剰症

急性中毒でも慢性中毒でも, 頭痛, 悪心, 嘔吐といった頭蓋内圧亢進症状をきたす. 慢性中毒の初期症状は, 毛髪の異常, 眉毛の脱毛, 乾燥して荒れた皮膚, ドライアイ, 唇のひび割れがみられる. その後, 関節痛や全身の筋力低下が生じ, 高齢者では骨折を容易に起こすことがある. 小児では発育不全を伴うことがある.

診断

臨床症状ならびに経過などの臨床情報から診断する. ビタミンA（レチノール）の血清中濃度を測定す

る. ビタミンAは通常, 肝臓に大量に貯蔵されているため, 欠乏が進行した後に血中濃度が低下する. 過剰症では空腹時のレチノール値が上昇する.

治療

ビタミンA剤（レチノールパルミチン酸エステル製剤）を経口投与する. 食事性欠乏では, 初回60,000 IU/日を2日間投与し, 以降は4,500 IU/日で治療する. 妊婦と授乳婦に対しては, 胎児または乳児への障害を避けるため, 過剰投与をしないように注意する.

過剰症ではビタミンAの摂取を中止すると, 通常は完全に回復する. 一方で妊婦のビタミンA大量摂取による胎児の先天異常は不可逆性である.

ビタミンD欠乏症/過剰症（中毒）
vitamin D deficiency/hypervitaminosis D

概念

● ビタミンDは脂溶性ビタミンであり D_2〜D_7 に分類され, D_4〜D_7 の生理的活性は低く食品にはほとんど含まれないので, 一般的にはビタミン D_2（エルゴカルシフェロール）とビタミン D_3（コレカルシフェロール）の2つに大別される. D_2 は植物に多く含まれ, D_3 は動物に多く含まれ, ヒトでは D_3 が重要な働きを果たしている.

● ビタミンDは, カルシウムやリンなどのミネラルの代謝や恒常性の維持および骨代謝に関係しており, 合成には日光中の紫外線が重要な役割を果たしている. 日光曝露が不十分であると, ビタミンD欠乏症が起こりやすくなり, 世界的によくみられる. そのほかにも, 摂取不足, 吸収障害および代謝異常が原因でビタミンD欠乏症は起こる.

● ビタミンD欠乏症は低カルシウム血症を起こし, 副甲状腺ホルモン（PTH）の産生促進により副甲状腺機能亢進症が起こる. 副甲状腺機能亢進症により, カルシウムの吸収, 骨からの動員および腎臓での保持が高まり, リン排泄が増加する. その結果, カルシウムの血清中濃度は正常のことがあっても, 低リン血症のため, 骨の石灰化が障害される.

● ビタミンD過剰症（中毒）は, 過剰量の服用により生じる. 乳児では, ビタミンD 1,000 $μg$（40,000 IU）/日の投与により, 1〜4か月以内に中毒をきたす. 成人では, 1,250 $μg$（50,000 IU）/日を数か月にわたって服用すると, 中毒が生じる場合がある. 副甲状腺機能低下症の過度の治療により, 中毒をきたすことがある.

臨床症状

ビタミンD欠乏症

ビタミンDは骨成長に必要であり, 欠乏症により

骨石灰化が障害されて小児ではくる病を発症し，成人では骨軟化症を起こし骨粗鬆症へ至る原因の一つとなる．共通する症状は，筋肉痛，筋力低下および骨痛である．重度なビタミンD不足では血清カルシウム値が低下し，テタニーやけいれんを起こす場合がある．

ビタミンD過剰症（中毒）

食欲不振，悪心，嘔吐を起こし，その後に多尿，多飲，脱力，神経過敏，瘙痒などをきたす．最終的に腎不全に至る．

診断

ビタミンDの肝臓での代謝産物である25(OH)D濃度を測定する．さらに，血清のカルシウム，リン，アルカリホスファターゼ，PTHを測定する．

ビタミンD欠乏症

血清カルシウム濃度は低値を示すが，二次性副甲状腺機能亢進症のために正常である場合がある．血清リン濃度は低下し，血清アルカリホスファターゼ値は上昇し，血清PTHは正常または上昇する．25(OH)D濃度の低下を確認することで診断が確定できる．

骨の単純X線検査で骨の脱灰を確認する．くる病では，橈骨と尺骨の下端で骨変化が最も顕著にみられる．成人では，特に脊椎，骨盤および下肢で骨の脱灰がみられる場合がある．

ビタミンD過剰症

血清カルシウム濃度は12〜16 mg/dLに上昇し，血清25(OH)D濃度は150 ng/mL以上に上昇する．蛋白尿，尿円柱，高窒素血症，腎臓に異所性石灰化がみられることがある．

治療

カルシウム欠乏とリン欠乏を是正しビタミンDを補給する．ビタミンDを1,500〜5,000 IU/日経口投与する．テタニー発作に対しては，グルコン酸カルシウム（カルチコール®）の点滴静注または経口投与を行う．

過剰症では，ビタミンDの摂取を中止し，生理的食塩水の点滴静注による水分補給とコルチコステロイドまたはビスホスホネート系薬剤を投与する．

ビタミンE（トコフェロール）欠乏症
vitamin E (tocopherol) deficiency

概念

● ビタミンEは脂溶性ビタミンで，α-，β-，γ-，δ-トコフェロールと，α-，β-，γ-，δ-トコトリエノールの8種類が存在する．特にα-トコフェロールは自然界に広く普遍的に存在し，植物，藻類，藍藻などの光合成生物により合成される．ビタミンEは，細胞膜や脂質に豊富に存在し強い抗酸化性作用を有し，生体膜の機能維持，赤血球の溶血防止，生殖を正常に保つことに関与している．

● ビタミンEの摂取不足が原因での欠乏症は，発展途上国で多くみられる．先進国ではまれであるが，無βリポ蛋白血症（Bassen-Kornzweig症候群），家族性ビタミンE欠損症といった遺伝性疾患や，慢性胆汁うっ滞性の肝胆道疾患，膵炎，短腸症候群，嚢胞性線維症などの脂肪の吸収不良を起こす疾患で欠乏症が生じる．

臨床症状

主な症状は溶血性貧血と神経脱落症状である．神経症状としてはミオパチー，末梢神経障害，脊髄後索障害（深部感覚低下，運動失調），眼振などをきたす．

Bassen-Kornzweig症候群は，ミクロソームトリグリセリド転送蛋白（microsomal triglyceride transfer protein：MTP）遺伝子異常による常染色体劣性の遺伝性疾患である．乳幼児期に下痢，腹部膨満，脂肪便などで発症し，その後失調性歩行が出現し，四肢の腱反射は低下〜消失する．精神発達遅滞を認めることがあり，網膜色素変性，視力低下，夜盲，視野狭窄などの眼症状もみられる．

家族性ビタミンE欠損症は，α-トコフェロール転送蛋白（α-tocopherol transfer protein：α-TTP）遺伝子異常により発症する常染色体劣性の遺伝性疾患である．神経症状はFriedreich失調症に類似し，運動失調，深部感覚障害，腱反射の低下〜消失をきたす．

診断

神経症状などの臨床的評価とα-トコフェロールの血中濃度を測定し，低下の有無を確認する．Bassen-Kornzweig症候群の血液検査では，有棘赤血球が増加し，赤沈の低値，血清の各種脂質が低値〜欠損する．

治療

吸収不良による欠乏症では，α-トコフェロール15〜25 mg/kgを1日1回経口投与する．神経障害の初期や，無βリポ蛋白血症におけるビタミンE吸収障害および輸送障害に対しては，注射による高用量の投与が必要である．

ビタミンK欠乏症 vitamin K deficiency

概念

● ビタミンKは脂溶性ビタミンであり，緑黄色野菜，海藻類，緑茶，植物油などに含まれるビタミンK_1（フィロキノン）と，腸内細菌によっても合成されるビタミンK_2（メナキノン）の2種類がある．

● 生体内では血液凝固因子の活性化と組織の石灰化にかかわっている．肝臓における凝固第II（プロトロンビン），VII，IX，X因子の生成を制御しており，欠乏症ではこれらの凝固因子が低下し出血を起こしやすくなる．

● 健康な成人では，食事によるビタミンK欠乏症は

まれであるが，極端な摂取不足，脂肪吸収不足，ビタミンK拮抗薬であるワルファリン内服により欠乏症をきたす．

●新生児では腸内細菌のビタミンK合成が少ないことや肝臓のプロトロンビン合成が未熟であることでビタミンK不足に陥りやすく，母乳中のビタミンK含有量が少ないため，分娩外傷による頭蓋内出血などの出血性疾患をきたす危険性が高い．

臨床症状

各臓器において出血による症状がみられる．紫斑や粘膜出血，穿刺部や切開創からの出血をきたす．新生児ビタミンK欠乏による出血症状は新生児メレナ（下血）で発症することが多い．

診断

血液凝固検査を行い，PT（プロトロンビン時間）延長とINR（国際標準比）上昇を確認する．

治療

成人ではフィトナジオン（ビタミンK$_1$）5〜15 mgを経口投与する．INRは通常6〜12時間以内に低下するが，低下が十分でない場合は6〜8時間後に再投与を検討する．乳児ではフィトナジオン1 mgの皮下注または筋注を行う．

（卜部貴夫）

●文献

1）Botez MI, et al：Polyneuropathy and folate deficiency. *Arch Neurol* 1978；35：581.

2）Sechi G, et al：Wernicke's encephalopathy：new clinical settings and recent advances in diagnosis and management. *Lancet Neurol* 2007；6：442.

3）Yokota T, et al：Retinitis pigmentosa and ataxia cased by a mutation in the gene for the α-tocopherol-transfer protein. *N Engl J Med* 1996；335：1770.

神経疾患

7

代謝性疾患

8 中毒性疾患

金属中毒 metal poisoning

鉛中毒 lead poisoning

概念

- 鉛（Pb）は，古くから国内外で広く使用されてきた．無機鉛は，蓄電池製造，はんだ作業，活字鋳造，植字，水道管のさび止めなどに使用されてきたが，現在は規制されているものが多い．また，最近ではセラミック，レーザー，光ファイバーや高温超電導剤などの新しい用途にも用いられている．
- 無機鉛は水に溶けにくいため，急性中毒をきたすことはまれである．一方，四エチル鉛［$Pb(C_2H_5)_4$］のような有機鉛は脂溶性で，呼吸器や消化器系から容易に体内に吸収されるため急性中毒をきたす．

病因・病態生理

鉛は体内に入ると直ちに赤血球にとり込まれ全身に運ばれる．大部分（90％）が骨に蓄積し長期にわたって少しずつ血液中に溶け出し，最終的に腎で排泄される．鉛は，細胞中のカルシウム（Ca）蓄積や各種の酵素のSH基と結合し，その活性を低下させ神経系を主体とした障害をきたす．中毒症状の発現の程度は，δ-アミノレブリン酸脱水素酵素（δ-aminolevulinic acid dehydrogenese：ALA-D）の遺伝子多型が関与するとの報告がある．

臨床症状

鉛中毒の三主徴は，貧血，腹部症状と神経障害である．激しい腹痛である鉛疝痛（lead colic）をきたす．自律神経障害に起因した腸平滑筋の攣縮が原因と考えられている．蒼白な鉛顔貌や歯肉の灰青色の鉛縁（lead line）をきたす．ヘム合成障害と赤血球寿命の短縮による小球性低色素性貧血をきたす．腎臓の尿細管も障害される．

成人の慢性鉛中毒では，運動優位の末梢神経障害を呈する．上肢の橈骨神経障害による垂れ手（wrist drop，drop hand）や，下肢の腓骨神経障害による垂れ足（drop foot）をきたす．進行例では，感覚障害，四肢麻痺や筋萎縮をきたす．動眼神経や顔面神経などの脳神経障害を呈することもある．

小児では，神経組織が脆弱なため，急性脳症（鉛脳症）をきたしやすく，頭痛，嘔吐，不機嫌からけいれん，意識障害，せん妄に至り，重篤な場合は死亡したり知的障害などの後遺症を残す．

検査

検査では，血中の鉛の上昇，赤血球の塩基性斑点，尿中コプロポルフィリンおよびδ-アミノレブリン酸（ALA）の増加，長管骨の骨端の鉛沈着による陰影増強を認める．

治療

慢性鉛中毒の治療には，キレート剤のEDTA-Ca（エチレンジアミン四酢酸カルシウム）やᴅ-ペニシラミンが用いられる．

付 四エチル鉛［$Pb(C_2H_5)_4$］中毒

自動車や排気ガス中に含まれる四エチル鉛［$Pb(C_2H_5)_4$］の大気汚染によって有機鉛中毒を生じるが，有鉛ガソリンの使用禁止によって激減した．一方，自動車や航空機用ガソリンのアンチノック剤として使用され，急性から亜急性の鉛中毒を生じる．有機鉛は，皮膚，肺，消化管から吸収される．嘔吐，不穏，錯乱，幻覚，昏睡，けいれんをきたす．尿中鉛の増加，赤血球ALA-D活性の低下が認められるが，尿中コプロポルフィリンおよびALAの増加は認められない．

皮膚汚染に対しては，脱衣，皮膚洗浄が行われるとともに，キレート剤であるEDTA-Caやᴅ-ペニシラミンが投与される．

ヒ素中毒 arsenic poisoning

概念

- 急性ヒ素中毒は，三酸化ヒ素などを含む除草剤や殺虫剤の故意または事故による経口摂取による．1998年7月には，和歌山でヒ素による毒物カレー事件が発生した．
- 慢性ヒ素中毒は，鉱山労働，金属精錬などの職業上の長期曝露や汚染飲料水の飲用による．

病因・病態生理

ヒ素（As）は，3価あるいは5価として存在し，小腸から吸収され，血中の赤血球のヘモグロビンのグロビン部分と結合し，全身臓器に分布する．ヒ素は代謝過程でグルタチオン（GSH）と結合し，メチル亜ヒ素を生成する．このメチル亜ヒ素はアミノ酸のSH基と反応し，生体内の種々の酵素反応を阻害することで細胞を傷害する．

臨床症状

急性ヒ素中毒では，激しい嘔吐，腹痛で発症し，消化管潰瘍による吐・下血，血圧低下，頻脈などの循環器系障害，肝不全，腎不全，骨髄抑制，意識障害，け

いれんなどの重篤な全身障害のほかに，皮疹，結膜炎や爪の変化（Mees線条）をきたす．ヒ素曝露数日後から，軸索変性が主体の感覚優位の混合性多発ニューロパチーが出現する．

また，慢性ヒ素中毒では，腹部体幹に色素沈着と白斑，Bowen病や皮膚・気道系・泌尿器系癌を伴う．左右対称性の手袋靴下型の感覚優位の末梢神経障害のほかに，精神症状，認知症などの脳症や視神経炎を呈する．

治療

急性ヒ素中毒に対しては，呼吸・循環動態管理に努めるとともに，抗けいれん薬の投与，胃洗浄，解毒・拮抗薬ジメルカプロール（British anti-lewisite compound：BAL），D-ペニシラミン，チオ硫酸ナトリウムなどの投与を行う．

慢性ヒ素中毒に対してもキレート剤が用いられるが，有効性に対する見解は一致していない．

マンガン中毒 manganese poisoning

概念

- マンガン中毒は，マンガン鉱石の粉砕，マンガン鋼の溶接，乾電池製造・塗装・染色などの作業に伴い発生する．
- マンガン（Mn）の粉塵の吸引による肺からの吸収のほかに，消化管からも吸収される．

臨床症状

ほとんどが慢性中毒であり，錯乱，幻覚，妄想，易興奮性などの精神症状（manganese madness）と，錐体外路障害によるパーキンソニズムやジストニアを呈する．仮面様顔貌，構音障害，小字症，突進歩行，動作緩慢，筋強剛（固縮）をきたす．

診断

頭部MRIでは，両側淡蒼球のMn沈着によるT1強調画像での高信号が特徴的で，診断に有用である．

治療

EDTA-Caなどのキレート剤のほかにレボドパなどのParkinson病治療薬も用いられる．

水銀中毒 mercury poisoning

概念

- 水銀（Hg）は，金属水銀（Hg^0，気体もしくは液体），無機水銀（Hg^+〜Hg^{2+}，固体），有機水銀（$C-Hg^+$，固体もしくは液体）の形で存在するが，血液脳関門を通過して神経障害を引き起こすのは蒸気になった金属水銀と有機水銀のメチル水銀（MeHg）である．
- 金属水銀中毒は，かつて水銀鉱山や水銀を扱う工場で発症した．歯科治療用アマルガムにも無機水銀が使用されており，使用の是非が論議されている．

- 1940年にイギリスの水銀農薬工場でメチル水銀中毒が発生し，Hunter-Russell症候群と名づけられた．
- 日本においても，1956年に熊本の水俣湾周辺においてメチル水銀中毒患者が確認され，水俣病と名づけられた．1965年には新潟の阿賀野川流域においても新たに新潟水俣病が発生した．また，胎児へのメチル水銀の影響も指摘され，胎児水俣病と呼ばれた．

病因・病態生理

メチル水銀は，ほとんどが消化管から吸収され，細胞内のアミノ酸のシステインのSH（チオール基）と結合し，メチル水銀・システイン結合体となる．このメチル水銀・システイン結合体は，メチオニンと構造が類似しているため，中性アミノ酸輸送系を介して，血液脳関門から中枢神経にとり込まれ，神経障害を引き起こす．メチル水銀は，後頭葉，頭頂葉，小脳，末梢神経などに広範な変性を引き起こす．

臨床症状

有機水銀中毒として最初に報告されたHunter-Russell症候群では，四肢末端や口周のしびれ，求心性視野障害，運動失調，言語障害，難聴，感覚低下，精神症状を呈する．水俣病では，さらに不随意運動（舞踏病，バリズムなど），けいれん，錐体路症状が加わる．歯肉の水銀線条も認める．

検査・診断

水銀曝露の指標としては，メチル水銀では赤血球や毛髪の水銀測定，金属水銀では血液や尿中の測定が有用である．胎児メチル水銀中毒症には，母親の毛髪や血液，胎児の臍帯血や臍帯組織の水銀濃度測定が診断に有用である．末梢神経伝導検査の遅延，大脳誘発電位の異常，CTでの後頭葉内側面の低吸収域なども診断に有用である．

治療

治療は，急性期にはキレート剤が用いられるが，慢性期の有効な治療法はない．

カドミウム中毒 cadmium poisoning

概念

- カドミウム（Cd）は，メッキ，染料，プラスチック・電池の製造過程で用いられる．慢性のCd中毒では，近位尿細管障害による骨軟化症をきたす．妊娠，授乳，内分泌変調，加齢，カルシウム摂取不足などが誘因となる．
- 1946年頃から富山県の神通川流域に「体が痛くなり寝たきりになる」患者が多数認められ，後に慢性Cd中毒によるイタイイタイ病として大きな社会問題となった．

大量の Cd の経口摂取は，食中毒様の急性腹症を，Cd を含むヒュームの吸引では肺水腫や肺線維症を引き起こす．慢性中毒では呼吸器障害と腎障害を引き起こす．喀痰，咳，呼吸困難などの呼吸器症状が出現し，慢性気管支炎や肺気腫を呈する．腎臓では，近位尿細管障害によるカルシウム再吸収障害によって，骨軟化による多発性の病的骨折から疼痛をきたす（イタイイタイ病の語源）．尿量増加，酸性尿，尿蛋白，尿糖を認め各種の原因による Fanconi 症候群が鑑別となる．犬歯や門歯の歯頸部に Cd 沈着による黄色環を認める．

治療

呼吸器障害に対しては，抗菌薬，ステロイド投与，酸素吸入が行われる．腎障害は対症療法を行う．骨折に対しては整形外科的に対処する．

クロム中毒 chromium poisoning

概念

●クロム（Cr）は，合金，メッキ，顔料製造，皮革なめし，酸化剤，触媒などで広く産業界で使用される．主に 6 価クロムの無機化合物によって中毒が起こる．

病態生理・臨床症状

クロムによる毒性は，曝露時と吸収後がある．曝露直後に，皮膚や粘膜，消化管，気道に接触した 6 価クロムは組織蛋白を変性させて化学熱傷を起こす．生体内に吸収された 6 価クロムは 3 価クロムに還元され，この際に強い酸化作用を呈し組織や細胞を破壊する．慢性中毒では，呼吸器，消化器，肝臓，腎臓の障害を引き起こすとともに，癌を誘発する．

治療

治療は，接触部の洗浄，胃洗浄と対症療法である．アスコルビン酸，キレート剤であるポリアミノカルボン酸，ジメルカプロールが試みられているが治療効果は一定しない．

ベリリウム中毒 beryllium poisoning

概念

●ベリリウム（Be）は合金の硬化剤として金属加工などで用いられているほかに，軍事産業や航空宇宙産業において構造部材としても用いられる．
●慢性中毒は，病理学的には肺びまん性間質性肉芽腫を呈し，ベリリウム肺症として知られている．
●肺サルコイドーシスが鑑別となる．

臨床症状・診断・治療

喀痰，息切れ，呼吸困難，体重減少を呈する．胸部 X 線では，じん肺様の微小結節性陰影を認める．ベリリウムリンパ球増殖試験が診断に有用である．酸素化

が急速に低下した患者において，ステロイドが開始される．

金属熱 metal fume fever

概念

●銅や亜鉛などの金属を溶解する作業の過程で，金属ヒュームと呼ばれる金属蒸気の凝集物を吸入することにより発生する障害である．
●金属ヒュームは肺に沈着し肺組織を破壊する．

臨床症状・治療

症状として，咳，胸部圧迫感，口渇，知覚異常，発熱を認める．肺水腫をきたすこともある．

治療は安静，解熱剤の投与，酸素吸入などの対症療法が中心である．

（米田　誠）

◉文献
1）小林　靖（編）：神経毒と Neuroscience. *Clinical Neuroscience* 2017；35（12）：1379.
2）水澤英洋（編）．神経症候群 V．第 2 版．東京：日本臨牀社；2014.
3）政野淳子：四大公害病—水俣病，新潟水俣病，イタイイタイ病，四日市公害．東京：中央公論新社；2013.

ガス中毒 gas poisoning

一酸化炭素中毒 carbon monoxide poisoning

概念

●一酸化炭素（CO）は無色無臭の気体であり，火災，暖房器具の不完全燃焼，練炭の使用などで発生し，自動車の排気ガスやたばこの煙にも含まれる．
●一酸化炭素は，ヘモグロビン（Hb）中のヘム（Fe^{2+}）に対する親和性が酸素の約 200 倍あり，Hb と結合してカルボキシヘモグロビン（COHb）を形成し，酸素運搬を阻害する．このため，一酸化炭素中毒では，組織における酸素欠乏を招き，特に中枢神経系の障害をきたす．

臨床症状・診断・治療

一酸化炭素中毒には，曝露直後に発症する急性型と，数週間後に発症する間欠型の 2 つの病型がある．急性型では，COHb の血中濃度に応じて，頭痛やめまいから，見当識障害や意識障害，重症例では昏睡，けいれん，不整脈をきたし，死に至ることもある．

状況から一酸化炭素中毒が疑われた場合には，直ちに COHb を測定し，100 ％酸素投与と全身管理を行い，重症例では高圧酸素療法（HBO）を行う．曝露

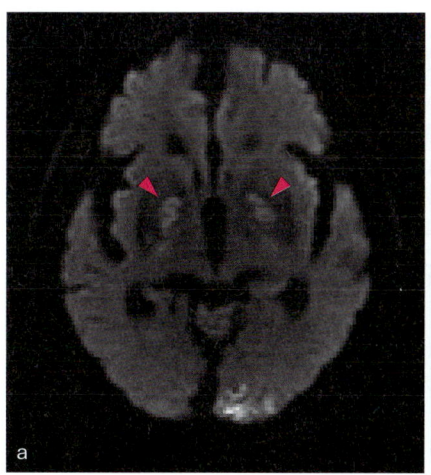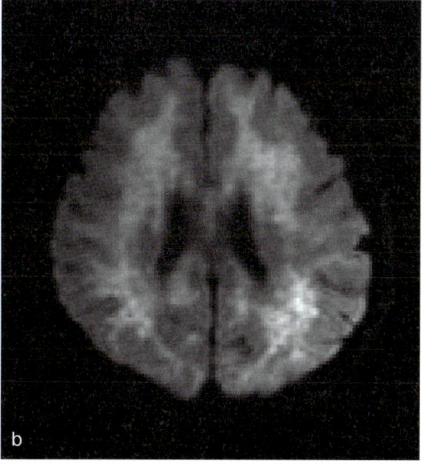

❶ 一酸化炭素中毒の頭部MRI 拡散強調画像

a. 急性型では両側淡蒼球に病変がみられる（赤三角）．左後頭葉の病変は合併した脳梗塞によるもの．
b. 間欠型では両側大脳白質に広範な病変がみられる．

直後には画像変化は乏しいが，数日後の頭部MRIで淡蒼球に病変が認められることがある（❶a）．

　治療により急性症状が改善しても，一部の患者では数週間後に間欠型中毒として，意識障害や人格変化などの行動異常，パーキンソニズムが出現することがあり，頭部MRIでも大脳白質に広範な病変がみられることが多い（❶b）．

硫化水素中毒 hydrogen sulfide poisoning

概念

- 硫化水素（H_2S）は無色の気体で，腐った卵のような刺激臭があり，眼や皮膚粘膜の損傷，嗅覚麻痺，呼吸障害，肺水腫，意識障害をきたし，高濃度では一呼吸で意識を失う「ノックダウン」を引き起こす．
- 火山，温泉や，腐敗した魚介類やし尿などが滞留している汚水マンホール内で発生することが多い．
- 最近では自殺やテロ目的の発生も多くみられ，救助者や周囲への二次被害のおそれもあるため，治療の際には適切な呼吸保護具，保護衣の着用が必要である．

病態生理

　硫化水素はミトコンドリア電子伝達系を形成するシトクロム c オキシダーゼ中のヘム（Fe^{3+}）と結合し，細胞内呼吸によるATP（アデノシン三リン酸）産生を阻害することで毒性を発揮する．

治療

　直ちに酸素投与を行い，肺水腫の発生に備えた呼吸・循環動態の管理が重要である．亜硝酸塩の投与や，高圧酸素療法（HBO）が試みられることもある．遅発性の神経後遺症として，知能障害，平衡障害，視野障害などが起こりうる．

シアン化水素中毒 hydrogen cyanide poisoning

概念

- 気体のシアン化水素（HCN）は青酸ガスとも呼ばれ，青酸化合物の摂取や，火災の際の合成繊維やアクリル樹脂の燃焼によって発生する．
- シアン化水素は，ミトコンドリア内のシトクロム c オキシダーゼに結合し，ATP産生を阻害して，意識消失，けいれん，呼吸麻痺を引き起こし，死に至らしめる．
- シアン化水素ガスには独特の「アーモンド臭」があるが，遺伝的に半数弱の人はこのにおいを感じない．

臨床症状

　低濃度のシアン化水素による中毒では，めまい，悪心，頭痛をきたす．重症の場合には，「サクランボ色」の赤い皮膚を呈するため，呼吸困難であってもチアノーゼを示さないことが特徴である．

治療

　直ちに酸素投与と代謝性アシドーシスの補正を含めた全身管理を行い，亜硝酸塩とチオ硫酸ナトリウムの投与による拮抗剤治療を行う．

ホスゲン中毒 phosgene poisoning

概念

- ホスゲン（$COCl_2$）は干し草のような甘いにおいがする気体であり，吸入すると加水分解によって塩酸が発生し，粘膜や呼吸器に障害を発生させる．
- ホスゲンはポリカーボネートやポリウレタンなどの合成樹脂や合成染料の原料であり，製造過程や，化学兵器として使用されて中毒を起こす．

臨床症状・治療

　高濃度のホスゲンへの曝露では，粘膜への刺激によって眼や咽頭の痛みを引き起こすが，低濃度では刺

激が少ないため粘膜症状を呈さず，数時間後に急激な肺水腫を生じさせて呼吸不全を引き起こす．特異的な検査や解毒剤はなく，呼吸管理を中心とした対症療法を行う．

二酸化窒素中毒 nitrogen dioxide poisoning

概念
● 二酸化窒素（NO_2）は刺激臭のある気体で，水と反応して硝酸や亜硝酸が生成することで毒性を発揮する．二酸化窒素は，防さび（メッキ）や溶接作業の際の金属と硝酸との反応で発生するため，こういった作業現場での中毒が多いが，サイロ内での干し草の発酵による発生例もある．
● 窒素酸化物（NO_x）に含まれるため，酸性雨や光化学スモッグの原因となり，慢性的な吸入で呼吸器症状の原因となる．

臨床症状・治療
　二酸化窒素は水にやや不溶性であるため，吸入直後には硝酸や亜硝酸の生成はわずかであり，急性期の症状としては上気道痛のみであることが多い．しかし数時間後に，肺水腫による急激な呼吸不全を引き起こすため，注意が必要である．また，数週間後に線維性閉塞性細気管支炎（bronchiolitis fibrosa obliterans：BFO）が発症することもある．肺水腫やBFOに対し，ステロイドの有効性が報告されている．

フッ化水素中毒 hydrogen fluoride poisoning

　フッ化水素（HF）は，金属の洗浄などに利用されるフッ化水素酸（フッ酸）から発生する気体であり，フロンガスやフッ素化合物の原料となる．
　強い腐食性があり，皮膚の化学損傷，粘膜の障害による下痢などの消化器症状，喉頭浮腫，肺水腫による呼吸困難と，遊離したフッ素イオンによる低カルシウム血症が生じうる．
　フッ化水素中毒の治療は，まず汚染を除去し，カルシウム血中濃度に応じたグルコン酸カルシウムの投与を行う．さらに，不整脈や呼吸不全に対する循環・呼吸管理を集中的に行う．

二酸化硫黄中毒 sulfur dioxide poisoning

　二酸化硫黄（SO_2）は亜硫酸ガスとも呼ばれる気体で，刺激臭があり，火山，温泉や，石油や石炭を燃料とするエンジンやボイラーから発生する．また，酸化作用を利用して，殺虫剤や漂白剤の原料としても利用されている．硫黄酸化物（SO_x）として大気汚染の原因となり，吸入により呼吸器症状を引き起こす．

（井川正道，米田　誠）

● 文献
1）日本中毒情報センターホームページ．
　http://www.j-poison-ic.or.jp/homepage.nsf
2）小林　靖（編）：神経毒とNeuroscience．*Clinical Neuroscience* 2017；35：1379．

有機溶剤中毒 organic solvent poisoning

　有機溶剤は揮発性および脂溶性を有しているため，呼吸や皮膚から容易に吸収される．そのため，血液脳関門も容易に通過することで神経症状を発現させたり，脂質に富む組織に有害物質が付着・蓄積することによりさまざまな症状を発現させたりする．

トリクロロエチレン中毒
trichloroethylene poisoning

概念
● トリクロロエチレン（トリクレン，$CHCl=CCl_2$）は従来，衣料のドライクリーニング用および金属機械部品の脱脂洗浄剤，医薬品，香料，ゴム，塗料，樹脂などの溶剤として使用されてきた．現在では毒性のため使用頻度は減少し，主に代替フロンガスの合成原料および機械部品や電子部品の脱脂洗浄剤として使用されている．
● 高濃度蒸気を吸入することで中毒を発症する．

臨床症状・治療
　経気道的に吸引すると中枢神経系を抑制し，頭痛，めまい，錯乱を生じる．重症では昏睡，呼吸抑制により死亡に至る．慢性曝露では末梢優位の運動・感覚性多発ニューロパチーや脳神経麻痺（三叉神経障害など），筋力低下，協調運動障害，視力障害などをきたす．腸管嚢腫様気腫も多く認められる．
　特別な治療法はなく，対症療法が主体となる．

n-ヘキサン中毒 n-hexane poisoning

概念
● n-ヘキサン（ノルマルヘキサン，$CH_3(CH_2)_4CH_3$ は1950年代半ばから毒性の高いベンゼンの代わりに多用されるようになった．接着剤の溶剤や仕上げ剤，油脂の洗浄剤などに用いられ，換気の悪い作業所で大量に吸入すると中毒が起こる．
● 特にボンドにはn-ヘキサンが含まれていて，職業性にボンドを大量に扱う場合や，ボンドやシンナー遊びでも中毒をきたす．

臨床症状・治療
　急性中毒では，脂溶性のため血液脳関門を容易に通過し，めまい，頭痛を生じ，高濃度では軽度の麻酔作

用もある．慢性中毒では，血液循環系に入ると，*n*-ヘキサンおよび代謝産物の2,5-ヘキサンジオンは末梢神経の軸索を障害する．曝露濃度が低ければ知覚障害のみの感覚性多発ニューロパチーを，高濃度になると筋萎縮を伴う混合型多発ニューロパチーを呈する．下肢遠位部のジンジンしたしびれ感，表在覚低下，アキレス腱反射低下をきたす．運動系では筋力低下，筋萎縮，歩行障害を呈する．

尿中2,5-ヘキサンジオンは*n*-ヘキサン曝露の指標として用いられる．

曝露から解放することで自然に回復する．予後は良いが，重症例では遷延することがある．

トルエン中毒 toluene poisoning

概念
- トルエン（$C_6H_5CH_3$）はベンゼンの代わりとして接着剤およびシンナー，印刷用インキの溶剤に使用されている．脂溶性で神経毒性がある．*n*-ヘキサンに比し，中枢神経症状が強い．シンナーはトルエンが主成分で，シンナー遊びでのトルエン中毒の報告例が多い．
- トルエンはシトクロムP450で安息香酸に酸化され，グルクロン酸抱合で馬尿酸になり尿中に排泄されるが，半減期が短いため早期に採取しないと診断困難である．

病態生理
病理では，投射線維の軸索変性グリオーシス，小脳，大脳，脳幹の萎縮を認める．画像検査では，頭部MRI T2強調画像では，大脳深部白質，内包から錐体路，大脳脚，中小脳脚，脳幹に高信号を認める．一方，視床や基底核に鉄が沈着すると低信号を呈する．

臨床症状・治療
中枢神経症状が強く，多幸感，めまい，失調，錯乱，幻覚，せん妄，意識障害などをきたす．慢性中毒では，小脳失調，錐体路症状，多幸症，せん妄，易興奮性，幻覚，知能低下などの精神・神経症状を認める．尿細管性アシドーシスを生じて，低カリウム性筋力低下や横紋筋融解症を呈する場合もある．

治療は，対症療法，アシドーシスの補正を行う．

二硫化炭素中毒 carbon disulfide poisoning

概念
- 二硫化炭素（CS_2）の主な用途は，レーヨン，セロハン，四塩化炭素，殺虫剤，医薬品，溶剤（油脂，ゴムなど），ゴム用加硫促進剤である．換気の悪い作業所で主に呼吸器から吸入され，中枢神経系など脂肪に富む組織に作用し，急性または慢性の中毒を起こす．また，皮膚からも吸収される．

臨床症状・治療
急性中毒症状は，躁うつ病様状態，易興奮性などの精神症状を呈し，後に知能低下を残すことがある．さらに高濃度では昏睡，死亡に至る．慢性中毒では混合型多発ニューロパチーを認め，人格変化，知能障害，錐体路症状，錐体外路症状，視神経炎，筋障害なども呈する．眼底検査で網膜の微細動脈瘤および小出血，神経伝導速度の低下が診断の参考になる．

治療は，曝露から解放して対症的に治療するほか，特別な治療法はない．

四塩化炭素中毒 carbon tetrachloride poisoning

概念
- 四塩化炭素（CCl_4）は，以前は消火剤や冷却材として広く使用されていたが，現在はその毒性のために使用が禁止され，試薬のみに使用されている．高濃度の蒸気や溶液に曝露されることで中毒を発症する．

臨床症状・治療
中枢神経に影響し，嘔吐，めまい，頭痛，視力障害，麻酔作用を認める．また，肝障害，腎障害，呼吸抑制，心室性期外収縮や心室細動をきたしうる．発癌性も指摘されている．長期に曝露した場合は昏睡，死亡に至る危険がある．

治療として酸素吸入を行う．また，経口時は胃洗浄，吸着剤，下剤の投与を行う．

エチレングリコール中毒
ethylene glycol poisoning

概念
- エチレングリコール（$CH_2(OH)CH_2(OH)$）は，溶媒，不凍液，合成原料などとして広く用いられる2価アルコールの一種である．無臭で甘みがある．中毒発生は不凍液の服用による．
- 過去にワインの食品添加物に誤用されたことにより中毒が発生した．

臨床症状
最初に一過性の興奮や眠気，けいれんを伴う意識障害などの中枢神経症状を呈する．その後，頻脈や血圧上昇などが生じ，次に乏尿や急性尿細管壊死などの腎障害が出現する．エチレングリコールは，体内でシュウ酸に代謝され代謝性アシドーシスを呈する．また，シュウ酸はカルシウムと結合し低カルシウム血症を引き起こし，シュウ酸カルシウムは腎障害を引き起こす．

治療
治療は胃洗浄，重炭酸ナトリウムによるアシドーシスの補正，低カルシウム血症に対しグルコン酸カルシウム点滴，エチレングリコールの代謝を遅延させるためエタノール投与，重症例には血液透析を行う．

神経疾患

8

中毒性疾患

アクリルアミド中毒 acrylamide poisoning

概念

● アクリルアミド（$CH_2=CHCONH_2$）は，水溶性が高く，工業用途において紙力増強剤や水処理剤，漏水防止剤，化粧品（シェービングジェルや整髪剤）などに用いられる．また，多くの研究室では，日常的に核酸や蛋白質を電気泳動する際に使用している．中毒の多くは，職業性で比較的低濃度の長期間曝露によるものである．

● 以前は，土壌凝固剤としても使用され，井戸水の汚染により集団中毒が発生したこともある．

臨床症状・治療

皮膚，呼吸器，消化管のいずれからもよく吸収され，皮膚発赤，小水疱形成，落屑と感覚型または混合型多発ニューロパチーを主徴とする．末梢神経は，軸索が障害され，大径有髄線維優位に遠位部が強く障害される．治療は，曝露から解放することで神経炎は徐々に改善する．皮膚にアクリルアミドが接触した場合には，直ちに石けん水で十分に洗浄する．

急性中毒に関する報告はまれだが，幻覚や興奮などの精神症状，失調などの中枢神経症状がみられる．特別な治療法はないが，曝露中止で急性中毒症状は回復する．

アルコール中毒（エタノール中毒）
alcoholism

エタノール（エチルアルコール；C_2H_5OH）は一部が胃，大部分が十二指腸で吸収され，空腹時では摂取後30〜90分で血中濃度がピークとなり，水溶性で細胞膜を容易に通過できることから脳内濃度は血中濃度と迅速に平衡状態となる．エタノールは，肝臓内のアルコールデヒドロゲナーゼによりアセトアルデヒドに代謝される．

急性アルコール（エタノール）中毒
acute alcoholism

摂取されたアルコールによる中毒症状の出現は，飲酒歴の有無，摂取量，摂取速度，アルデヒド脱水素酵素2（ALDH2）の遺伝子多型によって左右される．血中濃度が上昇するときのほうが低下するときよりも，同じ血中濃度でも中毒症状が強い．

中毒症状は，血中濃度と相関する．一般的には，血中濃度が50〜150 mg/dLでは判断力低下，巧緻運動障害や協調運動障害が出現し，150〜250 mg/dLでは歩行時や座位でのふらつき，悪心，傾眠などが出現し，300 mg/dLでは昏睡，400 mg/dLで呼吸抑制が起こ

❷ 胎児性アルコール症候群（FAS）の症状

1. 子宮内胎児発育遅延ならびに成長障害
2. 精神遅滞や多動症などの中枢神経障害
3. 特異顔貌，小頭症など頭蓋顔面奇形
4. 心奇形，関節異常などの種々の奇形

る．全身的には，アルコールによる末梢血管拡張と二次的な循環血液量低下により低血圧，頻脈が起こる．低血糖，乳酸アシドーシス，低カリウム血症，低マグネシウム血症，低カルシウム血症，低リン血症などの代謝性障害を合併する．

口臭や周囲の状況から診断は容易である．

治療としては，輸液とアシドーシスの補正が重要である．意識障害患者には，Wernicke脳症発症予防のために，チアミン（ビタミンB_1）の補給を行う．

付 胎児性アルコール症候群
fetal alcohol syndrome（FAS）

妊娠中のアルコール被曝により，妊娠初期の器官形成期では特異顔貌や種々の奇形が生じ，妊娠中・後期では胎児発育遅延や中枢神経障害が生じる．病因としてはエタノールおよびその代謝産物であるアルデヒドが関与し，これらは胎盤を通過し，胎児細胞の増殖や発達を障害すると考えられている．先天異常としては❷に示す症状があり，胎児性アルコール症候群（fetal alcohol syndrome：FAS）と呼ばれる．

禁断症状・離脱症候群
transection symptoms/withdrawal syndrome

アルコール離脱は，アルコールが中枢神経抑制作用をもつために生じる．アルコールは$GABA_A$（γ-アミノ酪酸受容体A）を介した抑制系の増強とNMDA（N-メチル-$_D$-アスパラギン酸）による興奮性活動の抑制作用があるため，突然の摂取中止により中枢神経系が過活動状態になる．離脱症状はアルコール依存症の診断基準の1項目で，身体依存があることを示す．

初期離脱症候群

飲酒中断後6時間以内に出現し，約24時間でピークに達し48時間以内には消失する．不眠，振戦，不安，悪心・嘔吐，発汗，幻覚（幻視と幻聴），頻脈などを生じる．ジアゼパムを5〜20 mg/日経口投与する．

幻覚（アルコール性幻覚症）は，断酒後12〜24時間以内に生じ，24〜48時間以内には消失する．幻聴，幻声，被害妄想が主な症状で，意識障害を伴わない．

けいれん発作（アルコール離脱性けいれん）は，断酒後12〜48時間以内に起こる全身強直性間代性けいれんで，通常は数回以内で消失する．発作予防のため

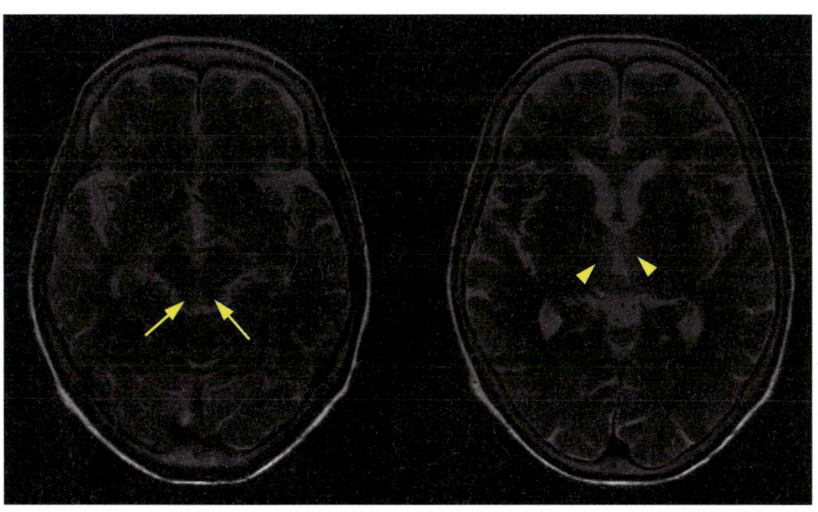

❸ Wernicke 脳症の頭部 MRI T2 強調画像

第三脳室周囲の内側視床（三角），中脳水道周囲（矢印），乳頭体に高信号域を認める.

に抗けいれん薬の服薬継続の必要はなく，断酒継続が一番の予防となる.

後期症候群：振戦せん妄

断酒後 48～96 時間で始まり，1～5 日程度続く. 活発な幻覚・妄想，失見当識，頻脈，高血圧，発熱，易刺激性，発汗などが出現してくる. 古典的三主徴として，意識混濁と錯乱，幻覚と錯覚，粗大な振戦があげられている. 回復期には，深い睡眠（終末期睡眠）に陥った後に症状が消失する.

振戦せん妄発症の危険因子は，持続的な飲酒後，振戦せん妄の既往，30 歳以上，合併疾患を有する，血中アルコール濃度が高く離脱症状を呈していること，最終飲酒より発症が遅い場合である. 致死率は約 15 ％で，不整脈や高齢者，感染症や肝疾患の合併疾患が死亡の危険因子である.

治療として，補液とチアミン（ビタミン B₁）投与，精神運動性興奮に対してはベンゾジアゼピン系薬剤やハロペリドールで鎮静を図る.

二次性障害による疾患

Wernicke 脳症 （☞「ビタミン代謝異常」p.488）

Wernicke 脳症は，チアミン（ビタミン B₁）欠乏によって起こる急性・亜急性脳症である.

意識障害，眼球運動障害，小脳失調を三大症状とするが，三大症状がすべて認められる例は 2 割程度である. 末梢神経障害を高率に合併し，低体温やショックを合併することもある.

脳室周囲は特にチアミンに関連した糖代謝に高く依存しているとされ，病変は乳頭体および視床下部などの第三脳室周囲，中脳水道周辺の灰白質，第四脳室周囲に左右対称性に小出血を伴う軟化を認め，毛細血管

の増生，アストロサイトの増生，マクロファージの浸潤など急性壊死巣を認める.

頭部 MRI 上，典型例では，第三脳室周囲の内側視床，中脳水道周囲，乳頭体に T2 強調画像，FLAIR，拡散強調画像で高信号を呈する病巣が描出されるが，約半数は画像で異常がないという報告もあり，画像のみでは本症を除外できない（❸）.

治療は，できるだけ早く大量のチアミンを数日間静注する. また，血中のブドウ糖が急速に細胞内にとり込まれるため低血糖をきたすことがあり，ブドウ糖を同時に投与する必要がある. 早期に適切な治療をすれば，眼球運動障害や意識障害は 1 週間の経過で改善してくる. しかし，半数以上に後遺症として後述するKorsakoff 症候群や小脳症状が残る.

Korsakoff 症候群

Wernicke 脳症と並行してみられることが多く，慢性アルコール中毒にみられる選択的な記憶障害である. Korsakoff 症候群は Wernicke 脳症とは別に提唱された疾患だが，病理像が同一であるため一連の疾患として Wernicke-Korsakoff 症候群とも呼ばれる.

失見当識，前向性・逆向性健忘，記銘力の低下，作話を主症状とするが，ほかの知的機能は比較的保たれる. 通常，病識は欠如する. このような記憶障害は，前視床病変や乳頭体の障害と関連している.

アルコール性小脳変性症（alcoholic cerebellar degeneration）

週から月単位で徐々に発症し，数か月ないし数年かけてゆっくり進行する. 初発症状は歩行障害で，ふらつき，下肢の協調運動障害などを主な症状とする. 進行すると，一部の症例では上肢の協調運動障害や振戦，構音障害も認めるが眼振は少ない.

病理像は，小脳皮質の Purkinje 細胞の変性で，特

に上部小脳虫部と前葉が障害される．画像検査では小脳皮質の萎縮がみられるが特異的ではない．

治療は禁酒とチアミンの投与を行う．

Marchiafava-Bignami 病

栄養失調の慢性アルコール中毒にみられる．

急性から慢性まで報告があり，易興奮性，攻撃性，錯乱，けいれん，認知症，前頭葉解放現象，痙縮，筋強剛，歩行障害などを呈する．確定診断には剖検が必須であったが，MRI の普及に伴い脳梁病変に異常信号をきたすことが判明し，生存中に診断が可能となり，早期発見されて予後良好例も散見されるようになっている．

病変は，脳梁，前交連，視神経などの比較的長い線維束の髄鞘が選択的に消失する．脳梁病変は，脳梁の中心部が障害され，辺縁部の上下層は保たれる傾向にあり，左右対称性の分布を示すことが多い．頭部 MRI では病巣部が T1 強調画像で低信号，T2 強調画像で高信号を呈する．

ビタミン剤投与やステロイドパルス療法を行うが，アルコール性では後遺症（脳梁離断症候群）が残りやすい．

橋中心髄鞘崩壊症 (central pontine myelinolysis：CPM)

アルコール中毒や低栄養などを背景にもち，一般に重篤な全身疾患患者に生じた低ナトリウム血症を急速に補正した際に生じやすいとされる．特に低ナトリウム血症の補正は，12 mEq/L/日以上であると本症の発症頻度が高くなる．

近年に橋以外の基底核，視床，内包，外包，前障にも病変がみられる pontine and extrapontine myelinolysis，さらには橋病変を伴わない extrapontine myelinolysis も報告され，これらを総称し，浸透圧性髄鞘崩壊症（osmotic myelinolysis）と呼ぶようになった．

病変が，橋，基底核，視床などに認められるのは，これらの領域が灰白質と白質が入り組んでおり，液体の拡散を制限しやすい構造になっているためとされる．

臨床的には，急性・亜急性に進行する意識障害，四肢麻痺，仮性球麻痺，水平眼球運動障害，失禁などを主な症状とする．閉じ込め症候群を呈することもあるが，無症状のこともある．病理学的には，橋底部の対称性の脱髄巣を認める．軸索は比較的保たれる傾向にあるが，進行すると脱落する．

MRI 検査の T2 強調像で，橋に高信号域，T1 強調像で低信号域が認められる．また，拡散強調画像では早期から高信号域を呈することがあり，早期診断に有用であるという報告もある．

橋外に病変がみられるときは，パーキンソニズムや舞踏アテトーゼ，ジストニアなどを呈する．

ペラグラ (pellagra)

ペラグラとは，イタリア語で「ざらざらした荒れた皮膚」という意味である．

ニコチン酸（ナイアシンまたはビタミン B_3）は神経系や皮膚，消化管機能を維持する重要なビタミンであり，トリプトファンから作られる．ミトコンドリアなどの酸化還元反応に必須の補酵素で，損傷されたDNA の修復過程にも関与する．その欠乏から皮膚炎（dermatitis），下痢（diarrhea），認知症（dementia）（上記三徴を 3Ds と呼ぶ），多発ニューロパチーを生じる．

アルコール多飲，カルチノイド症候群，イソニアジド投与などが発症要因である．

初期には精神的興奮性，うつ傾向，疲労感，集中力欠如，不眠などがみられ，進行するとせん妄様の意識障害を反復するようになり，最終的には認知症が出現する．

病変としては神経細胞の中心性虎斑融解（central chromatolysis）であり，特に大脳皮質深層に目立ち，脳回の軽度萎縮を伴うことが多い．

検査は，ニコチン酸の代謝産物である N^1-メチルニコチンアミドの 24 時間尿中排泄量が低値を示すことで診断できる．

治療はナイアシンの投与，禁酒，食生活の改善，皮膚症状には遮光が必要である．

アルコール性多発ニューロパチー (alcoholic poly-neuropathy)

長期アルコール摂取による四肢の遠位部優位な左右対称性の運動感覚障害性ニューロパチーである．

病理像は軸索変性が主で，小径有髄線維と無髄線維の脱落がみられる．

症状は緩徐進行性で，初発症状は，自覚的な感覚障害，有痛性筋けいれんが，主に夜間に出現する．徐々に四肢末梢部の筋力低下，疼痛，異常感覚，失調性歩行などを認める．神経学的には腱反射の消失，触覚低下，振動覚低下，筋力低下である．

治療は，特異的なものはなく，禁酒，チアミンの投与が多発ニューロパチーの進行を止める．

アルコール性ミオパチー (alcoholic myopathy)

ミオパチーは，栄養障害よりエタノールの直接毒性が重要であるが，しばしば随伴する低カリウム血症が病態に関与する．アルコール性心筋症が併存することが多い．

1. 急性ミオパチー

大量飲酒後，数時間から数日後に起こる筋痛と近位部優位の脱力，筋肉腫脹で，著明な CK（クレアチンキナーゼ）上昇とミオグロビン尿をみる．嚥下障害や心筋障害を合併することがある．低カリウム性ミオパチーや周期性四肢麻痺とは鑑別が必要である．

治療は不整脈の治療，腎不全の治療，電解質バランスの補正，禁酒である．

2．慢性ミオパチー

数週間から数か月後に出現する．腰帯および肩甲帯優位の筋力低下と筋萎縮を主とし，筋痛は乏しい．壊死や炎症は一般的には認められない．アルコール性心筋症を伴うことも多く，心肥大，低拍出性うっ血性心不全を呈する．

禁酒と食事改善により徐々に回復する．

メチルアルコール（メタノール）中毒
methyl alcohol (methanol) poisoning

概念

● メチルアルコール（CH_3OH；メタノール）は，無色透明で化学物質製造の中間体，溶剤として広く使用されている．かつて多くの中毒はアルコール飲料に混入したものを誤飲することにより発生してきた．最近ではシンナー遊びなどでこの中毒が発生している．

病態生理

摂取されたメタノールは肝臓でホルムアルデヒドに酸化され，さらにギ酸も酸化される．ギ酸は葉酸依存性の経路により，二酸化炭素と水に分解される．霊長類ではこの経路の活性が低いため，メタノールを摂取すると体内にギ酸が蓄積し，代謝性アシドーシスを起こす．ギ酸はミトコンドリアの呼吸鎖障害を引き起こし，網膜神経節細胞が傷害されると考えられている．

臨床症状

メタノールを経口摂取すると，中枢神経系が抑制され，一過性の酩酊状態が起こる．8〜48時間（多くは約24時間）の潜伏期の後，ギ酸が体内に蓄積し，アシドーシスにより視力低下，嘔吐，腹痛，頭痛などで発症する．

症状はアシドーシスの重篤度と相関する．軽症例では神経症状，腹部症状は急速に改善し，視力障害が問題となるのに対し，重症例ではアシドーシスが進行して昏睡，けいれん，呼吸不全などを生じ生命予後は不良である．視力は発症後6日以内に回復し始めるが，視力が完全に回復しない場合は視神経萎縮が長期にわたり進行し，視力予後は不良である．

検査・診断

両側対称性の被殻壊死が特徴的で，そのほかに前頭葉皮質下にも同様の病変を呈する．これらの病変は，CT，MRIで検出可能である．

診断は，血中や尿中のメタノールおよびギ酸の検出によってなされる．

治療

まずは胃洗浄を行い，洗浄後に2％重曹水2〜4Lを胃に注入する．メタノールの代謝を遅延させるため，エタノール溶液を投与する．さらに重炭酸ナトリウムを点滴静注する．重症例では血液透析を行う．

（松永晶子，米田　誠）

●文献

1）古谷博和：重金属中毒．矢﨑義雄（編）．内科学．第11版．東京：朝倉書店；2017．
2）石井一弘：中毒性疾患．水野美邦（編）．神経内科ハンドブック．第5版．東京：医学書院；2016．
3）青木一雄：有機溶剤．水澤英洋（編）神経症候群V．第2版．東京：日本臨牀社；2014．
4）伊東秀文：アルコール中毒．矢﨑義雄（編）．内科学．第11版．東京：朝倉書店；2017．
5）星野晴彦：エタノール（アルコール）．水澤英洋（編）．神経症候群V．第2版．東京：日本臨牀社；2014．

農薬・駆虫剤中毒
agricultural chemicals/pesticide poisoning
（☞ Vol.1｜農薬中毒」p.74）

有機リン剤中毒 organic phosphorus poisoning

概念

● 有機リン化合物は殺虫剤，殺菌剤，除草剤に広く使用されている農薬の一つである．有機リン中毒は，経口摂取，経皮吸収，吸入などのさまざまな経路からの曝露によって生じる．

● 有機リン中毒の病態は，生体内のアセチルコリンエステラーゼ（AchE）阻害に起因する．有機リンはAchEのエステル部分に結合し，非可逆的にその活性を低下させる．その結果，アセチルコリン（Ach）が蓄積されることで神経症状を呈する．

臨床症状・診断

有機リン中毒における神経症状は，薬理学的にはムスカリン様作用，ニコチン様作用，中枢神経作用から成る．

①ムスカリン様作用：汗腺・唾液腺・気管支・消化管の分泌液の増加，気管支平滑筋の収縮・喘鳴，縮瞳，徐脈・心伝導ブロック，消化管運動の亢進・悪心・嘔吐を呈する．

②ニコチン様作用：血圧上昇，頻脈，高血糖，筋力低下・線維性攣縮を認める．

③中枢神経作用：不安，興奮，不眠，頭痛，けいれん，意識障害，呼吸筋麻痺を認める．

これらの症状の出現や重症度は，AchE阻害度によって規定される．これらの症状から有機リン中毒を疑い，血中のコリンエステラーゼの低下で診断される．

曝露後1〜3週後に遅発性多発ニューロパチーを呈することがある.

治療

急性期には,胃洗浄や活性炭などの吸着剤により体内への吸収を抑える.呼吸管理,輸液管理をするとともに,ムスカリン阻害作用を有するアトロピンを投与する.散瞳,徐脈の改善,気道分泌液の減少が効果の目安となる.また,重症なニコチン様症状あるいは中枢神経性症状に対しては,PAM(2-pyridine-1-aldoxime methiodide)を経静脈的に投与する.さらに,重篤な患者においては,直接血液灌流療法(direct hemoperfusion:DHP)も施行される.

有機塩素剤中毒 organic chlorine poisoning

概念

● 有機塩素系殺虫剤として,古くはDDT(ジクロロジフェニルトリクロロエタン)やBHC(ベンゼンヘキサクロリド)が用いられたが,現在は製造中止となっている.殺ダニ剤,殺蟻剤や殺菌剤として現在も用いられているものがあり,中毒を引き起こす.

臨床症状

軽症では,全身倦怠感,脱力感,頭痛,頭重感,めまい,悪心,嘔吐を生じる.中等症では,不安,興奮,部分的な筋けいれん,知覚異常(舌,口唇,顔面)を,重症になると意識消失,てんかん様の強直性および間代性のけいれん,肝・腎障害,呼吸抑制,肺水腫を呈する.

治療

呼吸循環管理や抗けいれん薬の投与が主である.

カーバメイト剤中毒 carbamate poisoning

概念

● N-メチルカルバミン酸と,フェノール類またはオキシム類とがエステル結合した化学構造を有する殺虫剤の総称である.有機リンより神経毒性が低く,有機塩素剤より土壌残留性が低いことから使用されるようになった.

● AchE阻害作用が本態であり,中毒症状や治療は,有機リン中毒に準じるが,回復は早い.

タリウム中毒 thallium poisoning

概念

● 硫酸タリウム(Tl_2SO_4)が殺鼠剤として用いられるが,誤食,自殺や殺害目的での中毒事例が報告されている.

● 感覚優位の多発ニューロパチーを呈する.

臨床症状

摂取後,12〜24時間で発症し,消化器症状と神経症状が出現する.悪心,嘔吐,食欲不振,上腹部痛が出現し,2〜5日で感覚障害,筋力低下,運動失調等の症状が加わる.重篤な場合には意識障害,けいれんを起こし,肺炎,呼吸抑制,循環障害によって死亡することもある.最も特徴的な症状として脱毛があり,通常,2週間程度で出現する.

診断

確定診断には,急性期は尿や血液から,慢性期では毛髪や爪からタリウムを検出する.

治療

早期の胃洗浄,経口吸着薬(活性炭),下剤による体内への吸収抑制と対症療法である.

有機フッ素剤中毒 organic fluorine poisoning

概念

● 有機フッ素は殺鼠剤や害虫の駆除剤として用いられ,農薬散布時や自殺目的の中毒事例が報告されている.

● ミトコンドリアのTCA回路の遮断と神経の膜平衡障害をきたす.

臨床症状・治療

視神経障害,意識障害,易興奮性,けいれんを呈する.

治療は,早期の胃洗浄,経口吸着薬(活性炭),下剤による体内への吸収抑制と対症療法である.

パラコート中毒 paraquat poisoning

概念

● パラコート製剤は,除草剤として広く利用され,誤飲や自殺目的でのほかに,散布時の吸入による中毒症例が報告されている.

● ヒトの経口最小致死量は30 mg/kgであり少量で死に至る.そこで,毒性を軽減するため,従来品の24%から5%に希釈され,毒性の低いジクワットとの複合剤となった.また,催吐剤も混入された.

病因・病態生理

パラコートの毒性は,体内で還元されて生成した活性酸素による細胞膜脂質の障害と,接触した皮膚や粘膜への刺激,腐食作用があげられる.活性酸素による細胞膜の障害は全身臓器に生じるが,肺障害が最も特徴で,少量でも進行性の肺線維症に陥り,致命的となるため,初期の治療が重要となる.

臨床症状

服毒すると,混入されている催吐剤のために着色された青緑色の液体を吐く.口腔内粘膜のびらん,着色,時に嗄声を訴える.数日後には,肝機能や腎機能障害をきたす.数日から2週後には,肺水腫をきたす.少量の服毒であっても,後に肺線維症により死亡する.

　早期の胃洗浄，経口吸着薬（活性炭），下剤による体内への吸収抑制を図る．また，利尿薬の投与，血液吸着などにより体外への排出を図る．

　肺線維症の予防として，ステロイドの大量静注療法を行う．酸素吸入は中毒の初期症状を悪化させるので，止むを得ない場合に限って行う．酸素吸入を行う場合は，PaO_2 50〜60 Torr を上限とする．

（米田　誠）

◉文献

1) 小林　靖（編）：神経毒と Neuroscience. *Clinical Neuroscience* 2017；35（12）：1379.
2) 水澤英洋（編）. 神経症候群 V. 第2版. 東京：日本臨牀社；2014.
3) 日本中毒情報センター（監）：農薬中毒の症状と治療法. 第17版. 東京：農薬工業会；2018.

食中毒，咬傷 food poisoning/bite injury
（☞Vol.1「食中毒」p.77，「咬刺症」p.80）

ボツリヌス菌中毒，ボツリヌス症 botulism

概念

● ボツリヌス菌（*Clostridium botulinum*）は偏性嫌気性グラム陽性桿菌であり，芽胞の状態で土壌などに広く分布する．汚染された食品が真空パックや缶，びんで密閉されて嫌気状態にあると，ボツリヌス菌は芽胞から発芽してボツリヌス毒素（BTX）を産生し，食品とともに摂取することで中毒（食餌性ボツリヌス症）を引き起こす．
● 最近では，ハチミツの摂取による乳児ボツリヌス症の発症も増加している．

病態生理・臨床症状

　ヒトに対しては，A，B，E，F型のBTXがボツリヌス症の原因となる．BTXは，神経筋接合部でのアセチルコリン（ACh）の放出を阻害し，運動麻痺をきたす．このため，原因食品を摂取して半日から数日後に，眼瞼下垂，複視，構音障害，嚥下障害，四肢麻痺をきたし，重症では呼吸筋麻痺や気道閉塞に至る．

診断・治療

　血清，糞便，食品中のBTXやボツリヌス菌の検出によって確定診断となる．しかし検査には時間がかかるため，疑った場合には直ちに保健所に連絡し，乾燥ボツリヌスウマ抗毒素を取り寄せ，全身管理とともに同薬による治療を行う．

　近年では，ボツリヌス神経毒素の筋弛緩作用を利用して，眼瞼けいれん，片側顔面けいれん，痙性斜頸，四肢痙縮などの疾患に対して，微量の同毒素を罹患筋に注射する治療が行われている．

カンピロバクター感染症
campylobacter infection

概念

● カンピロバクター属菌はグラム陰性らせん状桿菌であり，そのうち主にカンピロバクター・ジェジュニ（*Campylobacter jejuni*）によって下痢，腹痛，嘔吐，発熱など胃腸炎をきたす．
● 原因食品の摂取から発症までの潜伏期間は2〜5日間である．
● 糞便などから本菌を分離できれば診断となる．

病態生理

　多くは自然治癒し予後は良好であるが，まれに感染の1〜3週間後に，Guillain-Barré症候群（GBS）を発症することがある．菌体表面の糖鎖と末梢神経のガングリオシドとの分子相同性により自己抗体（抗糖脂質抗体）が形成され，GBSの発症に関与すると考えられている．カンピロバクター感染症後のGBSは軸索型で重症化することが多い．

フグ中毒 pufferfish poisoning

概念

● フグの内臓，特に肝臓や卵巣には高濃度のフグ毒が含まれており，資格を持たずにフグを調理するなどして，フグ中毒が発生する．
● フグ毒は，種や部位にもよるが，主にテトロドトキシン（$C_{11}H_{17}N_3O_8$）と麻痺性貝毒（サキシトキシン）から成る．テトロドトキシンは，骨格筋や神経細胞の細胞膜に存在する電位依存性ナトリウムチャネルを阻害して活動電位の発生や伝導を抑制し，主に運動麻痺を生じさせる．

臨床症状・治療

　フグ毒を含む部位の摂取後20分〜3時間程度で，口唇・指先のしびれから始まり，四肢の運動麻痺に続き呼吸困難，血圧低下がみられ，意識消失，呼吸停止をきたす．拮抗剤はなく，直ちに人工呼吸器を含めた全身管理を行うことで回復を待つ．24時間以上生存できれば予後は良いとされている．

アオブダイ中毒 Scarus ovifrons poisoning

概念

● アオブダイは，比較的暖かい海の岩礁に生息する，青みの強い体色が特徴の大型魚である．沖縄から関東にかけての日本近海にも生息し，釣りなどで漁獲されて食用になるが，肝臓や切り身（刺身）にパリトキシン様の毒性物質を有するため，食中毒の原因

となる.

臨床症状・治療

アオブダイに含まれるパリトキシン様毒の作用機序は不明だが,食後12〜24時間に横紋筋融解症による激しい筋痛,血清 CK 値の上昇とミオグロビン尿症を呈し,重篤な場合には腎不全,不整脈や呼吸障害によって死に至る.

十分な補液や人工透析による腎保護および全身管理により治療する.

付 シガテラ魚類中毒 ciguatera poisoning

シガテラ魚類中毒は,熱帯のプランクトンが産生するシガテラ毒に汚染された,フエダイやイシガキダイを摂取して発生する食中毒である.

シガテラ毒を含む魚介類の摂取後,数時間で下痢,嘔吐がみられ,その後,「ドライアイスセンセーション」と呼ばれる温度感覚の異常や四肢の疼痛が1週間ほど持続することが多い.

麻痺性貝毒中毒 paralytic shellfish poisoning

概念

● 麻痺性貝毒中毒は,有毒プランクトンに汚染されたホタテガイ,アサリなどの二枚貝の摂取によって発生する食中毒である.麻痺性貝毒は主にサキシトキシン($C_{10}H_{15}N_7O_4$)およびその誘導体から成り,テトロドトキシンと同様に電位依存性ナトリウムチャネルを阻害して,強い毒性を発揮する.

● 麻痺性貝毒は,一般的な調理加熱では分解しない.

臨床症状・治療

麻痺性貝毒に汚染された貝類の摂食後30分ほどで口唇や手足のしびれが出現し,運動麻痺や呼吸困難を引き起こし,重篤な場合には死に至る.特異的治療はなく,呼吸管理を中心とした支持療法が主体となる.日本では貝毒モニタリングによる出荷規制が行われているが,現在でも時折発生がみられる.

蛇毒（ウミヘビ, コブラ） viper poisoning

蛇毒は,神経毒,出血毒,筋肉毒に大別され,コブラ科に属するエラブウミヘビなどが神経毒を有する.ウミヘビは南西諸島の海に多く生息するが,咬傷による被害報告は少ない.

神経毒は主に神経筋接合部の神経伝達を阻害し,複視や四肢筋力低下,呼吸筋麻痺をきたす.

（井川正道, 米田　誠）

●文献

1) 厚生労働省：自然毒のリスクプロファイル.
  https://www.mhlw.go.jp/stf/seisakunitsuite/bunya/kenkou_iryou/shokuhin/syokuchu/poison/index.html

2) 小林 靖（編）：神経毒と Neuroscience. *Clinical Neuroscience* 2017；35：1379.

キノコ中毒 mushroom poisoning

概念

● 日本には,数千種類のキノコが存在するといわれているが,食用のキノコは約100種類程度で,食べると中毒となる毒キノコは200種類以上あるとされる.

● キノコによる食中毒は,食用キノコと外見がよく似た毒キノコを誤って食べてしまうことによる場合がほとんどで,キノコ狩りのシーズンに限定して発症する.

臨床症状

キノコ中毒の症状は,大半が消化器症状である.摂食後20分から2時間程度で,悪心,嘔吐,腹痛,下痢などをきたす.ツキヨタケ,クサウラベニタケが有名で,この2種で全キノコ中毒の半分を占める.前者は,食用のヒラタケ,ムキタケ,シイタケに,後者は,ウラベニホテイシメジやナラタケと間違いやすい.

消化器症状で始まるが,肝不全,腎不全,循環器不全などを併発して,死に至る危険が高い毒キノコもある.カエンタケ（火炎茸）,ニセクロハツが代表で,国内では,それぞれ2例ずつの死亡例が報告されている.

神経症状としては,自律神経症状（主に副交感神経症状）を呈するものと中枢神経症状を呈するもの,末梢神経障害をきたすものに分けられる.神経障害をきたす毒キノコについて重要と思われるものを記載する.

アセタケ中毒

アセタケ（汗茸）の名前は,摂食すると大量の汗が出ることに由来する.毒成分は,ムスカリンである.アセタケ科に属する毒キノコのなかでも,オオキヌハダトマヤタケは特に毒性が高く,平成になってから20人近い中毒患者が報告されている.

摂食後15分程度で,悪心,嘔吐,下痢などの胃腸症状とともに,発汗過多などの分泌増加など副交感神経刺激症状をきたす.縮瞳,徐脈,血圧低下から死亡する場合もあり,早期に診断して,十分な補液とアトロピンを投与する.

ムスカリンは,ベニテングタケ,クサウラベニタケ,カヤタケなどにも含まれているが,その含有量は少なく,神経症状まではきたさないことが多い.

テングタケ中毒

テングタケ（天狗茸）の主たる毒の成分は，うまみ成分でもあるイボテン酸であるが，ムスカリンも含有する．イボテン酸は，主に抑制系のγ-アミノ酪酸（GABA）の作動薬であるムシモールとなって中枢神経系に作用する．摂食後30分程度から下痢，嘔吐などの消化器症状や，発汗，縮瞳などの副交感神経刺激症状，中枢神経症状として，幻覚，けいれん，意識障害をきたす．年間数人の発症をみるが，死亡例の報告は近年ない．必要に応じて胃洗浄や下剤とともに活性炭投与を行う．

スギヒラタケ脳症

スギヒラタケ（杉平茸）は，杉や松などの針葉樹の切り株や倒木に発生するキシメジ科に属する野生のキノコで，かつては食用のキノコとされていた．ヒラタケやウスヒラタケは，ヒラタケ科に属し，人工的に栽培され広く市販されているもので，スギヒラタケと名前と形状が似ているが別種である．2004年秋に新潟，山形，秋田県を中心に，急性脳症をきたした症例が多数報告されたことを契機に，農林水産省からもスギヒラタケを食べないように注意喚起が出されている．

中毒患者のほぼ全例に腎機能障害があり，特に高齢で透析を受けている人に多く発症するが，腎機能が正常の人での発症例も報告されている．摂食から1週間以上たって，消化器症状を伴わずに構音障害や振戦，ミオクローヌスなどの不随意運動が出現し，その後意識障害や全身けいれんをきたすことが多い．2015年現在約60人の発症が報告されており，軽症例もあるが，けいれん重積から死亡した例が19人報告されている．

典型例では，髄液蛋白が上昇して，頭部MRIで被殻外側部に異常信号を認める．血液透析は無効で，脳症をきたす毒成分はわかっていない．

ドクササコ中毒

ドクササコ（毒笹子）は，東北地方や北陸から山陰の日本海側と長野県などの広葉樹林や笹藪などにみられる．形状が食用のナラタケに酷似しているが，縦に割いて中が空洞となっているのがドクササコで，鑑別の目安となる．

摂食2〜7日後に四肢末端部の熱感を伴う痛みで発症する．典型例では，発赤と腫脹を伴う（肢端紅痛症）とされるが，痛みだけのこともあり，触覚などの刺激で激痛が誘発されるのが特徴である．強い灼熱感のために力が入らず，Guillain-Barré症候群と誤診されることもあるが，運動障害はない．嘔吐や下痢などの消化器症状がなく，美味なため，ナラタケと間違えて連日にわたり大量摂食した後に発症することが多い．集団発症し，風土病と間違えられた時代もあったが，キノコの摂食の有無を聴取して，ドクササコと確認することが診断の決め手となる．新潟県での報告が多く，年間1〜5人の発症がある．

ドクササコ中毒で死亡することはないが，痛みは1か月程度続くことがあり，対症療法法しかないため，高齢者では廃用症候群をきたすこともある．

（藤田信也，米田　誠）

薬物中毒 drug intoxication

抗精神病薬

フェノチアジン系，ブチロフェノン系およびベンザミド誘導体の一部が抗精神病薬（major tranquilizer）に属する．副作用には，①パーキンソニズム，②急性ジストニア，③急性アカシジア，④悪性症候群，⑤離脱症候群，⑥遅発性ジスキネジアがある．このうち遅発性ジスキネジアは3か月以上使用して初めて出現する．

パーキンソニズム

線条体のドパミン受容体の持続的ブロックによりパーキンソニズムが誘発される．振戦は静止時より姿勢時振戦が多い．治療は薬剤の減量中止であるが，なかなか中止できるケースは少ない．抗コリン薬の併用が予防的に作用する．

急性ジストニア

持続的不随意収縮によるジストニアを主体とする．出現部位により眼瞼けいれん，開口困難，しかめ面，挺舌，舌捻転，咽頭・喉頭スパズムによる構音障害，嚥下障害，斜頸，体幹捻転，四肢のアテトーゼ，opisthotonus（後弓反張）がある．oculogyric crisis（眼球回転発作）は，眼球を上転させたままの状態が発作的に出現する．小児や若年者に多く，小児の吐き気止めであるメトクロプラミドを投与されたときなどに頸部や舌に出現する．原因となる薬剤の中止で消失する．また，抗コリン薬が有効である．

急性アカシジア

上記薬剤の治療開始時に発症することが多い．じっとしていられない，落ち着きがないなどの主観的感覚から成る．同時に下肢の反復的交差運動，懸垂運動などの常同運動を呈する．抗コリン薬が有効のことがある．

悪性症候群

高熱，無動，著明な筋強剛，発汗過多，頻脈，高ク

レアチンキナーゼ血症を呈する．抗パーキンソン病薬の急激な中止，減量または抗精神病薬の増量が誘発となる．治療には，ダントロレンナトリウム 80 mg/日の点滴静注，ブロモクリプチン 15 mg/kg を投与する．急性腎不全，播種性血管内凝固（DIC）には注意が必要である．

離脱症候群

特に，小児において抗精神病薬が慢性的に投与され，急に中止されたときに小舞踏病に似た不随意運動が出現する．

遅発性ジスキネジア

抗精神病薬を 3 か月以上連用した場合に出現する．長く放置すると不可逆的になることがある．顔面や舌に常同的な比較的速い運動が反復出現する（oral-lingual-buccal dyskinesia）．遅発性ジスキネジアはさまざまな不随意運動を呈するが，常同運動，舞踏病運動，アテトーゼ，さらにはジストニアなどが複合的に出現する．早期に薬剤を中止する．

鎮静・催眠薬

鎮痛・催眠薬は，バルビツール系と非バルビツール系に，またベンゾジアゼピン系と非ベンゾジアゼピン系に分類される．バルビツール系と非バルビツール系に関しては，現在，ほとんど用いられなくなった．ただし，バルビツール系は，急速に興奮状態を改善させるような場合のみに使用される．

副作用としては呼吸抑制がある．また，チアノーゼ，頻脈，そして長期大量連用投与で知能障害，昏迷，易興奮性，運動失調がみられ，非バルビツール系も同様に呼吸抑制がある．ベンゾジアゼピン系と非ベンゾジアゼピン系は大脳辺縁系を選択的に抑制することで睡眠作用を示す．比較的安全性は高い．しかしながら，筋弛緩作用，持ち越し効果，前向性健忘，反跳性不眠などの症状をきたす．持ち越し効果とは，翌朝にも薬の作用が続いて眠気，ふらつき，倦怠感などが残る現象をいう．前向性健忘とは，中途覚醒したときにそのときのことを覚えていないことを示す．反跳性不眠とは，突然服用を中止した場合などに不眠が増強されることである．

トリアゾラムは，半減期が短く睡眠導入薬として頻用されているが，幻覚，異常行動，記憶障害の報告があるので注意が必要である．

抗菌薬

抗結核作用のあるストレプトマイシン，カナマイシンや，抗緑膿菌作用を示すゲンタマイシンなどアミノグリコシド系抗菌薬では，聴力低下や平衡感覚障害が知られている．

抗パーキンソン病薬

一般的な副作用に関しては「Parkinson 病」（☞ p.424）を参照のこと．L-ドパでは消化器症状を認める．これはドパミンアゴニストでも同様である．ドパミンアゴニストでは麦角製剤と非麦角製剤で副作用の種類が異なる．麦角製剤では心臓弁膜症が，非麦角製剤では睡眠発作が問題となる．ドパミンアゴニストに共通して下肢の浮腫がみられる．すべての抗パーキンソン病薬は精神症状や幻覚の原因になる．また，抗コリン薬に関しては認知症を誘発することが指摘されている．海外では抗コリン薬の使用は慎重にすべきとされている．もちろん，抗コリン薬が有効な患者もおり，投与量を考慮すべきである．アマンタジンはパーキンソニズムの改善のみならず，300 mg/日では抗ジスキネジア作用を示す．血中濃度が高くなるとミオクローヌスを誘発する．

（服部信孝）

● 文献

1) 石井一弘ほか：薬物中毒．水野美邦（編）．神経内科ハンドブック．第 5 版．東京：医学書院；2016．p.912.

抗癌薬

概念

● 抗癌薬や白血病の治療に用いられる免疫抑制薬のなかには，薬剤性脳症をきたすものがある．副作用をきたす機序はさまざまである．フルオロウラシル（5-FU）は，ピリミジン拮抗作用を通じて核酸合成阻害を行うことで胃癌，大腸癌，乳癌などに対して抗癌剤として働く．カルモフールは 5-FU の誘導体であるが，代謝産物である α-フルオロ-β-アラニンやフルオロ酢酸が神経の髄鞘を損傷し白質脳症をきたす．

● 白血病治療などに用いられるメトトレキサート（MTX）は，葉酸代謝拮抗作用を通じて核酸合成を抑制し効果を発揮するが，同時に中枢神経組織での髄鞘形成に必要なメチオニンの合成も阻害してしまうため大脳白質を傷害し脳症を引き起こす．

臨床症状・診断・治療

カルモフール脳症

精神症状，見当識障害や小脳失調を呈する．具体的には，精神錯乱，けいれん，四肢・体幹の運動失調，眼振，構音障害などを認める．パーキンソニズムや舞踏運動などの錐体外路症状を認めることもある．

脳 MRI では，大脳白質に T1 強調画像で対称性にびまん性の低吸収域，T2 強調画像で高吸収域が描出される．

治療としては薬剤の中止が基本であるが，中止後も2～3週間は病状が進行する．

メトトレキサート脳症

人格変化，認知症，意識障害や片麻痺を認める．髄腔内投与では，頭痛や項部硬直などの髄膜炎の徴候を呈する．葉酸製剤のロイコボリン®が白質脳症を軽減できるとする報告がある一方，放射線照射により白質脳症の発症頻度が増加するとする報告もある．

キノホルム

概念

- キノホルム（chinoform）は，かつて胃腸症状に対して国内で広く使用された薬剤である．昭和30年代頃からわが国において，キノホルムを服用した患者に下肢のしびれや対麻痺などの神経症状を呈する患者が多発した．発症様式と病理学的所見に基づき，SMON（subacute myelo-optico-neuropathy）と呼ばれた．詳細な疫学調査，患者にみられる緑毛舌や緑便，尿の化学的分析や動物実験から，キノホルムが原因と考えられた．
- 1970年に本剤が販売停止となった後，新たな患者の発生がなかったことから原因として確定した．しかし，現在も全国に多くの患者が存在する．

臨床症状・診断・治療

SMONの患者では，下痢などの腹部症状後にキノホルムを服用して，脊髄・末梢神経や視神経を主体とした神経症状が亜急性に進行する．知覚障害優位，左右対称性で下半身に強く，ジンジンした異常感覚が出現し，次第に臍部あたりまで上行する．表在感覚より深部知覚が強く侵される．下肢の完全・不完全麻痺を伴い歩行困難となることも多い．視神経萎縮が重症例でみられるほかに，排尿障害や精神症状を伴うこともある．膝蓋腱反射は亢進するが，アキレス腱反射は消失する．Babinski反射は陽性となることがある．緑毛舌を伴うことがある．髄液検査での異常は認めない．

後遺症として，両下肢の異常感覚，対麻痺や視力障害がみられる．クロラムフェニコールやエタンブトールの内服に伴いSMONと似た病像をきたすことがある．

β遮断薬

β遮断薬は，不整脈，虚血性心疾患，高血圧，心不全などの治療に広く用いられ，さまざまな種類がある．一般的な副作用として，心不全，徐脈，心伝導ブロック，閉塞性動脈硬化症（ASO）などの血管循環器系への影響，気管支喘息や慢性閉塞性肺疾患（COPD）などの呼吸器系への影響，耐糖能異常や脂質異常症などの内分泌系への影響などがある．神経系への影響としては，めまい，全身倦怠感，脱力感，頭痛・頭重感，四肢の冷感などがある．

脂質異常症（高脂血症）治療薬

脂質異常症の治療薬としては，スタチン類，フィブリン酸誘導体がある．いずれも筋CKの上昇を認め，重症例では横紋筋融解をきたす．早期に発見されれば多くは内服中止によって回復する．最近，スタチン製剤内服患者の血清中に抗HMGCR（3-hydroxy-3-methylglutaryl-coenzyme A reductase）抗体が見出されており，病態との関連が注目されている．

カルシウム（Ca）拮抗薬

Ca拮抗薬（正確にはCaチャネル拮抗薬あるいはCaイオン流入抑制薬）は，不整脈，虚血性心疾患，高血圧，心不全などの治療に広く用いられている．

副作用としては，顔面紅潮，頭痛，熱感，下肢浮腫，めまい，徐脈，房室ブロック，歯肉腫脹を認める．神経系の副作用としては，薬剤性のパーキンソニズムを認めた例がある．

制吐薬

制吐薬のメトクロプラミド（プリンペラン®）は，血液脳関門を通過し脳線条体のドパミンD_2受容体を遮断することで，錐体外路症状を引き起こす．筋強剛・無動，小刻み歩行などのパーキンソニズム，遅発性ジストニアや悪性症候群をきたす．

麻薬・覚醒剤

概念

- 麻薬は，緩和医療における鎮痛，鎮静，鎮痙を目的として使用されるほか，鎮咳薬としても用いられる．
- ヘロインや大麻のような違法薬物としても使用され，覚醒剤としては，アンフェタミンとメタンフェタミンがある．これら以外にも，「合法アロマ」や「合法ハーブ」などと称して，違法な薬物が販売されており，交通事故や犯罪を引き起こし大きな社会問題となっている．

診断・治療

麻薬中毒

1. 急性中毒の徴候

中枢神経抑制による昏睡，呼吸抑制と縮瞳があげられる．このほかに，悪心・嘔吐，便秘，眠気，せん妄，排尿障害・尿閉，低体温などを生じる．さらに，麻薬中毒者の生活の質の低さから，蜂窩織炎や誤嚥性肺炎などの感染症，ウイルス性肝炎，下肢の静脈血栓炎などにも留意が必要である．

2. 禁断症状

不安，苦悶，頭痛，不眠，興奮，下痢，嘔吐などの自律神経系症状，意識障害，けいれん，幻覚などが現れる．48時間以内に現れる早期症候群と，それ以後に現れて4日間ぐらい続く後期症候群に分けられる．

3. 診断

麻薬の摂取歴，昏睡，呼吸抑制と縮瞳の三徴候，尿中麻薬の代謝産物の検出，麻薬拮抗薬に対する反応によってなされる．

4. 治療

まず静脈路の確保と気道確保，呼吸管理を行う．胃洗浄，吸着剤投与，利尿薬投与による薬物の排泄を行うとともに麻薬拮抗薬であるナロキソンを投与する．

覚醒剤中毒

1. 急性中毒

覚醒剤使用後1時間以内に出現し，1日持続する．少量では，多幸感，性欲亢進，悪心・嘔吐をきたす．大量摂取では，不穏，興奮，幻覚，発熱，縮瞳，不整脈がみられ，多臓器不全や脳血管障害をきたし死亡することもある．

2. 慢性中毒

幻覚・被害妄想，昏迷などを生じる．

3. 診断

覚醒剤の使用歴，上記の身体精神症状，尿中，血中からの覚醒剤や代謝物の検出による．

（米田　誠）

● 文献

1) 小林 靖（編）：神経毒と Neuroscience. *Clinical Neuroscience* 2017；35（12）：1379.
2) 水澤英洋（編）. 神経症候群 V. 第2版. 東京：日本臨牀社；2014.
3) 井上尚英：緑の天啓—SMON 研究の思い出. 福岡：海鳥社；2011.
4) 望月仁志ほか：薬剤性脳症. 日本内科学会雑誌 2017；106；1579.

9 内科的疾患に伴う神経症状

内分泌・代謝疾患

甲状腺機能異常

概念

- 甲状腺機能の亢進または低下により，さまざまな神経症状が出現する．また，Basedow病や橋本病では自己免疫異常による神経疾患を併発する．
- 明らかな因果関係がないまれな神経症状を呈することもある（❶）．

治療

治療の基本は甲状腺ホルモンの正常化である．自己免疫異常による病態に対しては，ステロイドなどの免疫学的治療を行う．

副甲状腺機能異常

概念

- 副甲状腺ホルモン（PTH）の分泌亢進または低下により，高カルシウム血症または低カルシウム血症をきたす．

副甲状腺機能亢進症　hyperparathyroidism

病因・病態生理

PTHの分泌亢進により，骨からのカルシウム（Ca）の動員，尿細管からのCaの再吸収，腸管からのCa吸収増加が生じ，血中Ca濃度の上昇をきたす．

臨床症状

細胞外のCa濃度は神経系の興奮や骨格筋の脱分極に関与するため，高カルシウム血症により記憶障害，人格変化，不穏といった精神症状，筋力低下や筋痛（ミオパチー），四肢の異常感覚（ニューロパチー）など，

さまざまな神経症状を示す．まれには痙性対麻痺，パーキンソニズムを呈する例がある．血清Ca値が16 mg/dL以上に上昇した場合，高度の意識障害を呈し緊急治療を要する（高カルシウム血症性クリーゼ）．

治療

原因の検索と治療が基本である．輸液，カルシトニン製剤やビスホスホネート製剤などによりCa値の補正を行う．

副甲状腺機能低下症　hypoparathyroidism

病因・病態生理

PTHの分泌不全や標的臓器への反応性の低下により低カルシウム血症をきたす．

臨床症状・検査

血清Ca値が8 mg/dL台では無症状であるが，6〜8 mg/dLになると，神経細胞の興奮性が増し，手指や口のまわりのしびれ，有痛性筋収縮（テタニー）を生じやすくなる．上腕を収縮期血圧以上に保つと手指の筋収縮が出現するTrousseau徴候，顔面神経の出口を叩くと顔面筋の収縮が生じるChvostek徴候など，テタニーは筋の阻血や神経の刺激で再現される．精神症状では，いらいら感，不安感，うつ状態を呈する．

血清Ca値が4〜6 mg/dLまで低下すると，記銘力低下，幻覚，けいれんを起こす．ただし，急速な血清Caの低下が起きた場合には，血清Ca値が7〜8 mg/dL程度でも生じうる．頭部CTでは大脳基底核などに石灰化を認め（❷），時にパーキンソニズムを呈する．

治療

Ca製剤，活性化ビタミンD_3製剤などにより，血清Ca濃度の補正を行う．

❶ 甲状腺機能異常による神経症状

	甲状腺機能亢進症	甲状腺機能低下症
甲状腺ホルモン作用の異常	甲状腺ホルモンの作用過剰	甲状腺ホルモンの作用不足
意識障害（脳症）	甲状腺中毒性脳症	粘液水腫昏睡
精神症状	易興奮性，妄想，多弁	睡眠過剰，認知障害，統合失調症様症状（myxedema madness）
神経障害	腱反射亢進，手指振戦，ミオパチー，周期性四肢麻痺	腱反射遅延，mounding（筋膨隆）現象，絞扼性モノニューロパチー（手根管症候群，足根管症候群），ミオパチー
自己免疫異常	甲状腺眼症，重症筋無力症	重症筋無力症
まれな神経症状	ニューロパチー，ミエロパチー	小脳性運動失調

神経疾患

9 内科的疾患に伴う神経症状

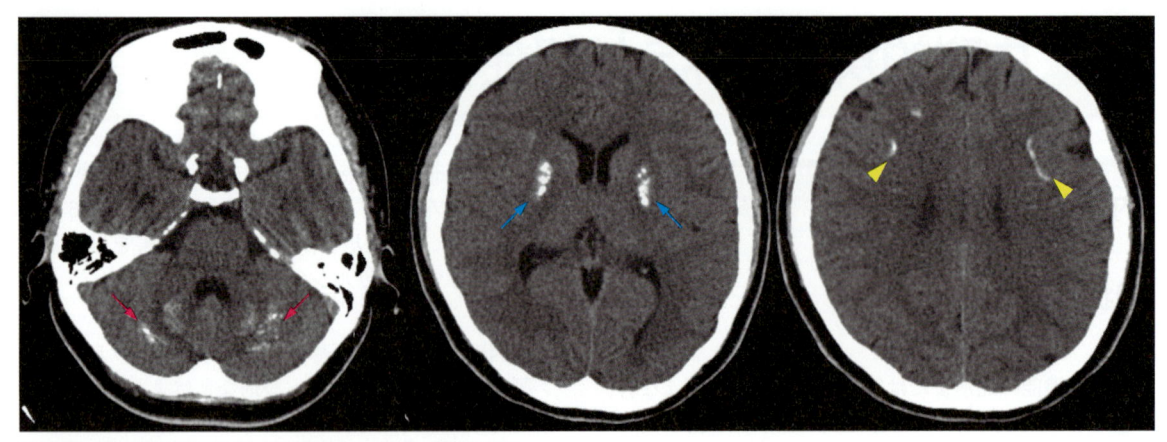

❷ 副甲状腺機能低下症による頭蓋内石灰化（頭部CT）
小脳歯状核（赤矢印），大脳基底核（青矢印），大脳白質（矢頭）に石灰化を示す高吸収域を認める．

その他の内分泌疾患

Cushing 症候群，Cushing 病，異所性副腎皮質刺激ホルモン（ACTH）産生腫瘍

　副腎皮質ホルモンの過剰により，四肢近位筋の筋力低下を示すミオパチーがみられる．血清クレアチンキナーゼ（CK）が正常から軽度上昇にとどまるのが特徴である．抑うつや躁状態などの精神症状を呈し，時に興奮，幻覚，錯乱などの急性脳症を示すことがある．
　原疾患に対する治療を行う．

Addison 病

　副腎皮質ホルモンの低下により，無気力，無関心，抑うつ，人格変化などの精神症状，循環血漿量の減少や低血糖などによるめまいや失神発作を生じる．傾眠や昏迷など比較的軽度の意識障害を示すことが多い．時に昏睡に陥る．
　副腎皮質ホルモンの補充を行う．

（細井泰志，宮嶋裕明）

膠原病　collagen disease

CNSループス　central nervous system lupus

概念
●全身性エリテマトーデス（SLE）に伴う精神・神経症状をCNS（central nervous system：中枢神経系）ループスと称し，全SLEの25〜60％にみられる．
●抗リボソームP抗体や抗Sm抗体が関連していると想定される．

臨床症状
精神症状
　軽躁や抑うつ気分などの気分障害の頻度が高いが，幻覚や妄想，けいれん，意識障害を呈することもある．
中枢神経症状
　脳梗塞では片麻痺や構音障害などを呈する．脊髄炎では対麻痺や下肢の単麻痺，体幹部以下の感覚障害，膀胱直腸障害を呈する．

検査
　症状に応じて，頭部・脊髄MRI，血液検査，髄液検査を行う．精神症状を呈する場合は，髄液インターロイキン6（IL-6）の測定が有用である．
　脳梗塞では頭部MRIでの拡散強調画像やFLAIR画像での高信号域を確認するとともに，血液検査で抗リン脂質抗体症候群（APS）の合併の有無について評価する．

治療
　ステロイド治療を第一選択とし，精神症状が強い場合はパルス療法を行う．難治例ではシクロホスファミドのパルス療法の追加を検討する．脳梗塞の急性期はステロイド，ヘパリン，抗血小板薬を併用した治療を選択する．

血管炎症候群に伴う神経障害

概念
●血管壁の炎症による症候群で，脳卒中から末梢神経障害まで多彩な症候をとるが，末梢神経障害の頻度が最も高い．

病因・病態生理
結節性多発動脈炎（polyarteritis nodosa：PN）
　中〜小動脈の炎症や内皮障害による虚血が中心であるが，血管壁の破綻による出血性脳卒中をきたすことがある．

顕微鏡的多発血管炎（microscopic polyangiitis：MPA）

小〜細動脈以下の小血管の壊死性血管炎である．多発単ニューロパチーをきたし，肺出血，間質性肺炎，腎障害を伴いやすい．抗 MPO-ANCA 抗体が高率に陽性である．

多発血管炎性肉芽腫症（granulomatosis with polyangiitis：GPA）

小動脈の好中球・リンパ球浸潤を主体とする壊死性血管炎に加え，血管の内外に肉芽腫を形成する点が特徴である．抗 PR3-ANCA 抗体が特異的に認められる．

好酸球性多発血管炎性肉芽腫症（eosinophilic granulomatosis with polyangiitis：EGPA）

気管支喘息，好酸球増多，血管炎を三主徴とし，好酸球浸潤に伴う血管内腔の閉塞，組織の虚血を生じる．抗 MPO-ANCA 抗体が高率に検出される．

臨床症状

末梢神経障害

日単位で進行する末端側優位の運動麻痺，感覚障害を呈する．「運動麻痺が高度で，虚血による疼痛が強い」点が，他疾患に伴う末梢神経障害との鑑別に役立つ．

脳卒中

片麻痺，構音障害，失語などの局所神経脱落症候を呈する．

脳神経麻痺

脳神経麻痺は III，IV，VI，VII の頻度が高く，眼球運動障害，複視，眼瞼下垂，前額筋を含む一側の顔面筋麻痺を呈する．

検査

症状に応じ，頭部 CT・MRI，血液検査（好酸球数，CRP，赤沈，抗核抗体，MPO-ANCA，PR3-ANCA），末梢神経伝導検査を行う．また，上気道，肺，腎臓，消化管などの他臓器の併存病変を検索する．

末梢神経障害では，末梢神経伝導検査で軸索性神経障害の所見（運動単位の振幅減少など）が発症数週間を経て現れる．発症早期には正常のことが多く，臨床症候による診断が優先される．

PN の脳卒中では脳出血も多いため CT を撮像する．また，MRA（MR angiography）で頭蓋内動脈の有意狭窄を評価する．

脳神経麻痺では頭部 MRI を撮像し副鼻腔〜海綿静脈洞部も評価する．

治療

末梢神経障害は急速に進行するため，速やかにステロイドパルス療法を行う．急性期での機能予後予測が難しいため，運動麻痺が高度な際は早期に免疫グロブリン大量静注療法（IVIg）を追加する．

ステロイドや免疫抑制薬の投与量・期間は，「血管炎症候群の診療ガイドライン」に沿って行う．

Sjögren 症候群に伴う神経障害

概念

● Sjögren 症候群（SjS）に伴う神経障害は多彩で，末梢神経障害が多いが，中枢神経障害にも注意が必要である．

● 組織へのリンパ球浸潤が認められ，脊髄後根神経節の炎症は特異的である．

臨床症状

末梢神経障害

感覚性ニューロパチーでは，日〜週単位で増悪する末端側優位の感覚障害（感覚鈍麻，自発的な異常感覚，疼痛）あるいは深部感覚性歩行失調を呈することが多い．

脊髄炎

対麻痺や下肢の単麻痺，体幹部以下の感覚障害，膀胱直腸障害などを呈する．

検査

末梢神経伝導検査では下肢優位・感覚神経優位の振幅低下を認めるが，発症早期には正常のことがある．脊髄炎では脊髄 MRI と髄液検査を行う．

治療

末梢神経障害では IVIg を第一選択とする．ステロイドパルス療法は効果的でないことが多い．いったん脱落した感覚神経は，再生が困難で慢性疼痛が残存しやすい．疼痛が強い場合は，「神経障害性疼痛薬物療法ガイドライン」に準じ，プレガバリン，デュロキセチンを用いる．脊髄炎ではステロイドパルス療法を行う．急速な進行を認める際は，速やかに単純血漿交換を追加する．

（黒田　龍，宮嶋裕明）

悪性腫瘍 malignant tumor

概念

● 悪性腫瘍は，中枢神経系への転移または直接浸潤のほかに，随伴する高カルシウム血症や抗利尿ホルモンの異所性分泌による低ナトリウム血症，免疫抑制状態による中枢神経系の日和見感染，凝固異常を基礎として脳梗塞を起こす Trousseau 症候群，自己免疫学的機序による傍腫瘍性神経症候群などで神経障害を起こす．

悪性腫瘍の神経系浸潤，転移

病因

非神経系の悪性腫瘍の約 10 ％は中枢神経系への転移を起こす．肺癌，乳癌，大腸癌，悪性黒色腫は中枢

神経系への転移を起こしやすい.

病態生理・臨床症状

脳実質への転移, 浸潤

転移や浸潤の部位により神経巣症状, けいれん, 頭蓋内圧亢進など, さまざまな神経症状を呈する.

頭蓋底転移

多発脳神経麻痺を呈し, 頭頸部癌の頻度が高い.

癌性髄膜炎（髄膜癌腫症）

髄膜や髄腔内への転移により, 多発脳神経麻痺や脊髄神経根の障害, 頭蓋内圧亢進症状を呈する. 乳癌, 肺癌, 悪性黒色腫, 悪性リンパ腫や白血病が多い.

脊髄への転移

硬膜外腫瘍, 椎体への転移が多く, 背部痛や神経根痛, 対麻痺または四肢麻痺, 膀胱直腸障害を呈する. 前立腺癌, 乳癌, 肺癌が多い.

腕神経叢, 腰神経叢への転移

障害された神経叢が支配する領域の疼痛, 筋力低下, 筋萎縮, 感覚障害などを呈する. 腕神経叢への転移は乳癌, 肺癌, 悪性リンパ腫が, 腰神経叢への転移は前立腺癌, 婦人科領域の癌, 悪性リンパ腫が多い.

検査

脳実質や頭蓋底, 脊髄, 神経叢への転移・浸潤では造影 MRI や FDG-PET 検査が有用である. 癌性髄膜炎の診断には髄液細胞数, 蛋白の増加と糖の低下, 髄液細胞診で腫瘍細胞の同定が有用である.

治療

原因となる悪性腫瘍に対する治療を行う.

悪性腫瘍に伴う電解質異常

高カルシウム血症 hypercalcemia

病因・病態生理

悪性腫瘍に伴う高カルシウム血症の多くは, 腫瘍細胞が分泌する parathyroid hormone-related protein（PTHrP）による humoral hypercalcemia of malignancy（HHM）で, 肺扁平上皮癌, 乳癌, 成人 T 細胞白血病の頻度が高い. 肺癌, 乳癌などの骨転移, 多発性骨髄腫では, 転移した局所で腫瘍が産生する骨吸収因子によって高カルシウム血症が起こり, local osteolytic hypercalcemia（LOH）と呼ばれる.

臨床症状

記憶障害, 人格変化, 不穏といった精神症状, 筋力低下や筋痛, 四肢の異常感覚などを示す. 血清 Ca 値が 16 mg/dL 以上に上昇すると意識障害をきたす（高カルシウム血症クリーゼ）.

検査

血液検査で, 高カルシウム血症, 低リン血症, PTH 低値を認め, PTHrP が高値であれば HHM が考えられる. LOH の場合, PTH と PTHrP はともに低値であり, MRI や CT で骨転移巣を同定する.

治療

輸液, カルシトニン製剤やビスホスホネート製剤などによる Ca 値の補正, 原発巣に対する治療を行う.

低ナトリウム血症 hyponatremia

病因・病態生理

肺小細胞癌, 膵癌など異所性抗利尿ホルモン（ADH）産生腫瘍は, 抗利尿ホルモン不適合分泌症候群（SIADH）による低ナトリウム血症をきたす.

臨床症状

けいれんや意識障害を起こす.

検査

低ナトリウム血症にもかかわらず, 尿浸透圧は 300 mOsm/kgH$_2$O を上回り, 尿中 Na 濃度は 20 mEq/L 以上で, 血漿 ADH 値が基準値上限〜高値を示す. 血症浸透圧は 280 mOsm/kgH$_2$O を下回る.

治療

原因となる悪性腫瘍に対する治療を行うとともに, 軽症では水制限, 食塩摂取を行い, けいれんや意識障害を伴う場合には高張食塩水, ループ利尿薬の投与を行う. ただし, 急速な低ナトリウム血症の補正は, 浸透圧性脱髄症候群をきたすため, 治療初日は 6 mEq/日までの Na 上昇にとどめる.

中枢神経系の日和見感染症

病因・病態生理

悪性腫瘍患者はしばしば免疫抑制状態にあり, 結核, マイコバクテリア, クリプトコックスによる髄膜炎や脳膿瘍, JC ウイルスによる進行性多巣性白質脳症を発症することがある.

臨床症状

髄膜炎は頭痛, 発熱, 悪心・嘔吐を呈し, 脳膿瘍, 進行性多巣性白質脳症では病変部位に応じた巣症状やけいれん, 意識障害を呈する.

検査

頭部 MRI で病変分布を把握するとともに脳ヘルニアの徴候がないことを確認したうえで. 髄液検査を行い, 培養検査や PCR 検査で病原体を同定する.

治療

原因となる病原体に対する治療を行う. 進行性多巣性白質脳症は治療抵抗性で致死性の経過をたどることが多い.

Trousseau 症候群

病因・病態生理

悪性腫瘍に伴う血液凝固亢進状態により脳梗塞を生

❸ 主な傍腫瘍性神経症候群による神経症状と抗神経抗体

傍腫瘍性神経症候群	神経症状	抗神経抗体
傍腫瘍性小脳変性症	急性〜亜急性に進行する小脳性運動失調症	抗 Hu 抗体，抗 Yo 抗体，抗 VGCC 抗体，抗 CV2/CRMP 抗体，抗 Ma2 抗体，抗 Ri 抗体，抗 Tr 抗体，抗 GAD 抗体，抗 mGluR1 抗体
傍腫瘍性脳脊髄炎	辺縁系，脳幹，脊髄など広範な症候のさまざまな組み合わせ	抗 Hu 抗体，抗 Ma2 抗体，抗 CV2/CRMP 抗体，抗 amphiphysin 抗体
傍腫瘍性辺縁系脳炎	認知機能障害，精神症状，けいれん意識障害	抗 Hu 抗体，抗 Ma2 抗体，抗 CV2/CRMP 抗体，抗 amphiphysin 抗体，抗 LGI1 抗体，抗 CASPR2 抗体，抗 GABA$_B$R 抗体，抗 AMPAR 抗体，抗 NMDAR 抗体，抗 GAD 抗体
傍腫瘍性脳幹脳炎	めまい，運動失調，球麻痺	抗 Hu 抗体，抗 Ri 抗体，抗 Ma2 抗体
傍腫瘍性オプソクローヌス・ミオクローヌス症候群	オプソクローヌス，小脳性運動失調ミオクローヌス	抗 Ri 抗体，抗 Hu 抗体，抗 CV2/CRMP5，抗 amphiphysin 抗体，抗 Yo 抗体，抗 Ma2 抗体
傍腫瘍性全身硬直症候群	体幹・四肢の筋強直	抗 amphiphysin 抗体，抗 GAD 抗体
Lambert-Eaton 筋無力症候群	易疲労性，下肢筋力低下自律神経症状	抗 VGCC 抗体
感覚性運動失調型ニューロパチー	異常感覚，深部感覚障害	抗 Hu 抗体，抗 CV2/CRMP 抗体，抗 amphiphysin 抗体
傍腫瘍性網膜症	視野狭窄，夜盲，視力低下	抗 recoverin 抗体

VGCC：voltage-gated calcium channel，GAD：glutamic acid decarboxylase，mGluR1：metabotropic glutamate receptor 1，CASPR2：contactin-associated protein 2，AMPAR：α-amino-3-hydroxy-5-methyl-4-isoxazole propionic acid receptor，NMDAR：*N*-methy-_D_-aspartate receptor.

じる病態である．播種性血管内凝固（DIC）に併発した非細菌性血栓性心内膜炎（nonbacterial thrombotic endocarditis：NBTE）による心原性脳塞栓症が多い．深部静脈血栓症を併発し，卵円孔開存を介した奇異性脳塞栓症，血管内凝固による微小血栓・塞栓，腫瘍塞栓，細菌性塞栓，脳静脈洞血栓なども脳梗塞の原因となる．肺癌，乳癌，子宮癌，消化器癌，前立腺癌などが多い．脳梗塞の領域に応じた神経症状を呈し，しばしば再発性である．

【検査】

頭部 MRI で脳梗塞を認める．血液検査では D ダイマーの上昇を認める．

【治療】

悪性腫瘍の治療，ヘパリンによる抗凝固療法を行う．

傍腫瘍性神経症候群
paraneoplastic neurologic syndrome（PNS）

【病因・病態生理】

悪性腫瘍に合併する神経障害のうち，腫瘍の浸潤や転移，治療の副作用などによるものではなく，抗神経抗体が関与した免疫学的機序により多彩な神経症状を呈する症候群である．腫瘍細胞の細胞表面または細胞内に発現した正常神経組織と交差する抗原に，抗腫瘍免疫が反応し神経障害を生じると考えられている．

【疫学】

全腫瘍の 1 ％以下に発症する．

❹ 抗神経抗体と背景にある腫瘍

抗神経抗体	背景にある主な腫瘍
抗 Hu 抗体	肺小細胞癌，神経芽細胞腫，セミノーマ，前立腺癌
抗 Yo 抗体	卵巣癌，乳癌
抗 Ri 抗体	乳癌，卵巣癌，肺小細胞癌
抗 Ma2（Ta）抗体	精巣腫瘍，肺小細胞癌
抗 amphiphysin 抗体	乳癌，卵巣癌，肺小細胞癌
抗 Tr 抗体	Hodgkin リンパ腫
抗 CV2/CRMP5 抗体	肺小細胞癌，胸腺腫
抗 recoverin 抗体	肺小細胞癌
抗 NMDAR 抗体	卵巣奇形腫
抗 AMPAR 抗体	肺癌，乳癌
抗 GABA$_B$R 抗体	肺小細胞癌
抗 GAD 抗体	胸腺腫
抗 mGluR1 抗体	Hodgkin リンパ腫
抗 LGI1 抗体	肺小細胞癌，胸腺腫
抗 CASPR2 抗体	胸腺腫
抗 VGCC 抗体	肺小細胞癌，リンパ腫

【臨床症状】

神経症状は急性または亜急性に進行し，約 80 ％の症例では神経症状の発症や抗体の検出が，腫瘍の発見より数か月から数年先行する．神経症状，悪性腫瘍の種類，抗神経抗体が特定の組み合わせを示す（❸，❹）．

【検査】

傍腫瘍性脳脊髄炎，傍腫瘍性辺縁系脳炎では，髄液

細胞数は正常または軽度のリンパ球増加にとどまるが，髄液中の蛋白増加，IgG の上昇を認め，高率にオリゴクローナルバンドが陽性になる．傍腫瘍性神経症候群に関連する抗神経抗体は，血清または髄液中に検出される．傍腫瘍性辺縁系脳炎では，側頭葉内側面にT2 強調画像で高信号域を認める．腫瘍の発見にはFDG-PET が有用である．

治療・予後

悪性腫瘍に対する治療を優先する．免疫学的治療は無効なことが多い．卵巣奇形腫に伴う抗 NMDA（*N*-methyl-ᴅ-aspartate）受容体抗体（抗 NMDAR 抗体）は若年女性に好発し，精神症状，てんかん，不随意運動，中枢性低換気，自律神経症状を呈する．早期の腫瘍摘出や免疫学的治療に反応し，他の傍腫瘍性辺縁系脳炎と比較し予後は良好である．

（細井泰志，宮嶋裕明）

血液疾患

亜急性脊髄連合変性症 subacute combined degeneration of spinal cord（SCDC）
（☞「ビタミン B₁₂ 欠乏症」p.490）

概念

● ビタミン B₁₂ 欠乏による脊髄障害で，後索，側索の変性をきたす．末梢神経障害，大脳白質病変を合併することがある．

臨床症状

側索よりも後索の障害が強いため，四肢の遠位優位の感覚障害とともに，深部感覚性の歩行失調が目立つ．認知症，舌炎，貧血症状をしばしば認める．

検査

血液検査では，ビタミン B₁₂ 低値を確認し，大球性貧血，抗内因子抗体を検索する．典型例では脊髄MRI で，後索に左右対称性の T2 強調画像高信号域を認める．胃切除歴がない症例では複合型のビタミン・微量元素欠乏を有する例があり，ビタミン B₁，葉酸，銅，亜鉛も測定する．

治療

ビタミン B₁₂ 500 μg/日の筋肉注射を，当初は週 3 回行い，症状の推移をみながら徐々に頻度を減らしていく．胃切除歴がない症例では，ビタミン B₁₂ 1,500 μg/日の経口投与を 8～12 週間行い，症状が改善する例もある．

❺ 脳梗塞の原因となる血液疾患

血小板異常症	本態性血小板血症 血栓性血小板減少性紫斑病 ヘパリン起因性血小板減少症
血液凝固異常	抗リン脂質抗体症候群 Trousseau 症候群 プロテイン C 欠乏症 プロテイン S 欠乏症 アンチトロンビン III 欠乏症 高ホモシステイン血症 リポ蛋白（a）血症
過粘稠症候群	真性赤血球増加症 異常蛋白血症 マクログロブリン血症

血液疾患に伴う脳梗塞

概念

● 血栓性素因による脳梗塞の発症である．

病因・病態生理

脳梗塞の要因は血小板異常症，血液凝固異常，過粘稠症候群に大別される（❺）．血小板増多症は血小板数の増加と血小板活性化を生じ，血液凝固異常は凝固活性化や線溶能の低下により血栓形成が促進される．過粘稠症候群は血液粘度の上昇を介し脳梗塞の要因となる．

臨床症状

脳梗塞の臨床症状は，片麻痺，構音障害，失語などの局所神経脱落症候を呈する．

検査

血液検査は血算，ヘモグロビン，PT，APTT，フィブリノゲン，D ダイマー，アンチトロンビン（AT）III，プロテイン C 活性値，プロテイン S 活性値，抗原量について行う．

抗リン脂質抗体症候群（APS）を疑う病歴や検査異常を認める際は，カルジオリピン抗体などの疾患特異的抗体を追加する．D ダイマーが著増している原因不明の脳梗塞では，潜在性の悪性腫瘍に伴う脳梗塞（Trousseau 症候群）を疑う．

治療

病態により二次予防薬は異なり，たとえば，APS，プロテイン C 欠乏症，プロテイン S 欠乏症，AT III 欠乏症ではワルファリン，Trousseau 症候群ではヘパリンを選択する．原疾患の治療が重要である．

M 蛋白血症に伴う末梢神経障害

概念

● M 蛋白血症による末梢神経障害である．抗 MAG（ミエリン関連糖蛋白）抗体陽性ニューロパチー，Crow-Fukase（POEMS）症候群，AL アミロイドー

❻ Crow-Fukase (POEMS) 症候群の診断基準

大基準	1. 多発ニューロパチー（必須項目） 2. 血清 VEGF 上昇（1,000 pg/mL 以上） 3. 血清または尿中 M 蛋白陽性
小基準	骨硬化性病変，Castleman 病 臓器腫大 浮腫，胸水，腹水，心嚢水 内分泌異常 皮膚異常（色素沈着，剛毛など） 乳頭浮腫 血小板増多

Definite：大基準を 3 項目とも満たしかつ小基準を 1 項目以上
Probable：大基準のうち 1. と 2. を満たし，かつ小基準を 1 項
　　　　　目以上
Possible：大基準のうち 1. を満たし，かつ小基準を 2 項目以上

VEGF：vascular endothelial growth factor.

シスによるニューロパチーなどがある．

病因・病態生理

抗 MAG 抗体陽性ニューロパチーでは，末梢神経の脱髄が惹起される．Crow-Fukase 症候群では血管内皮増殖因子（VEGF）が関与しているが，末梢神経障害の病態は不明である．AL アミロイドーシスでは不溶性のアミロイド沈着により神経線維が脱落する．

臨床症状

抗 MAG 抗体陽性ニューロパチーでは，月～年単位で緩徐進行する高齢男性に多い下肢優位の多発ニューロパチーを認め，運動障害より感覚障害のほうが強い傾向がある．

Crow-Fukase 症候群では日～週単位で進行する下肢優位の多発ニューロパチーと，皮膚色素沈着，剛毛，浮腫，胸・腹水，内分泌障害などの特徴的な症状を認める（❻）．

AL アミロイドーシスでは，自律神経障害や温痛覚障害が主体であり，心不全，腎不全，肝脾腫，消化管障害などの臓器障害を併発する．

検査

病態に応じて，血液検査（蛋白電気泳動および血清 VEGF），全身臓器の検索，末梢神経伝導検査を行う．アミロイドーシスでは，神経生検によるアミロイド沈着の確認を行う．

治療

抗 MAG 抗体陽性ニューロパチーではリツキシマブを用いた治療が適応となりうるが，高齢で緩徐な進行のために積極的な治療を控えることもある．

Crow-Fukase 症候群では自己末梢血幹細胞移植を伴う大量化学療法，サリドマイド，レナリドミドが治療選択肢となる．

AL アミロイドーシスでも自己末梢血幹細胞移植を伴う大量化学療法を試みることがあるが，予後は不良

である．

（黒田　龍，宮嶋裕明）

消化器疾患

吸収不良症候群
malabsorption syndrome（MAS）

概念

● 吸収不良症候群により蛋白質，ミネラル，微量元素，ビタミンなどの吸収が障害され，さまざまな神経症状を生じる．

病因

原発性吸収不良症候群（primary malabsorption syndrome）

小腸粘膜障害が原因で吸収不良をきたす病態である．原因疾患にはセリアック病や先天性 β リポ蛋白欠乏症（Bassen-Kornzweig 症候群），乳糖不耐症などがある．

続発性吸収不良症候群（secondary malabsorption syndrome）

腸切除後などによる吸収不良，膵液や胆汁分泌不全により消化障害性の吸収不良を起こすもので，さまざまな疾患や病態が原因となる．

病態生理・臨床症状・検査

腸管の障害部位によりさまざまな栄養素の吸収が低下し（❼），欠乏した栄養素の種類により多彩な精神・神経症状を呈する．

低マグネシウム血症（hypomagnesemia）

血清マグネシウム濃度が 1.8 mg/dL 未満になると，意識障害，筋力低下，テタニーなどを生じる．低カルシウム血症を伴うことが多い．低マグネシウム血症により，興奮性神経伝達物質であるグルタミン酸の受容体の一つである NMDA（N-methyl-D-aspartate）受容体の活性化が生じることにより，けいれんを発症することがある．

銅欠乏症（copper deficiency）

ビタミン B_{12} 欠乏症による亜急性脊髄連合変性症に類似した脊髄症，感覚障害優位のニューロパチー，運動ニューロン病を呈することがある．

亜鉛欠乏症（zinc deficiency）

味細胞の再生が障害され，味覚障害を生じる．亜鉛欠乏に対する亜鉛の過剰投与により，銅の吸収が障害され，銅欠乏に至ることがあるため注意を要する．

ビタミン A 欠乏症（vitamin A deficiency）

網膜桿状細胞のロドプシンの生成が障害され，夜盲症を呈する．

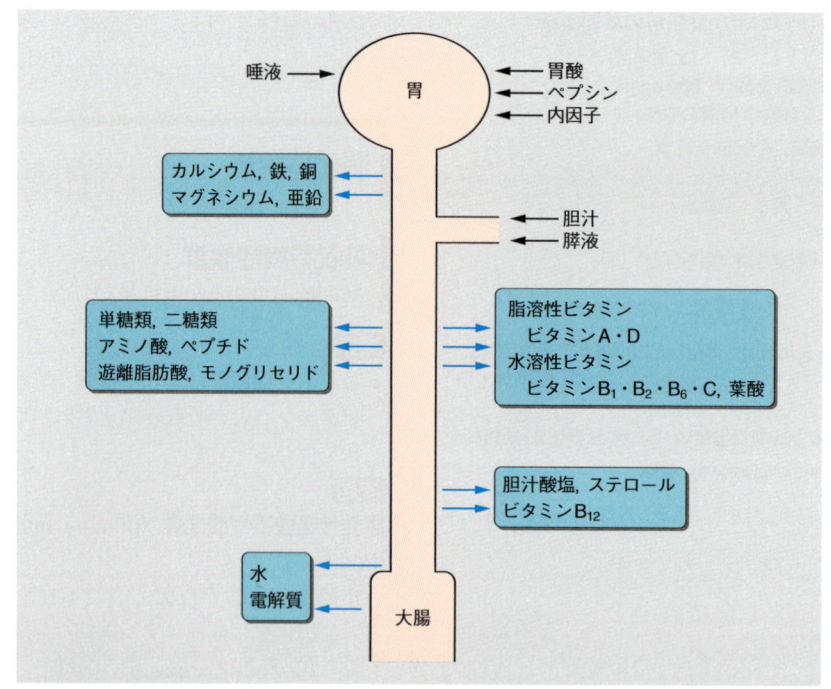

❼ 栄養素の消化吸収

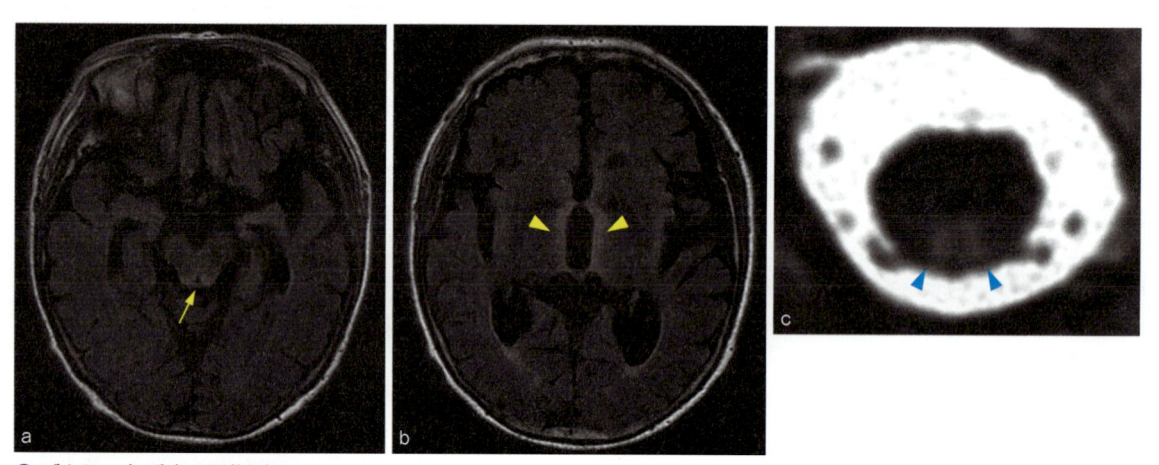

❽ ビタミン欠乏症の画像所見

a, b. Wernicke 脳症（頭部 MRI, FLAIR 画像）. 中脳水道周囲（矢印）, 第三脳室周囲（三角）に高信号域を認める.
c. 亜急性脊髄連合変性症（脊髄 MRI, T2 強調画像）. 脊髄後索（三角）に高信号域を認める.

ビタミン B₁ 欠乏症（vitamin B₁ deficiency）

ビタミン B₁ はエネルギー代謝に不可欠な補酵素であり, その欠乏によりさまざまな神経症状を呈する. ビタミン B₁ 欠乏性ニューロパチーは, 四肢筋力低下, 異常感覚, 腱反射の低下・消失を認め, 時に脳神経障害を伴う. Wernicke 脳症は, 意識障害, 眼球運動障害, 小脳性運動失調を特徴とする脳症である. 頭部 MRI で中脳水道周囲, 第三脳室周囲, 第四脳室底, 乳頭体に異常信号を認める（❽ a, b）.

ビタミン B₆ 欠乏症（vitamin B₆ deficiency）

ビタミン B₆ はアミノ酸代謝の補酵素で, その欠乏により, 主に感覚障害を呈するニューロパチーやけいれんを起こす.

ビタミン B₁₂ 欠乏症（vitamin B₁₂ deficiency）

ビタミン B₁₂ は髄鞘の形成や葉酸の活性化に不可欠であり, その欠乏によりニューロパチー, 認知機能低下, 脊髄障害を発症する. 亜急性脊髄連合変性症は, 脊髄後索・側索の脱髄や変性が特徴で, 腱反射の亢進, 痙性麻痺, 深部感覚低下を呈するが, ニューロパチーを合併すると腱反射は低下する.

脊髄 MRI で, 脊髄後索に T2 強調画像で高信号を認める（❽ c）. 血液検査で, 血清ビタミン B₁₂ の低

下を認めるが，正常下限（220～250 pg/mL）でも神経障害は出現しうる．

葉酸欠乏症（folic acid deficiency）

ビタミン B_{12} 欠乏症に類似した，ニューロパチーや脊髄の変性を呈する．

ビタミン E 欠乏症（vitamin E deficiency）

ミオパチー，ニューロパチー，小脳性運動失調，脊髄後側索障害を呈することがある．

治療

吸収不良の原因となる病態に対する治療，欠乏した栄養素の補充を行う．ただし，腸管からの吸収障害が存在する際には，経口投与による栄養素の補充は無効で，経静脈的投与または筋肉注射による補充が必要である．

肝・胆道・膵疾患

肝性脳症 hepatic encephalopathy

概念

● 肝性脳症とは，高度な肝機能障害により意識障害や認知機能障害，運動障害など多彩な精神神経症状をきたす脳症である．

病因

劇症肝炎や妊娠急性脂肪肝により急性に発症する場合と，肝硬変や猪瀬型肝性脳症など慢性に経過する病態に伴う場合がある．特殊な型として，成人型シトルリン血症などの尿素サイクル酵素異常症による肝性脳症がある．

病態生理

腸内細菌や腸管粘膜酵素により蛋白質が分解され産生されたアンモニアは，正常では肝細胞の尿素サイクルにより代謝されるが，肝硬変や猪瀬型肝性脳症では産生されたアンモニアが門脈-大循環シャントを介して中枢神経系に達するため神経機能を障害する．劇症肝炎などに伴い急性に発症する場合には，急激に増加したアンモニアが血液脳関門を通過し，グルタミンや乳酸などに変換され，浸透圧のバランスが乱れることにより脳浮腫が惹起される機序が考えられている．

臨床症状

意識障害，人格変化，認知機能障害や asterixis（固定姿勢保持困難）などの精神・神経症状が出現する．意識障害は，睡眠-覚醒リズムの逆転や抑うつ症状など軽度のものから，昏睡まで多様である．腱反射亢進，筋強剛，ミオクローヌス，ジスキネジアを認めることがあり，深昏睡例では Babinski 徴候など病的反射が出現する．猪瀬型肝性脳症や成人型シトルリン血症で

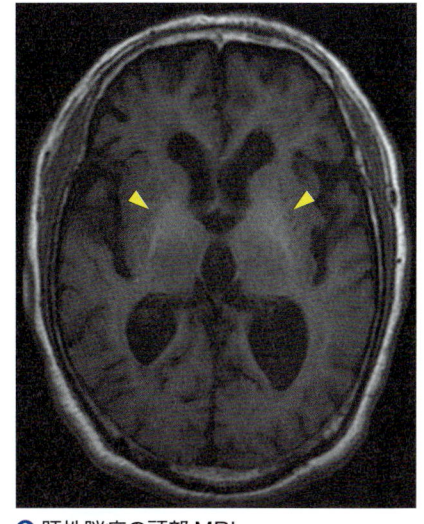

❾ 肝性脳症の頭部 MRI
T1 強調画像で，淡蒼球に左右対称性の高信号域（三角）を認める．

はこれらの精神・神経症状を間欠的に繰り返す．肝性脳症の誘因・増悪因子には，消化管出血，便秘，感染症，脱水などがある．成人型シトルリン血症では豆類や肉類の偏食が誘因となることが多い．

検査

血液検査で，高アンモニア血症を認める．血漿アミノ酸分析では分岐鎖アミノ酸（BCAA）であるバリン，ロイシン，イソロイシンの減少と，芳香族アミノ酸（AAA）のフェニルアラニン（Phe），チロシン（Tyr）などが増加し，Fischer 比（BCAA/Phe＋Tyr）が低下する．

頭部 MRI では T1 強調画像で淡蒼球の高信号域を認め，マンガンの沈着を反映したものと考えられている（❾）．

脳波では三相波が左右対称性に同期性に出現する（❿）．三相波は肝性脳症に特異的ではなく，血中アンモニア濃度や意識障害の程度と必ずしも相関しない．

猪瀬型肝性脳症ではインドシアニングリーン（ICG）停滞率の上昇，腹部超音波検査や CT 検査により肝内外の門脈-大循環シャントを認める．

治療

本症の誘因・増悪因子となる消化管出血や便秘，感染症，脱水を是正する．腸管からのアンモニア吸収を減少させ，血中アンモニア濃度を低下させるために，ラクツロース，難吸収性抗菌薬，BCAA 製剤の投与を行い，食事中の蛋白を制限する．急性に脳症を発症し，脳浮腫を呈している場合には，マンニトールや高張食塩水の投与を行う．肝外シャントに対しては，バルーン閉塞下逆行性経静脈的塞栓術（BRTO）が有効である．

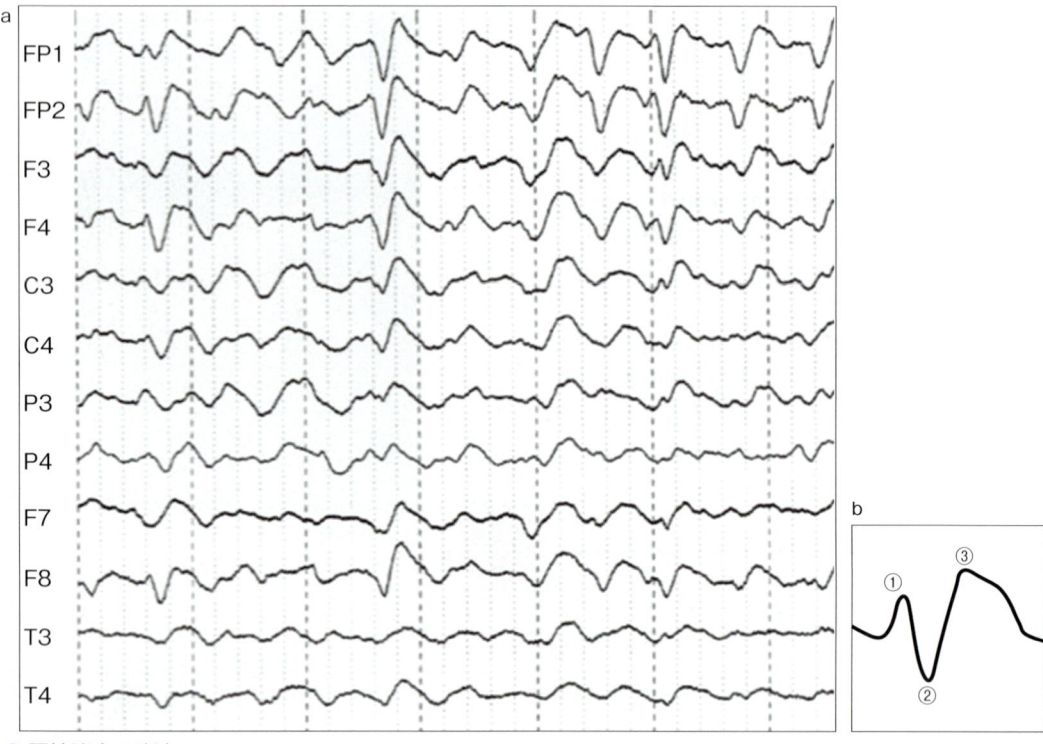

⑩ 肝性脳症の脳波

a. 前頭部優位に左右対称性の三相波を認める.
b. 陰性（①）-陽性（②）-陰性（③）の三相から成る.

（細井泰志，宮嶋裕明）

予後

　急性に脳症を発症した場合には内科的治療による救命率は約 30 ％と低く，不可逆的な障害が生じる前に肝移植を検討する.

循環器・呼吸器疾患

ショック状態に伴う意識障害

概念

●心拍出量の低下や血管透過性の亢進に伴うショック状態による意識障害である.
●血圧が低い意識障害症例は，原因疾患が非中枢神経系疾患である頻度が高いため，速やかに全身疾患の検索を行う.

病因・病態生理

　脳循環不全に伴い意識障害をきたす. 意識障害の程度は，軽い注意力低下から昏睡まで幅広い. 原因疾患（⑪）が判明し速やかに適切に介入すれば，ショック状態の改善に伴い意識が回復する例が多い.

検査

　血液検査，心電図，培養検査，画像診断（造影胸部 CT あるいは胸腹骨盤部 CT を含む）を行う. 感染症が疑われるが病巣診断がつかない場合は，頭部 CT の後に髄液検査を検討する.

治療

　ショック状態の改善のため，平均動脈圧 65 mmHg 以上および尿量 0.5 mL/kg/ 時間以上を初期治療の目安とし急速補液を行う. 並行して速やかに原因疾患の治療を行う.

睡眠時無呼吸症候群に伴う脳卒中

概念

●若年性の脳卒中では，睡眠時無呼吸症候群（sleep apnea syndrome：SAS）が原因疾患として同定されることがある.
●SAS の有病率は成人男性で 2～4 ％と高く，ほとんどが閉塞型である.

病因・病態生理

　SAS に伴う脳卒中の病態には，交感神経の賦活や低酸素に伴う血圧上昇がかかわっている. 脳卒中合併例では SAS が中等症（ポリソムノグラフィで apnea-hypopnea index〈AHI〉が 15 以上 30 未満）より高度のことが多い.

⓫ ショック状態に伴う意識障害

鑑別疾患	脈拍	診察	検査（偽陰性に注意）
感染症	頻脈	感染巣の検索	血算，CRP，プロカルシトニン（PCT），培養検査
脱水症	頻脈	皮膚，口腔内の乾燥，毛細血管再充満時間	BUN/Cr 比，ヘマトクリット，尿酸
消化管出血	頻脈	腹部診察，直腸診	血算，BUN
急性心筋梗塞	頻脈（時に徐脈）	胸部診察	心電図，CK，トロポニン T
徐脈性不整脈	徐脈	胸部診察	心電図
肺塞栓	頻脈	胸部診察	心電図，血液ガス，D ダイマー，造影胸部 CT
大動脈解離	頻脈（時に徐脈）	胸部診察，腹部診察	造影胸腹骨盤部 CT

CRP：C 反応性蛋白，BUN：尿素窒素，Cr：クレアチニン，CK：クレアチンキナーゼ.

検査

血液検査でヘモグロビン濃度やヘマトクリットの上昇を認める症例は，SAS による二次性赤血球増加症を反映している可能性がある．これらが基準域内の症例でも，高度肥満，若年での脳卒中では SAS の併存を疑い，簡易睡眠検査やポリソムノグラフィを行う．

治療

肥満を伴う症例では減量の生活指導を徹底する．ポリソムノグラフィで AHI が 20 以上が確認されれば持続陽圧呼吸療法（CPAP）の保険適用である．20＞AHI＞5 では，口腔内装具の作製を検討する．

低酸素脳症に伴う神経障害

概念

- 心肺停止などにより低酸素状態が続き，不可逆的な神経障害を起こした病態である．
- 各種検査を行っても詳細な予後推測は難しい．

病因・病態生理

脳の酸素需要量は多く，酸素欠乏による障害を受けやすい．動脈血内の O_2 濃度低下が脳血管拡張などの代償作用で補いきれない場合，酸素供給不足による神経障害が起こる．

臨床症状

遷延性の意識障害，高次脳機能障害が多い．全身性ミオクローヌスなどの不随意運動が高度に現れる症例があり Lance-Adams 症候群と呼ばれる．

検査

血液検査（neuron-specific enolase：NSE），血液ガス検査，脳波検査，頭部 MRI 検査を行う．NSE が高値，脳波での基礎波の導出量が少ない，頭部 MRI での皮質や線条体の異常信号を認める場合などが機能予後不良と考えられている．

治療

高圧酸素療法は限定的ではあるが選択肢となる．Lance-Adams 症候群に対してはクロナゼパムが第一選択で，効果が乏しければバルプロ酸など他の抗てんかん薬を追加する．

腎・電解質

尿毒症性脳症 uremic encephalopathy

概念

- 尿毒症に伴う脳症を尿毒症性脳症と称する．
- 尿毒症性脳症は，腎不全の進行速度に規定されるため，急性腎不全でみられることが多い．

病態生理

有機酸などの尿毒症性毒素によるシナプス伝達の障害，代謝性アシドーシス，中枢神経系の膜透過性の亢進などが複合的に重なって生じる．脳酸素消費量は減少している．

臨床症状

初期には注意力の低下，自発性の低下を認め，進行すると記憶障害，錯乱，昏迷，昏睡に至る．神経症状は日内変動がある．動作時振戦，asterixis，ミオクローヌスなどの多彩な不随意運動を認めることが多く，時にてんかん発作（急性症候性発作）を合併する．

検査

血液検査，血液ガス検査，脳波検査を行う．血液検査では高度な尿素窒素（BUN），クレアチニン（Cr）の上昇を認める．血液ガスでは有機酸の増加を反映し，アニオンギャップの増加を伴う代謝性アシドーシスを認める．脳波検査では基礎波の徐波化を認め，てんかん発作を合併する場合は高振幅棘徐波などのてんかん波が混在する．

治療

人工透析により尿毒症性脳症の症状は改善しうる．

透析不均衡症候群

dialysis disequilibrium syndrome

概念

- 人工透析導入時に認めることがある一過性脳症をいう．

病因・病態生理

　人工透析により血液中の尿素などの浸透圧物質が急激に除去され，老廃物の除去が遅れる脳組織との間に浸透圧較差が生じ，水が脳組織に移行し脳浮腫を起こすためと考えられている．このため，血液中と組織内の浸透圧較差が生じにくい維持透析期では，不均衡症状はほぼ生じない．

臨床症状

　透析中および透析終了後12時間以内に頭痛，悪心，嘔吐，筋けいれんが起こる．けいれんや意識障害をきたすことはまれである．

検査

　血液-脳組織間の圧較差に伴う病態のため，特異的な検査所見に乏しい．

治療

　計画的な透析導入を行う．透析時間を長くするなどの対処で発症の予防および治療を行う．

慢性腎臓病に伴う認知症

概念

● 慢性腎臓病（CKD）に伴い，記憶障害（もの忘れ）だけでなく注意，実行機能，言語，視覚認知などの神経認知領域のいずれかで，以前の活動レベルと比較し明らかな機能低下をきたし，日常生活において自立性を保てない状態をいう．

病因・病態生理

　CKD患者では認知症有病率は非CKD患者と比して高く，推算糸球体濾過量の低下に応じて認知症リスクが増大する．脳血管障害の合併が相対的に多く，大脳白質病変を併存することが多いなどの脳血管性認知症の要素が加わりやすい．

臨床症状

　混合型認知症の頻度が高いため，Alzheimer病の特徴である記憶障害や取りつくろい，脳血管性認知症の特徴である前頭葉機能低下（自発性の低下，思考速度の低下，脱抑制）の両方の症状を有する．

検査

　Mini-Mental State Examination（MMSE）あるいは改訂長谷川式簡易知能評価スケール（HDS-R）を行う．前頭葉機能低下の評価のため frontal assessment battery（FAB）を行う．また，不安，抑うつ，焦燥・不穏，幻覚・妄想，暴言など，行動と心理の症状を評価する．

　週単位での進行など，一般的な認知症より経過が速い場合，treatable dementia（治療可能な認知症）を想定し，電解質異常，尿毒症，血糖異常，感染症などの除外を行う．

治療

　非薬物療法の有用性は高く，身体活動量を保つ，良い感情的交流をもつ，無用の刺激を避けるようにする．

　認知症の中核症状に対しては，コリンエステラーゼ阻害薬とNMDA（N-メチル-D-アスパラギン酸）受容体拮抗薬を腎機能障害の程度により検討する．行動と心理の症状（BPSD）への薬物治療には，少量のオランザピン，アリピプラゾールなどが候補にあげられる．

（黒田　龍，宮嶋裕明）

10 脊髄・脊椎疾患と神経症状

頸椎症 cervical spondylosis

概念
- 頸椎症とは，頸椎の椎間板，鈎関節（Luschka 関節），椎間関節などに生じた加齢変性が原因で椎間板膨隆，靭帯の肥厚，骨棘の形成が起こった状態をいう．加齢に伴ってほとんどの高齢者は頸椎症があるが，無症候の場合も多い.
- 神経根や脊髄が圧迫されて障害を受けると神経症候を起こす.

病理
脊髄は，圧迫により扁平化すると病理学的な変化はまず灰白質から起きる．前角がまず扁平化し，高度になると前角，中間質，後角などの中心灰白質から後索の腹外側部に cystic cavity を形成する.

病態生理
本症の神経障害は神経根が障害される神経根症と，脊髄が障害される脊髄症に大別される．脊髄症の場合には，灰白質障害が先行することが多く，次いで錐体路，前脊髄視床路の順で障害が広がることが多い．脊髄症の発現には，静的な圧迫だけでなく動的な圧迫が重要である．頸椎の後屈により椎体の後方すべり，椎間板の膨隆，後方の黄色靭帯のたわみが起こって脊髄の圧迫が増強する.

臨床症状

神経根症 radiculopathy
神経根症は，一側の頸部，肩甲部，上肢の神経根痛で初発する場合が多い．神経根痛は頸椎後屈や病変側への側屈によって誘発される．自覚的なしびれが一側上肢にみられることが多い．他覚的な感覚障害は，おおむね C6 は母指，C7 は中指，C8 は小指に存在することが多い．前根障害があると支配筋の筋力低下がみられる．障害レベルでの腱反射低下または消失があり，その他の腱反射は正常である.

脊髄症 myelopathy
脊髄症は，一側性または両側性の上肢のしびれで発症する場合が多い．脊髄症は軽微な外傷や不適切な姿勢などの動的障害により急性から亜急性に発症する場合と，緩徐に発症する場合がある．頸部，肩甲部の神経痛様の疼痛は伴わないことが多く，痛みを訴える場合も「筋肉がこる」程度である．脊髄障害が進行すると下肢の痙性麻痺，体幹下肢の感覚障害，排尿障害を認める.

脊髄の障害高位診断
頸椎症の診断には，髄節症候や神経根症候から障害高位を診断し，その高位が画像上でみられる脊髄圧迫におおむね一致するかどうかの判断が重要である[1]．頸椎と頸髄の高位には約 1.5 髄節のずれがあり，C3/C4 椎間は C5 髄節，C4/C5 椎間は C6 髄節，C5/C6 椎間は C7 髄節，C6/C7 椎間は C8 髄節におおむね相当する（❶）．神経根はその髄節から約 1 椎体下方に走行して，椎間孔から脊柱管外に出る．たとえば，C5/C6 椎間高位においては，髄節症候として C7 の症候が出現し，神経根症候としては C6 の症候が出現しうる（❶）.

検査

画像診断
頸椎単純 X 線では，側面像で全体のアライメントと椎間腔の狭小化，発達性脊柱管狭窄の有無を確認する（❷）．C5 椎体の中間のレベルで脊柱管前後径が 12 mm 以下ならば，発達性脊柱管狭窄と判断される．側面像では前屈位と後屈位も撮影して不安定性を評価する．斜位像では Luschka 関節の骨棘，椎間関節の骨性増殖による椎間孔狭窄を評価する.

頸椎 MRI では椎間板の突出，黄色靭帯の膨隆による脊髄圧迫の程度，また T2 強調画像で髄内の高信号の有無が評価できる.

髄液検査
圧迫による髄液流通障害のため，軽度から中等度の髄液蛋白濃度の上昇がみられることが多い.

電気生理学的検査
筋電図にて，障害された髄節の筋肉に神経原性変化を認める．障害されていない髄節の筋に広範囲に脱神経所見や神経原性変化を認めた場合には，運動ニューロン疾患の可能性を考慮する必要がある．上肢の神経伝導検査は頸椎症では異常を示さないので，末梢神経障害との鑑別に有用である.

鑑別診断
上肢に運動・感覚障害を起こすあらゆる疾患との鑑別診断が必要である．特に手根管症候群，肘部管症候群，橈骨神経麻痺などの末梢神経障害，上肢から初発した筋萎縮性側索硬化症，脳血管障害との鑑別が臨床的に重要である.

筋萎縮性側索硬化症では，頸椎症では出現しない球麻痺，舌萎縮，頸部屈曲力低下が重要である．また，上肢の筋萎縮はびまん性であり，本症の髄節性の分布とは異なる.

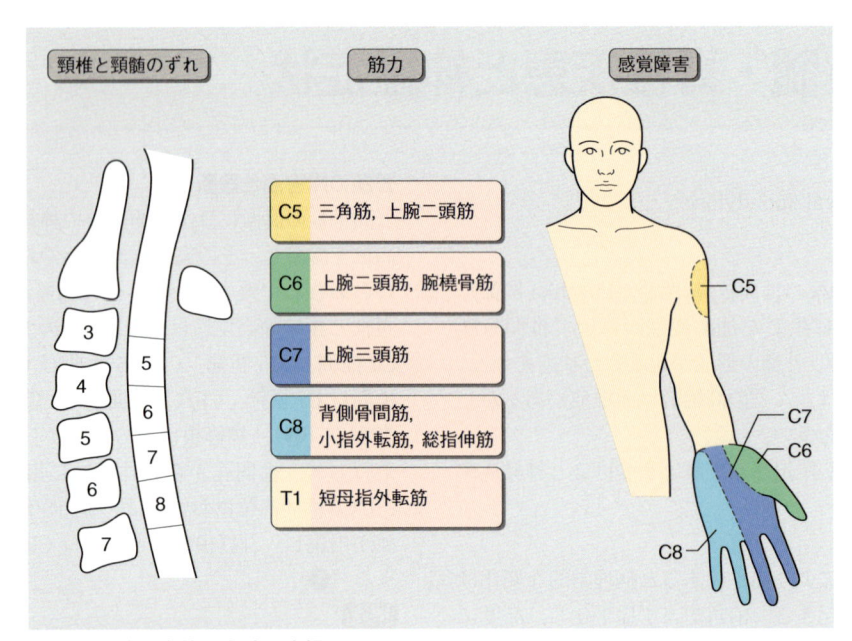

❶ 脊髄圧迫の高位と上肢の症候

頸椎と頸髄には約 1.5 椎体のずれがある. 各椎間に対応した髄節と筋力低下, 感覚障害の部位を示す. 短母指外転筋は主に T1 髄節支配であり, 頸椎症では障害されにくい.

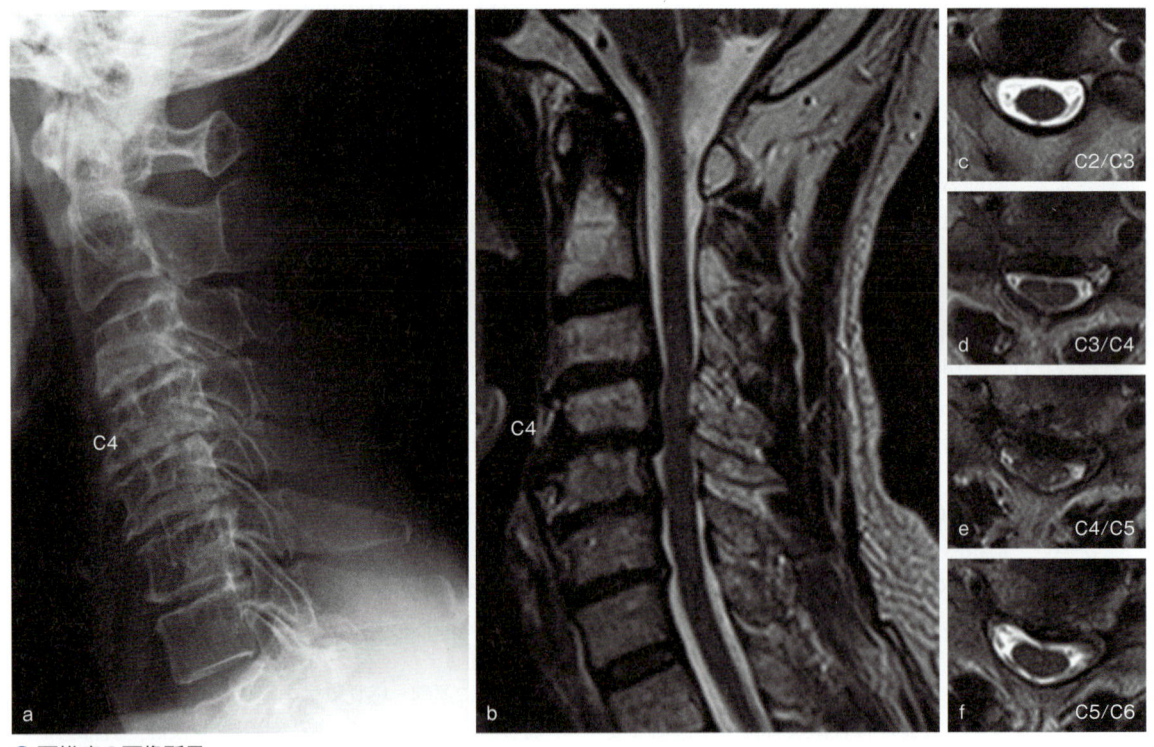

❷ 頸椎症の画像所見

a. 単純 X 線側面像. C3/C4, C4/C5, C5/C6 椎間に椎間腔の狭小を認める. C4/C5 椎間に軽度の後方への偏位を認める.
b. MRI T2 強調像矢状断. 脊髄が C3/C4, C4/C5 椎間で圧迫されている.
c〜f. MRI T2 強調像横断像. C3/C4, C4/C5 椎間にて脊髄が扁平化しており, C4/C5 では髄内高信号を認める.

経過・予後

頸椎症の神経障害は必ずしも慢性的に進行しない. 間欠的な悪化期があるが, その他の期間は症状が固定性のことが多い. 特に軽症例では悪化しないことが多い.

❸ 腰椎椎間板ヘルニアの高位別の神経症候

ヘルニア椎間	L3/L4	L4/L5	L5/S1
障害神経根	L4	L5	S1
腱反射消失・低下	膝蓋腱反射	なし	アキレス腱反射
感覚障害	膝・下腿内側	下腿外側 第1足指	足底 足背の第5足指側
筋力低下	大腿四頭筋	前脛骨筋 長母趾伸筋 長趾伸筋	腓腹筋 長母趾屈筋 長趾屈筋

治療・予防

　予防には頸椎の良い姿勢を保持して動的障害を除くことが重要である．上を見上げる姿勢をとらない，首をぐるぐる回す運動を避ける，就寝時には頸部までしっかり固定できる面積の広い枕を使用するなどの注意により，神経症候の悪化を防ぐことがある程度可能である．頸椎カラーが有効な場合がある．

　外科的な除圧術は，軽症例では保存的治療と有意差がないとする報告がある．神経症候が高度で圧迫が強く今後も悪化が予測される場合には，外科的治療を考慮する[2]．

椎間板ヘルニア　herniation of intervertebral disk

概念

- 椎間板ヘルニアは，髄核をとり囲んでいる線維輪の後方部分が断裂し，変性した髄核が断裂部から後方に逸脱することにより神経根，馬尾，脊髄を圧迫して神経症候を呈したものである．
- 発症好発年齢は20〜40歳代で，頸椎症や腰部脊柱管狭窄症よりも若い．男女比は2〜3：1で男性に多い．
- 腰椎に圧倒的に多く，頸椎は少ない．胸椎はまれである．

臨床症状

腰椎椎間板ヘルニア　lumbar disc herniation

　急性の神経根症として下肢の痛み，しびれ，腰痛で発症することが多い．好発高位はL4/L5，L5/S1椎間である．障害される椎間，神経根によって症候の現れる部位が異なる（❸）．L4/L5，L5/S1椎間では，殿部大腿後面の坐骨神経領域の疼痛を起こし，下肢伸展挙上テストで70度以下にて下肢後面に疼痛が起きる（Lasègue徴候陽性）．

頸椎椎間板ヘルニア　cervical disc herniation

　多くは外側にヘルニアが脱出して神経根を障害し，頸部痛，肩甲部痛と障害神経根領域の運動感覚障害を起こす．また，正中部のヘルニアで脊髄症を起こすことがある．

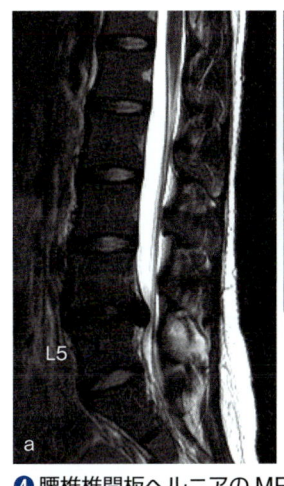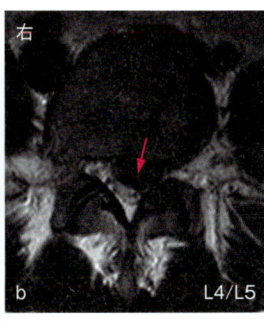

❹ 腰椎椎間板ヘルニアの MRI 画像

a. 矢状断 T2 強調画像，b. 横断像 T2 強調画像（L4/L5）．
左傍正中に椎間板ヘルニア（矢印）を認める．

診断

　MRIにて脱出椎間板を描出できる（❹）．

経過・予後

　椎間板ヘルニアの半数程度は3か月以内に自然退縮する．

治療・予防

　疼痛が強い場合は鎮痛薬，さらには神経根ブロックを行う．症状が高度の場合や3か月たっても改善しない場合には手術治療を考慮する[3]．

脊柱靱帯骨化症
ossification of spinal ligament

概念

- 脊柱靱帯骨化症とは，脊椎を支持する靱帯のうち椎体の後方にある後縦靱帯や上下の椎弓を支持する黄色靱帯が骨化し肥厚する病態で，無症候のこともあるが，脊髄，神経根を圧迫すると神経症候を呈する．後縦靱帯骨化症は頸椎に多く，黄色靱帯骨化症は中下位胸椎に多い．
- 日本人に多く，女性よりも男性に約2倍多く，50歳代の発症が多い．

● 頸椎後縦靱帯骨化症（OPLL）は，骨化パターンによって分類されている（**❺**，**❻**）．

頸椎後縦靱帯骨化症 ossification of posterior longitudinal ligament（OPLL）

誘因なく発症することが多いが，転倒や頭部外傷を契機に急性に脊髄症を起こすこともある．上肢のしびれ感で初発することが多く，進行すると下肢の感覚障害，痙性麻痺となる．

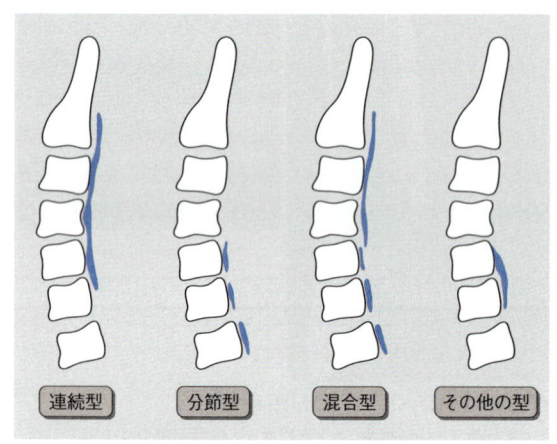

❺ 頸椎後縦靱帯骨化症（OPLL）の形態分類
分節型は骨化が椎間板レベルを超えない．

胸椎黄色靱帯骨化症 ossification of yellow ligament（OYL）

下肢の運動感覚障害が緩徐進行性に起きる．中位胸椎の病変の場合は痙性対麻痺が主症候になる．T11/T12椎間では大腿四頭筋の筋萎縮，T12/L1椎間では下腿の筋萎縮を呈して弛緩性両下肢麻痺となることがある．

診断

画像診断では，靱帯骨化は単純X線，CT画像で高吸収となり，MRIでは低信号となる．MRIでは脊髄圧迫の程度を評価できる（**❼❶**）．

経過・予後

無症状の段階で見つかった場合，その後，症状が発現する比率は20％程度である[4]．すでに脊髄症が発現している場合には，半数程度は進行性の経過をとる．

治療・予防

中等度以上の脊髄障害がある場合には，手術的治療を考慮する必要がある．

腰部脊柱管狭窄症 lumbar spinal canal stenosis

概念

● 腰部脊柱を構成する骨性要素や椎間板，靱帯性要素などによって腰部の脊柱管や椎間孔が狭小となり，馬尾あるいは神経根の絞扼性障害をきたして症状が発現したものをいう．

● 臨床症状として間欠性跛行が出現する．

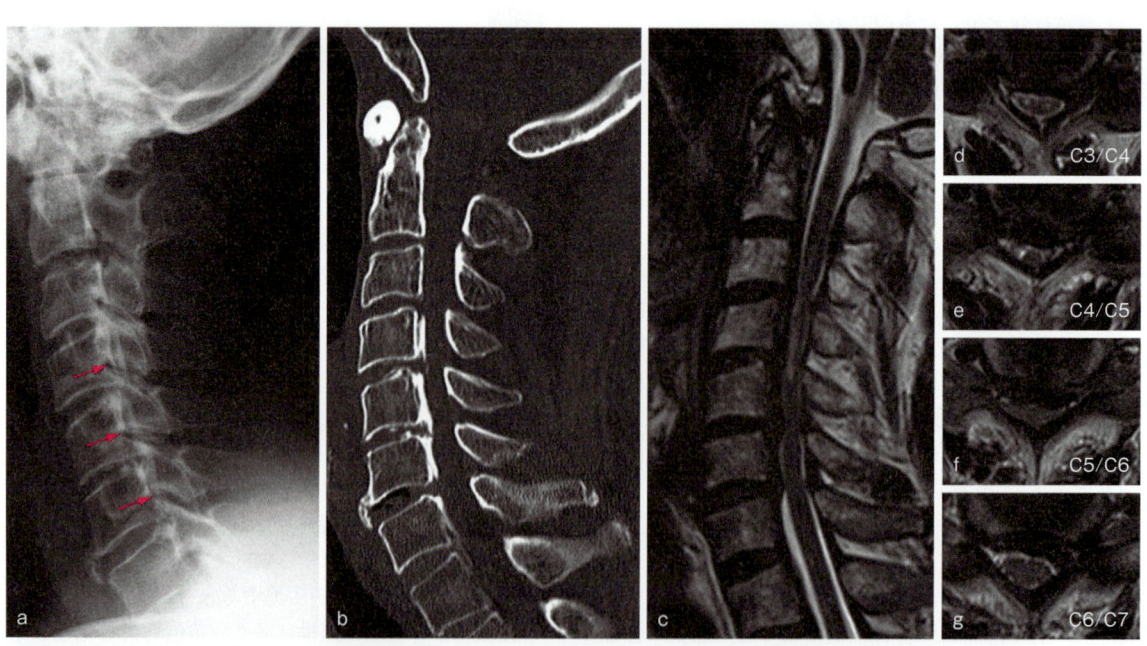

❻ 頸椎後縦靱帯骨化症（OPLL）の画像所見
a. 単純X線側面像，b. CT再構成画像矢状断，c. MRI T2強調像矢状断，d〜g. MRI T2強調像横断．
OPLLをC4〜C7椎体レベルに分節性に認める（矢印）．OPLLは椎体後方でX線，CTでは高吸収，MRIでは低信号として認める．脊髄はC3/C4椎間からC5/C6椎間まで圧迫されており，C3/C4，C4/C5椎間では髄内高信号を両側の脊髄中心部に認める．

- 原因により先天性と後天性に分類されるが，ほとんどは変形性脊椎症，変性性すべり症などの加齢による後天性である．
- 本症は50歳以上の男性に多い．高齢者の増加とともに本症も増加している．
- 狭窄の好発部位はL4/L5椎間である．

病態生理

本症では椎間板高位にて，前方からの椎間板の膨隆，後方からの椎間関節の変形，黄色靱帯の肥厚により狭窄が起きる．この狭窄の程度は腰椎の動きにより変化し，通常は腰椎の前屈で軽減して後屈で増強する．

臨床症状

自覚症状

腰痛，下肢痛，下肢のしびれが起きる．これらの症状は立位，歩行によって悪化して臥位や座位で軽快する．歩き始めはよいが歩いているうちに脱力，しびれ，疼痛が起こって歩行の持続が困難となるが，短時間座って休息することで再び歩行可能となる間欠性跛行が特徴的である．腰椎を前屈位にしていれば間欠性跛行は起きないので，乳母車やショッピングカートを押しての歩行や自転車ならば症状が発現しない．

馬尾の圧迫により排尿障害を伴うことがある．

他覚徴候

障害神経根の分布に沿った感覚障害があることもあるが，安静時には他覚的な運動感覚障害を認めないことも多い．アキレス腱反射は低下することが多い．腰椎を30秒程度後屈させると，殿部痛，下肢痛が増強することがある．

診断

腰椎単純X線では，脊椎症性変化（椎体の骨棘，椎間板の狭小化，椎間関節の硬化・変形）を認める．腰椎MRIでは狭窄による馬尾，神経根の圧迫の程度が明らかになる（❼）．脊髄造影では腰椎前後屈による動的な狭窄を評価できる．

鑑別診断

間欠性跛行の鑑別診断では，下肢の慢性動脈閉塞症による血管性間欠性跛行が重要である．血管性では，腰椎の姿勢を問わず下肢の運動負荷で症状が発現し，立位での休息でも症状が軽快する．負荷時の症状は，腓腹筋のけいれん性疼痛のことが多い．また，血管性では安静時に足背動脈，後脛骨動脈などの拍動が触知できないことが多い．

経過・予後

すべての患者が悪化するわけではなく，軽度および中等度の患者の半数程度では手術をしなくても良好な経過が期待できる．

治療

薬物療法としては，疼痛軽減のために非ステロイド性抗炎症薬，筋弛緩薬が使用される．硬膜外ブロックや神経根ブロックは腰痛および下肢痛に有効である．経口プロスタグランジン E_1 が少なくとも短期間は神経症状に有用である[5]．保存的治療が奏効せず日常生活に不自由を感じる場合には，狭窄部位の除圧術を考慮する．

脊髄腫瘍 spinal cord tumor

腫瘍の脊髄，硬膜との位置関係により硬膜外，硬膜内髄外，髄内に分類される．

硬膜外腫瘍 extradural tumor

硬膜外腫瘍の多くは肺癌，乳癌，悪性リンパ腫などの脊椎転移である場合が多い[6]．背部痛，神経根痛に引き続き，急性の脊髄症を起こす．胸椎レベルに多い．したがって，担癌患者あるいは高齢者の背部痛では，転移性硬膜外腫瘍の可能性を念頭において検討することが必要である．

単純X線で椎体の破壊や椎弓根の破壊（pedicle

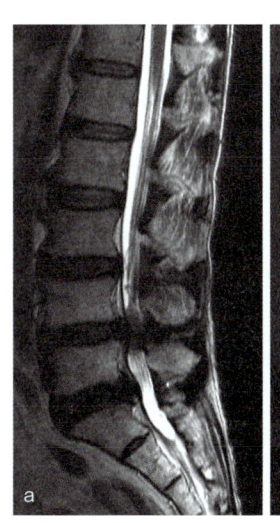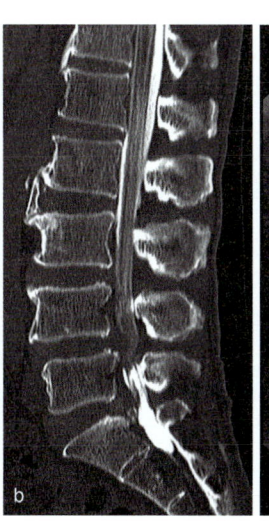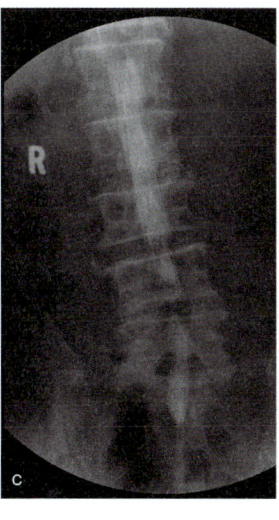

❼ 腰部脊柱管狭窄症の画像所見
a. 腰椎MRI矢状断T2強調画像．
b. CTミエログラフィ再構成画像矢状断．
c. ミエログラフィ正面像．
L4/L5の狭窄によって馬尾が絞扼されている．

sign）を認めることがある．その場合，通常は骨吸収が主体であることが多いが，前立腺癌や乳癌では骨硬化をきたすこともある．胸椎MRIにて椎体と椎弓に腫瘍による信号変化を認め，脊髄圧迫を認める（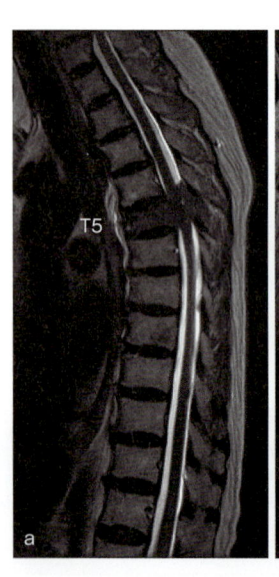❽）．転移性硬膜外腫瘍で急性の脊髄症を呈した場合には，原疾患の予後にもよるが，対麻痺となるのを回避するため緊急の除圧術または放射線療法が必要である．

硬膜内髄外腫瘍 intradural-extramedullary tumor

硬膜内髄外腫瘍は，髄膜腫と神経鞘腫が多い[7]．通常は緩徐進行性の経過をとる．髄膜腫は中年以降の女性に多く，胸椎レベルに多い．神経鞘腫は主に後根神経から発生し，当該神経根のしびれや痛みで発症することが多い．腫瘍が大きくなって脊髄が圧迫されると，そのレベル以下の運動感覚障害を起こす．治療は腫瘍を摘出して，脊髄圧迫を除くことである．

髄内腫瘍 intramedullary tumor

髄内腫瘍は脳室上衣腫（ependymoma），星細胞腫（astrocytoma），血管芽腫（hemangioblastoma）が多い[8]．脳室上衣腫は脊髄中心管の上皮を起源として緩徐に増大する（図❷）．星細胞腫は悪性度が高いものから低いものまであるが，脊髄への浸潤傾向が強く，広範囲に広がっていることが多い．血管芽腫は脊髄表面から内部に侵入する形をとり，境界明瞭で，上下に長い嚢胞を形成していることが多い．

治療は腫瘍の摘出であるが，星細胞腫の場合は全摘出が困難なことが多い．

脊椎の炎症 inflammation of the spine

化膿性脊椎炎 pyogenic spondylitis

概念

● 化膿性脊椎炎は，脊椎椎体および椎間板の細菌性炎症である．起炎菌はさまざまであるが，メチシリン耐性黄色ブドウ球菌（MRSA）を含む黄色ブドウ球菌が多い[9]．
● 好発部位は腰椎，胸椎である．
● 脊椎外の感染巣からの血行性感染が多い．

臨床症状

急性あるいは慢性の背部痛があり，発熱と炎症反応の上昇がある．

診断

脊椎のMRI椎間板隙の高さが減少して椎間板はT1強調画像で低信号，T2強調画像で高信号を示す（❾）．また，それに接する上下の椎体にT1強調画像で境界不明瞭な低信号を認める．時には硬膜外に硬膜外膿瘍を併発する．その場合には，脊柱管内硬膜外にT1低～等信号，T2高信号の異常な軟部組織として描出される．造影MRIでは辺縁部あるいは全体が造影される．

治療

血液培養やもとの感染巣から起炎菌を同定して，感受性のある抗菌薬を長期間（6～8週）投与する．診断に疑問がある場合や起炎菌が同定できない場合には，経皮的椎間板生検も選択肢となる．硬膜外膿瘍で脊髄圧迫による高度の脊髄症がある場合には，緊急除圧術が必要な場合がある．

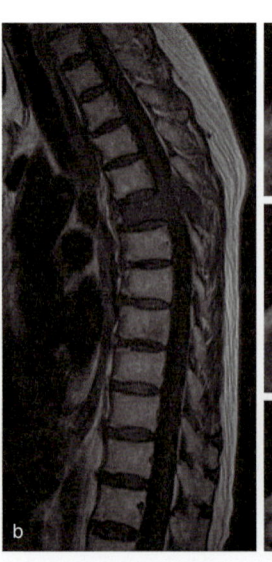
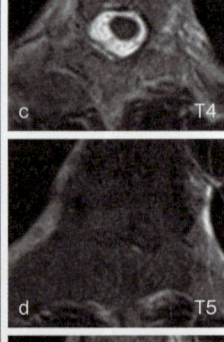
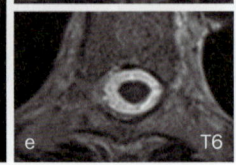

❽ 転移性脊椎腫瘍のMRI画像

a．T2強調像矢状断．
b．T1強調像矢状断．
c～e．T2強調像横断．
T5椎体がT2でもT1でも低信号となっている．信号異常は椎弓から棘突起にまで及んでいる．T5椎体では脊髄が絞扼されている．本症例は，悪性リンパ腫の治療中の患者が，脊椎転移により急性脊髄障害を起こしたものである．

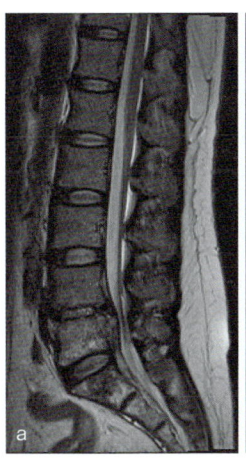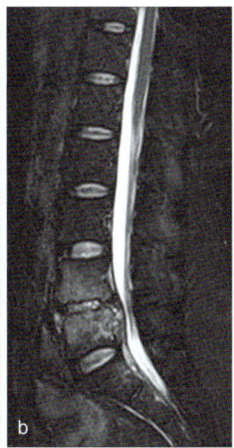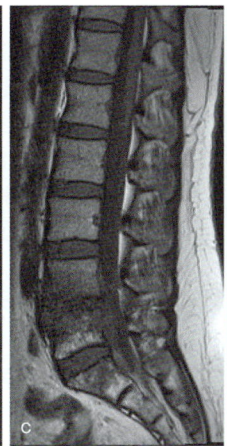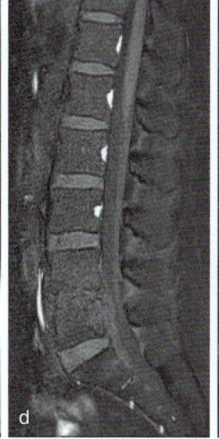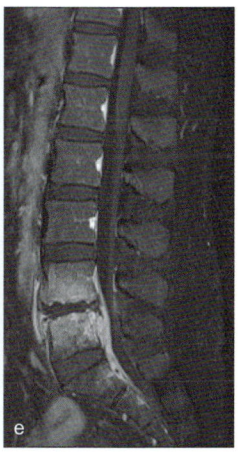

❾ 化膿性脊椎炎の MRI 画像（矢状断）

a. T2 強調像, b. 脂肪抑制 T2 強調像, c. T1 強調像, d. 脂肪抑制 T1 強調像, e. 脂肪抑制ガドリニウム造影画像.
L4/L5 椎間板が T2 で高信号, T1 で低信号となっている．その上下の椎体の椎間板に接する終板が特に T1 強調像で不明瞭となっている．
感染した L4 と L5 椎体は造影されている．また，脊椎の前側と後側にも造影所見があり，硬膜外膿瘍を併発していることが読影できる．

結核性脊椎炎 tuberculous spondylitis

概念
- 結核性脊椎炎は脊椎の肉芽腫性炎症であり，傍脊椎の軟部組織にも波及しやすい．肺からの経動脈性感染が多く，化膿性脊椎炎とは異なり，隣接していない椎体にも感染することがあり，また椎間板が時に保たれることもある．
- 好発部位は中部胸椎から胸腰椎移行部である．

臨床症状
化膿性脊椎炎よりも慢性の経過をとり，慢性的な背部痛が多い．化膿性脊椎炎と比較して発熱，悪寒などは少なく，神経症状を呈することが多い．

診断
椎体が破壊され，T1 で低信号，T2 で高信号になる．化膿性脊椎炎に比べて多椎体に及ぶことが多い．前縦靭帯下に膿瘍を形成しやすい．椎間板は比較的保たれる[10]．

治療
抗結核薬の長期投与が必要である．

脊髄空洞症 syringomyelia

概念
- 脊髄空洞症は，さまざまな原因により脊髄内に空洞が形成される慢性進行性の疾患である．脊髄空洞症の原因疾患では Chiari I 型奇形が約半数と最も多い[11]．
- 脊髄空洞症のその他の原因としては，癒着性くも膜炎，脊髄外傷後などがある．脊髄髄内腫瘍も脊髄内に空洞を形成することが多いが，腫瘍に伴う囊胞（cyst）として脊髄空洞症とは区別すべきとの考え方もある．
- Chiari I 型奇形は小脳扁桃が大孔から脊柱管内に下垂するもので，頭蓋内と脊柱管内との髄液の流通障害が脊髄空洞の形成に関与していると考えられている．

以下，Chiari I 型奇形に伴う脊髄空洞症について述べる．（☞「Chiari 奇形」p.550）

臨床症状
初発症候
　成人では上肢のしびれや痛み，運動麻痺で初発することが多く，小児では側彎症で初発することが多い．その他，延髄障害の症候である顔面のしびれ，めまい，頭痛で発症する場合もある．

神経症候
　脳神経症候として，眼振（特に下向き眼振），顔面のタマネギの皮様の感覚障害（顔面の外側の感覚障害），嚥下困難，嗄声，胸鎖乳突筋萎縮，舌萎縮などが起きることがある．これらの症候は Chiari I 型奇形，あるいは合併する延髄空洞症や頭蓋頸椎移行部奇形によって起きる．

　感覚障害の特徴としては，両側の宙吊り型解離性感覚障害が特徴的とされていたが，初期には一側性のことが多い．高度の痛覚鈍麻があるため，手指に火傷を起こすことがある．咳や努責などにより上肢に痛みが誘発されることがある．

　運動症候としては，上肢の遠位部優位の筋萎縮が特徴的とされていた．腱反射では上肢は低下しており，下肢は亢進していることが多い．

　MRI で簡単に空洞症が診断できるようになってから，さまざまな非典型的な症候の例が見つかるようになってきた．

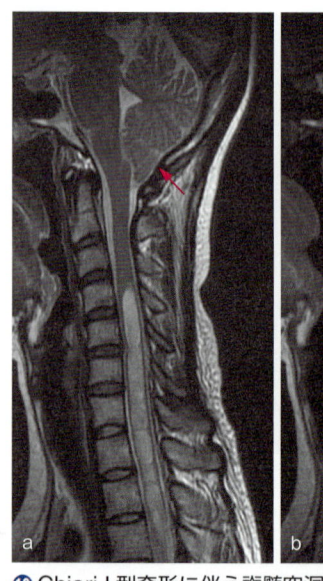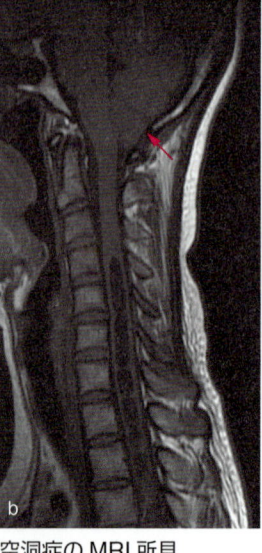

⑩ Chiari I 型奇形に伴う脊髄空洞症の MRI 所見

a. T2 強調像矢状断, b. T1 強調像矢状断.
C3 以下の髄内に T2, T1 ともに髄液と同じ信号を呈する空洞を認める. また, 小脳扁桃が大孔を超えて下垂しており, Chiari I 型奇形を認める (矢印).

診断

MRI にて脊髄内に髄液の信号を呈する空洞と Chiari I 型奇形を認める (⑩).

治療

小児例では自然軽快する例もあるが, 半数以上の症例では次第に神経症候が進行する. 手術法としては, 大後頭部減圧術により頭蓋内と脊柱管内との髄液の流通障害を改善する方法と, 空洞とくも膜下腔にシャントチューブを入れる方法とがある.

（安藤哲朗）

●文献

1) 安藤哲朗：頸椎症の診療. 臨床神経学 2012；52：469.

2) 日本整形外科学会診療ガイドライン委員会ほか (編)：頸椎症性脊髄症診療ガイドライン 2015. 改訂第2版. 東京：南江堂；2015.

3) 日本整形外科学会診療ガイドライン委員会ほか (編)：腰椎椎間板ヘルニア診療ガイドライン 2011. 改訂第2版. 東京：南江堂；2011.

4) 日本整形外科学会診療ガイドライン委員会ほか (編)：頸椎後縦靱帯骨化症診療ガイドライン 2011. 改訂第2版. 東京：南江堂；2011.

5) 日本整形外科学会診療ガイドライン委員会ほか (編)：腰部脊柱管狭窄症診療ガイドライン 2011. 東京：南江堂；2011.

6) 細野 昇：転移性脊椎腫瘍. 脊椎脊髄ジャーナル 2006；19：588.

7) 寶子丸稔：硬膜内髄外腫瘍の画像診断. 脊椎脊髄ジャーナル 2010；23：333.

8) 金 彪ほか：脊髄髄内腫瘍 (自験手術例 139 件の MRI 所見)―多様性と組織診断の重要性. 脊椎脊髄ジャーナル 2010；23：326.

9) 柳橋 寧ほか：化膿性脊椎炎. 脊椎脊髄ジャーナル 2006；19：678.

10) 井澤一隆：結核性脊椎炎. 脊椎脊髄ジャーナル 2006；19：687.

11) 村上友宏ほか：脊髄空洞症. 脊椎脊髄ジャーナル 2010；23：423.

12) 坂本博昭：キアリ奇形とキアリ奇形に伴う脊髄空洞症. 脊椎脊髄ジャーナル 2006；19：651.

11　脳脊髄液の動態異常

脳脊髄液異常症

脳脊髄液の生理学的な動態とその異常

現在，広く信じられている脳脊髄液の動態（産生，吸収）に関する生理学は，およそ100年前にCushingが「第三の循環」として提唱した"bulk flow"説を根幹的な概念として展開されている．bulk flow説は以下の3つの命題から構成される．
①脳脊髄液の主たる産生部位は脈絡叢である．
②脳脊髄液の主たる吸収部位は，頭頂部の上矢状静脈洞に存在するくも膜顆粒である．
③脳脊髄液は一定方向に向かって「川の流れのように」循環しており（bulk flow），側脳室から第三脳室，中脳水道，第四脳室へと流れてからくも膜下腔に出て，脳表のくも膜下腔を頭頂部に向かって上行し，最終的には上矢状静脈洞のくも膜下流から吸収される．

現在も使用されているほとんどすべての教科書でも，脳脊髄液の動態は，このbulk flow説をもとにして記載されており，この領域における教義（dogma）として受け入れられている．

近年，このbulk flow説に対しては多くの疑問が投げかけられており，現在われわれは従来の脳脊髄液動態の概念の再考を迫られている．新しい脳脊髄液の動態に対する考え方の詳細は文献1）を参照してほしいが，以下，要約する．
①脳脊髄液と脳間質液とでは水の交換は自由に生じているので，水の動態に関しては，両者は一括して脳細胞外液として扱うべきである．
②脳間質液は主として脳内の毛細血管で産生・吸収される．
③脳脊髄液には，篩板を通過して鼻粘膜下のリンパ管から頸部リンパ節に入る排出経路および脳動脈周囲の血管周囲腔を血流とは逆方向に流れ，頭蓋底から脳の外に出て頸部リンパ節に入る排出経路（脳脊髄液のリンパ経路）が存在する．
④側脳室の脈絡叢が脳脊髄液の主たる産生部位ではなく，またくも膜顆粒は正常の頭蓋内圧ではほとんど機能しておらず，脳脊髄液は一方向性に循環することはない．

「髄液循環」という考え方が否定されつつある現状からは，正常圧水頭症，頭蓋内圧亢進症などの病態は，「髄液循環障害」ととらえるのではなく「脳脊髄液分布の異常＝脳脊髄液異常症」としてとらえられるべきである．

水頭症　hydrocephalus

水頭症とは，脳脊髄液の過剰産生，吸収不全などによって，その分布に異常をきたして，脳室が拡大する状態をいう．

水頭症は，これまでの「髄液循環仮説」の名残で，①脳室間または脳室系とくも膜下腔間の閉塞による非交通性水頭症と，②閉塞部位が存在しない交通性水頭症に分類される．非交通性水頭症には先天性の中脳水道狭窄症や囊胞，新生物などによる閉塞がある．正常圧水頭症は交通性水頭症に分類されるが，髄膜炎，外傷，くも膜下出血などに続発する二次性正常圧水頭症と，これら原因となる既往疾患がなく発生した特発性正常圧水頭症に大別される．内科および神経内科で扱うことが多いのは後者である．また，近年の疫学研究により，高齢者には特発性正常圧水頭症の頻度が高いことが報告され注目を集めており，基礎・臨床研究によるエビデンスも集積され，診療ガイドラインも整備されてきている．

特発性正常圧水頭症
idiopathic normal pressure hydrocephalus（iNPH）

概念
- 特発性正常圧水頭症（iNPH）は，歩行障害，認知障害，尿失禁を主な症状として，脳室拡大はあるものの脳脊髄液（髄液）の圧は正常範囲内で，髄液シャント手術で症状が改善する病気として，1965年にHakimらによって報告された．
- 高齢化に伴って近年iNPHが増加してきており，高齢者に多い歩行障害や認知機能障害の原因疾患として，また早期にシャント手術を行えば治療が可能であるという点で，神経内科，脳外科の臨床で注目されている．
- わが国では2004年に「特発性正常圧水頭症診療ガイドライン」（以下，2004年ガイドライン）が世界に先駆けて作成され，2011年にその改訂版（以下，改訂ガイドライン）が出版された[2]．改訂ガイドラインでは，iNPHの特徴として，DESH（disproportionately enlarged subarachnoid-space hydrocephalus：くも膜下腔の不均衡な拡大を伴う水頭症）という画像診断上の所見を重要視している（❶）．

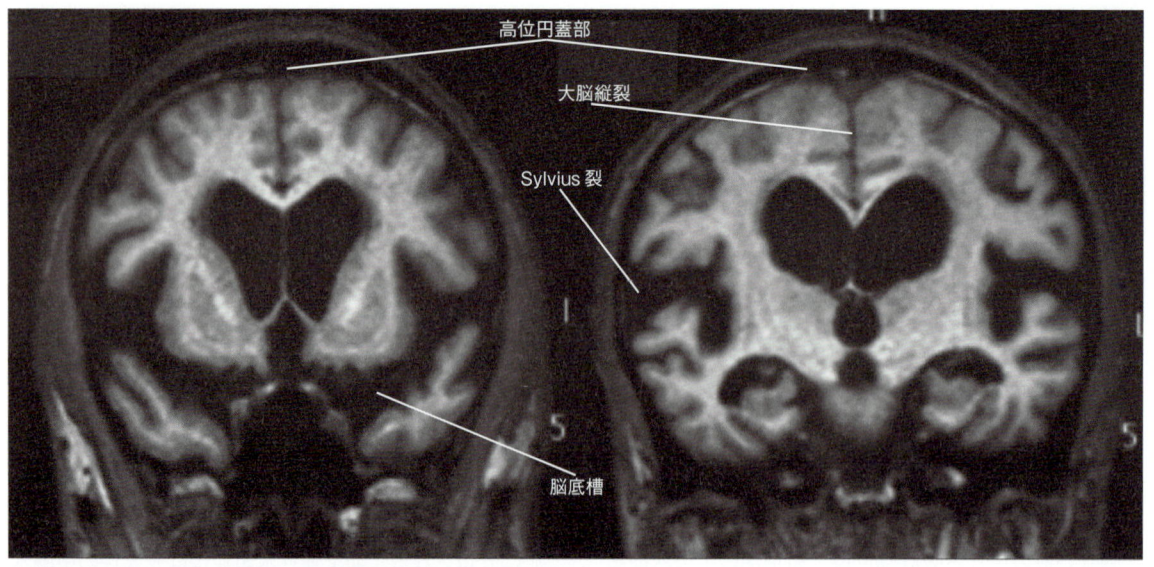

高位円蓋部

大脳縦裂

Sylvius 裂

脳底槽

❶ 特発性正常圧水頭症 (iNPH) に特徴的な DESH 所見 (MRI)
高位円蓋部や大脳縦裂のくも膜下腔は狭小化しているが，Sylvius 裂や脳底槽は拡大している.

DESH とは，❶に示したように脳底槽や Sylvius 裂などの脳の下半分にあるくも膜下腔は拡大しているのに対して，脳の上半分にある高位円蓋部や大脳縦裂のくも膜下腔は狭くなっており，脳の上部と下部のくも膜下腔で髄液の分布が不均衡になっていることを表す術語である．DESH は二次性水頭症には認められず，iNPH に特徴的な所見である．わが国で行われた多施設共同前向き研究である SINPHONI 研究（study of idiopathic normal pressure hydrocephalus on neurological improvement）によって，この DESH 所見が iNPH の診断に有用であることが明らかにされた．iNPH の特徴を表す "DESH" という術語は，現在では国際的にも広く使用されている．SINPHONI 研究では iNPH の 96 ％にこの DESH 所見を認めたが，DESH 所見が明らかではない non-DESH 型の iNPH 患者も少数ながら存在すると考えられる（❶）．

疫学

地域住民を対象にした疫学調査を再解析して，iNPH 疑い例の頻度を検討した研究がわが国から相ついで報告されている．それらはいずれも 2004 年ガイドラインの診断基準に基づいて，脳 MRI で「脳室拡大（Evans index＞0.3）」と「高位円蓋部の脳溝・くも膜下腔の狭小化」を示すものの頻度を調査している．最新の疫学研究までを加重平均すると，高齢者の 2.3 ％が上記の特徴を有しており，これを有病率に換算すると約 600 人/10 万人という驚くべき数字になり，これは Parkinson 病（150〜200 人/10 万人）などよりも高いということになる．すなわち，欧米から

報告された hospital-based study で推測された有病率よりもはるかに多い iNPH 疑い例が地域の高齢者のなかに存在することが示唆される．

臨床症状・病理

iNPH の臨床症状としては，歩行障害，認知障害，尿失禁がいわゆる三徴とされる主症状である．2004 年ガイドライン作成時に三徴の重症度分類尺度が作成され，その後，その信頼性と妥当性の検証が行われて，iNPHGS（iNPH grading scale）として発表されている．この iNPHGS は，髄液排除試験やシャント手術の効果判定にも用いられる．

歩行障害

歩行障害は iNPH にはほぼ必発の症状であり，歩行障害のない iNPH はまれである．その特徴は，開脚性の小刻み歩行であり，特に方向転換時に小刻みとなって足踏みを繰り返す．Parkinson 病の歩行と類似しているが，Parkinson 病と異なる点は開脚性歩行であること，前傾姿勢ではないことがあげられる．

認知障害

歩行障害に次いで多い症状であり，およそ 80 ％の症例に認められる．また逆に，認知症の鑑別診断としても iNPH は重要であり，認知症専門施設での検討では認知症患者の 9.4 ％が iNPH であったとする報告もある．iNPH で障害されやすい機能は前頭葉と密接に関連する機能であり，Alzheimer 病との比較では，iNPH 患者では見当識障害と記憶障害（再生は悪いが再認は保たれる）は軽いが，注意障害，精神運動速度の低下，語想起能力の障害，遂行機能障害などの前頭葉機能関連障害が目立つ．iNPH は高齢者が多く，

Alzheimer 病との合併もしばしば認められる.

排尿障害

60％程度の患者に認められるが，高齢者には頻度の多い非特異的な症状であり，男性の前立腺肥大，女性の骨盤底の筋力低下（多産などによる）との鑑別が必要である.

検査

神経画像検査が必須である．MRI，CT では上述した DESH 所見が重要である．高位円蓋部くも膜下腔の狭小化は MRI 冠状断の 2 断面以上で脳溝の消失をもって判断するが，頭頂部で認められることが多い．側脳室の拡大は，Evans index（両側側脳室前角間最大幅/その部位における頭蓋内腔幅）0.3 以上が目安となる.

脳脊髄液タップテスト（CSF tap test）は，正常圧水頭症の診断に重要である（後述）.

一般に血液・髄液生化学検査上は，正常圧水頭症に特異的な所見はない.

診断

iNPH の診断は，歩行障害，認知障害，尿失禁という臨床症状（三徴），CT，MRI で検出される脳室拡大と DESH 所見，および髄液検査とタップテストを組み合わせて行う.

タップテストは髄液排除試験の一つで，腰椎穿刺により 30 mL の髄液を排除して上記の三徴が改善するかどうかを評価する．ガイドラインでは，iNPH を possible，probable，definite の 3 段階に分類して診断する．probable iNPH でシャント手術の適応があると考え，シャント手術後に症状が改善した症例を definite iNPH として確定診断することになっている．2004 年ガイドラインでは，タップテストは probable iNPH 診断のキーステップに位置づけられていた．このタップテストを診断の中核においたフローチャートは possible および probable iNPH の定義が明確で，また probable iNPH 患者およびその家族に対するシャント術の説明においてもその適応が理解しやすいものであった．しかし，タップテストは感度が 26～61 ％と低く，タップテスト陰性例のなかにシャント術によって症状が改善する偽陰性例が存在する．このような問題点を解決する目的で，SINPHONI 研究からのエビデンスを受けて，改訂ガイドラインの iNPH 診断フローチャートでは 2004 よりもタップテストの probable iNPH 診断に占める比重が減少している（❷）．すなわち，歩行障害があって MRI で前述の

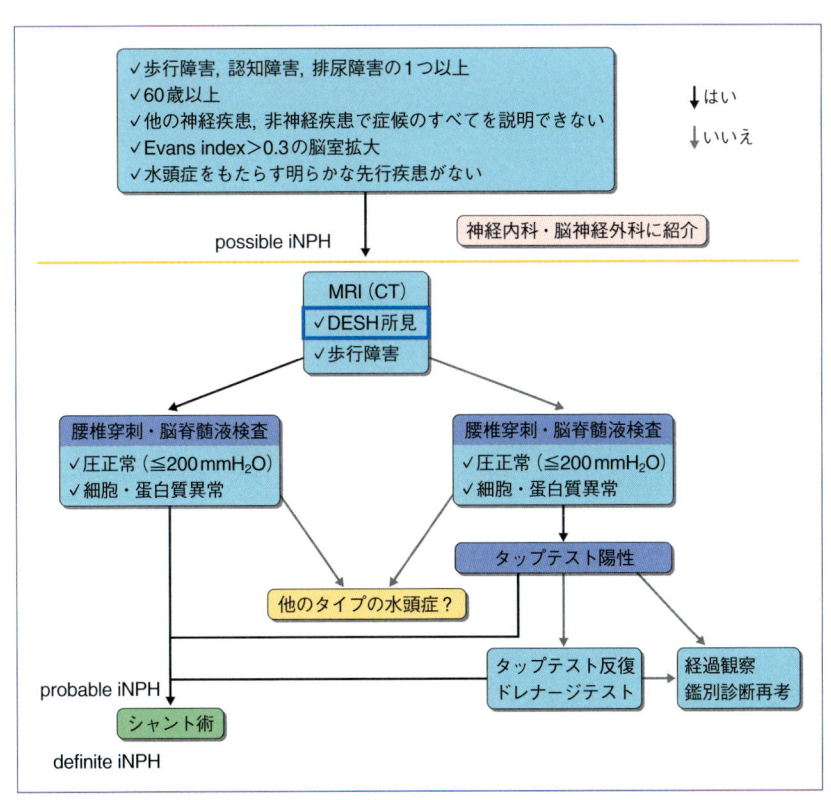

❷ 特発性正常圧水頭症（iNPH）の診断と治療に関するフローチャート

（日本正常圧水頭症学会〈編〉：特発性正常圧水頭症診療ガイドライン．第 2 版．大阪：メディカルレビュー社；2011．をもとに作成）

iNPH に特有の DESH 所見があれば，タップテストの結果にかかわらず probable iNPH と診断してシャント術の適応を考慮することができるのである．この新しい診断フローチャートは，タップテストのシャント効果陽性患者の検出感度の低さを補えるものである．また，改訂ガイドラインには，歩行障害と DESH 所見を有する probable iNPH 患者であっても「タップテストは実施してもよく，陽性である場合には患者や家族に手術への理解が得やすい」とも明記されており，日常臨床におけるタップテストの有用性にも留意されている．したがって，臨床症状と CT，MRI での iNPH 診断に少しでも疑問が残る場合には，ためらわずにタップテストを施行すべきである．タップテストの判定基準の詳細は文献2）を参照．

鑑別診断

二次性正常圧水頭症の診断については既往歴が重要である．iNPH に出現する歩行障害，認知機能障害は，高齢者で同様の症状を呈する以下の神経内科的疾患との鑑別を要する．歩行障害をきたす疾患としては，Parkinson 病，進行性核上性麻痺（PSP），多系統萎縮症（MSA），脳血管障害性パーキンソニズムなどが，認知機能障害をきたす疾患としては，Alzheimer 病，Lewy 小体病，血管性認知症などがあげられる．鑑別上は，画像の特徴，タップテスト，髄液バイオマーカーなどが重要である．

診断基準

診断基準については文献2）を参照．

治療・合併症

治療は，脳神経外科的治療であり，①脳室・腹腔短絡術（ventriculo-peritoneal shunt：VP シャント），②脳室・心房短絡術（ventriculo-atrial shunt：VA シャント），③腰部くも膜下腔・腹腔短絡術（lumbo-peritoneal shunt：LP シャント）などがある．国際的には VP シャントが一般的であるが，わが国では LP シャントのほうが多く行われている．シャントシステムとしては圧可変式バルブの使用が標準的治療である．

シャント手術の合併症としては感染，シャント機能不全，髄液過剰流出による頭痛，硬膜下水腫や血腫などがある．

シャント術の予後に関しては，前述の SINPHONI で前向き研究が行われている．シャント手術 1 年後では，修正 Rankin スケールで 1 段階以上の改善は 69 ％，iNPH 重症度分類で三徴のいずれかが 1 段階以上改善したのは 89 ％であった．手術に直接関係した有害事象（硬膜下水腫など）は 3 ％のみであったが，肺炎や脳梗塞などが経過観察期間中の有害事象として報告されている．これらは，対象とした iNPH 患者が高齢であることに由来するので，このような合併症の予防・治療も術後管理において重要である．

シャント術の医療経済効果については，シャント術による自立度改善によって 1 年後の介護費用はほぼ半減すると試算されている．

特発性頭蓋内圧亢進症
idiopathic intracranial hypertension（IHH）

概念

● 特発性頭蓋内圧亢進症（IHH）は，1893 年に Quincke が脳腫瘍を認めない頭蓋内圧亢進症を記載したことに始まり，腫瘤性病変も水頭症も伴わない頭蓋内圧亢進に伴い，うっ血乳頭，頭痛などの症状をきたす．

疫学

およそ 1 人/10 万人（肥満女性では 19 人/10 万人）である．

臨床症状

頭痛（75〜95 ％），視力障害（65〜68 ％）がよく認められる症候である．頭痛は，頭部全体に及んで，咳やいきみなどによって強度の変動する持続性で非拍動性の頭痛がほぼ連日出現する．

神経学的には，両側性の乳頭浮腫がよくみられる．無症状の患者で，眼底検査で乳頭浮腫が発見されることがある．ほかに，一過性の視野のぼやけ（霧視），盲点の拡大，複視（第Ⅵ脳神経障害による）および拍動性の頭蓋内を起源とする耳鳴が出現することがある．視力障害は周辺視野から始まるが，後期まで患者が気づかない場合がある．最も重篤な場合は，永続的な視力障害を生じることもある．

検査

画像検査では，MRI で視神経周囲腔のくも膜下腔の拡大，トルコ鞍拡大，眼球背側強膜の平坦化，視神経の彎曲，slit 状の側脳室などを認めることがあり，診断の参考となる．

髄液検査は診断に必須の検査である．

診断・鑑別診断

臨床所見から IHH が示唆されれば，視覚症状がなくとも，視野検査および眼底検査を行うべきである．

脳画像所見（MRI）で腫瘤性病変や水頭症などの異常所見がなく（横静脈洞の所見を除く），腰椎穿刺により髄液圧の上昇が示され（肥満がない場合は 200 mmHg 超，肥満がある場合は 250 mmHg 超），髄液の性状が正常であれば診断が確定される．

また，❸のような頭蓋内圧亢進をきたす代謝性，中毒性または内分泌性の原因がないことも必要条件である．

治療

治療は，頭蓋内圧の低下，視力障害の悪化の阻止お

❸ 鑑別疾患

横静脈洞血栓症
上皮小体機能低下症（副甲状腺機能低下症）
ビタミンＡ中毒
薬剤：抗菌薬（テトラサイクリン，ナリジクス酸），経口避妊薬，
蛋白同化ステロイド，イソトレチノイン（尋常性痤瘡〈ニキビ〉
の治療薬）など
全身性エリテマトーデス
鉄欠乏性貧血
Addison 病（副腎機能不全）
副腎皮質ステロイドの中止
鉛中毒
肥満

および症状の緩和を目標として行う．

　肥満患者では，減量が頭蓋内圧の低下に役立つ可能性があるため，減量が推奨される．可能性のある原因（疾患または薬剤）は，可能であれば除去すべきである．

　薬剤としては，炭酸脱水素酵素阻害薬であるアセタゾラミドおよび利尿薬を使用する．腰椎穿刺の反復も時に施行され，特に視力が脅かされている場合に行われる．外科的治療としては，VP シャント，LP シャントや視神経鞘開放術が行われる場合がある．

脳脊髄液減少症
cerebrospinal fluid hypovolemia

概念
● 脳脊髄液の産生低下，吸収亢進，漏出により，脳脊髄液が減少して，頭痛，頸部痛，めまい，耳鳴，視機能障害，倦怠・易疲労感など，さまざまな症状を呈する疾患である．
● 脳脊髄液圧の正常値は，健常成人では 70〜200 mmHg であり，脳脊髄液が減少すると患者は頭痛を訴える．その頭痛は起立あるいは座位で悪化し，安静臥床で軽快する場合が多い．このような起立性頭痛は腰椎穿刺後，VP シャント後，頭蓋底の損傷による脳脊髄液漏などで認められる．このような医原性，外傷，全身性疾患に伴う症候性脳脊髄液減少症と，明らかな原因を見出せないが脳脊髄液の漏出がみられる特発性脳脊髄液減少症とがある．
● わが国では，2007 年に「脳脊髄液減少症ガイドライン」が作成されている[3]．

臨床症状
　頭痛，頸部痛，めまい，耳鳴り，視機能障害，倦怠・易疲労感が主要な症状である．これらの症状は座位や起立位によって 3 時間以内に悪化することが多い．また，これらの主要症状以外に，多彩な随伴症状（神経症状およびその他の症状）が報告されている（文献 3 参照）．

検査・診断
　「脳脊髄液減少症ガイドライン」には，画像診断基準が記載されている．

RI 脳槽・脊髄液腔シンチグラム
　現時点では，脳脊髄液減少症に関して最も信頼性の高い画像診断法である．以下の 1 項目以上を認めれば髄液漏出と診断する．
① 早期膀胱内 RI 集積：RI 注入 3 時間以内に頭蓋円蓋部まで RI が認められず，膀胱内 RI が描出される．
② 脳脊髄液漏出像：くも膜下腔外に RI が描出される．
③ RI クリアランスの亢進：脳脊髄液腔 RI 残存率が 24 時間後に 30 ％以下である．

頭部 MRI
　MRI は，鑑別診断および脳脊髄液減少症の経過観察に有用であるが，特に慢性期においては以下の特異的な所見を示さないこともあり，あくまでも参考所見とする．また，MRI 施行の際には，水平断撮影では脳の下方偏位を見落とす可能性があるので，矢状断撮影，冠状断撮影の追加が推奨される．脳 MRI では以下の所見を認める．
① 脳の下方偏位：前頭部・頭頂部の硬膜下腔開大，硬膜下血腫，小脳扁桃の下垂，脳幹の扁平化，側脳室の狭小化．
② 脳内の血液量増加：びまん性硬膜肥厚，頭蓋内静脈拡張，下垂体腫大．
　注意点として，"びまん性硬膜肥厚" は有名な所見であるが，必ずしも頻度の高い所見ではないので，この所見を欠いても脳脊髄液減少症を否定できない．

MR ミエログラフィ
　機種および撮影法の違いによる差が著しいため，参考所見にとどめる．
① 明らかな漏出像：腰椎筋層間における髄液貯留像．
② 漏出を疑わせる所見：硬膜外への髄液貯留像，神経根での髄液貯留像，腰部くも膜下腔外での砂状の T2 強調像高信号．

その他の診断法
　腰椎穿刺での髄液圧は一定の傾向がなく，正常圧であっても脳脊髄液減少症を否定できない．

治療
保存的治療
　一般に数週間の経過で自然に治癒する場合が多いため，まずは安静臥床と輸液（1,000〜2,000 mL/日）による保存的治療を行う．慢性期でも，一度は保存的治療を行うべきである．

　非ステロイド性抗炎症薬は無効のことが多く，カフェイン（300 mg/日，分 3）が有効なことがある．

硬膜外自家血注入 (epidural blood patch：EBP, ブラッドパッチ)

保存的治療で症状の改善が得られない場合は, 硬膜外自家血注入が推奨される. ポイントを以下にあげる.

① RI 脳槽・脊髄液腔シンチグラフィまたは MR ミエログラフィで漏出部位が同定できるか疑われる場合はその近傍から施行する.

② 可能であれば X 線透視下で穿刺し, 硬膜外腔に確実に注入する.

③ 注入時に強い疼痛を訴えた場合は, その部位での注入を終了し投与部位を変更する.

④ 標準注入量は腰椎 20〜40 mL, 胸椎 15〜20 mL, 頸椎 10〜15 mL.

⑤ 治療後は約 1 週間の安静が望ましい.

⑥ 同一部位への再治療は, 3 か月以上の経過観察期間を設けることが望ましい.

ブラッドパッチの最も頻度の高い合併症は腰背部痛で, 約 1/3 の症例で認められる. 注入部の感染, 硬膜穿刺による髄液漏の悪化, 神経損傷のほか, 頸胸髄では血腫による脊髄圧迫も生じうる.

ブラッドパッチ療法は 2012 年に先進医療に承認され, 2016 年からは, 「脳脊髄液漏出症 (関連学会の定めた診断基準において確実または確定と診断されたもの)」の治療を行う場合に保険適用となっている.

(徳田隆彦)

● 文献

1) 徳田隆彦ほか：髄液の産生・吸収に関する最新の知見—100 年にわたる教義的学説の再考と改訂. *BRAIN and NERVE* 2015；67：617.

2) 日本正常圧水頭症学会 (編)：特発性正常圧水頭症診療ガイドライン. 第 2 版. 大阪：メディカルレビュー社；2011.

3) 脳脊髄液減少症研究会ガイドライン作成委員会 (編)：脳脊髄液減少症ガイドライン. 大阪：メディカルレビュー社；2007.

12 脳腫瘍・頭部外傷と神経症状

脳腫瘍 brain tumor

原発性脳腫瘍の発生頻度は，人口10万人に12〜13人程度とされる．WHO2016脳腫瘍分類（改訂第4版）が発刊され，脳腫瘍の分類は大きく改訂された．従来の病理学的所見に遺伝子情報が組み込まれ，統合的診断名（integrated diagnosis）のもと，診断の客観性と狭義化を目指している．今回特に大幅な改訂が加えられたのは，びまん性神経膠腫と胎児性腫瘍である．

神経膠腫には，IDH1/2変異，1p/19qLOHにより，組織診断よりも遺伝子診断を優先する方向性が如実になった．また，ヒストンH3 K27M変異を有する正中位局在腫瘍は"diffuse midline glioma"としてまとめられることとなった．

一方，胎児性腫瘍では，髄芽腫が，WNT，SHH，non-WNT/non-SHHに分類され，AT/RT（atypical teratoid/rhabdoid tumor：非定型奇形腫瘍・ラブドイド腫瘍）はINI-1欠失を定義に組み込み，C19MC（chromosome 19 miRNA cluster）の増幅を伴う腫瘍を別途定義したりと，遺伝子解析に伴って，かなり多彩な状況になってきている．

今後，脳腫瘍の遺伝学的検査が日常の診断に必須となってきており，その検査体制整備が喫緊の課題となっている．また，時々刻々と変化する最新情報を反映させるために，cIMPACT-NOW（the Consortium to Inform Molecular and Practical Approaches to CNS Tumor Taxonomy-Not Official WHO）が組織化され，update informationを数か月ごとに報告し，分類の補完をつかさどっている．

神経膠腫 glioma

概念

● 原発性脳腫瘍の約30％を占め，2/3は悪性である．
● WHO2016脳腫瘍分類において，分類は大きく改訂された．
● 神経上皮由来の神経膠細胞のglioma precursor cellよりさまざまな遺伝子異常を経由して進展してくる原発性脳腫瘍の代表格である．

分類

本腫瘍は，まず，びまん性星細胞腫（Grade II/III，❶），乏突起膠腫（Grade II/III），膠芽腫（❷，Grade IV）に病理組織学的に分け，次いで，IDH変異と1p/19q共欠失の有無により分子分類される．ま

ず，IDH変異の有無によって層別化され，ATRXの欠失またはTP53変異がある場合にはびまん性星細胞腫，IDH変異と1p/19q共欠失がある場合には乏突起膠腫となる．IDH遺伝子変異を伴わず，退形成性変化や高い増殖性（MIB-1 index）を示す浸潤性腫瘍は，退形成性星細胞腫 WHO Grade IIIとなる．さらに，

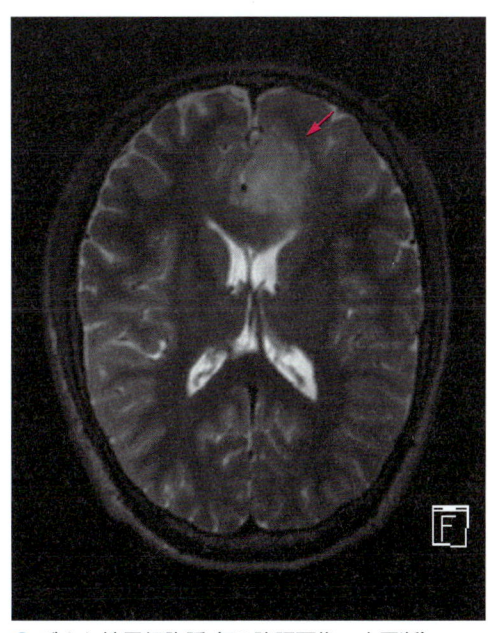

❶ びまん性星細胞腫（T2強調画像，水平断）
左前頭部に辺縁不明瞭な高信号域を認める．

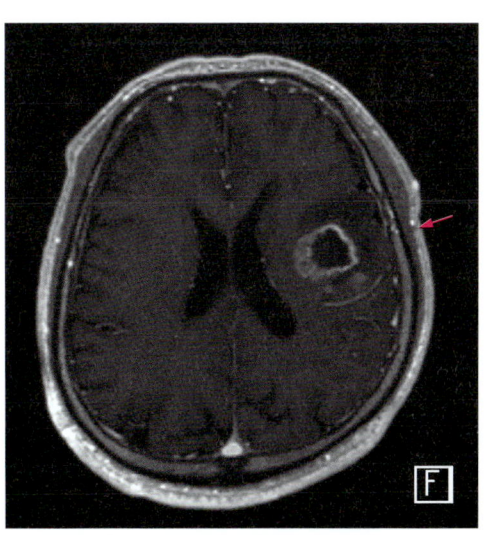

❷ 膠芽腫（T1強調画像，造影，水平断）
左前頭部に著明なリング状造影病変を認める．

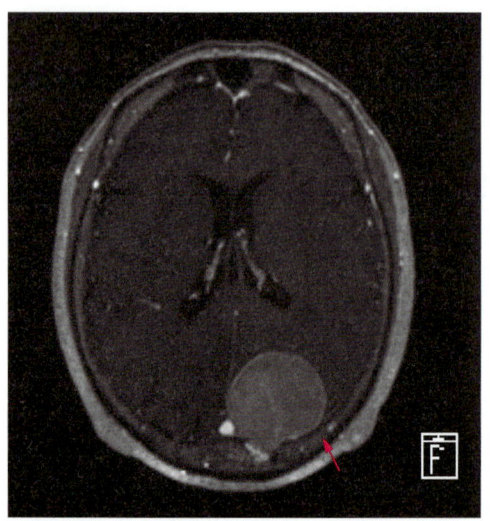

❸ 髄膜腫（T1 強調画像，造影，水平断）
左後頭部に境界明瞭で，均一に造影される病変を認める．

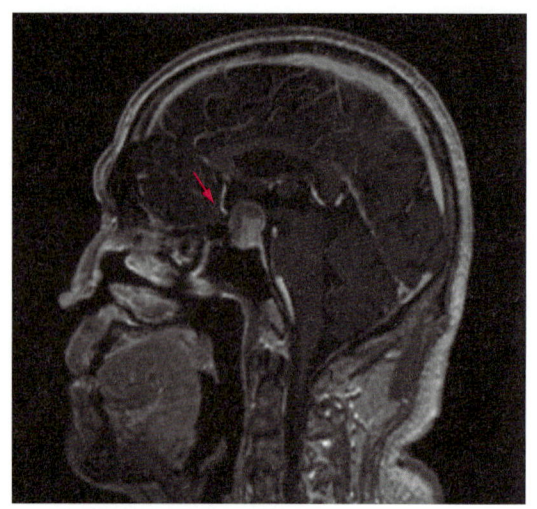

❹ 下垂体腺腫（T1 強調画像，造影，矢状断）
トルコ鞍部に境界明瞭で著明に造影される実質性病変を認める．

核異型，細胞多形成，核分裂像，微小血管増殖，壊死組織を認めれば，膠芽腫 Grade IV となる．

予後

予後は，びまん性星細胞腫の生存中央値は 8〜12 年，退形成性星細胞腫は 6〜10 年に対して，膠芽腫は 1〜2 年と極端に悪い．

治療

可及的摘出術（95 ％以上）に次いで，放射線治療（54〜60 Gy）にテモゾロミドを中心とした化学療法が推奨される．特に，乏突起膠腫は化学療法に奏効を示し，Grade II の 5 年生存率 90.6 ％，Grade III は 67.8 ％と報告されている．

髄膜腫 meningioma

概念

- 髄膜皮細胞（くも膜細胞）から発生し，硬膜に強く癒着し，髄外性に発育する（❸）．弾性硬で，境界明瞭な腫瘤を形成する．
- 異型性と組織亜型により，WHO Grade は，I，II，III に分かれる．
- 原発性脳腫瘍の約 25 ％を占める．3.4 人/10 万人/年の発生頻度で，中高年の女性に発生しやすい（男女比は 1：2）．
- 部位としては，傍矢状洞や高位大脳円蓋部に好発する．

病態生理

神経線維腫症 2 型では髄膜腫が多発することがあり，孤発性髄膜腫の 60 ％に NF2 遺伝子の欠失または変異を認める．組織亜型では，髄膜皮性，線維性，移行性が多く，特徴的な渦巻き状構造，砂粒体の形成，

核内偽封入体の存在などを認め，細胞膜が EMA（epithelial membrane antigen）で陽性になる．

予後

手術で肉眼的に全摘出されれば，10 年での再発率は 5〜10 ％程度であり，悪性転化はきわめて少ない．

治療

治療の基本は，境界明瞭な良性の髄外腫瘍であるため，手術による摘出である．大脳円蓋部や大脳鎌硬膜発生例は手術による摘出は比較的容易であるが，頭蓋底硬膜，後頭蓋窩硬膜発生例では，腫瘍が重要な脳神経や頭蓋内血管を巻き込んで成長することがあり，手術による全摘出が困難となり，術後合併症や術後の再発を繰り返すうちに脳神経症状をきたすなどして長期の機能予後は必ずしも良くない．

下垂体腺腫 pituitary adenoma

概念

- 下垂体前葉細胞由来の良性脳腫瘍であり，原発性脳腫瘍の 18 ％を占め，第 3 位である（❹）．

分類

機能分類と頻度では，プロラクチン（PRL）産生腺腫 25 ％，成長ホルモン（GH）産生腺腫 22 ％，副腎皮質刺激ホルモン（ACTH）産生腺腫 6 ％，甲状腺刺激ホルモン（TSH）産生腺腫 1 ％，非機能性腺腫（性腺刺激ホルモン：ゴナドトロピン；卵胞刺激ホルモン〈FSH〉と黄体形成ホルモン〈LH〉）46 ％である．機能性腺腫である PRL，GH，ACTH，TSH 産生腫瘍はホルモン過剰状態を呈するが，ゴナドトロピン産生腫瘍はホルモン過剰症状を呈さない．直径 10 mm 未満の腺腫を microadenoma，それ以上を macroadenoma

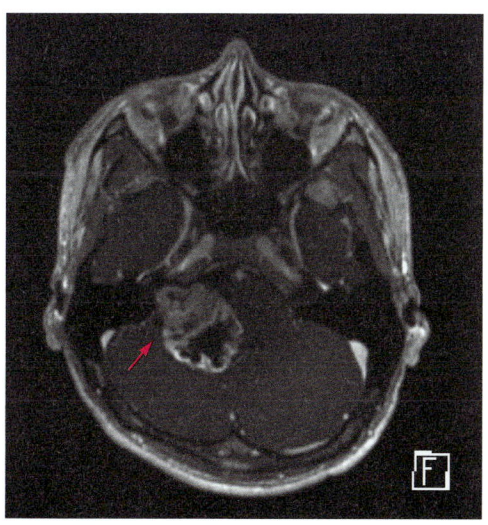

❺ 神経鞘腫（T1 強調画像，造影，水平断）
右小脳橋角部に境界明瞭な病変を認め，一部は内耳道内へ
進展している．

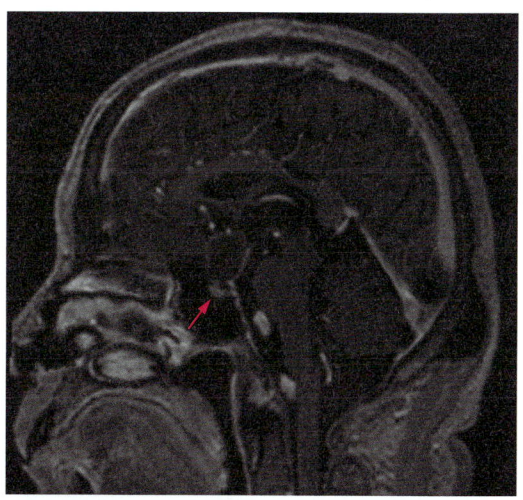

❻ 頭蓋咽頭腫（T1 強調画像，造影，矢状断）
鞍上部に嚢胞性病変を認めるが，下垂体は正常である．

神経疾患

12

脳腫瘍・頭部外傷と神経症状

と識別する．

臨床症状

　ホルモン異常による各種症状（PRL：月経不順・乳汁分泌・女性化乳房・不妊，GH：先端巨大症・巨人症，ACTH：Cushing 病，TSH：甲状腺機能亢進症）以外にも，視神経や視交叉の圧迫による視野障害や海綿静脈洞内への浸潤などが治療の対象となる．

　内分泌症状としては下垂体機能低下症状を呈し，女性では無月経や生理不順，男性では勃起不全や性欲減退などを呈する．

治療

　一般に良性腫瘍であり，治療は経鼻的経蝶形骨洞手術による全摘出が第一選択となる．近年は，神経内視鏡手術技術の発達により，顕微鏡手術に比較して低侵襲な手術法であるばかりか，トルコ鞍外へ進展する大きな腫瘍（Knosp Grade 3〜4）については，神経内視鏡手術が勝るとする報告が多い．薬物療法としては，ドパミン作動薬，ソマトスタチン誘導剤，GH 受容体拮抗薬などが試みられ，ホルモン値の著明な減少，画像上の腫瘍体積の減少などが得られるが，効果不良例では，定位的放射線治療が実施される．

神経鞘腫 schwannoma, neurinoma

概念

● 末梢神経系の感覚神経細胞の軸索を包む髄鞘を形成する Schwann 細胞から発生する腫瘍で，原発性脳腫瘍の 10.1 ％を占める（❺）．

● 40〜60 歳代に多く，やや女性に多い．

● 発生部位としては小脳橋角部が 85 ％と圧倒的で，母地は前庭神経（特に下前庭神経）が最も多く，次

いで三叉神経が多い．遺伝的背景である，神経線維腫症 II 型（NF-2）に伴って発症することもある．

臨床症状

　症状は，高音性難聴を呈する聴力障害が多く，語音明瞭度（speech discrimination score：SDS）が 50 ％未満で，平均純音聴力（pure tone average：PTA）が 50 dB 以上の場合は，著明な聴力低下とみなされ，術後も聴力を温存できない可能性が高いとされる．

治療

　手術によるリスクを回避するため，定位的放射線治療（ガンマナイフなど）が選択される場合があり，体積が 28 cm³（直径約 3 cm）の腫瘍に 12.8 Gy の照射で，腫瘍抑制率 92 ％，聴力温存率は 5 年で 46 ％，顔面神経障害率は 1 ％と良好な成績が報告されている．一方，high volume center での手術成績は，平均腫瘍径 27.4 mm で，平均腫瘍摘出率 98.3 ％，顔面神経温存率 99.6 ％，顔面神経機能的温存率（House-Brackmann Grade I/II）は 97.8 ％と報告されている．

頭蓋咽頭腫 craniopharyngioma

概念

● トルコ鞍上部に発生する嚢胞性上皮性腫瘍である（❻）．

● 原発性脳腫瘍の 2〜5 ％を占める．年齢分布では 15 歳未満の小児期と 40〜50 歳代の二峰性のピークを示す．

病態生理

　WHO Grade I で，エナメル上皮腫型と扁平上皮乳頭型に大別される．

　エナメル上皮腫型は，小児と成人（30 歳代）の高

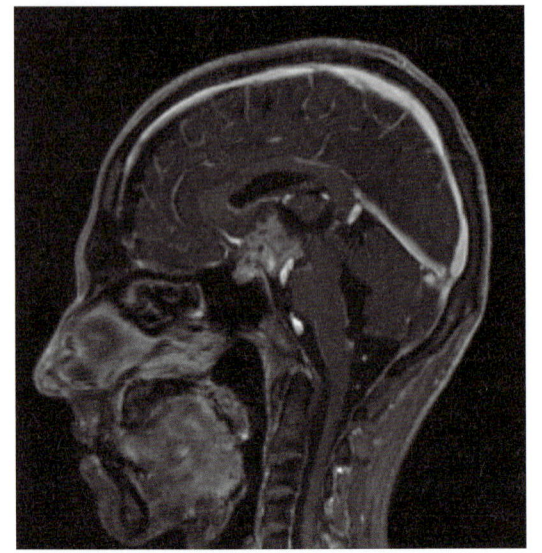

❼ 胚細胞腫（T1 強調画像，造影，矢状断）
鞍上部に不整形で著明に造影される病変を認める.

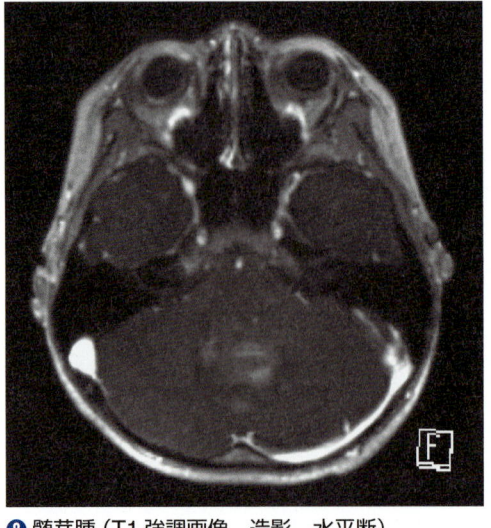

❽ 髄芽腫（T1 強調画像，造影，水平断）
第四脳室に充満する占拠性病変を認める.

い発生頻度を呈する. 嚢胞形成を伴う分葉状の充実性腫瘍で, 機械油様の濃褐色調溶液を含む. 歯原性上皮に似た扁平上皮が索状や分葉状構造を示しながら不規則に増殖する. *CTNNB1* 遺伝子の変異を伴い, 周辺脳組織（視神経, 下垂体茎, 視床下部）に浸潤性に進展する場合は, 全摘出術が困難となり, 再燃を繰り返す.

扁平上皮乳頭型は, 中年成人に好発する境界明瞭な充実性腫瘍で重層扁平上皮の乳頭状増殖から構成され, BRAF V600E 変異を高率に認める. 腫瘍の発生部位から視交叉底面や下垂体茎, 第三脳室底, 視床下部などの周辺組織への癒着が強いために, 顕微鏡手術には自ずと限界があったが, これら重要組織からの剥離は拡大経鼻的経蝶形骨洞手術による神経内視鏡手術の技術向上により, その適応は今後ますます増えてくると思われる.

胚細胞腫（生殖細胞腫）germ cell tumor

概念
- 性腺に発生する胚細胞系腫瘍と同類の腫瘍が中枢神経内に発生する（❼）.
- 主な組織型は, 胚腫, 奇形腫, 胎児性癌, 卵黄嚢腫瘍, 絨毛癌で, 複数の成分が混在するもの（混合型胚細胞腫瘍）もある. 成熟型奇形腫を除く本腫瘍群は悪性である.
- 体幹と同様, 頭部正中線上に発生する頻度が高く, 松果体部, 鞍上部が好発部位である.
- 好発年齢は 10〜15 歳であり, 男性に優位であるが, 鞍上部は女性に多い. 東アジア地域での発生が多い.

臨床症状
症状としては, 松果体部腫瘍では中脳水道閉塞による水頭症による頭蓋内圧亢進症状や中脳四丘体症状として上方注視麻痺（Parinaud 徴候）, 鞍上部腫瘍では, 尿崩症, 視力視野障害, 下垂体前葉機能不全が特徴的である.

検査・診断
画像では, 松果体部では若年でも石灰化を伴うことが多く, 鞍上部では下垂体茎に沿って膨化した造影所見を認めることが多い. 本症例は血清中の腫瘍マーカーが診断に有用であり, αフェトプロテイン（AFP）は, 卵黄嚢腫瘍や未熟奇形腫の存在, 癌胎児性抗原（CEA）では胎児性癌の存在, ヒト絨毛性ゴナドトロピン（hCG）では絨毛癌の存在をそれぞれ疑う. 胚腫の場合, 若干のβhCG の高値を呈し, 合胞体栄養細胞様巨細胞（syncytiotrophoblastic giant cells：STGC）が含まれていると考えられている. これら腫瘍マーカーは病勢によって鋭敏に変化するため, 腫瘍の増殖や治療効果の判定にも利用される.

予後
予後は組織型で大きく異なり, 胚腫は放射線化学療法が奏効し長期生存（10 年生存率 80〜90 ％）が可能であるが, 胎児性癌, 卵黄嚢腫瘍, 絨毛癌は予後不良（5 年生存率 50 ％以下）である.

髄芽腫 medulloblastoma

概念
- 原発性脳腫瘍の約 0.6 ％を占め, 15 歳以下の小児 10 万人あたり年間 0.5 人に発生する（❽）.

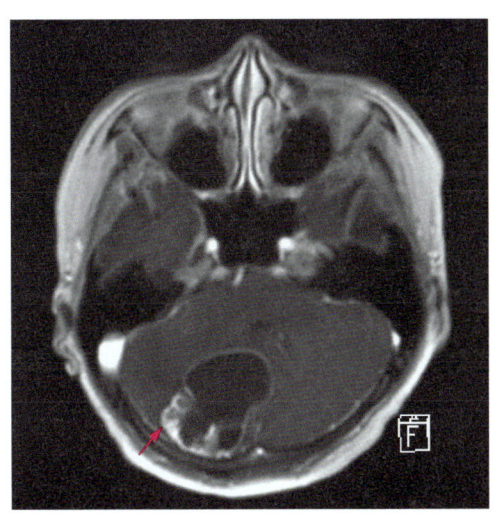

❾ 血管芽腫 (T1 強調画像, 造影, 水平断)
右小脳半球に一部結節性病変を伴う囊胞性病変を認める.

- 主に小児の小脳に発生する増殖浸潤性の高い胎児性腫瘍で, 神経上皮性の未分化な小型細胞である. 胎生期の上・下髄帆に存在する外顆粒細胞や上衣下基質細胞が発生起源であり, WHO Grade IV で髄腔内播種もしばしば認める.
- 15 歳以下が全体の 70 % を占め, やや男児に多い.
- 小脳が好発部位で, 特に小脳正中部に 75 % が集中する. そのため, 第四脳室閉塞による水頭症で頭蓋内圧亢進症状を呈したり, 体幹や四肢失調をきたしたりしやすい.
- 近年, 分子生物学的解析により, ① WNT, ② SHH, ③ Group 3, ④ Group 4 の 4 タイプに分類し, それぞれが異なる遺伝子型に関与し, 予後にも関与することが示唆された.

治療
　まず手術による腫瘍の可及的全摘出を目指し, その後, 補助療法として放射線治療と化学療法の併用が基本である. 年齢 (診断時 3 歳未満), 手術摘出量 (術後腫瘍残存面積が 1.5 cm² 以上), 髄腔内播種の有無から Average-risk group (3 項目とも合致しない症例) と High-risk group (3 項目のいずれかに合致する症例) に分類する. Average-risk group に比べ, High-risk group は末梢血幹細胞移植などを併用して, 大量化学療法など, より強力な治療を遂行する. なお, 3 歳未満の症例は, 放射線治療による遅発性神経障害を回避するため, 化学療法を先行させることが多い. 上記治療後の 5 年生存率は 50~70 % にまで改善してきている.

血管芽腫 hemangioblastoma

概念
- 腫瘍性の間質細胞と多数の微小血管から構成される腫瘍である (❾). 脂肪成分を多く含む.
- WHO Grade I で, 小脳半球, 脳幹部, 脊髄に好発する. 頭蓋内腫瘍の約 2 %, 小脳腫瘍の約 30 % を占める.

検査
　CT や MRI にて囊胞を伴う境界明瞭な腫瘍がみられ, 囊胞内に明瞭に造影される壁在結節を認め, その周辺の拡張した流出静脈が flow void として描出されるのが特徴である.

病態生理
　von Hippel-Lindau (VHL) 病に併発することが多いが, 孤発例もあり, VHL 癌抑制遺伝子の不活性化がある. VHL 病では 65 % が多発性で, 30 歳代に高頻度でみられ, 網膜血管腫, 腎細胞癌, 褐色細胞腫, 腎臓や膵臓の囊胞や腫瘍形成などを合併する. 孤発例は 80 % が小脳半球に単独で限局発生し, 発症のピークは 40 歳代に多い. どちらもテント上の発生はまれである.

治療
　手術では, 壁在結節のみの摘出で完治が期待できる.

中枢神経系原発悪性リンパ腫 primary central nervous system lymphoma (PCNSL)

概念
- 節外性リンパ腫の一つであり, 頭蓋内腫瘍の約 1 % にみられるが, 高齢者でその発生頻度が増加傾向にある.
- 病理はびまん性大細胞型 B 細胞リンパ腫であり, 25~50 % は多発性である.

検査・診断
　画像所見として, 造影 CT ならびに MRI にて均一に著明に造影される病変が, 脳室や脳表くも膜下腔などの髄液腔に接してみられ (❿), FDG-PET も腫瘍内に高集積を認める.
　ステロイド投与により約 40 % の症例で腫瘍が縮小あるいは消失することがあり, 本腫瘍の鑑別診断の一助となるが, 生命予後は改善しない. 全身性リンパ腫のマーカーである血清可溶性インターロイキン 2 受容体 (sIL-2R) は血管内リンパ腫では高値を示すが, 中枢神経系原発悪性リンパ腫における陽性率は低い.

臨床症状
　症状としては, 急速に進行する認知症症状などや, 眼内浸潤によるぶどう膜炎による眼症状などが特徴的である.

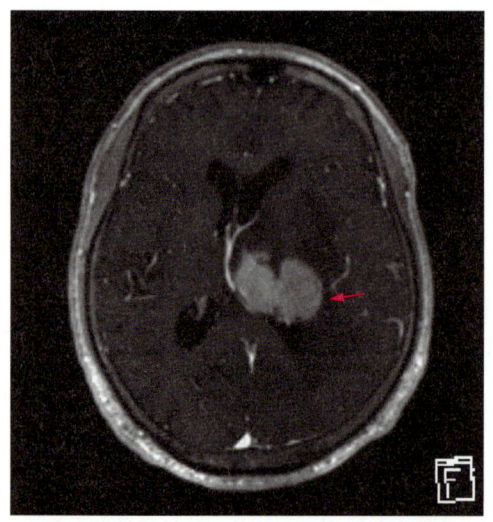

❿ 中枢神経系原発悪性リンパ腫（T1 強調画像，造影，水平断）

脳深部に（左視床）に著明で均一に造影される病変を認める．

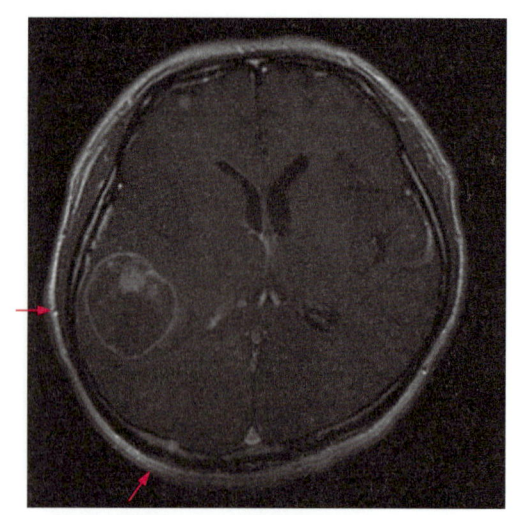

⓫ 転移性脳腫瘍（T1 強調画像，造影，水平断）

頭蓋内に多発性に造影される病変を認める．

治療

手術による摘出は予後を改善せず，推奨されない．主体は化学療法の HD-MTX 療法（大量メトトレキサート療法）に全脳放射線治療（30〜40 Gy）を組み合わせ，2 年生存率 64 %，5 年生存率 32 %とされる．

転移性脳腫瘍 metastatic brain tumor

概念

● 脳神経系以外の臓器に発生した癌が頭蓋内組織に転移し，脳実質に腫瘍塊を形成したものを指す（⓫）．
● 近年，高齢化と癌治療の成績向上により，脳転移症例は増加傾向にあり，癌症例の 20〜40 %にみられる（年間発生症例は約 10 万人）．

頻度

60〜80 %は多発性である．原発巣としては，肺癌が最多（およそ半数）で，次いで，乳癌（約 10 %），直腸癌（約 10 %），腎癌（約 5 %），胃癌（約 5 %）の順である．

臨床症状

脳内転移した腫瘍の増殖は速く，周辺に広範囲の浮腫を伴うため，急速な頭蓋内圧亢進症状と局所神経症状の悪化を伴う．

治療

他臓器転移症例であり，Stage IV に分類されるため，原発巣の管理によりある程度の生存期間（通常 6 か月以上）が期待される症例に対してのみ，積極的な治療介入がされる．手術摘出は，通常，①単発性あるいは少数の病変，②直径 3 cm 以上の腫瘍，③周辺の脳浮腫が強いなどの症例に実施される．直径 3 cm 以下の腫瘍，あるいは少数（通常 4〜5 個）の腫瘍局在の場

合には，定位的放射線治療（ガンマナイフ，ノバリス，サイバーナイフなど）が実施される．多数の脳転移巣の場合には，全脳照射（1 回 3 Gy，総量 30 Gy）が実施される場合が多い．

予後

発症からの平均生存期間は約 6 か月とされる．

髄膜癌腫症（癌性髄膜炎）
meningeal carcinoma, leptomeningeal carcinomatosis

概念

● 癌細胞が髄液中あるいはくも膜下腔に広範囲にびまん性に進展している状態であり，癌症例の約 5 %，原発性悪性脳腫瘍の 1〜2 %に併発するが，癌症例の全生存期間の延長により頻度は増加傾向にある．

検査

画像上は，造影 MRI で，髄膜のびまん性あるいは結節性の造影増強像が特徴的である（⓬）．

治療

本病態の根本的治療法はなく，症状緩和目的の治療が主体となる．

組織型では腺癌が多く，原発部位は，肺癌，乳癌，胃癌，悪性黒色腫などが多い．

臨床症状

髄膜刺激症状とともに，外眼筋麻痺のような局所神経症状を呈する．水頭症を合併し，頭蓋内圧亢進症状を呈することが多いため，癌患者が頭痛，嘔吐，脳神経麻痺などを呈したら本症を疑う．

予後

症状出現からの平均生存期間は 1〜2 か月である．

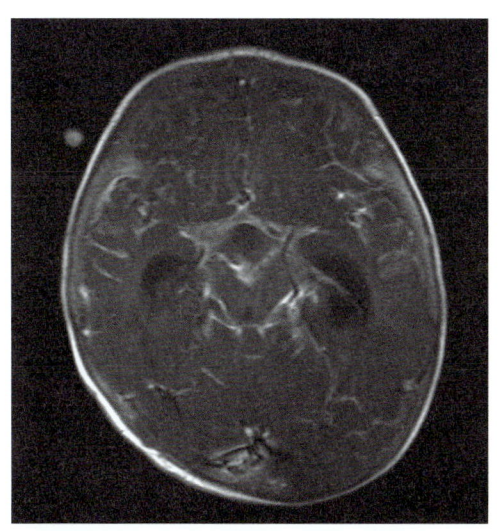

⓬ 髄膜癌腫症（T1 強調画像，造影，水平断）
脳溝に沿ってびまん性に造影される病変を認める．

頭部外傷 head injury

概念

- 頭部外傷は，頭部に外力が加わることによって発生する損傷である．損傷を受けた部位や範囲およびその結果生じた意識障害を統合的に診断する．
- 意識障害の程度は，Glasgow coma scale：GCS）により，3～8 点が重症，9～12 点が中等症，13～15 点が軽症と 3 段階に評価する．「外傷初期診療ガイドライン（JATEC）」（改訂第 5 版，2016 年）にスポーツ脳震盪への対応が明記された．

病態生理

　外傷の直接障害（一次性）と，受傷を起点に発症する脳損傷（二次性）に分かれる．一次性は，外傷による脳神経系の生体反応であり修復は不可能であるが，二次性は頭蓋内外に引き起こされる各種生体反応から，頭蓋内占拠性病変による脳組織への圧迫や損傷，浮腫，虚血反応であり，頭蓋内圧亢進によって脳ヘルニアを生じ生命を脅かすに至る．治療は，この二次性の障害を早期に診断し的確な治療を迅速に実施するかが鍵となる．

臨床症状

　頭部外傷は，受傷部位によって症状は異なるが，局所症状に加えて，頭蓋内圧亢進症状を経時的に伴うことがあるため，意識状態の頻回な経過観察が重要である．また，頭部外傷では凝固線溶亢進による出血傾向が出現することがあり，遅発性に脳出血を伴うことがある．特に，①診断時の GCS が 8 点以下，②経過観察中に GCS が 2 点以上低下した場合，③意識障害の状態に，瞳孔不同，片麻痺，Cushing 現象などの脳ヘルニア徴候が認められる場合は要注意である．

治療

　受傷後早期の予防的低体温療法は推奨されない[1]．占拠性病変（血腫など）は手術の適応となり，受傷後 24 時間は厳重な経過観察が望ましい．広範囲の浮腫を伴う病態（びまん性軸索損傷，脳挫傷，外傷性くも膜下出血など）は手術適応はない．低酸素，低血圧，高体温などの危険因子を回避し，頭蓋内圧（25 mmHg 以下）と脳循環の管理が重要であり，頭蓋内圧亢進に対して，外減圧術や脳室ドレナージが行われることがある．頭蓋底骨折や顔面骨骨折を合併する場合，血管損傷，神経損傷，髄膜損傷などによる出血や神経症状，髄液漏，感染症の危険性が高まるので，精査が必要となる．

脳震盪 cerebral concussion

　一過性の脳浮腫により発生する病態で，頭部打撲後に，一時的な意識の変容，健忘，意識消失や気分不良，めまい，平衡感覚障害など多彩な神経症状を呈する．通常，6 時間以内に症状は改善する．一過性健忘を伴うこともある．回復後にも同様の外傷が加わると，症状がより重度に発生することがあり（セカンドインパクト症候群：SIS），適切な安静期間の確保とたび重なる外傷からの回避が重要である．

脳挫傷 cerebral contusion

びまん性軸索損傷 diffuse axonal injury

　頭蓋内に占拠性病変がなく，大脳白質に広範な脳損傷がみられる．頭部外傷時の剪断力が誘因となる．外科的適応はなく，鎮静・鎮痛後，気道確保，静脈路確保，頭位挙上（15～30 度），過換気，高浸透圧利尿薬投与，バルビツレート投与などの保存的治療を検討する．

頭蓋内出血（頭蓋内占拠性病変）
intracranial hemorrhage（ICH）

急性硬膜外血腫 acute epidural hematoma

　硬膜外に厚さ 1～2 cm 以上の凸レンズ型占拠性病変を認め，切迫ヘルニアの所見（瞳孔不同，意識障害など）を認めた場合は，緊急開頭血腫除去術を実施する（⓭）．

急性硬膜下血腫 acute subdural hematoma

　硬膜下に厚さ 1 cm 以上の三日月型血腫を認め，神経症状の急速な進行を認めた場合は，緊急開頭血腫除

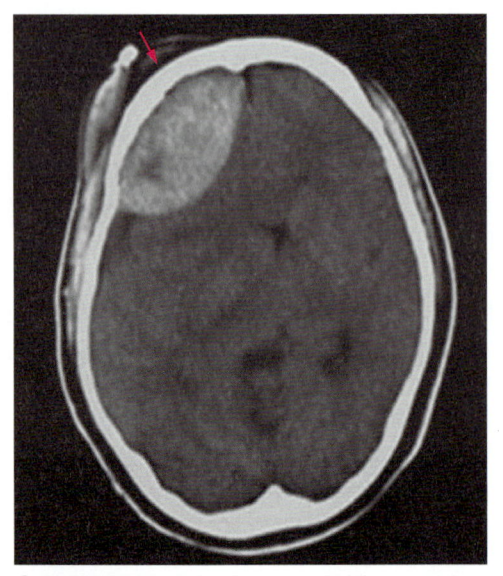

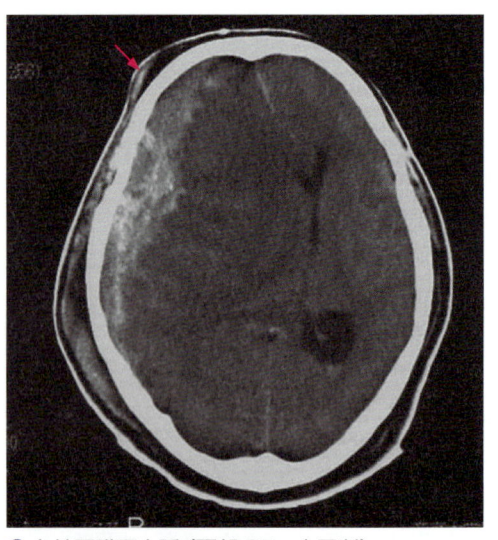

❸ 急性硬膜外血腫（頭部 CT，水平断）
右前頭部に凸レンズ型占拠性病変を認める．

❹ 急性硬膜下血腫（頭部 CT，水平断）
右前頭部に三日月型占拠性病変を認める．

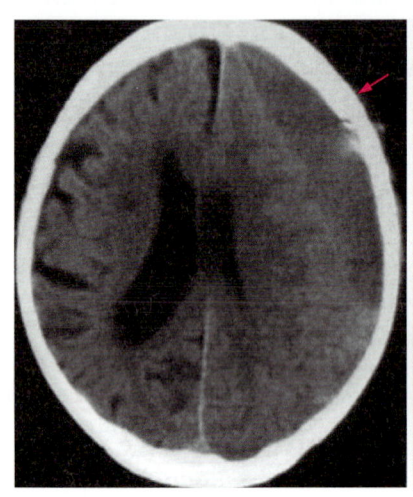

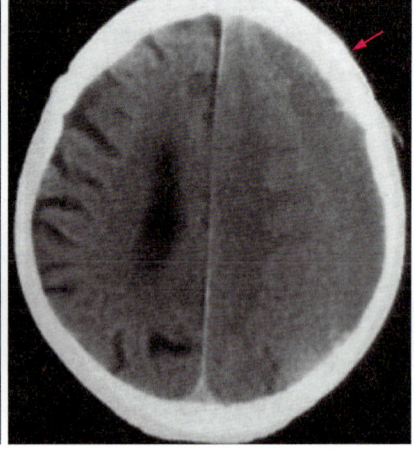

**❺ 慢性硬膜下血腫（頭部
CT，水平断）**
左大脳硬膜下に広範な三日月型
の低吸収域を認める．

去術を実施する（❹）．多くは脳挫傷を合併し，びまん性脳腫脹を伴うので，開頭部分を広範囲にし，外減圧術も検討する．

脳内出血 intracranial hemorrhage（ICH）

脳実質内の出血は，高血圧に起因することが多いが，抗凝固剤を服用している場合も合併する．圧迫所見を認め，神経症状の急速な悪化や頭蓋内圧の上昇を伴う場合は，緊急開頭血腫除去術を実施する．

慢性硬膜下血腫 chronic subdural hematoma

軽微な外傷受傷後，2週間から1か月経過時に，記銘力障害，片麻痺，失禁などの症状が出現する．頭部CTにて，硬膜下に広範な三日月型の低吸収域を認める（❺）．局所麻酔下に穿頭血腫除去術を実施する．

高齢者，男性，飲酒歴が危険因子とされる．

予後

受傷後，3週間を過ぎても症状が残存している場合に，後遺症と診断する．片麻痺や失語などの局所機能症状，遷延性意識障害，高次脳機能障害などの重篤な後遺症から，頭痛やめまいなどの不定愁訴まで症状は多彩である．脳脊髄液減少症，頸椎捻挫，外傷性てんかんなどは各種治療法が検討されている．

（若林俊彦，大岡史治）

● 文献
1) Brain Trauma Foundation：BTF Guideline. 2016.
2) 日本脳神経外科学会ほか（監）：重症頭部外傷治療・管理のガイドライン，第3版．東京：医学書院；2013.

13 頭蓋・脊椎の先天奇形

小頭症 microcephaly

概念
● 小頭症とは，頭囲が正常範囲の平均値より−2 SD 以下の場合をいう．
● 頭囲の異常は，脳実質の容積，頭蓋骨の異常，髄液循環の異常などに関連している．そのため，頭囲が頭囲曲線から逸脱している乳幼児には何らかの異常が起きていると考えなければいけない．

頻度
出生時時点での−2 SD 以下の先天性小頭症の頻度は 0.56 ％とされている．

病因
小頭症は，脳の発達が悪いため頭蓋も大きくなれない状態である．そのため，頭蓋骨が拡大できない頭蓋骨縫合早期癒合症は小頭症から除外される．脳が発達できない状態とは，滑脳症，全前脳胞症など皮質形成異常を伴う先天奇形や，染色体異常，先天代謝異常症，神経変性疾患などが原因となる．また，TORCH 症候群などの胎内感染症によるもの，妊娠中のアルコールや被曝などの催奇形物質，母体の低栄養や胎盤機能不全によるもの，頭部外傷，低酸素性虚血性脳症，脳内出血などによるものがあげられる．その他，病的原因が明らかでない真性小頭症もみられる．身長，体重も含め小さな場合は，虐待も視野に入れる必要がある．原因疾患を❶に示す．

臨床症状
小頭症になる原因疾患，基礎疾患により病態はさまざまであるが，四肢の痙直，けいれん，知能障害などの神経所見を伴うことが多いことを念頭におく必要がある．

検査・治療
頭囲が−2 SD 以下を呈した場合，上記疾患によるものを念頭に精査を行う．基礎疾患の検索には，血液生化学的検査，尿検査，尿代謝スクリーニング検査が必要である．画像診断では，頭部 CT・MRI にて頭蓋内の異常所見の把握が必要である．この際，頭蓋骨縫合早期癒合症を除外する必要があるため頭部単純 X 線検査も必要である．

治療は基礎疾患に対する治療のほか，発達の遅れに対する支援を行う．

Apert 症候群

概念
● 頭蓋骨縫合早期癒合に加え，上顎骨，手指，足趾，四肢に先天性形成不全を合併しているものを，症候群性頭蓋骨縫合早期癒合症といい，通常は特徴的な顔貌を伴うため頭蓋顔面異常ともいう（❷）．
● Apert 症候群は尖頭合指症（acrocephalosyndactylia）I 型に分類される症候群性頭蓋骨縫合早期癒合症である．多くの症例で両側冠状縫合と人字縫合の早期

❶ 小頭症を呈する疾患群

遺伝性	その他の奇形症候群
家族性小頭症（Penrose，Böök）	Beckwith-Wiedemann 症候群
Cockayne 症候群	妖精症（leprechaunism）
Seckel 症候群（bird-headed dwarfism）	Rubinstein-Taybi 症候群
Smith-Lemli-Opitz 症候群	色素失調症（Bloch-Sulzberger 病）
Fanconi 貧血	胎生期障害（microcephaly acquired in utero）
先天代謝異常症	感染（風疹，トキソプラズマ，サイトメガロウイルス，ヘルペスウイルス）
フェニルケトン尿症（phenylketonuria：PKU）	放射線
maternal PKU	循環障害
kinky hair disease	その他原因不明のもの：脳の形成異常，破壊性脳病変
アミノ酸尿を伴う伴性劣性遺伝性小頭症（Paine 症候群）	周産期障害
染色体異常	循環障害
（ほとんどすべての染色体異常症で小頭症をきたす）	炎症
Down 症候群	新生児けいれん後遺症
18 トリソミー症候群	後天性：炎症，外傷
猫鳴き症候群	

（西本　博：大頭〈頭囲拡大〉・小頭．小児科診療 2012；75：807．）

神経疾患

13

頭蓋・脊椎の先天奇形

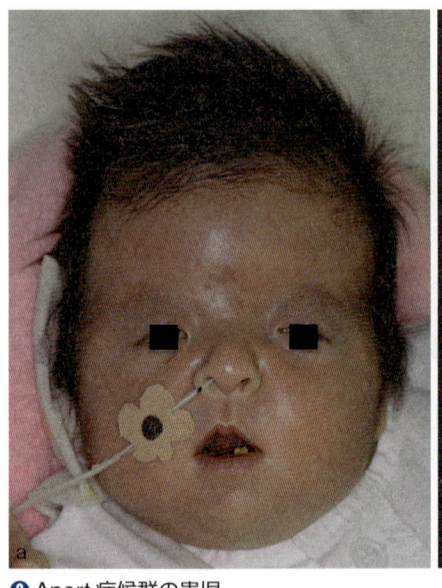
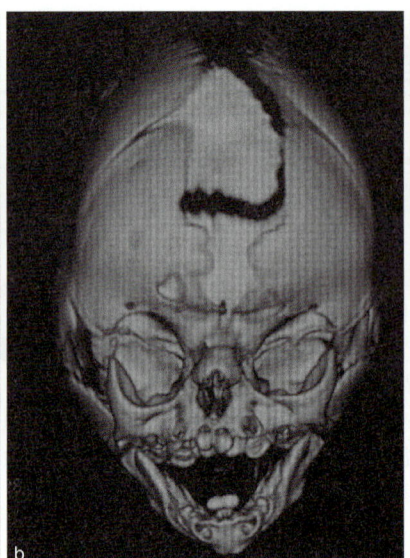
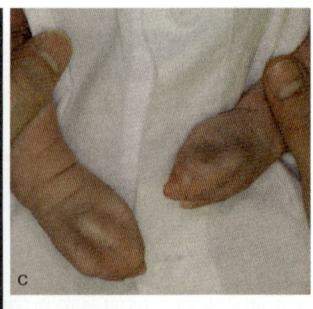
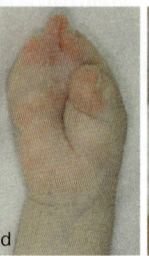
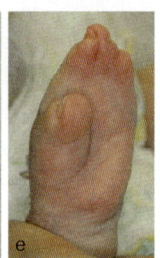

❷ Apert 症候群の患児

a. 軽度の眼球突出，短頭蓋，中顔面の低形成がみられる．
b. 頭部 3D-CT では両側冠状縫合の早期癒合がみられる．大泉門は大きく開存していることが多い．
c～e. 特徴的な対称的な骨性の合指（趾）症がみられる．

癒合により尖頭，短頭の特徴的な頭蓋形態にあわせて，対称的な骨性の合指（趾）症が特徴であり，1906 年にフランスの Apert によって症例報告がなされた疾患である．

頻度

10 万出生あたり 1.5 人にみられるとされる．常染色体優性遺伝の形式をとるといわれているが 95％は孤発例である．父親の年齢が上がると発生しやすいという報告もある．

病因

近年，責任遺伝子の解析が進み，*FGFR2*（fibroblast growth factor receptor 2）の変異，すなわち *FGFR2* の Ser252Trp と Pro253Arg のいずれかの変異が 98％以上の高率に認められる．*FGFR2* 遺伝子変異により *FGFR2* の構造が変化し，FGF シグナル伝達機能が持続的に活性化される結果，骨芽細胞の分化が誘導され，縫合が早期に骨化して癒合すると考えられている．

臨床症状

多くの例は両側冠状縫合と人字縫合の早期癒合により，尖頭，短頭の頭蓋変形を示す．また，合併する対称的な骨性の合指（趾）症が特徴である．乳児期に大泉門が大きく開存し，精神発達遅滞をきたす例が多い．合併する脳梁の低形成や透明中隔欠損，大きな脳容積，脳回異常，海馬の異常などが知能障害の一因とされる．冠状縫合早期癒合は頭蓋底の短縮，浅い眼窩，顔面骨の低形成をもたらす．その結果，眼間開離，眼裂斜下，頬骨部平坦化，鼻根部の陥凹，短鼻，口蓋裂を示す．

❸ Apert 症候群でみられる所見

主要徴候	両側冠状縫合早期癒合 両側人字縫合早期癒合 短頭蓋 眼球突出
重要な検査所見	両足指・趾形成異常（骨性合指・合趾症） 上顎骨低形成 鼻根部陥凹 後鼻孔・上気道狭窄 遺伝子異常
その他の所見	水頭症，脳形成異常，発達遅滞を伴うことがある 小脳扁桃下垂の合併はまれである 頭囲は正常の場合が多い

その他，聴力障害を伴うことが多い．Apert 症候群にみられる症状を❸に示す．

診断・治療

特徴的な頭蓋形態，合指（趾）症がみられるため診断は比較的容易である．確定診断のために遺伝子診断も行われる．短頭，前頭眼窩変形の矯正および頭蓋内容積の拡大のため手術が必要となるが，術前に 3D-CT を施行し，癒合した縫合の最終確認と手術のプランニングを行う．同時に MRI を術前に施行し，小脳扁桃下垂および脳の構造異常の有無を確認する．手術方法は前頭部と眼窩上縁を前方に拡大する fronto-orbital advancement（FOA），もしくは骨延長器を用いて頭蓋を後方に拡大し頭蓋内容積を確保した後に FOA を行うこともある．手術は複数回必要となることが多いが，発達の遅れの改善に寄与することはなく，進行する頭蓋内圧亢進によるさらなる頭蓋内環境の増

悪を防ぐという意味で行われる．水頭症を合併した場合は，頭蓋内圧亢進の程度，症状の有無および重症度を検討し，治療の必要性と時期を判断する．指の機能を得るためには，合指症の手術は乳児期に行うのが望ましい．中顔面骨低形成に対する延長術は，可能であれば学童期以降まで待機することが望ましい．

頭蓋骨縫合早期癒合症（狭頭症）

craniosynostosis（stenocephaly）

概念
- 頭蓋骨縫合早期癒合症は，頭蓋縫合が早期に癒合することにより，特異的な頭蓋形態を呈する先天奇形である（**4**）．時に頭蓋内圧亢進症状を伴うこともある．
- 頭囲は正常範囲内であることが多いため，健診で見落とさないためには頭囲や大泉門狭小化だけでなく，特異的頭蓋形態に注目すべきである．

頻度

欧米では，2,500〜3,000 出生に 1 人と報告されている．このうち非症候性早期癒合症が 85 ％を占める．

わが国での頻度は明確にはされていないが，全国調査にてわが国で行われた手術総数が，それぞれ 2011 年 173 例，2012 年 176 例であり，欧米と比較して頻度は少ないと思われる．

臨床症状

形態学的には早期癒合した縫合は縫合線の垂直方向への成長を妨げ，早期癒合した縫合線に平行な方向の骨成長が代償的に働くと考えられる．そのため，癒合した縫合によりそれぞれ特徴的な頭蓋形態をとる．

脳神経外科的観点からは，正常な発達を得るには脳の容積が急激に増大する 2 歳までの時期に脳を受け入れるべき頭蓋が十分に拡大しなければ頭蓋内腔の狭小化により頭蓋内圧亢進をきたすといわれているため，早期に頭蓋形成術が必要となる．また，症候群性の例では複数縫合早期癒合による頭蓋内容積の狭小化に加え，水頭症や頸静脈孔の狭小化を伴えば頭蓋内圧亢進を増強する．さらに顔面骨の低形成による高度な閉塞性呼吸障害を呈すれば血中 $PaCO_2$ の上昇による頭蓋内の血流増加によってさらに頭蓋内圧の亢進がみられる．そのため，脳神経外科，形成外科，小児科など多くの科が長期にわたりサポートする必要がある．

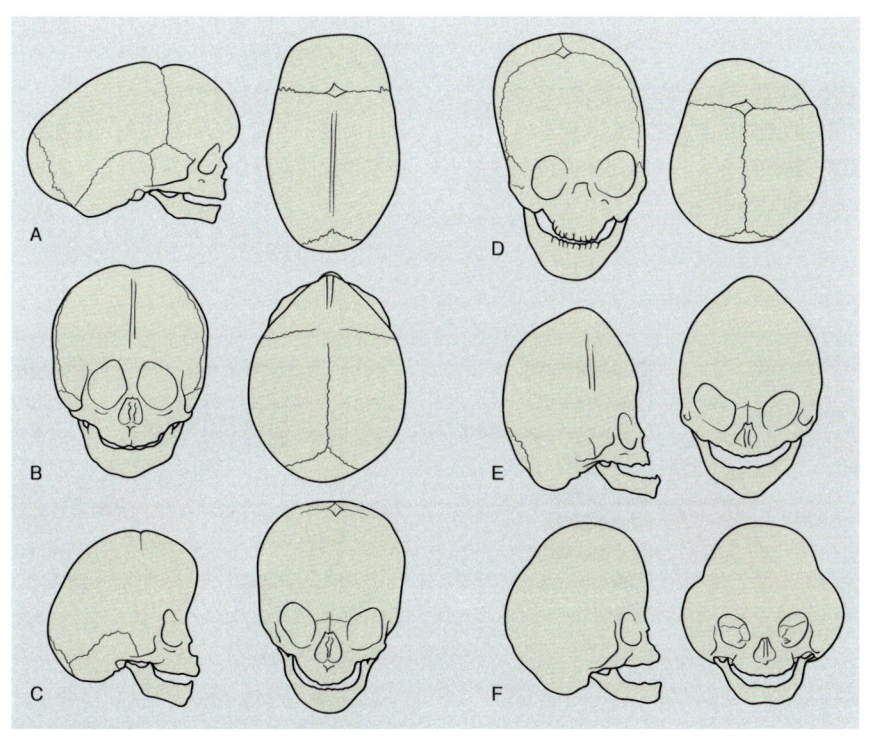

❹ 頭蓋骨縫合早期癒合症の頭蓋形態の特徴
単一もしくは複数の縫合の癒合により特徴的な形態をとる．眼窩の形態に変化が現れることもある．
A：scaphocephaly，B：trigonocephaly，C：brachycephaly，D：plagiocephaly，E：oxycephaly，F：cloverleaf skull.
（Thompson DMP, et al：Cranisynostosis-pathophysiology, clinical presentation and investigation. in Choux M. et al, editors：Pediatric Neurosurgery. Churchil-Livingstone；1999. p.275 をもとに作成.）

神経疾患

13

頭蓋・脊椎の先天奇形

①視診：特徴的な頭蓋顔面形態を確認する．
②触診：早期癒合した縫合は隆起して触れることが多い．
③頭蓋骨単純写真：頭蓋，眼窩の形態，指圧痕を確認する．

　診断確定後，3D-CT を施行し，癒合した縫合の最終確認と手術のプランニングを行う．同時に MRI を術前に施行し，小脳扁桃下垂および脳の構造異常の有無を確認する．

　手術方法は，頭蓋形成術を行うが，癒合した縫合，患児の年齢によっても術式が異なる．どの術式でも術中および術後 24 時間程度の期間は出血がある程度予想される．手術は体内循環血液量の少ない乳児から幼児期に行われ周術期管理が重要であるため，経験のある脳神経外科，形成外科，麻酔科の揃った施設での手術が望ましい．また，特に症候群性頭蓋骨縫合早期癒合症の患児は長期的にサポートが必要であるため，multidisciplinary team の備わった施設で経過を追うことが重要である．

先天性水頭症 congenital hydrocephalus

概念
●水頭症は，脳室やくも膜下腔に異常に髄液が貯留し，脳室の拡大を呈し頭蓋内圧が亢進した状態をいう．先天性水頭症は，胎内からもしくは出生直後から水頭症がみられる状態である．

頻度
　2012 年の日本産婦人科医会先天性異常モニタリング調査によると，水頭症は 10,000 出生に 5.74 例と最も多い口唇口蓋裂に続いて 8 番目に多い先天性疾患といわれている．水頭症は 1972 年の同調査では 10,000 出生に 1.8 例であり，年々増加傾向にある．

病因
　水頭症はさまざまな原因によって引き起こされた病態である．従来，発生機序としては①髄液の産生過剰，②髄液循環路の閉塞，③髄液の吸収障害が考えられ，交通性水頭症（①③）と非交通性水頭症（②）に分類される．髄液の産生過剰は脈絡叢乳頭腫による水頭症である．また，髄液循環路の閉塞は中脳水道狭窄症がよく知られており，そのほか続発性としてくも膜嚢胞，腫瘍，早産児脳室上衣下出血，脳室炎による閉塞性機転，Dandy-Walker 症候群などがあげられる．交通性水頭症には脊髄髄膜瘤，脳瘤，髄膜炎，などによるものがあげられる．1999 年の全国疫学調査でも胎児水頭症の基礎疾患は多彩であり，転帰も多様な経過をたどる（❺）．

臨床症状
　新生児や大泉門が閉鎖する前の乳児では，脳室の拡大とともに頭蓋も拡大する．そのため，頭囲拡大，大泉門の膨隆，緊満が認められる．頭蓋内圧の亢進により頭蓋内静脈血が導出静脈を介して頭皮静脈に短絡するため，頭皮静脈の怒張がみられる．また，神経学的には両眼が下転する落陽現象，深部腱反射亢進，下肢優位の痙性麻痺などがみられる．大泉門閉鎖後は，成人と同じく頭蓋内圧亢進症状として頭痛，嘔吐，意識障害，うっ血乳頭などを呈する．

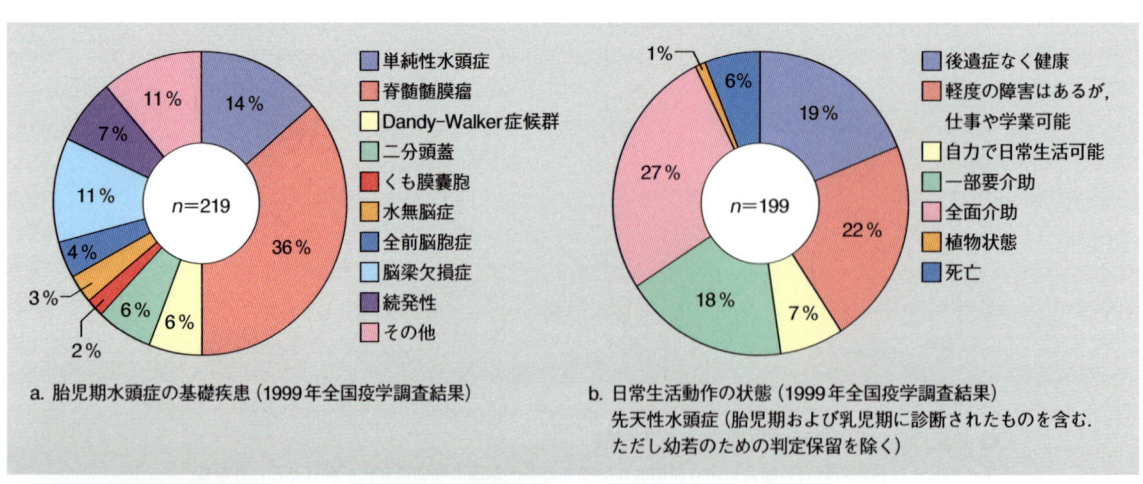

a. 胎児期水頭症の基礎疾患（1999 年全国疫学調査結果）

　単純性水頭症　14 %
　脊髄髄膜瘤　36 %
　Dandy-Walker 症候群　6 %
　二分頭蓋　6 %
　くも膜嚢胞　2 %
　水無脳症　3 %
　全前脳胞症　4 %
　脳梁欠損症　11 %
　続発性　7 %
　その他　11 %
　n=219

b. 日常生活動作の状態（1999 年全国疫学調査結果）
　先天性水頭症（胎児期および乳児期に診断されたものを含む．ただし幼若のための判定保留を除く）

　後遺症なく健康　19 %
　軽度の障害はあるが，仕事や学業可能　22 %
　自力で日常生活可能　7 %
　一部要介助　18 %
　全面介助　27 %
　植物状態　6 %
　死亡　1 %
　n=199

❺ 先天性水頭症の基礎疾患（a）と日常生活動作の状態（b）
a. 胎児期水頭症の基礎疾患は多様であり，最も多かった基礎疾患は脊髄髄膜瘤に合併する水頭症であった．
b. 多彩な基礎疾患による水頭症であるので，多彩な日常生活動作の状態であることが予測できる．後遺症なく健康であった症例は 2 割，仕事や学業が可能な症例，自力で日常生活が可能という症例も含めると全体の 48 % であった．

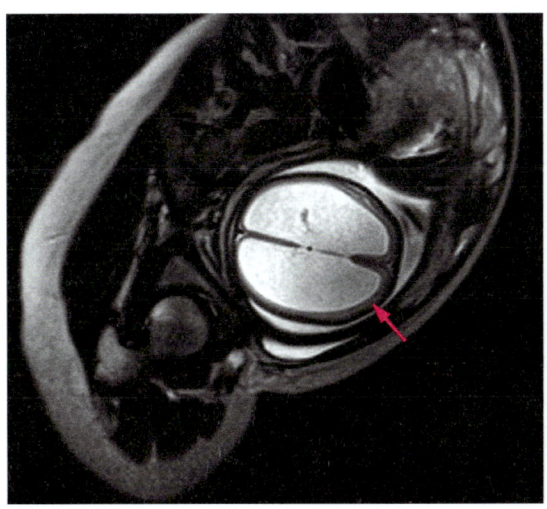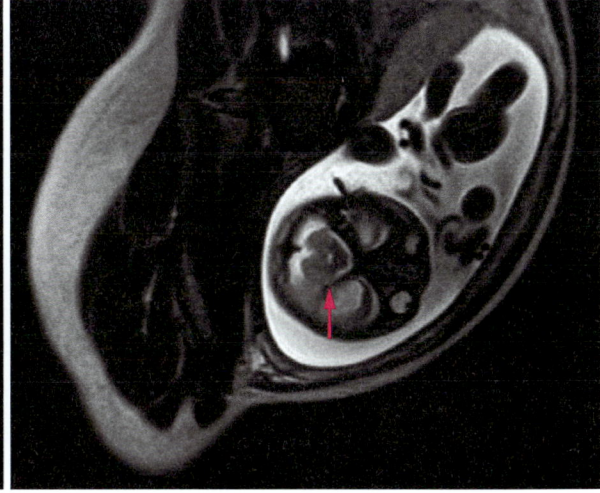

❻ 先天性水頭症胎児の MRI T2 強調画像
a. 患児の両側側脳室が著明に拡大していることがわかる（矢印）.
b. 第四脳室が正常であることを考慮すると，中脳水道狭窄ないしは閉塞が予測できる（矢印）.

診断

　わが国の産科医院には数多くの超音波機器が存在し，多くの検査が行われている．胎生のどの時期に，妊娠中何回超音波断層撮影検査を行うかは明確には定められてはいないが，超音波で側脳室三角部幅が10 mm をカットオフ値として脳室拡大としている．しかしながら，10 mm を超えている胎児がすべて水頭症にはならないことに留意する必要がある．この診断技術の向上により，先天性水頭症の 55 ％は胎内診断されるようになった．近年，MRI の撮像精度の向上によって胎児 MRI を施行し詳細を把握することが可能となった（❻）．出生後は大泉門を経由して超音波を施行する．さらに，CT や MRI にて病態を把握し，治療の戦略を立てる．

治療

　水頭症の治療のゴールは，脳室拡大による頭蓋内圧亢進が引き起こす脳の損傷を可逆的な時期に食い止め，発達のための良い環境をつくることである．脳室内に過剰に貯留した髄液を頭蓋外の別の場所に短絡する，いわゆるシャント術が行われる．頭側の先端は脳室に挿入され，皮下を通して短絡される空間へと導出される．導出先として一般的によく使われるのが腹腔，つまり脳室腹腔シャントが最もよく行われる．その他，心房や胸腔，腰椎などが短絡先として用いられる．腹腔内が感染などでシャントの短絡先にできない場合，選択される．

　また，近年では非交通性水頭症においては脳室内に内視鏡を挿入，第三脳室底を開窓し脳室と脳槽に新しい経路をつくる神経内視鏡下第三脳室底開窓術も行われる．ただし，脳室が極端に大きな水頭症，閉塞機転が明らかでも髄液循環が未成熟な新生児から 1 歳程度までの患児には開窓術は効果がないという報告もあり，術式選択には注意を要する．

（下地一彰）

◉文献

1) 大野耕策：頭が大きい，頭が小さい．臨床と研究 2012；89：577.
2) 西本 博：大頭（頭囲拡大）・小頭．小児科診療 2012；75：807.
3) 宮嶋雅一：Apert 症候群．小児科診療 2016；79：85.
4) 山崎麻美ほか（編）：小児脳神経外科学，改訂第 2 版．京都：金芳堂；2015.
5) 佐藤兼重ほか：頭蓋縫合早期癒合症手術件数アンケート調査（2011 年度，2012 年度），わが国での頭蓋縫合早期癒合症発生数把握の一助として．日本頭蓋顎顔面外科学会誌 2016；32：229.
6) 新井 一ほか（編）：小児脳神経外科診療ガイドブック．東京：メジカルビュー社；2013. p.130.
7) 山崎麻美ほか（編）：胎児水頭症診断と治療ガイドライン，改訂 2 版．京都：金芳堂；2010. p.13.

脊椎奇形

頭蓋底陥入症 basilar impression

概念

●大孔縁の後頭骨が内反挙上し，頭蓋底骨および上位頸椎が後頭蓋窩内に陥入した骨異常である．後頭骨，

環椎，軸椎歯突起などが一体となり，大孔内に突出し上方に偏位することで，上位頸髄および脳幹の圧迫が生じる．
- 陥入が高度になれば第三脳室や中脳水道を圧排して非交通性水頭症をきたす．

病因
先天的な骨異形成不全により生じたものを一次性（basilar invagination），先天性化骨障害や後天性化骨障害により生じたものを二次性（basilar impression）と呼ぶ．一次性では Klippel-Feil 症候群，環椎形成不全，環椎後頭骨癒合症，Chiari 奇形などを合併することが多い．二次性は骨の系統疾患や骨形成不全症，くる病，副甲状腺機能亢進症，Paget 病，Hunter 症候群，関節リウマチなどの全身疾患で脆弱化した頭蓋底が頭部を支えられず陥入する．

臨床症状
大孔部の神経組織への機械的圧迫，椎骨動脈循環不全，大後部髄液流通障害が症状発現に関与している．発症年齢は 10 歳頃から成人期で，後頭部の疼痛が最も多い．そのほかに，下位脳神経症状による嚥下障害，呼吸障害，舌の萎縮，錐体路障害，小脳失調を呈する．脊髄空洞症を合併することもある．

特徴的な神経障害として，手指巧緻運動障害や閉眼時の手指不随意運動（piano-playing finger），下向性垂直性眼振（down beat nystagmus），三叉神経障害による顔面知覚障害が認められる．

検査・診断
種々の測定法が提唱されているが，代表的な基準線は X 線側面像で後口蓋後端から後頭縁最低点を結んだ線（McGregor 線）と後口蓋後端と大後頭孔後縁を結んだ線（Chamberlain 線）である．歯突起先端がこれらの線より 5 mm 以上上方にある場合，頭蓋底陥入症と診断する．

また，頭蓋底角（Welcker 法）は，鼻根点，鞍結節，基底点を結ぶ線のなす角で，123〜144 度が正常とされ，145 度以上は扁平頭蓋底とされている．

治療
画像上で神経組織への圧迫とそれによる神経症状を認めた場合が治療適応となる．画像上で神経圧迫が認められず，神経症状も認めない場合は，転倒などによる頭頸部の外傷を避けるようにして経過観察する．

保存的治療として頭蓋牽引を行う．改善がない場合は外科治療の適応となる．

陥入した歯突起により脳幹部が圧迫され，整復できない場合は経口的，経鼻的，経上顎的に歯突起を切除の後，頭蓋と上位頸椎の不安定性に対して後方固定を行う．年少児でも十分な頭蓋頸椎移行部での骨癒合を得るために instrumentation 併用および自家骨移植による固定が必要となる．

Chiari 奇形

概念
- 19 世紀末に Chiari は菱脳の形成異常を 4 型に分類して報告した．現在では脊髄髄膜瘤の合併の有無で I 型と II 型とに分類されることが多い．
- Chiari I 型奇形は，慢性の小脳扁桃下垂を呈するもののうち，後頭蓋窩腫瘍や大槽部くも膜炎，人字縫合早期癒合症などの小脳扁桃下垂が生じる明らかな基礎疾患を伴わないものをいう．
- Chiari II 型奇形は，脊髄髄膜瘤に伴って小脳扁桃の下垂を呈するものをいう（従来は脳幹や小脳扁桃下垂の程度が強いものとされていた）．

病因
軟骨内骨化する後頭骨の低形成による後頭蓋窩の狭小化のために，小脳扁桃の下垂が発生するという説が支持されている．70 ％に脊髄空洞症（☞「脊髄・脊椎疾患と神経症状」p.529）の合併が認められる．

臨床症状
頭痛（後頭部から後頸部）が最も頻度が高い．咳や努責など頭蓋脊椎移行部での硬膜内圧の上昇により，疼痛が誘発されるのが特徴である．2 歳までの例では，脳幹部や下位脳神経障害による嚥下障害，無呼吸などが出現する．成人では脊髄空洞症により片側上肢の解離性知覚障害，片側上肢の筋萎縮を伴った脱力などが出現する．小児例では，初発症状として側彎症の発生が特徴的である．

画像診断
MRI による Chiari 奇形の診断基準として，
① 小脳扁桃先端が大孔より 3 mm 以上下方に突出している．
② 下垂した小脳扁桃の先端は楔状になっている．
③ 大孔周辺のくも膜下腔が狭小化している．
の 3 つがあげられる．

Chiari I 型奇形の 50〜85 ％に脊髄空洞症を合併する（❼）．

治療
症候性，脊髄空洞症を合併するものが外科治療の適応となる．後方からの大孔部減圧術により髄液の還流障害を解消する．無症候性の小児例では自然経過で小脳扁桃下垂の改善，空洞症の縮小を認めることがある．ただし，症候性となる症例も報告されており注意して観察する必要がある．

Klippel-Feil 症候群

概念
- 椎板（sclerotome）の分離障害で生じる上下脊椎の

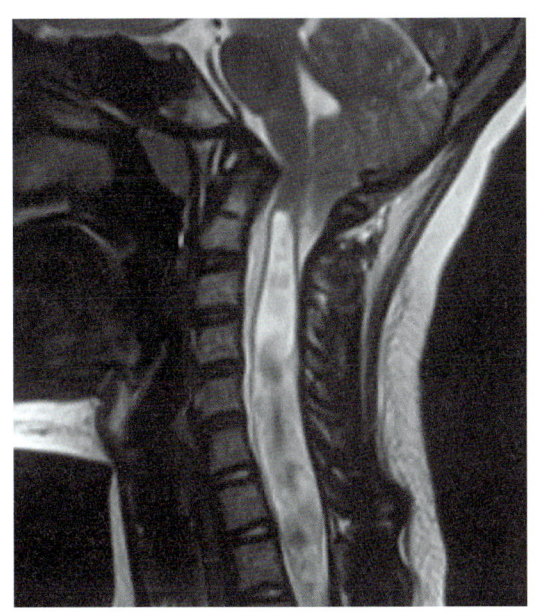

❼ Chiari I 型奇形
小脳扁桃下垂と脊髄空洞症が認められる.

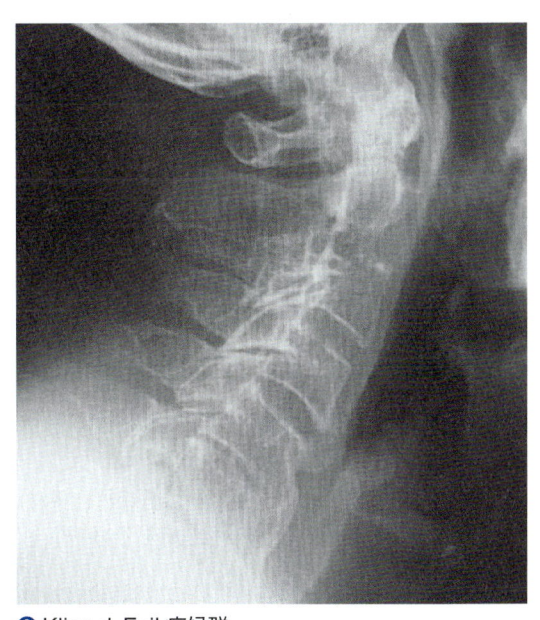

❽ Klippel-Feil 症候群
第2頸椎および第3頸椎の棘突起および椎体の癒合が認められる.

癒合で, C2～C3 に好発する (**❽**).
- 頸椎に発生すると短頸となり, これによる毛髪線の低位, 頸部の運動制限が古典的三主徴である. 外表の変化としては Sprengel 変形 (先天性の肩甲骨高位), 斜頸, 頸部の水かき形成などがあり, 顔面, 胸郭, 肺, 心血管, 腎臓, 生殖器などの異常を合併することがある.

臨床症状

この疾患自体では神経症状を呈しないが, 合併する頭蓋底陥入症や Chiari I 型奇形により神経症状が出現する. 癒合椎弓上下椎間に代償性に過剰な運動が生じて負荷がかかるため, この部分に頸椎症が進行し脊髄症, 神経根症が生じた場合には治療の対象になりうる.

本症候群に特異的な神経症状として手の鏡像運動 (mirror movement of the hands) があり, 原因として錐体交叉の異常による両側性の運動支配が考えられている.

二分脊椎 spina bifida

概念

- 二分脊椎とは脊椎骨の癒合不全を示す言葉であるが, その本質は一次あるいは二次神経管形成の異常による脊髄や脊髄終糸の形成異常である.
- 現在では神経管閉鎖障害の観点から, 脊髄が表皮に覆われず外表に露出している開放性と, 露出していない閉鎖性に大きく分類される.
- 開放性二分脊椎とは, すなわち脊髄髄膜瘤 (myelomeningocele:一次神経管形成期の異常) を

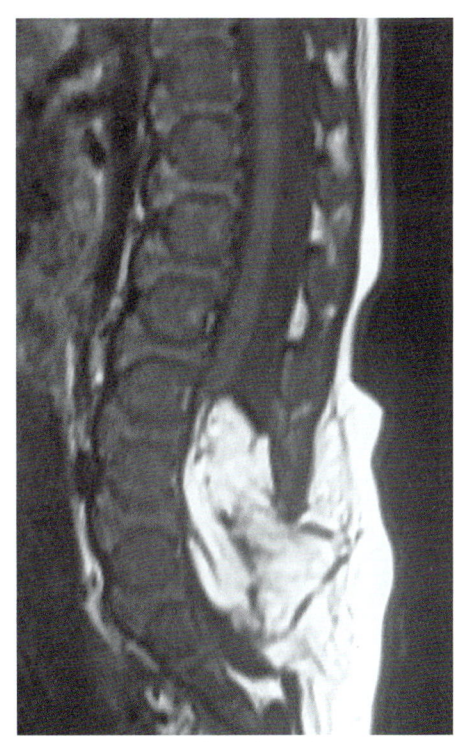

❾ 潜在性二分脊椎 (脊髄脂肪腫)
皮下脂肪と連続した脂肪腫が脊髄を尾側に係留している.

指す. 一方で, 閉鎖性二分脊椎は脊髄髄膜瘤以外の二分脊椎を指し, 従来の分類の潜在性二分脊椎と嚢胞性二分脊椎のうち, 脊髄髄膜瘤以外のものを含む.

病因

脊髄髄膜瘤の発生には複数の因子が関与している. 第1子が脊髄髄膜瘤の場合, 第2子における本症の発生率は上昇する. リスクファクターとして, 児の両親における1型糖尿病の既往例, 妊娠後の母親の抗けいれん薬(バルプロ酸, カルバマゼピン)の服用, ビタミンA過剰摂取, 化学薬品や農薬への曝露, 熱い風呂への入浴や高熱, 喫煙などがあげられている. 葉酸の補充に発生予防効果があるため, 妊娠可能な女性に対する十分な啓発が必要である. 出生後は致死的な髄膜炎発生防止のため, 48時間以内に髄膜瘤の閉鎖を行う.

臨床症状

従来, 潜在性二分脊椎とされているものには多種の奇形が含まれているが, 共通して出現する神経障害として脊髄係留症候群(tethered cord syndrome)が重要である. これは二分脊椎の病変により脊髄尾側端が胎生期の位置につなぎ止められ, 脊髄下端部の上行が阻止される. そのうえに脊髄尾側が成長とともに伸展され血流障害が生じて, 脊髄症状が出現する(❾). 症状は下肢運動障害, 肛門周囲から殿部, 下腿の感覚障害, 腰下肢痛, 神経因性膀胱による排尿障害などが出現する. いったん出現すると大多数の例で進行する. 下肢筋萎縮, 筋力低下, 下肢足部変形, 下肢長の左右差の存在が診断のための判断材料になる. 乳幼児では排尿と排尿の間におむつが濡れない dry time がないことが排尿障害を示唆する所見である.

脊髄係留症候群による神経障害に対し, 進行を防止することを主目的とした係留解除術が行われる.

(原 毅)

14 末梢神経疾患（ニューロパチー）

総論

概念

- 各種の原因により末梢神経が障害される疾患を総称して，末梢神経障害（peripheral neuropathy）という．
- ニューロパチー（neuropathy）という用語もよく用いられる．神経炎（neuritis）という用語も本来ならば病態が炎症によるものだけに限って用いるべきであろうが，従来から末梢神経障害と同義に，広く用いられてきた．

分類

末梢神経障害はさまざまな原因によって引き起こされることが知られており，病因に基づいた分類のほかに，臨床的には発症様式，末梢神経の障害の分布，および主徴となる運動系・感覚系・自律神経系の症候学などから成る分類，あるいは病理学的・電気生理学的分類（軸索障害・脱髄）がなされている．末梢神経障害の病因，発症様式，症候，障害分布による分類と代表的な疾患を❶〜❹にあげておく．

臨床症状

末梢神経障害では筋力低下・筋萎縮とともに，筋トーヌスの低下，弛緩性の運動麻痺を呈する．Guillain–Barré 症候群（GBS）や慢性炎症性脱髄性多発根ニューロパチー（CIDP）のような脱髄性ニューロパチーでは筋力低下に比して，筋萎縮が目立たないことがある．筋萎縮がみられる場合は，軸索障害を伴っていることを示す．腱反射低下ないし消失は末梢神経障害を疑う重要な徴候であり，四肢遠位部にあるいは下肢優位に，また，進行すると全身性に低下・消失する．感覚障害には感覚鈍麻と異常知覚がある．感覚鈍麻は全感覚が同時に低下する場合のほかに，温痛覚などの表在感覚あるいは深部感覚が主体に障害される場合がある．これを解離性感覚障害といい，疾患の鑑別に有用である．異常知覚には，自発的なビリビリ・ジンジン感のほかに，刺激により異常感覚が誘発される場合がある．自律神経症状として，起立性低血圧，洞性頻脈，不整脈，発汗異常，便秘と下痢，排尿排便障害，陰萎，瞳孔異常（Adie 瞳孔，対光反射遅延・消失）などがみられる．

❶ 末梢神経障害の病因による分類

1. 免疫・炎症性
   Guillain–Barré 症候群，慢性炎症性脱髄性多発根ニューロパチー，血管炎性ニューロパチーなど
2. 感染性
   AIDS，ライム病，Hansen 病など
3. 代謝・栄養性
   糖尿病，尿毒症，ビタミン欠乏，アルコール多飲など
4. 中毒性
   重金属（鉛，水銀，タリウムなど），農薬（有機リンなど），有機溶剤（ノルマルヘキサンなど）など
5. 薬剤性
   ビンクリスチン，シスプラチンなど
6. 腫瘍性
   傍腫瘍症候群，リンパ腫，本態性 M 蛋白血症，Crow-Fukase 症候群，多発性骨髄腫，原発性マクログロブリン血症など
7. 遺伝性
   Charcot-Marie-Tooth 病，遺伝性圧脆弱性ニューロパチー（HNPP），家族性アミロイドポリニューロパチーなど
8. その他
   外傷，圧迫，絞扼など

❷ 末梢神経障害の発症様式による分類

1. 急性発症型ニューロパチー（日の単位で症状が完成）
   Guillain–Barré 症候群，血管炎性ニューロパチーなど
2. 亜急性発症型ニューロパチー（数週間の単位で比較的速やかに進行）
   慢性炎症性脱髄性多発根ニューロパチーの一部，癌性ニューロパチーなど
3. 慢性発症型ニューロパチー（月・年の単位で発症・進行）
   慢性炎症性脱髄性多発根ニューロパチー，遺伝性ニューロパチー（Charcot-Marie-Tooth 病，家族性アミロイドポリニューロパチーなど），糖尿病性ニューロパチーなど
4. 再発性ニューロパチー
   遺伝性圧脆弱性ニューロパチー（HNPP），急性間欠性ポルフィリン症

❸ 症候によるニューロパチーの分類

1. 筋力低下を主体とするもの
   Guillain–Barré 症候群，慢性炎症性脱髄性多発根ニューロパチー（CIDP）など
2. 感覚障害を主体とするもの
   Sjögren 症候群，癌性ニューロパチー，アルコール性ニューロパチーなど
3. 著明な自律神経障害を伴うもの
   糖尿病性ニューロパチーの一部，家族性アミロイドポリニューロパチー，Fabry 病など

❹ 障害分布によるニューロパチーの分類

1. 単ニューロパチー
   圧迫性・絞扼性ニューロパチー，帯状疱疹など
2. 多発性単ニューロパチー
   血管炎性ニューロパチー，サルコイドーシス，multifocal motor neuropathy（MMN），ライム病，遺伝性圧脆弱性ニューロパチー（HNPP）
3. 多発ニューロパチー
   Guillain-Barré 症候群，慢性炎症性脱髄性多発根ニューロパチー，遺伝性ニューロパチー（Charcot Marie-Tooth 病，家族性アミロイドポリニューロパチーなど），代謝性・中毒性・薬剤性ニューロパチーなど

診断

　臨床像，電気生理学的所見，病理学的所見，検査所見を総合して診断を行う．末梢神経伝導検査は非侵襲的検査であり，末梢神経障害の診断に有用である．運動神経・感覚神経の脱髄病変・軸索障害病変に応じて，速度の低下・振幅の減少が認められる．針筋電図検査では，脱神経所見あるいは高振幅電位がみられる．髄液検査では細胞数の増加を伴わない蛋白の上昇（蛋白細胞解離）が重要であり，GBS や CIDP で認められる．病理学的検査としては腓腹神経生検が行われることが多い．また，分子遺伝学の進歩によって，遺伝性ニューロパチーへの遺伝子検査が可能になった．

（祖父江元）

脳神経領域の末梢神経障害

Bell 麻痺

概念
● 急性に発症する特発性末梢性顔面神経麻痺であり，一側性のことが多い．

病因・病理
　不明の点が多いが，単純ヘルペスウイルス 1 型感染との関連が報告されている．何らかの原因により顔面神経の炎症浮腫をきたし，同神経が顔面神経管の中で圧迫されて麻痺をきたすと考えられている．

疫学
　比較的頻度が高い疾患であり，10 万人あたり 20〜30 人程度の年間罹患率との報告がある．

臨床症状
　耳介後部の痛みが先行することがある．末梢性顔面神経麻痺に加えて，障害の部位により，涙液分泌低下，聴覚過敏，患側の舌の前 2/3 の味覚低下などを伴うことがある．

検査
　MRI で膝神経節や顔面神経管内の異常が報告されている．筋電図や誘発電位検査を行うこともある．また，他疾患の鑑別のために，血中抗体測定を行うこともある．

診断
　経過と症状から診断は比較的容易である．Ramsay-Hunt 症候群，聴神経鞘腫，Guillain-Barré 症候群，サルコイドーシス，ライム病など，他の原因による末梢性顔面神経麻痺の鑑別が必要である．

経過・予後
　経過は良好で数か月以内にほとんど症状が消失することが多いが，後遺症の残る例もある．

治療
　早期の副腎皮質ステロイド投与が有効とされる．抗ウイルス薬の有効性も報告されている．閉眼が不完全な場合には，人工涙液を点眼して眼帯などにより角膜保護を行う．顔面筋のマッサージや運動訓練も行う．

Tolosa-Hunt 症候群

概念
● 一側の眼窩部痛，動眼神経・滑車神経・三叉神経第 1 枝・外転神経の障害をきたす疾患である．

病因・病理
　上眼窩裂から海綿静脈洞にかけての，非特異的肉芽腫性炎症によると考えられている．

臨床症状
　急性一側性の眼窩後部痛が出現，その数日後同側の眼球運動麻痺をはじめとする脳神経 III，IV，VI の障害をきたす．三叉神経第 1 枝の障害もみられ，まれに視力障害をきたすこともある．

検査
　脳静脈造影で眼静脈の閉塞，海綿静脈洞の造影不良などがみられる．MRI では T2 強調画像で高信号，ガドリニウム造影による増強などがみられる．

診断
　上記の臨床症状や検査所見により診断する．内頸動脈海綿静脈洞瘻，海綿静脈洞部腫瘍，動脈瘤，サルコイドーシスなどの鑑別を要する．ステロイドが有効であることも診断の一助となる．

経過・予後
　比較的良好であるが後遺症が残ることもあり，再発もしばしばみられる．

治療
　ステロイドが有効である．

特発性三叉神経痛，片側顔面攣縮

特発性三叉神経痛 idiopathic trigeminal neuralgia

【概念】
- 特発性三叉神経痛は，一側の三叉神経の第2および3枝の支配領域の，発作性の激しい痛みをきたす．
- 中高年の女性に多い．
- 頬，口角，口唇，歯肉，舌などに誘発部位があり，それらを刺激すると発作が誘発されるという特徴がある．三叉神経根が上小脳動脈や前下小脳動脈などにより圧迫されるためと考えられている．

【診断・治療】
　症候性三叉神経痛との鑑別が必要であるが，症候性のものでは多発性硬化症，腫瘍，帯状疱疹などによるものが多い．
　カルバマゼピンの投与が有効であることが多い．同剤が使えない場合フェニトインを用いることもある．また適応をよく考えたうえで神経血管減圧術も行われる．

片側顔面攣縮 hemifacial spasm

【概念】
- 片側顔面攣縮は，眼輪筋その他の顔面筋がピクピクと収縮するものであり，中高年の女性に多い．
- 顔面神経根が後下小脳動脈や前下小脳動脈などにより圧迫されるためと考えられている．

【治療】
　ジアゼパムやカルバマゼピンなどによる薬物療法が行われるが，それらが十分な効果を示さないときには，ボツリヌス毒素の筋注を行う．また適応症例には神経血管減圧術が行われる．

大後頭神経痛

【概念】
- 後頭から頭頂にかけての突発的あるいは持続的な痛みであり，片側性の場合も両側性の場合もある．痛みの程度は，チクチクする程度から激痛までである．
- 大後頭神経が筋肉などにより圧迫されて起こると考えられているが，原因不明のことも多い．神経の圧痛を認めるのが特徴の一つである．同じ姿勢をとり続けることや精神的なストレスなどが誘因となることが多い．

【診断・治療】
　前述の臨床的特徴により診断するが，帯状疱疹などの他疾患の鑑別がきわめて重要である．神経痛は1週間程度で自然に軽快することが多い．
　治療薬としては，プレガバリン，カルバマゼピンな

どが用いられる．局所麻酔薬による神経ブロックを用いる場合もある．

Guillain-Barré 症候群

【概念】
- Guillain-Barré 症候群（GBS）は，急性単相性の経過の末梢神経障害であり，四肢の運動麻痺を主症状とするものである．
- 多くの例で，神経症状出現の1〜2週間前に，上気道感染や消化器感染の先行がある．症状がピークになるのは遅くても発症後4週以内であり，病勢はその後，鎮静化する．
- 末梢神経のミエリンを障害する脱髄疾患と考えられてきたが，近年，軸索をプライマリに障害する軸索障害型のGBSも存在することがわかってきた．
- 後述するFisher症候群をはじめとして，いくつかの亜型の存在が知られている．

【病因・病態生理】
　末梢神経の成分を標的とした自己免疫と考えられている．炎症性末梢神経障害の動物モデルである実験的自己免疫性神経炎（experimental autoimmune neuritis：EAN）では，末梢神経ミエリン蛋白の感作による細胞性免疫がその病態であることから，GBSでも同様の機序が推定される．しかし，実際のGBSにおいて，疾患特異性と高い陽性率をもつ特定の抗原に対する細胞性免疫反応はまだ確認されていない．
　一方，GBSの約60％では，神経系の細胞表面に存在する糖脂質であるガングリオシドの糖鎖に対するIgG抗体が急性期の血中に上昇する．抗ガングリオシド抗体の抗体価は，発症直後がピークであり，その後低下消失する．またIgG抗ガングリオシド抗体の上昇は，GBSおよび一部の免疫性末梢神経障害に特徴的であり，他の病態ではほとんどみられない．これらの事実から，GBSの発症には抗ガングリオシド抗体の上昇が関与すると考えられる．先行する感染が免疫系を刺激することにより抗ガングリオシド抗体が産生されるという可能性が強い．
　GBSの先行感染のうち，消化器感染は*Campylobacter jejuni*が原因菌であることが多いが，*C. jejuni*の菌体表面にはガングリオシドに類似した糖鎖が存在することが示され，それに対する免疫反応の結果としてガングリオシドに対する抗体が産生されるという分子相同性仮説が提唱されている．産生された抗ガングリオシド抗体は自己抗体として働き，神経系の細胞表面に結合して補体介在性に末梢神経障害をきたす可能性が考えられる．

❺ Guillain-Barré 症候群にみられる主な抗ガングリオシド抗体と臨床的特徴の対応

標的抗原	臨床的特徴
GQ1b	Fisher 症候群 Bickerstaff 型脳幹脳炎 眼球運動麻痺を伴う Guillain-Barré 症候群
GM1, GD1a, GalNAc-GD1a	軸索障害型, 純粋運動型 Guillain-Barré 症候群
GD1b	運動失調を伴う Guillain-Barré 症候群

GM1, GD1a, GalNAc-GD1a などに対する抗体は軸索障害型 GBS にみられることが多い. 主な抗ガングリオシド抗体と臨床的特徴の関連は❺に示す. Fisher 症候群と抗 GQ1b 抗体については後述する.

<u>病理</u>

脱髄型では, 末梢神経におけるリンパ球やマクロファージの浸潤と脱髄所見がみられ, 重症例では二次的な軸索変性もみられる. 軸索障害型では, 脱髄所見がなく軸索周囲腔にマクロファージの浸潤がみられる.

<u>疫学</u>

幼児から高齢者まで罹患の可能性があり, 10 万人あたり年間発症率は 1～2 人程度とされている. また軸索障害型および後述の Fisher 症候群は欧米と比べてわが国を含む東アジアで比率が高いことが知られている.

<u>臨床症状</u>

四肢および体幹の運動麻痺が主症状である. 腱反射は消失する. 顔面神経麻痺, 眼球運動麻痺, 構音・嚥下障害などの脳神経麻痺もしばしばみられる. 軽度の感覚障害を伴うことも多い.

また深部感覚が障害されると運動失調をきたす. 呼吸筋麻痺をきたすこともあり, 血圧や脈拍の異常などの自律神経障害を伴うこともあるが, これらは生命予後に直結することから注意が必要である.

<u>検査</u>

末梢神経伝導検査では, 伝導ブロック, 複合筋活動電位の低下, 神経伝導速度の低下などがみられる. 脳脊髄液では, 蛋白は高値だが細胞数は正常という「蛋白細胞解離」がみられるが, 発症直後にはまだ蛋白上昇がみられないことが多い. 抗ガングリオシド抗体は GBS 発症直後にすでに上昇しているため, 陽性の場合は診断に有用である.

<u>診断</u>

診断は特徴的な臨床経過と症状に基づいて行う. 上記の検査所見も診断に役立つ. 国際的に汎用されている診断基準を❻に示す.

鑑別診断としては, 急性の四肢運動麻痺をきたす疾患として, ビタミン欠乏性ニューロパチー, 中毒性

❻ Guillain-Barré 症候群の診断基準

I. 診断に必要な特徴
  A. 2 肢以上の進行性筋力低下
  B. 腱反射消失

II. 診断を強く支持する特徴
  A. 臨床的特徴（重要な順）
    1. 筋力低下は急速に進行するが, 4 週間以内に停止する
    2. 比較的に左右対称である
    3. 軽度の感覚障害がある
    4. 脳神経が障害される
    5. 進行が停止してから, 通常 2～4 週で回復し始める
    6. 自律神経障害がある
    7. 神経症状の発症時には発熱がない
  B. 診断を強く支持する髄液所見
    1. 髄液蛋白が発症から 1 週を過ぎて上昇している
    2. 髄液細胞数は単核細胞で 10/mm³ 以下である
  C. 診断を強く支持する電気生理学的所見
    1. 末梢神経伝導速度の低下あるいは伝導ブロック
    2. 遠位潜時の延長
    3. F 波の反応の異常
    20 % 未満の患者では, 末梢神経伝導検査は正常である. 伝導検査は発症数週まで異常とならないことがある

III. 診断に疑いをもたせる特徴
  1. 著明な持続する筋力低下の非対称
  2. 持続する膀胱直腸障害
  3. 発症時の膀胱直腸障害
  4. 髄液中の単核細胞が 50/mm³ 以上
  5. 髄液中の多核白血球の存在
  6. はっきりとした感覚障害のレベル

IV. 診断を除外する特徴
  1. 有機溶剤乱用の既往
  2. 急性間欠性ポルフィリン症を示唆する異常所見
  3. 最近のジフテリア感染の病歴や所見
  4. 鉛ニューロパチーに合致する所見と鉛中毒の証拠
  5. 純粋な感覚障害のみの症候
  6. ポリオ, ボツリヌス中毒, ヒステリー性麻痺, 中毒性ニューロパチーなどの確定診断

(Asbury AK, et al：Criteria for diagnosis of Guillain-Barré syndrome. *Ann Neurol* 1978；3：565. をもとに作成)

ニューロパチー, ポルフィリア, 周期性四肢麻痺, 脊髄の炎症あるいは血管障害, 頸椎症, 重症筋無力症などがあげられる. 慢性炎症性脱髄性多発根ニューロパチーの急性増悪も鑑別を要する.

<u>治療</u>

急性期には, 軽症例を除いて自己免疫の制御のために, 経静脈的免疫グロブリン療法（IVIg）あるいは血漿浄化療法を行う. 両者は同等の治療効果を示す.

病状の極期には, 呼吸筋麻痺をきたした場合の人工呼吸器使用や, 自律神経障害の管理などの全身管理が大切である. 褥瘡や関節拘縮の予防や, 回復期のリハビリテーションも重要である.

<u>経過・予後</u>

急性期を過ぎれば病勢は鎮静化し, 回復に向かう.

❼ Guillain-Barré 症候群と慢性炎症性脱髄性多発根ニューロパチー（CIDP）の対比

	Guillain-Barré 症候群	CIDP
先行感染	多い	少ない
発症からピークまでの期間	4 週以内	2 か月以上
経過	急性単相性で再発はまれ	増悪・寛解あるいは徐々に増悪する例が多い
脳神経障害	しばしばみられる	まれ
呼吸筋麻痺	時にみられる	まれ
重篤な自律神経障害	時にみられる	まれ
IgG 抗ガングリオシド抗体	60 ％程度に陽性	まれ
有効な治療	経静脈的免疫グロブリン療法 血漿浄化療法	経静脈的免疫グロブリン療法 ステロイド 血漿浄化療法

一方で，死亡例もあり（欧米は約 5 ％，わが国は約 1 ％），15～20 ％程度に後遺症を残す．再発はまれである．

付 Fisher 症候群

Fisher 症候群は，眼球運動麻痺・運動失調・腱反射消失を三徴とする GBS の亜型である．先行感染の存在，急性単相性の経過，脳脊髄液の蛋白細胞解離などが GBS と共通する．

また GBS と同様に抗ガングリオシド抗体が上昇し，特に IgG 抗 GQ1b 抗体が 90 ％以上の高率に検出されるのが特徴である．眼球運動麻痺を伴う GBS や，Fisher 症候群に意識障害などの中枢神経障害を伴う場合（Bickerstaff 型脳幹脳炎）にも抗 GQ1b 抗体上昇がみられ，類似の病態が示唆されている．同抗体の上昇は特異性が高く，Fisher 症候群とその関連疾患以外にはみられないため，診断的価値がきわめて高い．免疫組織染色では眼球運動を支配する脳神経である動眼神経・滑車神経・外転神経の Ranvier 絞輪部周囲に GQ1b の局在がみられることから，抗 GQ1b 抗体は同部位に結合して眼球運動麻痺をきたすという説がある．また同抗体による神経筋接合部での伝達物質の放出阻害も報告されている．

慢性炎症性脱髄性多発根ニューロパチー

chronic inflammatory demyelinating polyradiculoneuropathy（CIDP）

概念

● 慢性の経過で対称性に四肢に運動および感覚障害をきたす脱髄性末梢神経障害であり，自己免疫によると考えられている．

病因・病態生理

末梢神経ミエリンを標的とする自己免疫疾患と考えられ，細胞性免疫および液性免疫について多くの検討

がなされているが，詳細はいまだ不明である．

病理

神経根および末梢神経に炎症性脱髄性病変がみられる．

疫学

報告により異なるが，有病率は 10 万人あたり 1～3 人程度である．発症はどの年齢にもみられる．

臨床症状

慢性の経過として四肢の運動麻痺と感覚障害がみられる．腱反射は低下・消失する．脳神経障害や自律神経障害はまれである．

検査

電気生理学的には，運動・感覚神経伝導速度の低下，伝導ブロック，遠位部潜時の延長など脱髄の所見が得られる．脳脊髄液では蛋白細胞解離がみられ，腓腹神経生検では脱髄性変化や血管周囲の細胞浸潤などがみられる．

診断

少なくとも 2 か月以上の症状進行を示す四肢の運動・感覚性末梢神経障害については本症を考慮する．特異的な検査所見はないため，上記の臨床症状や検査所見に基づいて診断する．診断にあたっては，他の末梢神経障害（Guillain-Barré 症候群〈GBS〉，遺伝性運動感覚性ニューロパチー，糖尿病などによる代謝性ニューロパチー，傍腫瘍性ニューロパチー，アミロイド多発ニューロパチーなど）の鑑別が重要である．GBS との対比を❼に示す．

治療

経静脈的免疫グロブリン療法，ステロイド，血漿浄化療法などの免疫療法を行う．それぞれについて有効例と無効例が存在する．

経過・予後

増悪と寛解を繰り返す例や徐々に増悪する例などさまざまである．一方で単相性の経過で寛解する場合もある．

神経疾患

14 末梢神経疾患（ニューロパチー）

多巣性運動ニューロパチー

multifocal motor neuropathy

概念

- 筋力低下・筋萎縮・線維束性収縮などを呈し，運動ニューロン疾患に類似した病像を呈する末梢神経障害である．
- 上肢遠位部優位に非対称性の筋萎縮・筋力低下をきたすことが多い．
- CIDP と同様に自己免疫によると考えられている．

病態生理

電気生理学的に，多巣性の伝導ブロックがみられるのが特徴である．IgM 抗 GM1 抗体の上昇も特徴の一つとされるが，陽性率が約 50％程度であることや，本症に特異的な所見ではないことなどから，病因的な意義は少ないと考えられている．

治療

治療としては，ステロイドや血漿浄化療法は無効とされており，経静脈的免疫グロブリン療法やシクロホスファミドの有効性が報告されている．副作用を考慮すると経静脈的免疫グロブリン療法が第一選択薬となると考えられる．

（楠　進）

●文献

1) Asbury AK, et al：Criteria for diagnosis of Guillain-Barré syndrome. *Ann Neurol* 1978；3：565.
2) 日本神経学会（監）：ギラン・バレー症候群，フィッシャー症候群診療ガイドライン 2013．東京：南江堂；2013.
3) 楠　進：ギラン・バレー症候群の歴史. *Brain and Nerve* 2015；67：1295.
4) Joint Task Force of the EFNS and the PNS：European Federation of Neurological Societies/Peripheral Nerve Society Guideline on management of chronic inflammatory demyelinating polyradiculoneuropathy：report of a joint task force of the European Federation of Neurological Societies and the Peripheral Nerve Society-First revision. *J Peripher Nerv Syst* 2010；15：1.
5) 日本神経学会（監）：慢性炎症性脱髄性多発根ニューロパチー，多巣性運動ニューロパチー診療ガイドライン 2013．東京：南江堂；2013.

代謝性ニューロパチー

metabolic neuropathy

概念

- 栄養欠乏，アルコール依存症，糖尿病，ポルフィリン症など，さまざまな代謝障害と関連した原因によってニューロパチーは生じうる．
- 経過や病型は多様であるが，下肢優位の多発ニューロパチーを呈する場合が多い．
- 軸索障害に伴い不可逆性の神経障害が残存することも多く，原因を的確に診断して早期に治療を開始することが重要である．

臨床症状

栄養欠乏性ニューロパチー

ビタミン B_1，ビタミン B_2，ビタミン B_6，ビタミン B_{12}，葉酸，ニコチン酸，ビタミン E，銅などの欠乏でニューロパチーが生じうる．代表的なものはビタミン B_1 欠乏によるニューロパチーであり，急性発症で運動優位の症候を呈することから Guillain-Barré 症候群（GBS）との鑑別が問題となることがある．これに対してビタミン B_{12} 欠乏や葉酸欠乏では，慢性進行性で感覚障害優位のニューロパチーをきたす傾向がある．

アルコール性ニューロパチー

アルコール依存症患者でみられるニューロパチーの主な原因は，ビタミン B_1 などの栄養欠乏とアルコールまたはその代謝産物による直接障害である．直接障害によるニューロパチーは，慢性進行性で表在感覚障害優位のニューロパチーをきたす傾向があり，痛みを訴える場合が多い．

糖尿病性ニューロパチー（diabetic neuropathy）

典型例は下肢遠位部優位の多発ニューロパチーを呈し，初期は感覚障害と自律神経障害が目立つが，進行例では運動障害も出現する．動眼神経や顔面神経などの脳神経障害をきたしたり，体幹や四肢近位部の痛みで発症する場合もある．

ポルフィリン症によるニューロパチー

腹痛，嘔吐，便秘などの自律神経症候のほかに，GBS 様の急性発症で重篤な四肢麻痺をきたす場合もある．

検査

症候からニューロパチーを疑った場合は，末梢神経伝導検査による評価を行う．一般的な代謝障害によるニューロパチーでは，複合筋活動電位と感覚神経活動電位の低下などの軸索障害を示唆する所見を呈する（❽）．糖尿病性ニューロパチーでは軸索障害の所見に加えて，遠位潜時の延長や伝導速度の遅延などの脱髄を示唆する所見が，軽度ではあるが混在する場合も多い．

診断

代謝障害をきたしうる基礎疾患の有無を確認し，ニューロパチーをきたしうる他疾患を除外する．

栄養欠乏性ニューロパチーの診断には，発症までの経過や背景についての問診が重要である．確定には血液検査によるビタミン欠乏の証明が必要であるが，来院時にビタミン剤が補充されていて，診断が困難であ

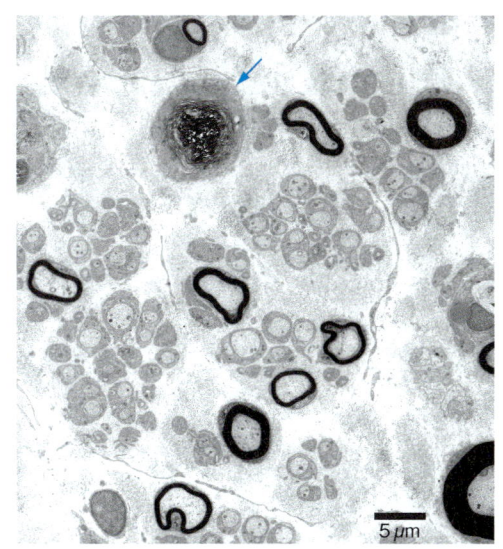

**❽ ビタミン B₁ 欠乏によるニューロパチーの
腓腹神経病理所見**

大径線維優位の軸索障害型ニューロパチーの所見を呈す
る．大径有髄線維の軸索変性像を矢印で示す．

る場合も多い．同様のニューロパチーをきたしうる他
疾患の鑑別と，ビタミン補充後に症状の進行が停止す
ることを確認することも重要である．

アルコール性ニューロパチーを疑う患者では，飲酒
歴の聴取が重要であるが，アルコール依存症患者は実
際の飲酒量を自己申告しない場合もあり，血液検査で
のγ-GTP 値などのアルコール性肝障害を示唆する所
見の有無を確認することや，家族から生活歴を注意深
く聴取することなども必要である．飲酒に伴い，ビタ
ミン B₁ や葉酸などの欠乏が起こりやすいことにも留
意する．

ポルフィリン症によるニューロパチーでは，尿中の
δ-アミノレブリン酸，ポルホビリノゲンの増加を確認
する．

治療

原因となっている代謝障害の改善を目指した治療
を，個々の患者に応じて行う．糖尿病患者では急速な
高血糖値の是正がかえってニューロパチーを増悪させ
ることがあることを念頭におく必要がある．患者背景
や臨床症候から栄養欠乏が疑われる症例では，血液検
査でのビタミンなどの測定に時間を要するため，検体
の採取後，速やかに欠乏が疑われるビタミンを投与す
る．特にビタミン B₁ 欠乏では，急速に進行している
場合や心不全，Wernicke 脳症を合併している場合は
急性期に静脈内投与を行うのが望ましい．栄養指導に
よる食生活の改善や，アルコール依存症患者では断酒
も重要である．

（小池春樹）

●文献

1) Koike H, et al：Clinicopathologic features of folate-defi-
ciency neuropathy. *Neurology* 2015；84：1026.
2) Koike H, et al：Alcoholic neuropathy is clinicopahtholog-
ically distinct from thiamine-deficiency neuropathy.
Ann Neurol 2003；54：19.
3) Koike H, et al：Postgastrectomy polyneuropathy with
thiamine deficiency. *J Neurol Neurosurg Psychiatry*
2001；71：357.

遺伝性運動感覚性ニューロパチー
hereditary motor and sensory neuropathy（HMSN）

概念

● 遺伝性ニューロパチーのなかで，運動および感覚神
経が障害されるものは遺伝性運動感覚性ニューロパ
チー（HMSN）または Charcot-Marie-Tooth 病（以
下 CMT）と呼ばれ，現在は，CMT の名称を用い
た分類が主に用いられている．
● CMT は，足の変形（凹足）や逆シャンペンボトル
と呼ばれる下肢遠位筋萎縮の症状を呈する（❾）.
● 疾患頻度は，約 2,500 人に 1 人で比較的頻度の高い
神経疾患である．CMT は，臨床的および遺伝的に
多くの型に分けられる．

病因

少なくとも 80 以上の原因遺伝子が報告されている
（❿）．最も頻度の高い CMT は，CMT1A であり，
CMT 全体の約 50 %，脱髄型の約 70 %を占める．
CMT1A の原因はミエリン構成蛋白である *PMP22* を
含む染色体 17p11.2 領域の 1.4 Mb のゲノム（染色体
の一部分）の重複である．2 番目に頻度の高いものは
GJB1/Cx32 の異常で，X 染色体性遺伝形式のため
CMTX1 と呼ばれる．*MPZ*，*PMP22* の遺伝子異常の
順に続く．CMT2 では，*MFN2*，*GJB1* の順であるが，
約 6 割で原因の同定ができていない．*MPZ*，*GJB1* な
ど CMT1 と CMT2 の両方の原因になる遺伝子異常も
多く，臨床型から遺伝子異常を推定するのは容易では
ない．

原因の多くは髄鞘の主な構成蛋白や Schwann 細胞
で重要な分子であり，PMP22 は髄鞘蛋白の 20 %を占
める．また，MPZ は髄鞘の 50 %を占め，髄鞘の接着
に関与し，Cx32 は髄鞘軸索間の結合と物質交換を行
う．髄鞘形成の転写因子である EGR2 も脱髄を引き
起こす．軸索型の CMT2 の原因としては，ミトコン
ドリアに関連したもの，軸索の構造を支える神経線維，
軸索内の物質輸送にかかわるもの，DNA，RNA 関連
および核膜蛋白など神経細胞を支える蛋白合成とかか
わるものなどが明らかにされている．

分類

遺伝形式および臨床型で分類が行われ，ミエリンの障害が原因で優性遺伝形式のものをCMT1，劣性遺伝形式のものをCMT4，軸索の障害によるものをCMT2と分類する．脱髄型か軸索型かは，正中神経運動神経伝導速度（MCV）38 m/秒を境に決定され，38 m/秒以下を脱髄型と規定している．MCVが38 m/秒の上下にまたがる場合もあり，中間型CMT（DI-CMT）と呼ばれる．

脱髄型においては臨床的に発症年齢や重症度でも分類され，先天性でfloppy infantを呈する最重症型が先天性髄鞘形成不全（congenital hypomyelinating neuropathy：CHN），生後から幼少時期（通常2歳以下）に発症するものをDejerine-Sottas病（Dejerine-Sottas syndrome：DSS），発症の遅いものをCMT1，4に分類する．圧迫などにより繰り返し起こる脱髄型ニューロパチーは遺伝性圧脆弱性ニューロパチー（hereditary neuropathy with liability to pressure palsy：HNPP）と呼ばれる．さらに，遺伝子異常，臨床的特徴によりさまざまなサブタイプに分けられる．

臨床症状

CHNは，floppy infantとして生まれ，重度の全身の筋力低下を呈する．CHNは，一般的に呼吸不全や感染症の合併により予後不良と考えられるが，まれに成長に伴って運動機能の改善が続く例もみられる．DSSは，DejerineとSottasにより，幼児期発症で内反足，側彎，全身性筋力低下，感覚障害，協調運動障害，神経肥厚を伴う兄弟例が報告され，疾患概念が作られた．さまざまな遺伝子異常により同様の病態が起こるため，経過も一様ではない．成長に伴い筋力が改善することが多いが，青年期頃から悪化し，年齢とともに歩行できなくなる例や，呼吸障害が起こり気管切開および人工呼吸管理となる例もある．CMTは，小児期から発症し，上下肢の遠位部の運動感覚障害を呈するもの，成人発症して下肢症状にとどまる軽症例など多様である．生命予後は良好である．

CMTの約50％はCMT1Aである．CMT1A患者の75％は20歳までに発症し，歩行障害と足の変形を呈する．下肢の筋力低下のため階段昇降など不自由であるが，数十年を経過しても，通常，日常生活は自立する．

検査・診断

診断には，末梢神経伝導検査が必須となる．CMT1Aでは，正中神経の運動神経伝導検査ではおおよそ17〜25 m/秒（正常値50 m/秒以上）と伝導速度の著明な低下を認める．

腓腹神経病理所見は脱髄型ではonion bulb形成，髄鞘の低形成がみられる．軸索型では，有髄神経の脱

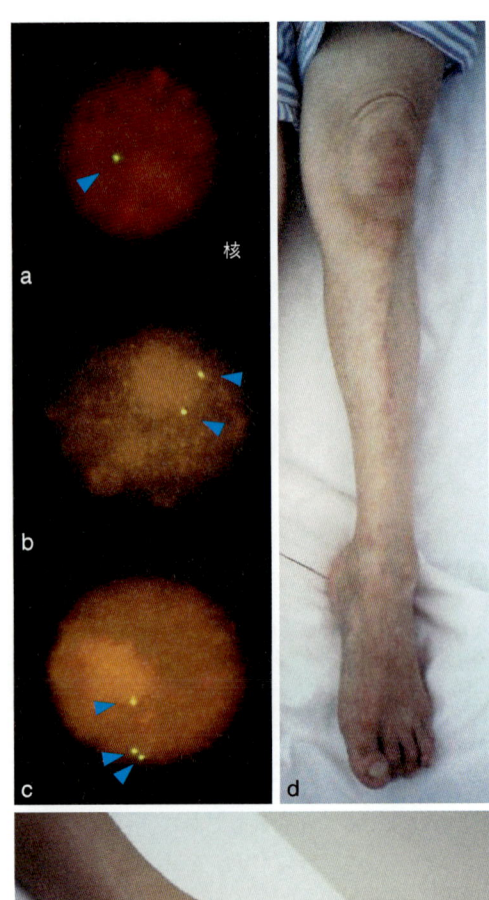
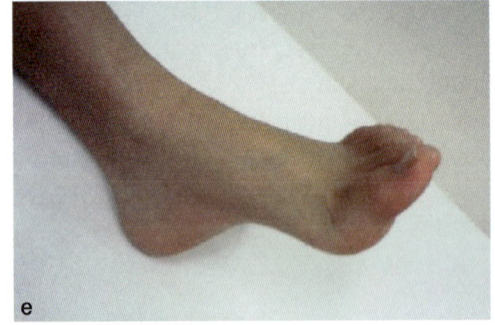

❾ FISH法による17番染色体PMP22遺伝子検査（a, b, c）および下肢の変形（d, e）

正常（b）では2コピーの遺伝子をもつがHNPP（a）では1コピー，CMT1A（c）では3コピーのPMP22遺伝子が認められる．逆シャンペンボトル様下垂足（d），凹足（e）がみられる．

落がみられる．約半数に髄液蛋白の上昇がある．

CMTの最終診断は遺伝子検査である．最も頻度の高いCMT1Aの診断にはFISH法が用いられ，17番染色体領域の遺伝子重複を調べる（❾）．その他の遺伝子については，研究的にDNA配列解析が行われている．

治療

根治的治療法はないため，対症的に行われる．下垂足になりやすく，転倒の原因になるため，足関節のサポーターや足首まで覆う靴を用いる．より重症では，短下肢装具を装着する．足の変形に対しては，足底板

❿ 遺伝性ニューロパチーの遺伝子座，原因遺伝子と臨床病型

脱髄型	遺伝子	臨床表現型	軸索型	遺伝子	臨床表現型
常染色体優性			常染色体優性		
17p11.2	PMP22	CMT1A, HNPP, DSS	1p36.22	MFN2	CMT2A
1q23.3	MPZ	CMT1B, DSS, CHN	3q21.3	RAB7	CMT2B
16p13.13	SIMPLE/LITAF	CMT1C	12q24.11	TRPV4	CMT2C, HMSN2C
10q21.3	EGR2	CMT1D, DSS	7p14.3	GARS	CMT2D, HMN5A, SMAD1
8p21.2	NEFL	CMT1F	8p21.2	NEFL	CMT2E
22q13.1	SOX10	CHN	7q11.23	HSPB1	CMT2F, dHMN
8p23.3	ARHGEF10	slowed NCV	1q23.3	MPZ	CMT2I, CMT2J
常染色体劣性			8q21.11	GDAP1	CMT2K
8q21.11	GDAP1	CMT4A	12q24.23	HSPB8	CMT2L, dHMN 2
11q21	MTMR2	CMT4B1	9q33.3	LRSAM1	CMT2P
11p15.4	SBF2/MTMR13	CMT4B2	12q13.3	MARS	CMT2U
5q32	SH3TC2/KIAA1985	CMT4C	22q12.2	MORC2	CMT2Z
8q24.22	NDRG1	CMT4D (Lom type)	7q31.1	IFRD1	HMSN＋ataxia
10q21.3	EGR2	CMT4E, CHN	3q12.2	TFG	HMSN-Proximal
17p12	PMP22	DSS	11q12.3	BSCL2	HMN5C
19q13.2	PRX	DSS, CMT4F	常染色体劣性		
10q22.1	HK1	HMSN-Russe(CMT4G)	1q22	LMNA	AR-CMT2A
12p11.21	FGD4	CMT4H	19q13.33	MED25	AR-CMT2B
6q21	FIG4	CMT4J	8q21.11	GDAP1	AR-CMT＋hoarseness, CMT2K
X 染色体優性			11q13.3	IGHMBP2	AR-CMT2S
Xq13.1	GJB1	CMTX1	3q25.2	MME	AR-CMT2T
CMT（中間型）	遺伝子	臨床表現型	16q23.2	GAN1	GAN；Giant axonal neuropathy
常染色体優性			15q14	KCC3/SLC12A6	ACCPN, Andermann syndrome
10q24.1-q25.1		DI-CMT A	9p21.1	APTX	EAOH, AOA1
19p13.2	DNM2	DI-CMT B	9q34.13	SETX	AOA2
1p35.1	YARS	DI-CMT C	X 染色体優性		
1q23.3	MPZ	DI-CMT 3	Xq13.1	GJB1	CMTX1
8p21.2	NEFL	CMT2E	X 染色体劣性		
			Xq22.3	PRPS1	CMTX2
			Mini fascicular 型	遺伝子	臨床表現型
			常染色体劣性		
			12q13.12	DHH	46XY gonadal dysgenesis

の利用，調節，および手術で足の形を整えることがある．リハビリテーションは，アキレス腱短縮の予防やその他変形の予防，筋力の維持，歩容の改善を行う．

CMT1A のモデルマウスにおいてアスコルビン酸への治療反応性の報告があり，実際に効果があるか臨床試験が行われたが，効果は証明されていない．実験レベルでは，クルクミンの有効性が示されている．ほかにも CMT1A に対して臨床試験が行われている．

遺伝性感覚自律神経ニューロパチー
hereditary sensory and autonomic neuropathy（HSAN）
遺伝性感覚性ニューロパチー
hereditary sensory neuropathy（HSN）

概念

● 感覚神経を主体に障害され，温痛覚障害による外傷や熱傷を繰り返し，無痛性潰瘍や手指，足趾の変形を伴う遺伝性のニューロパチーは，遺伝性感覚性ニューロパチー（HSN），または遺伝性感覚自律神経ニューロパチー（HSAN）と呼ばれる（⓫）．

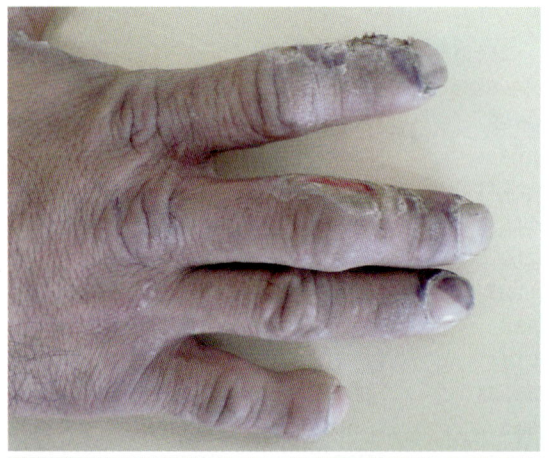

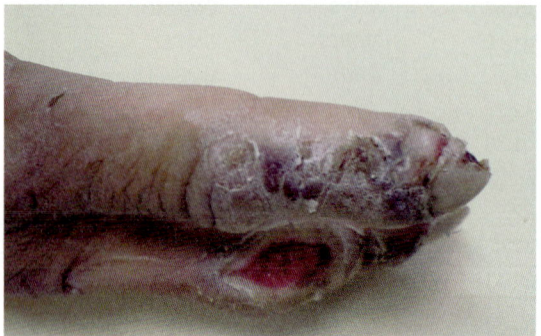

⓫遺伝性感覚自律神経ニューロパチー（HSAN）患者の手指

たび重なる外傷，熱傷および感染により，無痛性潰瘍，関節・手指・爪の変形を認める．

- Dyckにより遺伝性や臨床像よりⅠ～Ⅴ型に分類されたが，近年Ⅰ，Ⅱ型に複数の原因遺伝子があることが明らかにされ，原因遺伝子（遺伝子座）により細かく分類された．
- 神経病理は，無汗無痛症は無髄，小径有髄線維が障害され，位置覚や振動覚の障害を伴うものは大径，小径有髄神経が主に障害される傾向にある（⓬）．
- Ⅵ型Ⅶ型を含めて分類されていない病型もいくつか確認されている．
- 原因遺伝子/蛋白は14以上報告され，ニューロンにおいてそれらは，神経成長因子，感覚神経の分化や維持，スフィンゴリピッド生成酵素，DNA/RNA転写，細胞骨格，軸索輸送イオンチャネルなどと関連した役割をもつ．

分類・診断

HSN I，HSAN I

常染色体優性遺伝形式のHSANはⅠ型に分類され，4つの原因が明らかにされた．バリエーションは多いが，10～35歳に発症．足底の無痛性潰瘍が特徴的で，骨の融解やCharcot関節を生じる．神経伝導検査では，感覚神経活動電位の低下，消失がみられる．

HSN II，HSAN II

常染色体劣性遺伝形式のもので，Ⅲ～Ⅴ型のような臨床的な特徴をもたないものは，Ⅱ型に分類される．病型はさまざまで，4つの遺伝子が同定されている．幼少期発症のものが多く，感覚障害による四肢末端の壊疽，潰瘍がみられる．表在覚，深部覚も低下する．自律神経障害はあるものとないものがある．

HSN III，HSAN III，Riley-Day 症候群

ユダヤ人に多い病気である．生下時より，低体温，嘔吐発作を呈し，肺炎を合併しやすい．温痛覚欠失または低下，発汗過多をみる．舌の茸状乳頭の欠如が特徴的である．精神発達遅滞をみる．

HSN IV，HSAN IV（先天性無痛無汗症）

乳幼児発症で，温痛覚の欠如のため，やけどや外傷が多発する．無汗が特徴的で体温上昇をきたしやすい．精神発達遅滞を伴う．原因は，わが国の犬童らにより，チロシンキナーゼ型神経成長因子受容体遺伝子 *TRKA*（*NTRK1*）が報告された．

HSN V，HSAN V

幼少時の発症で，痛覚のみが選択的に障害される．他の感覚障害はなく，小径有髄線維のみ選択的に脱落している．自律神経障害は軽度である．

HSAN VI

先天性の致死性自律神経感覚ニューロパチーが，新しい病型としてⅥ型とされ，原因遺伝子 *DST* が同定された．予後不良の疾患である．

HSAN VII

先天性の痛覚欠失と自律神経症状を呈し，神経伝達にかかわる Na チャネルが原因として同定された．

家族性アミロイドポリニューロパチー
familial amyloid polyneuropathy（FAP）

概念

- 家族性アミロイドポリニューロパチー（FAP）は，トランスサイレチン（TTR），ゲルソリン，アポリポ蛋白A-Iなどの蛋白が，遺伝子異常により変異し，線維状構造のアミロイドが末梢神経系，腎，心など全身の臓器に蓄積し，臓器障害を起こす疾患である．
- わが国では，熊本県，長野県を中心に *TTR* 遺伝子変異による FAP 患者が多く認められている．

分類

FAPは，臨床的に4型に分類されてきた．4型とも常染色体優性遺伝形式をとる．Ⅰ型は，下肢の知覚障害を初発症状とするもので，TTRのアミノ酸の30番目のバリンがメチオニンに変異したもので，日本，ポルトガル，スウェーデンに多く報告されている．Ⅱ型

⑫ 遺伝性感覚自律神経ニューロパチー（HSAN）の型と臨床的特徴

型	原因遺伝子	遺伝形式	発症年齢	臨床的特徴
HSAN IA HSAN IC	*SPTLC1* *SPTLC2*	常染色体優性	10歳～成人	著明な温痛覚低下，まれに疼痛，時に自律神経障害，遠位筋力低下
HSAN ID	*ATL1*	常染色体優性	青年期	温痛覚・振動覚の著明な低下，皮膚潰瘍誘発性切断，痙性対麻痺
HSAN IE	*DNMT1*	常染色体優性	小児～成人	著明な感覚障害，無痛性潰瘍，感覚性難聴，若年性認知症，骨融解
HSAN IIA	*WNK1*	常染色体劣性	先天性～幼少期	四肢末梢の触覚・温痛覚低下，手足の切断，ごく軽度の自律神経障害
HSAN IIB	*FAM134B*	常染色体劣性	幼少期	著明な温痛覚障害，皮膚潰瘍誘発性切断，自律神経障害
HSAN IIC	*KIF1A*	常染色体劣性	幼少期	著明な温痛覚・振動覚・位置覚障害，皮膚潰瘍誘発性切断，遠位筋力低下，発達障害，低身長
HSAN IID	*SCN9A*	常染色体劣性	先天性	著明な温痛覚低下，自律神経障害，骨格異常，嗅覚障害
HSAN III	*IKBKAP*	常染色体劣性	先天性	Riley-Day症候群，自律神経障害，嘔吐発作，肺炎，側彎，温痛覚欠失
HSAN IV	*NTRK1*	常染色体劣性	先天性～幼少期	無痛無汗症，非感染性発熱，軽度知能低下，関節変形
HSAN V	*NGF*	常染色体劣性	先天性～成人	温痛覚低下，軽度自律神経障害，無痛性骨折，関節変形，知能低下
HSAN VI	*DST*	常染色体劣性	先天性	自律神経障害，筋緊張低下，痛覚低下，関節拘縮，知能低下，呼吸不全，早期死亡
HSAN VII	*SCN11A*	常染色体優性	先天性	痛覚障害，運動障害，自律神経障害，発汗過多

は，インディアナ型と呼ばれ，TTR の 84 番目のイソロイシンがセリンに変異したものである．III 型は，アポリポ蛋白 A-I の変異に起因し，IV 型は，ゲルソリンの変異によるものである．しかし，実際にはTTR の変異は，現在までに 90 種類以上が報告され，I 型と II 型がそれぞれ 1 種類の *TTR* 遺伝子異常に対応する分類は適切でないため，トランスサイレチン関連アミロイドーシスとして包括される．

臨床症状

トランスサイレチン関連アミロイドーシス（I，II 型）

Val30Met（I 型）は，わが国において大部分を占め，1960 年後半に熊本県で大家系が発見され，次いで長野県で別の家系が報告された．20～30 歳代で自律神経症状（下痢，便秘，陰萎）や末梢神経障害による下肢の疼痛性しびれ感により発症する．その後，進行とともに心症状（心伝導障害，不整脈），腎障害，嗄声，眼症状（硝子体混濁）が出現し，末梢神経障害（感覚障害の上行と運動障害），自律神経障害（起立性低血圧，発汗障害，排尿障害，皮膚潰瘍）の悪化をみる．未治療では，発症後約 10 年の経過で，心不全，腎不全などにより死亡する．

Ile84Ser（II 型）は，20～50 歳代で手根管症候群を発症し，進行すると四肢の末梢神経障害，硝子体混濁が起こり，心筋障害で死亡する．

他の遺伝子変異では，症状には個人差があり，I 型や II 型類似の臨床像のもの，筋萎縮性側索硬化症類似の症候を示すものなど，実際には，より幅の広い全身性の症候を呈する．

アポリポ蛋白 A-I 関連アミロイドーシス（III 型）

III 型は，40 歳代で発症しニューロパチーと腎障害を特徴とし，眼症状はない．

ゲルソリン関連アミロイドーシス（IV 型）

IV 型は，30 歳代に角膜格子状変性で発症し，数十年の経過で前頭部，背部の皮膚硬化，続いて末梢神経障害を生じる．脳神経障害が特徴的で，顔面神経から迷走，舌下，舌咽神経に広がる．

検査・診断

末梢神経生検において，神経内膜，周膜，外膜にアミロイド物質の沈着が認められる．専門施設では，DNA の *TTR* 遺伝子配列解析や血清を蛋白質量分析により正確に診断が行われている．

治療

肝移植が現在最も有効な治療であり，2006 年までに 1,000 例以上に施行されている．早期の肝移植は全身症状の進行を停止させる．本症患者の摘出肝を他の肝疾患の患者に移植するドミノ移植も行われている．肝移植は，ドナーの問題，免疫抑制薬の服用の問題があり，遺伝子治療や免疫治療で異型 TTR を取り除く研究などが行われている．

TTR Val30Met 型変異例において，TTR 四量体を安定化させ，アミロイドの形成を防ぐタファミジスメグルミンが新しい治療薬として開発された．

（髙嶋　博）

●文献

1) Thomas PK (author, editor), Dyck PJ (editor)：Peripheral Neuropathy, 4th ed. Philadelphia：WB Saunders；2005.

神経疾患

14

末梢神経疾患（ニューロパチー）

傍腫瘍性ニューロパチー
paraneoplastic neuropathy

概念
- ニューロパチーは傍腫瘍性神経症候群の主要病型の一つである.
- 感覚性運動失調を主徴とする感覚ニューロン症を含めたさまざまなタイプのニューロパチーが報告されている.

臨床症状

感覚ニューロン症（sensory neuronopathy）

　感覚ニューロン症は，傍腫瘍性ニューロパチーのなかで最も多い病型であり，亜急性に進行する感覚障害で発症する場合が多いことから，subacute sensory neuronopathy（亜急性感覚ニューロン症）として報告されてきた．感覚障害は四肢遠位部から始まることが多いが，左右非対称で四肢近位部や顔面，頭部，体幹を含む傾向があり，三叉神経節および脊髄後根神経節に存在する神経細胞の障害（neuronopathy）を示唆する分布を呈する場合が多い．深部感覚の障害に伴い感覚性運動失調をきたす場合が多いが，感覚性運動失調が目立たず痛みを強く訴えることもある．肺小細胞癌が原因となって発症する場合が多い.

Guillain-Barré 症候群

　Guillain-Barré 症候群（GBS）は急性の筋力低下をきたすニューロパチーであり，一般的には呼吸器系や消化器系の先行感染を契機として産生された自己抗体の関与が示されているが，リンパ腫をはじめ，肺小細胞癌，乳癌，腎細胞癌などを有し，傍腫瘍性の機序で発症したと推測される患者も報告されている.

慢性炎症性脱髄性多発根ニューロパチー（chronic inflammatory demyelinating polyneuropathy：CIDP）

　慢性炎症性脱髄性多発根ニューロパチー（CIDP）は，2か月以上にわたっての進行性または再燃性の経過を呈する脱髄性のニューロパチーであり，典型例は左右対称性の四肢のびまん性の筋力低下と感覚障害をきたす．抗CV2抗体陽性の傍腫瘍性ニューロパチーはCIDP様の緩徐進行性の脱髄性ニューロパチーをきたしうることが報告されている．その他，リンパ腫，膵臓癌，大腸癌などを有し，傍腫瘍性神経症候群関連自己抗体が陰性の患者も報告されている.

腕神経叢障害（brachial plexopathy）

　腕神経叢障害は，腫瘍の直接浸潤や放射線療法に関連して生じるほか，Hodgkin リンパ腫などの血液腫瘍や，抗Hu抗体および抗amphiphysin抗体などの傍腫瘍性神経症候群関連自己抗体を有し，傍腫瘍性の機序が示唆された患者が報告されている.

血管炎性ニューロパチー（vasculitic neuropathy）

　腫瘍と血管炎の関連は古くから報告されており，腫瘍に関連して血管炎を発症した患者の約1/3でニューロパチーが出現する．血管炎の頻度は，固形癌より血液系の癌に多いが，血管炎性ニューロパチーの合併に関しては固形癌に多いといわれている（☞ p.565）.

自己免疫性自律神経節障害（autoimmune autonomic ganglionopathy：AAG）

　自己免疫性自律神経節障害（AAG）は，感覚障害と運動障害を有さず，純粋に自律神経障害のみを呈するニューロパチーである．特発性ないしは原発性の患者以外にも，傍腫瘍性神経症候群との関連性も報告されている．抗 ganglionic acetylcholine receptor（AChR）抗体は AAG 患者の約50%で陽性になるといわれている.

慢性偽性腸閉塞症（chronic intestinal pseudo-obstruction：CIP）

　慢性偽性腸閉塞症（CIP）は，器質的な腸管の閉塞を認めないにもかかわらず，慢性の腸閉塞症状をきたす状態である．原因はさまざまであるが，傍腫瘍性の機序で発症した患者が報告されており，感覚ニューロン症と並んで傍腫瘍性神経症候群における古典的症候群として位置づけられている．CIP を呈する患者の一部では抗 ganglionic AChR 抗体や抗 Hu 抗体が陽性になることが報告されている.

病因

　腫瘍と神経組織との免疫学的な交差反応によって生じると考えられている．感覚ニューロン症患者の脊髄後根神経節の病理所見では，リンパ球浸潤を伴う感覚神経細胞の脱落を認め，CD8陽性T細胞による細胞傷害性の機序が示唆されている．傍腫瘍性神経症候群では抗Hu抗体，抗Yo抗体，抗CV2抗体，抗Ri抗体，抗Ma2抗体，抗amphiphysin抗体などの神経に対する自己抗体が報告されており，なかでも抗Hu抗体と抗CV2抗体は傍腫瘍性ニューロパチーとの関連性が深いことが知られている.

検査・診断

　ニューロパチーの有無を診断する際には，末梢神経伝導検査が有用である．感覚ニューロン症では感覚神経細胞の脱落に伴う感覚神経活動電位の振幅低下を認める．CIDP では遠位潜時の延長や伝導速度の遅延などの脱髄を示唆する所見の有無が診断の鍵となる.

　傍腫瘍性神経症候群関連の自己抗体が検出された場合は，傍腫瘍性ニューロパチーである可能性が高くなる．腫瘍が見つかる前にニューロパチーを発症する場合も多く，原因となる腫瘍が非常に小さかったり，リンパ節に限られていたりすることもあるため，その同

定が困難なことがたびたびある.

腫瘍の検索には，CTやMRIを用いた画像診断が行われるが，微小な病変は検出できないことがある．そのため，近年では，より強力な検出力をもつFDG-PETやFDG-PET/CTの有用性が報告されている．

傍腫瘍性ニューロパチーでは，腫瘍に対する治療が奏効すればニューロパチーの進行抑制や改善に結びつくことが推測されることから，腫瘍自体に対する治療が大きなウエイトを占める．ニューロパチー自体に対する治療としては，経静脈的免疫グロブリン療法，血漿浄化療法，副腎皮質ステロイドなどの有効性が示唆されている．

傍腫瘍性神経症候群においては，宿主の正常組織に対する免疫性反応と同様の機序が腫瘍自体に対しても作用していることが推測されることから，免疫治療を施行する際には，腫瘍の増悪の可能性について留意する必要がある．

血管炎性ニューロパチー

vasculitic neuropathy

概念

- 血管炎はさまざまな原因で発症し，肺，腎臓，心臓，消化管，皮膚以外にも，中枢から末梢に至る神経系の障害を高頻度にきたす．
- 急性または亜急性に進行する多発性単ニューロパチーを呈する場合が多い．
- 治療によって原疾患を寛解に導いても神経障害が残存する場合が多いことから，早期の診断と治療介入が必要な疾患である．

病因・分類

ニューロパチーをきたしうる血管炎関連疾患は数多く存在する（⑬）．なかでも小血管中心の血管炎をきたす顕微鏡的多発血管炎（microscopic polyangiitis：MPA）や好酸球性多発血管炎性肉芽腫症（eosinophilic granulomatosis with polyangiitis：EGPA）などの抗好中球細胞質抗体（anti-neutrophil cytoplasmic antibody：ANCA）関連血管炎は高頻度にニューロパチーをきたす．これらの，いわゆる全身性のANCA関連血管炎に加えて，末梢神経系のみが障害され，ANCA陰性である非全身性血管炎性ニューロパチー（non-systemic vasculitic neuropathy：NSVN）も多くみられ，血管炎性ニューロパチーの三大要因となっている．

血管炎に伴う末梢神経系の虚血によって軸索障害が生じることが血管炎性ニューロパチーの原因と考えられているが，血管炎の病態は原因となる疾患によって異なる．MPAとEGPAではANCAに関連した好中球

⑬ ニューロパチーをきたしうる血管炎関連疾患

A. 全身性血管炎	1. 原発性血管炎 　1）小血管炎 　　顕微鏡的多発血管炎（microscopic polyangiitis：MPA） 　　好酸球性多発血管炎性肉芽腫症（eosinophilic granulomatosis with polyangiitis：EGPA） 　　多発血管炎性肉芽腫症（granulomatosis with polyangiitis：GPA） 　　IgA血管炎 　　クリオグロブリン血症性血管炎 　　低補体血症性蕁麻疹様血管炎 　2）中血管炎 　　結節性多発動脈炎 　3）大血管炎 　　巨細胞性動脈炎 2. 続発性血管炎 　関節リウマチ 　全身性エリテマトーデス（SLE） 　Sjögren症候群 　強皮症 　皮膚筋炎 　混合型結合組織病 　Behçet病 　サルコイドーシス 　炎症性腸疾患 　悪性腫瘍 　感染症（HBV, HCV, HTLV-1, HIV, CMV, Hansen病, ライム病など） 　薬剤性血管炎
B. 非全身性血管炎	非全身性血管炎性ニューロパチー（non-systemic vasculitic neuropathy：NSVN） 糖尿病性根神経叢ニューロパチー

HBV：B型肝炎ウイルス，HCV：C型肝炎ウイルス，HTLV-1：ヒトT細胞白血病ウイルス1型，HIV：ヒト免疫不全ウイルス，CMV：サイトメガロウイルス．

の活性化が重要な役割を果たしているのに対し，NSVNでは末梢神経系の小血管への補体沈着の関与が示唆されている．

臨床症状

進行様式は急性ないし亜急性である場合が多く，しびれや痛みなどの感覚障害と筋力低下や筋萎縮などの運動障害をきたす．多発性単ニューロパチーの障害分布を呈する場合が多いが，一見，多発ニューロパチー様の左右対称かつ手袋靴下型の障害分布を呈する場合もあり，注意を要する．痛みを訴える場合が多く，感覚障害のみを呈する場合もある．運動障害のみを呈する場合や自律神経症候がみられる場合は，血管炎以外の他疾患を考慮する必要がある．

検査・診断

血液検査

MPAとEGPAは，多発血管炎性肉芽腫症（granulomatosis with polyangiitis：GPA）と並んでANCA関

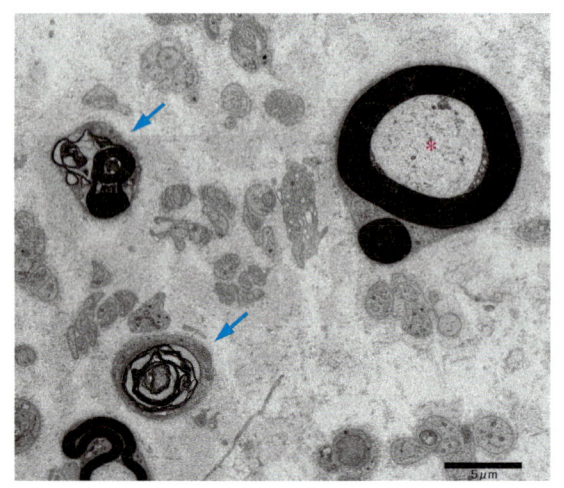

⑭ 血管炎性ニューロパチーの腓腹神経病理所見（電顕横断像）

軸索変性に伴う神経線維の脱落を認める．軸索変性像と残存した有髄線維をそれぞれ矢印と＊印で示す．

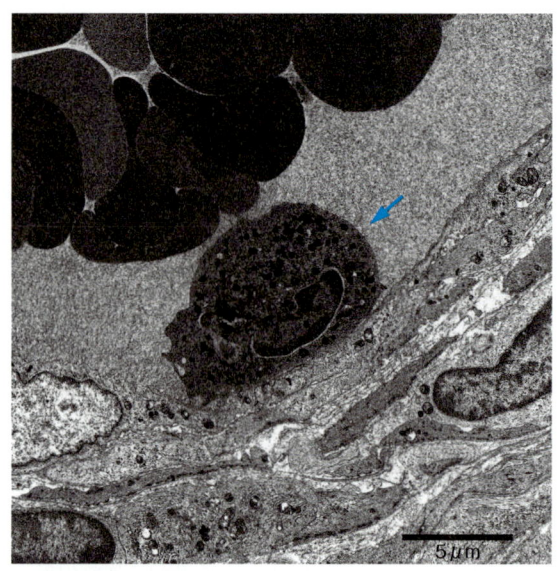

⑮ ANCA 関連血管炎における好中球の血管内皮細胞への接着（電顕横断像）

好中球を矢印で示す．腓腹神経生検．

連血管炎に分類されており，ミエロペルオキシダーゼに対する ANCA（MPO-ANCA）が陽性となることが多い．ANCA 関連血管炎は全身性の血管炎であり，末梢神経以外の他臓器障害を伴うことが多く，CRP 値の上昇や赤沈の亢進などがみられる場合が多いが，NSVN ではこれらの指標が正常範囲にとどまることもあり注意を要する．

末梢神経伝導検査

ニューロパチーが明らかな患者の末梢神経伝導検査では，伝導速度や遠位潜時は保たれるが，複合筋活動電位と感覚神経活動電位の低下を認め，いわゆる軸索障害型ニューロパチーの所見を呈する．

病理検査

血管炎の確定診断には病理学的に血管炎の存在を証明することが重要である．血管炎性ニューロパチーの患者でも，腎臓，肺，皮膚などの神経系以外の臓器障害が明らかな場合も多く，病理学的に血管炎を証明するためには，生検に適した臓器を選択する．

ニューロパチーが主な症状である患者では末梢神経生検（主に腓腹神経生検）が有用であるが，生検する神経の支配領域に感覚障害を認めない場合は血管炎を示唆する所見を検出する可能性が低くなることを念頭におく．神経生検では血管自体の炎症を示唆する所見以外に，軸索障害に伴う神経線維の脱落がみられる場合が多い（⑭）．神経束間の神経線維脱落の程度の差異や楔状の神経線維脱落は，血管炎性ニューロパチーを示唆する有力な所見となる．小血管の内皮細胞への好中球の接着は ANCA 関連血管炎の病態を反映した所見であるが（⑮），検体の採取に時間を要した際にも類似のアーチファクトができることを念頭におく．

治療

血管炎性ニューロパチーでは神経障害が残存することが多いため，早期に診断して治療介入することが必要である．

選択する薬剤や用量に関しては，ランダム化比較試験に基づいた血管炎性ニューロパチー独自のエビデンスはなく，ANCA 関連血管炎の領域で確立された治療法を参考にする場合が多い．全身の血管炎の広がりの程度に応じて副腎皮質ステロイドによる単独療法か，副腎皮質ステロイドにシクロホスファミド，アザチオプリン，メトトレキサートなどの免疫抑制薬を加えた併用療法を選択する．最近では抗 CD20 モノクローナル抗体であるリツキシマブも MPA と GPA に対して使用可能になっている．NSVN は炎症の範囲が全身性血管炎と比較して限局していると推測されることから副腎皮質ステロイドによる単独療法が第一選択となり，治療にもかかわらず急速に進行する場合は併用療法を考慮する．

これらの免疫療法に加えて，ニューロパチーによって生じた機能障害に対しては，早期にリハビリテーションを開始することも重要である．また，しびれや痛みは QOL に大きな影響を及ぼすため，これらに対する対症療法も重要である．

EGPA においては，副腎皮質ステロイドによる治療にもかかわらず機能障害が残存した患者に対する経静脈的免疫グロブリン療法の有効性が示唆されている．

Crow-Fukase（POEMS）症候群 polyneuropathy, organomegaly, endocrinopathy, monoclonal gammopathy, and skin changes syndrome

概念

● Crow-Fukase 症候群は別名 POEMS 症候群とも呼ばれ，多発ニューロパチー（polyneuropathy），臓器肥大（organomegaly），内分泌障害（endocrinopathy），M 蛋白血症（monoclonal gammopathy），皮膚の色素沈着および剛毛（skin change）など，多様な特徴を有する特異な疾患である．

● 単クローン性の形質細胞増殖が原因と考えられており，骨硬化性の病変を伴う形質細胞腫がみられることが多い．

病因

本疾患の原因は形質細胞の異常であり，血管内皮増殖因子（vascular endothelial growth factor：VEGF），IL-1β，IL-6，TNF-α などのさまざまなサイトカインが増加することによって多彩な症候が引き起こされると考えられているが，詳細な臓器障害のメカニズムはいまだ明らかになっていない．VEGF は血管透過性亢進や血管新生作用を有し，本疾患の病勢の指標として用いられている．

病理

末梢神経の病理所見は，神経内鞘の浮腫と軸索障害に伴う有髄線維密度の低下が特徴である．電子顕微鏡下での観察では髄鞘の周期線が開大して生じた uncompacted myelin lamellae が認められる（⑯）．uncompacted myelin lamellae は髄鞘の内側，しかも比較的小径の有髄線維に多く認められる．

臨床症状

下肢優位の運動感覚性多発ニューロパチーを呈することが特徴であり，痛みを訴える場合が多い．ニューロパチー以外には，肝脾腫などの臓器肥大，リンパ節腫脹，浮腫，胸腹水，心嚢水，甲状腺機能異常や耐糖能異常などの内分泌異常，色素沈着や剛毛，血管腫などの皮膚異常，乳頭浮腫などがみられる．

検査

全身の骨 X 線や CT などで，形質細胞腫の存在を示唆する骨病変を高頻度に認める．多発性骨髄腫とは異なり，溶解性変化よりも硬化性変化がみられることが多い．

血液検査では血清の VEGF 値の上昇や，さまざまな内分泌異常を示唆する所見に加えて，血小板増多がみられることが多い．

脳脊髄液検査では，細胞数の増加を伴わない蛋白増加，いわゆる蛋白細胞解離を認める．

末梢神経伝導検査では，伝導速度低下や遠位潜時延

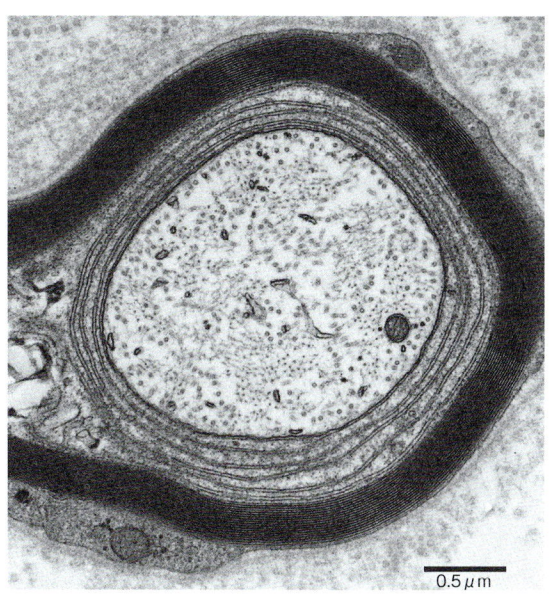

⑯ POEMS 症候群の腓腹神経病理所見
髄鞘の内側に uncompacted myelin lamellae を認める．

長などの伝導遅延を示唆する所見がみられる．慢性炎症性脱髄性多発根ニューロパチーとの鑑別が問題となることがあるが，遠位潜時延長よりも伝導速度低下が目立つ点，下肢の複合筋活動電位と感覚神経活動電位の低下が著明である点などが本疾患の特徴である．

診断

多発ニューロパチー，1,000 pg/mL 以上の血清 VEGF 値上昇，形質細胞の異常増殖を示唆する血清 M 蛋白の存在が診断に必要な項目である．M 蛋白が検出できない場合もあるが，ニューロパチー以外の特徴的な臨床症状がみられた場合は本疾患である可能性が高い．

治療

形質細胞の異常増殖に対する治療を行う．孤発性の骨病変が存在する場合は，その部位に存在すると推測される形質細胞腫に対する局所的な放射線治療や外科的切除によって改善がみられることもあるが，画像検査で検出できない部位にも形質細胞の異常増殖が存在する可能性もあることを念頭においた慎重な経過観察が必要である．

骨病変が多発している場合や，明らかな形質細胞腫がみられない場合は多発性骨髄腫の治療に準じた化学療法を行う．古典的なメルファラン療法に加えて，自己末梢血幹細胞移植を伴う大量化学療法，サリドマイドやレナリドミドなどの免疫調節薬，ボルテゾミブなどの分子標的薬が選択肢となる．2016 年にはランダム化比較試験でのサリドマイドの有効性が報告されており，本疾患に対する治療として注目されている．

M 蛋白血症を伴うニューロパチー

概念

● M 蛋白血症は，単クローン性の B 細胞または形質細胞増殖に伴う免疫グロブリンの異常増多によって生じ，病理学的に良性の monoclonal gammopathy of undetermined significance（MGUS）から，多発性骨髄腫やリンパ腫などの悪性疾患まで，さまざまな疾患で認められる．

● M 蛋白血症にニューロパチーを合併することがあり，特に IgM 型の M 蛋白血症では頻度が高い．

● IgM 型の M 蛋白血症では末梢神経の髄鞘構成糖蛋白である myelin-associated glycoprotein（MAG）に対する抗体が高頻度で検出され，ニューロパチーの病態に深く関与している．

● 脱髄型ニューロパチーを呈する場合が多いが，軸索障害型である場合は AL アミロイドーシスを考慮する必要がある．

病因・病理

MGUS（monoclonal gammopathy of undetermined significance）

　MGUS は血清 M 蛋白量が 3 g/dL 未満かつ骨髄中の形質細胞が 10 ％未満であり，他の B 細胞性腫瘍が否定され，臓器障害がないことと定義されている．MGUS とニューロパチーの関連は深く，IgG 型では約 5 ％，IgA 型では 10〜15 ％，IgM 型では約 50 ％でニューロパチーの合併がみられる．IgM 型では半数以上に抗 MAG 抗体が検出される．また，少数ではあるが GM1，GM2，GD1a，GD1b，GQ1b などのガングリオシドに対する抗体を有する患者が報告されている．

　抗 MAG 抗体陽性例の末梢神経病理所見は，脱髄と軸索障害の混在が特徴であり，髄鞘への IgM 沈着とそれに伴う補体の沈着がみられる．電子顕微鏡による観察では，髄鞘外側の周期間線の開大による widely spaced myelin を認める（⑰）．

原発性マクログロブリン血症（primary macroglobulinemia）

　原発性マクログロブリン血症は，リンパ形質細胞性リンパ腫のうち，骨髄浸潤と IgM 型 M 蛋白血症を伴うものである．原発性マクログロブリン血症に合併するニューロパチーの病態としては，腫瘍細胞の末梢神経への直接浸潤，アミロイドーシス，クリオグロブリン血症，血管炎など多様であるが，MGUS と同様に IgM が髄鞘に沈着する免疫介在性の機序で生じたと推測される患者の報告が多い．

AL アミロイドーシス（AL amyloidosis）

　免疫グロブリンの軽鎖が重合して線維状になったア

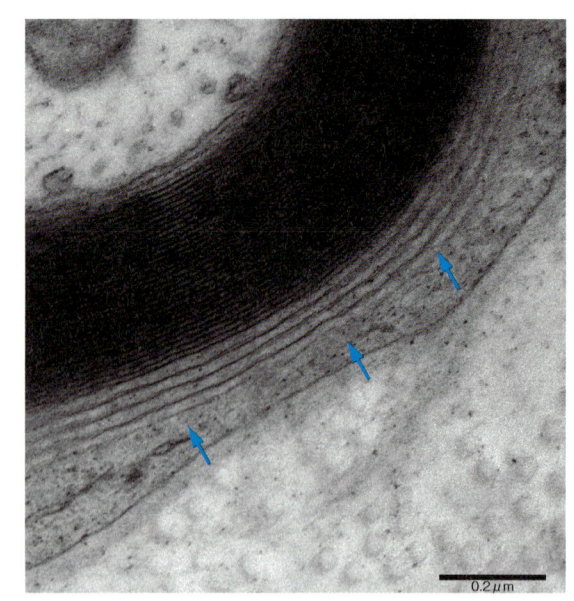

⑰ 抗 MAG 抗体陽性ニューロパチーの腓腹神経病理所見
髄鞘の外側に widely spaced myelin（矢印）を認める．

ミロイドが，全身のさまざまな臓器の細胞外に沈着して障害を起こす疾患である．末梢神経へのアミロイド沈着による多発ニューロパチーのほか，手根管症候群をきたすことも知られている．

臨床症状

MGUS

　抗 MAG 抗体陽性例は，対称性に四肢遠位部の感覚運動型ニューロパチーをきたすことが多い．60 歳以上の男性に多く，足先の感覚障害から始まり，数か月または年単位で緩徐に進行する．病初期には運動障害を伴わずに感覚障害が前景に立つことが多く，進行するにつれて下肢遠位部を中心とした運動障害がみられる場合が多い．運動障害の程度は比較的軽いものから重度のものまで多様性がある．感覚障害は深部感覚障害が目立ち，Romberg 徴候が陽性になることが多い．失調性歩行や上肢の振戦がみられることもある．

　抗 MAG 抗体陰性例のなかには，少数ではあるがガングリオシドに対する抗体の陽性例が存在することが報告されている．高齢男性に多く，抗 MAG 抗体陽性例に類似した緩徐進行性の感覚運動型ニューロパチーを呈する傾向があるが，抗 GQ1b 抗体と抗 GD1b 抗体陽性例では運動症状を伴わない純粋感覚型ニューロパチーをきたすなど，検出される抗ガングリオシド抗体により症候は多彩であり，脳神経症状や筋力低下の目立つ患者の報告もある．GD1b，GD3，GQ1b，GT1b などのジシアロシル基をもつガングリオシドへの抗体が陽性で，慢性に進行する感覚性運動失調型ニューロパチー，眼球運動障害，寒冷凝集素価上昇がみられる

ものは，CANOMAD（chronic ataxic neuropathy, ophthalmoplegia, M-protein agglutination disialosyl antibodies）症候群と呼ばれ，IgM 型 MGUS に関連したニューロパチーのまれな臨床病型である．

原発性マクログロブリン血症

ニューロパチーをきたす病態は多様であるが，高齢男性に多く，感覚障害優位で緩徐に進行することなど，抗 MAG 抗体陽性ニューロパチーに類似する場合が多い．

AL アミロイドーシス

全身のアミロイド沈着に伴う多様な症状を呈する．ニューロパチーは両下肢遠位部の感覚障害から始まり，疼痛を訴えることが多い．立ちくらみ，失神，下痢，便秘などの自律神経症候もみられることが多く，進行例では筋力低下も出現する．手根管症候群を認めることも多い．

検査・診断

M 蛋白血症と多発ニューロパチーを有する患者では，M 蛋白血症をきたす基礎疾患の検索を行う．IgM 型の場合は抗 MAG 抗体を測定する．IgA および IgG 型の MGUS がみられた場合は Crow-Fukase（POEMS）症候群の可能性を念頭においた検索を行う．

末梢神経伝導検査では，伝導速度低下や遠位潜時延長などの伝導遅延を示唆する所見がみられる場合が多く，抗 MAG 抗体陽性ニューロパチーでは伝導速度低下よりも遠位潜時延長が目立つ点が特徴である．一方，AL アミロイドーシスでは軸索障害を示唆する所見，すなわち複合筋活動電位と感覚神経活動電位の低下が目立つ．

診断にあたっては，腹壁脂肪，消化管，末梢神経などの生検組織からアミロイド沈着を証明する必要があり，ニューロパチーが目立つ患者では神経生検で沈着を証明できる可能性が高い．

治療

悪性疾患によって M 蛋白血症をきたしたニューロパチーに対しては，それぞれの疾患に応じた治療を行う．

IgA や IgG 型の M 蛋白血症を有し，血液学的に MGUS と診断された脱髄性ニューロパチーに対しては，一般の慢性炎症性脱髄性多発根ニューロパチーと同様の経静脈的免疫グロブリン療法，血漿浄化療法，副腎ステロイドなどを中心とした治療を行う．

IgM 型 MGUS を伴うニューロパチー，特に抗 MAG 抗体陽性例で神経症状が日常生活動作を妨げている場合は，経静脈的免疫グロブリン療法や血漿浄化療法を試みてもよい．これらの治療が無効の場合はリツキシマブの使用を考慮してもよいが，わが国ではリツキシマブの保険適用はない．

AL アミロイドーシスに対しては，従来から施行されていたメルファランとプレドニゾロンの併用療法以外にも，自己末梢血幹細胞移植を併用したメルファラン大量静注療法や，サリドマイドやボルテゾミブなどの新規薬剤を用いた治療で予後の著しい改善がみられるようになってきている．

（小池春樹）

●文献

1) Koike H, et al：Paraneoplastic neuropathy. *Handb Clin Neurol* 2013；115：713.

2) Koike H, et al：Paraneoplastic neuropathy：wide-ranging clinicopathological manifestations. *Curr Opin Neurol* 2011；24：504.

3) Graus F, et al：Recommended diagnostic criteria for paraneoplastic neurological syndromes. *J Neurol Neurosurg Psychiatry* 2004；75：1135.

4) Takahashi M, et al：Distinct pathogenesis in nonsystemic vasculitic neuropathy and microscopic polyangiitis. *Neurol Neuroimmunol Neuroinflamm* 2017；4：e407.

5) Koike H, et al：Intravenous immunoglobulin for chronic residual peripheral neuropathy in eosinophilic granulomatosis with polyangiitis (Churg-Strauss syndrome)：a multicenter, double-blind trial. *J Neurol* 2015；262：752.

6) Sugiura M, et al：Clinicopathologic features of nonsystemic vasculitic neuropathy and microscopic polyangiitis-associated neuropathy：a comparative study. *J Neurol Sci* 2006；241：31.

7) Misawa S, et al：Safety and efficacy of thalidomide in patients with POEMS syndrome：a multicentre, randomised, double-blind, placebo-controlled trial. *Lancet Neurol* 2016；15：1129.

8) Kuwabara S, et al：Treatment for POEMS (polyneuropathy, organomegaly, endocrinopathy, M-protein, and skin changes) syndrome. *Cochrane Database Syst Rev* 2012；6：CD006828.

9) Watanabe O, et al：Greatly raised vascular endothelial growth factor (VEGF) in POEMS syndrome. *Lancet* 1996；347：702.

10) Kawagashira Y, et al：Polyneuropathy associated with a monoclonal gammopathy. In：Vallat JM, et al (editors)：Peripheral Nerve Disorders：Pathology and Genetics. Hoboken：Wiley-Blackwell；2014. p.247.

11) 日本神経学会（監）：慢性炎症性脱髄性多発根ニューロパチー，多巣性運動ニューロパチー診療ガイドライン 2013. 東京：南江堂；2013.

絞扼性ニューロパチー
entrapment neuropathy

概念
● 絞扼性ニューロパチーは，末梢神経線維が骨や結合組織に囲まれた狭部を通過することによって生じる慢性的な絞扼性圧迫が原因となって発症する[1]．
● 圧迫性ニューロパチー（compression neuropathy）は基本的に圧迫による急性発症の末梢神経障害であるが，ガングリオンや腫瘍などの圧迫によるものがある．

病因
絞扼性ニューロパチーは，靱帯などの結合組織や，骨に囲まれた狭部で，末梢神経に対して過度に進展，屈曲が繰り返されることによって生じる．頻度が高く，よく知られている好発部位（神経）として，手根管（正中神経），肘部管（尺骨神経），鼠径靱帯（外側大腿皮神経），足根管（脛骨神経）がある．圧迫性ニューロパチーを生じやすい部位は，上腕骨中央部（橈骨神経），膝窩・腓骨頭（総腓骨神経）である．

病態生理
圧迫による髄鞘の損傷・破壊，神経栄養血管の圧迫による虚血，血液神経関門の破綻，軸索輸送の障害，神経束内圧の上昇，神経内結合組織の過剰増生，神経幹の可動性障害などが考えられている．病理変化として，大径有髄神経線維の減少，神経肥大，神経内膜結合組織の増生を伴う神経周膜の肥厚がみられる．

臨床症状
単神経麻痺であり，障害された神経の支配領域に一致する感覚障害，筋力低下，筋萎縮がみられる．絞扼性ニューロパチーは疼痛，異常感覚で発症することが多い．絞扼部位付近に叩打刺激を加えると，その神経支配領域に疼痛，しびれが誘発される．これを Tinel 徴候という．

検査
神経伝導検査（nerve conduction study：NCS）が最も重要な検査である．ニューロパチーの鑑別診断に加えて，絞扼部位の同定，神経障害の重症度，治療効果の判定に必須である．潜時の延長，伝導遅延，伝導ブロック，神経活動電位（運動，感覚）などが観察される．
近年，超音波検査も診断や病態評価に利用されている．長期の絞扼性圧迫により，絞扼部位の中枢（近位）側に偽神経腫が形成され，著明な神経肥大として観察される．

手根管症候群 carpal tunnel syndrome（CTS）

正中神経が手根管で絞扼されて生じる疾患で，手のしびれ，疼痛がまず出現し，進行すると短母指外転筋の筋力低下，母指球の筋萎縮がみられるようになる．手根骨と横手根靱帯（屈筋支帯）の間の手根管で圧迫される．

手指，特に示指，中指，環指のしびれ，疼痛が夜半から早朝にかけて増悪し（nocturnal acroparesthesia：夜間肢端異常感覚），目覚めてから手を振ると徐々に改善する（flick sign）．感覚障害は正中神経支配領域（第1〜4指）に限局し，尺骨神経支配領域である環指尺側に感覚脱失がない（ring finger splitting）ことが特徴である．しびれ感は手首以遠の正中神経支配領域にみられるが，全指あるいは，前腕，上腕に放散する場合もある．手掌の手根管上を叩打するとしびれ，痛みが手指尖端に放散し（Tinel 徴候），上腕を屈曲かつ手首を屈曲すると（手関節過屈曲位）しびれが誘発され増悪する（Phalen 徴候）．

診断は，上記症状に加えて，運動神経伝導検査での遠位潜時の延長，手根管部を挟んだ感覚神経伝導速度の遅延である．

基礎疾患として，内分泌異常（糖尿病，甲状腺機能低下症，先端巨大症），アミロイドーシス，関節リウマチ，サルコイドーシス，ガングリオンなどのほか，妊娠，職業性などがある．7〜8割が特発性である．

治療は基礎疾患の治療が優先される．保存療法として，手根管内へのグルココルチコイド注入，手関節を固定し安静を保つ装具療法がある．手根管開放術（横手根靱帯切除）が行われることもある．感覚症状に対しては非ステロイド系抗炎症薬を用いた対症療法を行う．

肘部管症候群 cubital tunnel syndrome（CuTS）

尺骨神経が肘部管部で慢性的に絞扼されて生じる疾患で，CTS に次いで頻度の高い絞扼性ニューロパチーである．高齢，男性，喫煙，糖尿病などが罹患因子とされる．

尺側手根屈筋の上腕頭と尺骨頭の間を連結する筋膜（Osborne 靱帯）と尺側手根屈筋の両頭間の深部腱膜から成る肘部管で絞扼されて生じる．肘関節を強く屈曲した際に，肘部管の断面積減少，肘部管内圧上昇，尺骨神経の伸張，血流低下が生じ，その結果，尺骨神経障害が生じると考えられている．原因としては，変形性肘関節症が6割強で最も多く，ほかにガングリオン，脱臼，外傷などがある．障害部位が肘管部に限局しない場合も少なくない．肘上部から上腕における部位で急性に圧迫性尺骨神経障害をきたした症例の運動

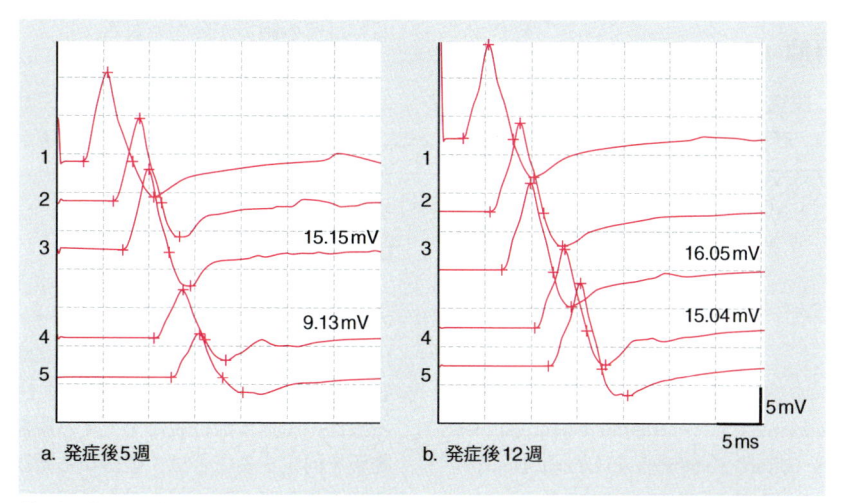

15.15mV

9.13mV

16.05mV

15.04mV

5mV

5ms

a. 発症後5週　　　　　　　b. 発症後12週

⓳ 肘上部から腋窩の間で生じた圧迫性尺骨神経障害を示す運動神経伝導検査結果
（尺骨神経. 記録部位：小指外転筋）

42歳女性. 夜, 髪にドライヤーをかけた後, 椅子に右からもたれて寝てしまった. 途中目が覚めて右手第4, 5指のしびれに気がついたが, そのまま就寝. 起床時に同部位のしびれ感の増強と脱力を認めた. 右手指は鉤爪指様であった.
a. 発症後5週. 上腕での刺激で活動電位が低下し（15.15mV→9.13mV）, 部分的伝導ブロックを示している.
b. 発症後12週. 症状はほぼ消失し, 伝導ブロックも改善, 消失している.
刺激部位：1. 手首, 2. 肘下部, 3. 肘上部, 4. 上腕, 5. Erb点.

神経伝導検査結果を⓳に示す.

初期には感覚症状がみられ, 環指尺側, 小指のしびれがみられ, 肘関節屈曲位で増強する. 運動症状は骨間筋, 小指球筋, 母指内転筋に出現する. 第一背側骨間筋萎縮が進むと鉤爪指変形（claw finger deformity）がみられ, さらに筋萎縮が進行すると鷲手（claw hand）を呈する. 第1, 2指で紙を挟んで引くと, 尺骨神経支配の母指内転筋の麻痺を長母指屈筋（正中神経支配）が補うため, 第1指の第1関節（指節間〈IP〉関節）が屈曲する（Froment徴候）.

検査として, NCSのほか, 肘部管の超音波, MRIも有用である.

軽症例は保存療法でよく, 運動症状, 筋萎縮がみられる場合は手術的治療を行う.

外側大腿皮神経痛（錯感覚性大腿疼痛症）
meralgia paresthetica

純粋感覚神経である外側大腿皮神経が, 鼠径靱帯下を通過する部位で絞扼を受けて発症する. 大腿外側の疼痛や異常感覚を呈し, 歩行や長時間の立位で増悪しやすい. 体重増加（肥満）, 妊娠, 外傷が誘因となる.

治療は保存的に行い, 重症例ではグルココルチコイド局注, あるいは手術を行うこともある.

足根管症候群 tarsal tunnel syndrome

脛骨神経が屈筋支帯（flexor retinaculum）と骨性の壁（内果と踵骨と距骨）で囲まれた線維骨性トンネル（足根管）で絞扼, 圧迫されて生じる疾患である. 一般に脛骨神経は足根管内で内側足底神経と外側足底神経に分枝するため, 両方の神経が障害される場合と一方だけの場合がある. 通常は一側に生じるが, 10～20%は両側性である. 足底の疼痛としびれ感が主症状で, 灼熱感（burning sensation）を伴う痛みが足底の前足部分から爪先に放散することが多い. 長時間の立位や歩行で悪化し, 休息や脱靴で改善する.

脛骨神経圧迫部位でのTinel徴候や足根管部の圧痛, dorsiflexion eversion test（足指の背屈外反試験）による症状増悪が診断に有用である[2]. 原因は特発性, 外傷性が最も多く, ガングリオンや静脈瘤の報告もある. 検査としてNCS, MRIなどが行われる.

治療は保存的に行うが足根管開放術が行われることもある.

橈骨神経麻痺 radial nerve palsy

橈骨神経が, 上腕骨背側を回旋する部位で圧迫を受けたときに生じる急性圧迫性ニューロパチーである. 橈側手根伸筋の麻痺による下垂手（垂れ手, wrist-drop）が特徴である. 飲酒後酩酊状態で肘かけ椅子に寝た後などに生じることが知られ, 土曜の夜麻痺（Saturday night palsy）, ハネムーン麻痺（honeymoon palsy）などと呼ばれる. 運動麻痺が主体であり, 軽微な感覚障害が手背橈側にみられる.

総腓骨神経麻痺 common peroneal nerve palsy

　総腓骨神経が，膝窩から腓骨骨頭部で圧迫される急性圧迫性ニューロパチーである．手術後の不適切な姿位での固定，ギプスや装具による圧迫，足を組んで長時間座位をとることで生じることが多い．下垂足（垂れ足，foot-drop）をきたし，歩行時に鶏歩（steppage gait）を示す．足背と下腿外側の感覚障害を伴う．

（海田賢一）

◉文献

1) Bouche P：Compression and entrapment neuropathies. In：Said G, et al, editors. Handbook of Clinical Neurology：Peripheral Nerve Disorders. vol.115, 3rd series. Amsterdam：Elsevier；2013. p.311.
2) Kinoshita M, et al：The dorsiflexion-eversion test for diagnosis of tarsal tunnel syndrome. *J Bone Joint Surg Am* 2001；83-A（12）：1835.

中毒性ニューロパチー toxic neuropathy

概念
● 抗癌薬，抗感染症薬などの薬剤，金属，有機物，生物毒などへの曝露を原因として発症する末梢神経障害である．
● 臨床病型により，感覚性ニューロパチー，運動性ニューロパチー，感覚運動性ニューロパチーに分類される．自律神経障害を伴うこともある．
● 軸索変性を特徴とする軸索型と，節性脱髄による脱髄型に大別される．神経生理検査が診断に有用である．

病因
　中毒性ニューロパチーは，抗癌薬，抗感染症薬，降圧薬，抗てんかん薬などの薬剤や，ヒ素や鉛などの金属，アルコールや有機溶媒などの有機物，あるいは生物毒などへの曝露を原因として発症する．医薬品やアルコールを除き，中毒起因物質の曝露を受ける機会はまれであるが，多発ニューロパチーの鑑別疾患として重要である．

　中毒性ニューロパチーの原因としては薬剤性が最も多く，特に抗癌薬が原因となることが多い．ビンクリスチンなどのビンカアルカロイド，プラチナ製剤，タキソイドの頻度が高い．抗癌薬以外にもニューロパチーを生じるさまざまな薬剤が知られているが，特異的な臨床症状や検査所見を示さないことも多く，鑑別診断はしばしば困難である．曝露を受ける起因物質の用量に依存して発症し，小径線維または大径線維，も

しくはその両方が障害される．

　一般的に感覚障害優位であることが多い（感覚性ニューロパチー）が，運動性ニューロパチーを呈することもある[1]．感覚障害と運動障害が混在する感覚運動性ニューロパチーもみられ，これらに自律神経障害を伴うこともしばしばある．

病態生理
　病理学的に末梢神経障害は，軸索変性と節性脱髄に大別できる．中毒性ニューロパチーの多くは，中毒起因物質が軸索や後根神経節を直接に標的とする軸索障害型であるが，Schwann 細胞およびミエリンに対する毒性によって節性脱髄を呈する脱髄型もある．起因物質を同定することは，曝露から離脱したり除去したりすることで病態を停止または回復させるために肝要である．たとえば，起因物質が薬剤の場合，当該薬の導入や投与量変更後に発症したものであれば容易に同定できる．病態機序は，後述のように中毒起因物質に特異的であり多様である．一次性に軸索障害を呈することが多く，神経の長さに依存して軸索が障害される場合や，長さと関係なく後根神経節細胞体が障害される場合がある（ニューロノパチー）．

　ニューロパチーの成因として，起因物質による軸索細胞骨格の維持機能障害，軸索輸送システムの破壊，ニューロフィラメントへのダメージ，遺伝子発現や蛋白合成の変化，チャネル機能の破壊，ミトコンドリアの損傷などの機序が考えられている[1]．一方で，抗不整脈薬のアミオダロン，抗酒薬のジスルフィラム，急性ヒ素中毒などでは，節性脱髄を呈することが知られている．

検査
　神経伝導検査や針筋電図検査などの神経生理検査が診断に有用である．神経伝導検査では，軸索障害型か脱髄型かを鑑別できる．その所見の推移により，臨床経過や治療効果の判定が可能である．診断に難渋する場合に神経生検が行われることがある．

臨床症状・診断
　詳細に病歴や症状を聴取し（脱毛，疲労，視力の変化，自律神経症状なども含めて聴取する），身体所見や検査所見から中毒起因物質を同定する．神経伝導速度が正常下限の 70 ％未満の場合，軸索障害では説明できず，一次性に脱髄が生じていると考えられる．軸索型ニューロパチーは活動電位の振幅低下を特徴とするが，重度の場合を除き伝導遅延はみられない．軸索変性が脱髄に伴って二次的に生じることがあり，その際は著明な伝導遅延も観察される．神経生理検査の結果や，運動・感覚障害に基づいた分類[2] に従い，中毒性ニューロパチーの臨床症状と鑑別診断を以下にまとめる．

伝導遅延のない感覚運動性ニューロパチー（軸索型）を生じる中毒起因物質

①薬剤：ビンクリスチン，パクリタキセル，クロロキン，エタンブトール，イソニアジド，メトロニダゾール，ニトロフラントイン，アミトリプチリン，コルヒチン，ヒドララジン，ペルヘキシリン，フェニトイン

②金属：ヒ素（慢性中毒），水銀，金，リチウム

③有機物：アクリルアミド，一酸化炭素，エチルアルコール，エチレンオキシド，亜酸化窒素（笑気）

　ほとんどが感覚障害優位で，下肢から発症して腱反射が消失し，左右対称性遠位優位のニューロパチーをきたす．パクリタキセルは感覚障害が主であるが，高用量投与では運動神経や自律神経にも影響を及ぼす．アクリルアミドは水処理剤，土壌凝固剤，化粧品などに用いられるポリアクリルアミドの原料として使用されている．ポリアクリルアミドは水に溶けにくい性質をもち無害であるが，アクリルアミドモノマーへの長期間の曝露は，進行性の重篤な軸索型ニューロパチーをきたす．

伝導遅延のある純粋運動性/運動性，もしくは感覚運動性ニューロパチー（脱髄型）を生じる起因物質

①薬剤：シトシンアラビノシド（Ara-C），スラミン，ヘキサナトリウム，アミオダロン，ジスルフィラム

②金属：ヒ素（急性中毒）

③有機物：アクリルアミド，二硫化炭素，メチル *n*-ブチルケトン，*n*-ヘキサン

④生物毒：サキシトキシン，テトロドトキシン

　神経生理学的所見のみでは，他の原因による脱髄型ニューロパチーとの鑑別は困難な場合が多く，全身の身体所見も参考にする．たとえば，急性ヒ素中毒は，Guillain-Barré 症候群，慢性炎症性脱髄性多発根ニューロパチー（CIDP）などの免疫介在性脱髄性ニューロパチーとの鑑別が困難であるが，爪の Mees 線，皮膚の色素沈着や角化の存在が参考になる．

　糖尿病や尿毒症による代謝性ニューロパチーもこの分類の中毒性ニューロパチーに包含される．糖尿病性ニューロパチーは，一般に運動障害よりも感覚障害優位であるが，運動神経の伝導遅延が早期からみられることがある．

　麻痺性貝毒のサキシトキシンやフグ毒のテトロドトキシンはナトリウムチャネル遮断により活動電位の伝播を減少させる作用があり伝導遅延を起こす．*n*-ヘキサンは有機溶媒として接着剤やシンナーに使用されてきた．吸入や経皮吸収により亜急性に感覚運動性ニューロパチーを発症する．ニューロフィラメントの蓄積により巨大軸索が形成されることでミエリンを障害し，伝導遅延を呈する[2, 3]．

伝導遅延のない純粋運動性/運動性ニューロパチー（軸索型）を生じる起因物質

①薬剤：ドキソルビシン，ビンクリスチン（初期の感覚障害後に発症），ジアフェニルスルホン（ダプソン），ニトロフラントイン（初期の感覚障害後に発症），シメチジン

②金属：鉛

③有機物：有機リン化合物

④生物毒：ダニ麻痺症

　中毒性ニューロパチーは一般に四肢遠位の感覚障害と対称性の筋力低下を呈するが，鉛中毒では感覚障害はみられず，両側橈骨神経麻痺による下垂手（垂れ手）で発症し，非対称性であることが多い．リン酸エステルなど有機リン化合物は農薬や殺鼠剤で使用されており，コリンエステラーゼ阻害作用をもつ．急性中毒では縮瞳，悪心，流涎，発汗，気管分泌物増加，徐脈などのムスカリン様作用と，骨格筋の筋力低下や呼吸筋麻痺などのニコチン様作用がみられ，救命できたとしても1〜2週間後にニューロパチー（delayed neuropathy）を発症する．

伝導遅延がない感覚性ニューロパチー/ニューロノパチー（軸索型）を生じる起因物質

①薬剤：シスプラチン，サリドマイド，メトロニダゾール，ピリドキシン（ビタミン B_6），ピリミニル（Vacor）

②金属：タリウム，亜鉛

③有機物：エチルアルコール

　神経伝導検査では運動神経は正常所見で，感覚障害が前景に立つ．典型的には異常感覚と感覚性運動失調がみられる．一般に深部感覚障害が強く，小径線維の機能は保たれる．プラチナ製剤は後根神経節を障害し，異常感覚，深部感覚障害，腱反射消失を呈する純粋感覚性ニューロパチー/ニューロノパチーを呈する．後根神経節の障害を特徴とする Sjögren 症候群，傍腫瘍症候群，ビタミン欠乏症，Fisher 症候群などが鑑別診断となる．

　タリウムは殺鼠剤として使用されるが，慢性中毒では大径線維よりも小径線維に障害が大きい点が他の中毒性起因物質とは異なる．

多発単神経障害あるいは非対称性ニューロパチー（伝導遅延の有無にかかわらない）を生じる起因物質

①薬剤：ジアフェニルスルホン（ダプソン），L-トリプトファン

②金属：鉛

③有機物：トリクロロエチレン

　これらのニューロパチーは通常，非対称性であることを特徴とする．多発単神経障害は炎症性ニューロパチーや遺伝性ニューロパチーに多く，感染性ニューロパチーではライム病でみられる．トリクロロエチレン

神経疾患

14

末梢神経疾患（ニューロパチー）

はドライクリーニングなどに使用される有機物であり，三叉神経障害による咬筋の筋力低下を特徴とする非対称性脳神経障害を呈する．

以上にあげた中毒性ニューロパチーを生じる起因物質のなかで，発生頻度および曝露の機会の点から重要なものは，薬剤ではビンカアルカロイド，プラチナ製剤，タキソイド系抗癌薬，金属ではヒ素，鉛，タリウム，有機物ではアクリルアミド，n-ヘキサン，有機リン化合物である．

合併症

ミオパチーや中枢病変，視神経炎，その他の全身性病変とも関連する．

治療

中毒症状が出現し，起因物質が明らかであれば直ちに曝露から離脱させ，解毒，排泄が可能であれば行う．経口摂取による急性中毒の場合は，胃洗浄や血液透析を実施する．

予後

深刻な軸索変性では回復に時間を要するか不完全である可能性があるが，中毒起因物質の曝露から早期に離脱できれば，多くは症状が安定するか改善する．しかしながら，曝露から離脱しても長期間にわたって症状が進行し続ける coasting phenomenon が観察されることがある．これに関連する薬剤としては，ビンカアルカロイド，プラチナ製剤，n-ヘキサンなどが知られている[1]．

（神崎真実，海田賢一）

●文献

1) Karam C, et al：Toxic Neuropathies. *Semin Neurol* 2015；35：448.
2) Little AA, et al：Clinical description of toxic neuropathies. *Handb Clin Neurol* 2015；131：253.
3) Louis ED, et al：Merritt's Neurology, 13th ed. Philadelphia：Lippincott Williams & Wilkins；2016.

15 筋疾患（ミオパチー）

総論

筋原性疾患と神経原性疾患
myopathic and neuropathic disorders

筋力低下の責任病巣として，骨格筋そのものに原因がある筋原性疾患は広義のミオパチーと呼ばれる．なお狭義には筋組織の壊死再生を伴わない遺伝性筋疾患をミオパチーということがある．筋肉は神経筋単位（1本の運動神経とその支配下にある筋線維）の構成要素であり，運動神経の障害である神経原性疾患との鑑別が必要となる．

筋原性疾患と神経原性疾患は，上位運動ニューロンや中枢神経障害，機能性障害などと異なる特徴を多く共有することから，あわせて神経筋疾患と総称される．両者の鑑別点を❶に示す．

年代別の症候学

新生児・乳児期

先天性筋ジストロフィーや先天性ミオパチーでは，在胎中の胎動微弱や羊水過多，出生時や新生児期に呼吸や哺乳に補助が必要になることがある．出生時や乳児期に floppy infant と呼ばれる筋緊張の低下がみられることもある．Duchenne 型筋ジストロフィー（DMD）に代表される多くの筋ジストロフィーでは，この時期に症候から気づかれることは少ないが，採血などで発見される場合がある．

小児期

DMD に代表される多くの筋ジストロフィーでは，発症が早い患者では始歩の遅れや歩容，階段の昇りなどで他の児と違うことに気づかれることがある．日常生活に問題はなくても，小学校入学後にかけっこや運動が極端に苦手であることもある．また，遠足や長距離走など運動負荷後の筋痛や赤色尿などを呈することがある．

小児期には DMD や福山型筋ジストロフィーなどで側彎が悪化することもある．一部の筋ジストロフィーやミオパチーでは知的障害や発達障害の合併があり，学業や集団生活に支障をきたすことがある．

一方，成人になって症状が明らかになるより軽症の筋ジストロフィーやミオパチーなどは，小児期は運動が得意であることもあり一様ではない．

後天性の疾患としては，小児の皮膚筋炎がみられる年代である．

成人期

青年期では，小児期発症の遺伝性筋疾患は年齢につれて進行し，心機能障害や呼吸障害，嚥下障害などへの対処が必要になることも多い．成人発症の遺伝性筋疾患は重症度や疾患特性に合わせて幅広い年代で発症しうるが，運動機会が少ないと運動不足や加齢と誤解することも多い．

中年期以降では，後天性の筋疾患，多発筋炎などの

❶ 筋原性疾患と神経原性疾患の鑑別点

	筋原性疾患	神経原性疾患
筋力低下・筋萎縮	体幹・四肢近位筋	四肢遠位筋，脊髄性筋萎縮症は近位筋
偽性肥大	Duchenne 型筋ジストロフィー	きわめてまれ
	Becker 型筋ジストロフィー	
顔面筋罹患	先天性ミオパチー	なし（病初期）
	顔面肩甲上腕型筋ジストロフィー	
	筋強直性ジストロフィー	
筋トーヌス	乳幼児期疾患で著明に低下	低下
筋線維束性収縮	なし	高頻度
血清 CK 値	高値（筋ジストロフィー，筋炎）	正常ないし軽度上昇
筋電図		
運動単位電位	低振幅，短持続	高振幅，長持続，多相性
最大収縮時	運動単位の動員（少）（late recruitment）	運動単位の動員（多・一斉）（early recruitment）
筋生検		
筋線維大小不同	規則性なし	群萎縮
筋線維タイプの分布	モザイク状	筋線維タイプ群化
筋内末梢神経	侵されない	有髄線維の減少，脱落

（埜中征哉：筋疾患〈ミオパチー〉．内科学書，改訂第 8 版．Vol 6．東京：中山書店；2013．p.437．表 84）

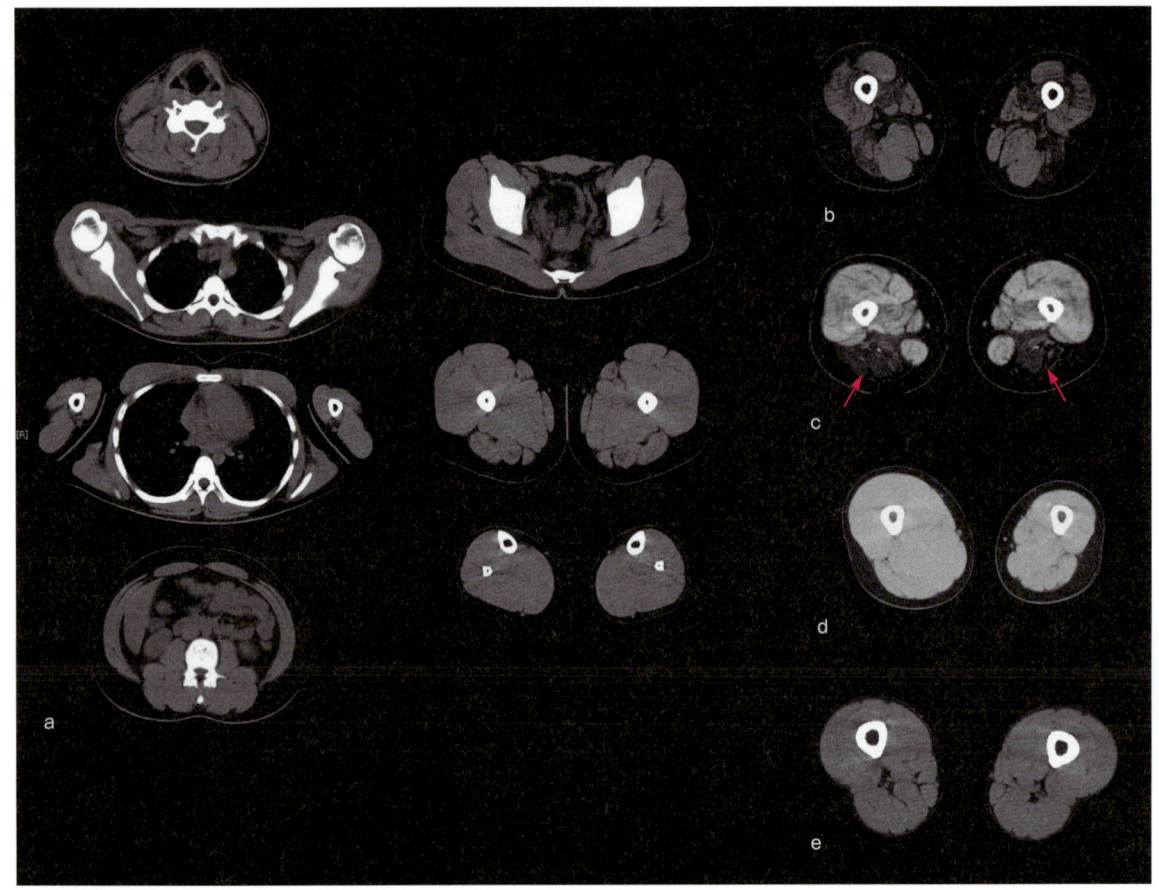

❷ 骨格筋の CT 像
a. 正常対象の骨格筋 CT. 甲状軟骨, 肩峰, 上腕中央, 前腕中央, 臍, 恥骨結合数 cm 上の殿部, 大腿中央, 下腿中央で撮像する.
b. Becker 型筋ジストロフィー, c. 肢帯型筋ジストロフィー 2A 型. 筋ジストロフィーでは長期の経過を反映して, 病変の強い部分が脂肪置換し低吸収となる一方, 相対的に保たれている筋がみられる. Becker 型筋ジストロフィー (b) では大腿四頭筋の障害が強く, 肢帯型筋ジストロフィー 2A 型 (c) では大腿後面の選択性が強いなど, 疾患ごとの特徴がある.
d. 多巣性運動ニューロパチー, e. 多発筋炎. 歩行機能は b, c の症例とほぼ同等であるが, 脂肪置換や選択性は目立たない.

自己免疫疾患の発症がみられる. また, 高齢者に多い封入体筋炎や眼咽頭型筋ジストロフィーなどは 40 歳代頃から発症者が出現する. 加齢による筋量減少により, 筋力低下が進行することが多く, また筋量が少ないことによる関節障害から腰痛や関節症などの合併症が出現しやすい. 生活習慣病や肥満, 血管障害などの合併症による修飾も受けやすいため, 早くからの健康管理が欠かせない.

筋疾患で行われる検査と診断の概要

一般検査

筋疾患では, 血液検査は診断や治療法選択のために系統的診療を行う一助である. 患者の全体像把握と基礎疾患などのリスク管理を目的として行う.

筋破壊がある場合はクレアチンキナーゼ (creatine kinase：CK) やアルドラーゼ, ミオグロビンなどが上昇するが, 筋逸脱酵素としては AST, ALT, LDH などのいわゆる肝酵素の上昇も認められるために肝疾患と誤診されたり, 肝生検を受けることもまれではない. 一方, 筋疾患のなかでも, 筋の壊死再生の乏しいミオパチーや, 進行期で筋萎縮の進んだ筋ジストロフィーや筋炎などでは, CK は正常化したり, かえって低下していることもある. 筋萎縮が進行した場合では, クレアチニン値も低下することが多い.

その他の検査項目としては, ミトコンドリア病では髄液や血液中の乳酸やピルビン酸が認められることがある. また, 筋疾患では嚥下障害による栄養障害や電解質異常, 呼吸不全によるアシドーシスや ADH 不適合分泌症候群 (SIADH), 心不全による脳性ナトリウム利尿ペプチド (BNP) の上昇, あるいは筋強直性ジストロフィーやミトコンドリア病の場合のように糖尿病を合併するなど, 全身状態への影響がみられることがある. 一方, 甲状腺疾患や自己免疫疾患などの内

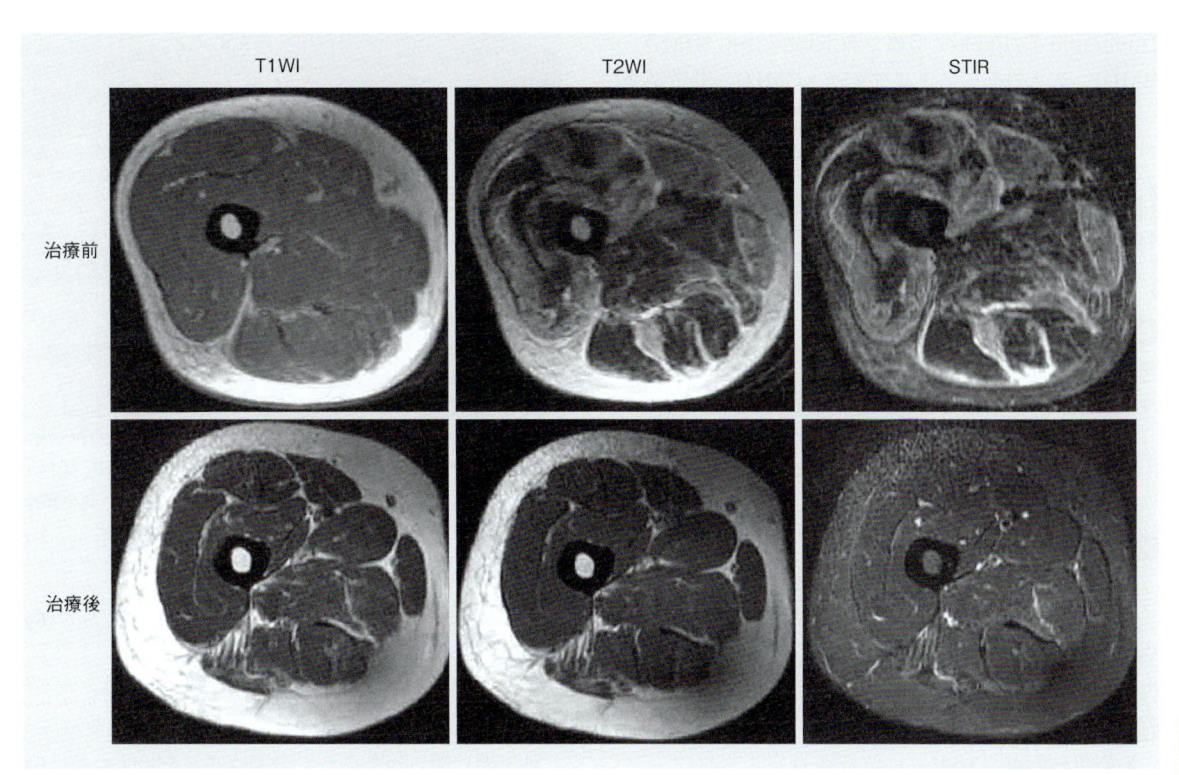

T1WI	T2WI	STIR

治療前

治療後

❸ 皮膚筋炎の骨格筋 MRI

左から T1 強調画像，T2 強調画像，STIR 画像．上段は治療前，下段は治療後改善がみられた 1 年後のもの．T2 強調画像，STIR 画像では信号変化が明らかだが，T1 強調画像では変化が乏しい．治療に反応して信号変化が改善している．

科疾患も筋疾患を生じることがある．全身状態の評価として，基礎的な血液検査は行うことが望ましい．

神経生理検査（☞「電気生理学的検査」p.322）

診断のために欠かせない検査である．特に神経筋接合部疾患は，筋電図では筋原性変化を呈するため，先天性筋無力症や重症筋無力症などの神経筋接合部疾患が鑑別にあがる場合は，反復刺激試験を併用する．

骨格筋画像検査

骨格筋の画像検査は主に CT ないし MRI で行われ，わが国では CT が主流である．一方，被曝への配慮などから欧米では MRI で行われることが多い．

骨格筋 CT は，全身の筋罹患分布を評価するのに有用である．時間が短く，人工呼吸器や体内に金属がある患者，安静のとりにくい患者でも検査可能である．撮像スライスは，甲状軟骨，肩峰，上腕中央，前腕中央，臍，恥骨結合数 cm 上の殿部，大腿中央，下腿中央で，肩甲骨に関してはスライスを増やして撮像することもある．正常では筋肉は灰色の均一な色調を呈するが（❷a），筋ジストロフィー（❷b, c）やミオパチーなどは長期経過を反映して選択的な筋罹患像を呈する．一方，筋力低下が高度であっても，炎症性筋疾患や慢性炎症性脱髄性多発根ニューロパチーなど後天性

の疾患では，筋の選択性や脂肪置換は乏しいことが多い（❷d, e）．

骨格筋 MRI では，炎症による浮腫を反映して T2 強調画像で高信号を呈する．T1 強調画像では等信号であることで病変を同定できる（❸）．筋炎の筋生検では炎症が強い部分にマーカーを付け，信号変化が強い部分を採取することを心がける．治療後の病勢の変化の評価にも用いることができるが，筋力の改善や CK 値よりやや遅れて変化がみられることに留意する（❸）．

全身 PET を撮像したときに，筋炎や筋サルコイドーシスでは筋内への放射性医薬品の集積が認められることがある．ただし，筋炎の評価そのものには用いない．

筋生検（☞「筋生検」p.337）

（森 まどか）

筋ジストロフィー muscular dystrophy

筋ジストロフィーとは「筋線維の壊死・再生を主体とする進行性の遺伝性筋疾患」と定義される．臨床症状，発症年齢，遺伝形式，原因遺伝子などにより，

Duchenne型/Becker型筋ジストロフィー（DMD，BMD），先天性筋ジストロフィー（CMD），肢帯型筋ジストロフィー（LGMD），顔面肩甲上腕型筋ジストロフィー（FSHD）などに分類される．

Duchenne型筋ジストロフィー，Becker型筋ジストロフィー Duchenne muscular dystrophy (DMD)，Becker muscular dystrophy (BMD)

概念
- X連鎖劣性遺伝をとるため，患者は男児である．
- 筋ジストロフィーのなかで最も頻度が高く，10歳までに歩行ができなくなる重症型をDuchenne型，15歳でも歩行可能な軽症例をBecker型と区別している．

疫学
筋ジストロフィーのなかでは最も頻度が高く，男児出生3,500人に1例といわれている．本症例は突然変異率が高いため，患者の約1/3は遺伝歴がなく孤発性である．

病因
X染色体短腕（Xp21）に位置するジストロフィン遺伝子が原因遺伝子である．そのため，患者は男児がほとんどであるが，染色体異常（Turner症候群，X染色体と常染色体の相互転座）の場合には例外的に女性にみられることがある．また，女性保因者のなかには筋力低下や心機能障害を生じる場合もある（症候性保因者）．

DMD/BMD患者の約70％でジストロフィンのエクソン単位の欠失・重複を認め，残りの3割は点変異や微小欠失・挿入である．

ジストロフィン遺伝子は，427 kDaという巨大なジストロフィンという蛋白をコードしている．ジストロフィン蛋白は筋細胞膜の裏打ちをする細胞骨格と考えられており，この蛋白が欠失すると筋線維は壊れやすく，壊死をきたすと考えられている．ジストロフィン蛋白は健常者では筋細胞膜に局在するが，DMD/BMD患者ではジストロフィン蛋白形成異常が起きる．ジストロフィンが完全に欠損する群がDMD，部分的な欠損を示すのがBMDである．

病理
筋線維の大小不同と壊死・再生線維を認める．壊死・再生線維は，同時期に近傍の筋線維が障害を受けるため，クラスターを成すことが多い（❹）．進行すると筋線維は結合組織，脂肪組織で置換される．ジストロフィン抗体を用いた免疫組織化学染色では，DMD患者ではジストロフィンはまったく発現せず（❺a），BMDでは染色されるが薄く，まだら（faint & patchy）となり（❺b），女性保因者では一部の線

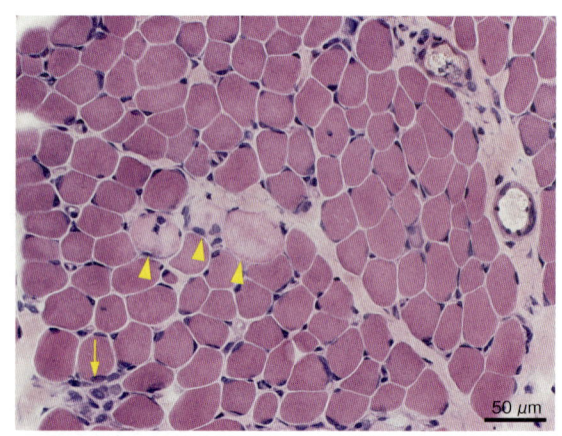

❹ Duchenne型筋ジストロフィーの筋組織像（HE染色）
筋線維の大小不同，クラスターを成す壊死線維（三角），再生線維（矢印）がみられる．

維でジストロフィンが発現せず，モザイク状になる（❺c）．

臨床症状

Duchenne型筋ジストロフィー

乳児期に明らかな発育や発達の遅れを示すものは例外的である．処女歩行の開始遅延（生後18か月を過ぎても歩けない）は一部の例で認める．DMDの典型例では，3～5歳頃に，走るのが遅い，転びやすい，階段が昇りづらいなどの起立や歩行に関する異常で気づかれる．近位優位の筋力低下，特に腰帯部が初期から障害されるため，しゃがんだ状態から立ち上がるときに，すっと垂直に立てず，手を膝や大腿について上半身を立ち上げる登攀性起立（Gowers徴候）を認める．また，歩行開始頃から下腿（ふくらはぎ）の肥大に気づかれる（❻）．これは筋肉が実際に肥大しているのではなく，脂肪や結合組織が増加していることによる仮性肥大と考えられていた．しかし，CTやMRIをみると病初期は筋そのものが肥大していることが明らかとなった．

症状が進行すると，脊柱前彎や尖足が目立つようになり10～12歳頃に車椅子生活となる．10歳代後半から20歳前後で呼吸不全，心不全を呈するようになり，これらの症状が生命予後を左右する．人工呼吸器がなかった時代の平均寿命は18歳前後であったが，人工呼吸器が普及するようになり，平均寿命は30歳前後となり，40～50歳生存例も存在するようになっている．

Becker型筋ジストロフィー

一方，BMDでは同様に近位筋優位の筋力低下はみられるものの，DMDに比較して発症は遅く，進行は緩徐である．発症時期は多様で，12～16歳の間で歩行不能となる中間型もしくは重症BMDもいれば，60歳以降に発症する例もある．小児期は筋力低下がはっ

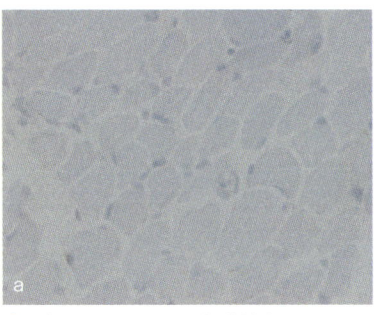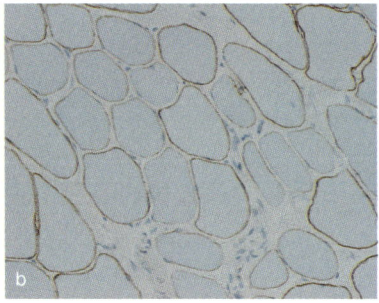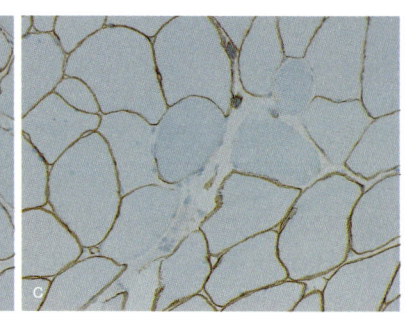

❺ ジストロフィンの免疫染色

a. Duchenne 型筋ジストロフィー. ジストロフィンはまったく発現していない.
b. Becker 型筋ジストロフィー. 一部の線維でジストロフィンの発現が薄くなっている.
c. 保因者. 一部の線維でジストロフィンが発現していない (モザイク).

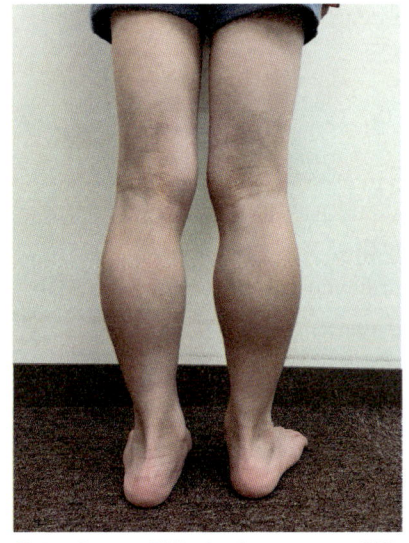

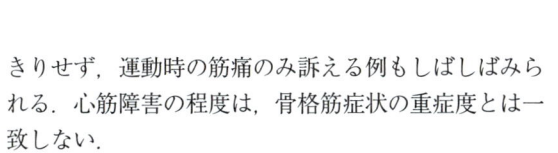

❻ Duchenne 型筋ジストロフィーの腓腹筋仮性肥大

7歳男児. 下腿 (ふくらはぎ) の仮性肥大を認める.

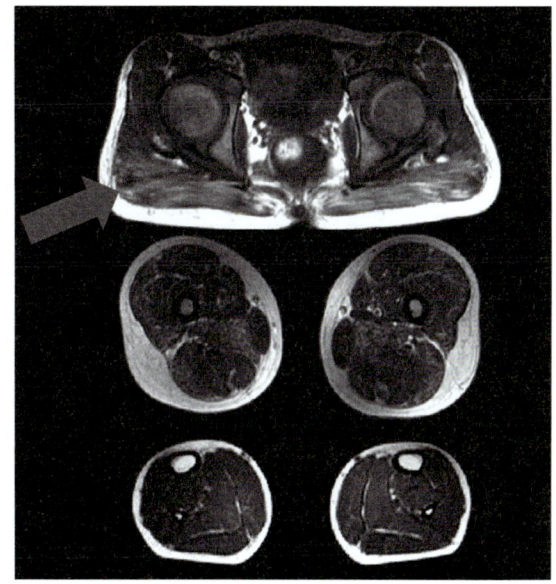

❼ Duchenne 型筋ジストロフィーの骨格筋 MRI

7歳男児. MRI T1 強調画像. 大殿筋 (矢印) が高信号となっている.

神経疾患

15

筋疾患（ミオパチー）

きりせず，運動時の筋痛のみ訴える例もしばしばみられる. 心筋障害の程度は，骨格筋症状の重症度とは一致しない.

【検査】

生化学検査

血清 CK，AST，ALT，アルドラーゼ値は著明に上昇する. 筋力低下が未発症な新生児期，乳児期などに偶発的に血液検査で AST，ALT 高値に気づかれ，診断に至る例も多い. AST，ALT 高値の際，肝疾患だけでなく筋疾患を鑑別に入れ，CK 値を測定することが必要である. 血清 CK 値は DMD の場合，10,000 IU/L 以上になることもしばしばみられる.

筋電図検査

低電位 (low amplitude) で持続の短い (short duration)，干渉波に移行しやすい (early recruitment) 筋原性変化を認める.

骨格筋画像検査

骨格筋 CT，MRI で障害されている筋の選択性をみることは，診断においても患者の状態を把握するうえでも重要である. DMD では，最初に大殿筋が選択的に障害される (❼). 大殿筋が最初に障害されることで，股関節伸展がしづらくなるため，前述した Gowers 徴候を呈する.

遺伝子検査

ジストロフィン遺伝子の欠失，重複は血液から分離した DNA を用いた MLPA (multiplex ligation-dependent probe amplification) 法で調べることが可能である. MLPA 法は保険適用で検査可能であり，この方法により DMD/BMD 患者の約 70 ％で欠失，重複を検出することができる. この方法で変異が検出されな

い点変異や微小欠失・挿入の同定にはジストロフィン遺伝子の全シークエンスが必要となり，現在は保険適用での検査が可能となったが，ミスセンス変異などの病的意義が確定しない例では診断確定のため筋生検が必要となる．

先天性筋ジストロフィー
congenital muscular dystrophy（CMD）

筋ジストロフィーのなかで，乳児期から発症するものは先天性筋ジストロフィー（CMD）として分類される．わが国では，CMD は福山型と非福山型に二大別されている．本項では日本で最も頻度の高い福山型先天性筋ジストロフィー（FCMD）について述べる．

福山型先天性筋ジストロフィー Fukuyama type congenital muscular dystrophy（FCMD）

概念
- 新生児期あるいは乳児期早期から発育や発達の遅れがあり，病理学的に筋ジストロフィーの所見を認める．中枢神経障害（精神発達遅滞，けいれんなど）を伴うことが特徴的である．
- 日本の先天性筋ジストロフィーの約半数を占め，日本人に特異的に多い疾患である．

病因
原因遺伝子は 9 番染色体長腕に位置するフクチン遺伝子（*FKTN*）である．ほとんどの FCMD 患者は，フクチン遺伝子の末端にある蛋白質をコードしない 3′ 非翻訳領域に 3 kb のレトロトランスポゾンの挿入を認める．この変異は，日本人の 90 人に 1 人が保因者であり，約 30,000 出生に 1 人発症すると考えられている．この変異のホモ接合はヘテロ接合と比較し，症状が軽いといわれている．

病理
筋生検では，乳児期から筋線維の壊死・再生，強い結合組織の増生など筋ジストロフィーの所見を認める．中枢神経系では，神経細胞の遊走異常に起因する多小脳回（polymicrogyria）がみられる．

臨床症状
生後～乳児期早期に筋緊張低下，筋力低下で発症する．乳児期の発育や発達の遅れで気づかれることがほとんどであり，頸定は平均生後 8 か月ともいわれる．1 歳過ぎに座位まで獲得する例は多いが，起立歩行機能を獲得する例は約 1 割である．筋力低下は全身に分布し，特に顔面筋罹患は特徴的である．また，乳児期から関節拘縮（股・指・膝関節に多い）を進行性に認める．

中枢神経症状は必発であり，精神発達遅滞を認める．言語発達の遅れを認め，二語文を獲得する例は一部に限られる．熱性けいれんを含め，けいれんは 5～7 割にみられる．

近視，遠視，斜視，網膜の形成不全を認めることもある．

乳児期で死亡する例もいるが，平均 15 歳前後で呼吸不全や心不全で死亡していた．現在は，人工呼吸管理により成人となる症例も出てきている．

検査

生化学検査
血清 CK 値は，DMD よりは低いが数千単位と高値を示す．

頭部 MRI
多小脳回，厚脳回，丸石様皮質異形成や小脳の囊胞，髄鞘化遅延などの所見を認める．

遺伝子検査
フクチン遺伝子の 3 kb レトロトランスポゾン挿入の有無を調べることで，FCMD 患者の 3/4 が診断可能である．この検査は保険適用であり，検査会社で検査可能である．

肢帯型筋ジストロフィー
limb-girdle muscular dystrophy（LGMD）

本症は，前述した筋ジストロフィーと比較し，診断的特徴所見がなく，四肢や腰帯部の筋力低下を主症状とする筋ジストロフィーのカテゴリーである．

常染色体優性遺伝形式をとるものを 1 型，常染色体劣性遺伝形式をとるものを 2 型と分類し，さらに遺伝子座が明らかにされたものに A からアルファベット順に名前がつけられている．2017 年には LGMD2Z まで同定されている（❽）．

本項では，代表的な型について簡単に紹介する．

LGMD1B（ラミノパチー）laminopathy

病因
1 番染色体上に位置する *LMNA* 遺伝子の変異による常染色体優性の遺伝形式をとる．*LMNA* 遺伝子は，核膜の内側にある蛋白であるラミン A/C（ラミン A と C の複合体）をコードする．LGMD1B だけでなく，生後早期から発症する先天性筋ジストロフィーの原因にもなる．

臨床症状
LGMD1B は LGMD のなかでも小児期早期に発症することが多い．走るのが遅い，転びやすいなどの症状で気づかれることが多く，筋力低下，筋萎縮は近位筋に強く緩徐進行性である．頸部の筋力低下が目立ち，首たれ状態を示す例もみられる．小児期発症例では，アキレス腱短縮による尖足，膝関節の拘縮，強直性脊椎症候群を認めることもある．心伝導障害，不整脈，

❽ 肢帯型筋ジストロフィー（LGMD）の原因遺伝子

型	遺伝形式	遺伝子名	遺伝子座	関連疾患など
1A	AD	*MYOT*	5q31	
1B	AD	*LMNA*	1q22	EDMD
1C	AD	*CAV3*	3p25	遠位型ミオパチー, MFM
1D	AD	*DNAJB6*	7q36	
1E	AD	*DES*	2q35	
2A	AR	*CAPN3*	15a15.1	
2B	AR	*DYSF*	2p13	三好型ミオパチー
2C	AR	*SGCG*	13q12	
2D	AR	*SGCA*	17q12-q21.33	
2E	AR	*SGCB*	4q12	※わが国では未報告
2F	AR	*SGCD*	5q33	※わが国では未報告
2G	AR	*TCAP*	17q12	※全世界で30数例
2H	AR	*TRIM32*	9q31.2	Bardet-Biedle 症候群
2I	AR	*FKRP*	19q13.3	先天性筋ジストロフィー（CMD）
2J	AR	*TTN*	2q31	MFM, 心筋症
2K	AR	*POMT1*	9q34	αDG
2L	AR	*ANO5*	11p14.3	
2M	AR	*FKTN*	9q31-q33	FCMD
2N	AR	*POMT2*	14q24	αDG
2O	AR	*POMGnT1*	1p34.1	αDG
2P	AR	*DAG1*	3p21	
2Q	AR	*PLEC*	8q24	muscular dystrophy with epidermolysis bullosa simplex
2R	AR/AD	*DES*	2q35	MFM
2S	AR	*TRAPPC11*	4q35.1	
2T	AR	*GMPPB*	3p21.31	αDG
2U	AR	*ISPD*	7p21	muscle-eye-brain 病
2V	AR	*GAA*	17q25.3	糖原病
2W	AR	*LIMS2*	2q14	
2X	AR	*BVES*	6q21	
2Y	AR	*TOR1AIP1*	1q25	
2Z	AR	*POGLUT1*	3q13	

AD：常染色体優性遺伝, AR：常染色体劣性遺伝, EDMD：Emery-Dreifuss 型筋ジストロフィー, MFM：myofibrillar myopathy, FCMD：福山型先天性筋ジストロフィー, αDG：α dystroglycanopathy.

拡張型心筋症を合併し，突然死をきたすことがあるため，定期的な検査が必須である．

LGMD1C（カベオリノパチー）caveolinopathy

病因

筋線維膜下に局在するカベオラと呼ばれる小胞の構

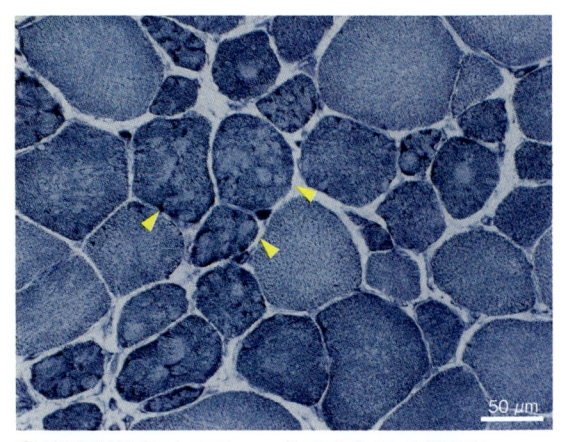

❾ 肢帯型筋ジストロフィー（LGMD）2A の筋病理（NADH 染色）

多くの線維に分葉像（三角）を認める．

造蛋白であるカベオリン 3 をコードする遺伝子（*CAV3*）に変異を認め，常染色体優性遺伝形式をとる．

臨床症状

筋力低下は主に近位筋優位で，軽度～中等度と症状には幅がある．特徴的な所見としては，筋を叩打したときに筋肉が波打つ波打ち現象（rippling phenomenon）があげられる．また，筋痛を有する例や腓腹筋肥大を認める例もある．

LGMD2A（カルパイノパチー）calpainopathy

病因

カルパイン 3（*CAPN3*）遺伝子異常により，常染色体劣性遺伝形式をとる．日本では後述する LGMD2B に次いで LGMD のなかで 2 番目に多いとされ，LGMD2 型の約 30 ％を占める．

病理

慢性の筋ジストロフィーの所見に加え，進行例では 80～90 ％に分葉線維（lobulated fiber）を認める（❾）．分葉線維自体は，慢性経過の筋ジストロフィーや後述する顔面肩甲上腕型筋ジストロフィーなどでもみられ，疾患特異性はないが，LGMD2A でみられる頻度が高いことは特徴である．

臨床症状

発症年齢は小児～成人まで幅広い．筋力低下の進行は緩徐であり，心肺機能は比較的よく保たれ，50 歳を過ぎても歩行可能な例も存在し，寿命も 60 歳程度とされているが，より長く生存する例もある．

LGMD2B（ジスフェルリノパチー）dysferlinopathy

病因

筋線維膜に局在するジスフェルリンが遺伝子産物であり，原因遺伝子はジスフェルリン（*DYSF*）遺伝子

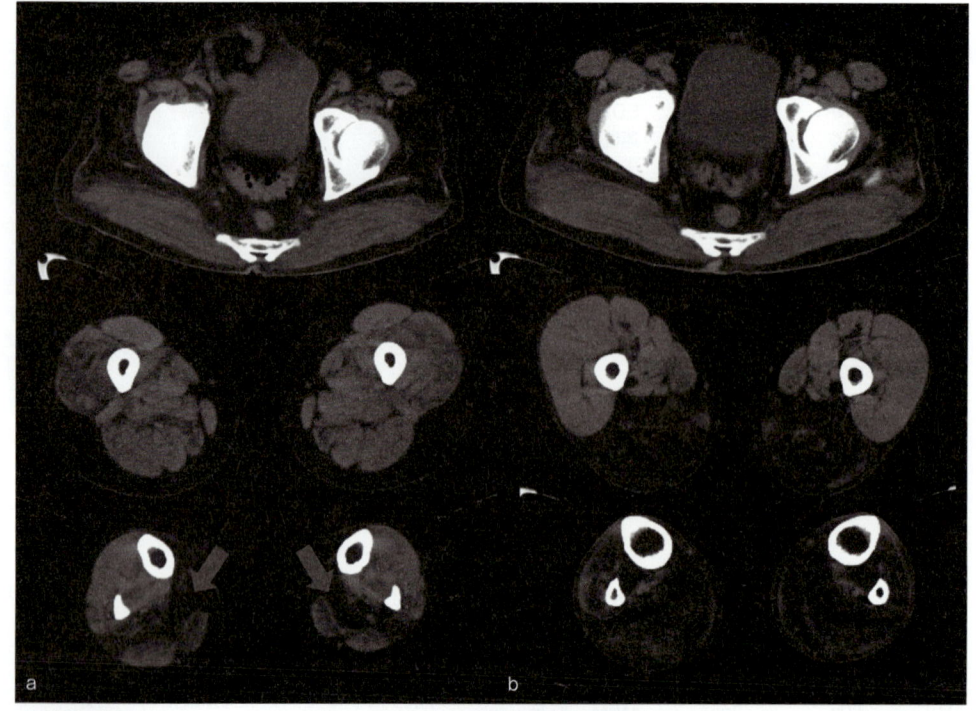

⑩ 肢帯型筋ジストロフィー（LGMD）2B の骨格筋画像（CT 画像）
a. 29 歳女性．ヒラメ筋（矢印）が著明に障害されている．
b. 52 歳男性．下腿全体と大腿の屈筋群が障害されるが，殿筋は保たれている．

と呼ばれ，常染色体劣性遺伝形式をとる．ジスフェルリン遺伝子は三好型ミオパチーの原因遺伝子としても知られている．

臨床症状

発症は 10 歳代後半から若年成人期である．筋力低下は下肢から発症し，進行性の経過をたどる．下肢は遠位から障害を受けるのに対し，上肢は近位筋から障害される．手や頸の筋は進行期でも保たれ，嚥下障害や側彎も認めない．心機能は保たれるが，呼吸機能は徐々に低下する傾向がある．

検査

生化学検査

血清 CK 値は数千程度まで上昇するが，進行とともに徐々に低下する．

骨格筋画像検査

病初期には下肢遠位筋が障害される．進行すると，下肢の近位筋まで障害されるが，殿筋は比較的保たれる（⑩）．

顔面肩甲上腕型筋ジストロフィー
facioscapulohumeral muscular dystrophy（FSHD）

概念

●顔面筋，肩甲帯筋が選択的に侵される緩徐進行性の常染色体優性遺伝を示す頻度の高い疾患の一つである．

病因

4 番染色体長腕末端部（4q35-qter）に存在する繰り返し配列（D4Z4）の短縮により，D4Z4 配列の最遠部にある *DUX4* 遺伝子の発現が誘導され，筋障害が引き起こされるといわれている．

臨床症状

発症は小児期から成人までと幅広く，症状も軽症から歩行不能例までさまざまである．しかし，多くの患者で顔面筋罹患がまず前景に立ち，表情に乏しく，発語が不明瞭となる．また，肩甲帯の筋萎縮のため，肩甲骨が突出してみえる（翼状肩甲〈winged scapula〉）．

顔面以外では，肩甲，上腕筋を中心とした左右差のある筋萎縮，筋力低下を主症状とする（⑪a）．FSHDの患者に手を伸ばして水平に持ち上げるよう依頼すると，手が上げられず（外転ができず），肩甲骨が上昇する．これは，肩甲骨を下方に回旋する僧帽筋下部が障害を受けているためである（⑪b）．その一方で，三角筋は障害されないことも特徴である．また，仰臥位になり，頭だけを持ち上げた際に臍が頭側に上がるビーバー徴候も特徴的な所見である．

合併症としては，難聴，網膜血管走行異常，心伝導障害が一部の症例でみられる．また，精神発達遅滞やてんかんなどの中枢神経症状が若年発症例にみられる

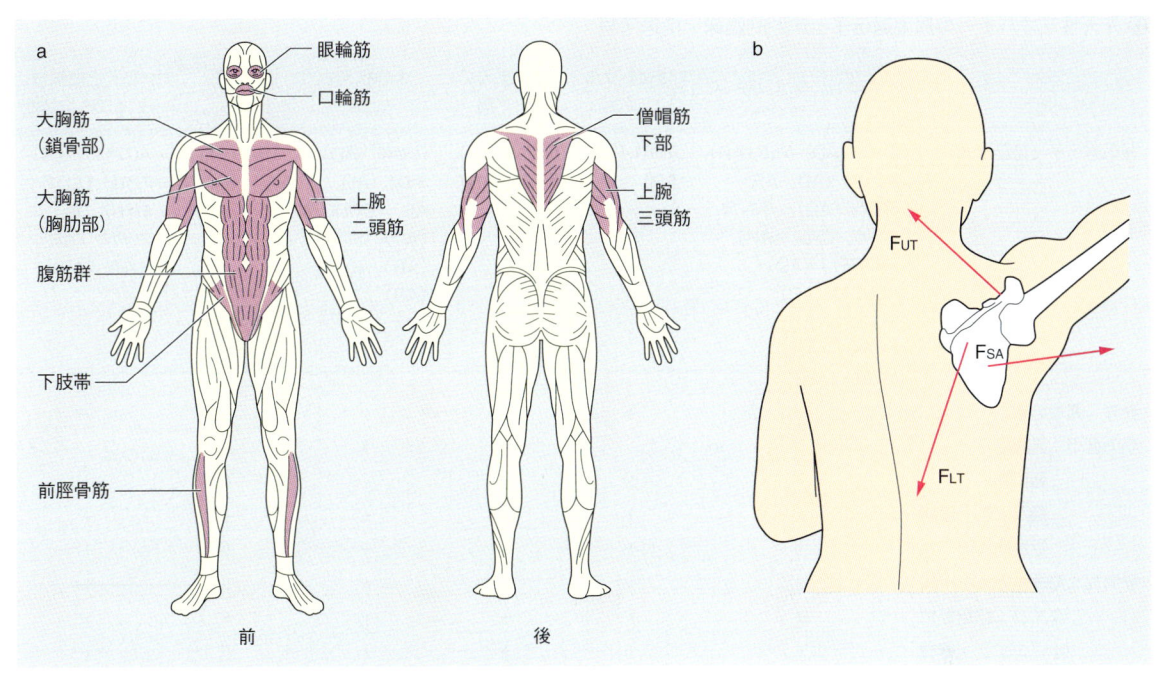

⓫ 顔面肩甲上腕型筋ジストロフィー（FSHD）の罹患筋

a. FSHD の罹患筋の分布図. 三角筋が保たれ，僧帽筋下部が障害される.
b. 僧帽筋の働き. 僧帽筋下部が肩甲骨を下方回旋するため，障害されると肩甲骨が挙上する. F：筋力，UT：僧帽筋上部，SA：前鋸筋，
LT：僧帽筋下部.

（a：Lek A, et al：Emerging preclinical animal models for FSHD. *Trends Mol Med* 2015；21：295. b：Depalma MJ, et al：Detecting and treating shoulder impingement syndrome：the role of scapulothoracic dyskinesis. *Phys Sportsmed* 2003；31：25.）

神経疾患 **15** 筋疾患（ミオパチー）

ことがある. 呼吸障害は比較的まれであるが，若年より呼吸不全をきたす症例も存在する. FSHD は一般的には予後良好な疾患である.

病理

　FSHD に特異的な筋病理所見はなく，ほぼ正常な所見を示すものから，非特異的な筋原性変化を示す例まで幅広い. 小角化線維（small angular fiber）が高頻度に認められる.

検査

生化学検査

　血清 CK 値は，軽度〜中等度の上昇を示す.

（大久保真理子，西野一三）

先天性ミオパチー congenital myopathy

概念

● 先天性ミオパチーとは，新生児期から乳児期に筋力低下による症状を示し，筋病理学的に疾患特異的な特徴ももつ一連の遺伝性筋疾患である.
● 病理学的特徴によって細かく分類される（⓬）.
● 典型的には，乳児期に発育や発達の遅れがあり，筋緊張の低下のため，いわゆる floppy infant（ぐにゃ

ぐにゃした感じのする小児）となる.

● 筋力低下は全身性であり，顔面筋罹患（顔面筋の筋力が低下する）が特徴で，細長く表情に乏しい，高口蓋を認める.
● 発症時期・重症度で，①重症乳児型，②良性先天型，③成人発症型に分類され，多様な臨床像をとる.
● 呼吸筋が強く障害される例があり（ネマリンミオパチーなど），歩行可能な時期から呼吸機能の確認，フォローアップが必要である.
● 筋ジストロフィーと異なり，通常，血清クレアチンキナーゼ（CK）の上昇は認めず，低値であることも多い.

疫学

　わが国での正確な発症頻度は不明だが，欧米からの報告では小児人口 10 万人あたり 3.5〜5 人の有病率と推定されている.

診断

　症状，身体所見から筋疾患を疑い，血清 CK，筋電図，骨格筋画像（MRI，CT），筋生検を行い，総合的に診断する.

　筋病理学的に細分類が行われているため，原則として診断には筋生検が必要である.

　骨格筋画像検査を行う. 特徴的な筋障害の分布（筋

⑫ 先天性ミオパチーの原因遺伝子と典型的臨床・病理所見

	ネマリンミオパチー	セントラルコア病	マルチミニコア病	中心核ミオパチー	X連鎖性ミオチュブラーミオパチー	先天性筋線維タイプ不均等症
原因遺伝子（遺伝形式）	*TPM3*（AD），*NEB*（AR），*ACTA1*（AD，AR），*TPM2*（AD），*TNNT1*（AR），*CFL2*（AR），*KBTBF13*（AD），*KLHL40*（AR），*KLHL41*（AR），*LMOD3*（AR），*MYPN*（AR）	*RYR1*（AD，AR）	*SEPN1*（AR），*RYR1*（AR）	*DNM2*（AD），*BIN1*（AR，AD），*CCDC78*（AD），*SPEG*（AR），*RYR1*（AR）	*MTM1*（XR）	*ACTA1*（AD），*TPM3*（AD），*MYH7*（AD），*SEPN1*（AR），*RYR1*（AR）
発育・発達の遅れ	+	+	+	+	+	+
筋力低下：外眼筋			+	+	+	
顔面筋	+	±	+	+	+	+
咽頭・舌・頸筋	+	+	+	+	+	+
近位筋優位	+	+	+	+	+	+
筋病理：筋線維の大小不同	+	+	+	+	+	+
タイプ1線維優位	+	+	+	+	+	+
小径タイプ1線維	+	+	+	+	+	+
重症例の存在	+	−	+	+	+++	

AD：常染色体優性遺伝，AR：常染色体劣性遺伝，XR：X連鎖劣性遺伝.

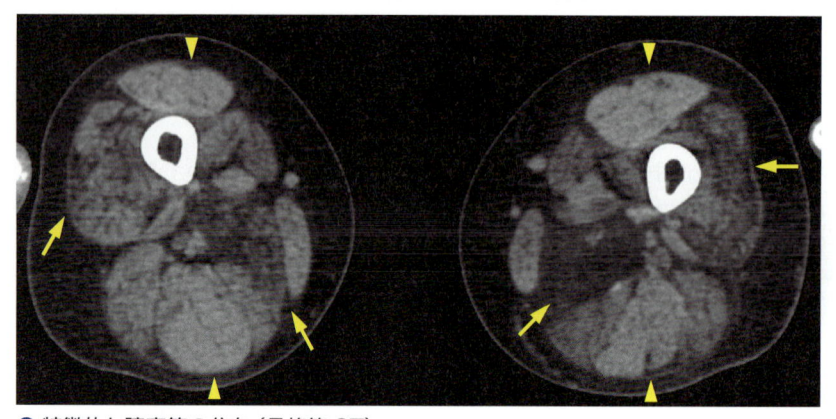

⑬ 特徴的な障害筋の分布（骨格筋CT）

セントラルコア病（*RYR1*変異）の大腿部CT．大内転筋や外側広筋（矢印）では脂肪置換が強く低吸収となっているが，大腿直筋やハムストリング（三角）は比較的障害が軽い．*RYR1*変異では，このような筋選択性がみられる．

選択性）が診断の手がかりとなることがある（⑬）．

　遺伝相談には，遺伝子学的検査が必須である．将来的に開発される治療法の多くも遺伝子ベース，変異ベースのものになると考えられる．ネブリンなどの巨大な遺伝子の解析は，従来多大な労力と時間を要したが，近年次世代シークエンサーの登場により複数の原因遺伝子を短時間で解析することが可能となった．ただし，現在でも半数近くの例で原因遺伝子が不明である．

病理

　筋線維が通常より細く，特にタイプ1線維がタイプ2線維よりも小径である（type 1 fiber atrophy）．また，最もよく筋生検される上腕二頭筋，大腿直筋において健常者ではタイプ1線維とタイプ2線維がほぼ1：2の割合で分布するが，先天性ミオパチーのほとんどではタイプ1線維の割合が55％を超え，タイプ1線維優位（type 1 fiber predominance）となる．すべての筋線維がタイプ1線維（uniform type 1 fiber）であることもある．

鑑別診断

　floppy infantの原因は筋疾患に限らず，特に脳原性（染色体異常，脳性麻痺など）との鑑別が重要である．

主な鑑別点として，筋力低下の有無（最重要），腱反射，知的障害，異形症（dysmorphism）がある．

その他，脊髄性筋萎縮症，代謝性ミオパチー，ミトコンドリア病，重症筋無力症，先天性筋無力症候群，筋炎，先天性筋強直性ジストロフィー，筋ジストロフィーなどとの鑑別が重要である．

治療・予後

根本治療はなく，対症療法が主体となる．廃用や関節拘縮を予防するためにリハビリテーションを行う．呼吸機能障害を認める例があるため，呼吸機能の定期的なモニタリングが必要である．

予後は重症度に応じてさまざまである．

ネマリンミオパチー nemaline myopathy

概念

● 筋線維内に，糸状の構造物であるネマリン小体（nemaline body，nema はギリシャ語で糸の意味）を認めるミオパチーの一群である．
● 先天性ミオパチーで最も頻度が高い．

病因

現時点で 11 の原因遺伝子が報告されており，その多くがアクチンフィラメント関連蛋白の遺伝子である．常染色体劣性遺伝形式，常染色体優性遺伝形式をとるものがある．現在でも半数近くの例で原因遺伝子が不明である．

病理

Gomori トリクローム変法で，桿状のネマリン小体を認める（⑭）．電子顕微鏡ではネマリン小体は Z 線と同じ電子密度をもち，時に Z 線と連結しているため，Z 線の変性や過剰合成と考えられている．

臨床症状

①重症乳児型：出生時に重度の筋緊張低下，筋力低下を呈し，呼吸不全により人工呼吸器を要する例が多い．重力に抗して手足を動かすことが難しく，顔面筋罹患を認める．
②良性先天型：良性先天型はネマリンミオパチーの大半を占めると考えられている．新生児期から小児期に発症し，筋力低下，筋緊張低下，顔面筋罹患（表情が乏しい，高口蓋），構音障害，嚥下障害を認める．急速に呼吸不全が進行する例がある．
③成人発症型：先天性のものでは，小児期には症状が軽く，成人になって増悪したものが多い．

セントラルコア病 central core disease

概念

● 酸化酵素染色で筋線維の中心部に果物の芯（コア）構造を認めることからセントラルコア病と命名された．

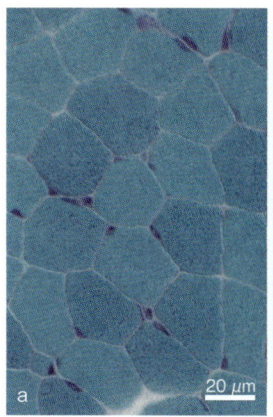
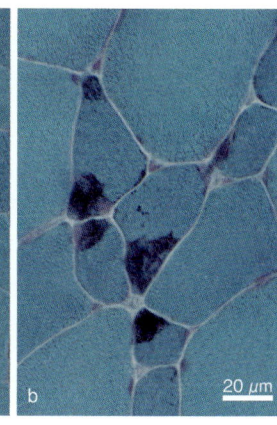

⑭ ネマリンミオパチー

a. 正常筋では筋線維の大小不同がなく，少し濃染するタイプ 1 線維と淡染するタイプ 2 線維がモザイク状に分布する．
b. 本症では筋線維の大小不同が著明で赤黒色に染まる糸状から桿状のネマリン小体がみられる．（Gomori トリクローム変法染色）

● 典型的には常染色体優性遺伝である．

病因

筋小胞体にあるリアノジン受容体 1 遺伝子（*RYR1*）に変異がある．RYR1 は骨格筋において筋小胞体からのカルシウム放出に関与している．

典型的セントラルコア病ではカルシウム放出が低下していることが知られているが，非典型的なものではカルシウム放出が亢進しており悪性高熱症をきたす可能性がある（典型と非典型については次の「病理」の項参照）．

病理

酸化酵素染色（NADH-TR，SDH）で，筋線維の中心部が染色されない（⑮）．典型例ではコア辺縁が明瞭であり，コアのある筋線維の 99 ％以上がタイプ 1 線維である．一方，コアの辺縁が不明瞭であったり，一つの筋線維に複数のコアをもったりする非典型例がある．このような例ではタイプ 2 線維が一定数存在する．このコア構造の部分は，ミトコンドリアや小胞体を欠いている．

臨床症状

重症乳児型はまれである．顔面罹患がなく，四肢筋力低下が軽く歩行を獲得する例が多い．強い脊柱変形を伴うことがある．非典型例においては，悪性高熱症に注意が必要である．

マルチミニコア病 multiminicore disease

概念

● 酸化酵素染色で筋線維内に複数の小さなコア（ミニコア）構造を認めることから命名された．
● 常染色体劣性遺伝形式をとる．

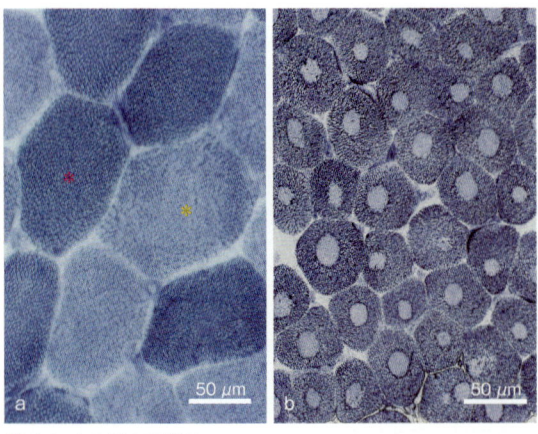

⑮ セントラルコア病

a. 正常筋ではタイプ1線維（＊）とタイプ2線維（＊）がモザイクをなして存在する.
b. 本症では，ほとんどすべての筋線維はタイプ1線維で，細胞の中心部で酸化酵素活性が低下しており，コア構造を認める.（NADH-TR 染色）

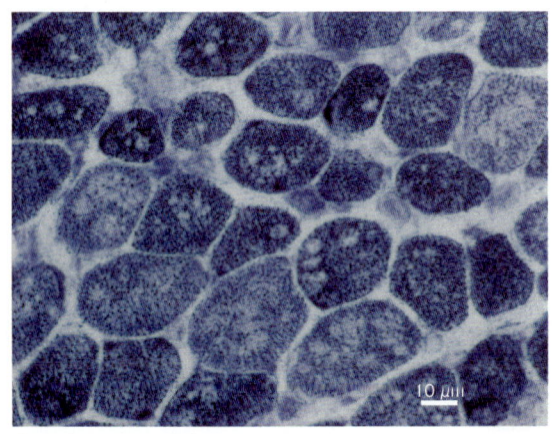

⑯ マルチミニコア病

筋線維1本あたりに複数のミニコア構造を認める.（NADH-TR 染色）

病因

　原因遺伝子として *RYR1*，セレノプロテインN遺伝子（*SEPN1*）が報告されている. セレノプロテインNは，筋小胞体の糖蛋白であり，筋線維内のカルシウムの恒常性維持，筋衛星細胞の調節などに関与すると考えられている.

病理

　酸化酵素染色（NADH-TR，SDH）で，多数の小さいコア構造を認める（⑯）. セントラルコア病と異なり，コア構造はタイプ1線維だけでなくタイプ2線維にも認める. ミニコア構造の部分は，ミトコンドリアや小胞体を欠いている.

臨床症状

　SEPN1 の変異がみられるものは，強直性脊椎症候群（rigid spine syndrome）や呼吸障害を高頻度に伴っ

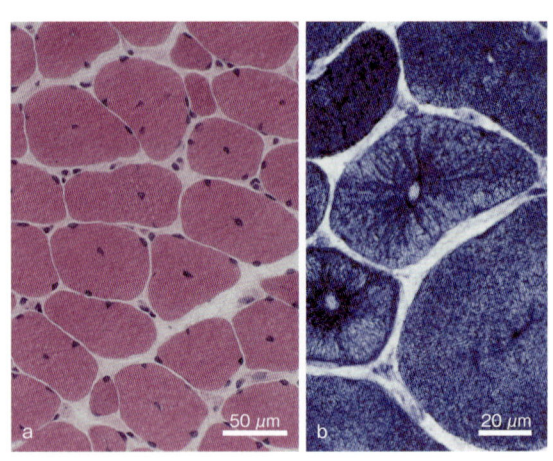

⑰ 中心核ミオパチー

a. 筋線維の中心部に核をもつ線維が多くみられる. 細胞間には結合組織の増加がみられる.（HE 染色）
b. 筋原線維が放射状に広がっている.（NADH-TR 染色）

ている. その他，外眼筋麻痺を伴う型，セントラルコア病に類似する型，出生前から多関節拘縮を伴う型がある.

中心核ミオパチー centronuclear myopathy

概念

● 筋線維の中心部に核をもつことを特徴とする.
● 多くは常染色体優性遺伝形式をとるが常染色体劣性遺伝のものもある.

病因

　原因遺伝子として *DNM2*，*BIN1*，*RYR1*，*CCDC78*，*SPEG* などが知られている.

病理

　中心核のある筋線維を多数認める（⑰）. 一般的に壊死・再生変化がある場合は中心核線維もみられるが，本症では壊死・再生変化が乏しいにもかかわらず中心核線維を多数認める. NADH-TR 染色では筋原線維の放射状の広がりをみる.

臨床症状

　典型的な先天性ミオパチーの症状を示す. 顔面筋罹患があり，眼瞼下垂，外眼筋麻痺をしばしば認める. 知的障害を伴うこともある.

X連鎖性ミオチュブラーミオパチー
X-linked myotubular myopathy

概念

● 筋線維が胎児性の筋管細胞（myotube）に似るとして命名された.
● X連鎖劣性遺伝形式をとる.

病因

　原因遺伝子はミオチュブラリン遺伝子（*MTM1*）で

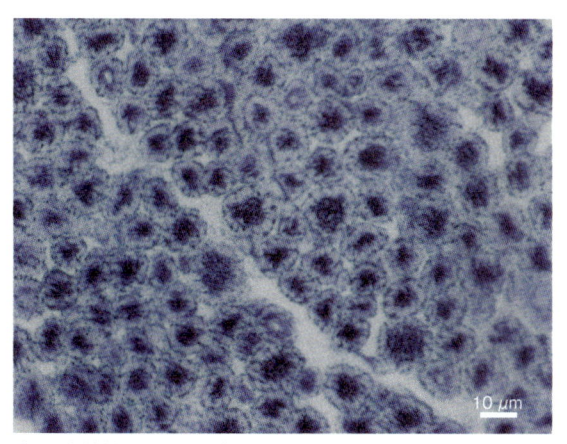

⓲ X 連鎖性ミオチュブラーミオパチー
筋線維は非常に小さく，細胞周辺では酸化酵素活性が低く明るく
みえる（peripheral halo）．（NADH-TR染色）

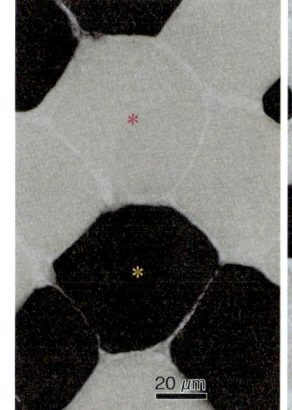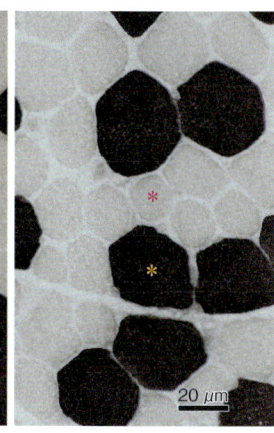

⓳ 先天性筋線維タイプ不均等症
a. 正常筋ではタイプ1線維（白，＊）はタイプ2線維（黒，＊）とほぼ同じ径である．
b. 本症ではタイプ1線維（白，＊）はタイプ2線維（黒，＊）よりも明らかに小径である．この特徴は多くの先天性ミオパチーでみられる．
（ATPase pH 10.5）

あり，成長と分化にかかわるシグナル経路において役割を果たすことが示唆されている．

病理

筋線維は非常に小さく，中心核をもつ．NADH-TR染色で，筋線維の周辺部で酵素活性が低下し明るく見える peripheral halo が特徴である（⓲）．

臨床症状

新生児期から呼吸不全，哺乳力低下，全身の強い筋力・筋緊張低下がある．顔面筋罹患，高口蓋，眼瞼下垂，外眼筋麻痺を認める．幽門狭窄症，球状赤血球症，腎結石，肝出血など，骨格筋以外の臓器合併症が報告されている．人工呼吸器，経管栄養が必要になる．

先天性筋線維タイプ不均等症
congenital fiber type disproportion

概念
- ネマリン小体やコア，中心核のような診断的な構造異常をとらないが，タイプ1線維平均径がタイプ2線維平均径よりも12％以上小径である（fiber size disproportion，⓳）．
- タイプ1線維優位，タイプ2B線維欠損を認めることが多い．

病因

ACTA1，*TPM3*，*MYH7* は常染色体優性遺伝形式をとる．*SEPN1*，*RYR1* は常染色体劣性遺伝形式をとる．

臨床症状

先天性ミオパチー共通の所見（乳児期からの筋力・筋緊張低下，運動発達遅滞，顔面筋罹患）をみる．
（井上道雄，西野一三）

◎文献

1) 埜中征哉：4 先天性ミオパチー．埜中征哉．臨床のための筋病理，第4版増補．東京：日本医事新報社；2011．p.110.
2) North K：Congenital Myopathies. In：Engel AG, et al, editors. Myology：Basic and Clinical, 3rd ed. New York：McGraw-Hill；2004. p.1473.
3) Dubowitz V, et al：Congenital myopathies and related disorders. Muscle Biopsy：A Practical Approach, 4th ed. Philadelphia：Saunders；2013. p.358.

筋強直症候群 myotonic syndrome

概念
- 筋強直（myotonia，ミオトニア）とは，随意的あるいは不随意的な筋収縮の後に，弛緩相においても筋線維の収縮が持続することをいう．
- 筋強直現象は，筋をハンマーで叩打して機械的刺激を与えた際にも筋収縮が誘発される（叩打ミオトニア）ほか，針筋電図検査で針電極を筋に刺入した際にもミオトニア放電が記録される．
- 筋強直症状を呈する疾患群を筋強直症候群と呼ぶ．代表的な疾患を以下に記す．

筋強直性ジストロフィー
myotonic dystrophy（DM）

概念
- 筋強直症状のほか，進行性の筋力低下，心伝導障害，

内分泌機能異常, 認知機能障害や白内障など, さまざまな臓器障害を呈する全身性疾患である.

● 遺伝子上の塩基繰り返し配列の異常伸長が原因の常染色体優性遺伝疾患である.

病因

19番染色体にある *DMPK* 遺伝子3′末端非翻訳領域の, CTGから成る三塩基繰り返し配列（リピート）が異常に伸長して起こる筋強直性ジストロフィー1型（DM1）と, 3番染色体上の *CNBP* 遺伝子イントロン1にあるCCTG四塩基繰り返し配列の異常伸長が原因の筋強直性ジストロフィー2型（DM2）がある.

DMPK 遺伝子のCTGリピート長は, 正常では5〜37リピートであるのに対し, DM1患者では数千リピートまで伸びており, 同一患者でも特に罹患臓器である骨格筋や心筋, 脳で長い傾向がある. また, リピート長が長いほど, 発症年齢が早い傾向があることも知られている.

疫学

DM1は有病率が約10,000人に1人と, 成人の遺伝性筋疾患では最も頻度が高い. 無症状や軽微な症状にとどまる患者, 症状の自覚に乏しく未受診の患者も多く, 実際にはさらに有病率が高いと想定されている. わが国の筋強直性ジストロフィーは大部分がDM1であり, DM2は欧州, 特に北欧で多くみられるものの, わが国からは数例の報告があるのみである.

病態生理

DMで異常伸長しているリピート（DM1：*DMPK* 遺伝子のCTGリピート, DM2：*CNBP* 遺伝子のCCTGリピート）は, いずれも蛋白に翻訳されない領域に位置しており, 生成される蛋白自体に異常はない. DMでは, これら異常伸長したリピートをもつ遺伝子から転写された異常RNAが病態の中核をなす. 転写された異常mRNAは, 伸長したリピート部分がヘアピン構造をとり, 細胞質へは輸送されず核内でRNA凝集体を形成する（❷⓪）. こうして核内に蓄積された凝集体により, pre-mRNAの選択的スプライシングを制御している蛋白が絡めとられる結果, さまざまなスプライシング異常が引き起こされ, 多彩な全身症状につながる.

一例をあげると, DMでは筋での静止膜電位維持に重要な役割を果たしている骨格筋型クロライドチャネル（*CLCN1*）のスプライシング異常があり, このため筋細胞膜の興奮性が高まってミオトニアが引き起こされる. また, インスリン受容体, 心筋イオンチャネルのスプライシング異常も報告されており, それぞれ耐糖能異常, 心伝導障害の原因となる可能性が示唆されている.

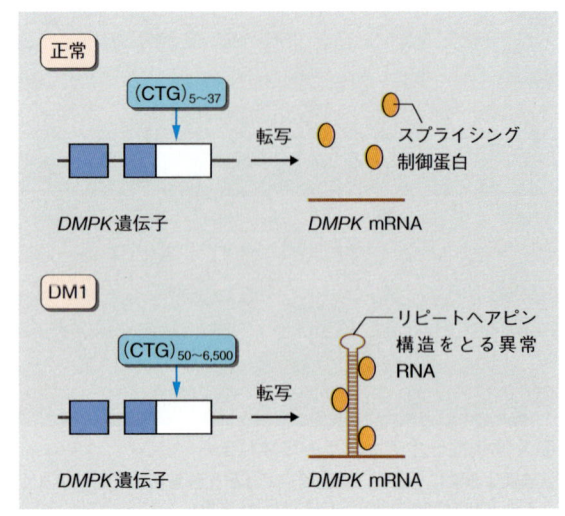

❷⓪ 筋強直性ジストロフィー1型（DM1）の病態

DM1では, CTGリピートが異常伸長している *DMPK* 遺伝子から伸長リピートをもつRNAが転写され, リピートヘアピン構造をとる. この異常RNAは核内でRNA凝集体を形成し, スプライシング制御蛋白を凝集する. この結果, 細胞内での選択的スプライシング制御機構が広範に障害され, DM1の多彩な全身症状につながる.

臨床症状

DMの代表的な症状である筋強直は, 握った手を開けにくいなどの症状で気づかれる. 筋萎縮は頸部の胸鎖乳突筋や, 手内筋, 前脛骨筋など四肢の遠位部から始まることが多く, ペットボトルを開けにくい, つまずきやすいなどの症状がみられる. また, 顔面筋の萎縮は, 左右に細く前後に長い斧様顔貌という, 一見してDMを疑わせる所見を呈する（❷①）. また, 眼瞼下垂や外眼筋麻痺もみられる. 発症年齢はさまざまであり, 一般に発症が早いほど重症化する. 症状の進行に伴い, 近位筋や体幹筋も侵され最終的には慢性臥床状態となる. さらに呼吸筋や嚥下筋も障害され, 呼吸不全や誤嚥性肺炎が死因となることが多いが, 不整脈などによる突然死もみられる.

DMでは骨格筋のほか, 心, 眼, 脳や消化管, 内分泌器官など, さまざまな臓器に異常をきたす（❷②）. 心症状としては, 房室ブロックや心室性頻拍などの不整脈がみられ, 頻度は低いが心筋症を起こすこともある. これらは突然死の原因となるので注意が必要である. 眼症状としては白内障を合併することが多く, 兎眼, 眼瞼下垂を呈する例もみられる. 高次脳機能障害としては, 無頓着, 無気力にみえる性格的特徴や認知機能障害, 日中傾眠や睡眠障害などの症状がみられる. また, 消化管平滑筋の障害から便秘がみられ, 時にイレウスを起こすこともある. 内分泌機能異常としては, インスリン抵抗性による耐糖能障害を高率に合併するほか, 甲状腺機能異常, 脂質異常症（高脂血症）, 不

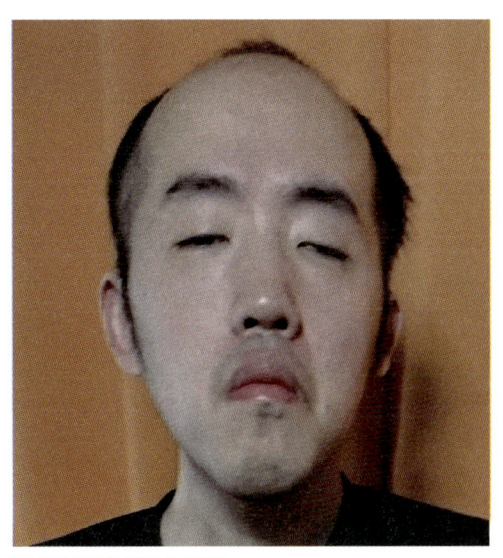

㉑ 筋強直性ジストロフィー

（患者・家族の同意を得て掲載）

㉒ 筋強直性ジストロフィー（DM）でみられる全身症状

臓器	症状
骨格筋	筋強直（ミオトニア），進行性筋萎縮
心臓	心伝導障害，致死性不整脈（徐脈，心室頻拍），心筋症
消化管	嚥下障害，便秘，イレウス，巨大結腸，胆石
呼吸器	肺胞低換気，呼吸調節障害（睡眠時無呼吸・中枢性換気障害）
腎臓	腎機能障害
中枢神経系	無気力・無頓着，認知機能障害，日中過眠，白質病変，精神発達遅滞（先天性 DM）
内分泌系	耐糖能障害，高インスリン血症，脂質異常症（高脂血症），甲状腺機能障害，性腺ホルモン異常，不妊
眼	白内障，網膜色素変性
耳	感音性難聴
骨格系	頭蓋骨肥厚，後縦靭帯骨化症
腫瘍	大腸癌，甲状腺腫瘍，脳腫瘍などの悪性腫瘍，子宮筋腫などの良性腫瘍
その他	前頭部禿頭，低 IgG 血症

神経疾患

15

筋疾患（ミオパチー）

妊もみられる．また，前頭部禿頭も診断に役立つ特徴的所見である．甲状腺・大腸・婦人科領域などの良性・悪性腫瘍の合併が多いことも報告されている．

【検査】

診察の際，力いっぱい手を握った後に手を開くまでに時間がかかる把握ミオトニアや，母指球や舌（舌圧子をのせて）をハンマーにて叩打すると筋が収縮（母指の対立，舌のクローバー状変形）する叩打ミオトニアがみられる．前頭部禿頭や斧様と表せられる特徴的な顔貌は，診断の参考になる所見である．発症早期に障害されやすい頸部や前腕，下腿の筋に注目して筋力を評価する．

血液検査上は血清クレアチンキナーゼ（CK）値が高値を示すが，Duchenne 型筋ジストロフィーなどのように数千 IU/L を超えることはまれである．また，筋萎縮が進行すると CK 値は正常化することも多い．

このほか，血糖値や HbA1c，血清インスリン値の上昇や，甲状腺機能低下，性腺ホルモン値や IgG の低下などもみられることがある．

針筋電図では，刺入時のミオトニア放電が特徴的である．これは針の動きに伴ってみられる持続性の高頻度放電で，スピーカーでは「急降下爆撃音」あるいは「モーターバイクのふかし音」と称される音が聞かれる．

予後に大きく影響する心機能・呼吸機能の評価も重要である．心電図上 PR 間隔が延長しており，I 度房室ブロックがみられることが多い．ホルター心電図で発作性の徐脈や心房細動・粗動，心室性頻拍がみられないか解析する．心エコーでの心機能評価も必要である．また，呼吸困難感を訴えることは少なく，無自覚

のうちに呼吸不全が進行している場合も多いので，呼吸機能検査や動脈血液ガス測定は特に重要である．

このほか，眼科的診察にて白内障がみられる．細隙灯検査での，水晶体の虹色に光る混濁物や後嚢下皮質の混濁が特徴的といわれている．

また，頭部 MRI では，主に側頭葉で T2 高信号を示す白質病変や，肥厚した頭蓋骨が観察される．

【診断】

典型的な症例は，臨床症状および検査所見から容易に診断できるが，確定診断は患者血液での遺伝子診断による．血中リンパ球から DNA を採取し，サザンブロット法で *DMPK* 遺伝子の伸長 CTG リピート長を測定する．

臨床症状から DM が疑われれば遺伝子検査で確定診断されるため，筋生検まで行われることは少ない．筋病理学的には，筋線維の大小不同，内在核（中心核）線維の増加がみられ，タイプ 1 線維の萎縮が特徴的である．また，輪状線維や，小径化した筋線維で核が集合している像（pyknotic nuclear clump）もみられる（㉓）．

【治療】

現時点で DM の根治的治療は存在しない．筋強直に対しフェニトインやメキシレチンが用いられることもある．また，白内障や糖尿病の合併がある場合は，これらの治療が必要となる．

予後を改善するためには，時期を逸しない非侵襲的陽圧呼吸補助（鼻マスクを用いた小型の人工呼吸器などによる）の開始や，ペースメーカや植込み型除細動

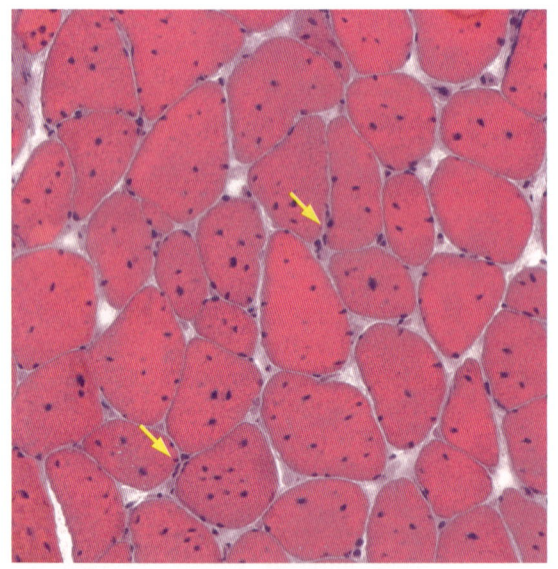

㉓ 筋強直性ジストロフィー1型の筋病理像
（HE 染色，×100）

筋線維の大小不同と中心核線維の増加がみられる．萎縮した筋では核が集合している像（pyknotic nuclear clump，矢印）がみられる．

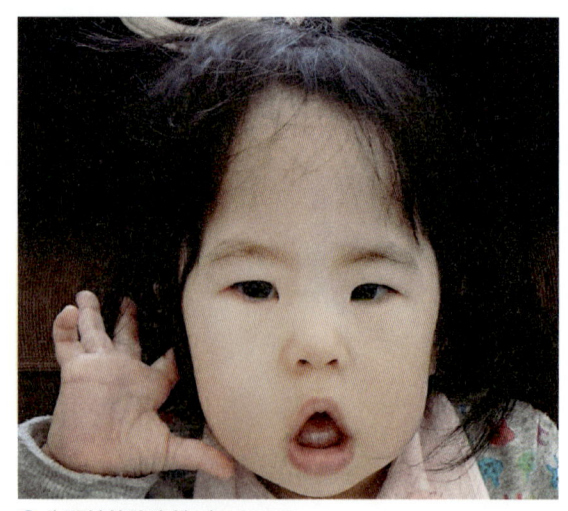

㉔ 先天性筋強直性ジストロフィー

（患者・家族の同意を得て掲載）

器の導入が重要となる．そのため，呼吸機能や心機能を含めた定期的なフォローアップが必要となる．

周術期や周産期の管理も重要となる．麻酔の際の無気肺や，筋弛緩薬の効果遷延による抜管困難などがしばしばみられる．また，女性患者の妊娠の際には筋症状が悪化することもある．切迫早産の際などに用いられるリトドリン塩酸塩は，DM で横紋筋融解症を誘発することがあり，注意が必要である．

先天性筋強直性ジストロフィー
congenital myotonic dystrophy（CDM）

概念

● 新生児期からすでに重篤な筋・中枢神経症状を呈する重症型で，ほとんどが筋強直性ジストロフィー1型（DM1）の母親から出生した場合にみられる．DM2 では先天性の症例の報告はない．
● 伸長した CTG リピート長は，母親の DM1 患者よりはるかに長い．

病態生理

なぜ DM1 の父親からの子でほとんど CDM がみられないか，DM2 では CDM の例がないかの理由は不明で，CTG リピート長が親の DM1 患者より著明に伸長する機序もわかっていない．骨格筋組織では筋線維の未熟性が特徴的で，発生時期の骨格筋ですでに著明に CTG リピートが伸長していることが原因であると考えられている．

臨床症状

胎児期に羊水を嚥下しづらいため，しばしば羊水過多がみられる．生下時にはいわゆる floppy infant の状態で，強い筋力低下のため哺乳困難や呼吸困難をきたす．重症例では人工呼吸管理や経管栄養を必要とする．全身性の筋力低下のほか，顔面筋力低下のため口は半開き様で，上口唇は逆 V 字型のテント様の形状を示す特徴的な顔貌をとる（㉔）．乳幼児期には筋強直症状はみられない．成長に伴い，いったん筋力は改善傾向となるが，その後は筋強直や筋萎縮など，通常のDM1 同様の症状が進行する．また，CDM では成人型と比べ脳機能障害が強く，精神発達遅滞を伴う．

診断

母親が DM1 の場合，遺伝カウンセリングのうえ，出生前診断が行われる場合がある．

先天性筋強直症 myotonia congenita

概念

● 常染色体優性遺伝形式をとる Thomsen 病と，常染色体劣性遺伝形式をとる Becker 病がある．
● 7 番染色体にある骨格筋型クロライドチャネル遺伝子（CLCN1）の変異が原因である．

疫学

Thomsen 病，Becker 病とも有病率は数十万人に1人と推計されている．

病態生理

骨格筋型クロライドチャネル遺伝子の変異により，筋細胞膜の静止膜電位の維持ができず，筋の興奮性が高まり筋強直症状を起こす．

臨床症状

Thomsen 病，Becker 病であまり差はないが，Becker

病のほうがやや重症といわれている．幼少時から筋強直症状が出現し，眼が開きにくいといった症状で気づかれる．筋強直は全身の骨格筋に及び，手が開きにくい，歩行開始がうまくいかない，噛みにくい，飲み込みにくいなどの症状を呈する．筋強直は運動開始時に強く，運動を繰り返し行うと徐々に軽減するwarm-up現象がみられる．一般に筋力低下はみられず，むしろヘラクレス様体形と呼ばれる筋肥大を認める．

検査

血清CK値は，正常から軽度上昇を示す．針筋電図検査では，針電極の刺入時にミオトニア放電を認める．電気生理学的検査として，**short exercise test**と呼ばれる，運動負荷後の尺骨神経反復刺激での小指外転筋の複合筋誘発電位低下が検出される．

治療

多くの患者は軽症で生命予後も良いとされている．筋強直の強い患者にはメキシレチンやフェニトイン，プロカインアミド，カルバマゼピンが使用されることもある．全身麻酔時には，筋強直を悪化させる脱分極性筋弛緩薬の使用は避ける．

（中森雅之）

●文献

1) Nakamori M, et al：Myotonic dystrophy. In：Takeda S, et al, editors. Translational research in muscular dystrophy. Tokyo：Springer Japan；2016. p.39.
2) 中森雅之ほか：筋強直性ジストロフィー研究の進歩—治療の可能性. *Brain & Nerve* 2017；69：61.

炎症性ミオパチー inflammatory myopathy

炎症性ミオパチーには，大きく分けて自己免疫機序が関係する特発性と，頻度は少ないがウイルスや寄生虫などの病原体が関係する感染性があり，以下では主に特発性について述べる．

特発性炎症性筋疾患
idiopathic inflammatory myopathy

概念

● 筋を主たる標的とした自己免疫的機序で生じる疾患である．
● 従来，皮膚症状の有無で皮膚筋炎と多発筋炎に分類されていた．
● 血清学的および病理学的な理解が進み，より正確な診断が可能になっている．

病因・病態生理

先行感染の既往を有する例も散見され，時に強皮症や関節リウマチなどの膠原病に合併することから，自己免疫的機序があると推測されているがいまだ病因は明らかでない．

病態としては，液性免疫と細胞性免疫がそれぞれ主体的に関与する病態が想定されている．

臨床症状

多くの場合，亜急性進行性に近位筋優位筋力低下および筋萎縮を呈する．嚥下障害もしばしば認められ，時に主訴であることもある．重症例では呼吸筋も障害され，呼吸補助が必要となることもある．筋の自発痛，把握痛を呈することもあるが，重度の疼痛を呈することはまれである．

合併症として，皮膚症状，間質性肺炎，関節炎，悪性腫瘍がしばしば認められる．皮膚症状は現行の厚生労働省の皮膚筋炎/多発性筋炎の診断基準（㉕）においても皮膚筋炎の中核症状と位置づけられている．間質性肺炎や悪性腫瘍は，予後を規定しうる因子であり注意が必要である．心筋炎はまれな合併症であるが，やはり予後に影響するため注意が必要である．

検査

採血では血清クレアチンキナーゼ（CK）の上昇がみられるが，まれに正常であることもある．血清CKが正常であっても血清アルドラーゼの上昇がみられる

㉕ 厚生労働省における皮膚筋炎/多発性筋炎の診断基準

1. 診断基準項目
   (1) 皮膚症状
   　(a) ヘリオトロープ疹：両側または片側の眼瞼部の紫紅色浮腫性紅斑
   　(b) Gottron丘疹：手指関節背面の丘疹
   　(c) Gottron徴候：手指関節背面および四肢関節背面の紅斑
   (2) 上肢または下肢の近位筋の筋力低下
   (3) 筋肉の自発痛または把握痛
   (4) 血清中筋原性酵素（クレアチンキナーゼまたはアルドラーゼ）の上昇
   (5) 筋炎を示す筋電図変化
   (6) 骨破壊を伴わない関節炎または関節痛
   (7) 全身性炎症所見（発熱，CRP上昇，または赤沈亢進）
   (8) 抗アミノアシルtRNA合成酵素抗体（抗Jo-1抗体を含む）陽性
   (9) 筋生検で筋炎の病理所見：筋線維の変性および細胞浸潤

2. 診断のカテゴリー
   皮膚筋炎：(1)の皮膚症状の(a)〜(c)の1項目以上を満たし，かつ経過中に(2)〜(9)の項目中4項目以上を満たすもの
   なお，皮膚症状のみで皮膚病理学的所見が皮膚筋炎に合致するものは，無筋症性皮膚筋炎として皮膚筋炎に含む
   多発性筋炎：(2)〜(9)の項目中4項目以上を満たすもの

3. 鑑別診断を要する疾患
   感染による筋炎，薬剤誘発性ミオパチー，内分泌異常に基づくミオパチー，筋ジストロフィーその他の先天性筋疾患，湿疹・皮膚炎群を含むその他の皮膚疾患

場合があり，診断の補助に用いられることがある．血清 CK は筋破壊を反映するため，病勢が強ければ血清 CK は上昇しやすいが，筋量や運動量にも左右されるため，血清 CK のみで病勢を推測できない．

約 7 割から 8 割の例で血清中に自己抗体が検出され，診断に有用である．特に筋炎と強く関連する抗体は筋炎特異的自己抗体（myositis-specific autoantibody：MSA），筋炎以外にも膠原病に関連する抗体は筋炎関連自己抗体（myositis-associated autoantibody：MAA）と呼ばれている．MSA が検出される症例では，通常 1 種類の MSA しか検出せず，特徴的な臨床症状および病理像を呈することが多い．MAA は 1 症例に重複して検出されることもある．

活動性の炎症をきたしている筋組織は，筋 MRI（脂肪抑制）で斑状の高信号を呈し，針筋電図では fibrillation potential（線維自発電位）や positive sharp wave（陽性鋭波）が出現する．最終診断は筋生検である．筋生検は MMT 4（徒手筋力検査 4：筋力低下をきたしているが，まだ十分に筋力が残存している部位）の筋から採取することが望ましく，多くの場合，上腕二頭筋，大腿四頭筋，三角筋が選択される．

治療

ステロイド内服が最もよく用いられている．用量は 1 mg/kg から開始し，緩徐に減量していく．維持内服が必要な例が多く，ステロイドを完全に中止できる例は少ない．進行が急性である場合や治療不応例ではステロイドパルス療法，免疫グロブリン療法，血漿交換，ステロイド使用量を減らす目的で他の免疫抑制薬（メトトレキサート，アザチオプリンなど）が用いられることもある．

皮膚筋炎 dermatomyositis

概念

● 筋症状に加えて特徴的な皮膚症状を呈するが，筋症状と皮膚症状の程度は症例によってさまざまである．

病因・病態生理

多くの症例で MSA，MAA が検出されること，また病理学的に筋束周囲の筋線維萎縮を呈し，筋束内の小血管の減少や補体の沈着を認めることから，液性免疫が筋内小血管を標的にする病態が想定されている．

臨床症状

女性に多い．亜急性進行性の近位筋筋力低下，筋萎縮を呈する．皮膚症状としてヘリオトロープ疹，Gottron 徴候，ショール徴候などがあり，診断に有用である．筋症状および皮膚症状の程度は差があってもよい．臨床的に筋症状がほとんど目立たないものを clinically amyopathic dermatomyositis（CADM）と呼ぶ．しばしば間質性肺炎，悪性腫瘍を合併し予後を左右するため，早期の精査加療が大変重要である．後述する抗 ARS 抗体陽性筋炎では機械工の手（mechanic's hand），慢性進行性間質性肺炎といった臨床的特徴があり，病理学的にも皮膚筋炎との差異が認められるため，anti-synthetase syndrome（ASS）という独立した疾患概念であることが明らかとなっている．

検査

血清自己抗体が検出されることが多く，臨床症状お

㉖ 筋炎において検出される主な抗体と臨床的および病理学的特徴

抗体名	臨床的および病理学的特徴
抗 ARS 抗体	aminoacyl t-RNA synthetase（ARS）：transfer RNA 合成酵素に対する抗体の総称．抗 Jo-1 抗体は histidyl tRNA 合成酵素に対する抗体．種類によって筋症状の程度は異なる 特徴的な皮膚症状（mechanic's hand），慢性進行性間質性肺炎を合併する．病理学的には筋束周囲の壊死が目立つ（perifascicular necrosis）
抗 TIF1γ 抗体	癌合併筋炎において検出率が高い．血清 CK 値は高度に上昇することが多いが，正常であることもある．病理学的には筋束周囲の高度な萎縮，空胞形成を特徴とする
抗 MDA5 抗体	典型的な皮膚症状を呈するが筋症状は乏しく，CADM の臨床像を呈する．血清 CK 値も正常であることが多い．病理学的には，ルーチン染色ではほとんど変化がないが，MHC-I の染色性亢進は認められる
抗 Mi-2 抗体	古典的な MSA であり，臨床像も典型的な皮膚筋炎である．間質性肺炎の合併は少なく，予後は良い
抗 SRP 抗体	壊死性筋症を呈する．血清 CK 値は高度に上昇する．急性の経過をとることが多いが，まれに慢性経過をとることがあり，筋ジストロフィーとの鑑別が困難な例がある
抗 HMGCR 抗体	壊死性筋症を呈し，臨床的特徴は抗 SRP 抗体と類似している．スタチン内服の既往，癌との関連が知られている
抗 RNP 抗体	強皮症との合併（overlap syndrome）．筋症状は軽く，血清 CK 値も正常〜軽度上昇にとどまることが多い．病理学的には非特異的筋炎や壊死性筋症様の病理像を呈する
抗ミトコンドリア M2 抗体	原発性胆汁性胆管炎（PBC）で検出される抗体だが，PBC を合併しないことも少なくない．しばしば心筋炎を合併し，難治である．病理学的には肉芽腫を認めることが多く，特徴的である

TIF1γ：transcriptional intermediary factor 1-γ，MDA5：melanoma differentiation-associated gene 5，CADM：clinically amyopathic dermatomyositis，MHC：major histocompatibility complex，MSA：myositis-specific autoantibodies，SRP：signal recognition particle，HMGCR：3-hydroxy-3-methylglutaryl-coenzyme A reductase，RNP：ribonucleoprotein.

よび病理像とよく関係しており診断の補助になる．DM で検出される MSA，MAA としては抗 ARS 抗体（抗 Jo-1 抗体を含む），抗 TIF1γ 抗体，抗 MDA5 抗体，抗 Mi-2 抗体，抗 RNP 抗体，抗ミトコンドリア M2 抗体などがあげられる（㉖）．

筋生検では，筋束周囲の筋線維萎縮（perifascicular atrophy，㉗）および非壊死筋線維の major histocompatibility complex（MHC）-I 染色性亢進，筋束内小血管への補体沈着が特徴的である．筋内鞘にはマクロファージ，CD4 陽性 T 細胞，B 細胞が主体の炎症細胞浸潤が認められる．

治療

血清自己抗体の種類や症例ごとに治療反応性は異なる．しばしば筋炎よりも間質性肺炎が重篤になり，エンドキサンパルス療法などの強い治療を必要とする．

免疫介在性壊死性筋症
immune-mediated necrotizing myopathy（IMNM）

概念

● 多くの症例では急速進行性の筋力低下，筋萎縮を呈し，血清 CK 値は数千〜数万 U/L ときわめて高値となる．
● 筋病理像では壊死線維や再生線維が多発するが，炎症細胞浸潤に乏しいのが特徴である．

病因・病態生理

多くの症例で抗 signal recognition particle（SRP）抗体または抗 3-hydroxy-3-methylglutaryl-CoA reductase（HMGCR）抗体が検出され，病態と関係していると考えられている．高コレステロール血症の治療薬であるスタチン製剤は HMGCR を標的にしているが，抗 HMGCR 抗体陽性免疫介在性壊死性筋症（IMNM）においては，スタチン内服の既往のある症例がある．また，抗 HMGCR 抗体陽性 IMNM では癌との関連も示唆されている．

臨床症状

典型的には急速進行性の近位筋優位筋力低下，筋萎縮を呈し，嚥下障害，呼吸不全を呈する症例も少なくない．まれではあるが，慢性進行性の近位筋優位筋力低下や，特発性高 CK 血症を呈することもあり，その場合には筋ジストロフィーとの鑑別が非常に困難になる．

検査

血清 CK 値は数千〜数万 U/L と非常に高値になる．血清自己抗体の測定が診断に重要である．筋生検では壊死線維や再生線維が多発するが，炎症細胞浸潤に乏しい（㉘）．非壊死筋線維の MHC-I 染色性亢進，筋線維膜上の補体の沈着が認められる．

治療

ステロイド内服のみで治療できる場合もあるが，多くの症例で他の免疫抑制・免疫調節療法を必要とする．また，急速進行性の経過をとる症例ではステロイドパルス療法，血漿交換，静脈内免疫グロブリン療法（IVIg）などが行われる．難治例，再発例が多い．

多発筋炎 polymyositis

概念

● 現行の厚生労働省の診断基準（㉕）で多発性筋炎（多発筋炎）と診断される例には，皮膚症状の軽微な皮膚筋炎，壊死性筋症が含まれてしまうという問題がある．
● 本項では病理学的診断による多発筋炎について説明するが，実際に多発筋炎と診断される例は現在ではきわめてまれである．

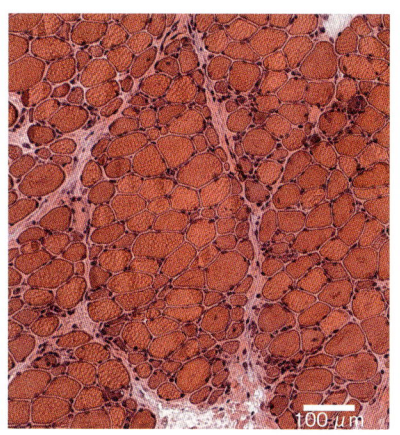

㉗ 皮膚筋炎
抗 Mi-2 抗体陽性例．HE 染色では筋線維の大小不同が認められる．特に筋束周囲の筋線維が小径化し，perifascicular atrophy を呈している．

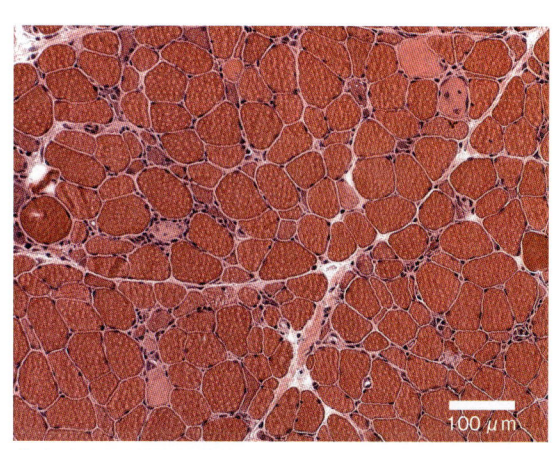

㉘ 免疫介在性壊死性筋症
抗 SRP 抗体陽性例．HE 染色では筋線維の壊死再生像に富むが，炎症細胞浸潤は目立たない．

病因・病態生理

病理学的に CD8 陽性 T 細胞による非壊死筋線維への攻撃が認められるのが多発筋炎と封入体筋炎の特徴であり，細胞性免疫が関与していると考えられている．

臨床症状

皮膚筋炎に比べて高齢者に多く，亜急性〜緩徐進行性の筋力低下，筋萎縮を呈する．罹患筋は原則的に近位筋優位だが，上肢遠位が初期から障害されることもある．間質性肺炎や癌の合併は，皮膚筋炎と比較して少ない．

検査

血清 CK 値は正常あるいは軽度の上昇（1,000 U/L 程度）にとどまる．MSA はほとんど検出されない．

病理学的には CD8 陽性 T 細胞が非壊死筋線維の周囲をとり囲み，時に浸潤する像が認められる．また，非壊死筋線維において MHC-I の染色性亢進が認められる．筋内鞘に浸潤する炎症細胞は CD8 陽性 T 細胞，マクロファージが主体である．

治療

ステロイドをはじめとする免疫治療が有効である．しかし，初期に多発筋炎と診断された症例が，後に封入体筋炎であることが判明することがしばしばあり，

ステロイド反応性に留意する．ステロイド反応性が悪い，あるいは封入体筋炎に典型的な筋力低下，筋萎縮を呈するようであれば，再生検を検討する．

封入体筋炎 inclusion body myositis

概念

● 高齢で発症する緩徐進行性の筋疾患であり，炎症と変性の両面を重ねもつ．

● かつては欧米に多いとされたが，近年では日本においても頻度が増加し，高齢者の筋炎の多数を占めている．

病因・病態生理

多発筋炎と類似した CD8 陽性 T 細胞の浸潤に加えて，封入体や縁どり空胞といった変性の所見が認められる．炎症と変性の関係性は明らかでなく，病因は明らかでない．ほとんどの症例が 60 歳代以降の発症であり，加齢と関連している．HCV や HIV などのウイルス感染とも関連している．

臨床症状

数年〜10 年以上の慢性的な経過をとり，主に近位筋優位であるが，初期から前腕屈筋群や大腿四頭筋が障害されることが特徴的である．嚥下障害は初期から

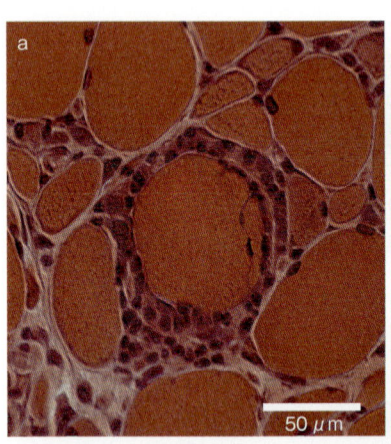
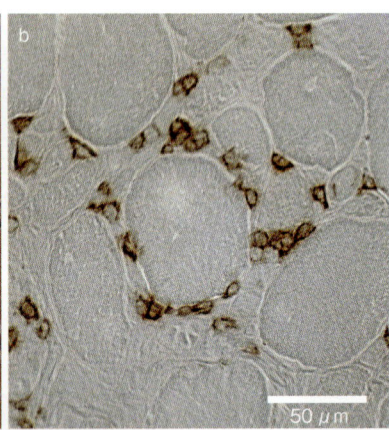

❷⑨封入体筋炎の炎症性変化

a. HE 染色では，非壊死筋線維が炎症細胞にとり囲まれ，一部で浸潤されている像が認められる．

b. 抗 CD8 抗体免疫染色では，浸潤する炎症細胞の多くが CD8 陽性であることがわかる．

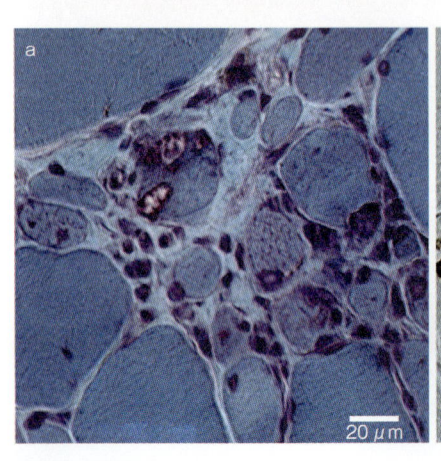
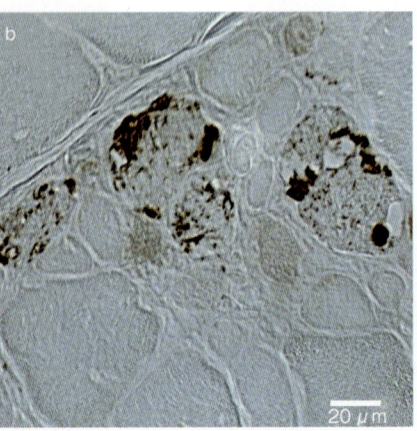

❸⓪封入体筋炎の変性変化

Gomori トリクローム変法（mGT）染色では，小径化した線維に縁どり空胞を認める（a）．抗 p62 抗体免疫染色では，変性線維内部に濃い顆粒状の染色を認める（b）．形態学的に異常がない線維においても p62 の異常沈着を認める．

目立つこともある. 進行期には呼吸筋障害も呈するが, 初期からみられることはない.

間質性肺炎との関連は少ない. 高齢であることもあり, 癌の合併はしばしばあるが, 癌との直接的な関係は示唆されていない.

検査

多発筋炎と類似するが, 病理学的に CD8 陽性 T 細胞の浸潤 (㉙) に加えて, 変性線維の出現を特徴とする (㉚). 変性線維は縁どり空胞や封入体を有する. 封入体は筋核内, 細胞質内のいずれにも認められる. ルーチン染色であるコンゴーレッド染色での検出は可能だが困難であり, 免疫染色 (p62, TDP-43) は感度が高い. 電子顕微鏡下で観察すると, 15～18 nm のフィラメント様構造が認められる. 二次性のミトコンドリア異常を反映した赤色ぼろ線維 (ragged-red fiber) を認めることも多い.

治療

現時点では封入体筋炎に有効な治療はない. 病初期に一時的にステロイドが有効だった報告はあるが, 効果が限定的である. また, IVIg が嚥下障害を改善させたという報告は散見されるが, 有用性は確立していない.

（久保田暁, 清水　潤）

●文献

1) Hoogendijk JE, et al：119th ENMC international workshop：trial design in adult idiopathic inflammatory myopathies, with the exception of inclusion body myositis, 10-12 October 2003, Naarden, The Netherlands. *Neuromuscul Disord* 2004；14：337.

2) Benveniste O, et al：Advances in serological diagnostics of inflammatory myopathies. *Curr Opin Neurol* 2016；29：662.

3) Amato AA, et al：Inclusion body myositis：old and new concepts. *J Neurol Neurosurg Psychiatry* 2009；80：1186.

神経筋接合部疾患
disorders of neuromuscular junction

重症筋無力症 myasthenia gravis（MG）

概念
- 重症筋無力症（MG）は, 神経筋接合部における臓器特異的な自己免疫疾患である.
- 易疲労感と全身の筋力低下が症状の中心であり, 症状が変動するのが特徴的である.
- ステロイドが治療の基本であるが, 副作用の出現を極力軽減することが重視され, 発症早期から他の免疫治療を併用する方法が主流になった.

病因

神経筋接合部は血液神経関門の保護がなく, 自己抗体が原因となる神経疾患が生じやすい特徴をもつ. アセチルコリン受容体（acetylcholine receptor：AChR）あるいは筋特異的チロシンキナーゼ（muscle-specific tyrosine kinase：MuSK）に対する自己抗体が病因論的自己抗体である. MG 全体の約 80～85 ％が抗 AChR 抗体陽性で, 数％が抗 MuSK 抗体陽性である. 第三の自己抗体として発見された LDL 受容体関連蛋白質 4（LDL receptor-related protein 4：Lrp4）に対する自己抗体は, MG 診断において疾患特異性がない.

病態生理

自己反応性 T 細胞

自己抗体産生には AChR に対する自己反応性 T 細胞の増加と活性化が必要である. 特定の HLA class II 分子を有する個体は自己免疫疾患の感受性が高いことが知られており, 白人 MG では HLA-DRB1*03 との関連が知られている. 日本人では異なる免疫遺伝学的背景が存在するが, 相関の強い HLA class II 遺伝子はなく, 免疫遺伝学的に均一ではない. 日本人をはじめとするアジア人に特有な病型である小児 MG は予後良好な眼筋型である場合が特徴的であり, HLA-DRB1*09 と関連がある.

薬剤が原因となり MG を発症する場合がある. 癌免疫療法で使用される抗 PD-1（programmed death-1）抗体などの免疫チェックポイント阻害薬では, 自己反応性 T 細胞を活性化するため, 免疫関連有害事象として MG を発症する可能性がある.

自己抗体

抗 AChR 抗体が, MG を引き起こすメカニズムについて, いくつかの機序が推測されている. なかでも補体介在性による運動終板破壊によって, AChR の数が減少することが主たる病態機序である. 分子レベルの研究からは, AChRα サブユニットの 67-76 領域を含む N 末端部が主要免疫原性領域と推測されている. 抗 AChR 抗体価と MG の活動度は, 個々の症例で経時的に測定した場合に相関する場合があるものの, 多数例の患者を集団でみた場合には抗体価と重症度は相関しない.

一方, 抗 MuSK 抗体のサブクラスは IgG4 が主体で, 補体介在性運動終板破壊がほとんどない. 抗 MuSK 抗体の病態機序は, 神経・筋接合部における agrin/Lrp4/MuSK 系のシグナル伝達の障害が中心である.

疫学

特定疾患受給者 20,000 の調査から, わが国では

神経疾患

15

筋疾患（ミオパチー）

30,000人程度のMG患者がいると推測され，年々増加傾向にある．全体では女性に多く，20～40歳が好発年齢であるが，小児から高齢者まで発症し，特に高齢発症が増加傾向にある．

筋症状

　MGの特徴は，運動の反復，持続に伴い骨格筋の筋力が低下し（易疲労性），休息により改善すること，夕方に症状が悪化すること（日内変動）である．全身の骨格筋に症状が出る可能性があるが，初発症状とし

㉛ 重症筋無力症診断基準案（2013）

A. 症状
　（1）眼瞼下垂
　（2）眼球運動障害
　（3）顔面筋力低下
　（4）構音障害
　（5）嚥下障害
　（6）咀嚼障害
　（7）頸部筋力低下
　（8）四肢筋力低下
　（9）呼吸障害
〈補足〉上記症状は易疲労性や日内変動を呈する

B. 病原性自己抗体
　（1）抗アセチルコリン受容体（AChR）抗体陽性
　（2）抗筋特異的受容体型チロシンキナーゼ（MuSK）抗体陽性

C. 神経筋接合部障害
　（1）眼瞼の易疲労性試験陽性
　（2）アイスパック試験陽性
　（3）塩酸エドロホニウム（テンシロン）試験陽性
　（4）反復刺激試験陽性
　（5）単線維筋電図でジッターの増大

D. 判定
以下のいずれかの場合，重症筋無力症と診断する
　（1）Aの1つ以上があり，かつBのいずれかが認められる
　（2）Aの1つ以上があり，かつCのいずれかが認められ，他の疾患が鑑別できる

（日本神経学会〈監〉：重症筋無力症診療ガイドライン2014. 東京：南江堂；2014.）

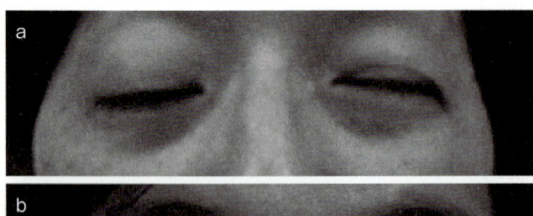
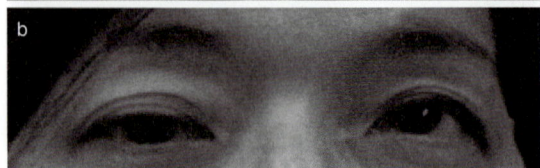

㉜ テンシロン試験
a. エドロホニウム塩化物投与前，b. 投与後.

ては眼瞼下垂や眼球運動障害による複視などの眼症状が高頻度である．一般的に眼筋型MGは全身型MGに比べて軽症と位置づけられることが多いが，眼瞼下垂や複視は，日常生活における機能面あるいは外見上で支障を及ぼすことが多い．

　全経過を通じて眼症状のみに限局する眼筋型は20％であり，残りの80％は全身型である．全身のあらゆる筋肉が障害される可能性があり，四肢筋力低下，嚥下障害，構音障害，咀嚼疲労，顔面筋力低下，頸部筋力低下，呼吸筋麻痺を呈する．なかでも嚥下障害，構音障害などの球症状や呼吸障害が出現する場合は重篤であり，慎重な対応を要する．

　抗MuSK抗体陽性例では抗AChR抗体陽性例に比べて，球症状や呼吸筋障害が出現する割合が高い．

　なお，眼筋型で発症し全身型に進展するのは，発症から通常2年以内である．

MGに関連する多彩な臨床症状

　MGでは筋症状以外にも抑うつや頭痛など，一見無関係と思われる症状が出現する．また，Basedow病や橋本病などの甲状腺疾患を筆頭に，関節リウマチなど他の自己免疫疾患を合併することがある．また，胸腺腫に関連したMGではT細胞機能異常を背景とする赤芽球癆，低ガンマグロブリン血症，円形脱毛，味覚障害，心筋炎などが経過中に認められる場合がある．

診断基準

　新たな診断基準が提唱され，症状と採血（自己抗体測定）でMGの診断が可能である（㉛）．

神経筋接合部障害の検査

①眼瞼の易疲労性試験

　患者に上方視を最大約1分程度まで続けさせる．これにより眼瞼下垂が出現または増悪すれば陽性である．

②アイスパック試験

　冷凍したアイスパック（冷蔵では効果が不十分）をガーゼなどで包み，3～5分間上眼瞼に押し当てることにより，眼瞼下垂が改善すれば陽性である．

③テンシロン（エドロホニウム）試験

　点滴ルートを確保したうえで，エドロホニウム塩化物10 mgを原液あるいは生理食塩水に希釈して静脈内投与する．徐脈性不整脈出現などの危険性があるので，一度に全量を投与せずに少量に分けて投与し，そのつどMG症状が改善しているかを確認する．明らかな改善がみられた時点で試験を終了する（㉜）．終了後は，患者の循環動態が落ち着いていることを確認してから点滴ルートを抜去する．偽陽性を除外するため，プラセボ（生理食塩水）投与を行う．

④反復刺激試験

　正中神経，副神経，顔面神経の反復刺激を行う．減

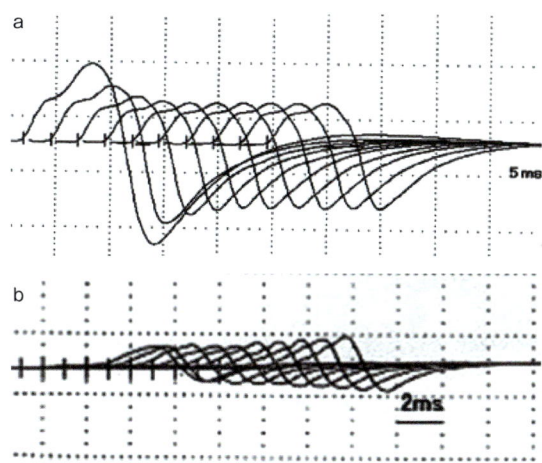

㉝ 反復刺激試験における漸減現象（waning）（a）と漸増現象（waxing）（b）

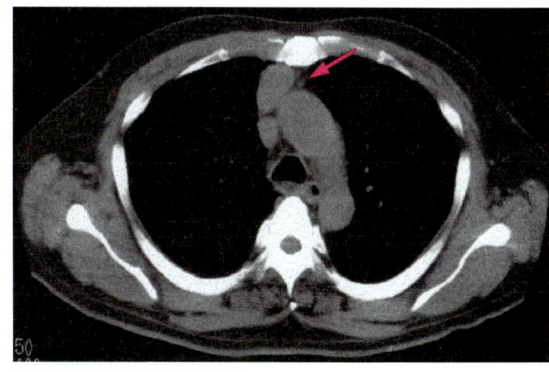

㉞ 胸腺腫（胸部単純 CT）

㉟ MGFA（Myasthenia Gravis Foundation of America）病型分類

Class II	眼以外の筋の軽度の筋力低下 眼の症状の程度は問わない
IIa	四肢・体軸＞口腔・咽頭・呼吸筋の筋力低下
IIb	四肢・体軸≦口腔・咽頭・呼吸筋の筋力低下
Class III	眼以外の筋の中等度の筋力低下 眼の症状の程度は問わない
IIIa	四肢・体軸＞口腔・咽頭・呼吸筋の筋力低下
IIIb	四肢・体軸≦口腔・咽頭・呼吸筋の筋力低下
Class IV	眼以外の筋の高度の筋力低下 眼の症状の程度は問わない
IVa	四肢・体軸＞口腔・咽頭・呼吸筋の筋力低下
IVb	四肢・体軸≦口腔・咽頭・呼吸筋の筋力低下
Class V	気管挿管されている者，人工呼吸器装着の有無は問わない 眼の症状の程度は問わない （通常の術後管理として，挿管されている場合は，この分類に入れない．気管挿管はなく，経管栄養チューブを挿入している場合は，Class IVb に分類する．）

（Jaretzki A 3d, et al：Myasthenia gravis：recommendations for clinical research standards. Task Force of the Medical Scientific Advisory Board of the Myasthenia Gravis Foundation of America. Neurology 2000；55；16.）

衰率は，第一刺激における複合筋活動電位（compound muscle action potential：CMAP）の振幅に対する，後続する CMAP のうちの最小振幅の比率で表現する．通常，刺激頻度 3 Hz で 10 回の電気刺激を行い，減衰率が 10 ％以上になった場合を異常（waning〈漸減現象〉）とする（㉝ a）．ただし，反復刺激試験の感度は 60 〜 75 ％程度であり，MG 以外の疾患でも waning がみられる場合がある．

⑤単線維筋電図（single fiber electromyogram：SFEMG）

通常，前頭筋，眼輪筋，総指伸筋において行う．同芯針電極によって同一運動単位に属する 2 個の筋活動電位を記録し，両者の潜時差の変動やブロックを確認する．潜時差変動の指標である jitter は mean consecutive difference（MCD）による潜時差を評価する．感度の高い検査法であるが，手技が煩雑であり検査の普及が不十分である．

画像検査

MG が疑われた場合には，胸部 CT あるいは MRI で前縦隔の胸腺腫合併を確認する（㉞）．画像検査では，胸腺過形成の判断は困難である．

鑑別診断

MG の診断は自己抗体が陽性になる場合には容易である．一方，自己抗体が陰性の場合には MG 以外の神経・筋疾患を除外する必要がある．眼筋麻痺，四肢筋力低下，嚥下・呼吸障害をきたす疾患はすべて鑑別の対象となり，診断に難渋する場合がある．

病型分類

MG は均一な疾患ではなく，複数の病型が混在する疾患である．MGFA（myasthenia gravis Foundation of America）から，世界中で MG を標準化するために MGFA 病型分類が提唱された（㉟）．全経過において最重症時の状態により病型を定義する．たとえば，過去にクリーゼを起こして挿管されたことがある患者は，現在無症状であっても MGFA 分類は Class V となる．また，MG の症状を定量的に評価するには，QMG（quantitative myasthenia gravis）スコアがある（㊱）．

治療や管理を考えるうえでは，MG の病型は非胸腺腫 MG では発症年齢を 50 歳の区切りとして早期発症と後期発症に分け，さらに胸腺腫関連 MG を加えた 3 つに病型分類するのが一般的である．MG の約 20 ％を占める胸腺腫関連 MG は，非胸腺腫 MG に比べて症状が重篤かつ急速に進行する場合がある．胸腺腫関

㊱ QMG (quantitative myasthenia gravis) スコア

方法		正常	軽度	中等度	重度
Grade		0	1	2	3
右方視, 左方視時の複視出現までの時間 (秒)		61	11〜60	1〜10	常時
上方視時の眼瞼下垂出現までの時間(秒)		61	11〜60	1〜10	常時
顔面筋力		正常に閉眼できる	完全に閉じることができるが, 少し弱い	完全に閉じることができるが, 抵抗を加えると容易に眼球結膜が露出する	完全に閉じることができない
100 cc の水の飲み込み		正常	軽度の誤嚥, 咳払い	強い誤嚥, むせ, 鼻への逆流	飲めない
1〜50 まで数え, 構音障害が出現するまで		50 まで言える	30〜49	10〜29	1〜9
座位で上肢 90°挙上が可能な時間 (秒)	右	240	90〜239	10〜89	0〜9
	左	240	90〜239	10〜89	0〜9
%FVC (努力肺活量/予測肺活量×100)		≧80	65〜79	50〜64	<50
握力 (kg)	利き手 男性	≧45	15〜44	5〜14	0〜4
	利き手 女性	≧30	10〜29	5〜9	0〜4
	反対側の手 男性	≧35	15〜34	5〜14	0〜4
	反対側の手 女性	≧25	10〜24	5〜9	0〜4
臥位で頭部 45°挙上が可能な時間 (秒)		120	30〜119	1〜29	0
臥位で下肢 45°挙上が可能な時間 (秒)	右	100	31〜99	1〜30	0
	左	100	31〜99	1〜30	0
合計（0〜39点)					

(Jaretzki A 3d, et al：Myasthenia gravis：recommendations for clinical research standards. Task Force of the Medical Scientific Advisory Board of the Myasthenia Gravis Foundation of America. Neurology 2000；55；16.)

連 MG では抗 AChR 抗体に加えて，横紋筋に対する自己抗体（抗横紋筋抗体）がしばしば検出され，経過中に心臓に関連した合併症の危険がある.

治療

コリンエステラーゼ阻害薬

ピリドスチグミンは内服 30 分以内に効果が発現し，2〜4 時間持続する. アンベノニウムはより効力が強く 4〜8 時間持続する. いずれも対症療法であり，免疫治療ではない. ピリドスチグミンは 1 日上限を 180 mg 程度として，十分な効果が得られない場合には，免疫治療を行う.

副腎皮質ステロイド

MG 治療の中心的な免疫治療である. 全身型で球症状を有する場合や，中等症以上の場合には必ず使用されるが，副腎皮質ステロイドが適応となる基準について統一した見解はない. コリンエステラーゼ阻害薬で効果不十分な場合には，眼筋型でも使用される.

プレドニゾロン 60 mg 連日まで増量し 1 か月程度維持し，症状安定後は漸減する方法が従来の標準的な投与方法であった. 副腎皮質ステロイドの使用期間は最低でも 2 年間行うため，長期内服に伴う副作用の管理が最も重要である. 近年，プレドニゾロンの最大使用量を少なめに設定し，カルシニューリン阻害薬を併用する方法が主流になってきた.

カルシニューリン阻害薬

副腎皮質ステロイドとの併用が基本である. わが国ではタクロリムスとシクロスポリンの 2 種類のカルシニューリン阻害薬が承認されている. 抗体産生の原因となる自己反応性 T 細胞の増殖とそれに関与するサイトカインの抑制が主たる作用機序である. ステロイドの減量と副作用の軽減が可能である.

タクロリムスは体重に関係なく 3 mg/日で，シクロスポリンは 3〜5 mg/kg/日の範囲で投与される. 副作用を考慮すると，耐糖能異常がある場合はシクロスポリンを，腎機能障害や高血圧がある場合はタクロリムスを選択する.

その他の免疫治療

①免疫グロブリン

副腎皮質ステロイドやカルシニューリン阻害薬で十分な効果が得られない，中等症以上の全身型 MG が適応となる. 投与量は 0.4 g/kg を 5 日間静注し，投与後 2〜4 か月で最も効果が発現する. 免疫治療全体

の底上げ効果が期待できる.

②血液浄化療法

　自己抗体を直接除去することで作用を発揮するため，早期の治療効果が期待できる．クリーゼの状態，急速に進行する球麻痺の状態で実施される．血液浄化療法には単純血漿交換，二重膜濾過法，トリプトファンカラムを用いた免疫吸着療法も行われている.

③抗補体（C5）モノクローナル抗体

　難治性の全身型 MG に対して，エクリズマブの投与が承認された.

拡大胸腺摘除術

　胸腺腫のある場合は,可能な限り早期に摘除を行う.胸腺腫を伴わない全身型 MG に対する治療法として，胸腺摘除術の有効性は長いあいだ議論されてきた．しかし，胸腺腫非合併 MG に対する胸腺摘除術の効果を検討する国際ランダム化比較試験において有効性が証明された．早期発症の全身型 MG で胸腺過形成が疑われ，抗 AChR 抗体陽性例では拡大胸腺摘除術の有効性が期待できる．術式については，従来の胸骨切開法に加えて，侵襲の少ない内視鏡を用いた術式も行われている.

クリーゼの治療

　急激な呼吸困難，球麻痺が進行し呼吸管理を要する重篤な状態をクリーゼという．感染，疲労，術後，禁忌薬投与（麻酔薬，抗菌薬，筋弛緩薬など）が原因となる myasthenic crisis（筋無力性クリーゼ）とコリンエステラーゼ阻害薬過剰投与による cholinergic crisis（コリン作動性クリーゼ）があるが，両者を完全に鑑別することは容易ではない．気道確保，呼吸管理と誘因除去を行いながら，免疫療法を組み合わせて MG の管理を行う（㊲）.

予後

　免疫治療の進歩により MG の予後は著しく改善し，通常の治療を行えば MG による直接の死亡率はほぼゼロとなった．寛解に至り MG の治療がまったく不要になる場合もある反面，長期間にわたる副腎皮質ステロイドによる副作用が問題になる症例もある．完全に MG の症状が消失する寛解まで改善するのは全体の 20 ％である．MG の治療ゴールは，症状があっても日常生活にほぼ支障のない程度（軽微症状）まで回復し，かつ治療薬としてプレドニゾロン連日 5 mg 以下にすることが現実的である.

　長期間にわたる経過観察で問題となるのが，副腎皮質ステロイドによる合併症の管理であり，MG 患者の QOL を著しく低下させる．また，頻度は少ないものの胸腺腫合併 MG では心筋炎を合併する危険があり，突然死の可能性がある（㊳）.

㊲ クリーゼの対応

呼吸管理	非侵襲的陽圧換気による補助呼吸 気管内挿管人工呼吸管理 1 週間以内に抜管できないときは気管切開 気道分泌物の吸引除去
増悪因子の予防と除去	感染症の治療（適切な抗菌薬の選択） 中心静脈栄養管理 コリンエステラーゼ阻害薬の中止 電解質管理（特にカリウム，マグネシウム）
重症筋無力症に対する治療	急性増悪に対して：血液浄化療法あるいは免疫グロブリン 維持療法：プレドニゾロンとカルシニューリン阻害薬併用

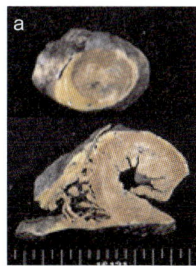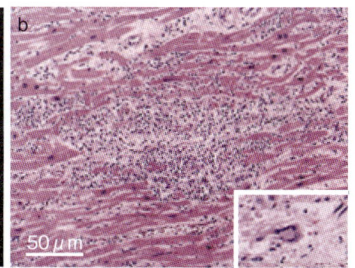

50 μm

㊳ 胸腺腫関連重症筋無力症に合併した心筋炎の剖検例

a. 肉眼所見，b. 組織所見.

Lambert-Eaton 筋無力症候群
Lambert-Eaton myasthenic syndrome（LEMS）

概念

● Lambert-Eaton 筋無力症候群（LEMS）は，悪性腫瘍に合併あるいは腫瘍の発症に先行する傍腫瘍性症候群の一つである.

● 約 60 ％の症例で肺小細胞癌（small-cell lung cancer：SCLC）が認められる（SCLC-LEMS）が，腫瘍がない症例（non-tumor LEMS：NT-LEMS）も存在する.

病因

　電位依存性カルシウムチャネル（voltage-gated Ca^{2+} channel：VGCC）の機能を阻害する自己抗体，特に P/Q 型の抗 VGCC 抗体が原因となる臓器特異的自己免疫疾患である．SCLC の組織には VGCC 発現が証明されており，神経終末 VGCC との免疫学的交差反応が自己抗体産生の誘因として推測されている.

病態生理

　正常の神経筋接合部では，活動電位が神経終末に達すると，VGCC を通じて神経終末内に Ca^{2+} が流入する．抗 VGCC 抗体による免疫反応より，神経終末に存在する P/Q 型 VGCC の数が減少し，神経終末からのアセチルコリン遊離が低下することで筋無力症状が引き起こされる．患者 IgG による動物への疾患の再

現が証明されている.

疫学

MG と比べると患者数は 1～2％程度である. 男女比は 2～4：1 で男性に多く, 50 歳代にピークを認める. SCLC-LEMS では高齢の男性が多く, NT-LEMS では若年者を含めあらゆる年代で認められ女性に多い傾向にある.

臨床症状

MG と類似した臨床症状を呈するが, 腱反射低下と自律神経障害を認める点が異なる. LEMS では下肢筋力低下, 腱反射低下, 上肢筋力低下が高率で認められる. 眼症状は MG ほど顕著ではないものの眼瞼下垂や外眼筋麻痺が認められる. 頸部の筋力低下により首下がりの原因となる. その他, 小脳失調症状や人工呼吸管理を要する呼吸不全も認められる. 自律神経症状は 37～80％ の症例で認められ, 口渇が最も多く, 次いで便秘, 発汗低下, 排尿障害, インポテンツ, 霧視が認められる. SCLC-LEMS では自律神経障害が重篤である.

検査・診断

LEMS の診断は臨床症状, 自己抗体測定, 電気生理学的検査から行われる.

電気生理学的検査

安静時の単発刺激では CMAP の振幅はきわめて低い. 2～5 Hz の低頻度刺激では MG 同様に漸減（waning）現象がみられ, 短期間の運動負荷により回復する. 一方, 50 Hz 以上の高頻度刺激では, CMAP の振幅の漸増現象（waxing）が認められる（㉝ b）.

自己抗体測定

抗 P/Q 型 VGCC 抗体の測定は診断に有用であり, 約 85％ の症例で陽性となる. 自己抗体が陰性であっても診断の否定とはならない.

鑑別診断

MG との鑑別が重要である. MG の初発症状として外眼筋や球症状が多いのに対して, LEMS の初発症状は 95％ が四肢筋力低下（特に下肢）である.

病型

傍腫瘍性症候群としての LEMS

随伴する悪性腫瘍のほとんどが SCLC であり, 80％ 以上で悪性腫瘍発見前に LEMS を発症している. LEMS を発症した場合には SCLC の検索を行うことが重要であり, 初回検査で異常がない場合でも繰り返して検査を行いながら経過観察する. また, SCLC-LEMS では小脳変性症が合併する症例が存在する. 発症から数か月以内に LEMS の症状に加えて小脳失調症状が混在する. LEMS において神経症状を発症してから 3 か月以内の臨床像から SCLC の存在を示唆する指標として, DELTA-P（Dutch-English LEMS Tumor Association Prediction）スコアが提唱されている. 神経症状, 自律神経症状, 体重減少, 喫煙, 発症年齢, performance score の項目でスコアをつけ, SCLC の可能性を予期することが可能である.

自己免疫疾患としての LEMS

長期間にわたり経過観察しても腫瘍が発見されない NT-LEMS の存在は, 自己免疫疾患としての側面を有している. 白人 NT-LEMS では HLA-B8-DR3 の頻度が高い. また, 甲状腺疾患や 1 型糖尿病などの自己免疫疾患との合併や家族集積性も報告されている.

治療

悪性腫瘍に対する治療

傍腫瘍性症候群であり, SCLC が確認された場合にはその治療が最優先される.

3,4-ジアミノピリジン（3,4-DAP）

神経終末の電位依存性のカリウムコンダクタンスを阻害することで, 神経終末での脱分極を延長し, 電位依存性の Ca^{2+} の流入を促進する. 副作用が少なく, 単独あるいはピリドスチグミンとの併用で症状が緩和される. 悪性腫瘍の治療が困難な LEMS の場合でも患者の QOL 改善に有用であり, プラセボとの比較でも有効性が示されている. しかし, わが国においては試薬としてしか入手できず, 実地の臨床では薬物治療としての制限が大きい.

免疫療法

3,4-DAP が有効でない場合には免疫療法が行われる. 確立された免疫療法はないが, MG 同様に副腎皮質ステロイドや免疫抑制薬が選択される. 血漿交換療法および免疫グロブリンは, 筋力低下の強い例や呼吸不全を伴うような重症例で効果が期待される.

予後

生命予後は SCLC の予後に左右される. SCLC のなかでは, LEMS が合併している場合のほうが, LEMS 非合併例に比べて生存期間が長いことが知られている. LEMS には腫瘍の進展や転移を抑える免疫学的因子の存在が示唆される.

（鈴木重明）

●文献

1) 日本神経学会（監）：重症筋無力症診療ガイドライン 2014. 東京：南江堂；2014.

2) Titulaer MJ, et al：Lambert-Eaton myasthenic syndrome：from clinical characteristics to therapeutic strategies. *Lancet Neurol* 2011；10：1098.

代謝性ミオパチー metabolic myopathy

ミトコンドリア病 mitochondrial disease

概念
- 細胞において大部分のエネルギー産生を担うミトコンドリアは，神経変性疾患や癌，老化といったさまざまな病態に関係している．
- ミトコンドリアが一次的に障害されて生じる疾患のことをミトコンドリア病と呼ぶ．

病因・病態生理
　ミトコンドリアは独自の遺伝子（mitochondrial DNA：mtDNA）を有している．ヒトmtDNAは16,569塩基対から成る環状DNAであり，37個の遺伝子を有し，蛋白をコードする遺伝子13個はいずれも電子伝達系複合体のサブユニットである．受精の際に男性由来のmtDNAは選択的に消失し，女性由来のmtDNAのみが遺伝する．よって，mtDNAに遺伝子変異が存在する場合には母系遺伝する．一方で，まれに核遺伝子（genomic DNA：gDNA）の遺伝子変異によってミトコンドリアの異常をきたす場合もあり，その場合には常染色体優性/劣性，X染色体連鎖の遺伝形式をとる．

　gDNAが細胞に対して1対しか存在しないのに対して，mtDNAは細胞1つに1,000コピー以上も存在する．これらの複数のmtDNAが同一のコピーから形成されている場合（homoplasmy）もあれば，異なる遺伝子情報を有するmtDNAが混在する場合（heteroplasmy）もある．heteroplasmyによりミトコンドリア病を発症する際には，組織内の変異型mtDNAの割合が重要になる．一般的には変異型mtDNAの割合と症状が相関し，変異型mtDNAがある一定の割合未満では症状がまったく出現しない（閾値効果）．変異型mtDNAが遺伝して子孫に伝わる際にはこの割合が変化することがあり，世代間で症状の重症度が大きく変動する，あるいは臨床型が異なることがある．変異型mtDNAの割合は臓器によっても差があり，分化能が高い細胞（末梢血リンパ球など）では割合が低く，分化能が低い細胞（筋組織や神経組織）では高い．この違いがミトコンドリア病における臓器障害の程度の差につながっていると考えられている．

臨床症状
　ミトコンドリア機能異常は，全身のさまざまな臓器に支障をきたしうる．なかでもエネルギー需要の高い脳，筋に障害が出ることが多い．脳組織の障害としては，認知機能低下，てんかん，小脳失調，うつ，頭痛などがあげられる．筋組織の障害は，非特異的な四肢近位筋優位筋力低下，筋萎縮などの症状に加えて，眼瞼下垂や外眼筋麻痺を呈するのが特徴的である．骨格筋のみならず心筋障害（心筋症，伝導障害）も認められることがある．

　そのほか，インスリン分泌能低下による糖尿病，難聴，易疲労性，乳酸アシドーシス，肝不全，腸管機能異常，リポジストロフィー，脂肪腫，鉄芽球性貧血など，さまざまな全身症状が知られている．多くの症例においては，後述するような特定の症状の組み合わせを呈し，特定の遺伝子変異との対応が知られている（㊴）．

検査
　嫌気性代謝の亢進を反映して血清の乳酸が上昇する．安静時には必ずしも上昇していない症例もあり，その場合は運動負荷後の血清乳酸値や髄液中の乳酸値が有用である．

　筋組織は変異型mtDNAの割合が高いことが多く，筋生検が病理診断ならびに遺伝子診断に有用である．変異型mtDNAの割合が高い筋線維においては，エネルギー産生能低下を補うためにミトコンドリア増生が生じることがある．これらはコハク酸デヒドロゲナー

神経疾患

15

筋疾患（ミオパチー）

㊴ 主なミトコンドリア病の遺伝的・臨床的特徴

	進行性外眼筋麻痺（PEO）/Kearns-Sayre症候群（KSS）	MELAS	MERRF	Leigh脳症	Leber遺伝性視神経症（LHON）
頻度の高い遺伝形式	孤発性	母系	母系	母系	母系
頻度の高いmtDNA変異	大欠失	tRNA leucine UUR（m.3243A>G）	tRNA lysine（m.8344A>G）	複合体VのサブユニットＶのサブユニット（m.8993T>G m.8993T>C）	複合体Ⅰのサブユニット（m.11778G>A m.3460G>A m.14484T>C）
発症時期	青年期	小児期〜青年期	小児期〜青年期	乳児期	青年期
主症状	外眼筋麻痺（KSSでは網膜色素変性症，心伝導障害，筋症状）	脳卒中様症状，筋症状，乳酸アシドーシス	てんかん，ミオクローヌス	亜急性進行性の精神運動機能の喪失	視神経障害
筋生検所見	RRF	RRF，SSV	RRF	しばしば正常	しばしば正常

RRF：赤色ぼろ線維，SSV：strongly SDH-reactive blood vessels.

602

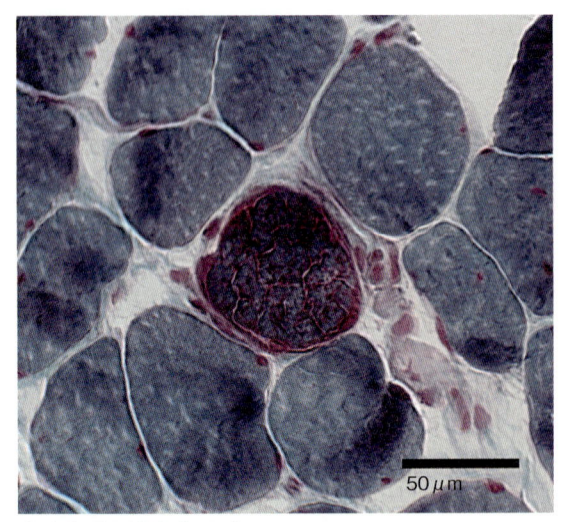

⑩ 赤色ぼろ線維 (RRF)

ミトコンドリア病の患者の筋検体. mGT 染色で細胞質が赤く粗糙に染色される赤色ぼろ線維を認める.

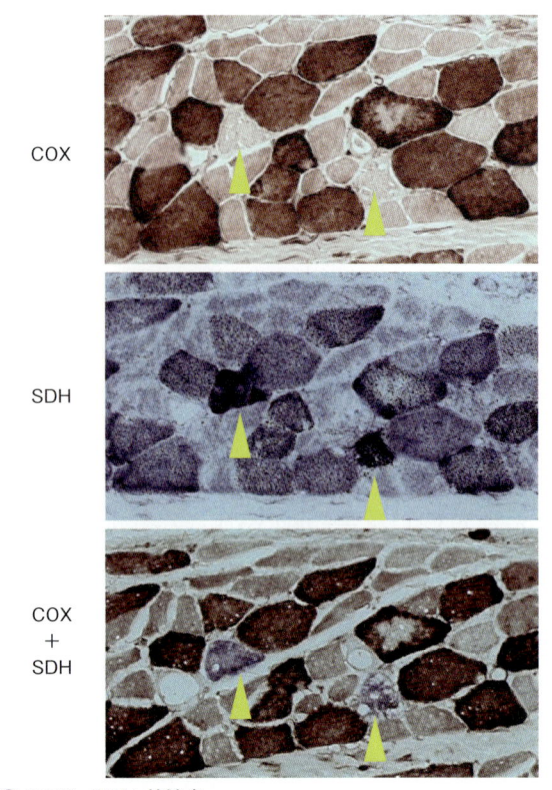

COX

SDH

COX
+
SDH

⑪ COX・SDH 共染色

mtDNA 異常をきたした筋組織では, COX 陰性, SDH 強陽性の線維が出現する. COX 染色では筋線維は茶色に染色され, 陰性線維では染色性が低下するが, 判別に悩むことがある. COX・SDH 共染色を行うと COX 染色の茶色の中に SDH 染色の濃青色が出現し, 判別が容易になる.

ゼ (succinate dehydrogenase：SDH) 染色を行うと濃染し, Gomori トリクローム変法 (mGT) 染色では筋線維内部に粗い赤色の構造物として認められ, 赤色ぼろ線維 (ragged-red fiber：RRF) と呼ばれる (⑩). また, シトクロームオキシダーゼ (cytochrome oxidase：COX) 染色で染色されない線維が出現する. SDH はすべてのサブユニットが gDNA 由来であり, COX は一部のサブユニットが mtDNA 由来であることから, mtDNA の異常においては SDH 陽性・COX 陰性線維が出現しうる (⑪).

頭部 MRI では大脳, 小脳の非特異的な萎縮に加えて, Leigh 脳症では両側基底核の壊死を反映した T2WI 高信号および萎縮, メラス (mitochondrial encephalomyopathy, lactic acidosis, and stroke-like episodes：MELAS) では皮質を含み血管支配に一致しない脳梗塞様の病変が認められることがある.

最終的な診断は遺伝子診断による. 末梢血リンパ球は採取が容易であるが, heteroplasmy を呈する遺伝子変異では変異型 mtDNA の割合が低く, 検出されないことがある. 筋組織は変異型 mtDNA の割合が高く, 筋生検組織が得られれば遺伝子変異を検出できる可能性が高い.

治療

根治療法は存在しない. ミトコンドリアの機能改善を目的として, コエンザイム Q10 (CoQ10), イデベノン (CoQ10 のアナログ), ジクロロ酢酸, ビタミン B_1, ビタミン B_2, ビタミン C, ビタミン K, カルニチンなどが, また ATP の維持に有用とされるクレアチン, 抗酸化作用のあるシステインなどが用いられる. ミトコンドリア病ではしばしばてんかんをきたすこ

とがあるが, バルプロ酸はミトコンドリアの機能障害をきたすとされており使用を控える.

進行性外眼筋麻痺
progressive external ophthalmoplegia (PEO)

青年期以降に進行性の外眼筋麻痺および眼瞼下垂をきたし, 全方向に眼球が動かせなくなる. PEO に網膜色素変性症, 心伝導ブロック, 筋症状を合併するものを Kearns-Sayre 症候群と呼ぶ.

多くの症例では mtDNA の大欠失の heteroplasmy 変異によって生じ, 孤発性である. mtDNA の大欠失は母親の germline mutation (生殖細胞突然変異) に起因すると考えられている. まれだが mtDNA の tRNA 変異や, gDNA 変異に起因する PEO もあり, その場合にはそれぞれ母系遺伝, 常染色体優性/劣性遺伝を呈する. 末梢血リンパ球では mtDNA の欠失が検出できないことがしばしばあり, 診断には筋生検が有用である.

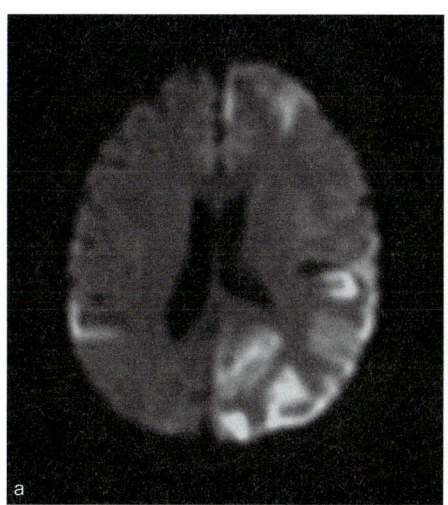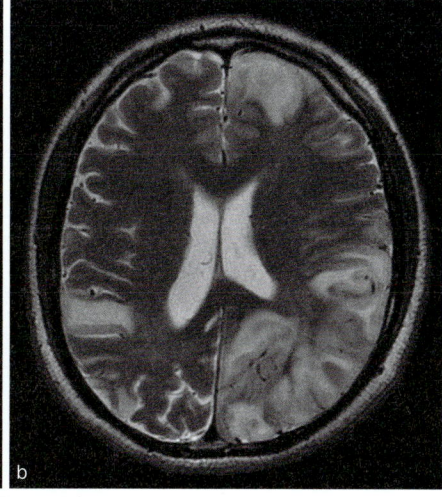

㊷ stroke-like episode（脳梗塞様症状）の頭部 MRI 所見
a. 拡散強調画像．血管支配に沿わない，皮質を中心とした高信号病変を広範に認める．
b. T2 強調画像．同部位は高信号を呈し，やや腫大している．

メラス mitochondrial myopathy, encephalopathy, lactic acidosis, and stroke-like episodes（MELAS）

　小児期〜青年期発症の，脳および筋を中心とした全身症状を呈する疾患である．脳症状においては,頭痛，悪心，嘔吐，難聴，認知機能低下，てんかん，stroke-like episode（脳梗塞様症状）などがみられる．stroke-like episode は，急性発症の神経脱落徴候をきたし，頭部 MRI では T2 強調画像高信号，拡散強調画像高信号を呈し，一見すると脳梗塞のようにみえる（㊷）．しかし stroke-like episode では障害の中心が皮質であり，脳血管支配に沿わない分布である．筋症状は，四肢近位筋優位筋力低下に加えて眼瞼下垂，眼球運動障害を合併することが多い．その他，糖尿病，低身長，乳酸アシドーシス，心筋症などがしばしば合併する．

　MELAS の約 80 ％は mtDNA tRNA leucine UUR の変異（m.3243A＞G, heteroplasmy）によって生じる．筋生検では一般的なミトコンドリア病の所見に加えて，strongly SDH-reactive blood vessels（SSV）が認められる．MELAS の血管においては一酸化窒素（NO）の産生低下が示されており，NO の産生亢進を期待してアルギニン，シトルリンなどが stroke-like episode の治療に用いられることがある．

マーフ myoclonus epilepsy associated with ragged-red fibers（MERRF）

　小児期〜青年期発症の，ミオクローヌスとてんかんを主症状とする疾患である．小脳失調，頭痛，難聴，四肢近位筋優位筋力低下などをしばしば合併する．やまれであるが，脂肪腫を多発することがあり，特に頸部周辺に認められる．MERRF でみられる最も頻度の高い変異は mtDNA tRNA lysine の変異（m.8344A＞G, heteroplasmy）である．同変異は MELAS 様の症状を呈することもある．

Leigh 脳症 Leigh encephalopathy

　主に乳児期発症の，両側尾状核および線条体の亜急性壊死をきたす疾患である．病変は脳幹や小脳まで及ぶこともある．正常発達を遂げていた乳児が亜急性の経過で嘔吐，けいれん，小脳失調をきたし，進行性に運動機能および認知機能を喪失し，予後は不良である．筋生検では形態的に明らかな異常はないが，酵素活性を計測すると異常が認められる．

　Leigh 脳症はさまざまな mtDNA 異常，gDNA 異常によって生じることが知られている．なかでも mtDNA ATP6 変異（m.8993T＞G, m.8993T＞C）では，変異型 mtDNA の比率が 90 ％以上と高い場合は乳児期発症の脳症（maternally inherited Leigh syndrome：MILS），70〜90 ％と低い場合は小児期以降発症の末梢神経障害および小脳失調（neuropathy, ataxia and retinitis pigmentosa：NARP）と，同じ遺伝子変異でまったく異なる臨床症状を呈することが知られている．

Leber 遺伝性視神経症
Leber hereditary optic neuropathy（LHON）

　青年期発症の視神経症をきたす疾患である．片側の中心視野が突然欠損し，徐々に周辺部へと進行する．数か月以内に逆側にも症状が出現する．視野欠損は多くの場合，不可逆である．多発性硬化症との鑑別が重

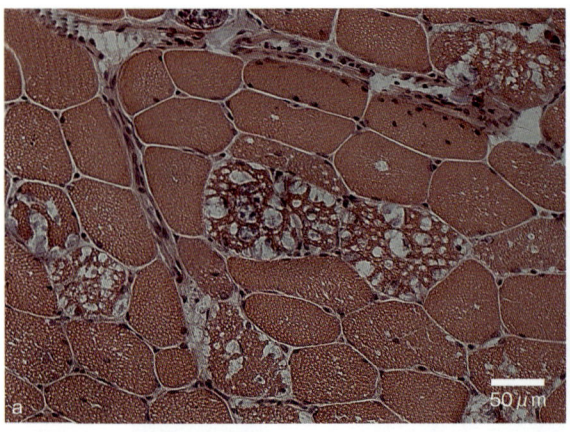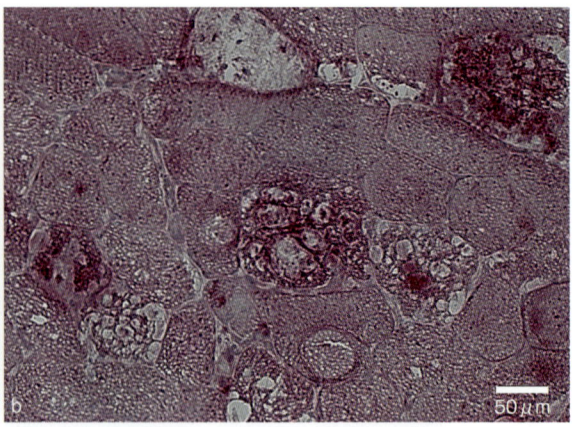

❹ 糖原病 II 型（Pompe 病）

小学校低学年発症例．HE 染色では筋線維は肥大し大小不同があり，空胞変性をきたした線維が多発している（a）．PAS 染色では，空胞変性をきたした線維に一致して濃染を認める（b）．

要である．mtDNA にある複合体 I のサブユニットの変異（ND4：m.11778G＞A，ND1：m.3460G＞A，ND6：m.14484T＞C が多い）を homoplasmy で有していることが多く，末梢血リンパ球から検出可能である．これらの変異を有していても必ず発症するわけではなく，特に女性の浸透率は低い．筋生検では形態学的に異常がないことが多い．

糖原病 glycogen storage disease

（概念）
● グルコースの貯蔵形態であるグリコーゲンの代謝異常による疾患である．

（病因・病態生理）
多くの細胞にエネルギー源として利用されるグルコースは，体内で多数の分枝を有する鎖状に結合され，グリコーゲンとして肝臓，筋組織に貯蔵される．この代謝過程には複数の酵素が働いており，それらの酵素の異常により異常グリコーゲンの蓄積による組織障害あるいはグルコースの利用障害をきたす．遺伝子変異による酵素活性低下に起因する疾患であり，ほとんどの疾患で常染色体劣性遺伝を呈する．

（臨床症状）
異常グリコーゲンの蓄積による組織障害は，主な蓄積部位である肝臓（肝腫大，肝不全），筋組織（筋力低下，筋萎縮，心筋症）に障害をきたしやすい．また，グルコースの利用障害から低血糖，運動不耐を呈する．障害されている酵素によって臨床症状は大きく異なり，現在のところ 10 以上の酵素欠損による糖原病が確認されている．わが国では II 型（Pompe 病）が最も多く，III 型（Cori 病），V 型（McArdle 病）が次に多い．

（検査）
筋生検によって，異常なグルコースの蓄積や障害されている酵素の欠失を認める場合がある．末梢血あるいは筋生検検体を用いた酵素活性測定も行われる．

（治療）
糖原病 II 型（Pompe 病）においては，酵素補充療法が有効である．

糖原病 II 型，Pompe 病，酸性マルターゼ欠損症

酸性マルターゼをコードする *GAA* 遺伝子変異によって生じる常染色体劣性の糖原病である．残存する酵素活性と重症度に相関があり，残存酵素活性がきわめて低い場合，乳児期発症の筋力低下，呼吸不全，心筋症，肝不全を呈し致命的である．一方で，残存酵素活性がある程度高いと成人発症の進行性筋力低下，筋萎縮を呈し，心筋症はまれである．成人例では早期から呼吸筋，傍脊柱筋の障害があり，呼吸不全を呈することがある．血清 CK 値は軽度上昇している．筋生検では，筋線維内部に酸性ホスファターゼ染色で濃染する空胞を認め，PAS 染色では筋線維全体が濃染する（❹）．成人例では乳児例に比べて病理像が軽く，空胞を認めない例もある．酸性マルターゼの酵素活性測定（末梢血，筋）や *GAA* 遺伝子解析が有用である．酸性マルターゼのアナログであるアルグルコシダーゼアルファによる酵素補充療法が行われており，乳児例では効果が高い．成人例でも症状が軽度改善すると報告されている．

糖原病 III 型，Cori 病，アミロ-1,6-グルコシダーゼ欠損症

アミロ-1,6-グルコシダーゼをコードする *AGL* 遺伝子変異によって生じる常染色体劣性の糖原病である．

常染色体劣性遺伝であるが，発症者は男性が多い．症状は肝腫大，肝不全が多く，低血糖もみられる．乳児期発症例では心筋症を合併し，予後が悪い．中年期以降に発症する場合があり，近位筋優位筋力低下，筋萎縮，運動不耐，横紋筋融解，呼吸不全をきたす．中年期発症例では，肝障害が認められないこともある．血清 CK 値は上昇しており，肝生検や筋生検で異常グリコーゲンの蓄積が見出される．

糖原病 V 型，McArdle 病，ホスホリラーゼ欠損症

筋型グリコーゲンホスホリラーゼをコードする *PYGM* 遺伝子変異によって生じる常染色体劣性の糖原病である．常染色体劣性遺伝であるが，発症者は男性が多い．わが国では 708/709 delTTC という変異が約半数の症例で認められる．

小児期に運動不耐，筋けいれん，筋痛として現れることが多い．短時間の高強度の運動によって誘発されるが，短時間の休みをとると運動機能が著明に改善するのが特徴である（second wind phenomenon）．

ミオグロビン尿をしばしば合併する．血清 CK 値は平常時でも上昇がみられる．筋生検では筋細胞膜下に空胞を認め，内部にグリコーゲン蓄積を反映した PAS 濃染を認めることがある．また，ホスホリラーゼ染色を行うと筋線維の染色性が喪失しており，診断に有用である．

糖原病 VII 型，垂井病，ホスホフルクトキナーゼ欠損症

ホスホフルクトキナーゼの M サブユニットをコードする *PFKM* 遺伝子変異によって生じる常染色体劣性の糖原病である．常染色体劣性遺伝であるが，発症者は圧倒的に男性が多い．

臨床症状は糖原病 V 型（McArdle 病）に類似し，運動不耐，筋痛，ミオグロビン尿を呈する．second wind phenomenon は McArdle 病ほど明らかでない．

血清 CK 値は上昇する．解糖系の障害であり，運動負荷によって乳酸の上昇がみられない．筋生検では空胞が認められ，ジアスターゼ処理抵抗性の PAS 陽性封入体が認められる．筋生検を用いたホスホフルクトキナーゼ酵素活性で低下が認められる．

脂質代謝異常による筋疾患
myopathy in lipid metabolism disorder

筋組織は短時間の運動には主にエネルギー源としてグルコースを用いるが，長時間の運動においては脂質も用いられる．脂質代謝異常により異常な脂質の蓄積やエネルギー産生低下による症状をきたすことがある．カルニチンを細胞内にとり込むカルニチントランスポーター（*OCTN2* 遺伝子）の異常によるカルニチン欠損症では，細胞内に異常な脂質蓄積が生じ，筋力低下，心筋症，脳症などをきたす．骨格筋では，脂質染色で筋線維内に滴状の脂質沈着が認められる．ミトコンドリア病，HIV 感染においても二次性にカルニチンが低下し，筋線維に異常な脂質沈着をきたすことがあり，カルニチン補充が有効なことがある．

カルニチンとともに脂質代謝に関与するカルニチンパルミトイルトランスフェラーゼ II（*CPT2* 遺伝子）の異常では，反復性の横紋筋融解症をきたす．発作は絶食や長時間の運動，麻酔薬によって引き起こされやすい．発作時の血清 CK 値は高度に上昇しているが，間欠期の血清 CK 値はしばしば正常である．横紋筋融解症を繰り返すことにより，腎障害や筋力低下をきたすことがある．治療は誘因の回避，クエン酸回路の基質補充（トリヘプタノイン），ベザフィブラート投与が行われる．

周期性四肢麻痺 periodic paralysis

概念
● 発作性の全身麻痺を反復する疾患である．
● 発作時の血清 K 値から低カリウム性，高カリウム性（正カリウム性）と分類されている．

病因・病態生理
さまざまな原因遺伝子が知られており，大半が常染色体優性遺伝である．低カリウム性では Ca チャネル（*CACNA1S* 遺伝子）の異常が最も多く，Na チャネル（*SCN4A* 遺伝子）の異常，K チャネル（*KCNE3* 遺伝子，*KCNJ18* 遺伝子）の異常も認められる．*KCNJ18* 遺伝子異常は甲状腺機能亢進症に伴う周期性四肢麻痺と関連している．

高カリウム性では Na チャネル（*SCN4A* 遺伝子）の異常が最も多く，K チャネル（*KCNE3* 遺伝子，*KCNJ3* 遺伝子）の異常も認められる．かつて正カリウム性と分類されていた疾患は高カリウム性の亜型と考えられている．

臨床症状
10 歳代以降に発作性の麻痺をきたす．発作は寒冷，食事（炭水化物や絶食），アルコール，甲状腺機能亢進症によって誘発される．麻痺は全身性，近位筋優位であるが，呼吸筋や脳神経は障害されない．麻痺は 30 分〜数日持続し，その後回復する．発作間欠期の筋力は正常であるが，発作を反復することにより永続的な四肢筋力低下をきたすこともある．高カリウム性では低カリウム性に比較して発作頻度は高いが，持続時間が短い．

SCN4A 遺伝子は遺伝性パラミオトニアの原因遺伝子でもあり，*SCN4A* 遺伝子異常による周期性四肢麻

痺においてミオトニアが認められることがある．
KCNJ2 遺伝子異常では，周期性四肢麻痺，不整脈（QT延長，伝導ブロックなど）をきたし，Anderson 症候群と呼ばれる．

検査
発作時には血清 K 値が低下あるいは上昇する．血清 CK 値は正常〜軽度上昇している．低カリウム性周期性四肢麻痺では，筋生検において tubular aggregate が認められることがある．最終診断は遺伝子診断である．

治療
アセタゾラミドが低カリウム性，高カリウム性の発作時にいずれも有効で，カリウム性では発作予防にも有効である．しかし，甲状腺機能亢進症に関連した周期性四肢麻痺ではアセタゾラミドは用いず，甲状腺機能亢進症の治療を行う．低カリウム性の発作では K の経口投与，高カリウム性の発作では炭水化物摂取が有効である．

内分泌性ミオパチー endocrine myopathy

ステロイドミオパチー，Cushing 症候群
steroid myopathy

概念
● 外因性あるいは内因性のステロイド過多による筋障害である．
● 炎症性筋疾患を高用量ステロイドによって治療する過程で症状が悪化する場合，原病の悪化とステロイドミオパチーとの鑑別が困難なことがある．

病因・病態生理
ステロイドの有する蛋白異化作用により蛋白質がエネルギーに転換され，また筋組織における蛋白合成が低下するために，筋組織の萎縮をきたすと考えられている．外因性のステロイド，すなわち医原性の場合は 9α 位がフッ素化された合成ステロイド（デキサメタゾンなど）がよりステロイドミオパチーを起こしやすいとされている．炎症性筋疾患でしばしば使用されるプレドニゾロンでは，30 mg/日未満の内服でステロイドミオパチーを発症することはまれである．
内因性のステロイドの過剰産生は Cushing 症候群と呼ばれ，副腎腫瘍からの分泌，脳下垂体あるいは異所性の ACTH（副腎皮質刺激ホルモン）過剰産生に起因する．

臨床症状
四肢近位筋優位の筋力低下，筋萎縮をきたし，中心性肥満を呈する．

検査
血清 CK 値は正常あるいは低下を示す．針筋電図では正常か，軽度の筋原性変化を認める．％尿中クレアチン〔尿中クレアチン/（尿中クレアチン＋尿中クレアチニン）〕が診断の補助に用いられることもあるが，男女差，腎機能による差が大きく，ステロイド投与後のみの計測値では診断価値に乏しい．病理学的にはタイプ 2 線維萎縮を呈するが，特異的所見はない．

治療
外因性の場合はステロイドの減量，中止により症状が改善する．Cushing 症候群については原疾患の治療に準ずる．

甲状腺機能低下症に伴うミオパチー
hypothyroid myopathy

概念
● 甲状腺機能低下症において，近位筋優位の筋力低下をきたすことがある．

病因・病態生理
甲状腺ホルモンの欠乏に由来するミトコンドリアにおけるエネルギー産生能力の低下や，インスリン耐性の誘導が関係していると推測されているが，正確な病態は不明である．

臨床症状
緩徐進行性の四肢近位筋の筋力低下を呈する．筋力低下の程度は軽度であることが多い．また，しばしば筋強直や筋けいれん，易疲労性をきたす．筋肥大を呈する例もあり，先天性・小児例では Kocher-Debré-Sémélaigne 症候群，成人例では Hoffman 症候群と呼ばれる．まれに横紋筋融解症を呈し，重篤な症状をきたす症例がある．筋肉の収縮と弛緩が緩徐になり，腱反射は低下する．また，筋腹をハンマーで叩くと局所的に膨瘤する mounding 現象が認められる．

検査
血清 CK 値はしばしば非常に高くなる（数千 U/L）が，筋力低下の程度とは必ずしも相関しない．甲状腺機能低下の程度が強いほど血清 CK 値は高く，TSH（甲状腺刺激ホルモン）とは正の相関，FT_3，FT_4 とは負の相関が認められる．筋生検では筋内構築の乱れなどの非特異的変化を呈する．

治療
原疾患の治療により甲状腺機能が正常化すると，筋症状も緩やかに改善する．

甲状腺機能亢進症による筋疾患

概念
● 甲状腺機能亢進症では，近位筋優位の筋力低下や外眼筋障害，低カリウム性周期性四肢麻痺がみられる．

- 外眼筋障害は甲状腺眼症としてよく知られ，Basedow 病でしばしばみられる．
- 甲状腺機能亢進症と低カリウム性周期性四肢麻痺の合併はアジア人に多い（低カリウム性周期性四肢麻痺については ☞「周期性四肢麻痺」p.605 を参照）．

病因・病態生理

甲状腺眼症は眼窩に T 細胞を中心としたリンパ球浸潤をきたし，リンパ球から放出されるサイトカインによって線維芽細胞が刺激され，増殖ならびにヒアルロン酸やグリコサアミノグリカンを過剰分泌するために間質増生をきたし，軟部組織が膨瘤すると考えられている．

甲状腺機能亢進症に伴う低カリウム性周期性四肢麻痺の詳細な病因は明らかでないが，過剰な甲状腺ホルモンやインスリン抵抗性により Na^+-K^+ ATPase の活性が上昇し，かつ細胞外に K^+ を流出させる Kir チャネルの機能が低下することから，細胞内への K^+ 流入が生じて血清 K 値の低下をきたし，筋細胞膜の過分極，筋興奮閾値の上昇をきたすと推測されている．甲状腺機能亢進症に伴う低カリウム性周期性四肢麻痺はアジア人に多く，欧米人に少なく，*KCNJ18* 遺伝子との関連が指摘されている．

臨床症状

四肢近位筋優位の筋力低下，筋萎縮がみられる．腱反射は亢進している．

甲状腺眼症は眼球突出が特徴的であるが，特に外眼筋が侵される場合には特に下直筋と内直筋が侵されやすく，眼球運動制限（障害されている筋と逆方向の動きの制限），複視，斜視，痛みをきたす．

検査

四肢筋が障害される場合，血清 CK 値は正常から軽度上昇である．病理学的には非特異的変化のみである．

甲状腺眼症では頭部 MRI により眼窩の軟部組織や外眼筋の浮腫が認められる．

治療

四肢筋の筋力低下および筋萎縮は，甲状腺機能亢進症の治療により緩徐に改善する．甲状腺眼症においては，甲状腺機能亢進症の治療に加えて，免疫抑制薬（ステロイド内服，ステロイドパルス療法），放射線療法，眼窩減圧術などが行われる．

他の内分泌疾患に伴う筋疾患

副腎不全 hypoadrenalism

軽度の筋力低下をきたすことがある．筋痛，筋けいれんを伴う．血清 CK 値は正常〜軽度上昇を示す．

副甲状腺機能低下症 hypoparathyroidism

軽度の近位筋の筋力低下をきたすことがある．筋けいれん，テタニーがみられ，腱反射は低下する．血清 Ca 値は低下し，血清 CK 値はしばしば上昇する．

副甲状腺機能亢進症 hyperparathyroidism

軽度の近位筋の筋力低下をきたすことがある．筋萎縮，筋痛がみられ，腱反射は亢進する．血清 Ca 値は上昇し，血清 CK 値は基準値内である．

先端巨大症 acromegaly

進行期に四肢近位筋優位の筋力低下をきたすことがある．血清 CK 値は正常〜上昇を示す．針筋電図では筋原性変化が認められる．病理学的には非特異的変化を示す．

（久保田　暁，清水　潤）

●文献

1) DiMauro S, et al：The clinical maze of mitochondrial neurology. *Nat Rev Neurol* 2013；9：429.
2) Parikh S, et al：Diagnosis and management of mitochondrial disease：a consensus statement from the Mitochondrial Medicine Society. *Genet Med* 2015；17：689.
3) Avula S, et al：Treatment of mitochondrial disorders. *Curr Treat Options Neurol* 2014；16：292.
4) Oldfors A, et al：New insights in the field of muscle glycogenoses. *Curr Opin Neurol* 2013；26：544.
5) Dasouki M, et al：Pompe disease：literature review and case series. *Neurol Clin* 2014；32：751.
6) Angelini C：Spectrum of metabolic myopathies. *Biochim Biophys Acta* 2015；1852：615.
7) Suetterlin K, et al：Muscle channelopathies：recent advances in genetics, pathophysiology and therapy. *Curr Opin Neurol* 2014；27：583.
8) 下畑享良ほか：%クレアチン尿の有用性の再検討. *Brain and Nerve* 2006；58：39.
9) Horak HA, et al：Endocrine myopathies. *Neurol Clin* 2000；18：203.

16 機能性疾患

てんかん epilepsy

概念

● てんかんは，てんかん発作（epileptic seizure）を繰り返してきたす慢性の中枢神経疾患である（❶，❷）．

● てんかん発作は，神経細胞の同期した過剰な異常放電によって一過性の症状（発作）が発現するものと定義される（❶）．てんかん発作には，異常放電をきたす脳領域とその伝播の仕方による種々の発作型がある．発作型は国際分類に基づいて診断する．

● てんかん発作は，焦点発作と全般発作に大別される．焦点発作は，焦点意識保持発作と焦点意識減損発作に大別される．

● てんかんは，小児から高齢者のすべての年齢でみられる．原因は多岐にわたり，病因の特定できない場合もある．てんかん発作以外には併存する症状がまったくない場合から，種々の医学的合併症をもつ場合がある．

● てんかん発作は，脳疾患，代謝障害（尿毒症，低血糖，高血糖，肝不全など），薬物中毒，感染などの急性期にも引き起こされる．これらは急性症候性発作（acute symptomatic seizure）であり，慢性疾患であるてんかんとは区別されている．

病因

てんかんの病因は，脳血管障害，脳腫瘍，皮質形成異常，遺伝子異常，外傷，低酸素脳症，感染，自己免疫をはじめとして多岐にわたる．分子生物学の進歩により，特発性と考えられていたてんかんの遺伝子異常が明らかにされている．これらの遺伝子異常の多くが神経のイオンチャネルに存在する

疫学

てんかんの有病率は，世界各国ほぼ同じとされており，0.5〜1％である．世界で約5,000万人の患者が存在する．日本では0.8％の有病率であり，100万人の患者が存在する．てんかん発症はすべての年齢でみられるが，小児と高齢者で多い．

分類

てんかんの分類には，発作型分類 seizure classification，てんかん症候群分類，病因分類などがある．

てんかん発作型分類

発作型は臨床発作症状と脳波をもとに診断する．脳の限局した領域から発作活動が起始するものが焦点発作であり，発作の最初から両側半球広範に発作活動をきたすのが全般発作である．ILAE（International League Against Epilepsy：国際抗てんかん連盟）による発作型分類を❸に示す．

焦点発作

意識保持発作では，てんかん放電が及ぶ皮質領域が限られており，てんかん放電が伝播していない脳領域で意識が維持できている．側頭葉てんかんで焦点意識減損発作をきたすのは，記憶や情動に関与する側頭葉領域に広く発作活動が伝播するためである．全般てんかん発作では前兆なく意識消失をきたすのは，最初から両側半球にてんかん放電が広く生じるためである（ミオクロニー発作を除く）．1981年分類では，焦点意識保持発作は単純部分発作，焦点意識減損発作は複雑部分発作と呼ばれていた．

1. 運動発作

運動発作は，身体の一部がけいれんをきたすものである．大脳皮質の運動野にてんかん放電が生じることにより，その運動皮質に支配される筋群がけいれんをきたすものである．Jacksonian march は，てんかん放電活動が隣接する運動皮質に連続して伝播していくことにより，「手→腕→肩」というように筋けいれんが広がっていく発作である．

2. 感覚発作

感覚発作は，発作症状が感覚症状であるもので，患者は発作を知覚するが，他者の観察では通常，発作症状が明らかでない．頭頂葉皮質（第一次感覚野）に起

---

❶ てんかん，てんかん発作の定義（ILAE2005）

てんかん発作（epileptic seizure）：脳の異常な過剰もしくは同期した神経活動に基づく，一過性の症状，症候が生じること
てんかん（epilepsy）：てんかん発作が生じやすい状態が持続している脳の慢性疾患．その状態により神経生物学的，認知的，心理的，社会的な影響が生じる．てんかんの定義には，少なくとも1回以上の発作の出現が必要とされる

❷ てんかんの操作的（実用的）臨床定義（ILAE2014）

てんかんとは，以下のいずれかの状態と定義される脳の疾患である
1. 24時間以上の間隔で2回以上の非誘発性（または反射性）発作が生じる
2. 1回の非誘発性（または反射性）発作が生じ，その後10年間にわたる発作再発率が，2回の非誘発性発作後の一般的な再発リスク（60％以上）と同程度である
3. てんかん症候群と診断されている

❸ てんかん発作の国際分類（ILAE2017）

焦点起始		全般起始	起始不明
意識保持	意識減損		
運動発作		運動発作	運動発作
自動症		強直間代	強直間代
脱力		間代	てんかん性スパスム
間代		強直	非運動発作
てんかん性スパスム		ミオクロニー	動作停止
過剰運動		ミオクロニー-強直間代	
ミオクロニー		ミオクロニー-脱力	
強直		脱力	
非運動発作		てんかん性スパスム	
自律神経		非運動発作（欠伸発作）	
動作停止		定型欠伸	
認識		非定型欠伸	
感情		ミオクロニー欠伸	
感覚		眼瞼ミオクロニー	
両側性強直間代発作に進展			分類不能

焦点起始発作は，意識が保持されるか意識減損をきたしているかで分類する．発作型を記述する際には，「焦点意識保持感覚発作」「焦点意識減損自動症発作」というように「起始」という字句は省略してもよい．焦点意識減損発作は，1981年分類の複雑部分発作に相当する．

始する発作では，身体の一部に，びりびりする，しびれるなどの体性感覚が生じる．後頭葉の視覚野に起始する発作では，視野の一部から始まる光が見えるなどの発作症状をきたす．聴覚野が焦点の発作では幻聴をきたす．

そのほかの特殊感覚発作としては，金属のような味がするという味覚発作，変なにおいがするという嗅覚発作などが知られている．

3. 自律神経発作

自律神経発作は，上腹部不快感，悪心，嘔吐，発汗，立毛，頻脈，徐脈などの自律神経症状をきたす発作であり，多くは大脳辺縁系のてんかん焦点に起因する．

4. 精神発作

精神発作は，既視感，未視感，恐怖感，離人感などの多彩な症状があり，多くは側頭葉にてんかん活動が生じるための大脳高次機能の一過性の機能変容発作である．精神発作は意識保持発作単独で出現する，もしくは意識消失焦点発作の最初の症状として出現する場合がある．

5. 焦点意識減損自動症発作（focal impaired awareness automatisms seizure）

患者は意識が障害されているので発作中に話しかけても応答はできず，発作後に発作中のことを覚えていない．発作持続時間は通常1〜3分である．発作中には衣服をまさぐる，口をぺちゃくちゃ鳴らすといった，自動症（automatism）がみられる．てんかん活動が基底核に伝播することにより，発作起始側と対側上肢にジストニア肢位をきたす．約80％は発作起始焦点が側頭葉にあるが，隣接部位から側頭葉へのてんかん

活動の伝播によっても生じる．前頭葉に発作起始焦点のある焦点意識減損自動症発作は，側頭葉起始発作と比較すると，発作持続時間が短い，激しい自動症をきたす，発作頻度が多いなどの特徴がある．

全般発作

1. 欠神発作

行っている動作が突然止まる，ボーとして凝視するという症状の発作である．持続時間は数秒から30秒である．軽度の自動症やミオクローヌスを伴うことがある．脳波で全般性3Hz棘徐波複合がみられる．

2. 強直間代発作

最もよく知られているてんかん発作型で，前兆なしに全身けいれん発作をきたす．突然，全身の筋の強直けいれんで始まり，発作の最初に呼吸筋や咽頭筋の強直によるうめき声や叫び声を出すこともある．転倒するので外傷をしばしば生じる．失禁や咬舌がみられる．

発作は強直相から間代相に移行して間代けいれんになり，多くは1分間程度で発作は終息する．発作中には呼吸筋もけいれんをきたすので，チアノーゼがみられる．発作後は，発作後もうろう状態に移行する．発作に引き続いて睡眠に陥ることもある．間欠期脳波では，全般性棘波もしくは棘徐波複合がみられる．

3. ミオクロニー発作

ミオクロニー発作は，突然のショック様のぴくっとした筋けいれんである．全身に生じることもあれば一部の筋群のこともある．ミオクロニーは単発で生じることも，反復性に生じることもある．脳波では全般性多棘波もしくは多棘徐波複合がみられる点が，不随意運動のミオクローヌスと異なる．

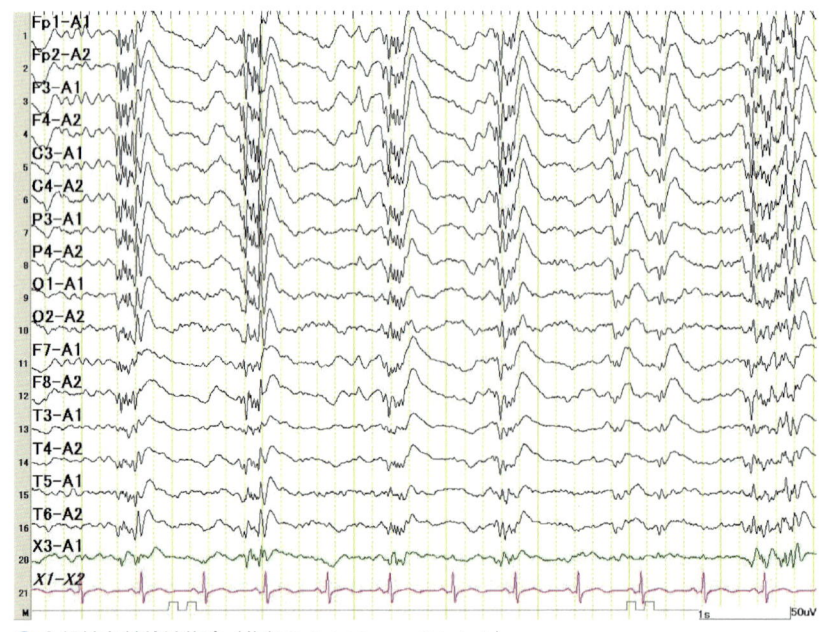

❹ 全般性多棘徐波複合（若年ミオクロニーてんかん）

ミオクロニー発作と全般性強直間代発作をきたした患者の脳波である.

4. 強直発作

全身の筋の強直をきたす発作であり，間代相に移行しない.

5. 間代発作

最初から間代けいれんをきたす全身けいれん発作である.

6. 脱力発作

突然の筋脱力をきたす発作である. 頸部筋の脱力のため，頭部ががくんと垂れ，四肢筋群の脱力のために転倒をきたす.

てんかん症候群分類

年齢，てんかん発作型，検査所見をもとにてんかん症候群の診断を行う. 代表的なてんかん症候群を示す.

1. West 症候群

大部分が 1 歳未満に発症し，頸部，体幹，四肢に 2 秒以下の短い急激な屈曲をきたす発作で，点頭てんかん（乳児スパズム）と呼ばれる. 精神発達遅滞がみられ，脳波ではヒプスアリスミアを呈する. 原因疾患は多岐にわたる. ACTH（副腎皮質刺激ホルモン）療法，ビガバトリンが発作軽減に有効であるが，精神発達の予後は不良のことが多い.

2. Lennox-Gastaut 症候群

1～6 歳に発症するてんかん症候群である. 発作型は多彩で，脱力発作，短い強直発作，ミオクロニー発作，強直間代発作などを呈する. 脳波は，全般性遅棘徐波が特徴である. 知能障害の合併や難治例が多い.

3. 小児良性部分てんかん（ローランドてんかん）

2～14 歳で発症し，焦点意識保持発作の運動発作をきたす. 二次性全般化発作がみられることもある. 脳波で中心・側頭部にてんかん波を認める. 16 歳までに寛解する予後良好な症候群である.

4. 小児欠神てんかん

4～12 歳に発症し，欠神発作をきたす. 脳波は全般性 3 Hz 多棘徐波複合を示す（❹）. バルプロ酸が第一選択薬でエトスクシミドも効果がある. 成年するまでに多くは寛解する

5. 若年性ミオクロニーてんかん

12～20 歳に発症し，ミオクロニー発作，強直間代発作をきたす. 脳波で全般性多棘徐波複合がみられる（❹）. バルプロ酸は効果があるが，中止による再発が多い.

6. 内側側頭葉てんかん

初発年齢は 5～10 歳が多いが，思春期以降の発症もある. 焦点意識保持発作および焦点意識減損発作をきたす. 側頭前部に発作間欠期の脳波で棘波がみられる（❺）. 発作時の脳波では律動性のてんかん波がみられる. 最も多い病因は海馬硬化症で，MRI 画像検査で海馬萎縮と信号変化がみられ（❻），PET では糖代謝低下をきたす（❼）. 発作は抗てんかん薬では難治性であるが，病変側の海馬切除が非常に有効である.

検査

脳波検査

てんかん発作の病態は電気的現象であるので，脳波で確定的な診断ができる. 脳波の棘波，鋭波はてんか

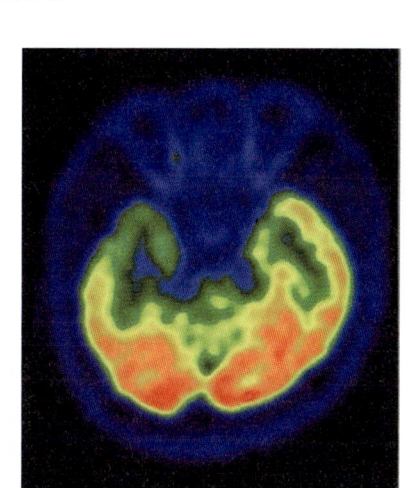

❺ 左側頭部棘波

焦点意識減損発作をきたした内側側頭葉てんかん患者の脳波である.

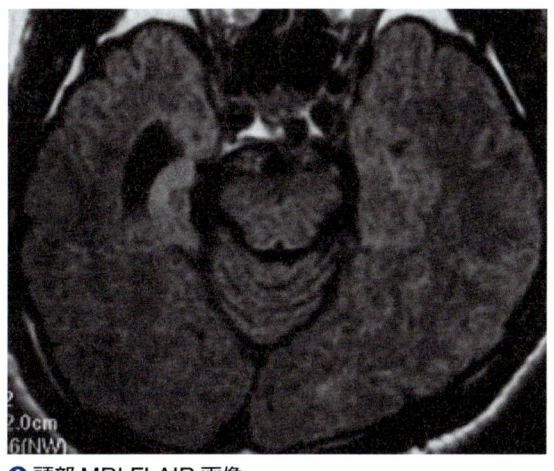

❻ 頭部 MRI FLAIR 画像

右海馬の萎縮と高信号化がみられる. 難治性内側側頭葉てんかんで焦点意識減損発作をきたした患者である. 手術標本病理所見は, 海馬硬化症であった.

❼ FDG-PET

右側頭葉の糖代謝低下所見を示す.

ん性放電と呼ばれ, てんかんの診断と分類の根拠になる（❹, ❺）.

　てんかん患者で1回の脳波検査でてんかん性放電が記録されるのは50〜70％程度とされている. 睡眠賦活や繰り返し検査を行うことにより, 最終的には約90％でてんかん放電が記録できる. 脳波で発作間欠期にてんかん性放電がないことは, てんかん診断の否定の根拠にはならない.

その他の検査

　てんかんの病因および焦点の検索としてはMRIが必須の検査である. CTは緊急時の検査としては適当であるが, 病変の検出感度はMRIが高い.

　ベンゾジアゼピン受容体分布を反映するイオマゼニルSPECT, 糖代謝を反映するFDG-PET検査は, てんかん外科術前検査として焦点検索に用いられる.

診断

　発作性疾患の診断においては, 発作症状に関する情報が最も重要である. 発作の状況について詳細に問診する. 意識を失う場合が多いので, 目撃者からの病歴

が必須である．診察時に同行しているとは限らないので，電話で発作の様子を目撃者に聞くこともある．

てんかん発作と鑑別が必要な疾患は，失神発作，一過性全健忘，一過性脳虚血発作，片頭痛，過呼吸発作，パニック障害，心因性非てんかん性発作（擬似発作）などがある．

てんかん発作か否かの診断は，発作の病歴と脳波所見から行う．脳画像やその他の検査はてんかんの病因の診断に用いる．発作型，病歴，検査所見をもとにてんかん症候群の診断を行う．長時間持続ビデオ脳波同時記録（モニター）検査は，てんかん診断の確認，てんかん手術治療を行うときの焦点決定および心因性非てんかん性発作の診断確定（発作時にてんかん波がない）のために行う．

予後

てんかん症候群の診断および病因の特定が，予後の推定に重要である．West 症候群や Lennox-Gastaut 症候群は，予後不良である．小児良性部分てんかんは，16 歳以降には治癒する予後の良好なてんかんである．若年性ミオクロニーてんかんは，大部分が抗てんかん薬治療で発作が抑制されるが，中止により再発し生涯の治療が必要なこともある．焦点性てんかんでは，50〜70 ％で抗てんかん薬治療により発作が寛解する．

てんかん患者全体では，約 70 ％の患者で抗てんかん薬により発作は完全に抑制される．しかしながら，30 ％は薬物治療で発作が寛解しない難治性てんかんである．

治療

薬物療法

抗てんかん薬による発作抑制が，てんかん治療の主体である．抗てんかん薬により約 70 ％の患者で発作が完全に抑制され，通常の生活を送ることができる．抗てんかん薬は，発作型に基づいて選択する（❸）．焦点発作にはカルバマゼピン，レベチラセタム，ラモトリギンのどれかを，全般発作にはバルプロ酸を第一選択薬とする場合が多い．患者個別の要因により他の薬剤を処方することもある．妊娠可能年齢女性では，バルプロ酸以外の薬剤を考慮する．長期にわたり治療を行うことになるので，薬剤の副作用に注意する．

睡眠不足や過度のアルコールは発作の誘発因子となりうるので，生活指導を行う．危険な作業や入浴についても，状況に合わせた発作抑制の適切なアドバイスが必要である．自動車運転免許については，道路交通法に基づいたアドバイスを行う．通常，自動車運転に支障のある発作では，2 年以上再発がない場合に運転が許可される．

妊娠可能年齢の女性については，適切なカウンセリングが必要である．抗てんかん薬の胎児に対する催奇形性や発達障害のリスクを考慮し，妊娠中は発作抑制に必要最小限の薬剤での治療を目標とする．ラモトリギン，レベチラセタムが胎児に与える影響が少ない．バルプロ酸は，妊娠中の投与は可能な限り避ける．

難治性てんかんに対する外科治療

限局性脳病変を原因とするてんかん，海馬硬化症をもとにする内側側頭葉てんかん，小児の片側巨脳症は，代表的な手術治療が可能なてんかんである．これらのてんかん患者の多くは，抗てんかん薬治療抵抗性である．生活に支障をきたす後遺症がない範囲の脳切除で発作治療ができる場合は，手術治療の適応がある．内側側頭葉てんかん（❻，❼）では，海馬を含む切除手術で約 80 ％の患者で発作が消失する．しかしながら，新皮質てんかんでは，有効率はやや低い．脱力発作には，脳梁離断術が有効である．

緩和療法として，迷走神経刺激術，ケトン食療法が行われている．

睡眠障害 sleep disorder

ナルコレプシー narcolepsy

概念

● ナルコレプシーは，日中の過剰な眠気（excessive daytime sleepiness：EDS）と居眠り，情動脱力発作（カタプレキシー〈cataplexy〉），睡眠麻痺，入眠時幻覚を特徴とする慢性疾患である．

● ナルコレプシーの病態は，睡眠覚醒リズム機構の異常であり，入眠時 REM 睡眠を特徴とする．

● 視床下部外側に存在するオレキシン（ヒポクレチン）神経細胞の障害が，ナルコレプシー 1 型の病因である．

病因

ナルコレプシーの神経生理学的な特徴は，症状である日中の居眠りの多くが REM 睡眠であることである．入眠時に REM 睡眠で始まるので，入眠時 REM（sleep onset REM：SOREM）と呼ばれる．睡眠麻痺，情動脱力発作，入眠時幻覚も REM 睡眠に関連した症状である．さらに，夜間の睡眠も REM 睡眠で始まることが多い．加えて non-REM 睡眠の 3 期が減少しており，睡眠構築の乱れが認められる．

ナルコレプシーは，睡眠覚醒機能異常疾患ととらえることができる．ナルコレプシーの睡眠覚醒機構の異常をきたす原因として，オレキシンの伝達異常が最近注目されている．オレキシン含有神経細胞は外側視床下部に存在しており，脳の広範な領域に投射している．オレキシンは，睡眠覚醒，摂食，体温調節，内分泌な

どの機能に関与しているとされている．ナルコレプシー１型患者の髄液ではオレキシン濃度が高度に低下しており，オレキシン神経分泌障害が認められている．

病理

カタプレキシーを伴うナルコレプシーでは，大部分がHLA-DQB1*0602陽性であることから遺伝的要因が病因として関与している．脳脊髄液のオレキシン濃度低下に加えて，剖検では外側視床下部のオレキシン含有細胞の減少が報告されている．脳腫瘍，脳炎，多発性硬化症などが視床下部病変をきたして発症することも報告されている．

疫学

日本人での有病率は，1,000人あたり１～５人と推定されている．北米や欧州では日本の1/5の有病率とされている．

臨床症状

ナルコレプシーの四主徴は，日中の過剰な眠気と居眠り，情動脱力発作（カタプレキシー），睡眠麻痺，入眠時幻覚である．日中の過剰な眠気は全例にみられ，日常生活に支障をきたす．情動脱力発作は１型では必発でありで，情動により惹起される筋脱力発作で意識障害はないものである．全身の筋脱力により突然転倒するものから，膝の力がガクッと抜けるといった一部の筋に限局するものまである．睡眠麻痺は，睡眠から覚醒したときに四肢が動かせない（いわゆる金縛り）であり，約半数の患者でみられる．入眠時にみられる幻覚も約半数の患者が経験する．

検査・診断

多重睡眠潜時試験（multiple sleep latency test：MSLT）で，客観的に眠気の程度を検査することができる．MSLTは脳波検査室で昼間に，２時間ごとに４回（もしくは５回）ベッドに横になり入眠するまでの時間（睡眠潜時）を測定するものである．正常は10分以上であるが，ナルコレプシーでは８分以内に短縮し，２回以上SOREMが記録される．

睡眠障害国際分類（Internationl Classifiation of Sleep Disorders：ICSD）の診断基準を❽に示す．

予後

思春期から20歳代で多くが発症する．発症後は慢性に経過し，通常，寛解はみられない．

治療

夜間の十分な睡眠時間の確保，短時間の昼寝は日中の過剰な眠気の軽減に効果がある．薬物療法としては，モダフィニル，メチルフェニデートが用いられる．脱力発作には，クロミプラミンが有効である．外傷，腫瘍，炎症などに起因する視床下部病変による症候性ナルコレプシーは，原疾患の治療を行う．

❽ ナルコレプシーの診断基準（ICSD-3）

ナルコレプシー１型

A，Bをともに満たす
A）耐えがたい昼間の眠気もしくは居眠りが３か月以上毎日続く
B）下記の１つもしくは両方を満たす
　1）カタプレキシーを認め，標準的な方法で施行されたMSLTにおいて，平均睡眠潜時が８分以内でかつ入眠時REM（SOREMI）を２回以上認める．先行する夜間ポリソムノグラムでのSOREM（入眠15分以内）は１回のSOREMとカウントしてよい
　2）脳脊髄液において免疫反応法で測定したヒポクレチン１濃度が，110pg/mL以下もしくは正常対照の1/3以下である

ナルコレプシー２型

A～Eをすべて満たす
A）耐えがたい昼間の眠気もしくは居眠りが３か月以上毎日続く
B）標準的な方法で施行されたMSLTにおいて，平均睡眠潜時が８分以内でかつ入眠時REM（SOREMI）を２回以上認める．先行する夜間ポリソムノグラムでのSOREM（入眠15分以内）は１回のSOREMとカウントしてよい
C）カタプレキシーを認めない
D）脳脊髄液ヒポクレチン１測定を行っていない，もしくは脳脊髄液において免疫反応法で測定したヒポクレチン１濃度が，110pg/mL以上もしくは正常対照の1/3以上である
E）睡眠不足，閉塞性睡眠時無呼吸症候群，睡眠相後退症候群，薬剤や薬物の影響もしくは離脱症状など，他の原因では過剰な眠気およびMSLT結果を説明することができない

睡眠時無呼吸症候群
sleep apnea syndrome（SAS）

概念

- 睡眠時無呼吸症候群（SAS）では，睡眠中に無呼吸や低呼吸が生じ，昼間の眠気，高血圧などの症状をきたす．
- 夜間の頻回な無呼吸のため，睡眠が分断され十分な睡眠が得られない．
- 診断は，睡眠ポリソムノグラフィ（polysomnography：PSG）を用いて行う．
- 10秒以上持続する無呼吸・低呼吸の１時間あたりの回数を，AHI（apnea-hypopnea index：無呼吸低呼吸指数）と定義し，AHIが５以上を睡眠時無呼吸と診断する．
- 睡眠時無呼吸は，上気道が閉塞する閉塞性睡眠時無呼吸（obstructive sleep apnea：OSA）と中枢性睡眠時無呼吸（central sleep apnea：CSA）に分類される．

病因

閉塞性睡眠時無呼吸症候群（OSAS）では，肥満，狭小な気道，扁桃腺肥大などが睡眠時の気道閉塞の原

因と考えられている．小顎症，顎後退なども発症要因となる．

病態生理

　無呼吸により，低酸素血症，高炭酸ガス血症をきたし，心拍低下，血圧低下をきたす．肺の伸展がない状態での低酸素血症は，迷走神経の興奮をきたし徐脈を生じると考えられている．次に，覚醒と換気の再開が起こり，血圧上昇，脈拍増加が生じる．その一方，末梢の交感神経活動の亢進により血管収縮が生じる．また，上気道が閉塞した状態での吸気努力は，胸腔内圧の陰圧化をきたす．このように，無呼吸では複雑な生理機能変化を一晩の間，無呼吸ごとに頻繁に繰り返しており，心血管系に対するストレスが大きい．

疫学

　成人男性の約3〜7％，成人女性の約2〜5％にみられるという報告がある．男性では40〜50歳代が半数以上を占める一方で，女性では閉経後に増加する．

臨床症状

　睡眠中のいびき，昼間の眠気，起床時の頭痛などが主症状である．いびきは，家族が耐えられない大きないびきであることも多い．居眠りによる仕事の効率の低下のみならず，居眠り運転による交通事故を起こすこともある．

検査・診断

　PSGがOSAの評価に用いられる．PSGは，脳波，眼球運動，オトガイ筋筋電図，鼻口の気流，呼吸運動，心電図，酸素飽和度，いびき音などの生体信号を同時に記録するものである．終夜記録を行うので，終夜睡眠ポリソムノグラフィ（overnight PSG）とも呼ばれる．1時間あたりの10秒以上持続する無呼吸および低呼吸を，AHIと呼ぶ．低呼吸は呼吸記録で30％以上の振幅の低下もしくは，SpO_2の4％以上の低下と定義されている．重症度は，AHI 5〜15を軽症，15〜30を中等症，30以上を重症としている．

予後

　体重減量により無呼吸が軽減すれば予後は改善する．CPAP（continuous positive airway pressure）は，症状の改善，合併症の予防に有効である．成人SASでは高血圧，心筋梗塞，脳卒中，てんかんなどを引き起こすリスクが約3〜4倍高くなり，特に，AHI 30以上では心血管系疾患発症のリスクが約5倍になるとされている．

治療

　閉塞型睡眠時無呼吸（OSA）に対して確立された有効な治療法は，経鼻的持続陽圧呼吸法（nasal continuous positive airway pressure：NCPAP）である．睡眠時に鼻マスクを通じて持続的に陽圧をかけて，呼吸時の上気道閉塞を防ぐものである．AHI 20以上が適応

とされている．装置も小型化され，自宅で簡便に装着できるようになっている．装着による不快感などをうまく避け，装着アドヒアランスを確保することが重要である．

　睡眠時のマウスピース，扁桃腺切除などの手術も行われている．

REM睡眠行動異常症 rapid eye movement sleep behavior disorder（RBD）

概念

- REM睡眠行動異常症（RBD）は，REM睡眠中に体が動き出してしまう睡眠障害で，睡眠時随伴症（パラソムニア〈parasomnia〉）の一つである．
- 悪夢をみることにより，複雑な運動や動作，時に自傷や他害の危険がある行動を起こすことがある．

病因

　急性RBDは，抗うつ薬，抗コリン薬，カフェイン過剰摂取など，薬剤により誘発されるものがある．アルコール，バルビタール，ペンタゾシン，ニトラゼパム，メプロバメートの離脱症状でもみられる．

　慢性RBDは，基礎疾患のない特発性と，他の疾患に伴う二次性がある．特発性は中高年の男性に多いが，後にParkinson病関連疾患を発症し二次性であることが判明することが多い．

病態生理

　二次性RBDの原因疾患としては，Parkinson病，びまん性Lewy小体型認知症，多系統萎縮症などのαシヌクレインが蓄積する疾患が多い．

疫学

　有病率は一般人口の0.3〜0.5％とされている．性差があり男性に多く，50歳以上の中高年に多い．

臨床症状

　不安，恐怖，攻撃的内容の悪夢を睡眠中にみることにより，発声，激しい運動，複雑な動作などをきたし，時に外傷を生じる．寝言や上下肢が軽度動く程度のものもある．他者の声かけなどで覚醒を促すと，速やかに覚醒し，見当識も保たれ，夢の内容を思い出すことができる．症状の持続は5分以内程度が多い．

検査・診断

　確定診断には，PSG検査を行う．診断にはICSD-3診断基準が有用である（❾）．RBDでの特徴的な所見は，筋緊張を伴わないREM睡眠の存在である．

　鑑別診断としては，non-REM睡眠随伴症（パラソムニア）の，錯乱性覚醒，睡眠時遊行症，睡眠時驚愕症，RBD以外のREM睡眠随伴症の反復性孤発性睡眠麻痺，悪夢障害，さらに前頭葉てんかん，側頭葉てんかんなどがある．発症年齢，症状，脳波所見が鑑別の要点である．

❾ REM 睡眠行動異常症の診断基準（ICSD-3）

A～D を満たす
A) 睡眠時の発声および複雑な運動行動
B) これらの行動がポリソムノグラムで REM 睡眠時の行動であることが確認される，もしくは臨床的に夢をみているときに生じており REM 睡眠中と考えられる場合
C) ポリソムノグラムで筋緊張の低下を伴わない REM 睡眠の存在
D) この睡眠障害は，他の睡眠障害，精神疾患，薬物使用，物質使用で説明できない

予後

　変性疾患に合併する RBD は，長期の治療を必要とする．特発性 RBD では，発症した例では 12～16 年の追跡調査で 45～81 ％が α シヌクレイノパチー（Parkinson 病関連疾患）を発症したと報告されている．

治療

　クロナゼパムが，睡眠時の異常行動や悪夢の軽減・消失に有効で，約 90 ％に効果がみられる．

（赤松直樹）

◉文献

1)「てんかん診療ガイドライン」作成委員会（編集）：てんかん診療ガイドライン 2018．東京：医学書院；2018．
2) 米国睡眠医学会，日本睡眠学会診断分類委員会（訳）：睡眠障害国際分類，第 3 版．東京：ライフ・サイエンス；2018．

頭痛 headache

　頭痛は，神経内科診療において頻度の多い主訴の一つである．その原因は多岐にわたる．頭痛の分類と診断は国際頭痛学会より出版されている国際頭痛分類（The International Classification of Headache Disorders；ICHD）に基づいて行われる．現在は 2018 年に出版された国際頭痛分類，第 3 版（ICHD-3）が用いられている[1,2]．ICHD-3 では，頭痛を一次性頭痛，二次性頭痛および頭部神経痛，顔面痛およびその他の頭痛の 3 部に分けている（❿）．一次性頭痛は，機能性頭痛，原発性頭痛，慢性頭痛などとも呼ばれ，片頭痛，緊張型頭痛，群発頭痛を含んでいる．二次性頭痛は症候性頭痛，続発性頭痛などとも呼ばれ，脳出血やくも膜下出血などの血管障害や髄膜炎や脳炎など感染性疾患のような器質的疾患に起因する頭痛群である．

　二次性頭痛をきたす疾患の多くについては，他の項目ですでに述べられているため，本項では頭痛一般の診療について概説したのち，一次性頭痛，なかでも，片頭痛，緊張型頭痛および群発頭痛を中心に説明する．

❿ 国際頭痛学会の頭痛の分類

　第 1 部　一次性頭痛
　　1．片頭痛
　　2．緊張型頭痛
　　3．三叉神経・自律神経性頭痛
　　4．その他の一次性頭痛疾患
　第 2 部　二次性頭痛
　　5．頭頸部外傷・傷害による頭痛
　　6．頭頸部血管障害による頭痛
　　7．非血管性頭蓋内疾患による頭痛
　　8．物質またはその離脱による頭痛
　　9．感染症による頭痛
　　10．ホメオスターシス障害による頭痛
　　11．頭蓋骨，頸，眼，耳，鼻，副鼻腔，歯，口あるいはその他の顔面・頭蓋の構成組織の障害による頭痛あるいは顔面痛
　　12．精神疾患による頭痛
　第 3 部　有痛性脳神経ニューロパチー，他の顔面痛およびその他の頭痛
　　13．脳神経の有病性病変および他の顔面痛
　　14．その他の頭痛性疾患

（日本頭痛学会・国際頭痛分類委員会〈訳〉：国際頭痛分類，第 3 版．医学書院：2018．）

頭痛の診療

　頭痛の診療において問診は非常に重要である．また，くも膜下出血のように生命予後に影響を及ぼす二次性頭痛を見逃さない点も重要である．以下に，問診の重要なポイントを記す．

頭痛の性状

　片頭痛では拍動性で「ズキンズキンと脈打つような頭痛」，緊張型頭痛では締め付けられるような頭痛，群発頭痛では目の奥の痛みを多くの患者で訴えることが多い．なお，くも膜下出血による頭痛では，突然後頭部をバットで殴られたような今まで経験したことのない強い頭痛と表現する症例が多い．

頭痛の起こり方

　「何月何日何時から始まった」など，頭痛発症時期を正確に答える患者の場合は，くも膜下出血による頭痛の可能性を考える．何をしていたときに頭痛が発症したかも大切で，トイレでいきむなど腹圧を上げる行為の後，頭蓋内圧が上昇したため頭痛が出現する場合はくも膜下出血や脳腫瘍なども考えられる．

頭痛の持続，頻度，出現時間

　持続性か反復性かを質問する．さらに持続性の頭痛には，脳腫瘍による頭痛のように徐々に増強してくるものと，緊張型頭痛のように年余にわたり変化しないものがある．片頭痛は数週から数年とさまざまな周期

で出現し，発作は半日〜3日間持続する．群発頭痛では24時間ごとに数十分の疼痛発作が繰り返され，三叉神経痛では数分の発作を1日数回から数十回認めることが多い．出現時間として，群発頭痛は夜間，緊張型頭痛は夕刻，脳腫瘍は早朝起床時が多いとされている．

頭痛の部位

頭痛がいつも同一部位に出現するか，または異なった場所に出現するかを質問する．群発頭痛では常に同側に頭痛が出現することが多く，片頭痛では一側性または両側性に出現することがあり，三叉神経痛および舌咽神経痛では同じ部位に出現する．

随伴症状

片頭痛には，閃輝暗点のような前兆や光過敏，音過敏を伴うものがある．群発頭痛では発作時に頭痛側の流涙，鼻閉，鼻汁，発汗を認め，髄膜炎やくも膜下出血では髄膜刺激症状や意識障害，脳腫瘍では局所神経症状，うっ血乳頭，てんかん発作などが出現することがある．

増悪・寛解因子

片頭痛は緊張，空腹，月経，食品などで増悪することがある．

頭痛の性状について，上記のような点に注意しながら質問するとともに，既往歴，生活歴（アルコール摂取量など），現在内服中の薬剤なども確認する．神経学的診察を行い，さらに血液検査，画像検査，脳波，髄液検査などを必要に応じて考慮する．

▌頭痛の痛覚感受部位（⓫）

頭痛に関与する主な部位は，頭蓋内血管および硬膜である．硬膜領域では硬膜のほか，硬膜動脈，頭蓋内静脈洞で痛覚を感受する．また，内頸動脈，中大脳動脈および前大脳動脈の近位部など脳底部の主幹動脈では痛みを感じ，その刺激は同側の眼周囲，前額，側頭部に放散痛を生じる．椎骨脳底動脈，後下小脳動脈近位部も疼痛を感じ，痛みは耳介後部から後頭部に放散する．

一方，脳表に分布する小動脈は痛覚を感受しない．また，脳静脈では，中大脳静脈の海綿静脈洞付近に痛覚感受部位が存在する．これらの部位から生じる痛覚について，頭蓋内のテント上では三叉神経が関与し，テント下の硬膜，静脈洞，硬膜動脈では顔面神経，舌咽神経，迷走神経および上位頸髄神経の関与が知られている．なお，脳実質は痛覚を感受しない．

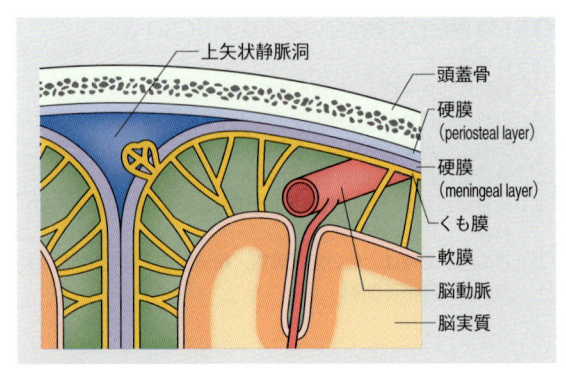

⓫ 頭痛の痛覚感受部位

硬膜領域では硬膜のほか，硬膜動脈，頭蓋内静脈洞で痛覚を感受する．脳動脈では内頸動脈，中大脳動脈および前大脳動脈の近位部など脳底部の主幹動脈では痛みを感じるが，脳表に分布する小動脈には痛覚は存在しない．また，脳静脈では，中大脳静脈の海綿静脈洞付近に痛覚が存在する．脳実質は痛覚を感受しない．

▌片頭痛 migraine

概念

● 片側性，拍動性の頭痛で，随伴症状として悪心や光過敏，音過敏を呈する．

● 「前兆のない片頭痛」と「前兆のある片頭痛」に二分される．

● 前兆として，閃輝暗点を呈する場合が多い．

● 三叉神経系の機能異常が病因と考えられている．

● 急性期治療としては，トリプタン系薬剤が第一選択薬となる．

疫学

わが国において15歳以上の片頭痛の有病率は約8.4％であり，うち男性が3.6％，女性が13.0％と報告されている．その傾向は欧米諸国でも同様で，女性が男性に対し約3倍多い割合となっている．年齢別に有病率の性差を比較すると，思春期以前において男女比はほぼ同数であるが，以後，閉経年齢まで年齢が増すにしたがって女性の割合が増加している．また，片頭痛は妊娠中に55〜90％の症例で改善し，出産後30〜40％の症例で再発が認められることが報告されている．

臨床症状

頭痛の特性は片側性，拍動性で，中等度から重度の強さをもち，4〜72時間持続する．頭痛は動作により増悪する．随伴症状として悪心や光過敏，音過敏を呈する．

片頭痛は，大きく「前兆のない片頭痛」と「前兆のある片頭痛」に二分される．前兆は通常5〜20分にわたり徐々に進展し，かつ持続時間が60分未満の可逆性脳局在神経症状と定義される．「前兆のある片頭痛」のなかで視覚症状，感覚症状あるいは言語症状のいず

⓬ 前兆のない片頭痛の診断基準

A. B〜D を満たす頭痛発作が 5 回以上ある
B. 頭痛の持続時間は 4〜72 時間（未治療もしくは治療が無効の場合）
C. 頭痛は以下の 4 つの特徴の少なくとも 2 項目を満たす
  1. 片側性
  2. 拍動性
  3. 中等度〜重度の頭痛
  4. 日常的な動作（歩行や階段昇降などの）により頭痛が増悪する，あるいは頭痛のために日常的な動作を避ける
D. 頭痛発作中に少なくとも以下の 1 項目を満たす
  1. 悪心または嘔吐（あるいはその両方）
  2. 光過敏および音過敏
E. ほかに最適な ICHD-3 の診断がない

（日本頭痛学会・国際頭痛分類委員会〈訳〉：国際頭痛分類，第 3 版．医学書院；2018．p.3．）

⓭ 前兆のある片頭痛の診断基準

A. B および C を満たす発作が 2 回以上ある
B. 以下の完全可逆性前兆症状が 1 つ以上ある
  1. 視覚症状
  2. 感覚症状
  3. 言語症状
  4. 運動症状
  5. 脳幹症状
  6. 網膜症状
C. 以下の 6 つの特徴の少なくとも 3 項目を満たす
  1. 少なくとも 1 つの前兆症状は 5 分以上かけて徐々に進展する
  2. 2 つ以上の前兆が引き続き生じる
  3. それぞれの前兆症状は 5 〜 60 分持続する
  4. 少なくとも 1 つの前兆症状は片側性である
  5. 少なくとも 1 つの前兆症状は陽性症状である
  6. 前兆に伴って，あるいは前兆出現後 60 分以内に頭痛が発現する
D. ほかに最適な ICHD-3 の診断がない

（日本頭痛学会・国際頭痛分類委員会〈訳〉：国際頭痛分類，第 3 版．医学書院；2018．p.5．）

れか 1 つ以上から成る前兆のある片頭痛は「典型的前兆に片頭痛を伴うもの」に分類される．視覚性の前兆は最も一般的な前兆で，閃輝（輝く部分：陽性徴候）暗点（見えにくい部分：陰性徴候）として出現する場合が多く，患者は「眼前のチカチカ」と表現することが多い．さらに閃輝暗点について ICHD-3 では，固視点付近にジグザク形が出現した後，右または左方向に徐々に拡大し，角張った閃光で縁どられた側方部凸形を呈するもので，その結果，種々の程度の暗点を残すものと説明されている．

その他，前兆のある片頭痛の亜型として典型的前兆のみで頭痛を伴わないもの，運動麻痺（脱力）を含む前兆のある片頭痛（片麻痺性片頭痛），脳幹性前兆を伴う片頭痛などがある．

診断基準

前兆のない片頭痛

診断基準を⓬に記す．頭痛の性質などが項目 B〜D に列挙され，項目 A には「B〜D を満たす頭痛発作が 5 回以上ある」と記載されている．項目 B では，持続時間について「4〜72 時間（未治療もしくは治療が無効の場合）」と記載されている．項目 C では，頭痛は以下の特徴の少なくとも 2 項目を満たすとされ，「①片側性，②拍動性，③中等度〜重度の頭痛，④日常的な動作（歩行や階段昇降などの）により頭痛が増悪する，あるいは頭痛のために日常的な動作を避ける」の 4 つがあげられている．項目 D では頭痛発作中の随伴症状として「悪心または嘔吐，光過敏および音過敏」が記載され，これらのうち少なくとも 1 項目を満たすとされている．項目 E として「ほかに最適な ICHD-3 の診断がない」があり，二次性頭痛の可能性を否定しておくことが必要とされている．

典型的前兆に片頭痛を伴うもの

片頭痛の前兆症状のうち，視覚症状，感覚症状，言語症状のみを呈するものは典型的前兆に片頭痛を伴うものとされる．このサブフォームはさらに頭痛のあるものとないものの 2 つに分類される．頭痛のある場合はその頭痛が片頭痛様か非片頭痛様かは問わないとされている（⓭）．

病態生理

片頭痛の発生を説明する病態として血管説，三叉神経血管説および神経説の 3 つの機序が考えられている．

血管説

片頭痛の病態の中心を脳血管におく考え方である．片頭痛の前兆期には脳血管が収縮し，その後さまざまな血管作動性物質の放出に伴い血管の異常な拡張が起こり，血管に分布している痛覚神経が刺激された結果，拍動性の頭痛が生じるのではないかと説明する説である．しかし，血管反応性の異常のみで片頭痛の病態を説明するより，次に述べる三叉神経血管説のほうが片頭痛の病態をより明確に説明しているのではないかと推察されてきている．

三叉神経血管説

硬膜血管や脳血管には，三叉神経節由来の無髄神経線維が分布し頭蓋内の痛覚を中枢へ伝える働きをしている．また，三叉神経節を実験的に刺激すると，これらの神経を介して逆行性に刺激が伝わり，硬膜の血管拡張および神経原性炎症が生じることが知られている．三叉神経血管説は，血管反応性の異常に加え，このような三叉神経を介した脳硬膜における神経原性炎症が関与し頭痛を起こしていると考えるものである．

なおセロトニン 5-HT$_{1B/1D}$ 受容体のアゴニストであるトリプタン系薬剤は，三叉神経終末に存在する 5-

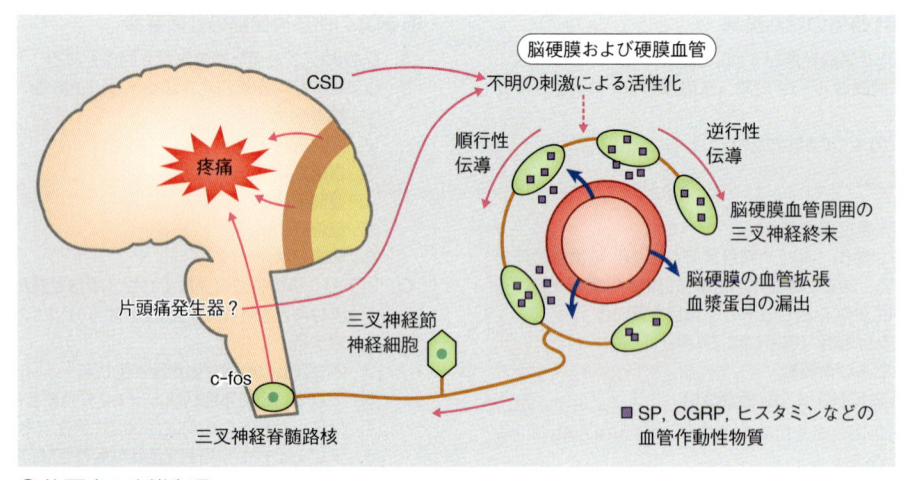

⑭ 片頭痛の病態生理

硬膜血管周囲の三叉神経の軸索に何らかの刺激が加わり，サブスタンス P（SP）や calcitonin gene-related peptide（CGRP）などが遊離され，血管拡張，血漿蛋白の漏出およびマスト細胞からのヒスタミンの遊離などにより神経原性炎症が生じる．三叉神経終末の刺激が順行性に伝えられると三叉神経核に至り，大脳に至り痛みとして自覚される．
トリプタン系薬剤は，頭蓋内血管平滑筋に存在する 5-HT$_{1B}$ 受容体を介し血管収縮作用を示し，三叉神経終末に存在するセロトニン受容体の中の 5-HT$_{1D}$ 受容体により神経ペプチドの放出を抑制し神経原性炎症を抑制し頭痛発作改善に効果を示すと考えられている．
三叉神経系を活性化させるトリガーとして cortical spreading depression（CSD）や片頭痛発生器からの信号などの可能性が示唆されている．

HT$_{1D}$ 受容体により神経ペプチドの放出を抑制するとともに，頭蓋内血管平滑筋に存在する 5-HT$_{1B}$ 受容体を介し血管を収縮させ片頭痛に対し効果を示すと考えられている．

また最近，片頭痛発生器と呼ばれる片頭痛発作のトリガーとなる部位の存在が考えられ，脳幹の縫線核，青斑核および中脳水道周囲灰白質（periaqueductal gray：PAG）などが想定されている．特に，PAG は，前頭葉や視床下部から入力を受け，三叉神経脊髄路核や脊髄後角へ投射する下行性痛覚抑制系の神経回路を形成する一部であり，高解像度 MRI により片頭痛患者で PAG における鉄含有量の増加が認められたことと合わせ注目されている．

神経説

神経説は，動物実験において脳局所の神経細胞やグリア細胞の細胞膜に 30〜60 秒の脱分極が生じ，その後 15〜30 分間電気的活動が抑制された状態が約 2〜5 mm/分の速さで周囲に伝播する spreading depression（拡延性抑制）という現象に基づくものである．前兆を伴う片頭痛患者の前兆期において，後頭葉に始まった脳血流低下が徐々に前方へ移動する速度が spreading depression の伝播速度とほぼ等しいことから，閃輝暗点などの前兆症状は血管反応性の異常によるものではなく，神経細胞の興奮性の異常によるものではないかと推測され，神経説が唱えられるようになった．

片頭痛ではこれら 3 つの病態に加え，患者には発作が増強されやすくなるような交感神経系の機能低下や神経細胞機能の変調が存在し，頭痛の引き金となるような刺激が生じたとき健常者と異なる反応を示し，頭痛が生じる可能性が考えられている．これは一部の遺伝性片頭痛患者で Ca^{2+} チャネル異常による神経細胞機能の変調が存在することも一致する．

現在では，これらの病態が相互的に働き，以下に述べるような機序で片頭痛発作が生じるのではないかと考えられている（⑭）．前述した片頭痛発作発生器が活性化されると spreading depression や脳血管収縮が生じ前兆を呈し，その後，三叉神経血管系の異常な活性化や脳主幹動脈および脳硬膜動脈の血管拡張や神経原性炎症など神経説，三叉神経血管説および血管説で唱えられた病態により頭痛を生じると考えられている．

治療

片頭痛の薬物療法は，急性期治療と予防療法に分かれ，急性期治療としてトリプタン系薬剤，エルゴタミン製剤などの特異的治療と，鎮痛薬や制吐薬による非特異的治療がある．現在はトリプタン系薬剤が第一選択，鎮痛薬が第二選択となる．

日本で使用可能なトリプタン系薬剤はスマトリプタン，ゾルミトリプタン，エレトリプタン，リザトリプタンおよびナラトリプタンの 5 種類である（⑮）．スマトリプタンは，錠剤のほか皮下注射薬および点鼻薬としての投与も可能である．

⓯ 日本で使用可能なトリプタン系製剤の用量および用法

一般名	商品名	用量・用法
スマトリプタン	イミグラン® 錠50	成人1回50 mg，200 mg/日以内 50 mgで効果不十分のとき次回から100 mg投与可 追加投与間隔2時間以上
	イミグラン® 注3 mgまたは イミグラン® キット皮下注3 mg	成人1回3 mg，6 mg/日以内 追加投与間隔1時間以上
	イミグラン® 点鼻液20 mg	成人1回20 mg，40 mg/日以内 追加投与間隔2時間以上
ゾルミトリプタン	ゾーミッグ® 錠2.5 mg	成人1回2.5 mg，10 mg/日以内 追加投与間隔2時間以上
	ゾーミッグ®RM 錠2.5 mg	成人1回2.5 mg，10 mg/日以内 追加投与間隔2時間以上
エレトリプタン	レルパックス® 錠20 mg	成人1回20 mg，40 mg/日以内 追加投与間隔2時間以上 次回発作以降1回40 mg投与可
リザトリプタン	マクサルト® 錠10 mg	成人1回10 mg，20 mg/日以内 追加投与間隔2時間以上
	マクサルト®RPD 錠10 mg	成人1回10 mg，20 mg/日以内 追加投与間隔2時間以上
ナラトリプタン	アマージ® 錠2.5 mg	成人1回2.5 mg，5 mg/日以内 追加投与間隔4時間以上

RM：口腔内速溶，RPD：口腔内崩壊.

予防療法としてロメリジン塩酸塩などのカルシウム拮抗薬のほか，β遮断薬，抗うつ薬，抗てんかん薬，アンジオテンシン変換酵素阻害薬，アンジオテンシンⅡ受容体阻害薬，漢方薬などがある．

薬物療法のほかに，バイオフィードバックや頭痛体操などの非薬物療法，誘発因子の検索と除去，患者教育などが慢性頭痛の診療ガイドラインに記載されている[3]．

緊張型頭痛 tension headache

概念
● 圧迫感または締めつけられる感じをもつ頭痛である．
● 頭頸部の筋肉に緊張を与える病態が病因とされている．
● 薬物療法として，鎮痛薬，筋弛緩薬および抗不安薬などが用いられる．

疫学
緊張型頭痛のわが国での有病率は22.3 %で，性別では男性が18.1 %，女性26.4 %と，女性が男性の1.5倍である．男性は10歳代から40歳代に多く，女性では20歳代，30歳代，50歳代に多い．

臨床症状・診断
緊張型頭痛は片頭痛と異なり，両側性に出現する圧迫感または締めつけられる感じをもつ軽度～中等度の頭痛で，悪心はないが，光過敏または音過敏を呈することがある．発作の出現頻度や随伴症状により，稀発反復性緊張型頭痛，頻発反復性緊張型頭痛，慢性緊張型頭痛および緊張型頭痛の疑いの4つのタイプに分類される．それぞれに診断基準があるが，ここでは最も頻度の多い頻発反復性緊張型頭痛の診断基準を記載する（⓰）．

稀発反復性緊張型頭痛
頻度が少なく（平均して1か月に1日未満〈年間12日未満〉の頻度で発現する頭痛が10回以上），数分～数日間持続する頭痛で，痛みは一般に両側性，性状は圧迫感または締めつけられる感じで，強さは軽度～中等度，日常的な動作により増悪しない．悪心はないが，光過敏または音過敏を呈することがある．なお，頭蓋周囲の圧痛を伴うものと伴わないものに分類される．

頻発反復性緊張型頭痛（⓰）
頻度が多く，数十分～数日間持続する．頭痛の性状は，稀発反復性緊張型頭痛と同じである．頻発反復性緊張型頭痛は前兆のない片頭痛と合併する場合も多く，患者に起こった頭痛が片頭痛かまたは緊張型頭痛なのかを特定することが必要となる．また，適正な治療のため患者自身にもどちらのタイプの頭痛なのかを正しく区別できるように説明する．

慢性緊張型頭痛
反復性緊張型頭痛から進展した疾患で，数分～数日間持続する頭痛が連日または非常に頻繁に発現する．頭痛の性状は他の緊張型頭痛と同じであるが，軽度の

神経疾患

16

機能性疾患

⓰ 頻発反復性緊張型頭痛の診断基準

A. 3 か月を超えて，平均して 1 か月に 1 日～14 日（年間 12 日以上 180 日未満）の頻度で発現する頭痛が 10 回以上あり，かつ B～D を満たす
B. 30 分～7 日間持続する
C. 以下の 4 つの特徴のうち少なくとも 2 項目を満たす
   1. 両側性
   2. 性状は圧迫感または締めつけ感（非拍動性）
   3. 強さは軽度～中等度
   4. 歩行や階段の昇降のような日常的な動作により増悪しない
D. 以下の両方を満たす
   1. 悪心や嘔吐はない
   2. 光過敏や音過敏はあってもどちらか一方のみ
E. ほかに最適な ICHD-3 の診断がない

（日本頭痛学会・国際頭痛分類委員会〈訳〉：国際頭痛分類，第 3 版. 医学書院；2018. p.23.）

⓱ 群発頭痛の診断基準

A. B～D を満たす発作が 5 回以上ある
B. （未治療の場合に）重度～極めて重度の一側の痛みが眼窩部，眼窩上部または側頭部のいずれか 1 つ以上の部位に 15～180 分間持続する
C. 以下の 1 項目以上を認める
   1. 頭痛と同側に少なくとも以下の症状あるいは徴候の 1 項目を伴う
     a）結膜充血または流涙（あるいはその両方）
     b）鼻閉または鼻漏（あるいはその両方）
     c）眼瞼浮腫
     d）前額部および顔面の発汗
     e）縮瞳または眼瞼下垂（あるいはその両方）
   2. 落ち着きのない，あるいは興奮した様子
D. 発作の頻度は 1 回/2 日～8 回/日である
E. ほかに最適な ICHD-3 の診断がない

（日本頭痛学会・国際頭痛分類委員会〈訳〉：国際頭痛分類，第 3 版. 医学書院；2018. p.29.）

悪心，光過敏または音過敏を呈することがある．

緊張型頭痛の疑い

それぞれの緊張型頭痛の診断基準を満たさないものは疑いに分類される．

病態生理

緊張型頭痛の発生機序について，その病態に不明な部分が多く，完全に解明されてはいない．精神的ストレスや社会的ストレスが大きな引き金となるが，その他，不安，抑うつ，神経症などの精神的な因子，姿勢異常，頸椎病変，顎関節異常，眼科疾患など頭頸部の筋肉に緊張を与える病態が影響し緊張型頭痛を引き起こすと考えられている．

治療

日常生活に支障をきたす頻発反復性緊張型頭痛と慢性緊張型頭痛は，治療が必要となる場合が多い．治療法には薬物療法と非薬物療法がある．

薬物療法として鎮痛薬（アセトアミノフェン，非ステロイド性抗炎症薬〈NSAID〉），筋弛緩薬（エペゾリン塩酸塩，チザニジン塩酸塩）および抗不安薬（ジアゼパム）などが用いられる．

非薬物療法として頸部指圧，鍼灸，タイガーバーム®，催眠法，頭痛体操などがある．

群発頭痛 cluster headache

概念

● 片側の眼窩周囲や眼窩に生じる疼痛で群発期と寛解期がある．
● 就寝直後に認められることが多い．
● 頭痛と同側に流涙，結膜充血，鼻閉，鼻汁などの自律神経症状を伴う．
● 海綿静脈洞付近の機能異常が病因とされている．
● 急性期治療としては，スマトリプタンの皮下注射および純酸素投与が有効である．

疫学

群発頭痛の有病率は約 0.07～0.09 ％とされており，片頭痛と比べると少ない．

臨床症状・診断

片側の眼窩周囲や眼窩など三叉神経第 1 枝領域を中心に 1 時間程度続く疼痛で，就寝直後に認められることが多い．毎日のように頭痛が生じる群発期と，頭痛を認めない寛解期がある．頭痛と同側に流涙，結膜充血，鼻閉，鼻汁などの副交感神経亢進症状や，Horner 徴候（縮瞳，眼瞼下垂）などの自律神経症状が認められるため ICHD-3 では三叉神経・自律神経性頭痛という概念が導入され，群発頭痛はそのサブフォームに分類された．群発期が 7 日～1 年間続き，30 日以上の寛解期をはさむ例は反復性群発頭痛，寛解期をはさまず 1 年以上にわたり群発期が続く症例あるいは寛解期が 30 日に満たない症例は慢性群発頭痛とそれぞれ呼称されている．⓱に群発頭痛の診断基準を示す．

病態生理

三叉神経第 1 枝領域を中心とする疼痛部位や交感神経症状より，内頸動脈分岐部遠位から海綿静脈洞付近にかけての病変が想定されている．さらに，発作中にみられる流涙や鼻汁分泌などは，中間神経から翼口蓋神経節を経て分布する大浅錐体神経の副交感神経線維の亢進症状と考えられる．これら三叉神経血管系や副交感神経系の活性化により血管周囲に炎症を起こし，三叉神経第 1 枝や交感神経にも影響を及ぼし特有の症状を形成するものと推察される．

このような末梢性の病変が引き起こす病態を視床下部が時間的な調節を行い，三叉神経血管系や副交感神経系の活性化が引き起こされた結果，頭痛が発生すると考えられている．

治療

　急性期治療としては，スマトリプタンの皮下注射，純酸素投与（7 L/分で 15～20 分間）が有効である．群発頭痛に対する在宅酸素療法が保険適用となっている．スマトリプタン鼻腔やゾルミトリプタンの経口投与の有効性も報告されており選択肢に考慮してもよい．

　群発頭痛の発作回数が多い場合，予防療法として，カルシウム拮抗薬，バルプロ酸などによる治療を，また難治症例では神経ブロック，ガンマナイフによる治療や脳深部刺激療法の適応も考慮する．

（清水利彦，鈴木則宏）

●文献

1) Headache Classification Committee of the International Headache Society (IHS). The International Classification of Headache Disorders, 3rd ed. Cephalalgia. 2018；38：1-211.

2) 日本頭痛学会・国際頭痛分類委員会（訳）：国際頭痛分類，第 3 版．東京：医学書院：2018.

3) 慢性頭痛の診療ガイドライン作成委員会（編）：慢性頭痛の診療ガイドライン 2013（日本神経学会・日本頭痛学会監修）．医学書院：東京，2013.

めまい vertigo, dizziness

概念

● 平衡感覚は，前庭感覚，視覚，深部感覚の 3 種類の感覚情報を中枢神経系で統合することで得られており，めまいは，これらの感覚情報間のミスマッチや統合異常で生じる異常感覚である．

● どの感覚情報の伝達ないし統合経路に障害があってもめまいは生じうるが，実際は，内耳の障害に起因する前庭感覚入力異常（末梢性めまい）が圧倒的に多い．一方，脳の障害に起因するめまい（中枢性めまい）は，頻度は低いものの重篤な疾患が原因であることが多い．

● 実際のめまい患者の診療では，脳の疾患による中枢性めまいと耳の疾患による末梢性めまいをいち早く鑑別することが，最も重要である．

病因

中枢性めまい（central vertigo）

　中枢性めまいで最初に考慮しなければいけない疾患は，脳幹や小脳の脳血管障害である．脳幹や小脳に病変があれば，腫瘍や脱髄疾患（多発性硬化症など），脳炎（Behçet 病など），代謝性脳症（Wernicke 脳症など），中毒（フェニトイン中毒など），変性疾患（脊髄小脳変性症など）なども，中枢性めまいの原因になる．

　中枢性めまいの特徴は，①めまい以外の神経症候を伴う，および②視覚や深部感覚による補正が効きづらい，という 2 点に要約される．

末梢性めまい（peripheral vertigo）

　末梢性めまいの原疾患には，良性発作性頭位めまい症，前庭神経炎，Ménière 病，突発性難聴，中耳や内耳の炎症などがある．

　めまい以外の神経症候を伴わない末梢性めまいは，眼振により診断する．末梢性めまいの眼振は，健側向き方向固定性水平性眼振（正確には水平回旋混合性眼振）が一般的だが，良性発作性頭位めまい症のみ，疾患に特異的な特殊な眼振を呈する．

　平衡維持には，前庭感覚のほかに視覚や深部感覚も用いているため，末梢性めまいには，視覚や深部感覚による補正が効くという特徴もある．

診断

中枢性めまい

　中枢性めまいの臨床診断は，めまい以外の神経症候をとらえることで行う．

　病変部位が脳幹の場合には，めまい以外の神経症候は，麻痺や感覚障害，構音障害といったわかりやすいものであることが多い．脳幹は範囲が狭いので，平衡維持の神経機構とともに，近接する運動や感覚の神経機構が一緒に障害されるためである．したがって，脳幹障害の場合，簡単な問診（手や足や顔面の動きにくさやしびれ感，ろれつが回らない，物が二重に見えるなどの自覚症状の確認）や診察（眼球運動障害，構音障害，麻痺の確認）で中枢性めまいをスクリーニングできる（⑱，⑲）．

　病変部位が小脳の場合には，上部と下部で随伴するめまい以外の神経症候が異なる．小脳上部が障害されためまいは，構音障害や手足の小脳性運動失調（正確には協調運動障害）を伴う．このため，脳幹障害の場合と同様に簡単な問診（ろれつが回らない）や診察（反復拮抗運動や指鼻試験）で診断がつく．一方，小脳の下部が障害されためまいは，体幹失調（正確には小脳性平衡障害）が唯一の神経症候になることが多い．小脳下部障害の体幹失調は，視覚や深部感覚による補正が効きづらいため，起立や歩行の障害程度を調べれば診断が可能である（⑱，⑲）．

　中枢性めまいの確定診断では，画像診断が威力を発揮する．脳幹や小脳の病変の検出には，CT よりも MRI のほうが有用であることが多い．

末梢性めまい

　末梢性めまいの臨床診断は，眼振を確認することで行う．末梢性めまいは，良性発作性頭位めまい症とその他の一側末梢前庭障害に分けて考えると理解しやす

⑱ 中枢性めまいの特徴（めまい以外の神経症候を伴う）

障害部位	特徴
脳幹	眼球運動障害や構音障害，上下肢や顔面の運動障害，上下肢や顔面の感覚障害を伴う
小脳上部	構音障害や上下肢の小脳性運動失調（協調運動障害）を伴う
小脳下部	体幹失調（小脳性平衡障害）を伴う

⑲ 中枢性めまいに伴うめまい以外の神経症候のスクリーニング

問診	診察
ものが二重に見える（複視）	視標（指）の追視
ろれつが回らない（構音障害）	構音障害のチェック（「パタカ」の繰り返し）
四肢や顔面の動きにくさ	Barré 徴候の確認
四肢や顔面のしびれ感	反復拮抗運動（diadochokinesis）または指鼻試験の確認
	起立・歩行障害の確認

い．

　良性発作性頭位めまい症は，座位から右下または左下懸垂頭位にした際に，どちらかで回旋性眼振が出現すること（後半規管型）（⑳, ▶❶），もしくは右下頭位と左下頭位で方向が逆転する方向交代性眼振が出現すること（外側半規管型）（㉑, ▶❷）が特徴である．一方，良性発作性頭位めまい症以外の末梢性めまいは，基本的には頭位によらない方向固定性水平性眼振（水平回旋混合性眼振）（㉒, ▶❸）が特徴である（㉓）．もちろん，中枢性めまいでも眼振が出現することがあるが，通常は前述しためまい以外の神経症候を伴うことから鑑別は容易である．また，眼振を診る際には，末梢性めまいでは出現しえない眼振を認識しておくと，さらに鑑別の助けになる（㉔）．

　末梢性めまいの眼振は，視覚入力があると補正されて目立たなくなるため，診察する際には Frenzel 眼鏡を用いる必要がある．

実際の診察法

　めまいの診察は，手順をあらかじめ決めておくと患者への負担を軽減できる（㉕）．

　最初に，麻痺や感覚障害，構音障害，眼球運動障害，手足の小脳性運動失調の有無を確認する．この段階で脳幹と小脳上部の障害がスクリーニングできる．

　診察しえた範囲でこうしためまい以外の神経症候がない場合には，続いて頻度の圧倒的に多い末梢性めまいを鑑別する．末梢性めまいの特徴である 3 種類の眼振，つまり懸垂頭位での回旋性眼振，右下および左下頭位での方向交代性眼振，および頭位によらない方向固定性水平性眼振は，Frenzel 眼鏡を用いた頭位眼振検査，頭位変換眼振検査で確認する．

　頭位眼振検査，頭位変換眼振検査で特徴的な眼振が

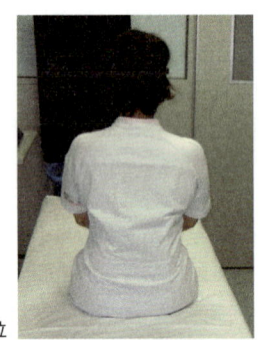

座位

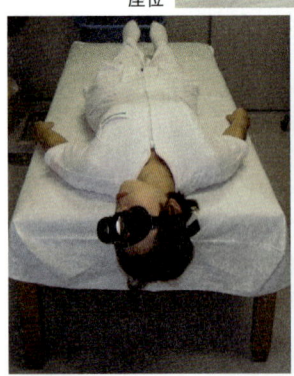

左下懸垂頭位　　　　　　　　　右下懸垂頭位

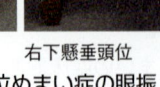

⑳ 後半規管型良性発作性頭位めまい症の眼振

右後半規管型良性発作性頭位めまい症では，座位から右下懸垂頭位にした際に，右向き（眼球の上極が患者の右耳へ向かう方向に回旋する）回旋性眼振がみられる．座位に戻すと眼振の向きは逆転する．なお，患側が左であれば，左下懸垂頭位での左向き回旋性眼振がみられる．

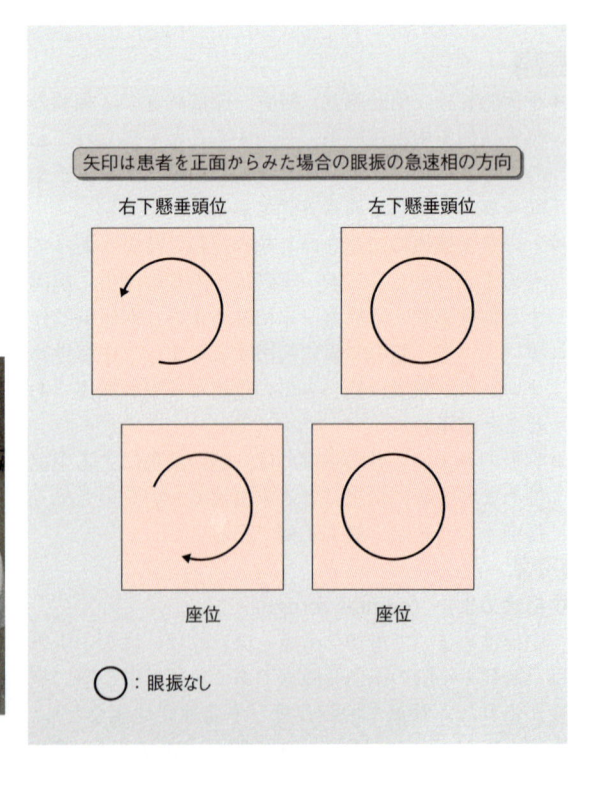

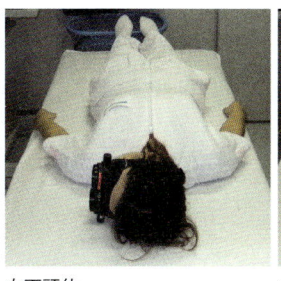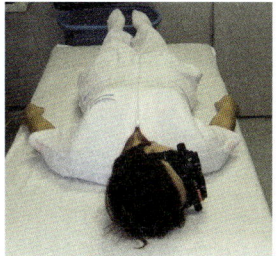

左下頭位 　　　　　　　　右下頭位

> 矢印は患者を正面からみた場合の眼振の急速相の方向

外側半規管型 半規管結石症	←	→
外側半規管型 クプラ結石症	→	←
	右下頭位	左下頭位

㉑ 外側半規管型良性発作性頭位めまい症の眼振

外側半規管型良性発作性頭位めまい症では，右下頭位と左下頭位で方向が逆転する方向交代性眼振がみられる．眼振の向きは，半規管結石症なら下向性（向地性），クプラ結石症なら上向性（背地性）である．ちなみに，半規管結石症は，右下頭位と左下頭位を比べたときに，眼振（下向性眼振）が目立つほうの頭位で下になった側が患側で，クプラ結石症は，眼振（上向性眼振）が目立つほうの頭位で上になった側が患側である．

みられない場合には，最後に小脳下部障害由来のめまいの可能性を考慮し，体幹失調，すなわち起立や歩行の障害程度を確認する．もともと起立や歩行が困難な高齢者などでは，膝を閉じた状態で手の補助なしで端座位が保持できるか確認するだけでもよい．なお，小脳下部障害でも方向固定性水平性眼振や方向交代性背地性眼振が出現することがあるため，脳血管障害の危険因子を複数もつような患者の場合には，たとえ方向固定性水平性眼振や方向交代性背地性眼振を認めても，体幹失調の有無まで調べておくほうが無難である．

中枢性めまい

脳血管障害

中脳に生じた血管障害では，しばしば垂直方向の運動障害を含む眼球運動障害が生じる．橋の血管障害では，めまいとともに水平方向の眼球運動障害をきたすことがある．延髄外側の血管障害では，めまいとともに構音障害，嚥下障害，患側の上下肢の運動失調，健

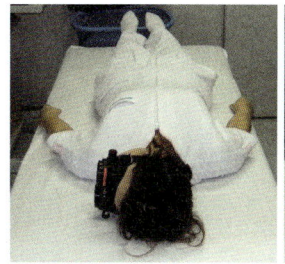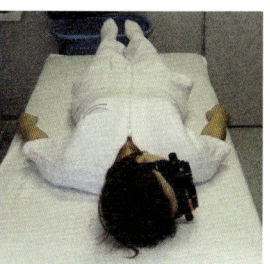

左下頭位 　　　　　　　　右下頭位

> 矢印は患者を正面からみた場合の眼振の急速相の方向

右末梢前庭 障害	→	→
	右下頭位	左下頭位

㉒ 急性一側末梢前庭障害の眼振

前庭神経炎のような一側末梢前庭障害では，右下頭位と左下頭位で方向が変わらない方向固定性水平性眼振がみられる．眼振の向きと逆側が患側である．

㉓ 末梢性めまいの特徴（めまい以外の神経症候を伴わない）

原疾患	眼振
良性発作性頭位めまい症（後半規管型）	右下または左下懸垂頭位での回旋性眼振
良性発作性頭位めまい症（外側半規管型）	右下頭位と左下頭位での方向交代性眼振
急性一側前庭障害（前庭神経炎など）	頭位によらない方向固定性水平性眼振

㉔ 末梢性めまいでは出現しえない眼振

注視誘発眼振	右方視時に右向き，左方視時に左向き眼振が出現すれば異常 ※極端な側方視で出現する極位眼振は正常である
純粋な垂直性眼振	座位正面視で出現している場合には異常 ※頭位眼振検査などの際には，正常でも出現することがある
純粋な回旋性眼振	座位正面視で出現している場合には異常 ※懸垂頭位でのみ出現する場合には，良性発作性頭位めまい症

これらがあったら中枢性めまいを疑う．

側の温痛覚低下などをきたす（Wallenberg 症候群）．

小脳は，上小脳動脈（superior cerebellar artery：SCA），前下小脳動脈（anterior inferior cerebellar artery：AICA），後下小脳動脈（posterior inferior cerebellar artery：PICA）により灌流されている．SCA 領域や AICA 領域の梗塞によるめまいでは，患側の上下肢の小脳性運動失調や構音障害をきたす（前述の小

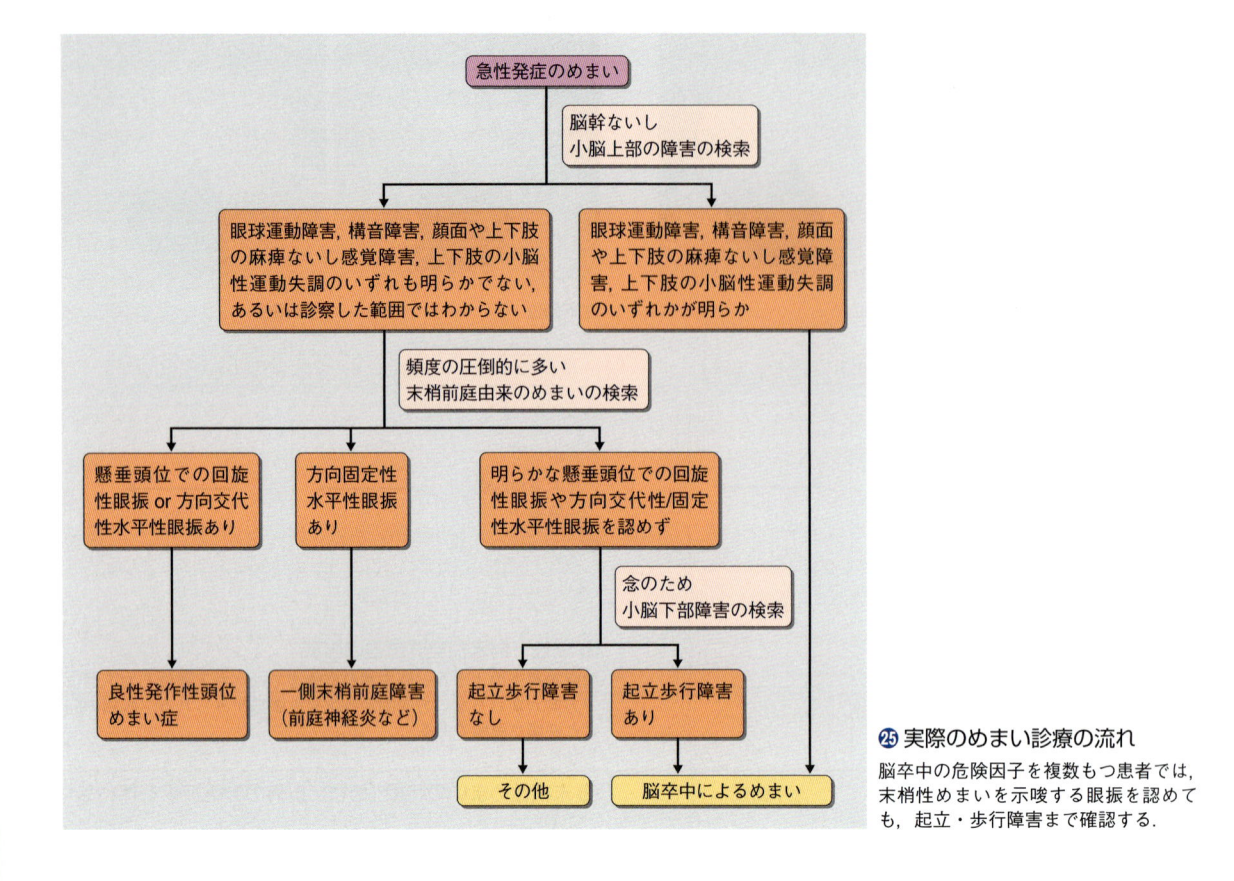

㉕ 実際のめまい診療の流れ

脳卒中の危険因子を複数もつ患者では，末梢性めまいを示唆する眼振を認めても，起立・歩行障害まで確認する．

脳上部に相当する）．AICA 領域の梗塞では，橋外側や内耳が一緒に障害され，患側の顔面麻痺や難聴を伴うこともある（AICA 症候群）．PICA 領域の梗塞では，めまいとともに顕著な体幹失調をきたす（前述の小脳下部に相当する）．小脳の出血は，多くの場合，歯状核近傍に生じるので，めまいとともに明らかな小脳性運動失調がみられることが多い．また，しばしば頭痛も伴う．

脳血管障害が疑われた場合には直ちに画像検査を行い，原因（梗塞ないし出血）に応じた対処をする．

その他

脳血管障害以外の疾患でも，病変の局在診断は脳血管障害の場合と変わりはない．脳幹や小脳に生じた腫瘍は，多くの場合，数週から数か月かけて徐々に悪化する経過をとるが，時に経過中の腫瘍内出血や局所の循環障害，浮腫などにより，急性めまいで受診することもある．多発性硬化症（MS）も，脳幹や小脳に脱髄が生じればめまいをきたす．脳卒中よりは若年層に多く，症状完成までの時間も脳卒中よりは長い（亜急性）．ちなみに，MS による核間性眼筋麻痺はよく知られているが，わが国における核間性眼筋麻痺の原因は，MS よりも脳梗塞のほうが多い．ほかにも脳幹脳炎や小脳炎，代謝性脳症，脊髄小脳変性症などが，め

まいやふらつき，歩行障害の原因になる．

末梢性めまい

良性発作性頭位めまい症

benign paroxysmal positional vertigo（BPPV）

良性発作性頭位めまい症は，卵形嚢から脱落した耳石の一部が半規管内に迷入することで生じる．めまいの原疾患のなかで最も頻度が高い．典型的な症状は，特定の頭位や頭部変換で誘発される，持続が 1 分以内の回転性めまいであるが，持続性のめまいや浮遊感を訴えることもある．自然に軽快する場合も多いが，迷入した耳石を排出すれば短時間で治癒するため，積極的に耳石置換療法を行うことが望ましい．

後半規管に耳石小片が迷入した後半規管型は，回旋性眼振が出現する懸垂頭位で下になった側が患側である（㉒，▶❶）．治療は，患側下懸垂頭位からそのままゆっくり健側下懸垂頭位へ頭位を変換し，次いで頭部と体幹の位置関係をそのままにして体幹を仰臥位から健側下側臥位にし，座位に戻せば完了する（Epley 法，㉖）．一方，外側半規管に耳石小片が迷入した外側半規管型は，方向交代性向地性眼振であれば耳石小片が半規管内を浮遊している半規管結石症であり，方向交代性背地性眼振であれば耳石小片がクプラに付着

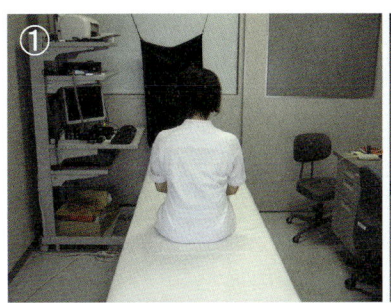 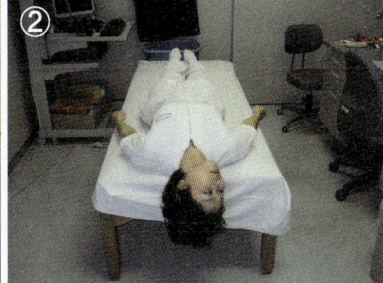 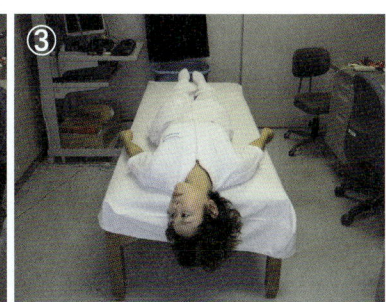

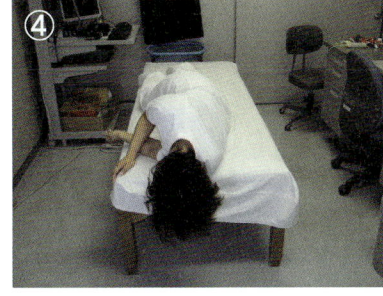 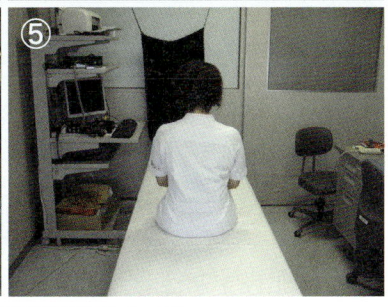

㉖ 右後半規管型良性発作性頭位めまい症に対する Epley 法

右後半規管型良性発作性頭位めまい症の場合，①座位から②右下懸垂頭位にして眼振を確認し，③そのままゆっくり左下懸垂頭位になるように頭を回し，④次いで頭部と体幹の位置関係をそのままにして体幹を仰臥位から左側臥位にする（このとき顔は下を向いている）．⑤その後座位に戻せば，耳石を半規管から排出できる．

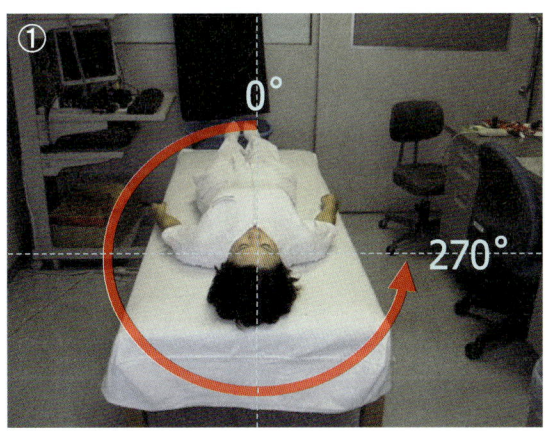 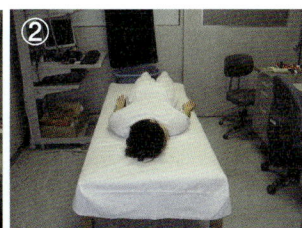 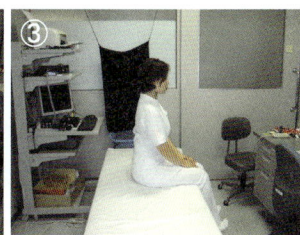

㉗ 右外側半規管型良性発作性頭位めまい症に対する Lempert 法

右外側半規管型良性発作性頭位めまい症の場合，①仰臥位から左側に向かって側臥位，腹臥位，反対向きの側臥位とゆっくり270度回転し，②，③その後座位に戻すと，耳石を半規管から排出できる．

したクプラ結石症である（㉑，▶❷）．半規管結石症では眼振が強く出る頭位で下になった側が，そしてクプラ結石症では眼振が強く出る頭位で上になった側が患側である．外側半規管型は，仰臥位から健側に向かってゆっくり270度回転し，その後座位に戻すことで耳石小片を排出できる場合が多い（Lempert 法，㉗）．ちなみに外側半規管型であれば，健側下頭位保持のみでも改善が期待できる．前半規管に耳石小片が迷入することはほとんどない．

急性一側末梢前庭障害

前庭神経炎（vestibular neuritis）

前庭神経炎は，比較的急性に発症する蝸牛症状を伴わない末梢性めまいで，日常生活に支障をきたす強いめまいが2〜3日継続した後，2週間程度で徐々に軽快する．めまいの7〜10日前に先行感染（感冒）を経験している場合もある．原因として，神経へのウイルス感染や血流障害が想定されている．

急性一側末梢前庭障害なので，健側向き方向固定性水平性眼振（正確には水平回旋混合性眼振）が特徴である（㉒，▶❸）．症状が強ければ，対症療法として，

急性期のみ抗ヒスタミン薬や制吐薬, 抗不安薬などを投与する.

Ménière 病

Ménière 病は, 難聴や耳鳴り, 耳閉感などの蝸牛症状を伴うめまいを反復する疾患で, 病態は内リンパ水腫と考えられている. 頻度は少なく, めまい全体の数%にすぎない. 女性に多く, 30～40歳代に発症のピークがある. Ménière 病も一側の急性末梢前庭障害なので, 前庭神経炎と同様に健側向き方向固定性水平性眼振がみられる (麻痺性眼振). ただし, 前庭神経炎と異なり, 急性期には一過性に患側向き眼振が出現する (刺激性眼振). めまいの持続は数十分から数時間程度で, 聴力低下は一般に低音域に強く生じる.

突発性難聴 (sudden deafness/sudden sensorineural hearing loss)

突発性難聴は急性発症する感音性難聴で, 3～5割にめまいを伴う. 内耳の循環障害やウイルス感染などが原因として推測されている.

その他

中耳炎や中耳真珠腫などの中耳炎症性疾患も, 難聴とともにめまいをきたすことがある.

(城倉　健)

●文献
1) 城倉　健：めまい診療シンプルアプローチ. 東京：医学書院；2013.

17 神経疾患のリハビリテーション

リハビリテーションの考え方

通常，医学では疾病を対象とし，その治癒を目指す．一方，リハビリテーション医学では障害を対象とし，障害の軽減や克服を目指す．疾病は治らなくとも障害は克服できる可能性がある．それゆえリハビリテーションはほとんどの神経疾患に適応がある．

リハビリテーション医学で扱う障害には機能障害（構造障害を含む），活動制限，参加制約の3つがある．これらの障害名は2001年にWHOで採択された国際生活機能分類（International Classification of Functioning, Disability and Health：ICF）によったものである．ICFは個人の生活機能に影響を及ぼす要素をあげている（❶）が，機能障害は心身機能・身体構造の喪失や異常，活動制限は種々の活動をするときに生じる難しさ，参加制約は何らかの生活・人生場面にかかわるときの難しさをいう．これらの障害は互いに影響を及ぼし合っている．脳卒中を例にあげると，脳卒中で起こる代表的な症状は片麻痺であるが，これは障害のなかでは機能障害にあたる．このため，歩行困難に陥り短距離しか歩行できなかったり，路面の悪いところでは歩行できなかったりする．これは活動制限にあたる．さらに，仕事の継続ができなくなるかもしれない．これは（仕事への）参加制約である．このときに，機能障害（片麻痺）が改善すれば，活動制限（歩行困難）が軽減し，参加制約（退職）も回避できるかもしれない．また，下肢に装具を装着して歩行能力を高め，すなわち活動制限を減じれば，歩行する機会が増えるためそれが歩行訓練となり，機能障害である片麻痺自体が改善されるかもしれない．参加制約も防げるであろう．

リハビリテーションではその人がもつ障害を明らかにし，それらの障害に対して適切なアプローチをしなければならない．機能障害の改善を目指すことはもちろんであるが，それに限界がある場合は何らかの方法を用いて活動を促進することを考え，参加の促進や維持を図る．参加の促進のためには職場や学校への働きかけが必要なことがある．また，リハビリテーションはチームアプローチが基本である．患者，家族，医師，理学療法士，作業療法士，言語聴覚士，義肢装具士，看護師，保健師などが統一した目標のもとで障害の克服に取り組むことが重要である．

リハビリテーションの評価

機能障害の評価

神経疾患でみられる機能障害には，片麻痺，協調運動障害，固縮，筋力低下などがあるが，これらは疾病に特異的である．機能障害の評価は神経学的診察によりなされるものである．

ADL評価

ADL（activities of daily living：日常生活活動〈または動作〉）は日常生活において基本的に必要な活動または動作をいう．このADLを評価することは，個々の活動状況を把握するうえで非常に有用であり，リハビリテーションではADLの改善を目標とすることが多い．ADL評価は疾病や機能障害の種類によらず重要である．ADL評価法の主要なものとしてFIM（functional independence measure：機能的自立度評価法，❷）とBarthel indexがある．

神経疾患でよくみられる障害とそのリハビリテーション

廃用症候群

障害を原因別に考えると，疾病自体が原因となる障害，すなわち一次障害と疾病に続発する障害，すなわち二次障害がある．一次障害は疾病特異性があるが，二次障害には特にそれはない．廃用症候群は二次障害である．不活動による障害であるため，予防することが多くの場合可能である．廃用症候群で出現する病態を❸に示す．疾病が治癒するまで安静臥床を続けていれば，その間に筋力低下，拘縮，持久力低下のみなら

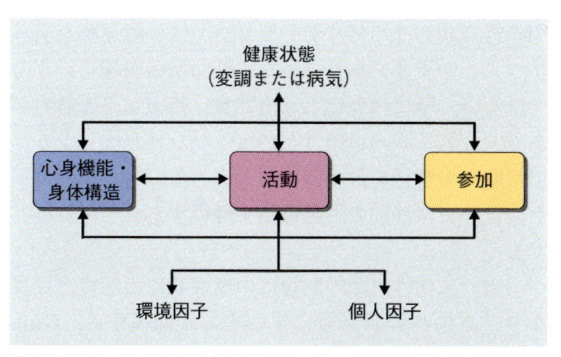

❶ 国際生活機能分類（ICF）の構成要素間の相互作用

（障害者福祉研究会〈編〉：ICF 国際生活機能分類―国際障害分類改定版．中央法規出版；2002．p.17.）

❷ FIM の評価項目

評価項目	内容（要点のみ）
セルフケア	
食事	そしゃく，嚥下を含めた食事動作
整容	口腔ケア，洗髪，手洗い，洗顔など
清拭	風呂，シャワーなどで首から下（背中以外）を洗う
更衣・上半身	腰より上の更衣および義肢装具の装着
更衣・下半身	腰より下の更衣および義肢装具の装着
トイレ動作	衣服の着脱，排泄後の清潔，生理用具の使用
排泄コントロール	
排尿管理	排尿の管理，器具や薬剤の使用を含む
排便管理	排便の管理，器具や薬剤の使用を含む
移乗	
ベッド・椅子・車椅子	それぞれのあいだの移乗，起立動作を含む
トイレ	便器へ（から）の移乗
浴槽・シャワー	浴槽，シャワー室へ（から）の移乗
移動	
歩行・車椅子	屋内での歩行，または車椅子移動
階段	12～14 段の階段昇降
コミュニケーション	
理解	聴覚または視覚によるコミュニケーションの理解
表出	言語的または非言語的表現
社会的認知	
社会的交流	他患，スタッフなどとの交流，社会的状況への順応
問題解決	日常生活上での問題解決，適切な決断能力
記憶	日常生活に必要な情報の記憶

（千野直一〈編著〉：脳卒中患者の機能評価．SIAS と FIM の実際．シュプリンガー・フェアラーク東京；1997．p.47.）

❸ 廃用症候群の病態

器官	病態（安静臥床，運動不足の影響）
筋骨格系	筋力低下，筋萎縮，拘縮，強直，退行性関節病変，骨粗鬆症
循環器系	心血管系脱調整，起立性低血圧，血栓・塞栓症
呼吸器系	換気能低下，上気道感染，誤嚥性肺炎
代謝系	アンドロゲン，成長ホルモン，副甲状腺ホルモン，インスリン，電解質，蛋白質，炭水化物などの代謝変化
泌尿・生殖器系	尿うっ滞，尿路感染，尿路結石
消化器系	便秘，食欲不振，体重減少
神経系	知覚喪失，不安，うつ，錯乱，知能低下，協調性低下，運動の随意性低下
皮膚	褥瘡

（佐伯　覚：医療における予防的リハビリテーション．里宇明元〈編〉．最新整形外科学大系，第 4 巻．リハビリテーション．中山書店；2008．p.24.）

❹ Brunnstrom stage の概要

Brunnstrom stage	概要
I	随意運動がみられない
II	共同運動が一部出現．連合反応*が誘発される
III	十分な共同運動**が出現
IV	分離運動が一部出現
V	分離運動が全般的に出現
VI	分離運動が自由にできる

* 連合反応の例：健肢の屈曲により患肢が屈曲する（対側性連合反応）．
**共同運動の例：肩関節の屈曲・外転・外旋，肘関節の屈曲，前腕の回外などが同時に起こる（上肢屈筋共同運動）．

ず，心肺機能の低下や起立性低血圧，さらには精神症状まで出現しうる．これでは疾病が治癒したとしても生活に支障が出る．また，Parkinson 病，脊髄小脳変性症，筋萎縮性側索硬化症などの進行性疾患では，活動を控えることで疾病による病態と廃用症候群による病態とが重なり，生活がより制限される．日常の診療では，疾病自体による症状か廃用症候群による二次的症状かを鑑別しなければならない．たとえば Parkinson 病で歩行障害が増悪した場合，安易に薬物の増量や追加をするのではなく，廃用症候群に陥っていないかどうかをよく鑑別しなければならない．廃用症候群のなかでも筋力低下はよくみられる病態であるが，特に下肢近位筋に起こりやすい．このため同筋群（腸腰筋など）の筋力評価は診断上重要である．

　廃用症候群の予防には，日常生活において歩行や体操などの運動を励行するよう指導する．褥瘡の予防には体位交換が重要である．また，廃用症候群のリハビリテーション治療としては筋力増強訓練などの運動療法を行うなど，その病態に応じたリハビリテーション

アプローチを行う．

中枢性麻痺と末梢性麻痺

　脳血管障害などでみられる錐体路障害による中枢性麻痺では，その回復過程において共同運動が起こる．その後分離運動が出現してくる．この回復過程を評価するときに Brunnstrom stage（❹）が参考になる．中枢性麻痺のリハビリテーションでは分離運動を引き出すことが重要であり，単なる筋力増強訓練を行うのではない．脳には変化しうる性質，修復しうる能力があり，これを脳の可塑性という．リハビリテーションでは脳の可塑性を最大限に引き出して脳の再構築を促し，ひいては従前の運動機能を獲得することを目標とする．

　一方，末梢性麻痺の回復は中枢性麻痺の回復とは異なり，末梢神経の修復に伴い筋力が回復する．Guillain-Barré 症候群，ポリオ，筋萎縮性側索硬化症などの末梢神経障害あるいは脊髄前角障害による麻痺がみられる疾患では過用症候群に注意しなければならな

い．筋力増強訓練のみならず日常生活においても運動を過度に行うとかえって筋力低下をきたす．適切な運動量を指導することが重要である．

協調運動障害

協調運動障害のリハビリテーションでは運動反復が基本である．筋力増強訓練も必要である．また，筋からの求心性入力を増加させる目的で，重り負荷や弾性包帯の装着が行われることがある．

錐体外路症状（筋強剛，無動・寡動，姿勢反射障害）

日常生活においては運動を勧める．ただし，姿勢反射障害がある場合は転倒に注意し，安全に行える運動を指導する．歩行訓練では音などのリズム刺激に合わせて歩行するのがよい．すくみ足に対しては一歩足を引いて踏み出す，床にまたぐための線を引く，などの対策をとる．

摂食嚥下障害

多くの神経疾患において摂食嚥下障害は大きな問題である．「食べる楽しみ」が奪われるだけでなく，誤嚥性肺炎の原因にもなる．嚥下造影検査（videofluoroscopic examination of swallowing：VF）やビデオ内視鏡検査（videoendoscopic examination of swallow-ing：VE）で嚥下機能を評価し，訓練法を計画する．また，これらの検査により適切な摂食体位（リクライニング位など）や食形態（ゼリー，ペースト食など）を知ることができる．

高次脳機能障害

失語，失行，失認，注意障害，記憶障害，遂行機能障害，社会的行動障害など多岐にわたる．運動障害に目を奪われがちであるが，これらの障害は日常生活および社会生活を送るうえで多大な阻害因子となるため見逃してはならない．機能障害の改善，代償機能の獲得（記憶障害に対するメモの活用など），社会復帰のための社会的支援など包括的な取り組みが求められる．

（生駒一憲）

● 文献

1) 障害者福祉研究会（編）：ICF 国際生活機能分類―国際障害分類改定版．東京：中央法規出版；2002．p.17.

2) 千野直一（編著）：脳卒中患者の機能評価．SIAS と FIM の実際．東京：シュプリンガー・フェアラーク東京；1997．p.47.

3) 佐伯　覚：医療における予防的リハビリテーション．里宇明元（編）．最新整形外科学大系，第 4 巻．リハビリテーション．東京：中山書店；2008．p.24.

神経疾患

17

神経疾患のリハビリテーション

索引

和文索引

あ

アイスパック試験　596
亜鉛　106
亜鉛欠乏症　517
アオブダイ中毒　505
アカイエカ　385
アカシジア　507
アガルシダーゼアルファ　475
アガルシダーゼベータ　475
亜急性壊死性リンパ節炎　185
亜急性海綿状脳症　388
亜急性硬化性全脳炎　388
亜急性脊髄連合変性症　490, 516
亜急性発症型ニューロパチー　553
アキレス腱反射　299
アクアポリン4　406
悪性腫瘍に伴う電解質異常　514
悪性腫瘍の神経系浸潤，転移　513
悪性症候群　431, 507
悪性貧血　106, 115
悪性リンパ腫　186, 188
悪性リンパ腫のAnn Arbor病期分類
　187
アクチンフィラメント　283
アクネ菌　398
悪夢　614
アクリルアミド　574
アクリルアミド中毒　500
アグレッシブリンパ腫　192
アザシチジン　79, 85
アザチオプリン　265
亜酸化窒素　37, 265
アシクロビル　381, 385
アステリクシス　299
アストログリオーシス　401
アストロサイト　283
アスパルチルグルコサミニダーゼ　483
アスパルチルグルコサミン尿症　483
アスピリン　94, 218, 239, 353, 399,
　469
アスペルギルス　378, 381, 393
アスペルギルス症　394
アズール顆粒　16
アセタケ中毒　506
アセタゾラミド　606

アセチルコリン　280, 503
アセチルコリン受容体　280, 595
アセチルフェニルヒドラジン　263
アセトアニリド　263
アセトアルデヒド　500
アセト酢酸　480
圧受容体反射　328
圧迫性ニューロパチー　570
アテトーゼ　314, 423, 442, 484, 485
アデニンアラビノシド　385
アデニンホスホリボシルトランスフェラ
　ーゼ　484
アデノシン受容体拮抗薬　430
アデノシンデアミナーゼ　321
アテローム血栓性梗塞　348
アテローム硬化　363, 369
アドレナリン受容体　280
アトロピン　454, 504
アナグレリド　223
アナフィラキシーショック　71, 396
アナフィラクトイド紫斑病　233
アネキシンⅡ　26, 251
アピキサバン　93, 353
アプラクロニジン　332
アプレピタント　88
アポモルヒネ　428
アポリポ蛋白A-I関連アミロイドーシ
　ス　563
アマンタジン　428, 429, 430, 508
アミオダロン　572
アミトリプチリン　435, 454
アミノ酸代謝異常　477
アミノレブリン酸合成酵素　104
アミロ-1,6-グルコシダーゼ欠損症　604
アミロイドβ蛋白　410
アミロイドアンギオパチー　411
アミロイド前駆体蛋白　409
アミロイド前駆体蛋白遺伝子　410
アミロイド多発ニューロパチー　557
アムホテリシンB　381
アリルスルファターゼA　476
アルカリホスファターゼ染色　48
アルギニンバソプレシン　328
アルキル化薬　86
アルコール依存症　490
アルコール性小脳変性症　501
アルコール性多発ニューロパチー　502
アルコール性ニューロパチー　558
アルコール性ミオパチー　502

アルコール中毒　500
アルデヒド脱水素酵素　500
アルテプラーゼ　352
アルドラーゼ　576, 591
アレムツズマブ　82
アレルギー性肉芽腫性血管炎　233
アンキリン　134
アンジオポエチン1　7
安静時振戦　298
アンチトロンビン　22, 25, 66, 231,
　245, 253
アンチプラスミン　244
アントラサイクリン系薬剤　86, 165
アンドロゲン受容体遺伝子　458
アンピシリン　206, 393

い

胃MALTリンパ腫　188
イオマゼニルSPECT　611
イキサゾミブ　85, 201
意義不明の単クローン性免疫グロブリン
　血症　205
異型（多様性）ポルフィリン症　114,
　484
異型リンパ球　183, 185
意識障害　294, 301
意識レベル　294
異常蛋白血症　239
異常知覚　553
異常脳波　326
異常白血球　45
異常フィブリノゲン血症　242
異常ヘモグロビン症　143
移植片対宿主病　95
異所性副腎皮質刺激ホルモン（ACTH）
　産生腫瘍　512
イスタンブール宣言　302
イストラデフィリン　428, 430, 431
異染性白質ジストロフィー　476
イソニアジド　381, 489
イソロイシン　479
イタイイタイ病　495
イダルシズマブ　94
一塩基多型　263
位置覚　300
一次運動ニューロン　318
一次運動野　303
一次感覚野　303

一次止血　22, 227, 242
一次性頭痛　291, 615
一次聴覚野　304
一過性意識消失　292
一過性黒内障　343
一過性全健忘　357
一過性脳虚血発作　355, 370
一酸化炭素中毒　496
一酸化窒素　22
イデベノン　602
イデュルスルファーゼ　482
遺伝子異常による脳血管性障害　367
遺伝子組換えヒトエリスロポエチン　77
遺伝子検査　55, 579
遺伝性圧脆弱性ニューロパチー　560
遺伝性運動感覚性ニューロパチー　557, 559
遺伝性感覚自律神経ニューロパチー　561
遺伝性感覚性ニューロパチー　561
遺伝性乾燥赤血球症　132, 135
遺伝性球状赤血球症　106, 132, 133
遺伝性口唇赤血球症　135
遺伝性高チロシン血症　480
遺伝性コプロポルフィリン症　114, 484
遺伝性出血性毛細血管拡張症　232
遺伝性楕円赤血球症　134
遺伝性ニューロパチー　342, 554, 561, 573
遺伝性熱変形赤血球症　135
遺伝性プリオン病　390
遺伝性変性疾患　409
遺伝性有口赤血球症　135
イノシンーリン酸（IMP）　483
イノシンプラノベクス　389
イノツズマブ オゾガマイシン　83
イブプロフェン　239
イブルチニブ　85, 191
イホスファミド　86
イボテン酸　507
イマチニブ　84, 169, 176
イミグルセラーゼ　474
意味性錯語　297
意味性認知症　420
イミプラミン　434
陰性徴候　617
インターフェロン　175, 389
インターフェロンα　218, 387
インターフェロンベータ　403
インターロイキン1　249
インターロイキン2　179
インターロイキン3　6
インターロイキン6　182, 187
インドメタシン　263
インドレントリンパ腫　192
インヒビター　241
インフリキシマブ　397
インフルエンザ菌　378

う

ウイルス性髄膜炎　378, 379, 381
ウイルス性脊髄炎　383
ウイルス性脳炎　383
植込み型除細動器　589
ウエスタンブロット法　386
ウシ海綿状脳症　390
うっ血乳頭　296
腕落下試験　296
ウミヘビ　506
運動失調　299, 314
運動失調性不全片麻痺　349
運動障害　310
運動神経　288
運動神経伝導検査法　322
運動性ニューロパチー　572, 573
運動単位電位　312
運動ニューロン疾患　418, 449
運動発作　608
運動麻痺　295, 311, 617

え

鋭徐波複合　326
衛星細胞　284
鋭波　326
栄養欠乏性ニューロパチー　558
腋窩神経　280
エキノコックス症　394
エクリズマブ　259, 407, 599
壊死性筋症　593
壊死性リンパ節炎　185
エステラーゼ　18
エステラーゼ染色　47
エタノール中毒　500
エダラボン　352, 369, 453
エタンブトール　381
エチレングリコール中毒　499
エドキサバン　93, 353
エトポシド　182, 214
エドロホニウム試験　596
エピジェネティクス　10
エベロリムス　467, 471
エポエチンベータペゴル　77
エミシズマブ　95, 241
エリスロフェロン　34
エリスロポエチン　6, 77, 150, 215, 218
エルゴカルシフェロール　491
エルゴタミン製剤　618
エルトロンボパグ　78, 236
エレトリプタン　619
エロスルファーゼアルファ　482
エロツズマブ　83, 201
遠隔記憶　297
鉛管様筋強剛　298, 314
嚥下障害　298, 591, 594
嚥下造影検査　629
塩酸トリエンチン　486

お

縁上回　270
炎症性サイトカイン　347
炎症性ニューロパチー　573
炎症性ミオパチー　591
延髄　274, 305
延髄内側症候群　307
エンタカポン　428, 430
エンテロウイルス　378
円筒状視野狭窄　307
エンドキサンパルス療法　593
エンドグリン　232

お

横隔神経　280
黄色靱帯内出血　372
黄色ブドウ球菌　378, 393
横断性脊髄炎　400
横紋筋融解症　590
汚言症　441
オザグレルナトリウム　361
音過敏　617
斧様顔貌　588
オピオイド　485
オビヌツズマブ　82
オファツムマブ　82
オプソクローヌス　400
オプソクローヌス・ミオクローヌス症候群　400
オプソニン　19
オプソニン作用　27
オランザピン　417, 431
オリエンチア・ツツガムシ　395
オリゴクローナルIgGバンド　403
オリゴデンドログリア　401, 405
オリゴデンドロサイト　282, 284, 389
折りたたみナイフ現象　298, 318
オリーブ橋小脳萎縮症　434, 444
音韻性錯語　297
温痛覚　275
温痛覚障害　561
温度感覚　299
温熱性発汗試験　331

か

下位運動ニューロン　449
下位運動ニューロン変性　451
外眼筋麻痺　308, 602
開脚歩行　315
壊血病　233
回旋性眼振　622
外側大腿皮神経痛　571
改訂長谷川式簡易知能評価尺度　298
回転性めまい　292
解糖系　15
開頭血腫除去術　359
外套細胞　284
解凍赤血球　69
海馬　270, 272
海馬萎縮　610

灰白質　275
海馬硬化症　610
海馬切除　610
海綿状血管腫　368
海綿静脈洞　394
解離性感覚障害　316, 553
火炎細胞　198
化学受容器引き金帯　430
下顎反射　299
踵膝試験　299
鉤爪指変形　571
可逆性脳血管攣縮症候群　366
芽球　45
核遺伝子　601
拡延性抑制　618
角回　270
核間性眼筋麻痺　624, 309
核上性眼球運動障害　427
核小体　282
覚醒剤　509
拡大胸腺摘除術　599
獲得性プリオン病　390
角膜軟化症　491
下肢痙性　443
下小脳脚　275, 305
下垂手　571, 573
下垂足　572
下垂体腺腫　538
ガス中毒　496
カスパーゼ10　183
家族性アミロイドポリニューロパチー　291, 562
家族性筋萎縮性側索硬化症　418, 455
家族性痙性対麻痺　450
家族性血球貪食性リンパ組織球症　213
家族性ビタミンE欠損症　492
家族性Alzheimer病　410
家族性Parkinson病　426, 432
家族歴　291
カタプレキシー　612
滑車神経　274
褐色細胞腫　471
活性化部分トロンボプラスチン時間　25, 65, 229
活性化プロテインC（APC）　231
活性酸素種　15
活性帯　285
活動電位　284
滑脳症　545
カテコール-O-メチルトランスフェラーゼ阻害薬　429
カーテン徴候　310
カドミウム中毒　495
カナマイシン　508
過粘稠症候群　516
化膿性脊椎炎　528
ガバペンチン　463, 475
カーバメイト剤中毒　504
カプトプリル　266
カベオリノパチー（LGMD1C）　581
カベオリン3　581

ガベキサートメシル酸塩　254, 431
カベルゴリン　428, 429
鎌状赤血球症　106
鎌状赤血球貧血症　144
仮面高血圧　329
仮面様顔貌　425
可溶性インターロイキン2受容体　541
可溶性フィブリン　66
ガラクトシアリドーシス　482
ガラクトシルセラミド β-ガラクトシダーゼ　475
ガラクトセレブロシダーゼ　475
ガラクトセレブロシド　475
ガランタミン　414, 417
顆粒球抗原　67
顆粒球コロニー刺激因子　6, 77, 88, 129, 266
顆粒球マクロファージコロニー刺激因子　7
カルシニューリン阻害薬　88, 598
ガルスルファーゼ　482
カルパイノパチー（LGMD2A）　581
カルパイン3　581
カルバゾクロム　95
カルバマゼピン　440, 475, 612
カルビドパ　429
カルフィルゾミブ　85, 201
カルボキシヘモグロビン　496
カルボプラチン　87
カルモフール脳症　508
カロリックテスト　296
眼咽頭型筋ジストロフィー　576
感覚運動性ニューロパチー　572, 573
感覚解離　316
感覚受容器　285
感覚障害　315
感覚神経　288
感覚神経伝導検査法　322
感覚性運動失調　315
感覚性ニューロパチー　572, 573
感覚ニューロン症　564
感覚発作　608
眼窩減圧術　607
眼球運動　298, 426
眼球運動障害　308, 596
眼球乾燥症　491
眼球頭反射　296
眼球突出　607
ガングリオシド　472, 555
ガングリオン　570
間欠性跛行　527
眼瞼下垂　596, 602, 620
還元型グルタチオン　15
還元型ニコチンアミドアデニンジヌクレオチド燐酸　490
肝酵素　576
肝硬変　485
ガンシクロビル　385
カンジダ　378, 381
管状視野　307
環状鉄芽球　50, 111, 126

干渉波　325
眼振　309
癌性髄膜炎　514, 542
肝性脳症　519
肝性ポルフィリン症　484
肝赤芽球性ポルフィリン症　114
関節運動覚　300
間接ビリルビン　131
感染後性急性小脳炎　399
感染性ニューロパチー　573
完全ヒト抗体　79
癌胎児性抗原　540
間代発作　610
観念運動失行　297, 305
観念失行　305
間脳　274
カンピロバクター感染症　505
顔面運動　298
顔面筋罹患　582, 583, 585
顔面肩甲上腕型筋ジストロフィー　582
顔面神経　317
顔面神経障害　310
顔面麻痺　296
丸薬丸め運動　314
寒冷凝集素症　107, 140

き

偽Pelger核異常　50
偽Pelger-Huët核異常　46, 126
奇異性脳塞栓症　355
既往歴　291
機械工の手　592
菊池病　185
ギ酸　503
キサントクロミー　320
偽性血小板減少　229
偽性Hurlerポリジストロフィ　483
偽単極性ニューロン　280
基底外側核　273
起電力　285
企図振戦　314
希突起膠細胞　282, 284
キナクリン　263
キニジン　265, 267
キネシン　283
キノイド-ジヒドロプテリジン還元酵素遺伝子　478
機能的自立度評価法　627
キノコ中毒　506
キノホルム　509
稀発反復性緊張型頭痛　619
ギムザ染色　44, 60
逆行性軸索輸送　283
ギャップ結合　283
急降下爆撃音　589
吸収不良症候群　517
球症状　596
弓状束　271
求心性視野狭窄　307
急性一側末梢前庭障害　625

急性型神経 Behçet 病　396
急性間欠性ポルフィリン症　114, 484
急性硬膜外血腫　543
急性硬膜下血腫　543
急性骨髄性白血病（AML）　78, 99, 125, 158, 162
急性骨髄性白血病の WHO 分類　165
急性散在性脳脊髄炎　403, 404
急性症候性発作　608
急性小脳失調症　399
急性前骨髄球性白血病　99, 162
急性白血病　158, 169
急性発症型ニューロパチー　553
急性ヒ素中毒　572
急性ポルフィリン症　484
急性未分化型白血病　169
急性リンパ芽球性白血病（ALL）　158, 166
急性リンパ芽球性白血病の WHO 分類　168
急性リンパ性白血病　78, 99
急性 GVHD　98
球脊髄性筋萎縮症　450, 458
嗅皮質　270
球麻痺　459
キュビリン　116
橋　274, 305
境界領域梗塞　348
凝固因子　23, 228
凝固因子活性検査　66
強剛　425
凝固障害　240, 243, 267
凝固制御機構　25
橋静脈　344
胸神経　279
胸髄核　275
胸腺腫　596
胸腺腫関連重症筋無力症　597
橋中心髄鞘崩壊症　502
協調運動障害　299, 314, 621, 629
強直間代発作　609
強直発作　610
胸椎黄色靱帯骨化症　526
橋底部梗塞　306
狭頭症　547
共同偏倚　296, 309
共同偏視　296, 309
巨核球　7, 51
棘徐波複合　326
棘波　326
巨赤芽球性貧血　106, 115, 265, 490
巨大血小板　47
起立試験　328
起立性低血圧　300, 317, 329, 430, 434
ギルテリチニブ　85
筋萎縮性側索硬化症　408, 418, 420, 450, 628
筋炎関連自己抗体　592
筋炎特異的自己抗体　592
筋強剛　314, 438, 629
筋強直　587, 591

筋強直症候群　587
筋強直性ジストロフィー　587
筋緊張　298
筋けいれん　609
菌血症　377
筋原性疾患　575
近見反射　308
筋固縮　314
近時記憶　297
筋ジストロフィー　408, 577
菌状息肉症　181
筋生検　337
筋線維萎縮　593
筋線維タイプ群化　340
金属中毒　494
金属熱　496
禁断症状　500
緊張型頭痛　291, 619
筋電図　324, 579
筋特異的チロシンキナーゼ（MuSK）　595
筋トーヌス　298, 423
筋トーヌス異常　423
筋皮神経　280
筋紡錘　283

く

グアノシン―リン酸（GMP）　483
クエチアピン　414, 417, 431
クオンティフェロン検査　379
くすぶり型骨髄性腫瘍　125
口顔面失行　305
駆虫剤中毒　503
屈筋支帯　571
クプラ結石症　625
くも膜　275
くも膜下出血　360
くも膜細胞　538
グラチラマー酢酸塩　403
クラドリビン　204
グリア細胞　283
グリア細胞質内封入体　444
グリア線維性酸性蛋白質　283
クリオグロブリン血管炎　233
クリオグロブリン血症　207
グリオーシス　469
グリコホリン C　12, 134
グリシン受容体　462
クリーゼ　599
クリッピング　361
クリプトコックス　378, 381
グルココルチコイド　570
グルコース-6-リン酸脱水素酵素　106
グルコース-6-リン酸脱水素酵素異常症　136
グルコーストランスポーター 1　283
グルコースリン酸イソメラーゼ（GPI）異常症　138
グルコセレブロシダーゼ　474
グルコン酸カルシウム　492

グルタチオン還元酵素　15
グルタミン酸脱炭酸酵素　462
グルタメート性ニューロン　424
クレアチニン　576
クレアチンキナーゼ（CK）　576, 591
クロザピン　431
クロット標本　60
クロナゼパム　417, 422, 442, 463, 615
クロニジン　442
クロバザム　440
クロピドグレル　95, 239, 353
グロビン遺伝子　14
グロボトリアオシルスフィンゴシン　475
グロボトリアオシルセラミド　475
クロミプラミン　613
クロム中毒　496
クロラムフェニコール　266
クロルプロマジン　485
群萎縮　340
群集萎縮　451
群発頭痛　620

け

経過表　290
脛骨神経　280
痙縮　318
頚神経　279
頚神経叢　280
頚神経ワナ　280
痙性斜頚　440
痙性対麻痺　443, 449
頚椎後縦靱帯骨化症　526
頚椎症　523
系統変性疾患　408
頚動脈内膜剝離術　363
軽度（神経）認知障害　387, 413
経鼻的持続陽圧呼吸法（NCPAP）　614
頚部リンパ節腫脹　186
鶏歩　572
けいれん　492, 500
外科治療　612
血圧日内変動　329
血液学的完全寛解　161
血液学的奏効　174
血液型判定　68
血液凝固異常　516
血液疾患の診かた　38
血液浄化療法　463, 599
血液塗抹標本　44
結核　394
結核性髄膜炎　375, 377, 378, 379, 381
結核性脊椎炎　529
結核性膿瘍　393
血管炎関連疾患　565
血管炎症候群に伴う神経障害　512
血管炎性ニューロパチー　564, 565
血管塊　359
血管外溶血　132, 145
血管芽腫　469, 528, 541

血管原性脳浮腫　347
血管性紫斑病　232
血管性パーキンソニズム　427
血管説　617
血管線維腫　466
血管内皮細胞　22
血管内皮増殖因子（VEGF）　567
血管内溶血　132
血管免疫芽球性 T 細胞リンパ腫　5, 189
血球貪食症候群　213
血球分化　7
血行力学的梗塞　348
血算　42, 229
血色素濃度　42
血腫吸引術　359
血漿　26
血漿交換　214, 259, 593
血漿浄化療法　569
楔状束核　274, 275
血小板　7, 43
血小板関連 IgG　235
血小板機能異常　236, 240
血小板凝集能検査　64
血小板減少症　229, 233, 266
血小板抗原　68
血小板数　43, 231
血小板像　47
血小板増加症　224, 516
血小板多血漿　229
血小板停滞率（粘着能）検査　64
血小板濃厚液　69
血小板分布幅　44
血小板無力症　228, 238
血小板輸血不応　68
欠神発作　609
血清鉄　32
結節性硬化症　466
結節性多発動脈炎　512
結節性リンパ球優性型 Hodgkin リンパ腫　192
血栓回収用機器　352
血栓傾向　40, 231, 245, 248
血栓性血小板減少性紫斑病（TTP）　107, 143, 229, 255, 266
血栓性微小血管障害症　107
血島　3
血友病　24, 228, 240
ケノデオキシコール酸　449
ケミカルシャペロン療法　473
ゲムツズマブ オゾガマイシン　83, 166
ゲルソリン関連アミロイドーシス　563
幻覚　500
言語中枢　271
ゲンタマイシン　508
見当識　294
原発性吸収不良症候群　517
原発性骨髄線維症　215, 224
原発性側索硬化症　450, 454
原発性側索硬化症診断基準　455
原発性貧血　104

原発性マクログロブリン血症　202, 568, 569
腱反射　299
腱反射亢進　318
顕微鏡的多発血管炎　233, 513, 565
原皮質　270
腱紡錘　283

こ

コアグラーゼ陰性ブドウ球菌　378
抗 3-hydroxy-3-methylglutaryl-CoA reductase（HMGCR）抗体　509, 593
抗β₂GPI 抗体　260
抗 AChR 抗体　595
抗 ARS 抗体陽性筋炎　592
抗 CCR4 抗体　83
抗 CD19，CD3 二重特異性抗体　84
抗 CD20 抗体　80, 236
抗 CD22 抗体　83
抗 CD30 抗体　82
抗 CD33 抗体　83
抗 CD38 抗体　83
抗 CD52 抗体　82
抗 GAD 65 抗体　462
抗 HMGCR 抗体　509, 593
抗 MAG 抗体　568
抗 MAG 抗体陽性ニューロパチー　517
抗 MOG 抗体陽性 MOG 関連疾患　400
抗 MuSK 抗体　595
抗 PD-1 抗体　83
抗 SLAMF7 抗体　83
抗アクアポリン 4 抗体陽性視神経脊髄炎　400
好塩基球　7, 18, 20
好塩基球増加症　155
抗オリゴデンドロサイト糖蛋白質　404
構音障害　297, 298
構音障害・手不器用症候群　349
高音性難聴　539
後角　275
効果減弱　432
膠芽腫　537
後下小脳動脈（PICA）　623
高カルシウム血症　514
高カルシウム血症性クリーゼ　511
抗カルジオリピン抗体　260
交感神経　280, 317
抗癌薬　86
抗凝固薬　91
抗胸腺細胞グロブリン　89, 120, 266
行軍ヘモグロビン尿症　143
高血圧性脳出血　358
高血圧性脳症　346, 365
抗血小板薬　94
膠原病　512
抗好中球細胞質抗体（ANCA）関連血管炎　565
抗コリン薬　428, 508
後根神経節　572
後根動脈　368

後索-内側毛帯系　275, 277
後索路　275
交叉性片麻痺　307, 312
交差適合試験　68
好酸球　7, 17, 20
好酸球性多発血管炎性肉芽腫症　233, 513, 565
好酸球性肉芽腫　211
好酸球増加症　154
高次脳機能障害　296, 303, 629
後出血　229
抗腫瘍効果　95
抗腫瘍性抗生物質　86
咬傷　505
甲状腺眼症　607
甲状腺機能異常　511
甲状腺機能亢進症　606
甲状腺機能亢進症による筋疾患　606
甲状腺機能低下症に伴うミオパチー　606
抗神経抗体　515
口唇ジスキネジア　314
高親和性 IgE レセプター　20
合成血液　69
構成失行　297, 305
構成障害　297
抗精神病薬　507
後脊髄小脳路　275
抗体依存性細胞傷害活性　79
抗体医薬　79
後大脳動脈　278
叩打ミオトニア　589
好中球　6, 16, 19
好中球減少症　155, 266
好中球増加症　154
高張液グリセロール静脈内投与　359
高電位徐波群発　326
後天性凝固因子インヒビター　243
後天性血友病 A　244
後天性線溶亢進状態　245
後頭下穿刺　320
行動障害型前頭側頭型認知症　417
行動心理症状　413
高内皮細静脈　5
抗パーキンソン病薬　428, 508
広範囲投射系　274
抗ヒスタミン薬　430
高フェニルアラニン血症　477
高フェリチン血症　131
後腹側淡蒼球手術　426
項部硬直　295, 360, 378
合胞体栄養細胞様巨細胞　540
抗補体（C5）モノクローナル抗体　599
硬膜　275
硬膜外自家血注入　536
硬膜外腫瘍　527
硬膜静脈洞　278
硬膜動静脈瘻　360, 368, 372
硬膜内髄外腫瘍　528
剛毛　567
絞扼性ニューロパチー　570

高リスク骨髄異形成症候群　128
抗リン脂質抗体　260
抗リン脂質抗体症候群　260
抗リンパ球グロブリン　266
抗レトロウイルス薬多剤併用療法　388
交連線維　271
コエンザイム Q10（CoQ10）　602
小型球状赤血球　133
呼吸筋障害　595, 596
呼吸補助　591
国際抗てんかん連盟　608
国際頭痛分類　615
国際生活機能分類（ICF）　627
国際 10-20 法　325
黒質　272
固縮　438
骨打ち抜き像　199
骨格筋画像検査　577, 579
骨格筋型クロライドチャネル遺伝子
　（CLCN1）　588, 590
骨髄　2
骨髄異形成症候群　50, 100, 104, 124,
　215, 376
骨髄移植　95
骨髄移植後血栓性微小血管症　143
骨髄検査　48
骨髄生検　49
骨髄性プロトポルフィリン症　114
骨髄線維症　224
骨髄穿刺　48
骨髄増殖性疾患　239
骨髄増殖性腫瘍　170, 215
骨髄抑制　95
固定姿勢保持困難　299
古典型 ALS 家系　418
古典経路　28
古典的 Hodgkin リンパ腫　193
コハク酸デヒドロゲナーゼ（SDH）染色
　601
孤発型 Parkinson 病　432
孤発性 Alzheimer 病　411
孤発性 Creutzfeldt-Jakob 病（CJD）
　390
孤発性 SCD　443
コバラミン欠乏症　490
古皮質　270
コブラ　506
コラーゲン　232, 237
コラーゲン受容体異常症　238
コリンエステラーゼ　503
コリンエステラーゼ阻害薬　598, 599
コリン作動性クリーゼ　599
コルチコステロイド　492
コルヒチン　397
コレカルシフェロール　491
コレステロール　473
混合形質型急性白血病　169
混合性嫌気性菌　393
コンゴーレッド染色　340, 595
コンジュガーゼ　35, 117

さ

サーファー脊髄症　370
細管集合体　338
細菌性髄膜炎　375, 377, 378, 379, 381
細菌性脳動脈瘤　361
サイクロセリン　265
サイコシン　475
再生不良性貧血　77, 78, 102, 104, 120,
　263
再生不良性貧血の診断基準　122
臍帯血移植　95
最大耐用量　95
サイトメガロウイルス　184
再発性ニューロパチー　553
細胞遺伝学的奏効　174
細胞減少療法　218
細胞骨格　283
細胞傷害性 T 細胞　6
細胞診　57
細胞接着装置　284
細胞内輸送　283
細網内皮系　209
サキシトキシン　505, 573
錯感覚　291
錯感覚性大腿疼痛症　571
錯語　296
索状体　274
鎖骨下動脈盗血症候群　356
坐骨神経　280
サザンブロット法　57
さじ状爪　110
嗄声　298
左半側空間無視　297
サポシン B　476
サラセミア　14, 104
サラセミア症候群　143, 146
サラゾスルファピリジン　266
サリドマイド　89, 200, 201
サルコイドーシス　397
サルベージ療法　201
三塩基繰り返し配列　588
酸化酵素染色（NADH-TR, SDH）
　585
三環系抗うつ薬　432
三叉神経血管説　617
三叉神経障害　309
三重屈曲運動　296
酸性スフィンゴミエリナーゼ　473
酸性セラミダーゼ　476
酸性マルターゼ欠損症　604
三相波　326
散瞳　307

し

ジアゼパム　434, 439, 442, 463
シアリドーシス　421, 482
シアン化水素中毒　497
四塩化炭素中毒　499

視覚性認知障害　415
視覚誘発電位　327
地固め療法　162
シガテラ魚類中毒　506
志賀毒素産生大腸菌感染溶血性尿毒症
　候群　257
時間的プロファイル　290
磁気刺激検査　327
色素沈着　567
軸索　282
軸索型ニューロパチー　572
軸索障害　553
軸索変性　322, 572
指屈筋反射　299
シクロオキシゲナーゼ　239
シクロスポリン　88, 120, 214, 399,
　598
ジクロフェナクナトリウム　263
シクロホスファミド　86, 182, 204, 214
ジクロロ酢酸　602
刺激性眼振　626
止血機構　22, 236, 266
止血検査　64
止血薬　95
視交叉上核　274
自己免疫性好中球減少症　67
自己免疫性小脳炎　399
自己免疫性自律神経節障害（AAG）
　564
自己免疫性溶血性貧血　107, 133, 138
自己免疫性リンパ増殖症候群　183
視索上核　274
四肢失調　299, 315
脂質症　421
脂質代謝異常による筋疾患　605
四肢麻痺　312
視床　274
視床下核　272
視床下核グルタメート性ニューロン
　424
歯状核赤核淡蒼球ルイ体萎縮症（DRPLA）
　421, 446, 448
視床下部　274
指状嵌入細胞　209
指状嵌入細胞肉腫　212
事象関連電位　327
視床上部　274
視床皮質路　272
視床放線　272
支持療法　129
視神経　307
視神経脊髄炎関連疾患　406
ジスキネジア　314, 429, 508
シスタチオニン合成酵素欠損症　479
シスタチン B 遺伝子　422
ジストニア　314, 423, 440, 478, 485,
　487, 507
ジストロフィン遺伝子　578
ジストロフィン蛋白　578
ジスフェルリノパチー（LGMD2B）
　581

ジスフェルリン遺伝子（*DYSF*） 581
シスプラチン 87
ジスルフィラム 572
姿勢時振戦 299
姿勢反射障害 629
姿勢保持反射 426
姿勢保持反射障害 423
耳石置換療法 624
肢節運動失行 297, 305
肢帯型筋ジストロフィー 580
シタラビン 165, 168, 176, 191, 265
膝蓋腱反射 299
実験的自己免疫性神経炎（EAN） 555
失語 297, 629
失語の分類 304
失行 297, 305, 629
失書 297, 304
失神感 292
失調性呼吸 295
失調性片麻痺 306
失調性歩行 315
失読 297, 304
失認 297, 629
室傍核 274
シトクロームオキシダーゼ（COX）染色 602
ジドブジン 265
シナプス 283
シナプス間隙 285
シナプス後神経 285
シナプス電位 284
シナプトタグミン 285
シナプトブレビン 285
自発的異常感覚 291
しびれ 289, 291
脂肪酸代謝異常症 399
視放線 272
ジメルカプロール 495
灼熱感 571
若年型脳動静脈奇形 374
若年性 Alzheimer 病 410
若年性 Parkinson 病 433
若年性一側上肢筋萎縮症（平山病） 460
若年性ミオクロニーてんかん 610, 612
瀉血療法 218
視野検査 298
視野障害 307
尺骨神経 280
斜偏視 296
習慣流産 246
周期性四肢麻痺 605, 606
周期性同期性放電 326, 391
シュウ酸カルシウム 499
収縮時索維束性収縮 298
重症筋無力症（MG） 595
周皮細胞 347
終夜睡眠ポリソムノグラフィ 614
手回内・回外試験 299
縮瞳 307, 620
手根管症候群（CTS） 570
樹状細胞 20

樹状突起 282
出血傾向 227
出血傾向の診かた 40
出血時間 64
出血性脳血管障害 357
出血性貧血 153
腫瘍崩壊症候群 88
順行性軸索輸送 283
瞬時記憶 297
純粋運動性脳卒中 349
純粋感覚性脳卒中 349
純粋自律神経不全症 415
純粋無動症 435
瞬目反射 324
上位運動ニューロン 318, 449
上位運動ニューロン変性 451
上衣下巨細胞性星細胞腫 467
上衣細胞 284
上衣腫 464
消化管間質腫瘍 463
小角化線維 583
笑気ガス 37, 117
笑気麻酔 265
小球性貧血 151
症候群性頭蓋骨縫合早期癒合症 545
小膠細胞 284
症候性骨髄腫 199
症候性水頭症 362
症候性保因者 578
上小脳脚 274, 305
上小脳動脈（SCA） 278, 623
常染色体優性遺伝 580
常染色体優性遺伝性脊髄小脳失調症 446
常染色体劣性遺伝 580
常染色体劣性遺伝性脊髄小脳変性症 448
焦点意識減損自動症発作 609
焦点意識減損発作 608
焦点意識保持発作 608
焦点発作 608, 612
小頭症 545
情動脱力発作 612
娘動脈瘤 361
小児欠神てんかん 610
小児自己免疫性溶連菌感染関連性精神神経障害 439
小児良性部分てんかん 610
小脳 274
小脳性運動失調 315, 621
小脳性構音障害 315
小脳平衡障害 621
小脳テント 275
小舞踏病 438
静脈奇形 368
静脈血栓塞栓症 246
静脈内免疫グロブリン療法（IVIg） 593
上腕三頭筋反射 299
上腕二頭筋反射 299
触圧覚 275
職業性ジストニア 314, 441

食中毒 505
植物状態 301
書痙 314, 441
触覚 299
ショック状態 520
ショ糖溶血試験 63
除脳硬直 295
徐波 326
除皮質硬直 295
ショール徴候 592
自律神経 280, 316
自律神経機能検査 327
自律神経障害 300, 316
自律神経発作 609
ジルチアゼム塩酸塩 359
シロスタゾール 353
シロリムス 467
真菌性髄膜炎 375, 377, 378, 379, 381
神経炎 553
神経介在性失神 292
神経芽細胞 306
神経筋疾患 575
神経筋接合部疾患 595
神経系の画像診断法 333
神経原性起立性低血圧 434
神経原性疾患 575
神経原線維変化 410
神経膠腫 537
神経根症 523
神経細線維 283
神経細胞 280
神経細胞体 280
神経サルコイドーシス 398
神経疾患の診察の進め方 293
神経疾患の病歴のとり方 288
神経疾患マトリックス 408
神経終末 283
神経鞘腫 464, 539
神経性心・肺障害 362
神経生理検査 577
神経節 286
神経説 618
神経セロイド・リポフスチン症 421
神経線維腫 463
神経線維腫症 1 型 463
神経線維腫症 2 型 464, 538
神経調節性失神 292
神経伝達物質 285
神経伝導検査（NCS） 322, 570
神経皮膚症候群 463
神経変性疾患 408
神経放射線学的検査 332
神経 Behçet 病 396
心原性塞栓 369
心原性脳塞栓 348, 349
進行性外眼筋麻痺 602
進行性核上性麻痺 427, 434
進行性多巣性白質脳症 389
進行性淡蒼球変性症 437
進行性ミオクローヌスてんかん 409, 420, 421

腎細胞癌 470
滲出性扁桃腺炎 184
新生児メレナ 493
真性赤血球増加症（真性多血症） 215, 216
腎性貧血 77, 152
真性めまい 292
振戦 314, 425, 442
振戦せん妄 501
新鮮凍結血漿 69
心臓内血栓 348
シンタキシン 285
伸展活性化チャネル 285
心電図 329
浸透圧性髄鞘崩壊症 502
振動覚 299
シンナー 499
腎嚢胞 360, 470
深腓骨神経 280
新皮質 270
深部感覚 275
深部感覚障害 568
深部静脈血栓症 246
深部反射 299

す

随意運動障害 423
髄液圧 320
髄液検査 379
髄液中アデノシンデアミナーゼ値 379
髄外造血 8
髄芽腫 537, 540
水銀中毒 495
遂行機能障害 297, 305
髄鞘 282, 284
膵神経内分泌腫瘍 471
錐体外路 313
錐体外路系疾患 423
錐体外路症候 318, 629
錐体交叉 318
錐体路 272, 275, 449
錐体路症候 317
垂直性眼球運動障害 427, 435
水頭症 362, 548
水痘・帯状疱疹ウイルス 383
髄内腫瘍 528
髄内動静脈奇形 368
髄内 glomus 動静脈奇形 373
膵嚢胞 471
随伴症状 290
水平回旋混合性眼振 622, 625
髄膜 275
髄膜炎 375, 378, 395
髄膜癌腫症 514, 542
髄膜刺激徴候 295, 370
髄膜腫 464, 538
髄膜皮細胞 538
睡眠覚醒機能異常 612
睡眠時随伴症 614
睡眠時脳波 326

睡眠時無呼吸症候群 520, 613
睡眠障害 612
睡眠障害国際分類（ICSD） 613
睡眠ポリソムノグラフィ 613
頭蓋咽頭腫 539
頭蓋骨縫合早期癒合症 547
頭蓋頂鋭波 326
頭蓋底陥入症 549
頭蓋内出血 543
スギヒラタケ脳症 507
すくみ足 431
スクレイピー 390
スタチン 509
頭痛 291, 615
ステロイド 88, 182, 186, 200, 236, 266, 381, 385, 397
ステロイドパルス療法 214, 593
ステロイドミオパチー 606
ストレージプール病 239
ストレス多血症 220
ストレプトマイシン 508
スニチニブ 471
スパイン 283
スフィンゴ脂質 472
スフィンゴミエリン 473
スフィンゴリピドーシス 472
スプライシング異常 588
スペクトリン 12, 134
スマトリプタン 619, 620

せ

生活歴 291
制御性 T 細胞 6
星細胞腫 528
青酸ガス 497
静止時振戦 314, 423
星状膠細胞 283
正常脳循環 344
正常脳波 326
生殖細胞腫 540
生殖細胞突然変異 602
精神緩慢 426
精神発作 609
成人ポリグルコサン小体病 422
成人 T 細胞白血病/リンパ腫 179, 187, 188, 386
正中神経 280
正中神経運動神経伝導速度（MCV） 560
青斑核 618
青斑核ノルアドレナリンニューーロン 424
瀬川病 478
赤芽球 50
赤芽球性プロトポルフィリン症 114
赤芽球性ポルフィリン症 484
赤芽球癆 104, 123, 152, 263
赤色ぼろ線維（RRF） 338, 409, 595, 602
赤色ぼろ線維を伴うミトコンドリア脳筋

症 421
脊髄 275
脊髄炎 375
脊髄円錐動脈 368
脊髄横断症候群 316
脊髄海綿状血管腫 372
脊髄虚血 368
脊髄空洞症 316, 529
脊髄くも膜下出血 370
脊髄係留症候群 552
脊髄血管奇形 372
脊髄血管障害 368
脊髄梗塞 368
脊髄硬膜外出血 371
脊髄硬膜外膿瘍 393
脊髄硬膜下出血 371
脊髄視床路 275, 277
脊髄自動反射 295, 299
脊髄腫瘍 527
脊髄症 523
脊髄小脳失調症 446
脊髄小脳変性症 408, 443
脊髄ショック 369
脊髄神経 279
脊髄髄内出血 371
脊髄髄膜瘤 551
脊髄性筋萎縮症 450, 457
脊髄前角細胞 449
脊髄辺縁（表面）動静脈瘻 374
脊柱管内出血 370
脊柱靭帯骨化症 525
赤脾髄 4
舌咽神経 317
節外性 NK/T 細胞リンパ腫 188
節外性 NK/T 細胞リンパ腫・鼻型 187, 191
節外性辺縁帯リンパ腫 189
節外性リンパ腫 541
舌下神経障害 310
赤筋 339
赤血球 5, 11, 42, 62
赤血球抗原 67
赤血球酵素異常症 136
赤血球浸透圧脆弱性 134
赤血球浸透圧抵抗試験 63
赤血球数 42, 104, 221
赤血球像 46
赤血球増加症 145
赤血球増加症の診かた 39
赤血球造血刺激因子製剤 77, 152
赤血球濃厚液 68
赤血球破砕症候群 107, 142
赤血球膜骨格 12
接合菌 378
摂食嚥下障害 629
セフェム系抗菌薬 266
セラミド 476
セルロプラスミン 485
セルロプラスミン遺伝子 487
セレギリン 428, 430, 431, 432
セレノプロテイン N 遺伝子（SEPN1）

586
セレブロン　90
セロトニン 5-HT$_{1B/1D}$ 受容体　617
セロトニン（5-HT$_3$）受容体拮抗薬　88
線維筋形成不全　362
線維筋性形成異常症　349
線維自発電位　324
線維性閉塞性細気管支炎　498
線維束性収縮　298
線維束攣縮電位　324
潜因性脳卒中　355
前角　275
前下小脳動脈（AICA）　623
閃輝暗点　616
漸減現象　597, 600
仙骨神経　279
仙骨神経叢　280
前根動脈　368
前失神　292
洗浄血小板　69
洗浄赤血球　69
線条体　272, 312
線条体 GABA/enk ニューロン　424
線条体黒質変性症　433, 444
染色体検査　54
全身けいれん発作　609
全身性エリテマトーデス　407
全身放射線照射　97
前脊髄動脈症候群　369
全前脳胞症　545
漸増現象　597, 600
前大脳動脈　343
選択的セロトニン再取込み阻害薬　432
先端巨大症　607
前兆のある片頭痛　616
前兆のない片頭痛　616
前庭眼反射　296
前庭神経炎　625
前庭神経鞘腫　464
先天性角化異常症　120
先天性（家族性）血小板増加症　224
先天性筋強直症　590
先天性筋強直性ジストロフィー　590
先天性筋ジストロフィー　575, 580
先天性筋線維タイプ不均等症　587
先天性骨髄性ポルフィリン症　114
先天性脂質代謝異常　472
先天性髄鞘形成不全（CHN）　560
先天性水頭症　548
先天性ミオパチー　575, 583, 585
先天性無痛無汗症　562
先天性溶血性貧血　63, 133
尖頭合指症　545
前頭前野　270
前頭側頭葉変性症　418
前頭部禿頭　589
前頭連合野　270
セントラルコア　338
セントラルコア病　585
全トランス型レチノイン酸　79, 162
全般性多棘波　609

全般発作　609, 612
浅腓骨神経　280
前脈絡叢動脈　343
洗面現象　290, 315
せん妄　301
線溶　26, 228
線溶障害　244

そ

臓器移植法案　302
早期多系統萎縮症　427
臓器肥大　567
双極性ニューロン　280
総頸動脈　343
造血　7
造血因子/サイトカイン療法　77
造血幹細胞　2, 5
造血幹細胞移植　95, 166
造血器悪性腫瘍　227, 229
造血器腫瘍の診断　52
造血細胞比率　2
相対的赤血球増加症　220
総鉄結合能　32
総腓骨神経麻痺　572
足根管症候群　571
側頭連合野　271
続発性吸収不良症候群　517
続発性貧血　104
組織因子　22
組織（型）プラスミノゲンアクチベーター　22, 231, 251, 352
組織球壊死性リンパ節炎　185
組織球肉腫　210
ゾニサミド　422, 428, 430, 431
ゾルミトリプタン　619, 621

た

大顆粒リンパ球　19
大顆粒リンパ球性白血病　123
体幹失調　315, 621
大後頭神経痛　555
対光反射　307
第三脳室　275
胎児性アルコール症候群　500
代謝拮抗薬　86
代謝性ニューロパチー　557, 558
代謝性ミオパチー　601
帯状疱疹　383
体性運動　270
体性感覚　270
体性感覚誘発電位　315, 326
体性-内臓反射　284
大腿神経　280
大大脳静脈　278
大腸菌　378, 393
大動脈炎症候群　357
第二経路　28, 258
ダイニン　283
大脳基底核　272, 312

大脳基底核障害　314
大脳脚　274
大脳新皮質　270
大脳髄質　271
大脳巣症状　303
大脳動脈輪　278
大脳半球　270
大脳皮質　270
大脳皮質基底核変性症　435
大脳皮質領野　303
大脳皮質連合野　270
大脳辺縁系　272
体部位局在性　270
第四脳室　275
第 V 因子　228, 231
第 VIII 因子　228, 240, 242
第 VIII 因子機能代替製剤　95
第 VIII 因子製剤　95
第 IX 因子　228, 240
第 IX 因子製剤　95
タウ蛋白　410, 413
タウ蛋白遺伝子　418
多核巨核球　51
高月病　207
タキソイド系抗癌薬　574
多棘徐波複合　326, 609
多極性ニューロン　280
タクロリムス　88, 598
多クローン性高ガンマグロブリン血症　207
多系統萎縮症　433, 443, 614
ダサチニブ　84, 169, 176
多重睡眠潜時試験（MSLT）　613
多小脳回　580
多巣性運動ニューロパチー　450, 558
立ちくらみ　291
脱核　11
脱髄　322, 553
脱髄型　573
脱水型遺伝性有口赤血球症　132, 135
脱髄疾患　401
脱髄性ニューロパチー　553
タップテスト　533
脱分極　285
脱分極電位　284
脱力発作　610
多発筋炎　575, 593
多発血管炎性肉芽腫症　513, 233
多発性異骨症　481
多発性硬化症（MS）　401, 624
多発性骨髄腫　102, 197
多発性単ニューロパチー　316, 554
多発性脳動脈瘤　361
多発性ラクナ梗塞　394
多発単神経障害　573
多発ニューロパチー　316, 488, 490, 502, 554, 567
ダビガトラン　93, 353
多様性ポルフィリン症　484
ダラツムマブ　83, 201
タリウム　574

タリウム中毒　504
タリペキソール　428, 429
垂井病　605
タルチレリン　443, 446
ダルベポエチンアルファ　77
垂れ足　494, 572
垂れ手　494, 571, 573
単一筋線維筋電図　325
単球　6, 18, 20
単球増加症　155
単純ヘルペスウイルス　378, 383
単純ヘルペス脳炎　383, 384, 385
単神経麻痺　570
単線維筋電図（SFEMG）　597
淡蒼球　272
淡蒼球黒質ルイ体萎縮症　435
断続性眼球運動　436
ダントリウム　454
ダントロレン　431, 442, 508
単ニューロパチー　316, 554
蛋白細胞解離　320
単麻痺　312

ち

チアノーゼを呈する異常ヘモグロビン症
　　145
チアプリド塩酸塩　438
チアミン　479, 500
チアミン欠乏症　488
チアミン反応性巨赤芽球性貧血　112
チエノピリジン系薬剤　94, 239, 353
チクロピジン　95, 239, 266, 353
地中海性貧血　146
チック　441
遅発性ウイルス感染症　388
遅発性ジストニア　440
遅発性脳血管攣縮　361
着衣失行　305
注意障害　297
中間灰白質　275
注視眼振　315
注視方向性眼振　315
中小脳脚　274, 275, 305
中心暗点　307
中心核ミオパチー　586
中心溝動脈梗塞　369
中心性虎斑融解　502
中心動脈周囲リンパ鞘　3
中枢神経　270, 283
中枢神経系　282
中枢神経系原発悪性リンパ腫　541
中枢神経系脱髄疾患　401
中枢神経系の感染症性疾患　375
中枢性過換気　295
中枢性睡眠時無呼吸（CSA）　613
中枢性麻痺　628
中枢性めまい　292, 621, 623
中大脳動脈　278
中毒起因物質　573
中毒性ニューロパチー　556, 572

中脳　274, 305
中脳水道周囲灰白質　618
肘部管症候群（CuTS）　570
長時間持続ビデオ脳波同時記録（モニター）
　　検査　612
聴神経腫瘍　464
調節反射　308
聴放線　272
直接経口抗凝固薬　93
直接血液灌流療法　504
治療関連骨髄異形成症候群　125
チロシン　478, 480
チロシンキナーゼ　80
チロシンキナーゼ型神経成長因子受容体
　　遺伝子（TRKA）　562
チロシンキナーゼ阻害薬　169, 174
鎮痛・催眠薬　508

つ

椎間板ヘルニア　525
椎骨動脈　275
椎骨動脈系　343
椎板　550
対麻痺　312
痛覚　299
痛覚感受部位　616
継ぎ足歩行　299
ツツガムシ病　395
ツツガムシ病髄膜炎　395

て

低悪性度 B 細胞性リンパ腫　58
定位脳手術　426
低栄養　490
低顆粒　50
低カルシウム血症　491
抵抗症　298
低酸素脳症　521
低トランスフェリン血症　112
低ナトリウム血症　514
低分葉微小巨核球　125
低マグネシウム血症　517
低リスク骨髄異形成症候群　128
低リン血症　491
手回内・回外試験　299
デキサメタゾン　206
デクスラゾキサン　88
手口感覚症候群　316
デスモプレシン　241
テタニー　492
鉄　104
鉄芽球性貧血　14, 104, 111, 265
鉄過剰症　90
鉄キレート剤　90
鉄キレート療法　129
鉄欠乏性貧血　109
鉄染色　48
鉄代謝　30
鉄調節蛋白　33

鉄反応エレメント　33
テトラサイクリン　206
テトラヒドロビオプテリン　478
テトロドトキシン　505, 573
手の鏡像運動　551
デフェラシロクス　90, 129, 487
デフェロキサミン　90, 487
テモゾロミド　538
デルマトーム　280
電位依存性カルシウムチャネル（VGCC）
　　599
転移性脳腫瘍　542
てんかん　466, 467, 608
てんかん症候群分類　610
てんかん性放電　610
てんかん発作　608
てんかん薬　430
テングタケ中毒　507
電撃性紫斑病　246
テンシロン試験　596
伝染性単核球症　183
伝導遅延　573
点頭てんかん　610

と

動眼神経　274, 317
動眼神経麻痺　361
頭頸部動脈解離　362
盗血現象　360
銅欠乏症　517
糖原病　604
瞳孔障害　307
橈骨神経　280
橈骨神経麻痺　571
投射線維　272
同種抗体　241
同種造血幹細胞移植　171, 175, 226
動静脈奇形　368, 372
同心円硬化症　405
透析腎不全　77
透析不均衡症候群　521
銅代謝異常　485
糖蛋白代謝異常症　482
頭頂連合野　270
糖尿病性ニューロパチー　558
登攀性起立　299, 578
頭部外傷　543
動脈血栓症　246
同名 1/4 盲　307
同名半盲　307
洞様毛細血管　2
トキソプラズマ原虫　395
トキソプラズマ・ゴンディイ　393
トキソプラズマ症　395
ときほぐし線維　342
鍍銀染色　61
ドクササコ中毒　507
特殊感覚　270
特発性炎症性筋疾患　591
特発性血小板減少性紫斑病　78, 138,

227, 234
特発性三叉神経痛　555
特発性小脳失調症　446
特発性頭蓋内圧亢進症　534
特発性正常圧水頭症　531
トコフェロール欠乏症　492
閉じ込め症候群　302
徒手筋力検査　592
トシリズマブ　151, 182
突進現象　299, 314
突発性難聴　626
ドネペジル　367, 414, 417
ドパミン　478
ドパミンアゴニスト　429, 508
ドパミン産生ニューロン　272
ドパミン代謝増強薬　430
ドパミンニューロン　314
トポイソメラーゼ阻害薬　87
土曜の夜麻痺　571
ドライアイスセンセーション　506
ドライバー遺伝子変異　221
トラネキサム酸　26, 95, 244, 254
トランスコバラミン　36, 115
トランスサイトーシス　482
トランスサイレチン関連アミロイドーシ
　ス　563
トランスフェリン　31, 151, 487
トリアゾラム　508
トリクロロエチレン中毒　498
トリプタン系薬剤　616, 617
トリプトファン　479
トリプトファン反応　321
トリヘキシフェニジル　428, 441, 442,
　454
トリメタジオン　263
トルイジンブルー染色　341
トルエン中毒　499
トレチノイン　79
ドロキシドパ　428, 429, 435
トロンビン　22, 24, 29, 231
トロンビン-アンチトロンビン複合体
　66
トロンビン活性化線溶阻害因子　26
トロンビンバースト　22
トロンボポエチン　3, 7, 78, 215, 236
トロンボモジュリン　22, 25, 29, 94,
　231, 249, 258
貪食　19
ドンペリドン　430

な

ナイアシン　490, 502
ナイアシン欠乏症　490
内因子　36
内頸動脈　278, 343
内頸動脈系　343
内視鏡的血腫吸引術　359
内耳神経障害　310
内耳リンパ嚢腫　470
内臓運動　270

内臓感覚　270
内臓機能の恒常性　284
内臓-体性反射　284
内臓-内臓反射　284
内側縦束症候群　309
内側側頭葉てんかん　610
内側毛帯　275
ナイダス　359, 373
内分泌障害　567
内分泌性ミオパチー　606
内包　272
ナタリズマブ　389, 403
ナファモスタットメシル酸塩　254
鉛　574
鉛疝痛　494
鉛中毒　494
波打ち現象　581
ナラトリプタン　619
ナルコレプシー　612
難治性てんかん　612
難聴　626
軟膜　275

に

ニカルジピン塩酸塩　359
ニコチン　503
ニコチンアミドアデニンジヌクレオチド
　490
ニコチン酸　479, 502
ニコチン酸欠乏症　490
ニコチン受容体　280
二酸化硫黄中毒　498
二酸化窒素中毒　498
二次止血　22, 227
二次性血小板増加症　224
二次性骨髄線維症　226
二次性頭痛　615
二次性赤血球増加症　218
二次性貧血　104, 150
ニチシノン　480
日常生活活動　627
日常生活動作の障害　290
ニッチ　2, 7, 9
二分脊椎　551
ニボルマブ　83
日本脳炎　383, 385
乳酸脱水素酵素　61, 131
乳児血管腫　467
乳児スパズム　610
入眠時幻覚　612
入眠時 REM 睡眠　612
ニューキノロン系抗菌薬　88
ニューロノパチー　573
ニューロパチー　553
ニューロフィブロミン　463
ニューロン　306
ニューロンの模式図　282
尿素サイクル異常症　399
尿毒症　239
尿毒症性脳症　521

二硫化炭素中毒　499
ニロチニブ　84, 176
人形の眼試験　296
認知症　522
認知症の評価　298
認知症を伴う Parkinson 病　415

ぬ

ヌシネルセン　458

ね

ネオプテリン　386
ネブリン　584
ネマリン小体　338, 585
ネマリンミオパチー　583, 585
粘膜関連リンパ組織リンパ腫　58

の

脳アミロイドアンギオパチー　367
脳エキノコックス症　396
脳炎　375
脳炎後パーキンソニズム　427
脳炎・脊髄炎　383
脳幹　274
脳幹型 Lewy 小体　415
脳幹死　302
脳幹障害　305
脳幹聴性誘発電位　327
脳幹網様体　274
脳虚血後の経時的病態変化　347
脳血管障害　344, 348, 623
脳血管性認知症　366
脳血管抵抗　345
脳血管攣縮　361
脳血栓症　348
脳血流　345
脳血流自動調節能　345
脳梗塞　300, 348
脳梗塞3臨床病型の比較　350
脳梗塞様症状　603
脳挫傷　543
脳死　302
脳室　275
脳室炎　319
脳室上衣腫　528
脳室・心房短絡術　534
脳室ドレナージ　359
脳室・腹腔短絡術　534
脳死判定基準　302
脳出血　358
脳出血の主な原因　358
脳腫瘍　537
脳循環自動調節能　365
脳静脈　343
脳静脈洞感染症　394
脳静脈洞血栓症　364
脳神経　279
脳神経核　305

脳神経障害　307
脳震盪　543
脳深部刺激療法　621
脳性ナトリウム利尿ペプチド（BNP）
　576
脳性麻痺　442
脳脊髄液　275
脳脊髄液異常症　531
脳脊髄液検査　319
脳脊髄液減少症　535
濃染顆粒異常症　239
脳塞栓症　348
脳卒中　348
嚢虫症　394
脳底動脈　278, 343
脳動静脈奇形　359
脳内出血　544
脳内静脈　343
脳軟化　348
脳膿瘍　392
脳の構造　271
脳の軟膜血管腫　467
脳波　325, 610
脳ヘルニア　295, 377
脳保護薬　352
農薬中毒　503
脳梁離断術　612
脳 MRI　332
ノルアドレナリン　280, 328

は

把握ミオトニア　589
敗血症　249
敗血症性塞栓　361
胚細胞腫　540
肺小細胞癌（SCLC）　599
バイパス止血製剤　95
廃用症候群　627
パーキンソニズム　314, 414, 507
パーキンソニズムをきたす疾患　427
白衣高血圧　329
白質　275
白赤芽球症　104, 225
薄束核　274, 275
バクテロイデス属　393
白脾髄　3
歯車様筋強剛　298, 314, 425
バクロフェン　441, 454, 463
播種性血管内凝固症候群　25, 143, 248
破傷風毒素　285
長谷川式簡易知能評価尺度改訂版　413
発汗試験　330
発汗障害　300, 317
白筋　339
白金製剤　87
白血球　6, 16, 43, 50
白血球機能異常症　156
白血球減少症　155
白血球減少症の診かた　39
白血球抗原　67

白血球数　43
白血球像　45
白血球増加症　154
白血球増加症の診かた　39
白血球粘着異常症　158
白血病　104
白血病幹細胞　160
発熱性好中球減少症　78, 88
鼻指鼻試験　299
ハネムーン麻痺　571
パノビノスタット　86, 201
羽ばたき振戦　299
パパベリン塩酸塩　361
ハプテン機序　266
ハプトグロビン　61
ハプトコリン　36, 115
パラコート中毒　504
パラソムニア　614
パラトニー　298
針筋電図　311, 324, 452, 589
バリコシティ　287
バリズム　314, 423
パリトキシン　506
バリン　479
バルビツール系　508
バルプロ酸　267, 422, 439, 440, 463,
　602, 610, 612
ハロペリドール　438, 439, 442
反響言語　441
反射弓　284
半側空間無視　297, 304
バンド 3　12, 13, 134
反応性血小板増加症　224
晩発性皮膚ポルフィリン症　113

ひ

脾 B 細胞リンパ腫・白血病　58
非 Hodgkin リンパ腫　187, 188
被殻　272
ビガバトリン　467, 610
光過敏　617
脾機能亢進症　209
非胸腺腫重症筋無力症　597
尾骨神経　279
微細線維　413
膝落下試験　296
皮質延髄路　272, 276
皮質核路　272
皮質型 Lewy 小体　415
皮質性小脳萎縮症　446
皮質脊髄路　272, 275, 276
皮質内側核　273
脾腫　107, 209, 227
尾状核　272
微小管　283
微小管阻害薬　86
微小巨核球　51
微小血管性溶血性貧血　107
微小残存病変　56
非侵襲的陽圧呼吸補助　589

非ステロイド性抗炎症薬　186, 239,
　263
ヒストン脱アセチル化酵素（HDAC）阻
　害薬　85, 201
ビスホスホネート系薬剤　477, 492
ヒ素　574
脾臓　3
ヒ素中毒　494
非対称性ニューロパチー　573
ビタミン欠乏症　518
ビタミン欠乏性ニューロパチー　556
ビタミン A　491
ビタミン A 欠乏症/過剰症（中毒）　491
ビタミン B_1　488
ビタミン B_1 欠乏症　488, 559
ビタミン B_3　502
ビタミン B_6　35, 480, 489
ビタミン B_6 欠乏症　489
ビタミン B_{12}　35, 36, 106, 116, 119,
　490
ビタミン B_{12} 欠乏症　490
ビタミン D　491
ビタミン D 欠乏症/過剰症（中毒）　491
ビタミン E　492
ビタミン E 欠乏症　492
ビタミン E 単独欠乏性失調症　449
ビタミン K　23, 93, 228, 267
ビタミン K 欠乏症　243, 492
ビタミン K_1　492
ビタミン K_2　492
左半側空間無視　297
ビダラビン　385
非定型溶血性尿毒症症候群　29
ビデオ内視鏡検査（VE）　629
脾摘　236
非典型溶血性尿毒症症候群　258
ヒト化抗体　79
ヒト絨毛性ゴナドトロピン　540
ヒト白血球抗原　96
ヒトパルボウイルス B19　123
ヒトヘルペスウイルス 4 型　183
ヒトヘルペスウイルス 6 型　383
ヒトヘルペスウイルス 6 型脳炎　384,
　385
ヒトヘルペスウイルス 8 型　182
ヒドロキシインドール酢酸　321
ヒドロキシウレア　175, 218, 222
ヒト T 細胞白血病ウイルス 1 型　188
ヒト T リンパ球向性ウイルス 1 型　386
ビーバー徴候　582
皮膚型ポルフィリン症　484
皮膚筋炎　575, 592, 593
腓腹神経生検　566
ヒプスアリスミア　326
皮膚分節　280
ビペリデン　428
ヒペルパチー　316
脾辺縁帯リンパ腫　58
非弁膜症性心房細動　349
ヒポキサンチン-グアニンホスホリボシ
　ルトランスフェラーゼ（HPRT）　483

肥満細胞　7
びまん性 Lewy 小体型認知症　614
びまん性軸索損傷　543
びまん性星細胞腫　537
びまん性大細胞型 B 細胞性リンパ腫　58, 101, 188, 189, 190
非溶血輸血副作用　67
表在反射　299, 318
病態失認　305
病的反射　299
表面筋電図　325
病歴　288
日和見感染症　395, 514
ピラジナミド　265, 381
ピラセタム　422
平山病　460
ピリドキシン　489
ピリドキシン欠乏症　489
ピリミジン 5′-ヌクレオチダーゼ（P5N-I）異常症　138
ビリルビン　61
ピルビン酸キナーゼ異常症　137
ピルビン酸キナーゼ欠損症　106
ピロヘプチン　428
ビンカアルカロイド　86, 574
ビンクリスチン　214
貧血　104
貧血の診かた　38
頻発反復性緊張型頭痛　619, 620

ふ

ファゴソーム　20
ファスジル塩酸塩　361
不安定ヘモグロビン症　145
フィコリン　28
フィタン酸　449
フィトナジオン　493
フィブリノイド変性　358
フィブリノゲン　24, 65, 231, 237
フィブリン　24
フィブリン酸誘導体　509
フィブリン・フィブリノゲン分解産物　66, 229
フィブリンモノマー複合体　66
フィラデルフィア染色体　166
フィロキノン　492
フィンゴリモド塩酸塩　403
封入体筋炎　576, 594
フェナセチン　263
フェニトイン　440
フェニルアラニン　480
フェニルアラニン水酸化酵素　478
フェニルケトン尿症　478
フェリチン　31, 151
フェロキシダーゼ　487
フェロポルチン　34, 150, 487
フェニトイン　263
不可逆的昏睡　302
不可逆的脳虚血障害　346
不確定樹状細胞腫瘍　213

副交感神経　280, 317
複合筋活動電位（CMAP）　597
副甲状腺機能亢進症　511, 607
副甲状腺機能低下症　511, 607
副甲状腺ホルモン関連蛋白　179
複合反復放電　324
複視　308
副腎脊髄ニューロパチー　477
副腎白質ジストロフィー　477
副腎皮質ステロイド　566, 598, 600
副腎皮質ステロイドパルス療法　403, 405, 407
副腎不全　607
輻輳反射　308
フグ中毒　505
フクチン遺伝子　580
フグ毒　573
腹壁反射　299
福山型筋ジストロフィー　575
福山型先天性筋ジストロフィー（FCMD）　580
フコシドーシス　483
不随意運動　298, 314, 423, 424
ブスルファン　175, 218
縁取り空胞　338
フッ化水素中毒　498
フッ化ナトリウム　18
プテリン-4α-カルビノルアミン脱水酵素遺伝子　478
舞踏運動　314, 423, 438, 483
浮動性めまい　292
舞踏病疾患群　438
不飽和鉄結合能　32
フマリルアセト酢酸　480
フマル酸　480
フマル酸ジメチル　403
プラスグレル　95, 239
プラスミノゲン　26, 251, 258
プラスミノゲンアクチベーターインヒビター　249
プラスミノゲンアクチベーターインヒビター 1　26, 228
プラスミノゲンアクチベーターインヒビター 1 欠乏症　244
プラスミノゲンアクチベーター過剰症　244
プラスミン　26
プラスミン・α2 プラスミンインヒビター複合体　67
プラスミンインヒビター欠乏症/異常症　244
プラゾシン　434
フラタキシン　409
プラチナ製剤　574
ブラッドパッチ　536
フラボキサート　434
プラミペキソール　428, 429, 432
プリオン蛋白　390, 410
プリオン病　388, 390, 410
フリッパーゼ反応　15
ブリナツモマブ　84

プリミドン　442
フリーラジカル　346
プリン代謝異常　483
フルオロウラシル　508
フルコナゾール　381
フルシトシン　381
フルダラビン　204
ブルトン型チロシンキナーゼ（BTK）阻害薬　85
フルボキサミン　454
ブレオマイシン　86
プレセニリン　409
プレドニゾロン　168, 385, 403, 599
ブレブ　361
ブレンツキシマブベドチン　82, 195
フローサイトメトリー法　51, 63
プロスタサイクリン　22, 231
プロテアソーム阻害薬　85, 200
プロテイン C　25, 66, 231, 245
プロテイン S　25, 66, 231, 245
プロトロンビン異常　245
プロトロンビン時間　25, 65, 229
プロトロンビンフラグメント 1＋2　66
プロフェナミン　428
ブロモクリプチン　428, 429, 431, 508
分子遺伝学的完全寛解　162
分子遺伝学的奏効　174
分枝鎖アミノ酸　479
分子生物学的完全寛解　56
分子標的治療　79
分子マーカー　66
分水嶺梗塞　348
分水嶺領域　343
分染法　54
分葉線維　581

へ

平均血小板容積　44
平均赤血球ヘモグロビン（Hb）濃度　42, 132
平均赤血球ヘモグロビン量　42
平均赤血球容積　42, 132
閉鎖神経　280
閉塞性睡眠時無呼吸（OSA）　613
ベサコリン®　434
ペースメーカ　589
ベタイン　480
ベタネコール塩化物　434
ペニシリン　265, 266, 439
ヘパラン硫酸　22
ヘパリン　25, 91, 231, 248, 253, 267, 431
ヘパリン起因性血小板減少症　261
ヘパリン療法　364
蛇毒　506
ヘプシジン　34, 150
ヘマトクリット　42, 104, 216
ヘミバリスム　314
ヘミン　485
ヘム　13

ヘム合成系経路　484
ヘム合成障害　109
ペムブロリズマブ　83
ヘモグロビン　11, 13, 31, 61, 104, 131, 216
ヘモグロビン異常症　143
ヘモグロビン濃度　42
ヘモクロマトーシス　32
ヘモジデリン　32
ペラグラ　490, 502
ペラグルセラーゼアルファ　474
ヘラクレス様体形　591
ヘリオトロープ疹　592
ペリサイト　347
ベリリウム中毒　496
ペルオキシソーム　477
ペルオキシダーゼ染色　47
ペルゴリド　428, 429
ヘルパーT細胞　6
ペルフェナジン　438
ベロ毒素　257
変異麻疹ウイルス　388
辺縁部動静脈瘻　368
辺縁葉　272
片頭痛　291, 616
ベンセラジド　429
片側顔面痙縮　555
ベンゾジアゼピン　463, 508
ベンダムスチン　191
扁桃腺切除　614
扁桃体　273
片麻痺　298, 312
片麻痺性片頭痛　617

ほ

補因子　24
方向交代性眼振　622
方向交代性背地性眼振　623
方向固定性水平性眼振　622, 625, 626
膀胱直腸障害　300, 317
放散痛　616
傍腫瘍性小脳変性症　399
傍腫瘍性神経症候群　400, 515, 564
傍腫瘍性ニューロパチー　557, 564
泡状大食細胞　341
紡錘波　326
傍正中橋網様体　308
縫線核　618
縫線核セロトニンニューロン　424
包虫症　396
乏突起膠腫　537
傍皮質　5
ホスカルネット　385
ホスゲン中毒　497
ボスチニブ　84, 176
ホスファチジルセリン　14
ホスホフルクトキナーゼ欠損症　605
ホスホリボシルピロリン酸（PRPP）483
ホスホリラーゼ欠損症　605

補正血小板増加数　69
補体　27
補体依存性細胞傷害活性　79
発作性運動誘発性舞踏アテトーゼ　440
発作性寒冷ヘモグロビン尿症　107, 140
発作性夜間ヘモグロビン尿症　30, 53, 106, 132, 141
ポップコーン細胞　192
ボツリヌス菌中毒　505
ボツリヌス毒素　285, 440, 463
ポートワイン血管腫　373
ポートワイン母斑　467
ポナチニブ　84, 176
ポマリドミド　90, 201
ホモゲンチジン酸　480
ホモシスチン尿症　479
ホモシステイン　479
ホモバニリン酸　321
ポリエチレングリコール　95
ポリオ　628
ポリオ後症候群　450
ポリグルコサン小体　422
ポリグルタミン病　458
ボリコナゾール　381
ポリデンドロサイト　284
ホリナートカルシウム　86
ボリノスタット　86
ポリフェノール　411
ボルテゾミブ　85, 201, 206
ポルフィリン症　14, 113, 484
ポルフィリン症によるニューロパチー　558
ポルホビリノーゲン　485
本態性血小板血症　215, 221
本態性振戦　427, 442
ボンド　498

ま

マイトマイシンC　266
マウス-ヒトキメラ抗体　79
膜侵襲（型）複合体　27, 258
膜電位変化　284
マクロ筋電図　325
マクログロブリン血症　202
マクロファージ　6, 20
マクロファージコロニー刺激因子　7
マザチコール　428
マスト細胞　7
末梢血液像　44
末梢血幹細胞移植　78, 95
末梢神経　279, 282, 283
末梢神経疾患　553
末梢神経障害　553
末梢神経生検　340, 566
末梢性T細胞リンパ腫　191
末梢性T細胞リンパ腫・非特定型　189
末梢性麻痺　628
末梢性めまい　621, 624
マトリックスメタロプロテアーゼ関連因子　347

麻痺性貝毒　506, 573
麻痺性眼振　626
マーフ（MERRF）　603
麻薬　509
麻薬中毒　509
マルチミニコア病　585
マレイルアセト酢酸　480
マンガン中毒　495
慢性移植片対宿主病　98
慢性炎症性脱髄性多発根ニューロパチー（CIDP）　556, 557, 564, 573
慢性偽性腸閉塞症（CIP）　564
慢性緊張型頭痛　619, 620
慢性高血圧症　345
慢性好中球性白血病　215
慢性硬膜下血腫　362, 544
慢性骨髄性白血病　100, 170, 215
慢性骨髄性白血病の病期分類　173
慢性進行型神経Behçet病　397
慢性進行性間質性肺炎　592
慢性腎臓病　522
慢性肉芽腫症　157
慢性発症型ニューロパチー　553
慢性リンパ性白血病　177
慢性B細胞白血病　58
マントル細胞リンパ腫　58, 189, 191
マンニトール投与　359
マンノシドーシス　483
マンノース結合蛋白　28

み

ミエリン　475, 572
ミエリン塩基性蛋白　403
ミエリン鞘　282
ミエロペルオキシダーゼ　566
ミエロペルオキシダーゼ欠損症　158
ミオキミア放電　324
ミオクロニー発作　609
ミオクローヌス　314, 603, 609
ミオグロビン　31, 576
ミオシンATPase染色　339
ミオチュブラリン遺伝子（MTM1）586
ミオトニー　324
ミオトニア　587
ミオトニア放電　589, 591
ミオパチー　502
ミガーラスタット　475
ミグルスタット　449, 474
ミクログリア　284
ミクロソームトリグリセリド転送蛋白　492
水バランス・電解質異常　362
ミトコンドリア異常症　399
ミトコンドリア電子伝達系機能低下　424
ミトコンドリア脳筋症　409
ミトコンドリア病　576, 601
水俣病　495
ミニ移植　97

未分化大細胞型リンパ腫　189
三好型ミオパチー　582
ミルタザピン　389

む

無βリポ蛋白血症　492
無顆粒　50
無顆粒球症　155
無汗無痛症　562
無効造血　147
無呼吸低呼吸指数　613
ムコ多糖症　480
ムコリピドーシス　482, 483
ムコール症　394
ムシモール　507
無症候性骨髄腫　199
無症候性神経認知障害　387
無症候性脳血管障害　343, 363
無髄神経線維　282, 284
ムスカリン　503, 506
ムスカリン受容体　280
無セルロプラスミン血症　486
無治療経過観察　191
無痛性潰瘍　561
無動　426
無動・寡動　629
無動性無言　301
無トランスフェリン血症　112
無フィブリノゲン血症　242
ムンプスウイルス　378

め

メイ-ギムザ染色　44
迷走神経　317
迷路性運動失調　315
メスナ　86
メタノール中毒　503
メタロチオネイン　486
メチオニン　479
メチオニン除去ミルク　480
メチキセン　428
メチシリン耐性黄色ブドウ球菌　378
メチル亜ヒ素　494
メチルアルコール中毒　503
メチルコバラミン　36
メチル水銀　495
メチルドパ　265
メチルフェニデート　613
メチルフェニルエチルヒダントイン
　263
メチルプレドニゾロン　403
メチルマロン酸　490
メチルマロン酸尿症　117
メトキサレン　181
メトクロプラミド　509
メトトレキサート　86, 117, 168, 182,
　188, 265, 397, 399, 490
メトトレキサート脳症　509
メトヘモグロビン血症　145

メナキノン　492
メープルシロップ尿症　478
メフロキン　390
めまい　289, 291, 621
メマンチン　414, 417
メラス（MELAS）　602, 603
メルファラン　86, 182, 204, 206
免疫介在性壊死性筋症　593
免疫グロブリン　26, 598
免疫グロブリン異常　196
免疫グロブリン大量静注療法　463
免疫グロブリン療法　214, 566, 569
免疫染色　595
免疫チェックポイント阻害薬　595
免疫調節薬　89, 201
免疫抑制・免疫調節療法　593
免疫抑制薬　88, 566, 600

も

毛細血管拡張性運動失調症　449
毛細血管後細静脈　5
網赤血球　11, 43, 61
網赤血球数　109, 132
網内系　209
網膜血管腫　470
網膜前出血　296
モガムリズマブ　83, 181, 182
モサプリドクエン酸　430
モダフィニル　613
モノアミン酸化酵素B阻害薬　429
モヤモヤ病　349, 363
モヤモヤ病の診断基準　364

や

夜間肢端異常感覚　570
薬剤起因性免疫性溶血性貧血　140
薬剤性パーキンソニズム　427
薬剤リンパ球刺激試験　63
薬物中毒　507
薬物点眼試験　331
薬物発汗検査　331
夜盲症　491

ゆ

優位半球　271, 303
有機塩素剤中毒　504
有機フッ素剤中毒　504
有機溶剤中毒　498
有棘赤血球舞踏病　439
有機リン化合物　574
有機リン剤中毒　503
有鞘無髄神経線維　284
誘発電位　326
有毛細胞白血病　58
ユークロマチン　282
輸血関連急性肺障害　68, 71
輸血関連循環過負荷　71
輸血後移植片対宿主病　68, 72

輸血後感染症　72
輸血後鉄過剰症　72
輸血副作用　71
輸血用血液製剤　68
指屈筋反射　299
指タップ試験　299
指鼻試験　299
弓の射手症候群　369

よ

溶血　61, 106, 131
溶血性尿毒症症候群　107, 143, 257
溶血性貧血　131, 138, 263, 492
溶血性貧血の診断基準　133
溶血性副作用　71
葉酸　35, 106, 117, 119
葉酸欠乏症　490
幼若血小板比率　44
腰神経　279
腰神経叢　280
羊水過多　590
陽性鋭波　324
陽性徴候　617
腰椎穿刺　319
腰部くも膜下腔・腹腔短絡術　534
腰部脊柱管狭窄症　526
用量制限毒性　95
翼状肩甲　582
四エチル鉛中毒　494
四塩基繰り返し配列　588

ら

ライソゾーム病　472
ライト染色　44
ラクナ梗塞　349
ラクナ症候群　349
ラサギリン　428
ラテックス凝集法　379
ラニムスチン　218
ラミノパチー（LGMD1B）　580
ラモトリギン　612
ラロニダーゼ　482

り

リアノジン受容体1遺伝子（*RYR1*）
　585
リアルタイムPCR法　56
リウマチ熱　438
リガンド　10, 19
リケッチア症　395
リコンビナントIFNβ-1a　403
リコンビナントIFNβ-1b　403
リザトリプタン　619
リステリア菌　378
リストセチン　230, 237
リスペリドン　414, 417
リソソーム病　472
離脱症候群　500, 508

リツキシマブ　81, 182, 183, 190, 191, 204, 214, 236, 389, 407, 566
リトドリン　590
リバスチグミン　414, 417
リハビリテーション　627
リバーロキサバン　93, 353
リピドーシス　421
リファンピシン　381
リポ多糖　249
硫化水素中毒　497
リュープロレリン　460
両下肢麻痺　312
両耳側半盲　307
良性成人型家族性ミオクローヌスてんかん　421
良性発作性頭位めまい症　622, 624
両側錐体路障害　427
両側肺門リンパ節腫脹　398
緑膿菌　378
リルゾール　453
臨床病理学的検査　337
リンパ芽球性リンパ腫　167
リンパ球　6, 19, 21
リンパ球減少症　156, 266
リンパ球混合培養試験　64
リンパ球サブセット検査　54
リンパ球増加症　155
リンパ球幼若化試験　63
リンパ形質細胞性リンパ腫　58
リンパ節　4
リンパ節腫脹の診かた　39
リンパ節生検　57
リンパ濾胞　5

る

涙滴赤血球　224
ルキソリチニブ　84, 218, 226
ループスアンチコアグラント　260

れ

レクチン経路　28
レストレスレッグス症候群　110
レチノール　491
レチノールパルミチン酸エステル製剤　491
劣位半球　303
レトロウイルス感染症　386
レトロトランスポゾン　580
レナリドミド　90, 200, 201
レバミゾール　266
レベチラセタム　463, 612
レボドパ（→ L-ドパ）
連合運動　318
連合線維　271
レンズ核　272, 312
レンズ核線条体動脈　278

ろ

ロイシン　479
老人性紫斑　233
老人斑　410, 411
ロチゴチン　428, 429
肋間神経　280
ロテノン　424
ロピニロール　428, 429
濾胞間領域　5
濾胞周辺帯リンパ腫　58
濾胞樹状細胞　209
濾胞樹状細胞肉腫　212
濾胞性リンパ腫　58, 101, 189, 191
濾胞ヘルパー T 細胞　5
濾胞辺縁帯 B 細胞　3
ロミデプシン　86
ロミプロスチム　78, 236
ローランドてんかん　610

わ

鷲手　571
ワルファリン　92, 228, 231, 248, 353, 363, 493
腕回内下降試験　298
腕神経叢　280
腕神経叢障害　564
腕橈骨筋反射　299

数字

1p/19qLOH　537
1-メチル-4-フェニル-1,2,3,6-テトラヒドロピリジン　424
2/3DeVIC 療法　191
2-pyridine-1-aldoxime methiodide（PAM）　504
3,4-ジアミノピリジン（3,4-DAP）　600
3 Hz 棘徐波複合　326
3-methoxy-4-hydroxyphenylglycol（MHPG）　321
3-O-メチル-DOPA　430
4.1 蛋白質　134
4.2 蛋白質　134
4T's スコアリングシステム　261
4-ヒドロキシフェニルピルビン酸　480
5-FU　381
5-HTP　478
5q-症候群　125
5'-デオキシアデノシルコバラミン　36
5-ヒドロキシトリプトファン　478
5-フルオロウラシル　117, 265
5-メチルテトラヒドロ葉酸　35
6-チオグアニン　265
6-ピルボイルテトラヒドロプテリン合成酵素遺伝子　478
6-メルカプトプリン　117, 265
14 & 6Hz 陽性棘波　326
17 番染色体遺伝子に連鎖する家族性前

頭側頭型認知症パーキンソニズム　436
[18]FDG-PET　73
24 時間血圧測定　329
[90]Y イブリツモマブチウキセタン　82
^{123}I-FP-CIT　426
[123]I-β-CIT　426

欧文索引

ギリシャ文字

α 運動線維　283
α-ガラクトシダーゼ　475
α 顆粒　237
α 顆粒異常症　239
α-ケト酸　479
α サラセミア　148
α シヌクレイノパチー　615
α シヌクレイン　410, 446
α-トコフェロール転送蛋白　492
α 波　325
α フェトプロテイン　540
$α_2$ プラスミンインヒビター　26, 228
α-synuclein　415, 446
α-synuclein 遺伝子の重複　415
α-synuclein 遺伝子変異　432
α-tocopherol transfer protein（α-TTP）　492
$α_2$-PI　26, 228
β-ガラクトシダーゼ　472
β-グルコシダーゼ　474
β サラセミア　147
β 遮断薬　442, 509
β 波　325
β-ヘキソサミニダーゼ A　473
β ラクタム系薬剤　267
$β_2$ ミクログロブリン　199
β-D-グルカン　380
γ-アミノ酪酢　272, 462
γ 運動線維　283
γ-グルタミルヒドロラーゼ　35
γ-aminobutyric acid（GABA）　462
δ-アミノレブリン酸　484
δ-アミノレブリン酸脱水酵素欠損性ポルフィリン症　484
δ-アミノレブリン酸脱水酵素　494
δ 波　325
δ-aminolevulinic acid dehydrogenese（ALA-D）　494
θ 波　325

A

Aβ 蛋白　411
ABCD1　477
abdominal Hodgkin　195
ABL 阻害薬　84
ABO 血液型検査　68

ABO 抗原　67
ABVD 療法　195
Ach　503
acrocephalosyndactylia　545
acromegaly　607
acrylamide poisoning　500
acetylcholine receptor（AChR）　595
ACTH（副腎皮質刺激ホルモン）　606
actin filament　283
action potential　284
active zone　285
activin receptor-like kinase-1（ALK-1）　232
activities of daily living　627
acute alcoholism　500
acute cerebellar ataxia　399
acute disseminated encephalomyelitis（ADEM）　404
acute intermittent porphyria（AIP）　114
acute leukemia　158
acute lymphoblastic leukemia（ALL）　99, 158, 166
acute lymphocytic leukemia（ALL）　78, 158
acute myelogenous leukemia（AML）　78, 99, 125
acute myeloid leukemia（AML）　158, 162
acute myeloblastic leukemia（AML）　158
acute promyelocytic leukemia（APL）　99, 162
acute symptomatic seizure　608
acute undifferentiated leukemia（AUL）　169
Adamkiewicz 動脈　368
ADAMTS13　255
ADAMTS13　22
Addison 病　512
adenosine deaminase（ADA）　379
ADH 不適合分泌症候群（SIADH）　362, 576
Adie 症候群　308
ADL　627
ADP　237
adrenoleukodystrophy　477
adrenomyeloneuropathy（AMN）　477
adult polyglucosan body disease（APBD）　422
adult T-cell leukemia/lymphoma（ATL）　179, 386
AFP　540
agranular neutrophils/hypogranular neutrophils　50
agraphia　304
agricultural chemicals　503
AICA 症候群　624
AIUEO TIPS　301
akinesia　426
akinetic mutism　301

AL アミロイドーシス　206, 517, 568, 569
ALAD 欠損性ポルフィリン症　114
ALAD-deficiency porphyria（ADP）　114
AL amyloidosis　568
alcoholic cerebellar degeneration　501
alcoholic myopathy　502
alcoholic polyneuropathy　502
alcoholism　500
ALDH2　500
alexia　304
allogeneic hematopoietic stem cell transplantation（allo-HSCT）　171, 175
all-trans retinoic acid（ATRA）　162
ALS　408, 418, 420, 450, 628
ALS1　455
ALS 特定疾患認定基準　453
alternative pathway　28
Alzheimer 型老年認知症　410
Alzheimer 病　366, 408, 410
amaurosis fugax　343
amino acid metabolism disorder　477
aminolevulinic acid synthase（ALAS）　104
amnionless　116
AMPH-B　381
amphiphysin　462
amygdaloid body　273
amyloid precursor protein 遺伝子（*APP*）　410
amyotrophic lateral sclerosis（ALS）　418, 450
anaplastic large cell lymphoma（ALCL）　189
ANCA 関連血管炎　233
Anderson 症候群　606
anemia　104
anemia of chronic disease（ACD）　150
anemia of chronic disorder（ACD）　104
anemia of chronic inflammation（ACI）　150
angioimmunoblastic T-cell lymphoma（AITL）　5, 189
angiopoietin-1（Ang-1）　7
aniacinosis　490
anion exchanger 1（AE1）　13
ANK1　134
ANO10　449
anosognosia　305
antepulsion　426
anterior inferior cerebellar artery（AICA）　623
antibody-dependent cellular cytotoxicity（ADCC）活性　79
anti-neutrophil cytoplasmic antibody（ANCA）　233

antiphospholipid antibody（aPL）　260
antiphospholipid syndrome（APS）　260
antithrombin（AT）　66
antithymocyte globulin（ATG）　120
AP-1　194
APC　245
Apert 症候群　545
aplastic anemia（AA）　102, 104, 120
apnea-hypopnea index（AHI）　613
APP　409
aprataxin 遺伝子　448
apraxia　305
APRT　484
APTT　25, 65, 229
APTX　448
AQP4　406
AR　458
arachnoid mater　275
Argyll Robertson 徴候　308
ARID1A　182
arm-dropping test　296
Arnold-Chiari 奇形　309
ARSA　476
arteriovenous malformation（AVM）　372
artery-to-artery embolism　348
ASAH1　476
aspartylglucosaminuria　483
Aspergillus　393
astrocyte　283
astrocytic plaque　436
ASXL1　216
asymptomatic cerebrovascular disease　363
asymptomatic neurocognitive impairment（ANI）　387
ataxia　314
ataxia with oculomotor apraxia type 1（AOA1）　448
ataxic hemiparesis　306, 349
atherothrombotic infarction　348
athetosis　314, 442
ATL1　449
ATM　449
ATN1　448
ATP13A2　433
ATP7A　486
ATP7B　485
ATP-binding cassette, sub-family D, member 1（ALDP）　477
ATRA　79, 166
ATXN1　446
ATXN2　447
ATXN3　447
atypical hemolytic uremic syndrome（aHUS）　29, 258
Auer 小体　46, 164
autoimmune autonomic ganglionopathy（AAG）　564
autoimmune cerebellitis　399

autoimmune hemolytic anemia(AIHA) 107, 133, 138
autoimmune lymphoproliferative syndrome (ALPS) 183
autoimmune neutropenia 67
autonomic nerve 280
auto-PBSCT 201
autoregulation 345, 365
autosomal dominant SCD (AD-SCD) 446
autosomal dominant spinocerebellar ataxia (ADSCA) 446
autosomal recessive juvenile parkinsonism(AR-JP) 433
autosomal recessive SCD (AR-SCD) 448
autosomal recessive spastic ataxia of Charlevoix-Saguenay (ARSACS) 448
AVM 359
axon 282
AzaC 128

B

B 因子 258
B 群溶血性レンサ球菌 378
B 細胞 6, 19, 21
B 細胞性慢性リンパ性白血病 177
B 細胞性リンパ腫 58
B 症状 190
Babinski 徴候 296, 299, 318, 386, 427
bacteria-associated HPS (BAHS) 213
Bacteroides 393
BAEP 327
ballism 314
ballooned neuron 436
Baló 病 405
Barré 試験 298, 299
Barthel index 627
basal ganglion 272
basilar impression 549
basin phenomenon 290, 315
basophil 7, 18
Bassen-Kornzweig 症候群 492
B-cell chronic lymphocytic leukemia (B-CLL) 58, 177
BCKDHA 479
BCKDHB 479
bcl-6 遺伝子 193
BCR-ABL 融合遺伝子 215
BCR-ABL1 融合遺伝子 167, 170
BEACOPP 療法 195
BEAN1 447
Becker 型筋ジストロフィー 578
Becker 病 590
Becker muscular dystrophy (BMD) 578
behavioral and psychological symptoms of dementia (BPSD) 413

behavioral variant frontotemporal dementia (bvFTD) 417
Behçet 病 396
Bell 麻痺 310, 554
benign adult familial myoclonus epilepsy (BAFME) 421
benign paroxysmal positional vertigo (BPPV) 624
Bernard-Soulier 症候群 (BSS) 228, 230, 237, 243
beryllium poisoning 496
Betz 細胞 449
BFU-E 6
BH$_4$ 478
BH$_4$ 欠損症 478
bilateral hilar lymphadenopathy (BHL) 398
BIN1 586
Binswanger 型白質脳症 427
Binswanger 病 367
Biot 呼吸 295
Birbeck 顆粒 211
bite injury 505
bleb 361
BMP 6 34
Bohr 効果 13
bone marrow 2
bone marrow transplantation (BMT) 95
bone morphogenetic protein 6 34
borderzone infarction 348
botulism 505
bovine spongiform encephalopathy (BSE) 390
bow hunter 症候群 369
brachial plexopathy 564
bradyphrenia 426
BRAF 212
BRAF V600E 変異 540
brain abscess 392
brain death 302
brainstem 274
brainstem death 302
brainstem injury 305
brainstem reticular formation 274
branch atheromatous disease (BAD) 349
bridging vein 344
British anti-lewisite compound (BAL) 495
Broca の運動性言語中枢 271
Broca 野 304
Brodmann 270, 303
bronchiolitis fibrosa obliterans (BFO) 498
Brown-Séquard 症候群 316, 369
Brudzinski 徴候 360, 378
Brunnstrom stage 628
BTK (ブルトン型チロシンキナーゼ) 阻害薬 85
BU-CY 97

bulk flow 説 531
Bunina 小体 451
Burkitt リンパ腫 58, 189, 191
Burkitt lymphoma (BL) 58
burning sensation 571
burst formingunit-erythroid 6

C

C 型肝炎ウイルス 233
C3 258
C5 259
C9ORF72 遺伝子 437
Ca 拮抗薬 509
CACNA1A 447
CACNA1S 遺伝子 605
CADASIL 367
cadmium poisoning 495
CAG リピート 458
CALR 215, 221, 225
calpainopathy 581
campylobacter infection 505
Campylobacter jejuni 505, 555
CAPN3 581
CARASIL 367
carbamate poisoning 504
carbon disulfide poisoning 499
carbon monoxide poisoning 496
carbon tetrachloride poisoning 499
cardioembolic stroke 348, 349
carpal tunnel syndrome (CTS) 570
Castleman 病 (CD) 182
cataplexy 612
caudate nucleus 272
caveolinopathy 581
CAV3 581
CBFB-MYH11 163
CBS 480
CCDC78 586
CCND1 198
CD 分類 51
CD8 陽性 T 細胞 564, 594
CD11 b/CD18 19
CD30 195
CD46 258, 259
CD54 19
CD55 53, 141
CD59 53, 141
CEA 540
cellularity 2
central core disease 585
central nervous system (CNS) 282
central nervous system lupus 512
central pontine myelinolysis (CPM) 502
central sleep apnea (CSA) 613
central vertigo 621
centronuclear myopathy 586
cerebellum 274
cereblon (CRBN) 90
cerebral amyloid angiopathy 367

cerebral and carotid artery dissection 362
cerebral arteriovenous malformation 359
cerebral concussion 543
cerebral contusion 543
cerebral cortex 270
cerebral echinococcosis 396
cerebral embolism 348
cerebral hemisphere 270
cerebral hemorrhage 358
cerebral infarction 348
cerebral softening 348
cerebral thrombosis 348
cerebral venous sinus infection 394
cerebral venous sinus thrombosis (CVST) 364
cerebrospinal fluid 275
cerebrospinal fluid hypovolemia 535
cerebrovascular dementia 366
cerebrovascular disease (CVD) 348
cervical nerves 279
cervical spondylosis 523
CFU-E 6
CGP 28014 430
Chaddock 徴候 299
Charcot の脳卒中動脈 278
Charcot-Marie-Tooth 病 408, 559
Charlevoix-Saguenay 型常染色体劣性遺伝性痙性失調症 448
CHCHD2 433
Chédiak-Higashi 症候群 (CHS) 157
cheiro-oral syndrome 316
chemoreceptor trigger zone 430
cherry red spot 472
Cheyne-Stokes 呼吸 295
Chiari 奇形 529, 550
CHL 193
cholinergic crisis 599
CHOP 療法 181, 182, 191
chorea 314
chromium poisoning 496
chronic ataxic neuropathy ophthalmoplegia, M-protein agglutination disialosyl antibodies (CANOMAD) 症候群 569
chronic granulomatous disease (CGD) 157
chronic inflammatory demyelinating polyradiculoneuropathy (CIDP) 557
chronic inflammatory demyelinating polyneuropathy (CIDP) 564
chronic intestinal pseudoobstruction (CIP) 564
chronic lymphocytic leukemia (CLL) 177
chronic myelogenous leukemia (CML) 100
chronic myeloid leukemia (CML) 170, 215

chronic neutrophilic leukemia (CNL) 215
chronic subdural hematoma 362, 544
Churg-Strauss 症候群 233
ciguatera poisoning 506
Clarke 核 275
classical pathway 28
claw finger deformity 571
claw hand 571
clinically amyopathic dermatomyositis (CADM) 592
closed question 289
cluster headache 620
cluster of differentiation 51
c-MAF 198
CMAP 600
CMT 559
CNS ループス 512
coagulopathy 240
coasting phenomenon 574
cobalamin deficiency 490
Cobb 症候群 374
coccygeal nerve 279
cogwheel rigidity 314
cold agglutinin disease (CAD) 107, 140
collagen disease 512
colony forming unit-erythroid 6
combination antiretroviral therapy (cART) 388
common peroneal nerve palsy 572
complement 27
complement-dependent cytotoxicity (CDC) 活性 79
complete hematologic response (CHR) 161
complete molecular response (CMR) 162
compound muscle action potential (CMAP) 597
compression neuropathy 570
COMT 阻害薬 430
congenital erythropoietic porphyria (CEP) 114
congenital fiber type disproportion 587
congenital hydrocephalus 548
congenital hypomyelinating neuropathy (CHN) 560
congenital lipid metabolism disorder 472
congenital muscular dystrophy (CMD) 580
congenital myopathy 583
congenital myotonic dystrophy (CDM) 590
conjugase 35, 117
conjugate deviation 309
continuous erythropoietin receptor activator (CERA) 77
continuous positive airway pressure

(CPAP) 614
contraction fasciculation 298, 299, 458
convergence reflex 308
Coombs 試験 62
copper deficiency 517
coprolalia 441
COQ2 444
cord blood transplantation (CBT) 95
Cori 病 604
corrected count increment (CCI) 69
cortical cerebellar atrophy (CCA) 446
corticobasal degeneration with neuronal achromasia 435
corticobasal degeneration (CBD) 435
corticobasal syndrome (CBS) 436
COX-1 239
CP 487
CRAB 症状 197
cranial nerve injury 307
cranial nerves 279
craniopharyngioma 539
craniosynostosis 547
creatine kinase (CK) 576
Creutzfeldt-Jakob 病 (CJD) 388
Crow-Fukase (POEMS) 症候群 207, 517, 567, 569
cryptogenic stroke 355
CsA 88
CSF3R 215
CTNNB1 遺伝子 540
cubilin 116
cubital tunnel syndrome (CuTS) 570
Cushing 症候群 512, 606
Cushing 病 512
CVP 療法 182
CXCL10 (C-X-C motif chemokine 10) 386
CXCL12 7, 9
CXCR4 9
CYBB 157
cystatin B (CSTB) 422
cysticercosis 396
CY-TBI 97
cytochrome oxidase (COX) 染色 602
cytogenetic response (CyR) 174
cytoplasmic body 338
cytoskeleton 283
cytotoxic T lymphocyte (CTL) 6

D

D ダイマー 26, 67, 229, 231
D-ペニシラミン 486
D4Z4 配列 582
Dandy-Walker 症候群 548
DaT スキャン 426
daughter aneurysm 361
DBT 479

Dcytb 34

decay accelerating factor (DAF) 141

deep vein thrombosis (DVT) 246

dehydrated hereditary stomatocytosis (DHSt) 132, 135

Dejerine 症候群 307

Dejerine-Sottas syndrome (DSS) 560

Dejerine-Sottas 病 560

delirium 301

dementia with Lewy body (DLB) 414

demyelinating disease 401

dendrite 282

dentatorubral-pallidoluysian atrophy (DRPLA) 421, 448

dermatomyositis 592

Devic 病 407

diabetic neuropathy 558

dialysis disequilibrium syndrome 521

Diamond-Blackfan 貧血 123

DIC 25, 227, 228

DIC の診断基準 252

diencephalon 274

diffuse axonal injury 543

diffuse large B-cell lymphoma (DLBCL) 58, 101, 188

dihydrotetrabenazine (DTBZ) 426

direct hemoperfusion (DHP) 504

direct oral anticoagulants (DOAC) 93

disinhibition-dementia-parkinsonism-amyotrophy complex (DDPAC) 437

disorders of neuromuscular junction 595

disproportionately enlarged subarachnoid-space hydrocephalus (DESH) 531

disseminated intravascular coagulation (DIC) 143, 248

distraction 299

disturbance of consciousness 301

dizziness 621

DJ-1 433

DLBCL 189, 190

DLST 63

DM1 590

DM2 590

DMT-1 34

DNA メチル化酵素 (DNMT) 阻害薬 85

DNA methyltransferase 3A (DNMT3A) 160

DNM2 586

DNMT3A 182, 215

DOAC 248

Döhle 小体 46

Donath-Landsteiner 抗体 107

dopamine receptor agonist 429

dorsiflexion eversion test 571

dose limiting toxicity (DLT) 95

down beat nystagmus 550

dressing apraxia 305

drop foot 494

drop hand 494

dual antiplatelet therapy (DAPT) 95

Duchenne 型筋ジストロフィー (DMD) 575, 578

Duke 法 229

duodenal cytochrome b 34

dura mater 275

dural arteriovenous fistula (dAVF) 360, 372

Dutcher 小体 198

Dutch-English LEMS Tumor Association Prediction (DELTA-P) スコア 600

DUX4 遺伝子 582

dynactin 457

dysarthria and clumsy hand syndrome 349

dysesthesia 291

dysferlinopathy 581

dyskeratosis congenita 120

dyskinesia 314

dysostosis multiplex 481

dystonia 314, 440

E

E3 ユビキチンリガーゼ 219

early recruitment 325

early-onset ataxia with oculomotor apraxia and hypoalbuminemia (EAOH) 448

EB 381

EBV 188, 212

echolalia 441

Edinger-Westphal 核 307

EDTA 依存性偽性血小板減少症 236

Ehlers-Danlos 症候群 232

embolic stroke of undetermined source (ESUS) 355

empty triangle sign 364

encephalitis 383

encephalotrigeminal angiomatosis 468

endocrine myopathy 606

endocrinopathy 567

entrapment neuropathy 570

enucleation 11

eosinophil 7, 17

eosinophilic granulomatosis with polyangiitis (EGPA) 513, 565

EPB42 134

ependymal cell 284

epidural blood patch (EBP) 536

epilepsy 608

epileptic seizure 608

epithalamus 274

Epley 法 624

EPM2A 421

EPM2B 422

EPO 6, 8, 77, 106, 150, 218

EPOR 218, 219

Epstein-Barr ウイルス 183, 188

erythrocyte 5

erythropoiesis stimulating agent (ESA) 77, 152

erythropoietic protoporphyria (EPP) 114

erythropoietin 6, 8, 77, 106, 150, 218

Escherichia coli 393

essential thrombocythemia (ET) 215, 221

essential tremor 442

ethylene glycol poisoning 499

ETV6-RUNX1 167

etythroferrone 34

Evans 症候群 138, 229

Evans index 533

excessive daytime sleepiness (EDS) 612

experimental autoimmune neuritis (EAN) 555

extradural tumor 527

extrapyramidal sign 318

extravascular hemolysis 132

EZH2 216

F

F 波 323

F$_{1+2}$ 66

FAB 分類 52, 161

Fabry 病 475

facioscapulohumeral muscular dystrophy (FSHD) 582

FAH 480

familial amyloid polyneuropathy (FAP) 562

familial amyotrophic lateral sclerosis 455

familial multiple system tauopathy with presenile dementia (MSTD) 437

familial spastic paraplegia (FSP) 450

Fanconi 症候群 477

Fanconi 貧血 120

Farber 病 476

FAS 183

fasciculation 298, 451

favism 137

FcεR 20

FCM 51

FDG-PET 検査 565, 611

FDP 229, 231

febrile neutropenia (FN) 78, 88

ferritin (Ft) 31

ferroportin 34, 150

fetal alcohol syndrome (FAS) 500
FGFR2 546
FGFR3 198
fiber size disproportion 587
fiber type grouping 340
fibrin/fibrinogen degradation products (FDP) 66
fibromuscular dysplasia 349
FISH 法 54, 55, 560
Fisher 症候群 557, 573
fistula 372
FKTN 580
FL 191
FLAER 法 54
FLCZ 381
flexor retinaculum 571
flick sign 289
floppy infant 560, 575, 583, 590
flower cell 46
FLT3 9
FLT3 阻害薬 85
fluorescence *in situ* hybridization 法 54
fluorescent-labeled inactive toxin aerolysin 法 54
fluoro-2-deoxy-D-glucose (FDG) 426
fluoro-L-DOPA 426
FMC 66
Fms-like tyrosine kinase-3 9
focal impaired awareness automatisms seizure 609
focal sign 303
Foix-Alajouanine 症候群 372
folic acid 35
folic acid deficiency 490
follicular dendritic cell (FDC) 209
follicular helper T-cell 5
follicular lymphoma (FL) 58, 101, 189
food poisoning 505
foot-drop 572
Foville 症候群 307
FOY® 431
Frascati criteria 387
frataxin 遺伝子 (*FTX*) 448
Frenzel 眼鏡 622
Friedreich 失調症 409, 448, 492
Froment 徴候 571
frontotemporal dementia and parkinsonism linked to chromosome 17 436
frontotemporal lobar degeneration (FTLD) 418
FTDP-17 (MAPT) 436
FTDP-17 (PGRN) 436
FTLD-UPS 418
fucosidosis 483
Fukuyama type congenital muscular dystrophy (FCMD) 580
functional independence measure

(FIM) 627
fused in sarcoma/translocated in liposarcoma (FUS/TLS) 457
FUS (fused in sarcoma) 遺伝子 418

G

G 蛋白質共役型受容体 287
GABA 272, 283, 314
GABA/SP ニューロン 424
Gaisböck 症候群 220
galactosialidosis 482
GALC 475
Galen の大大脳静脈 278
gap junction 283
gas poisoning 496
gastrointestinal stromal tumor (GIST) 463
Gaucher 細胞 474
Gaucher 病 421, 474
GB3 475
GBA 474
GCH1 478
G-CSF 8, 77, 88, 215
GDF15 34
gDNA 601
gegenhalten 298, 427
genomic DNA 601
germ cell tumor 540
germline mutation 602
Gerstmann 症候群 304
GFAP 283
GLA 475
Glanzmann thrombasthenia (GT) 238
Glasgow coma scale (GCS) 294
GLB1 472
glial cytoplasmic inclusion (GCI) 444
glioma 537
globule 342
globus pallidus 272
glucose-6-phosphate dehydrogenase (G6PD) 106
GLUT1 283
glutamic acid decarboxylase (GAD) 462
glutathione reductase (GR) 15
glycine receptor (GlyR) 462
glycogen branching enzyme 遺伝子 (*GBE1*) 422
glycogen storage disease 604
glycosylphosphatidyl-inositol anchor 30
G_M1 ガングリオシドーシス 472
G_M2 活性化蛋白質欠損症 473
G_M2 ガングリオシドーシス 473
GNAQ 467
GNPTAB 483
GNPTG 483
Gomori トリクローム変法 338, 585, 602

Gottron 徴候 592
Gowers 徴候 299, 578
GP Ib/IX 237
GP Ib/IX/V 複合体 22
GP IIb/IIIa 22, 237
GP VI 239
GPI アンカー蛋白 30
graft-versus-host disease (GVHD) 95
graft-versus-leukemia (GVL) 効果 95
granular osmiophilic material (GOM) 367
granulocyte colony-stimulating factor (G-CSF) 6, 129
granulocyte-macrophage colony-stimulating factor (GM-CSF) 7
granulomatosis with polyangiitis (GPA) 513
grey matter 275
group atrophy 340
grouping atrophy 451
growth differentiation factor 15 34
GSH 15
GTP シクロヒドロラーゼ I 遺伝子 478
Guillain-Barré 症候群 (GBS) 505, 555, 557, 564, 573, 628

H

H 因子 258
H 鎖病 205
H 反射 324
Hachinski の ischemic score 366
hairy cell leukemia (HCL) 58, 179
Haller vorden Spatz 病 (HSD) 437
hamartin-tuberin 複合体 466
Ham 試験 63
Hand-Schüller-Christian 病 211
haptocorrin 36, 115
Hartnup 病 479
Hb (hemoglobin) 11, 31, 42, 61, 104, 131, 216, 221
HbA1c 131
Hb F 145
Hb H 149
Hb M 146
Hb S 144
hCG 540
HDS-R 298, 413
HE 染色 61, 338
headache 291, 615
head-up tilt 試験 300, 328
Heinz 小体 106, 145
Helicobacter pylori 188, 191, 236
helper T-cell (Th) 6
hemangioblastoma 469, 541
hematocrit (Ht) 42
hematologic response (HR) 174
hematomyelia 371
hematopoietic stem cell 5

索引

hematopoieticstem cell (HSC) 2
heme 13
hemicerebrum 270
hemifacial spasm 555
hemodynamic infarction 348
hemolysis 106, 131
hemolytic anemia 131
hemolytic transfusion reactions 71
hemolytic uremic syndrome (HUS) 107, 143, 257
hemophagocytic syndrome (HPS) 213
hemophilia 240
hemosiderin 32
Henoch-Schönlein 紫斑病 229, 233
heparin-induced thrombocytopenia (HIT) 261
hepatic encephalopathy 519
hepatoerythropoietic porphyria (HEP) 114
hepcidin 34, 150
hephaestin 34
hereditary coproporphyria (HCP) 114
hereditary elliptocytosis (HE) 134
hereditary hemorrhagic telangiectasia (HHT) 232
hereditary hypertyrosinemia 480
hereditary motor and sensory neuropathy (HMSN) 559
hereditary neuropathy with liability to pressure palsy (HNPP) 560
hereditary persistence of hemoglobin F (HPFH) 145
hereditary pyropoikilocytosis (HPP) 135
hereditary sensory and autonomic neuropathy (HSAN) 561
hereditary sensory neuropathy (HSN) 561
hereditary spastic paraplegia (HSP) 449
hereditary spherocytosis (HS) 106, 132, 133
hereditary stomatocytosis (HSt) 135
hereditary xerocytosis (HX) 132, 135
heredodegenerative disease 409
herniation of intervertebral disk 525
herpes simplex encephalitis (HSE) 383
herpes zoster (HZ) 383
heteroplasmy 601
HEXA 473
HEXB 473
HFE 32
HHV-6 384, 385
high endothelial venule 5
higher brain dysfunction 303
highly active antiretroviral therapy (HAART) 389

hippocampus 272
histiocytic sarcoma (HS) 210
histone deacetylase (HDAC) 201
HIV 感染症 395
HIV 関連神経認知障害 387
HIV 関連認知症 387
HIV-associated dementia (HAD) 387
HIV-associated neurocognitive disorders (HAND) 387
HLA 67, 96
HLA クラス II 遺伝子アリル 401
HLA 適合血小板濃厚液 69
HLA-DQB1*0602 613
HLA-DRB1*03 595
HLA-DRB1*09 595
Hodgkin リンパ腫 (HL) 59, 102, 187, 188, 192
Hodgkin リンパ腫の Ann Arbor 病期分類 195
Hoffmann 反射 299
Hoffman 症候群 606
homocystinuria 479
homoplasmy 601
honeymoon palsy 571
Horner 症候群 307, 308, 309, 317
Horner 徴候 620
hot cross bun sign 445
Howell-Jolly 小体 47
HPD 480
Ht 104, 216, 221
HTLV-1 179, 188, 386
HTLV-1 関連脊髄症 386
HTLV-1-associated myelopathy(HAM) 386
human antichimeric antibody(HACA) 79
human anti-mouse antibody (HAMA) 79
human herpesvirus 6 (HHV-6) 383
human leukocyte antigen (HLA) 96
human neutrophil antigen (HNA) 67
human platelet antigen (HPA) 68
human T-cell leukemia virus I(HTLV-I) 179, 188, 386
humoral hypercalcemia of malignancy (HHM) 514
hung up knee jerk reflex 438
Hunt and Hess の分類 361
Hunter 症候群 481
Hunter 舌炎 117, 490
Hunter-Russell 症候群 495
huntingtin 438
Huntington 病 438
Hurler 症候群 481
hydrogen cyanide poisoning 497
hydrogen fluoride poisoning 498
hydrogen sulfide poisoning 497
hypercalcemia 514
hyperdiploidy 198
hyperparathyroidism 511, 607

hyperpathia 316
hyperphenylalaninemia 477
hypertensive encephalopathy 365
hypervitaminosis A 491
hypervitaminosis D 491
hypoadrenalism 607
hypomagnesemia 517
hyponatremia 514
hypoparathyroidism 511, 607
hypothalamus 274
hypothyroid myopathy 606
hypoxia inducible factor (HIF) 77, 218, 469
hypsarrhythmia 326

I

I 因子 258
ICAM-1 19
I-cell disease 482
ICSD-3 614
IDH1/2 216
IDH1/2 変異 537
idiopathic cerebellar ataxia (IDCA) 446
idiopathic inflammatory myopathy 591
idiopathic intracranial hypertension (IHH) 534
idiopathic normal pressure hydrocephalus (iNPH) 531
idiopathic thrombocytopenic purpura (ITP) 78, 138, 234
idiopathic trigeminal neuralgia 555
IFN-α 387
IFNβ 403
IgA 233, 568
IgA 血管炎 229, 233
IgG 568
IgG index 321
IgG4 関連疾患 183
IgM 203, 568
IL-1 249
IL-2 8, 179
IL-3 6
IL-5 20
IL-6 182, 187
IL-7 8
immature platelet fraction (IPF) 44
immune-mediated necrotizing myopathy (IMNM) 593
immunoglobulin (Ig) 26
immunomodulatory drugs (IMiDs) 89, 201
immunoproliferative small intestinal disease (IPSID) 205
IMWG 提唱の治療効果判定基準 203
inclusion body myositis 594
indirect bilirubin (i-Bil) 131
induced pluripotent stem cell 409
ineffective erythropoiesis 147

infantile hemanigioma 467
inflammatory myopathy 591
INH 265, 381
iNPH grading scale (iNPHGS) 532
interdigitating cell (IDC) 209
interferon (IFN) 175
internal capsule 272
International Classification of Functioning, Disability and Health (ICF) 627
Internationl Classification of Sleep Disorders (ICSD) 613
International League Against Epilepsy (ILAE) 608
intracellular transport 283
intracranial hemorrhage (ICH) 543, 544
intradural-extramedullary tumor 528
intramedullary tumor 528
intravascular hemolysis 132
intrinsic factor (IF) 36
involved field radiotherapy (IFRT) 195
iodine-123 metaiodobenzylguanidine (^{123}I-MIBG) 426
iPS 細胞 409
iron deficiency anemia (IDA) 109
iron regulatory protein (IRP) 33
iron responsive element (IRE) 33
isocitrate dehydrogenase 1/2 (IDH1/2) 160
IVIg 463, 595

J

Jackson 徴候 300
Jacoby 線 319
JAK2 215, 216, 219, 221, 224, 225
JAK2 阻害薬 84
JAK2/STAT5 10
JAK/STAT 系 194
JAK/STAT シグナル伝達 215, 221
Japan coma scale (JCS) 294
Japanese encephalitis (JE) 383
jitter 597
juvenile muscular atrophy of unilateral upper extremity 460

K

K 複合波 326
Kasabach-Merritt 症候群 232
Kayser-Fleischer 輪 485
KCNE3 遺伝子 605
KCNJ18 遺伝子 605, 607
KCNN4 135
Kennedy 病 458
Kennedy-Alter-Sung 症候群 458
Kernig 徴候 295, 360, 378
kinky hair 486

KIT 9
Klippel-Feil 症候群 550
Klippel-Trénaunay-Weber 症候群 373
KMT2A (*MLL*) 163
Kocher-Debré-Sémélaigne 症候群 606
Korsakoff 症候群 488, 501
Krabbe 病 475
Kugelberg-Welander 病 457

L

L-アスパラギナーゼ 87, 267
L-ドパ 428, 429, 430, 431, 432, 438, 446, 478
L-ドパ・カルビドパ・エンタカポン合剤 428
L-ドパ・カルビドパ合剤 428
L-ドパ・ベンセラジド合剤 428
lactate dehydrogenase (LDH) 131
lacunar infarction 349
lacunar state 427
Lafora 小体 421, 422
Lafora 病 421
LAK 細胞 64
L-AMB 381
Lambert-Eaton 症候群 323, 599
Lambert-Eaton myasthenic syndrome (LEMS) 599
laminopathy 580
Lance-Adams 症候群 521
Langerhans 細胞 209
Langerhans 細胞組織球症 211
Langerhans 細胞肉腫 (LCS) 212
Langerhans cell histiocytosis (LCH) 211
large granular lymphocyte leukemia (LGLL) 123
large granular lymphocyte (LGL) 19
Lasègue 徴候 300, 525
late recruitment 325
LDH 61
lead poisoning 494
lead-pipe rigidity 314
Leber 遺伝性視神経症 603
Leber hereditary optic neuropathy (LHON) 603
lectin pathway 28
leg-dropping test 296
Leigh 脳症 602, 603
Leigh encephalopathy 603
Lempert 法 625
Lennox-Gastaut 症候群 610, 612
leptomeningeal carcinomatosis 542
Lesch-Nyhan 症候群 117, 483
Letterer-Siwe 病 211
leukocyte 6
leukocyte adhesion deficiency (LAD) 158
leukocytes reduced (LR) 68

leukocytosis 154
leukoerythroblastosis 104, 225
Levine-Critchley 症候群 439
Lewy 小体 414, 424
Lewy 小体型認知症 414
Lewy 小体病 415
LGMD1B (ラミノパチー) 580
LGMD1C (カベオリノパチー) 581
LGMD2A (カルパイノパチー) 581
LGMD2B (ジスフェルリノパチー) 581
Lhermitte 徴候 300, 402
light reflex 307
limb-girdle muscular dystrophy (LGMD) 580
limbic system 272
line immunoassay (LIA) 法 386
lipopolysaccharide (LPS) 249
LMNA 遺伝子 580
lobar atrophy 418
lobulated fiber 581
local osteolytic hypercalcemia (LOH) 514
locked-in syndrome 302
Lou Gehrig 病 450
Lowe 症候群 477
LP 細胞 192
LP シャント 534
LRRK2 433
L-threo-DOPS 429
lumbar nerves 279
lumbar spinal canal stenosis 526
lumbo-peritoneal shunt 534
Luschka 孔 275
Luys 体 272
lymphangioleiomyomatosis (LAM) 466
lymphoblastic lymphoma (LBL) 167
lymphocyte 6, 19
lymphokine-activated killer 64
lymphoplasmacytic lymphoma (LPL) 58
LYST 157

M

M 蛋白 198
M 蛋白血症 516, 567
M 蛋白血症を伴うニューロパチー 568
M 波 322
Mac-1 19
Machado-Joseph 病 (MJD) 446, 447
macrophage 6
macrophage colony-stimulating factor (M-CSF) 7
MAFB 198
Magendie 孔 275
malabsorption syndrome (MAS) 517
malignant lymphoma 186
MALT リンパ腫 189, 191
mammalian target of rapamycin

索引

654

（mTOR） 466
manganese madness 495
manganese poisoning 495
mannose-binding protein (MBP) 28
mannosidosis 483
mantle cell 284
mantle cell lymphoma (MCL) 58
MAO-B 阻害薬 429
maple syrup urine disease 478
MAPT 418, 420
march hemoglobinuria 143
Marchiafava-Bignami 病 502
Marfan 症候群 232, 360, 362
marginal zone B-cell 3
marginal zone lymphoma (MZL) 58
Maroteaux-Lamy 症候群 481
Masson 染色 61
Masson トリクローム染色 340
mast cell 7
maximum tolerated dose (MTD) 95
May-Hegglin 異常 46, 234
MBP 関連セリンプロテアーゼ 28
MBP-associated serine protease (MASP) 28
McArdle 病 605
MCHC 132
MCL 191
M-CSF 8
MCV 109, 132
MDS 50, 77
MDS の診断基準 127
MDS overt leukemia 125
mean corpuscular hemoglobin concentration (MCHC) 42
mean corpuscular hemoglobin (MCH) 42
mean corpuscular volume (MCV) 42
mean platelet volume (MPV) 44
mechanic's hand 592
medulla oblongata 274
medulloblastoma 540
Mees 線 573
megakaryocyte 7
megaloblastic anemia 106, 115
Meige 症候群 314, 441
Meissner 小体 283
membrane attack complex (MAC) 27, 258
membrane cytoskeleton 12
membrane inhibitor of reactive lysis (MIRL) 141
Ménière 病 626
meningeal carcinoma 542
meninges 275
meningioma 538
meningitis 378
Menkes 病 486
Mentzer index 107
meralgia paresthetica 571
mercury poisoning 495
Merkel 小体 283

merlin 464
mesencephalon 274
metabolic myopathy 601
metabolic neuropathy 558
metachromatic leukodystrophy 476
metal fume fever 496
metal poisoning 494
metastatic brain tumor 542
methyl alcohol (methanol) poisoning 503
Meynert 基底核アセチルコリンニューロン 424
MGFA 597
MGFA 病型分類 597
MHC-I 593, 594
MIBG 心筋シンチグラフィ 330
microangiopathic hemolytic anemia (MHA) 107
microcephaly 545
microgliocyte 284
micromegakaryocyte 51, 125
microscopic polyangiitis (MPA) 513, 565
microsomal triglyceride transfer protein (MTP) 492
microtubule 283
midbrain 274
migraine 616
Mikulicz 病 183
mild cognitive impairment (MCI) 413
mild neurocognitive disorder (MND) 387
Millard-Gubler 症候群 307
MILS 603
Mingazzini 試験 298, 299
minimal residual disease (MRD) 56
Mini-Mental State Examination (MMSE) 298, 413
mirror movement of the hands 551
mitochondrial disease 601
mitochondrial DNA (mtDNA) 601
mitochondrial encephalomyopathy, lactic acidosis, and stroke-like episodes (MELAS) 602
mitochondrial encephalomyopathy with ragged-red fiber (MERRF) 409, 421
mitochondrial myopathy, encephalopathy, lactic acidosis, and stroke-like episodes (MELAS) 603
mixed phenotype acute leukemia (MPAL) 169
MJD1 447
MMA 490
MMSET 198
MMT 592
molecular response (MR) 174
Monakow 症候群 343
monoclonal gammopathy 567
monoclonal gammopathy of undeter-

mined significance (MGUS) 205, 568
monocyte 6, 18
monocyte chemotactic protein-1 (MCP-1) 195
Monro 孔 275
morning surge 329
Morquio 症候群 481
Morquio 病 B 型 472, 473
motor fluctuation 429
motor neuron disease (MND) 418, 449
mounding 現象 606
moyamoya disease 363
MP 療法 200
MPL 215, 221, 224
MPL 225
MPO-ANCA 566
MPTP 424
MPTP induced parkinsonism 429
MRI 621
MRSA 378
MSA-C 427, 434
MSA-P 427
mucolipidosis 482
mucopolysaccharidosis (MPS) 480
mucosa-associated lymphoid tissue lymphoma (MALT) 58
multifocal micronodular pneumocyte hyperplasia (MMPH) 467
multifocal motor neuropathy (MMN) 450, 558
multiminicore disease 585
multinucleated megakaryocytes 51
multiple myeloma (MM) 102, 197
multiple sclerosis (MS) 401
multiple sleep latency test (MSLT) 613
multiple system atrophy (MSA) 433, 443
multiplex ligation-dependent probe amplification (MLPA) 法 579
muscle-specific tyrosine kinase (MuSK) 595
muscular dystrophy 577
mushroom poisoning 506
myasthenia gravis (MG) 595
myasthenia graris Foundation of America 597
mycobacteria growth indicator tube (MGIT) 379
mycosis fungoides (MF) 181
MYD88 203
myelin basic protein (MBP) 284, 403
myelin oligodendrocyte glycoprotein (MOG) 404
myelin-associated glycoprotein (MAG) 405
myelitis 383
myelodysplastic syndrome (MDS) 100, 104, 124, 215

myelofibrosis 224
myeloid series/erythroid series ratio（M/E 比） 50
myelomeningocele 551
myelopathy 523
myeloproliferative neoplasm (MPN) 170, 215
Myerson 徴候 426
MYH9 234
myoclonic epilepsy with ragged-red fibers (MERRF) 603
myoclonus 314
myoglobin (Mb) 31
myopathic disorders 575
myopathy in lipid metabolism 605
myositis-associated autoantibody（MAA） 592
myositis-specific autoantibody (MSA) 592
myotonia 587
myotonia congenita 590
myotonic dystrophy（DM） 587
myotonic syndrome 587

N

N-アセチルグルコサミン-1-ホスホトランスフェラーゼ 482
n-ヘキサン 574
n-ヘキサン中毒 498
N-メチル-D-アスパラギン酸型グルタミン酸受容体 429
NAD 490
NADH-TR 染色 338
NADPH 490
NaF 18
narcolepsy 612
NARP 603
nasal continuous positive airway pressure (NCPAP) 614
National Institute of Health stroke scale (NIHSS) スコア 300
Natowicz 症候群 481
natural killer 細胞 6, 19, 21, 64
near reflex 308
neck flexion 378
nemaline body 338, 585
nemaline myopathy 585
nerve cell body 280
nerve conduction study (NCS) 570
neurally-mediated syncope 292
neuritis 553
neurinoma 539
neuroaxonal dystrophy 437
neuro-Behçet disease 396
neurocutaneous syndrome 463
neurodegeneration with brain iron accumulation (NBIA) 437, 487
neurodegenerative disease 408
neurofibrillary change 410
neurofibromatosis type 1 (NF1) 463

neurofibromatosis type 2 (NF2) 464
neurofibromin 463
neurofilament 283
neurological emergency 383
neuromyelitis optica spectrum disorders (NMOSD) 406
neuromyelitis optica (NMO) 400
neuron 306
neuropathic disorders 575
neuropathy 553
neurotransmitter 285
neurovascular unit 346
neutrophil 6, 16
NF-κB 194
NG2 陽性細胞 284
n-hexane poisoning 498
NHL の病理組織分類 189
niche 2, 7, 9
nicotinic acid deficiency 490
nidus 359, 374
Niemann-Pick 細胞 474
Niemann-Pick 病 448, 473
Nissl 小体 282
nitecapone 430
nitrogen dioxide poisoning 498
NK 細胞 6, 19, 21, 64
NK/T 細胞性リンパ腫 59
NLPHL 192
NMOSD 406
nocturnal acroparesthesia 570
nonhemolytic transfusion reactions 67
non-Hodgkin lymphoma (NHL) 187, 188
non-REM 期 326
nonspecific esterase (NSE) 18
nonsteroidal anti-inflammatory drugs（NSAIDs） 186, 239, 263
non-tumor LEMS (NT-LEMS) 599
non-valvular atrial fibrillation (NVAF) 349
no-on/delayed-on 現象 431
NPC1 473
NPC2 473
NTRK1 562

O

oblique atrophy 461
obstructive sleep apnea (OSA) 613
occipital horn 症候群 486
OCRL 477
oculocephalic reflex 296
oligoclonal IgG bands (OB) 403
oligodendrocyte 284
oligodendrocyte-specific protein（OSP） 406
olivopontocerebellar atrophy〈OPCA〉 444
onion bulb 342
on-off 現象 431

OPCA type (MSA-C) 433
open question 289
opsoclonus-myoclonus syndrome（OMS） 400
optineurin (OPTN) 457
organic chlorine poisoning 504
organic fluorine poisoning 504
organic phosphorus poisoning 503
organic solvent poisoning 498
organomegaly 567
Orientia tsutsugamushi 395
orthostatic hypotension (OH) 329
Osborne 靱帯 570
osmotic fragility (OF) 134
ossification of posterior longitudinal ligament (OPLL) 526
ossification of spinal ligament 525
ossification of yellow ligament (OYL) 526
overnight PSG 614
ovoid lesion 402
owl eyes 徴候 369

P

P2Y$_{12}$ 欠損症 238
P2Y$_{12}$ 阻害薬 94
Pacini 小体 283
PAH 478
PAI-1 26, 228
PAIgG 235
painful small fiber neuropathy 341
paired helical filament (PHF) 413
pallidonigro-luysial atrophy (PNLA) 435
pallido-ponto-nigral degeneration（PPND） 437
pantothenate kinase 2 437
Papez 回路 273
Pappenheimer 小体 47
paradoxical cerebral embolism 355
paralytic shellfish poisoning 506
paraneoplastic cerebellar degeneration (PCD) 399
paraneoplastic neurological syndrome（PNS） 515
paraneoplastic neuropathy 564
paraquat poisoning 504
parasomnia 614
parasympathetic nerve 280
parathyroid hormone-related protein（PTHrP） 514
paresthesia 291
Parinaud 症候群 309
PARK8 433
PARK9 433
parkin 遺伝子変異 433
Parkinson 病 314, 408, 414, 424, 614
Parkinson 病関連疾患 615
Parkinson 病に伴う抑うつ状態 432
Parkinson 病の遺伝学的リスク 425

Parkinson disease with dementia (PDD) 415

parkinsonian variant of multiple system atrophy (MSA-P) 433

paroximal nocturnal hemogrobinuria (PNH) 53

paroxysmal cold hemoglobinuria (PCH) 107, 140

paroxysmal kinesigenic choreoathetosis (PKC) 440

paroxysmal nocturnal hemoglobinuria (PNH) 30, 106, 132, 141

PAS 染色 48

Pax5/BSAP 193

PBSCT 78

PC 66

PCBD1 478

PCR 法 379, 381

Pearson marrow pancreas 症候群 111

pediatric autoimmune neuropsychiatric disorders associated with streptococcal infections (PANDAS) 439

Pel-Ebstein 熱 195

Pelger-Huët 核異常 46

pellagra 502

periaqueductal gray (PAG) 618

periarterial lymphatic sheath (PALS) 3

perifascicular atrophy 592

periodic paralysis 605

periodic synchronous discharge (PSD) 326

peripheral blood stem cell transplantation (PBSCT) 95

peripheral halo 338, 587

peripheral nerve 282

peripheral neuropathy 553

peripheral T-cell lymphoma (PTCL) 191

peripheral vertigo 621

pernicious anemia 106, 115

pesticide poisoning 503

PGRN 418, 420

Ph 染色体 166

phagosome 20

Phalen 徴候 300, 570

PHD2 219

phosgene poisoning 497

phosphatidylserine (PS) 14

PI3K/AKT 10

pia mater 275

piano-playing finger 550

piano-playing movement 315

PIC 67

Pick 細胞 418

Pick 病 417

PIEZO1 135

PIGA 遺伝子 141

pill-rolling tremor 314

PINK1 433

pin-point pupil 296

Pisa 症候群 314

pituitary adenoma 538

PKAN2 437

PKU 478

PLA2G6 437

plasminogen activator inhibitor (PAI) 249

platelet 7

platelet distribution width (PDW) 44

platelet transfusion refractoriness (PTR) 68

platelet-rich plasma (PRP) 229

PML-RARA 163

PMPS 111

POEMS 症候群 207, 567

polycythemia vera (PV) 215, 216

polyethylene glycol (PEG) 95

polymerase chain reaction (PCR) 56

polymicrogyria 580

polymyositis 593

polyneuropathy 567

polysomnography (PSG) 613

Pompe 病 604

pons 274

porphyria cutanea tarda (PCT) 113

positional vertebral artery occlusion (PVAO) 370

postcapillary venule (PCV) 5

postero-ventral pallidotomy (PVP) 426

posterior inferior cerebellar artery (PICA) 623

postinfectious acute cerebellitis 399

postsynaptic potential 284

post-transfusion graft-versus-host disease (PTGVHD) 72

presenilin-1 (*PSEN1*) 410

presenilin-2 (*PSEN2*) 410

PRF1 213

primary anemia 104

primary central nervous system lymphoma (PCNSL) 541

primary lateral sclerosis (PLS) 450, 454

primary macroglobulinemia 568

primary malabsorption syndrome 517

primary myelofibrosis (PMF) 215, 224

prion disease 390

PROC 247

progranulin 遺伝子 418

progressive autonomic failure (PAF) 434

progressive autonomic failure (PAF) with Parkinson disease 427

progressive encephalomyelitis with rigidity and myoclonus (PERM) 462

progressive external ophthalmoplegia (PEO) 602

progressive lower motor neuron (LMN) disease 457

progressive multifocal leukoencephalopathy (PML) 389

progressive myoclonus epilepsy (PME) 409, 420

progressive pallidal degeneration 437

progressive supranuclear palsy (PSP) 434

Propionibacterium acnes 398

PROS1 247

protein zero (P0) 284

proteolipid protein (PLP) 284

PRRT2 440

PS 66

PSAP 476

PSEN 409

pseudo Pelger-Huët anomaly 50

pseudoxanthoma elasticum 360

PSG 614

PSP-parkinsonism (PSP-P) 434

PT 25, 65, 229, 231

PTHrP 179

PTS 478

pufferfish poisoning 505

pupillary sparing 309

pure akinesia 435

pure autonomic failure (PAF) 415

pure motor stroke 349

pure red cell aplasia (PRCA) 104, 123

pure sensory stroke 349

Purkinje 細胞 274

purpura fulminans 246

putamen 272

PUVA 181

PYGM 遺伝子 605

pyknotic nuclear clump 589

pyogenic spondylitis 528

pyramidal sign 317

pyridoxine deficiency 489

PZA 381

Q

QDPR 478

QFT 379

quantitative MG (QMG) スコア 597

Queckenstedt 試験 320

R

radial nerve palsy 571

radiculopathy 523

ragged-red fiber (RRF) 338, 409, 421, 602

Ramsay Hunt 症候群 310

Ranvier の絞輪 282

rapid eye movement sleep behavior disorder（RBD） 614
Rapoport-Luebering 経路 15
RASA1 関連症候群 373, 374
RAS/MAPK 10
R-B 療法 191
R-CHOP 療法 190, 191
R-CODOX-M/IVAC 療法 191
reactive oxygen species（ROS） 15
red blood cell count（RBC） 42
red cell fragmentation syndrome（RCFS） 142
red flag 288
red pulp 4
reduced-intensity conditioning（RIC） 97
reduced-intensity stem cell transplantation 97
Reed-Sternberg（RS）細胞 192
re-emergent tremor 314
REEP1 449
Refsum 病 449
regulatory T cell（Treg） 6
REM 期 326
REM 睡眠行動異常症 614
REM 睡眠行動障害 415
REM sleep behavior disorder（RBD） 415
Rendu-Osler-Weber 症候群 373, 374
respiratory burst 20
restless legs syndrome（RLS） 110
reticulocyte 11
retinoic acid receptor-*α*（RARA） 159
retropulsion 426
reversible cerebral vasoconstriction syndrome（RCVS） 366
reversible posterior leukoencephalopathy syndrome 366
Reye 脳症 399
Reye 様症候群 399
Reye encephalopathy 399
RFP 381
Rh 抗原 67
RHOA 182
rHuEPO 77
R-hyper CVAD/MA 療法 191
rickettsiosis 395
rigidity 425
Riley-Day 症候群 562
rimmed vacuole 338
ring enhancement sign 393
ring finger splitting 570
ring sideroblast 50, 111, 126
rippling phenomenon 581
RIST 97
RNX1-RUNX1T1 163
Romberg 徴候 299, 315, 568
rotenone 424
roving eye movement 296
R-R 間隔変動係数 329

rt-PA 静注療法 352
RT-PCR 法 56
RT-QUIC 法 391
Ruffini 小体 283
runt-related transcription factor 1（RUNX1） 159
Russell 小体 198
RYR1 586

S

S19 遺伝子 123
sacral nerves 279
sacsin 遺伝子 448
SACS 448
Sandhoff 病 473
Sanfilippo 症候群 481
sarcoidosis 397
satellite cell 284
Saturday night palsy 571
Scarus ovifrons poisoning 505
SCF 6, 7, 9
Scheie 症候群 481
Schellong 試験 300
Schilling テスト 490
Schwann 細胞 7, 282, 284, 572
schwannoma 539
SCLC-LEMS 599
SCN4A 遺伝子 605
scrapie 390
SDF-1 9
second wind phenomenon 605
secondary anemia 104, 150
secondary malabsorption syndrome 517
senile dementia of Alzheimer type 410
senile plaque 410
sensory neuronopathy 564
SEP 315, 326
septic embolism 361
SERPINC1 247
serum iron（SI） 32
SETX 448
Sézary 症候群 181
SF 66
SF3B1 遺伝子 111
Shiga toxin producing *Escherichia coli* HUS（STEC-HUS） 257
short exercise test 591
Shy-Drager 症候群（SDS） 434, 444
sialidosis 482
sideroblastic anemia 104, 111
signal recognition particle（SRP）抗体 593
single nucleotide polymorphism（SNP） 263
sIL-2R 541
single fiber electromyogram（SFEMG） 597
Sjögren 症候群 407, 573

Sjögren 症候群に伴う神経障害 513
skein-like inclusion 451
skew deviation 296
SLC4A1 134
SLC6A19 479
SLC25A38 遺伝子 111
sleep apnea syndrome（SAS） 520, 613
sleep disorder 612
sleep onset REM（SOREM） 612
slow virus infection and prion disease 388
Sly 症候群 481
small angular fiber 583
small-cell lung cancer（SCLC） 599
SMN1 457
SMN2 457
SMON 509
SMPD1 473
snake eyes 徴候 369
SNARE 蛋白質 285
SND type（MSA-P） 433
SOD1 455
somatic sensation 270
SPAST 449
spastic palaplegia（SPG） 449
SPEG 586
SPG 443
SPG11 449
spheroid 437
sphingolipid 472
sphingolipidosis 472
spina bifida 551
spinal and bulbar muscular atrophy（SBMA） 450, 458
spinal cavernous hemangioma 372
spinal cord 275
spinal cord infarction 368
spinal cord ischemia 368
spinal epidural abscess 393
spinal epidural hemorrhage 371
spinal muscular atrophy（SMA） 450, 457
spinal nerves 279
spinal subarachnoid hemorrhage 370
spinal subdural hemorrhage 371
spinal vascular malformation 372
spinocerebellar ataxia（SCA） 446
spinocerebellar degeneration（SCD） 443
spleen 3
splenic marginal zone lymphoma（SMZL） 58
splenomegaly 209
spontaneous occlusion of the circle of Willis 363
spoon nail 110
spreading depression 618
SPTA1 134
SPTB 134
Spurling 徴候 300

SSPE ウイルス　388
SSRI　432
Staphylococcus aureus　393
steal phenomenon　360
stem cell factor　6, 7, 9
stenocephaly　547
steppage gait　572
steroid myopathy　606
stiff-person 症候群　462
stiff-person (stiff-man) syndrome (SPS)　462
stretch activated channel　285
striatonigral degeneration〈SND〉444
stroke　348
stroke mimics　300
stroke-like episode　603
Sturge-Weber 症候群　468
STX11　213
subacute combined degeneration of spinal cord (SCDC)　516
subacute myelo-optico-neuropathy　509
subacute sclerosing panencephalitis (SSPE)　388
subarachnoid hemorrhage (SAH)　360
subcallosal streak　402
subclavian steal syndrome　356
subependymal giant cell astrocytoma (SEGA)　467
succinate dehydrogenase (SDH) 染色　601
sudden deafness/sudden sensorineural hearing loss　626
sulfur dioxide poisoning　498
superior cerebellar artery (SCA)　623
superoxide dismutase-1 (*SOD1*)　450
surfer's myelopathy　370
survival motor neuron 1 遺伝子　457
Sydenham 舞踏病　438
sympathetic nerve　280
synaptosomal nerve-associated protein 25 (SNAP-25)　285
syncytiotrophoblastic giant cells (STGC)　540
synucleinopathies　433
syringomyelia　529

T

T 細胞　6, 19, 21
T 細胞性リンパ腫　59
TAC　88
TAFI　26
tandem gait　299
TAR-binding protein 43　456
tarsal tunnel syndrome　571
TARDBP　418
TAT　480

TAT　66
Tay-Sachs 病　448, 473
TDP-43　410, 437, 456
TDP-43 遺伝子　418
TDP-43 変異　418
terminal deoxynucleotidyl transferase (TdT)　168
ten-eleven-translocation-2 (TET2)　160
tension headache　619
TET2　215
tethered cord syndrome　552
Tf　150
Tf レセプター　32
TFPI　66
TGF-β　7, 232
thalamus　274
thalassemia　14, 104, 146
thalassemia index　107
thallium poisoning　504
The International Classification of Headache Disorders (ICHD)　615
therapy-related MDS　125
thiamine deficiency　488
thiamine-responsive megaloblastic anemia (TRMA)　112
Thomsen 病　590
thoracic nerves　279
thorn-shaped astrocyte　435
THPO　224
thrombin-activatable fibrinolysis inhibitor (TAFI)　29
thrombomodulin (TM)　29, 249
thrombopoietin (TPO)　7, 215
thrombotic microangiopathy (TMA)　107, 143, 266
thrombotic thrombocytopenic purpura (TTP)　107, 143, 255
Tinel 徴候　300, 570, 571
tissue factor pathway inhibitor　66
tissue factor (TF)　22
tissue plasminogen activator (t-PA)　251
TK2　447
TNF　249
TNF-α　194
TNFAIP3　194
tocopherol deficiency　492
tolcapone　428, 430
Tolosa-Hunt 症候群　554
toluene poisoning　499
tomacula　342
TORCH 症候群　545
total body irradiation (TBI)　97
total iron-binding capacity (TIBC)　32
totally lockedin state　453
Tourette 症　441
toxic neuropathy　572
Toxoplasma gondii　393, 395
toxoplasmosis　395

TP53　182, 203
t-PA　22, 26, 231
TPO　8, 78
TRALI　71
transcobalamin (TC)　36, 115
transferrin (Tf)　31
transforming growth factor-β　7, 232
transfusion associated circulatory overload (TACO)　71
transfusion-related acute lung injury (TRALI)　68
transient global amnesia (TGA)　357
transient ischemic attack (TIA)　355
transient loss of consciousness (TLOC)　292
transverse myelitis　400
treatable dementia　522
tremor　425
trichloroethylene poisoning　498
triple H 療法　361
TRODAT　426
Trömner 反射　299
Trousseau 症候群　514
TSC1　466
TSC2　466
T-SPOT®　380
tsutsugamushi disease　395
TTP　229
TTPA　449
tuberculous spondylitis　529
tuberous sclerosis　466
tubular aggregate　338
tuft-shaped astrocyte　435, 436
tumor lysis syndrome (TLS)　88
tumor necrosis factor (TNF)　249
Turner 症候群　578
type 1 fiber atrophy　584
type 1 fiber predominance　584
type 4 Ehlers-Danlos 症候群　360
tyrosine kinase inhibitor (TKI)　174

U

UNC13D　213
uncompacted myelin lamellae　567
uniform type 1 fiber　584
unilateral spatial neglect　304
unsaturated iron-binding capacity (UIBC)　32
Unverricht-Lundborg 病　421, 422
uremic encephalopathy　521

V

VA シャント　534
VAD 療法　200
Valsalva 試験　329
varicosity　287
variegate porphyria (VP)　114
vascular cell adhesion molecule-1　9
vascular diseases of the spinal cord

659

索引

368

vascular endothelial growth factor（VEGF） 567
vasculitic neuropathy 564, 565
VCAM-1 7, 9
VCAP-AMP-VECP 療法 181
vegetative state 301
venous thromboembolism（VTE） 246
ventricle 275
ventriculo-atrial shunt 534
ventriculo-peritoneal shunt 534
VEP 327
verotoxin 257
Vero 細胞 385
vertebral canal hemorrhage 370
vertigo 292, 621
very late antigen-4 9
vesicular monoamine transporter 426
vestibular neuritis 625
VHL 219, 469
videoendoscopic examination of swallowing（VE） 629
videofluoroscopic examination of swallowing（VF） 629
viper poisoning 506
viral encephalitis 383
viral myelitis 383
virus-associated HPS（VAHS） 213
visceral sensation 270
vitamin A deficiency 491
vitamin B$_1$ deficiency 488
vitamin B$_6$ deficiency 489
vitamin B$_{12}$ deficiency 490
vitamin D deficiency 491
vitamin E deficiency 492

vitamin K deficiency 492
VLA-4 9
von Economo 脳炎 427
von Hippel-Lindau（VHL）病 469, 541
von Recklinghausen 病 463
von Willebrand 因子 22, 242
von Willebrand 病 222, 228, 242, 371
VP シャント 534
VPS13A 439
VPS35 433
VRCZ 381
VWF 22, 237, 255

W

Wade-Fite-松本染色 340
Waldenström マクログロブリン血症 202
Wallenberg 症候群 307, 309, 316, 623
Waller 変性 284, 477
waning 323, 597, 600
warm-up 現象 591
Wartenberg 反射 299
watchful waiting 191
watershed area 343
watershed infarction 348
waxing 323, 597, 600
Weber 症候群 307
Wegener 肉芽腫症 233
Werdnig-Hoffmann 病 457
Wernicke-Mann 姿位 295
Wernicke 失語 296
Wernicke 脳症 488, 501
Wernicke の感覚性言語中枢 271
Wernicke 野 304
Westphal 徴候 426

West 症候群 610, 612
white blood cell count（WBC） 43
white matter 275
white pulp 3
widely spaced myelin 342
Willis 動脈輪 278, 343
Willis 動脈輪閉塞症 349, 363
Willis 動脈輪閉塞症の診断基準 364
Wilson 病 485
winged scapula 582
Wintrobe の赤血球恒数 42
wrist drop 494, 571

X

X 連鎖性鉄芽球性貧血 111
X 連鎖性ミオチュブラーミオパチー 586
X 連鎖優性プロトポルフィリン症 114
X 連鎖劣性遺伝 578, 586
xanthochromia 320
X-linked dominant protoporphyria（XLDP） 114
X-linked myotubular myopathy 586
X-linked sideroblastic anemia（XLSA） 111

Y

yes-no question 297

Z

Ziehl-Neelsen 染色 340
Zieve 症候群 152
zinc deficiency 517

中山書店の出版物に関する情報は,小社サポートページを御覧ください.
https://www.nakayamashoten.jp/support.html

内科学書 改訂第9版（全7冊）

初 版	1971年	4月15日	第1刷	〔検印省略〕
第2版	1982年	2月 5日	第1刷	
第3版	1987年	9月 5日	第1刷	
第4版	1995年	4月28日	第1刷	
第5版	1999年	3月 1日	第1刷	
第6版	2002年	10月10日	第1刷	
第7版	2009年	11月10日	第1刷	
	2012年	4月20日	第2刷	
第8版	2013年	10月31日	第1刷	
第9版	2019年	8月30日	第1刷 ©	

総編集 ————————— 南学正臣

発行者 ————————— 平田 直

発行所 ————————— 株式会社 中山書店
　　　　　　　　　〒112-0006 東京都文京区小日向 4-2-6
　　　　　　　　　TEL 03-3813-1100（代表）　振替 00130-5-196565
　　　　　　　　　https://www.nakayamashoten.jp/

本文デザイン・装丁 ———— 臼井弘志（公和図書 株式会社 デザイン室）
印刷・製本 ————————— 三松堂 株式会社

Published by Nakayama Shoten. Co., Ltd.　　　　　　　　Printed in Japan
ISBN978-4-521-74749-1（分売不可）

落丁・乱丁の場合はお取り替え致します